Newman e Carranza
Periodontia Clínica

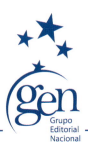

O GEN | Grupo Editorial Nacional – maior plataforma editorial brasileira no segmento científico, técnico e profissional – publica conteúdos nas áreas de ciências da saúde, exatas, humanas, jurídicas e sociais aplicadas, além de prover serviços direcionados à educação continuada e à preparação para concursos.

As editoras que integram o GEN, das mais respeitadas no mercado editorial, construíram catálogos inigualáveis, com obras decisivas para a formação acadêmica e o aperfeiçoamento de várias gerações de profissionais e estudantes, tendo se tornado sinônimo de qualidade e seriedade.

A missão do GEN e dos núcleos de conteúdo que o compõem é prover a melhor informação científica e distribuí-la de maneira flexível e conveniente, a preços justos, gerando benefícios e servindo a autores, docentes, livreiros, funcionários, colaboradores e acionistas.

Nosso comportamento ético incondicional e nossa responsabilidade social e ambiental são reforçados pela natureza educacional de nossa atividade e dão sustentabilidade ao crescimento contínuo e à rentabilidade do grupo.

Newman e Carranza
Periodontia Clínica

Michael G. Newman, DDS, FACD
Professor Emeritus, Section of Periodontics, School of Dentistry, University of California, Los Angeles, California.

Henry H. Takei, DDS, MS, FACD
Distinguished Clinical Professor, Sections of Periodontics, School of Dentistry, University of California, Los Angeles, California.

Perry R. Klokkevold, DDS, MS, FACD
Associate Professor, Program Director, Periodontics Residency, Section of Periodontics, School of Dentistry, University of California, Los Angeles, California.

Editor Emérito
Fermin A. Carranza, DR ODONT, FACD
Professor Emeritus, Section of Periodontics, School of Dentistry, University of California, Los Angeles, California.

REVISÃO TÉCNICA

Luciana Saraiva
Professora Doutora da Disciplina de Periodontia da Faculdade de Odontologia da Universidade de São Paulo (FOUSP). Doutorado em Periodontia pela FOUSP. Mestrado em Periodontia pela FOUSP.

Marinella Holzhausen
Professora Doutora da Disciplina de Periodontia do Departamento de Estomatologia da FOUSP. Pós-doutorado pela School of Medicine, University of Calgary, Canadá. Doutorado em Periodontia pela Faculdade de Odontologia de Araraquara da Universidade Estadual Paulista Júlio de Mesquita Filho (FOAr UNESP). Mestrado em Periodontia pela FOAr UNESP. Especialista em Periodontia pela FOAr UNESP.

TRADUÇÃO

Flor de Letras
Monica Israel
Monica Tirre
Renata Scavone

Décima terceira edição

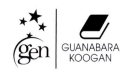

- Os autores deste livro e o GEN | Grupo Editorial Nacional Participações S/A. empenharam seus melhores esforços para assegurar que as informações e os procedimentos apresentados no texto estejam em acordo com os padrões aceitos à época da publicação, *e todos os dados foram atualizados pelos autores até a data da entrega dos originais à editora*. Entretanto, tendo em conta a evolução das ciências da saúde, as mudanças regulamentares governamentais e o constante fluxo de novas informações sobre terapêutica medicamentosa e reações adversas a fármacos, recomendamos enfaticamente que os leitores consultem sempre outras fontes fidedignas, de modo a se certificarem de que as informações contidas neste livro estão corretas e de que não houve alterações nas dosagens recomendadas ou na legislação regulamentadora.

- Os autores e a editora se empenharam para citar adequadamente e dar o devido crédito a todos os detentores de direitos autorais de qualquer material utilizado neste livro, dispondo-se a possíveis acertos posteriores caso, inadvertida e involuntariamente, a identificação de algum deles tenha sido omitida.

- Traduzido de:
  NEWMAN AND CARRANZA'S CLINICAL PERIODONTOLOGY, 13th EDITION
  Copyright © 2019 by Elsevier, Inc.
  Previous editions copyrighted 2015, 2012, 2006 by Saunders, an imprint of Elsevier Inc.
  All rights reserved.
  This edition of *Newman and Carranza's Clinical Periodontology*, 13th Edition by Michael G. Newman, Henry H. Takei, Perry R. Klokkevold and Fermin A. Carranza is published by arrangement with Elsevier Inc.
  ISBN: 978-0-323-52300-4

- Esta edição de *Newman e Carranza Periodontia Clínica*, 13ª edição, de Michael G. Newman, Henry H. Takei, Perry R. Klokkevold e Fermin A. Carranza, é publicada por acordo com a Elsevier Inc.

- Direitos exclusivos para a língua portuguesa
  Copyright © 2020 by
  GEN | GRUPO EDITORIAL NACIONAL S.A.
  Publicado pelo selo Editora Guanabara Koogan
  Travessa do Ouvidor, 11
  Rio de Janeiro – RJ – CEP 20040-040
  Tels.: (21) 3543-0770/ (11) 5080-0770 | Fax: (21) 3543-0896
  www.grupogen.com.br | faleconosco@grupogen.com.br

- Reservados todos os direitos. É proibida a duplicação ou reprodução deste volume, no todo ou em parte, em quaisquer formas ou por quaisquer meios (eletrônico, mecânico, gravação, fotocópia, distribuição pela Internet ou outros), sem permissão, por escrito, do GEN | Grupo Editorial Nacional Participações S/A.

- Capa: Brian Salisbury

- Editoração eletrônica: Arte & Ideia

> Nota
> Esta obra foi produzida por GEN – Grupo Editorial Nacional sob sua exclusiva responsabilidade. Médicos e pesquisadores devem sempre fundamentar-se em sua experiência e no próprio conhecimento para avaliar e empregar quaisquer informações, métodos, substâncias ou experimentos descritos nesta publicação. Devido ao rápido avanço nas ciências médicas, particularmente, os diagnósticos e a posologia de medicamentos precisam ser verificados de maneira independente. Para todos os efeitos legais, a Elsevier, os autores, os editores ou colaboradores relacionados a esta obra não assumem responsabilidade por qualquer dano e/ou prejuízo causado a pessoas ou propriedades envolvendo responsabilidade pelo produto, negligência ou outros, ou advindos de qualquer uso ou aplicação de quaisquer métodos, produtos, instruções ou ideias contidos no conteúdo aqui publicado.

- Ficha catalográfica

N461
13. ed.

Newman e Carranza : periodontia clínica / Michael G. Newman ... [et al.] ; tradução Flor de Letras ... [et al.] ; revisão científica Luciana Saraiva, Marinella Holzhausen. - 13. ed. Rio de Janeiro : Gen, 2020.
  1048 p. : il. ; 28 cm.

Tradução de: Newman and Carranza's clinical periodontology 13th edition.
Inclui bibliografia e índice
ISBN 978-85-951-5116-1

1. Periodontia. 2. Doença periodontal. I. Newman, Michael G. II. Letras, Flor de. III. Saraiva, Luciana. IV. Holzhausen, Marinella.

19-61416   CDD: 617.632
                                CDU: 616.314-084

Meri Gleice Rodrigues de Souza - Bibliotecária CRB-7/6439

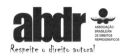

EDITORES

EDITORES ASSOCIADOS E DE SEÇÃO

Fermin A. Carranza, DR ODONT, FACD
Professor Emeritus
Section of Periodontics
School of Dentistry
University of California, Los Angeles
Los Angeles, California

Satheesh Elangovan, BDS, DSc, DMSc
Professor
Department of Periodontics
University of Iowa College of Dentistry and Dental Clinics
Iowa City, Iowa

Marcelo Freire, DDS, PhD, DMSc
Associate Professor
Department of Genomic Medicine and Infectious Disease
J. Craig Venter Institute
La Jolla, California

Søren Jepsen, DDS, MD, MS, PhD
Professor and Chairman
Department of Periodontology
Operative and Preventative Dentistry
University of Bonn, Germany

Perry R. Klokkevold, DDS, MS, FACD
Associate Professor
Program Director, Periodontics Residency
Section of Periodontics
School of Dentistry
University of California, Los Angeles, California
Los Angeles, California

Michael G. Newman, DDS, FACD
Professor Emeritus
Section of Periodontics
School of Dentistry
University of California, Los Angeles
Los Angeles, California

Philip Preshaw, BDS, FDS RCSEd, FDS (Rest Dent) RCSEd, PhD
Professor of Periodontology
Institute of Cellular Medicine
School of Dental Sciences
Newcastle University
Newcastle upon Tyne, United Kingdom

Henry H. Takei, DDS, MS, FACD
Distinguished Clinical Professor
Section of Periodontics
School of Dentistry
University of California, Los Angeles
Los Angeles, California

Wim Teughels, DDS, PhD
Professor
Periodontology Section
University Hospitals Leuven
Department of Oral Health Services
KU Leuven
Leuven, Belgium

EDITORES DO CONTEÚDO ONLINE

Satheesh Elangovan, BDS, DSc, DMSc
Professor
Department of Periodontics
University of Iowa College of Dentistry and Dental Clinics
Iowa City, Iowa

Michael G. Newman, DDS, FACD
Professor Emeritus
Section of Periodontics
School of Dentistry
University of California, Los Angeles
Los Angeles, California

COLABORADORES

Alfredo Aguirre, DDS, MS
Professor
Department of Oral Diagnostic Sciences
School of Dental Medicine
University at Buffalo
The State University of New York
Buffalo, New York

Edward P. Allen, DD, PhD
Private Practice
Dallas, Texas

Robert R. Azzi, DDS
Department of Periodontology
University of Paris, VII
Paris, France

Janet G. Bauer, DDS
Advanced Education Services
Center for Dental Research
Loma Linda University School of Dentistry
Loma Linda, California
Professor Emerita
School of Dentistry
University of California, Los Angeles
Los Angeles, California

Mitchell J. Bloom, DMD
Clinical Associate Professor
Ashman Department of Periodontology and Implant Dentistry
New York University College of Dentistry
Private Practice
Periodontology and Implant Dentistry
New York, New York

Jaime Bulkacz, DR ODONT, PhD
Lecturer
Section of Periodontics
School of Dentistry
University of California, Los Angeles
Los Angeles, California

Bobby Butler, BS, DDS
Affiliate Faculty, Periodontics
School of Dentistry
University of Washington
Seattle, Washington

Paulo M. Camargo, DDS, MS, MBA, FACD
Professor and Tarrson Family Endowed Chair in Periodontics
Section of Periodontics
School of Dentistry
University of California, Los Angeles
Los Angeles, California

Fermin A. Carranza, DR ODONT, FACD
Professor Emeritus
Section of Periodontics
School of Dentistry
University of California, Los Angeles
Los Angeles, California

Ana B. Castro, DDS, MSc
Periodontology Section
University Hospitals Leuven
Department of Oral Health Services
KU Leuven
Leuven, Belgium

Frank Celenza, DDS
Associate Clinical Professor
Postgraduate Orthodontics
Rutgers School of Dental Medicine
Newark, New Jersey

Leandro Chambrone, DDS, MSc, PhD
Associate Professor
Unit of Basic Oral Investigation
School of Dentistry
El Bosque University
Bogota, Colombia
Professor
Master of Science Dentistry Program
Ibirapuera University
Sao Paulo, Brazil

Ting-Ling Chang, DDS
Clinical Professor
Chair of the Section of Prosthodontics
School of Dentistry
University of California, Los Angeles
Los Angeles, California

Yu-Cheng Chang, DDS, MS
Instructor
Department of Periodontics
The Robert Schattner Center
School of Dental Medicine
University of Pennsylvania
Philadelphia, Pennsylvania

Sang Choon Cho, DDS
Clinical Assistant Professor
Periodontology and Implant Dentistry
New York University College of Dentistry
New York, New York

Chih-Hung Chou, PhD
Manager
Molecular Biology Department
WuXi AppTec
Philadelphia, Pennsylvania

Evelyn Chung, DDS
Clinical Professor
Residency Program Director, GPR
Section of Hospital Dentistry
School of Dentistry
University of California, Los Angeles
Los Angeles, California

Sebastian G. Ciancio, DDS
Distinguished Service Professor and Chair
Department of Periodontics and Endodontics
University at Buffalo
The State University of New York
Buffalo, New York

David L. Cochran, DDS, MS, PhD, MMSci
Chair and Professor
Department of Periodontics
School of Dentistry
UT Health San Antonio
San Antonio, Texas

Joseph P. Cooney, BDS, MS
Clinical Professor Emeritus
Restorative Dentistry
University of California, Los Angeles
Los Angeles, California

Simone Cortellini, DDS, MSc
Periodontology Section
University Hospitals Leuven
Department of Oral Health Services
KU Leuven
Leuven, Belgium

J. David Cross, DDS
Private Practice
Springfield, Illinois

Sophie De Geest, DDS, MSc
Clinical Consultant
Periodontology Section
University Hospitals Leuven
Department of Oral Health Services
KU Leuven
Leuven, Belgium

Charlotte De Hous, DDS, MSc
Clinical Resident in Dentistry
Periodontology Section
University Hospitals Leuven
Department of Oral Health Services
KU Leuven
Leuven, Belgium

Christel Dekeyser, DDS
Head of Periodontology Section
Periodontology Section
University Hospitals Leuven
Department of Oral Health Services
KU Leuven
Leuven, Belgium

Raymond R. Derycke, DDS
CEO, Haptitude

Scott R. Diehl, BS, PhD
Professor
Department of Oral Biology
Rutgers School of Dental Medicine
Professor
Department of Health Informatics
Rutgers School of Health Professions
Newark, New Jersey

Jonathan H. Do, DDS
Assistant Clinical Professor
Section of Periodontics
School of Dentistry
University of California, Los Angeles
Los Angeles, California
Private Practice Limited to Periodontics and Implant Surgery
Poway, California

Henrik Dommisch, DDS, PhD
Professor
Periodontology and Synoptic Dentistry
Charité—Universitätsmedizin Berlin
Berlin, Germany
Associate Professor
Oral Health Sciences
University of Washington
Seattle, Washington

Donald F. Duperon, DDS, MSc
Professor Emeritus
Section of Pediatric Dentistry
School of Dentistry
University of California, Los Angeles
Los Angeles, California

Satheesh Elangovan, BDS, DSc, DMSc
Professor
Department of Periodontics
University of Iowa College of Dentistry and Dental Clinics
Iowa City, Iowa

Daniel H. Etienne, DDS, MS
Honorary Associate Professor in Periodontology
Pitié-Salpêtrière Hospital
Denis Diderot University
Paris, France

Richard D. Finkelman, DDS, PhD
Senior Clinical Pharmacology Medical Director
Clinical Pharmacology and Pharmacokinetics
Shire
Lexington, Massachusetts

Joseph P. Fiorellini, DMD, DMSc
Professor
Department of Periodontics
The Robert Schattner Center
School of Dental Medicine
University of Pennsylvania
Philadelphia, Pennsylvania

Jane L. Forrest, BSDH, MS, EdD
Professor of Clinical Dentistry
Dental Public Health and Pediatric Dentistry
Herman Ostrow School of Dentistry
University of Southern California
Los Angeles, California

Marcelo Freire, DDS, PhD, DMSc
Associate Professor
Department of Genomic Medicine and Infectious Disease
J. Craig Venter Institute
La Jolla, California

Scott H. Froum, DDS
Clinical Assistant Professor
Department of Peiodontology
School of Dental Medicine
Stony Brook University
Stony Brook, New York
Private Practice
New York, New York

Stuart J. Froum, DDS
Clinical Professor and Director of Clinical Research
Periodontology and Implant Dentistry
New York University College of Dentistry
New York, New York

Ying Gu, DDS, PhD
Associate Professor
General Dentistry
School of Dental Medicine
Stony Brook University
Stony Brook, New York

Thomas J. Han, DDS, MS
Clinical Professor
Department of Periodontics
Herman Ostrow School of Dentistry
University of Southern California
Los Angeles, California

M. Cenk Haytac, DDS, PhD
Professor
Department of Periodontology
Faculty of Dentistry
Cukurova University
Adana, Turkey

James E. Hinrichs, DDS, MS
Professor
Department of Developmental and Surgical Sciences
Division of Periodontology
School of Dentistry
University of Minnesota
Minneapolis, Minnesota

Eva L. Hogan, MD, DDS, MS
Lecturer
Section of Periodontics
School of Dentistry
University of California, Los Angeles
Los Angeles, California

Richard Holliday, BDS (Hons), MFDS RCSEd, MFDS an eundem RCSEng, MClinRes, MPerio RCSEd
NIHR Doctoral Research Fellow/Specialty Registrar in Restorative Dentistry
Newcastle Dental Hospital
Newcastle upon Tyne, United Kingdom

Ching-Yu Huang, PhD
Assistant Professor
Department of Computer Science
Kean University
Union, New Jersey

Philippe P. Hujoel, DDS, MS, MSD, PhD
Professor, Oral Health Sciences
Adjunct Professor, Epidemiology
School of Dentistry
University of Washington
Seattle, Washington

Carol A. Jahn, RDH, MS
Director Professional Relations and Education
Water Pik, Inc.
Fort Collins, Colorado

Nicholas Jakubovics, BSc, PhD
Senior Lecturer in Oral Microbiology
Centre for Oral Health Research, School of Dental Sciences
Newcastle University
Newcastle upon Tyne, United Kingdom

Mo K. Kang, DDS, PhD
Professor and Chairman
Jack A. Weichman Endowed Chair
Section of Endodontics
Division of Constitutive and Regenerative Sciences
School of Dentistry
University of California, Los Angeles
Los Angeles, California

Alpdogan Kantarci, DDS, PhD
Associate Staff Member
Applied Oral Sciences
Forsyth Institute
Cambridge, Massachusetts
Associate Professor
Cellular and Molecular Biology
Henry M. Goldman School of Dental Medicine
Boston University
Lecturer
Harvard School of Dental Medicine
Boston, Massachusetts

Richard T. Kao, DDS, PhD
Private Practice
Cupertino, California
Clinical Professor
Division of Periodontology
School of Dentistry
University of California, San Francisco
Adjunct Clinical Professor
Department of Periodontology
Arthur A. Dugoni School of Dentistry
University of the Pacific
San Francisco, California

Moritz Kebschull, DMD
Associate Professor
Department of Periodontology, Restorative and Preventive
University Hospital Bonn
Bonn, Germany
Adjunct Associate Professor of Dental Medicine
Division of Periodontics
Section of Oral, Diagnostic, and Rehabilitation Sciences
Columbia University College of Dental Medicine
New York, New York

David M. Kim, DDS, DMSc
Associate Professor
Department of Oral Medicine, Infection, and Immunity
Harvard School of Dental Medicine
Boston, Massachusetts

Keith L. Kirkwood, DDS, PhD
Professor and Chair
Craniofacial Biology
Medical University of South Carolina
Charleston, South Carolina

Perry R. Klokkevold, DDS, MS, FACD
Associate Professor
Program Director, Periodontics Residency
Section of Periodontics
School of Dentistry
University of California, Los Angeles
Los Angeles, California

†Vincent G. Kokich, DDS, MSD
Department of Orthodontics
School of Dentistry
University of Washington
Seattle, Washington

Olga A. Korczeniewska, PhD
Research Associate I
Department of Diagnostic Sciences
Rutgers School of Dental Medicine
Newark, New Jersey

Georgios A. Kotsakis, DDS, MS
Assistant Professor
Department of Periodontics
School of Dentistry
University of Washington
Seattle, Washington

Fengshen Kuo, PhD, MS
Bioinformatics Engineer III
Memorial Sloan Kettering Cancer Center
New York, New York

Isabelle Laleman, DDS, MSc
Periodontologist
Periodontology Section
University Hospitals Leuven
Department of Oral Health Services
KU Leuven
Leuven, Belgium

Clarice S. Law, DMD, MS
Associate Clinical Professor
Pediatric Dentistry and Orthodontics
Section of Pediatric Dentistry
School of Dentistry
University of California, Los Angeles
Los Angeles, California

Yasmin Mair, DDS, MS
Visiting Assistant Professor
Department of Oral Diagnostic Sciences
School of Dental Medicine
University at Buffalo
The State University of New York
Buffalo, New York
Assistant Professor
Oral Diagnostic Sciences
King Abdulaziz University
Jeddah, Saudi Arabia

Sanjay M. Mallya, BDS, MDS, PhD
Associate Professor, Program Director, and Chair
Section of Oral and Maxillofacial Radiology
School of Dentistry
University of California, Los Angeles
Los Angeles, California

Angelo J. Mariotti, DDS, PhD
Chair and Professor
Division of Periodontology
College of Dentistry
The Ohio State University
Columbus, Ohio

---

†Falecido.

Michael J. McDevitt, DDS
Visiting Faculty
Periodontics
College of Dental Medicine
Augusta, Georgia
Private Practice of Periodontics
Atlanta, Georgia

Adriana McGregor, DDS
Private Practice
Westlake Village, California

Brian L. Mealey, DDS, MS
Professor and Graduate Program Director
Department of Periodontics
University of Texas Health Science Center at San Antonio
San Antonio, Texas

Shebli Mehrazarin, DDS, PhD
Resident
Division of Periodontics
Section of Oral, Diagnostic, and Rehabilitation Sciences
Columbia University College of Dental Medicine
New York, New York

Philip R. Melnick, DMD
Lecturer
Section of Periodontics
School of Dentistry
University of California, Los Angeles
Los Angeles, California

Robert L. Merin, DDS, MS
Private Practice
Woodland Hills, California

Greg W. Miller, DDS
Private Practice
Deer Park, Washington

Syrene A. Miller, BA
Project Manager
National Center for Dental Hygiene Research and Practice
Culver City, California

Ian Needleman, BDS, MSc, PhD
Professor of Restorative Dentistry and Evidence-Based Healthcare
Department of Periodontology
UCL Eastman Dental Institute
London, United Kingdom

Michael G. Newman, DDS, FACD
Professor Emeritus
Section of Periodontics
School of Dentistry
University of California, Los Angeles
Los Angeles, California

Karen F. Novak, DDS, MS, PhD
Clinical Professor
Department of Periodontics and Dental Hygiene
Special Assistant to the Dean
School of Dentistry
Health Science Center at Houston
University of Texas
Houston, Texas

M. John Novak, BDS, LDS, MS, PhD
Professor of Periodontics, Retired
Director, Delta Dental of Kentucky Clinical Research Center
University of Kentucky College of Dentistry
Lexington, Kentucky

Chad M. Novince, DDS, MSD, PhD
Assistant Professor
Oral Health Sciences
Medical University of South Carolina
Charleston, South Carolina

Joan Otomo-Corgel, DDS, MPH
Associate Clinical Professor
Section of Periodontics
School of Dentistry
University of California, Los Angeles
Los Angeles, California

Kwang-Bum Park, DDS
Director
MINEC Institute of Clinical Periodontics and Implantology
Lecturer in Oral Anatomy and Histology
Kyung-Pook National University
Taegu, South Korea

Anna M. Pattison, BS, MS
Co-Director
Pattison Institute
Los Angeles, California

Gordon L. Pattison, DDS
Private Practice
Co-Director
Pattison Institute
Los Angeles, California

Dorothy A. Perry, RDH, PhD, MS
Professor Emeritus
School of Dentistry
University of California, San Francisco
San Francisco, California

Nelson R. Pinto, DDS
Periodontology and Implant Dentistry
University of Los Andes
Las Condes
Santiago, Chile

Flavia Q. Pirih, DDS, PhD
Associate Professor
Section of Periodontics
School of Dentistry
University of California, Los Angeles
Los Angeles, California

Alan M. Polson, DDS
Professor
Department of Periodontics
The Robert Schattner Center
School of Dental Medicine
University of Pennsylvania
Philadelphia, Pennsylvania

Philip M. Preshaw, BDS, FDS RCSEd, FDS (Rest Dent) RCSEd, PhD
Professor of Periodontology
School of Dental Sciences
Institute of Cellular Medicine
Newcastle University
Newcastle upon Tyne, United Kingdom

Marc Quirynen, DDS, PhD
Professor
Periodontology Section
University Hospitals Leuven
Department of Oral Health Services
KU Leuven
Leuven, Belgium

Terry D. Rees, DDS, MSD
Professor
Department of Periodontics
Baylor College of Dentistry
Texas A&M University
Dallas, Texas

Carlos Rossa, Jr., DDS, MSc, PhD
Associate Professor
Diagnosis and Surgery
School of Dentistry at Araraquara-Univ Estadual Paulista
Sao Paulo, Brazil

Maria Emanuel Ryan, DDS, PhD
Vice President and Chief Dental Officer
Colgate Palmolive Company
Piscataway, New Jersey

Hector L. Sarmiento, DMD, MSc
Assistant Clinical Professor
Department of Periodontics
The Robert Schattner Center
School of Dental Medicine
University of Pennsylvania
Philadelphia, Pennsylvania

E. Todd Scheyer, DDS, MS
Private Practice
Houston, Texas

Titus Schleyer, DMD, PhD
Professor of Biomedical Informatics
Indiana University School of Medicine
Research Scientist
Center for Biomedical Informatics
Regenstrief Institute
Indianapolis, Indiana

Todd R. Schoenbaum, DDS, FACD
Associate Clinical Professor
Director of Continuing Dental Education
School of Dentistry
University of California, Los Angeles
Los Angeles, California

Dennis A. Shanelec, DDS
Private Practice
Santa Barbara, California

Kitetsu Shin, DDS, PhD
Professor of Periodontology
Meikai University School of Dentistry
Sakado, Saitama, Japan

†Gerald Shklar, DDS
Department of Oral Medicine and Diagnostic Sciences
Harvard School of Dental Medicine
Boston, Massachusetts

Daniela R. Silva, DDS, MS
Chair and Residency Program Director
Associate Clinical Professor
Section of Pediatric Dentistry
School of Dentistry
University of California, Los Angeles
Los Angeles, California

Thomas N. Sims, BS, DDS
Senior Lecturer
Section of Periodontics
School of Dentistry
University of California, Los Angeles
Los Angeles, California

Sue S. Spackman, DDS
Division of General Dentistry
Center for Dental Research
Loma Linda University School of Dentistry
Loma Linda, California

Frank M. Spear, DDS, MSD
Founder and Director
Spear Education
Scottsdale, Arizona

Panagiota G. Stathopoulou, DDS
Assistant Professor
Department of Periodontics
The Robert Schattner Center
School of Dental Medicine
University of Pennsylvania
Philadelphia, Pennsylvania

Corey Stein, DMD, MS
College of Dental Medicine
Western University of Health Sciences
Pomona, California

†Falecido.

Henry H. Takei, DDS, MS, FACD
Distinguished Clinical Professor
Section of Periodontics
School of Dentistry
University of California, Los Angeles
Los Angeles, California

Dennis P. Tarnow, DDS
Clinical Professor
Director of Implant Education
Columbia University College of Dental Medicine
New York, New York

Andy Temmerman, DDS, MSc, PhD
Assistant Professor
Periodontology Section
University Hospitals Leuven
Department of Oral Health Services
KU Leuven
Leuven, Belgium

Sotirios Tetradis, DDS, PhD
Professor and Senior Associate Dean
Section of Oral and Maxillofacial Radiology
School of Dentistry
University of California, Los Angeles
Los Angeles, California

Wim Teughels, DDS, PhD
Professor
Periodontology Section
University Hospitals Leuven
Department of Oral Health Services
KU Leuven
Leuven, Belgium

Vivek Thumbigere-Math, BDS, PhD
Guest Researcher
National Institutes of Health
Bethesda, Maryland

Thankam P. Thyvalikakath, DMD, MDS, PhD
Associate Professor and Director of Dental Informatics Core
Department of Cariology, Operative Dentistry, and Dental Public Health
Indiana University School of Dentistry
Research Scientist
Center for Biomedical Informatics
Regenstrief Institute
Indianapolis, Indiana

Leonard S. Tibbetts, DDS, MSD
Private Practice
Arlington, Texas

Kenneth C. Trabert, DDS, MEd
Clinical Professor Emeritus
Section of Endodontics
Division of Constitutive and Regenerative Sciences
School of Dentistry
University of California, Los Angeles
Los Angeles, California

Onur Ucak Turer, DDS, PhD
Associate Professor
Department of Periodontology
Faculty of Dentistry
Cukurova University
Adana, Turkey

Istvan A. Urban, DMD, MD, PhD
Assistant Professor
Graduate Implant Dentistry
Loma Linda University
Loma Linda, California
Associate Professor
Periodontology
University of Szeged
Szeged, Hungary
Private Practice
Budapest, Hungary

Jose Luis Tapia Vazquez, DDS, MS
Assistant Professor
Department of Oral Diagnostic Sciences
School of Dental Medicine
University of Buffalo
The State University of New York
Buffalo, New York

Giuseppe Vercellotti, PhD
Adjunct Assistant Professor
School of Health and Rehabilitation Sciences
Division of Health Sciences
The Ohio State University
Columbus, Ohio

Tomas Vercellotti, DDS, MS
Honorary Professor and Faculty Member
University College of London
London, United Kingdom
Private Practice
Genoa, Italy

Keisuke Wada, DDS, PhD, DMSc, DMD
Associate Professor and Program Director
Kornberg School of Dentistry
Temple University
Philadelphia, Pennsylvania

Michael Whang, DDS
Lecturer
Section of Periodontics
School of Dentistry
University of California, Los Angeles
Los Angeles, California

Adrian K. Zacher, MBA
Founder and Managing Director
Snorer.com
Oxford, United Kingdom

SOBRE O LIVRO

Newman e Carranza | Periodontia Clínica é o texto de referência global definitivo em periodontia. Editado pelos Drs. Michael G. Newman, Henry H. Takei e Perry R. Klokkevold, e tendo como editor emérito Fermin A. Carranza e como editor associado Satheesh Elangovan, este livro oferece informações da mais alta qualidade para alunos, residentes e profissionais da área.

A décima terceira edição é verdadeiramente transformadora. Ela envolve totalmente a tecnologia de informação moderna enquanto mantém e refina suas décadas de excelência educacional. Esta edição é ainda melhor do que a anterior porque reflete com mais precisão as informações centrais essenciais sobre periodontia e os métodos de estado da arte dos conhecimentos científicos e clínicos. Especialistas de diversos países contribuíram para refletir uma visão unificadora da informação básica relacionada com a ciência e a tecnologia da periodontia moderna. Novos casos clínicos oferecem aos leitores a oportunidade de desafiar seu conhecimento sobre informações integradas em encontros muito mais "reais" com os pacientes.

Newman e Carranza | Periodontia Clínica é uma apresentação completa e minuciosa dos princípios básicos da periodontia e mantém o estilo e a qualidade que o fazem ser o livro didático mais importante em periodontia reconhecido internacionalmente. Os avanços nas tecnologias digital e de impressão tornam esta edição mais "acessível" do que nunca.

SOBRE OS AUTORES

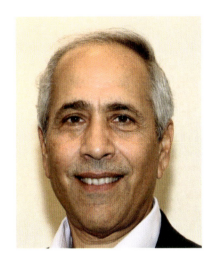

MICHAEL G. NEWMAN, DDS, FACD

O Dr. Michael G. Newman graduou-se em Psicologia pela University of California, Los Angeles (UCLA), College of Letters and Sciences. Ele completou seu treinamento odontológico na Faculdade de Odontologia da UCLA em 1972, tendo recebido o Certificado em Periodontia e Medicina Oral pela Harvard School of Dental Medicine e o Certificado em Microbiologia Oral pelo Forsyth Dental Institute, sob a supervisão do orientador Dr. Sigmund Socransky. É Diplomado pelo American Board of Periodontogy e Professor Emérito de Periodontia na Faculdade de Odontologia da UCLA. O Dr. Newman é membro e foi presidente da American Academy of Periodontology. Em 1975, ganhou o Prêmio Balint Orban Memorial da American Academy of Periodontology. Atuou em clínica privada como periodontista por mais de 25 anos. Em 2007 recebeu a Medalha de Ouro, a maior honraria concedida pela American Academy of Periodontology.

Publicou mais de 260 resumos, artigos para periódicos e capítulos de livros, e coeditou nove livros didáticos. Foi revisor *ad hoc* do National Institute for Dental and Craniofacial Research, consultor do Conselho de Assuntos Científicos da American Dental Association (ADA) e é revisor de vários periódicos científicos e profissionais e organizações de pesquisa governamentais.

O professor Newman palestrou por todo o mundo sobre microbiologia, antimicrobianos, metodologia baseada em evidências, fatores de risco e estratégias diagnósticas para a doença periodontal, e tem forte interesse por ciência aplicada e pela transferência de novas tecnologias para o uso prático. É consultor das principais companhias farmacêuticas e odontológicas, além de fundador e redator-chefe dos periódicos *Journal of Evidence-Based Dental Practice* (JEBDP) e *The JEBDP Annual Report Series*, e editor associado do *International Journal of Oral and Maxillofacial Implants*.

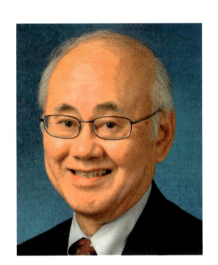

HENRY H. TAKEI, DDS, MS, FACD

O Dr. Henry H. Takei graduou-se em 1965 pela Marquette University School of Dentistry em Milwaukee, Wisconsin. Recebeu seu Certificado em Periodontia e o título de Mestre em Ciências em 1967 pela Marquette University e pelo Veterans Administration Hospital em Wood, Wisconsin. Atualmente, é Distinguished Clinical Professor de Periodontia na University of California, Los Angeles (UCLA), e Consultor em Periodontia no Veterans Administration Hospital em Los Angeles. Além de suas atividades educacionais, mantém uma clínica privada específica para periodontia e implantodontia.

Publicou inúmeros artigos clínicos e científicos sobre cirurgia periodontal e contribuiu com capítulos para cinco livros didáticos. Está ativamente envolvido com educação continuada e palestrou sobre periodontia clínica e implantodontia por todo o mundo.

O Dr. Takei recebeu honrarias nacionais e internacionais como prêmios de várias organizações de periodontia, universidades e grupos de estudo por suas contribuições à educação. Também é membro do American College of Dentists e do International College of Dentists e foi eleito para a Omicron Kappa Upsilon.

Foi agraciado com o prêmio Distinguished Alumnus pela Marquette University em 2001 e com o prêmio Honorary Distinguished Alumnupela UCLA em 1998. A American Academy of Periodontology honrou o Dr. Takei com o prestigioso prêmio Master Clinician em 2006. Esse prêmio é o mais alto reconhecimento de sua organização nacional sobre periodontia. Em 2016, duas universidades do Japão, a Meikai University e a Asahi University, entregaram ao Dr. Takei o título Honorary Doctorate Degree pelos muitos anos de colaboração acadêmica e clínica.

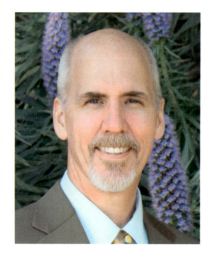

PERRY R. KLOKKEVOLD, DDS, MS, FACD

O Dr. Perry R. Klokkevold graduou-se pela University of California, San Francisco, School of Dentistry em 1986. Seu treinamento clínico pós-doutorado incluiu uma Residência em Prática Geral no Hospital Odontológico, concluída em 1987, uma Residência no Programa de Pós-Graduação em Periodontia, concluída em 1994, e uma Bolsa em Cirurgias de Implante, concluída em 1995. Todo o seu treinamento de pós-graduação foi concluído na University of California, Los Angeles (UCLA), School of Dentistry. Obteve o título de Mestre em Ciências em Biologia Oral pela UCLA em 1995.

Ele é Diplomado do American Board of Periodontology e membro do American College of Dentists. É Professor Associado na Division of Constitutive and Regenerative Sciences, Seção de Periodontia, UCLA, School of Dentistry e Diretor do Programa de Residência e Pós-Graduação em Periodontia da UCLA. Foi Diretor Clínico e Diretor do Programa de Residência Prática Geral no Hospital Odontológico da UCLA, School of Dentistry, entre 1987 e 1992. Mantém a prática docente limitada à especialidade de periodontia e implantodontia na UCLA desde 1995.

O Dr. Klokkevold publicou mais de 60 artigos para periódicos internacionais revisados por colegas e escreveu mais de 100 capítulos para 13 livros, incluindo as cinco edições de *Periodontia Clínica*, sobre os temas de medicina periodontal, influência das doenças sistêmicas e fatores de risco sobre a periodontite, regeneração óssea e implantes odontológicos. Foi revisor de vários periódicos, incluindo o *Journal of Periodontology* e o *International Journal of Oral and Maxillofacial Implants*. Ministrou palestras nacionais e internacionais sobre muitos temas de periodontia e implantodontia. Foi convidado a trabalhar como consultor/revisor especialista em cinco conferências internacionais organizadas pela American Academy of Periodontology e pela Academy of Osseointegration sobre os tópicos que incluem terapia de implantes, enxertos ósseos e desenvolvimento do sítio do implante, regeneração periodontal e *lasers* na terapia periodontal.

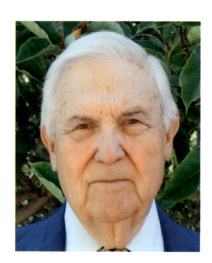

FERMIN A. CARRANZA, DR ODONT, FACD

O Dr. Fermin A. Carranza graduou-se pela Faculdade de Odontologia da Universidade de Buenos Aires, na Argentina, em 1948, e concluiu seu treinamento pós-doutorado em periodontia na Tufts University School of Dental Medicine em 1952, sob a orientação do Dr. Irving Glickman.

O Dr. Carranza é Professor Emérito de Periodontia da UCLA. Foi chefe do Departamento de Periodontia da Universidad de Buenos Aires entre 1966 e 1974 e da UCLA de 1974 até sua aposentadoria, em 1994.

O Dr. Carranza publicou mais de 218 artigos científicos e resumos a respeito de aspectos básicos e aplicados em periodontia e 18 livros, incluindo cinco edições anteriores de *Periodontia Clínica*. Ele recebeu vários prêmios e reconhecimentos por seu trabalho, incluindo o Prêmio de Ciências da International Association of Dental Research (IADR) em Doença Periodontal e o Prêmio Gies, da American Academy of Periodontology.

O Dr. Carranza ministrou palestras por todo o mundo sobre periodontia, patologia e terapia clínica.

APRESENTAÇÃO

Uma equipe internacional de editores e colaboradores, com a ajuda de tecnologia avançada e de altos padrões de qualidade, desenvolveu a mais abrangente fonte disponível em periodontia, *Newman e Carranza | Periodontia Clínica,* décima terceira edição. Desde a publicação da primeira edição deste livro, em 1953, a periodontia passou por enormes progressos. As análises científicas dos tecidos periodontais e a elucidação dos mecanismos e das causas da doença estenderam-se para além da histologia e da fisiologia e chegaram ao domínio da compreensão da biologia celular e molecular.

A implantodontia tornou-se um componente vital da periodontia, e este livro oferece uma ampla cobertura de modalidades importantes de tratamento.

Novos objetivos terapêuticos e técnicas clínicas, com base em uma maior compreensão da doença e cicatrização, possibilitaram melhores resultados e nos deixaram mais próximos de alcançar a excelência em saúde e função periodontais. Hoje a reconstrução e a regeneração das estruturas periodontais perdidas, a substituição dos dentes comprometidos por implantes e a criação de resultados estéticos são partes integrais da prática clínica.

A tarefa complexa e multifacetada de produzir a décima terceira edição exigiu a colaboração de vários especialistas em diversas áreas, e suas contribuições são inestimáveis. Sabemos que esta nova edição será tão útil para cirurgiões-dentistas, técnicos em saúde bucal, periodontistas, estudantes, educadores e pesquisadores quanto as edições anteriores têm sido.

Ter esse recurso disponível irá contribuir com o progresso contínuo de nossa profissão.

Michael G. Newman
Henry H. Takei
Perry R. Klokkevold
Fermin A. Carranza

AGRADECIMENTOS

Periodontia Clínica tem sido um recurso de periodontia confiável e valioso para alunos, residentes, acadêmicos, cientistas e cirurgiões-dentistas desde o início dos anos 1950. O Dr. Irving Glickman foi o criador e autor das quatro primeiras edições deste livro, publicadas em 1953, 1958, 1964 e 1972. Ele era professor e presidente do Departamento de Periodontia da Tufts University School of Dental Medicine, em Boston, Massachusetts.

Após o falecimento do Dr. Glickman em 1972, aos 58 anos, a responsabilidade de dar continuidade a este livro passou para o Dr. Fermin A. Carranza, seu ex-aluno e colaborador. O Dr. Carranza foi professor e chefe de Periodontia da School of Dentistry, University of California, Los Angeles (UCLA). As quatro edições seguintes foram publicadas em 1979, 1984, 1990 e 1996 sob a supervisão do Dr. Carranza.

O Dr. Michael G. Newman uniu-se ao Dr. Carranza em 1996 como coeditor da oitava edição. O Dr. Newman era professor adjunto de Periodontia na UCLA School of Dentistry. O Dr. Carranza saiu para se tornar professor emérito na UCLA, e a responsabilidade de manter a tradição de quase meio século do livro mudou de mãos mais uma vez, passando para o Dr. Newman. As quatro edições seguintes foram publicadas em 2002, 2006, 2012 e 2015 sob a direção do Dr. Newman. O título da nona edição mudou de *Periodontia Clínica* para *Carranza Periodontia Clínica* em reconhecimento e homenagem ao Dr. Carranza pela sua liderança e dedicação a esse renomado livro.

O Dr. Henry H. Takei uniu-se ao Dr. Newman e ao Dr. Carranza em 2002 como coeditor da nona edição. O Dr. Takei era professor clínico de Periodontia na UCLA School of Dentistry. Atualmente, ele detém o título de Distinguished Clinical Professor of Periodontics na UCLA School of Dentistry.

Em 2006, o Dr. Perry R. Klokkevold uniu-se a eles como coeditor da décima edição. O Dr. Klokkevold é professor associado e diretor do programa de Pós-Graduação em Periodontia na UCLA School of Dentistry. O Dr. Carranza tornou-se editor emérito da décima edição e das edições subsequentes.

O título da décima terceira edição mudou para *Newman e Carranza | Periodontia Clínica* em reconhecimento da liderança do Dr. Newman em manter a reputação do livro como uma fonte moderna de alta qualidade para os profissionais de periodontia e implantodontia.

O nível de compreensão e a prática da periodontia clínica evoluíram imensamente desde meados do século XX. Avanços nas ciências básicas e nas técnicas clínicas aumentaram a base de conhecimentos de maneira tão expressiva que é praticamente impossível para um único indivíduo dominar e guardar todas as informações.

Também é uma certeza que a tarefa de pesquisar, preparar e reunir a enorme quantidade de conteúdo relacionado à periodontia necessário para este livro teve que ser sustentada por muitos especialistas que compartilharam suas experiências e conhecimentos. Expressamos nossa profunda gratidão a todos os colaboradores cuja perícia, ideias e esforços construíram esta fonte valiosa de informações ao longo dos anos. Muitos cientistas e cirurgiões-dentistas compartilharam seu conhecimento e experiência nas edições anteriores de *Carranza | Periodontia Clínica*, como editores associados, editores de seção e colaboradores, embora alguns de seus nomes já não estejam mais entre nós.

Agradecemos à Elsevier e, particularmente, a Jennifer Flynn-Briggs e Lucia Gunzel. Sua experiência e atenção detalhada a cada palavra e a cada conceito contribuíram enormemente para a produção de um livro de qualidade.

Também gostaríamos de agradecer ao Dr. Satheesh Elangovan, que se uniu à equipe para a décima terceira edição como editor associado.

Expressamos nossa gratidão a nossos pais, colegas, amigos e mentores, que sempre foram tão tolerantes, incentivadores e compreensivos, guiando nossos primeiros passos na profissão e nos ajudando a desenvolver nossas ideias na área.

Dr. Newman: à minha família, Susan, Andrea, Kara, Callahan e Natalie, Scott, Zoey e Eleanor; a meus pais, Paul, Rose, John e Inez. A Sigmund S. Socransky, Fermin A. Carranza Jr. e Henry H. Takei. Minha gratidão a meus coeditores e colaboradores, cujas experiência e boa vontade fizeram deste livro um padrão na educação de excelência.

Dr. Takei: à minha esposa, June; meus filhos Scott e Akemi; a seus cônjuges, Kozue e David; meus netos, Hana, Markus, Carter e Arden. Minha gratidão a meus mentores Dr. Fermin A. Carranza Jr., Dr. Donald Van Scotter, Dr. Delbert Nachazel e Dr. John Pfeiffer. Obrigado a meus três coeditores e amigos Michael G. Newman, Fermin A. Carranza Jr. e Perry R. Klokkevold. Um agradecimento especial a Laura Miyabe por seu apoio profissional. Gostaria de manifestar meu reconhecimento e agradecimento a todos os meus estudantes de pós-doutorado em periodontia da UCLA pela ajuda e suporte ao longo da preparação deste clássico livro didático. Também estendo meu agradecimento ao Dr. Sasan Garakani pelas várias horas de colaboração e ajuda com a revisão da literatura e organização das referências para os inúmeros capítulos.

Dr. Klokkevold: à minha esposa, Angie; a minhas filhas, Ashley e Brianna; a meus pais, Carl e Loretta; minha gratidão e agradecimento aos mentores Dr. Henry H. Takei, Dr. John Beumer III, Dr. Bradley G. Seto, Dr. Charles N. Bertolami e Dr. Thomas Han. Agradeço aos talentosos residentes da UCLA matriculados na Residência Periodontal do Programa de Pós-Graduação pela paixão e inspiração que me trouxeram como educador e clínico. Por fim, um agradecimento especial a meus coeditores, Dr. Michael G. Newman, Dr. Henry H. Takei e Dr. Fermin A. Carranza Jr., por sua amizade, apoio e incentivo.

Dr. Carranza: à minha esposa, Rita; a meus filhos, Fermin, Patricia e Laura; e a meus netos, Irving Glickman, Fermin Carranza, Sr. e Romulo L. Cabrini. Minha gratidão também a meus coeditores, que continuarão com a tradição deste livro.

Michael G. Newman
Henry H. Takei
Perry R. Klokkevold
Fermin A. Carranza

MATERIAL SUPLEMENTAR

Este livro conta com o seguinte material suplementar:

- Vídeos de procedimentos
- Casos clínicos
- Tabelas
- Referências bibliográficas.

O acesso ao material suplementar é gratuito. Basta que o leitor se cadastre e faça seu *login* em nosso site (www.grupogen.com.br), clicando no menu superior do lado direito e, após, em GEN-IO. Em seguida, clique no menu retrátil e insira o PIN de acesso localizado na primeira capa interna deste livro.

É rápido e fácil! Caso haja alguma mudança no sistema ou dificuldade de acesso, entre em contato conosco (gendigital@grupogen.com.br).

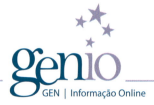

GEN-IO (GEN | Informação Online) é o ambiente virtual de aprendizagem do GEN | Grupo Editorial Nacional, maior conglomerado brasileiro de editoras do ramo científico-técnico-profissional, composto por Guanabara Koogan, Santos, Roca, AC Farmacêutica, Forense, Método, Atlas, LTC, E.P.U. e Forense Universitária. Os materiais suplementares ficam disponíveis para acesso durante a vigência das edições atuais dos livros a que eles correspondem.

SUMÁRIO DOS VÍDEOS

Capítulo 8 Biofilme e Microbiologia Periodontal

Vídeo 8.1 Bactérias competem com suas vizinhas secretando moléculas antibacterianas, como peptídeos inibitórios (bacteriocinas) ou peróxido de hidrogênio (H_2O_2)

Vídeo 8.2 Crescimento da placa dentária (biofilme)

Vídeo 8.3 Diferença no crescimento da placa dentária entre formadores densos e leves

Vídeo 8.4 Inibição da colonização

Vídeo 8.5 Contraste de fase

Capítulo 24 Perda Óssea e Padrões de Destruição Óssea

Vídeo 24.1 Animação da perda óssea vertical

Capítulo 46 Lesões Endoperiodontais: Considerações sobre Patogênese, Diagnóstico e Tratamento

Vídeo 46.1 Apresentação sobre fratura de dentes

Capítulo 51 Instrumentação Sônica, Ultrassônica e Irrigação

Vídeo 51.1 Desbridamento ultrassônico

Vídeo 51.2 Desbridamento ultrassônico

Vídeo 51.3 Ação pulsátil da ponta ultrassônica

Vídeo 51.4 Profundidade de penetração com o irrigador oral

Vídeo 51.5 Ação da ponta com cerdas ao redor do bráquete ortodôntico

Vídeo 51.6 Ação de limpeza da ponta com cerdas em torno de um implante

Vídeo 51.7 Ação da ponta para local específico em uma bolsa periodontal

Capítulo 64 Furca: Envolvimento e Tratamento

Vídeo 64.1 Apresentação da perda óssea com furca

Capítulo 65 Cirurgia Plástica e Estética Periodontal

Vídeo 65.1 Cirurgia periodontal plástica e estética

Capítulo 69 Preparo do Periodonto para a Odontologia Restauradora

Vídeo 69.1 Efeitos da perda de um único dente

Capítulo 70 Inter-relações Restauradoras

Vídeo 70.1 Animação sobre princípios estéticos do sorriso

Capítulo 75 Avaliação Clínica do Paciente para Implante

Vídeo 75.1 Apresentação do implante estético único

SUMÁRIO

INTRODUÇÃO

Antecedentes Históricos da Periodontia, I1
Gerald Shklar e Fermin A. Carranza

PARTE 1 PRÁTICA BASEADA EM EVIDÊNCIA

1. **Tomada de Decisão Baseada em Evidências, 1**
   Jane L. Forrest, Syrene A. Miller, Greg W. Miller, Satheesh Elangovan e Michael G. Newman

2. **Pensamento Crítico: como Avaliar a Evidência, 10**
   Philippe P. Hujoel

PARTE 2 BASE BIOLÓGICA DA PERIODONTOLOGIA

SEÇÃO I PERIODONTO NORMAL

3. **Anatomia, Estrutura e Função do Periodonto, 20**
   Joseph P. Fiorellini, David Kim e Yu-Cheng Chang

4. **Envelhecimento e Periodonto, 50**
   Ian Needleman

SEÇÃO II CLASSIFICAÇÃO E EPIDEMIOLOGIA DE DOENÇAS PERIODONTAIS

5. **Classificação de Doenças e Condições que Afetam o Periodonto, 55**
   James E. Hinrichs e Georgios A. Kotsakis

6. **Fundamentos dos Métodos Epidemiológicos da Doença Periodontal, 80**
   Philippe P. Hujoel e Georgios A. Kotsakis

SEÇÃO III ETIOLOGIA DE DOENÇAS PERIODONTAIS

7. **Patogênese Periodontal, 89**
   Philip M. Preshaw

8. **Biofilme e Microbiologia Periodontal, 112**
   Wim Teughels, Isabelle Laleman, Marc Quirynen e Nicholas Jakubovics

9. **Biologia Molecular Prática da Interação entre a Microbiota e o Hospedeiro, 151**
   Chad M. Novince, Carlos Rossa Jr. e Keith L. Kirkwood

10. **Resolução da Inflamação, 159**
    Marcelo Freire

11. **Odontologia de Precisão: Risco Genético e Tratamento da Doença Periodontal, 166**
    Scott R. Diehl, Chih-Hung Chou, Fengshen Kuo, Ching-Yu Huang e Olga A. Korczeniewska

12. **Tabagismo e Doença Periodontal, 181**
    Philip M. Preshaw, Leandro Chambrone e Richard Holliday

13. **O Papel do Cálculo Dental e de Outros Fatores Predisponentes, 190**
    James E. Hinrichs e Vivek Thumbigere-Math

SEÇÃO IV RELAÇÃO ENTRE DOENÇA PERIODONTAL E SAÚDE SISTÊMICA

14. **Influência de Condições Sistêmicas, 208**
    Perry R. Klokkevold e Brian L. Mealey

15. **Impacto da Infecção Periodontal na Saúde Sistêmica, 225**
    Brian L. Mealey e Perry R. Klokkevold

SEÇÃO V PATOLOGIA GENGIVAL

16. **Mecanismos de Defesa da Gengiva, 237**
    Marcelo Freire, Jaime Bulkacz e Fermin A. Carranza

17. **Inflamação Gengival, 243**
    Joseph P. Fiorellini, David M. Kim, Marcelo Freire, Panagiota G. Stathopoulou e Hector L. Sarmiento

18. **Características Clínicas da Gengivite, 248**
    Joseph P. Fiorellini, Hector L. Sarmiento, David M. Kim e Yu-Cheng Chang

19. **Aumento Gengival, 256**
    Alpdogan Kantarci, Fermin A. Carranza e Eva Hogan

20. **Infecções Gengivais Agudas, 268**
    Perry R. Klokkevold e Fermin A. Carranza

21. **Doenças Gengivais na Infância, 277**
    Daniela R. Silva, Clarice S. Law, Donald F. Duperon e Fermin A. Carranza

22. **Gengivite Descamativa, 287**
    Alfredo Aguirre, Jose Luis Tapia Vazquez e Yasmin Mair

SEÇÃO VI PATOLOGIA PERIODONTAL

23. **Bolsa Periodontal, 303**
    Fermin A. Carranza, Satheesh Elangovan e Paulo M. Camargo

24 **Perda Óssea e Padrões de Destruição Óssea, 316**
Paulo M. Camargo, Henry H. Takei e Fermin A. Carranza

25 **Resposta Periodontal às Forças Externas, 328**
Flavia Q. Pirih, Paulo M. Camargo, Henry H. Takei e Fermin A. Carranza

26 **Distúrbios do Sistema Mastigatório que Influenciam o Periodonto, 337**
Michael J. McDevitt

27 **Periodontite Crônica, 342**
Henrik Dommisch e Moritz Kebschull

28 **Periodontite Agressiva, 352**
Moritz Kebschull e Henrik Dommisch

29 **Periodontite Ulcerativa Necrosante, 361**
Perry R. Klokkevold e Fermin A. Carranza

30 **Patologia e Tratamento de Problemas Periodontais de Pacientes Infectados pelo Vírus da Imunodeficiência Humana, 365**
Terry D. Rees

PARTE 3 PERIODONTIA CLÍNICA

SEÇÃO I DIAGNÓSTICO, PROGNÓSTICO E PLANO DE TRATAMENTO

31 **Níveis de Significância Clínica, 374**
Philippe P. Hujoel

32 **Exame e Diagnóstico Periodontal, 378**
Jonathan H. Do, Henry H. Takei e Fermin A. Carranza

33 **Auxílio Radiográfico no Diagnóstico da Doença Periodontal, 397**
Sotirios Tetradis, Sanjay M. Mallya e Henry H. Takei

34 **Avaliação de Risco Clínico, 410**
Satheesh Elangovan, Karen F. Novak e M. John Novak

35 **Determinação do Prognóstico, 413**
Jonathan H. Do, Henry H. Takei e Karen F. Novak

36 **Plano de Tratamento, 426**
Jonathan H. Do, Henry H. Takei e Fermin A. Carranza

37 **Prontuários Odontológicos Eletrônicos e Sistemas de Apoio a Decisões, 431**
Thankam P. Thyvalikakath, Corey Stein e Titus Schleyer

SEÇÃO II TRATAMENTO DE PACIENTES COM NECESSIDADES ESPECIAIS

38 **Sedação Consciente, 436**
Robert L. Merin e Perry R. Klokkevold

39 **Tratamento Periodontal de Pacientes Sistemicamente Comprometidos, 447**
Perry R. Klokkevold, Brian L. Mealey e Joan Otorno-Corgel

40 **Distúrbios Respiratórios do Sono, 463**
Adrian K. Zacher e Michael J. McDevitt

41 **Terapia Periodontal em Pacientes do Sexo Feminino, 471**
Joan Otomo-Corgel

42 **Tratamento Periodontal para Idosos, 481**
Sue S. Spackman e Janet G. Bauer

43 **Tratamento da Periodontite Agressiva e Formas Atípicas de Periodontite, 485**
Perry R. Klokkevold

SEÇÃO III DIAGNÓSTICO E TRATAMENTO DE EMERGÊNCIAS PERIODONTAIS

44 **Tratamento da Doença Gengival Aguda, 494**
Perry R. Klokkevold e Fermin A. Carranza

45 **Tratamento do Abscesso Periodontal, 499**
Philip R. Melnick e Henry H. Takei

46 **Lesões Endoperiodontais: Considerações sobre Patogênese, Diagnóstico e Tratamento, 504**
Mo K. Kang, Kenneth C. Trabert e Shebli Mehrazarin

SEÇÃO IV TRATAMENTOS NÃO CIRÚRGICOS

47 **Fase I da Terapia Periodontal, 512**
Henry H. Takei

48 **Controle de Placa no Paciente Periodontal, 517**
Dorothy A. Perry, Henry H. Takei e Jonathan H. Do

49 **Halitose, 527**
Marc Quirynen, Isabelle Laleman, Sophie De Geest, Charlotte De Hous, Christel Dekeyser e Wim Teughels

50 **Raspagem e Alisamento Radicular, 537**
Anna M. Pattison e Gordon L. Pattison

51 **Instrumentação Sônica, Ultrassônica e Irrigação, 552**
Carol A. Jahn

52 **Terapia Anti-Infecciosa Sistêmica para Doenças Periodontais, 561**
Sebastian G. Ciancio e Angelo J. Mariotti

53 **Antimicrobianos de Ação Local e Liberação Controlada, 570**
Richard D. Finkelman, Hector L. Sarmiento e Alan M. Polson

54 **Modulação do Hospedeiro, 608**
Maria Emanuel Ryan e Ying Gu

55 **Avaliação e Terapia Oclusal, 618**
Michael J. McDevitt

56 Ortodontia: Terapia Interdisciplinar Periodontal e Implantes, 626

    56A Papel Auxiliar da Terapia Ortodôntica, 626
Vincent G. Kokich

    56B Ortodontia, Implantes e Interações Periodontais, 627
Frank Celenza

SEÇÃO V TRATAMENTO CIRÚRGICO

57 Fase II da Terapia Periodontal, 629
Henry H. Takei

58 Anatomia Cirúrgica Periodontal e Peri-Implantar, 634
Perry R. Klokkevold e Fermin A. Carranza

59 Princípios Gerais da Cirurgia Periodontal, 643
Perry R. Klokkevold, Henry H. Takei e Fermin A. Carranza

60 Terapia Cirúrgica Periodontal, 653
Jonathan H. Do, Henry H. Takei, Michael Whang e Kitetsu Shin

61 Tratamento do Crescimento Gengival, 672
Paulo M. Camargo, Flavia Q. Pirih, Henry H. Takei e Fermin A. Carranza

62 Cirurgia Óssea Ressectiva, 680
Thomas N. Sims e Henry H. Takei

63 Regeneração Periodontal e Cirurgia Reconstrutiva, 686
Richard T. Kao, Henry H. Takei e David L. Cochran

64 Furca: Envolvimento e Tratamento, 697
Thomas N. Sims e Henry H. Takei

65 Cirurgia Periodontal Plástica e Estética, 704
Henry H. Takei, E. Todd Scheyer, Robert R. Azzi, Edward P. Allen e Thomas J. Han

66 Fibrina Rica em Leucócitos e Plaquetas: Propriedades Biológicas e Aplicações, 708
Nelson R. Pinto, Andy Temmerman, Ana B. Castro, Simone Cortellini, Wim Teughels e Marc Quirynen

67 Microcirurgia Periodontal, 720
Dennis A. Shanelec, Leonard S. Tibbetts, Adriana McGregor e J. David Cross

68 *Laser* na Terapia Periodontal e Peri-Implantar, 731
Perry R. Klokkevold, Bobby Butler e Richard T. Kao

SEÇÃO VI INTER-RELACIONAMENTOS PERIODONTAL-RESTAURATIVOS

69 Preparo do Periodonto para a Odontologia Restauradora, 739
Philip R. Melnick e Henry H. Takei

70 Inter-Relações Restauradoras, 742
Frank M. Spear, Todd R. Schoenbaum e Joseph P. Cooney

71 Abordagens Multidisciplinar *versus* Interdisciplinar para os Problemas Dentais e Periodontais, 748
Dennis P. Tarnow e Mitchell J. Bloom

SEÇÃO VII TRATAMENTO DE SUPORTE E RESULTADOS DO TRATAMENTO PERIODONTAL

72 Tratamento Periodontal de Suporte, 757
Robert L. Merin

73 Resultados do Tratamento Periodontal, 767
Robert L. Merin

PARTE 4 IMPLANTOLOGIA ORAL

SEÇÃO I BIOLOGIA, DIAGNÓSTICO, BIOMECÂNICA E PLANO DE TRATAMENTO

74 Anatomia, Biologia e Função Peri-Implantares, 775
Joseph Fiorellini, Keisuke Wada, Hector Leonardo Sarmiento e Perry R. Klokkevold

75 Avaliação Clínica do Paciente para Implante, 783
Perry R. Klokkevold e David L. Cochran

76 Diagnóstico por Imagem para o Paciente de Implante, 795
Sotirios Tetradis, Sanjay M. Mallya e Perry R. Klokkevold

77 Considerações Protéticas para o Tratamento com Implante, 810
Todd R. Schoenbaum, Evelyn Chung, Ting-Ling Chang e Perry R. Klokkevold

SEÇÃO II PROCEDIMENTOS CIRÚRGICOS

78 Procedimentos Cirúrgicos Básicos em Implantodontia, 825
Perry R. Klokkevold

79 Enxerto Ósseo Localizado e Desenvolvimento dos Sítios que Receberão Implantes, 834
Perry R. Klokkevold

80 Procedimentos Cirúrgicos Avançados em Implantodontia, 846
Perry R. Klokkevold, Istvan A. Urban e David L. Cochran

81 Abordagem Estética de Casos Difíceis (Intervenção Minimamente Invasiva), 857
Thomas J. Han, Kwang-Bum Park e Perry R. Klokkevold

82 Microcirurgia para Instalação Imediata de Implantes, 864
Dennis Shanelec e Leonard S. Tibbetts

83 **Cirurgia Óssea Piezoelétrica, 870**
Tomaso Vercellotti, Perry R. Klokkevold e Giuseppe Vercellotti

84 **Cirurgia de Implante Digitalmente Assistida, 880**
Daniel H. Etienne, Raymond R. Derycke e Perry R. Klokkevold

SEÇÃO III COMPLICAÇÕES

85 **Complicações e Falhas Relacionadas ao Implante, 886**
Stuart J. Froum, Perry R. Klokkevold, Sang Choon Cho e Scott H. Froum

SEÇÃO IV CUIDADOS DE SUPORTE E RESULTADOS DO TRATAMENTO COM IMPLANTE

86 **Tratamento de Suporte ao Implante, 900**
Jonathan H. Do e Perry R. Klokkevold

87 **Resultados do Tratamento com Implantes, 908**
Perry R. Klokkevold

PARTE 5 ATLAS DE DOENÇAS PERIODONTAIS

88 **Atlas de Doenças Periodontais, 915**
M. Cenk Haytac e Onur Ucak Turer

Índice Alfabético, 975

Introdução: Antecedentes Históricos da Periodontia

[†]Gerald Shklar | Fermin A. Carranza

SUMÁRIO DO CAPÍTULO

Civilizações Antigas, I1
O Mundo Clássico, I1
A Idade Média, I1

A Renascença, I1
O Século XVIII, I3
O Século XIX, I3

O Século XX, I5
A História deste Livro, I8

As doenças gengivais e periodontais têm afligido os seres humanos desde os primórdios da história. Estudos de paleopatologia indicaram que a doença periodontal destrutiva, evidenciada pela perda óssea, afetou os humanos primitivos em diversas culturas, como o antigo Egito e a América pré-colombiana. Os primeiros registros históricos que envolveram assuntos médicos revelaram o conhecimento da doença periodontal e da necessidade de tratamento. Quase todos os antigos registros escritos que foram preservados apresentam seções ou capítulos a respeito de doenças bucais, e os problemas periodontais ocupam um espaço significativo nesses registros. O cálculo e as doenças sistêmicas eram frequentemente postulados como causas dos distúrbios periodontais.

Entretanto, discussões terapêuticas fundamentadas de maneira cuidadosa e metódica não existiam até os tratados árabes sobre cirurgia da Idade Média. Tratamentos modernos, com texto ilustrado e instrumentação sofisticada, não se desenvolveram até a época de Pierre Fauchard, durante o século XVIII.

Civilizações Antigas

A higiene bucal era praticada pelos sumérios, babilônios e assírios e incluía a massagem gengival em combinação com vários medicamentos à base de plantas.[25,33]

A doença periodontal foi a mais comum de todas as encontradas em corpos embalsamados de antigos egípcios.[7,44] O papiro Ebers contém muitas referências sobre a doença gengival e oferece várias prescrições para fortalecimento dos dentes e gengivas.[14]

Os trabalhos médicos das antigas Índia e China dedicam um espaço significativo aos problemas bucais e periodontais e à higiene bucal,[47] e descrevem inflamações gengivais, abscessos periodontais e ulcerações gengivais.[12,21] Os antigos hebreus também reconheciam a importância da higiene bucal. Muitas condições patológicas dos dentes e estruturas de suporte estão descritas nas escrituras talmúdicas.

O Mundo Clássico

Entre os antigos gregos, Hipócrates de Cós (460 a.C–377 a.C), o pai da Medicina moderna, discutiu a função e erupção dos dentes e a etiologia da doença periodontal. Ele acreditava que a inflamação das gengivas poderia ser causada pelo acúmulo de "pituíta" ou cálculo, com a hemorragia gengival ocorrendo em casos de enfermidades esplênicas persistentes.[10,27]

Entre os romanos, Aulo Cornélio Celso (25 a.C–50 d.C) fez referências às doenças que afetam as partes moles da boca e seus tratamentos, incluindo a higiene bucal. Paulo de Égina (625 d.C–690 d.C) escreveu que os depósitos de tártaro deveriam ser removidos com raspadores ou com uma pequena lima e que os dentes deveriam ser cuidadosamente limpos após a última refeição do dia.[41]

A Idade Média

O declínio e a queda do Império Romano, que mergulhou a Europa em uma era de escuridão, foram acompanhados pela ascensão do Islã e da era de ouro da ciência e medicina árabes. Os tratados árabes obtiveram suas informações de tratados médicos gregos, mas muitos refinamentos e novas abordagens foram adicionados, particularmente nas especialidades cirúrgicas.[45]

Albucasis (936–1013) nasceu e viveu na Espanha moura. Sua enciclopédia médica com 30 volumes, intitulada *al-Tasrif*, foi traduzida para o latim durante o século XII e foi o texto médico utilizado por universidades europeias até o século XVII. As contribuições de Albucasis para a Odontologia e a Periodontia foram realizações espetaculares.[1] Ele possuía uma clara compreensão do papel etiológico principal dos depósitos de cálculos e descreveu as técnicas de raspagem dos dentes com a utilização de um conjunto de instrumentos desenvolvido por ele (Figura I.1), a esplintagem de dentes com mobilidade utilizando fios de ouro e o preenchimento de anormalidades oclusais grosseiras.

Avicena (980–1037) foi possivelmente o maior dos médicos árabes. Seu livro *O Cânone da Medicina*, um extenso tratado, esteve em contínuo uso por quase 600 anos. Avicena utilizou uma extensa "matéria médica" para doenças bucais e periodontais e raramente recorria a uma cirurgia.[3]

A Renascença

Durante a Renascença – com o renascimento da escolarização clássica, o desenvolvimento do pensamento científico e do conhecimento médico e com o florescimento da arte, da música e da literatura – contribuições significativas foram dadas à anatomia e à cirurgia.

[†]Falecido.

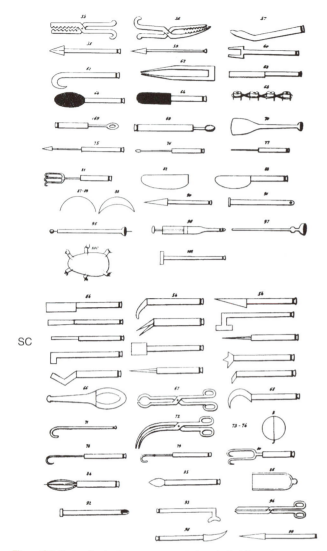

Figura I.1 Ilustração dos instrumentos periodontais de Albucasis, mostrando raspadores (*sc*), limas (*f*) e o fio para dentes com mobilidade (*w*).

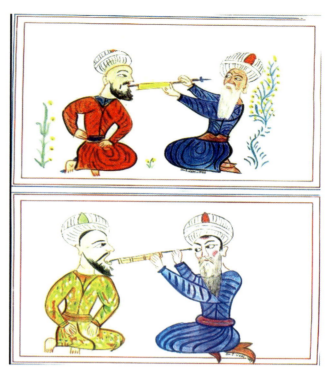

Figura I.2 Ilustração de Serefeddin Sabuncuoglu mostrando uma cauterização gengival. (*De Albucasis e redesenhado pelo Professor Ilter Uzel, Turquia.*)

O trabalho de Albucasis foi expandido durante o século XV pelo autor turco Serefeddin Sabuncuoglu (1385–1468), que incluiu ilustrações da remoção cirúrgica de gengiva hipertrófica e edemaciada e do freio lingual (Figura I.2). A terapia medicamentosa deveria ser iniciada se as gengivas estivessem edemaciadas, os dentes com mobilidade e com formação de pus. Se não houvesse resposta, o tratamento cirúrgico deveria ser realizado. Um tubo era colocado nas gengivas, e um cautério quente era inserido dentro da cânula para cauterizar o tecido gengival. Se esse procedimento fosse corretamente aplicado, os dentes adjacentes ficavam aquecidos.

Paracelso (1493–1541) desenvolveu uma teoria interessante e incomum sobre a doença: a doutrina do cálculo. Ele percebeu a extensa formação de tártaro sobre os dentes e a relacionou às odontalgias. Paracelso considerava a dor de dente comparável à produzida por cálculos em outros órgãos, como os rins.[39]

Andreas Vesalius (1514–1564), nascido em Bruxelas, lecionava na Universidade de Pádua e escreveu um livro magnífico sobre anatomia que incluía muitas ilustrações excelentes.[48] Bartholomeus Eustachius (1520–1574) de Roma foi outro anatomista espetacular que escreveu um pequeno livro sobre Odontologia, *Libellus de Dentibus* ("Um Pequeno Tratado sobre os Dentes"), que continha 30 capítulos.[16] Este foi o primeiro livro original sobre dentes e incluía uma descrição dos tecidos periodontais, bem como informações sobre as doenças da boca, suas modalidades de tratamento e a lógica do tratamento.

Para o tratamento da periodontite, Eustachius recomendava tanto a raspagem dos cálculos quanto a curetagem do tecido de granulação de maneira que a verdadeira reinserção dos tecidos gengivais e periodontais pudesse acontecer.

O francês Ambroise Paré (1509–1590) foi o mais destacado cirurgião da Renascença, e uma de suas contribuições para a cirurgia odontológica foi a gengivectomia para tecidos gengivais hiperplásicos.[40] Ele também tinha uma compreensão sobre o significado etiológico do cálculo e utilizava um conjunto de raspadores para remover depósitos duros sobre os dentes.

O primeiro livro na linguagem comum da Alemanha e especificamente dedicado à prática odontológica, intitulado *Artzney Buchlein* ou *Zene Artzney* ("Medicina dos Dentes"), foi publicado em Leipzig em 1530.[2] Ele continha três capítulos dedicados aos problemas periodontais, incluindo um conceito incipiente a respeito de fatores locais e sistêmicos na etiologia da doença periodontal. A presença de agentes infecciosos locais ou "vermes" também era mencionada.

Uma variedade de pomadas, muitas vezes de natureza adstringente, era sugerida, e a união de dentes com mobilidade a dentes sadios com fios de seda ou ouro era recomendada. Menciona-se a cauterização da gengiva com um ferro quente.

O médico, matemático e filósofo italiano Girolamo Cardano (1501–1576) parece ter sido o primeiro a fazer uma diferenciação entre os tipos de doenças periodontais. Em uma publicação datada de 1562, ele menciona um tipo de doença que ocorre em idades avançadas e que leva a mobilidade progressiva e perda dos dentes, e ainda a um segundo tipo muito agressivo que ocorre em pacientes mais jovens.[26] Apenas bem mais tarde, no século XX, essa classificação foi redescoberta e se tornou amplamente aceita.

Anton van Leeuwenhoek (1632–1723) de Delft, Holanda, era leigo mas possuía uma mente questionadora e tinha como *hobby* o polimento de lentes que tornaram possível que ele desenvolvesse o microscópio. Ele o utilizou para descobrir microrganismos, estruturas celulares, células sanguíneas, esperma e várias outras estruturas microscópicas, incluindo a estrutura tubular da dentina.[9,13] Utilizando material de sua própria boca, Leeuwenhoek foi o primeiro a descrever

Introdução: Antecedentes Históricos da Periodontia

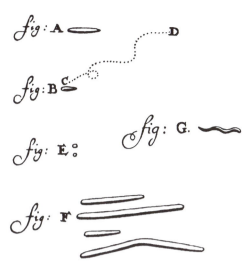

Figura I.3 Desenho de Leeuwenhoek das espiroquetas, bacilos e outros microrganismos bucais.

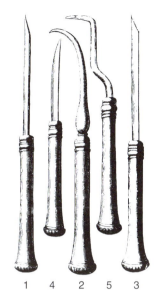

Figura I.5 Os cinco tipos de instrumentos usados por Fauchard para destacar tártaro dos dentes: *1*, cinzel; *2*, bico de papagaio; *3*, esculpidor; *4*, lâmina convexa; *5*, gancho em forma de Z.

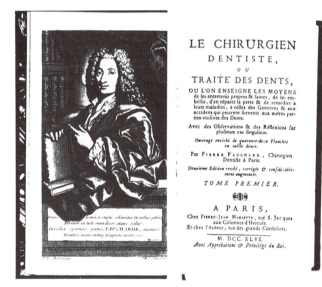

Figura I.4 Frontispício do livro de Fauchard intitulado *The Surgeon Dentist* ("*O Cirurgião Dentista*", edição de 1746).

a microbiota bacteriana bucal, e seus desenhos ofereceram uma apresentação razoavelmente boa das espiroquetas e bacilos bucais (Figura I.3). Ele realizou inclusive experimentos antiplaca, que envolveram o uso de vinagre forte em sua própria boca e *in vitro* em bactérias dentro de um prato.[13]

O Século XVIII

A odontologia moderna desenvolveu-se essencialmente na Europa do século XVIII, particularmente na França e Inglaterra. Pierre Fauchard, nascido na Bretanha em 1678, é amplamente considerado o pai da profissão de cirurgião-dentista como nós a conhecemos. Seu livro, *O Cirurgião-Dentista*, publicado em 1728, abrangia todos os aspectos da prática odontológica, incluindo Odontologia restauradora, prótese, cirurgia bucal, periodontia e ortodontia[17] (Figura I.4). Fauchard descreveu em detalhes seus instrumentos periodontais e a técnica de raspagem para o uso deles (Figura I.5).

John Hunter (1728–1793), que foi o mais destacado anatomista, cirurgião e patologista da Inglaterra do século XVIII, escreveu um excelente tratado sobre Odontologia, *A História Natural dos Dentes Humanos*.[30] Ele ofereceu ilustrações notavelmente claras da anatomia dos dentes e de suas estruturas de suporte e descreveu as características das doenças periodontais.

Um contemporâneo de Hunter, Thomas Berdmore (1740–1785), foi considerado o mais destacado cirurgião-dentista da Inglaterra. Em 1770, ele publicou um livro no qual vários capítulos eram dedicados aos problemas periodontais.[4]

O Século XIX

Leonard Koecker (1785–1850) foi um cirurgião-dentista nascido na Alemanha que exercia sua prática em Baltimore. Em um artigo de 1821, ele mencionou a cuidadosa remoção do tártaro e a necessidade de higiene bucal pelo paciente, recomendando que fosse realizada pela manhã e após cada refeição com o uso de um pó adstringente e de uma escova de dentes com atenção ao posicionamento "das cerdas (…) entre os espaços dos dentes". Koecker foi um defensor pioneiro da teoria da "infecção odontogênica focal" e recomendou a extração de todos os dentes e raízes gravemente afetados, incluindo todos os molares opostos, para evitar infecções sistêmicas.[35]

Levi Spear Parmly (1790–1859), cirurgião-dentista de Nova Orleans, Louisiana, é considerado o pai da higiene bucal e inventor do fio dental.[11,18]

Em meados do século XIX, John W. Riggs (1811–1885) foi a principal autoridade em doença periodontal e seu tratamento nos Estados Unidos; de fato, naquele momento, a periodontite era conhecida como a "doença de Riggs" (Figura I.6). Riggs graduou-se pela Faculdade de Cirurgia Odontológica de Baltimore (Baltimore College of Dental Surgery) em 1854 e praticou em Hartford, Connecticut, onde faleceu em 11 de novembro de 1885. Riggs parece ter sido o primeiro indivíduo a limitar sua prática à periodontia, portanto pode ser considerado o primeiro especialista neste campo. Suas publicações, entretanto, são limitadas. Em um artigo de 1876, Riggs foi um forte defensor da chamada abordagem conservadora à terapia periodontal. Além disso, desenvolveu o conceito de profilaxia e prevenção bucal, advogadas para a limpeza da boca, e o conceito de cirurgia oposta, a qual, naquele momento, consistia em ressecção gengival.[43]

Riggs e seus discípulos tiveram grande influência sobre a profissão odontológica. Entre os seguidores de Riggs estavam L. Taylor, D.D. Smith, R.B. Adair e W.J. Younger. Os instrumentos desenhados por

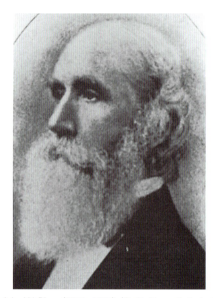

Figura I.6 John W. Riggs (1811–1885). *(De Hoffman-Axthelm W:* History of dentistry, *Chicago, 1981, Quintessence.)*

Younger,[57] e posteriormente modificados por seu aluno Robert Good, foram amplamente utilizados até bem depois da metade do século XX.

Vários desenvolvimentos importantes na ciência médica ocorreram durante a segunda metade do século XIX e iniciaram a era que pode ser chamada de *medicina moderna*, que inclui a odontologia.[9,36] O primeiro foi o descobrimento da anestesia por Horace Wells (1813–1848), de Hartford, Connecticut, em 1845, e por William Morton (1819–1868) de Boston, Massachusetts, em 1846, que descobriram os efeitos de anestesia geral pelo óxido nitroso e pelo éter, respectivamente. A *anestesia local* foi desenvolvida pelo oftalmologista de Vienna Carl Köller (1857-1944), que produziu a anestesia do olho com gotas de cocaína. A procaína (Novocaína®) foi desenvolvida em 1905 pelos químicos Alfred Einhorn e Richard Willstädter, de Munique. Mais tarde, com a adição de adrenalina, que foi descoberta separadamente nos Estados Unidos, por Jokichi Takamine e Thomas Bell Aldrich, nascia a anestesia local.[29]

O segundo avanço científico foi realizado pelo químico francês Louis Pasteur (1822–1895), que estabeleceu a *teoria da doença pelo germe*. Subsequentemente, o médico alemão Robert Koch (1843–1910), em uma série de brilhantes pesquisas, descobriu o microrganismo que causa o antraz, uma doença do gado, e a etiologia bacteriana da tuberculose e da cólera.

Os conceitos de Pasteur foram transferidos para as práticas clínica e cirúrgica por Joseph Lister (1827–1912), da Inglaterra e, então, nasceu a era da antissepsia – e, mais tarde, da assepsia – em cirurgia. A anestesia e a antissepsia tornaram possíveis extraordinários avanços nas técnicas cirúrgicas.

Pasteur, Koch e seus colaboradores e seguidores – Elie Metchnikoff, Emile Roux, Paul Ehrlich, Emil von Behring, Shibasaburo Kitasato e muitos outros – descobriram as etiologias bacterianas de várias doenças (p. ex., pneumonia, febre puerperal, difteria, meningite, peste, disenteria, sífilis) e deram origem a duas ciências que se tornaram básicas para a periodontia: a bacteriologia e a imunologia.

Uma terceira descoberta que transformou a prática da odontologia em geral e da periodontia em particular foi o *descobrimento das radiografias* pelo físico alemão Wilhelm Röntgen (1845–1923). A descoberta de Röntgen foi realizada em 1895, na Universidade de Würzburg, e foi puramente um achado em ciência básica, mas foi imediatamente absorvido por médicos e cirurgiões-dentistas e provou ser um desenvolvimento crucial para a periodontia e para muitas outras áreas da medicina e da odontologia.

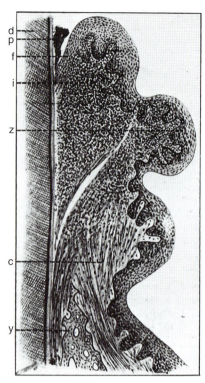

Figura I.7 Características microscópicas da doença periodontal como apresentadas por Znamensky.

Também durante o final do século XIX, os estudos de Rudolph Virchow (1821-1902), Julius Cohnhein (1839-1884), Elie Metchnikoff (1845-1916) e outros iniciaram a revelação de alterações microscópicas que ocorrem durante a inflamação.[8,9] Isso resultou na compreensão da patogênese da doença periodontal com base em estudos histopatológicos. O russo N.N. Znamensky descreveu a complexa interação entre fatores locais e sistêmicos na etiologia da doença periodontal. Suas observações e conceitos foram sumarizados em 1902 em um artigo clássico no qual ele descreveu a presença de um infiltrado celular na gengiva inflamada que se estendia mais profundamente à medida que a doença progredia, causando, portanto, reabsorção óssea associada a células multinucleadas (osteoclastos) e lacunas de Howship[58] (Figura I.7).

O primeiro indivíduo a identificar bactérias como a causa da doença periodontal parece ter sido o cirurgião-dentista alemão Adolph Witzel (1847–1906).[23,56] O primeiro verdadeiro microbiologista bucal, entretanto, foi o americano Willoughby D. Miller (1853–1907), cujas atividades profissionais ocorriam em Berlim, onde se dedicou a uma carreira de pesquisa que introduziu os princípios da bacteriologia moderna na odontologia. Embora suas maiores realizações tenham sido na pesquisa sobre cáries, em seu clássico livro *The Microorganisms of the Human Mouth* ("Os Microrganismos da Boca Humana"), publicado em 1890, ele descreveu as características da doença periodontal e considerou o papel de fatores predisponentes, fatores de irritação e bactérias em sua etiologia. Miller acreditava que a doença não era causada por bactérias específicas, mas por uma complexa coleção de várias bactérias normalmente presentes na cavidade bucal. Isso constitui o que foi mais tarde conhecido como a *hipótese da placa não específica,* a qual permaneceu incontestada por sete décadas.[23,37]

A placa bacteriana foi descrita por J. Leon Williams (1852–1932), um cirurgião-dentista americano que praticava em Londres e que em 1897 descreveu um acúmulo gelatinoso de bactérias aderente à superfície do esmalte e sua relação com as cáries.[55] Em 1899, G.V. Black (1836–1915) cunhou o termo *placa microbiana gelatinosa*.[5]

Salomon Robicsek (1845–1928) nasceu na Hungria e exercia sua prática em Viena. Ele desenvolveu uma técnica cirúrgica que consistia em uma excisão para gengivectomia contínua e recortada que expunha o osso marginal para curetagem e remodelação subsequentes.[46]

A primeira descrição, em 1901, de um possível papel do trauma oclusal e do bruxismo na doença periodontal é geralmente atribuída ao cirurgião-dentista austríaco Moritz Karolyi (1865–1945), o qual também recomendou a correção por meio do polimento das superfícies oclusais e da preparação de placas de mordida.[34]

Gengivite Ulcerativa Necrosante

A gengivite ulcerativa necrosante foi reconhecida durante o quarto século a.C. por Xenofonte, que mencionou que os soldados gregos eram afetados por "ferimentos na boca e hálito com odor fétido". Em 1778, Hunter descreveu as características clínicas desta doença e a diferenciou da periodontite crônica e do escorbuto.

Hyacinthe Jean Vincent (1862–1950),[23,49] um médico francês que trabalhava no Instituto Pasteur, em Paris, e Hugo Carl Plaut (1858–1928),[42] na Alemanha, descreveram um espirilo e um bacilo fusiforme associados ao que mais tarde ficou conhecido como *angina de Vincent*. Em 1904, Vincent descreveu a presença desses organismos na gengivite ulcerativa necrosante.[50]

O Século XX

Durante o primeiro terço do século XX, a periodontia floresceu na Europa central com dois principais centros de excelência: Viena e Berlim.[22]

Viena

A escola de Viena desenvolveu os conceitos histopatológicos básicos sobre os quais a Periodontia moderna foi construída. O principal representante deste grupo foi Bernhard Gottlieb (1885–1950), que publicou extensos estudos microscópicos sobre a doença periodontal com amostras de necrópsias humanas (Figura I.8).[19] Suas principais contribuições apareceram na literatura alemã durante os anos 1920 e descreviam a inserção do epitélio gengival ao dente, a histopatologia da doença periodontal inflamatória e degenerativa, a biologia do cimento, a erupção ativa e passiva do dente e a oclusão traumática. Um livro publicado em 1938 por Gottlieb e Orban apresentou uma revisão completa, em inglês, sobre os conceitos desenvolvidos por Gottlieb e seus colaboradores em Viena.[24]

Um contemporâneo mais jovem de Gottlieb em Viena foi Balint J. Orban (1899–1960) (Figura I.9), que realizou extensos estudos histológicos sobre os tecidos periodontais. Esses estudos serviram como base para grande parte da terapia atual. Outros membros da escola vienense foram Rudolph Kronfeld (1901–1940), Joseph P. Weinmann (1889–1960) e Harry Sicher (1889–1974). Todos esses cientistas emigraram para os Estados Unidos durante os anos 1930 e contribuíram enormemente para o progresso da odontologia americana.

Berlim

O grupo de Berlim era formado principalmente por cientistas clínicos que desenvolveram e refinaram a abordagem cirúrgica para a terapia periodontal. Destaques neste grupo foram Oskar Weski (Figura I.10) e Robert Neumann (Figura I.11).

Weski (1879–1952) realizou estudos pioneiros que correlacionavam alterações histopatológicas e radiográficas em pacientes com doença periodontal.[53] Ele também conceituou o periodonto como formado por cemento, ligamento periodontal e osso e deu a ele o nome de *paradente*; por motivos etimológicos, foi mais tarde denominado como *paradonto*, que é um termo ainda utilizado na Europa.

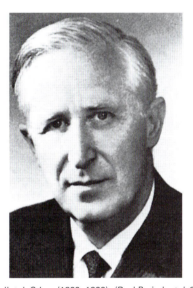

Figura I.9 Balint J. Orban (1899–1960). *(De J Periodontol 31:266, 1960.)*

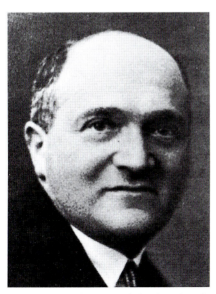

Figura I.8 Bernhard Gottlieb (1885–1950). *(De Gold Sl: J Clin Periodontol 12:171, 1985.)*

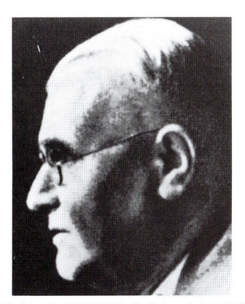

Figura I.10 Oskar Weski (1879–1952). *(De Hoffman-Axthelm W: History of dentistry, Chicago, 1981, Quintessence.)*

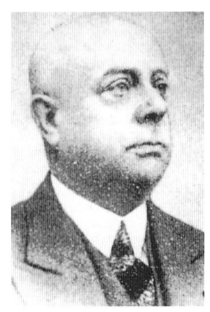

Figura I.11 Robert Neumann (1882–1958). *(Cortesia do Dr. Steven I. Gold, Nova York.)*

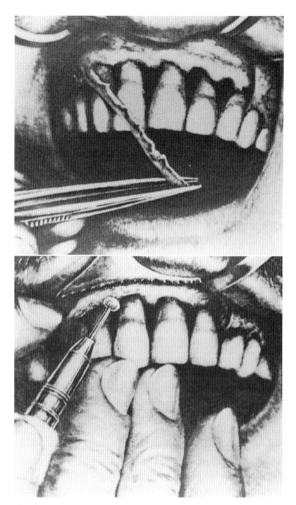

Figura I.12 Procedimento cirúrgico indicado por Robert Neumann durante a primeira parte do século XX. *No topo,* Após elevação de um retalho mucoperiosteal, sua borda é cortada com uma tesoura, deixando um contorno recortado. *Abaixo,* Contorno ósseo com broca. *(De Gold SI:* J Periodontol *53:456, 1982.)*

Neumann (1882–1958), em um livro publicado em 1912[38] (com novas edições em 1915, 1920 e 1924), descreveu os princípios da cirurgia periodontal a retalho, incluindo o recontorno ósseo como é conhecido atualmente[20] (Figura I.12). Outros clínicos que descreveram a cirurgia a retalho no começo do século XX foram Leonard Widman, da Suécia (1871–1956),[54] e A. Cieszynski (1882–1941), da Polônia. Uma amarga controvérsia desenvolveu-se entre Widman, Cieszynski e Neumann durante os anos 1920 com relação ao pioneirismo na descrição do retalho periodontal.

Os Estados Unidos e Outros Países

Nos Estados Unidos, antes da Segunda Guerra Mundial, foram realizadas importantes contribuições para a cirurgia periodontal por A. Zentler, J. Zemsky, G.V. Black, O. Kirkland, A.W. Ward, A.B. Crane, H. Kaplan e outros. Em 1923, Ward introduziu o curativo cirúrgico sob a marca registrada Wondr-Pak®.[51]

A abordagem não cirúrgica foi defendida por Isadore Hirschfeld (1882–1965), de Nova York, que escreveu artigos clássicos sobre higiene bucal,[28] fatores locais e outros assuntos. Em 1913, Alfred Fones (1869–1938) abriu a primeira escola para higienistas dentários em Bridgeport, Connecticut.[9]

Em outros países, H.K. Box (Canadá); M. Roy e R. Vincent (França); R. Jaccard e A.-J. Held (Suíça); F.A. Carranza, Sr. e R. Erausquin (Argentina); W.W. James, A. Counsell e E.W. Fish (Grã-Bretanha) e A. Leng (Chile) são bem reconhecidos por suas importantes contribuições. Provavelmente o mais abrangente livro sobre Periodontia publicado durante a primeira metade do século XX tenha sido *El Paradencio, Su Patologia y Tratamiento,* escrito pelo uruguaio F.M. Pucci em 1939.

Infecção Focal

O conceito de doenças sistêmicas que se originam a partir de infecções dentárias e bucais foi mencionado pelos blocos de barro assírios (século VII a.C.), por Hipócrates (460–370 a.C.), pelo Talmud babilônico (século III d.C) por Girolamo Cardano e pelo alemão Walter Hermann Ryff durante o século XVI.[29,52] Durante o século XIX, Benjamin Rush (famoso médico e um dos signatários da Declaração de Independência americana), em 1818, e Leonard Koecker, em 1828, reconheceram o papel da sepse bucal na doença reumática e em outras doenças. Mais tarde, durante o século XIX, W.D. Miller também mencionou as infecções bucais como causadoras de muitas doenças.[37]

Em um artigo publicado em 1900[31] e uma década mais tarde em uma palestra na Universidade McGill em Montreal, Quebec, Canadá,[32] William Hunter (1861–1937), um médico britânico, acusou a odontologia de ser a causadora da sepse bucal, a qual, por sua vez, causaria a doença reumática e outras patologias crônicas. A ideia foi absorvida por Billings, Rosenow e muitos outros, os quais defenderam a extração de todos os dentes com infecções periodontais ou periapicais a fim de evitar doenças sistêmicas. Isso levou a extrações de dentes e à remoção das amídalas por atacado.

A teoria da infecção focal perdeu reputação quando observou-se que as extrações não eliminavam ou reduziam as doenças sistêmicas que supostamente estavam relacionadas com os dentes infectados.[15] Entretanto, o conceito foi revisado durante os anos 1990, desta vez com uma base de pesquisas mais sólida.

Implantes Dentários

A substituição de dentes humanos por implantes foi tentada por séculos. Crânios com implantes de metal ou pedra foram encontrados em uma necrópole galo-romana na França, datada do século II d.C. Também foram encontrados implantes em uma mandíbula de origem maia datada de cerca de 600 d.C.[9]

Em 1806, o italiano M. Maggiolo tentou instalar raízes de ouro puro em maxilares humanos. Mais tarde, durante o século XIX, vários outros pesquisadores utilizaram implantes de porcelana e metálicos. Durante a primeira metade do século XX, inúmeras tentativas foram realizadas com técnicas cirúrgicas elaboradas e ideias complicadas utilizando ouro e outros metais preciosos. Pesquisas com microscópios foram iniciadas para avaliar a resposta tecidual a vários metais.

Em 1939, A.E. Strock, da Universidade de Harvard, iniciou a implantação de parafusos em cromo-cobalto (vitálio) dentro de alvéolos dentários. Após a Segunda Guerra Mundial, foram feitas várias tentativas com implantes de diferentes materiais e formas, incluindo o espiral torcido de tântalo (Formiggini), o de vitálio em forma de árvore (Lee), réplicas de raízes dentárias em acrílico (Hodosh), o de vitálio em espiral helicoidal dupla (Chércheve), os pinos tripoides em tântalo (Scialom), o implante tipo *vent-plant* em tântalo e lâmina de titânio (Linkow) e carbono vítreo.[9]

Durante os anos 1950, o ortopedista sueco Per-Ingvar Bränemark desenvolveu uma técnica que envolvia o uso de implantes intraósseos em forma de parafuso em titânio. Ele teve bastante sucesso, e a técnica foi gradualmente adotada na odontologia após a conferência internacional de 1982 em Toronto, Ontário, Canadá. O sucesso e a previsibilidade da técnica de Bränemark são atribuídos à obtenção de contato direto entre o osso vital e a superfície do implante sem interposição de tecido mole; esse fenômeno foi mais tarde denominado como *osseointegração*.[6] Muitas variações do conceito de Bränemark foram apresentadas por A. Kirsch, G.A. Niznick, A. Schroeder e outros, e são amplamente utilizadas até hoje.

Após a Segunda Guerra Mundial

Os Estados Unidos e a Escandinávia desempenharam papéis de liderança nas pesquisas em periodontia básica e clínica durante e após os anos 1950, e os principais avanços ocorreram nos campos da patologia experimental, microbiologia, imunologia e terapêutica.

Nos Estados Unidos, cinco indivíduos conduziram os esforços para alavancar nossa compreensão sobre os processos da doença e sobre as abordagens técnicas necessárias: Irving Glickman (1914–1972) (Figura I.13), Henry M. Goldman (1911–1991), Balint J. Orban (1899–1960) (Figura I.8), Sigurd P. Ramfjord (1911–1997) e Helmut A. Zander (1912–1991). Na área clínica, a influência de John Prichard (1907–1990) e Saul Schluger (1908–1990) levou a novos conceitos e novas direções na busca por sucesso e excelência clínica.

A figura líder do grupo escandinavo foi Jens Waerhaug (1907–1980) (Figura I.14), de Oslo, Noruega, cuja dissertação intitulada *The Gengival Pocket* ("A Bolsa Gengival", 1952) e cuja vida de pesquisas abriram uma nova era na compreensão da biologia do periodonto e na abordagem dos problemas periodontais.

As novas gerações concentraram mais sua atenção no papel dos microrganismos e na resposta do hospedeiro, incluindo seus aspectos destrutivos e defensivos. Suas contribuições, bem como as de seus predecessores, estão documentadas neste livro.

Vários *workshops* e conferências internacionais resumiram o conhecimento existente a respeito dos aspectos biológicos e clínicos da periodontia. Vale a pena mencionar os conduzidos em 1951, 1966, 1977, 1989, 1996, 1999 e 2008, que foram copatrocinados e publicados pela American Academy of Periodontology.

A American Academy of Periodontology, fundada em 1914 por duas periodontistas, Grace Rogers Spalding (1881–1953) e Gillette Hayden (1880–1929), tornou-se a líder da periodontia organizada. Sua publicação científica mensal, o *Journal of Periodontology*, apresenta todos os avanços atuais sobre a matéria. Na Europa, as sociedades de periodontia uniram-se para formar a European Federation of Periodontology, que se encontra regularmente no Europerio. Sua publicação oficial é o *Journal of Clinical Periodontology*. Outras revistas científicas de Periodontia em inglês incluem o *Journal of Periodontal Research*, *Periodontology 2000* e *International Journal of Periodontics and Restorative Dentistry*. Com relação a revistas em outros idiomas, o *Journal de Parodontologie* da França, *Periodoncia* da Espanha e o *Journal of the Japanese Association of Periodontology* merecem ser mencionadas.

A educação em periodontia nos Estados Unidos também cresceu durante a segunda metade do século XX, e a maioria das escolas de odontologia tem unidades separadas e independentes para o ensino e a pesquisa na disciplina. A periodontia foi reconhecida como uma especialidade da odontologia pela American Dental Association em 1947. Os primeiros programas universitários para treinamento de especialistas em periodontia foram iniciados em várias universidades (p. ex., Columbia, Michigan, Tufts) durante os anos 1940; os programas de 1 ano expandiram-se para 2 anos cerca de 10 anos depois. Em 1995, a American Academy of Periodontology determinou que todos os programas de pós-graduação em periodontia aumentassem seu currículo para 3 anos devido ao aumento do conhecimento em periodontia e à expansão da abrangência da especialidade, incluindo a colocação de

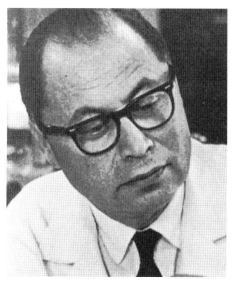

Figura I.13 Irving Glickman (1914–1972).

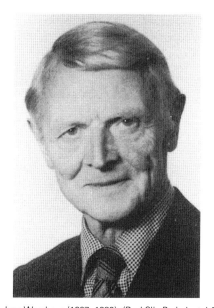

Figura I.14 Jens Waerhaug (1907–1980). *(De J Clin Periodontol 7:534, 1980.)*

implantes dentários e a administração de sedação consciente. Atualmente, nos Estados Unidos, mais de 50 programas de pós-graduação em periodontia têm sua base em universidades e hospitais.

A História deste Livro

O iniciador deste livro e autor das quatro primeiras edições, publicadas em 1953, 1958, 1964 e 1972, foi o Dr. Irving Glickman (Figura I.13), professor e chefe do Departamento de Periodontia da Tufts University School of Dental Medicine (Escola de Medicina Odontológica da Universidade de Tufts) em Boston, Massachusetts.

O Dr. Glickman foi um extraordinário pesquisador, um esplêndido educador e um talentoso orador e escritor, cujos conceitos deram forma ao pensamento em periodontia por muitos anos. Seu estilo ao escrever, suas ideias e sua filosofia sobre a prática odontológica ainda podem ser encontrados em muitas partes deste livro.

Após o falecimento do Dr. Glickman em 1972, aos 58 anos, a responsabilidade pela continuação deste livro passou para o Dr. Fermin A. Carranza, que havia sido aluno e colaborador do Dr. Glickman. Naquele momento, o Dr. Carranza era professor e chefe da Periodontia na Escola de Odontologia da Universidade da Califórnia, Los Angeles. As quatro edições seguintes foram publicadas em 1979, 1984, 1990 e 1996 sob a supervisão do Dr. Carranza, que atualmente é professor emérito da Universidade da Califórnia, Los Angeles.

Em 2002, a tarefa de manutenção da tradição de quase meio século deste livro novamente mudou de mãos. Os Drs. Michael G. Newman e Henry H. Takei uniram-se ao Dr. Carranza para assumir a principal responsabilidade sobre a nona edição. Na décima edição (2006), o Dr. Perry Klokkevold uniu-se a eles.

Referências Bibliográficas

 As referências bibliográficas deste capítulo estão disponibilizadas em https://www.grupogen.com.br.

PARTE 1 PRÁTICA BASEADA EM EVIDÊNCIA

CAPÍTULO 1

Tomada de Decisão Baseada em Evidências

Jane L. Forrest | Syrene A. Miller | Greg W. Miller | Satheesh Elangovan | Michael G. Newman

SUMÁRIO DO CAPÍTULO

Histórico e Definição, 1
Princípios da Tomada de Decisão Baseada em Evidência, 1
Processo e Habilidades da Tomada de Decisão Baseada em Evidência, 2
Conclusão, 8

Todos os dias, profissionais da odontologia tomam decisões sobre cuidados clínicos. É importante que essas decisões incorporem a melhor evidência científica disponível para aumentar o potencial de resultados bem-sucedidos nos cuidados com o paciente. Também é fundamental que os leitores tenham o conhecimento e as habilidades necessárias para avaliarem a informação que leem e escutam. Essas habilidades de avaliação são tão importantes quanto aprender fatos e procedimentos clínicos. *A aptidão de encontrar, diferenciar, avaliar e usar a informação é a habilidade mais importante que pode ser aprendida como um profissional e aprendiz ao longo de toda a sua vida.* Tornar-se excelente nesta habilidade pode proporcionar uma carreira profissional gratificante e satisfatória.

Histórico e Definição

Nos anos 1980, a McMaster University, em Ontário, no Canadá, foi pioneira no uso da evidência da literatura médica para responder a questões, direcionar ações clínicas e guiar a prática. À medida que as pesquisas clínicas e a publicação de descobertas científicas aumentaram, também cresceu a necessidade de uso da literatura médica para guiar a prática. O modelo tradicional de solução de problemas clínicos, baseado na experiência individual ou no uso de informação obtida pela consulta de autoridades (colegas de profissão ou livros didáticos), foi substituído por uma nova metodologia para a prática e reestruturou o caminho no qual uma solução mais eficaz de problemas clínicos deveria ser conduzida. Essa nova metodologia foi denominada *medicina baseada em evidência* (MBE).[12]

DEFINIÇÕES PRINCIPAIS

Evidência: A evidência é "considerada a síntese de toda pesquisa válida que responde a uma pergunta específica, o que a distingue, na maioria das vezes, de um único trabalho de pesquisa.[2]
Medicina baseada em evidência: A integração da melhor evidência de pesquisa com a nossa experiência clínica e os valores e circunstâncias únicos dos nossos pacientes.[31]
Odontologia baseada em evidência: Uma abordagem à saúde bucal que requer a integração apropriada de avaliações sistemáticas de evidências científicas clinicamente relevantes, relacionada à condição e ao histórico médico e oral do paciente, com a experiência clínica do dentista e as necessidades e preferências de tratamento do cliente.[4]

O uso de evidência para ajudar a tomar decisões clínicas não é uma novidade, no entanto, os seguintes aspectos da MBE são novos:
- os métodos para gerar evidência de alta qualidade, como ensaios clínicos randomizados (ECRs) e outros métodos bem delineados;
- as ferramentas estatísticas para sintetizar e analisar a evidência (revisões sistemáticas [RSs] e metanálises);
- os meios para acessar a evidência (bancos de dados eletrônicos) e aplicá-la (tomada de decisão [TDBE] e diretrizes clínicas baseadas em evidência).[9,10]

Essas mudanças evoluíram com o entendimento do que constitui evidência e de como minimizar fontes de vieses, quantificar a magnitude dos benefícios e riscos e incorporar valores dos pacientes.[13] "Em outras palavras, a prática baseada em evidência não é apenas um novo termo para um conceito antigo, e, como um resultado de avanços, os clínicos necessitam de: (1) habilidade de busca *online* mais eficiente e efetiva para encontrar evidência relevante; e (2) habilidade de avaliação crítica para analisar e classificar rapidamente o que é válido e útil e o que não é."[28]

A *TDBE* é o processo e a estrutura formalizada para aprender e usar habilidades para procurar, identificar e interpretar os resultados da melhor evidência científica, que é levado em consideração junto com a experiência e o julgamento do clínico, as preferências e valores do paciente e as particularidades clínicas e do paciente, ao se tomarem decisões sobre os cuidados com o paciente. A conversão do processo de TDBE em ação é baseada em habilidades e aptidões mostradas no Quadro 1.1.[31]

Princípios da Tomada de Decisão Baseada em Evidência

O uso da melhor evidência atual não substitui a experiência clínica ou informações dadas pelos pacientes, e sim fornece mais uma dimensão ao processo de tomada de decisão,[11,16,19] o qual também é contextualizado com as particularidades clínicas do paciente (Figura 1.1). É a este processo de tomada de decisão que nos referimos como "tomada de decisão baseada em evidência". A TDBE não é exclusiva da medicina ou de qualquer outra disciplina específica da área da saúde; representa um modo conciso de se referir à aplicação da evidência na tomada de decisão clínica.

> **Quadro 1.1** Aptidões e habilidades necessárias para aplicar o processo de tomada de decisão baseada em evidência.[31]
>
> 1. Converter as necessidades de informação e problemas em perguntas clínicas, a fim de que estas possam ser respondidas.
> 2. Conduzir uma pesquisa computadorizada com eficiência máxima para encontrar a melhor evidência externa com a qual se possa responder à pergunta.
> 3. Avaliar criticamente a validade e a utilidade (aplicabilidade clínica) da evidência.
> 4. Aplicar os resultados da avaliação, ou da evidência, à prática clínica.
> 5. Avaliar o processo e o seu desempenho.

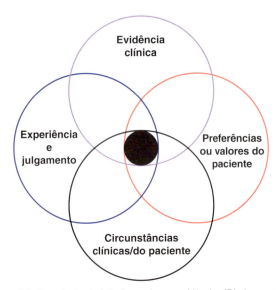

Figura 1.1 Tomada de decisão baseada em evidência. *(Direitos autorais: Jane L. Forrest, reimpressa com permissão.)*

A TDBE se concentra na solução de problemas clínicos e envolve dois princípios fundamentais, a saber:[13]
1. A evidência, sozinha, nunca é suficiente para tomar uma decisão clínica.
2. Hierarquias de qualidade e aplicabilidade de evidência existem para ajudar a tomar a decisão clínica.

A TDBE é um processo estruturado que incorpora um conjunto formal de regras de interpretação de resultados de pesquisa clínica e confere menor valor à autoridade e à tradição. Em contraste com a TDBE, a tomada de decisão tradicional confia mais na intuição, na experiência clínica não sistemática e no raciocínio fisiopatológico.[13]

Odontologia Baseada em Evidência

O movimento baseado em evidência tem avançado desde os anos 1990, sendo amplamente aceito entre profissionais da saúde, com alguns refinamentos da definição para torná-lo mais específico para cada área da saúde. A American Dental Association (ADA) definiu odontologia baseada em evidência (OBE) como "uma abordagem dos cuidados bucais que requer uma integração sensata de avaliações sistemáticas de evidência científica clinicamente relevante, relacionando-as com a condição e os históricos bucal e médico do paciente, com a experiência clínica do dentista e com as necessidades de tratamento e preferências do paciente".[4] A ADA também instituiu o ADA Center for Evidence-Based Dentistry (ebd.ada.org) para facilitar a integração da OBE à prática clínica.

Atualmente a definição da ADA encontra-se incorporada ao Accreditation Standards for Dental Education Programs[3] (padrões de credenciamento para programas de educação odontológica). Espera-se que faculdades de odontologia desenvolvam competências essenciais específicas que se concentrem na necessidade de que alunos de graduação se tornem pensadores críticos, solucionadores de problemas e consumidores de resultados de pesquisas atuais, permitindo que eles se tornem aprendizes vitalícios. Esses padrões de credenciamento requerem o aprendizado de habilidades de TDBE, com o objetivo de que alunos de graduação tenham competência para encontrar, avaliar e incorporar evidência atual a suas tomadas de decisão.[3]

 IMPORTANTE

PICD
O primeiro passo na tomada de decisão baseada em evidência é fazer a pergunta correta. A chave é fazer uma pergunta que seja simples e, ao mesmo tempo, altamente específica do quadro clínico. Dissecar a pergunta que você quer fazer em seus componentes – problema ou população (P), intervenção (I), grupo controle (C) e desfechos (D). – e combiná-los facilitará uma pesquisa clínica minuciosa e precisa.[31]

Processo e Habilidades da Tomada de Decisão Baseada em Evidência

O crescimento da prática baseada em evidência foi possível graças ao desenvolvimento de bancos *online* de dados científicos, como a MEDLINE (PubMed) e o *Internet-based software*, aliado ao uso de computadores e dispositivos móveis (p. ex., *smartphones*) que permitem que usuários rapidamente tenham acesso à evidência clínica relevante de praticamente qualquer lugar. Essa combinação de *tecnologia* e *boa evidência* permite que profissionais da saúde apliquem os benefícios das pesquisas clínicas aos cuidados com o paciente.[29] A TDBE reconhece que cirurgiões-dentistas não conseguem se manter completamente atualizados em relação a todas as condições, os medicamentos, materiais ou produtos disponíveis, e fornece um mecanismo para assimilar resultados de pesquisas atuais à prática diária, para responder a questões e manter-se atualizado quanto às inovações na odontologia. A conversão do processo de TDBE em ação está baseada em habilidades e aptidões identificadas no Quadro 1.1,[31] o que é ilustrado no caso real de um paciente (tratamento de um paciente com avulsão e luxação dentárias relacionadas a trauma) apresentado no Caso Clínico 1.1 (Figuras 1.2 e 1.3) e utilizado ao longo do capítulo.

Como Fazer Boas Perguntas: o Processo PICD

Converter a necessidade de informações e problemas em questões clínicas é uma habilidade difícil de aprender, porém fundamental para a prática baseada em evidência. O processo de TDBE quase sempre começa com uma questão ou problema de um paciente. Uma questão "bem estruturada" deve incluir quatro partes que identificam o problema do paciente ou da população (*P*), a intervenção (*I*), grupo controle (*C*) e o(s) desfecho(s) (*D*), que se denominam PICD.[31] Uma vez que esses quatro componentes estejam identificados clara e sucintamente, o seguinte formato pode ser usado para estruturar a pergunta:

"Para um paciente com _____ (P), _____ (I) comparado(a) com _____ (C) aumenta/diminui/fornece melhor _____ (D)?"

A formalidade do uso de PICD para formular uma pergunta serve a dois propósitos-chave, como se seguem:
1. PICD força o clínico a se concentrar naquilo que ele e o paciente acreditam ser o item e o desfecho mais importantes.
2. PICD facilita o próximo passo do processo, a busca computadorizada, ao identificar termos-chave que serão usados na busca.[31]

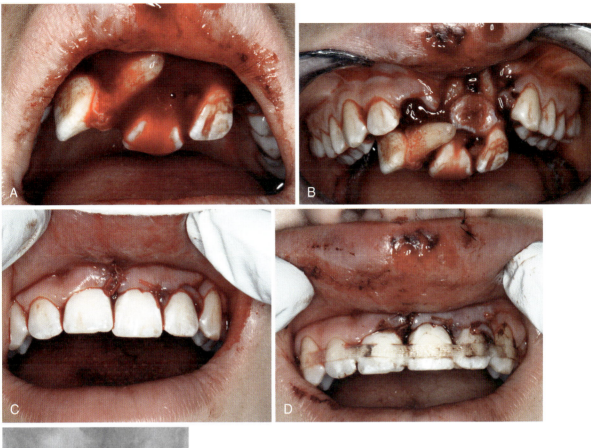
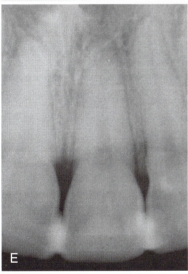

Figura 1.2 (A) Exame inicial da paciente. (B) Local do trauma após irrigação. (C) Reimplantação dos dentes avulsionados e luxados. (D) Dentes reimplantados e contidos (E) Radiografia após colocação da contenção. *(Direitos autorais: Greg W. Miller, C.D., reimpressa com permissão.)*

A conversão da necessidade de informação em uma questão clínica pode ser demonstrada usando-se o Caso Clínico1.1. Duas questões PICD distintas podem ser formuladas:

1. Para um paciente com dente luxado, avulsionado e reimplantado (P), a remoção precoce da polpa (10 a 14 dias) (I), comparada com remoção tardia da polpa (mais de 14 dias), (C) aumenta a possibilidade de sucesso na reintegração do dente e reparação funcional do periodonto, além de reduzir a possibilidade de reabsorção e anquilose (D)?
2. Para um paciente com dente luxado, avulsionado e reimplantado (P), a contenção por curto prazo (7 a 14 dias) (I), comparada com contenção por longo prazo (2 a 4 semanas), (C) aumenta a possibilidade de sucesso na reintegração do dente e reparação funcional do periodonto, além de reduzir a possibilidade de reabsorção e anquilose (D)?

A PICD direciona o cirurgião-dentista a identificar claramente o problema, os resultados e os desfechos relacionados com o cuidado específico fornecido ao paciente. Isso, por sua vez, permite a identificação dos termos de busca que devem ser usados para conduzir uma busca eficiente. Além disso, permite identificar o tipo de evidência e a informação necessária para resolver o problema, assim como considerações sobre a mensuração da efetividade da intervenção e a aplicação do processo de TDBE. Assim, a TDBE apoia contínuos melhoramentos de qualidade por meio de mensuração de desfechos de cuidados e autorreflexão.

Antes de conduzir uma busca computadorizada, é importante ter conhecimento sobre os tipos de metodologias de pesquisas científicas e a metodologia apropriada que se relaciona com os diferentes tipos de perguntas clínicas. Por sua vez, a metodologia está relacionada com os níveis de evidência, conforme mostra a Tabela 1.1.

CASO CLÍNICO 1.1

APLICAÇÃO CLÍNICA DE TOMADA DE DECISÃO BASEADA EM EVIDÊNCIA

O cirurgião-dentista recebeu uma ligação telefônica dos pais de uma paciente de 13 anos de idade que foi atingida na face por uma bola de *softball*. Ela estava sendo examinada por paramédicos em uma cidade a 30 minutos de distância do consultório. Os paramédicos afastaram a possibilidade de qualquer dano à cabeça ou ao pescoço, ou de qualquer outro problema médico, e informaram ao cirurgião-dentista que o trauma dental foi o principal dano ocorrido. O cirurgião-dentista e sua assistente se encontraram com os pais e a paciente no consultório 45 minutos após o trauma dental. Os dentes da paciente permaneceram na boca após o incidente. A Figura 1.2A mostra o exame inicial da paciente. A preferência da paciente e de seus pais era "fazer qualquer coisa possível para manter os dentes". Após a limpeza e irrigação do local, ficou aparente que houve uma avulsão completa do incisivo central superior direito e luxação lateral dos incisivos central e lateral superiores esquerdos. Além disso, houve fratura do osso alveolar, que envolve parcialmente as raízes dos incisivos central e lateral superiores esquerdos (Figura 1.2B) O cirurgião-dentista reimplantou o dente e reposicionou os tecidos gengivais com sutura (Figura 1.2C). Foi colocada uma contenção estável e precisa com Ribbond® e resina composta *flow* (Figura 1.2D), e, em seguida, uma radiografia foi feita (Figura 1.2E).

EXAME RADIOGRÁFICO

A radiografia mostra reimplantação dos incisivos centrais e incisivo lateral esquerdo superiores na posição correta nos alvéolos e foi confirmada a reaproximação apropriada do osso alveolar fraturado com os incisivos central e lateral superiores esquerdos. A contenção dos dentes deslocados também está aparente na radiografia. Em razão da dificuldade do posicionamento da contenção e por não querer deslocar os dentes ou quebrar a contenção prematuramente, o cirurgião-dentista hesitou em realizar tratamento endodôntico até que tivesse acesso a informações confiáveis. Ele tinha duas questões em relação ao tratamento da paciente. Ele desejava determinar o tempo ideal para remoção da polpa e o tempo de contenção que apresentassem melhores resultados e prognóstico para a reparação. A Figura 1.3 mostra um diagrama de tomadas de decisão desde a chamada telefônica até a resolução.[24]

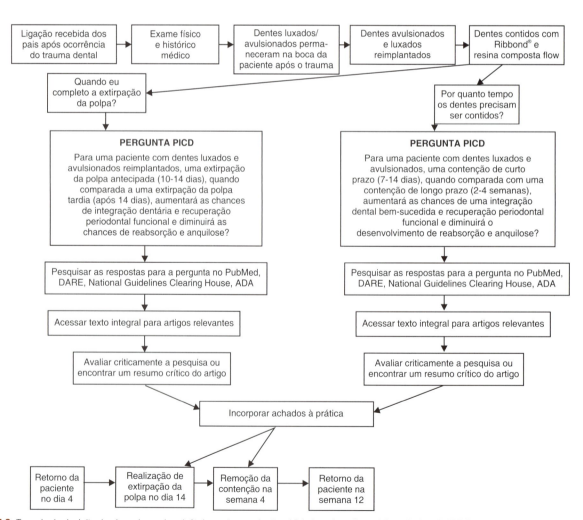

Figura 1.3 Tomada de decisão desde a chamada telefônica até a resolução. *ADA*, American Dental Association; *DARE*, Database of Abstracts of Review of Effectiveness; *PICD*, paciente, problema ou população, intervenção, comparação e desfecho(s). *(Direitos autorais: Greg W. Miller, C.D., reimpressa com permissão.)*

Tabela 1.1 Tipo de Questão Relacionada ao Tipo de Metodologia e Níveis de Evidência.

Tipo de questão	Metodologia de escolha[27]	Foco da questão[22]
Terapia, prevenção	Metanálise (MA) ou revisão sistemática (RS) de ensaios clínicos aleatórios (ECAs) RS de estudos de coorte	Estuda o efeito da terapia ou teste em pacientes reais; permite comparação entre grupos de intervenção e grupos controles; maior volume de literatura baseada em evidência
Diagnóstico	MA ou RS de ensaios controlados (estudo de coorte prospectiva) *Ensaio controlado* (prospectivo: compara testes com uma referência ou teste "padrão ouro")	Mede a confiabilidade de determinado método de diagnóstico para uma doença, comparando com o método de diagnóstico "padrão ouro" para a mesma doença
Etiologia, causa, dano	MA ou RS de estudos de coorte *Estudo de coorte* (coleção de dados prospectivos com um grupo controle formal)	Compara um grupo exposto a determinado agente com um grupo não exposto; importante para entender prevenção e controle de doença
Prognóstico	MA ou RS de estudos de coorte de início *Estudos de coorte de início* (todos têm doença, mas são livres do desfecho de interesse) *Coorte retrospectiva*	Segue a progressão de um grupo com determinada doença e compara com outro grupo sem a doença

Procurando e Adquirindo Evidência

A evidência normalmente vem de estudos relacionados com questões sobre tratamento e prevenção, diagnóstico, etiologia e dano, além de prognóstico da doença, assim como questões econômicas e sobre a qualidade dos cuidados em saúde. Evidência é considerada a síntese de todas as pesquisas válidas que respondem a questões específicas, o que, na maioria dos casos, a distingue de um único estudo.[15] Uma vez sintetizada, a evidência pode ajudar a informar decisões sobre se um método de diagnóstico ou um tratamento é efetivo em relação a outros métodos de diagnóstico ou tratamentos, e em quais circunstâncias. O desafio de usar TDBE surge quando há apenas um estudo científico disponível sobre determinado assunto. Nesses casos, deve-se ser cauteloso ao confiar no estudo, pois este pode ser contrariado por outro estudo. Além disso, o estudo pode testar somente eficácia, em vez de efetividade, o que enfatiza a importância de manter-se atualizado com a literatura científica, pois o corpo da evidência evolui com o tempo conforme mais pesquisas são conduzidas. Outro desafio em usar TDBE ocorre quando as pesquisas disponíveis apresentam baixa qualidade ou são insuficientemente conduzidas. Nesses casos, pode-se confiar mais na experiência clínica e nas preferências e nos valores dos pacientes que na evidência científica (Figura 1.1).

Fontes de Evidência

Os dois tipos de fontes baseadas em evidência são primários e secundários, conforme se seguem:
- *Fontes primárias* são pesquisas científicas originais e publicações que não foram filtradas ou sintetizadas, como um ECR ou um estudo de coorte.
- *Fontes secundárias* são estudos sintetizados e publicações de pesquisas primárias previamente conduzidas. Incluem diretrizes ou guias para prática clínica (GPCs), revisões sistemáticas (RSs), metanálises (MAs) e revisões e protocolos baseados em evidência. Essa terminologia pode parecer confusa para indivíduos novos para a abordagem de TDBE, porque, embora RSs sejam fontes de evidência *secundárias*, estas são consideradas um nível de evidência mais alto que uma fonte *primária*, como um ECR.

Ambas as fontes, primárias e secundárias, podem ser encontradas conduzindo-se uma busca que usem bancos de dados biomédicos como MEDLINE (PubMed), EMBASE e Database of Abstracts of

Tabela 1.2 Fontes de Evidência Secundária.

Fontes	Sites
American Academy of Pediatric Dentistry (AAPD): 2017-2018 Definições, políticas de saúde bucal e diretrizes para a prática clínica	http://www.aapd.org/policies
American Academy of Periodontology (AAP): Artigos clínicos e científicos[1]	http://perio.org/resources-products/clinical-scientific-papers.html
American Dental Association (ADA), Centro para Odontologia Baseada em Evidência	http://ebd.ada.org
American Heart Association (AHA): prevenção de endocardite bacteriana, recomendações	http://circ.ahajournals.org/content/116/15/1736.full.pdf+html?sid=ada168.bd-1f10-4496-bae4-b91806aaf341
Centers for Disease Control and Prevention (CDC): diretrizes e recomendações	http://www.cdc.gov/OralHealth/guidelines.htm
Cochrane Collaboration: uma organização sem fins lucrativos dedicada a produzir revisões sistemáticas como uma fonte confiável e relevante de evidência sobre os efeitos da assistência médica para tomar decisões fundamentadas[7]	http://www.cochrane.org Cochrane Oral Health Group: http://ohg.cochrane.org
Revista: *Evidence-Based Dentistry*	http://www.nature.com/ebd/index.html
Revista: *Journal of Evidence-Based Dental Practice*	http://jebdp.com

Reviews of Effectiveness (DARE). Outras fontes de evidência secundária, como GPCs, recomendações clínicas, parâmetros de cuidados, artigos de posicionamento, posicionamentos acadêmicos e resumos críticos relacionados com a prática clínica, podem ser encontradas em sites de organizações profissionais e revistas, reunidas na Tabela 1.2.

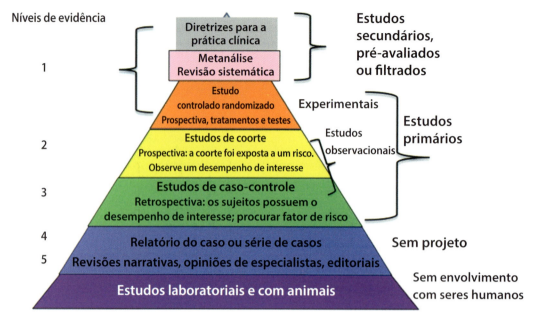

Figura 1.4 Hierarquia de pesquisa e níveis de evidência clínica. *(Image Copyright 2012 JL Forrest, SA Miller: National Center for Dental Hygiene Research & Practice.)*

Níveis de Evidência

Como mencionado, um dos princípios de TDBE é que as hierarquias de evidência existem para guiar as tomadas de decisão. Os GPCs, posicionamentos desenvolvidos de modo sistemático que têm como objetivo auxiliar clínicos e pacientes sobre cuidados em saúde para circunstâncias clínicas específicas,[8] estão no topo da hierarquia de evidência para terapia (Figura 1.4). Devem ser baseados na melhor evidência científica, que advém geralmente de MAs e RSs, que unem, de maneira objetiva, todo o conhecimento sobre determinado tópico. O nível e a qualidade de evidência são, então, avaliados por um painel de especialistas que formulam os GPCs. Assim, esses guias têm como objetivo transferir a pesquisa para a aplicação clínica.

Os GPCs também mudam com o tempo conforme a evidência evolui, ressaltando, dessa forma, a importância de manter-se atualizado com a literatura científica. Um exemplo disso são as alterações nas diretrizes da American Heart Association para prevenção de endocardite infecciosa com relação à necessidade de medicação prévia antes de procedimentos odontológicos e de higiene bucal.[5] Antes das diretrizes de 2007, a última atualização era a de 1997, e antes desta oito atualizações foram adicionadas aos regimes primários para procedimentos odontológicos desde que a diretriz original foi publicada, em 1955. Na atualização de 2007, foi fornecida a justificativa para a revisão do documento de 1997, que notavelmente incluía a informação de que grande parte dos documentos anteriores fora baseada em opiniões de especialistas e em alguns estudos de caso-controle. Com a condução de novas pesquisas, havia agora a possibilidade de sintetizar esses resultados para proporcionar um corpo de evidência mais objetivo no qual as recomendações poderiam ser baseadas.[5]

Se não há GPCs sobre determinado tópico, há outras fontes de evidência pré-avaliadas disponíveis para manter-se atualizado (resumos críticos, revisões críticas da literatura, RSs, MAs ou revisões de estudos individuais). MAs e RSs apresentam protocolos rigorosos para redução de vieses e a síntese de mais de um estudo científico. Essas revisões fornecem um resumo de múltiplos estudos científicos que investigaram a mesma questão específica. As RSs usam critérios explícitos para recuperar, avaliar e sintetizar evidência de ensaios clínicos aleatorizados individuais e outros métodos bem controlados. As RSs facilitam a tomada de decisão ao fornecerem uma síntese clara do estado atual da evidência existente sobre determinado assunto e proveem um meio de administrar grande quantidade de informação,[25] tornando mais fácil manter-se atualizado com novas pesquisas.

A *MA* é um processo estatístico usado quando os dados dos estudos individuais de uma RS podem ser combinados em uma única análise. Quando os dados destes estudos são combinados, o tamanho e o poder da amostra normalmente aumentam. Como resultado, o efeito combinado pode aumentar a precisão das estimativas dos efeitos de tratamento e de riscos de exposição.[25]

As RSs e MAs são seguidas, respectivamente, por ECAs individuais, estudos de coorte, estudos de caso-controle e, por fim, estudos que não envolvem seres humanos.[27] Na ausência de evidência científica, é usada a opinião consensual de especialistas em linhas de pesquisa apropriadas e prática clínica (Figura 1.4). Essa hierarquia de evidência é baseada no conceito de causalidade e na necessidade de controlar vieses.[21,22] Embora cada nível possa contribuir para o corpo de conhecimento total, "nem todos os níveis são igualmente úteis na tomada de decisão sobre os cuidados com os pacientes".[22] Conforme se progride em direção ao topo da pirâmide, o número de estudos e, correspondentemente, a quantidade de literatura disponível diminuem, ao mesmo tempo que sua relevância para responder a questões clínicas aumenta.

A evidência é julgada com base em seu rigor metodológico, e o nível de evidência está diretamente relacionado com o tipo de questão feita, como aquelas derivadas de itens sobre terapia ou prevenção, diagnóstico, etiologia e prognóstico (Tabela 1.1). Por exemplo, o maior nível de evidência associado a questões sobre terapia ou prevenção vem de GPCs baseados em MAs e/ou RSs de ECAs. No entanto, o maior nível de evidência associado a questões sobre prognóstico será de GPCs baseados em MAs e/ou RSs de estudos de coorte.[27] Como as duas questões apresentadas no caso clínico são relacionadas com prognóstico, o maior nível de evidência para respondê-las seria um GPC baseado em MAs e/ou RSs de estudos de coorte. Se nenhum GPC for encontrado, o próximo nível será um resumo crítico de uma MA ou RS de estudos de coorte. Caso não seja encontrado um resumo crítico, MAs ou RSs de estudos de coorte, seguidas por um estudo de coorte individual, fornecerão o maior nível de evidência disponível.

Saber o que constitui o maior nível de evidência e saber como aplicar filtros baseados em evidência são habilidades necessárias para

Tabela 1.3 Termos de Busca para Cada uma das Questões PICD.

Termos de Busca para Questão PICD 1		Termos de Busca para Questão PICD 2
Tooth avulsion (MeSH)[23] OR *Tooth replantation* (MeSH)[23]	P	*Tooth avulsion* (MeSH)[23] OR *Tooth replantation* (MeSH)[23]
Pulp extirpation OR *Root canal therapy* (MeSH)[23]	I	*Splints* (MeSH)[23]
(Mesma intervenção que acima, o tempo, no entanto, é a verdadeira comparação; portanto é o fator na seleção final de artigos)	C	(Mesma intervenção que acima, o tempo, no entanto, é a verdadeira comparação; portanto é o fator na seleção final de artigos)
Tooth integration OR *Functional periodontal healing* OR *Root resorption* (MeSH)[23] OR *Tooth ankylosis* (MeSH)[23]	D Estes termos foram usados como critério de inclusão e não foram utilizados quando a busca foi feita no PubMed, pois apenas um pequeno número de revisões sistemáticas e guias práticos foi encontrado usando os termos P, I, C	*Tooth integration* OR *Functional periodontal healing* OR *Root resorption* (MeSH)[23] OR *Tooth ankylosis* (MeSH)[23]

MeSH, Medical Subject Heading (banco de dados); *PICD*, problema do paciente ou da população, intervenção, grupo controle e desfecho(s).

buscar a literatura com eficiência máxima.[22] Ao se usar filtros, pode-se refinar a busca para limitar as citações a determinados tipos de publicação, como guias práticos, MAs, RSs, ECAs e ensaios clínicos, os mais altos níveis de evidência.

Procurando e Adquirindo Evidência

O PubMed foi criado para fornecer acesso tanto a pesquisas primárias como secundárias da literatura biomédica, proporcionando acesso à MEDLINE, o banco de dados bibliográficos primordial da National Library of Medicine, cobrindo os campos da medicina, enfermagem, odontologia, medicina veterinária, o sistema de cuidados em saúde e ciências pré-clínicas. O MEDLINE contém citações bibliográficas e resumos de mais de 5.200 periódicos biomédicos publicados nos Estados Unidos e em outros 80 países, além de mais de 22 milhões de citações com data desde 1966, e acrescenta mais de 520 mil novas citações a cada ano.[26]

É sempre útil identificar a terminologia apropriada ao se fazer a busca no PubMed, o que pode ser feito usando-se o banco de dados Medical Subject Heading (MeSH), que fornece a definição de termos e ilustra como estes são indexados no MEDLINE. Os termos PICD da questão podem ser digitados no banco de dados MeSH para aumentar a eficiência de busca. Por exemplo, ao digitar "dente avulsionado" no banco de dados MeSH, um termo usado no caso clínico, aprende-se que MeSH significa "avulsão dentária", que é definida como deslocamento parcial ou completo de um dente de seu suporte alveolar. Também se aprende que "luxação dentária" faz um *link* com o termo MeSH "avulsão dentária". Isso informa à pessoa que está realizando a busca que "avulsão dentária" é o melhor termo para se usar na busca, pois engloba tanto dente avulsionado como luxado.[23]

Com o recurso PubMed Clinical Queries, pode-se rapidamente localizar um conjunto de citações que potencialmente irá proporcionar uma resposta à pergunta que foi feita. Embora bancos de dados *online* proporcionem acesso mais rápido à literatura, saber como é filtrada a informação e entender como usar os termos de busca e características do banco de dados permite que se conduza uma busca mais eficiente.

Como duas questões clínicas focadas (PICD) foram geradas do caso clínico, duas buscas separadas foram conduzidas, uma para cada questão PICD. Além do PubMed, várias outros bancos de dados foram utilizados para encontrar altos níveis de evidência: a Database of Abstracts of Reviews of Effects (https://www.crd.york.ac.uk/CRDWeb/), a National Guideline Clearinghouse (http://www.guideline.gov), o site do ADA Center for Evidence-Based Dentistry (http://ebd.ada.org), o site da American Academy of Pediatric Dentistry (www.aapd.org) e o site da American Association of Endodontists (www.aae.org), o que resultou em diversas referências relevantes.

Quando se busca a evidência, a questão PICD guia a busca (Tabela 1.3).[4,6] Usando-se as palavras-chaves identificadas na questão PICD e combinando-se estas usando-se os operadores booleanos "OR" e "AND", o número de artigos relevantes diminui para um número viável.

A primeira busca usou os termos "(*tooth avulsion* OR *tooth replantation*) AND (*pulp extirpation* OR *root canal therapy*)". Essa estratégia resultou em 590 artigos. Os estudos foram limitados a guias de prática clínica, MAs e RSs usando cada um destes três filtros separadamente para que cada tipo de estudos pudesse ser identificado. Os resultados incluíram quatro guias de prática clínica, compreendendo aqueles da American Association of Endodontists e da International Association of Dental Traumatology, um resumo crítico de uma RS e uma RS. A segunda busca usou os termos "(*tooth avulsion* OR *tooth replantation*) AND *splints*". Isso resultou em 340 artigos. Novamente, os estudos foram limitados a guias de prática clínica, MAs e RSs usando-se os filtros para cada tipo de publicação separadamente. Resultados relevantes incluíram quatro guias de prática clínica da International Association of Dental Traumatology and Pediatric Dentistry, uma MA e uma RS. A Figura 1.3 fornece uma revisão detalhada sobre os passos de tomada de decisão deste caso clínico e seus desfechos.[24]

Os artigos que foram selecionados como pesquisa relevante incluem cada aspecto da questão PICD. Os critérios de inclusão foram os seguintes: a população estudada deveria ter dentes avulsionados (ou luxados) que tivessem sido reposicionados; a pesquisa estudou a intervenção para cada uma das duas questões PICD, respectivamente, remoção da polpa dental e duração da contenção; e foi mensurado pelo menos um dos desfechos de reintegração dentária, reparação periodontal funcional ou anquilose. Para reduzir a necessidade de avaliação crítica, a busca também procurou resumos críticos das RSs encontradas.

Como Avaliar a Evidência

Após identificar a evidência obtida respondendo à questão, é importante ter a habilidade de entendê-la. Em todos os casos, é necessário revisar a evidência, quer seja uma GPC, uma MA, uma RS ou um estudo original, para determinar se os métodos foram conduzidos rigorosa e apropriadamente. Grupos internacionais baseados em evidência tornaram esta tarefa mais fácil ao desenvolver formulários de avaliação e *checklists* para guiar o usuário por meio de uma série estruturada de questões do tipo "SIM/NÃO" para determinar a validade do estudo individual ou da revisão sistemática. A Tabela 1.4 fornece nomes e sites de três guias diferentes que podem ser usados para a análise crítica.

Tabela 1.4 Exemplos de Guias de Análises Críticas.

Guia	Objetivo
Declaração CONSORT (Consolidated Standards of Reporting Trials)[3] http://www.consort-statement.org/	Melhorar os relatos e as revisões de ECAs
PRISMA (Preferred Reporting Items for Systematic Reviews and Meta-analyses) http://www.prisma-statement.org/	Melhorar os relatos e revisões de RSs
CASP (Critical Appraisal Skills Program)[9] http://www.casp-uk.net/	Revisar ECAs, RSs e vários outros tipos de estudos

Maneiras Comuns Usadas para Relatar Resultados

Depois de os resultados serem determinados como válidos, o próximo passo é determinar se os resultados, benefícios potenciais (ou danos) são importantes. Strauss et al.[31] identificaram as medidas clinicamente úteis para cada tipo de estudo. Por exemplo, para determinar a magnitude dos resultados da terapia, deveríamos esperar que os artigos relatassem a taxa de eventos no grupo controle (TEC), a taxa de eventos no grupo experimental (TEE), a redução de risco absoluto e relativo (RRA e RRR), além do número necessário para tratar (NNT). O NNT fornece o número de pacientes (ou superfícies, ou bolsas periodontais) que necessitariam ser tratados com a terapia experimental para obter-se um paciente adicional (ou superfície, ou bolsa periodontal) que tenha conseguido uma resposta favorável. Outra maneira de avaliar a evidência é apresentada no Capítulo 2, que introduz 12 ferramentas que podem ser úteis para avaliar causalidade em ciências clínicas.

Ao se avaliar a evidência encontrada para o caso clínico, o primeiro estudo encontrado que respondia à questão PICD foi uma RS bem conduzida publicada no periódico *Dental Traumatology* em 2009.[17] Os resultados indicam que há uma associação entre a remoção da polpa realizada 14 dias após a reimplantação do dente e o desenvolvimento de reabsorção inflamatória. Um resumo crítico relacionado com essa RS também foi encontrado.[30] Essa evidência era compatível com as diretrizes clínicas de 2007 da International Association of Dental Traumatology para remoção da polpa entre 10 e 14 dias após a reimplantação.[14]

As diretrizes práticas de manejo de trauma dental agudo da American Academy of Pediatric Dentistry responderam à segunda questão PICD. Recomenda-se uma "contenção flexível por uma semana" para dentes avulsionados; no entanto, para luxação lateral, podem ser necessárias 2 a 4 semanas adicionais quando há dano ao osso marginal.[2] Além disso, uma RS recente e bem conduzida sobre duração da contenção relatou evidência inconclusiva sobre a associação entre contenção por curto prazo e aumento da possibilidade de reparação periodontal funcional, reparação aceitável ou redução do desenvolvimento de reabsorção por substituição.[18] O estudo não encontrou evidência para contraindicar as diretrizes atuais e sugere que a possibilidade de sucesso na reparação periodontal após reimplantação não é afetada pela duração da contenção. Embora tenha excluído estudos sobre dentes luxados, esta RS ainda é aplicável ao paciente. O estudo conclui que cirurgiões-dentistas devem continuar a usar os períodos de contenção atualmente recomendados quando realizarem a reimplantação de dentes permanentes avulsionados até que pesquisas futuras afirmem o contrário.[18] Consistentemente com revisões prévias, outra RS sobre contenção de dentes luxados, avulsionados ou com fraturas radiculares conclui que "os tipos de contenção e períodos de fixação geralmente não são variáveis significativamente relacionadas com os resultados da reparação".[20] Essas duas RSs foram avaliadas usando-se o formulário do Critical Appraisal Skills Program (CASP) para avaliar revisões (Tabela 1.4).

Aplicação da Evidência: Odontologia Baseada em Evidência em Ação

Ao longo deste capítulo, o processo de TDBE ilustrou a aplicação da evidência na tomada de decisão clínica. Utilizou-se o processo de TDBE para responder a duas questões clínicas. Vários recursos relevantes foram incorporados ao processo de tomada de decisão e ao tratamento do paciente. O cirurgião-dentista realizou a remoção da polpa dos dentes avulsionados e luxados dentro do período recomendado de 10 a 14 dias (Figura 1.5A). A reparação 2 semanas após o trauma é vista na Figura 1.5B. O cirurgião-dentista também removeu a contenção dentro do tempo recomendado para dentes luxados, de 2 a 4 semanas. A evidência, em combinação com a experiência clínica, ajudou a prover cuidados à paciente que resultaram no melhor prognóstico possível, considerando a extensão do trauma dental. Isso também possibilitou que a paciente mantivesse os dentes, o que incorporou o aspecto de preferência do paciente do processo de TDBE. A Figura 1.5C mostra a paciente 4 semanas após o trauma; a Figura 1.5D mostra a paciente após 12 semanas; a Figura 1.5E, 2 anos após o trauma.

Avaliação dos Desfechos

Os passos finais no processo de TDBE são avaliar a efetividade da intervenção e os desfechos clínicos, e determinar quão efetivamente o processo de TDBE foi aplicado. Por exemplo, uma questão a ser perguntada na avaliação da efetividade da intervenção é: "A intervenção ou tratamento selecionado alcançou o resultado desejado?". No caso específico, a resposta é sim.

A TDBE é uma ferramenta valiosa que guia decisões de prática clínica para conseguir resultados ótimos. No caso de avulsão dental, as questões PICD foram estabelecidas para identificar pesquisas que avaliaram os resultados de reduzir o risco de reabsorção radicular e anquilose dentária, além de aumentar a reparação periodontal. Usando o processo de TDBE, os profissionais podem ficar confiantes no fato de que eles têm a evidência disponível mais atual e relevante nas quais podem basear decisões para fornecer o melhor tratamento, com o objetivo de melhorar a possibilidade de um desfecho de sucesso.

Usar uma abordagem de TDBE requer compreender novos conceitos e desenvolver novas habilidades. Além de avaliar os resultados dos cuidados ao paciente, outro aspecto de avaliação é o uso do processo de TDBE. Questões que se equiparam a cada passo no processo de TDBE podem ser feitas na avaliação do próprio desempenho. Por exemplo: "Quão bem conduzida foi a busca para encontrar evidência apropriada e relevante para responder à questão?". Assim como na maior parte dos processos de aprendizado, o tempo e a prática são essenciais para dominar novas técnicas.

DESTAQUES DO CAPÍTULO

- A tomada de decisão baseada em evidência (TDBE) fornece aos clínicos as habilidades de encontrar, filtrar efetivamente, interpretar e aplicar resultados de pesquisa, de maneira que o que é conhecido se reflita no cuidado fornecido.
- A TDBE leva tempo e prática para ser aprendida.
- Quando dominada, a TDBE se torna um meio eficiente para clínicos se manterem atualizados e maximiza o potencial para desfechos bem-sucedidos de tratamento ao paciente.

Conclusão

Uma abordagem de TDBE diminui a lacuna entre a pesquisa clínica e a realidade da prática ao propiciar aos profissionais de odontologia habilidades de encontrar, filtrar efetivamente, interpretar e aplicar resultados de pesquisas, de maneira que o que é conhecido se reflita

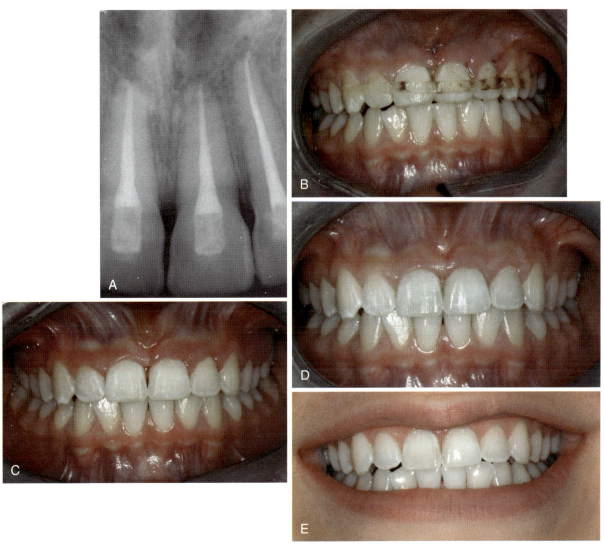

Figura 1.5 (A) Radiografia periapical após remoção da polpa. (B) Reparação 2 semanas após o trauma. (C) Reparação 4 semanas após o trauma. (D) Reparação 12 semanas após o trauma. (E) Paciente 2 anos após o trauma. *(Direitos autorais: Greg W. Miller, C.D., reimpressa com permissão.)*

no cuidado fornecido. Essa abordagem auxilia os cirurgiões-dentistas a se manterem atualizados com as condições que um paciente pode apresentar ao fornecer um mecanismo para lidar com as lacunas no conhecimento a fim de proporcionar o melhor cuidado possível.

À medida que a TDBE se torna a prática padrão, os indivíduos devem estar cientes sobre o que constitui evidência e como esta é relatada. Entender a metodologia baseada em evidência e saber distinguir os diferentes tipos de artigos permite que os cirurgiões-dentistas julguem melhor a validade e a relevância dos achados relatados. As RSs e MAs são conduzidas para responder a questões clínicas específicas e dar suporte para GPCs. Periódicos dedicados à prática baseada em evidência são publicados para alertar os leitores sobre importantes avanços de maneira concisa e amigável. Ao integrar boa ciência, julgamento clínico e preferências do paciente, os cirurgiões-dentistas aumentam suas habilidades de tomar decisão e maximizam o potencial para resultados de sucesso nos cuidados com os pacientes.

Referências Bibliográficas

 As referências bibliográficas deste capítulo estão disponibilizadas em https://www.grupogen.com.br.

CAPÍTULO 2

Pensamento Crítico: como Avaliar a Evidência

Philippe P. Hujoel

SUMÁRIO DO CAPÍTULO

Doze Ferramentas para Avaliar Evidências, 10
Conclusão, 19

Entre 1950 e 2016, foram publicados 2.290 artigos científicos usando "doenças periodontais" e "agentes antibacterianos" como termos MeSH (Medical Subject Heading). Quais destes artigos oferecem informação clinicamente relevante? Os artigos clinicamente relevantes foram selecionados e resumidos com precisão em cursos educacionais, livros-textos ou revisões sistemáticas? Confiar completamente na autoridade para assegurar-se de que isso ocorre pode ser perigoso.

Alega-se que Einstein disse que "seu principal talento científico era sua habilidade de olhar para um número enorme de experimentos e artigos de periódicos, selecionar os poucos que eram ao mesmo tempo corretos e relevantes, ignorar o resto e construir uma teoria usando os corretos".[6] A maioria dos clínicos que se baseia em evidências aspira ao mesmo objetivo na avaliação de evidências clínicas. Na busca por boas evidências, um "*kit* de detecção de bobagens"[71] pode ser útil para separar *marketing* de ciência e indícios sugestivos de evidências inequívocas. Este capítulo apresenta 12 ferramentas que podem ser úteis na avaliação da causalidade nas ciências clínicas.

Doze Ferramentas para Avaliar Evidências

Seja Cético

De todas as máquinas, a nossa é a mais complicada e inexplicável.

– **Thomas Jefferson**

Por volta de 1990, foi concluído que "os dados disponíveis suportam fortemente a hipótese de que a dieta com carotenoides reduz o risco de câncer de pulmão".[85] Foi levantada a hipótese de que o caroteno (β-caroteno) poderia interferir passivamente nos danos oxidativos ao ácido desoxirribonucleico (DNA) e às lipoproteínas,[38] e esta crença foi em parte transformada em vendas de US$ 210 milhões de β-caroteno em 1997 nos Estados Unidos. Havia evidência convincente ou esta deveria ter sido avaliada ceticamente? Dois grandes ensaios clínicos aleatórios (ECAs) foram iniciados e ambos foram encerrados prematuramente porque indicaram que o β-caroteno aumentava o risco de câncer de pulmão, de doenças cardiovasculares e de mortalidade geral.[60,79] Em 2005, o investigador principal de um dos estudos relatou que "o β-caroteno deveria ser regulamentado como um carcinógeno humano".[59] Em 2015, estudos do mecanismo de ação começaram a demonstrar como os antioxidantes, tais como o β-caroteno, acelera o crescimento e a invasividade dos tumores.[43,62] Reviravoltas drásticas semelhantes estão no processo sobre o tema dos efeitos "saudáveis para o coração" dos óleos vegetais,[66] restrição dietética de sal,[2] ou dietas com alto teor de carboidratos.[77]

Evidências sobre a cura, o manejo ou a prevenção de doenças crônicas são notoriamente contraditórias, incoerentes e não confiáveis. Mark Twain lembrava às pessoas para serem cuidadosas ao lerem livros de saúde porque se podia morrer devido a um erro de impressão.[70] Forças poderosas conspiram para a veiculação de uma abundância de resultados enganosos:

1. Identificar um tratamento de sucesso para uma doença crônica é um desafio. Estima-se que menos de 0,1% de todos os tratamentos investigados seja efetivo. Como as chances de identificar uma intervenção de sucesso para doenças crônicas são baixas, a maioria dos chamados tratamentos efetivos, identificados em pequenos ensaios clínicos, revelou ser não efetiva ou prejudicial quando estes são avaliados em ensaios clínicos de fase III, conduzidos rigorosamente.
2. Doenças crônicas podem ser complexas e incluem tanto causas ambientais quanto genéticas. As causas "óbvias" das doenças, como tabagismo e açúcares para periodontite, são frequentemente ignoradas.[47] O resultado destas pesquisas epidemiológicas enviesadas é a compreensão incompleta e equivocada da etiologia das doenças crônicas, o que pode levar a uma cascata de caminhos errados na exploração de possíveis métodos diagnósticos, prognósticos e tratamentos.
3. Metodologia científica fraca é um problema comum que permeia a maioria das evidências que nos cercam. Manchetes de jornais populares dizem: "Mentiras, Malditas Mentiras e Estatísticas Médicas",[69] "Sabotado por um Erro de Significância: Um Erro de Concepção Disseminado entre Pesquisadores Lança Dúvidas na Confiabilidade de uma Imensa Quantidade de Pesquisas"[53] e "Estatísticas Desleixadas Envergonham a Ciência",[72] ou "Como a Ciência Vai Mal".[27]
4. Por fim, deve ser considerada a possibilidade de que não existe um antídoto mágico contra certos aspectos nocivos dos estilos de vida civilizados. Era uma ideia popular no século XX que os efeitos prejudiciais do tabagismo poderiam ser prevenidos pela prescrição (p. ex., vitamina A), e não pela proscrição (p. ex., parar de fumar). Até agora, as experiências em encontrar prescrições como proteção contra estilos de vida prejudiciais foram em grande parte desastrosas.

Estes fatores podem estar presentes na periodontia, sugerindo, assim, que o ceticismo é requerido na avaliação da evidência científica. Em primeiro lugar, o grande número de tratamentos periodontais "efetivos" pode ser um sinal revelador de uma doença crônica desafiadora. Antes de 1917, centenas de tratamentos para pneumonia estavam disponíveis, nenhum dos quais funcionava. Antes do surgimento dos antibióticos, nos anos 1940, a imensa quantidade de tratamentos disponíveis para tuberculose era enganosa, no sentido de que nenhum realmente funcionava. A atual "riqueza terapêutica" para doenças periodontais pode muito bem significar pobreza – uma indicação da ausência do verdadeiro tratamento efetivo – e uma sugestão de que estamos lidando com uma doença crônica desafiadora. Em segundo lugar, muitos não mais consideram simples as doenças periodontais, relacionadas unicamente com a placa, conforme se acreditava na metade do século XX, mas, sim, doenças complexas. Doenças complexas oferecem desafios no seu diagnóstico, tratamento e pesquisa. Terceiro, a qualidade científica das pesquisas em periodontia tem sido classificada como baixa.[4] A maioria dos estudos de referência foi analisada utilizando-se estatísticas erradas,[34,46] a maior parte dos ensaios clínicos aleatórios não foi devidamente randomizada,[55] e os principais propulsores da epidemia de periodontite podem ter sido mal interpretados por causa da definição de doenças periodontais como infecciosa, em associação à falta de estudos epidemiológicos adequadamente controlados.[29,30,47] A chance de que a pesquisa periodontal tenha de algum modo conseguido escapar dos desafios e obstáculos científicos que estavam presentes na medicina parecem pequenas. O oposto parece mais provável.

Não Acredite em Plausibilidade Biológica

Nascer apenas para morrer, e raciocinar apenas para errar.
— Alexander Pope

Se batimentos cardíacos irregulares aumentam o risco de mortalidade e se a encainida pode transformar batidas irregulares em batidas cardíacas normais, então a encainida deve melhorar a sobrevida.[64] Se altos níveis séricos de lipídios aumentam o risco de infarto do miocárdio e se o clofibrato diminui com sucesso os níveis lipídicos, então o clofibrato deve melhorar a sobrevida.[67] Se *Streptococcus mutans* causa cárie dentária e se clorexidina pode erradicar *S. mutans*, então a clorexidina pode acabar com a cárie dentária. Esse "pensamento de cadeia causal" (A causa B, B causa C, portanto A causa C) é comum e perigoso. Estes exemplos de raciocínio de tratamento, embora aparentemente sejam razoáveis e biologicamente plausíveis, acabaram não ajudando, mas prejudicando os pacientes. O pensamento de cadeia causal é, algumas vezes, chamado de "inferência dedutiva", "raciocínio dedutivo" ou "sistema lógico".

Em matemática, "uma vez que os gregos desenvolveram o método dedutivo, eles estavam corretos no que faziam, corretos para sempre".[5] Na medicina ou na odontologia, decisões baseadas no raciocínio dedutivo não têm sido "corretas para sempre" e certamente não são universais. Em decorrência de um entendimento incompleto da biologia, o uso de raciocínio dedutivo para decisões clínicas pode ser perigoso. Por milhares de anos, o raciocínio dedutivo tem falhado amplamente em trazer avanços médicos. Na medicina baseada em evidências, a evidência baseada na inferência dedutiva está classificada como nível 5, que é o nível mais baixo de evidência disponível.

CORRELAÇÃO CLÍNICA

O Dietary Guidelines for Americans retirou a recomendação da utilização do fio dental por causa da falta de evidências científicas. O fio dental tem sido recomendado por empresas de higiene bucal e pelo dentista com base no seguinte argumento de plausibilidade biológica: a placa dental causa cáries dentárias; fio dental remove a placa dentária. O uso do fio dental, portanto, diminuirá o risco de cárie dentária. Tal raciocínio não é mais aceito como evidência de eficácia no século XXI.

Infelizmente, muito do nosso conhecimento sobre como prevenir, administrar e tratar periodontite crônica depende bastante do raciocínio dedutivo. Assumiu-se que mudanças pequenas e de curto prazo na profundidade de sondagem e nível de inserção poderiam ser convertidas em benefícios tangíveis e de longo prazo para os pacientes, mas são mínimas as evidências que suportam esse salto de inferência dedutiva. Em um pequeno estudo sem teste estatístico de hipóteses, a placa bacteriana foi relacionada com a transição de uma condição não natural de gengiva livre de inflamação referida como "gengiva supersaudável de Aarhus" para gengivite experimental (o que é diferente de gengivite clínica).[48] Esses estudos não oferecem prova de que placa bacteriana causa doença periodontal destrutiva. Não é claro nem mesmo se a placa e a gengivite experimental estão correlacionadas

em um nível sítio-específico e além do que poderia ser esperado apenas pelo acaso. Um estudo subsequente da mesma universidade, usando uma população semelhante, não conseguiu identificar associação entre placa e gengivite.[48] A evidência de que o controle de placa caseiro tem efeito sobre as formas mais comuns de doença periodontal ainda é fraca e amplamente baseada em argumentos de "plausibilidade biológica".[31] É necessário um movimento em direção a um nível mais alto de evidência (mais alto que plausibilidade biológica) para colocar a periodontia em uma base científica mais firme.

IMPORTANTE

A plausibilidade biológica será cada vez mais uma razão inaceitável para recomendar tratamentos odontológicos.

Qual Nível de Evidência Controlada Está Disponível?

O desenvolvimento da ciência ocidental está baseado em dois grandes feitos: a invenção de um sistema lógico formal (na geometria Euclidiana) pelos filósofos gregos e a descoberta da possibilidade de encontrar relações causais por meio de experimentos sistemáticos (durante a Renascença).
— Albert Einstein

O pensamento racional requer confiança tanto em raciocínio dedutivo (plausibilidade biológica) ou em experimentos sistemáticos (às vezes chamados de raciocínio indutivo). Em geral, credita-se a Galileu o início da experimentação sistemática na física. Incrivelmente, demorou até a última metade do século XX para que experimentos sistemáticos se tornassem parte da pesquisa clínica. Três tipos de experimentos sistemáticos são agora rotina na pesquisa clínica: o estudo de caso-controle, o estudo de coorte e o ensaio clínico aleatorizado. Nas breves descrições destes três tipos de delineamento experimental que se seguem, o termo *exposição* se refere a um fator etiológico suspeito ou a uma intervenção, como um tratamento ou teste diagnóstico, e o termo *desfecho* se refere ao resultado da doença, medidas de qualidade de vida ou qualquer tipo de condição que possa ser de interesse em estudos clínicos.

1. *Ensaio clínico aleatorizado (ECA).* Indivíduos ou conglomerados de indivíduos são alocados aleatoriamente em diferentes exposições e monitorados ao longo do tempo com relação ao desfecho de interesse. Uma associação entre a exposição e o desfecho estará presente se a frequência de ocorrência do desfecho diferir entre os grupos de exposição. O ECA é o delineamento considerado o "padrão ouro" em pesquisa clínica. Na medicina baseada em evidência, ECAs conduzidos adequadamente são considerados nível 1 de evidência e o mais alto (melhor) nível de evidência disponível.
2. *Estudo de coorte.* Indivíduos expostos são comparados com indivíduos não expostos e monitorados ao longo do tempo com relação à ocorrência do desfecho primário de interesse. Uma associação entre exposição e desfecho estará presente se a frequência de ocorrência do desfecho diferir entre indivíduos expostos e não expostos. O estudo de coorte é frequentemente considerado o delineamento de estudo ideal em pesquisa clínica não experimental (i.e., para aqueles tipos de delineamento de estudo nos quais a randomização não é factível). Em medicina baseada em evidência, estudos de coorte conduzidos adequadamente são considerados nível 2 de evidência.
3. *Estudos de caso-controle.* Casos (indivíduos com o desfecho de interesse) são comparados com controles (indivíduos sem o desfecho de interesse) com relação à prevalência da exposição. Se a prevalência da exposição diferir entre casos e controles, uma associação entre exposição e desfecho estará presente. Em um estudo de caso-controle é um desafio selecionar casos e controles de forma não enviesada, bem como obter informação confiável sobre

possíveis causas da doença que ocorreram no passado. O estudo de caso-controle é o mais desafiador delineamento de estudo para se obter evidência confiável. Consequentemente, em medicina baseada em evidência, estudos de caso-controle, quando conduzidos adequadamente, são considerados o menor nível de evidência.

Todos os três delineamentos de estudo nos permitem estudar a associação entre a exposição e o desfecho. A associação pode ser representada esquematicamente conforme se segue:

Exposição → Desfecho

Um desafio importante na avaliação de evidência controlada é determinar se associação identificada (→) é causal. Critérios usados para avaliar causalidade incluem fatores como a análise da temporalidade, a presença de uma hipótese pré-ensaio e o tamanho da força da associação encontrada. Ao contrário do raciocínio dedutivo, no qual associações podem ser verdadeiras ou falsas, estas verdades absolutas não podem ser obtidas com experimentos sistemáticos. Conclusões baseadas em delineamentos controlados são sempre cercadas por um grau de incerteza e uma limitação frustrante para clínicos do mundo real, que têm que tomar decisões do tipo sim/não.

A Causa Precede o Efeito?

Você não pode mudar as leis da física, Capitão.
– "Scotty", em Jornada nas Estrelas

Em 2001, um estudo publicado no *British Medical Journal* sugeriu que orações retroativas encurtavam o tempo de internação no hospital de pacientes com infecção sanguínea.[45] O único problema era que os pacientes já haviam recebido alta do hospital quando uma oração não especificada a uma divindade não especificada era feita. Para a maioria dos cientistas, descobrir em quais casos o efeito (permanência no hospital mais curta) precede a causa (a oração) é impossível, o que proporciona um exemplo inequívoco de uma violação da temporalidade correta: o efeito precedeu a causa pressuposta. Em pesquisas sobre doenças crônicas, desembaraçar a temporalidade é frequentemente um desafio e questões básicas sobre temporalidade amiúde permanecem controversas. Por exemplo, em pesquisas sobre a doença de Alzheimer, o amiloide encontrado nas placas senis do cérebro é comumente considerado a causa, mas, em vez disso, alguns pesquisadores sugeriram que o amiloide pode ser o resultado da doença e pode, na verdade, exercer um efeito protetor.[44] Ou, acredita-se amplamente que a obesidade é causada por ingestão excessiva de alimentos e atividade física insuficiente. No entanto, evidências crescentes apontam para o contrário – que a obesidade é uma doença induzida por carboidratos, que leva à inanição interna e consequente ingestão excessiva e inatividade física.[76] A investigação vigorosa da temporalidade é um aspecto-chave da investigação científica.

Temporalidade é o único critério que necessita ser preenchido para se reivindicar causalidade; a causa deve preceder o efeito. Na pesquisa periodontal, quase todos os estudos relacionando placa bacteriana ou infecções específicas com as doenças periodontais sofrem de temporalidade indistinta.[47] Os perfis microbianos observados são o resultado ou a causa da periodontite? Nenhum estudo de coorte em adultos estabeleceu que uma causa infecciosa preceda o início da periodontite crônica.[47] O estabelecimento inequívoco da temporalidade é um elemento essencial de causalidade e pode ser surpreendentemente difícil de ser estabelecido para doenças crônicas, incluindo as doenças periodontais.

Não Aposte no Cavalo Depois que a Corrida Terminou

Previsões são difíceis, especialmente aquelas sobre o futuro.
– Niels Bohr

Um dos cânceres mais difundidos na pesquisa clínica é a incapacidade dos pesquisadores de se ater a uma hipótese. A ciência é sobre a formulação de uma hipótese específica, testando-a em um experimento clínico e aceitando as descobertas pelo que elas são. Isso não só raramente ocorre, como também forças poderosas, às vezes, tentam impedir, ativamente, regulamentações que imponham esse comportamento científico.

Uma pesquisadora da síndrome da imunodeficiência humana (AIDS) foi irônica em uma conferência internacional quando afirmou que o tratamento para a doença promoveu um benefício significativo para um subgrupo de participantes do ensaio.[58] Um estudo publicado no *New England Journal of Medicine*[49] foi usado como exemplo de ciência fraca em um livro,[19] por afirmar que mais de 50% dos casos de câncer de pâncreas nos Estados Unidos eram causados pelo hábito de beber café. Resultados de um grande estudo colaborativo demonstrando que o uso de aspirina após infarto do miocárdio aumentava o risco de mortalidade em pacientes do signo de gêmeos ou libra são exemplos cômicos de um importante princípio científico; ideias geradas por dados não são confiáveis.

Uma das características essenciais da ciência é que hipóteses ou ideias devem prever observações e não que hipóteses ou ideias possam ser encaixadas em observações. Essa característica essencial do empreendimento científico – a previsão – é frequentemente perdida em pesquisa médica ou odontológica quando hipóteses pré-estudo fracamente definidas resultam em ideias ou hipóteses geradas por dados intrincados, que se encaixam nos dados observados. Tem sido relatado que, até mesmo no caso de estudos bem organizados com protocolos escritos cuidadosamente, os pesquisadores comumente não se lembram de quais hipóteses foram definidas previamente, quais foram geradas pelos dados, quais foram consideradas plausíveis *a priori* e quais eram improváveis.[87] Uma grande quantidade de ideias geradas por dados podem ser criadas explorando-se subgrupos de pacientes, exposições e desfechos, conforme mostrado a seguir.

1. Modificando-se a definição de amostra do estudo. Uma modificação pós-ensaio de hipótese comumente observada é a avaliação de subgrupos adequados ou inadequados da amostra original. Subgrupos inadequados são baseados em características dos pacientes que podem ter sido influenciadas pela exposição. Por exemplo, pode-se avaliar o tamanho de um tumor somente em pacientes que sobreviveram, ou profundidade de bolsa somente nos dentes que não foram perdidos durante a manutenção. Resultados de análises em subgrupos inadequados são quase sempre sem sentido para o estabelecimento de causalidade. Subgrupos adequados são baseados em características dos pacientes que não podem ser influenciadas pela exposição, como sexo, raça ou idade do paciente. Uma revisão de ensaios clínicos na área de doença cardiovascular sugeriu que mesmo resultados de análises conduzidas em subgrupos adequados mostraram ser equivocados na maioria dos casos.[87] Na área do vírus da imunodeficiência humana (HIV), uma análise com um subgrupo adequado (baseada em características raciais) resultou em um processo por parte de um investidor, sob o argumento de que os empresários da companhia "enganaram" os investidores com um "esquema fraudulento".[15]

2. Modificando a definição da exposição. A definição da exposição pode mudar após ou durante a condução de um estudo, ou o número de exposições sendo investigado pode ser alterado. Em um ensaio clínico controverso sobre o uso de antibióticos para infecções da orelha média, o tratamento placebo foi substituído por um antibiótico manipulado, causando, assim, uma percepção errônea sobre a efetividade do antibiótico.[16,17,50] Em outro exemplo de "apostar no cavalo após a corrida terminar", um resultado negativo para tabagismo (a exposição primária) como causa de câncer de pâncreas alegadamente conduziu à hipótese gerada por dados de que beber café aumentava o risco de câncer de pâncreas.[49] Quando este estudo foi repetido no mesmo hospital, usando o mesmo protocolo, mas, desta vez, com uma hipótese pré-ensaio estruturada para avaliar o hábito de beber café, os resultados anteriores não puderam ser reproduzidos.

3. Modificando a definição do desfecho. Quase todos os ensaios clínicos de fase III especificam um desfecho primário na hipótese pré-ensaio. Em pesquisa periodontal, a ausência de um desfecho específico pré-ensaio é comum e permite a mudança sem esforço da definição do desfecho. O ensaio clínico periodontal típico tem seis desfechos e não especifica qual deles é o primário e nem sempre está claro o que é um desfecho bom e o que é um ruim.[19] De igual modo, a definição de desfechos gestacionais adversos é flexível e suscetível a manipulações *post-hoc* até que se consiga significância estatística. Artifícios estatísticos utilizados para se conseguir chegar às conclusões desejadas nestas circunstâncias são brincadeiras de criança. Esses problemas permaneceram desenfreados na pesquisa clínica, apesar de todos os esforços para evitá-los. Dois levantamentos de ECA publicados em 2015 relataram que 18% a 31% dos ensaios ainda mudaram os desfechos primários, e 64% dos ensaios ainda mudaram os desfechos secundários.[21,39]

O ato de desviar-se da hipótese pré-ensaio é frequentemente comparado à *tortura de dados*.[54] Detectar a presença da tortura de dados em um artigo publicado é um desafio; assim como o torturador experiente não deixa marcas no corpo da vítima, o torturador de dados experiente não deixa marcas no estudo publicado. Esforços de longo prazo para registrar todos os ensaios (p. ex., www.alltrials.net) ainda não resolveram esse problema.[11] A tortura de dados oportunista refere-se à exploração de dados sem o objetivo de "provar" um ponto de vista em particular. Tortura de dados oportunista é um aspecto essencial da atividade científica e da geração de hipóteses. Tortura de dados procrusteana refere-se a explorar dados com o objetivo de provar um ponto de vista em particular. Assim como o grego Procrustes encaixava seus hóspedes perfeitamente à sua cama por meio do estiramento de seus corpos ou cortando-lhes as pernas para garantir uma correspondência entre a altura do corpo e o tamanho da cama, os dados podem ser encaixados nas hipóteses pré-ensaios por meios procrusteanos.

O que é uma Hipótese Pré-ensaio Clinicamente Relevante?

Questões clinicamente relevantes são estruturadas para ter um impacto na melhoria dos resultados dos pacientes. Normalmente, questões clinicamente relevantes compartilham quatro importantes características da hipótese pré-ensaio: (1) um desfecho clinicamente relevante (o Desfecho da questão PICD), (2) comparações de exposições relevantes (chamadas de Intervenção e Controle na questão PICD), (3) uma amostra representativa de pacientes clínicos do mundo real (deve ser representativa do Paciente definido na questão PICD), e (4) baixa taxa de erros.

Desfecho Clinicamente Relevante

Um desfecho é uma medida relacionada com um processo de doença ou com uma condição e é usado para avaliar o efeito da exposição. Dois tipos diferentes de desfechos são conhecidos. Desfechos verdadeiros são aqueles tangíveis que medem diretamente como um paciente se sente, funciona ou sobrevive;[78] exemplos incluem perda de dente, morte e dor. Desfechos substitutos são intangíveis e são usados como substitutos para os desfechos verdadeiros;[22] exemplos incluem pressão sanguínea e profundidade de bolsas periodontais. Os efeitos do tratamento em desfechos substitutos não são traduzidos, necessariamente, em benefícios clínicos reais (Tabela 2.1). A confiança em desfechos substitutos em ensaios clínicos levou ao uso disseminado de medicações letais, e estes desastres levaram a pequenas mudanças imediatas no processo de aprovação de medicamentos.[65] A maioria das principais causas de doenças humanas (p. ex., consumo de cigarros) foi identificada em estudos que usaram desfechos reais. Uma exigência primária para um estudo clinicamente relevante é a especificação pré-ensaio de um desfecho real.

Comparações Comuns e Relevantes

Quanto mais prevalente é uma exposição estudada, mais relevante é a questão clínica. Uma comparação clinicamente relevante implica a ausência de um viés de comparação, que é definido como a presença de grupos controles forçados ou antiéticos.[51] Fornecer aos sujeitos do grupo controle doses menores que as do tratamento padrão e uma terapia controle que evite as questões clínicas reais são exemplos de pesquisa clínica irrelevante. Similarmente, a presença de um tratamento com placebo em vez de "nenhum" tratamento em ensaios clínicos pode ser crítica, considerando-se os amplos efeitos terapêuticos que podem ser obtidos por atenção e cuidados adequados em ambientes médicos. Por exemplo, a ausência de um controle placebo em ensaios clínicos de verniz de flúor para dentes decíduos levanta sérias dúvidas sobre se o efeito promovido é superior àquele que seria obtido com apenas um placebo. Em estudos de caso-controle ou de coorte, as mensurações e caracterizações das exposições (p. ex., mercúrio, flúor, tabaco de mascar) podem ser difíceis e imprecisas, tornando, assim, as respostas às perguntas quase inevitavelmente imprecisas.

Amostra de Estudo Representativa

Quanto maior a discrepância entre os indivíduos tipicamente incluídos em estudos clínicos e os pacientes que se deseja tratar, mais questionável a aplicação das conclusões do estudo. Quando medicamentos que reduziam o colesterol proporcionaram um pequeno benefício em homens de meia-idade com níveis de colesterol anormalmente altos, concluiu-se que estes benefícios "poderiam e deveriam ser estendidos" a outros grupos etários e a mulheres com "elevações mais modestas" de níveis de colesterol.[80] Resultados relativos a lipídios do sangue e doença cardíaca que foram derivados principalmente de imigrantes poloneses do estudo Framingham foram generalizados para uma população muito mais diversa. Um antidepressivo, que foi aprovado para uso em adultos, foi amplamente prescrito para crianças, com consequências sérias e inesperadas.[1]

Idealmente, ensaios clínicos deveriam usar critérios de inclusão simples, nos quais os pacientes incluídos reflitam a situação da prática clínica do mundo real, tanto quanto possível. Uma legislação foi decretada para atingir esse objetivo. Em 1993, a política dos Estados Unidos garantiu o direito de mulheres e grupos minoritários serem recrutados em ensaios clínicos.[10] Uma política norte-americana de inclusão de crianças em estudos clínicos foi transformada em lei em 1998. Pesquisas com longas listas de critérios de inclusão e exclusão podem ser falhas, pois podem conduzir a sujeitos de pesquisa que não são representativos de pacientes clínicos do mundo real.

Baixos Índices de Erros do Tipo I e Tipo II

O índice de *erro tipo I* é a probabilidade de se concluir que há um efeito, quando, na verdade, não há efeito. O índice de erro tipo I é determinado pelo investigador, e os valores mais comuns são de 1% ou 5%. O índice de *erro tipo II* é a probabilidade de concluir que não há efeito, quando, na verdade, há um efeito. O índice de erro tipo II normalmente é determinado pelo investigador como 10% ou 20%. O complemento do índice de erro tipo II (i.e., 1 – índice de erro tipo II) é denominado *poder* do estudo. A probabilidade de um resultado falso-positivo ou falso-negativo depende, além das taxas de erro tipo I e II, da probabilidade de o tratamento sob investigação ser verdadeiramente efetivo. Este último componente obviamente não está sob o controle do investigador, e ainda assim determina a probabilidade de se tirar conclusões corretas. No caso de doenças crônicas, nas quais a probabilidade de identificar tratamentos efetivos ou causas verdadeiras é baixa, o índice de falso-positivo pode ser alto mesmo quando o índice de erro tipo I é baixo. Estudos clinicamente relevantes requerem baixos índices de erro tipos I e II para diminuir conclusões falso-positivas e falso-negativas.[36]

Tabela 2.1 Exemplos de Desfechos Substitutos Potencialmente Enganosos.[a]

Doença ou condição	Tratamento experimental	Tratamento controle	Efeito no desfecho substituto	Efeito no desfecho real	Conclusão enganosa	Referência
AIDS	Zidovudina imediata	Zidovudina atrasada	Aumento significativo de 30 a 35 células/mm³ em CD4	Nenhuma mudança na incidência da AIDS, complexo relacionado com a AIDS ou sobrevida	Falso-positiva	80
Osteoporose	Flúor	Placebo	Aumento significativo de 16% na densidade mineral óssea da coluna lombar	Índices de fraturas não vertebrais aumentaram em 85%	Falso-positiva	
Câncer de pulmão	ZD 1839 (Iressa)	Placebo	Expressiva diminuição do tumor em 10% dos pacientes	Sem efeito	Falso-positiva	82
Úlceras aftosas	Talidomida	Placebo	Embora houvesse expectativa de que a talidomida diminuísse a produção de TNF-α, houve aumento de 4,4 pg/ml na produção de TNF-α, sugerindo efeito prejudicial	Diminuição da dor e melhora na capacidade de comer	Falso-negativa	32
Próteses para edêntulos	Suportadas por implante	Próteses convencionais	Sem impacto nos ciclos de mastigação	Melhora da qualidade de vida relacionada com a saúde bucal	Falso-negativa	5
Câncer de próstata	Prostatectomia radical	Acompanhamento vigilante	Eliminação substancial da massa do tumor	Sem efeito no risco de mortalidade geral	Falso-positiva	78
Câncer colorretal avançado	5-FU + LV	5-FU	23% dos pacientes tiveram redução de 50% ou mais do tumor	Sem efeito na sobrevida geral	Falso-positiva	40
Periodontite	Cirurgia	Raspagem	Redução média de profundidade de sondagem de 0,5 mm	Efeito desconhecido na perda dentária e qualidade de vida	?	30a

[a]Para alguns exemplos, o tratamento experimental promoveu melhora nos desfechos substitutos, enquanto o desfecho verdadeiro não foi afetado ou piorou (uma conclusão falso-positiva). Para outros exemplos, o tratamento experimental não teve impacto ou piorou o desfecho substituto, enquanto o desfecho real melhorou (uma conclusão falso-negativa).
AIDS, Síndrome da imunodeficiência adquirida; 5-FU, 5-fluoracil; LV, leucovorina; TNF-α, fator de necrose tumoral alfa.

O Tamanho Importa

A infecção por hepatite B crônica aumentou as chances de câncer de fígado em mais de 23.000%.[7] Estar próximo à radiação eletromagnética aumenta em 49% a chance de leucemia em crianças.[84] Periodontite em populações fumantes aumentou a probabilidade de doença cardíaca coronariana em 12%.[32] Ninguém duvida da causalidade da associação entre hepatite B crônica e câncer de fígado, mas o papel da periodontite na doença cardíaca coronariana ou o papel da radiação eletromagnética na leucemia em crianças permanece controverso. Por quê? Em grande parte, o tamanho da associação direciona a interpretação de causalidade.

Quanto maior a associação, menos provável a chance de que ser causada por viés e maior a probabilidade de ser causal. Um meio simples de estimar o tamanho da associação é calcular a razão de chances (*odds ratio*). A chance (*odds*) de um evento representa a probabilidade de que este ocorra dividida pela probabilidade de que este não ocorra. Uma razão de chances (*odds ratio*) é a proporção entre duas chances. Para calcular a razão de chances, uma tabela dois por dois (2 × 2) é construída, na qual o desfecho é cruzado com a exposição (Tabela 2.2). Razões de chances podem ser calculadas de dados de ECAs, estudos de coorte e estudos de caso-controle.

Tabela 2.2 Tabela Dois por Dois de Classificação Cruzada de Exposição e Desfecho.[a]

		DESFECHO	
		Falha	Sucesso
Exposição	Experimental	A	B
	Controle	C	D

[a]Observar que a célula superior esquerda, por convenção, computa o número de falhas para o grupo experimental.

A razão de chances é a proporção dos produtos cruzados (ad/bc). A razão de chances associada ao uso de penciclovir para a cicatrização de feridas bucais é (376 × 757) / (526 × 878) = 0,62 (Tabela 2.3). A razão de chances associada a periodontite crônica para infarto do miocárdio fatal é (2 × 1.241) / (8 × 257) = 1,21 (Tabela 2.4). O intervalo de confiança de 95% pode ser calculado por exp[ln(*odds ratio*) ± 1,96 √ (1/a ± 1/b = 1/c ± 1/d)]. Os intervalos de confiança de 95% para cicatrização de feridas e infarto do miocárdio fatal são, respectivamente, exp(– 0,48 ± 1,96 √ 0,007), ou 0,52 a 0,73, e exp(0,18 ± 1,96 √ 0,63), ou 0,25 a 5,72.

Tabela 2.3 Tabela Dois por Dois da Associação entre Penciclovir e Cicatrização de Feridas Bucais.

		DESFECHO	
		Ausência de cicatrização até o 6º dia	Cicatrização até o 6º dia
Exposição	Penciclovir a 1%	376	878
	Placebo	526	757

Tabela 2.4 Tabela Dois por Dois da Associação entre Periodontite Crônica e Infarto do Miocárdio Fatal.

		DESFECHO	
		IM fatal	IM não fatal
Exposição	(PC)	2	257
	Ausência de gengivite ou PC	8	1.241

PC, Periodontite crônica; *IM*, infarto do miocárdio.

O tamanho da razão de chances varia entre 0 e infinito. Uma razão de chances de 1 significa ausência de associação, e se a tabela dois por dois for ajustada com a célula de referência (desfecho ruim – intervenção de interesse) na esquerda da linha de dados superior, uma razão de chances maior que 1 significa um efeito prejudicial (p. ex., periodontite crônica aumenta a chance de um infarto do miocárdio fatal em 20%), e uma razão de chances menor que 1 significa efeito protetor (p. ex., penciclovir diminui a chance de falha de cicatrização da ferida no 6º dia em 38%).

O intervalo de confiança é a variação de números entre os limites de confiança superior e inferior. O intervalo de confiança contém o valor verdadeiro da razão de chances (*odds ratio*) com certa probabilidade predeterminada (p. ex., 95%). Em um ensaio clínico aleatório executado adequadamente, a conclusão de causalidade é geralmente feita se o intervalo de confiança de 95% não incluir a possibilidade de ausência de associação (i.e., razão de chances = 1). Por exemplo, como o intervalo de confiança de 95% associado ao uso do penciclovir é de 0,52 a 0,73 e não inclui o 1, o efeito pode ser considerado "estatisticamente significativo". Para o exemplo da associação periodontite crônica-infarto do miocárdio, o intervalo de confiança de 95% varia de 0,25 a 5,72, inclui o 1 e, portanto, é considerado "estatisticamente insignificante".

Em epidemiologia, em que não ocorre randomização dos indivíduos às exposições, a interpretação do intervalo de confiança é desafiadora, pois não há base probabilística (na forma de randomização) para que se possa fazer uma inferência causal. Um pessimista pode alegar que, como não há randomização, não é possível fazer uma interpretação estatística.[24] Quando os resultados são interpretados como suposições do tipo "e se", a ênfase deveria ser dada na exposição visual das associações identificadas e na análise de sensibilidade. Um otimista irá arguir que a ausência de randomização não impede que sejam feitas inferências estatísticas e que sempre se começa com suposições de que "a alocação foi aleatória" (mesmo quando não foi).[88]

Quando os indivíduos são aleatoriamente alocados em exposições, associações muito pequenas (i.e., associações bem próximas do 1, como 1,1) podem ser identificadas com confiança. Quando indivíduos *não são* alocados aleatoriamente em exposições, como no caso de estudos de coorte e de caso-controle, o tamanho da associação relatada (p. ex., a razão de chances) torna-se peça-chave na interpretação dos resultados. Dados os vieses inerentes à pesquisa epidemiológica, razões de chance pequenas não podem ser identificadas com confiança. Mas o que é pequeno? Eminentes epidemiologistas fornecem algumas diretrizes sobre como interpretar o tamanho da associação com respeito à possível causalidade. Richard Doll, um dos fundadores da epidemiologia, disse: "Nenhum estudo epidemiológico é convincente por si só, a não ser que o limite inferior do intervalo de confiança de 95% fique acima de um risco três vezes maior (200%)". Dimitrious Trichopoulos, ex-titular do Departamento de Epidemiologia da Universidade de Harvard, optou por "um aumento de quatro vezes (300%) do limite inferior (do intervalo de confiança de 95%)". Marcia Angell, ex-editora do *New England Journal of Medicine*, relatou: "Como regra geral, estamos procurando uma razão de chances de três ou mais (aumento de chance ≥ 200%) [antes de aceitar um artigo para publicação]". Robert Temple, diretor da agência norte-americana Food and Drug Administration (FDA), afirmou: "Minha regra básica para razão de chances é que, se não for de pelo menos três ou quatro (aumento do risco de 200% ou 300%), esqueça".[75] Os livros-textos sobre medicina baseada em evidências relatam uma razão de chances de três para estudos de coorte e de quatro para estudos caso-controle como um reflexo de um resultado confiável.[74] Essas opiniões fornecem algumas normas sobre qual tamanho da razão de chances deve ser procurado para determinação de causalidade.

> **CORRELAÇÃO CLÍNICA**
>
> Foi relatado que a periodontite durante a gravidez aumenta em oito vezes o risco de parto prematuro com baixo peso ao nascer.[20]

Há Outra Explicação Melhor?

Nenhuma quantidade de experimentos jamais poderá provar que estou certo; um único experimento pode provar que estou errado.

– Albert Einstein

Quando você tiver eliminado o impossível, o que quer que permaneça, por mais improvável que seja, deve ser a verdade.

– Sir Arthur Conan Doyle

Dezenas de estudos epidemiológicos pareciam apoiar a hipótese de que a ingestão de β-caroteno diminuía o risco de câncer de pulmão, no entanto, dois ECAs forneceram evidência inequívoca em contrário. O que deu errado? Diferentes explicações que funcionavam tão bem ou melhor podem ter sido inadequadamente exploradas. Provavelmente, tabagismo não foi adequadamente considerado uma explicação alternativa e levou a um equívoco na interpretação dos efeitos de β-caroteno sobre a saúde.[20,73] Similarmente, uma revisão sistemática de estudos epidemiológicos parecia apoiar a hipótese de que a periodontite crônica causava baixo peso ao nascer.[86] No entanto, em contraste, uma revisão sistemática de ECAs sugeriu que a teoria periodontite-baixo peso ao nascer pode estar morta.[83] Por que a epidemiologia estava equivocada? Novamente, diferentes explicações podem ter sido inadequadamente exploradas. Provavelmente, foram empreendidos mais esforços na tentativa de provar associações, ignorando fatores causais comuns, do que de refutar associações. O maior objetivo de um pesquisador é tentar refutar, invalidar e explorar vigorosamente fatores e hipóteses alternativas que possam dar outra explicação para a associação observada.[12] Os esforços para refutar o tabagismo e a nutrição como fatores de confusão em potencial na periodontia foram mínimos e podem ter levado a um desperdício significativo de recursos para pesquisas clínicas.

FLASHBACK

Estudos epidemiológicos são, por natureza, não confiáveis. Estima-se que 80% dos estudos epidemiológicos relatam resultados falso-positivos. Dois grandes ensaios fundamentais sobre tratamentos periodontais e resultados adversos da gravidez financiados pelo National Institutes of Health,[20,73] bem como estudos epidemiológicos subsequentes,[86] não confirmaram as afirmações dramáticas de estudos epidemiológicos publicados anteriormente.

Para que um fator (ou seja, um com potencial de confundir) possa dar outra explicação para uma associação observada, dois critérios precisam ser preenchidos. Primeiro, o fator precisa estar relacionado com a exposição, mas não necessariamente em uma via causal. Segundo, a variável precisa estar relacionada de maneira causal com o desfecho, mas não pode estar na via causal. Se ambos os critérios forem satisfeitos, o fator é chamado de variável de confusão e diz-se que há presença de confusão. Por exemplo, tabagismo preenchia os critérios para ser uma variável de confusão na associação entre β-caroteno e câncer de pulmão porque: (1) fumantes consumiam menos β-caroteno que não fumantes; e (2) tabagismo causa câncer de pulmão. A confusão é geralmente representada esquematicamente (Figura 2.1).

Em estudos randomizados, a confusão, normalmente, não chega a ser um problema, porque a alocação aleatória equilibra variáveis de confusão conhecidas e desconhecidas nos dois grupos que estão sendo comparados com alto grau de certeza. Em estudos epidemiológicos nos quais não há randomização, três questões relacionadas com confusão devem ser consideradas na avaliação da causalidade, conforme abordado a seguir.

Em primeiro lugar, todas as variáveis de confusão importantes foram identificadas? Doenças complexas têm múltiplos fatores de risco, que podem atuar como variáveis de confusão na associação relatada. As múltiplas variáveis de confusão devem ser incluídas na análise estatística. Associações não ajustadas para variáveis de confusão potenciais são geralmente chamadas de *associações brutas*. Quando uma associação bruta é ajustada para variáveis de confusão potenciais, esta é denominada *associação ajustada*. Em geral, a razão de chances bruta como a ajustada é apresentada para que os leitores possam avaliar a direção do viés.

IMPORTANTE

Estudos epidemiológicos únicos relatando grandes razões de chances não são confiáveis.

Em segundo lugar, com que grau de acurácia as variáveis de confusão foram mensuradas? Algumas variáveis de confusão potenciais, como idade, sexo e raça, podem ser mensuradas com relativa acurácia.

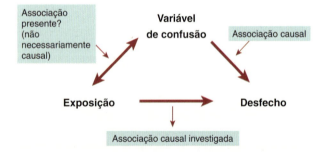

Figura 2.1 Representação esquemática de dois critérios necessários para que uma variável induza a associações espúrias (i.e., para que seja uma variável de confusão). A variável de confusão deve estar associada à exposição e causalmente ligada ao desfecho. Quando os dois critérios estiverem presentes, diz-se que há confusão.

Outras variáveis de confusão potenciais, como tabagismo ou fatores de estilo de vida, como a nutrição, são reconhecidamente difíceis de mensurar. A discrepância entre o que está sendo medido e o que é verdadeiro pode resultar em remoção incompleta de viés e conduzir a associações espúrias. O viés remanescente é algumas vezes chamado de variável de *confusão residual*. Variáveis de confusão residuais são comuns em epidemiologia e constituem um dos motivos pelos quais estudos de caso-controle e de coorte são ferramentas de pesquisa menos efetivas na identificação de efeitos pequenos que ensaios clínicos aleatórios. Por exemplo, pode ser impossível resumir com eficácia o histórico de tabagismo ao longo de toda a vida de um indivíduo.

Em terceiro lugar, a modelagem estatística das variáveis de confusão foi adequada? Qualquer erro de especificação das relações funcionais causa viés. Por exemplo, assumir que há uma relação linear entre uma variável de confusão e um desfecho, enquanto na verdade a relação é quadrática, conduzirá a um viés.

Avaliar o impacto da confusão é um desafio. O objetivo de um epidemiologista é pensar na melhor defesa possível sobre por que uma associação observada pode ser espúria. Todos os esforços possíveis devem ser feitos para identificar variáveis de confusão conhecidas, obter medidas acuradas das variáveis de confusão e explorar diferentes abordagens analíticas para refutar a associação observada. Tabagismo, uma variável de confusão potencial em vários estudos, foi considerado uma variável de confusão tão forte, que diversos epidemiologistas sugeriram que deveriam ser feitas análises restritas a "nunca fumantes" para eliminar o potencial para confusão residual pelo tabagismo. O controle de variáveis de confusão é um dos grandes desafios metodológicos em epidemiologia e a randomização, a única ferramenta disponível para eliminar a confusão de maneira confiável.

 CORRELAÇÃO CLÍNICA

Evidências epidemiológicas sugerem que pacientes periodontais que cumprem os procedimentos de manutenção periodontal perdem menos dentes.[33]

O Estudo Foi Randomizado Adequadamente?

Frequentemente, a randomização é entendida como realizada adequadamente nos ECAs. Isto infelizmente não é o caso. Tentativas por parte de médicos para contornar a randomização não são eventos isolados; estes costumavam fazer parte de um problema endêmico proveniente da ignorância.[58]

Randomização é um processo contraintuitivo, porque: (1) cria heterogeneidade; (2) tira das mãos do clínico o controle sobre a alocação ao tratamento; e (3) conduz a situações aparentemente ilógicas, nas quais pacientes que foram aleatoriamente alocados para um tratamento, mas que se recusaram a aderência, ainda assim são analisados como se tivessem sido tratados. Embora a randomização tenha sido uma inovação radical introduzida na agricultura, é duvidoso se esta teria sido introduzida na medicina (e subsequentemente na odontologia) se não fosse uma confluência de fatores que rodeavam o fim da Segunda Guerra Mundial na Grã-Bretanha. Dada a natureza revolucionária da randomização, ainda existem desentendimentos fundamentais sobre esse processo. Em 1994, cerca de um terço dos ensaios clínicos publicados em periódicos médicos de elite aparentemente não garante que os pacientes foram aleatoriamente alocados em diferentes tratamentos.[58] A maioria dos ensaios publicados em periodontia não consegue convencer os revisores de que: (1) os estudos foram adequadamente randomizados; (2) houve sigilo de alocação; e (3) os pacientes randomizados foram contabilizados.[55] A manipulação do delicado processo de randomização pode rapidamente, de acordo com o estatístico e geneticista Ronald Fisher, "transformar um experimento em uma experiência".

IMPORTANTE

Pacientes que cumprem as recomendações médicas ou odontológicas são geralmente mais saudáveis. Como resultado, intervenções que aumentam o risco de mortalidade em estudos randomizados aparecerão falsamente para diminuir a mortalidade em estudos epidemiológicos. O motivo dessa discrepância é um viés de usuário saudável. Um estudo canadense[17a] demonstrou que pacientes que adotam estatinas são menos propensos a ter acidentes (p. ex., queimaduras), mais propensos a exames médicos (p. ex., exames oftalmológicos), menos propensos a ter problemas dentários e menos propensos a ter outros problemas médicos graves, como a trombose venosa profunda. Esses efeitos são normalmente interpretados como exemplos de viés de usuário saudável. A eficácia dos tratamentos periodontais em proporcionar benefícios palpáveis ao paciente não pode ser estimada com confiança em estudos epidemiológicos em decorrência do viés de usuário saudável.

Diversos estudos mostraram como um processo de randomização inadequado pode enviesar os resultados de um estudo. Em um estudo de revisão, a habilidade de rejeitar pacientes do estudo após a alocação aleatória para os tratamentos triplicou a probabilidade de encontrar resultados significativos e duplicou a de que variáveis de confusão fossem distribuídas equitativamente entre os grupos comparados.[13] Ensaios nos quais clínicos podem violar o código de randomização relatam efeitos de tratamento em média 30% maiores que os efeitos encontrados em ensaios nos quais a randomização não pode ser violada.[13] O desejo comum de eliminar pacientes não colaboradores pode levar a vieses, como demonstrado nos dois seguintes exemplos. Em primeiro lugar, em um ensaio sobre doença cardiovascular, pacientes que aderiram ao tratamento com uma pílula placebo tiveram uma redução de 10% no risco de mortalidade quando em comparação com aqueles que não aderiram ao placebo.[67] Em segundo lugar, em um ensaio sobre cárie, adolescentes que aderiram ao tratamento com um verniz placebo tiveram em média 2,2 menos lesões de cáries que aqueles que não aderiram ao verniz placebo.[23] Estes resultados sugerem que fatores relacionados com a aderência e não relacionados com o tratamento experimental têm uma influência poderosa sobre o desfecho medido. Eliminar estes pacientes não colaboradores pode levar a vieses.

Idealmente, a randomização adequada deve incluir os seguintes elementos: em primeiro lugar, sujeitos são incluídos no estudo antes da randomização – características iniciais importantes da doença são registradas e enviadas a uma pessoa ou organização independente. Essa etapa garante que as informações iniciais estejam disponíveis para cada paciente que será randomizado. Sem isso, pacientes randomizados podem ser "perdidos", o que levaria, assim, a vieses. Em seguida, uma pessoa ou organização independente aleatoriamente aloca sujeitos para os tratamentos e informa o clínico sobre a designação dos tratamentos. Esse processo de randomização precisa ser auditável, um requisito que torna processos pseudoaleatórios, como jogar uma moeda, inaceitáveis. O sigilo de alocação garante que os clínicos não possam violar o código e incluam apenas pacientes que eles imaginem ser adequados para o tratamento para o qual serão alocados. Finalmente, o desfecho no paciente é avaliado independentemente do tempo de seguimento e da adesão, sendo feito de acordo com o tratamento para o qual o sujeito foi alocado, e não de acordo com o tratamento recebido. A imputação é usada em análises de sensibilidade para determinar o quanto indivíduos com dados perdidos podem enviesar as conclusões. O processo completo de randomização é complexo e frequentemente desvia-se, levando, assim, a resultados não confiáveis.

Quando Confiar em Evidência não Randomizada

Randomize o primeiro paciente.

– **Thomas Chalmers**

Para falar a verdade, toda a discussão atual sobre o consentimento informado do paciente ainda me parece uma bobagem absoluta.

– **Sir Austin Bradford Hill**

Diversos estudos epidemiológicos relataram a evidência de que terapia de reposição hormonal produzia benefícios nas mulheres em pós-menopausa. Não obstante essa "forte" evidência de "eminentes" pesquisadores, e apesar da oposição, por motivos éticos, de iniciar um ensaio clínico controlado por placebo, o estudo Women's Health Iniciative foi iniciado. Demonstrou-se que o "milagre" da terapia de reposição hormonal causava aumento do risco de câncer de mama, demência, infarto do miocárdio e derrame. Este exemplo ilustra bem a necessidade de ensaios clínicos aleatórios e de se questionarem crenças bem estabelecidas e amplamente aceitas que são baseadas em diversos estudos epidemiológicos. No entanto, a iniciação de ensaios clínicos aleatórios pode ser difícil por motivos éticos e por tamanhos de amostra dispendiosos.

Princípios éticos determinam que intervenções propostas devem fazer mais bem do que mal, que populações nas quais o estudo será conduzido devem ser beneficiadas por seus resultados, que o consentimento informado deve ser obtido de sujeitos incluídos e que uma incerteza genuína existe a respeito da eficácia do tratamento. A interpretação destes princípios éticos é fortemente determinada pela cultura e pela época. Princípios éticos também exercem um importante papel na definição de quais questões clínicas são suficientemente importantes para justificar a condução de um ECA.

Os requisitos sobre o tamanho de amostra representam outra consideração que pode impedir a condução de ECAs. Quanto menor o índice no qual desfechos ocorrem em um ECA, maior deve ser o tamanho da amostra necessária. Para eventos raros como endocardite bacteriana após um procedimento odontológico ou conversão de HIV após exposição a uma agulha contaminada com o vírus, a condução de um ECA pode não ser possível, porque o tamanho de amostra necessário seria de centenas de milhares ou de milhões de sujeitos.

Além de razões éticas e práticas, pode haver questões políticas importantes permeando a decisão de iniciar um ensaio clínico. Tem sido observado que especialistas têm pouca probabilidade de apoiar ensaios clínicos que avaliam sua principal fonte de renda.[63] Essa observação, feita para especialidades médicas, também pode ser estendida para a periodontia. Embora as organizações profissionais odontológicas geralmente aleguem que a doença periodontal é a principal causa de perda dentária, evidências indicam que a terapia periodontal padrão não é efetiva na redução da perda dentária. Esperamos que, no futuro, estudos bem delineados e bem conduzidos nos permitam comparar efetivamente diferentes tratamentos. Evidência inequívoca requer a condução de ECAs rigorosamente delineados e executados. A ausência de evidência de ECAs para questões clínicas importantes e respondíveis pode ser frustrante para aqueles que buscam diretrizes práticas baseadas em evidência.

Os Investigadores Levaram em Consideração o Efeito Placebo ou Nocebo?

Eu nunca soube de uma vantagem da eletricidade para (o tratamento de) paralisias que fosse permanente. E quanto da vantagem aparentemente temporária pode ter origem no exercício da jornada do paciente, de vir diariamente à minha casa, ou na determinação do paciente criada pela esperança de sucesso, possibilitando que eles façam mais força para mover seus membros, não vou fingir saber.

– **Benjamin Franklin**[82]

Procedimentos cirúrgicos simulados (*sham*) ou falsos têm sido usados para avaliar se a implantação de tecido fetal humano no cérebro diminui sintomas do mal de Parkinson, se a limpeza cirúrgica e a remoção de tecido danificado diminuem a dor em articulações do joelho com artrite,[56] se ligações da artéria mamária melhoram desfechos cardiovasculares[14] e se trepanação alveolar alivia a dor provocada pela periodontite apical aguda.[26,57]

O que motiva pesquisadores clínicos a submeter pacientes a riscos cirúrgicos e, mesmo assim, conscientemente, não fornecer um benefício conjecturado para estes pacientes? A resposta parcial para esta questão está em um fenômeno conhecido como efeito placebo ou nocebo: os efeitos benéficos ou prejudiciais que alguns pacientes experimentam por participar de um estudo, pela interação paciente-médico, pela expectativa de melhora por parte do paciente, ou pelo desejo do paciente de agradar ao médico. Um grupo de pesquisadores suspeita de que o efeito placebo ou nocebo pode estar relacionado com o equilíbrio entre o sistema nervoso parassimpático e simpático, o que explicaria ambos os efeitos, placebo e nocebo.[41] Sem procedimentos cirúrgicos simulados seria impossível dizer se as melhoras observadas nos ensaios clínicos são causadas pelo efeito placebo associado a procedimentos cirúrgicos ou pelo suposto ingrediente ativo da própria cirurgia.

Dois estudos conseguiram quantificar o efeito placebo. No primeiro, a magnitude do efeito placebo foi estimada pela avaliação das respostas dos pacientes a procedimentos não efetivos.[68] Cinco tratamentos foram identificados como não efetivos (todos esses tratamentos foram abandonados pela profissão médica e em pelo menos um estudo controlado foi comprovado sua ausência de efetividade). Com estes tratamentos não efetivos, respostas ao tratamento boas a excelentes foram observadas em 45% a 90% dos pacientes; um forte efeito placebo. No segundo estudo, intervenções placebo (placebo farmacológico, intervenção física ou intervenções psicológicas) foram comparadas com verdadeiras intervenções "sem tratamento".[28] Um efeito placebo significativo foi observado para dor, a condição que foi avaliada no maior número de ensaios e que teve o maior número de participantes avaliados.

Os efeitos do placebo podem ser estimados com confiabilidade somente quando os ensaios clínicos atribuem aleatoriamente os pacientes a um tratamento com placebo e a nenhum tratamento. Tais estudos são raros. Algumas revisões sistemáticas confiáveis podem fornecer a magnitude dos efeitos do placebo. Uma revisão sistemática de 133 estudos relatou que o efeito do flúor em cáries era significativamente maior quando um grupo controle "sem tratamento" era usado, quando comparado com um grupo controlado por placebo.[52] Uma interpretação possível para estas diferenças é o efeito placebo: o placebo reduziu o índice de cáries, possivelmente por reequilibrar a atividade nervosa parassimpática e simpática, o que pode influenciar fatores como a melhora do fluxo salivar. Outras explicações, como a qualidade científica dos estudos, podem também ser responsáveis por estas diferenças observadas, especialmente para dor. De maneira geral, evidência suficiente está disponível para sugerir que o efeito placebo pode ser real e mensurável, e que a magnitude do efeito placebo pode depender do tratamento que está sendo estudado e do tipo do desfecho avaliado.

A Proteção Estava contra os Conflitos de Interesses?

Na medicina baseada em evidências, os dados da pesquisa clínica permanecem em grande parte esotéricos e sem importância no mundo real se as evidências não forem traduzidas na prática clínica. A fusão espinhal, a vertebroplastia e a cirurgia artroscópica para dor no joelho demonstraram ausência de eficácia nos ensaios clínicos, mas esses estudos não tiveram impacto na prática clínica. Em alguns casos, o uso de procedimentos cirúrgicos na verdade aumentou após uma demonstração de não efetividade.[37,42] Tais discrepâncias entre a prática clínica e a ciência foram em parte atribuídas a "incentivos financeiros perversos".[37]

Pode-se confiar em recomendações clínicas a respeito de uma inovadora operação de ponte cardíaca não invasiva, feitas por um médico que tem 100 milhões em ações do procedimento que está recomendando? É possível que conflitos financeiros estejam impedindo médicos de revelar um risco de mortalidade 10 vezes maior? Pode-se confiar em diretrizes que estabelecem níveis drasticamente reduzidos de lipídios, sabendo-se que oito dos nove especialistas do painel científico têm conexões financeiras com os fabricantes dos medicamentos que reduzem os lipídios? É possível que membros de painéis científicos sejam selecionados por ideologia?[8] Pode-se confiar nas diretrizes clínicas publicadas por organizações profissionais de odontologia? As respostas para estas questões não são diretas e geralmente são discutidas sob a designação "conflito de interesses".

Conflito de interesses tem sido definido como "um conjunto de condições nas quais o julgamento profissional a respeito de um interesse primário (como o bem-estar do paciente ou a validade da pesquisa) tende a ser indevidamente influenciado por um interesse secundário".[3] Um interesse secundário comum é o financeiro, mas outros podem ser incluídos, como crenças religiosas ou científicas, crenças ideológicas ou políticas, ou interesses acadêmicos (p. ex., promoção). Alguns exemplos de como o conflito de interesses pode gerar viés nas evidências são mostrados a seguir.

1. A evidência pode ser reprimida por processos judiciais. Por exemplo, uma empresa inicia uma ação multimilionária[15] contra um investigador que relatou que a vacina contra o HIV desta empresa não era efetiva.[40] Empresas podem tentar reprimir artigos científicos submetidos que considerem incorretos.

2. A evidência negativa pode desaparecer em um "buraco negro".[25] Pode-se esperar que 2 de cada 40 ensaios clínicos de um tratamento não efetivo mostrarão resultados positivos ao acaso se os experimentos forem conduzidos utilizando-se uma taxa de erro tipo I de 5%. Se os 38 ensaios com resultados negativos forem engavetados e os dois com resultados positivos levarem à aprovação do medicamento e forem publicados em periódicos importantes, uma percepção equivocada da efetividade da droga será fornecida à comunidade científica. Embora um membro da FDA tenha indicado que tais situações nunca ocorreram,[18] relatos recentes de ensaios clínicos não revelados, com resultados negativos sobre um antidepressivo, sugerem o contrário.[81] Embora registros de ensaios clínicos devessem ter sucesso em eliminar o problema de resultados engavetados de ensaios clínicos e apesar de muitos periódicos importantes requererem um registro *a priori* como pré-requisito para a publicação, o problema do desaparecimento de resultados de estudos permanece até hoje.

3. Conflitos de interesses podem promover a distorção do delineamento e análise de estudos para fornecer os resultados desejados. Estas distorções podem variar desde a fabricação e falsificação de dados até "ajustes" de delineamento e análise, como grupos controles forjados, análises de subgrupos não planejadas e mostrar na análise apenas o ponto de tempo no qual as diferenças favoreciam o medicamento investigado.

4. Conflitos de interesses relacionados com a perda de patentes ou medicamentos órfãos podem desviar os recursos de pesquisa disponíveis para a condução de ensaios clínicos que não constituem os melhores interesses da saúde pública. O potencial para conflito de interesses parece estar se elevando. A prevalência de ensaios patrocinados pela indústria está aumentando, e cada vez mais universidades têm ações de empresas que apoiam ensaios clínicos dentro dessas instituições. Essas conexões podem ser vistas com um olhar cético. Tem sido confirmado, repetidamente, que estu-

dos patrocinados pela indústria têm maior chance de apresentarem conclusões pró-indústria que aqueles não patrocinados pela indústria.[9]

A proteção contra potenciais conflitos de interesse é um aspecto importante da pesquisa clínica. O registro compulsório de ensaios clínicos ajuda. A designação de comitês de dados independentes e monitoração de segurança oferece proteção contra vieses. Políticas de regulação estabelecidas por periódicos, instituições acadêmicas e governo podem reduzir ainda mais o impacto de conflito de interesses. Por exemplo, todo o trabalho que foi feito para estabelecer registros de ensaios clínicos ajuda a diminuir vieses.

Itens relativos a conflitos de interesses podem ser tão prevalentes na pesquisa odontológica quanto em outras áreas médicas que lidam com doenças crônicas. Em 2002, um artigo publicado em um importante periódico odontológico foi parar nas capas do *New York Times*.[61] Em parte, o motivo foi a percepção de um conflito de interesses; o artigo não revelava que as verbas para o estudo advinham de uma empresa de publicidade. A revelação de conflito de interesses é geralmente executada de maneira inadequada, e alguns periódicos odontológicos não têm normas para a revelação de conflito de interesses dos autores. Estas situações: (1) fazem que seja um desafio para os cirurgiões-dentistas reconhecer potenciais conflitos de interesses; (2) podem reduzir a confiança em periódicos odontológicos; e (3) podem afetar a integridade científica da pesquisa odontológica.

Conclusão

Lições aprendidas de outras áreas que estudam doenças crônicas aplicam-se à avaliação de evidência na arena da pesquisa sobre doença periodontal. Randomização e confusão são tão importantes na pesquisa periodontal como na pesquisa em câncer. Ainda há trabalho para ser feito para integrar o pensamento baseado em evidência na prática clínica. Uma tarefa desafiadora é diminuir a excessiva confiança em plausibilidade biológica na determinação de prioridades de pesquisas e gerenciamento de pacientes e fazer a transição para o raciocínio clínico baseado em observações clínicas controladas. Talvez, no entanto, a tarefa mais desafiadora para a profissão odontológica eliminar esse viés será cumprir a diretriz do Institute of Medicine, em grande parte para excluir especialistas da elaboração de diretrizes clínicas.[35] Embora não cubram todo o arsenal necessário, ou mesmo todas as ferramentas importantes, espera-se que estas 12 ferramentas propostas para avaliar evidência forneçam um ponto de partida útil para a exploração adicional de itens e princípios envolvidos na condução de pesquisas sistemáticas sobre a doença periodontal.

Referências Bibliográficas

 As referências bibliográficas deste capítulo estão disponibilizadas em https://www.grupogen.com.br.

PARTE 2 BASE BIOLÓGICA DA PERIODONTOLOGIA

SEÇÃO I PERIODONTO NORMAL

CAPÍTULO 3

Anatomia, Estrutura e Função do Periodonto

Joseph P. Fiorellini | David Kim | Yu-Cheng Chang

SUMÁRIO DO CAPÍTULO

Mucosa Oral, 20
Gengiva, 20
Ligamento Periodontal, 33
Cemento, 39
Processo Alveolar, 42
Desenvolvimento do Aparato de Inserção, 47
Forças Externas e o Periodonto, 48
Vascularização das Estruturas de Suporte, 48

O periodonto normal fornece o suporte necessário para manter os dentes em função. É composto de quatro componentes principais: a gengiva, o ligamento periodontal, o osso alveolar e o cemento. Cada um desses componentes é diferente no que se refere à localização, arquitetura tecidual e composição química e bioquímica, entretanto estes atuam em conjunto como uma unidade funcional única. Estudos revelaram que os componentes da matriz extracelular de determinado compartimento periodontal podem influenciar as atividades celulares nas estruturas adjacentes. As alterações patológicas que ocorrem em um dos componentes periodontais podem, portanto, ter implicações importantes na manutenção, reparação ou regeneração de outros componentes do periodonto.[18]

Este capítulo discute primeiro os componentes estruturais do periodonto normal e, na sequência, descreve seu desenvolvimento, sua vascularização, inervação e suas funções.

Mucosa Oral

A *mucosa oral* é constituída pelas seguintes três zonas:
1. A gengiva e o revestimento do palato duro, denominados *mucosa mastigatória* (a *gengiva* é parte da mucosa oral que recobre os processos alveolares dos maxilares e circunda a área cervical dos dentes);
2. O dorso da língua, revestido pela *mucosa especializada*; e
3. A mucosa oral que reveste o restante da cavidade oral.

Gengiva

Aspectos Clínicos

Em um adulto, a gengiva normal recobre o osso alveolar e a raiz dental, estendendo-se a um nível ligeiramente coronal à junção amelocementária. A gengiva é dividida anatomicamente em *marginal*, *inserida* e *área interdental*. Embora cada tipo de gengiva exiba uma variação considerável na diferenciação, histologia e espessura, de acordo com sua demanda funcional, todos os tipos são especificamente estruturados para funcionar de maneira adequada contra os danos mecânicos e microbianos.[7] Em outras palavras, a estrutura específica dos diferentes tipos de gengiva reflete a sua eficácia como uma barreira à penetração de microrganismos e agentes nocivos nos tecidos mais profundos.

Gengiva Marginal

A gengiva marginal ou livre é a porção terminal ou borda gengival que circunda os dentes em forma de colar (Figuras 3.1 e 3.2).[6] Em cerca de 50% dos casos, ela é demarcada na gengiva inserida adjacente por uma depressão linear rasa, denominada *ranhura gengival livre*.[6] A gengiva marginal, que mede geralmente cerca de 1 mm de largura e forma a parede de tecido mole do sulco gengival, pode ser separada da superfície dental com o auxílio de uma sonda periodontal. O ponto mais apical do arco côncavo da gengiva marginal é chamado de *zênite gengival*, cujas dimensões apicocoronal e mesiodistal variam entre 0,06 e 0,96 mm.[171]

Sulco Gengival

O sulco gengival é o espaço ou fenda rasa ao redor dos dentes delimitada pela superfície dental de um lado e pelo epitélio que reveste a gengiva marginal livre do outro. Tem a forma de V, o que permite somente a entrada de uma sonda periodontal. A determinação clínica da profundidade do sulco gengival é um parâmetro diagnóstico importante. Em condições absolutamente normais e ideais, a profundidade do sulco é zero ou próximo de zero milímetro.[105] Estas condições rigorosas de normalidade podem ser produzidas experimentalmente apenas em animais livres de germes ou após intenso e prolongado controle da placa.[13,49]

Na gengiva humana clinicamente saudável, um sulco de alguma profundidade é frequentemente encontrado. A profundidade deste sulco, tal como determinado em cortes histológicos, tem sido reportada como 1,8 mm, com variações de 0 a 6 mm,[195] embora outros estudos tenham relatado 1,5 mm[289] e 0,69 mm.[93] A avaliação clínica usada na determinação da profundidade do sulco envolve a introdução de um instrumento metálico (i.e., a sonda periodontal) e a estimativa da distância que esta penetra (i.e., a profundidade de sondagem). A profundidade histológica de um sulco não precisa ser exatamente igual à profundidade da penetração da sonda. A penetração da sonda depende de vários fatores, como diâmetro da sonda, força de sondagem e grau de inflamação tecidual.[91] Consequentemente, a profundidade da sondagem não é necessariamente igual à profundidade histológica do sulco. A chamada profundidade da sondagem de um sulco gengival clinicamente normal em seres humanos é de 2 a 3 mm (Capítulo 32).

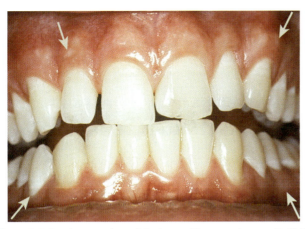

Figura 3.1 Gengiva normal no adulto jovem. Observe a demarcação (linha mucogengival) (*setas*) entre a gengiva inserida e mucosa alveolar mais escura.

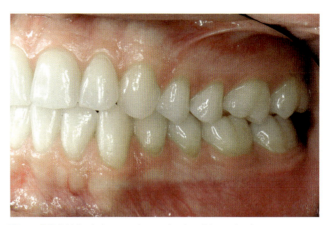

Figura 3.3 Média da largura da gengiva inserida na dentição permanente em seres humanos.

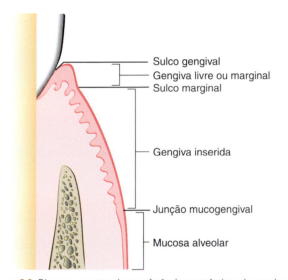

Figura 3.2 Diagrama mostrando as referências anatômicas da gengiva.

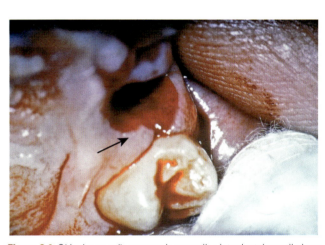

Figura 3.4 Sítio de extração mostrando as papilas interdentais vestibular e palatina e a área de col interposta *(seta)*.

Gengiva Inserida

A gengiva inserida é contínua com a gengiva marginal, sendo firme, resiliente e fortemente aderida ao periósteo do osso alveolar adjacente. A face vestibular da gengiva inserida se estende até a mucosa alveolar, que é móvel e relativamente frouxa; o limite entre a gengiva inserida e a mucosa alveolar é demarcado pela *junção mucogengival* (Figura 3.2).

A *largura da gengiva inserida* é outro parâmetro clínico importante,[7] sendo definida como a distância entre a junção mucogengival e a projeção da superfície externa do fundo do sulco gengival ou da bolsa periodontal. Não deve ser confundida com a *largura da gengiva queratinizada*, embora esta também inclua a gengiva marginal (Figura 3.2).

A largura da gengiva inserida na face vestibular difere em diversas áreas da boca.[40] Usualmente é maior na região de incisivos (i.e., 3,5 a 4,5 mm na maxila e 3,3 a 3,9 mm na mandíbula) e mais estreita nos segmentos posteriores (i.e., 1,9 mm nos pré-molares superiores e 1,8 mm nos inferiores)[6] (Figura 3.3).

A junção mucogengival permanece estacionária ao longo da vida adulta[4] e, desta forma, acredita-se que mudanças na largura da gengiva inserida são causadas por modificações na posição de sua porção coronária. A largura da gengiva inserida aumenta com a idade, a partir dos 4 anos, e em dentes supraerupcionados.[5] Na face lingual da mandíbula, a gengiva inserida termina na junção da mucosa alveolar lingual, que é contínua com a membrana mucosa que reveste o assoalho da boca. A superfície palatina da gengiva inserida na maxila se mistura imperceptivelmente com a igualmente firme e resiliente mucosa palatina.

Papila Interdental

A papila interdental ocupa a ameia gengival, que é o espaço interproximal sob a área de contato do dente. A papila interdental pode ter um formato piramidal ou em "col". Na primeira, a ponta de uma papila está localizada imediatamente sob o ponto de contato; a última, apresenta uma depressão em forma de vale que liga a papila lingual à papila vestibular e que se adapta à forma do contato interproximal[62] (Figuras 3.4 e 3.5). A forma da gengiva em determinado espaço interdental depende da presença ou da ausência de um ponto de contato entre os dentes adjacentes, da distância entre o ponto de contato e a crista óssea[260] e da presença ou ausência de algum grau de retração. A Figura 3.6 mostra variações da papila interdental normal.

As superfícies vestibulares e linguais são afiladas em direção à área de contato interproximal, enquanto as superfícies mesiais e distais são levemente côncavas. As bordas laterais e pontas das papilas interdentais são formadas pela gengiva marginal dos dentes adjacentes. A porção central consiste na gengiva inserida (Figura 3.7). Se um diastema está presente, a gengiva é firmemente aderida sobre o osso interdental e forma uma superfície lisa e arredondada, sem papilas interdentais (Figura 3.8).

Aspectos Microscópicos

O exame microscópico revela que a gengiva é composta por um epitélio escamoso estratificado sobrejacente e pelo núcleo central subjacente do tecido conjuntivo. Embora o epitélio seja predominantemente de natureza celular, o tecido conjuntivo é menos celular e composto principalmente por fibras colágenas e substância fundamental. Esses dois tecidos serão considerados separadamente. (Uma descrição detalhada da histologia gengival pode ser encontrada em Schroeder HE: *The periodontium*, Nova York, 1986, Springer-Verlag; e em Biological structure of the normal and diseased periodontium, *Periodontol 2000* 13:1, 1997.)

Epitélio Gengival

Aspectos Gerais da Biologia do Epitélio Gengival

Historicamente, pensava-se que o compartimento epitelial funcionava somente como uma barreira física para as infecções e a inserção gengival subjacente. Entretanto, agora acreditamos que as células epiteliais desempenham um papel ativo na defesa imune inata do hospedeiro, respondendo às bactérias de maneira interativa.[67] Desse modo, entende-se que o epitélio participa ativamente da resposta à infecção, ao sinalizar outras reações do hospedeiro, e da integração das respostas imunes inatas e adquiridas. Por exemplo, as células epiteliais podem responder à presença de bactérias com um aumento na proliferação, alterações nos eventos de sinalização celular, mudanças na diferenciação e morte celular, e, em última análise, com alterações na homeostase tecidual.[67] Para entender essa nova perspectiva das respostas de defesa inata do epitélio e do papel deste na saúde e doença periodontal, é importante entender sua estrutura e função básica (Quadro 3.1).

O epitélio gengival é composto por um revestimento contínuo de epitélio escamoso estratificado. Há três áreas diferentes que podem ser definidas dos pontos de vista morfológico e funcional: o epitélio externo ou oral, o epitélio sulcular e o epitélio juncional.

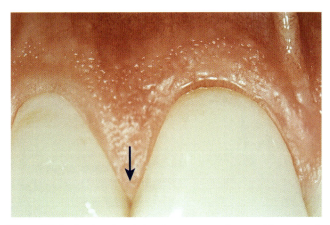

Figura 3.7 Papilas interdentais (*seta*) com uma porção central formada pela gengiva inserida. A forma das papilas varia de acordo com a dimensão do espaço da ameia gengival. *(Cortesia de Dr. Osvaldo Costa.)*

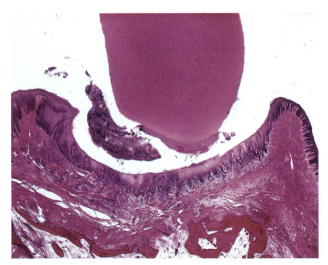

Figura 3.5 Corte vestibulolingual que mostra o col entre as papilas interdentais vestibular e lingual de um macaco. O col é coberto por epitélio escamoso estratificado não queratinizado.

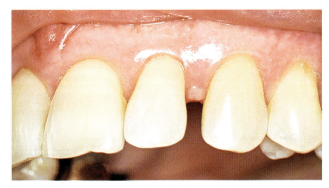

Figura 3.8 Ausência de papilas interdentais e col onde o contato do dente proximal está ausente. *(Cortesia de Dr. Osvaldo Costa.)*

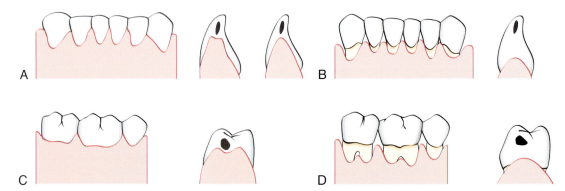

Figura 3.6 O diagrama compara as variações anatômicas do col interdental na gengiva normal (*lado esquerdo*) e depois da retração gengival (*lado direito*). (A-B) Segmento mandibular anterior, vistas vestibular e vestibulolingual, respectivamente. (C-D) Região posterior da mandíbula, vistas vestibular e vestibulolingual, respectivamente. Os pontos de contato do dente são mostrados com marcas negras nos dentes individuais inferiores.

Quadro 3.1 Funções e Características do Epitélio Gengival.

Funções
Mecânica, química, água e uma barreira microbiana
Funções de sinalização

Integridade Arquitetônica
Adesão célula-célula
Lâmina basal
Citoesqueleto de queratina

Tipo Celular mais Abundante
Queratinócito

Outros Tipos Celulares
Células de Langerhans
Melanócitos
Células de Merkel

Constante Renovação
Substituição de células danificadas

Adesões Célula-Célula
Desmossomos
Junções aderentes
Junções oclusivas
Junções GAP

Lâmina Basal-Célula
Síntese de componentes da lâmina basal
Hemidesmossomos

Modificado de Dale BA: Periodontal epithelium: a newly recognized role in health and Disease. *Periodontol 2000* 30:71, 2002.

O tipo principal de célula presente no epitélio gengival, assim como em outros epitélios escamosos estratificados, é o *queratinócito*. Outras células encontradas no epitélio são as células claras ou não queratinócitos, que incluem as células de Langerhans, as células de Merkel e os melanócitos.

A principal função do epitélio gengival é proteger as estruturas profundas, permitindo ao mesmo tempo um intercâmbio seletivo com o ambiente oral, o que é conseguido pela proliferação e diferenciação dos queratinócitos. A *proliferação* dos queratinócitos ocorre por mitoses na camada basal e, menos frequentemente, nas camadas suprabasais, onde uma pequena proporção de células permanece como um compartimento proliferativo, enquanto um número maior migra para a superfície.

A *diferenciação* envolve o processo de queratinização, que consiste na progressão de eventos bioquímicos e morfológicos que ocorrem nas células à medida que estas migram a partir da camada basal (Figura 3.9). As principais alterações morfológicas são: (1) o achatamento progressivo da célula com um aumento da prevalência de tonofilamentos; (2) junções intercelulares em conjunto com a produção de grânulos de querato-hialina; e (3) o desaparecimento do núcleo (consulte Schroeder[230] para obter mais detalhes).

Um processo de queratinização completo leva à produção de uma camada córnea superficial *ortoqueratinizada* semelhante à da pele, sem núcleo no estrato córneo e com uma camada granulosa bem definida (Figura 3.10). Somente algumas áreas do epitélio gengival externo são ortoqueratinizada; as outras áreas gengivais são cobertas por epitélio paraqueratinizado ou não queratinizado,[45] considerados estágios intermediários do processo de queratinização. Essas áreas podem progredir para maturidade ou se desdiferenciar sob diferentes condições fisiológicas ou patológicas.

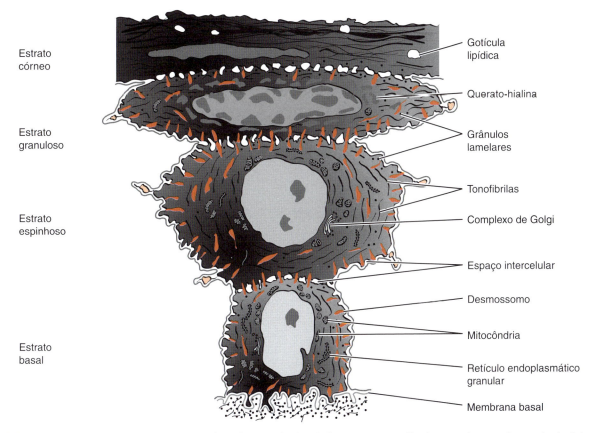

Figura 3.9 Diagrama mostrando células representativas das várias camadas do epitélio escamoso estratificado, como visto por microscopia eletrônica. *(Modificada de Weinstock A: In Ham AW: Histology, ed 7, Philadelphia, 1974, Lippincott.)*

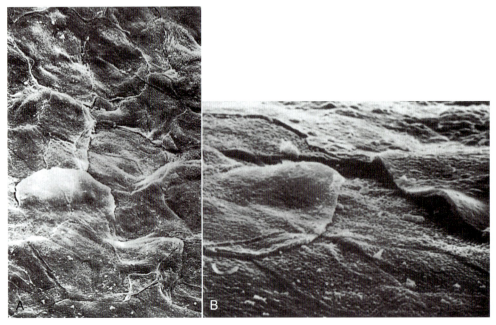

Figura 3.10 (A) Micrografia eletrônica de varredura da gengiva queratinizada mostra os queratinócitos achatados e os seus limites na superfície da gengiva (1.000 ×). (B) Micrografia eletrônica de varredura da margem gengival na extremidade do sulco gengival mostra vários queratinócitos prestes a serem esfoliados (3.000 ×). *(De Kaplan GB, Pameijer CH, Ruben MP: J* Periodontol *48:446, 1977.)*

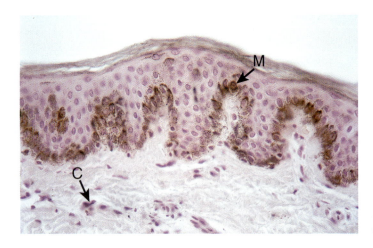

Figura 3.11 Gengiva pigmentada de cão que apresenta melanócitos (*M*) na camada basal do epitélio e melanóforos (*C*) no tecido conjuntivo (técnica de Glucksman).

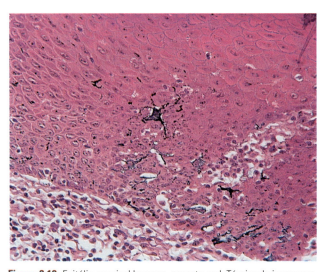

Figura 3.12 Epitélio gengival humano, aspecto oral. Técnica da imunoperoxidase revela as células de Langerhans.

Em *epitélios paraqueratinizados*, o estrato córneo retém núcleos picnóticos, e os grânulos querato-hialinos estão dispersos, não dando origem, assim, a um estrato granuloso. O *epitélio não queratinizado* (apesar de ter citoqueratinas como principal componente, assim como em todos os epitélios) não apresenta estrato granuloso, nem córneo, enquanto suas células superficiais têm núcleos viáveis.

Células não queratinócitas estão presentes no epitélio gengival, assim como em outros epitélios de Malpighi. Os *melanócitos* são células dendríticas localizadas nas camadas basal e espinhosa do epitélio gengival. Eles sintetizam melanina em organelas denominadas *pré-melanossomos* ou *melanossomos*[61,228,252] (Figura 3.11).

As *células de Langerhans* são células dendríticas localizadas entre os queratinócitos em todos os níveis suprabasais (Figura 3.12) e que pertencem ao sistema de fagócitos mononucleares (sistema reticuloendotelial) como monócitos modificados derivados da medula óssea. Elas contêm grânulos alongados e são consideradas macrófagos com possíveis propriedades antigênicas,[72] além de desempenharem um papel importante na reação imune como células apresentadoras de antígenos para linfócitos. Elas contêm grânulos g-específicos (grânulos de Birbeck) e intensa atividade da adenosina trifosfatase, sendo encontradas no epitélio oral da gengiva normal e, em quantidades menores, no epitélio sulcular e estando provavelmente ausentes no epitélio juncional da gengiva normal.

As *células de Merkel*, que estão localizadas nas camadas mais profundas do epitélio, abrigam as terminações nervosas e estão ligadas às células adjacentes por desmossomos. Elas foram identificadas como perceptores táteis.[188]

O epitélio está unido ao tecido conjuntivo subjacente por meio de uma *lâmina basal* de 300 a 400 Å de espessura posicionada a aproximadamente 400 Å da camada basal do epitélio.[147,235,254] A lâmina basal é composta por uma lâmina lúcida e uma lâmina densa. Os hemidesmossomos das células epiteliais basais são contíguos à lâmina lúcida, a qual é composta praticamente da glicoproteína laminina. A lâmina densa é composta de colágeno tipo IV.

A lâmina basal, que é claramente distinguível ao nível ultraestrutural, está conectada a uma condensação reticular das fibrilas do tecido conjuntivo subjacente (essencialmente colágeno tipo IV) por fibrilas de ancoragem.[183,213,257] As fibrilas de ancoragem medem 750 nM em comprimento, de seu término epitelial ao seu término no tecido conjuntivo, onde formam laços ao redor das fibras colágenas. O complexo entre a lâmina basal e as fibrilas é a linha argirofílica e positiva ao ácido periódico de Schiff (PAS), que é observável ao nível óptico[237,258] (Figura 3.13). A lâmina basal é permeável aos líquidos, porém atua como barreira para as partículas.

Características Estruturais e Metabólicas de Diferentes Áreas do Epitélio Gengival

O componente epitelial da gengiva mostra variações morfológicas regionais que refletem a adaptação dos tecidos em relação ao dente e ao osso alveolar.[231] Essas variações incluem os epitélios oral, sulcular e juncional. Enquanto os epitélios oral e sulcular têm funções predominantemente protetoras, o epitélio juncional tem muitas outras funções e é de considerável importância na regulação da saúde tecidual.[18] Reconhece-se agora que as células epiteliais não são espectadoras passivas nos tecidos gengivais, sendo, pelo contrário, metabolicamente ativas e capazes de reagir aos estímulos externos por meio da síntese de inúmeras moléculas de adesão, citocinas, fatores de crescimento e enzimas.[18]

O grau de queratinização gengival diminui com a idade e o início da menopausa,[199] contudo não está necessariamente relacionado com as diferentes fases do ciclo menstrual.[131] A queratinização da mucosa oral varia em diferentes áreas, de acordo com a seguinte ordem: palato (mais queratinizado), gengiva, face ventral da língua e mucosa jugal (menos queratinizada).[181]

Epitélio Oral (Externo)

O epitélio oral, ou externo, cobre a crista e a superfície exterior da gengiva livre e a superfície da gengiva inserida. Em média, o epitélio oral mede de 0,2 a 0,3 mm de espessura, é queratinizado, paraqueratinizado ou pode apresentar várias combinações dessas condições (Figura 3.14), no entanto, a superfície predominante é paraqueratinizada.[32,45,285] O epitélio oral é composto por quatro camadas: estrato germinativo (camada basal), estrato espinhoso (camada de células espinhosas), estrato granuloso (camada granular) e estrato córneo (camada córnea).

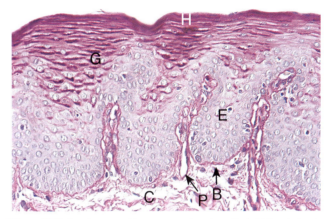

Figura 3.13 Gengiva normal humana corada pelo método histoquímico do ácido periódico de Schiff. A membrana basal (*B*) é vista entre o epitélio (*E*) e o tecido conjuntivo subjacente (*C*). No epitélio, o material glicoproteico é encontrado nas células e nas membranas celulares das camadas superficiais queratinizadas (*H*) e camadas adjacentes granulares (*G*). O tecido conjuntivo apresenta uma substância fundamental difusa e amorfa e fibras colágenas. As paredes dos vasos sanguíneos destacam-se claramente nas projeções papilares do tecido conjuntivo (*P*).

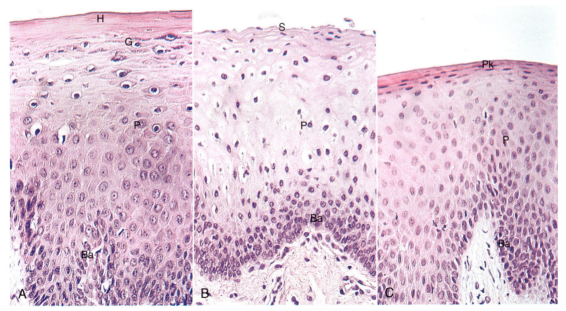

Figura 3.14 Variações no epitélio gengival. (A) Queratinizado. (B) Não queratinizado. (C) Paraqueratinizado. Camada queratinizada (*H*), camada granular (*G*), camada espinhosa (*P*), camada basal (*Ba*), células superficiais achatadas (*S*), camada paraqueratótica (*Pk*).

Epitélio Sulcular

O epitélio sulcular recobre o sulco gengival (Figura 3.15). Ele se apresenta como um epitélio escamoso estratificado não queratinizado, fino, sem prolongamentos, que se estende desde o limite coronal do epitélio juncional até a crista da margem gengival (Figura 3.16) e geralmente exibe muitas células com degeneração hidrópica.[32]

Apesar dessas características morfológicas e químicas, o epitélio sulcular tem o potencial de queratinizar se for refletido e exposto à cavidade oral[44,48] ou se a microbiota bacteriana do sulco for completamente eliminada.[50] De maneira oposta, o epitélio externo perde a sua queratinização quando é colocado em contato com o dente.[50]

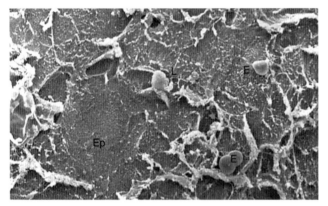

Figura 3.15 Imagem por microscopia eletrônica de varredura da superfície epitelial voltada para o dente em um sulco gengival normal humano. O epitélio (*Ep*) mostra células em processo de descamação, alguns eritrócitos dispersos (*E*) e alguns leucócitos emergentes (*L*). (1.000 ×)

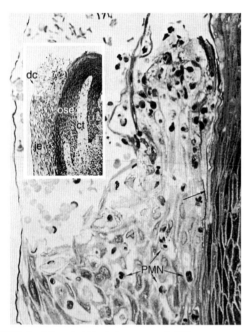

Figura 3.16 Espécime de biópsia humana embebida em epon mostra um sulco gengival relativamente normal. A parede de tecido mole do sulco gengival é composta de epitélio sulcular oral (*ose*) e seu tecido conjuntivo subjacente (*ct*), enquanto a base do sulco gengival é formada pela superfície descamada do epitélio juncional (*je*). O espaço do esmalte é delineado por uma estrutura cuticular densa (*dc*). Uma linha de demarcação relativamente acentuada existe entre o epitélio juncional e o epitélio sulcular oral (*seta*) e vários leucócitos polimorfonucleares (*PMN*) podem ser vistos atravessando o epitélio juncional. O sulco contém eritrócitos sanguíneos resultantes da hemorragia ocorrida no momento da biópsia (391 ×; detalhe 55 ×). *(De Schluger S, Youdelis R, Page RC: Periodontal disease, ed 2, Filadélfia, 1990, Lea & Febiger.)*

Esses achados sugerem que a irritação local do sulco impede a queratinização sulcular.

O epitélio sulcular é extremamente importante porque pode agir como uma membrana semipermeável por meio da qual os produtos bacterianos nocivos passam para a gengiva e o fluido gengival penetra no sulco.[267] Diferentemente do epitélio juncional, o epitélio sulcular não é fortemente infiltrado por leucócitos neutrófilos polimorfonucleares (PMN) e parece ser menos permeável.[18]

Epitélio Juncional

O epitélio juncional, composto por uma banda de epitélio escamoso estratificado não queratinizado semelhante a um colarinho, tem três a quatro camadas de espessura no início da vida, porém esse número aumenta com a idade para até 10 ou mesmo 20 camadas. Além disso, o epitélio juncional se afunila a partir da sua extremidade coronal, que pode ter de 10 a 29 células em espessura para uma ou duas células em seu término apical, localizado na junção amelocementária nos tecidos saudáveis. Essas células podem ser agrupadas em dois estratos: a camada basal, voltada em direção ao tecido conjuntivo, e a camada suprabasal, que se estende à superfície do dente. O comprimento do epitélio juncional varia de 0,25 a 1,35 mm (Figura 3.17).

O epitélio juncional é formado pela confluência do epitélio oral com o epitélio reduzido do esmalte durante a erupção dentária, contudo o epitélio reduzido do esmalte não é essencial para a sua formação, visto que o epitélio juncional é completamente restaurado após a instrumentação ou tratamento cirúrgico da bolsa periodontal e se forma ao redor de implantes.[151]

O epitélio juncional está aderido à superfície dental (adesão epitelial) por meio de uma lâmina basal interna, estando unido ao tecido conjuntivo gengival por uma lâmina basal externa com a mesma estrutura de qualquer outra união entre tecidos epitelial e conjuntivo em qualquer parte do corpo.[155,161]

A lâmina basal interna consiste em uma lâmina densa (adjacente ao esmalte) e uma lâmina lúcida na qual hemidesmossomos estão inseridos. Os hemidesmossomos têm um papel decisivo na união firme das células à lâmina basal interna na superfície dental.

Dados sugerem que os hemidesmossomos também podem atuar como locais específicos de transdução de sinal e, assim, participar da regulação da expressão gênica, proliferação e diferenciação celular.[134] Filamentos orgânicos parecem se estender a partir do esmalte para a lâmina densa.[256] O epitélio juncional adere ao cemento afibrilar presente na coroa (geralmente restrito a uma área de 1 mm da junção amelocementária)[233] e ao cemento radicular de modo semelhante.

Foi relatada evidência histoquímica para a presença de polissacarídeos neutros na zona da adesão epitelial.[272] Os dados também mostram que a lâmina basal do epitélio juncional se assemelha àquela das células endoteliais e epiteliais quanto à laminina, mas difere em relação à lâmina basal interna, que não tem colágeno tipo IV.[142,223] Esses achados indicam que as células do epitélio juncional estão envolvidas na produção de laminina e desempenham um papel fundamental no mecanismo de adesão.

A união do epitélio juncional ao dente é reforçada pelas fibras gengivais, que ligam a gengiva marginal à superfície dental. Por esse motivo, o epitélio juncional e as fibras gengivais são considerados uma unidade funcional denominada *unidade dentogengival*.[158]

Em conclusão, geralmente aceita-se que o epitélio juncional apresenta várias características estruturais e funcionais únicas que contribuem para prevenir que a microbiota bacteriana patogênica colonize a superfície dental subgengival.[205] Primeiro, o epitélio juncional está firmemente aderido à superfície dental, formando uma barreira epitelial contra o biofilme bacteriano. Segundo, ele permite o acesso do fluido gengival, das células inflamatórias e dos componentes do sistema imunológico de defesa do hospedeiro à gengiva marginal. Terceiro, as células do epitélio juncional apresentam uma rápida renovação, o

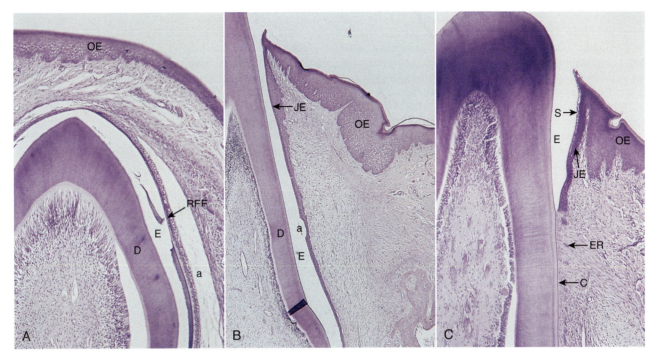

Figura 3.17 Processo de erupção de um dente de gato. (A) Dente não erupcionado. Dentina (*D*), remanescente da matriz de esmalte (*E*), epitélio reduzido do esmalte (*REE*), epitélio oral (*OE*) e artefato (*a*). (B) Dente em erupção formando o epitélio juncional (*JE*). (C) Dente completamente erupcionado. Sulco com restos epiteliais (*S*), cemento (*C*) e restos epiteliais (*ER*).

que contribui para o equilíbrio hospedeiro-parasita e permite a rápida reparação de danos teciduais. Alguns pesquisadores também indicaram que as células do epitélio juncional têm uma capacidade endocítica igual àquela dos macrófagos e neutrófilos e que esta atividade pode ser protetora por natureza.[57]

Desenvolvimento do Sulco Gengival

Após a formação completa do esmalte, este é coberto pelo *epitélio reduzido do órgão do esmalte* (ERE), que está aderido ao dente por uma lâmina basal e hemidesmossomos.[156,255] Quando o dente penetra a mucosa oral, o ERE se une ao epitélio oral para formar o epitélio juncional. Quando o dente irrompe na cavidade oral, este epitélio unido se condensa ao longo da coroa, e os ameloblastos, que formam a camada interna do ERE (Figura 3.17), gradualmente tornam-se células epiteliais escamosas. A transformação do ERE em epitélio juncional prossegue em uma direção apical sem interromper a adesão ao dente. De acordo com Schroeder e Listgarten,[233] esse processo demora entre um e dois anos.

O epitélio juncional é uma estrutura que está continuamente em autorrenovação, com atividade mitótica ocorrendo em todas as camadas celulares.[156,255] As células epiteliais em regeneração se movem em direção à superfície do dente e ao longo dela em uma orientação coronal em direção ao sulco gengival onde são desprendidas[22] (Figura 3.18). As células-filhas em migração proporcionam uma adesão permanente à superfície dental. A força da união epitelial ao dente ainda não foi determinada.

O sulco gengival é formado quando o dente irrompe na cavidade oral, momento em que o epitélio juncional e o ERE formam uma banda larga aderida à superfície do dente, que se estende da ponta da coroa até a junção amelocementária. O sulco gengival é um espaço ou sulco raso em forma de "V", entre o dente e a gengiva, que circunda a ponta da coroa recém-erupcionada. No dente completamente erupcionado, apenas o epitélio juncional persiste. *O sulco consiste em um espaço raso localizado coronalmente à adesão do epitélio juncional e delimitado pelo dente de um lado e pelo epitélio sulcular do outro. A extensão coronal do sulco gengival é a gengiva marginal.*

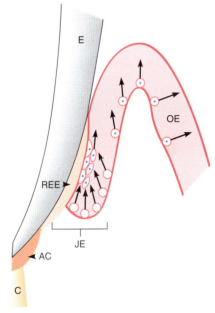

Figura 3.18 Epitélio juncional em um dente em erupção. O epitélio juncional (*JE*) é formado pela união do epitélio oral (*OE*) e do epitélio reduzido do esmalte (*REE*). O cemento afibrilar (*AC*) é, por vezes, formado sobre o esmalte após a degeneração do REE. As setas indicam o movimento coronal das células epiteliais em regeneração, que se multiplicam mais rapidamente no JE que no OE. *E*, esmalte; *C*, cemento radicular. Um padrão de renovação celular similar existe no dente completamente erupcionado. *(Modificada de Listgarten MA: J Can Dent Assoc 36:70, 1970.)*

Renovação do Epitélio Gengival

O epitélio oral está sob contínua renovação. A sua espessura é mantida pelo equilíbrio entre a nova formação celular nas camadas basal e espinhosa e a descamação das células antigas na superfície.

A atividade mitótica apresenta uma periodicidade de 24 horas, com as taxas mais altas e mais baixas ocorrendo pela manhã e à noite, respectivamente.[256] O índice mitótico é maior nas áreas não queratinizadas e está aumentado na gengivite, sem diferenças significativas entre os sexos. As opiniões divergem no que diz respeito ao fato de a taxa mitótica ser aumentada[160,161,179] ou diminuída[15] com a idade.

Com relação ao epitélio juncional, inicialmente pensou-se que somente as células epiteliais voltadas para a lâmina basal externa se dividiam rapidamente, no entanto, evidências revelam que um número significativo de células, como as células basais ao longo do tecido conjuntivo, é capaz de sintetizar o ácido desoxirribonucleico (DNA), demonstrando, desta forma, sua atividade mitótica.[221,222] O rápido desprendimento das células remove efetivamente as bactérias que se aderem às células epiteliais e é, portanto, uma parte importante dos mecanismos de defesa antimicrobiana da junção dentogengival.[205]

Estruturas Cuticulares nos Dentes

O termo *cutícula* descreve uma estrutura acelular fina com uma matriz homogênea que, às vezes, está circunscrita por bordas lineares claramente demarcadas.

Listgarten[159] classificou as estruturas cuticulares em revestimentos de origem do desenvolvimento e adquiridos. Os *revestimentos adquiridos* incluem aqueles de origem exógena como a saliva, as bactérias, o cálculo e as manchas superficiais (Capítulos 7 e 13). Os *revestimentos de origem do desenvolvimento* são aqueles formados normalmente como parte do desenvolvimento do dente. Eles incluem o ERE, o cemento coronal e a cutícula dental.

Após a formação completa do esmalte, o epitélio ameloblástico é reduzido para uma ou duas camadas de células que permanecem aderidas à superfície do esmalte por hemidesmossomos e uma lâmina basal. Este ERE representa ameloblastos pré-secretores e células do estrato intermediário do órgão do esmalte. Em algumas espécies animais, o ERE desaparece inteiramente e muito rapidamente, colocando, assim, a superfície do esmalte em contato direto com o tecido conjuntivo. As células do tecido conjuntivo depositam, então, uma fina camada de cemento conhecida como *cemento coronário* sobre o esmalte. Em seres humanos, manchas finas de cemento afibrilar podem ser vistas, às vezes, na metade cervical da coroa.

Análises de microscopia eletrônica mostraram que a cutícula dental é composta por uma camada de material orgânico homogêneo de espessura variável (aproximadamente 0,25 μm) que recobre a superfície do esmalte. Ela não é mineralizada e nem sempre está presente. Em alguns casos, ela é depositada em proximidade à junção amelocementária, sobre uma camada de cemento afibrilar, que por sua vez recobre o esmalte. A cutícula pode estar presente entre o epitélio juncional e o dente. Estudos histoquímicos ultraestruturais demonstraram que a cutícula dental é proteica[143] e pode ser um acúmulo de componentes do fluido tecidual.[87,232]

Fluido Gengival (Fluido Sulcular)

A importância do fluido gengival é que ele pode ser representado como um transudato ou um exsudato. O fluido gengival contém uma vasta gama de fatores bioquímicos, oferecendo, assim, seu potencial uso como um biomarcador de diagnóstico ou prognóstico do estado biológico do periodonto na saúde e na doença[81] (Capítulo 16). O fluido gengival também contém componentes dos tecidos conjuntivo e epitelial, células inflamatórias, soro e microbiota microbiana que habitam a margem gengival ou o sulco (bolsa).[79]

No sulco saudável, a quantidade de fluido gengival é muito pequena. Durante a inflamação, no entanto, o fluxo do fluido gengival aumenta e a sua composição começa a se assemelhar àquela de um exsudato inflamatório.[59] A principal via de difusão do fluido gengival é através da membrana basal, por meio dos espaços intercelulares relativamente amplos do epitélio juncional, e depois para o sulco.[205] Acredita-se que o fluido gengival (1) purifique o material do sulco, (2) contenha proteínas plasmáticas que favoreçam a adesão do epitélio ao dente, (3) tenha propriedades antimicrobianas e (4) exerça atividade de anticorpo para defender a gengiva.

Tecido Conjuntivo Gengival

Os principais componentes do tecido conjuntivo gengival são as fibras colágenas (em torno de 60% em volume), fibroblastos (5%), vasos, nervos e matriz (aproximadamente 35%). O tecido conjuntivo da gengiva é conhecido como *lâmina própria* e consiste em duas camadas: (1) a *camada papilar*, subjacente ao epitélio e que consiste em projeções papilares entre as cristas epiteliais; e (2) uma *camada reticular* contígua ao periósteo do osso alveolar.

O tecido conjuntivo apresenta um componente celular e um compartimento extracelular composto por fibras e substância fundamental. Assim, o tecido conjuntivo gengival é, em grande parte, um tecido conjuntivo fibroso com elementos que se originam diretamente do tecido conjuntivo da mucosa oral, bem como algumas fibras (dentogengivais) que se originam do folículo dental em desenvolvimento.[18]

A *substância fundamental* preenche o espaço entre as fibras e as células, é amorfa e tem alto teor de água. É composta por proteoglicanos (principalmente o ácido hialurônico e o sulfato de condroitina) e glicoproteínas (principalmente a fibronectina). As glicoproteínas são responsáveis pela fraca reação da substância fundamental ao ácido periódico de Schiff.[82] A fibronectina liga os fibroblastos às fibras e a muitos outros componentes da matriz intercelular, ajudando a mediar a adesão e a migração celular. A laminina, outra glicoproteína encontrada na lâmina basal, serve para aderir a lâmina basal às células epiteliais.

Os três tipos de fibras do tecido conjuntivo são: colágenas, reticulares e elásticas. O colágeno tipo I forma o grosso da lâmina própria e proporciona resistência à tração ao tecido gengival. O colágeno tipo IV (fibra reticular argirofílica) se ramifica entre os feixes de colágeno tipo I e é contínuo com as fibras da membrana basal e das paredes dos vasos sanguíneos.[161]

O sistema de fibras elásticas é composto por fibras oxitalâmicas, elaunínicas e elastinas distribuídas entre as fibras colágenas.[56] Os feixes de fibras colágenas densamente agrupadas que estão ancorados no cemento acelular de fibras extrínsecas, logo abaixo da porção terminal do epitélio juncional, formam o tecido conjuntivo de inserção. A estabilidade desta inserção é o fator-chave na limitação da migração apical do epitélio juncional.[57]

Fibras Gengivais

O tecido conjuntivo da gengiva marginal é densamente colagenoso e contém um sistema proeminente de feixes de fibras colágenas chamado de *fibras gengivais*, as quais consistem em colágeno tipo I.[213] As fibras gengivais apresentam as três seguintes funções:

1. Unir firmemente a gengiva marginal contra o dente;
2. Promover a rigidez necessária para resistir às forças da mastigação sem ser deslocada da superfície dental;
3. Unir a gengiva marginal livre ao cemento radicular e à gengiva inserida adjacente.

As fibras gengivais são organizadas em três grupos: dentogengivais, circulares e transeptais.[146]

As *fibras dentogengivais* são aquelas localizadas nas superfícies vestibular, lingual e interproximal. Estão inseridas no cemento logo abaixo do epitélio juncional, na base do sulco gengival. Nas superfícies vestibular e lingual, projetam-se do cemento em uma conformação semelhante à de um leque, em direção à crista e à superfície externa da gengiva marginal, onde terminam próximas ao epitélio (Figuras 3.19 e 3.20). Também se estendem externamente ao periósteo dos ossos alveolares vestibular e lingual, terminando na gengiva inserida ou misturando-se com o periósteo do osso. Na área interproximal, as fibras dentogengivais estendem-se em direção à crista da gengiva interdental.

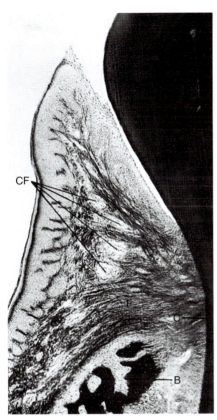

Figura 3.19 Secção vestibulolingual da gengiva marginal mostra as fibras gengivais (*F*) que se estendem do cemento (*C*) para a crista da gengiva, para a superfície gengival externa e externamente para o periósteo ósseo (*B*). Fibras circulares (*CF*) são mostradas em secção transversal entre os outros grupos. *(Cortesia de Sol Bernick.)*

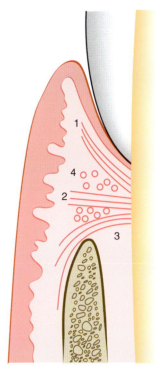

Figura 3.20 Diagrama das fibras dentogengivais que se estendem do cemento (*1*) para a crista da gengiva, (*2*) para a superfície externa e (*3*) externamente ao periósteo da tábua cortical vestibular. Fibras circulares (*4*) são mostradas em secção transversal.

As *fibras circulares* correm pelo tecido conjuntivo da gengiva marginal e interdental e circundam o dente de forma semelhante a um anel.

Localizadas na região interproximal, as *fibras transeptais* formam feixes horizontais que se estendem entre o cemento de dois dentes adjacentes, nos quais estão inseridas. Encontram-se na área entre o epitélio da base do sulco gengival e a crista do osso interdental, e, às vezes, são classificadas como fibras principais do ligamento periodontal.

Page et al.[198] descreveram um grupo de *fibras semicirculares* que se inserem em uma superfície proximal de um dente, imediatamente abaixo da junção amelocementária, circundam a gengiva marginal vestibular ou lingual e se inserem na outra superfície proximal do mesmo dente. Eles também relataram um grupo de *fibras transgengivais* que se inserem na superfície proximal de um dente, atravessam o espaço interdental diagonalmente, circundam a superfície vestibular ou lingual do dente adjacente, atravessam novamente o espaço interdental diagonalmente e, em seguida, se inserem na superfície proximal do dente seguinte.

Acredita-se que forças de tração da matriz extracelular produzidas por fibroblastos são responsáveis pela geração de tensão no colágeno, o que mantém os dentes fortemente ligados uns aos outros e ao osso alveolar.

Elementos Celulares

O *fibroblasto* é o elemento celular mais preponderante do tecido conjuntivo gengival. Inúmeros fibroblastos são encontrados entre os feixes de fibras. Os fibroblastos são de origem mesenquimal e desempenham um papel importante no desenvolvimento, manutenção e reparo do tecido conjuntivo gengival. Tal como ocorre no tecido conjuntivo em outras partes do corpo, os fibroblastos sintetizam fibras colágenas e elásticas, bem como glicoproteínas e glicosaminoglicanos da substância intercelular amorfa. Os fibroblastos também regulam a degradação do colágeno por meio da fagocitose e da secreção de colagenases.

A heterogeneidade é atualmente um aspecto bem estabelecido dos fibroblastos do periodonto.[226] Embora o significado biológico e clínico desta heterogeneidade ainda não esteja claro, parece que isso é necessário para o funcionamento normal dos tecidos na saúde, na doença e no reparo.[18]

Os mastócitos, que são distribuídos por todo o corpo, são numerosos no tecido conjuntivo da mucosa oral e da gengiva.[52,244,245,288] *Macrófagos fixos* e *histiócitos* estão presentes no tecido conjuntivo gengival como componentes do sistema fagocítico mononuclear (sistema reticuloendotelial) e são derivados dos monócitos do sangue. As *células adiposas* e os *eosinófilos*, embora escassos, também estão presentes na lâmina própria.

Na gengiva clinicamente normal, pequenos focos de plasmócitos e linfócitos são encontrados no tecido conjuntivo, próximos à base do sulco (Figura 3.21). Neutrófilos podem ser vistos em quantidade relativamente elevada tanto no tecido conjuntivo gengival quanto no sulco. Essas células inflamatórias estão normalmente presentes em pequenas quantidades na gengiva clinicamente saudável.

Reparo do Tecido Conjuntivo Gengival

Em razão da alta taxa de renovação, o tecido conjuntivo gengival apresenta notavelmente uma boa capacidade regenerativa e de cicatrização. Na verdade, pode ser um dos melhores tecidos de cicatrização do corpo e geralmente mostra pouca evidência de formação de cicatrizes após procedimentos cirúrgicos. Isto é provavelmente causado pela rápida reconstrução da arquitetura fibrosa dos tecidos,[178] entretanto a capacidade reparadora do tecido conjuntivo gengival não é tão grande quanto aquela do ligamento periodontal ou do tecido epitelial.

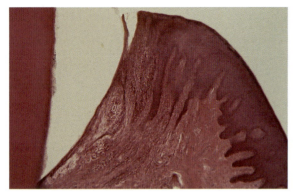

Figura 3.21 Corte da gengiva clinicamente normal mostra que algum grau de inflamação está quase sempre presente em proximidade à base do sulco.

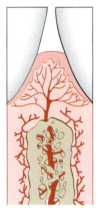 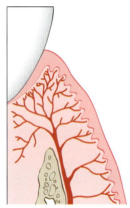

Figura 3.22 Diagrama de uma arteríola que penetra o osso alveolar interdental para suprir os tecidos interdentais (*à esquerda*) e de uma arteríola supraperiosteal sobre o osso alveolar vestibular, que emite ramos para o tecido circunjacente (*à direita*).

Suprimento Sanguíneo, Linfático e Nervoso

A microcirculação, os vasos sanguíneos e os vasos linfáticos desempenham um papel importante na drenagem do fluido tecidual e na disseminação da inflamação. Em indivíduos com gengivite e periodontite, a microcirculação e a formação vascular alteram drasticamente a rede vascular diretamente sob o epitélio sulcular gengival e o epitélio juncional.[170]

As três fontes de suprimento sanguíneo para a gengiva são as seguintes (Figuras 3.22 e 3.23):

1. *Arteríolas supraperiosteais* ao longo das superfícies vestibular e lingual do osso alveolar, das quais capilares se estendem ao longo do epitélio sulcular e entre as cristas epiteliais da superfície gengival externa.[8,76,113] Ramos ocasionais das arteríolas passam através do osso alveolar para o ligamento periodontal ou correm sobre a crista do osso alveolar.
2. *Vasos do ligamento periodontal*, que se estendem para a gengiva e se anastomosam com os capilares na área do sulco.
3. *Arteríolas*, que emergem da crista do septo interdental[84] e se entendem paralelamente à crista do osso alveolar para se anastomosarem com vasos do ligamento periodontal, com capilares da área crevicular gengival e com vasos que passam sobre a crista óssea alveolar.

Abaixo do epitélio da superfície gengival externa, os capilares se estendem para o tecido conjuntivo papilar, entre os prolongamentos das cristas epiteliais, em forma de pequenas alças, com ramos terminais eferentes e aferentes, espirais e varizes[54,113] (Figuras 3.24; consulte também Figura 3.23). As alças são, por vezes, conectadas por meio de

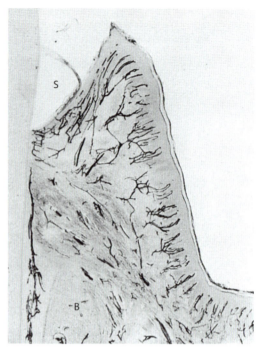

Figura 3.23 Suprimento sanguíneo e circulação periférica da gengiva. Tecidos perfundidos com tinta nanquim. Observe o plexo capilar paralelo ao sulco (*S*) e as alças capilares na camada papilar externa. Observe também os vasos supraperiosteais externos ao osso (*B*), os quais suprem a gengiva, e um vaso do ligamento periodontal em anastomose com o plexo do sulco. (*Cortesia de Sol Bernick.*)

comunicações cruzadas,[86] e os capilares achatados servem como reservas vasculares quando a circulação aumenta em resposta à irritação.[99]

Ao longo do epitélio sulcular, os capilares são dispostos em plexos achatados que se anastomosam e se estendem paralelamente ao esmalte a partir da base do sulco gengival em direção à margem gengival.[54] Na área de col, ocorre um padrão misto de anastomoses de capilares e alças.

Como mencionado, alterações anatômicas e histológicas foram observadas na microcirculação gengival de indivíduos com gengivite. Estudos prospectivos da vasculatura gengival em animais demonstraram que, na ausência de inflamação, a rede vascular está disposta em um padrão regular, repetitivo e em camadas.[54,216] Em contraste, a vasculatura da gengiva inflamada exibe um padrão de plexo vascular irregular, com microvasos que exibem uma aparência contorcida, dilatada e convoluta.[216]

O papel do sistema linfático na remoção do excesso de líquidos, restos celulares e fragmentos proteicos, microrganismos e outros elementos é importante no controle da difusão e resolução do processo inflamatório.[168] A *drenagem linfática da gengiva*, que ocorre nos vasos linfáticos das papilas do tecido conjuntivo,[238] progride para a rede de coleta externa ao periósteo do processo alveolar, e, em seguida, para os gânglios linfáticos regionais, particularmente para o grupo submandibular. Além disso, os vasos linfáticos logo abaixo do epitélio juncional se estendem para o ligamento periodontal e acompanham os vasos sanguíneos.

Elementos neurais são amplamente distribuídos nos tecidos gengivais. Dentro do tecido conjuntivo gengival, a maioria das fibras nervosas é mielinizada e está intimamente associada aos vasos sanguíneos.[162] A *inervação gengival* é derivada de fibras que surgem dos nervos do ligamento periodontal e dos nervos labial, oral e palatino.[30] As seguintes estruturas nervosas estão presentes no tecido conjuntivo: uma malha de fibras argirofílicas terminais, algumas estendendo-se para o epitélio; corpúsculos táteis do tipo Meissner; terminações do tipo Krause, que são receptores de temperatura; e feixes encapsulados.[14]

CAPÍTULO 3 Anatomia, Estrutura e Função do Periodonto

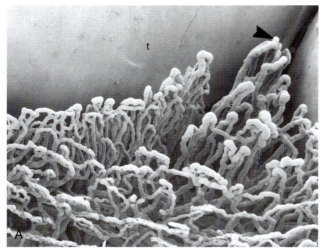

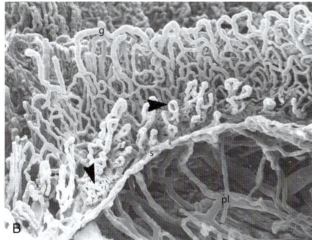

Figura 3.24 Imagem por microscopia eletrônica de varredura da gengiva palatina de um molar de rato após perfusão vascular de plástico e corrosão dos tecidos moles. (A) Vista oral dos capilares gengivais: *s*, dente; papila interdental *(ponta da seta)* (180 ×). (B) Vista do lado do dente. Observe os vasos do plexo próximos aos epitélios sulcular e juncional. As pontas das setas apontam vasos na área do sulco com alterações inflamatórias leves. *g*, Crista da gengiva marginal; *s*, fundo do sulco gengival; *pl*, vasos do ligamento periodontal (150 ×). *(Cortesia de NJ Selliseth e K Selvig, University of Bergen, Norway.)*

Correlação das Características Clínicas e Microbiológicas

O entendimento das características clínicas normais da gengiva requer a capacidade de interpretá-las em termos das estruturas microscópicas que estas representam.

Cor

A cor da gengiva inserida e da gengiva marginal é geralmente descrita como "rosa coral" e resulta do suprimento sanguíneo, da espessura e do grau de queratinização do epitélio e da presença de células que contêm pigmentação. A cor varia entre diferentes pessoas e parece estar correlacionada com a pigmentação cutânea. É mais leve em indivíduos louros com pele clara do que naqueles de pele e cabelos escuros (Figura 3.25).

A gengiva inserida é demarcada da mucosa alveolar adjacente na porção vestibular por uma linha mucogengival claramente definida. A mucosa alveolar é vermelha, lisa e brilhante, em vez de rosa e pontilhada. Uma comparação das estruturas microscópicas da gengiva inserida com as da mucosa alveolar explica as diferenças na aparência.

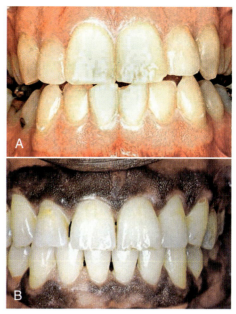

Figura 3.25 (A) Gengiva clinicamente normal em um adulto jovem. (B) Gengiva fortemente pigmentada (melanótica) em um adulto de meia-idade. *(De Glickman I, Smulow JB:* Periodontal disease: clinical, radiographic, and histopathologic features, *Philadelphia, 1974, Saunders.)*

O epitélio da mucosa alveolar é mais fino e não queratinizado e não contém prolongamentos (Figura 3.26). O tecido conjuntivo da mucosa alveolar é frouxamente arranjado e contém mais vasos sanguíneos.

Pigmentação Fisiológica (Melanina)

A melanina é um pigmento marrom, não derivado da hemoglobina, com as seguintes características:
- a melanina é responsável pela pigmentação normal da pele, da gengiva e do resto das membranas mucosas orais;
- a melanina está presente em todos os indivíduos normais (muitas vezes em quantidades insuficientes para serem detectadas clinicamente), contudo está ausente ou gravemente diminuída em indivíduos albinos;
- a pigmentação melânica na cavidade oral é proeminente em indivíduos da raça negra (Figura 3.25); e
- o ácido ascórbico promove uma diminuição da pigmentação melânica nos tecidos gengivais.[246]

De acordo com Dummett,[73] a distribuição da pigmentação oral em indivíduos negros é como se segue: gengiva, 60%; palato duro, 61%; membranas mucosas, 22%; e língua, 15%. A pigmentação gengival ocorre como uma descoloração difusa, extremamente arroxeada ou como manchas marrons ou marrom-claras de formato irregular. Podem surgir na gengiva 3 horas após o nascimento e frequentemente são a única evidência de pigmentação.[73]

Repigmentação oral refere-se ao reaparecimento clínico do pigmento da melanina após um período de despigmentação clínica da mucosa oral como resultado de fatores químicos, térmicos, cirúrgicos, farmacológicos ou idiopáticos.[74] Informações sobre a repigmentação dos tecidos orais após procedimentos cirúrgicos são extremamente limitadas e não há tratamento definitivo oferecido no momento.

Tamanho

O tamanho da gengiva corresponde à soma total do volume dos elementos celulares e intercelulares e seu suprimento vascular. Alterações de tamanho são características comumente encontradas na doença periodontal.

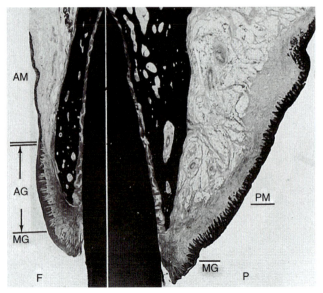

Figura 3.26 Mucosa bucal, superfícies vestibular e palatina. A superfície vestibular (F) mostra a gengiva marginal (MG), a gengiva inserida (AG) e a mucosa alveolar (AM). A linha dupla marca a junção mucogengival. Observe as diferenças no epitélio e no tecido conjuntivo da gengiva inserida e da mucosa alveolar. A superfície palatina (P) mostra a gengiva marginal (MG) e a mucosa palatina (PM) espessa e queratinizada.

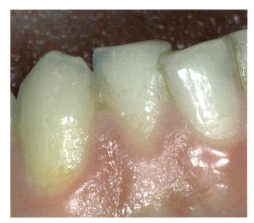

Figura 3.27 Contorno espessado em um dente com giroversão lingual agravado por irritação local causada pelo acúmulo de placa.

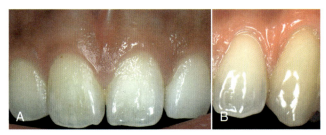

Figura 3.28 A forma da papila gengival interdental é correlacionada com a forma e o contorno dos dentes. (A) Papilas interdentais largas. (B) Papilas interdentais estreitas.

Contorno

O contorno ou formato da gengiva varia consideravelmente e depende do formato dos dentes e seu alinhamento no arco, da localização e do tamanho da área de contorno proximal e das dimensões das ameias gengivais vestibular e lingual.

A gengiva marginal envolve os dentes de forma semelhante a um colarinho e segue um desenho recortado nas superfícies vestibular e lingual, formando uma linha reta ao longo de dentes com superfícies relativamente planas. Em dentes com convexidade mesiodistal pronunciada (p. ex., caninos superiores) ou com giroversão labial, o contorno arqueado normal é acentuado e a gengiva está localizada mais apicalmente. Em dentes com giroversão lingual, a gengiva é horizontal e espessada (Figura 3.27). Além disso, o biotipo do tecido gengival varia significativamente. Uma gengiva fina e clara é encontrada em um terço da população, principalmente em mulheres com dentes delgados e com uma zona estreita de tecido queratinizado, enquanto uma gengiva espessa e com uma zona ampla de tecido queratinizado está presente em dois terços da população, principalmente em homens.[70]

Formato

O formato da gengiva interdental é regido pelo contorno das superfícies proximais dos dentes e pela localização e forma das ameias gengivais.

Quando as superfícies proximais das coroas são relativamente planas no sentido vestibulolingual, as raízes estão próximas umas das outras, o osso interdental é fino em sua dimensão mesiodistal, e a ameia gengival e a gengiva interdental são estreitas no sentido mesiodistal. Por outro lado, quando as superfícies proximais se alargam para fora a partir da área de contato, o diâmetro mesiodistal da gengiva interdental é amplo (Figura 3.28). A altura da gengiva interdental varia com a localização do ponto de contato proximal. Assim, na região anterior da dentição, a papila interdental assume uma forma piramidal, ao passo que, na região de molares, é mais achatada no sentido vestibulolingual.

Consistência

A gengiva é firme e resiliente e, com exceção da margem livre móvel, firmemente aderida ao osso subjacente. A natureza colágena da lâmina própria e sua contiguidade com o mucoperiósteo do osso alveolar determinam a firmeza da gengiva inserida, e as fibras gengivais também contribuem para a firmeza da gengiva marginal.

Textura Superficial

A gengiva apresenta uma textura superficial semelhante à de uma casca de laranja e é referida como *pontilhada* (Figura 3.25). O pontilhado é mais bem visualizado após a secagem da gengiva. *A gengiva inserida é pontilhada, ao passo que a gengiva marginal não o é*. A porção central da papila interdental é geralmente pontilhada, entretanto as bordas marginais são lisas. O padrão e a extensão do pontilhado variam entre indivíduos e diferentes áreas da cavidade bucal.[108,216] O pontilhado é menos proeminente nas superfícies linguais que nas vestibulares e pode estar ausente em alguns indivíduos.

O pontilhado varia com a idade e, embora ausente durante a infância, aparece em algumas crianças por volta dos 5 anos de idade, aumenta até a fase adulta e frequentemente começa a desaparecer na velhice.

Microscopicamente, o pontilhado é produzido pela alternância entre protuberâncias arredondadas e depressões na superfície gengival. A camada papilar do tecido conjuntivo se projeta para dentro das elevações, e as áreas elevadas e de depressão são cobertas por epitélio escamoso estratificado (Figura 3.29). Os graus de queratinização e proeminência do pontilhado parecem estar relacionados.

A microscopia eletrônica de varredura mostrou que, embora haja uma considerável variação no formato do pontilhado, a sua profundidade é relativamente constante. Em menor aumento, uma superfície ondulada é vista e está interrompida por depressões irregulares de 50 μm de diâmetro; em maior aumento, são vistos micropoços celulares.[61]

O pontilhado é uma forma de especialização adaptativa ou reforço para função. É uma característica da gengiva saudável, enquanto a redução ou perda do pontilhado é um sinal comum de doença periodontal. Quando a gengiva volta a ser saudável após o tratamento periodontal, o pontilhado é recuperado.

CAPÍTULO 3 Anatomia, Estrutura e Função do Periodonto

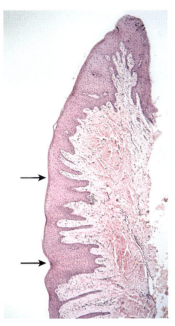

Figura 3.29 Biópsia gengival do paciente mostrado na Figura 3.7 demonstra elevações e depressões alternadas (*setas*) na gengiva inserida, que são responsáveis pelo pontilhado superficial.

A textura superficial da gengiva também está relacionada com a presença e o grau de queratinização epitelial, a qual é considerada uma adaptação protetora à função, aumentando quando a gengiva é estimulada pela escovação. No entanto, uma pesquisa com enxertos gengivais livres (Capítulo 65) mostrou que, quando é transplantado de uma área queratinizada para uma não queratinizada, o tecido conjuntivo se torna revestido por epitélio queratinizado.[140] Esse achado sugere que o tipo de revestimento epitelial é determinado pela genética do tecido conjuntivo.

Posição

A *posição* da gengiva se refere ao nível em que a margem gengival está aderida ao dente. Quando o dente irrompe na cavidade oral, a margem e o sulco estão na ponta da coroa e, à medida que a erupção progride, eles podem ser vistos mais próximos da raiz. Durante o processo de erupção dental, como descrito anteriormente, os epitélios juncional, oral e reduzido do esmalte sofrem extensas alterações e remodelação para manter rasa a profundidade fisiológica do sulco. Sem essa remodelação do epitélio, uma relação anatômica anormal entre a gengiva e o dente seria estabelecida.

Erupção Dental Contínua

De acordo com o conceito da erupção contínua,[105] a erupção não cessa quando os dentes encontram seus antagonistas funcionais. Ao contrário, continua por toda vida. A erupção consiste em uma fase ativa e uma passiva. A *erupção ativa* é o movimento dos dentes em direção ao plano oclusal, enquanto a *erupção passiva* é a exposição dos dentes ocasionada pela migração apical da gengiva.

Este conceito faz a distinção entre a coroa anatômica (i.e., a porção do dente coberta por esmalte) e a raiz anatômica (i.e., a porção do dente coberta por cemento); e entre a coroa clínica (i.e., a parte do dente que foi descoberta de sua gengiva e se projeta para a cavidade oral) e a raiz clínica (i.e., a porção do dente coberta pelos tecidos periodontais). Quando os dentes alcançam seus antagonistas funcionais, o sulco gengival e o epitélio juncional ainda estão sobre o esmalte, e a coroa clínica corresponde, aproximadamente, encontra-se a dois terços da coroa anatômica.

Gottlieb e Orban[105] acreditavam que as erupções ativa e passiva ocorriam simultaneamente. A erupção ativa é coordenada pela atrição; os dentes erupcionam para compensar a substância do dente perdida pelo atrito, o qual reduz a coroa clínica e previne que esta se torne desproporcionalmente longa em relação à raiz clínica, evitando a alavancagem excessiva sobre os tecidos periodontais. Idealmente, a taxa de erupção ativa mantém ritmo com o desgaste dental, a fim de preservar a dimensão vertical da dentição.

À medida que os dentes iniciam o processo de erupção, o cemento é depositado nos ápices e regiões de bifurcações das raízes e o osso é formado ao longo do fundo do alvéolo e na crista do osso alveolar. Desse modo, parte da substância dental perdida pelo atrito é substituída pelo alongamento da raiz e a profundidade do alvéolo é mantida para sustentar a raiz.

Embora inicialmente se pensasse que a erupção passiva fosse um processo fisiológico normal, esta passou a ser considerada um processo patológico, sendo dividida nos seguintes estágios (Figura 3.30):
Estágio 1: os dentes alcançam o plano oclusal. O epitélio juncional e a base do sulco gengival estão sobre o esmalte;
Estágio 2: o epitélio juncional se prolifera de forma que parte dele está sobre o cemento e parte sobre o esmalte. A base do sulco ainda está sobre o esmalte;
Estágio 3: todo o epitélio juncional está sobre o cemento e a base do sulco está na altura da junção amelocementária. À medida que o epitélio juncional se prolifera da coroa para a raiz, ele não permanece na junção amelocementária por mais tempo que em qualquer outra área do dente; e
Estágio 4: o epitélio juncional se prolifera ainda mais sobre o cemento. A base do sulco está sobre o cemento, uma parte do qual está exposto. A proliferação do epitélio juncional em direção à raiz é acompanhada pela degeneração das fibras gengivais e do ligamento periodontal e pela sua separação do dente. A causa desta degeneração não é conhecida, entretanto atualmente acredita-se que seja o resultado da inflamação crônica e, portanto, de um processo patológico.

Como observado, a aposição óssea acompanha a erupção ativa e a distância entre a extremidade apical do epitélio juncional e a crista óssea alveolar permanece constante durante a erupção dental contínua (i.e., 1,07 mm).[93]

A exposição do dente pela migração apical da gengiva é denominada *retração gengival* ou *atrofia*. De acordo com o conceito de erupção contínua, o sulco gengival pode estar localizado na coroa, na junção amelocementária ou na raiz, dependendo da idade do paciente e do estágio de erupção dental; portanto alguma exposição da raiz seria considerada normal com o avanço da idade e denominada *retração fisiológica*. Novamente, este conceito não é aceito atualmente. A exposição excessiva é denominada *retração patológica* (Capítulo 23).

Ligamento Periodontal

O ligamento periodontal é composto por um tecido conjuntivo ricamente vascularizado e altamente celular que circunda a raiz e se liga à parede interna do osso alveolar.[175] É contínuo com o tecido conjuntivo gengival e comunica-se com os espaços medulares por meio de canais vasculares no osso. Embora a largura média do ligamento periodontal seja de aproximadamente 0,2 mm, variações consideráveis podem ocorrer. O espaço periodontal é diminuído ao redor de dentes sem função e dentes inclusos, e de forma contrária é aumentado em dentes sujeitos a hiperfunção.

Fibras Periodontais

Os elementos mais importantes do ligamento periodontal são as *fibras principais*, que são de natureza colágena e dispostas em feixes que seguem um curso ondulado quando vistos em cortes longitudinais

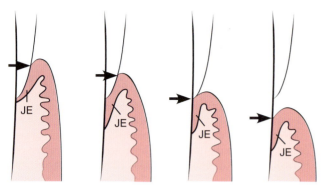

Figura 3.30 Representação esquemática das quatro etapas da erupção passiva de acordo com Gottlieb e Orban.[105] **1,** A base do sulco gengival (*seta*) e o epitélio juncional (*JE*) estão sobre o esmalte. **2,** A base do sulco gengival (*seta*) está sobre o esmalte e parte do epitélio juncional está sobre a raiz. **3,** A base do sulco gengival (*seta*) está no nível da junção amelocementária e o epitélio juncional inteiro sobre a raiz. **4,** A base do sulco gengival (*seta*) e o epitélio juncional estão na raiz.

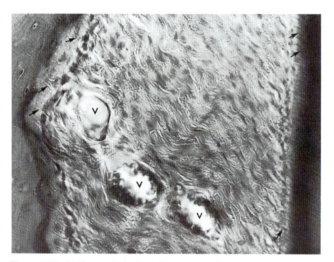

Figura 3.31 As fibras principais do ligamento periodontal seguem um curso ondulado quando vistas em cortes longitudinais. A função formativa do ligamento periodontal é ilustrada pelo osteoide recém-formado e osteoblastos ao longo de uma superfície óssea previamente reabsorvida (*à esquerda*) e pelo cementoide e cementoblastos (*à direita*). Observe as fibras aprisionadas nos tecidos mineralizados em formação (*setas*). *V,* Canais vasculares.

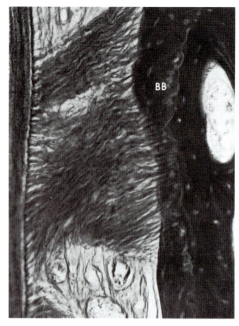

Figura 3.32 Fibras de colágeno inseridas no cemento (*à esquerda*) e no osso (*à direita*) (coloração de prata). Observe as fibras de Sharpey no osso fasciculado (*BB*) sobre o osso lamelar.

(Figura 3.31). As porções terminais das fibras principais que se inserem no cemento e no osso são denominadas *fibras de Sharpey* (Figura 3.32). Os feixes de fibras principais são compostos por fibras individuais que formam uma rede contínua de anastomoses entre o dente e o osso.[25,58] Uma vez inseridas na parede do alvéolo ou no osso, as fibras de Sharpey sofrem calcificação. Estas estão associadas a proteínas não colágenas, em geral, encontradas no osso e identificadas também no cemento dentário.[33,132,175] Entre essas proteínas estão a osteopontina e a sialoproteína óssea, as quais acredita-se que contribuam para a regulação da mineralização e para a coesão tecidual em áreas de alta tensão biomecânica.[175]

O colágeno é uma proteína composta por diferentes aminoácidos, sendo as mais importantes a glicina, a prolina, a hidroxilisina e a hidroxiprolina.[51] A quantidade de colágeno em um tecido pode ser determinada por seu conteúdo de hidroxiprolina. O colágeno é responsável pela manutenção da arquitetura e pelo tônus do tecido, apresentando-se em diversos tipos.[80] Existem pelo menos 19 espécies de colágeno reconhecidas, codificadas por 25 genes separados, alocados em 12 cromossomos.[80]

A biossíntese do colágeno ocorre no interior dos fibroblastos, que produzem moléculas de tropocolágeno. Estas se agregam em microfibrilas, que são agrupadas em conjunto para formar fibrilas. As fibrilas colágenas têm estrias transversais com periodicidade característica de 64 μm; tais estrias originam-se da sobreposição das moléculas de tropocolágeno. Nos colágenos tipos I e III, as fibrilas associam-se para formar fibras, e no colágeno tipo I, as fibras se agrupam para formar feixes (Figura 3.33).

O colágeno é sintetizado por fibroblastos, condroblastos, osteoblastos, odontoblastos e outras células. Os vários tipos de colágeno são distinguíveis pela composição química, distribuição, função e morfologia.[138] As fibras principais são compostas principalmente por colágeno tipo I,[211] enquanto as fibras reticulares são de colágeno tipo III e o colágeno tipo IV é encontrado na lâmina basal.[212,214] A expressão do colágeno tipo XII ocorre na fase de alinhamento e organização das fibras periodontais e é limitada às células contidas no ligamento periodontal somente durante o desenvolvimento dos dentes.[164] Colágeno tipo VI também foi imunolocalizado no ligamento periodontal e na gengiva.[83]

A configuração molecular das fibras colágenas confere a estas uma resistência à tração maior que a do aço. Por conseguinte, o colágeno proporciona aos tecidos uma combinação única de flexibilidade e resistência.[138]

As fibras principais do ligamento periodontal são organizadas em seis grupos que se estabelecem sequencialmente na raiz em desenvolvimento: transeptal, da crista alveolar, horizontal, oblíqua, apical e interradicular (Figura 3.34).

As *fibras transeptais* estendem-se interproximalmente sobre o osso alveolar e a crista alveolar e estão inseridas no cemento dos dentes adjacentes (Figura 3.35). Além disso, constituem um achado constante e são restauradas mesmo após a destruição do osso alveolar pela doença periodontal. Essas fibras podem ser consideradas pertencentes à gengiva, pois não têm inserção óssea.

As *fibras da crista alveolar* estendem-se obliquamente do cemento, localizado imediatamente abaixo do epitélio juncional, à crista óssea alveolar (Figura 3.36). Estas fibras também correm do

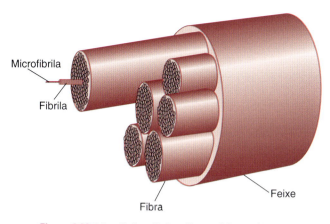

Figura 3.33 Microfibrilas, fibrilas, fibras e feixes colágenos.

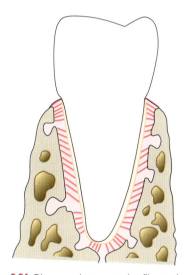

Figura 3.34 Diagrama dos grupos das fibras principais.

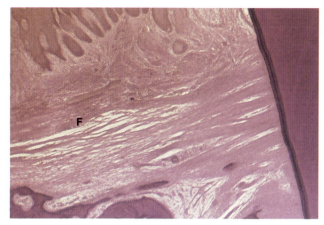

Figura 3.35 Fibras transeptais (*F*) na crista do osso interdental.

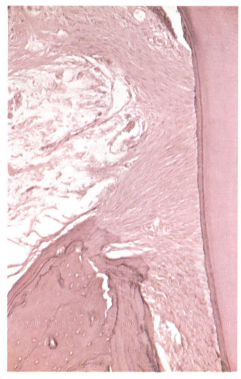

Figura 3.36 Corte de um molar de rato mostra fibras da crista alveolar irradiando-se em direção coronal.

cemento, sobre a crista alveolar, para a camada fibrosa do periósteo que recobre o osso alveolar. Elas previnem a extrusão dentária[53] e oferecem resistência aos movimentos laterais do dente. A incisão destas fibras durante procedimentos cirúrgicos não aumenta significativamente a mobilidade do dente, a menos que uma perda de inserção significativa tenha ocorrido anteriormente.[97]

As *fibras horizontais* estendem-se perpendicularmente ao longo eixo do dente e vão do cemento até o osso alveolar.

As *fibras oblíquas*, que compreendem o maior grupo de fibras do ligamento periodontal, estendem-se do cemento em direção coronal, obliquamente, até o osso (Figura 3.34). Este grupo suporta o impacto vertical das forças de mastigação, transformando-as em tensão para o osso alveolar.

As *fibras apicais* irradiam-se de forma irregular, do cemento ao osso alveolar, no fundo do alvéolo. Elas não ocorrem em raízes em formação.

As *fibras interradiculares* estendem-se em forma de leque do cemento às áreas de bifurcação em dentes multirradiculares.

Outros feixes de fibras bem definidos interdigitam em ângulos retos ou se espalham ao redor e por entre os feixes de fibras regularmente dispostos. Fibras colágenas menos regularmente dispostas são encontradas no tecido conjuntivo intersticial, entre os grupos de fibras principais. O tecido conjuntivo intersticial também contém vasos sanguíneos, linfáticos e nervos.

Embora o ligamento periodontal não contenha elastina madura, duas formas imaturas são encontradas: oxitalano e eluanina. As chamadas fibras oxitalâmicas[89,103] correm paralelamente à superfície radicular em sentido vertical e inclinam-se para se inserirem no cemento,[89] no terço cervical das raízes. Acredita-se que estas fibras regulem o fluxo vascular.[88] Uma rede elástica foi descrita no ligamento periodontal[133] como sendo composta por muitas lamelas de elastina, com fibras oxitalâmicas periféricas e fibras de eluanina. As fibras oxitalâmicas são capazes de se desenvolver novamente no ligamento periodontal regenerado.[219]

As fibras principais são remodeladas pelas células do ligamento periodontal para se adaptarem às necessidades fisiológicas[265,295] e responderem a diferentes estímulos.[277] Além desses tipos de fibras, pequenas fibras colágenas associadas às fibras colágenas principais foram descritas. Estas fibras correm em todas as direções e formam um plexo denominado *plexo de fibras indiferentes*.[243]

Elementos Celulares

Quatro tipos de células estão presentes no ligamento periodontal: células do tecido conjuntivo, restos epiteliais, células do sistema imune e células associadas a elementos neurovasculares.[26, 27]

As *células do tecido conjuntivo* incluem fibroblastos, cementoblastos e osteoblastos. Fibroblastos são as células mais abundantes do ligamento periodontal, apresentando formato ovoide ou alongado, orientadas ao longo das fibras principais e exibindo processos semelhantes a pseudópodes.[210] Estas células sintetizam colágeno e têm a capacidade de fagocitar fibras colágenas envelhecidas, degradando-as[265] via hidrólise enzimática. Assim, a renovação do colágeno parece ser regulada por fibroblastos, em um processo de degradação intracelular que não envolve a ação da colagenase.[24]

Subpopulações de fibroblastos fenotipicamente distintos e funcionalmente diferentes existem no ligamento periodontal do adulto. Embora pareçam idênticos tanto ao nível de microscopia óptica quanto ao nível de microscopia eletrônica,[115] os fibroblastos do ligamento periodontal têm funções distintas como a secreção de diferentes tipos de colágenos e produção de colagenases.

Osteoblastos, cementoblastos, osteoclastos e odontoclastos também são observados nas superfícies do cemento e do osso alveolar adjacentes ao ligamento periodontal.

Os *restos epiteliais de Malassez* formam uma rede entrelaçada no ligamento periodontal e aparecem tanto como grupos isolados de células quanto como filamentos ou cordões entrelaçados (Figura 3.37), a depender do plano de secção do corte histológico. Uma continuidade com o epitélio juncional foi sugerida em trabalhos com modelos animais.[106] Os restos epiteliais de Malassez são considerados remanescentes da bainha epitelial de Hertwig, que se desintegra durante a formação radicular (Figura 3.37A).

Os restos epiteliais de Malassez estão distribuídos em proximidade ao cemento, em toda a extensão do ligamento periodontal da maioria dos dentes, sendo mais numerosos nas áreas apical[207] e cervical.[279,280] Eles diminuem em número com a idade,[248] degenerando-se, desaparecendo ou calcificando-se em cementículos. Estas células contêm tonofilamentos, sendo circundadas por uma lâmina basal distinta e interconectadas por hemidesmossomos.[24]

Embora suas propriedades funcionais ainda permaneçam desconhecidas,[259] os restos epiteliais contêm fatores de crescimento de queratinócitos e são positivos para tirosina quinase A, um receptor da neurotrofina.[92,281,291] Além disso, os restos epiteliais proliferam em resposta a estímulos[261,266,275] e participam da formação de cistos periapicais e cistos radiculares laterais.

As *células de defesa* do ligamento periodontal incluem neutrófilos, linfócitos, macrófagos, mastócitos e eosinófilos. Estas células, assim como as associadas aos elementos neurovasculares, são semelhantes às encontradas em outros tecidos conjuntivos.

Substância Fundamental

O ligamento periodontal também contém, em grande proporção, substância fundamental que preenche os espaços entre as células e as fibras. Esta substância é formada predominantemente por dois componentes: *glicosaminoglicanos*, como o ácido hialurônico e os proteoglicanos; e *glicoproteínas*, como a fibronectina e a laminina. O conteúdo de água deste componente é alto (i.e., 70%).

Os proteoglicanos de superfície celular participam de várias funções biológicas, incluindo adesão celular, interações entre as células e entre as células e a matriz intercelular, atuando como correceptores para fatores de crescimento e na reparação celular.[292] A fibromodulina, por exemplo, um proteoglicano pequeno rico em sulfato de queratan e leucina, foi identificada no ligamento periodontal bovino.[283] O estudo mais abrangente sobre proteoglicanos do ligamento periodontal foi conduzido em culturas de fibroblastos provenientes do ligamento periodontal de seres humanos.[149]

O ligamento periodontal ainda contém massas calcificadas denominadas *cementículos*, que podem ser encontrados aderidos ou não às superfícies radiculares (Figura 3.38).

Os cementículos podem se desenvolver de restos epiteliais calcificados, fibras de Sharpey calcificadas, vasos trombosados e calcificados do ligamento periodontal e ao redor de pequenas espículas de cemento ou de osso alveolar traumaticamente descoladas para o ligamento periodontal.[180]

Funções do Ligamento Periodontal

As funções do ligamento periodontal podem ser divididas em física, formativa, remodeladora, nutricional e sensorial.

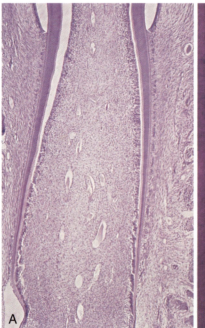 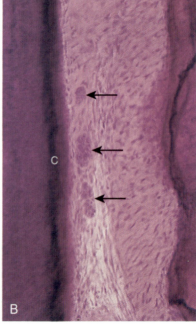

Figura 3.37 Restos epiteliais de Malassez. (A) Erupção dentária em um gato. Observe a fragmentação da bainha epitelial de Hertwig dando origem aos restos epiteliais localizados ao longo e perto da superfície radicular. (B) Ligamento periodontal humano com restos epiteliais em forma de roseta (*setas*) e em proximidade com o cemento (*C*).

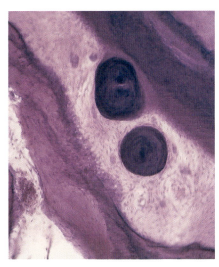

Figura 3.38 Cementículos no ligamento periodontal. Um está livre, e o outro, aderente à superfície dentária.

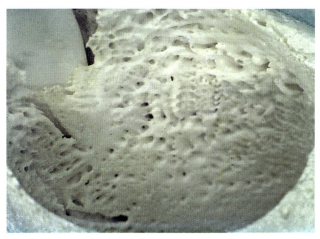

Figura 3.39 Foramina perfurando a lâmina dura de uma mandíbula de cão.

Funções Físicas

As funções físicas do ligamento periodontal incluem:
1. formar um "invólucro" de tecido mole para proteger os vasos e nervos de danos mecânicos;
2. transmitir forças oclusais para o osso;
3. unir o dente ao osso;
4. manter os tecidos gengivais em suas relações adequadas em relação ao dente; e
5. resistir ao impacto relacionado com as forças oclusais (isto é, absorção de choques).

Resistência ao Impacto Relacionado com as Forças Oclusais (Absorção de Choques)

Duas teorias relativas ao mecanismo de suporte dental são consideradas: a teoria tensional e a teoria do sistema viscoelástico.

A teoria tensional do suporte do dente sugere que as fibras principais do ligamento periodontal são os elementos ou fatores mais importantes no suporte e na transmissão de forças ao osso. Quando uma força é aplicada à coroa, as fibras principais se desdobram e se esticam, e, na sequência, transmitem as forças para o osso alveolar, causando uma deformação elástica na parede do alvéolo. Por fim, quando o osso alveolar atinge o seu limite de deformação, a força é transmitida para o osso basal, entretanto muitos pesquisadores acreditam que essa teoria seja insuficiente para explicar as evidências experimentais existentes.

A teoria do sistema viscoelástico sugere que o deslocamento dos dentes é controlado pelo deslocamento de fluidos, com as fibras assumindo um papel secundário.[31,43] Quando forças são transmitidas ao dente, o fluido extracelular extravasa do ligamento periodontal para os espaços medulares do osso, através de foraminas na lâmina cribiforme. As perfurações na lâmina cribiforme conectam o ligamento periodontal à porção medular do osso alveolar e são mais abundantes no terço cervical que nos terços apical e médio (Figura 3.39).

Após a depleção dos fluidos teciduais, os feixes de fibras se esticam e se tornam mais rígidos. Essas alterações promovem a estenose dos vasos sanguíneos. A contrapressão arterial promove a dilatação dos vasos e a passagem de ultrafiltrados sanguíneos para os tecidos, o que leva à reposição dos fluidos teciduais.[31]

Transmissão de Forças Oclusais para o Osso

O arranjo das fibras principais do ligamento periodontal é similar ao do sistema de suspensão de uma ponte ou rede. Quando uma força axial é aplicada a um dente, uma tendência de deslocamento da raiz no alvéolo ocorre. As fibras oblíquas alteram seu padrão ondulado e frouxo, assumem seu comprimento total e suportam a maior parte da força axial. Quando uma força horizontal ou oblíqua é aplicada, duas fases de movimentação dentária ocorrem. A primeira está confinada nos limites do ligamento periodontal, e a segunda produz um deslocamento das tábuas ósseas vestibular e lingual.[69] O dente gira em torno de seu próprio eixo, o qual pode mudar conforme a força é aumentada.

A porção apical da raiz se move numa direção oposta à porção coronária. Nas áreas de tensão, os feixes de fibras principais tornam-se esticados em vez de permanecerem ondulados. Em contrapartida, nas áreas de pressão, as fibras são comprimidas, o dente é deslocado e a distorção do osso existe na direção do movimento da raiz.[203]

Em dentes unirradiculares, o eixo de rotação situa-se na área entre os terços apical e médio da raiz (Figura 3.40), entretanto o ápice[184] e a metade coronal da raiz clínica também têm sido sugeridos como eixos de rotação. O ligamento periodontal tem um formato de ampulheta e é mais estreito na região do eixo de rotação[65,145] (Tabela 3.1). Em dentes de multirradiculares, o eixo de rotação situa-se no osso entre as raízes (Figura 3.41). Em conformidade com a migração mesial fisiológica dos dentes, o ligamento periodontal é mais estreito na face mesial da raiz mesial que na distal.

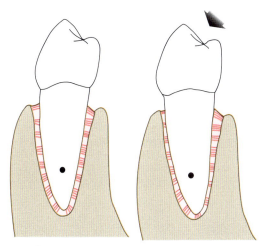

Figura 3.40 À *esquerda*, diagrama de um pré-molar inferior em estado de repouso. À *direita*, quando uma força é exercida sobre o dente – neste caso, na direção vestibulolingual (*seta*) –, o dente gira em torno do ponto de apoio ou eixo de rotação (*círculo preto na raiz*). O ligamento periodontal é comprimido nas zonas de pressão e distendido em áreas de tensão.

Tabela 3.1 Espessura do Ligamento Periodontal em 172 Dentes de 15 Indivíduos Humanos.

	Média na crista óssea alveolar (mm)	Média no terço médio da raiz (mm)	Média no ápice da raiz (mm)	Média do dente (mm)
11-16 anos de idade 83 dentes em 4 maxilares	0,23	0,17	0,24	0,21
32-50 anos de idade 36 dentes em 5 maxilares	0,20	0,14	0,19	0,18
51-67 anos de idade 35 dentes em 5 maxilares	0,17	0,12	0,16	0,15
24 anos de idade (1 caso) 18 dentes em 1 maxilar	0,16	0,09	0,15	0,13

Modificada de Coolidge ED: The thickness of the human periodontal membrane. *J Am Dent Assoc* 24:1260, 1937.

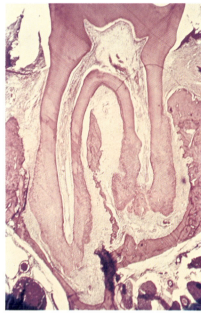

Figura 3.41 Vista microscópica de um molar de rato submetido a forças ocluso-horizontais. Observe a alternância entre as áreas de espessamento e de estreitamento no ligamento periodontal à medida que o dente gira em torno do seu eixo de rotação. O eixo de rotação está no espaço interradicular.

Função Formativa e Remodeladora

As células do ligamento periodontal e do osso alveolar são expostas a forças físicas em resposta a mastigação, parafunção, fala e movimentação dental ortodôntica.[173] Células do ligamento periodontal participam da formação e da reabsorção do cemento e do osso, que ocorrem durante a movimentação dental fisiológica, o acomodamento do periodonto às forças oclusais e a reparação de lesões.

Variações na atividade enzimática celular correlacionam-se com o processo de remodelação.[94-96] Embora a aplicação de cargas possa induzir alterações vasculares e inflamatórias nas células do ligamento periodontal, evidências atuais sugerem que estas células têm um mecanismo para responder diretamente às forças mecânicas por meio da ativação de vários sistemas de sinalização mecanossensorial, incluindo adenilato ciclase, canais iônicos ativados por estiramento e mediante mudanças na organização do citoesqueleto.[173]

A formação de cartilagem no ligamento periodontal, embora incomum, pode representar um fenômeno de metaplasia na reparação após trauma.[20]

O ligamento periodontal está constantemente em remodelação. Células e fibras envelhecidas são degradadas e substituídas por novas. A atividade mitótica é comumente observada em fibroblastos e células endoteliais.[185] Fibroblastos formam fibras colágenas, e as células mesenquimais residuais diferenciam-se em osteoblastos e cementoblastos. A taxa de formação e diferenciação dos osteoblastos, cementoblastos e fibroblastos afeta a taxa de formação de colágeno, cemento e osso.

Estudos radioautográficos com timidina, prolina e glicina radioativas sugerem uma alta taxa de renovação do colágeno no ligamento periodontal. A taxa de síntese de colágeno no ligamento periodontal é duas vezes mais rápida que a da gengiva e quatro vezes mais rápida que aquela observada na pele, de acordo com o estabelecido em molares de ratos.[250] A rápida renovação de glicosaminoglicanos sulfatados nas células e na substância fundamental amorfa do ligamento periodontal também foi relatada,[21] entretanto deve-se notar que a maior parte destes estudos foi realizada em roedores e que informações relativas a primatas e seres humanos são escassas.[232]

Funções Nutricionais e Sensoriais

O ligamento periodontal fornece nutrientes para o cemento, o osso e a gengiva por meio de vasos sanguíneos, além da drenagem linfática, como discutido anteriormente neste capítulo. Em relação a outros ligamentos e tendões, o ligamento periodontal é um tecido altamente vascularizado; quase 10% do seu volume no molar de roedores são formados por vasos sanguíneos.[35,174] Este conteúdo relativamente alto de vasos sanguíneos pode fornecer o amortecimento hidrodinâmico às forças aplicadas, bem como altas taxas de perfusão ao ligamento.[173]

O ligamento periodontal é abundantemente suprido por fibras nervosas sensoriais capazes de transmitir sensações tátil, de pressão e de dor, por meio das vias do nervo trigêmeo.[14,30] Feixes nervosos penetram o ligamento periodontal, a partir da área periapical e por meio de canais do osso alveolar que seguem o curso dos vasos sanguíneos. Os feixes dividem-se em fibras mielinizadas, que em última análise perdem suas bainhas de mielina e terminam em um dos quatro tipos de terminação nervosa: (1) terminações livres, com configuração semelhante a uma árvore e que transportam a sensação de dor; (2) mecanorreceptores tipo Ruffini, localizados principalmente na região apical; (3) corpúsculos espirais de Meissner, que também são mecanorreceptores e encontrados principalmente na região de terço médio; e (4) terminações de pressão e vibração em forma de fuso, que são rodeadas por uma cápsula fibrosa e localizadas principalmente no ápice.[88,166]

Regulação da Largura do Ligamento Periodontal

Algumas das características mais interessantes do ligamento periodontal em animais são a sua capacidade de se adaptar às rápidas mudanças funcionais e manter sua largura em dimensões constantes, ao longo de sua existência.[174] Estas são características importantes da homeostasia do ligamento periodontal que fornecem informações sobre a função dos mecanismos biológicos que regulam o metabolismo e a localização espacial das populações celulares envolvidas na formação do osso, do cemento e das fibras do ligamento periodontal. Além disso, a capacidade das células do ligamento periodontal de sintetizar e secretar uma grande variedade de moléculas reguladoras é um componente essencial da remodelação tecidual e da homeostasia do ligamento periodontal.[173]

Cemento

O cemento é o tecido mesenquimal calcificado e avascular que forma a cobertura exterior da raiz anatômica. Os dois tipos principais de cemento são o cemento acelular (*primário*) e o cemento celular (*secundário*),[104] ambos consistindo em uma matriz interfibrilar calcificada e fibras colágenas.

As duas fontes principais de fibras colágenas no cemento são as fibras Sharpey (*extrínsecas*), que são a porção aprisionada das fibras principais do ligamento periodontal,[214] que são produzidas pelos fibroblastos; e as fibras pertencentes à matriz de cemento (*intrínsecas*), que são produzidas pelos cementoblastos.[240] Os cementoblastos também sintetizam os componentes não colágenos da substância fundamental interfibrilar, como proteoglicanos, glicoproteínas e fosfoproteínas. Especula-se que os proteoglicanos desempenham um papel importante na regulação das interações célula-célula e célula-matriz, tanto durante o desenvolvimento normal como na regeneração do cemento.[17] Além disso, estudos imuno-histoquímicos mostraram que a distribuição dos proteoglicanos está intimamente associada aos cementoblastos e cementócitos.[1,2]

A maior parte da matriz orgânica do cemento é composta de colágeno tipo I (90%) e tipo III (cerca de 5%). Fibras de Sharpey, que constituem uma parte considerável do volume de cemento, são compostas principalmente de colágeno tipo I.[206] O colágeno tipo I das fibras de Sharpey parece ser recoberto por colágeno tipo III.[16]

O cemento acelular é o primeiro a ser formado, recobrindo aproximadamente o terço ou a metade cervical da raiz, e não contém células (Figura 3.42). Este cemento é formado antes de o dente atingir o plano de oclusão, sua espessura variando de 30 a 230 μm.[248] As fibras de Sharpey constituem a maior parte da estrutura do cemento acelular e têm um papel fundamental na inserção do dente. A maioria das fibras é inserida em ângulos aproximadamente retos na superfície da raiz e penetra profundamente no cemento, em várias direções diferentes. Seu tamanho, número e distribuição aumentam com a função.[123] Fibras de Sharpey são completamente calcificadas, com os cristais minerais orientados paralelamente às fibrilas, de maneira análoga à observada na dentina e no osso, exceto em uma zona de 10 a 50 μm de largura localizada em proximidade à junção cementodentinária, onde as fibras são apenas parcialmente mineralizadas. De acordo com evidências obtidas por microscopia eletrônica de varredura, as porções periféricas das fibras de Sharpey em áreas de mineralização do cemento tendem a ser mais calcificadas que as regiões internas.[137] O cemento acelular também contém fibras colágenas intrínsecas que são calcificadas e dispostas irregularmente ou paralelamente à superfície.[232]

O cemento celular, formado após o dente alcançar o plano oclusal, é mais irregular e contém células (cementócitos) armazenadas em espaços individuais (lacunas) que se comunicam umas com as outras por meio de um sistema de canalículos de anastomose (Figura 3.43). O cemento celular é menos calcificado que o acelular.[124] As fibras de Sharpey ocupam uma porção menor no cemento celular e são separadas por outras fibras que são dispostas aleatoriamente ou paralelamente à superfície radicular. As fibras de Sharpey podem ser completa ou parcialmente mineralizadas ou ter um núcleo central não mineralizado, cercado por uma borda mineralizada.[135,240]

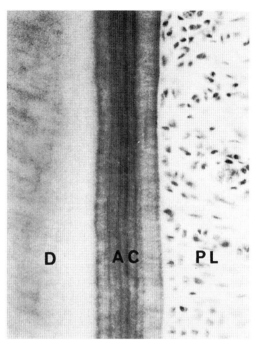

Figura 3.42 Cemento acelular (*AC*) mostra linhas incrementais paralelas ao longo eixo do dente. Estas linhas representam o crescimento aposicional do cemento. Observe as linhas finas e leves que correm para o cemento em direção perpendicular à superfície; estas representam as fibras de Sharpey do ligamento periodontal (*PL*). *D*, Dentina (300 ×).

Tanto o cemento acelular como o celular estão dispostos em lamelas separadas por linhas incrementais paralelas ao longo eixo da raiz (Figuras 3.42 e 3.43). Estas linhas representam "períodos de descanso" durante a formação do cemento e são mais mineralizadas que o cemento adjacente.[215] Além disso, a perda da parte cervical do epitélio reduzido do esmalte no momento da erupção dentária pode colocar porções de esmalte maduro em contato direto com o tecido conjuntivo, que, em seguida, deposita um tipo de cemento afibrilar e acelular sobre o esmalte.[157]

Com base nestes resultados, Schroeder[133,134] classificou o cemento da seguinte forma:

- O cemento acelular afibrilar não contém células nem fibras colágenas extrínsecas ou intrínsecas e é formado exclusivamente por uma substância fundamental mineralizada. Além disso, é um produto dos cementoblastos encontrado como cemento coronal em seres humanos cuja espessura varia de 1 a 15 μm;
- O cemento acelular de fibras extrínsecas é composto quase inteiramente por fibras de Sharpey densamente compactadas e carece de células. O cemento acelular de fibras extrínsecas é produzido por fibroblastos e cementoblastos, sendo encontrado no terço cervical de raízes em seres humanos, mas podendo estender-se mais apicalmente. A sua espessura varia entre 30 e 230 μm;
- O cemento celular estratificado misto é composto por fibras extrínsecas (fibras de Sharpey) e fibras intrínsecas, pode conter células e é um coproduto de fibroblastos e cementoblastos. Nos seres humanos, é encontrado principalmente no terço apical das raízes e em áreas de bifurcação. A sua espessura varia de 100 a 1.000 μm;
- O cemento celular de fibras intrínsecas contém células, porém não tem fibras de colágeno extrínseco; é formado por cementoblastos e, em seres humanos, preenche lacunas de reabsorção.

Cemento intermediário é uma zona pouco definida perto da junção cementodentinária de certos dentes que parece conter restos celulares da bainha epitelial de Hertwig incorporados na substância fundamental calcificada.[77,153]

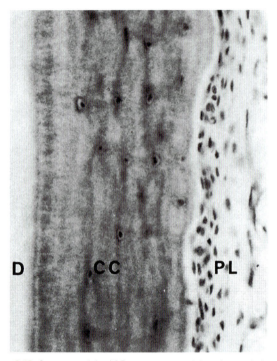

Figura 3.43 Cemento celular (*CC*) mostra cementócitos dentro de lacunas. O cemento celular é mais espesso que o acelular. Há também evidências de linhas incrementais, mas são menos definidas que no cemento acelular. As células adjacentes à superfície do cemento no ligamento periodontal (*PL*) são os cementoblastos. *D*, Dentina (300 ×).

O conteúdo inorgânico do cemento (hidroxiapatita; $Ca_{10}[Po_4]_6[OH]_2$) é de 45% a 50% e é menor que aquele do osso (65%), do esmalte (97%) ou da dentina (70%).[299] As opiniões divergem no que diz respeito a se a microdureza do cemento aumenta[189] ou diminui com a idade,[282] e nenhuma relação foi estabelecida entre o envelhecimento e o conteúdo mineral do cemento.

Permeabilidade do Cemento

Em animais muito jovens, os cementos acelular e celular são bastante permeáveis e permitem a difusão de corantes da polpa à superfície externa da raiz. Em algumas áreas do cemento celular, os canalículos são contíguos aos túbulos dentinários. A permeabilidade do cemento diminui com a idade.[36]

Junção Amelocementária

O cemento na *junção amelocementária* e imediatamente adjacente a esta apresenta importância clínica durante os procedimentos de raspagem e alisamento radicular. Três tipos de relação envolvendo o cemento podem existir na junção amelocementária.[190] Em cerca de 60% a 65% dos casos, o cemento se sobrepõe ao esmalte (Figura 3.44); em cerca de 30%, existe uma junta topo a topo; e em 5% a 10%, cemento e esmalte estão fisicamente separados e não se encontram. No último caso, retração gengival pode levar a sensibilidade acentuada como resultado da exposição dentinária.

Junção Cementodentinária

A região apicoterminal do cemento, onde o cemento se junta à dentina do canal radicular interno, é conhecida como *junção cementodentinária*. Quando o tratamento endodôntico é realizado, o material obturador deve se estender à junção cementodentinária. A largura da junção cementodentinária parece não aumentar ou diminuir com a idade, mantendo-se relativamente estável.[253] Microscopia eletrônica de varredura de dentes humanos revela que a junção cementodentinária tem 2 a 3 μm de largura. Essa camada pobre em fibrilas contém uma quantidade significativa de proteoglicanos. As fibrilas misturam-se entre o cemento e a dentina.[293,294]

Espessura do Cemento

A deposição de cemento é um processo contínuo que progride em taxas que variam ao longo da vida. A formação do cemento é mais rápida nas regiões apicais, onde contrabalança a erupção do dente, a qual compensa a perda da substância dental desgastada pelo atrito.

A espessura do cemento na metade coronal da raiz varia de 16 a 60 μm, o que é semelhante à espessura de um fio de cabelo. O cemento alcança sua maior espessura ($\leq$ 150 a 200 μm) no terço apical e nas áreas de bifurcação. O cemento é mais espesso nas superfícies distais que nas mesiais, possivelmente em razão do estímulo funcional relacionado com a mesialização dos dentes ao longo do tempo.[68] A espessura média do cemento aumenta três vezes entre 11 e 70 anos de idade, com um maior aumento observado na região apical das raízes. Sua espessura média é 95 μm aos 20 anos de idade e 215 μm aos 60 anos.[298]

Anormalidades na espessura do cemento podem variar desde a ausência ou escassez de cemento celular (isto é, aplasia ou hipoplasia do cemento) a uma deposição excessiva deste (isto é, a hiperplasia do cemento ou hipercementose).[152]

O termo *hipercementose* refere-se a um espessamento exagerado do cemento, que é um fenômeno relacionado com a idade, que pode ser localizado em um único dente ou afetar toda a dentição. Em decorrência da variação considerável na espessura fisiológica de cemento entre diferentes dentes em um mesmo indivíduo e também entre diferentes indivíduos, a distinção entre hipercementose e espessamento fisiológico do cemento é por vezes difícil. No entanto, a produção excessiva de cemento pode ocorrer em um amplo espectro de condições neoplásicas e não neoplásicas, como no cementoblastoma benigno, fibroma cementificante, displasia cementária periapical, displasia cemento-óssea florida e outras lesões fibro-ósseas benignas.[152]

A hipercementose por si só não requer tratamento, entretanto pode ser um problema se o dente afetado precisar de extração. Em dentes multirradiculares, odontossecção pode ser necessária antes da extração.[19]

Reabsorção e Reparação Cementária

Diferentemente dos dentes decíduos, os dentes permanentes não sofrem reabsorção fisiológica. No entanto, o cemento de dentes erupcionados (bem como o de dentes inclusos) está sujeito a mudanças reabsortivas que podem ser de proporção microscópica ou suficientemente grandes para resultar em uma alteração radiograficamente detectável no contorno da raiz.

A reabsorção cementária microscópica é extremamente comum; em um estudo, ocorreu em 236 dos 261 dentes avaliados (90,5%).[118] O número médio de áreas de reabsorção por dente foi de 3,5. Das 922 áreas de reabsorção, 708 (76,8%) estavam localizadas no terço apical da raiz, 177 (19,2%) no terço médio e 37 (4,0%) no terço gengival. Aproximadamente 70% de todas as áreas de reabsorção foram confinados ao cemento, sem o envolvimento da dentina.

A reabsorção cementária pode ser causada por fatores locais ou sistêmicos ou ocorrer sem etiologia aparente (isto é, idiopática). As condições locais que causam reabsorções cementárias incluem trauma de oclusão[194] (Figura 3.45); movimento ortodôntico;[117,193,217] pressão de dentes mal alinhados e em erupção, cistos e tumores;[144] dentes sem antagonistas funcionais; dentes inclusos; dentes transplantados e replantados;[3,135] doença periapical e doença periodontal. Condições sistêmicas citadas predisponentes ou que induzem a reabsorção do cemento incluem: deficiência de cálcio,[136] hipotireoidismo,[23] osseodistrofia fibrosa hereditária[269] e doença de Paget.[218]

A reabsorção cementária aparece como concavidades microscópicas na superfície da raiz (Figura 3.46). Células gigantes multinucleadas e macrófagos mononucleares são geralmente encontrados na superfície do cemento que está sofrendo reabsorção ativa (Figura 3.47). Vários locais de reabsorção coalescem para formar uma grande área de destruição. O processo de reabsorção pode se estender até a dentina e até mesmo a polpa, mas é geralmente indolor. O processo de reabsorção do cemento não é necessariamente contínuo e pode se alternar com períodos de reparação e deposição de novo cemento. O cemento recém-formado é identificado na raiz por uma linha irregular fortemente corada denominada *linha reversa*, que delineia a borda da reabsorção. Um estudo mostrou que as linhas reversas de dentes humanos contêm fibrilas de colágeno e proteoglicanos unidos a mucopolissacarídeos (glicosaminoglicanos) e que o entrelaçamento das fibras ocorre somente em algumas áreas entre o cemento reparador e a dentina ou o cemento reabsorvido.[293,294] Fibras inseridas do ligamento periodontal restabelecem a relação funcional no novo cemento.

A reparação cementária requer a presença de um tecido conjuntivo viável. Se epitélio se proliferar em uma área de reabsorção, a reparação não ocorrerá. A reparação do cemento pode ocorrer tanto em dentes vitais como em dentes desvitalizados.

Evidências histológicas demonstraram que a formação do cemento é fundamental para a maturação adequada do periodonto, tanto durante o seu desenvolvimento como durante a regeneração dos tecidos periodontais perdidos.[225] Acredita-se que uma grande variedade de macromoléculas presentes na matriz extracelular do periodonto tenha função reguladora durante a cementogênese.[169]

A regeneração de cemento requer a presença de cementoblastos, mas a origem dos cementoblastos e dos fatores moleculares que regulam seu recrutamento e sua diferenciação não é completamente compreendida. No entanto, pesquisas promoveram uma compreensão melhor deste processo; por exemplo, os restos epiteliais de Malassez são as únicas células epiteliais odontogênicas que permanecem no periodonto após a erupção dos dentes e podem ter alguma função no reparo e na regeneração do cemento em determinadas circunstâncias.[114] Os restos epiteliais de Malassez podem estar relacionados com o reparo do cemento pela ativação de sua capacidade de secretar proteínas de matriz que são expressas durante o desenvolvimento dentário, como as amelogeninas, as enamelinas e as proteínas do invólucro. Diversos fatores de crescimento são eficazes na regeneração do cemento, incluindo membros da superfamília dos fatores de crescimento transformante (isto é, proteínas ósseas morfogenéticas), fator de crescimento derivado de plaquetas, fator de crescimento semelhante à insulina e matriz derivada do esmalte[139,225] (Figura 3.48).

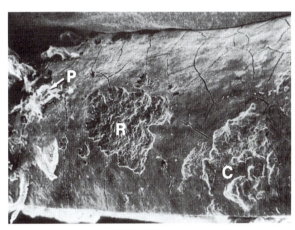

Figura 3.46 Vista por microscopia eletrônica de varredura de uma raiz exposta pela doença periodontal e com uma grande lacuna de reabsorção (*R*). Restos do ligamento periodontal (*P*) e cálculo (*C*) são visíveis. Fratura da superfície dentária ocorreu como resultado da técnica de preparação (160 ×). *(Cortesia de Dr. John Sottosanti, La Jolla, Califórnia.)*

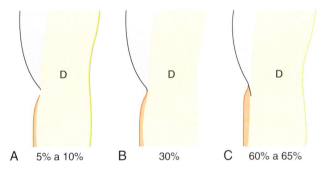

Figura 3.44 Variações normais da morfologia do dente na junção amelocementária. (A) Espaço entre o esmalte e o cemento com a dentina (*D*) exposta. (B) Relação "topo a topo" do esmalte e cemento. (C) Cemento sobrepõe o esmalte.

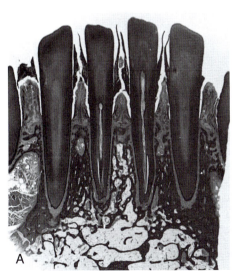
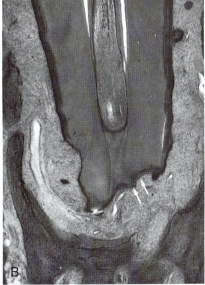

Figura 3.45 Reabsorção cementária associada a forças oclusais excessivas. (A) Corte histológico, em aumento menor, dos dentes anteriores inferiores. (B) Micrografia em maior aumento do ápice do incisivo central esquerdo encurtado pela reabsorção de cemento e da dentina. Observe a reparação parcial das áreas erodidas (*setas*) e os cementículos no canto superior direito.

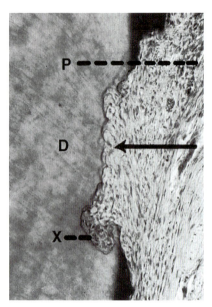

Figura 3.47 Reabsorção do cemento e da dentina. Um osteoclasto multinuclear pode ser observado (X). A direção da reabsorção é indicada pela seta. Observe o padrão irregular da reabsorção dentinária (D). O cemento é a banda fortemente corada nos cantos superior e inferior à direita. P, Ligamento periodontal.

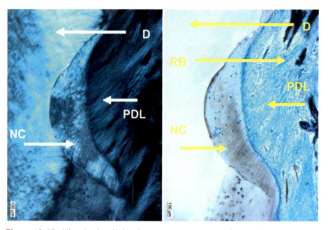

Figura 3.48 Histologia clínica humana mostra nova formação de cemento e ligamento periodontal em uma área anterior previamente caracterizada por um defeito periodontal e tratada com fator de crescimento derivado de plaquetas – BB recombinante humano e β-tricálcio fosfato. *(Cortesia de Dr. Daniel WK Kao, Philadelphia, Pennsylvania.)*

Anquilose

A fusão do cemento no osso alveolar, com obliteração do ligamento periodontal, é denominada *anquilose*, que ocorre em todos os dentes com reabsorção do cemento, o que sugere que esta pode representar uma forma de reparação anormal. A anquilose também pode se desenvolver após a inflamação crônica periapical, reimplante dentário, trauma oclusal e em dentes inclusos. Esta condição é relativamente incomum e ocorre com maior frequência na dentição primária.[176]

Exposição do Cemento ao Meio Bucal

O cemento torna-se exposto ao ambiente oral em casos de retração gengival ou como resultado da perda de inserção na formação da bolsa periodontal. O cemento é suficientemente permeável para permitir a penetração de substâncias orgânicas, íons inorgânicos e bactérias. A invasão bacteriana do cemento ocorre frequentemente em indivíduos com doença periodontal, e, nestes casos, cáries radiculares podem se desenvolver (Capítulo 23).

Processo Alveolar

O processo alveolar é a porção da maxila e da mandíbula que forma e sustenta os alvéolos dentários. O processo alveolar se forma durante o processo de erupção dentária, para proporcionar a inserção óssea do ligamento periodontal, e desaparece gradualmente após a perda dentária.

Uma vez que os processos alveolares se desenvolvem e remodelam com a formação do dente e sua erupção, eles são dependentes da presença do elemento dental.[227] O tamanho, a forma, a localização e a função dos dentes determinam, portanto, a morfologia do processo alveolar. Curiosamente, embora o crescimento e o desenvolvimento dos ossos dos maxilares determinem a posição dos dentes, certo grau de reposicionamento dos dentes pode ser obtido por meio de forças oclusais e em resposta a procedimentos ortodônticos que dependem da capacidade adaptativa do osso alveolar e dos tecidos periodontais.[251]

O processo alveolar consiste em três porções:

1. Uma porção externa de osso cortical formada por osso harvesiano e lamelas ósseas compactas.
2. A parede interna do alvéolo formada por um osso fino e compacto, a qual é denominada *osso alveolar propriamente dito* e identificada radiograficamente como lâmina dura. Histologicamente, ela contém uma série de aberturas (isto é, a *lâmina cribriforme*) pelas quais feixes neurovasculares unem o ligamento periodontal ao componente central do osso alveolar: o osso esponjoso.
3. Trabéculas esponjosas, as quais são encontradas entre as duas camadas de osso compacto descritas anteriormente e que sustentam o osso alveolar. O *septo interdental* consiste em suporte ósseo esponjoso aprisionado por uma camada de osso compacto (Figura 3.49).

Além disso, os ossos dos maxilares incluem o osso basal, que é a porção dos maxilares localizados apicalmente e sem relação com os dentes (Figura 3.50).

O processo alveolar é dividido em várias áreas de acordo com sua anatomia, porém funciona como uma unidade funcional, junto com as outras partes interrelacionadas com o suporte dos dentes. As Figuras 3.51 e 3.52 mostram as proporções relativas de osso esponjoso e de osso compacto no processo alveolar. A maior parte das porções vestibular e lingual dos soquetes é formada somente por osso compacto, e osso esponjoso envolve a lâmina dura nas direções apical, apicolingual e áreas interradiculares.

O osso consiste em dois terços de matéria inorgânica e uma terceira parte de matriz orgânica. A matéria inorgânica é constituída, principalmente, por minerais de cálcio e fosfato, junto com hidroxila, carbonato, citrato e quantidades vestigiais de outros íons,[101,102] como sódio, magnésio e flúor. Os sais minerais são encontrados sob a forma de cristais de hidroxiapatita de tamanho ultramicroscópico e constituem cerca de dois terços da estrutura óssea.

A matriz orgânica[75] consiste principalmente em colágeno do tipo I (90%),[185] com pequenas quantidades de proteínas não colagenosas, como osteocalcina, osteonectina, proteínas morfogenéticas ósseas, fosfoproteínas e proteoglicanos.[209] A osteopontina e a sialoproteína óssea são proteínas de adesão celular que parecem ser importantes na adesão de osteoclastos e osteoblastos.[163] Além disso, fatores parácrinos, como citocinas, quimiocinas e fatores de crescimento, têm sido envolvidos no controle local da condensação mesenquimal que ocorre no início da organogênese. Esses fatores provavelmente desempenham um papel de destaque no processo de desenvolvimento alveolar.[251]

Embora o tecido ósseo alveolar constantemente altere sua organização interna, sua forma é relativamente mantida da infância até a vida adulta. Durante a remodelação e renovação dos tecidos, a

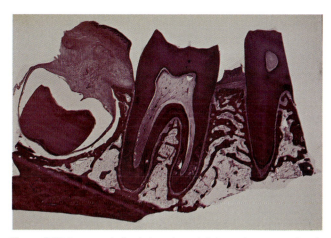

Figura 3.49 Corte mesiodistal de molares inferiores de uma menina de 17 anos de idade obtidos por autópsia. Observe o septo ósseo interdental entre os primeiros e os segundos molares. As tábuas ósseas corticais densas representam o osso alveolar propriamente dito (isto é, as lâminas cribriformes) e são sustentadas por osso esponjoso trabeculado. O terceiro molar ainda está nos estágios iniciais de formação radicular e erupção.

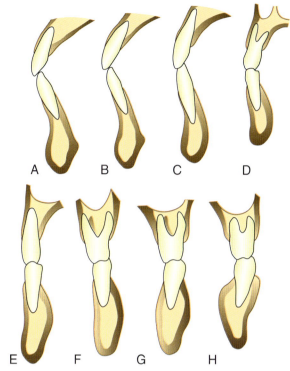

Figura 3.51 Proporções relativas entre osso esponjoso e osso compacto em cortes longitudinais vestibulolinguais de (A) incisivos centrais inferiores; (B) incisivos laterais; (C) caninos; (D) primeiros pré-molares; (E) segundos pré-molares; (F) primeiros molares; (G) segundos molares; e (H) terceiros pré-molares.

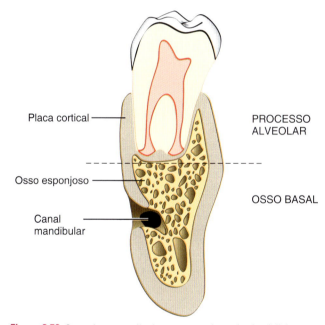

Figura 3.50 Corte de um maxilar humano com dente *in situ*. A linha tracejada indica a distância entre a base óssea e o osso alveolar. (*Redesenhada de Ten Cate AR:* Oral histology: development, structure, and function, *ed 4, St Louis, 1994, Mosby.*)

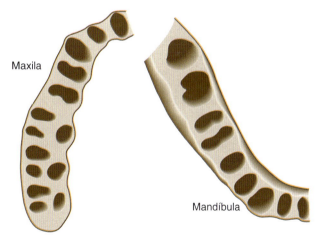

Figura 3.52 Formato das raízes e distribuição do osso ao seu redor em secção transversal de maxila e mandíbula ao nível da metade da raiz.

deposição óssea pelos osteoblastos é equilibrada pela reabsorção mediada pelos osteoclastos. Embora seja conhecido que o número de osteoblastos diminui com o envelhecimento, mudanças notáveis na quantidade de osteoclastos jamais foram reportadas.[191]

Remodelação é o principal mecanismo envolvido nas alterações ósseas associadas à forma, resistência às forças, reparação de feridas e homeostase do cálcio e fosfato no corpo. De fato, o equilíbrio e a associação da reabsorção óssea com a formação óssea constituem um dos princípios fundamentais pelo qual o osso é necessariamente remodelado ao longo da vida. A remodelação óssea envolve a coordenação das atividades de células de duas linhagens distintas, os osteoblastos e os osteoclastos, que, respectivamente, formam e reabsorvem o tecido conjuntivo mineralizado do osso.[251]

A matriz óssea depositada pelos osteoblastos é um osteoide não mineralizado. Enquanto uma nova camada de osteoide é depositada, o osteoide mais antigo, agora localizado longe da superfície, mineraliza-se com o avanço da frente de mineralização.

A reabsorção óssea é um processo complexo morfologicamente relacionado com o aparecimento de superfícies ósseas erodidas (isto é, lacunas de Howship) e células multinucleadas gigantes (osteoclastos) (Figura 3.53). Os osteoclastos são originários do tecido hematopoiético[55,110,197] e formados pela fusão de células mononucleares de populações assincrônicas.[141,201,264] Quando os osteoclastos estão ativos, em vez de em repouso, eles apresentam uma borda bastante ondulada, a partir da qual acredita-se que as enzimas hidrolíticas sejam secretadas.[278] Estas enzimas digerem a porção orgânica do osso. A atividade dos osteoclastos e a morfologia ondulada de sua borda podem

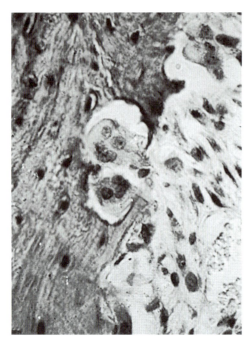

Figura 3.53 Osso alveolar de rato. Observe a presença de dois osteoclastos multinucleados em uma lacuna de Howship.

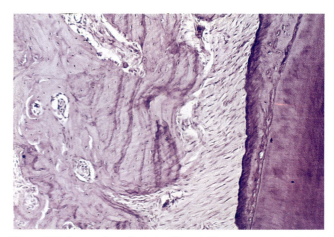

Figura 3.54 Penetração profunda das fibras de Sharpey no osso fasciculado do molar de um rato.

ser modificadas e reguladas por hormônios como o paratormônio (indiretamente) e a calcitonina, para os quais existem receptores nas membranas dos osteoclastos.

Outro mecanismo de reabsorção óssea envolve a criação de um ambiente ácido na superfície do osso, que promove a dissolução do componente mineral deste. Este evento pode ser produzido por diferentes condições, como por uma bomba de prótons através da membrana celular do osteoclasto,[34] tumores ósseos e pressões locais[197] que ativam a atividade secretora dos osteoclastos.

Ten Cate[264] descreveu a sequência de acontecimentos no processo de reabsorção da seguinte maneira:
1. Ligação de osteoclastos à superfície do osso mineralizado.
2. Criação de um ambiente ácido, selado por meio da ação da bomba de prótons que desmineraliza o osso e expõe a matriz orgânica.
3. Degradação da matriz orgânica exposta aos seus constituintes aminoácidos por meio da ação das enzimas liberadas (p. ex., fosfatase ácida, catepsina).
4. Sequestro de íons minerais e aminoácidos no osteoclasto.

Notavelmente, os eventos celulares e moleculares envolvidos na remodelação óssea têm forte semelhança com muitos dos aspectos da inflamação e do reparo. A relação entre as moléculas da matriz (p. ex., osteopontina, sialoproteína do osso, proteína secretada ácida e rica em cisteína [SPARC], osteocalcina), a coagulação do sangue e a cicatrização de feridas é claramente evidente.[251]

Células e Matriz Intercelular

Os *osteoblastos*, células produtoras da matriz orgânica do osso, são diferenciados a partir de células foliculares pluripotentes. Osso alveolar é formado durante o crescimento fetal por ossificação intramembranosa e consiste em uma matriz calcificada com osteócitos alojados em espaços denominados *lacunas*. Os osteócitos estendem processos citoplasmáticos por *canalículos* que se irradiam das lacunas. Os canalículos formam um sistema de anastomoses por meio da matriz óssea intercelular, a qual leva oxigênio e nutrientes para os osteócitos pelo sangue e remove resíduos metabólicos. Os vasos sanguíneos ramificam-se extensivamente e passam através do periósteo. O endósteo está localizado em uma posição adjacente aos vasos medulares.

O crescimento ósseo ocorre por aposição de uma matriz orgânica, que é depositada por osteoblastos. Sistemas harvesianos (isto é, ósteons) formam o mecanismo interno que provê o suprimento vascular para os ossos que são muito grossos para receberem suprimento somente pelos vasos de superfície, os quais são encontrados principalmente no osso alveolar propriamente dito.

Parede do Alvéolo

A parede do alvéolo consiste em osso denso lamelar, parte do qual é organizada em sistemas harvesianos e osso fasciculado. *Osso fasciculado*, termo dado ao osso adjacente ao ligamento periodontal e que contém um número elevado de fibras de Sharpey[286] (Figura 3.54), é caracterizado por lamelas finas dispostas em camadas paralelas à raiz e entremeadas por linhas de aposição (Figura 3.55). O osso fasciculado é localizado dentro do osso alveolar propriamente dito. Algumas fibras de Sharpey são completamente calcificadas, mas a maioria contém um núcleo central não calcificado dentro de uma camada externa calcificada.[240] O osso fasciculado não é exclusivo dos maxilares, ocorrendo em todo o sistema esquelético, onde ligamentos e músculos estão ligados.

A parte esponjosa do osso alveolar consiste em trabéculas que circundam os espaços medulares de formatos irregulares, recobertas por uma camada de células endosteais finas e achatadas. O padrão trabecular do osso esponjoso apresenta grande variação[200] e sofre influência das forças oclusais. A matriz das trabéculas medulares consiste em lamelas irregularmente dispostas, separadas por linhas incrementais e de reabsorção óssea fortemente coradas e indicativas de atividade prévia do osso, apresentando, ocasionalmente, sistemas harvesianos.

Osso esponjoso é encontrado predominantemente nos espaços interradiculares e interdentais e em quantidades limitadas nas faces vestibular e lingual facial ou lingualmente, exceto na face palatina. Em seres humanos adultos, há mais osso esponjoso na maxila que na mandíbula.

Medula Óssea

No embrião e no recém-nascido, as cavidades de todos os ossos são ocupadas pela medula hematopoiética vermelha, a qual sofre alterações graduais e se transforma em um tipo de medula inativa amarela ou adiposa. No adulto, a medula dos maxilares é normalmente desse último tipo, e a vermelha é encontrada somente nas costelas, esterno, vértebras, crânio e úmero. No entanto, focos da medula óssea vermelha são vistos ocasionalmente nos maxilares, muitas vezes acompanhados pela reabsorção óssea de trabéculas.[41] Os locais mais comuns são: tuberosidade da maxila, áreas de molares

CAPÍTULO 3 Anatomia, Estrutura e Função do Periodonto

e pré-molares maxilares e mandibulares, e sínfise e ângulo do ramo da mandibular, onde focos medulares podem ser vistos radiologicamente como zonas radiolúcidas.

Periósteo e Endósteo

Camadas de tecido conjuntivo diferenciado osteogênico cobrem todas as superfícies ósseas. O tecido que cobre a superfície externa do osso é denominado *periósteo*, enquanto o que reveste as cavidades ósseas internas é o *endósteo*.

O periósteo é constituído por uma *camada interna* composta por osteoblastos cercados por células osteoprogenitoras, as quais têm o potencial de se diferenciar em osteoblastos, e uma *camada externa* rica em vasos sanguíneos e nervos e composta de fibras de colágeno e fibroblastos. Feixes de fibras colágenas penetram o osso, promovendo a ligação do periósteo ao osso. O endósteo é composto por uma única camada de osteoblastos e, por vezes, uma pequena quantidade de tecido conjuntivo. A camada interior é a osteogênica, e a externa é a camada fibrosa.

Eventos celulares no periósteo regulam o tamanho do osso ao longo da vida de um indivíduo, e mudanças neste são provavelmente o resultado do equilíbrio entre as atividades osteoblásticas e osteoclásticas do periósteo. Atualmente, pouco se sabe sobre o controle da atividade osteoblástica periosteal ou a importância clínica das variações da formação óssea periosteal.[196] Além disso, a natureza e o impacto da reabsorção óssea periosteal ainda permanecem praticamente inexplorados.

Septo Interdental

O septo interdental consiste em osso esponjoso circundado pelas lâminas cribriformes das paredes dos alvéolos (isto é, lâmina dura ou osso alveolar propriamente dito) dos dentes adjacentes e pelas corticais vestibular e lingual (Figura 3.56). Se o espaço interdental é estreito, o septo pode ser constituído somente pela lâmina cribriforme. Um estudo revelou que o espaço entre os segundos pré-molares e primeiros molares inferiores é constituído de lâmina cribriforme e osso

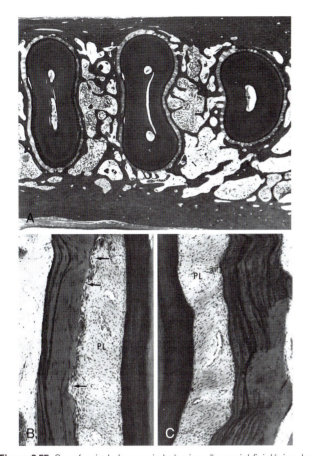

Figura 3.55 Osso fasciculado associado à migração mesial fisiológica dos dentes. (A) Corte horizontal através das raízes dos molares durante o processo de migração mesial (à *esquerda*, mesial; à *direita*, distal). (B) Superfície radicular mesial mostra reabsorção *(setas)*. (C) Superfície radicular distal mostra o osso fasciculado que foi parcialmente remodelado e substituído por osso denso no lado medular. *PL*, Ligamento periodontal.

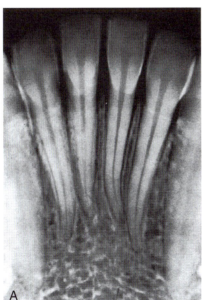
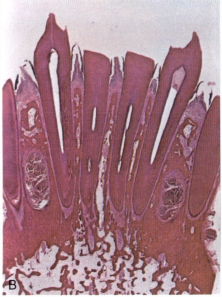

Figura 3.56 Septos interdentais. (A) Radiografia da região dos incisivos inferiores. Observe a lâmina dura proeminente. (B) Septos interdentais entre os dentes anteriores inferiores mostrados em A. Há uma ligeira redução na altura do osso alveolar com aumento do espaço do ligamento periodontal nas áreas coronais. A porção esponjosa central é delimitada por densas lâminas cribriformes do alvéolo que formam a lâmina dura observada ao redor dos dentes em radiografias. Inserções do músculo mentoniano são vistas entre os caninos e os incisivos laterais. *(De Glickman I, Smulow J:* Periodontal disease: clinical, radiographic, and histopathologic features, *Philadelphia, 1974, Saunders.)*

medular em 85% dos casos e de apenas lâmina cribriforme nos restantes 15%.[116] Em áreas em que as raízes estão muito próximas, uma "janela" irregular pode aparecer no osso adjacente às raízes (Figura 3.57). Entre os molares superiores, o septo é constituído de lâmina cribriforme e osso esponjoso em 66,6% dos casos, somente de lâmina cribriforme em 20,8% e com fenestração em 12,5%.[116]

A determinação da proximidade radiográfica da raiz é importante (Capítulos 33 e 35). A angulação mesiodistal da crista do septo interdental é geralmente paralela a uma linha traçada entre as junções amelocementárias dos dentes adjacentes.[209] A distância entre a crista do osso alveolar e a junção amelocementária em adultos jovens varia entre 0,75 e 1,49 mm (média, 1,08 mm), distância que aumenta com a idade para uma média de 2,81 mm.[93] No entanto, este fenômeno pode decorrer mais em função da doença periodontal que em função do envelhecimento.

As dimensões mesiodistal e vestibulolingual e a forma do septo interdental são reguladas pelo tamanho e pela convexidade das coroas dos dentes adjacentes, bem como pela posição dos dentes nos maxilares e seu grau de erupção.[209]

Topografia Óssea

O contorno ósseo normalmente acompanha a proeminência das raízes, com depressões verticais que se estreitam em direção à margem (Figura 3.58). A anatomia do osso alveolar varia entre pacientes e tem importantes implicações clínicas. A altura e a espessura das tábuas ósseas vestibular e lingual são afetadas pelo alinhamento dos dentes, pela angulação da raiz em relação ao osso e pelas forças oclusais.

Em dentes vestibularizados, a margem do osso vestibular é localizada mais apicalmente que em dentes alinhados corretamente. A margem de osso é afilada (como uma lâmina de faca) e apresenta um arco acentuado na direção do ápice. Em dentes lingualizados, a tábua óssea vestibular é mais espessa que o normal e a margem óssea é espessa, arredondada e assume um contorno horizontal, em vez de assumir um formato arqueado. O efeito da angulação da raiz em relação ao osso, na altura do osso, é facilmente perceptível nas raízes palatinas dos molares superiores. Nesta área, as margens ósseas estão localizadas mais apicalmente nas raízes, que formam ângulos relativamente agudos com o osso palatino.[120] A porção cervical do osso alveolar é por vezes bastante espessa nas superfícies vestibulares, aparentemente como um reforço às forças oclusais (Figura 3.59).

Fenestração e Deiscência

Áreas isoladas nas quais as raízes estão descobertas de osso, e a superfície radicular é coberta apenas pelo periósteo e gengiva, são denominadas *fenestrações*, onde o osso marginal está intacto. Quando as zonas desnudadas se estendem pelo osso marginal, o defeito é chamado de *deiscência* (Figura 3.60).

Tais defeitos ocorrem em aproximadamente 20% dos dentes, com maior frequência no osso vestibular que no lingual e são mais comuns em dentes anteriores que em posteriores e geralmente bilaterais. Evidências microscópicas de reabsorção lacunar podem estar presentes nas margens. A causa desses defeitos não é clara. Contornos proeminentes, mau posicionamento e protrusão labial das raízes em combinação com uma tábua óssea fina são fatores predisponentes.[78] Fenestrações e deiscências são importantes, pois podem complicar o resultado de cirurgias periodontais.

Remodelação do Osso Alveolar

Em contraste com a sua aparente rigidez, o osso alveolar é a estrutura menos estável dos tecidos periodontais, visto que sua estrutura se encontra em um estado constante de adaptação e remodelação. Uma quantidade considerável de remodelação interna ocorre por meio de reabsorção e formação, e isso é regulado por influências locais e sistêmicas. Influências locais incluem demandas funcionais do dente

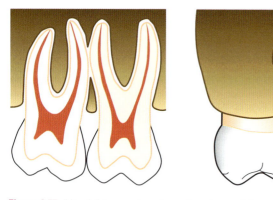

Figura 3.57 "Janela" óssea entre raízes adjacentes e próximas de molares.

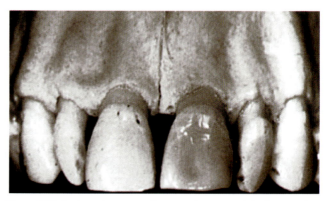

Figura 3.58 Contorno ósseo normal acompanha as proeminências das raízes.

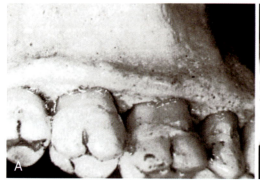
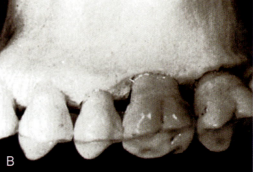

Figura 3.59 Variações na porção cervical da tábua óssea alveolar vestibular. (A) Conformação espessa. (B) Tábua vestibular comparativamente mais fina.

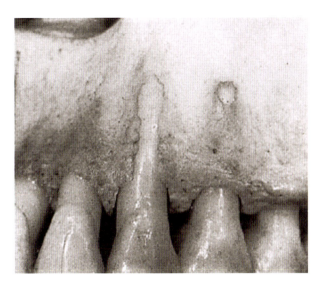

Figura 3.60 Deiscência na região de canino e fenestração na área do primeiro pré-molar.

e mudanças nas células ósseas relacionadas com a idade. Influências sistêmicas são provavelmente de caráter hormonal (p. ex., hormônio da paratireoide, calcitonina, vitamina D_3).

A remodelação do osso alveolar afeta sua altura, contorno e densidade e manifesta-se nas seguintes áreas: adjacente ao ligamento periodontal, em relação ao periósteo das tábuas vestibular e lingual e ao longo da superfície do endósteo dos espaços medulares.

Desenvolvimento do Aparato de Inserção

Após a formação da coroa, o estrato intermediário e o retículo estrelado do órgão do esmalte desaparecem. Os epitélios externo e interno do órgão do esmalte são mantidos e formam o epitélio reduzido do esmalte. Sua porção apical constitui a bainha epitelial de Hertwig, que vai continuar a crescer apicalmente e que determina a forma da raiz. Antes do início da formação de raiz, a bainha se dobra horizontalmente na altura da futura junção amelocementária, estreitando, assim, a abertura cervical e formando o diafragma epitelial. O diafragma epitelial separa o folículo da papila dental.

Assim que a formação da dentina radicular tem início, a bainha radicular de Hertwig fragmenta-se e desaparece parcialmente; as células epiteliais restantes formam aglomerados ou fitas conhecidas como *restos epiteliais de Malassez* (Figura 3.37A). Em dentes multirradiculares, o diafragma epitelial cresce de tal maneira que extensões em formato de língua desenvolvem-se horizontalmente, demarcando os espaços para a formação de cada uma das futuras raízes.

O papel da bainha radicular epitelial de Hertwig no desenvolvimento radicular, especialmente no que se refere à iniciação da cementogênese, tornou-se um foco de pesquisa.[271] Com base em diversos estudos, tornou-se amplamente aceito que existe um período transiente de secreção de proteínas (p. ex., sialoproteína óssea, osteopontina, amelina) pelas células da bainha radicular epitelial de Hertwig.[38,85] Além disso, estudos demonstraram que fatores de crescimento e diferenciação podem desempenhar algumas funções no desenvolvimento dos tecidos periodontais que formam o aparelho de inserção. As células foliculares dentárias pluripotentes mostraram que podem se diferenciar em osteoblastos, cementoblastos e fibroblastos periodontais.[241]

Cemento

A ruptura da bainha radicular de Hertwig permite que as células mesenquimais do folículo dental entrem em contato com a dentina, onde formam uma camada contínua de cementoblastos. Com base em estudos imunoquímicos e ultraestruturais, Thomas[270] et al.[35,165] especularam que cementoblastos podem ter uma origem epitelial (isto é, das células da bainha epitelial radicular de Hertwig), tendo sofrido uma transição epitélio-mesenquimal.

A formação do cemento é iniciada com a deposição de uma malha de fibras colágenas dispostas irregularmente e distribuídas esparsamente em uma substância fundamental ou matriz denominada *pré-cemento* ou *cementoide*. Este evento é seguido por uma fase de maturação da matriz que, subsequentemente, mineraliza-se para formar o cemento. Cementoblastos, que estão inicialmente separados do cemento por um cementoide não calcificado, tornam-se aprisionados no interior da matriz e passam a ser denominados *cementócitos*. Os cementócitos permanecem viáveis de um modo semelhante aos osteócitos.

Uma camada de tecido conjuntivo conhecida como *saco dental* rodeia o órgão do esmalte e inclui a bainha epitelial, à medida que esta se desenvolve. A zona que fica imediatamente em contato com o órgão dental e contínua ao ectomesênquima da papila dental é chamada de *folículo dental*[262,263,266] e consiste em fibroblastos indiferenciados.

Ligamento Periodontal

À medida que a coroa se aproxima da mucosa oral durante a erupção dentária, os fibroblastos tornam-se ativos e começam a produzir fibrilas de colágeno. Inicialmente, esses fibroblastos não têm uma orientação definida, porém rapidamente assumem uma orientação oblíqua em relação ao dente. Os primeiros feixes de colágeno aparecem na região imediatamente apical à junção amelocementária e dão origem aos grupos de fibras dentogengivais. Com a progressão da erupção dentária, fibras oblíquas adicionais surgem e ligam-se aos novos cemento e osso. As fibras transeptais e da crista alveolar formam-se somente quando o dente erupciona na cavidade bucal. A deposição do osso alveolar ocorre simultaneamente com a organização do ligamento periodontal.[250]

O ligamento periodontal em desenvolvimento e o ligamento periodontal maduro contêm células tronco indiferenciadas que conservam o potencial para se diferenciarem em osteoblastos, cementoblastos e fibroblastos.[172]

Osso Alveolar

Pouco antes da mineralização, os osteoblastos iniciam a produção de vesículas de matriz. Essas vesículas contêm enzimas (p. ex., fosfatase alcalina) que auxiliam no processo inicial de nucleação dos cristais de hidroxiapatita. Conforme crescem e se desenvolvem, estes cristais formam nódulos ósseos coalescentes. Estes nódulos, junto com as fibras colágenas não orientadas de crescimento rápido, formam a infraestrutura de tecido ósseo fasciculado e do primeiro osso formado nos alvéolos. Mais tarde, o osso lamelar é formado pela deposição e remodelação óssea e pela secreção de camadas concêntricas de fibras colágenas.[28,29]

Os cristais de hidroxiapatita estão geralmente alinhados com seus longos eixos paralelos entre as fibras de colágeno e parecem ser depositados sobre e no interior das fibras de colágeno do osso lamelar maduro. Desse modo, a matriz óssea é capaz de resistir a tensões mecânicas extremas aplicadas durante o funcionamento.

O osso alveolar se desenvolve em torno de cada folículo dental durante a odontogênese. Quando um dente decíduo é esfoliado, seu osso alveolar é reabsorvido. O dente permanente sucessor se move no lugar e desenvolve seu próprio osso alveolar a partir de seu próprio folículo dental. Conforme a raiz dentária se forma e os tecidos circundantes se desenvolvem e maturam, o osso alveolar se funde com o osso basal de desenvolvimento separado e os dois se tornam uma estrutura contínua. Apesar de os ossos alveolar e basal terem origens intermediárias diferentes, ambos são, em última análise, derivados do ectomesênquima da crista neural.

A mineralização do osso basal da mandíbula inicia-se na saída do nervo mental, a partir do forame mental, enquanto a mineralização do osso basal da maxila inicia-se na saída do nervo infraorbital, a partir do forame infraorbital.

Migração Fisiológica dos Dentes

O movimento dentário não termina quando a erupção ativa é concluída e o dente está em oclusão funcional. Com o tempo e o desgaste, as áreas de contato interproximais dos dentes são achatadas e os dentes tendem a se mover em direção mesial. Este processo é chamado de *migração mesial fisiológica*. Aos 40 anos de idade, este processo resulta em uma redução de cerca de 0,5 cm no comprimento da arcada dentária, medida da linha média em direção aos terceiros molares. O osso alveolar é reconstruído de acordo com a migração mesial fisiológica dos dentes. Enquanto a reabsorção óssea torna-se aumentada nas áreas de pressão ao longo da superfície mesial dos dentes, novas camadas de osso fasciculado são depositadas nas zonas de tensão sobre as superfícies distais (Figura 3.55).

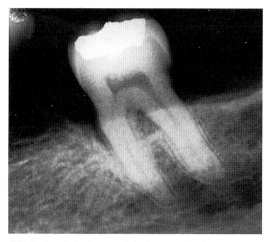

Figura 3.61 Trabeculado ósseo realinhado perpendicularmente à raiz mesial de um molar inclinado.

Forças Externas e o Periodonto

O periodonto existe com o objetivo de suportar os dentes durante a função e depende dessa estimulação funcional para garantir a manutenção de sua estrutura, portanto um equilíbrio constante e sensível está presente entre as forças externas e as estruturas periodontais.

O osso alveolar sofre constante remodelação fisiológica em resposta às forças externas, particularmente às forças oclusais. O osso é removido de áreas onde não é mais necessário e depositado nas áreas com novas demandas funcionais.

A parede do alvéolo reflete a capacidade de resposta do osso alveolar às forças externas. Osteoblastos e osteoide recém-formados revestem os alvéolos em áreas de tensão, enquanto osteoclastos e reabsorção óssea são observados em áreas de pressão. As forças exercidas sobre o dente também influenciam o número, a densidade e o alinhamento das trabéculas esponjosas. As trabéculas ósseas são alinhadas de acordo com o direcionamento das forças de tração e tensões de compressão, a fim de proporcionar uma resistência máxima às forças oclusais com um mínimo de substância óssea[100,247] (Figura 3.61). Quando as forças são aumentadas, as trabéculas do osso esponjoso aumentam em número e em espessura e um tecido ósseo pode ser adicionado à superfície externa das corticais vestibular e lingual.

Um estudo demonstrou que a presença de antagonistas com força oclusal e a gravidade da doença periodontal aumentam a extensão da reabsorção do tecido periodontal.[66]

O ligamento periodontal também depende de estímulos funcionais para preservar sua estrutura. Dentro de limites fisiológicos, o ligamento periodontal pode acomodar demandas funcionais aumentadas mediante seu alargamento (Tabela 3.2), espessamento dos feixes de fibras colágenas e aumento no diâmetro e número das fibras de Sharpey. Forças que excedem a capacidade de adaptação do periodonto produzem uma lesão denominada *trauma de oclusão*. O diagnóstico do trauma de oclusão é confirmado com base em aspectos histológicos, de modo que o cirurgião-dentista é desafiado a usar indicadores clínicos e radiográficos substitutos em uma tentativa de estabelecer o seu diagnóstico[111] (Capítulo 26).

Quando as forças oclusais são reduzidas, o número e a espessura das trabéculas também o são.[64] O ligamento periodontal também atrofia e aparece mais fino; as fibras são reduzidas em número e densidade, perdendo sua orientação,[11,208] e finalmente orientam-se paralelamente à superfície da raiz (Figura 3.62). Este fenômeno é chamado de *atrofia por desuso* ou *atrofia por falta de uso*. Nessa condição, o cemento pode permanecer inalterado[64] ou se apresentar espessado, e a distância da junção amelocementária à crista óssea alveolar está aumentada.[204]

Tabela 3.2 Comparação da Espessura do Ligamento Periodontal em Dentes com e sem Função em um Homem de 38 Anos de Idade.

	ESPESSURA MÉDIA DO ESPAÇO DO LIGAMENTO PERIODONTAL		
	Entrada do alvéolo (mm)	Meio do alvéolo (mm)	Fundo do alvéolo (mm)
Função Pesada Segundo pré-molar superior esquerdo	0,35	0,28	0,30
Função Leve Primeiro pré-molar inferior esquerdo	0,14	0,10	0,12
Ausência de Função Terceiro molar superior esquerdo	0,10	0,06	0,06

Modificada de Kronfeld R: Histologic study of the influence of function on the human periodontal membrane. *J Am Dent Assoc* 18:1242, 1931.

A função oclusal reduzida provoca alterações na microvasculatura do periodonto, como a oclusão e a diminuição do número de vasos sanguíneos.[121] Por exemplo, Murrell et al.[187] relataram que a aplicação e a remoção de forças ortodônticas produzem alterações significativas no número e na densidade de vasos sanguíneos. Entretanto não há explicações baseadas em evidências para determinar por que essas forças produzem mudanças no número de vasos sanguíneos.

Acredita-se que a movimentação dentária ortodôntica seja o resultado da remodelação óssea em locais específicos sem a presença da inflamação. É reconhecido que as forças de tensão estimulam a atividade dos osteoblastos e a formação óssea, enquanto as forças de compressão promovem a atividade osteoclástica.[251]

Vascularização das Estruturas de Suporte

O suprimento sanguíneo das estruturas de suporte do dente é derivado das artérias alveolares inferiores e superiores para a mandíbula e maxila, atingindo o ligamento periodontal por três fontes: vasos apicais, vasos que penetram o osso alveolar e vasos que fazem anastomoses na gengiva.[63]

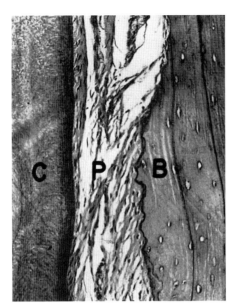

Figura 3.62 Ligamento periodontal (*P*) atrófico em um dente sem função. Observe a borda afilada do osso alveolar (*B*), indicativa de reabsorção. *C*, Cemento.

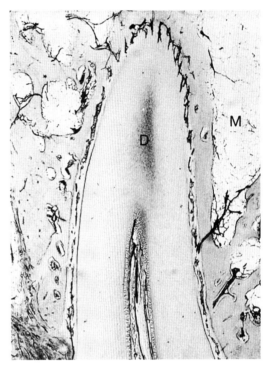

Figura 3.63 Suprimento vascular do periodonto de um macaco (perfusão com tinta nanquim). Observe os vasos longitudinais no ligamento periodontal e as artérias alveolares que passam pelos canais entre a medula óssea (*M*) e o ligamento periodontal. *D*, Dentina. *(Cortesia de Dr. Sol Bernick, Los Angeles, Califórnia.)*

Os ramos dos vasos apicais suprem a região apical do ligamento periodontal antes de entrarem na polpa dental. Os vasos transalveolares são ramos dos vasos intrasseptais que perfuram a lâmina cribriforme e entram no ligamento periodontal. Os vasos intrasseptais continuam e vascularizam a gengiva; esses vasos gengivais, por sua vez, anastomosam-se com os vasos do ligamento periodontal em sua região cervical.[84]

Os vasos do ligamento periodontal são contidos nos espaços intersticiais do tecido conjuntivo frouxo entre as fibras principais, onde estão conectados formando um plexo em forma de rede que segue longitudinalmente e mais próximo do osso que do cemento[54] (Figuras 3.63 e 3.64). O suprimento sanguíneo aumenta da região dos incisivos em direção à área dos molares e em dentes unirradiculares é maior no terço cervical, seguido do terço apical e, por último, do terço médio; já nos dentes multirradiculares, o suprimento é igual nos terços apical e médio, é ligeiramente maior nas faces mesial e distal que na vestibular e lingual e é maior nas faces mesiais de molares inferiores que nas faces distais.[33]

O suprimento vascular para o osso entra nos septos interdentais pelos canais nutrientes junto com veias, nervos e vasos linfáticos. Arteríolas dentais, que também se ramificam das artérias alveolares, afluem pelo ligamento periodontal e alguns pequenos ramos entram nos espaços medulares do osso pelas perfurações na lâmina cribriforme. Pequenos vasos que emanam do osso compacto vestibular e lingual também entram na medula e no osso esponjoso.

A *drenagem venosa* do ligamento periodontal acompanha o suprimento arterial. Vênulas recebem o sangue por meio de uma rede capilar abundante. Além disso, notam-se anastomoses arteriovenosas nos capilares que são vistas com mais frequência nas regiões apicais e interradiculares, cuja importância permanece desconhecida.

Os *linfáticos* complementam o sistema de drenagem venosa. Canais linfáticos que drenam a região logo abaixo do epitélio juncional passam para o ligamento periodontal e acompanham os vasos sanguíneos da região periapical.[42] De lá eles atravessam o osso alveolar até o canal alveolar inferior na mandíbula ou o canal infraorbitário na maxila, antes de se dirigirem aos nódulos linfáticos submaxilares.

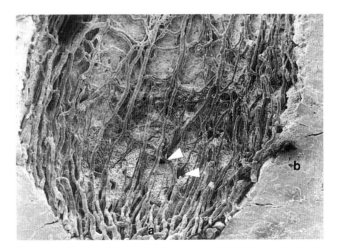

Figura 3.64 Suprimento vascular do ligamento periodontal em molar de rato visto por microscopia eletrônica de varredura após perfusão com plástico e corrosão do tecido. Zonas média e apicais do ligamento periodontal são mostradas com vasos sanguíneos que correm longitudinais do ápice (*abaixo*) para a gengiva (*acima*), vasos perfurantes que entram no osso (*b*) e muitas ligações transversais (*pontas das setas*). Vasos apicais (*a*) formam uma cobertura que se conecta com os vasos pulpares. *(Cortesia de NJ Selliseth e K Selvig, University of Bergen, Norway.)*

Referências Bibliográficas

 As referências bibliográficas deste capítulo estão disponibilizadas em https://www.grupogen.com.br.

CAPÍTULO 4

Envelhecimento e Periodonto

Ian Needleman

SUMÁRIO DO CAPÍTULO

Efeitos do Envelhecimento no Periodonto, 50
Efeitos do Envelhecimento na Progressão das
  Doenças Periodontais, 53
Envelhecimento e Resposta ao Tratamento
  Periodontal, 54

O aumento geral da consciência sobre os cuidados com a saúde e os avanços na odontologia preventiva promoveram um declínio da perda de dentes em todas as faixas etárias da população. Os efeitos dessa mudança na retenção de dentes precisam ser considerados cuidadosamente. Particularmente, o aumento na expectativa de vida e as melhores condições de saúde da população idosa podem implicar uma alteração na demanda por tratamento periodontal neste grupo de indivíduos e, potencialmente, um aumento substancial na terapia periodontal de suporte. Consequentemente, é fundamental compreender e conhecer o impacto do envelhecimento no periodonto. Este capítulo revisa a literatura sobre os aspectos fundamentais do envelhecimento nos tecidos periodontais e, na sequência, examina os aspectos mais gerais do envelhecimento e seus possíveis efeitos no resultado da terapia periodontal. Este capítulo foi atualizado de acordo com busca detalhada de novas pesquisas publicadas desde 2012.

A base da evidência científica apresenta muitas falhas, o que torna difícil estabelecer conclusivamente o efeito do envelhecimento no periodonto. Algumas dessas falhas incluem a inconsistência na definição de um verdadeiro grupo de pacientes "idosos", a exclusão inadequada de pacientes idosos portadores de doenças sistêmicas que podem modificar as descobertas do estudo e tentativas de extrapolar os resultados em estudos pré-clínicos com modelos animais. Para os objetivos deste capítulo, os efeitos do envelhecimento no periodonto estão limitados a uma revisão restrita das possíveis mudanças biológicas e microbiológicas. (Para obter mais informações sobre os efeitos do envelhecimento no paciente odontológico e com doença periodontal, consulte Holm-Pederson P, Walls AW, Ship JA: *Textbook of geriatric dentistry*, 3 ed., Oxford, Reino Unido, 2015, Wiley-Blackwell.[23]) O leitor deve estar ciente de que o escopo mais estrito deste capítulo exclui muitos fenômenos importantes associados à idade, incluindo reduções nas habilidades cognitivas e motoras do indivíduo idoso, as quais podem ter um impacto direto no manejo do paciente periodontal. Esses problemas serão discutidos mais detalhadamente no Capítulo 42. Diversos estudos relataram associações entre a periodontite e o comprometimento cognitivo e envelhecimento,[16,51] embora se essas descobertas refletem causa ou simplesmente associação ainda seja incerto. Essas associações são difíceis de enredar porque "*a inflamação crônica é um traço proeminente do envelhecimento e das doenças relacionadas à idade*".[48]

CORRELAÇÃO CLÍNICA

Para um entendimento completo do envelhecimento e tratamento da saúde periodontal, além deste capítulo sobre biologia, os leitores devem entender o envelhecimento de forma mais ampla, incluindo os efeitos das funções cognitiva e motora que podem afetar a higiene oral, por exemplo.

Desde quando este capítulo foi escrito pela primeira vez, em 1999, o número/volume de novas pesquisas sobre o efeito do envelhecimento no periodonto não aumentou substancialmente. Novas técnicas de genética e biologia molecular altamente sensíveis estão/foram empregadas em pesquisa laboratorial relacionada, e a introdução dessas ferramentas está começando a gerar uma nova percepção sobre os reais efeitos da idade no periodonto. Essas metodologias provavelmente serão provadas como frutíferas no futuro. Apesar dos dados limitados sobre o envelhecimento no periodonto, muitos esforços e recursos vêm sendo usados na pesquisa de questões parcialmente relacionadas com este tópico. Esses incluem o efeito da infecção periodontal na saúde geral (Capítulo 15) e o impacto da osteoporose na doença periodontal (Capítulo 14).

Efeitos do Envelhecimento no Periodonto

Epitélio Gengival

O afinamento e a redução da queratinização do epitélio gengival foram descritos junto ao envelhecimento.[52] O significado dessas alterações poderia significar um aumento da permeabilidade epitelial para antígenos bacterianos, uma diminuição da resistência ao trauma funcional, ou ambos. Caso ocorram, essas alterações podem influenciar o estágio periodontal em longo prazo. Entretanto, outros estudos não encontraram alterações relacionadas à idade no epitélio gengival de humanos ou cães.[8,25] Outras alterações relatadas associadas ao envelhecimento incluem o achatamento ou aplainamento das cristas epiteliais e alterações na densidade celular. Dados conflitantes a respeito do tempo de cicatrização cirúrgica do epitélio gengival têm sido atribuídos a problemas na metodologia científica.[57]

O efeito do envelhecimento na localização do epitélio juncional tem sido objeto de muita discussão e controvérsia. Alguns estudos mostram a migração do epitélio juncional de sua posição original em indivíduos saudáveis (p. ex., sobre o esmalte) para uma posição mais apical com simultâneo estabelecimento da retração gengival.[8] Entretanto, em estudos pré-clínicos com modelos animais, a migração apical do epitélio juncional parece não ocorrer.[27] Com a progressão da retração gengival, seria esperado que a largura da gengiva inserida diminuísse com a idade, porém o oposto é observado.[2,3] Como alternativa, a migração apical do epitélio juncional sobre a superfície radicular pode ser causada pela erupção dental passiva, a qual ocorre em uma tentativa de restabelecer o contato oclusal com os dentes antagonistas após episódios de perda de estrutura dentária decorrente da atrição (Figura 4.1). O consenso é que a retração gengival não é um processo fisiológico inevitável do envelhecimento, mas pode ser explicada pelo efeito cumulativo de episódios de inflamação ou trauma sobre o periodonto[6,8] (Figura 4.2); isso será discutido com mais detalhes adiante, neste capítulo. Alterações no tecido gengival

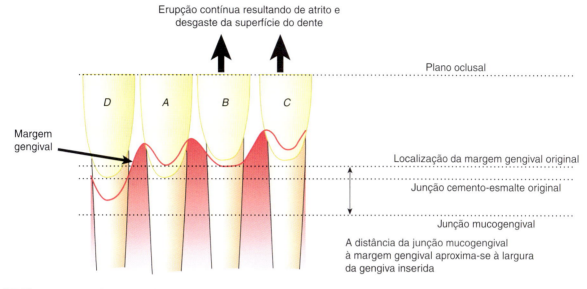

Figura 4.1 Diagrama mostrando a relação da margem gengival com a coroa e a superfície radicular. *A*, Relação normal, na qual a margem gengival está posicionada de 1 a 2 mm coronários à junção esmalte-cemento. *B*, Desgaste da borda incisal e erupção dental contínua. A posição da margem gengival permaneceu inalterada, na mesma posição de *A*. Neste caso, a superfície está exposta e a retração gengival torna-se evidente. A largura da gengiva inserida não foi alterada. *C*, Desgaste da borda incisal e erupção dental contínua. A margem gengival assumiu uma posição mais coronária com a erupção do dente. Neste caso, todo o complexo dentoalveolar moveu-se coronalmente, levando ao aumento da largura da gengiva inserida. *D*, Ausência de desgaste clinicamente evidente da borda incisal. A margem gengival migrou apicalmente e a retração gengival tornou-se evidente. A largura da margem inserida encontra-se reduzida.

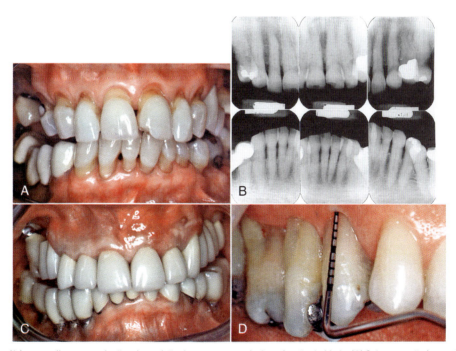

Figura 4.2 Três relatos clínicos que ilustram variações da posição da margem gengival em função da idade. (A) Sobre-erupção (extrusão) associada à retração gengival em um indivíduo idoso (paciente do sexo feminino com 68 anos), com retrações gengivais generalizadas e histórico de doença periodontal (periodontite previamente tratada). Observe a sobre-erupção dos dentes anteroinferiores e desgaste dental relacionado aos hábitos de higiene oral. (B) Radiografias da paciente ilustrada em A. (C) Sobre-erupção (extrusão) sem retração gengival num indivíduo idoso (paciente do sexo feminino com 72 anos) sem histórico de doença periodontal (periodontite), porém com acentuado desgaste e sobre-erupção dos dentes anteroinferiores. (D) Retrações graves em indivíduo jovem (paciente do sexo masculino de 32 anos) sem histórico de doença periodontal (periodontite). A retração resultou do trauma mecânico associado à escovação sobre um periodonto de biótipo fino.

associadas ao envelhecimento na expressão de genes apoptóticos foram descritas em primatas não humanos.[19] Essa descoberta exige pesquisa mais aprofundada para entender o seu potencial impacto na homeostasia gengival e a patogênese das doenças periodontais.

IMPORTANTE

A retração gengival não é uma consequência inevitável do envelhecimento, mas o resultado de trauma ou periodontite.

Tecido Conjuntivo Gengival

O aumento da idade resulta em um tecido conjuntivo gengival mais grosseiro e mais denso.[59] Alterações quantitativas e qualitativas no colágeno foram descritas em associação ao envelhecimento. Essas alterações incluem aumento na taxa de conversão do colágeno solúvel em insolúvel e elevação da resistência mecânica e da temperatura de desnaturação. Esses resultados sugerem maior estabilidade do colágeno nesse grupo de pacientes decorrente de modificações na conformação macromolecular do colágeno.[49] Desse modo, um conteúdo aumentado de colágeno foi encontrado nos tecidos gengivais de animais mais velhos, ainda que a síntese de colágeno diminua em função da idade.[8,57]

Ligamento Periodontal

As alterações no ligamento periodontal decorrentes do envelhecimento incluem diminuição do número de fibroblastos e estrutura mais irregular, à semelhança das alterações observadas no tecido conjuntivo gengival.[8,49,57] Outros achados incluem a redução da produção de matriz orgânica e de restos epiteliais e aumento na quantidade de fibras elásticas.[57] Os resultados conflitantes foram reportados em relação à variação da espessura do ligamento periodontal em modelos humanos e animais. Embora uma variação verdadeira possa existir, esta provavelmente reflete o estado funcional dos dentes estudados: a espessura do ligamento periodontal irá diminuir se o dente não estiver em oclusão (p. ex., hipofunção) ou aumentar em resposta às forças oclusais excessivas (sobrecarga oclusal).[57] Ambos cenários podem ser antecipados como resultado da perda de dentes na população idosa. Esses efeitos também podem explicar a variabilidade dos achados de estudos que reportaram alterações qualitativas no ligamento periodontal.

O reconhecimento de que o ligamento periodontal desempenha um papel crucial no metabolismo do osso alveolar impulsionou o interesse na investigação desse papel em relação à manutenção da saúde periodontal e a patogênese da periodontite. Uma abordagem para investigar esse papel é o exame dos mediadores da homeostase óssea, como o ligante do receptor do fator nuclear kappa B (RANKL) e osteoprotegerina (OPG). O RANKL é amplamente reconhecido por seu papel na ativação de osteoclastos, enquanto a OPG antagoniza a ligação de RANKL, promovendo, dessa maneira, um equilíbrio homeostático. A interação entre citocinas, em particular da família das interleucinas, tem sido extensivamente estudada no contexto da patogênese da doença periodontal. Algumas interleucinas são mediadoras potentes da inflamação (p. ex., IL-1), enquanto outras promovem a remissão/resolução de processos inflamatórios (p. ex., IL-4, IL-10). Assim, a avaliação do equilíbrio entre esses processos homeostáticos seria de grande mérito na determinação de possíveis alterações negativas no periodonto. Essa estratégia parece ter a capacidade preditiva para a destruição de tecidos mineralizados em pacientes com artrite reumatoide.[15] Achados comparativos entre células de ligamento periodontal em indivíduos mais velhos (> 60 anos) e indivíduos mais jovens (15 a 20 anos) sugerem maior expressão gênica para citocinas pró-inflamatórias.[7] Esse achado tem sido interpretado como uma alteração associada ao envelhecimento, embora ainda permaneça incerto se o envelhecimento seria uma causa ou efeito.[41] No entanto, além dos níveis de expressão aumentados de IL-1 e IL-6, a OPG também foi aumentada, o que sugere que a OPG aumentada possa ser uma resposta homeostática da regulação positiva da inflamação.[7] Se esse mecanismo homeostático for eficaz, isso pode explicar por que um aumento na inflamação não resultou em aumento no dano do tecido com a idade. A proliferação das células do ligamento periodontal foi reduzida com o envelhecimento, portanto, sugerindo uma redução no potencial de reparo, embora esse impacto não pareça ter manifestação clínica.[58] Futuras pesquisas pautadas na caracterização das células do ligamento periodontal de indivíduos diagnosticados com periodontite serão importantes para desvendar a potencial relação entre o envelhecimento e as alterações das células do ligamento periodontal.

Cemento

Existe algum consenso a respeito dos efeitos do envelhecimento sobre o cemento. Um aumento na largura do cemento é uma descoberta comum e pode ser de cinco a dez vezes maior que a espessura em idade mais jovem.[8] Essa descoberta não é surpreendente pois a deposição de cemento continua após a erupção dental. O aumento na espessura é maior no terço apical das raízes e na face lingual.[57] Apesar de o cemento ter uma capacidade limitada para remodelação, o acúmulo de lacunas de reabsorção explica o aumento de irregularidades superficiais.[20]

Osso Alveolar

Relatórios de mudanças morfológicas no osso alveolar relacionadas com o envelhecimento espelham/refletem aquelas observadas em outros locais ósseos. Achados mais específicos ao periodonto incluem superfícies ósseas mais irregulares e inserção menos regular de fibras colágenas.[57] Embora seja um fator de risco para a redução da massa óssea em pacientes com osteoporose, a idade não é causadora, devendo, portanto, ser distinguida do processo fisiológico do envelhecimento.[24] Em discordância com diversas observações sobre alterações ósseas relacionadas com o envelhecimento, a taxa de cicatrização óssea em alvéolos de extração parece não ser afetada pela idade.[4] Com efeito, o sucesso de implantes osseointegrados, que depende de respostas de cicatrização intactas, também não parece estar relacionado com a idade.[9] Entretanto, em contraposição a essa visão está a observação de que preparados de enxertos ósseos (osso liofilizado, seco e congelado) de doadores com mais de 50 anos de idade possuem um potencial osteogênico significativamente menor que o encontrado em materiais de enxerto provenientes de doadores mais jovens.[50] O possível significado desse fenômenos nas respostas normais de cicatrização exige investigação.

Placa Bacteriana

Alguns estudos sugerem que o acúmulo de placa dentogengival aumenta com a idade.[22] Isso pode ser explicado por um aumento da superfície dos tecidos mineralizados resultante da retração da margem gengival e pelas características da superfície radicular exposta como um substrato para a formação de placa que difere das observadas no esmalte. Em oposição, outros não encontraram diferenças na quantidade de placa em função da idade. Essa contradição pode refletir os limites diferentes de idade dos grupos experimentais como graus variáveis de retração gengival e exposição da superfície radicular. Quanto à placa supragengival, não foram demonstradas diferenças qualitativas reais em sua composição.[22] Já para a placa subgengival, enquanto um estudo demonstrou microbiota subgengival semelhante à microbiota normal, outro relatou um aumento generalizado no número de bacilos entéricos e pseudomonas em adultos com mais idade.[37,55] Monbelli[35] sugeriu cautela na interpretação desse achado em razão do aumento dessas espécies na cavidade oral de adultos idosos. Especula-se que uma mudança associada à idade ocorra em relação à relativa importância de certos patógenos periodontais na cavidade oral, especificamente um aumento no papel de *Porphyromonas gingivalis* e uma diminuição da função de *Aggregatibacter actinomycetemcomitans*. Entretanto, a tarefa de diferenciar os verdadeiros efeitos relacionados ao envelhecimento das alterações nos determinantes ecológicos para as bactérias bucais será difícil.

Outra abordagem para investigar as alterações microbiológicas consiste na condução de estudos intervencionais e no exame do impacto sobre a microbiota. Entre indivíduos de 60 a 75 anos de idade, a prevalência de *P. gengivalis*, *Treponema forsythia*, *Treponema denticola*, *A. actinomycetemcomitans* e *Prevotella intermedia* foi alta e não apresentou correlação com os níveis de profundidade de sondagem.[45] É provável que a descoberta de níveis altos de organismos esteja associada à amostra de indivíduos: os participantes eram na maioria aqueles com baixa renda e sem cuidados odontológicos recentes. O uso prolongado (cinco anos) de um enxaguatório de clorexidina a 0,12% não promoveu reduções nas proporções de microrganismos em indivíduos com perda óssea alveolar quando comparado ao uso de um placebo, possivelmente em razão da frequência de uso do enxaguatório possivelmente ter sido inferior a uma vez por dia.[45]

Respostas Imunológicas e Inflamatórias

Os avanços no estudo dos efeitos do envelhecimento sobre as respostas imunes (senescência imunológica) modificaram o entendimento desse fenômeno. Particularmente, estudos mais recentes definiram controles mais rígidos ao excluir indivíduos com doenças sistêmicas que sabidamente afetam a resposta imunológica. Como resultado, a idade tem sido reconhecida por ter efeito muito menor sobre a resposta do hospedeiro que o anteriormente atribuído.[31] As diferenças entre indivíduos jovens e idosos podem ser demonstradas quanto à atividade das células B, células T, células *natural killer* e citocinas, com expressão genética de subconjunto de macrófagos de tipo inflamatório (M1) aumentada (em modelo primata não humano),[18] mas não quanto às células polimorfonucleares. McArthur[31] concluiu o seguinte: "o cálculo de indicadores de competência imunológica e inflamatória, dentro dos parâmetros testados, em um grupo de indivíduos idosos (65 a 75 anos), com e sem periodontite, sugere que não há evidência de alterações associadas à idade na resposta do hospedeiro correlacionada com a periodontite". Estudos laboratoriais demonstraram que a expressão de mediadores pró-inflamatórios,[11] e expressão gênica da via da resposta imune[21] inata e do complexo de histocompatibilidade principal II (MHC II)[17], com o potencial para alterar a patologia das doenças periodontais ou função antimicrobiana. No entanto, a relevância clínica desses achados ainda não foi confirmada. As diferenças na resposta inflamatória associadas à idade foram claramente demonstradas em indivíduos com gengivite e serão discutidas a seguir, neste capítulo.

Em relação às respostas inflamatórias sistêmicas, a proteína C relativa (PCR) é uma proteína de fase aguda amplamente reconhecida como um marcador de estresse inflamatório e resposta a infecções bacterianas.[53] Em uma investigação de análise de níveis entre indivíduos de 60 a 75 anos e comparando indivíduos com periodontite progressiva àqueles estáveis (não progressiva), os níveis de PCR estavam aumentados naquelas pessoas com periodontite progressiva e sem outras doenças sistêmicas.[56] Esse achado sugere que a carga ou estresse inflamatório podem ser investigados em função dos níveis séricos de PCR, embora uma evidência crescente indique que o nível sério de PCR isoladamente pode não ser um marcador tão confiável em pacientes idosos.[46]

A nutrição é também um importante modulador das respostas imunológicas e inflamatórias. O interesse científico neste tema está crescendo rapidamente tanto na medicina como na periodontia.[10] A nutrição tem sido estudada extensivamente na medicina geriátrica devido às alterações no consumo nutricional que ocorrem com a idade. Desta forma, é de interesse o impacto das alterações nutricionais como possível fator de risco para o desenvolvimento e progressão das doenças periodontais. Dados emergentes sugerem uma associação negativa entre os níveis séricos de folato e a periodontite. Após o ajuste para os fatores de confusão conhecidos, baixos níveis séricos de folato em adultos dentados com mais de 60 anos estão associados a níveis mais graves de periodontite.[61] Esses dados transversais não confirmam a existência de relação causal, contudo, a reconhecida relação entre a proteção de folato e as doenças crônicas inflamatórias (p. ex., doença cardiovascular[33]) oferece plausibilidade biológica para uma potencial relação que merece ser avaliada por estudos prospectivos.

Embora existam muitas controvérsias, a literatura demonstra que algumas alterações associadas à idade são evidentes tanto no periodonto quanto na resposta do hospedeiro. Se essas mudanças são significativas na alteração da progressão de doenças periodontais ou na resposta de um adulto idoso ao tratamento periodontal serão discutidos mais adiante.

Efeitos do Envelhecimento na Progressão das Doenças Periodontais

Em um estudo clássico de gengivite experimental, os indivíduos tratados com sessões frequentes de profilaxias dentárias foram mantidos livres de placa e inflamação. Na sequência, os indivíduos abstiveram-se de qualquer medida de higiene oral por três semanas para permitir o desenvolvimento da gengivite.[30] Nesse modelo experimental, a comparação do desenvolvimento da gengivite em indivíduos jovens e idosos demonstrou uma resposta inflamatória mais intensa nos idosos, tanto em humanos quanto em cães.[8,12,13,22] No grupo de indivíduos idosos (ou seja, de 65 a 80 anos), notou-se um aumento no tecido conjuntivo infiltrado, bem como do fluxo do fluido gengival e maior índice gengival.[12,13] Outros estudos não demonstraram diferenças entre os indivíduos; essa descoberta pode estar relacionada às pequenas diferenças entre as idades dos grupos experimentais de jovens e idosos.[60] De maneira intrigante, mesmo no nível de saúde gengival ótima no início do estudo antes do começo de acúmulo de placas, as diferenças podem existir entre os grupos, com indivíduos mais idosos apresentando mais inflamação que os jovens.[12,13]

A expressão "envelhecendo com os dentes" (*getting long in the tooth*) revela a crença disseminada de que a idade está inevitavelmente associada ao aumento da perda de inserção conjuntival. Entretanto, essa observação pode simplesmente refletir o efeito cumulativo da exposição a um número de processos potencialmente destrutivos. Essas exposições incluem periodontite associada à placa, trauma mecânico a longo prazo de escovação e danos iatrogênicos associados à odontologia restauradora inadequada ou repetidas sessões de raspagem e alisamento radicular. O efeito dessas exposições tem apenas um resultado: a perda de inserção periodontal.

Em uma tentativa de diferenciar os efeitos isolados do envelhecimento desses outros processos, vários estudos foram delineados para eliminar os fatores de confusão e caracterizar mais claramente o verdadeiro papel do envelhecimento como fator de risco para a periodontite. O *fator de risco* é definido como "qualquer característica, comportamento ou exposição associados a determinada doença. A relação não é necessariamente causal em sua natureza.... Alguns fatores de risco, se causais, podem ser modificados para reduzir o risco de início e progressão da doença periodontal, como cessação de tabagismo ou melhora da higiene oral... enquanto outros não podem ser modificados, como os fatores genéticos".[14] As conclusões desses estudos são extremamente consistentes e demonstram que o efeito da idade não existe ou fornece apenas um risco aumentado pequeno e clinicamente insignificante do risco de perda de suporte periodontal.[29,34,38,42,43] Dessa maneira, em comparação às razões de chance (RC) de 20,52 para *status* de higiene oral deficiente e periodontite, a RC para a idade e periodontite é de apenas 1,24,[1] e o tabagismo teve uma influência bem maior que a idade.[38] É sugerido, portanto, que a idade não seja um fator de risco verdadeiro, sendo apenas um "pano de fundo" ou um fator associado à periodontite.[42] Além disso, o entendimento da base genética para a suscetibilidade de formas graves de periodontite enfatiza a importância primordial da placa, do tabagismo e suscetibilidade na explicação da maior parte das variações da gravidade da doença periodontal entre os indivíduos.[26] No entanto, um estudo longitudinal de pacientes japoneses idosos (≥ 70 anos) com periodontite não tratada indicou que 296 de 394 indivíduos (75%) apresentavam pelo menos um sítio com 3 mm ou mais de perda de nível clínico de inserção durante o período observacional de dois anos.[39] O tabagismo e a perda de nível clínico de inserção de 6 mm ou mais no exame inicial foram significativamente associados à progressão da doença. Um estudo mais recente de modelo de transição de estados de saúde periodontal em um período de mais de dois anos estimou que o risco de transição de saúde para gengivite foi, em geral, reduzido em 3% com a idade.[32] Cada ano aumentado na idade foi associado à diminuição de 2% no risco de tal transição. Além disso, a idade aumentada não foi estatisticamente associada a um risco aumentado de transição da saúde ou gengivite para periodontite.

Envelhecimento e Resposta ao Tratamento Periodontal

O sucesso do tratamento periodontal requer um cuidadoso controle de placa pelo paciente e meticulosa raspagem e alisamento radicular pelo cirurgião-dentista.[36] Infelizmente, poucos estudos compararam os resultados de um mesmo protocolo de terapia periodontal em grupos de pacientes com diferentes faixas etárias. Os poucos estudos que foram conduzidos demonstraram de maneira clara que, embora o periodonto sofra alterações histológicas em função do envelhecimento, a resposta ao tratamento periodontal cirúrgico e não cirúrgico é semelhante entre indivíduos das mais variadas idades.[5,28,58] Entretanto, na ausência de um controle de placa satisfatório, a perda do nível de inserção periodontal é inevitável. Além disso, na ausência de uma terapia de manutenção periodontal efetiva, a progressão da doença periodontal é acelerada pelo envelhecimento.[44] Tentativas de melhorar o controle de placa com o auxílio de meios químicos foram relatadas.[54]

Uma revisão baseada puramente em aspectos biológicos ou fisiológicos indica que o envelhecimento tem um impacto na estrutura e função do periodonto, bem como na resposta imunológica, natureza e composição da placa supra e subgengival. Entretanto, essas alterações parecem ter um impacto desprezível na resposta individual ao tratamento. O envelhecimento pode afetar outros aspectos importantes do manejo do paciente com doença periodontal (p. ex., risco de cárie radicular[47]; Capítulo 42), e as dificuldades resultantes não devem ser subestimadas. Um estudo identificou que os pacientes idosos têm maior adesão ou cooperação terapêutica ao regime de terapia periodontal de suporte que os mais jovens.[40]

IMPORTANTE

Os efeitos biológicos do envelhecimento tiveram impacto mínimo ou ausente na resposta individual ao tratamento periodontal. Entretanto, outros fatores podem ter impacto profundo, incluindo as habilidades motoras e cognitivas, bem como histórico médico.

 Acesse Casos Clínicos em https://www.grupogen.com.br.

Referências Bibliográficas

 As referências bibliográficas deste capítulo estão disponibilizadas em https://www.grupogen.com.br.

SEÇÃO II CLASSIFICAÇÃO E EPIDEMIOLOGIA DE DOENÇAS PERIODONTAIS

CAPÍTULO 5

Classificação de Doenças e Condições que Afetam o Periodonto

James E. Hinrichs | Georgios A. Kotsakis

SUMÁRIO DO CAPÍTULO

Doenças Gengivais, 55
Periodontite, 62
Osteonecrose dos Maxilares Relacionada ao Uso de Medicação, 71
Doenças Periodontais Necrosantes, 73

Abscessos Periodontais, 74
Periodontite Associada às Lesões Endodônticas, 74
Deformidades e Condições de Desenvolvimento ou Adquiridas, 75

Nossa compreensão sobre as causas e a patogênese das doenças orais e condições bucais está mudando continuamente em função do aumento do conhecimento científico. Nesta perspectiva, a classificação pode ser mais consistentemente definida pelas diferenças nas manifestações clínicas das doenças e condições: estas são clinicamente consistentes e requerem pouco (ou algum) esclarecimento por meio de testes laboratoriais. A classificação atual de doenças periodontais é baseada em sua extensão (generalizada *versus* localizada), gravidade (leve, moderada ou grave), taxa de progressão (agressiva *versus* crônica) e localização (p. ex., contida na gengiva, como na gengivite, ou com maior envolvimento de perda de osso periodontal, como na periodontite). As definições existentes englobam a melhor maneira disponível de definir universalmente um espectro de doenças que afetam os tecidos periodontais e de guiar abordagens terapêuticas. Não obstante, o estado da doença é dinâmico, e o diagnóstico apropriado para um indivíduo pode mudar ao longo do tempo. Por exemplo, um paciente diagnosticado com periodontite existente que é submetido a terapia periodontal bem-sucedida pode ser classificado como apresentando um periodonto saudável, mas reduzido (com perda de inserção leve, moderada ou severa) na reavaliação. Subsequentemente, se o mesmo indivíduo apresenta inflamação gengival sem sinais de perda adicional de inserção em consulta futura, o diagnóstico apropriado seria "gengivite em um periodonto reduzido". Dependendo da adequação futura com cuidados em casa e visitas de manutenção, os pacientes podem progredir para periodontite ou manter um periodonto saudável, ainda que reduzido. O caso exemplo destaca a importância de conceituar a natureza dinâmica de doenças inflamatórias que afetam o periodonto, enquanto aprecia a importância de definições comumente aceitas para doenças periodontais. Se o caso de gengivite em um periodonto reduzido reincide em periodontite, o prognóstico dos dentes afetados irá depender da perda preexistente de inserção.

A classificação apresentada neste capítulo baseia-se no consenso internacional mais recentemente aceito sobre as doenças e condições que afetam os tecidos periodontais. O Quadro 5.1 apresenta o sistema de classificação geral que foi proposto em 1999 no International Workshop for Classification of Periodontal Diseases and Conditions. Visões mais recentes sobre classificação de doenças e condições periodontais também são discutidas. Cada doença ou condição é explorada onde se faz necessário algum esclarecimento. Em cada caso, o leitor é encaminhado para revisões pertinentes sobre o assunto e capítulos específicos neste livro que discutem os tópicos mais detalhadamente.

Doenças Gengivais

Doenças Gengivais Induzidas pela Placa Dentária

A gengivite associada à placa dental retida é a forma mais comum das doenças gengivais (Figura 5.1). O Quadro 5.2 descreve as classificações das doenças gengivais. Essas doenças podem ocorrer em um periodonto sem perda de inserção ou em um periodonto com perda de inserção que está estável e não progredindo (p. ex., periodonto reduzido). A epidemiologia das doenças gengivais é revisada no Capítulo 6, e as suas causas são detalhadas nos Capítulos 7 a 15 e em outras partes deste livro.[15,23,26,39,40] O que separa a gengivite da periodontite é a contenção de lesão inflamatória dentro da gengiva naquela (gengivite). Como tal, a gengivite não está associada à perda progressiva de inserção. Isso não diz que a gengivite está apenas associada aos dentes que não apresentam perda de inserção (Figura 5.2). A gengivite também pode ser diagnosticada na gengiva de dentes afetados pela periodontite que apresentaram perda de inserção anteriormente, mas foram tratados de maneira bem-sucedida com terapia periodontal para prevenir uma futura perda de inserção. Nesses casos tratados, em que a inflamação gengival retorna ao redor de dentes com perda de inserção decorrente de histórico de periodontite tratada, o diagnóstico apropriado seria de gengivite em um periodonto reduzido. Isso implica que a gengivite pode ser o diagnóstico de tecidos gengivais inflamados associados a um dente sem perda de inserção anterior ou a um dente que já tenha sofrido perda de inserção e óssea (ou seja, com suporte periodontal reduzido), e não apresenta perda óssea ou de inserção no momento, apesar de a inflamação gengival estar presente. Os níveis clínicos de inserção e registros radiográficos são necessários para estabelecer esse diagnóstico.

Quadro 5.1 Classificação das Doenças e Condições Periodontais.

Doenças gengivais
Doenças gengivais induzidas por placa[a]
Lesões gengivais não induzidas por placa

Periodontite crônica[b]
Localizada
Generalizada

Periodontite agressiva
Localizada
Generalizada

Periodontite como uma manifestação de doenças sistêmicas

Doenças periodontais necrosantes
Gengivite ulcerativa necrosante (GUN)
Periodontite ulcerativa necrosante (PUN)

Abscessos do periodonto
Abscesso gengival
Abscesso periodontal
Abscesso pericoronário

Periodontite associada a lesões endodônticas
Lesão endodôntica-periodontal
Lesão periodontal-endodôntica
Lesão combinada

Condições e deformidades de desenvolvimento ou adquiridas
Fatores localizados relacionados aos dentes que predispõem a doenças gengivais induzidas por placa ou periodontite
Deformidades e condições mucogengivais ao redor dos dentes
Deformidades e condições mucogengivais em rebordos edêntulos
Trauma oclusal

[a]Essas doenças podem ocorrer em um periodonto sem nenhuma perda de inserção ou em um periodonto com perda de inserção prévia que está estável e sem progressão.
[b]A periodontite crônica pode ser classificada ainda com base na sua extensão e gravidade. Como orientação geral, a extensão pode ser caracterizada como localizada (< 30% dos dentes envolvidos) ou generalizada (> 30% dos dentes envolvidos). A gravidade pode ser caracterizada com base na quantidade de perda de inserção clínica (PIC) como a seguir: *leve*, 1 ou 2 milímetros de PIC; *moderada*, 3 ou 4 mm de PIC; e *grave*, ≥ 5 milímetros de PIC.
Dados de Armitage GC: Development of a classification system for periodontal diseases and conditions. *Ann Periodontol* 4:1, 1999.

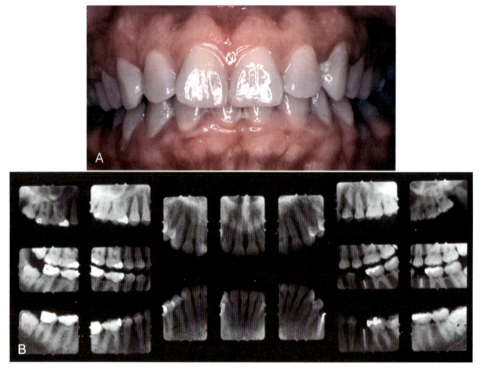

Figura 5.1 (A) Gengivite relacionada à placa exibe a inflamação marginal e papilar, com profundidade de sondagem de 1 a 4 mm e ausência de perda de inserção clínica, exceto a retração no dente #44. (B) Imagens radiográficas do paciente.

IMPORTANTE

A gengivite pode ser o diagnóstico para tecidos gengivais inflamados associado ao dente sem perda prévia de inserção ou ao dente que sofreu perda de inserção e óssea (ou seja, com suporte periodontal reduzido), mas não está atualmente perdendo inserção, embora a inflamação gengival esteja presente. No último caso, a definição apropriada seria "gengivite em um periodonto reduzido".

Gengivite Associada Apenas à Placa Dental

A doença gengival induzida pela placa é o resultado de uma interação entre os microrganismos encontrados no biofilme da placa dental e resposta inflamatória do hospedeiro. Uma relação de causa e efeito entre a placa bacteriana e a gengivite foi elegantemente demonstrada por um experimento clássico, demonstrando que a cessação da higiene oral consistentemente leva à manifestação de gengivite dentro de 2 a 3 semanas em adultos saudáveis.[25] A gengivite clínica é histologicamente caracterizada por um infiltrado denso de linfócitos

Quadro 5.2 Doenças Gengivais.

Doenças gengivais induzidas por placa

Essas doenças podem ocorrer em um periodonto sem nenhuma perda de inserção ou com perda de inserção prévia que está estável e sem progressão.

I. Gengivite associada somente à placa dental
  A. Sem contribuição de fatores locais
  B. Com contribuição de fatores locais (Quadro 5.4)
II. Doenças gengivais modificadas por fatores sistêmicos
  A. Associadas ao sistema endócrino
    1. Gengivite associada à puberdade
    2. Gengivite associada ao ciclo menstrual
    3. Associadas à gravidez
      a. Gengivite
      b. Granuloma piogênico
    4. Gengivite associada ao diabetes melito
  B. Associadas a discrasias sanguíneas
    1. Gengivite associada à leucemia
    2. Outras
III. Doenças gengivais modificadas por fármacos
  A. Doenças gengivais influenciadas por fármacos
    1. Aumento gengival influenciado por fármacos
    2. Gengivite influenciada por fármacos
      a. Gengivite associada a contraceptivo oral
      b. Outras
IV. Doenças gengivais modificadas por desnutrição
  A. Gengivite associada à deficiência de ácido ascórbico
  B. Outras

Lesões gengivais não induzidas por placa

I. Doenças gengivais de origem bacteriana específica
  A. *Neisseria gonorrhoeae*
  B. *Treponema pallidum*
  C. Espécies de *Streptococcus*
  D. Outras
II. Doenças gengivais de origem viral
  A. Infecções por herpes-vírus
    1. Gengivoestomatite herpética primária
    2. Herpes oral recorrente
    3. Varicela-zóster
  B. Outras
III. Doenças gengivais de origem fúngica
  A. Infecções por espécies de *Candida*: candidíase gengival generalizada
  B. Eritema gengival linear
  C. Histoplasmose
  D. Outras
IV. Lesões gengivais de origem genética
  A. Fibromatose gengival hereditária
  B. Outras
V. Manifestações gengivais de condições sistêmicas
  A. Lesões mucocutâneas
    1. Líquen plano
    2. Penfigoide
    3. Pênfigo vulgar
    4. Eritema multiforme
    5. Lúpus eritematoso
    6. Induzidas por drogas
    7. Outras
  B. Reações alérgicas
    1. Materiais restauradores dentários
      a. Mercúrio
      b. Níquel
      c. Acrílico
      d. Outros
    2. Reações atribuídas aos seguintes materiais:
      a. Pasta de dente ou dentifrícios
      b. Enxaguatórios bucais
      c. Aditivos das gomas de mascar
      d. Alimentos e aditivos
    3. Outras
VI. Lesões traumáticas (factícias, iatrogênicas ou acidentais)
  A. Lesão química
  B. Lesão física
  C. Lesão térmica
VII. Reações a corpos estranhos
VIII. Nenhuma causa específica

Dados de Holmstrup P: Non-plaque-induced gingival lesions. *Ann Periodontol* 4:20, 1999; e Mariotti A: Dental plaque-induced gingival diseases. *Ann Periodontol* 4:7, 1999.

e outras células mononucleares, alterações fibroblásticas, permeabilidade vascular aumentada e perda contínua de colágeno em resposta à ameaça microbiana. No entanto, o osso alveolar não é afetado. A placa bacteriana é, então, considerada como o fator etiológico primário para gengivite. A gravidade e duração da interação de resposta inflamatória podem ser alteradas pelos fatores modificadores locais (Capítulo 13) ou modificadores sistêmicos (Capítulos 14 e 15). A gengivite é completamente reversível em pessoas saudáveis dentro de semanas após a remoção dos fatores locais e redução da carga microbiana ao redor dos dentes. Como observado, a gengivite é rapidamente estabelecida em casos de remoção ineficiente de placa generalizada ou localizada. É crucial, portanto, que os pacientes sejam instruídos sobre higiene oral para manter a saúde gengival em longo prazo.

Doenças Gengivais Modificadas por Fatores Sistêmicos

Os fatores sistêmicos que contribuem para a gengivite – como as alterações endócrinas associadas à puberdade (Figura 5.3), o ciclo menstrual, a gravidez (Figura 5.4A) e o diabetes – podem exacerbar a

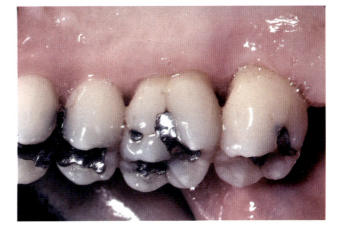

Figura 5.2 O segundo molar superior exibe inflamação leve na superfície mesiopalatina. No entanto, a perda de inserção clínica está estabilizada há 15 anos após a realização de um retalho apical e manutenção periodontal, que é compatível com a remissão. O diagnóstico apropriado é de gengivite em periodonto reduzido.

resposta inflamatória gengival à placa.[23,39] Essa resposta alterada parece ser o resultado de efeitos de condições sistêmicas nas funções celulares e imunológicas do hospedeiro, mas ainda considera-se como fator etiológico primário a placa bacteriana. Um exemplo de resposta alterada do hospedeiro decorrente dos fatores sistêmicos é evidente durante a gravidez, quando a incidência e severidade da inflamação gengival podem aumentar mesmo na presença de níveis mais baixos de placa.

> **CORRELAÇÃO CLÍNICA**
>
> Os níveis elevados de estrogênio e progesterona em mulheres grávidas durante o terceiro trimestre têm sido associados à gravidade aumentada de gengivite pela substituição de necessidades de nutrientes para certas bactérias orais e pelo estímulo de sua proliferação. Uma espécie que tem sido especificamente associada à gengivite durante a gravidez é *Prevotella intermedia*.

Em discrasias sanguíneas (p. ex., leucemia), o número reduzido de linfócitos imunocompetentes nos tecidos periodontais está associado ao edema aumentado, eritema e sangramento da gengiva, bem como aumento gengival que pode estar associado aos tecidos gengivais edemaciados e esponjosos, o que é causado pela infiltração excessiva de células sanguíneas malignas (Figura 5.5).

Doenças Gengivais Modificadas por Medicações

As doenças gengivais que são alteradas por medicações incluem o aumento gengival excessivo devido a medicamentos anticonvulsivantes, como a fenitoína; fármacos imunossupressores, como a ciclosporina (Figura 5.6), e os bloqueadores dos canais de cálcio, como a nifedipina (Figura 5.7), o verapanil, diltiazem e o valproato de sódio.[15,26,39] O desenvolvimento e a gravidade do aumento gengival em resposta aos fármacos é específico para cada paciente e pode ser influenciado pelo acúmulo descontrolado de placa, bem como por níveis hormonais elevados. O aumento da utilização de contraceptivos orais por mulheres pré-menopausa também foi previamente associado à maior incidência de inflamação gengival e ao aumento gengival. Embora esse fato fosse verdadeiro para fórmulas contraceptivas anteriores, os contraceptivos atuais que incluem doses mais modestas de ingredientes ativos não estão comumente associados à inflamação gengival.

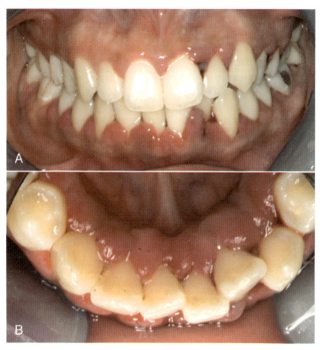

Figura 5.3 Garota de 13 anos de idade com inflamação papilar e marginal exacerbada por hormônios, com profundidade de bolsa de 1 a 4 mm com mínima perda de inserção clínica. (A) Aspecto vestibular. (B) Aspecto lingual.

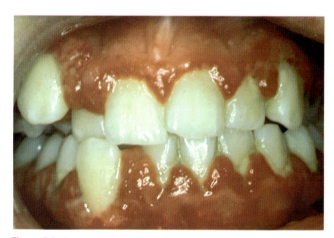

Figura 5.5 Garota de 12 anos de idade com um diagnóstico médico primário de leucemia, exibindo gengiva edemaciada esponjosa.

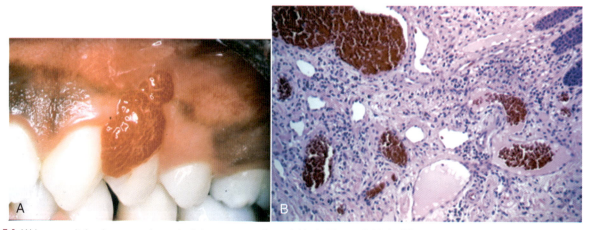

Figura 5.4 (A) Imagem clínica de um granuloma piogênico em uma mulher grávida de 27 anos de idade. (B) Imagem histopatológica exibindo denso infiltrado inflamatório e vasos proeminentes.

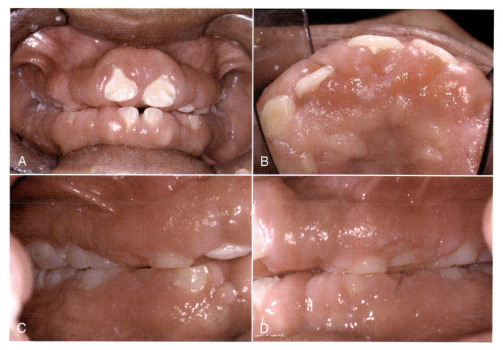

Figura 5.6 Imagens clínicas de um garoto de 9 anos de idade com crescimento gengival exacerbado secundário a transplante cardíaco e terapia com ciclosporina.

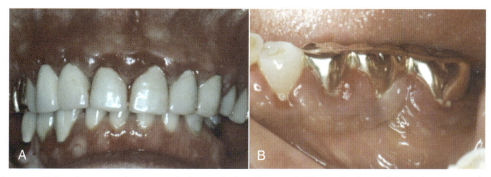

Figura 5.7 Imagens clínicas de um crescimento gengival exacerbado após o uso de bloqueador de canal de cálcio para controlar hipertensão.

Doenças Gengivais Modificadas pela Desnutrição

As doenças gengivais modificadas pela desnutrição têm recebido atenção por causa das descrições clínicas de uma gengiva com sangramento, edemaciada e vermelho-brilhante associada à deficiência grave de ácido ascórbico (vitamina C) ou escorbuto.[26] Descobriu-se que vários nutrientes, como ácidos graxos ômega 3 de cadeira longa, apresentam propriedades imunomoduladoras, enquanto outros agem para melhorar os efeitos destrutivos de espécies reativas de oxigênio (ERO) funcionando como catadores de ERO. Não obstante, a evidência disponível para apoiar um papel clinicamente impactante para deficiências nutricionais moderadas no desenvolvimento ou na gravidade de inflamação gengival em humanos é limitada. Os dados esclareceram sobre a implicação de ingestão alimentar aumentada de carboidratos sobre a gengivite, além de seu papel causal conhecido na ocorrência de cáries dentárias.[19]

Lesões Gengivais não Induzidas por Placa

As manifestações orais de condições sistêmicas que produzem lesões nos tecidos do periodonto são menos comuns do que a gengivite induzida por placas. Essa categoria abrange principalmente lesões de etiologia autoimune ou idiopática que podem manifestar-se na gengiva. O penfigoide benigno da mucosa é um exemplo de lesão não induzida por placa associada à descamação de tecidos gengivais, o que leva a ulcerações dolorosas na gengiva (Figura 5.8). No penfigoide, os anticorpos autoimunes são direcionados contra a membrana basal, e histologicamente a destruição lembra uma bolha subepitelial (Figura 5.8 C-D). O Relato 5.2 retrata a retração gengival acompanhada por uma lesão na mucosa localizada na gengiva manifestando-se com padrão rendado branco com estriações características.

Doenças Gengivais de Origem Bacteriana Específica

As doenças gengivais desta categoria são atribuídas a bactérias específicas que causam lesões características na gengiva. *Neisseria gonorrhoeae* e *Treponema pallidum* que podem ser transferidas como resultado de doenças sexualmente transmissíveis como gonorreia e sífilis, respectivamente, causam lesões características na gengiva.[41,46] Consulte as referências *online* para obter outras descrições. A gengivite estreptocócica ou gengivoestomatite é um distúrbio raro que pode se apresentar como um quadro agudo de febre, mal-estar e dor associado à gengiva com inflamação difusa aguda, eritematosa e edemaciada, com aumento de sangramento e formação ocasional de abscesso gengival. As infecções gengivais geralmente são precedidas por tonsilite.

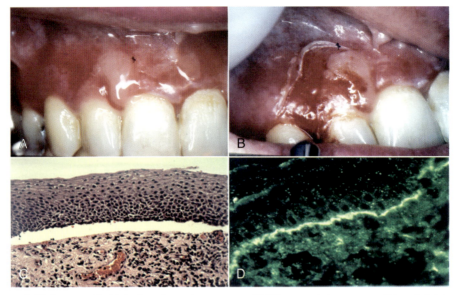

Figura 5.8 Mulher de 62 anos de idade com penfigoide benigno da membrana mucosa. (A-B) Imagem clínica com superfície epitelial descamada. (C) Coloração com hematoxilina e eosina (H&E) evidenciando a separação do epitélio do tecido conjuntivo. (D) Anticorpos marcados por imunofluorescência na membrana basal.

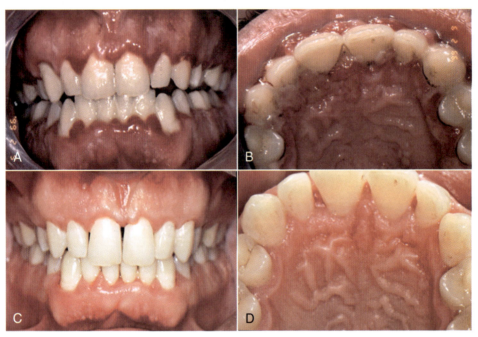

Figura 5.9 (A-B) Homem de 29 anos de idade com infecção herpética primária e inflamação gengival grave. (C-D) Seis semanas após o tratamento com aciclovir sistêmico.

Doenças Gengivais de Origem Viral

As doenças gengivais de origem viral podem ser causadas por vários vírus de ácido desoxirribonucleico e ácido ribonucleico, sendo os herpes-vírus os mais comuns. Um exemplo de caso de estomatite herpética está demonstrado na Figura 5.9A-B. As lesões herpéticas não são incomuns e desenvolvem-se como bolhas intraorais, normalmente agrupadas, que rapidamente estouram, deixando ulcerações minúsculas. As lesões estão frequentemente relacionadas à reativação de vírus latentes, especialmente como resultado da função imune diminuída. As manifestações orais da infecção viral foram exaustivamente revisadas.[20,45] As doenças gengivais virais são tratadas com fármacos antivirais tópicos ou sistêmicos (Figura 5.9C-D).

CORRELAÇÃO CLÍNICA

Ao contrário de outras recorrências herpéticas, o vírus varicela-zóster (VZV) normalmente manifesta-se com pródromo de formigamento, comichão e ardor, ou dormência unilateral na área da pele afetada. Esses sintomas são seguidos por dor moderada a severa pouco após o início e são muito importantes para o diagnóstico diferencial.

Doenças Gengivais de Origem Fúngica

As doenças gengivais de origem fúngica são relativamente raras em indivíduos imunocompetentes, mas ocorrem com mais frequência em indivíduos imunocomprometidos e em pessoas com microbiota desequilibrada pela utilização de longo prazo de antibióticos de largo espectro.[20,46,47] A infecção fúngica oral mais comum é a candidíase (*Candida albicans* está frequentemente implicada). A candidíase também pode ser observada sob próteses, em indivíduos que fazem uso de esteroides tópicos e em indivíduos com diminuição do fluxo salivar, aumento da glicose salivar ou diminuição do pH salivar. Uma infecção generalizada por *Candida* pode manifestar-se como placas brancas sobre a gengiva, língua ou da mucosa oral que podem potencialmente ser removidas com gaze e deixam uma superfície avermelhada e com sangramento. Em pessoas soropositivas para o vírus da imunodeficiência humana (HIV), a infecção por *Candida* pode apresentar-se como faixa eritematosa contínua da gengiva inserida; chamado de *eritema gengival linear* ou *gengivite associada ao HIV* (Capítulo 30). O diagnóstico de infecção por *Candida* pode ser realizado por cultura, esfregaço ou biópsia. Infecções fúngicas menos comuns também têm sido descritas.[46,47]

Doenças Gengivais de Origem Genética

As doenças gengivais de origem genética podem envolver os tecidos do periodonto e têm sido descritas em detalhes.[2] Uma das condições mais clinicamente evidentes é a *fibromatose gengival hereditária*, que exibe um padrão de herança autossômico dominante ou (raramente) autossômico recessivo. O aumento gengival pode cobrir completamente os dentes, atrasar a erupção e estar presente como um achado isolado; como alternativa, pode estar associado a várias síndromes mais generalizadas.

Manifestações Gengivais de Condições Sistêmicas

As manifestações gengivais de condições sistêmicas podem aparecer como lesões descamativas, ulcerações da gengiva, ou ambas.[20,38,46] As reações alérgicas que se manifestam com alterações gengivais são incomuns, mas foram observadas em associação a diversos materiais restauradores (Figura 5.10A), cremes dentais, enxaguatórios bucais, gomas de mascar (Figura 5.11) e alimentos (Quadro 5.2). O diagnóstico dessas condições pode ser difícil e pode exigir um histórico extenso e a eliminação seletiva de possíveis causas. A avaliação conjunta com um alergologista é indicada, e exames percutâneos são frequentemente recomendados. As características histopatológicas de biópsias de reações alérgicas gengivais incluem um denso infiltrado de células eosinofílicas (Figura 5.10B-C).

Lesões Traumáticas

As lesões podem ser de origem autoinfligida e *artificial*, o que significa que estas são produzidas intencionalmente ou não intencionalmente por meios artificiais (Figura 5.12). Outros exemplos de lesão traumática incluem trauma causado pela escova de dentes, que resulta em ulceração gengival, retração ou ambos.

> **CORRELAÇÃO CLÍNICA**
>
> Indivíduos que executam escovação horizontal agressiva frequentemente apresentam retração gengival ou abrasão cervical nos dentes dos quadrantes contralaterais a sua mão dominante.

O *trauma iatrogênico* (ou seja, induzido pelo dentista ou profissional de saúde) da gengiva também pode levar a lesão gengival. Esse trauma pode ser causado diretamente (ou seja, pelo uso de instrumentos dentais) ou pela indução de cimento ou materiais restauradores ou preventivos (Figura 5.13A). O fibroma ossificante periférico pode desenvolver-se em resposta à presença de um corpo estranho (Figura 5.13B-C). *Danos acidentais* autoinfligidos à gengiva podem ocorrer como resultado de queimaduras menores decorrentes de alimentos e bebidas quentes.[20]

Reações a Corpos Estranhos

As reações a corpos estranhos desencadeiam condições inflamatórias localizadas gengivais e são causadas pela introdução de material estranho no tecido conjuntivo da gengiva por meio de interrupções no epitélio.[20] Os exemplos comuns são a introdução de amálgama na gengiva durante a execução de uma restauração, extração dentária ou apicetomia endodôntica com retro-obturação deixando uma tatuagem de amálgama (Figura 5.14A), sendo os fragmentos de metal resultantes observados durante as biópsias (Figura 5.14B); substâncias abrasivas também podem ser introduzidas durante os procedimentos de polimento.

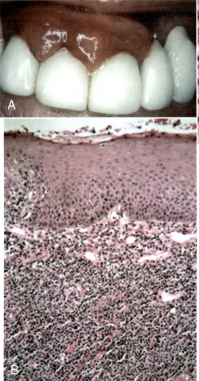
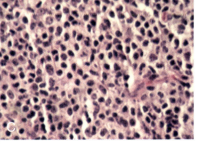

Figura 5.10 (A) Inflamação gengival intensa e localizada secundária à alergia ao níquel. (B-C). Biópsia exibindo um denso infiltrado inflamatório de plasmócitos.

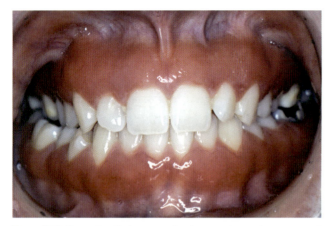

Figura 5.11 Resposta alérgica generalizada grave da gengiva como resultado de aditivo em goma de mascar.

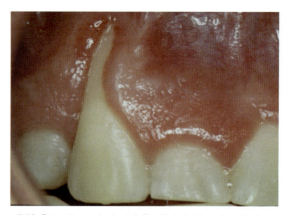

Figura 5.12 Retração gengival autoinflingida induzida pela unha do paciente.

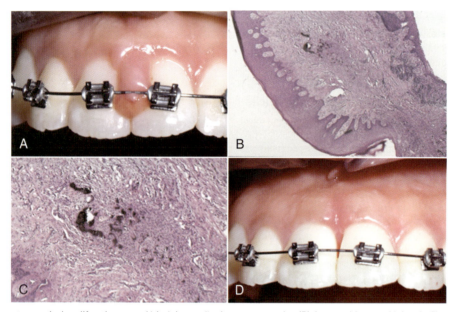

Figura 5.13 (A) Crescimento gengival proliferativo secundário à impacção de corpo estranho. (B) Aspecto histopatológico de fibroma ossificante periférico. (C) Grande ampliação da imagem mostrada em B. (D) Quatro semanas após a biópsia excisional.

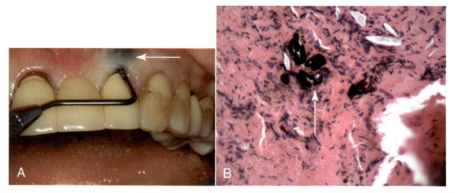

Figura 5.14 (A) Pigmentação gengival associada à apicetomia prévia e retro-obturação com amálgama. (B) Espécime de biópsia exibindo fragmentos de metal.

Periodontite

A periodontite é definida como "uma doença inflamatória dos tecidos de suporte dos dentes causada por microrganismos específicos ou grupos de microrganismos específicos, resultando em destruição progressiva do ligamento periodontal e osso alveolar, proporcionando aumento da profundidade de sondagem, retração, ou ambos".[51] A característica clínica que distingue a periodontite da gengivite é a presença de perda de inserção clinicamente detectável como resultado de destruição inflamatória do ligamento periodontal e osso alveolar. Essa perda é, muitas vezes, acompanhada pela formação de bolsa periodontal e alterações na densidade e na altura do osso alveolar subjacente. Em alguns casos, a retração da gengiva marginal pode acompanhar a perda de inserção, e, assim, mascarar a progressão da doença em curso, se apenas as medidas de profundidade de sondagem forem realizadas sem medições do nível clínico de inserção.

> **IMPORTANTE**
>
> A medição de profundidade de sondagem por si só é inadequada para uma avaliação de periodontite. A perda de inserção clínica é normalmente avaliada pela adição da extensão da retração gengival à medida de profundidade da sondagem para estimar a total extensão da perda do tecido desde a junção cemento-esmalte (JCE) do dente. No entanto, quando a retração não está visível, é essencial que a altura da gengiva marginal coronal à JCE seja determinada e que a medida seja subtraída da profundidade de sondagem para estabelecer a extensão da perda de inserção clínica. A medição de inserção clínica ao redor do dente fornece ideias do histórico e extensão da destruição periodontal ao redor do dente. Uma dificuldade comum do exame periodontal clínico é a tradução direta de profundidades de sondagem como níveis de inserção clínico quando a margem da gengiva se encontra acima da junção cemento-esmalte, levando à superestimação de níveis de inserção.

> **IMPORTANTE**
>
> Na classificação da AAP/EFP de 2018 de doenças periodontais, um sistema multidimensional de estágios e graus será introduzido para subclassificar os tipos de periodontites. A gravidade da doença periodontal no momento em que se apresenta e a complexidade do tratamento da doença ditará o estágio, enquanto os graus oferecerão mais informações, incluindo a taxa de progressão passada da doença e o risco para progressão futura.

Os sinais clínicos de inflamação – tais como alterações na cor, contorno e consistência, bem como sangramento à sondagem – podem nem sempre ser indicadores de perda de inserção. No entanto, a presença de sangramento contínuo à sondagem durante visitas sequenciais provou ser um indicador confiável da presença de inflamação e risco aumentado de perda de inserção subsequente no local do sangramento. A perda de inserção associada à periodontite pode ocorrer em um modo cíclico, com perda de inserção progredindo de forma contínua ou de forma episódica durante a atividade da doença. No entanto, os instrumentos clínicos disponíveis para detecção da doença não são sensíveis o suficiente para capturar os ciclos de perda e reparo de inserção que ocorrem durante a atividade e remissão da doença, respectivamente (ou seja, a sondagem periodontal é classificada em incrementos de 1 mm).

Embora muitas classificações das diferentes manifestações clínicas da periodontite tenham sido apresentadas desde o fim dos anos 1990, as reuniões de consenso na América do Norte, em 1989,[8] e na Europa, em 1993,[6] identificaram que a periodontite pode apresentar-se como sendo o início precoce no adulto e com formas necrosantes (Tabela 5.1). Além disso, o consenso da AAP concluiu que a periodontite pode estar associada a condições sistêmicas (p. ex., diabetes, HIV) e que algumas formas de periodontite podem ser refratárias à terapia convencional. A doença com início precoce foi distinguida da doença na idade adulta pela idade que ela surge (< 35 anos de idade foi definido como uma separação arbitrária das doenças), a taxa de progressão da doença e a presença de alterações nas defesas do hospedeiro. As doenças de início precoce são mais agressivas, ocorrem em indivíduos com menos de 35 anos de idade e estão associadas a defeitos nas defesas do hospedeiro. As formas adultas da doença são lentamente progressivas, tornaram-se clinicamente evidentes durante a quarta década de vida e não estão associadas a defeitos nas defesas do hospedeiro. Além disso, a periodontite foi subclassificada em formas pré-púbere, juvenil e rapidamente progressiva com distribuição localizada ou generalizada da doença.

Tabela 5.1 Classificação das Várias Formas de Periodontite.

Classificação	Formas de periodontite	Características da doença
AAP World Workshop in Clinical Periodontics, 1989[5]	Periodontite do adulto	Idade de início > 35 anos Taxa lenta de progressão da doença Sem defeitos na defesa do hospedeiro
	Periodontite de início precoce (pode ser pré-púbere, juvenil ou rapidamente progressiva)	Idade de início < 35 anos Taxa rápida de progressão da doença Defeitos na defesa do hospedeiro Associada a uma microbiota específica
	Periodontite associada à doença sistêmica	Doenças sistêmicas que predispõem a taxas rápidas de periodontite Doenças: diabetes, síndrome de Down, infecção pelo vírus HIV, síndrome de Papillon-Lefèvre
	Periodontite ulcerativa necrosante	Semelhante à gengivite ulcerativa necrosante, mas associada à perda de inserção clínica
	Periodontite refratária	Periodontite recorrente que não responde ao tratamento
European Workshop in Periodontology, 1993[3]	Periodontite do adulto	Idade de início: quarta década de vida Taxa lenta de progressão da doença Sem defeitos nas defesas do hospedeiro
	Periodontite de início precoce	Idade de início: antes da quarta década de vida Taxa rápida de progressão da doença Defeitos nas defesas do hospedeiro
	Periodontite necrosante	Necrose tecidual com perda de inserção óssea
AAP International Workshop for Classification of Periodontal Diseases, 1999[2]	Periodontite crônica; Periodontite agressiva; Periodontite como manifestação de doenças sistêmicas	Ver Quadro 5.3

AAP, American Academy of Periodontology; *HIV*, vírus da imunodeficiência humana.

Uma extensa pesquisa científica básica e clínica envolvendo essas entidades de doença tem sido realizada em vários países, e informações emergentes forneceram suporte para a unificação de muitas das categorias preexistentes de doenças.[13,23,49] Particularmente, evidência de apoio estava em falta para as classificações distintas da periodontite do adulto e as diversas formas diferentes de periodontite de início precoce conforme delineadas pelo International Workshop for the Classification of Periodontal Diseases da AAP em 1999[3] (Tabela 5.1). Foi observado que a destruição periodontal crônica causada pelo acúmulo de fatores locais (p. ex., placa, cálculo) pode ocorrer antes de 35 anos de idade e que a doença agressiva observada em pacientes jovens pode aparecer independentemente da idade e, em vez disso, apresentar associação familiar (genética). Em relação à periodontite refratária, pouca evidência suporta a teoria de que essa condição realmente seja uma entidade clínica distinta. As causas da perda contínua de inserção clínica e de osso alveolar após o tratamento periodontal não estão bem definidas e se aplicam a muitas formas da doença. Além disso, dados clínicos da comunidade médica emergiram para apoiar a convicção de que as formas de periodontite que eram coletivamente referidas como periodontite pré-púbere estavam, na verdade, representando a periodontite como uma manifestação de doenças sistêmicas distintas, tais como em síndromes de deficiência de adesão de leucócitos. Como resultado, a AAP realizou o International Workshop for Classification of Periodontal Diseases, em 1999, para refinar ainda mais o sistema de classificação por meio de dados clínicos e científicos mais atuais.[5] A classificação resultante das diferentes formas de periodontite foi simplificada para descrever três formas gerais da doença: periodontite crônica, periodontite agressiva e periodontite como manifestação de doença sistêmica (Tabela 5.1 e Quadro 5.3).

Quadro 5.3 Periodontite.

A periodontite pode ser subclassificada em três grandes categorias principais com base nas características clínicas, radiográficas, históricas e laboratoriais.

Periodontite crônica

As seguintes características são comuns aos pacientes com periodontite crônica:
- Prevalente em adultos, mas pode ocorrer em crianças
- Quantidade de destruição consistente com fatores locais
- Associada a um padrão microbiano variável
- Cálculo subgengival frequentemente encontrado
- Taxa de progressão de lenta a moderada, com possíveis períodos de progressão rápida
- Possivelmente modificada por ou associada a:
  - Doenças sistêmicas, tais como diabetes melito e infecção pelo vírus da imunodeficiência humana (HIV)
  - Fatores locais que predispõem à periodontite
  - Fatores ambientais, tais como tabagismo e estresse emocional

A periodontite crônica pode ainda ser subclassificada nas formas localizada e generalizada e caracterizada como leve, moderada ou grave com base nas características comuns descritas anteriormente e nas seguintes características específicas:
- Forma localizada: < 30% dos dentes envolvidos
- Forma generalizada: > 30% dos dentes envolvidos
- Leve: 1 a 2 mm de perda de inserção clínica (PIC)
- Moderada: 3 a 4 mm de PIC
- Grave: ≥ 5 mm de PIC

Periodontite agressiva

As seguintes características são comuns aos pacientes com periodontite agressiva:
- Paciente clinicamente saudável (observar a distinção entre periodontite como uma manifestação de doença sistêmica)
- Perda de inserção e destruição óssea rápida
- Agregação familiar dos indivíduos doentes

As seguintes características são comuns, mas não universais:
- Quantidade de depósitos microbianos incompatíveis com a gravidade da doença
- Níveis aumentados de *Actinobacillus actinomycetemcomitans*
- Anormalidades na função de fagócitos
- Macrófagos hiper-responsivos que produzem níveis aumentados de prostaglandina E_2 (PGE_2) e interleucina-1β (IL-1β)
- Em alguns casos, a progressão da doença sofre uma autolimitação

A periodontite agressiva pode ser classificada ainda sob a forma localizada e generalizada com base nas características comuns descritas aqui e as seguintes características específicas.

Forma localizada
- Início da doença na puberdade
- Doença localizada no primeiro molar ou incisivo com perda de inserção proximal em, pelo menos, dois dentes permanentes, dos quais um é um primeiro molar
- Resposta exacerbada de anticorpos séricos contra agentes infecciosos

Forma generalizada
- Geralmente afeta pessoas com menos de 30 anos de idade (no entanto, podem ser mais velhas)
- Perda de inserção proximal generalizada afetando, pelo menos, outros três dentes além dos molares e incisivos
- Natureza episódica intensa de destruição periodontal
- Pouca resposta de anticorpos séricos contra agentes infecciosos

Periodontite como uma manifestação de doenças sistêmicas

A periodontite pode ser observada como uma manifestação das seguintes doenças sistêmicas:
1. Distúrbios hematológicos
   a. Neutropenia adquirida
   b. Leucemias
   c. Outro
2. Doenças genéticas
   a. Neutropenia cíclica e familiar
   b. Síndrome de Down
   c. Síndromes de deficiência de adesão leucocitária
   d. Síndrome de Papillon-Lefèvre
   e. Síndrome de Chédiak-Higashi
   f. Síndromes da histiocitose
   g. Doença de armazenamento de glicogênio
   h. Agranulocitose genética infantil
   i. Síndrome de Cohen
   j. Síndrome de Ehlers-Danlos (tipos IV e VIII, autossômica dominante [AD])
   k. Hipofosfatasia
   l. Outros
3. Sem outra especificação

Dados de Flemmig TF: Periodontitis. *Ann Periodontol* 4:32, 1999; Kinane DF: Periodontitis modified by systemic factors. *Ann Periodontol* 4:54, 1999; and Tonetti MS, Mombelli A: Early-onset periodontitis. *Ann Periodontol* 4:39, 1999.

Desde o estabelecimento da classificação aceita de 1999, uma força-tarefa comissionada pela AAP propôs em 2015 uma atualização do esquema de classificação existente.[3] A atualização concentrou-se em sugestões para abordar os desafios da documentação clínica de mudanças dos níveis de inserção e da distinção entre periodontite crônica e agressiva. Particularmente, a força-tarefa da AAP recomendou a consideração de níveis de profundidade de sondagem, além dos níveis de inserção, na determinação da gravidade da periodontite para evitar superestimação. A classificação de doenças e condições do periodonto discutidas neste capítulo se concentra na classificação atualmente aceita de 1999 com referências à atualização da AAP quando apropriado.

Periodontite Crônica

A periodontite crônica é a forma mais comum de periodontite;[13] o Quadro 5.3 inclui as características dessa forma de periodontite. A periodontite crônica é mais prevalente em adultos, mas também pode ser observada em crianças. Esquemas diferentes de classificação confirmaram ou descartaram a faixa etária acima de 35 anos para separar a periodontite crônica *versus* agressiva. De acordo com a definição existente, as pessoas com menos de 35 anos de idade podem exibir uma taxa de progressão da doença mais compatível com a definição de periodontite crônica. Não obstante, a evidência epidemiológica apoia a sugestão de que pessoas com menos de 25 anos de idade no início da doença provavelmente exibirão periodontite agressiva. As radiografias intraorais junto com os registros de periogramas são de importância primordial para a documentação do início da doença e taxa de progressão.

A periodontite crônica está associada ao acúmulo de placa e cálculo. Geralmente, apresenta uma taxa de progressão da doença de lenta a moderada, mas períodos de destruição mais rápida também podem ser observados. Aumentos na taxa de progressão da doença podem ser causados pelo impacto de fatores locais, sistêmicos ou ambientais, que podem influenciar a interação normal hospedeiro-bactéria. Os fatores locais podem influenciar o acúmulo de placa (Quadro 5.4), enquanto doenças sistêmicas (p. ex., diabetes melito, HIV) podem influenciar as defesas do hospedeiro, e fatores ambientais (p. ex., tabagismo, estresse) podem influenciar a resposta do hospedeiro em relação ao acúmulo de placa. A periodontite crônica pode ocorrer como uma doença localizada na qual menos de 30% dos dentes avaliados exibem perda óssea e perda de inserção, ou pode ocorrer como generalizada quando mais de 30% dos dentes são afetados.

IMPORTANTE

A periodontite crônica é classificada pela extensão e gravidade da doença, como periodontite crônica generalizada (extensão) moderada (gravidade).

A periodontite crônica pode ser ainda classificada com base em sua extensão e gravidade. A gravidade da doença tem sido tradicionalmente determinada como leve/suave (1 a 2 mm de perda, Figura 5.15), moderada (3 a 4 mm de perda, Figura 5.16), ou grave (≥ 5 mm de perda, Figura 5.17), com base na quantidade de perda de inserção clínica (Quadro 5.3). Os níveis de inserção clínica fornecem benefícios importantes sobre a profundidade de sondagem isolada para monitorar a progressão da doença usando a JCE como ponto fixo de referência. Aliás, os níveis de profundidade de sondagem apenas apresentam sensibilidade precária a moderada para estimativa de mudanças de níveis de inserção ao longo do tempo. Não obstante, a experiência clínica tem revelado que, muitas vezes, a medição de níveis de inserção clínica na prática podem revelar-se errados. O erro mais comum ocorre no caso de sítios sem retração gengival, segundo o qual a localização da margem da gengiva é coronal à JCE. Se o clínico em tal caso apenas registrar a profundidade da sondagem sem mapear a localização da JCE (frequentemente mapeada como "retração positiva" em periogramas eletrônicos), os níveis de inserção resultantes estarão erroneamente registrados como sendo iguais ao da profundidade de sondagem. Para prevenir essa superestimação da doença, foi sugerido que os clínicos considerem que a periodontite leve esteja associada a profundidades de sondagem de < 4 mm, periodontite moderada a profundidades de sondagem de 5 a 6 mm e periodontite grave a profundidades de sondagem de ≥ 7 mm. No entanto, as profundidades de sondagem isoladamente não devem ser usadas para classificar a periodontite sem a consideração simultânea dos níveis de inserção clínica e perda óssea radiográfica.

Quadro 5.4 Deformidades e Condições de Desenvolvimento ou Adquiridas.

Fatores localizados relacionados com o dente que modificam ou predispõem a doenças gengivais induzidas pela placa ou a periodontite
1. Fatores anatômicos do dente
2. Restaurações ou aparelhos dentários
3. Fraturas radiculares
4. Reabsorção radicular cervical e defeitos do cemento

Deformidades mucogengivais e condições ao redor dos dentes
1. Retração de tecido mole ou gengival
   a. Superfícies vestibulares ou linguais
   b. Interproximal (papilar)
2. Falta de gengiva queratinizada
3. Diminuição da profundidade vestibular
4. Freio ou músculo em posição anômala
5. Excesso gengival
   a. Pseudobolsa
   b. Margem gengival inconsistente
   c. Exposição gengival excessiva
   d. Aumento gengival (Quadro 5.2)
   e. Coloração anormal

Deformidades mucogengivais e condições nos rebordos edêntulos
1. Deficiência vertical e/ou horizontal do rebordo
2. Falta de gengiva ou tecido queratinizado
3. Aumento da gengiva ou dos tecidos moles
4. Freio ou músculo em posição anômala
5. Redução da profundidade vestibular
6. Coloração anormal

Trauma oclusal
1. Trauma oclusal primário
2. Trauma oclusal secundário

Dados de Blieden TM: Tooth-related issues. *Ann Periodontol* 4:91, 1999; Halmon WW: Occlusal trauma: effect and impact on the periodontium. *Ann Periodontol* 4:102, 1999; and Pini Prato GP: Mucogingival deformities. *Ann Periodontol* 4:98, 1999.

IMPORTANTE

Na classificação da AAP/EFP de 2018 das doenças periodontais, uma das principais mudanças que será implementada é evitar uma categoria separada de "periodontite agressiva". Ambas entidades de doença periodontite crônica e agressiva serão agrupadas e serão simplesmente chamadas de *periodontite*.

Periodontite Agressiva

A periodontite agressiva difere da forma crônica principalmente pela rápida velocidade de progressão observada em um indivíduo saudável (Figuras 5.18 e 5.19). A ausência de grandes acúmulos de

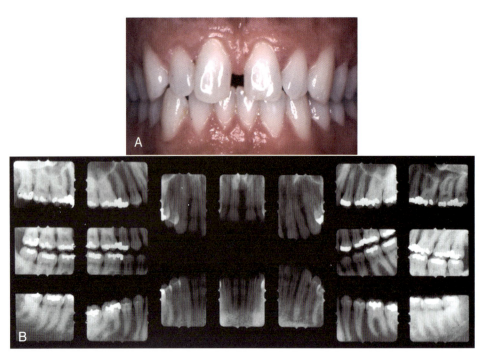

Figura 5.15 (A) Imagem clínica de periodontite crônica leve/inicial associada ao biofilme com perda de inserção clínica de 1 a 2 mm em uma mulher de 40 anos de idade. (B) Imagens radiográficas da paciente.

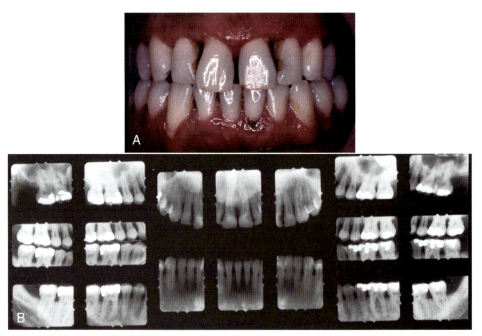

Figura 5.16 (A) Imagem clínica da periodontite crônica moderada com perda de inserção clínica de 3 a 4 mm em um homem tabagista de 53 anos de idade. (B) Imagens radiográficas do paciente.

CAPÍTULO 5   Classificação de Doenças e Condições que Afetam o Periodonto   67

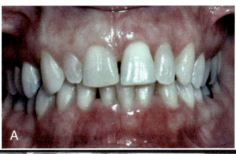
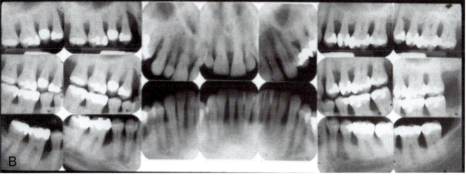

Figura 5.17 (A) Imagem clínica de um caso de periodontite crônica moderada com perda de inserção clínica > 5 mm em uma mulher de 47 anos de idade. (B) Imagens radiográficas da paciente.

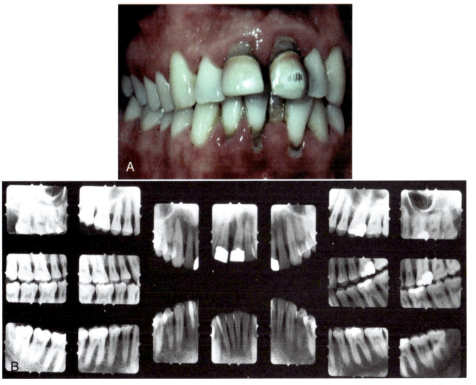

Figura 5.18 (A) Imagem clínica de um caso de periodontite agressiva com profundidade de sondagem de 1 a 7 mm e perda de inserção clínica de 3 a 4 mm em um homem de 31 anos de idade. (B) Imagens radiográficas do paciente.

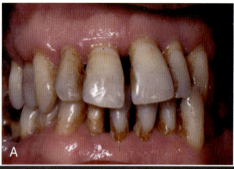
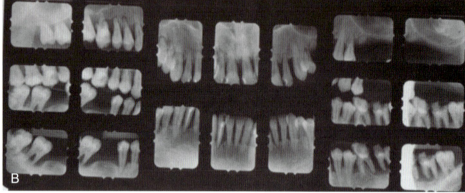

Figura 5.19 (A) Imagem clínica de um caso de periodontite agressiva com profundidade de sondagem variando entre 3 e 13 mm e perda de inserção clínica de 7 a 15 mm em um homem de 32 anos de idade. (B) Imagens radiográficas do paciente.

placa e cálculo com histórico familiar positivo de doença agressiva é sugestivo de um traço genético[34,49] (Quadro 5.3). Essa forma de periodontite foi anteriormente classificada como periodontite de início precoce (Tabela 5.1), portanto, ainda inclui muitas das características previamente identificadas nas formas localizada e generalizada da periodontite de início precoce. Embora a apresentação clínica da doença agressiva pareça ser universal, os fatores causais envolvidos nem sempre são consistentes. O Quadro 5.3 descreve características clínicas, microbiológicas e imunológicas adicionais da doença agressiva que podem estar presentes. Assim como anteriormente descrito na doença de início precoce, as formas agressivas da periodontite geralmente afetam indivíduos jovens durante ou logo após a puberdade, e pode ser observada durante a segunda e terceira décadas de vida (ou seja, de 10 a 30 anos de idade). A doença pode ser localizada, como anteriormente descrito na periodontite juvenil localizada, ou generalizada, como anteriormente descrito na periodontite juvenil generalizada e na periodontite rapidamente progressiva (Tabela 5.1). O Quadro 5.3 descreve as características comuns entre as formas localizada e generalizada de periodontite agressiva.

> **FLASHBACK**
>
> Lembre que a periodontite crônica também é categorizada pela extensão da doença *localizada* ou *generalizada* de acordo com a porcentagem do dente envolvida, com 30% dos dentes sendo o limite entre as duas categorias. De maneira importante, há uma diferença distintiva no uso dessas definições no contexto de periodontite agressiva. Para a periodontite agressiva, a forma localizada é reconhecida por apresentar um fenótipo clínico específico, que é tipicamente limitado aos dentes incisivos e primeiros molares.

Periodontite como Manifestação de Doença Sistêmica

Vários distúrbios hematológicos e genéticos têm sido associados ao desenvolvimento da periodontite em indivíduos afetados[22,23] (Quadro 5.3).

A maioria das publicações existentes consiste em relatos de casos, enquanto apenas poucos estudos têm sido realizados para investigar a natureza exata do efeito de uma condição específica sobre os tecidos periodontais, principalmente em razão da rara ocorrência de muitas dessas doenças. Especula-se que o principal efeito desses distúrbios seja por meio de alterações na resposta imunológica, como no caso da superexpressão de interleucina-17 na deficiência de adesão de leucócitos[30] ou em decorrência de distúrbios metabólicos do tecido, tais como em algumas formas da síndrome de Ehlers-Danlos.[2] A manifestação clínica de muitos desses distúrbios aparece em idade avançada e pode ser confundida com formas agressivas de periodontite, representando a perda rápida de inserção e potencial de perda dentária precoce. Isso foi um dos impulsionadores para a transição do termo *periodontite de início precoce*, que caracterizava um grupo heterogêneo de doenças, para definições de periodontite agressiva e periodontite como manifestação de doenças sistêmicas. Com a introdução dessa forma de periodontite (Tabela 5.1), existe a possibilidade de sobreposição e confusão entre a periodontite como uma manifestação de doença sistêmica em ambas as formas agressiva e crônica da doença quando há suspeita de um componente sistêmico. Atualmente, o diagnóstico de *periodontite como uma manifestação de doença sistêmica* deve ser realizado quando a condição sistêmica é o principal fator de predisposição e quando os fatores locais (p. ex., grandes quantidades de placa e cálculo) não estão claramente evidentes ou sua presença isoladamente não justifica a gravidade ou progressão da doença. Essa definição é reservada para um grupo específico de doenças e síndromes nas quais tem sido documentado um efeito destrutivo profundo no periodonto. A remoção dos fatores locais como parte da terapia periodontal convencional em tais casos é frequentemente inadequada para deter a destruição periodontal devido ao efeito sistêmico. Quando a destruição periodontal claramente é o resultado da ação de fatores locais, mas foi agravada pelo aparecimento de condições como diabetes melito (Figuras 5.20 e 5.21) ou infecção pelo HIV, o diagnóstico deve ser de *periodontite crônica modificada pela condição sistêmica*.

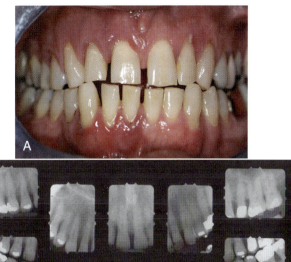

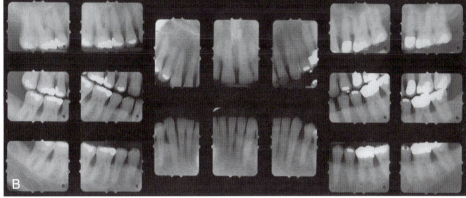

Figura 5.20 (A) Imagem clínica de um caso de periodontite crônica generalizada grave, em um homem de 53 anos de idade, tabagista, portador de diabetes e nível de hemoglobina A_{1c} (Hb A_{1c}) de 10,7. (B) Imagens radiográficas do paciente.

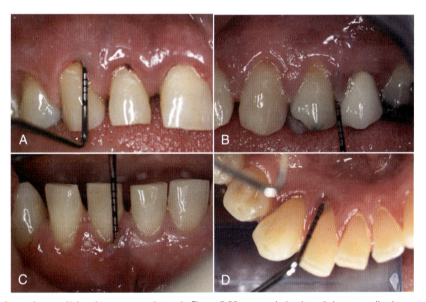

Figura 5.21 Profundidade de sondagem clínica do mesmo paciente da Figura 5.20 com periodontite crônica generalizada grave modificada por diabetes e tabagismo.

A síndrome de Papillon-Lefèvre (SPL) é um exemplo de uma condição que causa periodontite grave como uma de suas manifestações. A SPL é uma doença autossômica recessiva causada por mutações no gene da catepsina C localizado no cromossomo 11q14.[17] As manifestações clínicas da síndrome incluem periodontite agressiva grave e queratodermia difusa nas palmas das mãos, nas plantas dos pés, joelhos ou todos os três[16] (Figuras 5.22 e 5.23). A consanguinidade dos pais é um achado comum em cerca de um terço dos casos.[31]

CORRELAÇÃO CLÍNICA

Quando as doenças monogênicas são encontradas, a consanguinidade pode ser uma descoberta comum particularmente em certas culturas étnicas em que isso é socialmente aceitável. O aconselhamento genético apropriado é aconselhado. Além disso, quando o diagnóstico para o probando (o primeiro filho no qual a doença é observada) é estabelecido, é crucial que os irmãos sejam cuidadosamente examinados para diagnóstico imediato de casos adicionais.

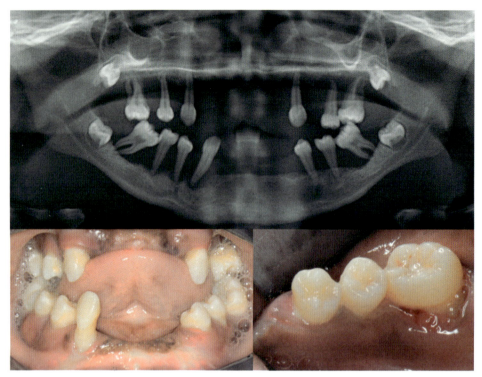

Figura 5.22 Radiografia panorâmica e fotografias clínicas de uma menina de 13 anos de idade com síndrome de Papillon-Lefèvre (SPL). A SPL é um distúrbio recessivo autossômico causado por mutações no gene da catepsina C localizado no cromossomo 11q14. As manifestações clínicas da síndrome são periodontite agressiva grave, bem como ceratodermia difusa nas palmas das mãos, nas solas dos pés ou nos joelhos. Em pacientes com SPL, até 4 a 5 anos de idade, os dentes decíduos, em geral, esfoliam ou são extraídos em decorrência da destruição periodontal grave. Subsequentemente, uma fase edêntula ocorre, durante a qual uma redução na carga oral microbiana é observada e a saúde gengival é restaurada. Após a erupção da dentição permanente é repetido, um ciclo similar de inflamação periodontal grave, a qual geralmente não responde às terapias periodontais convencionais. Um aumento na mobilidade dos dentes e abscessos periodontais é frequentemente observado logo após a erupção dos dentes permanentes. *(Cortesia de Dr. George Kotsakis, Seattle, Washington.)*

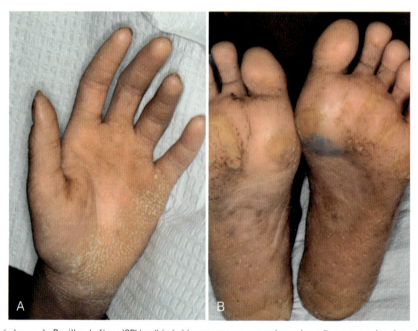

Figura 5.23 Paciente com síndrome de Papillon-Lefèvre (SPL) exibindo hiperqueratose nas palmas das mãos e nas solas dos pés. A SPL afeta clinicamente ambas as dentições decídua e permanente. Os sinais de ceratodermia palmoplantar normalmente aparecem simultaneamente com a erupção dos primeiros dentes decíduos (5-6 meses), mas podem aparecer antes de 1 mês de idade. *(Cortesia de Dr. George Kotsakis, Seattle, Washington.)*

A função prejudicada dos neutrófilos é considerada a principal causa da SPL e, eventualmente, resulta na desregulação da resposta dos leucócitos polimorfonucleares à infecção microbiana.[11] Embora a microbiota subgengival associada à SPL seja diversificada, os patógenos oportunistas periodontais como *Aggregatibacter actinomycetemcomitans* (Aa), *Porphyromonas gingivalis*, *Tannerella forsythia*, *Fusobacterium nucleatum* e *Prevotella intermedia* são frequentemente identificados entre amostras de placa de pacientes com SPL.[1,50] Títulos de imunoglobulina G sérica contra Aa estão geralmente elevados em indivíduos com SPL, tornando, assim, o Aa um fator causal significativo.[50] Os indivíduos com SPL, muitas vezes, são inicialmente examinados por um dermatologista ou um pediatra, e o fenótipo da síndrome pode ser confundido com o de dermatite atópica (eczema) ou ceratodermia palmoplantar.[35] O caso apresentado nas Figuras 5.22 e 5.23 foi tratado por diversos anos por um dermatologista como dermatite atópica com cauterização ocasional de "verrugas plantares" mal diagnosticadas. O diagnóstico de SPL foi estabelecido no consultório periodontal. A abordagem de tratamento multidisciplinar para esses pacientes, incluindo o encaminhamento a um periodontista, não pode ser subestimada. Depois de um diagnóstico de SPL ser estabelecido, é importante investigar o histórico familiar completo e construir uma árvore genealógica (linhagem genética) para ajudar a identificar os irmãos não diagnosticados ou mal diagnosticados (Figura 5.24). Em 1979, Haneke propôs como critérios essenciais para o diagnóstico de SPL a existência de hiperqueratose palmoplantar, perda de dentes decíduos e permanentes e um padrão de herança autossômico recessivo.[16] As manifestações secundárias da SPL podem se estender a calcificações intracranianas ectópicas e aumento da suscetibilidade a infecções, incluindo abscessos piogênicos hepáticos, que podem ser fatais.[9]

A SPL afeta clinicamente tanto a dentição decídua como a permanente. Os sinais de ceratodermia palmoplantar geralmente aparecem de forma simultânea com a erupção do primeiro dente decíduo (ou seja, 5 a 6 meses de idade), mas podem aparecer tão cedo quanto 1 mês de vida. Com 4 a 5 anos de idade, os dentes decíduos normalmente esfoliam ou são extraídos por causa de uma destruição periodontal grave. Subsequentemente, uma fase edêntula ocorre durante a redução da carga microbiana oral, e a saúde gengival é restaurada. Após a erupção da dentição permanente, um ciclo semelhante de inflamação periodontal grave repete-se e geralmente não responde ao tratamento periodontal convencional.[11] Frequentemente, observam-se um aumento na mobilidade dentária e abscessos periodontais logo após a erupção dos dentes permanentes.

O prognóstico para os pacientes com SPL melhorou significativamente em resposta a um aumento na rapidez e precisão do diagnóstico da síndrome, à melhor compreensão da patogenia e ao acompanhamento profissional mais eficiente. Parece haver um consenso entre os cirurgiões-dentistas de que o sucesso do tratamento da periodontite entre os indivíduos com SPL exige a erradicação do Aa.[10,12,43] O tratamento da dentição decídua inclui consultas de profilaxia frequentes para garantir que o paciente mantenha a função mastigatória adequada e a nutrição durante a primeira infância. Para criar um ambiente saudável para a erupção dos dentes permanentes, tem sido defendido que se faça uso de antibióticos eficazes contra Aa administrados por via sistêmica, junto com a extração de todos os dentes decíduos entre 6 e 12 meses antes da erupção do primeiro dente permanente. No entanto, testes de sensibilidade e cultura da placa subgengival podem melhorar a seleção de um regime antibiótico mais eficaz. De Vree et al. descreveram dois pacientes com SPL.[10] O Aa foi erradicado de um indivíduo, que foi capaz de manter a maioria de seus dentes por um período de 15 anos; no segundo indivíduo, o Aa era resistente à combinação de antibióticos e ele perdeu todos os dentes, apesar do tratamento intensivo. A combinação de trimetoprima e sulfametoxazol (Bactrim® Bactar®) (p. ex., cotrimoxazole) também tem se mostrado eficaz contra Aa e produz uma melhora significativa da função neutrofílica contra Aa.[24] Um programa de manutenção periodontal rigoroso é de extrema importância para controlar de forma eficaz a higiene oral do paciente e para proporcionar uma intervenção imediata se reaparecerem sinais de inflamação.[32] Os retinoides, que são análogos sintéticos da vitamina A, uma modalidade de tratamento contra manifestações cutâneas de SPL, também têm sido considerados como adjuvantes imunomoduladores para o tratamento da periodontite associada à SPL.[12,24]

A sarcoidose é uma doença crônica expressa como uma hipersensibilidade mediada por células do tipo tardia, que afeta principalmente pulmões, linfonodos, pele, olhos, fígado, baço e pequenos ossos das mãos e dos pés.[36] A sarcoidose raramente afeta a cavidade oral, com incidência de ocorrência em ordem decrescente observada em linfonodos, lábios, palato mole, mucosa bucal, gengiva, língua e osso.[36] A Figura 5.25 descreve o padrão de perda óssea e retração associados à sarcoidose no pré-tratamento, com infiltrado fibroso no parênquima pulmonar observado nos pulmões conforme descrito por radiografia torácica com um padrão de opacidade (Figura 5.25C). Entre as características histológicas de sarcoidose, estão incluídas a presença de um intenso infiltrado inflamatório crônico com áreas focais de granulomas não caseosos e o teste de Kveim positivo (Figura 5.26C). A remineralização do osso alveolar é observada nas radiografias realizadas 1 ano após a administração sistêmica de esteroides (p. ex., prednisona) (Figura 5.26A).

Osteonecrose dos Maxilares Relacionada ao Uso de Medicação

A *osteonecrose dos maxilares relacionada ao uso de medicação* é um termo atualizado que substituiu a frase osteonecrose dos maxilares relacionada aos bisfosfonatos. Os bisfosfonatos (BP) são análogos do pirofosfato com alta afinidade para os cristais de hidroxiapatita. Eles inibem a reabsorção óssea mediada por osteoclastos e desempenham um papel-chave no manejo de disfunções ósseas osteolíticas, incluindo osteoporose, doença de Paget, metástases ósseas e mieloma múltiplo.[44] No entanto, o seu uso prolongado está associado à osteonecrose dos maxilares relacionada ao uso de medicação.[18]

A American Association of Oral and Millofacial Surgeons define a osteonecrose dos maxilares relacionada ao uso de medicação como "osso exposto na área maxilofacial que ocorre na ausência de irradiação da cabeça e do pescoço e sem evidências de cicatrização por

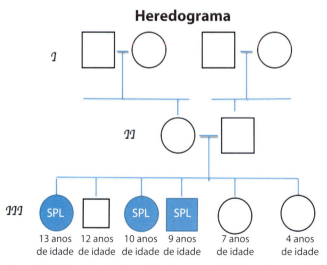

Figura 5.24 Não foi relatada história de consanguinidade neste caso. No entanto, aproximadamente um terço dos casos diagnosticados de síndrome de Papillon-Lefèvre (SPL) descende do mesmo ancestral. Proles III1, III3 e III4 exibem o fenótipo da síndrome de Papillon-Lefèvre. Todos os irmãos devem ser cuidadosamente examinados por um periodontista após um caso de síndrome de Papillon-Lefèvre ter sido diagnosticado.

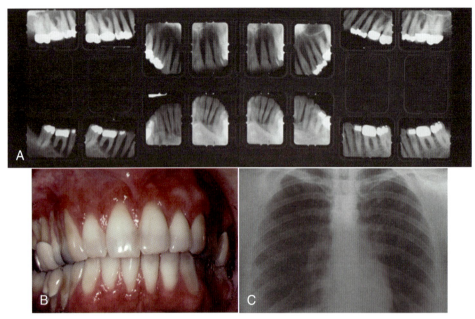

Figura 5.25 Sarcoidose em pré-tratamento. (A) Raios X intraorais exibindo perda óssea mais extensa para os dentes anteriores que a perda de inserção clínica. (B) Retração extensa acompanhando a perda de inserção clínica. (C) Infiltrado fibroso no parênquima pulmonar.

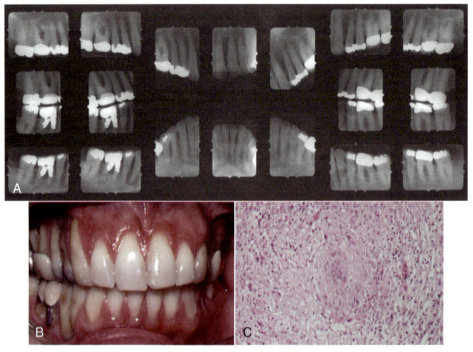

Figura 5.26 Sarcoidose após tratamento com prednisona. (A) Raios X intraorais exibindo remineralização óssea. (B) Redução da inflamação gengival enquanto a retração e a perda de inserção clínica persistem. (C) Biópsia pré-tratamento.

pelo menos 8 semanas após a identificação de pacientes tratados com bisfosfonatos"[4] (Figuras 5.27 e 5.28). Até o momento, a verdadeira incidência, as causas e os fatores de risco para o desenvolvimento da osteonecrose dos maxilares relacionada ao uso de medicação são em grande parte desconhecidos. A esmagadora proporção (i.e., 97%) dos casos relatados está relacionada à alta dose intravenosa de bisfosfonatos administrada a pacientes com câncer. No entanto, uma pequena fração (i.e., 3%) tem sido descrita em pacientes com osteoporose e pacientes com doença de Paget que estão recebendo bisfosfonato oral.[18] A incidência estimada de osteonecrose dos maxilares relacionada ao uso de medicação em pacientes com osteoporose que estão recebendo bisfosfonato oral é cerca de 0,7 por 100.000 pessoas/anos de exposição.[4] A incidência de osteonecrose dos maxilares relacionada ao uso de medicação entre pacientes com câncer que fazem uso de bisfosfonatos intravenosos varia de 0,72% a 7,4%.[18]

As lesões da osteonecrose dos maxilares relacionada ao uso de medicação podem ser assintomáticas ou podem apresentar-se com dor, secreção purulenta, aumento de volume, mobilidade dentária e parestesia, culminando, assim, em uma redução na capacidade de comer e falar. A osteonecrose dos maxilares relacionada ao uso de medicação ocorre com mais frequência na mandíbula (65%), seguida da maxila (26%) e ambos os maxilares (95%).[52] A frequência de osteonecrose dos maxilares relacionada ao uso de medicação é maior na região posterior da mandíbula. Entre os pacientes que desenvolvem

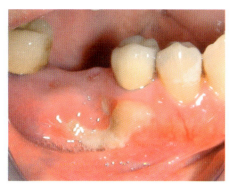

Figura 5.27 Exposição óssea na região vestibular do pré-molar e molar inferior em um paciente com osteonecrose da mandíbula associada ao uso de medicação, após extração do primeiro molar. *(Cortesia de Dr. Vivek Thumbigere Math, Minneapolis.)*

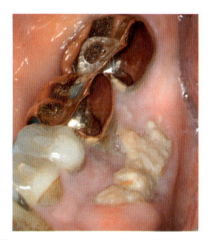

Figura 5.28 Paciente com osteonecrose da mandíbula associada ao uso de medicação com exposição óssea na face lingual do pré-molar e molar inferiores após tratamento do canal radicular. *(Cortesia de Dr. Vivek Thumbigere Math, Minneapolis.)*

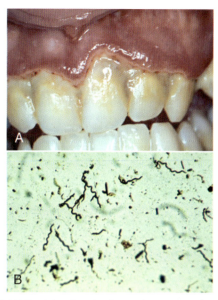

Figura 5.29 (A) Gengivite ulcerativa ilustrando a necrose da gengiva marginal. (B) Microscopia de contraste de fase revela espiroquetas na amostra da placa subgengival.

osteonecrose dos maxilares relacionada ao uso de medicação, aproximadamente 60% dos casos ocorrem após um procedimento dentário invasivo (p. ex., extração dentária), enquanto 40% desenvolvem-na espontaneamente.[48] A avaliação radiográfica geralmente é inconclusiva nas lesões precoces. Em casos avançados, observa-se uma radioluscência mosqueada pouco definida e um sequestro ósseo radiopaco.

Atualmente, não há um tratamento eficaz para a osteonecrose dos maxilares relacionada ao uso de medicação. A interrupção do uso de bisfosfonatos não é útil, porque estes tendem a residir no osso por períodos muito longos. Uma intervenção cirúrgica radical muitas vezes agrava a condição, e a validade do tratamento com oxigênio hiperbárico para a osteonecrose dos maxilares relacionada ao uso de medicação não é conclusiva. Os pacientes normalmente são tratados por meio de desbridamento conservador minimamente invasivo, antibióticos e bochecho com clorexidina para limitar a extensão do dano e facilitar a cicatrização da ferida.[48] A American Dental Association sugere que um programa de saúde oral, que consista em práticas de higiene com ultrassonografia e atendimento odontológico regular, seja uma abordagem valiosa para reduzir o risco de desenvolvimento de osteonecrose dos maxilares relacionada ao uso de medicação.[18] Os clínicos são incentivados a usar técnicas cirúrgicas atraumáticas e minimizar a extensão da manipulação dentoalveolar. A comunicação com o clínico do paciente [adequada entre o clínico e o paciente] e a avaliação apropriada de risco são fundamentais para o êxito do manejo dos pacientes que estão fazendo o uso de bisfosfonatos.

O uso do termo osteonecrose do maxilar relacionada ao uso de medicação foi introduzido para monitorar o número crescente de casos de osteonecrose do maxilar que estão associados a novos tipos de medicação, tais como terapias antirreabsortivas (denosumabe) e antiangiogênicas, pela American Association of Oral and Maxillofacial Surgeons (AAOMS) na sua atualização de 2014. Os leitores são referenciados ao artigo de posição pela AAOMS para informações adicionais sobre osteonecrose do maxilar relacionada ao uso de medicação.[4]

Doenças Periodontais Necrosantes

As características clínicas das doenças periodontais necrosantes podem incluir (mas não estão limitadas) a gengiva marginal e papilar ulcerada e necrótica que está recoberta por um tecido necrosado ou uma pseudomembrana branco-amarelada ou acinzentada, papilas com crateras e cortes cegos, sangramento por provocação ou espontâneo, dor e halitose. Estas doenças podem estar acompanhadas por febre, mal-estar e linfadenopatia, embora essas características não sejam consistentes. Duas formas de doença periodontal necrosante foram descritas: *gengivite ulcerativa necrosante* (GUN) (Figura 5.29) e *periodontite ulcerativa necrosante* (PUN) (Figura 5.30). A GUN foi anteriormente classificada como "doença gengival" ou "gengivite", porque a perda de inserção clínica não é uma característica consistente. A PUN tem sido classificada como uma forma de "periodontite" porque a perda de inserção está presente. Entretanto, os casos de PUN são quase exclusivamente relatados em pessoas imunocomprometidas. Determinou-se que tanto a GUN como a PUN constituem um grupo separado de doenças que apresentam a *necrose tecidual* como um achado clínico primário (Quadro 5.1).

Gengivite Ulcerativa Necrosante

As características clínicas e causais da GUN[42] são descritas em detalhes no Capítulo 20. As características que definem a GUN são: a causa bacteriana, a lesão necrótica e os fatores predisponentes, como estresse psicológico, tabagismo e imunossupressão. Além disso, nos países em desenvolvimento, a desnutrição pode ser um fator contribuidor. A GUN geralmente é observada como uma lesão aguda que responde bem ao tratamento antimicrobiano em combinação com remoção profissional da placa e cálculo bem como melhora na higiene bucal.

Periodontite Ulcerativa Necrosante

Uma característica consistente que diferencia a PUN da GUN é a perda de inserção clínica e de osso alveolar que se origina da região proximal.[33] As características da PUN são descritas em mais detalhes no Capítulo 29. A PUN pode ser observada entre indivíduos soropositivos para HIV com baixa contagem de CD4. As manifestações clínicas incluem ulceração local e necrose do tecido gengival com a exposição e rápida destruição do osso subjacente, bem como sangramento espontâneo e dor grave. As pessoas HIV+ com PUN são 20,8 vezes mais propensas a apresentar contagem de células CD4+ menor que 200 células/mm³ de sangue periférico, em comparação com aquelas sem PUN, o que sugere que a imunossupressão é um dos principais fatores para o seu desenvolvimento. A PUN também foi associada à subnutrição grave em países em desenvolvimento. Casos mais agressivos de estomatite necrosante exibem necrose do tecido além dos limites do periodonto para incluir outros tecidos orais, tais como o palato duro.

> **IMPORTANTE**
>
> A estomatite necrosante é uma condição inflamatória séria que se desenvolve em indivíduos sistemicamente comprometidos e é caracterizada pela necrose de tecidos moles que se estende além da gengiva, com formação potencial de sequestro ósseo. Essa entidade de doença agora está incluída na classificação de 2018 da AAP/EFP de doenças periodontais.

Abscessos Periodontais

Um abscesso periodontal é uma infecção purulenta localizada dos tecidos periodontais e é classificado de acordo com o seu tecido de origem como abscesso gengival, periodontal ou pericoronal.[28] As características clínicas, microbiológicas e imunológicas predisponentes são discutidas nos Capítulos 8, 9 e 13.

Periodontite Associada às Lesões Endodônticas

A classificação das lesões que afetam o periodonto e a polpa baseia-se na sequência do processo da doença.

Lesões Endodônticas-Periodontais

A necrose pulpar precede as alterações periodontais nas lesões endodônticas-periodontais. Uma lesão periapical que se origina com infecção e necrose pulpar pode drenar para a cavidade bucal por meio do ligamento periodontal, resultando na destruição do ligamento periodontal e do osso alveolar adjacente. Isso pode apresentar-se clinicamente como uma bolsa periodontal localizada profunda que se estende para o ápice do dente (Figura 5.31A). Se a infecção endodôntica não é tratada em tais casos, um grande defeito no rebordo alveolar pode ocorrer (Figura 5.31B-C), assim exigindo cirurgia reconstrutiva (Figura 5.31D) antes da colocação de implantes e próteses (Figura 5.32)

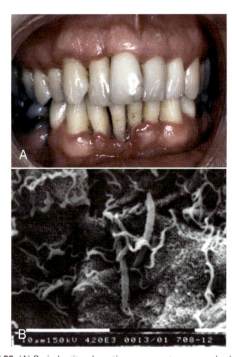

Figura 5.30 (A) Periodontite ulcerativa necrosante com perda de inserção clínica grave em um homem de 28 anos de idade, portador do vírus da imunodeficiência humana (HIV). (B) Espiroquetas são observadas na superfície das células epiteliais.

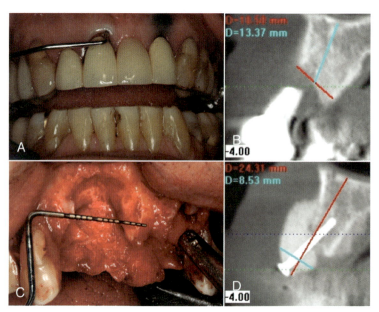

Figura 5.31 (A e C) Imagens clínicas de uma perda extensa do rebordo alveolar secundária à lesão endodôntica periapical. (B) Imagem de TC evidencia a perda óssea alveolar. (D) Imagem de TC do rebordo regenerado via enxerto ósseo alogênico, colocação de parafuso e membrana.

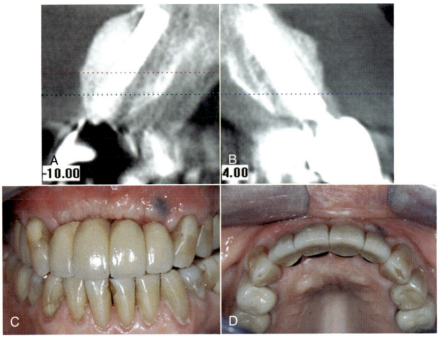

Figura 5.32 O mesmo paciente apresentado na Figura 5.31. (A-B) Imagens de TC de rebordo regenerado com os implantes posicionados nas áreas dos dentes 12, 21 e 22. (C-D) Imagens clínicas da prótese suportada por implante.

para restabelecer um resultado funcional e estético. A infecção pulpar também pode drenar por meio de canais acessórios, especialmente na área da furca, o que pode levar a um comprometimento da furca pela perda de inserção clínica e osso alveolar.

 CORRELAÇÃO CLÍNICA

Em estágios iniciais de lesões endodônticas primárias, a terapia do canal radicular pode ser o único tratamento necessário para restaurar o aparato periodontal.

Lesões Periodontais-Endodônticas

É mais incomum para a doença periodontal levar à doença endodôntica que o inverso. Em uma lesão periodontal-endodôntica, a infecção bacteriana de uma bolsa periodontal leva à perda de inserção, e a exposição radicular, então, espalha-se até a polpa, resultando em necrose pulpar. No caso de doença periodontal avançada, a infecção pode atingir a polpa pelo forame apical. Não obstante, os estudos existentes têm mostrado que, embora a raspagem e o alisamento radicular removam o cemento e a dentina subjacente, estes também podem levar à hipersensibilidade da dentina, mas não à pulpite irreversível.

Lesões Combinadas

As lesões combinadas ocorrem quando a necrose pulpar e lesão periapical ocorrem em um dente que também está com o periodonto comprometido. Um defeito intraósseo que se comunica com uma lesão periapical de origem pulpar resulta em uma lesão periodontal-endodôntica combinada.

Em todos os casos de periodontite associada a lesões endodônticas, a infecção endodôntica deveria ser controlada antes do começo do tratamento definitivo da lesão periodontal, especialmente quando técnicas de enxerto ósseo ou regenerativas são planejadas.[29] O prognóstico do dente em lesões combinadas depende muito do resultado do tratamento periodontal.

Deformidades e Condições de Desenvolvimento ou Adquiridas

Fatores Localizados Relacionados ao Dente que Modificam ou Predispõem Indivíduos às Doenças Gengivais Induzidas pela Placa ou às Periodontites

Em geral, os fatores localizados relacionados ao dente contribuem para o início e a progressão da doença periodontal através do aumento de acúmulo de placa ou da prevenção de sua remoção eficaz por medidas normais de higiene oral.[7] Esses fatores estão distribuídos em quatro subgrupos definidos no Quadro 5.4.

Fatores Anatômicos Dentários

Os fatores anatômicos dentários estão associados a malformações no desenvolvimento dentário ou à localização do dente. Os fatores anatômicos (p. ex., as projeções cervicais do esmalte, sulcos palatinos, pérolas do esmalte) têm sido associados à perda de inserção clínica, especialmente em áreas de bifurcação. As projeções cervicais do esmalte são encontradas em 15% a 24% dos molares inferiores e de 9% a 25% dos molares superiores, e foram observadas fortes associações com envolvimento da furca.[27] Os sulcos palatogengivais, que são encontrados principalmente em incisivos superiores, são observados em 8,5% da população, e estão associados ao aumento do acúmulo de placa e perda de inserção clínica, bem como perda óssea. Os sulcos radiculares proximais nos incisivos e pré-molares superiores também predispõem ao acúmulo de placa, inflamação e perda de inserção clínica e óssea.

A localização do dente é considerada importante para o início e o desenvolvimento da doença. Os dentes desalinhados predispõem os indivíduos ao acúmulo de placa com inflamação resultante nas crianças e podem predispor os adultos à perda clínica de inserção, especialmente quando estão associados a maus hábitos de higiene oral. Contatos interproximais abertos que contribuem para a impactação alimentar têm sido associados a um aumento na perda de inserção.[21]

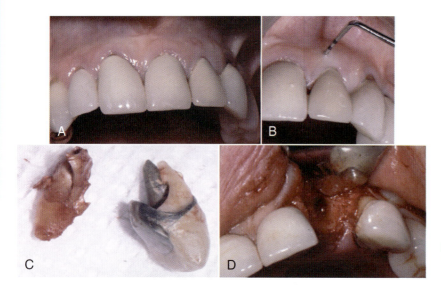

Figura 5.33 (A-B) Imagens clínicas de trajeto fistuloso. (C) Fratura radicular. (D) Defeito resultante no rebordo alveolar.

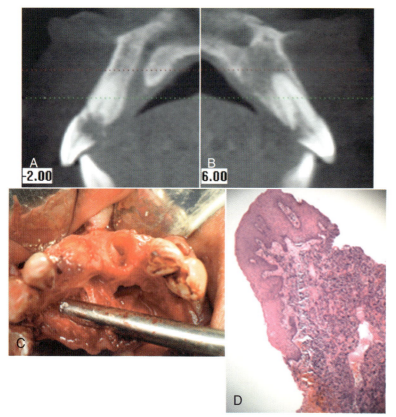

Figura 5.34 (A-B) Imagens de TC revelam uma reabsorção radicular cervical grave dos incisivos centrais superiores e abscesso periapical. (C) Coroas fraturadas decorrentes de reabsorção. (D) Biópsia de tecido mole no local da reabsorção.

Restaurações Dentárias e Aparelhos

As restaurações dentárias ou aparelhos estão frequentemente associados ao desenvolvimento de inflamação gengival. As restaurações colocadas no fundo do sulco ou dentro do epitélio juncional podem invadir o espaço biológico, resultando em uma inflamação e na perda de inserção clínica e perda óssea. O contorno de uma restauração de coroa completa pode afetar a retenção de placa com as superfícies planas sendo mais higiênicas se comparadas às restaurações convexas que exibem maior volume de material na região cervical.

Fraturas Radiculares

As fraturas radiculares podem estar associadas a procedimentos endodônticos ou restauradores, bem como a forças traumáticas (Figura 5.33A-C) e podem levar ao comprometimento periodontal pela migração apical da placa ao longo da linha da fratura (Figura 5.33D).

FLASHBACK

As fraturas radiculares verticais que envolvem tanto a polpa quanto o ligamento periodontal são verdadeiras lesões combinadas endodônticas-periodontais.

Reabsorção Radicular Cervical e Fraturas de Cemento

A reabsorção radicular cervical invasiva (RCI) (como observado na tomografia computadorizada de feixe cônico mostrada na Figura 5.34A-B) e as fraturas de cemento podem levar à destruição periodontal quando a lesão se comunica com a cavidade oral e permite que as bactérias migrem subgengivalmente. A remoção atraumática de dentes com lesões progressivas de reabsorção cervical e a reconstrução dos

CAPÍTULO 5 Classificação de Doenças e Condições que Afetam o Periodonto

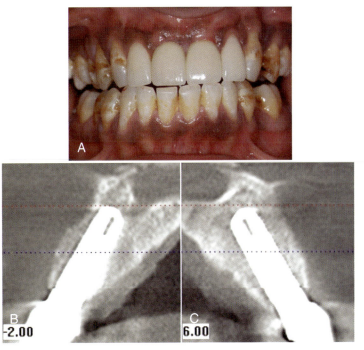

Figura 5.35 (A) Imagem clínica após tratamento do mesmo paciente apresentado na Figura 5.34 com coroas metaloplásticas suportadas por implante nas laterais. (B-C) Imagens de TC de enxertos ósseos e implantes posicionados nos incisivos centrais perdidos em função de reabsorção radicular cervical grave.

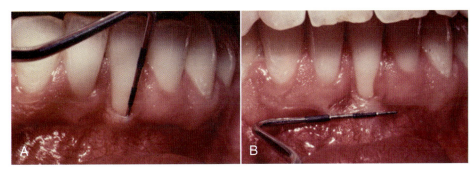

Figura 5.36 (A) Defeito mucogengival representado pela retração. (B) Defeitos que se estendem até a mucosa alveolar e ausência de gengiva queratinizada.

defeitos ósseos resultantes com enxertos ósseos, implantes dentários e próteses são soluções viáveis para tais defeitos (Figura 5.35). Os dentes avulsionados que são reimplantados frequentemente desenvolvem anquilose e reabsorção cervical muitos anos após o reimplante. Se o paciente ainda está na fase de crescimento esquelético, a decoronação pode ser o tratamento escolhido para a preservação óssea. Em adultos com crescimento esquelético completo, a remoção atraumática de tais dentes anquilosados, seguida de reconstrução óssea e colocação de implantes e próteses, é uma opção de tratamento viável em adultos (Figura 5.35).

Deformidades Mucogengivais e Condições ao Redor dos Dentes

A *deformidade mucogengival* é um termo genérico utilizado para descrever a junção mucogengival e a sua relação com a gengiva (Figura 5.36), a mucosa alveolar, o freio e as inserções musculares. Uma deformidade mucogengival pode ser definida como um desvio significativo da forma normal da gengiva e mucosa alveolar, e pode envolver o osso alveolar subjacente. A cirurgia mucogengival e a cirurgia periodontal plástica e estética corrigem os defeitos na morfologia, posição ou quantidade de gengiva. Esse assunto está descrito em mais detalhes no Capítulo 65. A correção cirúrgica das deformidades mucogengivais pode ser realizada por razões estéticas, para melhorar a função ou para facilitar a higiene oral.[37]

Deformidades Mucogengivais e Condições do Rebordo Edêntulo

As deformidades mucogengivais, como a falta de gengiva queratinizada estável entre os fundos do vestíbulo e o assoalho da boca (Figura 5.37A), podem precisar de enxerto de tecido mole e aprofundamento vestibular antes da reconstrução protética (Figura 5.37B-D). Os defeitos ósseos alveolares no rebordo edêntulo (Figura 5.38A-B) normalmente exigem cirurgia corretiva (Figura 5.38C-D) para restaurar a forma e a função antes da colocação de implantes e próteses para restituir os dentes perdidos (Figura 5.39).[37]

Trauma Oclusal

As causas de trauma decorrentes da oclusão e o efeito desse tipo de trauma no periodonto são discutidas em detalhes nos Capítulos 26 e 55.

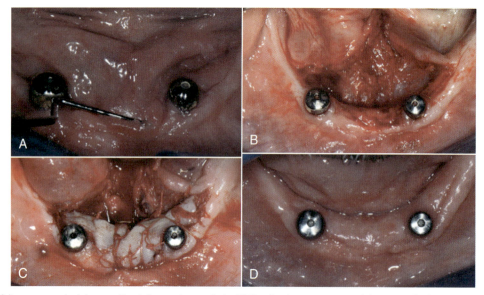

Figura 5.37 (A) Defeito mucogengival do assoalho da boca até o vestíbulo. (B) Retalho de espessura parcial com aprofundamento vestibular. (C) Posicionamento do enxergo gengival livre. (D) Restabelecimento da profundidade vestibular e gengiva inserida queratinizada.

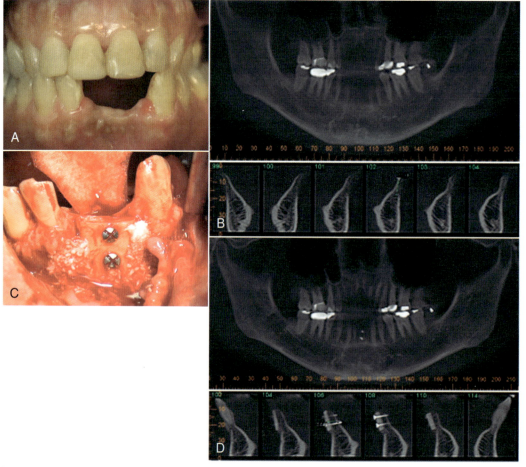

Figura 5.38 (A) Imagem clínica de defeito no rebordo edêntulo. (B) Imagem de TC antes do tratamento do defeito. (C) Rebordo reconstruído com a utilização de enxerto em bloco do ramo. (D) Imagem de TC do local do enxerto.

CAPÍTULO 5   Classificação de Doenças e Condições que Afetam o Periodonto   79

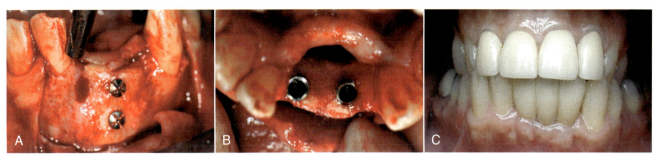

Figura 5.39 (A) Imagem clínica do rebordo 6 meses após o enxerto. (B) Colocação de implantes nas áreas dos dentes #32 e #41. (C) Coroas metalocerâmicas para os incisivos superiores e prótese suportada por implante do dente #32 até #41.

 Acesse Casos Clínicos em https://www.grupogen.com.br.

Referências Bibliográficas

 As referências bibliográficas deste capítulo estão disponibilizadas em https://www.grupogen.com.br.

CAPÍTULO 6

Fundamentos dos Métodos Epidemiológicos da Doença Periodontal

Philippe P. Hujoel | Georgios A. Kotsakis

SUMÁRIO DO CAPÍTULO

Necessidade de uma Epidemiologia, 80
Modelos de Estudos Epidemiológicos, 84
Causas, 86
Diagnóstico, 87

Necessidade de uma Epidemiologia

A Organização Mundial da Saúde (OMS) define "epidemiologia" como "o estudo da distribuição e dos determinantes de estados ou eventos (inclusive doenças) relativos à saúde e sua aplicação no controle de doenças e outros problemas de saúde". Diferentes modelos de estudo são empregados para investigar a distribuição das doenças periodontais nas diversas populações e para determinar sua etiologia e sua associação com outras doenças. O objetivo final é a definição de estratégias de prevenção e tratamento orientadas por evidências. "As doenças periodontais (gengivais), incluindo a gengivite e a doença periodontal destrutiva, são infecções graves".[72] Essa afirmação, feita em 2009 por uma organização profissional odontológica, reflete a crença dominante, vigente desde a década de 1960, de que bactérias são as causadoras das condições periodontais.[19] Esse dogma bacteriano tem várias consequências. O manejo clínico e a pesquisa passaram a se concentrar em grande parte nas vacinas, no diagnóstico microbiano, nos antimicrobianos, antibióticos, na placa dentária e na imunologia. Os diagnósticos clínicos que não se enquadravam no paradigma da infecção (p. ex., atrofia periodontal) foram eliminados de algumas classificações de doença periodontal, e foi levantada a hipótese de que as infecções periodontais provocavam doenças sistêmicas.

Mas as doenças periodontais são realmente doenças infecciosas? Uma resposta confiável para essa pergunta requer evidências epidemiológicas. Este capítulo concentra-se no papel da epidemiologia no estudo das doenças humanas. *Estudos caso-controle* e *de coorte* são modelos de estudos epidemiológicos que identificam causas comuns da doença crônica, como tabagismo, radiação ionizante, hepatite B e pressão arterial elevada. *Ensaios controlados randomizados* são modelos de estudo que avaliam o diagnóstico, manejo e prognóstico das doenças crônicas e que confirmam ou refutam as causas suspeitas das doenças nos estudos caso-controle e de coorte. A triagem do antígeno prostático de superfície, a vacinação contra pólio e a terapia de reposição hormonal são exemplos de diagnósticos e tratamentos de doenças crônicas que foram avaliadas por meio de ensaios controlados randomizados.

Algumas das características essenciais dos estudos epidemiológicos são o fato de serem realizados em seres humanos, a existência de um grupo controle ou comparativo e a avaliação das metas clinicamente relevantes. Esses estudos estão disponíveis para dar sustentação aos efeitos diretos das bactérias orais nas inflamações gengivais reversíveis. Entretanto, estudos que são citados frequentemente em apoio à hipótese da infecção periodontal costumam carecer desses elementos. Por exemplo, seria um surto de perda óssea[21] subsequente à implantação de *Bacteroides gingivalis* (atualmente, *Porphyromonas gingivalis*) em modelo animal uma prova de que "esse microrganismo [é] de grande importância para o controle da doença periodontal destrutiva"? Os adversários dessa hipótese poderiam argumentar que, em modelos animais similares, injeções isoladas de nicotina têm efeito direto na perda óssea periodontal, satisfazendo desse modo o critério de plausibilidade biológica para causalidade.[54] Contudo, na prática contemporânea, a classificação da robustez de uma evidência científica é feita formalmente com base no modelo de estudo. Uma classificação de níveis de evidência amplamente utilizada pelo Oxford Center for Evidence-Based Medicine (http://www.cebm.net/wp-content/uploads/2014/06/CEBM-Levels-of-Evidence-2.1.pdf) considera que os estudos com animais (i.e., raciocínio baseado em mecanismos) são, em geral, os que têm os níveis mais baixos de evidência para influenciar o pensamento clínico, ao passo que as revisões sistemáticas de ensaios controlados randomizados são geralmente consideradas os estudos com os maiores níveis de evidência disponíveis.

Os estudos epidemiológicos, que estão em um nível mais alto que os relatos de caso e os estudos com animais, tiveram um impacto profundo na redução da incidência de algumas doenças crônicas ao identificarem de modo confiável suas causas primárias. A evidência

> **Modelos de Estudo**
>
> Os modelos de estudo epidemiológico se dividem em duas grandes categorias: observacional e intervencionista. Como os próprios nomes indicam, o fato de um estudo se encaixar em uma dessas categorias depende de os pesquisadores avaliarem a eficácia de uma intervenção (estudo intervencionista) ou de a intervenção não estar sob o controle dos pesquisadores (estudo observacional). Os ensaios clínicos randomizados e não randomizados são exemplos de estudos intervencionistas, enquanto os estudos transversais, de coorte e caso-controle são exemplos de estudos observacionais.

CAPÍTULO 6   Fundamentos dos Métodos Epidemiológicos da Doença Periodontal

> **Revisão Sistemática *versus* Parecer de Especialista**
> A revisão sistemática é considerada uma forma de pesquisa secundária que tem como objetivo investigar todo o espectro de informações em um tópico selecionado, identificar estudos relevantes e resumir seus achados. A diferença fundamental entre uma revisão com parecer de especialista e uma revisão sistemática é que essa última é mais objetiva, no sentido de que pretende resumir o corpo disponível da literatura de forma abrangente, e não com base na opinião do autor a respeito de quais estudos merecem atenção ou têm maior impacto. É desnecessário dizer que as revisões sistemáticas são consideradas de alto nível e são frequentemente utilizadas para orientar a tomada de decisões clínicas, porém os clínicos devem estar cientes de que as conclusões dessas revisões padecem das deficiências dos estudos nelas incluídos.

confiável sobre o que provoca a doença permite que a pesquisa laboratorial concentre-se em elucidar as vias causais da doença, o que pode levar depois aos ensaios clínicos. "A ciência médica passa continuamente o bastão da descoberta da observação [epidemiológica] para os estudos laboratoriais e daí para os ensaios clínicos".[42] Por exemplo, as observações epidemiológicas identificaram a hepatite B como a causa principal do carcinoma hepático, que é um dos cânceres mais comuns no mundo.[3] Subsequentemente, o bastão da descoberta foi passado para a ciência básica, na qual foi desenvolvida uma vacina recombinante projetada para a hepatite B. Depois, o bastão da descoberta foi passado para os pesquisadores clínicos, que avaliaram a eficácia das vacinações e documentaram declínios radicais nas taxas de mortalidade do câncer hepático.[41] Histórias de sucesso similares no manejo das doenças crônicas em que a epidemiologia desempenhou um papel fundamental incluem a doença coronariana, a medição da pressão arterial, as cáries dentárias, o flúor, o câncer de pulmão e os programas de intervenção contra o tabagismo.

FLASHBACK

Lembre-se de que estudos intervencionistas bem delineados têm, em geral, um nível mais alto que estudos observacionais.

A evidência epidemiológica emergente relativa às causas da doença periodontal sugere que fatores como tabagismo, açúcar, cereais e doenças crônicas como o diabetes poderiam ser causas primárias da doença.[5,22,64] É de se notar que o relatório de 2004 do US Surgeon General concluía que as evidências eram suficientes para que se inferisse uma relação causal entre tabagismo e periodontite.[74] Organizações como a OMS sugerem que a prevenção da doença periodontal deve ser parte integrante dos programas que enfocam o controle do tabagismo, os hábitos alimentares e a atividade física, que são fatores de risco compartilhados com outras doenças crônicas prevalentes, como as cardiovasculares.[56] Independentemente de nossas crenças atuais a respeito das causas da doença periodontal, pode tornar-se importante a nossa familiarização com a metodologia epidemiológica para que possamos julgar as evidências emergentes de forma independente e crítica.

Medição da Ocorrência das Condições ou das Doenças

As ferramentas fundamentais da epidemiologia são somas e divisões simples que refletem quantos indivíduos ou sítios têm ou desenvolvem determinada condição ou doença.

Prevalência é a soma de todos os indivíduos ou sítios examinados que exibem a condição ou doença de interesse dividida pela soma do número de indivíduos ou sítios examinados. A prevalência pode variar de 0% (ninguém ou nada tem a condição ou doença de interesse) a 100% (todos têm a condição ou doença de interesse).

Como exemplo de prevalência o Centers for Disease Control and Prevention (CDC) relatou a prevalência de indivíduos com uma bolsa periodontal com, no mínimo, 4 mm ou mais. Foi divulgado que, de 1988 a 1994, pouco mais de 1 em 5 norte-americanos tinham tal condição, com uma prevalência de pouco mais de 20%; de 1999 a 2004, apenas 1 em cada 10 norte-americanos enquadrou-se nessa categoria,[15] com uma prevalência em torno de 10%. Esses achados sugerem um declínio de mais de 50% na prevalência das profundidades de bolsa periodontal ≥ 4 mm nos adultos entre 20 e 64 anos de idade, que ocorrem ao longo de uma década, aproximadamente. Esses dados epidemiológicos confirmam outro relatório de queda da prevalência de doença periodontal destrutiva nos Estados Unidos.[7] Essas informações sobre medidas de prevalência das condições periodontais têm implicações nas necessidades de recursos humanos nos Estados Unidos e podem fornecer pistas em relação aos fatores causadores que impulsionam tais mudanças. Muitos países não têm sistemas de vigilância da prevalência,[56] o que dificulta a determinação de se essas tendências observadas nos Estados Unidos são eventos isolados ou parte de uma tendência mais geral.

O *risco* é a probabilidade de que um indivíduo ou sítio venha a desenvolver uma condição ou doença particular durante o acompanhamento. O risco de prevalência de uma condição ou doença é um número que varia de 0% a 100%. A maneira mais simples de estimar o risco é obter um número de pessoas ou sítios em risco em algum momento decisivo (i.e., tempo zero [t_0]). Os indivíduos ou sítios são acompanhados ao longo do tempo após esse momento decisivo. Após um período de acompanhamento (i.e., de t_0 a t_n), o risco pode ser calculado como a proporção das pessoas ou sítios em que o resultado clínico de interesse desenvolve-se durante o período de acompanhamento.

Em razão de o risco ser estimado como uma proporção, ele é adimensional e varia entre 0 e 1. Quando um risco é relatado, deve ser acompanhado durante um período específico ao qual é aplicado. Um risco de 5% de morte pode ser considerado pequeno quando se refere a um período de 20 anos, mas é grande quando se refere a um período de três meses.

Como exemplo, considere as preocupações com a infecção pelo vírus da imunodeficiência humana (HIV) entre os cirurgiões-dentistas. Tem sido relatado que o risco de desenvolver uma infecção de HIV dentro do ano subsequente a uma picada de agulha acidental com sangue contaminado com o HIV é de 0,3%. Esse tipo de estatística tem um apelo intuitivo e pode estar relacionada com os pacientes e os profissionais. Um risco de 0,003 (0,3%) indica que para cada 1.000 indivíduos que sofrem uma picada de agulha acidental contaminada com o HIV, espera-se que três deles desenvolvam uma infecção de HIV no intervalo de um ano após o evento.

As *chances* de um evento são a probabilidade de ocorrência desse evento dividida pela probabilidade de não ocorrência do evento; enquanto a probabilidade é um valor com intervalo entre 0 e 1, as chances são valores que variam de 0 a infinito. Se a probabilidade de observar um evento for pequena, então as chances e a probabilidade são quase idênticas. Por exemplo, se a probabilidade de uma fratura radicular vertical após um procedimento endodôntico for 0,001, as chances serão 0,001/0,999 ou 0,001001.

As chances são frequentemente divulgadas nos estudos porque muitas vezes são mais fáceis de estimar com modelos estatísticos que as probabilidades. Por exemplo, a chance de desenvolver uma infecção por HIV após uma picada de agulha acidental com sangue contaminado é 0,003 (0,003/0,997).

As *taxas de incidência* são uma medida alternativa para descrever a ocorrência de doença. Um exemplo é o velocímetro em um automóvel que exibe, a qualquer momento, o número de quilômetros que estão sendo percorridos por hora. Nos ensaios clínicos ou na epidemiologia, a taxa reflete o número de ocorrências da doença por pessoa-tempo ou sítio-tempo. A taxa da doença é uma proporção em que o numerador é quantidade de pessoas ou sítios diagnosticados com a doença de interesse e o denominador é a soma do tempo em risco de todas as pessoas ou sítios na população.

> **Incidência *versus* Prevalência**
> Deve-se lembrar que "prevalência" corresponde à parcela de uma população que apresenta determinada condição em dado momento (p. ex., 9% da população dos Estados Unidos tinham periodontite grave em pesquisa da National Health and Nutrition Examination Survey [NHANES] de 2009-2010), ao passo que "incidência" é a probabilidade de que uma doença ocorra em uma população previamente saudável ao longo de determinado período (p. ex., a incidência de peri-implantite em pacientes com revestimento de dentadura é de 17% após 5 anos).

As taxas de incidência — ao contrário das medidas de ocorrência da doença introduzidas anteriormente — implicam um elemento de tempo. O denominador na taxa de incidência tem o tempo como dimensão. Desse modo, a dimensão da taxa de incidência é 1/tempo. Essa dimensão é classificada frequentemente como "pessoa-tempo" ou "sítio-tempo" para distinguir o somatório do tempo normal marcado no relógio. A magnitude da taxa de incidência pode variar entre 0 e infinito. Quando existem dois eventos iniciais da doença durante o período de estudo, a taxa de incidência é 0. Quando cada pessoa observada morre instantaneamente no início do estudo (e, assim, a soma dos períodos é 0), a taxa de incidência é infinita.

Um exemplo da aplicação das taxas é fornecido na Figura 6.1, na qual o número de dentes perdidos por 1.000 dentes-ano é plotado em função da profundidade máxima de sondagem no início do acompanhamento. O gráfico sugere uma relação não linear entre a profundidade máxima de bolsa periodontal e a perda dentária, com um aumento substancial na taxa de perda dentária nos dentes com bolsas periodontais de 7 mm ou mais.

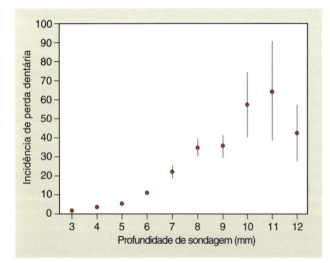

Figura 6.1 Taxa de perda dentária por 1.000 dentes-ano em função da profundidade máxima de sondagem por dente em uma coorte de 1.021 pacientes entre 40 e 65 anos de idade submetidos a cuidados periodontais especializados para doença periodontal destrutiva. (Dados de Hujoel PP, Cunha-Cruz J, Selipsky H, et al.: Abnormal pocket depth and gingival recession as distinct phenotypes. *Periodontol 2000* 39: 22-29, 2005.)

Para o estudo do risco, a população estudada normalmente é limitada aos indivíduos em risco do resultado de interesse. Desse modo, se o resultado de interesse for uma doença, as seguintes pessoas são excluídas da coorte: as que já tenham a doença, as que tenham imunidade à doença e aquelas que sejam biologicamente incapazes de desenvolver a doença.

Indicadores Periodontais Tipicamente Registrados na Clínica

Um exame periodontal pode medir várias características do periodonto. Os registros dentários dos pacientes periodontais contêm normalmente informações sobre os dentes presentes, ausentes ou impactados, bem como informações mensuráveis sobre o estado periodontal desses dentes. Informações como profundidade de sondagem clínica, sangramento à sondagem, retração gengival, mobilidade dos dentes e presença de envolvimentos de furca podem ser representadas como um gráfico. Além disso, alguns cirurgiões-dentistas podem coletar informações sobre a presença da gengivite avaliando a cor e a forma dos tecidos gengivais. Essas medidas podem ser complementadas com exames radiográficos, que fornecem informações sobre os níveis ósseos marginais.

Nos contextos de pesquisa ou em algumas práticas privadas selecionadas, outros indicadores periodontais podem ser coletados, como os níveis de inserção clínica, indicadores microbiológicos, volume de fluido gengival, marcadores biológicos no fluido gengival e índices que medem o volume de inflamação gengival, placa dentária ou acúmulo de detritos.

Dois indicadores comuns de inflamação gengival são o índice gengival (IG) e o sangramento à sondagem.[25] O IG foi proposto em 1963 como um método para avaliar a gravidade e a quantidade de inflamação gengival.[46,47] Particularmente com esse índice, somente os tecidos gengivais são avaliados. Cada uma das quatro áreas gengivais do dente (i.e., vestibular, mesial, distal e lingual) é avaliada quanto à inflamação e classificada como gengiva normal (um escore 0) até uma gengiva gravemente inflamada, com tendência para sangramento espontâneo (um escore 3). A gengiva levemente inflamada, mas sem sangramento à sondagem, recebe um escore 1, enquanto a gengiva moderadamente inflamada com sangramento recebe um escore 2. Para obter a média de cada paciente, calcula-se a média dos escores. De modo alternativo, análises específicas para o sítio podem relacionar fatores locais e específicos do paciente com o IG medido em cada sítio.[13]

> **Sangramento à Sondagem *versus* Índice Gengival**
> No contexto clínico, o termo *índice gengival* é frequentemente empregado de maneira errônea, em lugar de sangramento à sondagem (SS). De acordo com a nomenclatura existente, o índice gengival é um índice por categorias que avalia a gravidade da inflamação em uma escala que vai de 0 a 3. O SS, por outro lado, é um índice binário (sim/não) que determina se um sítio sangra à sondagem ou não. Os dois termos não devem ser confundidos.

O sangramento à sondagem é um indicador de inflamação periodontal. A abordagem específica para obter uma medida do sangramento pode variar de um estudo para o outro, bem como de um cirurgião-dentista para o outro. Por exemplo, na terceira National Health and Nutrition Examination Survey (NHANES III),[52] os níveis de sangramento foram obtidos da seguinte forma. Primeiro, os sítios vestibulares e mesiovestibulares dos dentes em dois quadrantes escolhidos aleatoriamente — um maxilar e um mandibular — foram selecionados. Uma sonda especial marcada em 2, 4, 6, 8, 10 e 12 mm, codificada por cores e conhecida como sonda do National Institute of

Dental Research foi utilizada nessas avaliações. Para começar a avaliação, o examinador secou um quadrante dos dentes com ar. Depois, começando pelo dente mais posterior no quadrante (excluindo o terceiro molar), o examinador colocou uma sonda periodontal 2 mm dentro do sulco gengival no sítio vestibular e varreu cuidadosamente a sonda da área mesiovestibular para a mesial interproximal. Após sondar os sítios no quadrante, o examinador avaliou a presença ou ausência de sangramento em cada sítio sondado. O mesmo procedimento foi repetido para o restante do quadrante.

Os indicadores de destruição do tecido periodontal utilizados frequentemente incluem a profundidade média de sondagem, a perda média de inserção e o nível médio de retração.[32] Os protocolos clínicos pertinentes a como esses valores médios são coletados e calculados podem variar consideravelmente. Um exemplo de como esses valores podem ser averiguados clinicamente é descrito no exame de "destruição periodontal" do National Institute of Dental and Craniofacial Research.[52] Esse exame inclui uma avaliação da perda de inserção periodontal,[60] como a distância em milímetros da junção cementoesmalte até o fundo da bolsa periodontal. Essa distância foi medida nos sítios vestibular e mesiovestibular dos dentes em um quadrante maxilar e um quadrante mandibular, escolhidos aleatoriamente, com o uso do método de medição indireta desenvolvido por Ramfjord.[60]

> **Sensibilidade versus Especificidade**
> Define-se "sensibilidade" como o número de pacientes doentes corretamente identificados como portadores de doença – isto é, o marcador diagnóstico conduz a um número mínimo de diagnósticos falso-negativos. Por sua vez, "especificidade" é definida como o número de indivíduos saudáveis corretamente identificados como não portadores de doença – isto é, o marcador diagnóstico conduz a um número mínimo de diagnósticos falso-positivos.

Transformação dos Indicadores Periodontais em Indicadores Epidemiológicos Tradicionais de Ocorrência da Doença

A aplicação dos métodos epidemiológicos tradicionais de risco, prevalência e frequência é desafiadora, pois os epidemiologistas médicos lidam normalmente com pacientes. Os epidemiologistas dentários lidam com até 188 sítios por paciente. Esses sítios periodontais dentro dos pacientes estão correlacionados com muitos fatores relacionados com o hospedeiro. Por exemplo, o sangramento gengival é suprimido nos fumantes,[6] portanto o sangramento à sondagem em sítios periodontais nos fumantes tende a ser mais parecido com o sangramento durante a sondagem nos sítios periodontais entre os não fumantes. Os sítios dentro dos pacientes não são independentes em termos estatísticos. A metodologia estatística utilizada para lidar com observações correlacionadas pode ser complexa e, na maior parte do século XX, foi um desafio calcular os intervalos de confiança para os riscos ou a prevalência específicos para o sítio.[34] Em consequência, os clínicos não conseguiam obter informações confiáveis sobre se um sítio periodontal colonizado com determinada espécie microbiológica corria um risco maior de perda de inserção periodontal. Esses desafios podem ter dificultado o progresso na construção de modelos causais da doença periodontal.

Uma abordagem comum para lidar com esse desafio das observações correlacionadas era resumir os dados periodontais específicos para o sítio no nível do paciente. Esses resumos podiam ser calculados de várias maneiras. A informação sobre a presença de sangramento em até 188 sítios periodontais em um paciente podia ser resumida como a presença de, pelo menos, um sítio com sangramento, no mínimo, cinco sítios com sangramento ou um valor médio do paciente.

O advento das técnicas estatísticas modernas para lidar com o problema de correlação dos dados possibilitou evitar o resumo das informações específicas do sítio no nível de paciente.[13,14,28,33,34] Esses métodos permitem a exploração do papel dos fatores específicos do paciente e específicos do sítio nos eventos locais específicos do sítio. Por exemplo, isso pode ser utilizado para determinar se a perda de inserção de 3 mm em um sítio está relacionada com fatores específicos do sítio (p. ex., microbiota presente no sítio), fatores do hospedeiro (p. ex., níveis de cotinina sérica) ou uma interação entre um fator específico do sítio e um fator do hospedeiro.

Indicadores Reais e Fictícios da Condição Periodontal

A epidemiologia dos indicadores (*endpoints*) reais e fictícios da doença periodontal não necessariamente coincide. Os *indicadores reais* (ou verdadeiros) são resultados tangíveis que medem diretamente como um paciente se sente, funciona ou sobrevive.[17] Os indicadores reais incluem os indicadores de qualidade de vida relacionada com a saúde oral[40,48,68] e os problemas de autorrelato, como a resposta positiva à seguinte pergunta: "Quando você escova os dentes ou usa o fio dental, nota um sangramento regular e que envolve a saliva manchada de sangue?" Os *indicadores fictícios* são intangíveis para o paciente.[71] Os indicadores fictícios na pesquisa periodontal incluem indicadores anatômicos (p. ex., profundidade de sondagem), medidas de inflamação (p. ex., sangramento), indicadores microbiológicos e indicadores imunológicos.[13] Os indicadores fictícios muitas vezes são objetivos, pois eles podem ser medidos pelo cirurgião-dentista (em vez de basear-se no autorrelato dos pacientes) ou por métodos laboratoriais.

Os indicadores fictícios podem ser enganosos quando o objetivo é fornecer informações confiáveis sobre as decisões clínicas relacionadas com o diagnóstico, a etiologia, o tratamento ou o prognóstico. Um exemplo periodontal é o uso de antibióticos sistêmicos que podem ter um impacto benéfico no ganho de inserção,[19] mas com um possível aumento no risco de perda dentária.[11]

> **Indicadores Periodontais: Exemplos**
> Indicadores reais: perda dentária, qualidade de vida e função oral.
> Indicadores fictícios: profundidade de sondagem, sangramento à sondagem e indicadores microbianos.

Desafios para Obter Indicadores Epidemiológicos das Condições e Doenças Periodontais

Entre os desafios com que os epidemiologistas periodontais se deparam, estão as mudanças contínuas no tipo de dados fictícios coletados, a insuficiência de informações sobre se esses dados fictícios fornecem dados relativos a resultados com benefícios tangíveis para o paciente (i.e., resultados com os quais o paciente se importa) e a falta de códigos de diagnóstico para os motivos da perda dentária. De fato, as evidências acumuladas apontam que indicadores fictícios comumente utilizados não são bons parâmetros do *status* periodontal.[51]

A diversidade de indicadores utilizados para avaliar a condição ou doença periodontal é grande. Um levantamento dos ensaios clínicos periodontais realizado ao longo de um período de apenas quatro anos indicou que 153 indicadores fictícios diferentes foram definidos e que mais de 80% deles foram utilizados em menos de 5 dos 82 ensaios.[25] Outro levantamento identificou, de modo similar, a diversidade de metodologias e definições como uma questão desafiadora durante a análise sistemática das evidências.[65] Essa criação contínua de resultados fictícios "novos e aperfeiçoados" na pesquisa periodontal provavelmente é um importante impulsionador das conclusões falso-positivas.[27]

Os tipos de indicadores periodontais mais utilizados também dependem da época. Russell desenvolveu o índice periodontal,[63] o qual atribuía escores aos tecidos de sustentação de cada dente na boca, de acordo com uma escala progressiva que atribui pouco peso à inflamação gengival e relativamente muito peso à doença periodontal avançada. Embora tenha sido utilizado na primeira NHANES, ganhando, assim, proeminência nacional nos Estados Unidos, o índice periodontal nunca mais foi usado em qualquer uma das versões subsequentes da pesquisa. Desde então, a maioria dos levantamentos periodontais nos Estados Unidos empregou diferentes protocolos de exame. A metodologia de pesquisa foi alterada mais uma vez, resultando em grande variação nas estimativas de doença.[16] Estudos das diminuições no uso de procedimentos de raspagem e alisamento radicular no estado de Washington e em nível nacional,[8,61] tendências de longo prazo na diminuição do edentulismo e estimativas de redução da prevalência da periodontite em pesquisas nacionais com metodologia consistente[15] sugerem que a prevalência da periodontite nos Estados Unidos está caindo rapidamente (Tabelas 6.1 e 6.2).

Um segundo desafio durante a interpretação das estatísticas periodontais é a falta de informação comum sobre os indicadores que importam para os pacientes, como a perda dentária ou as questões de qualidade de vida relacionadas com a saúde oral. Essa situação cria desafios na interpretação de evidências. Isso é semelhante ao rastreamento do câncer de próstata pela medição da inflamação ou edema da próstata sem saber como essa informação está relacionada com a mortalidade por câncer de próstata. Esse desafio é ainda mais agravado pela ausência de códigos de diagnóstico para a perda dentária, que tem impedido em grande parte a obtenção de informações confiáveis sobre como muitos dentes são perdidos em consequência da doença periodontal, ao contrário das cáries dentárias.

Por fim, a tentativa de monitorar uma doença apenas pela coleta de um indicador de resultado fictício, como sondar a profundidade de bolsa dos dentes que estão presentes, leva a um tipo de tendência chamado caracteristicamente de *viés de sobrevivência*. A maioria dos ensaios clínicos periodontais realizados durante o século XX avaliou o efeito das terapias periodontais nos dentes que sobreviveram ao tratamento. Quanto mais dentes perdidos, mais insignificantes se tornam esses dados. A imputação desses dados pode proporcionar uma compreensão do grau em que essas tendências podem alterar as conclusões dos estudos.

Tabela 6.1 Condição Periodontal da População dos Estados Unidos entre os Adultos com Idades entre 20 e 64 Anos.

Status	1988 a 1994	1999 a 2004
Número de dentes presentes	24	25
Edentulismo	6%	4%
Doença periodontal (i.e., um sítio com perda de inserção ≥ 3 mm e profundidade de bolsa ≥ 4 mm)	15%	9%
Doença periodontal entre os pobres	28%	14%
Consultas ao dentista	66%	6%
Profundidade média da bolsa	1,47 mm	1,02 mm
Perda média de inserção	1,07 mm	0,72 mm
Retração ≥ 2 mm em pelo menos um sítio	32%	21%
Profundidade de bolsa ≥ 4 mm em pelo menos um sítio	23%	10%
Perda de inserção ≥ 4 mm em pelo menos um sítio	25%	17%

Tabela 6.2 Condição Periodontal da População dos Estados Unidos entre os Idosos de 65 Anos ou Mais.

Status	1988 a 1994	1999 a 2004
Número de dentes presentes	18	19
Edentulismo	34%	27%
Doença periodontal (i.e., um sítio com perda de inserção ≥ 3 mm e profundidade da bolsa ≥ 4 mm)	19,5%	10,5%
Doença periodontal entre os pobres	26,3%	16,6%
Consultas ao dentista	54%	55%
Profundidade média da bolsa	1,47 mm	1,07 mm
Perda média de inserção	2,04 mm	1,55 mm
Retração ≥ 2 mm em pelo menos um sítio	73%	48%
Profundidade de bolsa ≥ 4 mm em pelo menos um sítio	22%	12%
Perda de inserção ≥ 4 mm em pelo menos um sítio	59%	50%

Em resumo, a ferramenta fundamental da epidemiologia periodontal é um indicador da ocorrência das condições periodontais. Esses indicadores incluem estatísticas epidemiológicas, como a prevalência, o risco e a frequência, e se concentram em marcadores específicos do paciente ou em marcadores específicos do sítio, como a qualidade de vida relacionada com saúde oral, perda dentária, indicadores anatômicos e indicadores de inflamação gengival. Essa abundância de possibilidades durante a definição das condições periodontais, combinada com os desafios estatísticos quando manipulamos dados correlacionados, tornou difícil responder até mesmo a uma pergunta tão simples quanto se uma epidemia oculta de doença periodontal ocorreu no século XX.[29]

Modelos de Estudos Epidemiológicos

A essência da epidemiologia e da epidemiologia clínica é relacionar indicadores de ocorrência da doença com causas suspeitas ou intervenções. A radical queda na prevalência da doença periodontal destrutiva nos Estados Unidos pode ser atribuída a uma mudança na prevalência do tabagismo? A presença de determinadas espécies microbiológicas ao redor de um dente pode estar relacionada com o risco de futura perda dentária? A taxa de perda dentária em uma amostra de pacientes idosos pode estar relacionada com o uso de um enxaguatório antimicrobiano? Com uma abordagem baseada em evidências, essas perguntas podem ser respondidas de modo mais confiável por três modelos de estudos epidemiológicos. Como mencionado anteriormente neste capítulo e como é resumidamente introduzido no Capítulo 2, esses modelos de estudo (em ordem decrescente de confiabilidade) são o ensaio controlado randomizado, o estudo da coorte e o estudo caso-controle.

Ensaios Controlados Randomizados

Os ensaios em periodontia atribuem aleatoriamente pacientes ou alguns dentes de um paciente a um tratamento. Os pacientes são monitorados, e os resultados subsequentes são avaliados. A Tabela 6.3 fornece dois exemplos de ensaios controlados randomizados.

O ensaio controlado randomizado é o único modelo de estudo que consegue proporcionar uma base probabilística para fazer uma inferência causal entre uma intervenção e um resultado. A inferência confiável pertinente à causalidade das associações pode ser

Tabela 6.3 Exemplos de Ensaios Periodontais Controlados Randomizados.

Tratamento Periodontal	Resultado	Tamanho da Amostra
Raspagem e alisamento radicular para mulheres grávidas[50]	Bebês com baixo peso ao nascer	823
Cerâmica de fosfato de cálcio bifásico[53]	Nível de inserção clínica	137

obtida se for rigorosamente respeitado o maquinário delicado do modelo de ensaio clínico. Por exemplo, precisa haver uma hipótese pré-ensaio que especifique o indicador (*endpoint*), os tratamentos a serem comparados, a população de pacientes e o grau de precisão exigido. Outros fatores importantes para obter respostas confiáveis incluem um processo de randomização seguro, o mascaramento dos pacientes e médicos, a presença de uma comissão independente de monitoramento dos dados e da segurança e a adesão rigorosa à hipótese pré-ensaio, que deve incluir uma análise de intenção de tratar. Ensaios com excepcional atenção aos detalhes são classificados como *ensaios definitivos* e são raros em qualquer campo, incluindo a pesquisa periodontal. Os ensaios definitivos são necessários para fornecer respostas confiáveis sobre a eficácia do tratamento. A maioria dos ensaios publicados na literatura está na categoria de ensaios exploratórios. Esses ensaios normalmente não divulgam uma hipótese pré-ensaio e concluem que a intervenção foi bem-sucedida quando comparada com o controle.[26] Essas conclusões são quase sempre falso positivas.[27]

Estudos de Coorte

Os estudos de coorte também são chamados de *modelos de estudo baseados na exposição*. As pessoas sem a doença de interesse são classificadas em relação a uma exposição (p. ex., tabagismo, diabetes) e acompanhadas longitudinalmente para a avaliação dos resultados periodontais. A Tabela 6.4 fornece dois exemplos de estudos de coorte.

As coortes podem ser definidas por uma área geográfica, registros, *status* da exposição ou uma combinação de diferentes critérios. Em um estudo dos fatores causais do edentulismo, a população de interesse foi definida como os habitantes da cidade de Tecumseh, Michigan. As pessoas dessa comunidade foram examinadas em 1959, como parte integrante de um estudo de saúde no nível da comunidade. Vinte e oito anos mais tarde um subconjunto desses pacientes foi reexaminado para estudar os fatores de risco para o edentulismo.[52] Alguns estudos de história natural da doença periodontal destrutiva foram realizados com base na localização geográfica. Os exemplos incluem o estudo longitudinal norueguês,[1] o estudo longitudinal Veterans Administration[39] e o estudo do Sri Lanka.[2] Uma coorte pode ser definida pelos registros (p. ex., escolas, planos de saúde, sindicatos, indústrias, organizações profissionais). Muitos estudos de coorte dos resultados da doença periodontal são realizados em pacientes que pertencem a determinado plano de saúde dental[12] ou a um grupo profissional.[36] Por fim, as coortes podem ser definidas com base em uma exposição específica. Por exemplo, diferentes níveis de concentrações de flúor no abastecimento de água têm sido utilizados para a definição das coortes.

Estudos Caso-controle

Os estudos caso-controle são chamados geralmente de *modelos de estudo baseados em resultados*. As pessoas com uma condição ou resultado de interesse (p. ex., casos) são comparadas com pessoas sem uma condição de interesse (i.e., controles) em relação à história dos fatores causais suspeitos. Muitas pessoas pensam intuitivamente ao longo das linhas de um estudo caso-controle quando avaliam as causas de uma doença. Por exemplo, se um indivíduo sofre intoxicação alimentar após uma festa, ele tende a comparar a ingestão alimentar pregressa com a dos indivíduos que *não sofreram* intoxicação alimentar. De modo similar, se uma pessoa for diagnosticada com uma doença grave, uma reação comum é perguntar "por que eu?". A isso normalmente se segue uma comparação entre o histórico de exposições da pessoa e o dos outros indivíduos que *não desenvolveram* a doença grave. O objetivo primário de um estudo caso-controle é descobrir quais exposições ou fatores *pregressos* são diferentes entre os pacientes com uma doença *versus* os pacientes sem a doença. A Tabela 6.5 traz dois exemplos de estudos caso-controle.

O estudo caso-controle é difícil de realizar. Tentar minimizar o papel do viés nos estudos caso-controle requer planejamento, execução e análise cuidadosos. Mesmo quando tudo é feito com perfeição, é possível chegar a conclusões equivocadas nos estudos caso-controle. Uma análise da qualidade dos estudos caso-controle periodontais sugeriu que frequentemente eles são mal conduzidos e divulgados.[45]

Dois elementos importantes do modelo de estudo caso-controle são as definições dos termos *caso* e *controle*. Um *caso* é uma pessoa na população ou no grupo de estudo que foi identificada como portadora de determinada doença, um transtorno de saúde ou uma condição específica.[10] A definição do caso deve ser rigorosa para minimizar o viés e a classificação equivocada; pode basear-se nos sintomas, sinais ou resultados dos exames de diagnóstico. Por exemplo, a definição de caso para um infarto do miocárdio em um estudo caso-controle da relação entre a saúde dental e o infarto agudo do miocárdio foi:[2]

1. os sintomas começaram 36 horas antes da internação;
2. nenhum infarto do miocárdio ocorrido anteriormente;
3. residente em Helsinque ou nas proximidades;
4. idade < 60 anos se for homem e < 65 anos se for mulher;
5. amostras de sangue disponíveis na internação e em 4 semanas.

Em um estudo caso-controle, os *controles* devem estar em risco de desenvolver a doença investigada e serem provenientes da mesma população que gerou os casos. Por exemplo, se a doença investigada for a cárie radicular, os controles devem estar em risco de desenvolver cáries radiculares (i.e., ter superfícies radiculares expostas) e devem ser provenientes da mesma população que gerou os casos que têm cáries radiculares.

Tabela 6.4 Exemplos de Estudos Periodontais de Coorte.

Exposição Periodontal	Resultado	Tamanho da Amostra
Doença periodontal e perda dentária[35]	Doença coronariana	51.529
Gengivite[9]	Perda dentária	> 500

Tabela 6.5 Exemplos de Estudos Periodontais Caso-controle.

Critério de Caso-controle	Fatores de Risco Investigados	Tamanho da Amostra
Doença periodontal destrutiva[47a]	Tabagismo	177
Infarto agudo do miocárdio[59a]	Saúde dentária	202

Causas

As doenças crônicas humanas como câncer, diabetes e doença periodontal destrutiva têm causas complexas. Os termos *causa necessária*, *causa componente* e *causa suficiente* ajudam a definir os desafios de determinar a causa de uma doença e de verbalizar a complexidade das causas da doença crônica.[62]

O conjunto de causas que iniciam uma doença crônica é classificado como *causa suficiente*. Cada causa suficiente consiste em várias causas componentes. Considere o exemplo hipotético em que existem quatro causas suficientes para a doença periodontal destrutiva não iatrogênica (Figura 6.2). A primeira causa suficiente neste exemplo inclui as seguintes causas componentes: tabagismo, retardo na apoptose neutrofílica, defeito do gene da interleucina-1, placa dentária, defeito dental e defeito genético não especificado. Esses elementos diferentes de uma causa suficiente são as chamadas *causas componentes*. Todas as causas componentes de uma causa suficiente precisam estar presentes para que o processo da doença seja iniciado. Várias causas suficientes podem ser responsáveis por determinada doença. Por exemplo, existem duas causas suficientes para as doenças periodontais destrutivas que não incluem o tabagismo.

Uma causa componente, que é um elemento de todas as causas suficientes para determinada doença, é classificada como *causa necessária*. Por exemplo, os carboidratos fermentáveis são uma causa necessária para as cáries dentárias. No entanto, existem muito poucos exemplos de causas necessárias: o tabagismo não é uma causa necessária do câncer de pulmão ou da doença periodontal destrutiva; a infecção da hepatite B não é uma causa necessária do câncer hepático; e *Streptococcus viridans* não é uma causa necessária da endocardite bacteriana. A busca pelas causas necessárias é importante, pois a eliminação dessas causas poderia erradicar uma doença.

A proporção da doença que resulta das diferentes causas componentes não soma 100%. A causa componente "tabagismo" é responsável por 80% dos casos de doença periodontal destrutiva; a placa dentária é responsável por 100%; e o diabetes é responsável por 10%.

A teia causal complexa que leva a iniciação e progressão da doença crônica dificulta a identificação confiável dos componentes causais. Desde a década de 1960, a epidemiologia tem tido sucesso em identificar de modo confiável algumas das causas das doenças crônicas humanas. Agora que essas causas componentes responsáveis por uma grande parcela de casos para determinadas doenças (p. ex., tabagismo para o câncer de pulmão) foram identificadas, a busca por novas causas está se tornando cada vez mais desafiadora. Por exemplo, havia a esperança de que o Projeto Genoma Humano levasse a avanços rápidos, mas essas esperanças ainda não foram atendidas. As doenças crônicas são causadas normalmente não apenas por um gene, mas por um conjunto de muitos genes diferentes, com cada um sendo responsável por apenas uma pequena parcela dos casos e agindo em uma série de mecanismos sinergéticos para o início da doença.

Fatores Causadores Modificáveis Suspeitos para a Doença Periodontal

Tabagismo

O tabagismo é reconhecido por várias organizações como um dos principais impulsionadores da epidemiologia da doença periodontal.[5] Muitos critérios para a causalidade foram satisfeitos,[18] e a cessação do tabagismo demonstrou-se capaz de retardar a progressão da doença periodontal.[38,39,57] O forte impacto do tabagismo na doença periodontal tem o potencial de induzir associações causais espúrias em outros fatores de risco suspeitos para a doença periodontal. Por exemplo, o tabagismo é um fator de risco para o diabetes do tipo 2[75] e a doença periodontal, tornando as associações entre o diabetes do tipo 2 e a doença periodontal suscetíveis a vieses. Para obter inferências confiáveis a respeito dos fatores causais que não o tabagismo, os estudos da epidemiologia da doença periodontal podem ser restritos àquelas pessoas que jamais fumaram.

Nutrição

Vários estudos demonstraram as relações entre a doença periodontal e uma série de condições médicas centradas no metabolismo dos carboidratos, incluindo a ingestão de carboidratos na alimentação, o exercício, a obesidade, o pré-diabetes e o diabetes. Uma análise sistêmica dos ensaios controlados randomizados envolvendo carboidratos sugeriu que a maior ingestão de carboidratos fermentáveis pode causar um aumento na gengivite.[26] Duas análises sistemáticas sugeriram que o diabetes é um fator de risco para a doença periodontal destrutiva.[64,67]

Placa Dentária

Várias análises sistemáticas forneceram evidências de que o controle quimioterápico e mecânico das placas reduz a inflamação gengival. Óleos essenciais[4] e antissépticos bucais que contenham cloreto de cetilpiridínio[20] podem reduzir a inflamação gengival. As escovas interdentais podem reduzir a placa dentária, o sangramento e a profundidade de sondagem da bolsa periodontal.[69] As escovas de dentes elétricas podem ser mais eficazes que as manuais na remoção das placas e da inflamação.[66] A autoaplicação do fio dental pode não ser eficaz para reduzir as placas e a inflamação gengival.[4] Embora produzam evidências sobre o papel da placa dentária na inflamação gengival, esses estudos sistêmicos não sugerem necessariamente

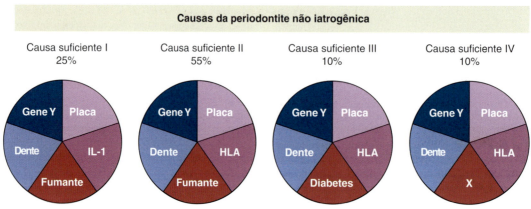

Figura 6.2 Causas da periodontite não iatrogênica. (Dados de Rothman KJ: Causes. 1976. *Am J Epidemiol* 141: 90-95, 1995.)

que a placa dentária seja a causa primária da inflamação gengival.[24] Os ácidos estomacais podem causar azia, e os antiácidos podem ser eficazes na eliminação dos sintomas; essa evidência, no entanto, não faz dos ácidos estomacais a causa primária da azia, que pode ser, por exemplo, uma alergia a glúten. Assim, a cura da azia requer a eliminação do glúten da dieta. Os antiácidos podem ser considerados um paliativo necessário, contanto que a causa primária não tenha sido identificada.

Não existem evidências confiáveis de que a inflamação gengival preceda a doença periodontal destrutiva. E não há evidências confiáveis de ensaio controlado randomizado sugerindo que a higiene oral tenha algum impacto benéfico na prevenção da destruição periodontal.[27,30]

Causa da Doença Periodontal

Na epidemiologia clínica, no tribunal e na prática clínica dos dias atuais, a incerteza em relação à "causa" é uma consideração importante quando discutimos a casualidade. O termo *porcentagem de risco atribuível* é utilizado para expressar a probabilidade de que uma doença seja causada por um agente causador suspeito. Por exemplo, em um fumante com câncer no pulmão, pode haver uma probabilidade de 20% de que esse câncer tenha sido causado por um fator diferente do tabagismo (p. ex., radônio). Em uma pessoa obesa com diabetes, pode haver uma chance de 10% de que a obesidade tenha exercido um papel na manifestação do diabetes. Para um trabalhador com leucemia no setor nuclear, pode haver uma chance de 80% de que essa leucemia não tenha sido causada pela exposição prolongada a baixos níveis de radiação. Quase nunca podemos determinar com certeza o que faz com que determinada condição ou doença apareça em um paciente; tudo o que podemos fazer é atribuir probabilidades para que determinado fator causal seja o responsável pela doença diagnosticada. A doença periodontal destrutiva e a inflamação periodontal não são exceções a essa regra geral da incerteza na determinação da causa de uma doença. Em consequência, os nomes diagnósticos (p. ex., doença gengival induzida por placa, lesões gengivais inflamatórias não induzidas por placa[43]) podem ser considerados de uso impróprio, pois implicam uma incerteza diagnóstica que pode levar a um raciocínio em círculos.[2] O princípio da incerteza diagnóstica também é importante quando se trata do diagnóstico das condições periodontais.

Diagnóstico

Condições Periodontais versus Doenças Periodontais

Doença é definida como um atributo ou uma característica de uma pessoa, e *diagnóstico* é a crença do clínico de que a pessoa tem o referido atributo ou característica.[70] A OMS define doença como aquelas consequências adversas que incluem prejuízos físicos ou psicológicos, restrições de atividade e limitações de função.[70] Certas condições periodontais têm sido associadas a tais consequências adversas, e, assim, algumas condições periodontais qualificam as doenças de acordo com a definição da OMS. Em um estudo, cerca de 1 em cada 5 pacientes que se apresentaram a um especialista em periodontia relatou que seus dentes, gengivas ou prótese total tinham um impacto razoavelmente frequente ou bastante frequente em sua ingestão alimentar; relaxamento; evitar sair de casa; autoconsciência de dor; ou desconforto. Nesse mesmo estudo, 4 em cada 10 pacientes classificaram a sua saúde oral como razoável ou ruim.[11] Outros estudos demonstraram que as condições gengivais (p. ex., gengivite ulcerativa necrosante, perda de inserção nos alunos do ensino médio) estão associadas de modo similar à qualidade de vida relacionada com a saúde oral.[44]

Um fato importante a considerar durante o diagnóstico periodontal é determinar quais condições periodontais podem ser diagnosticadas como "doenças". Um paciente com alguns sítios com 1 ou 2 mm de perda de inserção pode ser classificado dessa maneira? E um paciente com inflamação gengival sutil que a maioria dos clínicos não notaria e que mesmo os examinadores altamente treinados mal concordam com a presença de gengivite? A discordância pertinente a essas questões é uma das razões para a prevalência da gengivite e da doença periodontal destrutiva poder variar tão amplamente, dependendo dos níveis de referência considerados fora da normalidade em comparação com as condições de doença.

Exames de Diagnóstico Disponíveis para Avaliar as Condições Periodontais

Os exames de diagnóstico para a doença periodontal incluem indicadores anatômicos de destruição tecidual, como a profundidade de sondagem da bolsa periodontal e a perda de inserção clínica; indicadores de inflamação gengival, como vermelhidão, supuração, sangramento durante a sondagem, temperatura gengival elevada e marcadores do fluido crevicular gengival; indicadores radiográficos da destruição óssea e mobilidade dentária; e indicadores microbiológicos. Os resultados desses exames — junto com fatores como idade, história dental e condições sistêmicas — podem ser traduzidos em um conjunto distinto de diagnósticos periodontais.

Transformação dos Resultados dos Exames de Diagnóstico Periodontal em Diagnóstico de Doença Periodontal

Três métodos diferentes podem ser distinguidos para transformar as condições clínicas em doenças: (1) valores normativos ou arbitrários; (2) valores de referência baseados em risco; e (3) valores de referência baseados em tratamento.[32]

Valores Normativos ou Arbitrários para Diagnosticar a Doença Periodontal

As doenças podem ser definidas com base em valores de referência normativos ou arbitrários. Se presumirmos que o periodonto normal tem bolsas com profundidade máxima de 3 mm, podemos definir a presença da doença periodontal destrutiva em um paciente com qualquer bolsa de profundidade ≥ 4 mm, ou um paciente com três bolsas de profundidade ≥ 5 mm poderia ser classificado como portador de doença periodontal destrutiva.

De modo alternativo, os valores normativos podem basear-se em valores de corte percentuais paramétricos ou não paramétricos, conforme os levantamentos de dados em nível nacional. Por exemplo, o percentil 97,5 do número de bolsas com mais de 5 mm de profundidade, específico para a idade, pode ser utilizado para definir a doença periodontal destrutiva. Com base nos dados da NHANES III, um indivíduo de 28 anos de idade com duas bolsas com mais de 5 mm de profundidade poderia ser diagnosticado como portador de doença periodontal destrutiva, enquanto seriam necessárias cinco bolsas periodontais superiores a 5 mm de profundidade em um indivíduo de 58 anos de idade.[31]

Os diagnósticos baseados em valores de corte normativos ou arbitrários resultam em níveis de prevalência da doença normativos ou arbitrários, independentemente da distribuição dos fatores de risco subjacentes. A despeito de 5% ou 95% da população terem fumado dois maços de cigarros diários durante 40 anos, a prevalência da doença periodontal destrutiva continuaria igual ao valor de corte selecionado. Se todas as doenças crônicas humanas fossem definidas com base no valor de corte arbitrário do 10º percentil, a prevalência de todas as doenças crônicas seria igual a 5% (p. ex., 5% da população teria pressão arterial alta, 5% teria um nível alto de glicose sanguínea).

Valores de Referência Baseados no Risco para Diagnosticar a Doença Periodontal

O diagnóstico da doença pode ser colocado na posição do marcador de diagnóstico em que um aumento acentuado no risco de resultados adversos para a saúde está presente. O valor de corte ainda é um tanto arbitrário, mas está vinculado às realidades clínicas em termos do risco de resultados adversos para a saúde. Há um conflito de escolha entre os perigos dos diagnósticos despercebidos quando o corte é alto demais (i.e., mais específico) e os perigos dos diagnósticos falso-positivos quando o corte é baixo demais (i.e., mais sensível).

Um diagnóstico baseado em risco da doença periodontal destrutiva exige a realização de estudos longitudinais nos quais a profundidade de bolsa na linha basal esteja relacionada com o risco de resultados adversos subsequentes (p. ex., perda dentária). A Figura 6.1 representa um gráfico como esse e sugere que uma profundidade de bolsa de 6 mm poderia ser um marcador diagnóstico para a doença periodontal destrutiva, pois um maior risco de perda dentária está associado a valores de profundidade de bolsa ≥ 6 mm.

O diagnóstico baseado em risco das doenças crônicas, de modo muito parecido com o uso de valores normativos ou arbitrários, pode fazer mais mal que bem. Um diagnóstico de obesidade baseado em um índice de massa corporal (IMC) igual a 28 pode fazer mais mal que bem se os tratamentos de perda de peso aumentarem o risco de mortalidade.[37] Um diagnóstico de pressão arterial elevada[59] ou de diabetes[49] pode causar mais prejuízos que benefícios se o tratamento prescrito aumentar ainda mais o risco de mortalidade. De modo similar, um diagnóstico de doença periodontal destrutiva baseado na presença de bolsas periodontais com 6 mm de profundidade ou mais pode causar mais prejuízos que benefícios se os tratamentos periodontais sugeridos aumentarem a morbidade periodontal.

Valores Terapêuticos de Referência para Diagnosticar a Doença Periodontal

Uma definição mais atraente da doença é o diagnóstico terapêutico ou baseado no tratamento. Com isso, uma pessoa é definida como enferma somente se o diagnóstico da doença levar a benefícios tangíveis. Na maioria das vezes, é melhor evitar o diagnóstico da doença, a menos que seja possível demonstrar que o diagnóstico e o tratamento subsequente realmente proporcionam resultados tangíveis para o paciente. Com essa abordagem para o diagnóstico, a doença periodontal só deveria ser diagnosticada se isso levasse a menor morbidade.

Diagnósticos de Doença Periodontal

Os descritores de termos do Medical Subject Heading (MeSH) para a doença periodontal, os sistemas de classificação das doenças periodontais desenvolvidos pelas organizações profissionais e uma amostra dos livros acadêmicos de periodontia em língua inglesa indicam que os diagnósticos da doença periodontal vêm e vão com muita rapidez. No PubMed, atualmente são apresentados sete termos diferentes sob o descritor MeSH da *periodontite*, o que reflete alguns dos diferentes diagnósticos periodontais que têm sido utilizados na literatura desde 1965. No entanto uma conferência de consenso[35] concluiu que cinco dos sete termos apresentados eram obsoletos. A American Academy of Periodontology relatou 10 sistemas de classificação diferentes em 20 anos.[2] Os livros acadêmicos de periodontia têm relatado igualmente diferentes conjuntos de diagnósticos periodontais a cada década.

As distrofias periodontais fornecem um exemplo da arbitrariedade aparente por meio da qual os diagnósticos da doença periodontal vão e vêm. As distrofias periodontais eram relatadas frequentemente do século XVIII até os anos 1960, no entanto, decidiu-se que esse diagnóstico era obsoleto,[58] pois não parecia encaixar-se no paradigma da infecção. Os livros de periodontia não se referem mais ao diagnóstico da "periodontose". Entretanto, argumentou-se que esse diagnóstico deveria ser ressuscitado.[55]

Esse exemplo ilustra o quão profundamente a crença de que a doença periodontal é infecciosa tem influenciado todos os aspectos da periodontia clínica, incluindo o sistema de classificação das condições periodontais. Os diagnósticos periodontais em alguns círculos baseiam-se na premissa de que as doenças periodontais "seguem um paradigma infecção/hospedeiro no qual é sustentado que os materiais nocivos das bactérias da placa dentária induzem uma resposta inflamatória no tecido periodontal adjacente [...] no centro desse paradigma está a ideia de que a destruição dos tecidos periodontais é acompanhada por uma resposta inflamatória".[1]

Existem duas razões para a classificação diagnóstica das doenças periodontais não se basear no paradigma da infecção ou em qualquer outra causa presumida. Primeiro, fortes evidências dos estudos epidemiológicos são necessárias para determinar que a doença periodontal seja, na realidade, uma infecção. Essas evidências são praticamente inexistentes.[23] Aparentemente, o tabagismo e o diabetes estão associados à doença periodontal destrutiva, independentemente de colonização microbiana. Segundo, nas doenças crônicas com várias causas, é impossível determinar a causa da doença, portanto tem pouco valor clínico dar um nome à doença após uma causa suspeita. Por exemplo, a doença periodontal no paciente diabético não pode ser classificada como "periodontite diabética". O clínico só pode afirmar que existe certa probabilidade de que a doença periodontal em um paciente diabético seja atribuível à condição diabética.

Sob uma perspectiva clínica, os sistemas de classificação diagnóstica em constante mutação que resultam de conferências de consenso podem ser irrelevantes, já que não existem evidências confiáveis de que o uso clínico de tais sistemas de diagnóstico melhore os resultados do paciente.

Sistemas de diagnóstico simples da doença periodontal podem ter várias vantagens no atendimento ao paciente, pois fornecem informações úteis sobre a gravidade da doença e o seu prognóstico. O leitor deve se remeter ao Capítulo 5 para uma discussão aprofundada sobre os sistemas de classificação da periodontite.

Referências Bibliográficas

 As referências bibliográficas deste capítulo estão disponibilizadas em https://www.grupogen.com.br.

SEÇÃO III ETIOLOGIA DE DOENÇAS PERIODONTAIS

CAPÍTULO 7

Patogênese Periodontal

Philip M. Preshaw

SUMÁRIO DO CAPÍTULO

Histopatologia da Doença Periodontal, 90
Respostas Inflamatórias no Periodonto, 94
Associação entre a Patogênese e os Sinais Clínicos da Doença, 101
Resolução da Inflamação, 102
Respostas Imunes na Patogênese Periodontal, 103
Conceito de Suscetibilidade do Hospedeiro, 109

É fundamental compreender a patogênese periodontal para aperfeiçoar as estratégias de manejo dessa doença comum e complexa. O primeiro desafio é compreender exatamente o que significa o termo *patogênese*. Segundo o *Merriam Webster's Collegiate Dictionary*, a palavra *patogênese* é definida como "a origem e o desenvolvimento de uma doença". Basicamente, isso se refere aos processos passo a passo que levam ao desenvolvimento de uma doença e que resultam em uma série de mudanças na estrutura e na função do periodonto, nesse caso específico. Em termos gerais, a patogênese de uma doença é o mecanismo pelo qual um ou mais fatores causadores produz a doença. A palavra em si é derivada do grego *pathos* ("sofrimento") e *genesis* ("geração ou criação").

Nosso conhecimento da patogênese periodontal evoluiu ao longo dos anos, e é importante ter consciência disso, pois as filosofias de tratamento mudaram em paralelo com o aumento da nossa compreensão dos processos da doença e continuam a mudar à medida que aperfeiçoamos nosso conhecimento. Durante o fim dos anos 1800, Willoughby D. Miller[117] (um eminente pesquisador da odontologia que estabeleceu o importante papel causal das bactérias orais nas cáries dentárias) afirmou que "durante os últimos anos a convicção ficou cada vez mais forte, entre os médicos e cirurgiões-dentistas, de que a boca humana, na condição de um local de coleta e incubação de diversos germes patogênicos, desempenha um papel importante na produção de vários transtornos do corpo e que, se muitas doenças cuja origem está envolvida em mistério pudessem ser rastreadas desde sua origem, descobriríamos que estas se originaram na cavidade oral". Essa declaração marcou o início de uma era de estratégias de tratamento dentário que visaram tratar doenças sistêmicas eliminando os chamados "focos de infecção" na boca. Em consequência, muitos pacientes se submeteram a limpezas dentárias desnecessárias para tratar suas doenças sistêmicas.

Por volta dos anos 1930, essas abordagens começaram a ser questionadas. Em uma análise de 200 pacientes com artrite reumatoide dos quais 92 tiveram suas tonsilas removidas como forma de tratamento para a artrite (embora apenas 15% tivessem relatado qualquer história de tonsilite ou dor de garganta) e 52 tiveram parte ou todos os seus dentes removidos, nenhuma melhora dos sintomas de artrite reumatoide foi observada em nenhum dos pacientes.[27] Os autores escreveram que "a infecção focal é um exemplo extraordinário de uma teoria médica plausível que corre perigo de ser convertida, por seus defensores excessivamente entusiasmados, em um *status* de fato aceito".[27] O fim da era da infecção focal foi sinalizado por um editorial no *Journal of the American Medical Association*, em 1952, afirmando que "muitos pacientes com doenças provocadas presumivelmente por focos de infecção não tiveram alívio dos sintomas após a remoção dos focos, muitos pacientes com essas mesmas doenças sistêmicas não têm foco de infecção evidente, os focos de infecção são tão comuns nas pessoas aparentemente saudáveis quanto nas pessoas enfermas".[103]

Mais recentemente, os avanços no tratamento da periodontite têm sido impulsionados pelo maior conhecimento da epidemiologia, causa e patogênese da doença.[192] Durante os anos 1970, o papel da placa como único fator causador da periodontite era inquestionável. Naquele tempo, o tratamento não cirúrgico estava em sua infância, e a maior parte das opções de tratamento envolvia a cirurgia (p. ex., gengivectomia para o tratamento das bolsas mais rasas, cirurgia de retalho de acesso para o tratamento dos sítios mais profundos). Quando olhamos para trás, fica claro que as estratégias de tratamento utilizadas durante determinado período são inteiramente dependentes da compreensão prevalente da patogênese da época, portanto é muito provável que as opções de manejo que consideramos corretas hoje mudem novamente no futuro. Isto é positivo, pois uma disciplina clínica progressiva como a periodontia, que é bem fundamentada na ciência e com os benefícios para o paciente como o seu valor principal, deve se esforçar para aprimorar as estratégias terapêuticas em paralelo com a descoberta permanente.

PONTO DE VISTA CLÍNICO

Por que é importante estudar a patogênese periodontal?
Patogênese refere-se ao processo que causa a doença. Na periodontite, as bactérias no biofilme estimulam uma resposta imunoinflamatória que causa o dano ao tecido que reconhecemos clinicamente como a periodontite. Entender o processo da doença é importante, pois esse entendimento pode levar ao desenvolvimento de melhores estratégias de tratamento.

A doença periodontal resulta de uma interação complexa entre o biofilme subgengival e os eventos imunoinflamatórios do hospedeiro que se desenvolvem nos tecidos gengivais e periodontais em resposta aos desafios apresentados pelas bactérias. O dano ao tecido que resulta da resposta imunoinflamatória é reconhecido clinicamente como periodontite. A gengivite precede a periodontite, mas está claro que nem todos os casos de gengivite evoluem para a periodontite. Na gengivite, a lesão inflamatória fica confinada à gengiva; no entanto, com a periodontite, os processos inflamatórios se estendem e afetam também o ligamento periodontal e o osso alveolar. O efeito dessas mudanças inflamatórias é o rompimento das fibras do ligamento periodontal, resultando na perda clínica de inserção junto com a reabsorção do osso alveolar.

Durante os anos 1970 e 1980, a placa bacteriana era considerada, de maneira geral, a causa principal da periodontite. Era evidente (como ainda é hoje em dia) que a higiene oral deficiente levava a maior acúmulo de placa, o que, por sua vez, resultava em doença periodontal. No entanto, o modelo não levava em conta observações como o fato de que havia muitos indivíduos com higiene oral deficiente que não desenvolviam doença periodontal avançada, e, por outro lado, havia alguns indivíduos que, apesar da boa higiene oral e adesão aos protocolos de tratamento periodontal, apresentavam destruição periodontal progressiva. Esses achados foram confirmados pelo trabalho de Löe et al.[108], que estudaram os coletores de chá do Sri Lanka que não tinham acesso aos cuidados odontológicos e que podiam ser divididos em três grandes categorias: (1) indivíduos ($\approx$ 8% da população estudada) que tinham uma progressão rápida da doença periodontal; (2) indivíduos ($\approx$ 81%) que tinham uma progressão moderada dessa doença; e (3) indivíduos ($\approx$ 11%) que não demonstravam progressão da doença periodontal além da gengivite. Todos os pacientes nessa população exibiam abundância de depósitos de placa e cálculo, portanto, claramente, a suscetibilidade à doença é influenciada por algo além da presença da placa dental. O papel etiológico das bactérias no biofilme está claro pelo fato de que as bactérias iniciam e perpetuam respostas inflamatórias que se desenvolvem nos tecidos gengivais. No entanto, o principal determinante da suscetibilidade à doença é a natureza das próprias respostas imunoinflamatórias. É paradoxal que esses processos defensivos, que têm a intenção de proteger (i.e., prevenir a invasão de bactérias e seus produtos nos tecidos), resultem na maior parte dos danos teciduais que levam às manifestações clínicas da doença.

A doença periodontal, portanto, é uma entidade clínica exclusiva, não sendo uma infecção no sentido clássico da palavra. Na maioria das infecções, um único organismo infectante provoca a doença (p. ex., vírus da imunodeficiência humana [HIV], sífilis, tuberculose), e a sua identificação pode ser a base do diagnóstico. Com a doença periodontal, várias espécies são identificadas na bolsa periodontal e é impossível concluir que uma única espécie ou até mesmo um grupo de espécies provoque doença periodontal. Muitas das espécies consideradas importantes na patogênese periodontal podem predominar em bolsas profundas, pois a bolsa é um ambiente favorável em que elas podem sobreviver (i.e., quente, úmida, anaeróbia e com um suprimento imediato de nutrientes). Muitas características exclusivas da periodontite são derivadas da anatomia do periodonto, no qual uma superfície dura e sem descamação (o dente) está parcialmente embutida no corpo (dentro do tecido conjuntivo), atravessa uma superfície epitelial e é parcialmente exposta ao mundo exterior (dentro da boca). As bactérias que colonizam essa superfície estão efetivamente fora do corpo (embora estejam no sulco gengival ou na bolsa periodontal); contudo a resposta inflamatória que se desenvolve está situada dentro do corpo (p. ex., dentro dos tecidos). Esses fatores aumentam a complexidade da nossa compreensão do papel do biofilme e das respostas imunoinflamatórias que fazem parte da destruição do tecido periodontal.

Histopatologia da Doença Periodontal

Para compreender melhor a patogênese periodontal, é essencial conhecer a histologia dos tecidos clinicamente saudáveis e também dos tecidos gengivais e periodontais inflamados. Até mesmo em tecidos gengivais que seriam considerados clinicamente desinflamados e saudáveis, há evidência de respostas inflamatórias ocorrendo no nível microscópico. Isso é normal, já que existe um desafio crônico de baixo grau apresentado pelo biofilme subgengival. A resposta inflamatória de baixo grau resultante não é detectável microscopicamente no nível clínico, mas é um mecanismo de proteção essencial para combater o desafio microbiano e impedir que as bactérias e seus produtos infiltrem os tecidos e provoquem danos nestes. Nosso entendimento atual da suscetibilidade à periodontite sugere que os indivíduos suscetíveis à doença montam uma resposta imunoinflamatória excessiva ou desregulada para determinado desafio bacteriano, o que leva a maior destruição tecidual em comparação com os indivíduos portadores de uma resposta inflamatória mais normal.

Tecidos Gengivais Clinicamente Saudáveis

Os tecidos gengivais clinicamente saudáveis têm um aspecto róseo, sem edema, sem inflamação e bem aderido ao dente e osso subjacentes, com sangramento mínimo à sondagem. A junção dentogengival é uma característica anatômica exclusiva que funciona na inserção da gengiva no dente e que compreende uma parte epitelial e uma parte de tecido conjuntivo, ambas fundamentais para a patogênese periodontal. A parte epitelial pode ser dividida em três estruturas epiteliais diferentes: o epitélio gengival, o epitélio sulcular e o epitélio juncional (Figura 7.1). Essas estruturas epiteliais estão em continuidade umas com as outras, mas apresentam estruturas e funções distintas, conforme indicado no Quadro 7.1.

O epitélio juncional é uma estrutura epitelial exclusiva, pois as células de superfície são especializadas para a finalidade de inserção do dente.[12] Ao contrário de outros tecidos epiteliais em outras partes

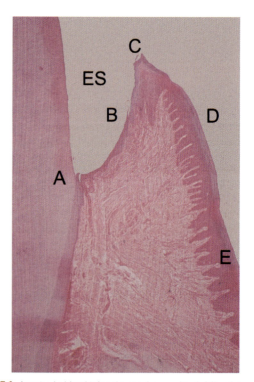

Figura 7.1 Aparência histológica da gengiva saudável. Microfotografia de um dente desmineralizado com os tecidos gengivais *in situ* (coloração com hematoxilina e eosina; baixa ampliação). Junção amelocementária *(A)*. Espaço do esmalte *(ES)*. A saúde gengival é caracterizada pela organização do epitélio em zonas distintas; epitélio juncional *(A-B)*, epitélio sulcular *(B-C)*, gengiva livre *(C-D)* e gengiva aderida *(D-E)*. O tecido conjuntivo gengival é composto por feixes densamente compactados de colágeno, organizados e entrelaçados. Poucas células inflamatórias dispersas estão presentes, mas nenhum infiltrado celular inflamatório importante.

Quadro 7.1 Características do Componente Epitelial da Unidade Dentogengival.

Epitélio Gengival
- Epitélio queratinizado e paraqueratinizado escamoso estratificado
- Contínuo com o epitélio sulcular na crista gengival/margem gengival
- Cobre a gengiva e forma os tecidos gengivais visíveis clinicamente
- Cobre os tecidos gengivais livre e inserido

Epitélio Sulcular
- Epitélio escamoso estratificado
- Não queratinizado
- De frente para a superfície do dente, mas não aderido à mesma
- Forma o revestimento de tecido mole do sulco gengival ou da bolsa periodontal

Epitélio Juncional
- Forma a adesão epitelial entre a gengiva e o dente
- Não queratinizado
- Forma o assoalho do sulco/bolsa
- Envolve o dente como um colar no estado de saúde acompanhando a morfologia da junção cemento-esmalte
- Mais amplo no assoalho do sulco (i.e., 15 a 30 células de espessura) e afunilado na direção apical para 3 a 4 células de espessura
- Composto de camadas de células escamosas achatadas, orientadas em paralelo com a superfície do dente
- As células de superfície aderem à superfície do dente via hemidesmossomos
- Lâmina basal diferente das outras lâminas basais que se opõem ao tecido conjuntivo em que o colágeno tipo IV está ausente

---

do corpo, não há, portanto, oportunidade para o descarte das células da superfície. Em vez disso, as células na camada basal se dividem e deslocam continuamente para dentro de duas ou mais camadas celulares da superfície do dente e depois migram no sentido coronal e paralelo à superfície do dente para, por fim, chegarem ao assoalho do sulco e depois serem depositadas nesse sulco gengival. Os espaços entre as células do epitélio juncional também são maiores que os observados em outros tecidos epiteliais, com os espaços intercelulares compreendendo aproximadamente 18% do volume do epitélio, o que é consequência de uma menor densidade de desmossomos no epitélio juncional em comparação com o epitélio gengival; o epitélio juncional é, portanto, intrinsecamente "vazado". Isso tem uma grande importância para a patogênese periodontal, pois os espaços intercelulares ampliados no epitélio juncional permitem a migração de neutrófilos (leucócitos polimorfonucleares), além de possibilitarem que os macrófagos dos tecidos conjuntivos gengivais entrem no sulco para a fagocitose das bactérias, ocorrendo, também, o ingresso de produtos bacterianos e antígenos.

O componente de tecido conjuntivo da unidade dentogengival contém feixes densamente compactados de fibras de colágeno (uma mistura de fibras de colágeno dos tipos I e III) que estão dispostas em padrões diferenciados que mantêm a integridade funcional dos tecidos e a firme adaptação dos tecidos moles aos dentes (Capítulo 3).

Mesmo na gengiva clinicamente saudável, o tecido conjuntivo gengival contém pelo menos algumas células inflamatórias, particularmente os neutrófilos, os quais migram continuamente através do tecido conjuntivo e passam pelo epitélio juncional, entrando no sulco ou bolsa. Esses achados foram relatados nas investigações clássicas da histologia da doença periodontal divulgados por Page e Schroeder em 1976.[135] Essa inflamação de baixo grau ocorre em resposta à presença continuada de bactérias e seus produtos no sulco gengival. Há um exsudato contínuo de fluido dos tecidos gengivais que entra no sulco e escoa como fluido gengival (FG). Além da migração contínua dos neutrófilos através dos tecidos gengivais, os linfócitos e macrófagos também se acumulam. A presença de leucócitos nos tecidos conjuntivos resulta do estímulo quimiotático criado pelo biofilme subgengival e pelos produtos bacterianos, bem como de fatores quimioatraentes produzidos pelo hospedeiro.

Nos tecidos clinicamente saudáveis, esse equilíbrio em regime estável entre a inflamação de baixo grau nos tecidos e a presença permanente do biofilme bacteriano pode persistir por muitos anos ou, na realidade, durante a vida inteira do indivíduo. Sinais clínicos evidentes de gengivite (i.e., eritema, edema e sangramento à sondagem) não se desenvolvem em decorrência de vários mecanismos de defesa inatos e estruturais, incluindo os seguintes:

- manutenção de uma barreira epitelial intacta (epitélios juncional e sulcular);
- escoamento do FG do sulco (efeito de diluição e ação de lavagem);
- descamação de células epiteliais superficiais dos epitélios juncional e sulcular;
- presença de neutrófilos e macrófagos no sulco que fagocitam as bactérias;
- presença de anticorpos no FG.

No entanto, se o acúmulo de placa aumentar, a inflamação e os sinais clássicos de gengivite poderão se desenvolver. Embora o desenvolvimento da gengivite em resposta ao acúmulo de placa seja razoavelmente previsível, a pesquisa identificou que pode ser observado um espectro de respostas, com alguns indivíduos desenvolvendo inflamação gengival mais pronunciada para determinado desafio bacteriano e outros desenvolvendo inflamação gengival mínima.[181] Essas observações realçam a importância das variações nas respostas do hospedeiro entre os indivíduos quanto às respostas inflamatórias gengivais. Além disso, muitos indivíduos podem jamais desenvolver periodontite, apesar de apresentarem gengivite generalizada. A resposta imunoinflamatória do hospedeiro é fundamental para determinar quais indivíduos desenvolverão periodontite, e é provável que as respostas inflamatórias sejam diferentes nos indivíduos que desenvolvem periodontite em comparação com os que nunca passam da gengivite. O desafio que isso apresenta clinicamente é que ainda não sabemos o suficiente sobre a suscetibilidade à periodontite para identificar esses indivíduos antes que eles realmente desenvolvam sinais da doença.

Histopatologia da Gengivite e da Periodontite

O desenvolvimento da gengivite pode ser observado com bastante clareza por uma perspectiva clínica. Além disso, as mudanças que ocorrem dentro dos tecidos são bastante óbvias quando examinadas em um microscópio. Em termos gerais, há uma infiltração do tecido conjuntivo por muitas células de defesa, particularmente neutrófilos, macrófagos, células plasmáticas e linfócitos. Em consequência do acúmulo dessas células de defesa e da liberação extracelular de suas enzimas destrutivas, há uma perturbação da anatomia normal do tecido conjuntivo que resulta na destruição do colágeno e na subsequente proliferação do epitélio juncional. A vasodilatação e a maior permeabilidade vascular levam a um maior vazamento de fluido para fora dos vasos e facilitam a passagem das células de defesa da vasculatura para os tecidos, resultando no aumento dos tecidos, que apresentam eritemas e edemas (i.e., a aparência clínica da gengivite). Todas essas mudanças são reversíveis se o desafio bacteriano for reduzido substancialmente pela melhoria da higiene oral.

Os estudos de referência de Page e Schroeder[135] descreveram as mudanças histológicas que ocorrem nos tecidos gengivais como lesão gengival *primária, inicial, estabelecida* e *avançada* (Quadro 7.2). Em termos gerais, a lesão primária corresponde aos tecidos clinicamente

> **Quadro 7.2** Características Fundamentais dos Estágios Histológicos da Gengivite e da Periodontite.
>
> **Lesão Inicial (corresponde clinicamente aos tecidos gengivais saudáveis)**
> - Permeabilidade vascular e vasodilatação ligeiramente elevadas
> - O fluido gengival escoa para fora do sulco
> - Migração de leucócitos, principalmente neutrófilos, em quantidade relativamente pequena através do tecido conjuntivo gengival, passando pelo epitélio juncional e entrando no sulco
>
> **Lesão Precoce (corresponde ao início da gengivite precoce clinicamente evidente)**
> - Maior permeabilidade vascular, vasodilatação e escoamento do fluido gengival
> - Grande quantidade de leucócitos infiltrados (principalmente neutrófilos e linfócitos)
> - Degeneração dos fibroblastos
> - Destruição do colágeno resultando em áreas de tecido conjuntivo pobres em colágeno
> - Proliferação dos epitélios juncional e sulcular nas áreas pobres em colágeno
>
> **Lesão Estabelecida (corresponde à gengivite crônica estabelecida)**
> - Infiltrado celular inflamatório denso (i.e., células plasmáticas, linfócitos e neutrófilos)
> - Acumulação de células inflamatórias nos tecidos conjuntivos
> - Liberação elevada de metaloproteinases da matriz e conteúdo lisossômico pelos neutrófilos
> - Esgotamento importante do colágeno e proliferação do epitélio
> - Formação do epitélio da bolsa que contém grande quantidade de neutrófilos
>
> **Lesão Avançada (marca a transição da gengivite para a periodontite)**
> - Predominância de neutrófilos no epitélio da bolsa e na bolsa
> - Infiltrado celular inflamatório denso nos tecidos conjuntivos (principalmente células plasmáticas)
> - Migração apical do epitélio juncional para preservar uma barreira epitelial intacta
> - Destruição contínua do colágeno que resulta em grandes áreas de tecido conjuntivo pobres em colágeno
> - Reabsorção osteoclástica do osso alveolar
>
> Adaptado de Page RC, Schroeder HE: Pathogenesis of inflammatory periodontal disease: a summary of current work. *Lab Invest* 33:235-249, 1976.
> Nota: essas descrições clássicas são baseadas principalmente em achados em experimentação animal e sua correlação com a situação clínica em humanos é aproximada.

saudáveis (contudo, com transmigração de células de defesa, como neutrófilos, se examinada histologicamente); a lesão inicial, aos primeiros estágios da gengivite (clinicamente evidente); a lesão estabelecida, à gengivite crônica; e a lesão avançada marca a transição para a periodontite, com perda de inserção e reabsorção óssea. Estas são *apenas descrições histológicas* e não devem fazer parte de um diagnóstico clínico. Além disso, essas descrições clássicas se baseiam principalmente em achados nos animais experimentais. As aparências histológicas da gengivite e periodontite são mostradas nas Figuras 7.2 e 7.3, respectivamente.

Lesão Inicial

A lesão primária se desenvolve dentro de 2 a 4 dias depois do acúmulo de placa no sítio em que antes não havia placa nem inflamação microscopicamente evidente. No entanto, essa situação provavelmente nunca é encontrada na realidade, e os tecidos gengivais sempre têm características de uma resposta inflamatória de baixo grau decorrente da presença contínua do biofilme subgengival. Em outras palavras, a lesão primária corresponde ao quadro histológico que é evidente nos tecidos gengivais clinicamente saudáveis. Essa inflamação de baixo grau é caracterizada pela dilatação da rede vascular e pela maior permeabilidade vascular, permitindo, assim, que os neutrófilos e monócitos da vasculatura gengival migrem pelos tecidos conjuntivos na direção da origem do estímulo quimiotático: os produtos bacterianos no sulco gengival. A suprarregulação das moléculas de adesão, como a molécula de adesão intercelular-1 (ICAM-1) e a E-selectina na vasculatura gengival, facilita a migração dos neutrófilos dos capilares para os tecidos conjuntivos. O maior vazamento de fluido dos vasos aumenta a pressão hidrostática na microcirculação local e, consequentemente, o fluxo de FG aumentasse eleva. O aumento do fluxo de FG tem o efeito de diluir os produtos bacterianos, o que, possivelmente, tem uma ação de lavagem para remover as bactérias e seus produtos do sulco. No entanto, dada a natureza do biofilme bacteriano, é provável que apenas as bactérias planctônicas (de flutuação livre) sejam removidas dessa maneira.

Lesão Precoce

A lesão inicial se desenvolve após aproximadamente 1 semana de acúmulo contínuo de placa e corresponde aos primeiros sinais clínicos da gengivite. As gengivas exibem um aspecto eritematoso em consequência da proliferação dos capilares, da abertura dos leitos microvasculares e da vasodilatação persistente.[105] O aumento da permeabilidade vascular leva a uma elevação no fluxo do FG, e a quantidade de neutrófilos transmigrantes cresce consideravelmente. Os tipos predominantes de células infiltradas são os neutrófilos e linfócitos (basicamente os linfócitos tímicos [células T]),[137] e os neutrófilos migram pelos tecidos até o sulco e fagocitam as bactérias. Os fibroblastos se degeneram principalmente via apoptose (morte celular programada), o que aumenta o espaço disponível para a infiltração de leucócitos. Ocorre, então, a destruição do colágeno, o que resulta em seu esgotamento nas áreas apical e lateral até os epitélios juncional e sulcular. As células basais dessas estruturas epiteliais começam a se multiplicar, a fim de manter intacta a barreira contra as bactérias e seus produtos, e, então, podemos observar o epitélio se proliferando nas áreas carentes de colágeno dos tecidos conjuntivos (Figura 7.2)[153] Em consequência do edema dos seus tecidos, a gengiva pode ter um aspecto ligeiramente intumescido, e, consequentemente, o sulco gengival ficar ligeiramente mais profundo. O biofilme gengival aproveita esse nicho ecológico e se prolifera no sentido apical (dificultando o controle eficaz da placa). A lesão gengival inicial pode persistir indefinidamente ou progredir ainda mais.

Lesão Estabelecida

A lesão estabelecida corresponde, *grosso modo*, ao que os clínicos chamariam de "gengivite crônica". A progressão da lesão inicial para a lesão estabelecida depende de muitos fatores, incluindo o desafio da placa (a composição e a quantidade de biofilme), fatores de suscetibilidade do hospedeiro e fatores de risco (tanto locais quanto sistêmicos). No trabalho inicial realizado por Page e Schroeder,[135] a lesão estabelecida foi definida como uma lesão dominada por células plasmáticas e por um infiltrado celular inflamatório importante na gengivite estabelecida que ocupa um volume considerável dos tecidos conjuntivos inflamados. Grandes quantidades de células infiltradas podem ser identificadas adjacente e lateralmente aos epitélios juncional e sulcular, em volta dos vasos sanguíneos e entre os feixes de fibras de colágeno.[22] O esgotamento do colágeno continua, com ainda mais proliferação do epitélio nos espaços do tecido conjuntivo. Os neutrófilos se acumulam nos tecidos e liberam seu conteúdo lisossômico extracelularmente (em uma tentativa de eliminar as bactérias

CAPÍTULO 7   Patogênese Periodontal   93

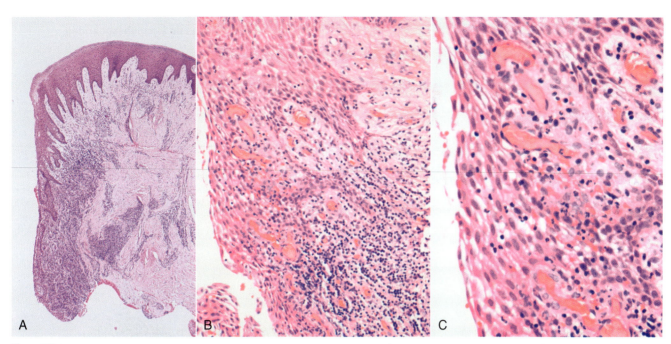

Figura 7.2 Uma série de microfotografias ilustrando a aparência histológica da gengivite (coloração com hematoxilina e eosina). Em todos os casos, o dente está no lado esquerdo da imagem. (A), Pequeno aumento da gengiva demonstrando o epitélio juncional e sulcular hiperplásico com um infiltrado celular inflamatório denso no tecido conjuntivo adjacente. (B), Médio aumento da interface entre o epitélio e o tecido conjuntivo mostrando muitas células inflamatórias intraepiteliais junto com o edema intercelular. O tecido conjuntivo contém capilares dilatados (hiperemia), e um infiltrado celular inflamatório denso é notado. (C), Grande aumento mostrando neutrófilos e pequenos linfócitos transitando pelo epitélio sulcular.

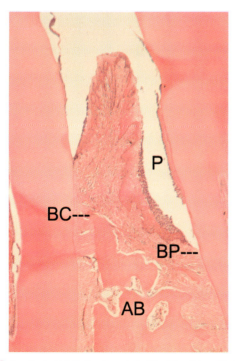

Figura 7.3 Aparência histológica da periodontite. Microfotografia dos dentes desmineralizados adjacentes com a gengiva interproximal e o periodonto *in situ* (coloração com hematoxilina e eosina, baixa ampliação). A raiz do dente à direita é revestida com uma camada de biofilme/ou cálculo dental e há perda de inserção com a formação de uma bolsa periodontal *(P)*. O periodonto está densamente inflamado e há perda óssea alveolar *(AB)* que produz um defeito triangular, além da perda óssea vertical. A base da bolsa *(BP)* é apical em relação à crista óssea alveolar *(BC)*, o que se denomina *bolsa periodontal infraóssea*. (*De Soames JV, Southam JC:* Oral pathology, *ed 4, Oxford, UK, 2005. Oxford University Press.*)

que não são fagocitadas), resultando em mais destruição tecidual. Os neutrófilos também são uma fonte importante de metaloproteinases-8 de matriz (MMP-8;) (colagenases neutrofílicas) e MMP-9 (gelatinase B), e essas enzimas são produzidas em grandes quantidades nos tecidos gengivais inflamados à medida que os neutrófilos migram, pelos feixes de fibras de colágeno, densamente compactados, para entrar no sulco. Os epitélios juncional e sulcular formam uma bolsa epitelial que não é firmemente aderida à superfície do dente, contendo uma grande quantidade de neutrófilos, e que é mais permeável à passagem de substâncias para dentro e para fora do tecido conjuntivo subjacente. A bolsa epitelial pode estar ulcerada e menos capaz de resistir à passagem da sonda periodontal; o sangramento durante a sondagem é, então, uma característica comum da gengivite crônica. Essas alterações inflamatórias serão completamente reversíveis se o controle eficaz da placa for restituído.

Lesão Avançada

A lesão avançada, tal como descrita por Page e Schroeder,[135] marca a transição da gengivite para a periodontite. Essa transição é determinada por muitos fatores cuja importância relativa ainda não é conhecida, mas que incluem o desafio bacteriano (tanto a composição quanto a quantidade de biofilme), a resposta inflamatória do hospedeiro e os fatores de suscetibilidade, abrangendo fatores de risco ambientais e genéticos. O exame histológico revela evidências persistentes da destruição do colágeno que se estende para o ligamento periodontal e o osso alveolar. Os neutrófilos predominam no epitélio da bolsa e na bolsa periodontal, e as células plasmáticas, nos tecidos conjuntivos. O epitélio juncional migra apicalmente ao longo da superfície radicular para as áreas carentes de colágeno para manter uma barreira epitelial intacta. A reabsorção óssea osteoclástica começa, e o osso recua da frente inflamatória avançada como um mecanismo de defesa para evitar a disseminação das bactérias (Figura 7.3). À medida que a bolsa se aprofunda, a placa bacteriana se prolifera apicalmente em um nicho, que é muito favorável para muitas das espécies consideradas patógenos periodontais. A bolsa apresenta um ambiente protegido, quente, úmido e anaeróbio com um suprimento de nutrientes imediato e, como estão efetivamente fora do corpo (embora se encontrem na bolsa periodontal), as bactérias não são eliminadas de maneira significativa pela resposta inflamatória. Desse modo, desenvolve-se um ciclo no qual a inflamação crônica e o dano tecidual associado persistem. O dano tecidual é causado principalmente pela resposta inflamatória, contudo o fator iniciador – o biofilme – não é eliminado. A destruição das fibras de colágeno no ligamento periodontal continua, a reabsorção óssea avança, o epitélio juncional migra apicalmente para manter uma barreira intacta e, em consequência, a bolsa se aprofunda de modo fracionado. Isso torna ainda mais difícil a remoção das bactérias e o rompimento do biofilme por meio das técnicas de higiene oral, possibilitando, assim, que o ciclo se perpetue.

Respostas Inflamatórias no Periodonto

As moléculas que desempenham um papel na patogênese periodontal podem ser divididas em dois grupos principais: as derivadas da microbiota subgengival (i.e., fatores de virulência microbiana) e as derivadas da resposta imunoinflamatória do hospedeiro. No que se refere à importância relativa de cada uma, agora está claro que a maioria das destruições teciduais resulta das respostas inflamatórias do hospedeiro.

Fatores de Virulência Microbiana

O biofilme subgengival inicia e perpetua as respostas inflamatórias nos tecidos gengivais e periodontais. As bactérias subgengivais também contribuem diretamente para o dano tecidual pela liberação de substâncias nocivas, mas sua importância primária na patogênese periodontal é ativar as respostas imunoinflamatórias, que, por sua vez, resultam no dano tecidual; o que pode ser bastante benéfico para as bactérias situadas na bolsa periodontal ao proporcionar fontes de nutrientes.

Lipopolissacarídeos

Os lipopolissacarídeos (LPSs) são moléculas grandes que consistem em um componente lipídico (lipídio A) e um componente polissacarídico. São encontradas na membrana externa das bactérias Gram-negativas, agem como endotoxinas (os LPSs são chamados frequentemente de *endotoxinas*) e despertam fortes respostas imunes nos animais. Os LPSs são altamente conservados nas espécies bacterianas Gram-negativas; um achado que reflete a sua importância na manutenção da integridade estrutural das células bacterianas. Os sistemas imunes nos animais evoluíram para reconhecer o LPS via receptores *toll-like* (TLRs), uma família de moléculas da superfície celular que é altamente conservada nas espécies animais, variando de *Drosophila* (um gênero de mosca-das-frutas) até os seres humanos, refletindo, assim, sua importância nas respostas imunes inatas.[28] Os TLRs são receptores de superfície celular que reconhecem *padrões moleculares associados aos micróbios* (MAMPs), que são estruturas moleculares conservadas, situadas em patógenos. O TLR-4 reconhece os LPSs das bactérias Gram-negativas e funciona como parte de um complexo de moléculas da superfície celular, incluindo o CD14 e o MD-2 (também conhecido como *antígeno linfocítico 96*). A interação desse complexo CD14/TLR-4/MD-2 com os LPSs desencadeia uma série de eventos intracelulares cujo resultado líquido é o aumento na produção de mediadores inflamatórios (especialmente citocinas) e a diferenciação das células imunes (p. ex., células dendríticas) para o desenvolvimento de respostas imunes eficazes contra os patógenos. O LPS é de extrema importância para iniciar e manter respostas inflamatórias nos tecidos gengivais e periodontais. O agente patogênico *Porphyromonas gingivalis* tem uma forma atípica de LPSs que se reconhecem tanto por TLR-2 como por TLR-4.[38,45]

> **Propriedades Biológicas do Lipopolissacarídeo**
> - Está localizado na membrana externa de bactérias Gram-negativas.
> - É essencial para manter a integridade estrutural das bactérias.
> - Provoca uma forte resposta do sistema imunológico dos animais.
> - Interage com o complexo receptor do CD14/TLR-4/MD-2 em células imunológicas, como macrófagos, monócitos, células dendríticas e linfócitos B, o que resulta na emissão de mediadores pró-inflamatórios, como citocinas, dessas células.

Um componente das paredes celulares Gram-positivas, o ácido lipoteicoico, também estimula as respostas imunes, embora de modo menos potente que os LPSs. O ácido lipoteicoico sinaliza por meio do TLR-2. Tanto os LPSs quando o ácido lipoteicoico são liberados das bactérias presentes no biofilme e estimulam respostas inflamatórias nos tecidos, resultando em maior vasodilatação e permeabilidade vascular, no recrutamento das células inflamatórias por quimiotaxia e na liberação de mediadores pró-inflamatórios pelos leucócitos que são recrutados para a área.

Enzimas Bacterianas e Produtos Nocivos

A placa bacteriana produz uma série de resíduos metabólicos que contribuem diretamente para o dano tecidual. Esses resíduos incluem agentes nocivos como a amônia (NH_3) e o sulfeto de hidrogênio (H_2S), bem como ácidos carboxílicos de cadeia curta, como os ácidos butírico e propiônico. Esses ácidos são detectáveis no FG e encontrados em concentrações crescentes à medida que a doença periodontal se agrava. Essas substâncias têm efeitos profundos nas células do hospedeiro (p. ex., o ácido butírico induz a apoptose nas células T e B, nos fibroblastos e nas células epiteliais gengivais).[95,96,166] Os ácidos graxos de cadeia curta podem ajudar a infecção de *P. gingivalis* mediante a destruição tecidual e podem criar um suprimento de nutrientes para o organismo, aumentando o sangramento na bolsa periodontal. Os ácidos graxos de cadeia curta também influenciam a secreção de citocinas pelas células imunes e podem potencializar as respostas inflamatórias após a exposição a estímulos pró-inflamatórios como LPS, interleucina-1β (IL-1β) e fator de necrose tumoral alfa (TNF-α).[125]

A placa bacteriana produz proteases capazes de quebrar proteínas estruturais do periodonto, como o colágeno, a elastina e a fibronectina. As bactérias produzem essas proteases para digerir proteínas e, assim, fornecer peptídeos para a nutrição bacteriana. As proteases bacterianas perturbam as respostas do hospedeiro, comprometem a integridade tecidual e facilitam a invasão microbiana desses tecidos. *P. gingivalis* produz duas classes de proteases de cisteína que têm sido envolvidas na patogênese periodontal. Conhecidas como *gingipaínas*, incluem a gingipaína lisina-específica Kgp e as gingipaínas arginina-específicas RgpA e RgpB. As gingipaínas conseguem modular o sistema imune e perturbar as respostas imunoinflamatórias, levando possivelmente a um maior rompimento dos tecidos.[138] As gingipaínas conseguem reduzir as concentrações de citocina nos sistemas de cultura celular,[6] digerem e inativam o TNF-α,[25] e também podem estimular a secreção de citocinas por meio da ativação dos receptores ativados por protease (PARs). Por exemplo, a RgpB ativa dois PARs diferentes (PAR-1 e PAR-2), estimulando a secreção de citocinas,[107] e as gingipaínas Rgp e Kgp estimulam a secreção de IL-6 e IL-8 pelos monócitos pela ativação da PAR-1, PAR-2 e PAR-3.[182]

Invasão Microbiana

A invasão microbiana dos tecidos periodontais há muito tempo é um tema controverso.[11] Nas amostras histológicas, as bactérias (incluindo os cocos, filamentos e bastonetes) têm sido identificadas nos espaços

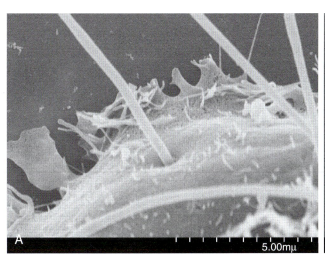
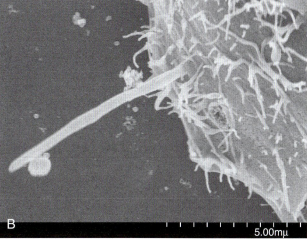

Figura 7.4 Invasão das células epiteliais pela *Fusobacterium nucleatum*. Nas duas imagens, é exibida uma única célula epitelial penetrada por bactérias invasoras *F. nucleatum*; três ou quatro bactérias são evidentes em (A) e uma bactéria é evidente em (B). (A), A superfície desordenada das células epiteliais (múltiplas projeções parecidas com dedos que são muito menores que as bactérias *F. nucleatum*) provavelmente é um artefato. (B), *F. nucleatum* pode facilitar a colonização das células epiteliais por bactérias que não conseguem aderir ou invadir diretamente, conforme evidenciado pela única bactéria cocoide *(Streptococcus cristatus)* coagregada à bactéria *F. nucleatum* à medida que esta penetra a célula epitelial. (A e B, cortesia de Dr. A.E. Edwards, Imperial College, London, Reino Unido, Dr. J.D. Rudney, Bath University, Bath, Reino Unido, e Dr. T.J. Grossman, .University of Minnesota, Minneapolis, EUA).

intercelulares do epitélio.[50] Foi relatado que patógenos periodontais como o *P. gingivalis* e o *Aggregatibacter actinomycetemcomitans* invadem os tecidos gengivais,[30,73,148] incluindo o tecido conjuntivo.[149] *Fusobacterium nucleatum* pode invadir as células epiteliais orais, e as bactérias que colonizam rotineiramente as células do hospedeiro podem facilitar a entrada de bactérias não invasivas, agregando-se a elas (Figura 7.4).[17] Também foi demonstrado que *A. actinomycetemcomitans* consegue invadir as células epiteliais e persistir dentro delas;[49] no entanto, a relevância clínica dessas diversas constatações não está clara. Alguns estudos mais recentes relataram que, embora possam ser encontradas dentro dos tecidos, algumas espécies como *P. gingivalis* se encontram principalmente dentro do epitélio. É incomum que as bactérias alcancem o tecido conjuntivo até que se dê a destruição extensa do tecido, e, mesmo nesse caso, isso ocorre como resultado da inflamação e não da "invasão" de bactérias.[11]

 CORRELAÇÃO CLÍNICA

A invasão de bactérias é um conceito válido? Envolve implicações para o tratamento?

Há boas evidências que indicam que certas espécies de bactérias subgengivais sejam capazes de invadir células epiteliais, o que fornece, portanto, um abrigo contra as defesas do hospedeiro (e também destacando o papel importante que o epitélio desempenha nas defesas do hospedeiro, liberando citocinas para ativar respostas inflamatórias). No entanto, a invasão de bactérias vivas, como *Porphyromonas gingivalis*, em tecidos conjuntivos mais profundos parece ocorrer (se ocorrer) em um estágio muito mais tardio da doença, provavelmente como resultado de inflamação e resultante destruição tecidual. Os relatos de bactérias presentes nos tecidos (descritos como um "reservatório de infecção") às vezes foram utilizados para justificar o uso de antibióticos para o tratamento da periodontite como um meio de tentar eliminar esses organismos que estão situados nos tecidos e que, portanto, estão "protegidos" do rompimento mecânico pelo desbridamento da superfície radicular. No entanto, enquanto a relevância clínica da presença das bactérias nos tecidos não for mais bem definida, é inadequado tomar decisões clínicas de tratamento (p. ex., se é apropriado utilizar antibióticos sistêmicos secundários) apenas com base nessa premissa.

Fímbrias

As fímbrias de certas espécies bacterianas, particularmente de *P. gingivalis*, também podem exercer um papel na patogênese periodontal. As fímbrias de *P. gingivalis* estimulam as respostas imunes, como a secreção da IL-6,[97,129] e o principal componente estrutural das fímbrias de *P. gingivalis*, o FimA, mostrou-se capaz de estimular o fator nuclear capa-beta (NF-κB) e a IL-8 em uma célula epitelial gengival através de TLR-2.[5] Os monócitos também são estimulados pelo FimA de *P. gingivalis*, secretando IL-6, IL-8 e TNF-α.[48] As fímbrias de *P. gingivalis* também interagem com o receptor-3 do complemento (CR-3) para ativar as vias de sinalização intracelular que inibem a produção de IL-12 mediada pela sinalização do TLR-2.[65] Isso pode ter relevância clínica, pois a IL-12 é importante na ativação das células *natural killer* (NK) e das células T citotóxicas CD8[+], que por si sós podem ser importantes na eliminação das células do hospedeiro infectadas com *P. gingivalis*, como as células epiteliais. Na realidade, o bloqueio do receptor CR-3 promove a depuração mediada por IL-12 de *P. gingivalis* e anula a sua virulência;[65] portanto as fímbrias bacterianas são importantes para modificar e estimular as respostas imunes no periodonto.

Ácido Desoxirribonucleico Bacteriano e Ácido Desoxirribonucleico Extracelular

O ácido desoxirribonucleico bacteriano (DNA) estimula as células imunes através de TLR-9, que reconhece as regiões CpG hipometiladas do DNA.[93] Os sítios CpG são regiões do DNA nas quais um nucleotídeo citosina é encontrado próximo a um nucleotídeo guanina, separados por uma molécula de fosfato, que liga os nucleotídeos C e G, daí o nome "CpG". O DNA extracelular (DNAe) é um constituinte onipresente em todos os biofilmes e é particularmente interessante em biofilmes associados a doenças crônicas, como a periodontite.[79] O DNAe é derivado do DNA cromossômico das bactérias nos biofilmes, e a maior parte do DNAe é liberada após a lise das células bacterianas.[2,176] No entanto, também há evidências de que a secreção do DNAe pode ocorrer nas células bacterianas por mecanismos independentes da lise celular.[66,143] A significância dessa constatação ainda não está clara, mas esse tipo de DNA "doado" pode ser utilizado pelas espécies bacterianas como um meio de aumentar a diversidade genética (se for captado por outras bactérias), contribuindo, assim, para a variação antigênica e a disseminação da resistência antibiótica, podendo também modular a resposta imune do hospedeiro. Desse modo, o DNAe pode funcionar como uma fonte de informação genética para as bactérias naturalmente transformáveis no biofilme[189] ou como um estímulo para a imunidade do hospedeiro. Talvez o mais importante seja o fato de que está ficando cada vez mais claro que o DNAe desempenha diversos papéis importantes na integridade e na formação do biofilme em tecidos moles e duros na cavidade oral. Isso inclui papéis na adesão e na formação do biofilme, na proteção contra agentes antimicrobianos e no armazenamento de nutrientes, assim como na transferência de material genético. É possível que seja provado que o DNAe seja um alvo importante para o controle do biofilme.[79]

Mediadores Inflamatórios Derivados do Hospedeiro

Os processos inflamatórios e imunes que se desenvolvem nos tecidos periodontais em resposta à presença de longo prazo do biofilme subgengival são intencionalmente protetores, mas resultam em considerável dano tecidual, levando aos sinais e sintomas clínicos de doença periodontal. É paradoxal que a resposta do hospedeiro provoque a maior parte dos danos teciduais, embora isso não seja uma exclusividade da doença periodontal. Por exemplo, o dano tecidual que ocorre nas articulações dos pacientes com artrite reumatoide resulta das respostas inflamatórias prolongadas e excessivas e se caracteriza pela maior produção de muitas das citocinas reconhecidamente importantes na patogênese periodontal. No caso da artrite reumatoide, o fator desencadeador é uma resposta autoimune aos componentes estruturais da articulação; na periodontite, o fator desencadeador é o biofilme subgengival; entretanto, nos dois casos, os eventos inflamatórios destrutivos são nitidamente similares, embora a patogênese varie em consequência das diferenças de anatomia. Os principais tipos de mediadores que orquestram a resposta do hospedeiro na periodontite estão resumidos nas subseções a seguir.

Citocinas

As citocinas desempenham um papel fundamental na inflamação e são mediadores inflamatórios fundamentais na doença periodontal.[141] São proteínas solúveis e agem como mensageiras para transmitir sinais de uma célula para outra. As citocinas se ligam a receptores específicos nas células-alvo e iniciam as cascatas de sinalização intracelular que resultam em mudanças fenotípicas na célula via regulação gênica alterada.[17,174] As citocinas são eficazes em concentrações muito baixas e produzidas temporariamente nos tecidos, agindo basicamente de modo local nos tecidos nos quais são produzidas. As citocinas são capazes de induzir a sua própria expressão de modo autócrino ou parácrino e têm efeitos pleiotrópicos (i.e., diversas atividades biológicas) em vários tipos de células. (Sinalização autócrina significa que o agente autócrino [neste caso, as citocinas] se liga a receptores na célula que secretou o agente, enquanto a sinalização parácrina afeta outras células vizinhas.) Em termos simples, as citocinas se ligam aos receptores de superfície celular e disparam uma sequência de eventos intracelulares que acaba levando à produção de proteínas pela célula-alvo, alterando o comportamento dessa célula e podendo resultar em, por exemplo, maior secreção de mais citocinas em um ciclo de *feedback* positivo.

As citocinas são produzidas por um grande número de tipos celulares, incluindo as células inflamatórias infiltradas (p. ex., neutrófilos, macrófagos, linfócitos) e também as células residentes no periodonto (p. ex., fibroblastos, células epiteliais). As citocinas sinalizam, propagam e amplificam as respostas imunes, sendo fundamentalmente importantes para regular as respostas imunoinflamatórias e combater as infecções. Seus profundos efeitos biológicos também levam ao dano tecidual com inflamação crônica; a produção prolongada e excessiva de citocinas e outros mediadores inflamatórios no periodonto resulta no dano tecidual que caracteriza os sinais clínicos da doença. Por exemplo, as citocinas medeiam a destruição do tecido conjuntivo e do osso alveolar mediante a indução dos fibroblastos e osteoclastos a produzirem enzimas proteolíticas (i.e., MMPs) que quebram os componentes estruturais desses tecidos conjuntivos.[10]

Existe uma grande sobreposição e redundância entre as funções de cada citocina. As citocinas não atuam isoladamente; em vez disso, elas agem em redes flexíveis e complexas que envolvem efeitos pró e anti-inflamatórios que reúnem aspectos de imunidade inata e de imunidade adquirida.[7] As citocinas exercem um papel em todos os estágios da resposta imune em doenças periodontais.[141]

Prostaglandinas

As prostaglandinas (PGs) são um grupo de compostos lipídicos derivados do ácido araquidônico, um ácido graxo poli-insaturado encontrado na membrana plasmática da maioria das células. O ácido araquidônico é metabolizado pela ciclo-oxigenase-1 e pela ciclo-oxigenase-2 (COX-1 e COX-2) para formar uma série de compostos relacionados, chamados de *prostanoides*, que incluem as PGs, os tromboxanos e as prostaciclinas. As PGs são mediadoras importantes da inflamação, particularmente a prostaglandina E_2 (PGE_2), que resulta em vasodilatação e induz a produção de citocinas por diversos tipos celulares. A COX-2 é suprarregulada por IL-1β, TNF-α e LPS bacteriano, resultando em uma produção maior de PGE_2 nos tecidos inflamados. A PGE_2 é produzida por vários tipos de células e de modo mais significativo no periodonto pelos macrófagos e fibroblastos. A PGE_2 resulta na indução das MMPs e na reabsorção óssea osteoclástica, tendo um papel importante na contribuição para o dano tecidual que caracteriza a periodontite.

Metaloproteinases da Matriz

As MMPs são uma família de enzimas proteolíticas que degradam as moléculas da matriz extracelular, como o colágeno, a gelatina e a elastina. Elas são produzidas por vários tipos de células, incluindo neutrófilos, macrófagos, fibroblastos, células epiteliais, osteoblastos e osteoclastos. Os nomes e as funções das MMPs fundamentais são exibidos na Tabela 7.1. A nomenclatura das MMPs tem sido baseada na percepção de que cada enzima tem o seu próprio substrato específico; por exemplo, a MMP-8 e a MMP-1 são colagenases (i.e., elas quebram o colágeno). No entanto, agora se sabe que as MMPs degradam muitos substratos, com uma importante sobreposição de substratos entre cada MMP.[68] Contudo, a classificação baseada no substrato ainda é utilizada, e as MMPs podem ser divididas em colagenases, gelatinases/colagenases tipo IV, estromelisinas, matrilisinas, metaloproteinases tipo membrana e outras.

As MMPs são secretadas em uma forma latente (inativa) e ativadas pela clivagem proteolítica de uma parte da enzima latente. Isso é feito pelas proteases, como a catepsina G, produzida pelos neutrófilos. As MMPs são inibidas por inibidores de proteinase, que têm propriedades anti-inflamatórias. Os principais inibidores das MMPs encontrados no soro incluem a glicoproteína a_1-antitripsina e a a_2-macroglobulina, uma grande proteína plasmática produzida pelo fígado e que é capaz de inativar uma ampla gama de proteinases. Os inibidores de MMPs encontrados nos tecidos incluem os inibidores teciduais das metaloproteinases (TIMPs), que são produzidos por muitos tipos de células, sendo o mais importante na doença periodontal o TIMP-1.[18]

As MMPs também são inibidas pela classe tetraciclina de antibióticos, o que levou ao desenvolvimento de uma formulação subantimicrobiana de doxiciclina como um tratamento medicamentoso sistêmico adjunto da periodontite. A doxiciclina, como todas as tetraciclinas, tem a habilidade de diminuir a produção de MMPs. Isso foi reconhecido como uma potencial nova estratégia de tratamento da periodontite. A fórmula subantimicrobiana mostrou que inibe a atividade da colagenase nos tecidos gengivais e na FG de pacientes com periodontite crônica,[59] e alguns ensaios clínicos investigaram o efeito clínico do uso dessa fórmula de doxiciclina como um adjunto ao tratamento periodontal.[139]

Tabela 7.1 Classificação das Metaloproteinases da Matriz.

Grupo	Enzima	Nome
Colagenases	MMP-1	Colagenase 1, colagenase de fibroblasto
	MMP-8	Colagenase 2, colagenase de neutrófio
	MMP-13	Colagenase 3
Gelatinases	MMP-2	Gelatinase A
	MMP-9	Gelatinase B
Estromelisinas	MMP-3	Estromelisina 1
	MMP-10	Estromelisina 2
	MMP-11	Estromelisina 3
Matrilisinas	MMP-7	Matrilisina 1, *pump*-1
	MMP-26	Matrilisina 2
MMPs tipo membrana	MMP-14	MT1-MMP
	MMP-15	MT2-MMP
	MMP-16	MT3-MMP
	MMP-17	MT4-MMP
	MMP-24	MT5-MMP
	MMP-25	MT6-MMP
Outras	MMP-12	Elastase de macrófago
	MMP-19	–
	MMP-20	Enamelina

MMPs, Metaloproteinases da matriz; *MT*, tipo membrana.
Adaptada de Hannas AR, Pereira JC, Granjeiro, JM, et al: The role of matrix metalloproteinases in the oral environment. *Acta Odontol Scand* 65:1-13, 2007.

Propriedades dos Principais Tipos de Mediadores Inflamatórios na Periodontite

Citocinas	Proteínas que transmitem sinais de uma célula a outra. Estão ligadas aos receptores na superfície das células para ativar a produção de proteína pela célula. Existem citocinas pró e anti-inflamatórias. Uma citocina pró-inflamatória importante é a interleucina-1β, que suprarregula as respostas inflamatórias e é produzida por diversos tipos de células no periodonto.
Prostaglandinas	Compostos lipídicos derivados do ácido araquidônico. A prostaglandina E_2 (PGE_2) é um mediador inflamatório importante que estimula a produção de outros mediadores inflamatórios e a produção de citocinas. O PGE_2 também estimula a reabsorção óssea e desempenha um papel importante na progressão da periodontite.
Metaloproteinases matriz (MMPs)	Um grupo de enzimas que quebra proteínas estruturais do corpo. MMPs incluem colagenases, as quais destroem o colágeno. MMPs importantes na periodontite incluem a MMP-8 e a MMP-9, que são produzidas por neutrófilos enquanto estes migram pelos tecidos periodontais, contribuindo, portanto, com a destruição do tecido periodontal.

Papéis dos Mediadores Inflamatórios Específicos na Doença Periodontal

Família de Citocinas Interleucina-1

A família de citocinas IL-1 compreende pelo menos 11 membros, incluindo IL-1α, IL-1β, antagonista do receptor da IL-1 (IL-1Ra), IL-18 e IL-33.[141]

A IL-1β desempenha um papel na inflamação e na imunidade, estando intimamente ligada à resposta imune inata, e induz a síntese e secreção de outros mediadores que contribuem para as alterações inflamatórias e para o dano tecidual. Por exemplo, a IL-1β estimula a síntese da PGE_2, do fator de ativação das plaquetas e do óxido nitroso, resultando em maior fluxo sanguíneo para o local da infecção ou lesão tecidual. A IL-1β é produzida principalmente pelos monócitos, macrófagos e neutrófilos e também por outros tipos de células, como fibroblastos, queratinócitos, células epiteliais, células B e osteócitos.[40] A IL-1β aumenta a expressão do ICAM-1 nas células endoteliais e estimula a secreção da quimiocina CXCL8 (IL-8), estimulando e facilitando a infiltração dos neutrófilos nos tecidos afetados. A IL-1β também tem uma sinergia com outras citocinas pró-inflamatórias e com a PGE_2 para induzir a reabsorção óssea. A IL-1β tem um papel na imunidade adaptativa, além de regular o desenvolvimento das células apresentadoras de antígeno (p. ex., células dendríticas), estimular a secreção da IL-6 pelos macrófagos (que, por sua vez, ativam as células B), e demonstrou-se capaz de aumentar a estimulação das células T mediadas por antígeno.[13] As concentrações de IL-1β no FG são maiores nos sítios afetados pela gengivite[70] e pela periodontite,[99] e os níveis teciduais de IL-1β estão correlacionados com a gravidade da doença periodontal clínica.[167] Estudos experimentais em animais mostraram que a IL-1β exacerba a inflamação e a reabsorção óssea alveolar.[88] Com base nos vários estudos que investigaram essa citocina, está claro que a IL-1β desempenha um papel fundamental na patogênese da doença periodontal.[92]

A IL-1α é uma proteína intracelular que normalmente não é secretada e, por conseguinte, em geral não é encontrada no ambiente extracelular ou na circulação.[43] De modo diferente da IL-1β, a IL-1α biologicamente ativa é expressa constitutivamente e é provável que medeie a inflamação somente quando é liberada pelas células necróticas, agindo como um "alarme" para sinalizar o sistema imune durante o dano celular e tecidual.[16] O papel exato da IL-1α na patogênese periodontal não está bem definido, embora estudos tenham relatado níveis elevados de IL-1α no FG e nos tecidos gengivais dos pacientes com periodontite.[142] A IL-1α é um potente fator de reabsorção óssea envolvido na perda óssea associada à inflamação.[172] É possível que o nível medido de IL-1α nos tecidos gengivais represente a IL-1α intracelular que foi liberada pelas células danificadas ou necróticas, e é provável que exerça um papel na patogênese periodontal, possivelmente como uma citocina de sinalização (sinalizando o dano tecidual) e contribuindo para a atividade de reabsorção óssea.

A IL-1Ra tem homologia estrutural com a IL-1β e se liga ao receptor de IL-1 (IL-1R1), mas a ligação da IL-1Ra não resulta em transdução de sinal; portanto, a IL-1Ra antagoniza a ação da IL-1β.[42] A IL-1Ra é importante para a regulação das respostas inflamatórias e pode ser considerada uma citocina anti-inflamatória. Os níveis de IL-1Ra têm sido relatados em valores elevados no FG e nos tecidos de pacientes com doença periodontal, sugerindo que esta tem um papel na imunorregulação nos casos de periodontite.[145]

A IL-18 interage com a IL-1β e compartilha muitos dos efeitos pró-inflamatórios da IL-1β.[141] É produzida principalmente por monócitos e macrófagos estimulados.[61] Há uma evidência crescente sugerindo que a IL-18 exerce um papel importante na inflamação e na imunidade. A IL-18 resulta em respostas pró-inflamatórias, incluindo a ativação dos neutrófilos.[102] É quimioatraente para as células T[89] e interage com a IL-12 e a IL-15 para induzir o interferon gama

Tabela 7.2 Nomenclatura da Família Interleucina-1 das Citocinas.

Citocina	Nome Sistemático	Função
IL-1α	IL-1F1	Proteína intracelular, pró-inflamatória, contribui para a reabsorção óssea, funciona como um regulador transcricional intracelular
IL-1β	IL-1F2	Papel fundamental na inflamação e na imunidade inata, sinérgica com outros mediadores pró-inflamatórios, papel importante na imunidade adaptativa (i.e., regulação dos linfócitos T e células mieloides), estimula a destruição do tecido conjuntivo e a reabsorção óssea
IL-1Ra	IL-1F3	Inibe a ação da IL-1α e da IL-1β
IL-18	IL-1F4	Perfil pró-inflamatório similar ao da IL-1β, ativa os neutrófilos, sinérgica com a IL-12 para ativar os linfócitos T auxiliares 1
IL-1F5	IL-1F5	Efeitos anti-inflamatórios via indução da IL-4, antagoniza a ação da IL-1F6
IL-1F6	IL-1F6	Pró-inflamatória, mas com expressão restrita (p. ex., localizada na pele)
IL-1F7	IL-1F7	Anti-inflamatória, age como um regulador intracelular, reduz a produção de citocinas pró-inflamatórias estimuladas por polissacarídeo
IL-1F8	IL-1F8	Pró-inflamatória, mas com expressão restrita (p. ex., localizada na pele e nos tecidos sinoviais)
IL-1F9	IL-1F9	Pró-inflamatória, mas com expressão restrita (p. ex., localizada na pele, placenta e esôfago)
IL-1F10	IL-1F10	Antagonista putativa com ação anti-inflamatória
IL-33	IL-1F11	Ativação dos linfócitos T auxiliares e mastócitos, funciona como um regulador transcricional intracelular, mas com expressão restrita (p. ex., células endoteliais, células musculares lisas e fibroblastos)

IL, Interleucina; *IL-F1*, família 1 das interleucinas.

(IFN-γ), impulsionando as células T auxiliares (*T-helper*) que ativam a imunidade mediada por células.[197] Há muito pouca evidência direta de um papel da IL-18 na patogênese periodontal. As células epiteliais orais secretam IL-18 em resposta à estimulação com LPS,[146] tendo sido relatada uma correlação entre os níveis de IL-18 do FG e a profundidade do sulco.[81] Os níveis de IL-18 divulgados foram mais altos que os da IL-1β nos pacientes com periodontite, sugerindo que a IL-18 – junto com a IL-1β – é predominante nas lesões da periodontite.[131] Como a IL-18 tem capacidade para induzir a diferenciação da Th1 ou da Th2, provavelmente ela desempenha um papel importante na patogênese da doença periodontal.[132]

Outras Citocinas da Família da Interleucina-1

Seis novos membros da família da IL-1 (IL-1F) de citocinas foram identificados com base em sua homologia de sequência, estrutura, localização gênica e ligação ao receptor.[4,9] Várias dessas citocinas foram identificadas por grupos de pesquisa diferentes que lhes atribuíram uma série de nomes, tendo sido proposto renomear todas as citocinas da IL-1F de modo mais coerente, como indicado na Tabela 7.2. Nosso conhecimento do papel das citocinas na inflamação e na imunidade é muito limitado atualmente, e algumas dessas citocinas podem ser redundantes em termos evolutivos. A IL-1F6, a IL-1F8 e a IL-1F9 são possíveis agonistas (estimulando as respostas pró-inflamatórias),[19,180] enquanto a IL-1F5 e a IL-1F10 são possíveis antagonistas.[19,33,103] A IL-1F7 parece ter ação anti-inflamatória[44] e apresenta cinco variantes de *splicing* e uma isoforma, a IL-1F7b, que é altamente expressa pelos monócitos e suprarregulada pelo LPSs.[23] Um modo de ação intracelular foi sugerido para a IL-1F7b; transloca-se para o núcleo dos macrófagos e pode agir como um modulador transcricional ao reduzir a produção das citocinas pró-inflamatórias estimuladas por LPS, sustentando, assim, um papel anti-inflamatório para essa citocina.[163]

Essas novas citocinas IL-1F têm expressão tecidual limitada. Por exemplo, as agonistas IL-1F6, IL-1F8 e IL-1F9 são expressas principalmente na pele;[180] portanto, embora as fontes celulares primárias da IL-1β e da IL-18 sejam as células hematopoiéticas (p. ex., neutrófilos, macrófagos, monócitos e linfócitos), a IL-1F5 até a IL-1F10 são expressas principalmente fora dessas linhagens. No momento não há dados para apoiar o papel da IL-1F5 até a IL-1F10 na patogênese periodontal; no entanto, na medida em que são expressas principalmente nas células epiteliais, será interessante saber se podem exercer um papel nas respostas inflamatórias na gengiva, o que é relevante em decorrência da exposição contínua das células epiteliais gengivais ao desafio bacteriano. Além disso, essas citocinas também têm propriedades similares às das citocinas primárias (p. ex., IL-1β). O LPS, por exemplo, resulta na suprarregulação da IL-1F6, IL-1F8 e IL-1F9, e essas citocinas também estimulam a secreção da IL-6 e da IL-8.[180] O LPS de *P. gingivalis* suprarregula a expressão do RNAm da IL-1F9 nos monócitos, embora isso não tenha efeito na IL-1F6, IL-1F7, IL-1F8 ou IL-1F10.[9]

A IL-33, também conhecida como IL-1F11, é de particular interesse porque é exclusiva entre as citocinas IL-1. Ela estimula a produção das citocinas da Th2 (p. ex., IL-5, IL-13), ativa as células Th2 e desempenha um papel no desenvolvimento e na função dos mastócitos.[1,74,90,118,152] A IL-33 é encontrada principalmente nas células não imunes, como as células da musculatura lisa bronquial e arterial e as células epiteliais dos brônquios.[152] Ela é expressa constitutivamente nas células endoteliais dos pequenos e grandes vasos sanguíneos, nas células reticulares fibroblásticas dos tecidos linfoides e nas células epiteliais.[26,119] Nosso conhecimento da expressão da IL-33 nas células imunes mieloides e de qualquer papel na patogênese periodontal é muito limitado. No entanto, foi relatado que a IL-33 ativa as células Th2[152] e que é quimioatraente para essas células.[90] Dado que as células Th2 provavelmente desempenham um papel nas fases destrutivas da doença periodontal e que o equilíbrio dos subconjuntos de células T é um fator importante na determinação da progressão da doença,[56] a IL-33 ainda pode se mostrar capaz de ter alguma função na patogênese periodontal.

Fator de Necrose Tumoral Alpha

O TNF-α é um mediador inflamatório fundamental na doença periodontal e compartilha muitas das ações celulares da IL-1β.[62] Ele desempenha um papel fundamental nas respostas imunes, aumenta a atividade neutrofílica e media a rotatividade celular e tecidual, aumentando a secreção da MMP. O TNF-α estimula o desenvolvimento de osteoclastos e limita a reparação tecidual por meio da indução da apoptose nos fibroblastos, além de ser secretado pelos macrófagos ativados e também por outros tipos de células, particularmente em resposta ao LPS bacteriano. Os efeitos pró-inflamatórios do TNF-α incluem a estimulação das células endoteliais para expressar selectina que facilitam o recrutamento dos leucócitos, a ativação da produção de IL-1β de macrófago e a indução da PGE$_2$ pelos macrófagos e fibroblastos gengivais.[133] O TNF-α – apesar de exercer atividade similar à da IL-1β – tem um efeito menos potente nos osteoclastos e está presente em níveis mais baixos que a IL-1β nos tecidos gengivais inflamados.[168] Os níveis de TNF-α no FG aumentam de acordo com o desenvolvimento da inflamação gengival, e níveis mais altos são encontrados nos indivíduos com periodontite.[62,70]

Interleucina-6 e Citocinas Relacionadas

As citocinas nesse grupo – que incluem a IL-6, a IL-11, o fator inibitório de leucemia (LIF) e a oncostatina M – compartilham vias de sinalização comuns por meio de glicoproteínas transdutoras de sinal (gp) 130.[71] A IL-6 é a mais estudada desse grupo e tem propriedades pró-inflamatórias pleiotrópicas.[86] A secreção da IL-6 é estimulada por citocinas como a IL-1β e o TNF-α e é produzida por uma gama de células imunes (p. ex., células T e B, macrófagos, células dendríticas), bem como por células residentes (p. ex., queratinócitos, células endoteliais, fibroblastos).[186] A IL-6, que também é secretada pelos osteoblastos e estimula a reabsorção óssea e o desenvolvimento dos osteoclastos,[78,94] é elevada nas células, tecidos e FG dos pacientes com doença periodontal.[55,104] Ela pode ter influência na diferenciação dos monócitos em osteoclastos e um papel na reabsorção óssea nos pacientes com doença periodontal.[130] Além disso, também tem um papel fundamental na regulação da proliferação e diferenciação das células B e T, particularmente no subconjunto Th17;[86] portanto a IL-6 tem uma importante função na patogênese periodontal, embora seja menor que a da IL-1β ou do TNF-α.

A IL-6 também tem muitas atividades fora do sistema imune, como nos sistemas cardiovascular e nervoso. Exerce um papel importante na hematopoiese e na sinalização da produção de proteína C-reativa (PCR) no fígado. Além disso, estimula a diferenciação e função das células T, sendo importante na regulação do equilíbrio dos subconjuntos de células T, particularmente na ativação das células Th17 (um subconjunto de células T que produz IL-17) e no equilíbrio das células T regulatórias (células T$_{reg}$).[14]

Prostaglandina E2

As células que são as principais responsáveis pela produção da PGE$_2$ no periodonto são os macrófagos e fibroblastos. Os níveis de PGE$_2$ são maiores nos tecidos e no FG nos sítios que sofrem perda de inserção periodontal. A PGE$_2$ induz a secreção de MMPs e também a reabsorção óssea osteoclástica, além de contribuir significativamente para a perda óssea alveolar observada na periodontite. A liberação de PGE$_2$ pelos monócitos dos pacientes com periodontite grave ou agressiva é maior que a dos monócitos nos pacientes com periodonto saudável.[54,128] Um grande conjunto de evidências demonstrou a importância da PGE$_2$ na patogênese periodontal e, como as prostaglandinas são inibidas pelos anti-inflamatórios não esteroidais (AINEs), os pesquisadores investigaram o uso destes como possíveis moduladores da resposta do hospedeiro no manejo da doença periodontal.[193,194] A administração diária por períodos prolongados é, no entanto, necessária para que os benefícios periodontais sejam aparentes. Os AINEs são associados a importantes efeitos colaterais indesejados, incluindo problemas gastrintestinais, hemorragia (decorrente da deficiência de agregação plaquetária provocada pela inibição da formação de tromboxanos) e distúrbios renais e hepáticos. Os AINEs, portanto, não são indicados como adjuvantes no tratamento da periodontite (Capítulo 54).

As prostaglandinas, incluindo a PGE$_2$, são derivadas da via COX do metabolismo do ácido araquidônico. Existem duas isoformas principais da enzima COX: COX-1 e COX-2. A COX-1 é expressa constitutivamente e tem funções antitrombogênica e citoprotetora. A COX-2 é induzida após a estimulação com várias citocinas, fatores de crescimento e LPS. A inibição da COX-1 por AINEs não seletivos resulta na maior parte dos efeitos colaterais indesejados associados ao uso desses medicamentos, como a ulceração gastrintestinal e a homeostase deficiente. A indução da COX-2 resulta na produção de quantidades elevadas de prostaglandinas (p. ex., PGE$_2$); portanto a inibição da COX-2 pelos AINEs que inibem seletivamente a COX-2 resulta em uma diminuição da inflamação sem os efeitos colaterais indesejados observados com frequência após o uso prolongado do medicamento. Estudos preliminares em modelos animais demonstraram que os inibidores seletivos da COX-2 desaceleraram a perda óssea alveolar,[15,75] e pesquisas em seres humanos confirmaram que a produção de prostaglandina nos tecidos periodontais foi modificada.[187] No entanto, em um desenvolvimento drástico e infeliz, identificou-se posteriormente que os inibidores seletivos da COX-2 estavam associados a eventos adversos importantes e potencialmente fatais, resultando na retirada de vários desses medicamentos do mercado.[46] Os inibidores seletivos da COX-2, portanto, não podem ser considerados tratamentos adjuvantes na doença periodontal.

Metaloproteinases da Matriz

As MMPs são uma família de enzimas dependentes do zinco capazes de degradar as moléculas da matriz extracelular, incluindo os colágenos.[18,147] As MMPs desempenham um papel na destruição do tecido periodontal e são secretadas pela maioria dos tipos de células no periodonto, incluindo fibroblastos, queratinócitos, células endoteliais, osteoclastos, neutrófilos e macrófagos. Nos tecidos saudáveis, as MMPs são produzidas principalmente pelos fibroblastos que produzem a MMP-1 (também conhecida como *colagenase-1*) e exercem uma função na manutenção dos tecidos conjuntivos periodontais. A transcrição dos genes que codificam as MMPs é suprarregulada pelas citocinas, como a IL-1β e o TNF-α.[109] A atividade da MMP é regulada por TIMPs endógenos específicos e glicoproteínas séricas, como as α-macroglobulinas, que formam complexos com as MMPs ativas e suas precursoras latentes.[144] Os TIMPs, que são produzidos por fibroblastos, macrófagos, queratinócitos e células endoteliais, são inibidores específicos que se ligam às MMPs na proporção 1:1.[68] As MMPs também são produzidas por alguns patógenos periodontais, como *A. actinomycetemcomitans* e *P. gingivalis*, mas a contribuição relativa dessas MMPs derivadas de bactérias para a patogênese periodontal é pequena. A maioria da atividade da MMP nos tecidos periodontais é derivada das células inflamatórias infiltradas.

Nos tecidos periodontais saudáveis, a homeostase do colágeno é um processo controlado, mediado extracelularmente pela MMP-1 (expressa pelas células residentes, principalmente os fibroblastos) e intracelularmente por uma série de enzimas lisossômicas que atuam em meio ácido. Nos tecidos periodontais inflamados, quantidades excessivas de MMPs são secretadas pelas células residentes e por uma grande quantidade de células inflamatórias infiltradas (particularmente neutrófilos), à medida que migram pelos tecidos. Em consequência, o equilíbrio entre as MMPs e seus inibidores é rompido, resultando na quebra da matriz de tecido conjuntivo[18,175] e levando ao desenvolvimento de áreas empobrecidas em colágeno dentro dos tecidos conjuntivos, como descrito. Os neutrófilos são células infiltradas fundamentais na periodontite, que se acumulam em grande quantidade nos tecidos periodontais inflamados (Figura 7.2). Eles evoluíram para responder de maneira rápida e agressiva aos estímulos externos, como o LPS bacteriano, e liberam grandes quantidades de enzimas destrutivas com muita rapidez.[124] As MMPs predominantes na periodontite, a MMP-8 e a MMP-9, são secretadas pelos neutrófilos[60] e são muito eficazes na degradação do colágeno do tipo 1, que é o tipo de colágeno mais abundante no ligamento periodontal.[111] Os níveis de MMP-8 e MMP-9 aumentam com o agravamento da

Tabela 7.3 Atividades Biológicas de Metaloproteinases da Matriz Selecionadas e Relevantes para a Doença Periodontal.

Tipo de MMP	Enzima	Atividade Biológica
Colagenases	Todas	Degrada os colágenos intersticiais (tipos I, II e III)
		Digere moléculas ECM e não ECM
	MMP-1	Migração dos queratinócitos e reepitelização
		Agregação plaquetária
	MMP-13	Ativação dos osteoclastos
Gelatinases	Todas	Degrada os colágenos denaturados e a gelatina
	MMP-2	Diferenciação das células mesenquimatosas com fenótipo inflamatório
		Migração das células epiteliais
		Maior biodisponibilidade da MMP-9
Estromelisinas	Todas	Digere moléculas ECM
	MMP-3	Ativa as pró-MMPs
		Perturbação da agregação celular
		Maior invasão celular
Matrilisinas	MMP-7	Perturbação da agregação celular
		Maior invasão celular
MMPs tipo membrana	Todas	Digere moléculas ECM
		Ativa a pró-MMP-2 (exceto a MT4-MMP)
	MT1-MMP	Migração das células epiteliais
		Degrada os colágenos tipos I, II e III

ECM, Matriz extracelular; *MMPs*, metaloproteinases da matriz; *MT*, tipo membrana. Adaptada de Hannas AR, Pereira JC, Granjeiro, JM, et al: The role of the matrix metalloproteinases in the oral environment. *Acta Odontol Scand* 65:1-13, 2007.

doença periodontal e diminuem após o tratamento.[59,60,84] A liberação prolongada e excessiva de grandes quantidades de MMPs no periodonto leva à destruição significativa dos componentes estruturais dos tecidos conjuntivos, contribuindo para os sinais clínicos da doença.

As MMPs exercem um papel fundamental na homeostase do tecido conjuntivo e também na patogênese da doença, além de apresentarem uma ampla gama de efeitos biológicos relevantes na periodontite (Tabela 7.3) e de serem importantes na destruição óssea alveolar. São expressas pelos osteoclastos, que também expressam a catepsina K, que é uma cisteína protease lisossômica expressada principalmente nos osteoclastos e que exerce um papel fundamental na reabsorção e remodelação ósseas. Essa enzima consegue catabolizar o colágeno, a gelatina e a elastina, portanto pode contribuir para a destruição do osso e da cartilagem.

As MMPs são fundamentais para o acesso do osteoclasto ao sítio de reabsorção, particularmente a MMP-9 e a MMP-14. A MMP-14 está situada na borda ondulada dos osteoclastos, e os osteoblastos e osteócitos (mas, não os osteoclastos) expressam a MMP-13, que está presente nas lacunas de reabsorção e que atuam removendo restos de colágeno deixados pelos osteoclastos.[68] As MMPs também contribuem para o recrutamento e a atividade dos osteoclastos, liberando citocinas e o ligante do receptor ativador do fator nuclear κB (RANKL; isso é descrito em mais detalhes mais adiante neste capítulo). As MMPs também são importantes na formação óssea osteoblástica, incluindo a MMP-2, MMP-9, MMP-13 e MMP-14. A MMP-14 também contribui para a homeostase óssea normal, e o fator de crescimento transformador beta (TGF-β) ativado pela MMP-14 inibe a apoptose do osteoblasto.

Quimiocinas

As quimiocinas são moléculas do tipo citocina caracterizadas por sua atividade quimiotática.[28] Essa atividade deu origem ao nome *quimiocina* (i.e., são citocinas quimiotáticas). As quimiocinas orquestram o recrutamento dos leucócitos em condições fisiológicas e patológicas,[20] de modo que são importantes na patogênese periodontal que resulta na migração quimiotática dos neutrófilos por meio dos tecidos periodontais rumo ao sítio de desafio bacteriano na bolsa periodontal.[164] As quimiocinas exercem um papel fundamental no recrutamento dos neutrófilos e no recrutamento de outras células adaptativas e inatas para o sítio das respostas imunes e inflamatórias. As quimiocinas são divididas em duas subfamílias, de acordo com a similaridade estrutural: as subfamílias CC e CXC.[162] Demonstrou-se que a quimiocina CXCL8, que é mais conhecida como IL-8, está situada nos tecidos gengivais em áreas de acúmulo de placas e na presença de infiltração neutrofílica,[178] também tendo sido encontrada no FG.[112] A interação entre as bactérias e os queratinócitos resulta na suprarregulação da IL-8 e na expressão da ICAM-1 no epitélio gengival e no desenvolvimento de um gradiente quimiotático dessas moléculas na gengiva, o que estimula a migração dos neutrófilos para os tecidos e o sulco gengival.[177,179] Gradientes quimiotáticos similares também estão presentes na gengiva dos indivíduos com periodonto saudável, sugerindo um papel nesse processo na manutenção da saúde periodontal e que apoia a descoberta da presença de neutrófilos infiltrados, mesmo nos tecidos clinicamente saudáveis.[179]

Há esclarecimentos de que as quimiocinas exercem um papel importante na migração dos leucócitos na doença periodontal. A CCL2 e a CCL5 (também conhecidas como *quimiocinas expressas e secretadas por célula T normal e reguladas por ativação* [RANTES]) desempenham um papel na migração dos macrófagos, e a CCL3 (também conhecida como *proteína inflamatória de macrófagos-1α* [MIP-1a]) e a CXCL10 têm uma função na migração das células T nos tecidos periodontais inflamados.[164] As quimiocinas exercem papéis importantes nas respostas imunes, na reparação e na inflamação e regulam a atividade osteoclástica, influenciando a diferenciação das células mieloides em osteoclastos, o que pode ser particularmente importante no contexto da periodontite.

Citocinas Anti-inflamatórias

O equilíbrio entre os eventos pró e anti-inflamatórios é crucial para determinar a progressão da doença, e agora está claro que cada citocina não age isoladamente, mas, sim, como parte integrante de redes complexas de mediadores que têm atividades funcionais diferentes. As citocinas anti-inflamatórias incluem IL-10, TFG-β, IL-1Ra, IL-1F5 e, possivelmente, IL-1F10.

A família da IL-10 de citocinas tem múltiplos efeitos pleiotrópicos e apresenta propriedades imunossupressoras.[32,34] A IL-10 é produzida por células T_{reg}, monócitos e células B e suprime a secreção de citocinas pelas células Th1, Th2, monócitos e macrófagos. O papel da IL-10 na doença periodontal tem sido estudado minimamente, mas modelos animais sustentam que a IL-10 diminui as respostas inflamatórias. Por exemplo, camundongos *knockout* para a produção de IL-10 são mais suscetíveis à perda óssea alveolar que camundongos do tipo selvagem.[150] A IL-10 também está presente no FG e nos tecidos periodontais.[76]

O TGF-β é um fator de crescimento que funciona como uma citocina e que tem papéis imunorregulatórios, como a regulação dos subconjuntos de células T e a ação das células T_{reg}, desempenhando também um papel na reparação e regeneração.[195] Ele tem papéis multifuncionais em várias funções celulares, incluindo a angiogênese, a síntese da matriz extracelular, a apoptose e a inibição do crescimento celular. Os níveis de TGF-β são maiores no FG e nos tecidos periodontais de pacientes com periodontite e gengivite que em pacientes com periodonto saudável.[67]

Associação entre a Patogênese e os Sinais Clínicos da Doença

As formas avançadas da doença periodontal são caracterizadas pelos sintomas de mobilidade, perda e migração dentária, os quais resultam da perda de adesão entre o dente e seus tecidos de suporte após a destruição das fibras de inserção do ligamento periodontal e a reabsorção do osso alveolar. Tendo analisado a histopatologia e os processos inflamatórios que se desenvolvem nos tecidos periodontais em consequência do acúmulo prolongado do biofilme dentário, agora é necessário vincular essas alterações ao dano estrutural que ocorre no periodonto, levando a sinais bem definidos da doença.

Até mesmo os tecidos clinicamente saudáveis demonstram sinais de inflamação quando são examinados os cortes histológicos. Por exemplo, neutrófilos transmigrantes são evidentes nos tecidos gengivais clinicamente saudáveis, deslocando-se para o sulco com a finalidade de eliminar as bactérias. Se a inflamação ficar mais ampla, a vasodilatação e a maior permeabilidade vascular levam a edema e eritema dos tecidos, provocando intumescimento gengival, ligeiro aprofundamento do sulco e comprometendo ainda mais a remoção da placa. A maior infiltração de células inflamatórias (particularmente neutrófilos) e o rompimento do colágeno resultam no desenvolvimento de áreas pobres em colágeno abaixo do epitélio; em consequência, o epitélio se prolifera para manter a integridade do tecido.

O epitélio proporciona uma barreira física para impedir o ingresso de bactérias e seus produtos, portanto o rompimento da barreira epitelial pode levar a mais invasão bacteriana e inflamação. Os peptídeos antimicrobianos, que também são conhecidos como *defensinas*, são expressos pelas células epiteliais, e as células epiteliais gengivais expressam duas defensinas β humanas (hBD-1 e hBD-2). Além disso, um peptídeo antimicrobiano da classe catelicidina, LL-37, que é encontrado nos lisossomos dos neutrófilos, também é expresso na gengiva. Esses peptídeos antimicrobianos são importantes para determinar os resultados das interações entre o hospedeiro e o patógeno na barreira epitelial;[190] portanto o epitélio é mais do que simplesmente uma barreira passiva: ele também tem um papel ativo na imunidade inata.[37] As células epiteliais nos epitélios juncional e sulcular estão em contato permanente com os produtos bacterianos e respondem a esses produtos secretando quimiocinas (p. ex., IL-8, CXCL8) para atrair os neutrófilos que migram ascendentemente no gradiente quimiotáctico na direção da bolsa periodontal. As células epiteliais, portanto, são ativas na resposta à infecção e sinalizam mais respostas do hospedeiro.

Se o desafio bacteriano persistir, o infiltrado celular e de fluido continua a se desenvolver, e os neutrófilos e outras células inflamatórias logo ocupam um volume significativo dos tecidos gengivais inflamados. Os neutrófilos são componentes fundamentais do sistema imune inato e exercem um papel fundamental na manutenção da saúde periodontal, apesar do desafio constante apresentado pelo biofilme da placa.[124] Os neutrófilos são leucócitos protetores que fagocitam e matam as bactérias, e as deficiências no funcionamento dos neutrófilos resultam em maior suscetibilidade às infecções em geral, bem como em doença periodontal.[100] Os neutrófilos também liberam grandes quantidades de enzimas destrutivas (p. ex., MMPs) enquanto migram pelos tecidos (particularmente, a MMP-8 e a MMP-9), um processo que resulta no rompimento dos componentes estruturais do periodonto e no desenvolvimento de áreas pobres em colágeno. Os neutrófilos também liberam extracelularmente suas potentes enzimas lisossômicas, citocinas e espécies reativas de oxigênio (ROS), provocando mais danos teciduais.[82] A hiperatividade neutrofílica na periodontite também foi sugerida, levando ao excesso de produção de ROS danosos e outros mediadores.[52] Foi relatado que os pacientes com periodontite têm neutrófilos que demonstram maior atividade enzimática e que produzem níveis maiores de ROS.[113,114] No entanto, não está claro se a maior responsividade dos neutrófilos resulta de suas propriedades inatas em certos indivíduos, da pré-ativação (*priming*) pelas citocinas ou bactérias ou de uma combinação desses fatores. Entretanto, certamente está claro que a liberação extracelular das enzimas lisossômicas contribui para o dano tecidual continuado e para o esgotamento do colágeno nos tecidos periodontais. A degeneração dos fibroblastos limita as oportunidades de reparação, e o epitélio continua a se proliferar na direção apical, aprofundando ainda mais a bolsa, a qual é rapidamente colonizada pelas bactérias subgengivais.

As primeiras etapas no desenvolvimento da bolsa resultam de uma combinação de fatores, incluindo o desprendimento das células no aspecto coronal do epitélio juncional, enquanto as células no aspecto apical migram nessa direção para as áreas pobres em colágeno; ocorre, então, a clivagem intraepitelial dentro do epitélio juncional.[106,155,171] Os tecidos epiteliais não têm o seu próprio suprimento sanguíneo e precisam contar com a difusão dos nutrientes pelos tecidos conjuntivos subjacentes. Desse modo, à medida que o epitélio se prolifera e fica mais espesso, a necrose das células epiteliais que estão mais distantes dos tecidos conjuntivos pode levar a fendas e separações intraepiteliais, o que também contribui para os estágios iniciais da formação da bolsa.

PONTA DE VISTA CLÍNICO

Como uma bolsa se desenvolve?

O biofilme bacteriano causa inflamação nos tecidos gengivais, o que resulta em edema e, portanto, o sulco aprofunda-se levemente. A resposta inflamatória pode se espalhar subsequentemente para os tecidos mais fundos e é caracterizada pela infiltração de células de defesa e destruição de colágeno em tecidos conjuntivos. O epitélio juncional migra apicalmente para manter a barreira epitelial intacta, e, assim, o sulco se torna mais profundo novamente e é referido agora como bolsa. Bactérias se proliferam apicalmente no biofilme, aproveitando e perpetuando esse nicho ecológico. As bactérias nunca são erradicadas completamente pela resposta do hospedeiro e continuam, portanto, a provocar uma resposta imunoinflamatória, levando à destruição de tecido progressiva, à migração apical contínua do epitélio juncional, à reabsorção do osso alveolar e ao aprofundamento gradual da bolsa.

É estabelecido, então, um ciclo de inflamação crônica no qual a presença de bactérias subgengivais desperta respostas inflamatórias nos tecidos periodontais, o que é caracterizado pela infiltração por leucócitos, pela liberação de mediadores inflamatórios e enzimas destrutivas, pelo rompimento do tecido conjuntivo e pela proliferação do epitélio em uma direção apical. O epitélio juncional e da bolsa adelgaça, fica ulcerado e sangra mais facilmente; uma condição que resulta em mais sangramento à sondagem. As bactérias na bolsa nunca são totalmente eliminadas porque estão efetivamente fora do corpo, mas sua presença permanente desperta a resposta inflamatória destrutiva nos tecidos periodontais. As tentativas de higiene oral mais eficazes são dificultadas pelo aprofundamento da bolsa, e o ciclo continua.

Reabsorção Óssea Alveolar

À medida que o avanço da frente inflamatória se aproxima do osso alveolar, começa a reabsorção óssea osteoclástica.[31] Isso é um mecanismo de proteção para evitar a invasão bacteriana, mas acaba levando à mobilidade dentária e até mesmo à perda dentária. A reabsorção do osso alveolar ocorre simultaneamente com a destruição do ligamento periodontal nos tecidos periodontais inflamados. Dois fatores críticos que determinam se ocorre perda óssea, a saber: (1) a concentração de mediadores inflamatórios nos tecidos gengivais deve ser suficiente para ativar as vias que levam à reabsorção óssea; e (2) os mediadores inflamatórios precisam penetrar o osso alveolar a uma distância crítica.[62]

Estudos histológicos confirmaram que o osso é reabsorvido de modo que sempre há um trecho de tecido conjuntivo não infiltrado com aproximadamente 0,5 a 1,0 mm sobrejacente ao osso.[188] Também foi demonstrado que a reabsorção óssea cessa quando há pelo menos uma distância de 2,5 mm entre o sítio das bactérias na bolsa e o osso.[136] Os osteoclastos são estimulados a reabsorver o osso por citocinas pró-inflamatórias e outros mediadores da inflamação, e o osso alveolar "recua" da frente inflamatória em avanço. Os osteoclastos são células multinucleadas formadas de células progenitoras de osteoclasto e macrófagos, e a reabsorção óssea osteoclástica é ativada por uma série de mediadores (p. ex., IL-1β, TNF-α, IL-6, PGE_2).[122] Outros mediadores que também estimulam a reabsorção óssea incluem o fator inibitório de leucemia, oncostatina M, bradicinina, trombina e várias quimiocinas.[101]

Ligante do Receptor Ativador do Fator-κB Nuclear e Osteoprotegerina

Um sistema fundamental para controlar a remodelação óssea é o composto por κB RANK/ligante do RANK (RANKL)/osteoprotegerina (OPG). O RANK é um receptor de superfície celular expressado pelas células progenitoras de osteoclastos e também pelos osteoclastos maduros. O RANKL é um ligante que se liga ao RANK e é produzido como uma proteína ligada à membrana plasmática ou secretada por um conjunto de células, incluindo fibroblastos, osteoblastos, células mesenquimatosas e linfócitos T e B. O OPG é o inibidor do RANKL e funciona como um falso receptor, ou seja, ele o impede de interagir com o RANK. O OPG é secretado principalmente por osteoblastos, fibroblastos e células estromais da medula óssea. A ligação do RANKL ao RANK resulta na diferenciação dos osteoclastos e em sua ativação, portanto na reabsorção óssea. O equilíbrio entre as atividades de OPG e RANKL (frequentemente chamado de *RANKL:OPG ratio*) pode determinar a reabsorção óssea ou a formação óssea.

A IL-1β e o TNF-α regulam a expressão do RANKL e da OPG, e as células T expressam RANKL, que se liga diretamente ao RANK nas superfícies das células progenitoras de osteoclastos e dos osteoclastos, resultando na ativação e diferenciação celular para formar osteoclastos maduros. Nos indivíduos com periodontite, níveis elevados de citocinas pró-inflamatórias (p. ex., IL-1β, TNF-α) e números crescentes de células infiltradas resultam na ativação dos osteoclastos por meio do RANK, produzindo perda óssea alveolar. Foi relatado que os níveis de RANKL são mais altos e que os de OPG são mais baixos nos sítios com destruição periodontal ativa em comparação com os sítios com gengiva saudável.[35] Além disso, as proporções de RANKL:OPG do FG são mais altas na periodontite que no tecido saudável.[21] Está claro que as alterações nos níveis relativos desses reguladores fundamentais dos osteoclastos desempenham um papel na perda óssea que caracteriza a doença periodontal.

Resolução da Inflamação

A inflamação é um mecanismo de defesa importante para combater a ameaça de infecção bacteriana, mas ela também resulta em dano tecidual associado ao desenvolvimento e à progressão da maioria das doenças crônicas associadas ao envelhecimento, incluindo a doença periodontal.[183,185] Está se tornando evidente que a resolução da inflamação (i.e., a "desativação" da inflamação) é um processo ativo, regulado por mecanismos específicos que restauram a homeostase (Capítulo 10). É possível que o controle ou aumento desses mecanismos possa levar ao desenvolvimento de novas estratégias de tratamento para o manejo de doenças crônicas como a periodontite.[83] A resolução da inflamação é um processo ativo que resulta em um retorno à homeostase e que é mediado por moléculas específicas, incluindo uma classe de mediadores lipídicos pró-resolução que incluem as lipoxinas, resolvinas e protectinas.[158] Essas moléculas, sintetizadas produtivamente durante as fases de resolução da inflamação aguda, são anti-inflamatórias e inibem a infiltração de neutrófilos. Também são quimioatraentes, mas não causam inflamação. Por exemplo, as lipoxinas estimulam a infiltração pelos monócitos, mas sem estimular a liberação de citocinas inflamatórias.

Lipoxinas

As lipoxinas incluem a lipoxina A_4 (LXA_4) e a lipoxina B_4 (LXB_4), e o aparecimento dessas moléculas sinaliza a resolução da inflamação.[157] As lipoxinas são eicosanoides derivados por lipo-oxigenase (LO) gerados do ácido araquidônico. São altamente potentes, têm atividade biológica em concentrações muito baixas e inibem o recrutamento dos neutrófilos, a quimiotaxia e a adesão.[170] As lipoxinas também sinalizam os macrófagos a fagocitarem os restos das células apoptóticas nos sítios de inflamação sem gerar uma resposta inflamatória. As citocinas pró-inflamatórias (p. ex., IL-1β) liberadas durante a inflamação aguda podem induzir a expressão das lipoxinas, o que promove a resolução da resposta inflamatória.[115]

Resolvinas e Protectinas

As resolvinas (i.e., produtos da interação na fase de resolução) são derivadas dos ácidos graxos ômega-3, ácido eicosapentaenoico e ácido docosaexaenoico; são classificadas como resolvinas da série E (RvE) e resolvinas da série D (RvD).[159] As resolvinas inibem a infiltração e a transmigração dos neutrófilos, bem como a produção de mediadores pró-inflamatórios, e têm efeitos anti-inflamatórios e imunorreguladores potentes.[156] Além disso, são altamente potentes e se mostraram capazes de reduzir a transmigração dos neutrófilos em aproximadamente 50% nas concentrações como 10 nM.[169] As protectinas, também derivadas do ácido docosa-hexaenoico, são produzidas pelas células gliais e reduzem a expressão das citocinas,[77] inibindo também a infiltração dos neutrófilos e, segundo foi relatado, reduzindo a lesão retiniana[120] e os danos do acidente vascular cerebral (AVC).[110]

A liberação de mediadores pró-inflamatórios, como as citocinas e os prostanoides, exacerba o dano tecidual. A liberação de moléculas endógenas pró-resolução (p. ex., lipoxinas, resolvinas e protectinas) indica que o controle da inflamação é um processo ativo em vez de simplesmente um depauperamento passivo dos sinais pró-inflamatórios. Essas moléculas possivelmente poderiam oferecer benefícios para o manejo das doenças crônicas, como a periodontite, e esse conceito tem sido testado em modelos animais.[184] Em um modelo de coelho de *P. gingivalis* e periodontite experimental induzida por ligadura, a inflamação periodontal era claramente evidente após 6 semanas, o que foi caracterizado pela destruição do colágeno e reabsorção

Sistema RANK/RANKL/OPG	
RANK (receptor ativador do fator nuclear (κB)	Receptor na superfície da célula em células progenitoras osteoclásticas
RANKL (ligante RANK)	Molécula similar a citocina que serve como ligante do RANK (p. ex., ligando-se ao RANK) e que causa a maturação como osteoclastos totalmente diferenciados
OPG (osteoprogeterina)	Molécula similar a citocina que se liga ao RANKL e inibe a interação entre o RANKL e o RANK.

A via de sinalização RANK/RANKL/OPG desempenha um papel importante na regulação da reabsorção óssea. O RANKL se liga ao RANK e estimula a diferenciação e ativação osteoclástica. O OPG impede essa ação, ligando-se ao RANKL e prevenindo sua ligação ao RANK. A relação entre o RANKL e o OPG é importante. Estudos relatam níveis maiores de RANKL e níveis mais baixos de OPG em pacientes com periodontite avançada em comparação a controles saudáveis.

do osso alveolar. À medida que o experimento avançou para além das 6 semanas, foram aplicados 4 µg/dente de resolvina E1 (RvE1) tópica três vezes por semana por mais 6 semanas, enquanto o grupo controle continuou a receber aplicações de *P. gingivalis* tópica. No grupo controle, a inflamação continuou e levou a mais perda óssea alveolar, com um grande aumento no número de osteoclastos e neutrófilos infiltrados e também com uma significativa destruição do colágeno. No entanto, nos animais que receberam a RvE1 tópica, a progressão da periodontite foi evitada, houve resolução da inflamação e a perda óssea que havia ocorrido durante as 6 primeiras semanas do estudo foi revertida, com evidências de ganho ósseo nos animais tratados com RvE1.[69] Esses experimentos sugerem que os mediadores lipídicos endógenos que resolvem a inflamação poderiam oferecer potencial para o desenvolvimento de novos tratamentos adjuvantes para o manejo da periodontite.

Respostas Imunes na Patogênese Periodontal

O sistema imune é essencial para a manutenção da saúde periodontal e fundamental para a resposta do hospedeiro aos patógenos periodontais; no entanto, se a resposta imune for desregulada, inadequada, persistente ou excessiva, podem advir respostas inflamatórias crônicas danosas como as observadas na doença periodontal. A resposta imune à placa bacteriana envolve a integração nos níveis molecular, celular e orgânico dos elementos, que, muitas vezes, são caracterizados como integrantes do sistema imune inato ou do sistema imune adaptativo. Além disso, as respostas do hospedeiro na doença periodontal (e em outras doenças humanas importantes) até pouco tempo eram representadas como uma progressão linear do reconhecimento dos patógenos microbianos pelo hospedeiro até as respostas imunes inatas dominadas pela ação dos neutrófilos fagocíticos, culminando no estabelecimento das respostas imunes adaptativas conduzidas por funções efetoras antígeno-específicas (p. ex., células T citotóxicas, anticorpos). Hoje avalia-se amplamente que as respostas imunes são redes biológicas complexas nas quais o reconhecimento do patógeno e as imunidades inata e adaptativa são integradas e mutuamente dependentes.[51] Essa rede complexa é flexível e dinâmica, com aspectos de regulação positiva e negativa e também controle de *feedback*; os sinais são amplificados e propagados, o que leva a funções efetoras diversas. Além disso, o sistema imune é integrado com outros sistemas e processos, incluindo o sistema nervoso, a hematopoiese e a hemostasia, bem como os elementos de reparação e regeneração tecidual.[123]

Estudos observacionais dos tecidos periodontais e investigações de modelos animais e sistemas de células e tecidos nos permitiram identificar aspectos da resposta imune relevantes para a periodontite.[92,135] Respostas imunes, que servem de base para a doença periodontal, apresentam facetas únicas que precisam ser consideradas antes que seja verdadeiramente possível racionalizar as informações detalhadas que temos a respeito da função de cada célula imune e de suas respostas a patógenos periodontais específicos. Desse modo, precisamos compreender como o biofilme polimicrobiano (ao contrário das espécies individuais dos patógenos periodontais) interage com as defesas imunes do hospedeiro. Também precisamos avaliar as propriedades imunológicas específicas que relacionam a anatomia exclusiva do periodonto; compreender como as respostas imunes contribuem para os aspectos dinâmicos da doença periodontal e seus vários cursos clínicos; e entender como os elementos da imunidade do hospedeiro colaboram para a destruição, resolução, reparação e regeneração tecidual.

Imunidade Inata

As defesas contra a infecção incluem uma ampla gama de barreiras mecânicas, químicas e microbiológicas que impedem os patógenos de invadir as células e os tecidos do corpo. A saliva, o FG e os queratinócitos epiteliais da mucosa oral protegem os tecidos subjacentes da cavidade oral e o periodonto. A microbiota comensal (p. ex., no biofilme dentário) também pode ser importante para fornecer proteção contra infecção por microrganismos patogênicos por meio da competição eficaz por recursos e nichos ecológicos e também estimulando as respostas imunes protetoras. A microanatomia complexa do periodonto, incluindo a diversidade de tecidos epiteliais especializados, apresenta muitos desafios interessantes para o estudo da imunopatogênese da doença periodontal.

Se os produtos bacterianos entrarem nos tecidos, os elementos celulares e moleculares da resposta imune inata serão ativados. O termo *imunidade inata* se refere aos elementos da resposta imune determinados pelos fatores herdados (e, por conseguinte, "inatos"), que têm especificidade limitada e são "fixos" no sentido de que não mudam ou são aperfeiçoados durante uma resposta imune ou em consequência de exposição prévia a um patógeno. O reconhecimento dos microrganismos patogênicos e o recrutamento das células (p. ex., neutrófilos) e das moléculas (p. ex., o sistema complemento) efetoras é central para a imunidade inata eficaz. As respostas imunes inatas são orquestradas por uma ampla gama de citocinas, quimiocinas e receptores de superfície celular, e a estimulação da imunidade inata leva a um estado de inflamação. Se as respostas imunes inatas não eliminarem a infecção, as células efetoras da resposta imune adaptativa (linfócitos) serão ativadas. É cada vez mais reconhecido que a resposta imune funciona como uma rede de elementos moleculares e celulares em interação, na qual as imunidades inata e adaptativa (antígeno-específica) trabalham juntas para uma finalidade comum. Agora serão considerados os aspectos da imunidade inata relevantes para a doença periodontal.

Imunidade Inata	Imunidade Adquirida
Refere-se a mecanismos de defesa não específicos que agem como barreiras contra a infecção. Seus componentes incluem: • Barreiras contra a infecção, como pele, mucosa, pH ácido no estômago • Moléculas antimicrobianas, como lisozimas, peptídeos antimicrobianos • Células do sistema imune, como neutrófilos e macrófagos que matam organismos infecciosos • Receptores (p. ex., receptores do tipo Toll) que reconhecem patógenos derivados de moléculas e ativam respostas imunoinflamatórias • Apresentação de antígeno para ativar as respostas imunes adaptativas	Refere-se a respostas imunes específicas dos antígenos. Seus componentes incluem: • Reconhecimento de moléculas específicas em organismos infecciosos no nível de espécie e cepa • Respostas celulares imunes focadas na defesa contra patógenos intracelulares (p. ex., vírus), envolvendo citocinas de linfócitos T, macrófagos e células exterminadoras naturais • Respostas imunes humorais focadas na defesa contra patógenos extracelulares (p. ex., bactérias), envolvendo linfócitos B que se diferenciam em plasmócitos produtores de anticorpos

A imunidade inata e a imunidade adquirida não funcionam em isolação; existe uma integração próxima entre a resposta imune inata e adquirida.

Saliva

A saliva, que é secretada por três glândulas salivares importantes (p. ex., parótida, submandibular e sublingual) e também por muitas glândulas salivares de menor importância, tem um papel relevante na

Tabela 7.4 Constituintes da Saliva que Contribuem para a Imunidade Inata.

Constituinte da Saliva	Função na Defesa do Hospedeiro
Anticorpos (p. ex., imunoglobulina A)	Inibem a adesão bacteriana e promovem a aglutinação
Histatinas	Neutralizam os lipopolissacarídeos e inibem as enzimas destrutivas
Cistatinas	Inibem o crescimento bacteriano
Lactoferrina	Inibe o crescimento bacteriano
Lisozima	Promove a lise das paredes celulares bacterianas
Mucinas	Inibe a adesão bacteriana e promove a aglutinação
Peroxidase	Neutraliza o peróxido de hidrogênio bacteriano

manutenção da saúde oral e dental. A ação das forças de cisalhamento associadas ao fluxo da saliva é importante para prevenir a adesão das bactérias à dentição e às superfícies mucosas orais. A saliva humana também contém muitos componentes moleculares que contribuem para as defesas do hospedeiro contra a colonização bacteriana e a doença periodontal (Tabela 7.4). Esses componentes incluem moléculas que inibem de modo inespecífico a formação do biofilme da placa, ao impedirem a adesão às superfície orais e ao promoverem a aglutinação (p. ex., mucinas); moléculas que inibem fatores de virulência específicos (p. ex., histatinas que neutralizam LPSs); e moléculas que inibem o crescimento celular bacteriano (p. ex., lactoferrina) e podem induzir a morte celular.[58,98] A saliva também contém anticorpos imunoglobulina A (IgA) específicos para os patógenos periodontais que visam a antígenos específicos e inibem a adesão bacteriana.

Tecidos Epiteliais

Os tecidos epiteliais desempenham um papel-chave na defesa do hospedeiro, pois são os sítios principais das interações iniciais entre a placa bacteriana e o hospedeiro e também o local de invasão dos patógenos microbianos. O epitélio queratinizado dos tecidos epiteliais sulculares e gengivais fornece proteção para o tecido periodontal subjacente, além de agir como uma barreira contra as bactérias e seus produtos.[12,154] Por outro lado, o epitélio juncional tem espaços intercelulares significativos; ela não é queratinizada e exibe maior taxa de renovação celular. Essas propriedades tornam o epitélio juncional permeável, permitindo o movimento de entrada dos micróbios e seus produtos, e o movimento de saída do FG e das células e moléculas da imunidade inata. Além disso, os espaços entre as células do epitélio juncional aumentam com a inflamação, o que resulta em uma elevação no fluxo de FG.[154]

Algumas espécies de bactérias periodontais invadem os tecidos epiteliais do hospedeiro; no nível molecular, os processos de adesão e invasão são pareados. Estudos de invasão das células epiteliais gengivais por *P. gingivalis* serviram como paradigma para o estudo desse processo; a infecção das células do hospedeiro por *P. gingivalis* envolve a ação de proteases e fímbrias da superfície celular.[3,97] A invasão por *P. gingivalis* é iniciada pela sinalização por meio da interação dos componentes bacterianos com as integrinas de superfície PAR-1 e PAR-2 e também com os TLRs.[64,97,196] Por sua vez, isso ativa as vias de sinalização intracelular (p. ex., proteína cinase ativada por mitógeno) e resulta na reorganização dos filamentos de actina e dos microtúbulos e em uma modulação do fluxo de entrada de Ca^{2+}. Acredita-se que a inibição da apoptose das células do hospedeiro possa facilitar a sobrevivência das bactérias intracelulares e que as bactérias dentro da célula estejam protegidas da resposta imune do hospedeiro. A invasão das células do hospedeiro poderia, portanto, ser relevante para a disseminação e persistência de certas bactérias periodontais. Além disso, a análise *in vivo* e o estudo de um modelo tridimensional projetado da mucosa oral humana demonstraram que *P. gingivalis* consegue migrar pela membrana basal das camadas epiteliais e invadir o tecido conjuntivo.[3] A análise histológica revela que, na presença de periodontite, as células epiteliais ficam mais arredondadas e tendem a se desprender do tecido conjuntivo subjacente.[154] As proteases rompem as junções intercelulares nos tecidos epiteliais, digerindo as proteínas transmembranosas e as moléculas de adesão (p. ex., E-caderina). As alterações microanatômicas associadas à periodontite, como o aumento dos espaços intercelulares do epitélio juncional e o desenvolvimento do epitélio da bolsa, facilitam ainda mais a invasão bacteriana. A disseminação bacteriana por meio da membrana basal e para dentro dos tecidos conjuntivos subjacentes é facilitada pelas proteases derivadas de bactérias e proteases do hospedeiro, derivadas dos neutrófilos infiltrados (p. ex., MMPs).

Nos níveis celular e molecular, a maioria dos estudos *in vitro* das respostas celulares epiteliais às bactérias periodontais foi realizada em células epiteliais gengivais primárias ou várias linhagens celulares imortalizadas, derivadas do tecido epitelial oral; esses estudos forneceram informações sobre as respostas celulares do hospedeiro às bactérias periodontais.[3,64,67,196] As células epiteliais também expressam constitutivamente peptídeos antimicrobianos (p. ex., hBDs, LL-37), e a síntese e secreção dessas moléculas é suprarregulada em resposta às bactérias periodontais. Os neutrófilos também são uma fonte de peptídeos antimicrobianos (i.e., α-defensinas), os quais são pequenos polipeptídeos policatiônicos que rompem as membranas celulares bacterianas e, com isso, matam diretamente as bactérias com ampla especificidade.

As diferentes categorias de peptídeos antimicrobianos são definidas com base na homologia estrutural. As α-defensinas (p. ex., peptídeos neutrofílicos humanos 1 a 4) são expressas por neutrófilos e, como tal, são encontradas frequentemente no FG. As hBDs (p. ex., hBDs 1 a 3) são expressas nas células epiteliais gengivais, nas glândulas salivares e na língua, bem como nas células imunes (p. ex., macrófagos, células dendríticas); algumas hBDs são expressas constitutivamente, e outras, apenas em resposta às citocinas e aos produtos bacterianos (p. ex., gingipaínas de *P. gingivalis*).[3,37] Uma terceira classe de peptídeos antimicrobianos consiste nas catelicidinas, das quais a LL-37, que é expressa em altos níveis no epitélio juncional; como as hBDs, tem um padrão de expressão disseminado na boca, sendo encontrada nas glândulas salivares, na língua e nos leucócitos, além de no tecido conjuntivo. Os peptídeos antimicrobianos assumiram mais recentemente uma grande importância, pois foi reconhecido seu papel mais amplo na regulação das respostas imunes inatas e adaptativas à infecção.[41] Desse modo, essas moléculas têm atividade similar à das quimiocinas pelo fato de também estimularem a quimiotaxia de uma gama de leucócitos envolvidos na imunidade inata e adquirida. Os peptídeos antimicrobianos também estimulam a degranulação dos mastócitos e a produção de citocinas, e provavelmente têm um papel na cicatrização de ferimentos por meio do seu efeito na diferenciação dos queratinócitos. Além disso, algum interesse tem sido demonstrado em seu possível papel na terapia das doenças inflamatórias orais.[41]

As células epiteliais estimuladas diretamente com componentes bacterianos e citocinas produzem MMPs que contribuem para uma perda de tecido conjuntivo. As células epiteliais também secretam uma série de citocinas em resposta às bactérias periodontais (p. ex., *P. gingivalis*, *A. actinomycetemcomitans*, *F. nucleatum*, *Prevotella intermedia*), que sinalizam respostas imunes. Entre elas, temos as citocinas pró-inflamatórias IL-1β, TNF-α e IL-6, bem como a quimiocina IL-8 (CXCL8) e a proteína-1 quimioatraente de monócito (MCP-1), que serve para sinalizar a migração dos neutrófilos e monócitos da vasculatura para o tecido periodontal.

Tabela 7.5 Fatores de Virulência da *Porphyromonas gingivalis* que Interagem com o Sistema Imune.

Fator de Virulência	Efeito no Sistema Imune
Proteases (gingipaínas)	Degradação das moléculas de sinalização (CD14) e citocinas (p. ex., interleucina-1β, interleucina-6)
Capacidade de invasão celular	Inibição da secreção de interleucina-8
Lipopolissacarídeos	Antagonismo dos efeitos estimulantes dos polissacarídeos de outras espécies; nenhuma suprarregulação da E-selectina
Fímbrias	Inibição da secreção de interleucina-12 nos macrófagos
Polissacarídeos de superfície celular	Resistência ao complemento
Ácidos graxos de cadeia curta	Indução da apoptose nas células do hospedeiro

Em alguns (mas não todos) sistemas experimentais, *P. gingivalis* mostrou-se capaz de inibir a IL-8; sugerindo que isso pode resultar em uma supressão imune local temporária no periodonto e facilitar a acumulação e a invasão de bactérias periodontais patogênicas e a iniciação da periodontite.[39,64] *P. gingivalis* é um exemplo de patógeno periodontal com uma gama de fatores de virulência que afetam as defesas imunes do hospedeiro,[64,97] conforme indicado na Tabela 7.5.

Fluido Gengival

O FG origina-se nas vênulas pós-capilares do plexo gengival. Tem uma ação de lavagem no sulco gengival, mas provavelmente também age trazendo os componentes do sangue (p. ex., neutrófilos, anticorpos, componentes do complemento) das defesas do hospedeiro para o sulco.[63] O fluxo do FG aumenta na inflamação, e os neutrófilos são componentes especialmente importantes do FG na saúde e na doença periodontal.[92]

Reconhecimento do Patógeno e Ativação das Respostas Inatas Celulares

Se a placa bacteriana e seus produtos penetrarem nos tecidos periodontais, "células sentinelas" especializadas do sistema imune reconhecem a sua presença e sinalizam respostas imunes protetoras. Essas células incluem macrófagos e células dendríticas que expressam uma série de receptores de reconhecimento de padrão (PRRs) que interagem com padrões moleculares associados a microrganismos, chamados de MAMPs. A ativação dos PRRs aciona as respostas imunes inatas para fornecer proteção imediata, e a imunidade adaptativa também é ativada com o objetivo de estabelecer uma defesa antígeno-específica sustentada. As respostas imunes excessivas e inadequadas ou desreguladas levam à inflamação crônica e à concomitante destruição tecidual associada à doença periodontal.

O mais estudado dos sistemas de sinalização envolvidos no reconhecimento da placa bacteriana é a interação do LPS bacteriano com os TLRs: *P. gingivalis*, *A. actinomycetemcomitans* e *F. nucleatum* contêm moléculas de LPS que interagem com o TLR-4 para ativar as células imunes mieloides. No entanto, cada espécie de bactéria da placa tem uma ampla variedade de MAMPs, as quais podem interagir com as PRRs. Por exemplo, o LPS de *P. gingivalis* sinaliza via TLRs (predominantemente o TLR-2), e as fímbrias, proteases e o DNA de *P. gingivalis* são reconhecidos pelas células do hospedeiro mediante a interação com PRRs específicas. Algumas células não imunes no periodonto (p. ex., células epiteliais, fibroblastos) também expressam PRRs e podem reconhecer e responder às MAMPs da placa bacteriana.

Embora possam ser diversas, em termos gerais as vias de sinalização ativadas pelas PRRs convergem para despertar respostas celulares similares no hospedeiro na forma de suprarregulação da secreção de citocinas e, no caso das APCs como as células dendríticas, diferenciação celular, que leva a uma melhor sinalização da resposta imune adaptativa. A sinalização das respostas de citocina via PRRs influencia a imunidade inata (p. ex., atividade neutrofílica), a imunidade adaptativa (p. ex., fenótipo efetor de célula T) e o desenvolvimento da inflamação destrutiva (p. ex., ativação dos fibroblastos e osteoclastos). Algumas citocinas são particularmente importantes para a sinalização da resposta imune inata, e boas evidências indicam que elas têm um papel nas respostas imunes no periodonto. A citocina pró-inflamatória arquetípica é a IL-1β, que exerce sua ação diretamente ativando outras células que expressam o receptor de IL-1R1 (p. ex., células endoteliais) ou estimulando a síntese e secreção de outros mediadores secundários como a PGE_2 e o óxido nitroso. O efeito da IL-1β é amplificado por uma ação sinérgica com outras citocinas como o TNF-α. A suprarregulação da ICAM-1 e da E-selectina nas células endoteliais é fundamental para a migração dos neutrófilos para o periodonto, e isso é estimulado pela IL-1β e pelo TNF-α. A IL-1β também estimula a secreção da quimiocina IL-8, que ativa a quimiotaxia neutrofílica. A IL-1β e o TNF-α também ativam a secreção da MMP pelos fibroblastos e osteoclastos, o que facilita o movimento dos neutrófilos através dos tecidos conjuntivos (e, assim, as respostas inatas protetoras), mas também contribui para a destruição tecidual associada à doença periodontal, junto com as MMPs dos neutrófilos.

Outras citocinas suprarreguladas em consequência da ativação das PRRs incluem a IL-6, que influencia o desenvolvimento de uma série de células imunes (p. ex., células B, células dendríticas) e estimula a diferenciação dos osteoclastos, e, portanto, a remodelação óssea. Outras citocinas fornecem sinais específicos que contribuem para o desenvolvimento de subconjuntos de células T CD4+ auxiliares específicas (p. ex., IL-4, IL-12, IL-18). Além das citocinas que ativam as respostas imunes, outras citocinas são suprarreguladas e têm um papel na regulação imune, suprimindo a atividade de citocina, a saber: IL-1Ra, IL-10 e TGF-β. As citocinas dos subconjuntos de células T fornecem *feedback* e modificam as respostas imunes inatas; por exemplo, o IFN-γ das células Th1 ativa os macrófagos, a IL-17 das células Th17 age sinergicamente com a IL-1β e com o TNF-α para reforçar as reações inflamatórias, e a IL-10 e o TGF-β suprimem as respostas imunes. A ação de muitas citocinas produzidas no periodonto não se limita a um aspecto da resposta imune do hospedeiro; em outras palavras, as citocinas são pleiotrópicas (i.e., têm múltiplos efeitos).

Função Neutrofílica

Os neutrófilos são os fagócitos "profissionais" fundamentais para a depuração das bactérias que invadem os tecidos do hospedeiro.[124] Os neutrófilos estão presentes nos tecidos gengivais clinicamente saudáveis e migram pelos espaços intercelulares do epitélio juncional para o sulco.[90,154] Isso faz parte de uma "defesa de qualidade inferior" contra a placa bacteriana, necessária para evitar a infecção e o dano tecidual periodontal.[154] A importância dos neutrófilos para a manutenção da saúde periodontal é demonstrada clinicamente pelas observações de periodontite grave nos pacientes com defeitos neutrofílicos.[124]

Uma pequena parcela (1% a 2%) dos espaços intercelulares no epitélio juncional saudável é ocupada pelos neutrófilos (e outros leucócitos em vários estágios de diferenciação), mas isso pode aumentar para 30% até mesmo com uma inflamação modesta. No estado inflamatório, ocorrem alterações na vasculatura local na gengiva: veias endoteliais altas se desenvolvem das vênulas pós-capilares do plexo gengival, o que facilita a emigração dos leucócitos e aumenta o fluxo do FG para dentro da bolsa periodontal.[154]

Os neutrófilos migram do plexo gengival para o tecido conjuntivo extravascular e depois para o epitélio juncional através da membrana basal. A presença de uma camada de neutrófilos no epitélio juncional forma uma barreira de defesa do hospedeiro entre o biofilme subgengival e o tecido gengival. No nível molecular, a interação das moléculas de adesão (p. ex., ICAM-1) nas células endoteliais e epiteliais com as integrinas β2 nos neutrófilos facilita a migração neutrofílica. Na realidade, há evidências provenientes de estudos de imuno-histoquímica para a existência de gradientes de IL-8 (um "gradiente quimiotático") e também de gradientes de ICAM-1, que direcionam os neutrófilos da vasculatura para os tecidos rumo ao epitélio juncional.[179] A migração dos neutrófilos contribui para a destruição do epitélio juncional mediante a degradação da membrana basal por meio da liberação de proteases e a ação de ROS. Um aspecto da imunidade mediada por neutrófilos é a formação de armadilhas extracelulares de neutrófilos (NETs).[191] As NETs são uma estratégia antimicrobiana altamente conservada na qual o DNA nuclear descondensado e as histonas associadas são expulsos do neutrófilo, formando, desse modo, fios de DNA similares a teias no ambiente extracelular. Esses fios, junto com os peptídeos antimicrobianos (PAMs), facilitam o extermínio extracelular de microrganismos que ficam presos nas NETs, as quais podem ser liberadas por neutrófilos viáveis e também seguir uma forma de morte celular programada chamada de NETose. As NETs são produzidas como resposta a uma ampla gama de patógenos infecciosos e constituem, provavelmente, uma estratégia de defesa importante. No entanto, dada a liberação concomitante de moléculas citotóxicas, as NETs também podem causar dano aos tecidos do hospedeiro. O papel potencial das NETs na patogênese periodontal é uma área de pesquisa em curso.

Imunidade Adaptativa

A imunidade adaptativa evoluiu para proporcionar uma defesa focada e intensa contra as infecções que sobrecarregam as respostas imunes inatas. A imunidade adaptativa é particularmente importante à medida que as mudanças ecológicas, sociais e demográficas – que alteram a suscetibilidade aos microrganismos infectantes existentes e emergentes – ultrapassam a evolução natural dos sistemas biológicos. Além disso, o desenvolvimento da vacinação eficaz, junto com a identificação dos antibióticos, talvez seja um dos maiores triunfos da ciência médica; esse sucesso se baseia no conhecimento dos elementos e princípios da imunidade adaptativa.

A imunidade adaptativa contrasta com a imunidade inata no que diz respeito à dinâmica das respostas celulares e moleculares subjacentes: a imunidade adaptativa é mais lenta e dependente das interações complexas entre as células apresentadoras de antígenos e os linfócitos T e B. Um elemento fundamental é a especificidade antigênica das respostas que facilitam o direcionamento específico de um conjunto diverso de elementos efetores, incluindo as células T citotóxicas e os anticorpos. Outra faceta é a capacidade das respostas imunes adaptativas para melhorar durante a exposição ao antígeno e nos eventos de reinfecção subsequentes.[24] Nosso conhecimento atual sugere que os elementos celulares e moleculares da imunidade adaptativa são mais diversos que os da imunidade inata e, embora tenha sido identificado um papel para muitos desses fatores na doença periodontal, tudo o que sabemos ainda está longe de estar completo. A importância das respostas imunes adaptativas na patogênese periodontal é endossada por estudos histológicos das lesões estabelecidas na doença periodontal.[92,135] A população de leucócitos no periodonto durante a gengivite (i.e., os primeiros estágios das respostas ao biofilme da placa) e nas lesões periodontais estáveis (i.e., aquelas em que a destruição tecidual aparentemente não está avançando) é dominada pelas células T, as quais ficam agrupadas principalmente em volta dos vasos sanguíneos. Estudos de marcadores de superfície celular sugerem que essas células são ativadas, mas não se proliferam.[57] Além disso, há uma predominância do subconjunto de células T auxiliares (i.e., células T que expressam CD4) sobre o subconjunto de células T citotóxicas (i.e., células T que expressam CD8). Considera-se que essas células T mantenham de maneira proativa a homeostase tecidual na presença de desafio microbiano do biofilme da placa.[57] Por outro lado, na periodontite ativa (em progressão), as células B e as células plasmáticas predominam e estão associadas à formação da bolsa e à progressão da doença.

Células Apresentadoras de Antígeno

Um elemento fundamental da ativação e função das células T e células B é a apresentação do antígeno às células T por células apresentadoras de antígenos especializadas e o desenvolvimento de um ambiente de citocinas específicas que influencia o desenvolvimento das células T com determinadas funções efetoras. As células apresentadoras de antígenos detectam e capturam microrganismos e seus antígenos, após o que elas podem migrar para os linfonodos e interagir com as células T para apresentar o antígeno. O periodonto contém uma série de células apresentadoras de antígenos, incluindo células B, macrófagos e, pelo menos, dois tipos de células dendríticas (i.e., células dendríticas dérmicas e células de Langerhans).[36] É cada vez mais reconhecido que o engajamento das PRRs (e, em particular, dos TLRs) pelas MAMPs dos microrganismos patogênicos não é fundamental apenas para sinalizar a imunidade inata na forma de suprarregulação das citocinas, mas também é um elemento crítico da ativação das células apresentadoras de antígenos e da elaboração da função efetora das células T. Desse modo, a ativação do TLR aumenta a expressão das moléculas coestimulatórias nas células apresentadoras de antígenos, que são fundamentais para a interação dessas células com as células T. Além disso, a ativação do TLR melhora a captação do antígeno e o seu processamento. Diferentes células apresentadoras de antígenos processam e apresentam os antígenos por diferentes vias e mecanismos, e essa variação é um dos fatores – junto com a presença de combinações específicas de citocinas – que influenciam o fenótipo da função efetora da célula T produzida durante respostas imunes específicas.[57]

Células T

Diversos subconjuntos de linfócitos tímicos (i.e., células T) se desenvolvem na medula óssea e no timo e migram para os tecidos periféricos para participar das respostas imunes adaptativas. A expressão das moléculas da superfície celular (CD4 ou CD8) ou de determinados receptores de célula T (αβ ou γδ) define, *grosso modo*, os subconjuntos de células T funcionais que surgem do timo. O papel das células T na doença periodontal foi estabelecido por meio de estudos imuno-histológicos de tecidos doentes.[161] As células T auxiliares CD4+ são o fenótipo predominante na lesão periodontal estável, e acredita-se que essas alterações no equilíbrio dos subconjuntos de células T efetoras dentro da população CD4+ possa levar à progressão para uma lesão destrutiva e dominada por células B.[57] Os subconjuntos de células T CD4+ são definidos com base em suas características fenotípicas e funções efetoras. A natureza das células apresentadoras de antígenos, que apresentam antígeno para os receptores de célula T cognatos nas células T, e a presença de combinações específicas de citocinas e quimiocinas influenciam localmente a natureza do subconjunto efetor de células T CD4+, que se desenvolve de células T infantis (Figura 7.5). Os subconjuntos de células T CD4+ são definidos pela expressão de fatores de transcrição específicos, e suas características funcionais estão associadas ao seu perfil de secreção das citocinas.

Os subconjuntos funcionais de células T CD4+ mais bem definidos são as células Th1 e Th2, e uma interação dinâmica entre as células Th1 e Th2 pode fornecer, em parte, uma explicação para as flutuações na atividade da doença e para a progressão da doença periodontal (Quadro 7.3). As células Th1 secretam IFN-γ, que ativa a imunidade mediada por célula (i.e., macrófagos, células NK e células T citotóxicas CD8+) contra os microrganismos patogênicos.

CAPÍTULO 7 Patogênese Periodontal

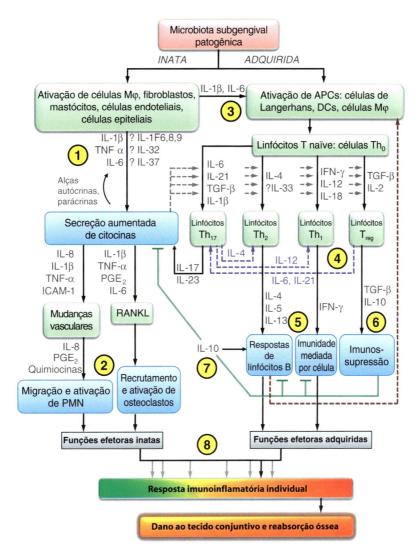

Figura 7.5 Rede de citocinas das doenças periodontais. Esquema para ilustrar as diversas interações entre as citocinas e as funções celulares nas doenças periodontais. (*1*) Células residentes e infiltradas no periodonto respondem a padrões moleculares associados a microrganismos (MAMPs), sinalizando através de receptores de reconhecimento de padrões (PRRs) por meio da produção de citocinas como uma primeira etapa nas respostas imunes inatas. A suprarregulação da citocina é mantida por ciclos de *feedback* autócrinos e parácrinos. (Nota: Os pontos de interrogação [?] indicam sugestões mais especulativas a respeito do papel de determinadas citocinas na patogênese periodontal do que sabemos até o momento.) (*2*) A atividade da citocina suprarregulada leva a alterações vasculares, à ativação e migração de leucócitos polimorfonucleares (PMN), e, no fim das contas, à osteoclastogênese e à ativação dos osteoclastos. (*3*) As citocinas produzidas nas respostas inatas contribuem para a ativação das células apresentadoras de antígenos (APCs). Essas APCs apresentam antígenos específicos para células T CD4+ precursoras (células Th$_0$), que se diferenciam em células T efetoras CD4+ (p. ex., as células T colaboradoras [Th$_1$, Th$_2$, Th$_{17}$] e células T reguladoras, [T$_{reg}$]) de acordo com o meio de citocina (como indicado pelos grupos de quatro setas cinzas tracejadas horizontais paralelas). Por exemplo, as células Th$_0$ se diferenciam em células Th$_{17}$ sob a influência de interleucina 6 (IL-6), IL-21, fator de transformação do crescimento beta (TGF-β) e IL-1β. (As APCs também são ativadas pelas células B, elas próprias ativadas em um estágio posterior na rede de citocinas [indicada pela seta tracejada marrom na margem direita da Figura]; isso é um exemplo das complexidades dos ciclos de *feedback* que se desenvolvem.) (*4*) As células Th$_1$ e Th$_2$ têm um fenótipo relativamente estável, mas outros subconjuntos de células T podem exibir plasticidade funcional sob a influência de diferentes meios de citocina (indicado pelas setas tracejadas roxas). Por exemplo, as células Th$_{17}$ podem se desenvolver e transformar em células Th$_1$ sob a influência da IL-12 e em células Th$_2$ sob a influência da IL-4. (*5*) Diferentes conjuntos de células T estão associados a vários perfis de secreção de citocina que regulam diferentes aspectos das respostas imunes e que contribuem para a atividade de citocina suprarregulada. Por exemplo, as células Th$_1$ secretam interferon-gama (IFN-γ) (que ativa a imunidade mediada por células) e as células Th$_2$ regulam a imunidade mediada por anticorpos (humoral) mediante a secreção das citocinas IL-4, IL-5 e IL-13. As citocinas produzidas pelos diferentes subconjuntos de células T aumentam mais a sua secreção nos ciclos de *feedback* positivos e também inibem o desenvolvimento de outros subconjuntos de células T (p. ex., a IL-4 das células Th$_2$ inibe o desenvolvimento da Th$_1$, e o IFN-γ das células Th$_1$ inibe os subconjuntos Th$_2$ das células T). (*6*) As células T$_{reg}$ secretam TGF-β e IL-10, que têm funções imunossupressoras. Por exemplo, a IL-10 suprime as repostas Th$_1$ e Th$_2$ e também a função de células de linhagem monocítica/macrofítica (Mφ) e células dendríticas (DC), além de infrarregular a produção de citocinas em várias células (i.e., células Th$_1$, Th$_2$, células exterminadoras naturais [NK] e PMNs). (Os efeitos supressores são indicados por linhas verdes de extremidades achatadas.) (*7*) A IL-10 funciona como um mediador regulatório, mas também pode exibir outras atividades (p. ex., a ativação das células B). Os diferentes aspectos da biologia da IL-10 (i.e., imunossupressão *versus* imunoestimulação) provavelmente dependem do meio de citocina local. Esses papéis bifacetados da IL-10 são indicados pela linha verde (inibitória) e pela seta preta (estimulatória). (*8*) A soma total das funções efetoras inatas e adaptativas resulta em uma resposta imunoinflamatória cuja natureza exata varia de pessoa para pessoa (conforme indicado pelas várias setas cinzas, com alguns pacientes sendo mais suscetíveis à doença que outros) e também ao longo do tempo em um mesmo indivíduo. Nesse caso, a seta preta indica um indivíduo que tem uma resposta pró-inflamatória que leva à destruição do tecido conjuntivo e à reabsorção óssea. *ICAM-1*, molécula de adesão celular-1; *PGE$_2$*, prostaglandina E$_2$; *RANKL*, sistema receptor ativador do fator nuclear κB; *TNF-α*, fator de necrose tumoral-alfa. (*Reproduzida com a permissão de Kinane DF, Preshaw PM, Loos BG: Host-response: understanding the cellular and molecular mechanisms of host-microbial interactions – consensus of the Seventh European Workshop on Periodontology.* J Clin Periodontol *38[Suppl 11]:44-48, 2011.*)

> **Quadro 7.3** Conceito de Progressão da Doença Periodontal por Meio da Interação T-auxiliar 1/T-auxiliar 2.
>
> Uma interação dinâmica entre as células T auxiliares 1 e 2 (Th1 e Th2) representa uma possível explicação para os aspectos das flutuações na atividade da doença e na progressão clínica observadas com a doença periodontal. Foi levantada a hipótese de que uma forte resposta inata resulta na síntese de interleucina-12 (p. ex., pelos macrófagos teciduais), que leva a uma resposta Th1 que fornece imunidade protetora mediada por células que se manifestaria como uma lesão periodontal "estável". Por outro lado, uma resposta inata deficiente levaria a menos interleucina-12, o que permitiria o desenvolvimento de respostas Th2 e levaria à ativação de células B; isso, por sua vez, mediaria uma lesão destrutiva, possivelmente por meio da interleucina-1β derivada de células B aperfeiçoada.[57,160] No entanto, a evidência definitiva para apoiar associações das células Th1 e Th2 a diferentes apresentações clínicas da doença periodontal tem sido difícil de se obter. Pesquisadores têm sugerido que isso é uma consequência das variações entre os estudos experimentais, que diferem quanto ao material que tem sido utilizado, às definições dos estágios da doença, à concepção dos experimentos e aos métodos analíticos empregados.[53,57,160] Além disso, em termos gerais, a dicotomia Th1/Th2 não explica todos os aspectos da regulação das respostas imunes adaptativas. Mais recentemente, outros subconjuntos de células T foram identificados e definidos. Por exemplo, as células T regulatórias secretam interleucina-10 e fator de crescimento transformador β, e, com isso, suprimem as respostas imunes. As células Th17 têm uma ação pró-inflamatória mediante a secreção de interleucina-17, uma citocina com ação sinérgica com a interleucina-1β e o fator de necrose tumoral-α. Embora seja amplamente aceito, portanto, que as células Th1 e Th2 tendem a ser importantes na imunopatogênese da doença periodontal, é cada vez mais reconhecido que o modelo Th1/Th2 isoladamente provavelmente é inadequado para explicar o papel das células T nesse processo.

A ativação dos macrófagos promove a fagocitose e a eliminação dos antígenos microbianos, enquanto as células NK e T CD8+ são células T citotóxicas que eliminam as células do hospedeiro infectadas. Por outro lado, as células Th2 regulam a imunidade humoral (mediada por anticorpo) e a atividade dos mastócitos mediante a secreção das citocinas IL-4, IL-5 e IL-13. Desse modo, a predominância de células Th2 leva a uma resposta de célula B, a qual pode ser protetora, por exemplo, em consequência da produção de anticorpos específicos que serviriam para anular infecções teciduais por meio da interação com o sistema complemento e aumentando a fagocitose neutrofílica. No entanto, as células B também são uma fonte de citocinas pró-inflamatórias que contribuem para a destruição tecidual.

As células T$_{reg}$ têm ação imunossupressora mediada pela secreção de TGF-β, que é importante para a prevenção da doença autoimune. Essas células estão em maior número nas lesões da periodontite e, por conseguinte, podem ter um papel na patogênese da doença.[121] Algumas linhas de evidência sugerem que a patogênese da doença periodontal pode envolver alguns elementos de autoimunidade.[57] Há, por exemplo, uma reatividade imunológica cruzada entre o HSP60 expressado nas células humanas e a molécula GroEL de *P. gingivalis*, tendo sido detectados anticorpos séricos e células T antígeno-específicas para essas moléculas na doença periodontal. De modo similar, os autoanticorpos e as células T específicas contra as moléculas do hospedeiro (i.e., auto), como o colágeno tipo I, foram identificados na doença periodontal.

As células Th17 constituem-se em outro subconjunto de células T que têm ação pró-inflamatória importante nas respostas imunes contra as infecções extracelulares mediadas pela citocina IL-17. As infecções com uma gama diversa de patógenos se mostraram capazes de ativar fortes respostas de célula Th17, e acredita-se que proporcionem uma resposta inflamatória substancial para eliminar os microrganismos que as células Th1/Th2 não conseguiram erradicar. A IL-17 tem uma série de atividades em comum com a IL-1β e o TNF-α, apresentando uma sinergia de atividade com essas citocinas, particularmente o TNF-α. A IL-17 induz a expressão de citocinas pró-inflamatórias (incluindo a IL-1β e o TNF-α) nos macrófagos, estimula a expressão das quimiocinas e, com isso, ativa a infiltração dos neutrófilos. Existem cada vez mais evidências de um papel da IL-17 e das células Th17 na doença periodontal.[53] A IL-17 foi detectada nos tecidos periodontais em sítios de doença avançada. Ela induz a secreção de IL-6 e IL-8 pelos fibroblastos gengivais e também suprarregula a MMP-1 e a MMP-3 nessas células; além disso, induz a secreção de IL-1β e TNF-α pelos macrófagos e células epiteliais gengivais. Em um modelo de periodontite induzida por *P. gingivalis* em camundongos, a deficiência do receptor de IL-17 (*knockout* IL-17RA) resultou em maior suscetibilidade à perda óssea alveolar, sugerindo um papel protetor da IL-17 na homeostase óssea, possivelmente através de um efeito na função neutrofílica.

Uma série de outros conjuntos de células T CD4+ efetoras foi definida com base em seu perfil de secreção de citocina; entre essas células, temos as Th9 e Th22. Além disso, os subconjuntos de células T foram definidos com base em sua localização anatômica específica. Por exemplo, as células Th22 se dirigem à pele em que provavelmente estimulam a produção de peptídeos antimicrobianos (PAMs) e a diferenciação dos queratinócitos. Além disso, as células T auxiliares foliculares estão situadas em centros germinativos nos linfonodos, nos quais proporcionam ajuda às células B e estimulam a comutação de classe Ig. O retorno de determinados subconjuntos de células T para locais anatômicos específicos é definido pela expressão de receptores de quimiocina que conferem capacidade de resposta a sinais quimiotáticos específicos, ao quais são produzidos nesses locais. No entanto, até agora a maioria dos trabalhos sobre esses novos subconjuntos de células T foi executada em modelos de camundongo e sistemas *in vitro*; sua relevância para a biologia humana *in vivo* e na doença ainda não foi elucidada.

As citocinas produzidas por subconjuntos de células T diferenciadas fornecem um *feedback* para estimular a diferenciação e sustentar a atividade das células que as derivaram (i.e., um ciclo de *feedback* positivo). Simultaneamente, inibem o desenvolvimento de outros subconjuntos concorrentes. Por exemplo, a IL-4 das células Th2 inibe o desenvolvimento das células Th1, e o IFN-γ das células Th1 inibe as células Th2.

Considera-se cada vez mais que os clones de cada célula T CD4+ – após terem encontrado o antígeno e terem diferenciado a sua resposta sob a influência de um ambiente de citocina específico – podem não ser células terminalmente diferenciadas. Em vez disso, parece haver uma flexibilidade funcional entre os subconjuntos de células T e, em particular, dentro da população de células T da memória (Figura 7.5). Por exemplo, as células Th17 e T$_{reg}$ podem se converter umas nas outras, dependendo das concentrações de citocinas, tais como IL-6, IL-23 e TFG-β.[173] Acredita-se que a profusão de subconjuntos funcionais de células T, sua localização anatômica e sua capacidade para mudar de fenótipo sejam um reflexo da exigência de respostas eficazes contra diversos patógenos.

As complexidades das interações entre os aspectos celular e molecular do funcionamento imune inato e adaptativo são apresentadas na Figura 7.5. Está claro que muitas vias pró e anti-inflamatórias, ciclos de *feedback* positivos e negativos, além de agonistas e antagonistas, desempenham um papel na determinação da natureza da resposta imunoinflamatória ao desafio bacteriano e ao grau de dano tecidual sofrido. Além disso, a natureza da resposta inflamatória varia entre os indivíduos, o que poderia explicar por que certas pessoas parecem ser mais suscetíveis à periodontite do que outras.

PONTA DE VISTA CLÍNICO

O que torna uma pessoa suscetível à periodontite?

Todos já vimos pacientes com boa higiene oral, mas que apresentam periodontite avançada e, controversamente, pacientes com má higiene oral que apresentam periodontite ou periodontite leve, mas que não desenvolvem a periodontite avançada. É evidente que o funcionamento imunológico e as respostas inflamatórias são processos complexos que variam de pessoa para pessoa. Entendemos que a soma total de todos os eventos imunoinflamatórios nos tecidos periodontais (que também são influenciados por fatores ambientais, como o tabagismo ou o diabetes) é o principal determinante de quanto dano é causado ao tecido em resposta ao desafio apresentado pelo biofilme bacteriano. Esse dano ao tecido é o que reconhecemos clinicamente como doença. Nosso desafio para o futuro é aprender como identificar pacientes suscetíveis na fase inicial do processo da doença, antes que ocorra dano ao tecido.

Anticorpos

Anticorpos específicos são produzidos em resposta ao desafio bacteriano na doença periodontal e são indicadores de ativação das células B. Concomitantemente com o aparecimento dos anticorpos contra os antígenos bacterianos, ocorre o surgimento das células plasmáticas diferenciadas. Altos níveis de anticorpos aparecem no FG (além dos existentes na circulação), e esses anticorpos são produzidos localmente pelas células plasmáticas nos tecidos periodontais.[8] Os anticorpos para os patógenos periodontais são basicamente a IgG, com alguns tipos de IgM e IgA sendo produzidos.

Muitas espécies de bactérias orais despertam uma resposta de célula B policlonal (com a consequente produção de anticorpos específicos contra essas bactérias); no entanto, essas respostas aumentam as respostas contra as bactérias não orais e podem levar à produção de autoanticorpos (p. ex., anticorpos contra o colágeno e as proteínas do tecido conjuntivo), que contribuem para a destruição tecidual na doença periodontal.[8,57] A incidência e os níveis de anticorpos IgG-específicos no soro e no FG são elevados na periodontite crônica, sugerindo que a geração local e periférica dos anticorpos pode ser importante na resposta imune aos patógenos periodontais. Os anticorpos para os patógenos periodontais (i.e., IgA) também são encontrados na saliva. Variações nos níveis de anticorpos específicos para diferentes espécies em diversas apresentações clínicas sugerem diferenças na patogênese. Por exemplo, os anticorpos para *A. actinomycetemcomitans* da subclasse IgG_2 predominam na periodontite agressiva.[151]

Outras moléculas de *P. gingivalis* (i.e., fímbrias e hemaglutinina) também agem como antígenos, e anticorpos específicos também são gerados pelos antígenos de carboidrato específicos para cada sorotipo (p. ex., polissacarídeos capsulares de *P. gingivalis*, carboidrato do LPS de *A. actinomycetemcomitans*). A distribuição da subclasse de antibióticos é influenciada por citocinas derivadas dos monócitos.[151] Por exemplo, a produção de IgG_2 é regulada por IL-1α, IL-1β e PGE_2 dos monócitos e também pelo fator ativador de plaquetas dos neutrófilos. A PGE_2 e o fator ativador de plaquetas induzem indiretamente as respostas Th1 e, por conseguinte, o IFN-γ, que estimula a produção de IgG_2. Os indivíduos com periodontite agressiva têm monócitos hiper-responsivos ao LPS e que produzem quantidades elevadas de PGE_2.[8] *A. actinomycetemcomitans* é associada frequentemente à periodontite agressiva, que induz a produção de IL-12, a qual regula as células NK e Th1. Essas células são uma fonte de IFN-γ, que, por sua vez, regula a IgG_2.

Alguns estudos relataram um efeito do tratamento nos níveis de anticorpos específicos para os patógenos periodontais. Por exemplo, a remoção da placa reduz os títulos dos anticorpos para *P. gingivalis* e para *A. actinomycetemcomitans* no soro, no FG e na saliva.[8] Alguns estudos observaram um aumento temporário nos títulos dos anticorpos após o tratamento, o que pode ser uma consequência da liberação dos antígenos no tecido e na circulação.

A importância dos anticorpos na periodontite não é clara, não se sabendo se esses anticorpos têm uma função protetora ou se participam da patogênese da doença. Embora algumas evidências indiquem uma correlação entre os parâmetros clínicos da doença e os títulos de determinados antibióticos para os patógenos periodontais, outros estudos relatam uma correlação inversa dos níveis de anticorpos e sua avidez pela destruição periodontal. Além disso, anticorpos específicos para os patógenos periodontais são encontrados nos indivíduos saudáveis e também nos indivíduos portadores de doença periodontal.

Conceito de Suscetibilidade do Hospedeiro

Os processos imunes e inflamatórios que resultam do desafio apresentado pelo biofilme subgengival são complexos e mediados por um grande número de citocinas e enzimas pró-inflamatórias e anti-inflamatórias que funcionam como uma rede de mediadores com papéis e atividades sobrepostos (Figura 7.5). As respostas imunes ao desafio bacteriano não ocorrem isoladamente, mas, sim, no contexto de outros fatores do hospedeiro e fatores ambientais que influenciam essas respostas e, com isso, determinam a progressão da doença. Certos fatores de risco aumentam a suscetibilidade à doença periodontal, principalmente o tabagismo[126] e o diabetes;[140] esses fatores são considerados em outras partes deste livro.

Uma característica do desenvolvimento e da evolução humana tem sido a existência de diferenças quantitativas e qualitativas nas respostas imunes entre os indivíduos.[72] Na realidade, os agentes infecciosos (p. ex., bactérias) exercem pressões de seleção evolutivas sobre as espécies que infectam. Isso pode ser relevante na doença periodontal e alguns estudos confirmaram que as células imunes dos pacientes com doença periodontal secretam quantidades mais elevadas de citocinas pró-inflamatórias que as células de indivíduos com periodonto saudável.[174] Os perfis de citocina também são diferentes nos indivíduos com doenças imunomediadas em comparação com os pacientes controles saudáveis.

Essas observações levaram ao conceito de "perfil hiperinflamatório" ou "hiper-responsivo", no qual certos indivíduos possuem um fenótipo hiperinflamatório que contribui para sua maior suscetibilidade às condições inflamatórias crônicas, como a periodontite.[20] Esse traço também pode corroborar a suscetibilidade compartilhada entre condições como a periodontite e a doença cardiovascular ou o diabetes, no entanto, não é possível, no momento, identificar com certeza os pacientes que sejam hiper-responsivos. Este conceito foi proposto originalmente no contexto da capacidade de resposta dos monócitos ao desafio do LPS, sugerindo que os pacientes com doença têm um traço monocítico hiper-responsivo individual caracterizado por níveis elevados de mediadores inflamatórios liberados pelos monócitos em resposta ao desafio bacteriano.[128] É provável que haja muitos motivos que contribuem para as variações da doença entre os indivíduos, como aquelas nas respostas imunes, na patogênese e no biofilme da placa; isso resulta em uma experiência desigual da doença na população.

A Figura 7.6 é uma ilustração esquemática de como o aumento do desafio bacteriano pode resultar em diferentes níveis de resposta inflamatória de acordo com o perfil de resposta de cada paciente.[128] A maioria dos indivíduos seria considerada normal e, para determinado desafio bacteriano, produziria certo nível de mediadores inflamatórios nos tecidos periodontais. Para os hiper-responsivos, o mesmo desafio bacteriano resulta em maior resposta inflamatória, que, ao longo do tempo, resulta em maior rompimento tecidual, apresentação precoce dos sinais clínicos da doença e uma interpretação clínica indicando maior suscetibilidade à periodontite. Os indivíduos hiporresponsivos produzem níveis mais baixos de mediadores inflamatórios, portanto são um tanto resistentes ao desenvolvimento da periodontite, embora a

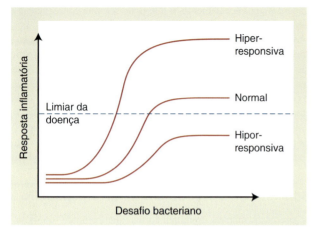

Figura 7.6 Características da resposta inflamatória em relação ao desafio bacteriano. Determinado desafio bacteriano resulta em níveis diferentes de resposta inflamatória, de acordo com o perfil de resposta de um indivíduo. A maioria das pessoas é relativamente normal e produz certo nível de mediadores inflamatórios para dado desafio. As que são hiper-responsivas geram uma resposta inflamatória excessiva para o mesmo desafio bacteriano e atravessam o limiar para a doença ativa em um estágio mais precoce. As pessoas hiporresponsivas produzem níveis mais baixos de mediadores inflamatórios e, apesar de um desafio bacteriano importante, podem jamais desenvolver periodontite avançada. (*Modificada de Champagne CM, Buchanan W, Reddy MS, et al.: Potential for gingival crevice fluid measures as predictors of risk for periodontal diseases.* Periodontol *2000 31:167-180, 2003.*)

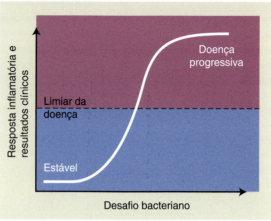

Figura 7.7 Característica da resposta inflamatória em relação ao limiar de um indivíduo para a periodontite. Certo nível de desafio bacteriano resulta em resposta inflamatória moderada, que é intencionalmente protetora e que pode ser insuficiente para a transição para a doença periodontal. Essa condição estável pode persistir por muitos anos ou até mesmo por toda a vida de um indivíduo. As mudanças na carga bacteriana (i.e., qualitativa, quantitativa ou ambas) ou na resposta do hospedeiro (p. ex., em consequência de uma mudança na exposição ao ambiente) poderiam resultar em uma resposta inflamatória suprarregulada, caracterizada por um infiltrado celular acentuado e maior secreção de mediadores inflamatórios, levando ao dano tecidual e a uma transição da situação estável para a periodontite. A localização do limiar entre a doença estável e ativa varia de uma pessoa para outra. Além disso, a curva dose-resposta para qualquer indivíduo pode se deslocar para a esquerda ou para a direita segundo as mudanças ambientais. Um deslocamento para a esquerda resultaria em maior resposta inflamatória a determinado desafio bacteriano e possivelmente a uma exacerbação da doença. Um deslocamento para a direita teria o efeito contrário. (*Modificada de Champagne CM, Buchanan W, Reddy MS, et al: Potential for gingival crevice fluid measures as predictors of risk for periodontal diseases.* Periodontol *2000 31:167-180, 2003.*)

placa possa estar presente e eles possam ter gengivite generalizada e/ou periodontite leve. A natureza da resposta imunoinflamatória é governada por fatores genéticos e ambientais, podendo variar ao longo do tempo dentro do mesmo indivíduo (p. ex., se fatores ambientais como o *status* de tabagismo, o estresse ou a doença sistêmica mudarem).[87]

Uma curva dose-resposta similar também pode ser apresentada no contexto da doença estável ou progressiva e, como mostra a Figura 7.7, um determinado nível de desafio bacteriano resulta em liberação moderada de citocinas, mediadores e enzimas inflamatórias. Esses mediadores, junto com as células de defesa infiltradas, têm um papel protetor para eliminar as bactérias no sulco e não desencadeiam a destruição da doença periodontal. Esse cenário em regime estável pode persistir indefinidamente; no entanto, se algo mudar (p. ex., a quantidade ou a qualidade do biofilme se alterar, ou as defesas do hospedeiro mudarem em consequência de uma alteração em uma exposição ambiental), a secreção de citocinas, prostanoides, MMPs e outros mediadores pode aumentar nos tecidos, levando às mudanças histopatológicas descritas anteriormente e a uma transição para a periodontite. Desse modo, há um limiar entre a doença estável e a doença ativa, sendo que isso varia de pessoa para pessoa. A curva dose-resposta para qualquer indivíduo pode se deslocar para a esquerda ou para a direita, de acordo com as mudanças ambientais. Um deslocamento para a esquerda resultaria em aumento nas quantidades de mediadores inflamatórios produzidos para determinado desafio bacteriano e, possivelmente, a uma exacerbação da doença; um deslocamento para a direita teria o efeito contrário. Em todos os casos, um aumento no desafio bacteriano teria a tendência de aumentar a produção de mediadores inflamatórios, podendo romper o equilíbrio entre uma lesão periodontal estável e uma lesão periodontal progressiva.

Naturalmente, esses modelos são simplistas para explicar um fenômeno altamente complexo, e está claro que as citocinas e os mediadores inflamatórios funcionam em redes complicadas (Figura 7.5).[85,141] Embora os aumentos e diminuições nos níveis absolutos de citocinas tenham sido, portanto, relatados nos estados de doença, está claro que a desregulação das redes de citocinas e de outros mediadores é o determinante fundamental da progressão da doença. Desse modo, as proporções relativas dos mediadores dentro das redes inflamatórias são fundamentais para determinar a progressão da doença, e as mudanças nessas proporções são induzidas pelos desafios inflamatórios e por fatores genéticos e ambientais que governam o modo como o hospedeiro responde a tais desafios.[91,134] As ilustrações esquemáticas para explicar a patogênese da doença periodontal, como a apresentada na Figura 7.5, podem ser úteis; entretanto, dada a complexidade dos processos da doença, elas são inevitavelmente simplistas. Na realidade, os primeiros modelos eram muito simplistas, sendo basicamente lineares e sugerindo que a periodontite resultava diretamente de um desafio microbiano.[91] Esse conceito influenciou o tratamento periodontal durante décadas e resultou em estratégias de tratamento que se concentravam principalmente no biofilme. Os conceitos modernos de patogênese periodontal descrevem uma resposta do hospedeiro que transita entre ser proporcional e de resolução proativa (em relação a resolver uma inflamação) e ser desproporcional e sem resolução e, finalmente, autodestrutivo enquanto a inflamação crônica se desenvolve. Essas mudanças ocorrem em paralelo com as mudanças no biofilme, cuja natureza é influenciada pelo desenvolvimento de inflamação nos tecidos, conforme ele transita de favorável à saúde para disbiose, perpetuando, desse modo, a inflamação crônica.[116]

A maior consciência da importância dos fatores do hospedeiro na determinação das diferenças interindividuais na progressão da doença resultou na percepção de que, embora a placa bacteriana inicie e perpetue a resposta inflamatória, a maior parte do dano tecidual resulta da resposta do hospedeiro, que é influenciada por fatores genéticos e também por fatores de risco ambientais e adquiridos. Os fatores de risco, como o tabagismo, e os fatores de risco genéticos alteram a progressão da resposta imunoinflamatória e o equilíbrio na direção de uma destruição periodontal maior.[80] Isso implica o fato de que a

CAPÍTULO 7 Patogênese Periodontal

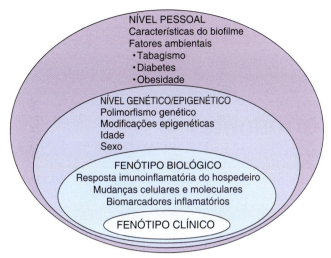

Figura 7.8 Modelo de sistemas biológicos da periodontite. O nível mais externo é o *Nível Pessoal*, que representa as características exclusivas de um indivíduo em relação à periodontite. Essas características incluem a composição do biofilme subgengival e também os fatores de risco e exposições ambientais conhecidos, como tabagismo e diabetes. As características do *Nível Pessoal* interagem com as características do *Nível Genético/Epigenético*, que incluem fatores inalteráveis como idade, sexo e composição genética. Sabe-se que os polimorfismos gênicos estão associados à doença periodontal, e a epigenética se refere às mudanças no fenótipo (i.e., expressão clínica da doença) causadas por mecanismos diferentes das alterações na sequência de DNA subjacente. A epigenética pode ser definida como todas as mudanças herdadas por meiose ou mitose na expressão gênica que não estão codificadas na própria sequência de DNA. As modificações epigenéticas são fatores permissivos e supressores importantes para controlar o genoma expresso por meio de transcrição gônica. Dois mecanismos epigenéticos principais são a modificação pós-tradução das proteínas histona na cromatina e a metilação do DNA. As características do *Nível Genético/Epigenético* influenciam o *Fenótipo Biológico*, que é caracterizado por respostas imunoinflamatórias específicas (i.e., eventos celulares e moleculares, além da produção de mediadores inflamatórios) que estão associados ao *Fenótipo Clínico* (i.e., a apresentação clínica da doença). Esse modelo reflete como indivíduos diferentes com a mesma apresentação (p. ex., periodontite) podem ter fatores predisponentes e de risco diferentes. O modelo retrata os diferentes fatores biológicos que servem de base para o desenvolvimento da doença periodontal em diferentes indivíduos e que, no fim das contas, podem ser utilizados para classificar a doença pela contribuição feita para o fenótipo clínico em cada nível. (*Modificada de Offenbacher S. Barros SP, Beck JD: Rethinking periodontal inflammation.* J Periodontol 79:1577-1584, 2008.)

presença da placa bacteriana não leva inevitavelmente à destruição do tecido, e esse conceito é apoiado por um grande número de estudos epidemiológicos que confirmam que a doença mais avançada está confinada normalmente a uma minoria da população.[108]

Nossa maior compreensão dos processos da doença na periodontite levou ao desenvolvimento de um modelo de sistemas biológicos para representar a patogênese periodontal. Isso envolve componentes bacterianos, fatores ambientais, mecanismos inflamatórios específicos e variações genéticas dos hospedeiros que estão associadas à doença.[91] Uma abordagem de sistemas biológicos proporciona um arcabouço para visualizar as contribuições e a importância relativa de todos os componentes que contribuem para a apresentação clínica da doença. Assim, no contexto da doença periodontal, esse tipo de sistema incluiria os níveis pessoal e genético/epigenético, o fenótipo biológico e, finalmente, o fenótipo clínico (Figura 7.8).[127] Esses sistemas proporcionam uma visão mais abrangente da doença como uma rede regulatória complexa na qual aspectos dos fatores genéticos específicos, exposições ambientais e outros fatores modificadores aos quais um indivíduo é exposto podem determinar o desenvolvimento do estado da doença.

Resumindo, está claro que as bactérias subgengivais iniciam e perpetuam as respostas imunoinflamatórias nos tecidos periodontais. Essas respostas são caracterizadas por sinais clássicos de inflamação que são modificados em consequência da anatomia exclusiva do periodonto e do aparelho dentogengival. Os eventos inflamatórios que se desenvolvem em resposta ao desafio bacteriano têm a intenção de proteger, mas resultam na maioria dos danos teciduais e no rompimento que leva aos sinais clínicos da periodontite. Os indivíduos variam quanto à sua suscetibilidade à doença periodontal e também no nível limite em que um sítio periodontal estável evolui para um sítio ativo. Essas variações são determinadas geneticamente e também são influenciadas por fatores de risco ambientais (p. ex., o tabagismo), alguns dos quais são modificáveis. O desafio para o futuro é identificar os indivíduos em risco que possuem o perfil hiperinflamatório, de modo que a doença possa ser evitada por meio de estratégias cuidadosas de tratamento antes da ocorrência de perda tecidual.

 Acesse Caso Clínico e Tabela 7.6 em https://www.grupogen.com.br.

Referências Bibliográficas

 As referências bibliográficas deste capítulo estão disponibilizadas em https://www.grupogen.com.br.

CAPÍTULO 8

Biofilme e Microbiologia Periodontal

Wim Teughels | Isabelle Laleman | Marc Quirynen | Nicholas Jakubovics

SUMÁRIO DO CAPÍTULO

Cavidade Bucal sob uma Perspectiva Microbiana, 112
Modo de Vida das Bactérias no Biofilme, 116
Características das Bactérias do Biofilme, 129
Transmissão e Translocação Bacterianas, 131
Habitantes não Bacterianos da Cavidade Bucal, 133
Especificidade Microbiológica das Doenças Periodontais, 137
Transição de Saúde para Doença, 140
Fatores de Virulência de Periodontopatógenos, 148
Futuros Avanços na Microbiologia Periodontal, 150

O feto humano é estéril no interior do útero, mas logo após a passagem através do canal do parto, ele adquire microrganismos vaginais e fecais.[83,112] Dentro de 2 semanas, uma *microbiota* quase madura é estabelecida no intestino do recém-nascido. Após o desmame (> 2 anos), toda a microbiota humana é formada e composta por um conjunto muito complexo de centenas de diferentes tipos de bactérias, que totalizam aproximadamente 10^{14} células microbianas.[262] A partir deste momento, o nosso corpo contém *10 vezes mais bactérias* que células humanas.[361] Estima-se que, para um ser humano normal, saudável, a população bacteriana compreende 2 kg do peso corporal total. Isso é fascinante quando se percebe que o cérebro humano pesa, em média, apenas cerca de 1,4 kg.

A colonização da cavidade bucal também começa perto da hora do nascimento (Figura 8.1). Poucas horas após o nascimento, a cavidade bucal estéril será colonizada por um baixo número de bactérias, principalmente facultativas e aeróbias.[388] Nesse momento, a microbiota bucal dos recém-nascidos assemelha-se à microbiota vaginal da mãe, ou, para os recém-nascidos de cesárea, a microbiota da pele da mãe.[83] A partir do segundo dia, as bactérias anaeróbias podem ser detectadas na cavidade edêntula do bebê.[96,337] O número de bactérias orais aumenta gradualmente como resultado da exposição às fontes microbianas do ambiente externo.[189,288,337] *Streptococcus salivarius* e *Streptococcus mitis* (Figura 8.2A) têm sido identificados como os primeiros e mais dominantes microrganismos orais para colonizar a cavidade bucal do recém-nascido.[187,188,210] *Veillonella* spp. (Figura 8.2B), *Neisseria* spp., *Actinomyces* spp. (Figura 8.2C e D), e *Staphylococcus* spp. estão também entre os primeiros colonizadores da cavidade bucal. Após a erupção do dente, é estabelecida uma microbiota bucal mais complexa. As espécies que colonizam os dentes após a erupção incluem *Streptococcus sanguinis* (Figura 8.2D), *Lactobacillus* spp. (Figura 8.2E) e *Streptococcus oralis*. Estreptococos orais, incluindo *S. oralis*, *Streptococcus anginosus*, estreptococos mutans (*Streptococcus mutans* e *Streptococcus sobrinus*), e *Streptococcus gordonii* (Figura 8.2F) são comumente relatados por estarem presentes após o primeiro ano de vida.[49,53,230,288] Os anaeróbios, incluindo *Fusobacterium* spp. (Figura 8.2G) e *Prevotella* spp. (Figura 8.2H e I), também podem ser detectados em crianças jovens.[49,189] No fim da infância, a diversidade e os números bacterianos na cavidade bucal aumentam quando mais dentes irrompem e proporcionam mais áreas de aderência e retenção de bactérias.[33]

Dada a escassez de estudos longitudinais, relativamente pouco se sabe sobre o início da colonização das bactérias-chave encontradas na cavidade bucal de crianças e adultos.[210] Estima-se que o microbioma bacteriano oral dos adultos abrigue aproximadamente *700 espécies comumente ocorrentes,* cerca de metade das quais podem estar presentes há qualquer momento em qualquer indivíduo.[25,281] Quando se pensa em bactérias, quase que imediatamente é feita uma associação com diferentes patologias. No entanto, sob circunstâncias normais, a maioria das bactérias orais consiste em comensais inofensivas. Isto significa que esta microbiota vive em harmonia com seu hospedeiro, mas que, sob condições específicas (isto é, aumento da massa e/ou patogenicidade, supressão de bactérias benéficas ou comensais e/ou resposta do hospedeiro reduzida), a doença pode ocorrer. A importância da microbiota comensal é claramente ilustrada pelo desenvolvimento de infecções fúngicas quando a microbiota oral normal é reduzida, por exemplo, após um longo período de uso de antibióticos sistêmicos.[430] Além disso, foi demonstrado que a periodontite agressiva está associada a uma diminuição da colonização de *S. sanguinis*.[394] Por outro lado, recentemente foi demonstrado em camundongos, que a microbiota comensal é requerida para perda óssea induzida por *Porphyromonas gingivalis*.[2,76]

A microbiota periodontal é extremamente complexa, pois afeta o hospedeiro, o ambiente bucal, o tratamento periodontal e vice-versa, tornando-se necessário um profundo conhecimento da microbiologia periodontal.

Cavidade Bucal sob uma Perspectiva Microbiana

Com exceção dos microrganismos que estão presentes nas fezes e nos fluidos secretórios, todas as bactérias mantêm-se dentro do seu hospedeiro, por meio da adesão a uma superfície. Este princípio também se aplica à cavidade bucal. Do ponto de vista ecológico, a cavidade bucal, que se comunica com a faringe, deve ser considerada

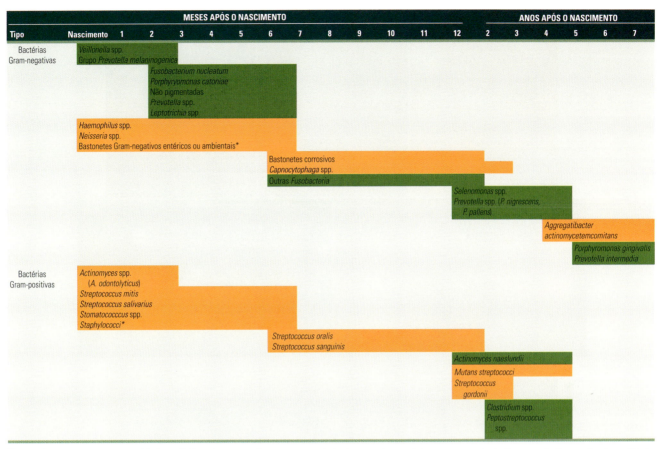

Figura 8.1 Colonização da cavidade oral. Períodos tranquilos para o estabelecimento das espécies ou grupos bacterianos mais frequentes (prevalência, > 25%) nas cavidades bucais de lactentes. As bactérias anaeróbicas estão indicadas em verde, e as bactérias aeróbicas ou facultativas estão indicadas em laranja. *Asterisco*, a prevalência destas bactérias diminui com a idade. *(Adaptada de Konönen E: Oral colonization by anaerobic bacteria during childhood: role in health and disease.* Oral Dis *5:278, 1999; e Konönen E: Development of bacterial flora in young children.* Ann Med *32:107, 2000.)*

um "sistema de crescimento aberto" com ingestão e remoção ininterruptas de microrganismos e seus nutrientes.

IMPORTANTE

A maioria dos organismos pode sobreviver na orofaringe quando se aderem aos tecidos moles ou às superfícies duras. Caso contrário, podem ser removidos por:
- Deglutição, mastigação ou ao assoar o nariz
- Implementos de higiene bucal e lingual
- O efeito de lavagem dos fluidos salivar, nasal e gengival
- O movimento ativo dos cílios das paredes nasais e sinusais

A capacidade de uma bactéria aderir-se ao seu hospedeiro é crucial para a indução de doenças infecciosas, tais como gengivite ou periodontite.[327] Bactérias orais e especialmente bactérias patogênicas, tais como *Porphyromonas gingivalis* (Figura 8.2H e J) e *Aggregatibacter actinomycetemcomitans* (Figura 8.2K) têm um grande leque de fatores de virulência, dos quais um é a capacidade de se aderir às superfícies duras intraorais e/ou à mucosa oral (Figura 8.3).[56,58,110,377]

Com base nos critérios físicos e morfológicos, a cavidade bucal pode ser dividida em *seis grandes ecossistemas* (também chamados de *nichos*), cada um com os seguintes determinantes ecológicos distintos:

1. As superfícies duras intraorais e supragengivais (dentes, implantes, restaurações e próteses)
2. Regiões subgengivais adjacentes à uma superfície dura, incluindo a bolsa periodontal/peri-implantar (caracterizada pela presença de fluido gengival, cemento radicular ou superfície do implante, e epitélio da bolsa)
3. Epitélio bucal, palatino e epitélio do assoalho bucal
4. Dorso da língua
5. Amídalas
6. Saliva

Na saúde, há um conjunto central de microrganismos que estão quase universalmente presente nesses ecossistemas. Este microbioma central inclui membros do filo Firmicutes (*Streptococcus* spp., *Veillonella* spp. e *Granulicatella* spp.), Proteobacteria (*Neisseria* spp., *Campylobacter* spp. e *Haemophilus* spp.), Actinobacteria (*Corynebacterium* spp., *Rothia* spp. e *Actinomyces* spp.), Bacteroidetes (*Prevotella* spp., *Capnocytophaga* spp. e *Porphyromonas* spp.) e Fusobacteria (*Fusobacterium* spp.).[156,211,457]

A Tabela 8.1 resume várias publicações que discutem a frequência de detecção de periodontopatógenos nesses diferentes nichos. A maioria das espécies (com exceção de espiroquetas) (Figura 8.2L) é capaz de colonizar todos eles. Alguns periodontopatógenos (p. ex., *Fusobacterium nucleatum* [Figura 8.2G] e *Prevotella intermedia* [Figura 8.2H]) estão envolvidos na etiologia da amidalite, e a maioria dos periodontopatógenos é capaz de colonizar o seio maxilar.[37,426]

As superfícies dos tecidos moles estão ativamente envolvidas no processo de adesão e colonização bacterianas.[153] Elas empregam uma variedade de mecanismos para prevenir a adesão de organismos patogênicos, com a descamação sendo um dos mais importantes.

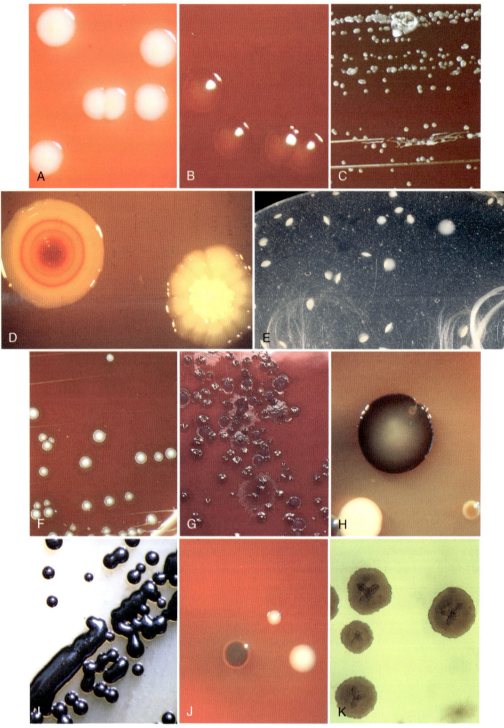

Figura 8.2 Várias espécies cariogênicas e periodontais cultivadas em placas de ágar. (A) *Streptococcus mitis* são Gram-positivos, de crescimento rápido, anaeróbios facultativos, facilmente cultiváveis em meio ágar-sangue. Um halo claro ao redor das colônias aparece por meio da atividade hemolítica. (B) *Veillonella parvula* são pequenos cocos anaeróbios Gram-negativos. Eles formam pequenas colônias transparentes (< 1,0 mm) após 48 horas de incubação. (C) *Actinomyces viscosus* são filamentosos Gram-positivos microaerófilos a anaeróbios, com possíveis ramificações (pseudomicélio). Formam colônias esféricas brancas, viscosas, em 48 horas. (D) Morfologia da colônia típica de *Streptococcus sanguinis* (à direita) e *Actinomyces odontolyticus* (à esquerda). (E) *Lactobacillus* spp. geralmente crescem em ágar Rogosa como uma semente de gergelim. (F) *Streptococcus gordonii* são cocos anaeróbios facultativos, Gram-positivos. Em placas ágar-sangue, colônias de 1 a 3 mm são formadas dentro de 48 horas. Estas bactérias são α-hemolíticas, as quais resultam na formação de um halo claro em torno da colônia. (G) Esta placa com meio ágar seletivo, que contém cristal violeta e eritromicina (isto é, uma placa ágar-CVE), permite o crescimento de *Fusobacterium nucleatum* como uma colônia redonda, plana, roxa e opaca. (H) Uma imagem detalhada de *Porphyromonas gingivalis* (colônia verde-acastanhada) e *Prevotella intermedia* (colônia negra) em uma placa de ágar-sangue clássica inespecífica. (I) Uma forma de *Prevotella nigrescens* semelhante a *P. intermedia*, uma colônia pigmentada de negro em uma placa de ágar sangue. É uma bactéria estritamente anaeróbica, com crescimento limitado a ambientes isentos de oxigênio.(J) Imagem detalhada de *Parvimonas micra* (pequena colônia branca) ao lado de *Porphyromonas gingivalis* (colônia verde-acastanhada) em uma placa de ágar-sangue clássico inespecífica. (K) Imagem detalhada do cultivo de *Aggregatibacter actinomycetemcomitans* em uma placa de ágar seletivo que contém soja, tripticase, soro de cavalo, bacitracina e vancomicina (isto é, placa de ágar TSBV).

CAPÍTULO 8 Biofilme e Microbiologia Periodontal

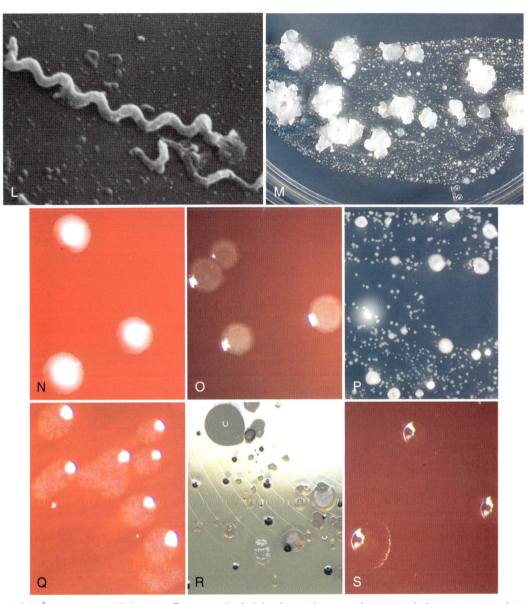

Figura 8.2 *(cont.)* (L) É extremamente difícil cultivar *Treponema denticola* (espiroqueta) em uma placa com meio ágar e, por conseguinte, não é possível identificar essa bactéria com uma cultura clássica. Um microscópio de contraste de fase, um microscópio de campo escuro ou um microscópio eletrônico são muitas vezes utilizados para visualizar essa bactéria. A identificação e a quantificação somente são possíveis por meio da análise de DNA. (M) Em uma placa com meio seletivo que contém extrato de levedura, tripticase, cistina, sacarose e bacitracina (isto é, uma placa de ágar TYCSB), os *Streptococcus mutans* crescerão como um cubo de açúcar. (N) A morfologia da colônia de *Eubacterium nodatum* depende altamente de seu substrato. É um bacilo Gram-positivo, anaeróbio obrigatório, de crescimento muito lento. (O) *Tannerella forsythia* são bactérias delicadas, portanto, de difícil cultura. Este organismo cresce sobre placas de ágar-sangue como colônias brancas e macias, de bordas desbotadas. Essas bactérias são estritamente anaeróbias. (P) Morfologia típica da colônia de *Streptococcus sobrinus* em ágar TYCSB (colônia com um halo branco). (Q) *Capnocytophaga* são bastonetes anaeróbios facultativos, de crescimento lento que requerem uma concentração elevada de CO_2 para o seu crescimento. (R) *Campylobacter rectus* cresce em uma placa Hammond como colônias pequenas, opacas, lisas, redondas, de cor preta. (S) *Eikenella corrodens* apresentam colônias com morfologia variada e demonstram diferentes reações bioquímicas e sorológicas. Por causa da difícil determinação com a cultura clássica, a identificação e a quantificação de DNA por meio de técnicas são muito adequadas para este organismo. *E. corrodens* são bastonetes Gram-negativos, anaeróbios facultativos. ([A] a [C], [F], [I], [L], [N], [O], [Q] e [S], Cortesia de ADD Clinident, Malden, the Netherlands.)

PONTO DE VISTA CLÍNICO

É necessário escovar as gengivas?

Em essência, não. As células epiteliais são liberadas duas vezes ao dia em um processo conhecido como *descamação*, que é considerado um mecanismo de limpeza natural. Contudo, em função da morfologia da língua e das próteses removíveis, as células epiteliais descamadas não serão eliminadas por nenhuma força de remoção dentro da cavidade bucal. Escovar essas áreas pode, portanto, ser recomendado.

As células epiteliais vaginais hospedeiras, por exemplo, fornecem glicose aos lactobacilos colonizados, que, por sua vez, produzem ácido. A redução do pH impede o crescimento de muitas outras espécies que têm efeitos deletérios sobre o meio externo vaginal.[334] Assim, estas bactérias endógenas e seus produtos podem ser considerados componentes necessários e benéficos a um corpo saudável.

Em bolsas periodontais, estudos têm demonstrado um elevado número de bactérias aderidas a células epiteliais da bolsa *in vivo*. Áreas de inflamação gengival são caracterizadas por um aumento do número de bactérias aderidas,[86,420] que podem também se infiltrar

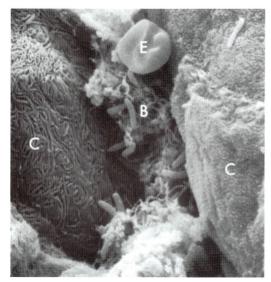

Figura 8.3 Espaços epiteliais intercelulares contendo placa. Fotomicrografia eletrônica de varredura dos espaços epiteliais intercelulares que contêm biofilme *(B)* envolvido em um material do tipo fibrina. *C*, Células epiteliais. *E*, Eritrócitos. As células *à esquerda* demonstram os sinais de necrose (4.000 ×).

na parede da bolsa em números relativamente grandes e alcançar o estroma subjacente (Figura 8.4).[104,244,345] Em geral, há uma correlação positiva entre a taxa de aderência de bactérias patogênicas aos diferentes epitélios e a suscetibilidade do paciente afetado com determinadas infecções.[277]

Mulheres propensas a infecções do trato urinário, por exemplo, abrigam cinco vezes mais bactérias por célula em ensaios de adesão de *Escherichia coli* para diferentes células epiteliais do seu trato urogenital (células periuretral, vaginal ou uroepitelial). Observações semelhantes têm sido feitas a respeito da adesão de *Streptococcus pneumoniae* às células epiteliais da nasofaringe, de crianças propensas a infecções recorrentes de otite média, bem como sobre a adesão de *Haemophilus influenzae* às células bucais de indivíduos com tendência à bronquite aguda.[71,403]

Existem alguns indícios de que este pode ser verdade para infecções periodontais. Isogai et al.[162] relataram uma taxa de aderência significativamente menor de cepas de *P. gingivalis* e *P. intermedia* às células epiteliais gengivais em ratos resistentes à gengivite em comparação aos ratos suscetíveis. Um estudo *in vitro* de células epiteliais cultivadas da bolsa humana (Figura 8.5) demonstrou tendência semelhante quando pacientes resistentes à periodontite foram comparados a pacientes com colapso periodontal grave.[314]

As bactérias também aderem aos tecidos duros. No corpo humano, os dentes e as unhas são as únicas superfícies que não descamam naturalmente. As superfícies artificiais que não descamam de importância médica são dispositivos protéticos como cateteres, articulações artificiais, implantes dentários e válvulas cardíacas. Do ponto de vista microbiológico, dentes e implantes são únicos por dois motivos: (1) têm uma superfície dura, que não descama e que permite o desenvolvimento de extensos depósitos bacterianos estruturados; e (2) formam uma única interrupção ectodérmica. Existe uma vedação especial de epitélio (epitélio juncional) e tecido conjuntivo entre o ambiente externo e as partes internas do organismo. O acúmulo e metabolismo de bactérias nessas superfícies duras são considerados a principal causa de cáries, gengivite, periodontite, peri-implantite e, às vezes, halitose.

Na bolsa periodontal, diferentes estratégias contribuem para a sobrevivência bacteriana, tais como a adesão ao epitélio da bolsa e, quando a dentina é encontrada, a colonização dos túbulos dentinários.[305] O fluido gengival, com seu fluxo constante, não favorece a manutenção de bactérias não aderidas na bolsa periodontal.

Tem sido sugerido que os dentes são o *habitat* primário dos periodontopatógenos, pois, logo após a exodontia total em pacientes com periodontite grave, os principais patógenos, tais como *A. actinomycetemcomitans* e *P. gingivalis*, desapareceram da cavidade bucal, assim como determinado por técnicas de cultura bacteriana.[73] *P. intermedia* e outras espécies de *Prevotella* spp. pigmentadas de preto permaneceram, mas em uma frequência e número de detecção mais baixos (Tabela 8.1).

O mesmo se aplica a crianças edêntulas ou a usuários de próteses totais, em quem proporções significativas de periodontopatógenos foram registradas, com a exceção de *A. actinomycetemcomitans* e *P. gingivalis*.[72,189] Os dentes foram considerados, portanto, uma "porta de entrada" para periodontopatógenos.

No entanto, estudos envolvendo a utilização de ferramentas moleculares para detectar e quantificar bactérias orais parecem indicar que *A. actinomycetemcomitans* e *P. gingivalis* não são totalmente erradicados após a exodontia total. Estes podem permanecer colonizadores da cavidade bucal, mas, quando os dentes são perdidos, os seus números relativos diminuem.[318,320]

IMPORTANTE

Superfícies duras como os dentes e os implantes dentais são *habitats* muito significativos para os patógenos bucais. Entretanto, não são de longe os únicos *habitats*.

Em contrapartida, espécies cariogênicas parecem ser relativamente restritas às superfícies sólidas (Tabela 8.1). *S. mutans* (Figura 8.2M) foi, portanto, muitas vezes considerado um *perifito obrigatório*.[402] Em alguns estudos, esta espécie somente foi detectada a partir do momento que os dentes decíduos irromperam na cavidade bucal.[50] Em uma observação longitudinal de adultos com cáries dentais graves, as espécies cariogênicas caíram abaixo do nível de detecção após a exodontia total, mas reapareceram alguns dias depois da instalação das próteses.[51] Com base nesses estudos e em suas próprias observações, Caufield e Gibbons[54] concluíram que a maioria das células de *S. mutans* na saliva ou na língua é derivada do biofilme presente nos dentes, e que as mucosas não agem como um reservatório para infecção dentária por esses organismos. Eles sugeriram uma "janela de infectividade" para a aquisição de *S. mutans* em uma idade média de 26 meses (variando de 9 a 44 meses).[53] Essa observação tem sido apoiada por alguns estudos clínicos que demonstraram que a colonização inicial de *S. mutans* variou entre 7 e 36 meses, período que coincide com a erupção dos dentes decíduos.[7,49,106] Por outro lado, estudos longitudinais de Wan et al.[431,432] e Law e Seow[209] demonstraram que a colonização por *S. mutans* aumentou com a idade das crianças, sem qualquer janela discreta de infectividade. Existem evidências clínicas de que o *S. mutans* pode ser detectado em crianças edêntulas, antes da erupção do primeiro dente.[256,431,433]

Modo de Vida das Bactérias no Biofilme

A importância de superfícies para o crescimento microbiano foi reconhecida desde a década de 1920, quando um número de pesquisadores notaram, de modo independente, que o crescimento de bactérias em lâminas de vidro submersas no solo era diferente do daquelas que podiam ser cultivadas em meio de cultura (caldo).[208] No entanto, foi depois de 50 anos que as populações microbianas sésseis foram consideradas suficientemente diferentes dos microrganismos

Tabela 8.1 *Habitats* Intraorais (Bolsas Periodontais, Mucosa Bucal, Língua, Saliva, Amídalas e Biofilme Supragengival) para Espécies Periodontopatogênicas e Cariogênicas.

Autores	Infecção	Idade (n)	Espécies	Nº de Pacientes Positivos	Bolsa Periodontal	Mucosa Bucal	Língua	Saliva	Amídalas	Biofilme Supragengival
Asikainen et al., 1991	Periodontite	Adulto	A.a.	—	100%[a]	—	56%	72%	—	—
Petit et al., 1994	—	Criança (45)	A.a.	5	4[b]	3	1	3	2	—
			P.g.	1	0	1	0	1	1	—
			P.i.	34	23	18	25	31	22	—
			Spi	13	6	0	7	3	1	—
Petit et al., 1994	Periodontite	Adulto (24)	A.a.	13	13[c]	11	11	11	5	—
			P.g.	18	18	14	7	10	11	—
			P.i.	24	24	22	23	23	23	—
			Spi	22	22	0	2	5	1	—
von Troil-Lindén et al., 1995	Periodontite	Adulto (10)	A.a.	—	6[c]	—	—	6	—	—
			P.g.	—	7	—	—	4	—	—
			P.i.	—	10	—	—	9	—	—
Danser et al., 1994	Periodontite/E	Adulto (8)	A.a.	2	2/—[d]	2/0	2/0	2/0	2/0	1/0
			P.g.	6	6/—	2/0	4/0	4/0	3/0	2/0
			P.i.	8	8/—	4/1	6/3	6/4	5/3	6/1
			Prev.	8	3/—	4/5	7/6	7/5	4/6	5/4
Danser et al, 1996	Periodontite/R	Adulto (15)	A.a.	11	9/4[e]	10/9	—	5/2	—	2/0
			P.g.	10	6/5	9/7	—	4/1	—	6/0
			P.i.	15	11/1	15/15	—	14/13	—	11/1
Gibbons e van Houte, 1975	—[f]	—[f]	S.m.	—	?	< 1[e]	< 1	< 1	—	0 a 50
			L.		?	< 0,1	< 0,1	< 1	—	0 a 1

[a]Porcentagem de sítios "específicos" positivos em pacientes positivos.
[b]Número de sítios "específicos" positivos em pacientes positivos.
[c]Número de sítios "específicos" positivos em pacientes com periodontite avançada.
[d]Número de sítio "específicos" positivos em pacientes positivos antes/após exodontia de todos os dentes (p. ex., dois pacientes eram positivos para A.a. antes da exodontia, e nenhum era positivo para A.a. após exodontia de todos os dentes).
[e]Número de sítios "específicos" positivos em pacientes positivos antes/após terapia periodontal incluindo cirurgia (p. ex., nove pacientes eram positivos para A.a. antes da terapia periodontal quando comparado a somente quatro pacientes após terapia periodontal).
[f]Porcentagem de toda a microbiota cultivável em meio anaeróbio em pacientes inespecíficos, como estimado por inúmeros estudos.
A.a., *A. actinomycetemcomitans*; *E*, exodontia de todos os dentes; *L.*, *Lactobacillus* spp.; *P.g.*, *Porphyromonas gingivalis*; *P.i.*, *Prevotella intermedia*; *Prev.*, *Prevotella* spp. (p. ex., *P. melaninogenica*, *P. denticola*, *P. loescheii*, *P. veroralis*); *R*, terapia periodontal incluindo cirurgia; *S.m.*, *Streptococcus mutans*; *Spi*, espiroquetas.

de vida livre para merecerem seu próprio nome, e foi criado o termo *biofilme* (Figuras 8.6 e 8.7B e C). Os biofilmes são compostos de células microbianas encaixadas dentro de uma matriz de substâncias poliméricas extracelulares, tais como polissacarídeos, proteínas e ácidos nucleicos.

O biofilme bacteriano geralmente é até 1.000 vezes mais resistente aos agentes antimicrobianos que sua contraparte planctônica.[9,96] A bactéria que cresce em biofilmes de multiespécies interage intimamente com as células vizinhas. Às vezes, essas interações são mutuamente benéficas, como é o caso de organismos quando removem os produtos residuais uns dos outros e utilizam-nos como fontes de energia.

Em outros casos, a bactéria compete com seus vizinhos pela secreção de moléculas antibacterianas, como peptídeos inibitórios (bacteriocinas) ou peróxido de hidrogênio (H_2O_2) (Vídeo 8.1). Além disso, o modo de crescimento do biofilme facilita a sinalização célula-célula e a troca de ácido desoxirribonucleico (DNA) entre as bactérias. É claro que a ecologia microbiana dentro das comunidades de biofilme é altamente complexa e que, em muitos casos, o conhecimento, neste momento, é apenas emergente.

Biofilmes são heterogêneos: variações na estrutura dentro de biofilmes individuais e entre diferentes tipos de biofilmes existem[321] (Figura 8.8). No entanto, tem sido observado um número de características estruturais comuns a muitos biofilmes. Por exemplo, os biofilmes contêm frequentemente microcolônias de células bacterianas. Canais de água são geralmente encontrados nos biofilmes, e estes podem formar um sistema circulatório primitivo que remove os resíduos e traz nutrientes frescos para as camadas mais profundas do filme. Estruturas superficiais, como frondes, podem dissipar a energia do fluido que corre sobre o biofilme e levam ao bloqueio rápido dos vasos.[85] Em biofilmes de espécies mistas existem muitas vezes a heterogeneidade na distribuição de diferentes espécies.

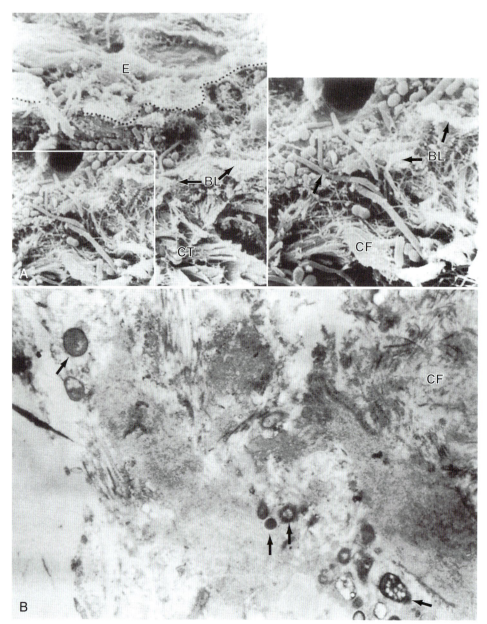

Figura 8.4 Penetração bacteriana na parede da bolsa periodontal na periodontite avançada. (A) Penetração por meio do epitélio da bolsa *(E)* e da lâmina basal *(BL)* no tecido conjuntivo *(CT)* *(setas)*. *CF,* Fibras colágenas. (B) Bactérias associadas ao tecido conjuntivo *(setas)*, em um paciente com periodontite avançada. *([A], Cortesia de Dr. R. Saglie. [A] e [B] De Nissengard RJ, Newman MG:* Oral microbiology and immunology, *ed 2, Philadelphia, 1994, Saunders.)*

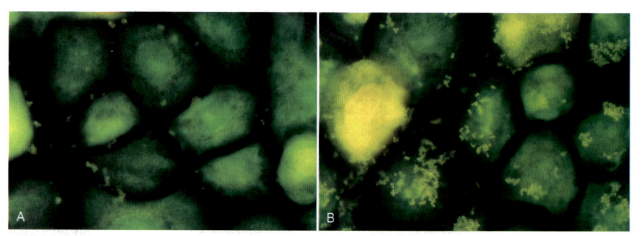

Figura 8.5 Diferenças da capacidade de adesão de *Porphyromonas gingivalis*. Confirmação microscópica das diferenças significativas na capacidade de adesão de *P. gingivalis (pequenos pontos verdes)* às células epiteliais de (A) um paciente resistente em comparação a (B) um paciente com periodontite severa.

CAPÍTULO 8   Biofilme e Microbiologia Periodontal   119

Figura 8.6 Secção vertical através de uma amostra de biofilme humano de 4 dias. Um dispositivo intraoral concebido para a geração *in vivo* de biofilme sobre o esmalte foi utilizado. A microscopia confocal permitiu a visualização da secção do biofilme, sem as etapas de desidratação utilizadas em preparações histológicas convencionais. Observe os canais abertos cheios de líquido (*setas*) que percorrem a superfície do biofilme atravessando a massa bacteriana (*M*; áreas cinza-claras) até a superfície do esmalte. Está indicada uma área em que a massa bacteriana parece estar aderida à superfície do esmalte (*A*). Escala da barra = 25 μm. *(De Wood SR, Kirkham J, Marsh PD, et al: Architecture of intact natural human plaque biofilms studied by confocal laser scanning microscopy.* J Dent Res *79:21, 2000.)*

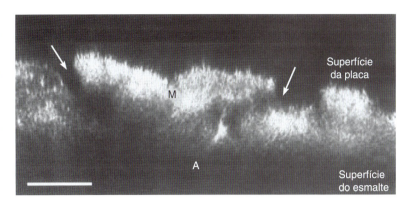

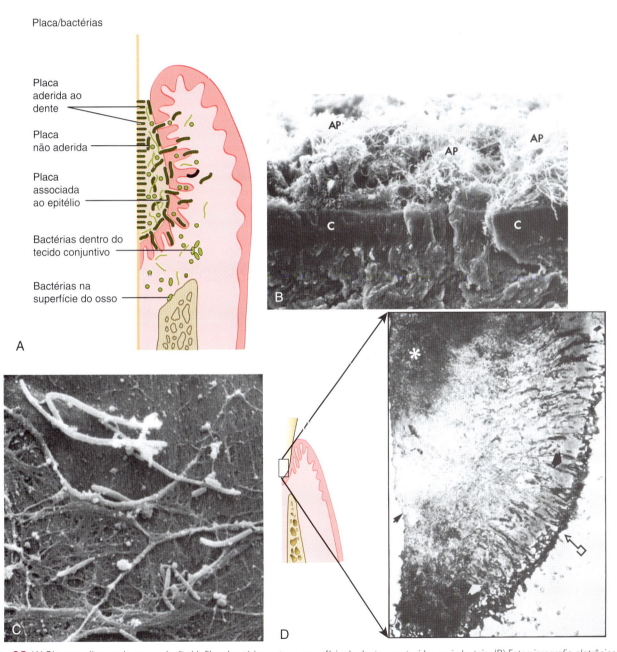

Figura 8.7 (A) Diagrama ilustrando a associação biofilme-bactérias entre a superfície do dente e os tecidos periodontais. (B) Fotomicrografia eletrônica de varredura de uma secção transversal do cemento (*C*) com placa subgengival aderida (*AP*). A área demonstrada está dentro de uma bolsa periodontal. (C) Micrografia eletrônica de varredura de cocos e filamentos associados ao epitélio da bolsa, em um caso de gengivite marginal. (3.000 ×). (D) À esquerda, Representação esquemática da estrutura histológica do biofilme subgengival. À direita, Seção histológica do biofilme subgengival. *Seta com quadro*, Epitélio sulcular. *Seta branca*, Zona sem inserção predominantemente Gram-negativa. *Seta preta*, Superfície do dente. *Asterisco*, Zona inserida predominantemente Gram-positiva. *([B], Cortesia de Dr. J. Sottosanti, La Jolla, Califórnia.)*

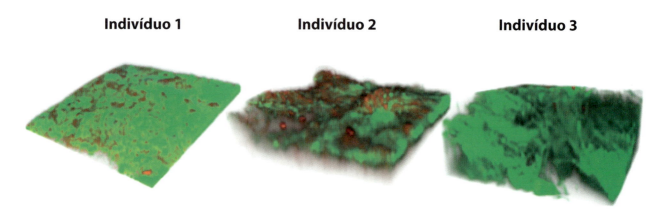

Figura 8.8 Arquitetura dos biofilmes orais formados em discos de esmalte *in situ* em três indivíduos. Os biofilmes puderam desenvolver-se nas superfícies do esmalte montadas em *abutments* de cicatrização na cavidade oral por 7 dias. Depois, os *abutments* foram removidos, tingidos com coloração BacLightLive/Dead (ThermoFisher Scientific, Waltham, Mass.) e visualizados por meio de microscopia confocal de varredura a *laser*. *(Adaptada de Rabe P, Twetman S, Kinnby B et al.: Effect of fluoride and chlorhexidine digluconate mouthrinses on plaque biofilms. Open Dent J 31:106-11, 2015.)*

Existem gradientes químicos, tais como aqueles de oxigênio ou de pH, que produzem microambientes distintos dentro do biofilme.

Populações microbianas nas superfícies dentárias (placa bacteriana) são excelentes exemplos de comunidades de biofilme (Figura 8.9). A arquitetura de um biofilme da placa bacteriana tem muitas características em comum com outros biofilmes. É heterogênea em sua estrutura, com uma clara evidência de canais abertos cheios de líquido que funcionam por meio da massa da placa[64,65,449] (Figura 8.6). Os nutrientes fazem contato com as microcolônias sésseis (aderidas) por difusão a partir dos canais de água para a microcolônia, em vez de ser a partir da matriz. As bactérias existem e se proliferam no interior da matriz intercelular por meio da qual os canais correm. A matriz confere um ambiente especializado que distingue as bactérias que existem dentro do biofilme daquelas que são de livre flutuação; este é o chamado "estado planctônico" em soluções, tais como a saliva ou fluido gengival. A matriz do biofilme funciona como uma barreira. As substâncias produzidas pelas bactérias dentro do biofilme são retidas e concentradas, as quais promovem as interações metabólicas entre as diferentes bactérias.

A matriz intercelular é constituída por matéria orgânica e inorgânica derivadas da saliva, fluido gengival e produtos bacterianos.

Componentes orgânicos da matriz incluem polissacarídeos, proteínas, glicoproteínas, material lipídico e DNA.[226] A albumina, que provavelmente se origina do fluido gengival, tem sido identificada como um componente da matriz da placa. O material lipídico consiste em detritos da membrana de células rompidas e células hospedeiras, vesículas bacterianas e possivelmente detritos de alimentos. As *glicoproteínas* da saliva são um componente importante da película que, inicialmente, recobre a superfície limpa do dente, mas também se torna incorporada ao desenvolvimento da placa do biofilme. Polissacarídeos produzidos por bactérias também contribuem com a porção orgânica da matriz. Eles desempenham um papel importante na manutenção da integridade do biofilme.

Os *componentes inorgânicos* da placa são predominantemente cálcio e fósforo, com traços de outros minerais, tais como de sódio, potássio e flúor. A fonte de constituintes inorgânicos da placa supragengival é principalmente a saliva. Como o conteúdo mineral aumenta, a massa da placa torna-se calcificada para formar o cálculo (Figura 8.10). O cálculo é frequentemente encontrado em áreas da dentição adjacentes aos ductos salivares (p. ex., superfície lingual dos incisivos inferiores e caninos, a superfície vestibular dos primeiros molares superiores), que reflete a alta concentração de minerais disponíveis a partir de saliva nessas regiões. Os componentes inorgânicos de placa subgengival são derivados do fluido gengival (um transudato sérico). A calcificação da placa subgengival também resulta na formação de cálculos (Figura 8.11). O cálculo subgengival geralmente é verde ou marrom-escuro, o que provavelmente reflete a presença de produtos derivados de sangue que estão associados à hemorragia subgengival.

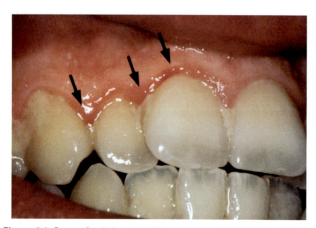

Figura 8.9 Fotografia clínica de biofilme supragengival de 10 dias. Os primeiros sinais de inflamação gengival (*setas*) estão se tornando visíveis.

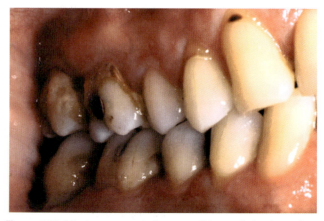

Figura 8.10 Cálculo supragengival na superfície vestibular dos molares superiores adjacentes ao orifício de saída do ducto da parótida.

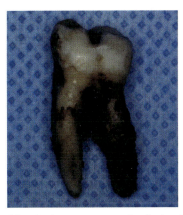

Figura 8.11 Depósitos de pigmentos escuros de cálculo subgengival na raiz distal de um molar inferior extraído.

uma fissura hígida a mais de 10^8 bactérias em uma bolsa profunda. Com a utilização de técnicas de biologia molecular altamente sensíveis para a identificação microbiana, estimou-se que mais de 750 filotipos microbianos distintos podem estar presentes como habitantes naturais da placa bacteriana.[1]

Qualquer indivíduo pode abrigar centenas de espécies diferentes. Próximos às bactérias, organismos não bacterianos também podem ser encontrados no biofilme placa bacteriana, incluindo *archaea*, leveduras, protozoários e vírus.[62,217]

PONTO DE VISTA CLÍNICO

É possível remover a placa bacteriana por enxágue?

A natureza biofilme da placa bacteriana significa que esta se adere persistentemente às superfícies. Não pode, portanto, ser removida apenas com enxágue ou *sprays*.

A importância desses biofilmes para doenças bucais, como cárie e periodontite, junto com a relativa facilidade com que esses biofilmes na superfície dos dentes podem ser alcançados, tem levado a placa bacteriana a se tornar um dos sistemas de biofilme mais bem estudados. Prevê-se que, por meio da compreensão dos mecanismos envolvidos no acúmulo de placa bacteriana e a transição de saúde para doença, será possível melhorar o controle sobre os processos e restringir ainda mais as doenças bucais associadas à placa.

Estrutura da Placa Bacteriana Madura no Biofilme

A placa bacteriana (Figura 8.9) é definida clinicamente como uma substância estruturada, resiliente, amarelo-acinzentada que adere tenazmente às superfícies duras intrabucais, incluindo próteses removíveis e fixas.[30] A matriz extracelular firme impossibilita a remoção da placa por meio de enxágue ou com o uso de *sprays*. A placa pode ser diferenciada de outros depósitos encontrados na superfície dos dentes, tais como matéria alba e cálculo. *Matéria alba* refere-se ao leve acúmulo de bactérias, alimentos e células teciduais que não têm a estrutura organizada da placa bacteriana e que são facilmente removidos com um *spray* de água. O *cálculo* é um depósito duro que se forma por meio da mineralização da placa bacteriana e que é geralmente coberto por uma camada de placa não mineralizada (Tabela 8.2).

A placa bacteriana é composta principalmente de microrganismos. Um grama de placa (peso molhado) contém aproximadamente 10^{11} bactérias.[138,180] O número de bactérias na placa supragengival em uma única superfície dentária pode ser superior a 10^9 células. Em uma bolsa periodontal, as contagens podem variar de 10^3 bactérias em

A placa bacteriana é principalmente classificada como supra ou subgengival, com base em sua posição sobre a superfície dentária em relação à margem gengival.

- *Placa supragengival* é encontrada na margem gengival ou acima; quando em contato direto com a margem gengival, é referida como *placa marginal*.
- *Placa subgengival* é encontrada abaixo da margem gengival, entre o dente e o epitélio da bolsa gengival.

Placa supragengival apresenta, geralmente, uma organização estratificada de acúmulo de várias camadas de morfotipos bacterianos (Figura 8.12).[462] Cocos e bastonetes curtos Gram-positivos predominam na superfície do dente, enquanto bastonetes e filamentosos Gram-negativos, bem como espiroquetas, predominam na superfície externa da massa da placa madura.

Em geral, a microbiota subgengival difere em composição da placa supragengival, principalmente por causa da disponibilidade local de produtos derivados do sangue e um potencial de baixa oxirredução (*redox*), que caracteriza o ambiente anaeróbio.

Os parâmetros ambientais da região subgengival diferem dos da região supragengival. O sulco ou a bolsa gengival é banhado(a) pelo fluxo do fluido gengival, o qual contém muitas substâncias que podem ser utilizadas pelas bactérias como nutrientes. As células inflamatórias e mediadores do hospedeiro provavelmente influenciam, consideravelmente, o estabelecimento e o crescimento de bactérias na região subgengival. Estudos morfológicos e microbiológicos de placa subgengival revelam distinções entre a placa subgengival associada a regiões dos dentes e associada a regiões de tecidos moles (Figura 8.7A a C).[222,268]

Tabela 8.2 Diferenças entre Depósitos Dentários.

Matéria Alba	Biofilme Bacteriano	Cálculo
• Acúmulo branco do tipo "queijo"	• Substância resiliente clara a amarelo-acinzentada	• Depósito duro que se forma por meio da mineralização da biofilme bacteriano
• Acúmulo suave de proteínas salivares, algumas bactérias, muitas células epiteliais descamadas e ocasionais restos alimentares se desintegrando	• Composta principalmente de bactérias em uma matriz de glicoproteínas salivares e polissacarídeos extracelulares	• Geralmente coberto por uma camada de biofilme não mineralizado
• Falta uma estrutura organizada e, assim, não tão complexa como a placa dental	• Considerada um biofilme bacteriano	
• Facilmente removida com *spray* de água	• Impossível remover pelo enxágue ou com o uso de *sprays*	

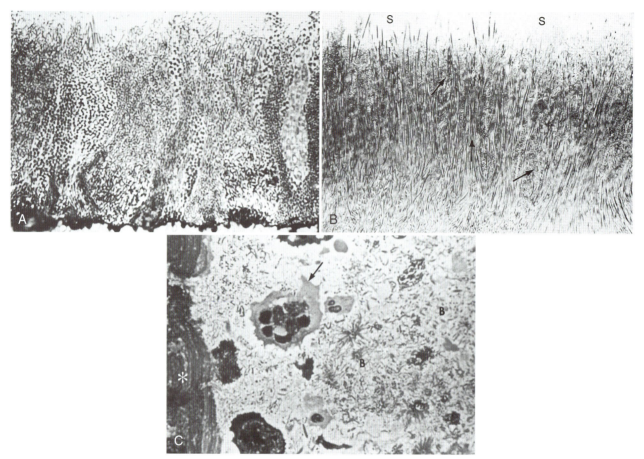

Figura 8.12 Formação de biofilme. (A) Biofilme de 1 dia. Microcolônias de biofilme bacteriano estendidas perpendicularmente ao longo das superfícies dentárias. (B) Biofilme supragengival desenvolvido demonstrando a natureza geral filamentosa e as microcolônias (*setas*) que se estendem perpendicularmente ao longo da superfície do dente. A interface de saliva-biofilme é demonstrada (*S*). (C) Uma secção histológica que demonstra os componentes não bacterianos do biofilme, tais como as células brancas do sangue (*setas*) e células epiteliais (*asterisco*) intercaladas entre as bactérias (*B*). *(Cortesia de Dr. Max Listgarten, Filadélfia, PA, EUA.)*

> **IMPORTANTE**
>
> A composição e a estrutura microbiana específica dos biofilmes dentais são altamente dependentes da região do dente e dos parâmetros ambientais locais.

A placa cervical associada ao dente, que adere ao cemento radicular, não se diferencia muito daquela observada na gengivite. Neste local, os microrganismos filamentosos são dominantes, mas também há cocos e bastonetes. Essa placa apresenta predominância de bastonetes e cocos Gram-positivos, incluindo *S. mitis, S. sanguinis, Actinomyces oris, A. naeslundii* e *Eubacterium* spp. (Figura 8.2N). No entanto, nas partes mais profundas da bolsa, os organismos filamentosos tornam-se menores em número; na porção apical, eles parecem estar praticamente ausentes. Em vez disso, a microbiota é dominada por organismos menores, sem uma orientação particular.[222] A borda apical da massa da placa é separada do epitélio juncional por uma camada de leucócitos do hospedeiro, e as bactérias desta região apical associada ao dente apresentam maior concentração de bastonetes Gram-negativos (Figura 8.7D).

As camadas de microrganismos em contato com o tecido mole não apresentam matriz intermicrobiana definitiva e contêm principalmente cocos e bastonetes Gram-negativos, bem como um grande número de filamentos, bastonetes flagelados e espiroquetas. Estudos sobre a placa associada às células epiteliais creviculares indicam uma predominância de espécies como *S. oralis, S. intermedius, Parvimonas micra* (anteriormente *Micromonas micra* e *Peptostreptococcos micros*), *P. gingivalis, P. intermedia, T. forsythia* (Figura 8.12) e *F. nucleatum*.[81,86] Células do tecido hospedeiro (p. ex., eritrócitos, células epiteliais) também podem ser encontradas nesta região (Figura 8.12C). As bactérias também são encontradas dentro dos tecidos do hospedeiro, como nos tecidos moles (Figura 8.4), e no interior das células epiteliais (Figura 8.13), bem como nos túbulos dentinários (Figura 8.14).[344,345]

A composição da placa subgengival depende da profundidade da bolsa. A parte apical é mais dominada por espiroquetas, cocos e bastonetes, enquanto na porção coronal são observados mais filamentos.

A especificidade local da placa é significativamente associada às doenças periodontais. A placa marginal, por exemplo, é de extrema importância durante a iniciação e o desenvolvimento de gengivite. A placa supragengival e a placa subgengival associada ao dente são cruciais na formação de cálculo e cárie radicular, enquanto isso, a placa subgengival associada ao tecido é importante na destruição de tecidos, caracterizando as diferentes formas de periodontite. Os biofilmes também se estabelecem em superfícies artificiais expostas ao meio bucal, tais como próteses e implantes.

Acúmulo de Placa Bacteriana

O processo de formação da placa pode ser dividido em várias fases: (1) formação da película sobre a superfície do dente; (2) adesão/fixação inicial de bactérias; e (3) maturação colonização/placa.

CAPÍTULO 8 Biofilme e Microbiologia Periodontal   123

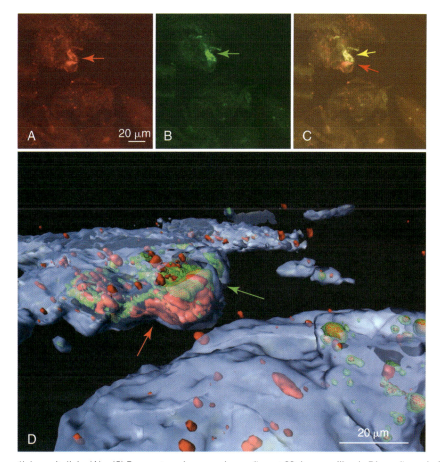

Figura 8.13 Bactérias nas células epiteliais. (A) a (C) Demonstram imagens da secção z nº 39 de uma pilha de 74 secções z de 0,2 μm(600 ×; a barra de escala em [A] também é aplicada em [B] e [C]). Células epiteliais bucais neste campo foram duplamente marcadas com a (A) sonda universal *EUB338* e com (B) sonda específica para *Aggregatibacter actinomycetemcomitans*. A célula no centro de (A) continha grande massa de bactérias intracelulares fluorescentes luminosas (*seta vermelha*). Outras células no campo continham massas bacterianas menores (não marcado). (B) Mostra que uma parte da grande massa marcada com a sonda universal também hibridizou com a sonda específica de *A. actinomycetemcomitans* (*seta verde*). Imagens de (A) e (B) foram sobrepostas em (C) para confirmar que bactérias marcadas com ambas as sondas (*seta amarela*) estavam adjacentes a outras bactérias marcadas apenas com a sonda universal (*seta vermelha*). (D) A reconstrução tridimensional do mesmo campo. As bactérias reconhecidas apenas pela sonda universal são mostradas em vermelho sólido, enquanto a colonização de *A. actinomycetemcomitans* e sondas universais é representada por uma estrutura de arame verde sobre um interior vermelho. Superfícies de células epiteliais bucais reconstruídas são apresentadas em azul. As cores vermelho e verde são suavizadas quando massas bacterianas são intracelulares e mais brilhantes quando as bactérias parecem projetar para fora da superfície. O ângulo de visão foi rodado ao longo do eixo-z, e a imagem ampliada. A grande massa que parecia ter uma estrutura lobular na secção z nº 39 era vista como uma unidade coesa que continha *A. actinomycetemcomitams* nas imediações de outras espécies (*setas vermelhas e verdes*). (De Rudney JD, Chen R, Sedgewick GJ: Actinobacillus actinomycetemcomitams, Porphyromas gingivalis and Tannerella forsythensis are components of a polymicrobial intracellular flora within human buccal cells. J Dent Res 84:59-63, 2005.)

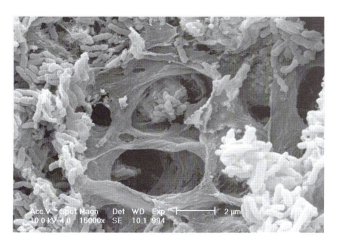

Figura 8.14 Fotomicrografia eletrônica de varredura de bactérias dentro dos túbulos dentinários.

Formação da Película

Todas as superfícies da cavidade bucal, incluindo os tecidos duros e moles, são revestidas com uma camada de material orgânico conhecido como *película adquirida*. A película nas superfícies dentárias é composta por mais de 180 peptídeos, proteínas e glicoproteínas, incluindo queratinas, mucinas, proteínas ricas em prolina, fosfoproteínas (p. ex., estaterina), proteínas ricas em histidina e outras moléculas que podem funcionar como locais de adesão (receptores) para bactérias.[366,367,453] A película salivar pode ser detectada em superfícies de esmalte limpo, dentro de 1 minuto após a sua introdução na cavidade bucal de voluntários.[143] Por 2 horas, a película fica essencialmente em equilíbrio entre adsorção e desprendimento, embora ainda possa ser observada a maturação da película durante várias horas.

A microscopia eletrônica de transmissão demonstra a película sendo composta por duas camadas: uma camada basal fina que é muito difícil de remover, mesmo com tratamentos mecânicos e químicos, e uma camada mais espessa globular, com 1 μm ou mais, que é mais fácil de se desprender.[143,144] Por estas observações, pode-se concluir que o esmalte dentário é permanentemente recoberto com uma película adquirida a partir do momento em que irrompe.

Consequentemente, bactérias que aderem às superfícies dentárias não entram em contato com o esmalte diretamente, mas interagem com a película adquirida do esmalte. No entanto, a película não é meramente matriz de adesão passiva. Muitas proteínas retêm a atividade enzimática quando são incorporadas à película, e algumas destas, tais como peroxidases, lisozima e α-amilase, podem afetar a fisiologia e o metabolismo de aderência das células bacterianas.[138,140-142]

Além disso, parece existir uma relação ecológica estreita entre a película e sua microbiologia associada. Walker et al.[429] relataram que amostras da placa bacteriana somente produzirão biofilme *in vitro* se a superfície em que eles forem cultivados contenha uma película salivar pertencente ao paciente que doou a amostra da placa. Nenhum biofilme pode crescer em uma película que vem de um indivíduo diferente.[429]

Adesão Inicial/Fixação da Bactéria

A colonização de uma superfície começa imediatamente após sua introdução na cavidade oral. As bactérias colonizadoras podem ser detectadas em até 3 minutos após a introdução de esmalte estéril na cavidade bucal.[139]

Os passos iniciais de transporte e de interação com a superfície são essencialmente não específicos (isto é, são os mesmos para todas as bactérias). As proteínas e os carboidratos que estão expostos na superfície celular bacteriana tornam-se importantes quando as bactérias estão em contato frouxo com a película adquirida do esmalte. As interações específicas entre moléculas "adesina" da superfície celular microbiana e receptores na película salivar determinam se uma célula bacteriana permanecerá associada à superfície. Apenas uma parte relativamente pequena de bactérias orais tem adesinas que interagem com receptores na película do hospedeiro, e esses organismos são geralmente as bactérias mais abundantes nos biofilmes sobre o esmalte dos dentes, pouco depois da limpeza. Nas primeiras 4 a 8 horas, o gênero *Streptococcus* tende a dominar, normalmente representando > 20% das bactérias presentes.[82,273,427] Outras bactérias que comumente estão presentes neste momento incluem espécies que não conseguem sobreviver sem oxigênio (aeróbios obrigatórios), como *Haemophilus* spp. e *Neisseria* spp., bem como organismos que podem crescer na presença ou na ausência de oxigênio (anaeróbios facultativos), incluindo *Actinomyces* spp. e *Veillonella* spp.[1,79] Essas espécies são consideradas as "colonizadoras primárias" das superfícies dentárias. Os colonizadores primários fornecem novos locais de ligação para adesão de outras bactérias orais. A atividade metabólica dos colonizadores primários modifica o microambiente local, de maneira que podem influenciar a capacidade de outras bactérias para sobreviverem no biofilme da placa bacteriana. Por exemplo, por meio da remoção de oxigênio, os colonizadores primários proporcionam condições de baixa tensão de oxigênio, que permitem a sobrevivência e o crescimento de anaeróbios obrigatórios.

Os passos iniciais na colonização dos dentes por bactérias ocorrem em três fases. Na fase 1, ocorre o transporte para a superfície; na fase 2, a adesão inicial reversível; e na fase 3, a fixação forte.

Colonização e Maturação da Placa

As bactérias colonizadoras primárias (Tabela 8.3) aderidas à superfície do dente fornecem novos receptores para a fixação de outras bactérias, como parte de um processo conhecido como *coadesão*.[185] Junto com o crescimento de microrganismos aderentes, a coadesão leva ao desenvolvimento de microcolônias (Figura 8.15) e, por fim, a um biofilme maduro.

Tabela 8.3 Resumo dos Colonizadores Primários e Secundários da Placa Dental do Biofilme Bacteriano.

Colonizadores primários	*Streptococcus gordonii* *Streptococcus intermedius* *Streptococcus mitis* *Streptococcus oralis* *Streptococcus sanguinis* *Actinomyces gerencseriae* *Actinomyces israelii* *Actinomyces naeslundii* *Actinomyces oris* *Aggregatibacter actinomycetemcomitans* sorotipo a *Capnocytophaga gingivalis* *Capnocytophaga ochracea* *Capnocytophaga sputigena* *Eikenella corrodens* *Actinomyces odontolyticus* *Veillonella parvula*
Colonizadores secundários	*Campylobacter gracilis* *Campylobacter rectus* *Campylobacter showae* *Eubacterium nodatum* *Aggregatibacter actinomycetemcomitans* sorotipo b *Fusobacterium nucleatum* spp. *nucleatum* *Fusobacterium nucleatum* spp. *vincentii* *Fusobacterium nucleatum* spp. *polymorphum* *Fusobacterium periodonticum* *Parvimonas micra* *Prevotella intermedia* *Prevotella loescheii* *Prevotella nigrescens* *Streptococcus constellatus* *Tannerella forsythia* *Porphyromonas gingivalis* *Treponema denticola*

A adesão célula-célula entre as bactérias orais geneticamente distintas também ocorre na fase fluida (isto é, na saliva). No laboratório, as interações entre células geneticamente distintas em suspensão resultam em grupos ou coagregados que são macroscopicamente visíveis (Figura 8.16).

Diferentes espécies — ou mesmo diferentes cepas de uma mesma espécie — têm conjuntos distintos de parceiros de coagregação. Fusobactéria coagrega com todas as outras bactérias orais humanas, enquanto *Veillonella* spp., *Capnocytophaga* spp. (Figura 8.2Q) e *Prevotella* spp. ligam-se aos estreptococos e/ou actinomyces.[184,186,442] Cada célula recém-agregada torna-se uma nova superfície e, por conseguinte, pode atuar como uma ponte de coagregação para o próximo tipo celular potencialmente agregador que passar.

Muitas congregações entre cepas de diferentes gêneros são mediadas por adesinas tipo lectina (proteínas que reconhecem os carboidratos) e podem ser inibidas pela lactose e outros galactosídeos, ou por aminoácidos tais como a L-arginina. O significado da coagregação na colonização oral tem sido documentado em estudos de formação *in vitro* de biofilme, bem como em modelos de estudo em animais.[32,249]

Interações bem caracterizadas de colonizadores secundários (Tabela 8.3) com colonizadores precoces incluem a coagregação de *F. nucleatum* com *S. sanguinis*, *Prevotella loescheii* com *A. oris*

CAPÍTULO 8   Biofilme e Microbiologia Periodontal   125

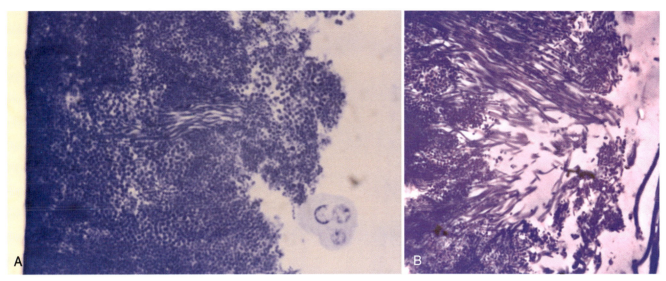

Figura 8.15 Placa bacteriana. (A) e (B) Quando um único microrganismo adere à superfície do dente, este pode começar a multiplicar-se e formar, lentamente, uma microcolônia de células-filhas. Essas imagens foram feitas após a formação da placa sobre uma tira de plástico (p. ex., como demonstrado na Figura 8.20) colada à superfície do dente.

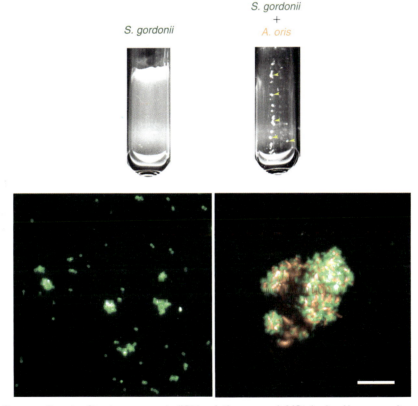

Figura 8.16 Coagregação. Coagregação entre *Streptococcus gordonii* DL1 e *Actinomyces oris* MG1 *in vitro*. Uma monocultura de *S. gordonii* parece uniformemente turva. Microscopicamente, células marcadas com anticorpos específicos anti-DL1 (verde) estão em pequenas cadeias ou em aglomerados. Após a adição de *A. oris*, as células se agregam para formar coagregados macroscópicos *(pontas das setas amarelas)*. Sob o microscópio, *S. gordonii* (*verdes*) estão eventualmente distribuídos ao longo dos coagregados com *A. oris* (laranja). Barra = 20 μm. *(Imagem reproduzida em parte de Jakubovics NS, Gill SR, Iobst SE, et al: Regulation of gene expression in a mixed-genus community: stabilized arginine biosynthesis in* Streptococcus gordonii *by coaggregation with* Actinomyces naeslundii. J Bacteriol *190:3646, 2008.)*

e *Capnocytophaga ochracea* com *A. oris*.[170,172,437-439] Os estreptococos demonstram uma coagregação intragenérica, o que lhes permite ligar-se à monocamada nascente de estreptococos já ligados.[155,181,274,368]

Colonizadores secundários (Tabela 8.3), tais como *P. intermedia*, *Prevotella loescheii, Capnocytophaga* spp., *F. nucleatum* e *P. gingivalis*, inicialmente, não colonizam superfícies dos dentes limpos, mas aderem às bactérias que já estão na massa da placa.[184] A transição da placa bacteriana inicial para placa supragengival madura, em crescimento abaixo da margem gengival, envolve uma mudança na população microbiana a partir de organismos Gram-positivos, para um elevado número de bactérias Gram-negativas. Durante as fases posteriores à formação da placa, é, portanto, provável que predomine

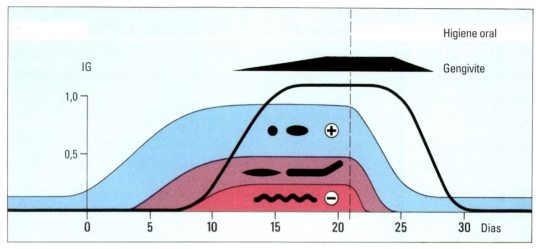

Figura 8.17 Impressão artística da prova experimental clássica, publicada em 1965, da etiologia bacteriana da gengivite utilizando o modelo de gengivite experimental. Em indivíduos sem placa, com gengiva clinicamente não inflamada, a placa irá desenvolver-se lentamente sobre os dentes quando todo o controle de placa mecânica for interrompido. Com o tempo, a composição da placa muda. Durante os primeiros dias, a placa é composta principalmente de cocos e bastonetes Gram-positivos (+). Mais tarde, a composição é alterada para mais espécies Gram-negativas e mais bastonetes e filamentos; por fim, aparecem espiroquetas Gram-negativas (–) (morfotipos em *preto*). Dentro de alguns dias, surge uma gengivite leve (*linha preta*, índice gengival 1 [IG], de acordo com Löe e Silness). A partir do momento em que o controle adequado da placa é restabelecido (*linha vertical*), a composição da placa retorna à situação inicial, e os sintomas da gengivite desaparecem. *(De Löe H, Theilade E, Jensen SB: Experimental gingivitis in man,* J Periodontol *36:177, 1965.)*

a coagregação entre as diferentes espécies Gram-negativas. Exemplos destes tipos de interações são a coagregação de *F. nucleatum* com *P. gingivalis* ou com *Treponema denticola* (Figura 8.2L).[173,180,186]

IMPORTANTE

A maturação do biofilme é um evento altamente específico que envolve uma agregação não aleatória de diferentes bactérias.

Fatores que Afetam a Formação de Placa Bacteriana Supragengival

Clinicamente, a formação precoce da placa intacta nos dentes segue uma curva de crescimento exponencial quando medida planimetricamente.[313] Durante as primeiras 24 horas iniciais à limpeza da superfície do dente, o crescimento da placa torna-se insignificante do ponto de vista clínico (isto é, < 3% de cobertura da superfície vestibular do dente, que é uma quantidade clinicamente quase indetectável). Este "tempo de atraso" é um resultado do fato de que a população microbiana necessita alcançar determinado tamanho para que possa ser facilmente detectada por um clínico. Durante os 3 dias seguintes, a cobertura progride rapidamente para o ponto em que, depois de 4 dias, uma média de 30% da área total da coroa do dente será coberta com placa (Vídeo 8.2).

Vários relatórios têm demonstrado que a composição microbiana da placa bacteriana vai mudar com um deslocamento para uma microbiota mais anaeróbica e mais Gram-negativa, incluindo um influxo de fusobactérias, filamentos, formas espirais e espiroquetas (Figura 8.17). Isto foi claramente ilustrado nos estudos de gengivite experimental.[398,409] Por exemplo, usando sequenciamento de próxima geração, a microbiota inicial mudou para uma comunidade significativamente diferente dentro de 1 semana da ausência da higiene oral.[175] Com esta mudança ecológica no biofilme, existe uma transição a partir do ambiente aeróbio inicial, que é caracterizado por espécies facultativas Gram-positivas para um ambiente altamente privado de oxigênio, no qual os microrganismos anaeróbios Gram-negativos predominam. O crescimento bacteriano na placa mais velha é muito

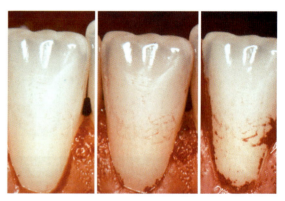

Figura 8.18 Topografia típica do crescimento da placa. O crescimento inicial começa ao longo das margens gengivais e dos espaços interdentais (isto é, áreas protegidas das forças de cisalhamento), estendendo-se ainda mais em uma direção coronária. Este padrão pode mudar radicalmente, por exemplo, se a superfície do dente apresentar irregularidades, tais como aquelas evidentes na Figura 8.19.

mais lento que na placa bacteriana recém-formada, provavelmente porque os nutrientes tornam-se limitantes para a maior parte da biomassa da placa.[436]

Topografia da Placa Supragengival

A formação precoce de placa nos dentes segue um padrão topográfico característico (Figura 8.18), com o crescimento inicial ao longo da margem gengival e a partir dos espaços interdentais (isto é, áreas protegidas de forças de cisalhamento). Mais tarde, pode ser observada uma nova extensão no sentido coronário.[254,317] Este padrão pode alterar severamente quando a superfície do dente contém irregularidades que oferecem um caminho de crescimento favorável (Figura 8.19). A formação de placa também pode se originar de sulcos, fissuras, periquemácias ou fóssulas. Estudos de microscopia eletrônica de varredura demonstraram claramente que a colonização precoce da superfície do esmalte começa de irregularidades nas quais as bactérias se abrigam contra as forças de cisalhamento, permitindo-lhes, assim, o tempo necessário para mudar a fixação de reversível à irreversível.

CAPÍTULO 8 Biofilme e Microbiologia Periodontal

> **IMPORTANTE**
>
> O crescimento da placa bacteriana começa nas áreas que são protegidas das forças de cisalhamento, com a margem gengival, o espaço interdental e ao longo dos sulcos, fissuras, periquemácias e fóssulas.

Por multiplicação, as bactérias subsequentemente espalham-se destas áreas iniciais como uma monocamada relativamente uniforme. As irregularidades da superfície também são responsáveis pelo chamado padrão de crescimento "individualizado" da placa (Figura 8.19), que se encontra reproduzida na ausência de higiene bucal adequada.[254,255] Este fenômeno ilustra a importância da rugosidade da superfície no crescimento da placa bacteriana, que deve levar a opções de tratamento clínico adequadas.

Microrrugosidades da Superfície

Superfícies intraorais rugosas (p. ex., margens de uma coroa, pilares de implantes, bases de prótese total) acumulam e retêm mais placa e cálculo quanto a espessura, área e unidades formadoras de colônia.[305] Placas amplas também revelam uma maturidade aumentada e patogenicidade de seus componentes bacterianos, que é caracterizada por um aumento da proporção de organismos móveis e espiroquetas e/ou uma aglomeração densa de bactérias (Figuras 8.20 e 8.21). O polimento de uma superfície intraoral diminui a taxa da formação de placa. Abaixo de determinada rugosidade da superfície (R_a de < 0,2 μm), no entanto, o polimento adicional não resulta em uma redução adicional na formação de placa.[28,306] Parece haver um limiar para a rugosidade da superfície (R_a de ≈ 0,2 μm) acima do qual a adesão bacteriana será facilitada.[27] Embora a energia livre de superfície e a rugosidade superficial sejam dois fatores que influenciam o crescimento da placa, o último predomina (Figuras 8.20 e 8.21).

Variáveis Individuais que Influenciam a Formação da Placa

A taxa de formação da placa difere significativamente entre os indivíduos, e essas diferenças podem sobrepor-se às características da superfície. Frequentemente, é realizada uma distinção entre formadores de placa "pesados" (rápidos) e "leves" (lentos) (Vídeo 8.3).

Uma análise de regressão múltipla demonstrou que a molhabilidade clínica das superfícies dentárias, a agregação induzida pela saliva de bactérias orais e as condições relativas ao fluxo salivar em torno dos dentes da amostra explicaram 90% das variações. Além disso, a saliva dos formadores leves de placa reduziu a estabilidade coloidal de suspensões bacterianas, por exemplo, *S. sanguinis*.[364]

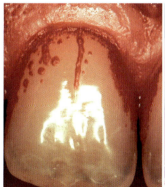 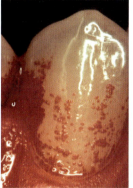

Figura 8.19 Irregularidades da superfície e crescimento da placa. Irregularidades importantes de superfície (isto é, uma fissura no incisivo superior central, várias pequenas depressões no canino) também são responsáveis pelo chamado padrão de crescimento de placa individualizado.

> **PONTO DE VISTA CLÍNICO**
>
> **Alguns pacientes formam placa com mais rapidez que outros?**
>
> Sim, os chamados formadores de placa pesados e leves existem. No entanto, em ambos os casos demora dias antes que a placa fique clinicamente visível. Os pacientes não podem justificar a má higiene oral por serem formadores pesados de placa.

Em um estudo realizado por Zee et al.,[459] a formação da placa foi acompanhada em pequenos blocos de esmalte, colados aos dentes de formadores de placa lentos e pesados. Depois de 1 dia, os formadores pesados de placa apresentaram mais placa com uma estrutura supragengival mais complexa. No entanto, a partir de 3 a 14 dias, não houve diferenças perceptíveis entre os dois grupos, com exceção da matriz intermicrobiana mais proeminente no grupo dos

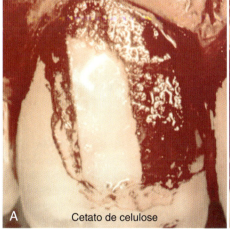 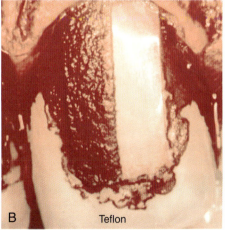

A Cetato de celulose   B Teflon

Figura 8.20 Fotografias mostrando o impacto clínico da rugosidade e da energia livre de superfície na formação *de novo* da placa. (A) e (B) Duas pequenas tiras foram coladas aos incisivos centrais superiores de um paciente que se absteve de higiene bucal durante 3 dias. Cada tira foi dividida ao meio: uma região áspera (R_a de 2,0 μm) localizada mesialmente, e uma região lisa (R_a de 0,1 μm) localizada distalmente. A tira à esquerda era de acetato de celulose (energia média de superfície livre [SFE]: 58 erg/cm^{-2}), e a faixa direita era de Teflon® (SFE inferior: 20 erg/cm^{-2}). A placa foi destacada com solução vermelha neutra a 0,5%. As regiões lisas demonstram uma diminuição na formação do biofilme causada pela SFE baixa; as regiões ásperas demonstram uma predominância de rugosidade da superfície (isto é, mais placa sem diferença entre as duas superfícies), mesmo com diferente SFE. *(De Quirynen M, Listgarten MA: Distribution of bacterial morphotypes around natural teeth and titanium implants ad modum Brånemark. Clin Oral Implants Res 1:8, 1990.)*

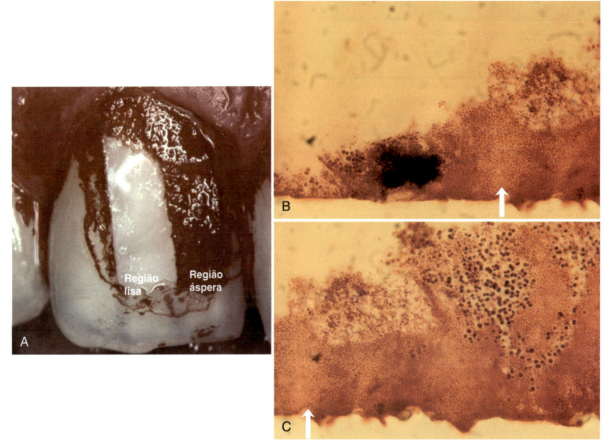

Figura 8.21 Formação de placa e rugosidade da superfície. (A) Uma pequena tira de plástico, dividida ao meio (uma região áspera [R_a de 2,0 μm] localizada mesialmente e uma região lisa [R_a de 0,1 μm] localizada distalmente), havia sido colada aos incisivos centrais superiores de um paciente que se absteve de higiene bucal durante 3 dias. (B) e (C) Após a remoção, a tira foi cortada em fatias pequenas para avaliação microscópica. Obviamente que a parte rugosa (C) contém uma camada de placa mais espessa que a parte lisa (B). A *seta* indica o limite entre as superfícies rugosa e lisa. *(De Quirynen M, Listgarten MA: Distribution of bacterial morphotypes around natural teeth and titanium implants* ad modum *Brånemark.* Clin Oral Implants Res *1:8, 1990.)*

indivíduos com crescimento rápido. Em outro estudo pelo mesmo grupo de investigadores, foram detectadas diferenças qualitativas na composição da placa entre os formadores rápidos e lentos de placa.[458] Formadores rápidos de placa demonstraram proporções mais elevadas de bastonetes Gram-negativos (35% *versus* 17%), na placa de 14 dias. A variação interindividual na formação da placa também pode ser explicada por fatores como dieta, mastigação de alimentos fibrosos, tabagismo, presença de amálgama, escovação da língua e do palato, estabilidade coloidal das bactérias na saliva, fatores antimicrobianos presentes na saliva, composição química da película e profundidade de retenção da área dentogengival.*

Variação dentro da Dentição

Na arcada dentária podem ser detectadas grandes diferenças na taxa de crescimento da placa. Em geral, a formação precoce da placa ocorre mais rapidamente: na mandíbula (em comparação com a maxila); em áreas molares; nas superfícies vestibulares dos dentes (em comparação com as superfícies palatinas, especialmente na maxila); e nas regiões interdentais (em comparação com as superfícies vestibulares ou linguais).[109,207,304]

Impacto da Inflamação Gengival e Saliva

Vários estudos indicam claramente que a formação de placa precoce *in vivo* é mais rápida nas superfícies dentárias em contato com as margens gengivais inflamadas que naquelas adjacentes à gengiva saudável.[309,322,323] Estes estudos sugerem que o aumento na produção de fluido gengival aumenta a formação de placa. Provavelmente algumas substâncias desse exsudato (p. ex., minerais, proteínas, carboidratos) favoreçam tanto a adesão inicial e/ou o crescimento das bactérias colonizadoras precoces. Além disso, sabe-se que, durante a noite, a taxa de crescimento da placa é reduzida em cerca de 50%.[317] Isto parece surpreendente, pois seria de se esperar que a remoção reduzida da placa e um fluxo salivar reduzido, durante a noite, aumentassem o crescimento da placa. O fato de a placa supragengival obter seus nutrientes, principalmente da saliva, parece ser de maior importância que a atividade antibacteriana da saliva.[47]

Impacto da Idade do Paciente

Embora estudos anteriores fossem contraditórios, relatos mais recentes indicam claramente que a idade de um indivíduo não influencia a formação *de novo* da placa. Em um estudo realizado por Fransson et al.,[105] não foram detectadas diferenças na formação de placa *de novo* entre um grupo de pacientes jovens (20 a 25 anos) e um grupo de idosos (65 a 80 anos), que interromperam a limpeza mecânica dos dentes, durante 21 dias, nem em quantidade nem em composição.[105] Esta observação confirma amplamente os dados obtidos por Holm-Pedersen et al.[154] e Winkel et al.[446] No entanto, a placa desenvolvida no grupo de idosos resultou na inflamação gengival mais grave, o que parece indicar uma suscetibilidade aumentada à gengivite com o envelhecimento.

---

*Referências 3, 6, 16, 160, 164, 362, 364, 365.

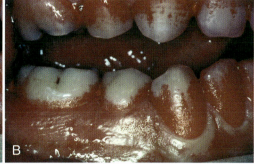

Figura 8.22 Pré-molares e molares inferiores de um estudante de odontologia que se absteve de higiene bucal, durante 100 horas, para avaliar a formação ininterrupta de placa. (A) Antes do jantar. (B) Após o jantar, com ingestão de alimentos fibrosos. Quase nenhuma redução na extensão da placa pode ser observada, ilustrando, assim, a ausência de remoção espontânea da placa.

PONTO DE VISTA CLÍNICO

Os idosos formam mais placa?
Não. A taxa de formação de placa *de novo* é semelhante em pacientes jovens e velhos. Contudo, os pacientes idosos podem ter menos destreza, o que pode explicar as quantidades maiores de placa.

Limpeza Espontânea dos Dentes

Muitos clínicos ainda acreditam que a placa seja removida espontaneamente dos dentes, mesmo que seja durante a alimentação. No entanto, com base na firme fixação entre as bactérias e a superfície, isso parece improvável. Mesmo nas superfícies oclusais dos molares, restos de placa permanecem, ainda depois de mastigar alimentos fibrosos (p. ex., cenouras, maçãs). A ineficiência da remoção espontânea da placa bacteriana está bem ilustrada pelos quadros clínicos na Figura 8.22, que foram obtidos antes e depois do jantar, após 4 dias ininterruptos de formação da placa. Somente diferenças insignificantes em extensão da placa puderam ser observadas.

Formação De Novo da Placa Subgengival

É tecnicamente impossível registrar a dinâmica da formação de placa subgengival em uma dentição pela simples razão de que ainda não se pode esterilizar uma bolsa periodontal. Alguns estudos precoces, envolvendo a utilização de técnicas de cultura, avaliaram as alterações na microbiota subgengival durante a primeira semana após o desbridamento mecânico e relataram uma redução parcial de apenas cerca de 3 logaritmos (de 10^8 células bacterianas para 10^5), seguida de um novo crescimento rápido a níveis próximos aos do pré-tratamento ($-0,5$ log), no prazo de 7 dias.[118,145,242] A recolonização rápida foi explicada por diversos fatores. Uma análise crítica da eficácia do desbridamento subgengival, por exemplo, revelou que uma alta proporção de superfícies dentárias tratadas (5% a 80%) ainda continha placa bacteriana e/ou cálculo após a raspagem. Essas bactérias restantes foram consideradas a fonte primária para a recolonização subgengival.[294] Alguns patógenos penetram nos tecidos moles ou nos túbulos dentinários e eventualmente escapam da instrumentação (Figura 8.14).[5,115,338] Em um estudo com cães da raça Beagle, Leknes et al.[214] estudaram a extensão da colonização subgengival em bolsas de 6 mm com superfícies radiculares lisas ou rugosas. Eles também observaram que as superfícies lisas abrigaram significativamente menos placa e concluíram que as irregularidades subgengivais abrigam microrganismos submersos. Além disso, as biópsias de tecidos moles demonstraram uma proporção elevada de células inflamatórias no epitélio juncional (e no tecido conjuntivo subjacente) voltado para as superfícies rugosas.[215] Por fim, o mesmo grupo relatou maiores taxas de perda de inserção em torno de dentes com ranhuras na superfície radicular.[213]

A introdução de implantes orais, especialmente do tipo de dois estágios, forneceu uma nova configuração experimental. Quando a parte transmucosa do implante (o pilar) é inserida no topo da parte endóssea osseointegrada, uma nova superfície "primitiva" é criada, na qual a translocação bacteriana intraoral pode ser investigada.[306] Tem sido demonstrado que uma microbiota subgengival complexa, incluindo a maioria dos periodontopatógenos, é estabelecida dentro de 1 semana após a inserção do pilar seguido por um lento aumento no número de periodontopatógenos.[108,319,320] Implantes dentários também têm sido utilizados como um modelo para estudar o impacto da rugosidade superficial na formação da placa subgengival.[28,43,125,306,316,333] Pilares lisos (R_a de $< 0,2$ μm) abrigam 25 vezes menos bactérias que os rugosos, com uma densidade ligeiramente maior de células cocoides (isto é, não patogênicas). A microbiota subgengival também foi, em grande parte, dependente da presença remanescente de dentes e do grau de periodontite na dentição natural remanescente (para análise, referência 293). Estas observações destacam a importância da translocação bacteriana intraoral para biofilmes subgengivais.

Características das Bactérias do Biofilme

Metabolismo das Bactérias da Placa Bacteriana

A maioria dos nutrientes para as bactérias da placa bacteriana é originária da saliva ou do fluido gengival, embora a dieta do hospedeiro proporcione, no entanto, uma ocasional, porém importante, fonte de alimento. A transição de microrganismos Gram-positivos para Gram-negativos observada no desenvolvimento estrutural da placa bacteriana é acompanhada por uma transição fisiológica na placa em desenvolvimento.

Os colonizadores precoces (p. ex., *Streptococcus* e *Actinomyces* spp.) utilizam oxigênio e diminuem o potencial *redox* do meio, o qual, em seguida, favorece o crescimento anaeróbio das espécies.[80,428] Muitos dos colonizadores precoces Gram-positivos utilizam açúcares como fonte de energia. As bactérias que predominam na placa madura são anaeróbias e assacarolíticas (isto é, não quebram os açúcares) e utilizam os aminoácidos e pequenos peptídeos como fonte de energia.[231]

Estudos laboratoriais têm demonstrado muitas interações metabólicas entre as diferentes bactérias encontradas na placa bacteriana (Figura 8.23). Por exemplo, o lactato e formato são subprodutos do metabolismo de estreptococos e *Actinomyces* spp.; podem ser utilizados no metabolismo de outros microrganismos da placa, incluindo *Veillonella* spp. e *A. actinomycetemcomitans*.[42,91] Curiosamente, a bactéria comensal *S. gordonii* também mostrou fornecer receptores de elétrons que promovem o crescimento respiratório de *A. actinomycetemcomitans in vivo* durante a formação de abscessos.[392]

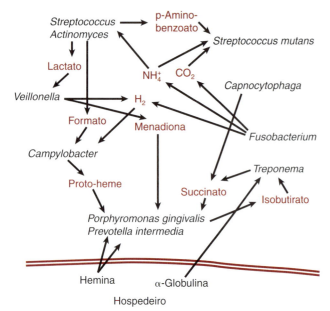

Figura 8.23 Ilustração esquemática das interações metabólicas entre diferentes espécies bacterianas encontradas na placa e entre o hospedeiro e as bactérias da placa. Essas interações são, provavelmente, importantes para a sobrevivência das bactérias no meio ambiente periodontal. CO_2, Dióxido de carbono; H_2, hidrogênio; NH_4^+, amônia. (Dados de Carlsson J: *Microbiology of plaque associated periodontal disease*. In Lindhe J, ed.: Textbook of Clinical Periodontology, Munksgaard, 1983, Munksgaard International Publishers; Grenier D: *Nutritional interactions between two suspected periodontopathogens*, Treponema denticola *and* Porphyromonas gingivalis. Infect Immun 60:5298, 1992; Loesche WJ: *Importance of nutrition in gingival crevice microbial ecology.* Periodontia 6:245, 1968; e Walden WC, Hentges DJ: *Differential effects of oxygen and oxidation-reduction potential on the multiplication of three species of anaerobic intestinal bacteria.* Appl Microbiol 30:781, 1975.)

A importância dessa respiração cruzada nos biofilmes da placa bacteriana ainda não está clara.

O crescimento de *P. gingivalis* é reforçado pelos subprodutos metabólicos, produzidos por outros microrganismos, tais como succinato da *C. ochracea* e *T. denticola* e protoheme de *Campylobacter rectus* (Figura 8.2R).[121,122,248] Por sua vez, o *P. gingivalis* fornece ácido isobutírico que estimula o crescimento de *T. denticola*.[121] Em geral, a população total da placa é mais eficiente que qualquer outro constituinte do organismo na liberação de energia a partir de substratos disponíveis.[443]

Interações metabólicas também podem ocorrer entre o hospedeiro e os microrganismos da placa. As enzimas bacterianas que degradam proteínas do hospedeiro mediam a liberação de amônia, que pode ser utilizada por bactérias como uma fonte de nitrogênio.[48] O ferro da hemina advindo da degradação da hemoglobina do hospedeiro pode ser importante no metabolismo de *P. gingivalis*.[34] Aumentos nos hormônios esteroides estão associados a um aumento significativo nas proporções de *P. intermedia* encontrada na placa subgengival.[191] Essas interdependências nutricionais são, provavelmente, críticas para o crescimento e a sobrevivência dos microrganismos na placa bacteriana e podem explicar, parcialmente, a evolução de interações estruturais altamente específicas observadas entre as bactérias da placa.

Comunicação entre as Bactérias do Biofilme

As células bacterianas não existem isoladamente. Em um biofilme, as bactérias têm a capacidade de se comunicar umas com as outras. Um exemplo disso é o *sensiquorum* (capacidade de se comunicar), em que as bactérias secretam uma molécula de sinalização que se acumula no meio ambiente local e desencadeia uma resposta, tal como uma mudança na expressão de genes específicos, uma vez que estes alcancem uma concentração limiar crítica. O limiar de concentração é atingido apenas em alta densidade celular, e, por conseguinte, as bactérias sentem que a população alcançou massa crítica ou *de quorum*. Há alguma evidência de que a comunicação intercelular pode ocorrer após o contato célula-célula e de que, neste caso, a comunicação pode não envolver a sinalização de secreção molecular.[165] Dois tipos de moléculas de sinalização foram detectados de bactérias da placa bacteriana: peptídeos liberados por organismos Gram-positivos durante o crescimento e uma molécula de sinalização "universal" chamada de *autoindutora 2* (AI-2).[182] Sinais de peptídeos são produzidos por estreptococos orais; estes são reconhecidos pelas células da mesma espécie que os produz, e possivelmente também por diferentes espécies de estreptococos.[103] Respostas são induzidas apenas quando um limiar de concentração do peptídeo é alcançado, e, assim, os peptídeos agem como densidade celular ou *sensiquorum*. As concentrações locais de moléculas de sinalização podem ser aumentadas em biofilmes se os sinais ficarem presos na matriz do biofilme. Os peptídeos estreptocócicos são conhecidos como *peptídeos estimuladores de competência*, porque a maior resposta a estes sinais é a indução de competência, que é um estado fisiológico durante o qual as células são preparadas para a absorção e incorporação de DNA.

Em algumas espécies, tais como *S. mutans*, uma pequena proporção das células em uma população responde por lise aos peptídeos estimuladores de competência.[292] A lise é considerada um comportamento altruísta que ajuda a disseminar informação genética em toda a população de células *S. mutans*.

Em contraste com os peptídeos estimuladores de competência cepa-específicos, a AI-2 é produzida e detectada por muitas bactérias diferentes. A detecção de AI-2 produz amplas variações na expressão de genes, e em alguns casos afetam até um terço de todo o genoma.[399]

Pouco se sabe sobre as funções específicas da AI-2 em biofilmes orais. No entanto, esta molécula demonstrou desempenhar um papel em interações mutualísticas entre *S. oralis* e *A. oris* (*A. naeslundii*).[332] Assim, em um sistema modelo *in vitro*, nem *S. oralis* nem *A. oris* formaram biofilmes em monocultura. Quando foram cultivados em conjunto, esses organismos cresceram abundantemente nas superfícies e formaram biofilmes espessos e confluentes. Este comportamento mutualístico apenas foi observado quando a AI-2 estava presente: interrompendo o gene para a AI-2 em *S. oralis* revoga-se o crescimento mutualístico. Esses dados demonstram que a AI-2 é produzida e detectada por bactérias orais e sugerem que a comunicação interbacteriana é importante para o desenvolvimento da placa bacteriana.

O *sensiquorum* parece, portanto, desempenhar diversos papéis na, por exemplo, modulação da expressão de genes para resistência a antibióticos, estimulando o crescimento de espécies benéficas no biofilme e desencorajando o crescimento de concorrentes.

Interações entre as Bactérias da Placa Bacteriana

Existem algumas evidências de estudos laboratoriais de que os organismos não patogênicos na placa bacteriana subgengival podem modificar o comportamento de patógenos periodontais. Por exemplo, as fimbrias longas e curtas da *P. gingivalis* são necessárias para a adesão e a formação de biofilme. A expressão de fimbrias longas é deprimida na presença de *Streptococcus cristatus*, e fimbrias curtas são reprimidas por *S. gordonii*, *S. mitis* ou *S. sanguinis*.[221,284] Alterações na fisiologia bacteriana após transições de monocultura para comunidades de espécies mistas podem ser bastante amplas.

O uso de uma abordagem proteômica para sondar o fenótipo de *P. gingivalis* mostrou que a expressão de quase 500 proteínas de *P. gingivalis* é alterada em um modelo oral de comunidades microbianas que contêm *S. gordonii* e *F. nucleatum*.[197] Atualmente, não está claro como essas mudanças afetam a interação entre *P. gingivalis* e o hospedeiro.

Em biofilmes multiespécies nos quais muitas bactérias são justapostas às células de diferentes espécies, as interações entre os microrganismos geneticamente distintos podem ser mutuamente benéficas

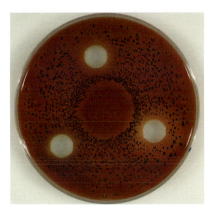

Figura 8.24 Inibição do crescimento induzida por estreptococos. O crescimento de *Prevotella intermedia* (colônias negras) é inibido pela presença de *Streptococcus mitis*, *Streptococcus salivarius* e *Streptococcus sanguinis* (nos orifícios brancos). Isto é representado por uma zona sem crescimento (halo) ao redor dos buracos brancos. Este é um exemplo típico da inibição do crescimento induzida por estreptococos.

(Figura 8.5A). No entanto, existem muitos exemplos de interações competitivas entre diferentes bactérias (Figura 8.24). Por exemplo, *S. mutans* produz peptídeos antimicrobianos que têm ampla atividade contra bactérias *in vitro*.[195] Outros estreptococos orais competem com *S. mutans* excretando uma molécula H_2O_2 fortemente oxidante.[195] Na verdade, *Streptococcus oligofermentans* pode converter o ácido lático produzido por *S. mutans* em H_2O_2, que, em seguida, elimina as células *S. mutans*.[411]

Em biofilmes subgengivais, o oxigênio é escasso e, por conseguinte, a produção de H_2O_2 por bactérias é baixa. Os agentes oxidantes podem ser mais importantes na interação entre o hospedeiro e o patógeno porque as espécies reativas ao oxigênio são o componente mais importante da resposta de neutrófilos às bactérias.

Outro exemplo de interação competitiva existente entre os estreptococos e os periodontopatógenos. *S. sanguinis*, *S. salivarius* e *S. mitis* têm demonstrado inibir a colonização de *A. actinomycetemcomitans* (Vídeo 8.4), *P. gingivalis* e *Prevotella intermedia*, *in vitro*, em tecidos duros e moles.[370,405,422]

Estudos recentes têm demonstrado que estas interações também podem influenciar o hospedeiro. Embora em um estudo realizado por Teughels et al.[406] nenhum efeito clínico fosse esperado, foi observada uma redução no sangramento à sondagem em bolsas que receberam os estreptococos. Naquela época, essa observação foi explicada pelo estabelecimento de uma microbiota mais compatível com o hospedeiro. No entanto, uma interação com o hospedeiro por meio do sistema imune parece ser uma hipótese adicional interessante. Estreptococos orais têm demonstrado modular as interações bactérias-hospedeiro, que envolvem tanto *F. nucleatum* quanto *A. actinomycetemcomitans*. Assim, *S. cristatus* e outros estreptococos orais atenuam a capacidade de *F. nucleatum* em estimular a produção de interleucina-8 pelas células epiteliais do hospedeiro.[460] Sliepen et al.[371] recentemente demonstraram resultados semelhantes para os estreptococos que foram usados no estudo de Teughels et al.

Outro exemplo interessante é a expressão aumentada de *S. gordonii* induzida por uma proteína resistente ao complemento, ApiA, em *A. actinomycetemcomitans*, resultando em uma resistência maior à morte pelo soro do hospedeiro.[326]

Biofilmes e Resistência Antimicrobiana

O crescimento bacteriano em comunidades microbianas aderentes a uma superfície não "se comporta" do mesmo modo que o crescimento bacteriano suspenso em um meio líquido (isto é, em um estado solto ou planctônico). Por exemplo, a resistência bacteriana aos agentes antimicrobianos é drasticamente aumentada no biofilme.[9,65,147,302] Quase sem exceção, os organismos do biofilme são 1.000 a 1.500 vezes mais resistentes aos antibióticos quando comparados ao seu estado planctônico. Os mecanismos desta maior resistência diferem entre as espécies, de um antibiótico a outro, e pelo fato de os biofilmes crescerem em diferentes *habitats*.

Geralmente é aceito que a resistência bacteriana aos antibióticos é afetada por seu estado nutricional, taxa de crescimento, temperatura, pH e uma exposição prévia a concentrações subeficazes de agentes antimicrobianos.[40,41,444] Variações em qualquer destes parâmetros conduzirão, portanto, a uma resposta variada dos antibióticos dentro de um biofilme. Outro mecanismo importante de resistência parece ser a taxa de crescimento mais lenta de espécies bacterianas em um biofilme, o que as torna menos suscetíveis a muitos, mas não todos, antibióticos.[18,38,65,452] A matriz do biofilme, embora não seja por si só uma barreira física significativa para a difusão de antibióticos, apresenta determinadas propriedades que podem retardar sua difusão. Por exemplo, agentes fortemente carregados ou altamente reativos quimicamente podem não alcançar as zonas mais profundas do biofilme, pois este age como uma resina de permuta iônica, removendo tais moléculas da solução.[113,400]

> **IMPORTANTE**
>
> As bactérias nos biofilmes costumam ser até 1.000 vezes mais resistentes aos agentes antimicrobianos que seus homólogos planctônicos.

Além disso, as enzimas extracelulares, como β-lactase, o formaldeído liase e formaldeído desidrogenase podem ficar presos e concentrados na matriz extracelular, inativando, assim, alguns antibióticos (especialmente os antibióticos hidrofílicos carregados positivamente).

Alguns antibióticos, como os macrolídeos, são carregados positivamente, mas os hidrofóbicos não são afetados por esse processo.

Bactérias "super-resistentes" foram identificadas em um biofilme. Estas células contam com bombas de resistência a múltiplos fármacos, que podem expelir os agentes antimicrobianos das células.[38] Como essas bombas carregam os antibióticos para fora da membrana externa, o processo oferece proteção contra antibióticos que têm como alvo, por exemplo, a síntese da parede celular. A penetração e a eficácia dos agentes antimicrobianos contra bactérias do biofilme são questões fundamentais para o tratamento de infecções periodontais.

A resistência antibiótica pode ser transmitida por meio de um biofilme via troca intercelular do DNA. A alta densidade de células bacterianas em um biofilme facilita a troca de informação genética entre as células da mesma espécie e entre espécies e, até mesmo, entre gêneros. Conjugação (isto é, a permuta de genes por meio de uma conexão direta interbacteriana formada por um *pili* sexual), transformação (isto é, movimento de pequenos fragmentos de DNA a partir do ambiente para o cromossomo bacteriano), transferência de plasmídeos e transferência de transposon ocorrem em biofilmes.

Transmissão e Translocação Bacterianas

A transmissão de agentes patogênicos de um *locus* para outro é um aspecto importante das doenças infecciosas. Em teoria, essa transmissão pode comprometer o resultado da terapia periodontal; além disso, a transmissão de patógenos de uma pessoa para outra pode ser importante, no que diz respeito a transmissão de doenças. O significado de uma transmissão intraoral, ou de uma transmissão vertical ou horizontal, é, contudo, difícil de provar ou quantificar.

Uma das primeiras perguntas a este respeito é: "as bactérias orais são transmissíveis entre os seres humanos?" Técnicas de impressão digital molecular ilustram claramente que os patógenos

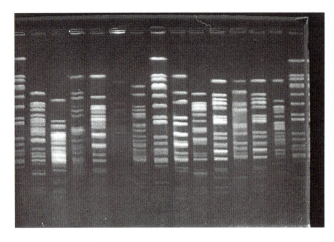
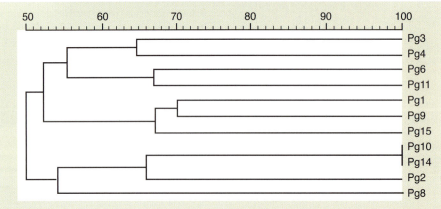

Figura 8.25 Cepas de *Porphyromonas gingivalis*. (A) Um padrão de bandas de DNA isolado a partir de múltiplas cepas de *Porphyromonas gingivalis* após eletroforese em gel de campo pulsado. As faixas 1, 8 e 15 contêm uma cepa de referência de DNA (*Staphylococcus aureus*) cortada com *Sma*I (uma endonuclease de restrição) nas faixas 2 a 7 e 9 a 14; 12 cepas diferentes de *P. gingivalis* são comparadas por sua similaridade genética. (B) A similaridade genética é expressa em um dendrograma. As bactérias são consideradas geneticamente semelhantes quando os seus padrões de bandas são 80% similares.

periodontais são transmissíveis entre os membros de uma família.[455] (Figura 8.25).

Essa transmissão bacteriana entre os indivíduos (e até mesmo entre animais e seres humanos) não deve ser confundida com *contágio* (o termo *contagioso* refere-se à probabilidade de um microrganismo ser transmitido de um hospedeiro infectado para outro não infectado, criando uma doença). Asikainen et al.[19] utilizaram um método de impressão digital genética chamado de PCR (*reação em cadeia da polimerase*) para encontrar genótipos de *A. actinomycetemcomitans* isolados de membros de uma família. Foram encontrados genótipos idênticos de *A. actinomycetemcomitans* em 11 das 12 famílias pesquisadas. Isso sugere a transmissão desse microrganismo entre os familiares. No entanto, foram mais frequentemente encontradas crianças com um genótipo idêntico a um dos seus pais, que nos cônjuges. Isto indica que, quanto a transmissão de *A. actinomycetemcomitans*, a transmissão vertical é mais importante que a transmissão horizontal. Observações semelhantes foram feitas para a transmissão de espécies cariogênicas da mãe para a criança.[177] A transmissão vertical ou horizontal de *P. gingivalis* raramente é observada.[418]

A existência de uma translocação "intraoral" de bactérias (isto é, de um nicho para outro) foi investigada mais a fundo. A transmissão intraoral de bactérias foi analisada em primeiro lugar em cariologia. Loesche et al.[233] demonstraram que as cepas de *S. mutans* resistentes à estreptomicina cultivadas em uma *restauração* dental foram espontaneamente transmitidas aos dentes adjacentes (provavelmente via saliva) e podiam até chegar ao quadrante contralateral após a transmissão com uma sonda exploradora. Anteriormente, Edman et al.[89] tiveram sucesso na implantação das espécies mencionadas anteriormente, em dois voluntários, por meio de fio dental. Observações comparáveis têm sido feitas para periodontopatógenos.

Christersson et al.[57] demonstraram uma translocação de *A. actinomycetemcomitans* via sondas periodontais em pacientes com periodontite juvenil localizada. Eles foram capazes de colonizar com sucesso bolsas anteriormente não infectadas com *A. actinomycetemcomitans* por meio de uma única sondagem, com uma sonda que tinha sido previamente inserida em uma bolsa infectada, do mesmo paciente. Embora a colonização tenha sido apenas temporária, surgiu uma dúvida sobre se a colonização poderia tornar-se permanente e se o local oferecia condições de crescimento mais adequadas (p. ex., uma bolsa profunda com sangramento, como frequentemente encontrado, imediatamente após a terapia periodontal inicial). Está bem estabelecido que a colonização de um nicho microbiano já estabelecido por uma nova espécie é difícil, porque é dificultada por uma variedade de interações microbianas. A translocação intraoral para a colonização de superfícies estéreis pode, portanto, ser diferente da translocação e colonização de superfícies já colonizadas. No interior da cavidade bucal, tais superfícies estéreis não são de ocorrência natural. No entanto, no momento da colocação de um *pilar* de um implante dentário, uma bolsa subgengival estéril é criada. Uma grande série de estudos comparou a microbiota das bolsas ao redor dos dentes com aquela encontrada nas bolsas nas regiões peri-implantares, em pacientes parcialmente edêntulos. Foi relatada uma semelhança notável entre eles.* Vários estudos recentes têm

---

*Referências 13, 158, 159, 176, 178, 212, 216, 250, 260, 283, 312, 352.

investigado a colonização subgengival de tais bolsas peri-implantares "estéreis" em pacientes parcialmente edêntulos. Demonstrou-se que a translocação para a colonização dessas bolsas é extremamente rápida. Periodontopatógenos já podem ser detectados neste nicho, 30 minutos após a colocação do *pilar*.[108] A colonização inicial dessas bolsas com periodontopatógenos é concluída dentro de 1 semana. Após 2 semanas, existem apenas pequenas mudanças adicionais nesta microbiota recentemente desenvolvida.[108,319,320] Estas alterações adicionais refletem, principalmente, em mudanças nos números de espécies. Com base nas semelhanças anteriormente mencionadas entre as populações microbianas associadas a dentes e implantes, tem sido sugerido que, pelo menos nos indivíduos parcialmente edêntulos, os dentes podem atuar como um reservatório para a (re)colonização da área subgengival ao redor dos implantes. Esta hipótese foi apoiada por Sumida et al.,[397] que detectaram padrões intraindividuais obtidos por eletroforese em gel de campo pulsado para *P. gingivalis* de dentes e implantes (indicando que estes locais continham, precisamente, as mesmas cepas de *P. gingivalis*), em comparação a grandes variações interindividuais.

Habitantes não Bacterianos da Cavidade Bucal

A microbiologia oral é muitas vezes reduzida a "bacteriologia oral". No entanto, a cavidade oral compreende uma microbiota muito mais diversificada que meramente uma bacteriana. Vírus, fungos, archaea e protozoários podem ser encontrados na cavidade bucal dos seres humanos. Muitas destas espécies podem residir na cavidade bucal em harmonia com o hospedeiro como comensais, semelhantes às bactérias orais, mas também podem causar várias doenças orais.

IMPORTANTE

Além das bactérias, os vírus podem estar presentes na cavidade bucal. Herpes-vírus, papilomavírus humano, picornavírus e retrovírus podem contribuir com o desenvolvimento de úlceras orais, tumores, mononucleose, síndrome de Sjögren, osteomielite, osteonecrose, leucoplasia oral e líquen plano oral.

Vírus

Doenças virais da mucosa oral e da região perioral são frequentemente encontradas na prática odontológica. Os vírus são importantes agentes ulcerosos e tumorigênicos da cavidade bucal. O achado de uma abundância de vírus de mamíferos, em lesões de periodontite, pode sugerir um papel para os vírus na maioria das doenças orais previamente reconhecidas.[360] Uma revisão mais aprofundada pode ser encontrada em dois artigos descritos por Slots.[375,376]

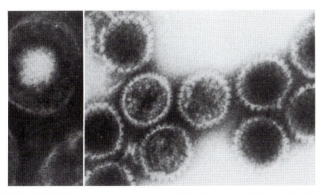

Figura 8.26 Vírus herpes simples tipo 1. Fotomicrografia eletrônica de vírus herpes simples tipo 1, envelopado (*à esquerda*) e sem capsídeo (*à direita*) (198.000 ×). *(De Fields BN, Knipe, DM: Em Fields BN, editors: Virology, New York, 1985, Raven Press.)*

Em contraste com a maioria das bactérias, os vírus replicam apenas quando estão presentes dentro de células eucarióticas (animais, plantas, protozoários e fungos) ou células procarióticas (bactérias e archaea), e não em suas próprias células. A partícula vírion extracelular varia em tamanho de 20 a 300 nm, e consiste em DNA ou em ácido ribonucleico (RNA) contido dentro de um revestimento protetor de proteína ou capsídeo (Figura 8.26).

Alguns vírus têm um envelope adicional que compreende uma dupla camada lipídica derivada da membrana celular externa, uma membrana nuclear interna ou a membrana reticular endoplasmática da célula infectada. Em indivíduos saudáveis, a maioria dos vírus na cavidade bucal é bacteriofágica.[10] As quatro maiores famílias virais estão associadas às principais doenças bucais virais de adultos:

1. O grupo de herpes-vírus contém oito membros diferentes que são vírus de DNA encapsulados em uma cadeia dupla (Tabela 8.4). Na cavidade bucal, estão associados a diferentes úlceras, tumores e outras patologias orais.
2. Os papilomavírus humanos são agrupados em cinco gêneros e são vírus de dupla fita de DNA, não envelopados (Tabela 8.5). Na cavidade bucal, estão relacionados com úlceras, tumores e patologias orais.
3. Os picornavírus são vírus RNA de fita simples não envelopados (Tabela 8.6). Na cavidade bucal, estão relacionados com úlceras orais e diferentes patologias.
4. Os retrovírus são divididos em sete gêneros dos quais dois são patógenos humanos. Todos os retrovírus são envolvidos por RNA de fita simples (Tabela 8.7). Na cavidade bucal, estão associados a diferentes tumores e patologias orais.

Manifestações Clínicas de Doenças Virais Orais

Úlceras Orais

Úlceras/erosões são relativamente comuns na mucosa orofaríngea.[356] Embora úlceras orais possam ter uma variedade de etiologias, foi estabelecida uma causa viral de úlceras orais para gengivoestomatite herpética primária e recorrente (principalmente vírus herpes simples 1, mas também vírus herpes simples 2), surto de varicela/herpes-zóster (vírus varicela-zóster), herpangina (coxsackievírus) e doença mão-pé-boca (enterovírus). Os vírus também podem desempenhar um papel, em alguns casos, de estomatite aftosa recorrente (vírus varicela-zóster, citomegalovírus [CMV], outros herpes-vírus, adenovírus e vírus do sarampo) e em doenças sistêmicas com um componente ulcerogênico bucal, tais como eritema multiforme (vírus herpes simples), síndrome de Behçet (vírus herpes simples e CMV), pênfigo vulgar (vírus herpes simples e CMV) e lúpus eritematoso sistêmico (vírus Epstein-Barr [EBV]).

Tumores Orais

Os vírus podem ser ligados a um único tipo de tumor (p. ex., vírus da hepatite B) ou a um número limitado de tumores (p. ex., EBV); essa diferença provavelmente reflete a extensão do tropismo tecidual do vírus. Os vírus podem provocar a transformação e a proliferação celular por meio da expressão direta de genes oncogênicos em células infectadas ou atuar como um cofator necessário ou não obrigatório no desenvolvimento de malignidade. No entanto, embora a maioria dos indivíduos abrigue vírus oncogênicos na cavidade bucal, o câncer que ocorre como resultado de uma infecção com tais vírus é relativamente raro. Os fatores de risco além da infecção viral são, obviamente, importantes para o desenvolvimento do câncer, incluindo histórico familiar, idade, tabagismo e consumo de álcool. O oncovírus mais importante da cavidade bucal é o EBV, o vírus herpes simples-8 e o papilomavírus; as doenças malignas viralmente mais comuns, relacionadas à cavidade bucal, são neoplasias epiteliais, linfomas e sarcoma de Kaposi.[348]

Tabela 8.4 Herpes-vírus que Podem Ser Detectados na Cavidade Bucal.

Vírus	Características	Doenças Associadas	Patologias Orais
Herpes simples tipo 1	Latência em gânglios sensoriais Causa doença orolabial	Gengivoestomatite herpética, lesões orolabiais recorrentes, panarício herpético, queratoconjuntivite, eczema herpético, faringite, síndrome tipo mononucleose, encefalite, infecções neonatais	Gengivoestomatite herpética adulta Úlceras orais relacionadas a HIV/AIDS Aftas orais recorrentes Síndrome de Behçet Pênfigo vulgar oral Eritema multiforme Alveolite seca após exodontia
Herpes simples tipo 2	Latência em gânglios sensoriais Causa infecções genitais e neonatais	Infecção genital, meningite asséptica, disfunção do sistema nervoso autônomo sacral	—
Varicela-zóster	Latência em gânglios sensoriais Somente os três principais genótipos do tipo selvagem são conhecidos Mais de 90% dos adolescentes são infectados em uma população não vacinada	Varicela (catapora), herpes-zóster (cobreiro), envolvimento do sistema nervoso central, pneumonia, infecções bacterianas secundárias e morte A vacina disponível contra varicela (aproximadamente 90% de efetividade) inclui uma vacina de antígeno único e uma combinação contra MMRV	Estomatite aftosa oral recorrente Osteomielite Herpes-zóster (síndrome de Hunt)
EBV	Identificado inicialmente em 1964 em um linfoma de Burkitt africano Células epiteliais infectadas com uma infecção citolítica e linfócitos B com uma infecção latente	Mononucleose infecciosa, leucoplasia pilosa de língua, linfoma de Burkitt, doença linfoproliferativa B, linfoma de Hodgkin, doença linfoproliferativa ligada ao X, linfoma nasal de células T, carcinoma de nasofaringe, carcinoma gástrico, carcinoma da parótida e leiomiossarcoma	Estomatite aftosa oral recorrente Eritema multiforme Vários tipos de tumores epiteliais, tais como carcinoma linfoepitelial, carcinoma linfoepitelial de glândulas salivares, tumor de Warthin (cistoadenolinfoma) de glândulas parótidas, carcinoma de células escamosas, carcinoma de tonsila, carcinoma oral indiferenciado e leucoplasia pilosa oral Vários tipos de tumores linfoides, tais como linfoma de Hodgkin, linfoma de células natural killer/célula T, linfoma de Burkitt, disfunção linfoproliferativa pós-transplante relacionada à ciclosporina, disfunção/linfoma de célula B linfoproliferativo oral pós-transplante, hiperplasia linfoide folicular e linfoma plasmablástico Mononucleose infecciosa
CMVh	Infecta principalmente linfócitos T e macrófagos A proteína gB no vírion envelopado participa da interação célula-vírus e é um dos principais alvos da resposta imune	Nascimento pré-termo, pré-eclâmpsia, rejeição de transplante, imunossenescência, necrose hemorrágica da retina (pacientes com HIV), encefalite, mononucleose infecciosa, aterosclerose, doença gastrintestinal, pneumonia e encefalite	Úlceras orais relacionadas a HIV/AIDS Estomatite aftosa oral recorrente Síndrome de Behçet Pênfigo vulgar oral Eritema multiforme Disfunção linfoproliferativa associada à ciclosporina-esteroide Hemangioendotelioma benigno infantil Sarcoma de Kaposi Mononucleose infecciosa ocasional Sialadenite Osteomielite
Herpes humano-6	Tropismo celular para linfócitos T e células neurais Frequentemente encontrado na saliva de doadores saudáveis	Roséola infantil (sexta doença), meningite, encefalite e possivelmente esclerose múltipla	Úlceras juncionais uvulopalatoglossais Carcinoma oral de células escamosas Leucoplasia oral Líquen plano oral

(Continua)

Tabela 8.4 Herpes-vírus que Podem Ser Detectados na Cavidade Bucal — Continuação.

Vírus	Características	Doenças Associadas	Patologias Orais
Herpes humano-7	Latência em macrófagos e linfócitos T Frequentemente encontrado na saliva de doadores saudáveis	Exantema súbito, erupções maculopapulares e patógenos em receptores de transplante	
Herpes humano-8	Seis subtipos genéticos com notável agrupamento em áreas geográficas Linfócitos B e monócitos servem como reservatórios	Sarcoma de Kaposi, doença multicêntrica de Castleman, linfoma primário de cavidade pleural, doença do tipo mononucleose e anemia aplástica (Ao contrário do EBV, o vírus herpes 8 não está envolvido em tumores epiteliais)	Estomatite aftosa recorrente Sarcoma de Kaposi

EBV, Vírus Epstein-Barr; *CMVh*, citomegalovírus humanos; *HIV*, vírus da imunodeficiência humana; *AIDS*, síndrome da imunodeficiência adquirida; *MMRV*, sarampo, caxumba, rubéola e varicela.
Adaptada de Slots J: Oral viral infections of adults. *Periodontol 2000* 49:60, 2009.

Tabela 8.5 Papilomavírus que Podem Ser Detectados da Cavidade Bucal.

Vírus	Características	Doenças Associadas	Patologia Oral
Papilomavírus (tipos 6, 11, 16, 18, 31, 36 e 42)	Proliferação celular epitelial com especificidade principalmente nas áreas anogenital, uretra, pele, laringe, região traqueobronquial e mucosa oral	Verrugas genitais e cutâneas, câncer do colo do útero e anogenital, condiloma acuminado (doença sexualmente transmissível) e papilomatose respiratória recorrente	Úlceras orais inespecíficas Estomatite aftosa recorrente Hiperplasia epitelial focal Carcinoma oral de células escamosas/carcinoma verrucoso Leucoplasia oral Líquen plano

Adaptada de Slots J: Oral viral infections of adults. *Periodontol 2000* 49:60, 2009.

Tabela 8.6 Picornavírus que Podem Ser Detectados na Cavidade Bucal.

Vírus	Características	Doenças Associadas	Patologia Oral
Coxsackievírus	Coxsackievírus A16 está intimamente relacionado ao enterovírus-71, e ambos pertencem a um pequeno subgrupo dos enterovírus tipo A que estão proeminentemente associados à doença mão-pé-boca	Doença mão-pé-boca sem complicações (coxsackievírus A sorotipos 10 e 16); herpangina (em sua maioria coxsackievírus A); miocardite; diabetes infeccioso tipo 1 (coxsackievírus B); e aterosclerose	Herpangina Doença mão-pé-boca
Echovírus	Algumas replicações de echovírus ocorrem na nasofaringe	Meningite; pericardite; miocardite; herpangina; e síndrome Guillain-Barré	Herpangina
Enterovírus	Enterovírus 71 foi isolado em 1969, de uma criança com encefalite. Pode causar amplas epidemias de doenças agudas Rapidamente mutável	Doença mão-pé-boca (enterovírus-71); herpangina (enterovírus-71); doença tipo poliomielite; meningoencefalite (enterovírus-71); edema pulmonar agudo (enterovírus-71); e conjuntivite hemorrágica	Herpangina Doença mão-pé-boca

Adaptada de Slots J: Oral viral infections of adults. *Periodontol 2000* 49:60, 2009.

Outras Patologias Bucais

Além de úlceras orais e tumores, os vírus também têm sido implicados na mononucleose infecciosa (infecção primária por EBV e, ocasionalmente, uma infecção primária por CMV), síndrome de Sjögren (vírus da hepatite C, vírus T-linfotrópico humano tipo I, HIV e herpes-vírus), osteomielite (vírus do herpes-zóster e CMV), osteonecrose (herpes-zóster), leucoplasia oral (papilomavírus, principalmente os tipos 16 e 18), e líquen plano oral (papilomavírus e vírus da hepatite C).

Periodontite

As bactérias são reconhecidas como indispensáveis para o desenvolvimento da periodontite, e as hipóteses atuais a respeito dos mecanismos patogênicos da periodontite enfatizam a importância de se avaliar os fatores bacterianos e do hospedeiro, coletivamente. No entanto, as interações únicas bacterianas-hospedeiro parecem ser insuficientes para explicar as características clínicas da doença.[374] A distribuição localizada e as exacerbações intermitentes da destruição periodontal e outras questões permanecem um enigma. Em resposta, o envolvimento do herpes-vírus na etiologia da periodontite tem sido sugerido com base no aumento da sua presença no tecido gengival inflamado, fluido gengival e placa subgengival em zonas com o periodonto doente e o seu potencial para induzir citocinas pró-inflamatórias.[374,376] No entanto, permanece indefinido se a ativação do herpes-vírus ocorre espontaneamente ou como resultado de uma infecção concomitante, estresse ou outros fatores imunossupressores.[46] Vários fatores de risco para a periodontite também têm potencial para reativar o herpes-vírus.[66] O sinergismo bacterioviral pode desempenhar um papel importante no

Tabela 8.7 Retrovírus que Podem Ser Detectados na Cavidade Bucal.

Vírus	Características	Doenças Associadas	Patologia Oral
HIV-1	Infecção global Infecta células que contêm receptores CD4, tais como linfócitos T-*helper* e células da linhagem de macrófago	Ranking das patologias que definem AIDS: Pneumonia pneumocística (43%) Candidíase esofágica (15%) Caquexia (11%) Sarcoma de Kaposi (11%) Infecção disseminada de *Mycobacterium avium* (5%) Infecção por *Mycobacterium tuberculosis* (5%) e doença por citomegalovírus (4%) Demência associada ao HIV (4%) Pneumonia bacteriana recorrente (3%) Toxoplasmose (3%) Leucoplasia pilosa oral	Linfoma plasmablástico Sarcoma de Kaposi Xerostomia (síndrome de Sjögren) Sialodenite Osteomielite
HIV-2	Infecção ocorre principalmente no oeste da África Central (Guiné-Bissau)	HIV-2 está associado a tipos similares de doenças como HIV-1, mas geralmente é menos virulento	Leucoplasia pilosa oral Linfoma plasmablástico Sarcoma de Kaposi Xerostomia (síndrome de Sjögren) Sialodenite Osteomielite

AIDS, Síndrome da imunodeficiência adquirida; *HIV*, Vírus da imunodeficiência humana.
Adaptada de Slots J: Oral viral infections of adults. *Periodontol 2000* 49:60, 2009.

estabelecimento e na progressão da periodontite.[376] No entanto, a hipótese de que o herpes-vírus está envolvido na etiologia da periodontite é ainda controversa.[46] Não há dúvida de que os herpes-vírus estão presentes na bolsa periodontal. Junto ao herpes-vírus, muitos outros vírus têm sido detectados em bolsas periodontais. Papilomavírus, HIV, vírus T-linfotrópico humano tipo I, vírus da hepatite B e C e o Torque tenovírus (TTV) podem habitar lesões periodontais.[375] Além disso, o periodonto inflamado pode constituir o principal reservatório por via oral para EBV, CMV, papilomavírus e vírus da hepatite C.[375]

Fungos

Muitas espécies fúngicas foram isoladas da cavidade bucal. A maioria dos isolados é composta por *Candida*, e a espécie mais prevalente é a *C. albicans* (Figura 8.27). Junto com *C. albicans*, alguns dos patógenos fúngicos oportunistas mais comuns em seres humanos são: *C. tropicalis, C. glabrata, C. krusei, C parapsilosis, C. guilliermondii* e *C. dubliniensis*. *Candida* spp. se desenvolveram em ambientes de baixo pH, e cargas elevadas de *Candida* estão associadas à presença relativamente baixa de diversidade da placa bacteriana, que contém espécies acidúricas e acidogênicas, tais como *Streptococcus* spp. e *Lactobacillus* spp.[193] Além de *C. albicans, C. glabrata* está emergindo como um importante agente tanto em mucosa como em infecções na corrente sanguínea.[219,295]

Leveduras, tais como *Rhodotorula glutinis* e *Saccharomyces cerevisiae* são raramente encontradas na cavidade bucal e não são conhecidas por causarem infecções orais. *Cryptococcus neoformans* são ocasionalmente isolados da boca, mas geralmente de pacientes com criptococose pulmonar.[393]

C. albicans é a espécie que é encontrada com mais frequência em tecidos infectados, incluindo as camadas da mucosa oral. Ela também é a espécie predominantemente encontrada durante infecções vaginais e invasivas da corrente sanguínea. Infecções superficiais por *C. albicans* estão aumentando em prevalência, principalmente em portadores de próteses totais e idosos; estas podem levar à doença invasiva, que tem uma alta taxa de mortalidade.[351]

Em contraste com a maioria das outras *Candida* spp., *C. albicans* é um fungo pleomórfico que apresenta diferentes modos de crescimento. Ele pode proliferar como levedura unicelular de brotamento e pode sofrer comutação morfológica quando provocado por condições ambientais específicas, levando a formas de crescimento alongadas denominadas *pseudo-hifas* e *hifas*, e coletivamente chamadas de *formas filamentosas*.[398] As hifas são caracterizadas como filamentos não constritos, com paredes paralelas. Por outro lado, as pseudo-hifas parecem representar uma forma de crescimento entre as leveduras e hifas nas quais as células permanecem fixadas umas às outras, mas pode variar em forma de células elipsoidais alongadas para formas que se assemelham superficialmente às hifas. As várias formas de crescimento são importantes para o estabelecimento de infecções por *Candida*, com papéis específicos propostos nas áreas de aderência, formação de biofilme, penetração nos tecidos e colonização dos órgãos.[198] Além do mais, *C. albicans* produz uma toxina citolítica, a candidalisina, que danifica as barreiras epiteliais e é fundamental para a virulência em modelos animais de infecção da mucosa.[266]

Algumas doenças micóticas sistêmicas que antes eram consideradas exóticas estão se manifestando intraoralmente, com frequência cada vez maior, como resultado da alta prevalência de indivíduos imunocomprometidos na comunidade[239,347] (Tabela 8.8).

Protozoários

A boca é a porta de entrada para muitos parasitas que se adaptam ao hospedeiro humano. Apenas alguns parasitas afetam a cavidade bucal, mas um aumento crescente na literatura indica que os protozoários orais são mais comuns que anteriormente observados.[24] Dependendo do tipo de infecção, os agentes infecciosos parasitas podem ser divididos em duas categorias: os que induzem infecções locais e aqueles que induzem infecções sistêmicas, com efeitos indiretos sobre a cavidade bucal. O primeiro grupo compreende as saprófitas (p. ex., *Entamoeba gingivalis, Trichomonas tenax*) (Figura 8.28; Vídeo 8.5), que têm o potencial de se transformar em patógenos oportunistas ou amebas de vida livre que ocasionalmente tornam-se invasoras, mas que raramente estão presentes clinicamente. Os protozoários tendem a ser vistos em casos de má higiene bucal e problemas de saúde periodontal.

CAPÍTULO 8 Biofilme e Microbiologia Periodontal

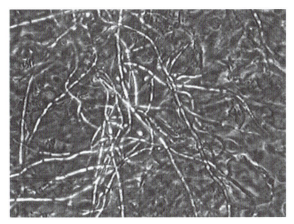

Figura 8.27 Amostra do palato de um paciente com estomatite por prótese total, com evidentes micélios de *Candida* visualizados em um microscópio de contraste de fase.

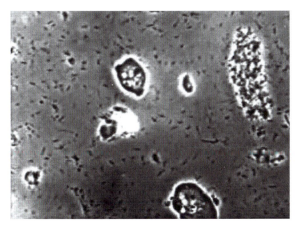

Figura 8.28 *Trichomonas* na placa bacteriana visualizados sob um microscópio de contraste de fase.

Tabela 8.8 Agentes Etiológicos para Diferentes Tipos de Infecções Fúngicas Orais.

Micose Oral	Agente Etiológico
Candidíase	*Candida albicans, Candida glabrata, Candida tropicalis, Candida dubliniensis, Candida krusei,* e assim por diante
Aspergilose	*Aspergillus fumigatus*
Blastomicose	*Blastomyces dermatitidis*
Coccidioidomicose	*Coccidioides immitis*
Criptococose	*Cryptococcus neoformans*
Fusariose	*Fusarium moniliforme*
Geotricose	*Geotrichum candidum*
Histoplasmose	*Histoplasma capsulatum*
Mucormicose	Ordem *Mucorales*
Paracoccidiomicose	*Paracoccidioides brasiliensis*
Penicilose	*Penicillium marneffei*
Esporotricose	*Sporothrix schenckii*

De Samaranayake LP, Keung LW, Jin L: Oral mucosal fungal infections. *Periodontol 2000* 49:39, 2009.

E. gingivalis é, possivelmente, menos comumente encontrado na cavidade bucal que *T. tenax*. No entanto, há indícios de que *E. gingivalis* produz uma doença periodontal progressiva especial em pacientes imunocomprometidos, que muitas vezes apresenta uma infecção gengival necrótica.

Esse tipo de lesão oral dolorosa muitas vezes tem uma etiologia obscura, mas, durante o fim da década de 1990, um estudo sueco não apenas demonstrou sua associação ao HIV-1, como também informou que esta associação parasita parece ser exclusiva do HIV-1, em que nenhum outro parasita nunca foi encontrado com este tipo de imunodeficiência.[238]

Entre as infecções parasitárias sistêmicas, apenas o protozoário flagelado *Leishmania* pode produzir sintomas clínicos que afetam a cavidade bucal.[24] Este efeito é indireto, causado pelas desfigurações produzidas por infecções com a forma mucocutânea da infecção, resultando, assim, em um crescimento granulomatoso que envolve a boca e o nariz. Embora a distribuição dos parasitas orais locais seja mundial, só existe leishmaniose em determinadas áreas.

Archaea

Archaea são organismos unicelulares tão distintos das bactérias como elas são dos eucariotos. O papel da archaea em doenças orais está apenas começando a ser explorado. Archaea metanogênicas produzem metano do gás hidrogênio (H_2)/dióxido de carbono (CO_2) e, por vezes, de formato, acetato, metanol ou metilamina. Estes organismos têm sido isolados de pacientes com doença periodontal, por meio do enriquecimento de culturas com H_2 e CO_2. Eles ocorrem principalmente na parte anaeróbia do biofilme subgengival e em canais radiculares infectados.[22,424,425] Além disso, embora não tenham sido identificados em indivíduos adultos saudáveis, archaea foram identificadas em 37 das 48 amostras advindas de locais de doença periodontal com o uso de métodos de detecção molecular.[217] Archaea metanogênicas se desenvolvem melhor em locais doentes, em comparação com locais saudáveis em pacientes com periodontite agressiva, e uma clara correlação foi estabelecida com microbiota patogênica.[98,247] Postula-se que esses archaea podem favorecer o crescimento de periodontopatógenos, modulando a constituição do biofilme subgengival inerente ao seu metabolismo. No entanto, a relevância clínica precisa de archaea continua a ser uma questão de conjectura.[246]

Especificidade Microbiológica das Doenças Periodontais

Hipótese Inespecífica da Placa

Em meados de 1900, acreditava-se que as doenças periodontais resultavam de um acúmulo de placa bacteriana ao longo do tempo, eventualmente em conjunto com a diminuição da resposta do hospedeiro e o aumento da suscetibilidade dele com a idade. Esta teoria, que é chamada de *hipótese da inespecífica placa*, foi suportada por estudos epidemiológicos que correlacionaram idade e quantidade de placa com evidência de periodontite.[237,340,355]

De acordo com a hipótese inespecífica da placa, a doença periodontal resulta da "elaboração de produtos nocivos por toda a microbiota da placa".[232] Quando apenas pequenas quantidades de placa estão presentes, os produtos nocivos são neutralizados pelo hospedeiro. De igual modo, grandes quantidades de placa causaria uma produção maior de produtos nocivos, que seriam essencialmente destrutivos às defesas do hospedeiro.

> **IMPORTANTE**
> Embora a hipótese inespecífica da placa tenha sido descartada em favor de outras hipóteses etiológicas, a maioria das intervenções terapêuticas ainda é baseada nos princípios desta hipótese.

Diversas observações contradiziam essas conclusões. Primeiro, alguns indivíduos com quantidades consideráveis de placa e cálculo, assim como gengivite, nunca desenvolveram periodontite destrutiva. Além disso, os indivíduos que apresentavam periodontite demonstraram uma especificidade local considerável em relação ao padrão da doença. Alguns locais não foram afetados, enquanto o avanço da doença foi encontrado em locais adjacentes. Na presença de uma resposta uniforme do hospedeiro, estes resultados foram inconsistentes com o conceito de que toda a placa era igualmente patogênica. O reconhecimento das diferenças da placa em locais com características clínicas diferentes (isto é, doença *versus* saúde) levou a uma busca renovada por patógenos específicos em doenças periodontais e a uma transição conceitual da hipótese inespecífica para hipótese específica da placa.[230,373,380]

Inerente à hipótese inespecífica da placa é o conceito de que o controle da doença periodontal depende da redução da quantidade total da placa. O tratamento padrão atual da periodontite por desbridamento (não cirúrgico ou cirúrgico) e as medidas de higiene bucal ainda se concentram na remoção da placa e seus produtos. Embora a hipótese de placa inespecífica tenha sido descartada em favor de outras hipóteses etiológicas, a maioria das intervenções terapêuticas ainda é baseada nos princípios básicos dessa hipótese.

Hipótese Específica da Placa

A hipótese específica da placa sublinha a importância da composição qualitativa da microbiota residente. A patogenicidade da placa bacteriana depende da presença ou de um aumento em microrganismos específicos.[232] Este conceito sintetiza que a placa que abriga bactérias patogênicas específicas pode provocar doença periodontal porque os principais organismos produzem substâncias que mediam a destruição dos tecidos do hospedeiro. A associação de espécies bacterianas específicas com doença surgiu durante o início dos anos 1960, quando o exame microscópico da placa revelou que os diferentes morfotipos bacterianos foram encontrados em sítios saudáveis *versus* sítios periodontalmente doentes (Vídeo 8.5). Mais ou menos ao mesmo tempo, grandes avanços foram feitos nas técnicas utilizadas para isolar e identificar os microrganismos periodontais. Estas incluíram melhoras nos procedimentos para avaliar a placa subgengival, no manuseio das amostras para evitar matar as bactérias e os meios utilizados para cultivar as bactérias no laboratório.[382] Os resultados foram um enorme aumento na capacidade de isolar microrganismos periodontais e um considerável refinamento na taxonomia bacteriana.[196] A aceitação da hipótese de placa específica foi estimulada pelo reconhecimento de *A. actinomycetemcomitans* como patógeno na periodontite agressiva localizada.[269,373] Estes avanços levaram a uma série de estudos de associação focados na identificação de patógenos periodontais específicos por meio da análise da microbiota associada a estados de saúde e de doença, em estudos transversais e longitudinais.

A introdução de métodos moleculares para a identificação de bactérias aumentou consideravelmente o poder de associação dos estudos, pois já não eram mais obrigados a analisar essas bactérias que podiam ser cultivadas (isto é, até 50% da microbiota bucal total). Por exemplo, os membros específicos do filo *Synergistetes* que nunca foram cultivados em isolamento, demonstraram uma clara associação à doença periodontal.[423] Técnicas de identificação molecular, tais como hibridização de DNA pelo *checkerboard*, podem identificar e enumerar muitos organismos diferentes simultaneamente e são, portanto, bem adequadas para estudos de alto rendimento. A associação de bactérias do "complexo vermelho" de Socranksy (*P. gingivalis, T. forsythia* e *T. denticola*) à doença periodontal foi baseada na análise de 40 diferentes tipos de bactérias em mais de 13.000 amostras de placa.[384] No entanto, os estudos de associação da doença não revelam se a presença de bactérias específicas *causa* ou *se correlaciona com* a presença da doença. Além disso, estes estudos demonstraram que a doença periodontal pode ocorrer mesmo na ausência de patógenos definidos", tais como as bactérias do complexo vermelho, e contrariamente que "patógenos" possam estar presentes na ausência de doença.

Hipótese da Placa Ecológica

Durante os anos 1990, Marsh et al.[245a] desenvolveram a "hipótese da placa ecológica" na tentativa de unificar as teorias existentes sobre o papel da placa bacteriana na doença oral (Figura 8.29). De acordo com a hipótese da placa ecológica, tanto a quantidade total da placa bacteriana, assim como a composição microbiana específica da placa podem contribuir para a transição de saúde à doença. A microbiota da placa bacteriana associada à saúde é considerada relativamente estável ao longo do tempo e em um estado de equilíbrio dinâmico ou "homeostase microbiana". O hospedeiro controla de certa maneira a placa subgengival, por meio de uma resposta imune temperada e baixos níveis de fluxo do fluido gengival. Perturbações na resposta do hospedeiro podem ser provocadas por um acúmulo excessivo de placa bacteriana inespecífica, por fatores do hospedeiro placa-independentes (p. ex., surgimento de um distúrbio imune, alterações no equilíbrio hormonal [p. ex., durante a gravidez], ou por fatores ambientais (p. ex., tabagismo, dieta).

Mudanças no estado do hospedeiro, tais como a inflamação, degradação tecidual e/ou elevado fluxo de fluido gengival podem conduzir a uma mudança na população microbiana na placa. Como resultado das alterações do microambiente, o número de espécies benéficas pode diminuir, enquanto o número de espécies potencialmente patogênicas aumenta. Essa mudança gradual em toda a comunidade microbiana, conhecida como *disbiose*, pode resultar em um estado de doença

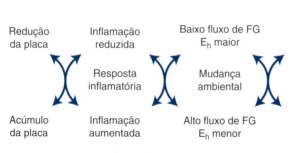

Figura 8.29 Hipótese da placa ecológica em relação às doenças periodontais: gengivite e periodontite. O acúmulo de placa causa inflamação dos tecidos adjacentes (gengivite) e outras alterações ambientais que favorecem o crescimento de anaeróbios Gram-negativos e espécies proteolíticas, incluindo periodontopatógenos. O aumento das proporções de tais espécies resulta na destruição dos tecidos periodontais (isto é, periodontite). E_h, Potencial *redox*; FG, fluido gengival. *(Adaptada de Marsh PD: Microbial ecology of dental plaque and its significance in health and disease. Adv Dent Res 8:263, 1994.)*

crônica, como periodontite.[23] A hipótese de placa ecológica é inteiramente consistente com as observações de que os organismos associados à doença são componentes secundários da microbiota bucal em saúde; esses organismos são mantidos sob controle pela competição interespécies durante a homeostase microbiana. A doença é associada ao crescimento excessivo de membros específicos do biofilme da placa bacteriana, quando o microambiente local se altera, mas não é necessariamente a mesma espécie em cada caso. Uma consideração importante da hipótese da placa ecológica é que a intervenção terapêutica pode ser útil em número de diferentes níveis. Eliminar o estímulo etiológico — seja microbiano, hospedeiro ou ambiental — ajudará a restaurar a homeostase microbiana. Focar microrganismos específicos pode ser menos eficaz, pois as condições de doença permanecerão.

Hipótese do Patógeno-chave e Sinergia Polimicrobiana e Modelo de Disbiose

A hipótese do patógeno pedra-angular indica que determinados patógenos microbianos em baixa abundância podem orquestrar a doença inflamatória transformando uma microbiota normalmente benigna em uma disbiótica. Isso pode propor uma nova base conceitual para o desenvolvimento de diagnósticos-alvo e de modalidades de tratamento direcionadas para as doenças disbióticas complexas.[131,133]

Algumas evidências indicam que certos patógenos podem desencadear o rompimento da homeostase microbiana, levando assim ao desenvolvimento da doença periodontal, mesmo quando eles estão presentes apenas em pequenos números. Por exemplo, os camundongos específicos livres de patógenos expostos a *P. gingivalis* desenvolveram perda óssea periodontal, mesmo quando o patógeno estava presente em menos de 0,1% da microbiota total. A doença não ocorreu na ausência de outras bactérias (isto é, em camundongos livres de germes) ou em camundongos com ausência dos receptores do complemento C3a ou C5a. Esses dados indicaram que *P. gingivalis* subverte o sistema imunológico do hospedeiro e altera a composição microbiana da placa bacteriana, levando por fim à perda óssea periodontal. Com essa base, *P. gingivalis* foi rotulado como um patógeno "pedra-angular"; isso significa que ele é um organismo central ao processo da doença, mesmo quando em quantidade relativamente baixa.

A hipótese do patógeno pedra-angular foi estendida para incluir o conceito de uma homeostase rompida em adição aos papéis importantes destes patógenos na sinergia polimicrobiana e no modelo disbiótico da doença.[132] Neste modelo, a comunicação interespécies entre os patógenos pedra-angular e outros membros da comunidade (conhecidos como *patógenos acessórios*) é considerada um fator importante que leva ao crescimento excessivo da microbiota mais patogênica e à comunidade microbiana disbiótica. Esse modelo tem como base inúmeras observações da sinergia microbiana entre as espécies que não são consideradas patógenos periodontais, como os estreptococos orais e os organismos mais patogênicos que incluem *P. gingivalis* e *A. actinomycetemcomitans*.[132]

Fatores Complicadores

A identificação de patógenos bacterianos nas doenças periodontais tem sido difícil por inúmeros fatores.[382] A microbiota periodontal é uma comunidade complexa de microrganismos, muitos dos quais ainda são difíceis ou impossíveis de se identificar ou cultivar. A natureza crônica da doença periodontal tem complicado a busca por bactérias patogênicas. Anteriormente, achava-se que as doenças periodontais progrediam em uma taxa lenta, mas contínua.[228] No entanto, estudos epidemiológicos estabeleceram que a doença progride em diferentes taxas, com episódios alternados de destruição rápida dos tecidos e períodos de remissão (Figura 8.30).[385] Neste momento, por meio de um modelo multinível, as teorias linear e de explosão da progressão da periodontite são consideradas uma manifestação do mesmo fenômeno: alguns sítios melhoram enquanto outros progridem, e

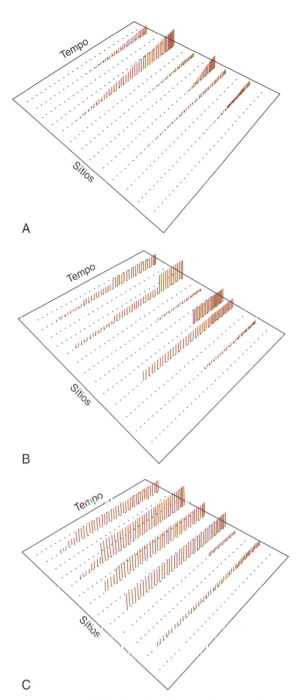

Figura 8.30 Representação diagramática dos possíveis modos de progressão da doença periodontal destrutiva crônica. Os locais sobre o eixo-x estão representados graficamente contra o tempo no eixo-y, e a atividade é demonstrada no eixo-z. (A) Alguns sítios demonstram uma perda progressiva de inserção, ao longo do tempo, enquanto outros não demonstram destruição. O tempo de início e a extensão da destruição variam entre os locais. (B) Modelo de surtos aleatórios. A atividade ocorre de forma aleatória em qualquer sítio. Alguns locais demonstram inatividade, enquanto outros demonstram uma ou várias explosões de atividade. A extensão acumulativa de destruição varia entre os locais. (C) Modelo de surtos múltiplos dessincronizados. Vários sítios demonstram surtos de atividade ao longo de um período finito, seguido por longos períodos de inatividade. Surtos ocasionais podem ocorrer com pouca frequência em determinados sítios em períodos posteriores. Outros sítios demonstram inatividade da doença periodontal, em qualquer momento. A diferença em relação ao modelo mostrado em (B) é que, em (C), a maior parte da atividade da doença destrutiva ocorre dentro de alguns anos de vida do indivíduo. *(Cortesia de Drs S. Socransky, A. Haffajee, M. Goodson [Boston] e J. Lindhe [Göteborg, Sweden].)*

isto ocorre de maneira cíclica.[114] A identificação de microrganismos encontrados durante as diferentes fases da progressão da doença é tecnicamente um desafio. A interpretação dos dados microbiológicos é ainda mais complicada pela classificação clínica do estado da doença, que é uma área que tem sofrido uma série de recentes revisões.[15,421] Classificações anteriores e talvez atuais envolvem o agrupamento de estados de doença potencialmente diferentes, como resultado das dificuldades em distingui-los com precisão clínica. É importante reconhecer que os agrupamentos, tais como estes, podem obscurecer as associações microbiológicas.

A periodontite é atualmente considerada uma infecção mista. Isto tem implicações significativas tanto para o diagnóstico quanto para o tratamento da periodontite. Para o diagnóstico, alguns clínicos avaliam a presença de até 40 espécies, mas ainda não está claro se algumas combinações de espécies são mais patogênicas do que outras. O tratamento é direcionado para a erradicação ou redução do número de periodontopatógenos pedra-angular. Em razão de várias espécies poderem estar envolvidas, o uso adequado de antimicrobianos (especialmente antibióticos) é extremamente difícil de definir, porque nem todos os periodontopatógenos esperados são igualmente suscetíveis ao mesmo antibiótico.

Testes de diagnóstico microbiológicos indicaram que a presença de periodontopatógenos por si só não é suficiente para o desenvolvimento de periodontite. Dada a elevada sensibilidade desses ensaios, vários patógenos foram detectados em pacientes livres de periodontite. Assim, a mera presença de organismos patogênicos não é suficiente para a doença, e a quantidade dos patógenos desempenha um papel-chave em relação à doença.[339] Estas observações têm importantes implicações clínicas. Em primeiro lugar, a especificidade de detecção microbiana é drasticamente reduzida (especificidade no sentido de que a presença de um agente patogênico específico significa periodontite). Em outras palavras, mesmo que uma análise microbiológica seja positiva, o paciente pode estar sem a doença.[236] Além disso, a compreensão da etiologia torna-se mais complicada, uma vez que o nível do limiar para periodontopatógenos entre a saúde e doença é desconhecido e, obviamente, indivíduo-dependente. Além disso, para diversas espécies, as grandes variações na informação genética, dentro de uma mesma cepa, têm sido detectadas (isto é, diferentes genótipos), de modo que, na realidade, a informação genotípica é necessária para avaliação da patogenicidade.[55,77,124,289] A qualidade da resposta do hospedeiro também desempenha um papel essencial, mas isso ainda não pode ser estimado corretamente. Finalmente, pode-se questionar se periodontopatógenos são espécies residentes endógenas ou exógenas invasoras. Na verdade, as técnicas mais recentes têm relatado altas frequências de detecção de todos os patógenos em indivíduos saudáveis.[236,350] Isso tem impacto significativo sobre as estratégias de tratamento. Para espécies endógenas, o ponto final de uma terapia é a redução quantitativa das espécies, enquanto para as espécies exógenas o ponto final é a erradicação e prevenção da reinfecção.

É impossível atualmente alterar a suscetibilidade do hospedeiro, de modo que a terapia periodontal deve se concentrar na redução ou eliminação de periodontopatógenos em combinação com o restabelecimento, muitas vezes por eliminação cirúrgica da bolsa, de um ambiente mais adequado (isto é, menos anaeróbio) para uma microbiota mais benéfica. Vários estudos indicaram que a presença dos periodontopatógenos anteriormente mencionados (que persistem ou são restabelecidos após o tratamento) está associada ao resultado clínico negativo do tratamento periodontal.[127,328,329] Dado o fato de várias espécies poderem estar envolvidas, a utilização de agentes antimicrobianos (especialmente antibióticos) é extremamente difícil, porque a suscetibilidade aos antibióticos é muito diversificada entre periodontopatógenos e muitas vezes depende da região geográfica.[315,419]

É óbvio que várias questões-chave ainda permanecem sem resposta. Alguns pesquisadores questionam se a presença de microrganismos específicos na bolsa periodontal é uma causa ou uma consequência da doença.[386] Uma vez que a maioria dos periodontopatógenos consiste em anaeróbios estritos exigentes, podem contribuir pouco para o início da doença em bolsas gengivais rasas, em vez de serem encontrados apenas em bolsas periodontais profundas, que são seu *habitat* preferido.

Transição de Saúde para Doença

A ecologia microbiana oral é dinâmica. A presença e as quantidades de determinados microrganismos, até mesmo como uma parte de uma comunidade colonizando um nicho no ser humano, são controladas pelo tipo e quantidade de nutrientes presentes (determinante nutricional), sua capacidade em tolerar os fatores físico-químicos específicos (determinantes físico-químicos) e sua capacidade de lidar com compostos antimicrobianos (determinantes biológicos) ou forças mecânicas de remoção (determinantes mecânicos).[445] Embora esses determinantes sejam bem definidos sob um ponto de vista teórico, na prática estes se sobrepõem uns aos outros, especialmente em ambientes mais complexos (isto é, ambientes multiespécies). Inerentes à sua natureza biológica, bactérias interagem umas com as outras, com o seu ambiente, e vice-versa. A ecologia microbiana mudará, portanto, sua composição, ou a composição da ecologia microbiana será alterada quando ocorrer a transição de um estado saudável para um estado doente ou vice-versa. Uma alteração na composição de uma comunidade bacteriana, como resultado de fatores externos, não microbianos, é denominada *sucessão alogênica*. Tabagismo é um bom exemplo dessa interação. Na *sucessão autógena* (isto é, uma alteração na composição de uma comunidade microbiana inerente às atividades microbianas), interações interbacterianas e viral-bacteriana estão envolvidas.

> **IMPORTANTE**
> A transição de saúde para a doença resulta de uma complexa interação entre o hospedeiro, as bactérias patogênicas e as bactérias comensais.

Os primeiros estudos microscópicos demonstraram claramente que o número e as proporções de diferentes morfotipos bacterianos subgengivais diferem entre locais saudáveis e doentes (Figuras 8.31 e 8.32; Vídeo 8.5).[223,373,380] O número total de bactérias, que foi determinado por contagens microscópicas por grama de placa, foi duas vezes mais elevado em sítios com o periodonto doente, em comparação com sítios saudáveis.[380] Como consideravelmente mais placa bacteriana é encontrada em locais doentes, isto sugere que, em geral, a carga bacteriana total em sítios doentes seja maior que a de sítios saudáveis. Menos cocos e mais bastonetes e espiroquetas móveis são encontrados em locais doentes em comparação aos locais saudáveis.[223] Embora este critério morfológico possa ser de valor diagnóstico, deve-se lembrar que quase todos os patógenos periodontais (exceto *Campylobacter rectus* e espiroquetas) são bastonetes imóveis, o que aumenta a confusão sobre a etiologia bacteriana das doenças periodontais. A cultura tem demonstrado que a microbiota em locais adultos saudáveis é constituída predominantemente por bastonetes e cocos facultativos Gram-positivos (aproximadamente 75%).[373] A recuperação deste grupo de microrganismos é diminuída proporcionalmente na gengivite (44%) e periodontite (10% a 13%). Essas diminuições são acompanhadas pelo aumento nas proporções de bastonetes Gram-negativos, de 13% na saúde a 40% na gengivite e 74% na periodontite avançada.

O conceito atual sobre a etiologia das doenças periodontais considera três grupos de fatores que determinam se a destruição periodontal ativa ocorrerá em um indivíduo: um hospedeiro suscetível, a presença de espécies patogênicas e a ausência ou pequena proporção das chamadas bactéria benéficas.[12,379,382,389,448] As manifestações clínicas da destruição periodontal resultam de uma interação complexa entre estes agentes etiológicos. Em geral, pequenas quantidades de placa

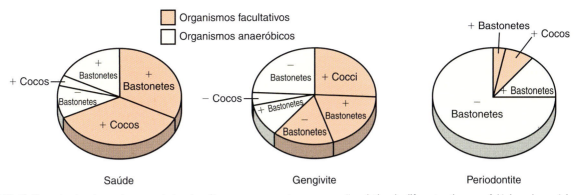

Figura 8.31 Gráficos de pizza baseados em estudos de cultura que representam a proporção relativa de diferentes tipos morfológicos de espécies clínicas, em casos de saúde periodontal, gengivite e periodontite. Uma distinção clara é feita entre espécies facultativas e espécies anaeróbicas obrigatórias. Espiroquetas não estão incluídas. +, Gram-positivo; −, Gram-negativo.

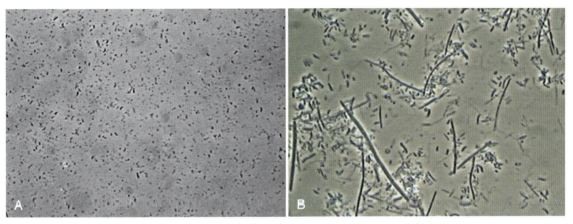

Figura 8.32 Fotomicrografias de contraste de fase de amostras de placa. Fotomicrografias de contraste de fase de amostras de placa de (A) um paciente saudável e (B) de um paciente com periodontite. Observe a grande quantidade de bacilos e espiroquetas na amostra de placa de periodontite.

bacteriana podem ser controladas pelos mecanismos de defesa do corpo sem a destruição; no entanto, quando ocorre a disbiose (p. ex., como um resultado do aumento da suscetibilidade, alta carga bacteriana ou infecções patogênicas), pode haver destruição periodontal.[23]

Suscetibilidade do Hospedeiro

A suscetibilidade do hospedeiro é determinada por fatores genéticos, bem como por fatores ambientais e comportamentais, como tabagismo, estresse e infecções virais.

Fatores genéticos parecem importantes para os pacientes com as chamadas periodontite de início precoce, que agora é referida como *periodontite agressiva*.[252] Estudos com relação à natureza familiar das formas crônicas da periodontite são menos conclusivos. A agregação da periodontite agressiva dentro das famílias é compatível com uma predisposição genética, embora fatores ambientais comuns não possam ser excluídos (Cap. 11).

O tabagismo é considerado um fator comportamental e, eventualmente, um fator ambiental. Ele aumenta drasticamente a suscetibilidade do hospedeiro à destruição periodontal. No entanto, a natureza exata da relação entre periodontite e tabagismo não é clara (Cap. 12). Existem relatos conflitantes sobre os efeitos do tabagismo sobre a microbiota oral. Alguns são a favor de um aumento da prevalência de *P. gingivalis*, *A. actinomycetemcomitans*, *T. forsythia*, *E. coli* e *C. albicans* em fumantes, enquanto outros relatam não haver diferença.[29,129,303,398,413,417,456]

Mais recentemente, o pirossequenciamento revelou uma diversidade taxonômica subgengival inferior em fumantes quando comparados aos não fumantes.[26] Além do mais, pesquisadores mostraram que, em fumantes, a capacidade de se recuperar de um estado disbiótico e reestabelecer uma comunidade compatível com a saúde é comprometida.[169] A cessação do tabagismo, por outro lado, pode alterar o biofilme subgengival e sugere um mecanismo para a melhoria da saúde periodontal associada à essa cessação.[107] Existem algumas evidências de que as células epiteliais dos fumantes são mais propensas à colonização por patógenos respiratórios. Dependendo da cepa bacteriana, o aumento relativo do número de patógenos aderentes em fumantes *versus* não fumantes variou de 40% a 150%.[97,342] O consumo de cigarros mostrou modificar a expressão de genes de *P. gingivalis*, incluindo vários genes associados à virulência.[20] Após a exposição ao extrato de fumaça de cigarro, as células de *P. gingivalis* induziram uma resposta pró-inflamatória menor que as células *P. gingivalis* não expostas.

Infecções virais têm sido adicionadas à lista de fatores que modificam a suscetibilidade do hospedeiro. HIV e herpes-vírus são frequentemente associados a infecções periodontais.

No que diz respeito à adesão dos periodontopatógenos às células viralmente infectadas, Teughels et al.[407] demonstraram um aumento de 100% na colonização de *A. actinomycetemcomitans* quando as células epiteliais foram infectadas com CMV humano (CMVh).

Uma evidência crescente sugere que o estresse emocional e acontecimentos de vida negativos podem desempenhar um papel importante no desenvolvimento e progressão da periodontite e que eles também podem modificar a resposta ao tratamento periodontal. Estresse associado à tensão financeira é um indicador de risco significativo para a periodontite mais grave em adultos (*odds ratio*: 2,24; intervalo de confiança, 1,15 a 4,38).[111] Cargas emocionais e psicológicas podem influenciar o sistema imunológico, e isso altera o comportamento da saúde bucal.[69] Ambos os fatores aumentam a suscetibilidade à periodontite.

Tabela 8.9 Prevalência de Espécies Microbianas Associadas a Várias Formas Clínicas de Periodontite.

Espécies	FORMAS DE PERIODONTITE		
	Periodontite Crônica (%)	Periodontite Agressiva Localizada (%)	Periodontite Agressiva (%)
Aggregatibacter actinomycetemcomitans	28,2	81,8	40,9
Porphyromonas gingivalis	53,8	13,3	79,6
Prevotella intermedia/nigrescens	50,2	53,4	71,4
Tannerella forsythia	50,6	O	50,8
Campylobacter rectus	40,3	12,5	47,8

O, Ocasionalmente isolado.
Adaptada de Haffajee AD, Socransky SS: Microbial etiological agents of destructive periodontal diseases. *Periodontol 2000* 5:78, 1994; e Mombelli A, Casagni F, Madianos PN: Can presence or absence of periodontal pathogens distinguish between subjects with chronic and aggressive periodontitis? A systematic review. *J Clin Periodontol* 29(Suppl 3):10, 2002.

Tabela 8.10 Prevalência de Patógenos-chave em Indivíduos Saudáveis e Pacientes com Periodontite.

Espécies	PREVALÊNCIA		SIGNIFICÂNCIA DA DIFERENÇA	
	Saúde (%)	Periodontite (%)	Valor P	Odds Ratio*
Aggregatibacter actinomycetemcomitans	12,8	31	0,002	3,1
Porphyromonas gingivalis	10,6	59,5	< 0,001	12,3
Prevotella intermedia/nigrescens	69,1	87,9	0,001	3,3
Tannerella forsythia	47,9	90,5	< 0,001	10,4
Fusobacterium nucleatum	85,1	95,7	0,014	3,9
Parvimonas micra	67	94	< 0,001	7,7
Campylobacter rectus	13,8	20,7	NS	1,6

*A razão entre a probabilidade de desenvolver a doença para a probabilidade de não ocorrência. Por exemplo, "3" significa que existe três vezes mais possibilidade de a doença se desenvolver se essa espécie estiver presente.
NS, Não significativo.
Adaptada de van Winkelhoff, Loos BG, van der Reijden WA, et al: *Porphyromonas gingivalis, Bacteroides forsythus* and other putative periodontal pathogens in subjects with and without periodontal destruction. *J Clin Periodontol* 29:1023, 2002.

Fatores raciais também foram citados nas diferenças na prevalência de periodontite de início precoce e na frequência de detecção de periodontopatógenos putativos.[21,229]

Bactérias Patogênicas

O segundo fator essencial para o início e a progressão da doença é a presença de um ou mais patógenos do tipo clonal apropriado e em números suficientes. Apesar das dificuldades inerentes na caracterização da microbiologia das doenças periodontais, um pequeno grupo de patógenos é reconhecido por causa de sua estreita associação com a doença. Existem dados óbvios que suportam a designação de *A. actinomycetemcomitans, T. forsythia, T. denticola* e *P. gingivalis* como patógenos-chave, pois estão fortemente associados ao estado da doença periodontal, à progressão da doença e à terapia sem êxito. Para a seguinte lista de bactérias moderada evidência para etiologia foi relatada, pelo menos se sua concentração ultrapassar certo nível de limiar: *P. intermedia, Prevotella nigrescens* (Figura 8.2I), *C. rectus, Parvimonas micra* (Figura 8.2J), *F. nucleatum, Eubacterium nodatum* (Figura 8.2N) e várias espiroquetas.[12,379,382,389,448] A importância do papel desses patógenos-chave está amplamente baseada em dados epidemiológicos, na capacidade de esses microrganismos produzirem doença quando inoculados em animais, e na sua capacidade de produzirem fatores de virulência. No entanto, a simples presença de periodontopatógenos putativos no sulco gengival em si não é suficiente para iniciar ou causar inflamação periodontal. Uma elevação na proporção relativa ou no número desses patógenos para alcançar massa crítica parece ser mais crucial para montar um processo efetivo de dano tecidual. Na verdade, mesmo na saúde, periodontopatógenos estão ou podem estar presentes no sulco gengival, embora em número reduzido, como membros de uma microbiota residente normal.[236] A Tabela 8.9 dá uma visão geral da frequência de detecção para a maioria dos patógenos-chave, em diferentes formas de infecções periodontais. É imediatamente evidente que não existe uma situação em preto e branco; não há tipos específicos de periodontite, para os quais qualquer agente patogênico conhecido esteja sempre presente. Essa tabela também ilustra as dificuldades na utilização da composição microbiana para diferenciar entre diferentes tipos de infecções periodontais. A Tabela 8.10 evidencia ainda mais a complexidade da microbiologia da periodontite. A maioria dos agentes periodontopatogênicos também pode ser detectada em indivíduos saudáveis, com frequências que variam de 10% a 85%. É óbvio que isso reduz automaticamente a especificidade dos testes microbiológicos em periodontia.

Entretanto, avanços tecnológicos como o sequenciamento de próxima geração estenderam a lista de espécies bacterianas associadas à periodontite. Sugere-se que evidências moderadas na bibliografia apoiem a associação de 17 espécies de filotipos dos filos Bacteroidetes, Candidatus Saccharibacteria, Firmicutes, Proteobacteria, Spirochaetes e Synergistetes.[287] O filo Candidatus Saccharibacteria e o domínio Archaea também parecem estar associados à doença.[287] Consulte a Tabela 8.11 para obter mais informações.

Tabela 8.11 Patógenos Recém-identificados na Etiologia da Periodontite para os quais Três ou mais Estudos Estão Disponíveis.

Filo	Espécie	Gram	Características da Cultura	Nº de Estudos
Bacteroidetes	*Bacteroidales sp.* táxon oral 274 hot 274	–	a	3
	Porphyromonas endodontalis hot 273	–	a	4
Firmicutes	*Eubacterium saphenum* HOT 759	+	a	5
	Mogibacterium timidum HOT 042	+	a	3
	Peptostreptococcus stomatis HOT 112	+	a	3
	Filifactor alocis HOT 539	+	a	5
	Anaeroblobus geminatus hot 112	–	a	3
	Selenomonas sputigena hot 151	–	a	5
	Enterococcus faecalis hot 604	+	f	4
Proteobacteria	*Desulfobulbus sp.* táxon oral 041 hot 041	/	/	3
Spirochaetes	*Treponema lecithinolyticum* hot 653	–	a	4
	Treponema medium hot 667	–	a	5
	Treponema vincentii hot 029	–	a	3
Synergistetes	*Fretibacterium sp.* táxon oral 360 hot 360	/	/	4
	Fretibacterium fastidiuosum hot 363	–	a	3
Candidatus Saccharibacteria	tm7 sp. táxon oral 356 hot 356	/	/	3

/, Não cultivável ainda; +, Gram-positivo, –, Gram-negativo; a, anaeróbico; f, anaeróbico facultativo.
Dados de Pérez-Chaparro PJ, Gonçalves C, Figueiredo LC, et al: Newly identified pathogens associated with periodontitis: a systematic review. *J Dent Res* 93:846-58, 2014.

Espécies Benéficas

O papel das espécies "benéficas" é menos evidente no desenvolvimento das doenças periodontais.[334,382] Estas bactérias podem afetar as espécies patogênicas de formas diferentes e, assim, modificar o processo da doença como se segue: (1) pela ocupação passiva de um nicho que pode ser colonizado por patógenos; (2) limitando ativamente a capacidade de um patógeno em aderir a superfícies teciduais apropriadas; (3), afetando negativamente o crescimento ou vitalidade de um patógeno; (4) afetando a capacidade de um agente patogênico em produzir fatores de virulência; ou (5) pela degradação dos fatores de virulência produzidos pelo patógeno. O exemplo clássico, muitas vezes utilizado, de uma ação benéfica é o efeito de *S. sanguinis* (anteriormente conhecido como *S. sanguis*) sobre *A. actinomycetemcomitans*.[412] *S. sanguinis* produz H_2O_2, que diretamente ou por meio da amplificação das enzimas do hospedeiro pode matar *A. actinomycetemcomitans*.[151] Contudo, as interações entre os estreptococos orais e *A. actinomycetemcomitans* não são tão simples; na verdade, os estreptococos podem promover o crescimento de *A. actinomycetemcomitans* ao fornecer nutrientes na forma de ácido láctico e receptores de elétrons que intensificam o crescimento respiratório.[325,392] Para obter os benefícios dos produtos estreptocócicos orais sem sucumbir ao H_2O_2, o *A. actinomycetemcomitans* regula a enzima exopolissacarídeos-degradante dispersina B para posicionar-se a uma distância ótima das células estreptocócicas.[391] Embora as chamadas bactérias benéficas possam ser importantes para a manutenção de um ecossistema subgengival saudável, a evidência é limitada.[334] Apesar de rapidamente aumentar o conhecimento das interações periodontopatógenos-hospedeiro, o papel da microbiota benéfica nesta linha cruzada permanece obscuro. Na microbiologia periodontal, uma cepa bacteriana é considerada benéfica quando sua prevalência é elevada na saúde periodontal, e baixa em situações de doença. Foi demonstrado para outras áreas na microbiologia, que as interações microbianas diretas e indiretas podem suprimir o surgimento de patógenos.[36] A importância desta última é evidenciada no interior da cavidade bucal pelo desenvolvimento de infecções por *Candida*, quando a microbiota oral normal é reduzida, tal como após um período de utilização de antibiótico sistêmico.[430]

Uma vez que tem sido impossível até agora alterar a suscetibilidade do hospedeiro, a terapia periodontal está necessariamente centrada na redução ou eliminação de periodontopatógenos em combinação com o restabelecimento, muitas vezes por eliminação cirúrgica da bolsa, de um ambiente (p. ex., menos anaeróbio) mais adequado a uma microbiota mais benéfica. Vários estudos indicaram que, de fato, a presença dos periodontopatógenos anteriormente mencionados (que persistiram ou foram restabelecidos após o tratamento) está associada a um resultado clínico negativo do tratamento periodontal.[67,128,328,329,384]

Levando tudo isso em consideração, é claro que a microbiota periodontal mudará quando se passa de uma situação de saúde periodontal a uma situação de doença periodontal (Figura 8.33).

Ao comparar a microbiota entre condições de saúde, gengivite e periodontite, os seguintes desvios microbianos podem ser identificados com a saúde progredindo para a periodontite:
- De bactérias Gram-positivas para Gram-negativas
- De cocos para bastonetes (e, em uma fase posterior, para espiroquetas)
- De organismos imóveis para organismos móveis
- De anaeróbios facultativos para anaeróbios obrigatórios
- De espécies fermentadoras para espécies proteolíticas

Saúde Periodontal

A recuperação de microrganismos de locais com periodonto saudável é menor em comparação com sítios doentes (Tabela 8.12). As bactérias associadas à saúde periodontal são espécies facultativas Gram-positivas e membros dos gêneros *Streptococcus* e *Actinomyces* (p. ex., *S. sanguinis, S. mitis, A. oris, Actinomyces israelii, Actinomyces gerencseriae, Actinomyces viscosus* [Figura 8.2C], *Actinomyces naeslundii*). Pequenas proporções de espécies Gram-negativas também são encontradas, mais frequentemente *P. intermedia, F. nucleatum, F. nucleatum* spp. *polymorphum,, F. periodonticum, Capnocytophaga* spp. (*C. gingivalis, C. ochracea* e *C. sputigena*), *Neisseria* spp. e *Veillonella* spp. Análises microscópicas indicam que algumas espiroquetas e bastonetes móveis podem também estar presentes. Com base nos dados de hibridização de DNA-DNA pelo *checkerboard*, *Eubacterium saburreum, Propionibacterium acnes, S. gordonii, S. anginosus* e *S. oralis* também podem ser consideradas bactérias associadas à saúde.[98,404,450,451]

Certas espécies bacterianas foram propostas como sendo protetoras ou benéficas para o hospedeiro, incluindo *S. sanguinis, Veillonella*

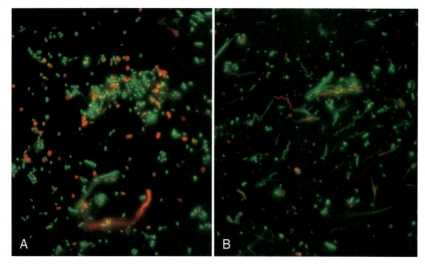

Figura 8.33 Coloração de vitalidade da placa subgengival. (A) Placa derivada de um paciente saudável, consistindo principalmente em cocos. (B) Placa derivada de um paciente com periodontite. Observe as importantes diferenças morfológicas de (A). As bactérias verdes estão vivas; as bactérias vermelhas estão mortas.

Tabela 8.12 Resumo das Espécies Bacterianas Significativamente Associadas a Diferentes Condições Clínicas Baseadas em Cultura, Reação em Cadeia da Polimerase e Dados do *Checkerboard*.

Espécie Bacteriana	Saúde	Gengivite	Periodontite Crônica	Periodontite Agressiva Localizada	Periodontite Agressiva	Doenças Periodontais Necrosantes	Abscessos do Periodonto	Peri-implantite
Actinomyces gerencseriae	X							
Actinomyces israelii	X							
Actinomyces naeslundii 1	X	X						
Actinomyces oris	X							
Actinomyces viscosus	X	X						
Aggregatibacter actinomycetemcomitans								X
Aggregatibacter actinomycetemcomitans alto (clone leucotóxico)				X				
Aggregatibacter actinomycetemcomitans (sorotipo a)		X						
Aggregatibacter actinomycetemcomitans (sorotipo b)			X		X			
Campylobacter concisus		X						
Campylobacter gracilis					X			
Campylobacter rectus		X	X	X				X
Campylobacter showae					X			
Capnocytophaga gingivalis	X							
Capnocytophaga ochracea	X							
Capnocytophaga spp.	X	X		X				X
Capnocytophaga sputigena	X							
Eikenella corrodens		X	X	X				
Enterobacter spp.			X					X
Eubacterium nodatum		X	X	X	X			

Tabela 8.12 Resumo das Espécies Bacterianas Significativamente Associadas a Diferentes Condições Clínicas Baseadas em Cultura, Reação em Cadeia da Polimerase e Dados do *Checkerboard* — Continuação.

Espécie Bacteriana	Saúde	Gengivite	Periodontite Crônica	Periodontite Agressiva Localizada	Periodontite Agressiva	Doenças Periodontais Necrosantes	Abscessos do Periodonto	Peri-implantite
Eubacterium saburreum	X							
Fusobacterium nucleatum		X	X	X		X	X	X
Fusobacterium periodonticum	X							
Fusobacterium polymorphum	X							
Haemophilus spp.		X						
Leptotrichia buccalis			X	X				
Neisseria spp.	X							
Parvimonas micra		X	X				X	X
Prevotella intermedia			X	X	X	X	X	X
Prevotella intermedia espiroquetas		X						
Porphyromonas gingivalis			X	X	X		X	X
Prevotella nigrescens			X		X			
Propionibacterium acnes	X							
Pseudonomas aeruginosa								X
Selenomonas noxia		X						
Espiroquetas			X	X	X	X	X	X
Staphylococcus aureus								X
Staphylococcus epidermidis								X
Streptococcus anginosus	X	X						
Streptococcus gordonii	X							
Streptococcus intermedius		X						
Streptococcus mitis	X	X						
Streptococcus oralis	X	X						
Streptococcus sanguinis	X	X						
Tannerella forsythia			X	X	X			X
Treponema denticola			X	X	X			X
Treponema spp.		X	X	X	X	X		X
Veillonella parvula	X	X						

parvula (Figura 8.2B) e *C. ochracea*. Normalmente são encontradas em números elevados em sítios periodontais que não demonstram perda de inserção (locais inativos), mas em número reduzido em sítios onde ocorre a destruição periodontal ativa.[88,382] Essas espécies provavelmente impedem a colonização ou a proliferação de microrganismos patogênicos. Estudos clínicos têm demonstrado que os locais com altos níveis de *C. ochracea* e *S. sanguinis* estão associados a um maior ganho de inserção após a terapia, suportando, assim, ainda mais este conceito.[382] Uma melhor compreensão da ecologia da placa e as interações entre as bactérias e seus produtos na placa, sem dúvida, revelará muitos outros exemplos.

Gengivite

O desenvolvimento da gengivite tem sido extensivamente estudado em um sistema modelo referido como *gengivite experimental*, descrito inicialmente por Löe et al.[230,409] A saúde periodontal é primeiramente estabelecida em seres humanos por meio da limpeza e de medidas rigorosas de higiene bucal, seguidas pela abstinência de higiene bucal por 21 dias. Após 8 horas sem higiene bucal, as bactérias podem ser encontradas em concentrações de 10^3 a $10^4/mm^2$ da superfície dentária, e aumentarão em número por um fator de 100 a 1.000, durante o próximo período de 24 horas.[387] Após 36 horas, a placa torna-se clinicamente visível (Vídeo 8.2). A microbiota inicial da gengivite experimental (Figura 8.17) consiste em bastonetes Gram-positivos, cocos Gram-positivos e Gram-negativos. A transição para a gengivite é evidenciada por alterações inflamatórias e é acompanhada, primeiramente, pelo aparecimento de bastonetes e filamentos Gram-negativos e, em seguida, por espiroquetas e microrganismos móveis.[409]

A microbiota subgengival da gengivite induzida pela placa (gengivite crônica) difere tanto da saúde quanto da periodontite crônica

(Tabela 8.11).[174] Consiste em proporções aproximadamente iguais de bactérias Gram-positivas (56%) e de espécies Gram-negativas (44%), bem como de microrganismos facultativos (59%) e anaeróbicos (41%).[373] Deve-se notar que a maioria das espécies predominantes na periodontite crônica já está presente no estado de gengivite, mas principalmente em pequenas quantidades.

Espécies Gram-positivas predominantes incluem *Streptococcus* spp. (*S. sanguinis, S. mitis, S. intermedius, S. oralis, S. anginosus*), *Actinomyces* spp. (*A. oris, A. naeslundii*), *E. nodatum* e *P. micra*. Os microrganismos Gram-negativos são predominantemente *Capnocytophaga* spp., *Fusobacterium* spp., *Prevotella* spp., *Campylobacter gracilis, Campylobacter concisus, V. parvula, Haemophilus* spp. e *Eikenella corrodens*. Ambos os grupos são comumente associados à gengivite. As espécies Gram-negativas seguintes são geralmente encontradas na periodontite e também estão associadas à gengivite, mas em menor número: *P. gingivalis, T. forsythia, P. intermedia, C. rectus, Treponema* spp. e *A. actinomycetemcomitans* sorotipo a.[258,264,373] O pirossequenciamento identificou uma taxa adicional que está associada à gengivite, incluindo *Leptotrichia* spp. e *Selenomonas* spp.[157] Neste estudo, a associação de *Streptococcus* spp. à saúde é mais forte que à gengivite.

A gengivite associada à gravidez é uma inflamação aguda dos tecidos gengivais, sendo acompanhada por aumentos de hormônios esteroides no fluido gengival e por aumentos drásticos nos níveis de *P. intermedia* e *C. rectus*, que utilizam esteroides como fatores de crescimento.[191,454]

Estudos sobre a gengivite apoiam a conclusão de que o desenvolvimento da doença está associado a determinadas alterações na composição microbiana da placa bacteriana e não apenas no resultado de um acúmulo de placa bacteriana. Acreditava-se que a gengivite precedia o desenvolvimento da periodontite crônica; no entanto, muitos indivíduos que apresentavam gengivite de longa duração nunca avançavam para a destruição da inserção periodontal.[39,227]

Periodontite Crônica

Diversas formas de doença periodontal são encontradas na população adulta e são caracterizadas por diferentes velocidades de progressão (Figura 8.30) e diferentes respostas ao tratamento.[15] Estudos em que populações não tratadas foram examinadas em longos intervalos indicam a progressão da doença em taxas média que variam de 0,05 mm a 0,3 mm de perda de inserção por ano (isto é, o modelo gradual).[39] Quando as populações são examinadas em intervalos de tempo curtos, sítios individuais demonstraram fases curtas de destruição de inserção interpostas por períodos de ausência de atividade da doença (isto é, o modelo de surtos).[119] Neste momento, por meio de um modelo multinível, as teorias linear e de surtos da progressão da periodontite são consideradas como manifestações de um mesmo fenômeno: alguns locais melhoram enquanto outros progridem, e isso ocorre de maneira cíclica.[114]

Exames microbiológicos da periodontite crônica têm sido realizados em estudos transversais e longitudinais; estes últimos foram conduzidos com e sem tratamento. Estes estudos suportam o conceito de que a periodontite crônica está associada a agentes bacterianos específicos. O exame microscópico da placa, a partir de locais com periodontite crônica, consistentemente, revelou proporções elevadas de espiroquetas (Vídeo 8.5).[223,234] O cultivo de microrganismos de placa a partir de locais com periodontite crônica revela altos percentuais de espécies bacterianas anaeróbicas (90%) e Gram-negativas (75%)[372,373] (Figura 8.23 e Tabela 8.12).

Em pacientes com periodontite crônica, as bactérias mais frequentemente detectadas em níveis elevados incluem *P. gingivalis, T. forsythia, P. intermedia, P. nigrescens, C. rectus, E. corrodens* (Figura 8.2S), *F. nucleatum, A. actinomycetemcomitans* (muitas vezes sorotipo b), *P. micra, E. nodatum, Leptotrichia buccalis, Treponema* (*T. denticola*), *Selenomonas* spp. (*S. noxia*), e *Enterobacter* spp.* A introdução de técnicas de pirossequenciamento para análise da comunidade microbiana forneceu sensibilidade adicional para detecção de patógenos periodontais, embora o quadro geral não tenha mudado. Organismos não cultiváveis, como *Synergistetes*, parecem correlacionar-se com a doença periodontal, enquanto proporções elevadas de *Actinomyces* spp., *Rothia* spp. e *Streptococcus* spp. estão correlacionadas à saúde.[2,123] Quando os locais periodontalmente ativos (isto é, com recente perda de inserção) foram examinados em comparação com locais inativos (isto é, sem perda recente) de inserção, as concentrações de *C. rectus, P. gingivalis, P. intermedia, F. nucleatum* e *T. forsythia* estavam elevadas nos sítios ativos.[87] Além disso, os níveis detectáveis de *P. gingivalis, P. intermedia, T. forsythia, C. rectus* e *A. actinomycetemcomitans* estão associados à progressão da doença, e a sua eliminação por meio de terapia está associada a uma melhoria na resposta clínica.[59,87,127,378,440] Tanto *P. gingivalis* quanto *A. actinomycetemcomitans* são conhecidos por invadir células do tecido hospedeiro, o que pode ser significativo na forma agressiva da periodontite.[52,56,345]

Estudos têm demonstrado uma associação entre periodontite e microrganismos virais do grupo do herpes, mais notavelmente EBV-1 e CMVh.[62] Além disso, as presenças de EBV-1 subgengival e CMVh estão associadas a altos níveis de patógenos bacterianos putativos, incluindo *P. gingivalis, T. forsythia, P. intermedia* e *T. denticola*. Esses dados apoiam a hipótese de que a infecção viral pode contribuir para a patogênese periodontal, mas o papel potencial dos agentes virais continua sendo indeterminado.

Periodontite Agressiva Localizada

Diversas formas de periodontite são caracterizadas pela perda de inserção rápida e grave que ocorre em indivíduos antes ou durante a puberdade. A periodontite agressiva localizada, anteriormente conhecida como periodontite juvenil localizada, desenvolve-se em torno da puberdade. É observada com maior frequência em mulheres que em homens e geralmente afeta os primeiros molares e incisivos permanentes (Figura 8.34). Essa condição é quase que uniformemente vista em indivíduos que demonstram algum defeito sistêmico na regulação imune, e frequentemente os indivíduos afetados demonstram algum defeito na função dos neutrófilos. Sem tratamento, a forma local muitas vezes estende-se a uma forma mais generalizada, que envolve perda de inserção severa em torno de muitos dentes. Os primeiros sintomas da periodontite juvenil localizada já são detectáveis na dentição decídua, especialmente pela destruição periodontal em torno dos caninos e segundos molares.[48]

A microbiota associada à periodontite agressiva localizada é predominantemente composta por bactérias Gram-negativas, capnofílicos (isto é, que exigem CO_2) e bastonetes anaeróbios[269,270,373] (Tabela 8.12). Os estudos microbiológicos indicam que quase todos os locais de periodontite juvenil localizada abrigam *A. actinomycetemcomitans*, o qual pode compreender até 90% do total da microbiota cultivável.[192,261] Outros organismos encontrados em níveis significativos incluem *P. gingivalis, E. corrodens, C., rectus, F. nucleatum, B. capillus, Eubacterium brachy, Capnocytophaga* spp. e espiroquetas.[192,253,261,263] Estudos recentes de hibridação DNA-DNA (*checkerboard*) também demonstraram elevadas proporções de *E. nodatum, P. intermedia, Treponema* spp. (*T. denticola*), *L. buccalis* e *T. forsythia*.[98,450] Além disso, herpesvírus, incluindo EBV-1 e CMVh, também têm sido associados à periodontite agressiva localizada.[62,253,410]

A. actinomycetemcomitans é geralmente aceito como o principal agente etiológico na maioria dos, mas não todos, casos de periodontite agressiva localizada.[190,382] Um clone altamente leucotóxico, conhecido como JP2, está associado exclusivamente às formas agressivas da

---

*Referências 194, 202, 231, 264, 373, 381, 382, 401, 404, 450, 462.

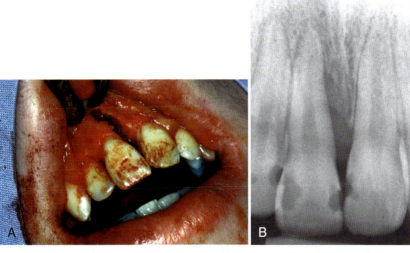

Figura 8.34 Periodontite agressiva localizada. (A) Fotografia clínica e (B) radiografia intraoral da dramática destruição óssea, em um paciente adolescente, com periodontite agressiva localizada.

periodontite. No entanto, o fato de que nem todos os pacientes com periodontite agressiva demonstram estas características, aponta para a possibilidade de que vários outros fatores possam provocar esta doença.[257] Estudos de terapia indicam que o desbridamento mecânico em combinação com o tratamento antibiótico sistêmico é necessário para controlar os níveis de *A. actinomycetemcomitans* associados a essa doença.[192,330,331] A falha da terapia mecânica sozinha pode estar relacionada à capacidade de este organismo invadir os tecidos do hospedeiro.[72,30,343]

Periodontite Agressiva

A periodontite agressiva, que também é conhecida como *periodontite agressiva generalizada*, *periodontite de início precoce* e *periodontite rapidamente progressiva*, é uma forma grave de periodontite que ocorre em uma faixa etária relativamente jovem (isto é, entre 20 e 40 anos). É caracterizada por uma gengivite severa, um grande número de bolsas profundas e uma alta tendência para sangramento à sondagem. Em relação à idade do paciente, existe uma grande quantidade de destruição óssea. Às vezes, é considerada uma forma generalizada de periodontite agressiva localizada. Do ponto de vista microbiológico, tem muitas semelhanças com a periodontite agressiva localizada (Tabela 8.12). No entanto, a periodontite agressiva é principalmente dominada por *P. gingivalis*, *P. intermedia*, *T. forsythia* e *Treponema* spp. *(T. denticola)* e menos por *A. actinomycetemcomitans*. Estudos de hibridação DNA-DNA (*checkerboard*) também indicam altas proporções de *E. nodatum*, *Campylobacter gracilis*, *Campylobacter showae* e *P. nigrescens*.[98,450]

Doenças Periodontais Necrosantes

As doenças periodontais necrosantes (Figura 8.35) estão presentes como inflamações agudas dos tecidos gengivais e periodontais, que são caracterizadas pela necrose do tecido gengival marginal e das papilas interdentais. Clinicamente, estas condições são frequentemente associadas ao estresse ou à infecção pelo HIV. Podem ser acompanhadas por mau hálito, dor e, possivelmente, sintomas sistêmicos incluindo linfadenopatia, febre e mal-estar. Estudos microbiológicos indicam que níveis elevados de *P. intermedia* e especialmente de espiroquetas e *F. nucleatum* estão presentes em lesões causadas por gengivite ulcerativa necrosante. As espiroquetas penetram o tecido necrosado e aparentemente o tecido conjuntivo não é afetado.[224,225]

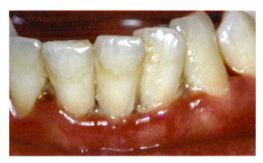

Figura 8.35 Imagem clínica dos incisivos centrais inferiores com gengivite necrosante.

Abscessos do Periodonto

Os abscessos periodontais (Figura 8.36) são lesões agudas que podem resultar em uma destruição muito rápida dos tecidos periodontais. Geralmente ocorrem em pacientes com periodontite não tratada, mas também podem ser encontrados em pacientes durante a manutenção ou após a raspagem e alisamento radicular de bolsas profundas. Os abscessos periodontais também podem ocorrer na ausência de periodontite; por exemplo, associados à impacção de um objeto estranho (p. ex., grão de pipoca, fio dental) ou a problemas endodônticos.[150] Os sintomas clínicos típicos dos abscessos periodontais incluem dor, edema, supuração, sangramento à sondagem e mobilidade dos dentes envolvidos. Sinais de envolvimento sistêmico podem estar presentes, incluindo linfadenopatia cervical e contagem elevada de leucócitos.[149] Estudos revelam que as bactérias reconhecidas como patógenos periodontais são comumente encontradas em números significativos em abscessos periodontais. Estes microrganismos incluem *F. nucleatum*, *P. intermedia*, *P. gingivalis*, *P. micra* e *T. forsythia*.[130,149,269] Lesões perirradiculares, que surgem como consequência de infecções endodônticas, parecem ter uma composição microbiana semelhante, com uma microbiota que é dominada por anaeróbios. Além disso, podem ser detectados *Streptococcus* spp.[343]

Peri-implantite

O termo *peri-implantite* refere-se a um processo inflamatório que afeta os tecidos ao redor de um implante já osseointegrado, resultando na perda de osso de suporte.[15] Originalmente, esse processo inflamatório estava associado (p. ex., em estudos animais, em observações transversais e longitudinais, em seres humanos) a uma microbiota

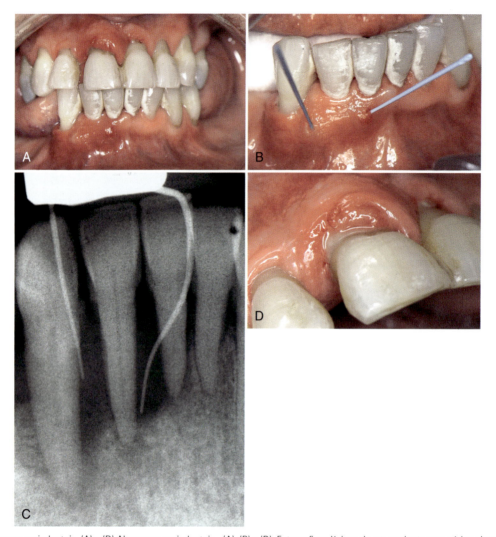

Figura 8.36 Abscessos periodontais. (A) a (D) Abscessos periodontais. (A), (B) e (D), Fotografias clínicas de um paciente com vários abcessos periodontais. (C) Radiografia intraoral que demonstra a gravidade da destruição periodontal. Pontas de guta-percha (B) e (C) estão inseridas nas fístulas para mostrar o seu curso.

comparável com a da periodontite (isto é, uma proporção elevada de bastonetes anaeróbios Gram-negativos, organismos móveis e espiroquetas), mas esta associação não prova necessariamente uma relação causal.[310] Evidências recentes sugerem um menor grau de complexidade bacteriana no sulco peri-implantar.[199] Bolsas peri-implantares saudáveis são caracterizadas por altas proporções de células cocoides, baixa relação de espécie anaeróbia-aeróbia, baixo número de espécies anaeróbias Gram-negativas e baixa frequência de detecção para periodontopatógenos.[4,31,212,278] Implantes com peri-implantite revelam uma microbiota que engloba patógenos periodontais convencionais (Tabela 8.12), bem como a bactéria cariogênica *S. mutans*.[199,293] Espécies como *A. actinomycetemcomitans, P. gingivalis, T. forsythia, P. micra, C. rectus, F. nucleatum, P. intermedia, T. denticola* e *Capnocytophaga* são frequentemente isoladas de locais de falhas, mas também podem ser detectadas em torno de sítios peri-implantares saudáveis.[363] Outras espécies, como *Pseudomonas aeruginosa, Enterobacter* spp., *C. albicans* e estafilococos, são frequentemente detectadas ao redor dos implantes.[8] Esses organismos são incomuns na área subgengival, mas têm sido associados à periodontite refratária.[379] Têm sido observadas altas proporções de *Stapylococcus aureus* e *S. epidermidis* sobre implantes orais.[324] A resistência relativa destes organismos aos antibióticos utilizados sugere que a sua presença pode representar uma colonização oportunista, sendo causada pela terapia antibiótica sistêmica.[378]

No entanto, alguns estudos usando técnicas microbianas abertas sugerem que a microbiota associada à peri-implantite não é tão semelhante com a microbiota associada à periodontite, como anteriormente pensado.[68,70,99,200,390,461] Alguns estudos de acompanhamento clínicos, em larga escala, parecem indicar que as falhas de implantes ocorrem em pacientes com maior probabilidade para um segundo insucesso de implante, por exemplo, em pacientes que já perderam um implante.[416,441] Estas observações indicam que, considerando o histórico dos pacientes, os fatores sistêmicos são importantes para a caracterização das perdas de implantes.

Fatores de Virulência de Periodontopatógenos

É claro que alguns organismos, como *P. gingivalis, A. actinomycetemcomitans*, espiroquetas e *P. intermedia*, estão altamente associados a inúmeras doenças periodontais. No entanto, a doença periodontal nunca ocorre na ausência de uma microbiota complexa, e é frequentemente difícil (se não impossível) determinar precisamente como organismos diferentes contribuem para um caso individual da doença. Na verdade, as contribuições de bactérias específicas à doença podem ser pouco importantes considerando a hipótese da placa ecológica.

CAPÍTULO 8 Biofilme e Microbiologia Periodontal

> **IMPORTANTE**
>
> Os fatores de virulência mais conhecidos dos periodontopatógenos são as proteínas adesivas de superfície e fibrilas, os fatores promotores de destruição tecidual e as estratégias de evasão da imunidade do hospedeiro.

Direcionar-se a um ou mais "patógenos" não necessariamente cura a doença, porque outros organismos com funções semelhantes podem tomar o seu lugar. Pode fazer sentido, portanto, concentrar-se nas moléculas específicas que contribuem para a doença (fatores de virulência), em vez de nos microrganismos que as produzem. De fato, muitas vezes é difícil separar os determinantes de virulência dos organismos que os produzem. Por exemplo, adesinas são produzidas por organismos comensais, bem como por patógenos, contudo apenas as adesinas que promovem a fixação de um organismo patogênico podem ser consideradas como determinante de virulência. Com isso em mente, alguns dos fatores de virulência conhecidos ou potenciais para a doença periodontal são descritos nas seções a seguir. É importante observar o seguinte:

1. Somente uma proporção de bactérias periodontais já foi isolada, e quase certamente muitos outros fatores de virulência são atualmente desconhecidos.
2. A maior parte da nossa compreensão sobre os fatores de virulência vem de estudos de um número muito limitado de espécies e cepas bacterianas. Esse fato está longe de esclarecer que as moléculas que têm sido estudadas com mais detalhes são verdadeiramente representativas de suas classes.

Fatores de virulência de microrganismos periodontais podem ser subdivididos em: (1) fatores que promovem a colonização (adesinas); (2) toxinas e enzimas que degradam os tecidos do hospedeiro; e (3) mecanismos que protegem as bactérias patogênicas do hospedeiro.

Proteínas Adesivas de Superfície e Fibrilas

Para colonizar a bolsa periodontal, as bactérias devem aderir-se às células ou aos tecidos na região, tais como dentes, o biofilme microbiano existente ou o epitélio da bolsa. Estruturas da superfície celular bacteriana fornecem os pontos de contato. Muitas vezes, essas estruturas estendem-se a alguma distância da superfície da célula. As fímbrias ou pelos são fibrilas poliméricas compostas por subunidades de repetição, que podem estender vários mícrons a partir da membrana celular. Já se acreditou que os pelos eram exclusivos das bactérias Gram-negativas, mas já foram identificados em diversos organismos Gram-positivos, incluindo estreptococos e Actinomyces.[743] Cepas de *P. gingivalis* produzem dois tipos de fímbrias, que são conhecidas como *fímbria maior* e *fímbria menor*.[135]

As fímbrias maiores são filamentos de cadeia simples, de aproximadamente 5 nm de diâmetro e até 3 μm de comprimento. A espinha dorsal da fímbria maior é uma cadeia de subunidades de repetição da proteína de 43 kDa FimA. As fímbrias menores são compostas por uma proteína de 67 kDa, Mfa1, e estendem-se aproximadamente 0,1 a 0,5 μm a partir da superfície da célula.[14] As fímbrias maior e menor interagem com estreptococos orais, tais como *S. gordonii*. *P. gingivalis* FimA liga-se à gliceraldeído-3-fosfato desidrogenase, enquanto Mfa1 interage com a adesina B da superfície celular de *S. gordonii*.[241,285] A fímbria maior também tem demonstrado ligar-se a proteínas fibronectina e colágeno do tipo I da matriz extracelular hospedeira, proteínas ricas em prolina e estaterina salivar e células epiteliais.[11,136,271] Foi observada uma extensa variação no gene *FimA*, que codifica a subunidade fimbrial FimA, e seis genótipos diferentes foram designados (isto é, genótipos I, Ib, II, III, IV e V).[95] Destes, os genótipos II e IV estão associados à periodontite.[10,94] No entanto, até o momento, não há nenhuma evidência de que as fímbrias de genótipos II e IV são funcionalmente distintas das outras fímbrias maiores.

Fatores Promotores da Destruição Tecidual

Muitas proteínas bacterianas que interagem com as células hospedeiras são reconhecidas pelo sistema imunológico e podem desencadear respostas imunes. Fímbrias de *P. gingivalis* e *A. actinomycetemcomitans* são altamente antigênicas. A inflamação é um dos principais contribuintes para a destruição de tecido na doença periodontal; e isto é considerado separadamente no Capítulo 7. No entanto, inúmeros produtos bacterianos promovem diretamente a destruição do tecido, além da modulação da imunidade do hospedeiro, com enzimas proteolíticas extracelulares sendo as mais notáveis. A maior parte da destruição tecidual nas bolsas periodontais é, na verdade, causada por metaloproteinases da matriz do hospedeiro (MMPs), porém as proteases bacterianas desempenham papéis importantes na ativação das enzimas do hospedeiro.[120]

Atividade proteolítica bacteriana na placa bacteriana — e, em particular, a atividade de protease tipo tripsina — está intimamente correlacionada com marcadores clínicos da doença periodontal.[276]

No entanto, a maior parte da atividade de degradação, hospedeiro-tecido, está limitada a um pequeno número dessas enzimas. No caso de *P. gingivalis*, três enzimas conhecidas como gingipaínas são responsáveis por, pelo menos, 85% da atividade proteolítica total da bactéria.[299]

As gingipaínas pertencem à família protease cisteína e utilizam um sítio ativo de cisteína residual para a catálise. As gingipaínas são classificadas como "Arg-gingipaínas" (RgpA e RgpB) ou "Lys-gingipaínas" (KGP), com base na sua capacidade de clivar ligações peptídicas Arg-Xaa ou Lys-Xaa (Xaa representa qualquer aminoácido). As gingipaínas são proteínas multifuncionais que desempenham papéis importantes na adesão, na degradação do tecido e na evasão da resposta do hospedeiro.

Proteases são produzidas por *A. actinomycetemcomitans*, mas estas parecem ser menos importantes para a virulência do organismo que a leucotoxina (LtxA). LtxA é um membro da família de proteínas de repetições em toxina. Essas toxinas atuam pela liberação de um domínio adenilato ciclase dentro das células, as quais catalisam a conversão descontrolada de trifosfato de adenosina em monofosfato de adenosina cíclico.

A maioria das cepas de *A. actinomycetemcomitans* produz baixos níveis de LtxA. No entanto, algumas cepas são consideradas hiperleucotóxicas, uma vez que expressam níveis elevados de transcrição a partir do gene *ltxA*, codificando, assim, LtxA. Cepas hiperleucotóxicas incluem o clone JP2 de *A. actinomycetemcomitans*, que está unicamente associado à periodontite agressiva localizada.[146,267] Foram descritos dois mecanismos distintos que dão origem a elevados níveis de expressão de *ltxA*.[354] O clone JP2 contém uma deleção em um gene regulador, designado *orfA*, que é um montante do *locus* do gene *ltxCABD*. Cepas hiperleucotóxicas de *A. actinomycetemcomitans* isoladas, no Japão, não foram encontradas contendo deleções no *orfA*, em vez disso abrigavam um elemento genético móvel (transposon), IS*1301*, que era o montante do gene *orfA*. A sequência de IS*1301* contém elementos que dirigem a transcrição melhorada do operon *orfA-ltxCABD*. Do ponto de vista do diagnóstico, é importante considerar que a simples detecção de *A. actinomycetemcomitans*, LtxA, ou ambos no biofilme periodontal não é indicativo de doença. No entanto, a detecção de uma cepa de *A. actinomycetemcomitans* hiperleucotóxica pode ser significativa.

Estratégias para Evadir a Imunidade do Hospedeiro

As bactérias patogênicas têm muitas e variadas estratégias para evadir ou subverter o sistema imune do hospedeiro, incluindo: (1) produção de uma cápsula extracelular; (2) degradação proteolítica dos componentes imunes, do hospedeiro, inatos ou adquiridos; (3) modulação da resposta do hospedeiro, por meio da ligação de componentes do soro,

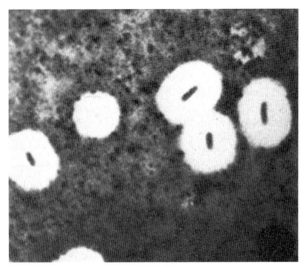

Figura 8.37 Glicocálix ou cápsula polissacarídea de *Porphyromonas gingivalis* visualizadas com coloração de tinta da Índia Oriental (halo claro).

na superfície da célula bacteriana; e (4) invasão de células epiteliais gengivais. Uma descrição detalhada das interações bactéria-hospedeiro é dada no Capítulo 9. Exemplos selecionados de fatores que medeiam esses processos são dados nos parágrafos a seguir.

Cepas de *P. gingivalis* produzem cápsulas de polissacarídeos (Figura 8.37) que circundam a membrana externa. Seis diferentes tipos de cápsulas antigênicas foram descritos com base em diferenças no antígeno polissacarídico K.[204] Em um modelo de rato, as cepas capsuladas de *P. gingivalis* produziram um tipo de propagação de infecção, enquanto as cepas não capsuladas tendiam a formar abscessos mais localizados.[205] A maioria dos isolados de *P. gingivalis* de pacientes com periodontite é encapsulada.[203] Suspeita-se que a cápsula protege as células do sistema imune do hospedeiro. No entanto, a proteção contra o sistema complemento parece ser mediada, principalmente, por um polissacarídeo ramificado fosfomanan que é independente do antígeno K.[369]

Vários periodontopatógenos são resistentes à fagocitose mediada pelo complemento, e pensa-se que a proteólise de componentes do complemento contribui para a resistência, em certa medida. As gingipaínas de *P. gingivalis* têm demonstrado degradar componentes do complemento C3, C4, C5 e fator de B.[298] Mais recentemente, uma cisteíno-protease de *P. intermedia* chamada de *interpaína A* também degradou C3.[300] *In vitro*, a *interpaína A* age sinergicamente com gingipaínas para diminuir a deposição de complemento C3b.[300] Estes dados se encaixam com a hipótese de que os processos de doenças periodontais são mediados pelo consórcio polimicrobiano, em vez de periodontopatógenos individuais.

Um novo mecanismo para a evasão do complemento tem sido identificado em *A. actinomycetemcomitans*. Esse organismo produz uma proteína de 100 kDa na membrana externa, Omp100 ou ApiA, que medeia a adesão e a invasão das células hospedeiras.[17,218] Mutantes com falta de ApiA foram sensibilizados para matar pelo soro humano: as células de tipo selvagem foram quase completamente resistentes a 30% ou 50% do soro humano normal, ao passo que 90% das células mutantes para ApiA foram mortas. ApiA mostrou ligar-se ao fator H, o qual é um inibidor da cascata do complemento. Curiosamente, o H_2O_2 produzido por *S. gordonii* induz a expressão de ApiA e aumenta a resistência do soro de *A. actinomycetemcomitans*.[326] Foi proposto que o H_2O_2 derivado de estreptococos orais pode estimular a resposta imune e que a detecção precoce de H_2O_2 por *A. actinomycetemcomitans* pode proporcionar uma vantagem ecológica sob estas condições.[327] Por outro lado, a capacidade de *A. actinomycetemcomitans* para detectar H_2O_2 estreptocócica pode ser uma consequência fortuita de um sistema que se desenvolveu essencialmente para detectar e responder ao surto oxidativo dos neutrófilos.

Patógenos periodontais são notoriamente difíceis de se erradicar completamente. Apesar dos ataques antibacterianos agressivos das defesas do hospedeiro e de tratamentos clínicos, muitas vezes é impossível evitar a reinfecção. Um possível reservatório para periodontopatógenos está dentro das células epiteliais gengivais. *P. gingivalis* e *A. actinomycetemcomitans*, por exemplo, podem invadir células epiteliais *in vitro*.[206,251] *In vivo*, *P. gingivalis*, *T. Forsythia*, *P. intermedia*, *T. denticola* e *A. actinomycetemcomitans* podem ser detectados nas células epiteliais gengivais de pacientes com periodontite antes e depois da terapia periodontal.[168] Adesão às células hospedeiras é crítica para a invasão. No entanto, tem sido sugerido que pode haver fatores que controlem especificamente a capacidade de a bactéria invadir as células. Em *A. actinomycetemcomitans*, uma busca para genes associados à invasão identificou dois *loci*, codificando proteínas ApiA (ver parágrafo anterior) e ApiBC, que estão relacionadas com as proteínas de invasão bacteriana conhecidas (invasinas).[218] A capacidade das bactérias em invadir células pode ser influenciada por suas interações com outros organismos presentes no sulco gengival. Assim, a coinfecção de uma linhagem celular epitelial com *P. gingivalis* e uma cepa coagregada de *F. nucleatum* resultou em uma invasão aumentada por *P. gingivalis*, em comparação ao controle de uma monocultura.[346] A coagregação com *F. nucleatum* é mediada pelo lipopolissacarídeo e pelo polissacarídeo capsular de *P. gingivalis*; assim, estas moléculas podem contribuir indiretamente para a invasão.[335]

Futuros Avanços na Microbiologia Periodontal

O progresso científico no fim do século XX, especialmente no campo da biologia molecular, tem levado a avanços significativos na compreensão da microbiologia periodontal. Metodologias à base de DNA para a detecção e identificação de bactérias e vírus específicos oferecerem imensas vantagens em economia de tempo e custos, em comparação com técnicas de cultura. Observa-se um aumento dramático no número de amostras que podem ser analisadas e o número de microrganismos enumerados. Talvez ainda mais importante seja a atual capacidade de detectar microrganismos que não podiam ser cultivados até então, o que chamou a atenção para as limitações do nosso conhecimento deste nicho ecológico complexo. A maior consciência do papel da resposta do hospedeiro na doença periodontal melhorará ainda mais a compreensão da gravidade e o tratamento das infecções periodontais. Por fim, o reconhecimento da atividade benéfica de vários grupos de espécies comensais, como os probióticos ou terapias de substituição microbiana, pode abrir novas estratégias para o tratamento da doença periodontal.[408]

 Acesse Casos Clínicos em https://www.grupogen.com.br.

Referências Bibliográficas

 As referências bibliográficas deste capítulo estão disponibilizadas em https://www.grupogen.com.br.

CAPÍTULO 9

Biologia Molecular Prática da Interação entre a Microbiota e o Hospedeiro

Chad M. Novince | Carlos Rossa Jr. | Keith L. Kirkwood

SUMÁRIO DO CAPÍTULO

Padrões Moleculares Associados a Patógenos, 151
Receptores do Tipo Toll, 153
Receptores do Tipo NOD, 155
Sistema Complementar, 156
Peptídeos Antimicrobianos, 157
Terapias Imunomoduladoras, 158

O periodonto é um tecido remodelador dinâmico que é continuamente desafiado por biofilmes bacterianos que colonizam superfícies odontogênicas e mucosas proximais. A patogênese da doença periodontal tem sido classicamente associada a bactérias "periodontopatogênicas" específicas, inicialmente identificadas como bactérias cultiváveis proeminentes isoladas de sítios doentes com bolsa periodontal.[154,155] Embora o pensamento empírico inicial ditasse que as bactérias periodontopatogênicas tivessem ações catabólicas diretas em matrizes de tecido periodontal, antenna pesquisa molecular elucidou que a resposta imune do hospedeiro é o mediador primário de destruição do tecido periodontal.[8,37,91,169] Investigações experimentais de periodontite em modelos animais deficientes em subgrupos específicos de células imunes,[9,82] receptores,[20,26,72,86,126] e citocinas[4,42,145,192] começaram a delinear a imunopatofisiologia da doença periodontal. Observações clínicas e estudos em pessoas imunocomprometidas demonstrando suscetibilidade aumentada e maior gravidade da doença periodontal ressaltam ainda mais o significado da resposta imune do hospedeiro ao desafio bacteriano oral.[39,104]

Este capítulo tem como foco os aspectos moleculares das interações hospedeiro-patógeno na doença periodontal. Para evitar a redundância com outros capítulos que tratam da fisiopatologia da periodontite, enfatiza-se o reconhecimento direto de padrões moleculares associados a patógenos (PMAPs) no reconhecimento de Receptores de Reconhecimento de Padrões (RRPs). RRPs que reconhecem predominantemente bactérias, incluindo receptores tipo Toll (TLRs) e receptores do tipo domínio de oligomerização de nucleotídeos (NLRs), são discutidos em detalhes, junto com suas vias de transdução de sinal associadas. Complemento e peptídeos antimicrobianos são abordados brevemente, destacando sua influência na sinalização RRP. Finalmente, intervenções terapêuticas imunomoduladoras visando às interações moleculares patógeno-hospedeiro na periodontite são examinadas mecanisticamente.

Padrões Moleculares Associados a Patógenos

Considerar o microbioma bucal como uma comunidade microbiana diversa, consistindo em mais de 600 espécies bacterianas conhecidas[33] e saber que bactérias periodontopatogênicas classicamente definidas estão presentes tanto na saúde quanto na doença,[170,178] implica o fato de que a vigilância e os mecanismos de tolerância são usados pelo hospedeiro para montar uma apropriada resposta de defesa imunológica.

Os mecanismos de tolerância modulam a resposta do hospedeiro a bactérias comensais (não patogênicas) para estabelecer uma relação equilibrada ou homeostática, enquanto os mecanismos de vigilância protegem contra infecções oportunistas associadas a bactérias periodontopatogênicas. O hospedeiro é capaz de discernir entre bactérias comensais e patogênicas, modulando adequadamente a resposta imune, pelo reconhecimento direto de PMAPs em RRPs.[21,81,165]

PMAPs, que são motivos moleculares conservados em evolução presentes em microrganismos, não são encontrados em eucariotos superiores. Os PMAPs incluem macromoléculas da parede celular microbiana, ácidos nucleicos e flagelina, que funcionam como ligantes com especificidade para os RRPs correspondentes, expressos pelas células hospedeiras.[21,81,165] O sistema imune do hospedeiro discrimina entre a microbiota própria e a residente pelo reconhecimento direto de PMAPs nos RRPs (Tabela 9.1) O reconhecimento de PMAP pelo RRP correspondente induz a sinalização da célula hospedeira, levando à expressão de citocinas e enzimas (Tabela 9.2), que impulsiona a resposta imune. A imunomodulação sinalizadora de PMAP desempenha um papel crítico na regulação homeostática de patógenos comensais colonizadores em saúde e também contribui para a destruição do tecido fisiopatológico em estados de doença inflamatória crônica, como a periodontite.

> **IMPORTANTE**
>
> Na saúde periodontal, a sinalização do receptor de reconhecimento de padrões (RRP) é efetivamente modulada para regular a microbiota comensal oral (tolerância) e proteger contra bactérias periodontopatogênicas (vigilância), apoiando, assim, a homeostase dos tecidos periodontais. Por outro lado, os mecanismos de tolerância e vigilância que falham nos estados de doença periodontal levam a mudanças na microbiota bucal que impulsionam a destruição pré-fisiológica do tecido periodontal induzido por sinalização de RRP.

A resposta imune periodontal inata funciona como a primeira linha de defesa contra a microbiota bucal colonizadora. Embora a resposta imune inata tenha sido anteriormente percebida como não discriminada e bruta, a descoberta de RRPs levou à percepção de que a resposta imune inata é específica e calculada. O reconhecimento de PMAPs por células imunes inatas estimula a secreção de citocinas pró-inflamatórias (p. ex., interleucina-1 beta [IL-1β], IL-6 e fator de necrose tumoral [TNF]) e interferon tipo I (IFN-α, IFN-β), fundamental para a montagem de uma resposta imune inata apropriada a

Tabela 9.1 Ligação dos Ligantes do Receptor de Reconhecimento de Padrões de Células Hospedeiras de Padrões Moleculares Associados a Patógenos Derivados de Bactérias Periodontais.

Células Hospedeiras	RRPs	PMAPs	Bactérias Periodontais	Referências
Neutrófilos, monócitos, macrófagos, células epiteliais, fibroblastos, cementoblastos, osteoblastos, células dendríticas, linfócitos T e B	TLR-2	Lipoproteínas	Porphyromonas gingivalis	61, 66, 115
		Lipoproteínas	Tannerella forsythia	60, 105
		Lipoproteínas	Actinomyces viscosus	152
		Peptidoglicano	Actinomyces naeslundii	146
		Lipoproteínas, ácido lipoteicoico, peptidoglicano	Streptococcus gordonii	24, 101
	TLR-4	LPS	Porphyromonas gingivalis	13, 67, 117, 147
		LPS	Aggregatibacter actinomycetemcomitans, Fusobacterium nucleatum	63, 137, 156, 190
	TLR-9	CpG-DNA	Porphyromonas gingivalis, Tannerella forsythia	28, 44, 86, 110, 143
	NOD1	iE-DAP	Porphyromonas gingivalis, Aggregatibacter actinomycetemcomitans, Fusobacterium nucleatum	107, 119, 157, 162, 175–177, 182
	NOD2	MDP		

iE-DAP, Ácido gama-D-glutamil-mesodiaminopimélico; *LPS*, lipopolissacarídeo; *PMAP*, padrão molecular associado a patógenos; *NOD*, domínio de oligomerização de ligação à nucleotídeos; *RRP*, receptor de reconhecimento de padrões; *TLR*, receptor do tipo Toll.

Tabela 9.2 Indução de Mediadores Biológicos em Células de Tecido Periodontal do Hospedeiro pelos Padrões Moleculares Associados a Bactérias Periodontopatogênicas.

Células Hospedeiras	PMAPs	Mediadores Biológicos	Referências
Células epiteliais	LPS, fímbria, extratos da parede celular das bactérias, gingipaínas	IL-8, G-CSF, GM-CSF, β-defensina-2, MMPs-3/9/13, MIP-1α, IL-1β	27, 32, 49, 57, 63–65, 112, 120, 141, 144, 159, 163, 183
Células dendríticas	LPS, CpG-DNA, fímbrias	IFN-α, IL-6, IL-8, IL-10, IL-12, TNF-α, GM-CSF	68, 77, 78, 128, 158
Células endoteliais	LPS	IL-6, GM-CSF, ICAM-1	31, 40, 63, 75, 98
Fibroblastos gengivais	LPS, CpG-DNA, gengivas, peptidoglicano	IL-1β, IL-6, IL-8, TNF-α, PGE$_2$, MCP-1, MMP-2	5, 15, 35, 62, 63, 110, 112, 116, 118, 131, 164, 171, 183, 184
Fibroblastos PDL	LPS	IL-6, IL-8, MMP-13, RANKL	62, 63, 138, 139, 189
Cementoblastos	LPS	OPN, OCN, RANKL, IL-6	107, 109
Macrófagos	LPS, CpG-DNA, leucotoxina	IL-1α/1β, IL-6, IL-12, TNF-α, MMP-1, NO	63, 83, 87, 103, 110, 116, 168, 187
Osteoblastos	LPS	IL-1β, IL-6, TNF-α, RANKL, PGE$_2$, NO, MMP-2, MMP-9	63, 85, 124, 161, 185–188, 196
Neutrófilos	LPS, CpG-DNA	IL-8, MIP-1α	141, 172, 173
Monócitos	LPS, CpG-DNA, fímbrias	IFN-γ, IL-1α/1β, IL-6, IL-8, IL-12, TNF-α, LIF, RANKL, PGE$_2$	10, 11, 16, 31, 34, 40, 51, 59, 63, 71, 94, 97, 106, 131, 134
Linfócitos B	CpG-DNA, extratos de sonicato celular	IL-6, IL-10, IL-12, TNF-α	23, 114, 181, 193
Linfócitos T	LPS, CpG-DNA, peptidoglicano	IFN-γ, IL-4, IL-10, IL-13	43, 99, 100, 128, 166, 193

G-CSF, Fator estimulante de colônias de granulócitos; *GM-CSF*, fator estimulante de colônias de granulócitos e macrófagos; *ICAM*, molécula de adesão intercelular; *IFN*, interferon; *IL*, interleucina; *LIF*, fator inibidor de leucócitos; *LPS*, lipopolissacarídeo; *PMAP*, padrão molecular associado a patógenos; *MCP*, proteína quimiotática de monócitos; *MMP*, metaloproteinase de matriz; *NO*, óxido nítrico; *OCN*, osteocalcina; *OPN*, osteopontina; *PDL*, ligamento periodontal; *PGE$_2$*, prostaglandina E$_2$; *RANKL*, ligante do receptor ativador do fator nuclear-kB; *TNF*, fator de necrose tumoral.

microrganismos colonizadores ou invasores (Tabela 9.2). Além disso, a sinalização de PMAP em células imunes inatas regula positivamente a produção de moléculas coestimulatórias que são críticas para a ativação da imunidade adaptativa. Por esse motivo, os RRPs são considerados a ponte entre o sistema imune inato e adaptativo.[69,113]

Além de células imunes inatas (neutrófilos, monócitos, macrófagos, células dendríticas, células *natural killer*), os pesquisadores perceberam que os RRPs também são expressos por células epiteliais, células da matriz extracelular (fibroblastos, cementoblastos, osteoblastos) e células imunes adaptativas (T linfócitos, linfócitos B) (Tabela 9.1). Embora as células imunes inatas tenham sido percebidas como derivadas exclusivamente da linhagem hematopoiética, o reconhecimento de PMAP-RRP nas células epiteliais e na matriz extracelular dos tecidos revelou que ambas as células hematopoiéticas e mesenquimais são centrais para mecanismos de defesa imune inata regulando microrganismos colonizadores ou invasores. As percepções de que os PMAPs são reconhecidos diretamente pelas células imunes adaptativas e não requerem processamento inato de células imunes fornecem uma visão que demonstra que os sistemas imunes inato e adaptativo agem mais como um *continuum* que como entidades separadas. Notavelmente, a identificação de RRPs avançou significativamente nossa compreensão da imunidade inata e adaptativa.

As duas principais famílias de RRPs que foram mais extensamente estudadas no periodonto são os TLRs e os NLRs.[21,81,165] Os TLRs são receptores transmembrana, e os NLRs são receptores citosólicos, que reconhecem uma ampla gama de PMAPs derivados da microbiota oral (Tabela 9.1). Além de reconhecer os PMAPs, mais recentemente percebeu-se que os RRPs também reconhecem os subprodutos imunoestimulatórios derivados de tecidos hospedeiros danificados, conhecidos como *padrões moleculares associados a danos* (PMADs).[21,81,165] Embora o reconhecimento RRP de PMAPs e PMADs seja essencial para a defesa imunológica do hospedeiro e a remodelação normal do tecido, o capítulo dirige-se aos PMAPs estudados no contexto da bactéria periodontal (Tabela 9.1).

Receptores do Tipo Toll

A família TLR atualmente consiste em 10 TLRs funcionais conhecidos em seres humanos, dos quais o TLR-10 é o único membro com um papel biológico pouco claro.[80,113] O TLR-1 ao TLR-9 foram relatados como sendo expresso no periodonto, tanto na saúde quanto na doença.[12] Os membros da família TLR são geralmente subdivididos em dois grupos de acordo com a sua localização na membrana plasmática (TLR-1, TLR-2, TLR-4, TLR-5, TLR-6, TLR-10) ou membrana endolissossômica (TLR-3, TLR-7, TLR-8, TLR-9).[80] Notadamente, o TLR-4 é o único que tem a capacidade de se localizar tanto na membrana plasmática quanto na membrana endolissossômica.[80,113] A sinalização de TLR na membrana plasmática induz a expressão de citocinas pró-inflamatórias, enquanto a sinalização TLR endossomal induz predominantemente a expressão de IFN tipo I.[81,165]

Os TLRs localizados na membrana plasmática reconhecem componentes da parede celular microbiana extracelular (TLR-1, TLR-2, TLR-4, TLR-6) ou flagelina (TLR-5), enquanto os TLRs localizados na membrana endolissossômica reconhecem os ácidos nucleicos microbianos (TLR-3, TLR-7, TLR-8, TLR-9).

O capítulo enfoca o reconhecimento de ligantes de PMAP em TLR-2, TLR-4 e TLR-9 porque esses membros da família TLR foram estudados mais extensivamente no contexto da detecção de bactérias periodontopatogênicas (Tabela 9.1). Os TLR-2 e TLR-4 são discutidos no contexto do reconhecimento de componentes da parede celular bacteriana extracelular na superfície celular, e o TLR-9 é abordado no que diz respeito ao reconhecimento de ácidos nucleicos bacterianos nos endossomas (Figura 9.1).

Os TLRs são proteínas transmembrana de passagem única (Figura 9.1) caracterizados por um domínio de reconhecimento rico em leucina N-terminal e um domínio de sinalização de receptor de Toll/IL-1 no terminal C intracelular (TIR). No reconhecimento do ligante PMAP no domínio N-terminal e subsequente formação de um homodímero ou heterodímero sustentável, os domínios TIR dos TLRs atuam como um suporte para recrutar várias proteínas adaptadoras contendo o domínio TIR: proteína 88 de resposta primária de diferenciação mieloide (MYD88) e MYD88 (MAL), ou proteína adaptadora

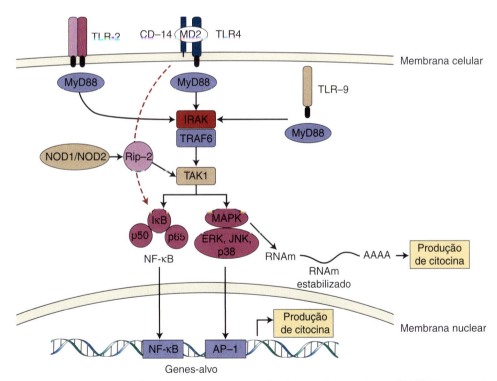

Figura 9.1 Receptor de reconhecimento de padrões (RRP)/sinalização de padrão molecular associado a patógenos (PMAP). Receptores do tipo Toll 2 (TLR-2-), TLR-4 e TLR-9 são descritos como exemplos de TRLs expressos em células dos tecidos periodontais. Após a interação com o ligante, todos os TLRs (exceto o TLR-3) recrutam a proteína adaptadora do gene de resposta primária de diferenciação mieloide 88 (MyD88) e ativam o ativador comum *upstream* (quinase associada ao receptor de interleucina-1 [IRAK]/fator 6 associado ao receptor de fator de necrose tumoral [TRAF6] e quinase 1 ativada por fator de crescimento transformador β [TAK1]) do fator nuclear *kappa* B (NF-κB) e proteínas ativadas por mitógeno (MAPKs). TLR-4 também pode ativar a NF-κβ de forma independente de MyD88, com cinética atrasada (*seta tracejada vermelha*). Domínio de oligomerização ligados ao nucleótido 1 (NOD1) e NOD2 são RRPs citosólicos que reconhecem fragmentos de peptidoglicano da parede celular bacteriana e podem amplificar a ativação das vias de sinalização induzida pelos TLRs. Uma vez ativados, NF-κβ e as MAP quinases translocam-se para o núcleo e se ligam aos seus motivos (NF-κβ e ativador de proteína 1 [AP-1,]) na região promotora dos genes específicos (incluindo genes de resposta precoce e genes inflamatórios), induzem sua transcrição em RNAm e, em última instância, levam ao aumento da produção de citocinas. MAPK p38 também está envolvida após a regulação transcricional de genes pró-inflamatórios (p. ex., interleucina-6 [IL-6], ciclo-oxigenase-2 [COX-2]) por meio da modulação da estabilidade do RNAm no citoplasma. *CD14*, molécula *cluster* de diferenciação 14; *ERK*, quinase regulada por sinal extracelular; *I-κB*, inibidor de NF-κB; *JNK*, c-Jun quinase N-terminal; *MD2*, proteína de diferenciação mieloide 2; *RIP-2*, serina/treonina quinase.

contendo o domínio TIR, que induz IFN-β (TRIF) e molécula adaptadora relacionada ao TRIF (TRAM).[81,165] Com exceção do TLR-3, todos os TLRs envolvem a proteína adaptadora MyD88. O TLR-3 e o TLR-4 endossomal interagem de forma única com a proteína adaptadora TRIF.[80,113] O envolvimento das proteínas adaptadoras no domínio TIR dos TLRs inicia a transdução de sinal (Figura 9.1) que envolve interações entre as moléculas adaptadoras, o receptor da IL-1 cinases associadas (IRAKs) e fatores associados ao receptor de TNF (TRAFs). No caso dos TLR-2 e TLR-4 localizados na membrana plasmática, a ativação dependente de MyD88 da quinase 1 ativada pelo fator de crescimento transformante beta (TGF-β) (TAK-1) induz simultaneamente a proteína cinase ativada por mitógeno (MAPK) e sinalização do fator nuclear-κB (NF-κB). O NF-kB se transloca para o núcleo, e as cascatas de MAPK ativam a proteína ativadora 1 (AP-1), resultando na expressão de genes de citocinas pró-inflamatórias. Quando o TLR-4 se transloca para endossomos, a sinalização dependente de TRIF leva à ativação do NF-κB e do fator regulador do IFN (IRF)-3, resultando na expressão de citocinas pró-inflamatórias e genes do IFN tipo I. Com relação ao TLR-9 localizado na membrana endolissossômica, a sinalização dependente do MyD88 leva à ativação do IRF-7, que regula positivamente a expressão dos genes IFN do tipo I.[81,165] O notável *crosstalk* das vias de sinalização TLR (Figura 9.1) destaca o potencial de efeitos de sinergia ou amplificação modulando a resposta imune do hospedeiro.

Reconhecimento do Receptor Toll-4 – Lipopolissacarídeo

O conhecimento da arquitetura molecular das paredes celulares bacterianas Gram-positivas *versus* Gram-negativas é primordial para uma compreensão conceitual do reconhecimento de PMAP pelo hospedeiro. As interações bacterianas orais com TLRs do hospedeiro são amplamente dependentes das macromoléculas expostas que compõem a membrana externa das paredes celulares bacterianas. Enquanto o lipopolissacarídeo (LPS) é exclusivo da membrana externa das bactérias Gram-negativas, o ácido lipoteicoico (LTA) e o peptidoglicano são distintos da membrana externa das bactérias Gram-positivas. É importante ressaltar que as lipoproteínas são constituintes comuns das membranas externas das bactérias Gram-negativas e Gram-positivas.[130]

O LPS é a principal macromolécula que compõe o envoltório da superfície externa de bactérias Gram-negativas, crítico para a bactéria por manter a integridade estrutural, permeabilidade seletiva e dobramento, e inserção adequada das proteínas da membrana externa. O LPS é geralmente constituído de três domínios (lipídio A, um oligossacarídeo curto e um O-antígeno), e induz uma resposta imune do hospedeiro pelo reconhecimento do lipídio A.[108,129] As células de mamíferos reconhecem LPS por meio de um complexo de proteínas homodímero TLR-4 consistindo em TLR-4, o fator 2 de diferenciação mieloide do correceptor (MD2) e as proteínas acessórias CD14 e proteína de ligação a lipopolissacarídeos (LBP) (Figura 9.1). A LBP processa e fornece o LPS ao CD14, que sensibiliza as células para a ligação do LPS pelo receptor MD2-TLR-4.[80,113]

Reconhecimento pelo Receptor do Tipo Toll-2 de Lipoproteína/Ácido Lipoteicoico/Peptideoglicanas

Diferentemente do complexo de proteínas homodímero TLR-4 que é específico para LPS, o TLR-2 tem a capacidade de reconhecer diversas macromoléculas microbianas em decorrência da formação de complexos heterodímeros com outros membros da família TLR (TLR-1, TLR-6).[80,113] Os ligantes de TLR-2 altamente relevantes para interações entre a microbiota oral e as células hospedeiras incluem lipoproteínas, LTA e peptidoglicano (Tabela 9.1). As lipoproteínas, ubiquamente expressas nas membranas celulares externas de todas as bactérias, são ancoradas à membrana celular bacteriana por cadeias lipídicas ligadas covalentemente a cisteínas N-terminais conservadas.[130] Lipoproteínas triaciladas comumente expressas por bactérias Gram-negativas são reconhecidas por complexos heterodímeros TLR-2/TLR-1, enquanto lipoproteínas diaciladas primariamente expressas por bactérias Gram-positivas ou micoplasmas são reconhecidas pelos complexos heterodímero TLR-2/TR-6.[80,113] Exclusivamente para as membranas externas de bactérias Gram-positivas, o LTA e o peptidoglicano são reconhecidos pela caracterização incompleta de complexos heterodímero TLR-2/TLR-6.[81] Não é tão bem entendido quanto a sinalização LPS-TLR-4 (revisada no parágrafo anterior), diferenças em proteínas extracelulares acessórias ou correceptoras (CD14, CD36) e proteínas adaptadoras intracelulares associadas a transdução de sinal TLR-2/TLR-1 *versus* TLR-2/TLR-6 parece regular criticamente os mecanismos de resposta imunológica do hospedeiro mediados por TLR-2.[80,113]

Reconhecimento de DNA-CpG pelo Receptor do Tipo Toll-9

Diferentemente dos TLR-2 e TLR-4 localizados na membrana plasmática, que reconhecem PMAPs na superfície celular, o TLR-9 reconhece os PMAPs nos endossomos (Figura 9.1). O TLR-9 é o membro da família TLR endossomal que foi estudado mais extensivamente no que diz respeito ao reconhecimento de ácidos nucleicos microbianos intracelulares. Durante a infecção, os ácidos nucleicos derivados de bactérias são detectados pelos TLR endossomais, e esta detecção facilita a montagem de uma resposta imunitária do hospedeiro para limpar os microrganismos invasores. Embora o TLR-9 reconheça o DNA de CpG viral e bacteriano,[81,165] a pesquisa periodontal se concentrou no TLR-9 porque os motivos CpG são abundantes no DNA bacteriano (Tabela 9.1). O DNA de CpG localizado dentro dos compartimentos lisossômicos induz o tráfego de TLR-9 do retículo endoplasmático para o endolissossomo, que ativa a transdução de sinal do TLR-9.[81,165]

Papel dos Receptores do Tipo Toll na Periodontite

Os TLRs são expressos no periodonto na saúde e notavelmente têm sido relatados como sendo expressos em níveis suprafisiológicos em tecidos periodontais atingidos por estágios graves da doença.[12] Ambas as bactérias periodontais comensais e patogênicas estimulam a sinalização de TLR-2,[84,191] um achado que denota a importância dos mecanismos de vigilância e tolerância na regulação da defesa imunológica do hospedeiro da microbiota bucal colonizadora. O fato de as lipoproteínas derivadas de bactérias Gram-positivas *versus* Gram-negativas serem reconhecidas diferencialmente pelos complexos heterodímero TLR-2/TLR-6 e TLR-2/TLR-1[80,113] destaca a complexidade de um único receptor TLR na modulação da resposta de defesa imunológica do hospedeiro. Considerando que a microbiota periodontal residente passa de uma microbiota predominantemente Gram-positiva em saúde a uma microbiota predominantemente Gram-negativa nos estados de doença periodontal, a destruição periodontal induzida por bactérias periodontopatogênicas Gram-negativas pode ser mediada por transdução de sinal diferencial de TLR-2 associada ao aumento da ativação de complexos heterodímeros TLR-2/TLR-1 *versus* TLR-2/TLR-6.

O conhecimento atual da sinalização TLR sugere que as ações catabólicas induzidas por bactérias periodontopatogênicas Gram-negativos são devidas à sinalização diferencial no receptor TLR-2, bem como a ativação concomitante do receptor TLR-4 pelo LPS.[84,115] *Porphyromonas gingivalis* tem sido mais extensivamente investigada quanto a sua capacidade de estimular a transdução de sinal de TLR através de vários PMAPs. Investigações iniciais avaliando a regulação positiva de expressão de citocinas proinflamatórias pelo LPS de *P. gingivalis* de expressão em várias células humanas e murinas foram controversas em estabelecer se as ações de LPS foram mediadas através do reconhecimento dependente de TLR-2 *versus* TL-R4. Entendendo que o reconhecimento de LPS é específico para o domínio lipídico A, evidências definitivas de que o LPS da *P. gingivalis* ativa apenas TLR-4 foram elucidadas através de análogos do lipídio A de *P. gingivalis* quimicamente sintetizados que ativaram TLR-4 e não TLR-2.[92,147,195] Pesquisa demonstrando que uma lipoproteína derivada de *P. gingivalis* que especificamente ativa TLR-2 pode ser coisolada com o LPS[115] implica que os primeiros relatos contraditórios sobre o reconhecimento de LPS de *P. gingivalis* por TLR-2 em vez de TLR-4 foram decorrentes de contaminação por lipoproteínas. Destacando a importância da ativação induzida por bactérias periodontopatogênicas de receptores TLR concomitantes na destruição do tecido periodontal, estudos utilizando camundongos *knockout* TLR-2 ou TLR-4 mostraram que a coativação de TLR-2 e TLR-4 por *P. gingivalis* é crítica na estimulação de mecanismos de resposta imune do hospedeiro que direcionam a perda óssea alveolar.[20]

Em relação ao TLR-2 e TLR-4, as investigações que delineiam o papel do TLR-9 na patogênese da doença periodontal têm sido escassas. De modo semelhante ao TLR-2 e TLR-4, a expressão de TLR-9 tem sido relatada como sendo suprarregulada em tecidos de periodontite clínica quando comparada aos tecidos de gengivite[79] e amostras de biopsia gengival saudável.[136] Notadamente, uma investigação experimental de periodontite avaliando camundongos deficientes em TLR-9 desafiados fornece evidências indicando que o TLR-9 contribui para a perda óssea periodontal.[86] Os camundongos TLR-9 foram resistentes à perda óssea alveolar induzida por *P. gingivalis*, que se correlacionou com níveis mais baixos de IL-6, TNF e de ligante do receptor ativador de NF-κB (RANKL) nos tecidos gengivais de camundongos *knockout*. Estudos *ex vivo* realizados no relatório supracitado, demonstrando que o desafio com agonistas de TLR-2 ou TLR-4 resultou em produção significativamente menor de citocinas em células *knockout* de TLR-9 *versus* células de tipo selvagem, destacam a possibilidade de *crosstalk* de TLR-9 com TLR-2 e sinalização de TLR-4 na patogênese periodontal.[86]

Receptores do Tipo NOD

Atualmente, 22 membros da família compreendem os NLRs expressos intracelularmente em seres humanos.[21,181,165] Os NLRs estão localizados no citosol e desempenham um papel crítico na detecção de microrganismos invasores e na resposta imune. Os NLRs são caracterizados por repetições ricas em leucina no terminal C que atuam como um domínio de detecção, um domínio central de ligação a nucleotídeos e de oligomerização (isto é, um NOD) e um domínio efetor N-terminal que medeia a sinalização *downstream*.[21,81,165] Esta discussão é limitada a NOD1 e NOD2, que são NLRs especializados que reconhecem estruturas de peptidoglicanos bacterianos de patógenos invasores no citoplasma, e NLRP3, que é um exemplo de como as NLRs funcionam como um componente de complexos inflamassomas.

Reconhecimento de Peptidoglicanos pelo NOD1/NOD2

O NOD1 reconhece o ácido gama-D-glutamil-mesodiaminopimélico (iE-DAP), um componente do peptidoglicano presente na maioria das bactérias Gram-negativas e algumas Gram-positivas, enquanto o NOD2 reconhece o dipeptídeo muramil (MDP), encontrado em peptidoglicano de todas as Gram-negativas e Gram-positivas.[3,165] A ligação de peptidoglicano aos receptores NOD1 e NOD2 causa sua oligomerização, que resulta no recrutamento de uma proteína adaptadora de serina/treonina quinase, RIP-2/RICK, para um domínio de ativação e recrutamento de caspases (CARD) no terminal N. O recrutamento RIP-2/RICK no terminal N ativa a regulação positiva de NF-κB e MAPK dos genes de citocinas pró-inflamatórias (Figura 9.1).[3,165]

Complexo NLRP3-Inflamassoma

Os inflamassomas são complexos multiproteicos que reconhecem diversos estímulos indutores de inflamação, incluindo PMAPs exógenos e DAMPs endógenos, para controlar a produção de citocinas pró-inflamatórias e regular a piroptose (uma forma inflamatória de morte celular).[48,160] Várias famílias de RRP atuam como componentes do complexo inflamassoma, incluindo os NLRs citosólicos. As proteínas NLR representam o "núcleo" do complexo inflamassoma multiproteico e são refletidas no nome do inflamassoma. O NLRP3, o complexo inflamassoma mais amplamente investigado e o foco deste capítulo, desempenha um papel crítico no processamento e secreção terminal das citocinas pró-inflamatórias IL-1β e IL-18.[48,160]

O reconhecimento de PMAPs e DAMPs citosólicos induz o NLRP3 a atuar como um suporte de recrutamento para o zimogênio inativo pró-caspase-1. A pró-caspase-1 (que tem uma CARD) é recrutada para o complexo inflamassoma através da ligação homotípica de CARD através de um domínio de pirina (PYD) e para a proteína semelhante a uma proteína associada a apoptose contendo um CARD (ASC). A oligomerização de proteínas pró-caspase-1 no inflamassoma leva à sua clivagem autoproteolítica em caspase-1 ativa. A caspase-1 ativada subsequentemente funciona para clivar pro-IL-1β e pro-IL-18 em suas formas biologicamente ativas.[48,160]

Reconhecimento de Padrões Moleculares Associados ao Microrganismo pelos Receptores de Reconhecimento de Padrões.

RRPs	Localização	Ligante de PMAP	Origem do ligante
TLR-2/ TLR-1	Membrana plasmática	Lipoproteínas triaciladas	Bactéria G−
TLR-2/ TLR-6	Membrana plasmática	Lipoproteínas diaciladas	Bactéria G+
		Ácido lipoteicoico (LTA)	Bactéria G+
		Peptidoglicano	Bactéria G+
TLR-4	Membrana plasmática Endolisossomo	Lipopolissacarídeo (LPS)	Bactéria G−
TLR-9	Endolisossomo	CpG-DNA	Bacteriana e viral
NOD1	Citoplasma	Ácido gama-D-gluta-milmesodiaminopimélico (iE-DAP)	Bactéria G+ Bactéria G−
NOD2	Citoplasma	Dipeptídeo muramil (MDP)	Bactéria G+ Bactéria G−

G+, Gram-positivo; *G−*, Gram-negativo; *PMAP*, padrão molecular associado a patógenos; *NOD*, domínio de oligomerização de nucleotídeos; *RRP*, receptor de reconhecimento de padrões; *TLR*, receptor do tipo Toll.

Papel dos Receptores do Tipo NOD na Periodontite

Investigações clínicas da expressão do receptor NOD1 e NOD2 em biópsias de tecidos orais e células isoladas demonstraram que NOD1 e NOD2 são expressos em epitélio oral humano,[162] células de fibroblastos gengivais[95,177] e fibroblastos do ligamento periodontal.[95,167] Curiosamente, não há relatos mostrando que os estados de doença periodontal alterem os níveis de expressão de NOD1 ou NOD2 no periodonto humano.

Investigações experimentais de periodontite em camundongos deficientes em NLR forneceram informações limitadas sobre o papel crítico de NOD1 e NOD2 na patogênese periodontal. Embora as metodologias de estudo não tenham sido consistentes entre as investigações, de maneira intrigante, não foi encontrada consistência nos resultados do estudo relatado. A investigação inicial de periodontite experimental utilizando os modelos de camundongos *knockout* NOD1 e NOD2, que induziram periodontite por meio da colocação de ligaduras, descobriu que camundongos deficientes em NOD2 apresentaram níveis comparáveis de reabsorção óssea alveolar, enquanto camundongos deficientes em NOD1 demonstraram níveis reduzidos de perda óssea alveolar quando comparados com camundongos controle do tipo selvagem.[72] Correspondendo aos achados de perda óssea alveolar atenuada, camundongos *knockout* para NOD1 apresentaram menos osteoclastos e menores níveis de expressão de citocinas pró-inflamatórias em amostras de tecido gengival.[72] Uma investigação subsequente de periodontite experimental no modelo de camundongos *knockout* para NOD1, que induziu periodontite através da injeção intragengival de bactérias Gram-negativas ou Gram-positivas mortas pelo calor, relatou achados contraditórios.[26] Camundongos *knockout* para NOD1 exacerbaram a perda óssea alveolar, aumentaram o número de osteoclastos e elevaram os níveis de expressão de citocinas pró-inflamatórias em cultura de macrófagos da medula óssea.[26] Em razão dos conflitantes resultados de estudos mencionados sobre NOD1, bem como de um outro estudo sobre periodontite experimental mostrando que a inoculação de *P. gingivalis* induziu uma menor perda óssea alveolar em camundongos *knockout* para NOD2 *versus* camundongos do tipo selvagem,[126] não está claro se NOD1 ou NOD2 regulam criticamente a perda óssea periodontal.

Embora pesquisas em curso sejam indicadas para delinear se a sinalização do receptor NOD1 e NOD2 é necessária para a destruição tecidual associada à periodontite, investigações destacando que a sinalização dos receptores NOD1 e NOD2 e TLR têm *crosstalk* fornecem novos *insights* sobre o papel de NOD1 e NOD2 na patogênese da periodontite. As PMAPs que estão presentes no biofilme podem ativar simultaneamente a sinalização de TLRs e NOD1/2, que convergem nas vias de sinalização MAPK e NF-κB. Efeitos de sinalização sinérgica podem aumentar a resposta imune do hospedeiro ao biofilme oral colonizador. Um relato seminal demonstrando que a ativação de NOD1 e NOD2 tem efeitos sinérgicos com a sinalização de TLR para aumentar a produção de citocinas pró-inflamatórias em fibroblastos de ligamento periodontal humanos cultivados (IL-1β, IL-6, IL-8)[167] fornece evidências precoces de que biofilmes periodontopatogênicos podem induzir uma resposta imune destrutiva do hospedeiro via ativação concomitante de diversos RRPs.

Com relação aos complexos inflamassomas da família NLR, as pesquisas em periodontite têm se concentrado predominantemente no NLRP3. Verificou-se que as expressões de NLRP3 e seu antagonista endógeno NLRP2 estavam aumentadas em tecidos gengivais humanos afetados por várias formas de doença periodontal *versus* amostras de biópsia gengival de sítios periodontalmente saudáveis.[17] O estudo clínico mencionado também demonstrou que os níveis de expressão de mRNA de IL-1β e IL-18 foram aumentados em tecidos gengivais afetados por estados de doença periodontal;[17] achado compatível com estudos prévios de expressão gênica de periodontite avaliando os níveis de IL-1β e IL-18.[38,76,121] A percepção de que os níveis de NLRP3 estavam positivamente correlacionados com os níveis de expressão de IL-1β e de IL-18 em amostras de biópsia de gengiva afetada por doenças periodontais *versus* gengiva saudável[17] fornecem evidências indiretas que implicam um papel para o inflamassoma NLRP3 na patogênese dos estados de doença periodontal. Estudos *in vitro* mostraram que os microrganismos do biofilme dental modulavam a expressão do inflamassoma NLRP3, que se correlacionava com a produção de IL-1β e IL-18, fornecendo suporte adicional para o inflamassoma NLRP3 em efeitos catabólicos associados à periodontite.[18]

> **IMPORTANTE**
>
> Diversas vias de sinalização do receptor de reconhecimento de padrões (RRP) comumente convergem, resultando em *crosstalk* que tem o potencial de efeitos de sinergia ou amplificação modulando a resposta imune periodontal. Considerando que bactérias periodontopatogênicas individuais expressam uma infinidade de padrões moleculares heterogêneos associados a patógenos reconhecidos em vários receptores do tipo Toll distintos e receptores do tipo domínio de oligomerização de nucleotídeos, que comumente ativam as vias de transdução de sinal da proteína quinase ativada por mitógeno e do fator nuclear-κB, sinalizando sinergia ou amplificação, provavelmente contribui para a expressão suprafisiológica de citocinas pró-inflamatórias que conduzem à destruição do tecido periodontal. Embora a pesquisa atual tenha se concentrado em elucidar as ações biológicas de RRPs individuais no periodonto, pesquisas futuras são necessárias para delinear o papel da sinalização cruzada de RRP na orquestração de respostas imunológicas que apoiam a saúde periodontal *versus* a doença causadora.

Sistema Complementar

O sistema complementar é abordado brevemente neste capítulo, em decorrência do seu papel na sinalização de RRP e na defesa imunológica do hospedeiro periodontal. A resposta imune periodontal do hospedeiro é dependente de um sistema de complemento funcional, que coordena notavelmente o recrutamento e a ativação de células imunes, opsonização bacteriana, fagocitose e lise.[55,132]

Sinalização de Receptores de Reconhecimento de Padrão de Complemento

Além da localização de RRP nas membranas plasmáticas (TLRs) e no compartimento citoplasmático (NLRs), algumas famílias solúveis de RRP também são secretadas no plasma como proteínas humorais. Os RRP solúveis incluem pentraxinas, lectina ligadora de manose (MBL), ficolinas e properdina, que representam os ancestrais funcionais dos anticorpos. Os RRPs solúveis interagem com PMAPs e DAMPS circulantes para ativar o sistema complemento, resultando em opsonização, fagocitose e lise de patógenos.[132,133] Notadamente, as interações do complemento podem amplificar a resposta imune do hospedeiro através da sinergia com TLRs, outro exemplo de *crosstalk* entre diversos RRP vias de sinalização.[53]

Vias Clássica/Lectina/Alternativa

A ativação da cascata do complemento envolve a ativação sequencial e a clivagem proteolítica de uma série de proteínas do soro por três mecanismos distintos, a saber: as vias clássica, alternativa e da lectina (Figura 9.2).[132,133] A ativação da via clássica ocorre em resposta ao complexo antígeno-anticorpo que é reconhecido pela subunidade C1q do C1. O C1q ativa o complemento, funcionando como um RRP para reconhecer PMAPs e DAMPs distintos, ou alternativamente por meio de outros RRP solúveis, tais como pentraxinas (isto é, proteína C reativa). A via da lectina é similarmente desencadeada por RRPs solúveis, incluindo MBL e ficolins, que reconhecem predominantemente grupos carboidratos. Tanto a via clássica quanto a da lectina clivam C4 e C2 para gerar C3 convertase (C4bC2b) (Figura 9.2). A via alternativa é iniciada pela hidrólise de C3 a C3 (H_2O), que é um análogo de C3b que constitui a via alternativa inicial da C3 convertase. A via alternativa também conta com um mecanismo de iniciação baseado em RRP via properdina, que reconhece PMAPs e DAMPs. A via alternativa também serve como um *feedback* positivo para as vias clássica e da lectina. Todas as três vias convergem para o terceiro componente do complemento (C3), que, na ativação por via específica da convertases C3, conduz à geração de importantes moléculas efetoras

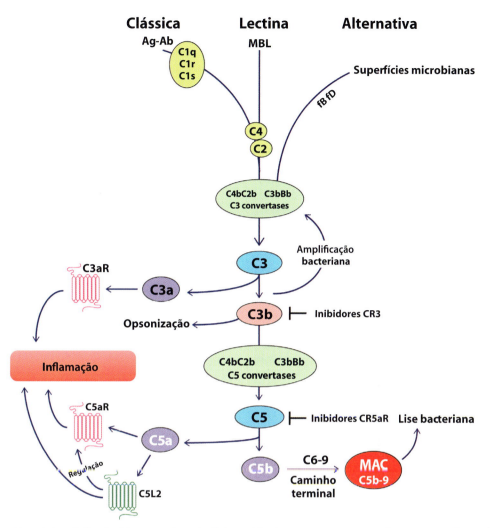

Figura 9.2 Ativação e bloqueio terapêutico do sistema complemento. Todas as três vias convergem para o terceiro componente do complemento (C3). A via clássica é ativada por complexos antígeno-anticorpo (Ag-Ab) e requer os componentes C1, C2 e C4. Lectina de ligação à manose (MBL) ativa a via da lectina por meio de serino proteases associadas a MBL (MASPs) e da clivagem de C2 e C4. A via alternativa é propagada pelo C3 hidrolisado por complexação com o fator B (fB) e via da clivagem fB do fator D (fD). A via alternativa também pode ser ativada por lipopolissacarídeo bacterianos de maneira dependente da propordina. *Downstream* a partir do C3; a clivagem proteolítica gera anafilatoxinas C3a e C5a, que ativam os receptores C3aR e C5aR. C5aR também pode ser ativado por C5L2. C5b inicia a montagem de C5b-9 complexo de ataque à membrana (MAC), que pode induzir a lise bacteriana. O bloqueio terapêutico é representado pelos componentes C3 e C5. *C5L2*, receptor do tipo C5a 2.

(moléculas-chave). Estas incluem as anafilatoxinas C3a e C5a, que ativam receptores específicos acoplados à proteína G e medeiam a mobilização e ativação dos leucócitos. Igualmente importantes são as opsoninas C3b, que promovem a fagocitose por intermédio dos receptores do complemento, e o complexo de ataque à membrana C5b-9, que pode lisar patógenos específicos (Figura 9.2).[132,133]

Papel do Complemento na Periodontite

No contexto da inflamação periodontal, a subversão do complemento parece ter um papel importante na patogenia periodontal.[54,96] A desregulação da atividade do sistema complemento pode levar a uma deficiência na proteção do hospedeiro contra patógenos, ampliando, assim, o dano tecidual inflamatório.[55,132] Os componentes do complemento ativados são encontrados em níveis mais elevados no fluido gengival de pacientes com periodontite em comparação com os indivíduos saudáveis.[7,123,148] Além disso, quase todos os componentes do complemento foram detectados na gengiva cronicamente inflamada, enquanto o complemento não é detectável ou está presente em níveis mais baixos em amostras de biópsia gengival saudável.[50,55] A ativação local do sistema complemento pode promover a inflamação periodontal predominantemente por meio da via C5a induzida pela vasodilatação, pelo aumento da permeabilidade vascular e fluxo do exsudado inflamatório, e ainda pelo recrutamento quimiotático de células inflamatórias, especialmente dos neutrófilos.[50,55]

Peptídeos Antimicrobianos

Os peptídeos antimicrobianos são componentes da resposta imune inata em eucariotos, fornecendo defesa contra um amplo espectro de bactérias, vírus e fungos Gram-positivos e Gram-negativos.[58,185,194] Na cavidade bucal, pelo menos 45 diferentes peptídeos antimicrobianos pertencentes a diferentes classes bioquímicas são encontrados na saliva e no fluido gengival crevicular.[45,46] A discussão sobre peptídeos antimicrobianos neste capítulo enfoca as defensinas e a catelicidina LL-37, para destacar outra variável molecular que afeta a sinalização de RRP e a resposta imune periodontal do hospedeiro.

Defensinas e Catelicidina LL-37

Defensinas e catelicidina LL-37, os peptídeos antimicrobianos mais estudados,[47,74] são peptídeos catiônicos que se ligam a moléculas carregadas negativamente na superfície da microbiota (p. ex., LPS em bactérias Gram-negativas e ácido lipoteicoico em bactérias Gram-positivas), que finalmente despolarizam a membrana celular, tornando-a permeável, com consequente morte celular bacteriana. Além de sua função antimicrobiana primária, as defensinas são moduladas por mediadores da resposta imune e também contam com funções imunomoduladoras próprias.[90,151]

As defensinas podem ser classificadas em α-defensinas e β-defensinas, com base em distinções estruturais nos padrões de conexão de três pontes dissulfeto e no espaçamento de resíduos de cisteína.[74] Seis α-defensinas humanas e quatro β-defensinas humanas foram extensivamente caracterizadas. As α-defensinas 1 a 4, conhecidas como peptídeos neutrofílicos humanos em decorrência de sua expressão em neutrófilos, estão presentes na cavidade oral, enquanto as α-defensinas 5 e 6 estão localizadas nas células de Paneth da mucosa do intestino delgado. β-Defensinas 1 a 4, que são produzidas por uma variedade de células epiteliais por todo o corpo,[29,30] são abundantemente produzidas por tecidos epiteliais dentro da cavidade oral e são encontradas no fluido gengival e na saliva.[30,36,47,142,149] Catelicidina LL-37 é outro importante peptídeo de defesa humana que reside nos neutrófilos e pode ser encontrado no epitélio gengival.[47]

Papel dos Peptídeos Antimicrobianos na Periodontite

No periodonto, a expressão de β-defensinas 1, 2 e 3 é observada no nível de mRNA em tecidos clinicamente saudáveis e doentes; a expressão desses peptídeos derivados do epitélio parece estar correlacionada com a saúde periodontal, sugerindo um papel protetor.[14,19,180] As defensinas específicas estão localizadas em diferentes regiões anatômicas do epitélio periodontal: as defensinas 1 e 2 são observadas no epitélio periodontal, camadas superiores do epitélio gengival e sulcular, adjacentes ao biofilme microbiano e ao ambiente externo, compatíveis com a função de barreira imune inata do epitélio. Curiosamente, nem β-defensina 1 nem β-defensina 2 são encontradas no epitélio juncional. A proteção no epitélio juncional pode ser proporcionada pela maior concentração de α-defensinas e LL-37 produzida pelos granulócitos que migram em direção ao sulco gengival.[29,30,102]

Embora o papel das defensinas e do LL-37 na doença periodontal não seja bem compreendido, a expressão de α-defensinas 1 a 3 e LL-37 derivadas de neutrófilos foi significativamente aumentada no fluido gengival crevicular de pacientes com periodontite crônica. A expressão de defensinas induzidas por bactérias periodontopatogênicas completas, como *Fusobacterium nucleatum*, *P. gingivalis*, *A. actinomycetemcomitans* e *T. denticola*, é amplamente dependente da sinalização TLR;[70,125,153,179] uma propriedade que reforça a complexidade das interações hospedeiro-bactéria e as defesas imunológicas periodontais.

Peptídeos Antimicrobianos no Periodonto.		
Peptídeos antimicrobianos	**Expressão celular**	**Apresentação de periodontite**
α-defensinas 1, 2, 3, 4	Neutrófilos	Elevada no FG
β-defensinas 1, 2, 3, 4	Células epiteliais	Elevada no epitélio gengival/crevicular
Catelicidina LL-37	Neutrófilos	Elevada no FG

FG, Fluido gengival.

Terapias Imunomoduladoras

Várias estratégias de tratamento foram desenvolvidas para direcionar a resposta do hospedeiro à destruição tecidual mediada por LPS.[88] Inibidores de metaloproteinase de matriz (MMP) (p. ex., formulações de dose baixa de doxiciclina) têm sido usados em combinação com raspagem e aplainamento de raízes[22] ou terapia cirúrgica.[41] Além disso, grupos de pacientes de alto risco (como pacientes diabéticos e pacientes com doença periodontal refratária) se beneficiaram com a administração sistêmica dos inibidores de MMPs.[25,111,140] Resultados promissores foram demonstrados com a utilização de antagonistas solúveis de TNF-α e IL-1β distribuídos localmente aos tecidos periodontais em primatas não humanos.[6] Outras estratégias terapêuticas que estão sendo investigadas são destinadas a inibir as vias de transdução de sinais envolvidas na inflamação. Os inibidores farmacológicos de NF-κB e vias p38 MAPK estão em desenvolvimento ativo para o tratamento da artrite reumatoide e doenças ósseas inflamatórias[2,73,93] e têm sido aplicados em modelos de doenças periodontais com benefícios notáveis.[89,135] Com a utilização dessa nova estratégia, mediadores inflamatórios, incluindo citocinas pró-inflamatórias (p. ex., IL-1, TNF, IL-6), MMPs e outros, seriam inibidos no nível das vias de sinalização celular requeridas para a ativação do fator de transcrição necessário para a expressão de genes inflamatórios ou estabilidade do RNAm. Na verdade, o direcionamento das proteínas de ligação a RNA que realizam a mediação dos efeitos das citocinas inflamatórias apresenta um valor terapêutico na progressão da doença periodontal em modelos de animais de pequeno porte.[122] Essas terapias podem representar a nova geração de quimioterápicos adjuvantes que podem ser utilizados no tratamento da periodontite crônica.

Em relação ao sistema complemento, as estratégias terapêuticas estão evoluindo para atingir o CR3 ou CR5 (Figura 9.2). Como o C3 é um componente central de todas as três vias de ativação, o bloqueio nesse nível é uma abordagem razoável para o tratamento de doenças associadas ao complemento, incluindo a periodontite. O antagonismo de CR3 através de inibidores tópicos de pequenas moléculas reduz a perda óssea alveolar induzida por *P. gingivalis*.[52,56] O fragmento C5a gerado pelo complemento funciona como um potente mediador da sinalização de complemento e recrutamento de neutrófilos que podem proteger, mas também mediar, a ativação excessiva de neutrófilos e tem o potencial de aumentar o dano tecidual durante a progressão da doença periodontal. Como tal, o uso de inibidores de C5aR em modelos pré-clínicos indica que o potencial para inibir C5aR pode ser uma opção viável para o tratamento e manejo de doenças periodontais.[1]

Os papéis antimicrobianos e imunomoduladores das defensinas também têm atratividade óbvia para aplicações terapêuticas. No entanto, o processo de purificação bioquímica é custo ineficiente, e o processo de síntese é complicado pelo tamanho e estrutura tridimensional dos peptídeos. Novos análogos de defensinas mostraram atividade antibacteriana ainda maior do que as defensinas β endógenas 1 e 3, sem nenhum efeito citotóxico nas células hospedeiras,[150] indicando, assim, a promessa dessa abordagem.

Referências Bibliográficas

 As referências bibliográficas deste capítulo estão disponibilizadas em https://www.grupogen.com.br.

CAPÍTULO 10

Resolução da Inflamação

Marcelo Freire

SUMÁRIO DO CAPÍTULO

Inflamação, 159
A Inflamação Aguda é Autolimitada, 160

Inflamação Crônica não Resolvida em Doenças Periodontais, 162

Ações Terapêuticas dos Mediadores da Resolução, 163
Considerações Finais, 164

A inflamação tem funções protetoras que são reguladas por múltiplas interações endógenas com as células e o microbioma do hospedeiro. A inflamação aguda é temporal e espacialmente controlada para manter a homeostasia. Quatro famílias especializadas de mediadores lipídicos ativam os sinais de resolução (lipoxinas, resolvinas, protectinas e maresinas). O entendimento da comunicação entre os sinais de resolução na resposta tecidual à lesão pode prevenir e tratar doenças crônicas. Entre as aplicações terapêuticas da resolução da inflamação, estão a prevenção, a manutenção e a regeneração dos tecidos periodontais. Este capítulo apresenta os conceitos fundamentais da resolução como um mecanismo bioquímico ativo regulado por mediadores lipídicos endógenos/terapêuticos. Novos conceitos sobre os mediadores da resolução na regeneração tecidual e as possíveis aplicações terapêuticas também são discutidos.

Inflamação

A inflamação é uma resposta biológica essencial observada em todas as espécies com particular importância na saúde e na doença humana. A primeira descrição de uma resposta localizada à lesão e à infecção que lembrava os sinais de inflamação foi registrada pelas antigas culturas egípcia e grega. Quatro sinais cardeais que descrevem a inflamação foram identificados: *rubor et tumor cum calore et dolore* (eritema e aumento de volume com calor e dor).[93] Em 1958, as pesquisas de Virchow levaram à compreensão da base celular da inflamação como uma patologia, e suas observações adicionaram um novo sinal cardeal, *functio laesa* (perda de função de órgão/tecido).[93]

Mais recentemente, os mecanismos celulares e moleculares avançados que governam o destino da inflamação foram identificados. O início da resposta aguda é aceito como uma resposta fisiológica nos tecidos vascularizados para defesa do hospedeiro e manutenção da homeostasia. A inflamação, ou "incendiar", é uma resposta celular e molecular ativa com o objetivo de controlar o desafio.[61] Quando ativada, a inflamação protege os tecidos do hospedeiro contra estímulos, como patobiontes, corpos estranhos, substâncias tóxicas e trauma.

A imunidade inata, caracterizada pela resposta inflamatória local, é a primeira resposta para identificação e eliminação de agentes infecciosos ou tecidos danificados. Como a primeira resposta protetora aos desafios apresentados pelos tecidos do hospedeiro, a inflamação é caracterizada por elevação do fluxo sanguíneo, dilatação vascular, aumento da permeabilidade vascular e recrutamento celular. Esta resposta requer quatro componentes biológicos: os indutores da inflamação, os sensores de detecção, os mediadores das reações e os tecidos-alvo. O tipo e o grau de uma resposta inflamatória são dependentes da natureza do desencadeante (p. ex., bacteriana, viral, parasitária ou química) e sua duração.[60] Por meio de indicadores celulares e moleculares específicos, os indutores são detectados pela primeira linha de resposta a antígenos e ativam uma cascata de eventos cuidadosamente regulados.

Os principais sensores da resposta inflamatória são as células epiteliais e as células imunes inatas que migram para o sítio de lesão e as células estromais residentes. Os leucócitos polimorfonucleares (PMNs) ou neutrófilos (assim chamados por sua coloração característica por hematoxilina e eosina) constituem o braço celular da primeira linha de defesa do sistema imune inato. Os PMNs são fagócitos com potentes mecanismos oxidativos e não oxidativos de morte que combatem bactérias.[10] Após a infiltração por PMN, há a entrada de células mononucleares, monócitos e macrófagos ativados no sítio inflamatório, que removem os *debris* celulares, as bactérias e os PMNs apoptóticos por fagocitose sem prolongar a inflamação. Juntas, as células inatas desencadeiam a produção de mediadores que modulam o destino da inflamação. Os neutrófilos, os macrófagos, as células dendríticas e os mastócitos produzem proteínas de baixo peso molecular chamadas de citocinas, que controlam o início, a manutenção e a regulação da amplitude e da duração da resposta inflamatória.

Em resposta aos receptores conservados de bactérias, expressos em células imunes inatas, os receptores do tipo *Toll* (TLRs) percebem as moléculas expressas em patógenos, como os padrões moleculares associados a patógenos (PMAPs). A ligação dos TLRs a moléculas específicas do patógeno induz um sinal que ativa eventos subsequentes. Consequentemente, a produção de moléculas comunicantes, como citocinas inflamatórias, interleucinas (ILs), quimiocinas (CXCs) e mediadores lipídicos inflamatórios (LMs), é essencial à resposta eficaz.[13,14] Os mediadores inflamatórios são comunicadores que estabelecem a "linguagem" responsável pela sinalização da eliminação bacteriana. Uma classificação didática e, espero, funcional dos mediadores categoriza as moléculas inflamatórias de acordo com suas funções no contexto de ativação (pró) ou inibição (anti) da inflamação. É importante notar que as terminologias binárias de pró e anti-inflamatório são mais dinâmicas que as primeiramente descritas. Esta relação complexa é controlada pela concentração da molécula, pela interação com seus receptores e outros fatores e, por fim, pelo tempo de produção e atividade. A visão binária da atividade de uma molécula ainda é a convenção e a terminologia aceita, mas é crucial contextualizar estes conceitos. Os mediadores pró-inflamatórios, por exemplo, são produzidos localmente nos tecidos ou sistemicamente na corrente sanguínea (p. ex., IL-1β, IL-6, fator de necrose tumoral alfa [TNF-β] e PGE2). Em resposta ao desafio direto ou à produção de moléculas pró-inflamatórias, as citocinas anti-inflamatórias controlam a resposta (p. ex., IL-10, IL-13, TGF-β, IL1RA).[82]

A regulação que leva à transcrição de genes de citocinas pró-inflamatórias, sua tradução e secreção por diversas células depende do fator nuclear de cadeia leve *kappa* (NF-κB) de linfócitos B ativados. Os grupamentos gênicos e proteínas NF-κB agem como fatores diméricos de transcrição que regulam uma ampla gama de processos biológicos, inclusive a imunidade inata e adaptativa, a inflamação, as respostas ao estresse, o desenvolvimento de linfócitos B, a organogênese linfoide e a produção de citocinas. As citocinas são proteínas de baixo peso molecular que modulam a inflamação de maneira positiva ou negativa. As citocinas são liberadas por células locais, como as células epiteliais, fibroblastos e fagócitos, na fase aguda da inflamação, e por células imunes da imunidade adaptativa (veja mais detalhes sobre a inflamação nos Capítulos 7 e 9).

Embora a resposta inflamatória seja protetora, a inflamação não resolvida é prejudicial à função tecidual e promove disbiose. A ausência de resolução da inflamação causa doenças crônicas, inclusive síndrome intestinal inflamatória, diabetes do tipo 2, doenças cardiovasculares, doença de Alzheimer, câncer e doenças periodontais. A resolução da inflamação é um mecanismo bioquímico ativo regulado por mediadores que mudam a expressão de genes, as funções das proteínas e as células para o retorno à homeostasia. Entre os mediadores que regulam este processo, os mediadores lipídicos especializados (SPMs) ativam as células para início da resolução. Assim, a inflamação aguda benéfica é espacial e temporalmente regulada por SPMs.[9,20,67,74,86]

 IMPORTANTE

Pró-resolução *versus* Anti-inflamação
Os mediadores lipídicos pró-resolução são ácidos graxos de expressão endógena que ativam células e tecidos para controle da inflamação. O início da inflamação requer sinais celulares externos e internos, que, por sua vez, ativam enzimas pró-resolução para produção de sinais ligantes lipídicos. A interação de um receptor celular com ligantes lipídicos, as células são ativadas e geram pró-resolução ou anti-inflamação. A estereo-especificidade orienta a função celular à supressão e/ou pró-resolução. Na anti-inflamação, o bloqueio e a supressão das vias ativadoras da inflamação são o mecanismo usual. Na pró-resolução, lipídios específicos são capazes de ativar a mudança da célula de pró-inflamação a pró-resolução. Por exemplo, os mediadores endógenos conseguem exacerbar a fagocitose deficiente observada no diabetes do tipo 2, aumentar a quimiotaxia na periodontite agressiva localizada e prevenir a gengivite. Assim, a estimulação endógena ou terapêutica da resolução ativa sinais protetores que impedem a ocorrência de danos colaterais e limitam a inflamação aguda ou contínua.

A Inflamação Aguda é Autolimitada

Para manter a homeostasia, a mudança da atividade das enzimas, de pró-inflamação para pró-resolução, controla a regulação temporal da inflamação aguda.[26,31] Por muitos anos, entendemos a inflamação principalmente como o início de um processo ativo, enquanto seu término (ou seja, a resolução) era considerada um processo passivo de decaimento (Figura 10.1). Os estudos básicos e translacionais dos Drs. Charles Serhan e Thomas Van Dyke, porém, mostraram que a resolução é um processo ativo e somente pode começar quando as enzimas produzem lipídios bioativos pró-resolução.[31,77,88]

No contexto do início da inflamação aguda, mediadores lipídicos localmente produzidos, como prostaglandinas, prostaciclinas, leucotrienos e tromboxanos, regulam os processos principais e agem como autacoides (moléculas de vida curta que atuam no sítio de síntese). Estes mediadores lipídicos são sintetizados em uma sequência de ativação enzimática após a liberação do ácido araquidônico (AA) da membrana celular por trauma ou comunicação entre as células. Estruturalmente, muitos dos lipídios da inflamação são eicosanoides (cadeias com 20 carbonos) e agem como precursores endógenos por meio da biossíntese de uma cadeia de várias moléculas. Na verdade, a enzima fosfolipase A2 libera AA da membrana fosfolipídica. Esta liberação constitui a etapa determinante da taxa de geração de eicosanoides na maioria das células fagocíticas e imunes.[54] O AA é rapidamente convertido em diversos potentes mediadores lipídicos com funções características de maneira específica à célula por cicloxigenases (COXs), lipoxigenases (LOs) ou epoxigenases, gerando prostaglandinas, leucotrienos e endoperóxidos, respectivamente.

Os ácidos araquidônicos são metabolizados principalmente por duas vias: COXs e LOs. Enquanto COX-1 (COX de expressão constitutiva) é responsável pelos níveis basais de síntese de prostaglandina, COX-2 (COX induzível) catalisa a conversão de AA em mediadores lipídicos durante a inflamação. Há dez classes de prostaglandinas, das quais D, E, F G, H e I são as mais importantes na inflamação. Especificamente, a PGE2 é gerada via PGE sintase em leucócitos, enquanto a PGI2 é sintetizada pela prostaciclina sintase em células endoteliais e os tromboxanos (TXA) são produzidos via TXA sintase em plaquetas.[16,32]

As lipoxigenases catalisam a formação de ácidos hidroxieicosatetraenoicos (HETEs) de AA, levando à formação de leucotrienos (LTs) e outros compostos biologicamente ativos.[94] Os LTs são produzidos predominantemente por células inflamatórias, inclusive leucócitos polimorfonucleares, macrófagos e mastócitos. Há três lipoxigenases (LOs) distintas que são específicas às células; 5-LO em células mieloides, 12-LO em plaquetas e 15-LO em células epiteliais/endoteliais. A ativação celular por patógenos e imunocomplexos leva à ativação de uma reação enzimática sequencial que inclui cPLA2 e 5-LO. 5-LO converte o AA liberado no epóxido LTA4, que sofre transformação por vias distintas — uma para geração de LTB4, um potente regulador da quimiotaxia de neutrófilos e da adesão de leucócitos às células endoteliais.[32] Os produtos de 12-LO e 15-LO são 12-HETE e 15-HETE, que são metabolizados. A produção excessiva de mediadores inflamatórios, como prostaglandinas e leucotrienos, com resposta exacerbada aos desencadeantes inflamatórios, é correlacionada à progressão da inflamação aguda à inflamação crônica em muitas doenças. Os processos inflamatórios favoráveis são autolimitantes, o que implica a existência de sinais de interrupção que regulam a inflamação aguda. Os lipídios endógenos pró-resolução são sintetizados por vias enzimáticas que transformam a inflamação em resolução.[75] Além dos mediadores pró-inflamatórios que iniciam a inflamação, há um conjunto separado de mediadores lipídicos que agem como agonistas endógenos para ativar o término da inflamação, ao estimularem a resolução.[72] As próximas seções discutem os mediadores lipídicos específicos (SLMs) na resolução da inflamação aguda de maneira mais detalhada.

Mediadores Lipídicos Especializados

Os sinais pró-resolução são ativados principalmente por resolvinas, lipoxinas, maresinas e protectinas. A mudança de classe dos mediadores lipídicos leva à biossíntese de moléculas pró-resolução, como lipoxina A4, resolvinas derivadas do ácido eicosapentaenoico (EPA) (ou seja, RvE1, RvE2) e mediadores lipídicos derivados do ácido docosaexaenoico (DHA), inclusive resolvinas de série D, protectinas e maresinas (Figura 10.2).[92] Mais detalhes sobre os principais mediadores pró-resolução são discutidos a seguir.

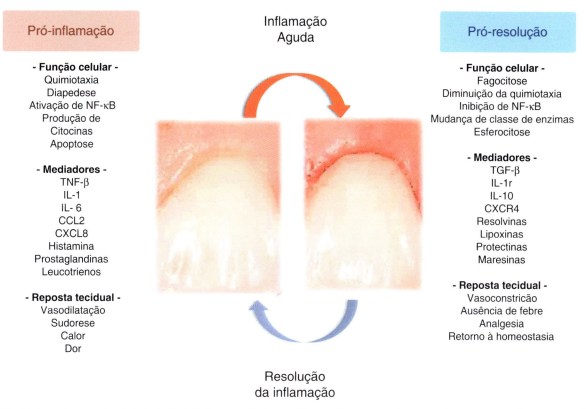

Figura 10.1 A inflamação aguda é autolimitada. Em indivíduos saudáveis, as células residentes, os mediadores moleculares e os tecidos respondem à lesão de maneira eficaz e voltam à homeostasia. A inflamação aguda não resolvida leva ao desenvolvimento de inflamação crônica e doença. A cicatrização do tecido é eficaz quando há ativação da mudança de classe de pró-inflamação para pró-resolução. *Motivo CXC*, quimiocina; *IL*, interleucina; *NF-κB*, fator nuclear kappa B; *TNF-α*, fator de necrose tumoral α.

Lipoxinas

Derivadas do AA, as lipoxinas são moléculas naturais pró-resolução produzidas de ácidos graxos endógenos. As lipoxinas apresentam fortes ações duais, anti-inflamatórias e pró-resolução. As lipoxinas A4 e B4 foram as primeiras isoladas e identificadas como inibidores da infiltração de PMN e estimuladores do recrutamento não flogístico (afebril) de macrófagos.[27,35,71] Três principais vias de síntese de lipoxina foram identificadas. Em seres humanos, a oxigenação sequencial dos lipídios derivados do AA por 15 lipoxigenase e 5 lipoxigenase, seguida pela hidrólise enzimática, leva à geração de LXA4 e LXB4 nos tecidos mucosos, inclusive a cavidade oral, o trato gastrintestinal e as vias aéreas. Nos vasos sanguíneos, a 5-lipoxigenase biossintetiza LXA4, e a 12-lipoxigenase das plaquetas produz LXB4. Os receptores de lipoxina são expressos de maneira ubíqua por muitas células, inclusive neutrófilos e monócitos. O ácido acetilsalicílico desencadeia uma terceira via sintética. O ácido acetilsalicílico promove a acetilação de COX-2, o que altera sua atividade e a quiralidade dos produtos, que são chamados de *lipoxinas desencadeadas por ácido acetilsalicílico* (ATLs).[34] A COX-2 é expressa por células endoteliais vasculares, células epiteliais, macrófagos e neutrófilos.[81] Além da síntese de lipoxina, o ácido acetilsalicílico também bloqueia a produção de prostaglandina por acetilação de COX-2, inibindo a inflamação.[66]

Resolvinas

As resolvinas são mediadores lipídicos endógenos induzidos durante a fase de resolução da inflamação. Estes mediadores lipídicos são biossintetizados dos ácidos graxos essenciais ω-3 poli-insaturados (EPA e DHA) derivados da dieta. Os dois grupos primários da família das resolvinas apresentam estruturas químicas distintas: a série E, obtida do EPA, e a série D, derivada do DHA. O endotélio vascular produz resolvinas de série E por meio da COX-2 modificada por ácido acetilsalicílico, que converte EPA em ácido 18R-hidroperoxieicoapentaenoico (18R-HPEPE) e ácido 18S-hidroperoxieicoapentaenoico (18S-HPEPE). Estas moléculas são rapidamente incorporadas pelos monócitos humanos e metabolizados em RvE1 e RvE2 pela 5-lipoxigenase. A produção de resolvina E1 aumenta no plasma de indivíduos tratados com ácido acetilsalicílico ou EPA, o que melhora os sinais clínicos da inflamação.[58] Do mesmo modo, as resolvinas de série D, derivadas do DHA, reduzem a inflamação por diminuírem a adesão de plaquetas e leucócitos, e a conversão do DHA desencadeada pelo ácido acetilsalicílico gera moléculas com funções duais, anti-inflamatórias e pró-resolução.[79]

A interação entre resolvinas e receptores específicos modula o destino das células imunes inatas e regula a inflamação ativa. Sítios alvos seletivos das resolvinas são os receptores acoplados à proteína G (GPCRs).[80] O receptor ERV1 (também conhecido como ChemR23 ou CMKLR1) é um GPCR expresso em monócitos e células dendríticas. O BLT1, um receptor de leucotrienos, é o receptor de resolvina E1 em neutrófilos. À interação seletiva com estes receptores, a RvE1 atenua a sinalização de NF-κB e a produção de citocinas pró-inflamatórias, inclusive TNF-β.[12,65] As resolvinas de série D têm como alvo os receptores GPR32 e ALX[97] expressos em plaquetas e PMN. A ativação de CB2 leva à inibição da expressão de P-selectina, diminuindo a quimiotaxia de PMN. As resolvinas induzem as funções características da resolução da inflamação, inclusive a diminuição da migração de neutrófilos, a fagocitose de células apoptóticas e o aumento da eliminação da infecção para ativação da cicatrização do tecido.[80]

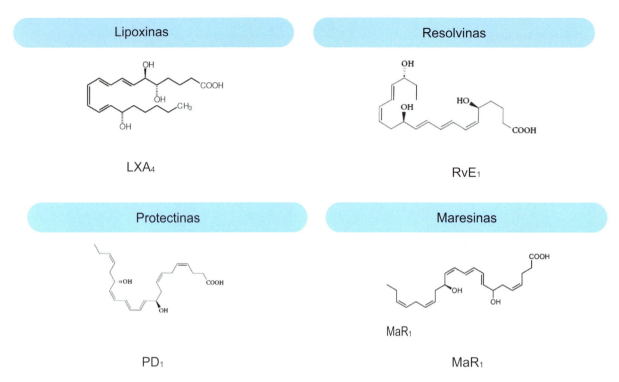

Figura 10.2 Estrutura química dos mediadores lipídicos pró-resolução. As mudanças de classes dos mediadores lipídicos geram lipoxinas, resolvinas de série E derivadas de ácido eicopentaenoico e resolvinas de série D derivadas de ácido docosaexaenoico, protectinas e maresinas. LXA_4, Lipoxina A4; MaR_1, maresina 1; PD_1, protectina D1; RvE_1, resolvina E_1.

Protectinas

Protectinas também são biossintetizadas por uma via mediada por lipoxigenase. A via converte DHA em um intermediário com 17S-hidroxiperóxido que é incorporado por leucócitos e convertido em 10,17-diHDHA, conhecido como protectina D1 ou neuroprotectina.[11] Este nome se deve às ações protetoras observadas nos tecidos nervosos e no sistema imune. Os linfócitos do sangue periférico humano produzem protectina D1 com fenótipo Th2, o que reduz a secreção de TNF-α e interferon γ, bloqueia a migração de linfócitos T e promove a apoptose destas células.[59] Uma nova via de síntese de protectina foi descoberta e utiliza COX-2 desencadeada por ácido acetilsalicílico para síntese de 17R-hidroxiperóxido epimérico de DHA, chamado de AT-PD1; esta via interage de forma positiva com CB2 e a família de receptores ativados por proliferador de peroxissomos (PPAR). As protectinas reduzem a transmigração de PMN pelas células endoteliais e aumentam a eliminação (eferocitose) de PMN apoptóticos por macrófagos humanos.[84]

Maresinas

Os mediadores dos macrófagos na resolução da inflamação (maresinas ou MaR) foram identificados como moléculas primordiais com funções homeostáticas produzidas por estas células. As abordagens metabololipidômicas em modelos de peritonite levaram à identificação de uma nova via de metabolismo de DHA.[1] A fagocitose de células apoptóticas por macrófagos desencadeia a biossíntese de RvE1, PD1, LXA4 e MaR1. O DHA é convertido em 14-hidroxi diHA pela cascata da 14-lipoxigenase. A MaR1 é eficaz na estimulação da eferocitose de células humanas e também apresenta funções regenerativas.[21]

Em suma, os mediadores lipídicos locais constituem um novo gênero de compostos endógenos pró-resolução com ações potentes no tratamento de doenças imunometabólicas humanas. A lipoxina A4/ATL e a resolvina E1 inibem o recrutamento de neutrófilos, atenuam a expressão de genes pró-inflamatórios e reduzem a gravidade da colite em um modelo murino. A infiltração de PMN e a remoção linfática de fagócitos foram observadas quando a resolvina E1, a resolvina D2, a protectina D1, a lipoxina e a maresina foram usadas para melhora da colite.[3,44]

 IMPORTANTE

- A resolução da inflamação é um processo bioquímico ativo regulado pela mudança de classe de enzimas e mediadores lipídicos.
- Uma nova classe de mediadores lipídicos é conhecida por modular a resolução da inflamação; esta classe é composta por lipoxinas, resolvinas, maresinas e protectinas.

Inflamação Crônica não Resolvida em Doenças Periodontais

O microbioma oral modula o desenvolvimento imune oral e sistêmico, e a interação fisiológica mantém a resposta homeostática. As doenças periodontais são doenças inflamatórias crônicas iniciadas por disbiose e biofilmes microbianos.[17] No caso da gengivite, a inflamação aguda é autolimitada e reversível. Com a "remoção" do fator etiológico e dos modificadores, o hospedeiro volta a ser saudável. A resposta é um mecanismo protetor, mas, se contínua ou exacerbada, pode comprometer a integridade do tecido.[64]

A presença de placa bacteriana é altamente prevalente em seres humanos; na verdade, 90% da população dentada adulta apresentam alguma forma de gengivite.[22] Pela coevolução, as interações entre o hospedeiro e a microbiota geraram benefícios para o hospedeiro, inclusive na utilização de nutrientes, a resistência à colonização e o desenvolvimento imune. A alteração do equilíbrio da microbiota ou da resposta do hospedeiro (ou de ambos) permite o início e a progressão da doença.[17,36]

Embora a placa seja um fator etiológico evidente na gengivite, a especificidade ou o número de patógenos na periodontite não explica a variabilidade da resposta individual do hospedeiro. Apesar dos abundantes depósitos microbianos na maioria das pessoas, a prevalência da periodontite moderada é de apenas cerca de 40% da população.[51] É, portanto, possível que as bactérias não sejam o fator primário da transição entre a gengivite e a periodontite. Apesar do conceito etiológico tradicional de "placa", o hospedeiro apresenta múltiplas variações que aumentam a suscetibilidade, mudando a composição taxonômica da placa e as funções metabolômicas.[90] A ausência de resolução é uma explicação plausível para esta transição patológica.

Os modificadores do hospedeiro, inclusive genéticos, comportamentais, anatômicos, metabólicos e ambientais, modulam a magnitude da doença. Estes fatores influenciam a gravidade e a progressão da doença e a resposta à terapia. Estudos clássicos na década de 1980 mostraram que os medicamentos anti-inflamatórios impediam a progressão da doença periodontal.[43a] Embora este resultado fosse promissor, hoje está claro que a inflamação é um processo biológico importante e que a supressão completa de sua cascata influencia o hospedeiro por inteiro. Em vez de suprimir o sistema, a resolução tenta aumentar a inflamação "boa" para acabar com a doença.[52,68] Na verdade, a deficiência de fagocitose é observada em formas agressivas de periodontite e é revertida pelos mediadores da resolução.[29,37] Assim, a etiologia derivada do hospedeiro é agora bem aceita e é um alvo para futuras terapias.

Em um ensaio clínico de pacientes com periodontite moderada a grave, as ações da suplementação dietética com ácido graxo poli-insaturado (PUFA) ω-3 e ácido acetilsalicílico foram avaliadas. Em pacientes submetidos à suplementação, além da raspagem e do alisamento radicular, melhoras significativas foram observadas na redução da profundidade da bolsa e no aumento do nível de inserção clínica, com redução dos níveis de mediadores inflamatórios na saliva em comparação aos pacientes submetidos apenas a raspagem e alisamento radicular.[23] Os mediadores lipídicos são considerados excelentes candidatos para prevenção e tratamento das doenças periodontais.

FLASHBACK

Por anos, as bactérias foram consideradas o principal fator etiológico das doenças periodontais. Os avanços na imunologia e na genética molecular demonstraram que a inflamação e as vias de resolução são partes integrais na patogênese multifatorial das doenças periodontais.

Ações Terapêuticas dos Mediadores da Resolução

As doenças periodontais, inclusive a gengivite e a periodontite, são doenças inflamatórias causadas por leucócitos e caracterizadas por perda óssea mediada por tecido mole e osteoclastos.[51,64,83] Os mediadores da resolução são necessários para controle e tratamento das doenças periodontais. Em modelos animais, a restauração da saúde do tecido pelos lipídios da resolução começa depois que a resposta aguda gera os eicosanoides, prostanoides, prostaciclinas e leucotrienos clássicos. A síntese de moléculas de resolução imune pelas principais enzimas que induzem a mudança de classe é parcialmente conhecida.[73] Assim, os estímulos persistem, e a inflamação não resolvida causa lesões crônicas, perda de inserção,

progressão da doença e perda tecidual. O retorno do sistema imune do hospedeiro à homeostasia é altamente regulado pelas vias de resolução (Tabela 10.1).

As evidências de estudos animais demonstraram que a expressão excessiva de 15-lipoxigenase do tipo I em coelhos aumenta os níveis endógenos de LXA4, protegendo o hospedeiro do desenvolvimento de doença periodontal. Embora nenhum modelo animal seja perfeitamente adaptado para seres humanos, estes conceitos podem ser traduzidos como prova de princípio. Além disso, a aplicação tópica de RvE1 nos tecidos melhora os sinais de atividade da doença, com diminuição da perda óssea em 95% e redução significativa do número de neutrófilos tissulares. A infiltração leucocitária também foi menor quando RvE1 foi aplicada em um modelo de bolsa de ar dorsal em camundongos.[46] De igual maneira, em células humanas obtidas de periodontite agressiva localizada (LAP), o tratamento com RvE1 e LXA4 reduz a produção de superóxido por neutrófilos em resposta a TNF-α e ao marcador peptídico bacteriano N-formil-metionil-leu-cil-fenilalanina em 80%.[29,87,98]

O potencial para tratamento das doenças periodontais com um ou mais mediadores lipídicos especializados é claro e requer mais pesquisas clínicas. Em um estudo, a raspagem e o alisamento radicular (SRP) com suplementação dietética de PUFA ω-3 e dose menor de ácido acetilsalicílico diminuiu a profundidade das bolsas e aumentou o nível de inserção clínica de maneira significativa em comparação ao procedimento de SRP sozinho.[24] Os benefícios clínicos foram acompanhados por níveis menores de mediadores inflamatórios na saliva em comparação à realização isolada de raspagem e alisamento radicular.[23]

A não remoção de patobiontes e a eliminação ineficiente das células imunes inatas (em sua maioria, neutrófilos mortos) caracterizam a progressão à lesão patológica crônica. Em indivíduos suscetíveis, a inflamação periodontal não se resolve e o processo inflamatório crônico passa a ser a patologia periodontal. Na periodontite, os neutrófilos ativados podem mediar a destruição e alimentar a destruição da matriz extracelular e do osso, a cicatrização e a perda de função do tecido periodontal.[17] Em um modelo inflamatório, a resolvina D1 foi associada à regulação de micro RNAs (miRNAs) e genes-alvo e à redução de LTB4, PGD2, TXA2, PGFα e TXA2 nos exsudatos peritoneais.

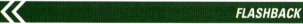

CORRELAÇÃO CLÍNICA

- A inflamação é um mecanismo biológico protetor contra a lesão.
- A inflamação aguda observada na gengivite é reversível e autolimitada.
- Na inflamação crônica da periodontite, há falhas nos sinais que ativam a resolução e o retorno à homeostasia.
- A inflamação e a resolução são associadas às doenças sistêmicas (p. ex., diabetes do tipo 2, câncer e doenças cardiovasculares) e às doenças periodontais.

A regeneração tecidual também é um alvo dos mediadores especializados da resolução. O tratamento com maresina 1 estimulou a regeneração tecidual em modelos sistêmicos, inclusive em planárias.[78] Em modelos de doença periodontal, a lipoxina A4/ATL consistentemente impediu a perda óssea e de tecido conjuntivo. O tratamento da periodontite experimental com mediadores lipídicos resolveu completamente a inflamação e reverteu a perda tecidual, com regeneração dos tecidos periodontais.[89,91] Foi sugerido que um defeito na resolução endógena da inflamação é responsável pelo fenótipo inflamatório observado nas doenças crônicas e que as moléculas terapêuticas exógenas resgatam este fenótipo. Os mediadores lipídicos pró-resolução atuam como moléculas naturais na manutenção de homeostasia e têm potencial promissor como agentes terapêuticos em doenças humanas.[28,31]

Tabela 10.1 Ações Terapêuticas dos Mediadores Lipídicos Pró-resolução.

Modelos de Doença	Ações Terapêuticas do Mediador Lipídico	Referências
Periodontite	**Lipoxina A4/ATL**	Van Dyke et al. (2008)
	Reverte a perda de inserção	Serhan et al. (2003)
	Aumenta a cicatrização do tecido	Van Dyke et al. (2015)
	Promove a regeneração periodontal	Van Dyke et al. (2015)
	Interrompe a infiltração de neutrófilos	
	Resolvina E1	
	Diminui a perda óssea	Hasturk et al. (2005)
	Reduz o número de osteoclastos	Hasturk et al. (2007)
Diabetes do tipo 2	**Resolvina E1**	
	Aumenta as contagens de células	Herrera et al. (2015)
	Aumenta a quimiotaxia	Tang et al. (2013)
	Recupera a fagocitose	Freire et al. (2016)
	Resolvina D1	
	Aumenta o recrutamento de monócitos	Spite et al. (2014)
	Diminui a inflamação em adipócitos	Spite et al. (2014)
Colite	**Lipoxina A4/ATL**	
	Diminui a colite grave	Aliberti et al. (2002)
	Reduz a expressão de genes pró-inflamatórios	Gewirtz et al. (2002)
	Reduz a desregulação imune	Wallace et al. (2003)
	Resolvina E1	
	Melhora a taxa de sobrevida dos animais	Arita et al. (2005)
	Reduz a perda de peso	Arita et al. (2005)
	Ativa a desintoxicação do LPS	Campbell et al. (2010)
	Inibe o recrutamento de neutrófilos	Ishida et al. (2010)
	AT-Resolvina D1	
	Reduz o índice de atividade da doença	Bento et al. (2011)
	Atenua a expressão de genes dos mediadores pró-inflamatórios	Bento et al. (2011)
	Atenua o recrutamento de neutrófilos	Bento et al. (2011)
	Resolvina D-2	
	Melhora o índice de atividade da doença	Bento et al. (2011)
	Reduz a infiltração colônica de neutrófilos	Bento et al. (2011)
Retinopatia	**Protectina D1**	
	Protege contra neovascularização	Connor et al. (2007)
Defeitos de crânio	**Resolvina E1**	
	Promove a regeneração óssea em defeitos de crânio	Gao et al. (2012)

Considerações Finais

O papel da inflamação aguda é a proteção do hospedeiro e o desenvolvimento da integridade tecidual. O destino deste processo é determinado pelo equilíbrio e pela magnitude dos mediadores e sensores que amplificam o processo inflamatório ou controlam o retorno à saúde normal. Hoje, é evidente que a resolução da inflamação é modulada por mediadores protetores, como lipoxinas derivadas de AA e ATLs, resolvinas de série E derivadas de EPA e ω3, resolvinas de série D derivadas de DHA, protectinas e maresinas. A interação seletiva dos mediadores lipídicos com receptores GPCR das células imunes inatas induz a interrupção da infiltração de leucócitos; o retorno aos níveis normais de permeabilidade vascular/edema; a morte de PMN (principalmente via apoptose); a infiltração afebril de monócitos/macrófagos e a remoção de PMN apoptóticos, agentes estranhos (bactérias) e *debris* necróticos do sítio por macrófagos. Estes eventos celulares levam à resolução com retorno à homeostasia presente antes da doença. A inflamação não resolvida é uma característica de diversas doenças humanas, inclusive diabetes, colite ulcerativa, artrite reumatoide, câncer, doenças cardiovasculares e periodontite. O destino da inflamação aguda determina a restauração da homeostasia ou o estabelecimento da doença. As doenças associadas à inflamação aguda descontrolada são caracterizadas pela liberação contínua de substâncias citotóxicas que causam lesão tecidual local, resposta inflamatória prolongada e perda de função. Por outro lado, na saúde, o destino da inflamação é influenciado por mediadores endógenos, células, tecidos e estruturas para resolução do processo agudo e restabelecimento da homeostasia, promovendo a cicatrização e a regeneração do tecido (Figura 10.3).[6]

Uma resposta inflamatória localizada a uma lesão ou infecção é um processo espacialmente definido e temporalmente regulado,

CAPÍTULO 10 Resolução da Inflamação 165

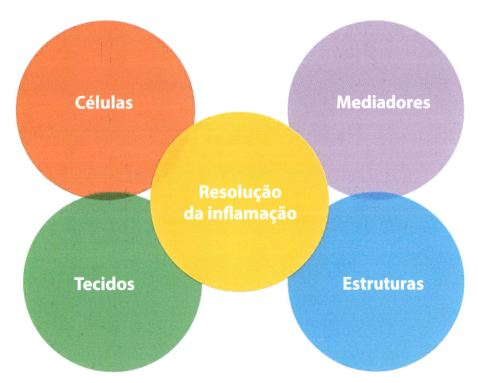

Figura 10.3 A resolução da inflamação é um componente essencial da cicatrização e da regeneração do tecido. Ao desafio antigênico, as células, o tecido, a vasculatura e os mediadores precisam sincronizar a resposta do hospedeiro para remoção adequada dos desencadeantes e proteger o indivíduo antes da regeneração. A resolução da inflamação tem funções importantes na ativação de células para remoção de detritos, volta à homeostasia e, junto com os fatores descritos, promove a regeneração tecidual.

que, em condições ideais, deve ser autolimitado como já descrito. Se a lesão não se resolver e passar a ser crônica, o sistema imune adaptativo é estimulado, com ampla ativação de vias linfocíticas e da imunidade celular e humoral. A infecção ou lesão local, se contínua, torna-se sistêmica, definida como uma resposta prolongada que vai além da localização confinada de um tecido. A cronicidade da lesão altera as respostas moleculares, celulares e teciduais gerais em regiões remotas do corpo e tem impacto transiente ou permanente sobre a saúde.

 Acesse Caso Clínico em https://www.grupogen.com.br.

Referências Bibliográficas

 As referências bibliográficas deste capítulo estão disponibilizadas em https://www.grupogen.com.br.

CAPÍTULO 11

Odontologia de Precisão: Risco Genético e Tratamento da Doença Periodontal

Scott R. Diehl | Chih-Hung Chou | Fengshen Kuo | Ching-Yu Huang | Olga A. Korczeniewska

SUMÁRIO DO CAPÍTULO

Avanços Genômicos no Século XXI, 167
Base Genética para as Diferenças Individuais no Risco da Doença, 173

Odontologia de Precisão: Utilizando a Genética para Tratamento Personalizado, 179

Nos dias atuais, é amplamente aceito que as diferenças entre os indivíduos que apresentam risco para o desenvolvimento de inúmeras doenças evidenciam um importante componente hereditário. Os fatores ambientais (p. ex., dieta, tabagismo, cuidados preventivos e exposição aos patógenos) interagem com a predisposição genética de cada indivíduo, determinando os aspectos relacionados à sua saúde. A combinação complexa dessas variáveis pode determinar se e quando uma doença afetará um indivíduo, os quão rápidos e graves serão os sintomas da doença em progressão, e de que forma será a resposta aos diferentes tratamentos com relação aos seus efeitos colaterais e sucesso das terapias alternativas. Algumas vezes, o componente genético de risco é predominante, e as diferenças do meio ambiente desempenham apenas um papel secundário, especialmente nas doenças como a fibrose cística e a distrofia muscular. Em outras doenças, os fatores relacionados com o meio ambiente são mais importantes, e a variação hereditária no ácido desoxirribonucleico (DNA) do indivíduo apresenta apenas menor influência sobre a suscetibilidade à doença ou na sua progressão. Exemplos dessas últimas doenças incluem as disfunções infecciosas, como o vírus da imunodeficiência humana/síndrome do vírus da imunodeficiência adquirida (HIV/AIDS), e as neoplasias malignas, como o mesotelioma, que está fortemente associado à exposição ao amianto. No entanto, a maioria das doenças não pode ser totalmente atribuída a um desses dois extremos, pois tanto os fatores genéticos quanto os ambientais desempenham papéis importantes.

A maioria dos casos de periodontite parece se enquadrar neste modelo complexo que envolve questões genéticas associadas aos fatores ambientais. Com exceção de certas síndromes raras causadas por mutações em genes específicos, as evidências indicam que a variação hereditária no DNA apresenta um papel mais ou menos semelhante ao do meio ambiente na determinação de quem permanecerá com saúde periodontal *versus* quem será afetado pela doença. Além dessa ampla generalização, e a despeito de 800 estudos de associação de periodontite e polimorfismos genéticos publicados até o momento, a compreensão de quais genes são importantes ainda continua extremamente limitada. Não se sabe praticamente nada sobre o papel que as diferenças genéticas herdadas provavelmente têm na determinação de como os pacientes responderão a tratamentos periodontais alternativos. Esse conhecimento é necessário para o desenvolvimento de estratégias de tratamento periodontal "personalizado" ou "individualizado", uma abordagem que está desempenhando um papel cada vez mais importante na melhoria de praticamente todas as outras áreas da saúde nos dias de hoje.

Este capítulo revisa os desafios e obstáculos que até agora têm limitado o progresso no avanço do conhecimento dos complexos aspectos da genética na periodontite. Essa tarefa requer uma compreensão básica não apenas da arquitetura do genoma humano e da complexidade da suscetibilidade genética, mas também do importante papel que o poder estatístico e o tamanho da amostra desempenham no processo da descoberta. Essas últimas questões são importantes para todas as áreas de pesquisa, mas principalmente para situações em que um grande número de variáveis precisa ser avaliado. Nos estudos genéticos, cerca de 20 mil genes devem ser considerados como hipóteses potenciais ou "candidatos" para influenciar o risco da doença. Dependendo do tamanho do gene e da frequência da recombinação gênica em sua região cromossômica, os cientistas precisam avaliar entre alguns ou até várias centenas de variantes de DNA em cada gene como potenciais "biomarcadores" de risco da doença. Cada uma dessas variantes corresponde essencialmente a um teste de hipótese de como podem estar associadas ao risco da doença. Além disso, inúmeras doenças complexas apresentam uma forte associação com a variabilidade do DNA em partes do genoma humano onde não se pensava existir genes, mas que pode apresentar efeitos genéticos funcionais importantes. Por isso, para avaliar completamente todo o genoma humano, o número de hipóteses que precisam ser testadas é absurdamente grande e envolve aproximadamente o equivalente a 1 milhão de testes estatísticos independentes. Apenas a partir do início dos anos 2000, laboratórios e ferramentas computadorizadas foram disponibilizados, tornando essa escala de trabalho tecnicamente possível por um custo acessível, mas, até o momento, apenas alguns estudos relataram resultados de uma análise completa do genoma para o risco genético de periodontite.

As oportunidades para projetos científicos avançados e tecnologias genômicas de sequenciamento de DNA e outras tecnologias de nova geração para melhorar a compreensão da base hereditária da periodontite possibilitam (embora não garantam de modo algum) que a variação genética seja uma variável importante e que esta será considerada rotineiramente pelos dentistas dentro das carreiras de estudantes de odontologia hoje em dia, e isso já começou a ocorrer. É fundamental que os dentistas saibam, portanto, como acessar e interpretar as informações codificadas no genoma humano para que possam usar isso com sabedoria para melhorar a prevenção, o diagnóstico e o tratamento de seus pacientes. Em contrapartida, novas equipes interdisciplinares deverão ser estabelecidas em conjunto com os dentistas, como elementos importantes que trabalham diretamente com especialistas em bioinformática, genômica e aconselhamento genético, para que os pacientes possam obter os benefícios potencialmente significativos desses avanços científicos. No entanto, o processo evolui, e a revolução genômica certamente levará a mudanças importantíssimas na formação e na prática odontológica em um futuro não tão distante.[8,30]

Avanços Genômicos no Século XXI

Grande parte dos profissionais de saúde está ciente dos importantes avanços genéticos realizados durante as últimas décadas desde que o Projeto Genoma Humano oficialmente teve seu início em 1990.[51] Manchetes e anúncios de "novas descobertas" continuam a aparecer regularmente na mídia impressa e eletrônica. Com frequência, muitas dessas histórias que pareciam prometer rápidos e significativos avanços nos cuidados à saúde eram totalmente fantasiosas.[11] Geralmente, as avaliações prudentes não são consideradas como de interesse jornalístico pela mídia, e o entendimento não é do interesse de empresas privadas e agências financiadoras que suportam as pesquisas básicas e ensaios clínicos. Consequentemente, o público muito frequentemente recebe imagens excessivamente otimistas de que o futuro dos cuidados médicos, baseados na medicina genômica, estará realmente ao seu alcance. Apesar de todo o exagero sobre a rápida associação para a prática clínica, os avanços atuais na capacidade técnica para aquisição de dados genômicos e o acúmulo de conhecimentos no campo da genética foram verdadeiramente grandiosos. O eventual impacto dessa explosão do conhecimento biológico em todas as áreas da saúde humana, incluindo as especialidades odontológicas, certamente será substancial a longo prazo.

Infelizmente, por motivos que serão mais explorados na próxima seção, os avanços da genômica, até o momento, contribuíram pouco para avançar nossa compreensão das causas moleculares e patológicas da periodontite, ou apontavam maneiras de melhorar o tratamento por meio de abordagens "individualizadas" relacionadas com variações genéticas hereditárias dos pacientes. Agora estudos do genoma de ampla associação (GWAS, do inglês *genome-wide association studies*) e técnicas de sequenciamento de DNA "de nova geração" estão sendo usados nas pesquisas de periodontia. No entanto, para que essas estratégias de investigação sejam bem-sucedidas, devem ser combinadas com melhores definições dos estudos sobre a doença periodontal e também com um número amostral maior que o utilizado na maioria dos estudos genéticos desenvolvidos para essa condição. Para relembrar os conceitos básicos e para um melhor entendimento, alguns dos termos comumente utilizados em genética estão explicados na Tabela 11.1.

Padrões nas Populações e Linhagens

Com toda a atenção voltada para os *chips* de silicone, *scanners* a *laser* e outros aparatos "glamorosos" de tecnologia genômica avançada, é importante considerar o quanto se pode aprender sobre a base genética de uma doença antes de se entrar em um laboratório molecular. Na verdade, uma base sólida do conhecimento sobre a frequência de uma doença em diferentes populações e sua ocorrência entre os familiares próximos e distantes (isto é, linhagem) é absolutamente essencial. Sem esse conhecimento, quantidades intermináveis de dados relacionados com as sequências de DNA não permitirão que os cientistas/clínicos desenvolvam uma sólida compreensão das causas de uma doença. O genoma humano não evoluiu em um tubo de ensaio nem dentro de um supercomputador; ao contrário, ele existe há milênios em populações naturais e foi transmitido de geração para geração, de pai para filho. Somente estudando cuidadosamente a genética de uma doença em populações e linhagens é que se pode começar a desvendar as complexas interações entre genes e o meio ambiente que fundamentam as diferenças individuais na suscetibilidade à doença. Essa área de pesquisa é conhecida como *epidemiologia genética*.

Com frequência, os epidemiologistas genéticos observam primeiramente se a doença ocorre com mais frequência em algumas populações humanas que em outras. Essas comparações podem incluir populações em áreas geográficas diferentes, bem como grupos raciais ou étnicos que vivem na mesma região. Será que a doença apresenta sintomas mais graves, ou taxas mais rápidas de progressão, ou ainda atinge uma população mais jovem? Tais resultados sugerem (mas não provam) que as diferenças genéticas são importantes na manifestação da doença entre as populações.

Antes das evidentes migrações humanas verificadas nos últimos séculos, a maioria das populações humanas vivia semi-isolada de outras populações ao redor do globo. Como consequência da seleção natural (isto é, diferencial de sobrevivência e reprodução), algumas vezes as populações se adaptam geneticamente ao meio ambiente local. O exemplo mais famoso de adaptação é a variante de hemoglobina falciforme que protege o indivíduo contra a doença infecciosa malária. Essa variante comum entre as populações que vivem na área onde o parasita é transmitido por um mosquito foi considerada por muito tempo endêmica, pois fornece uma forte proteção contra os sintomas graves da doença. A variante persiste com uma alta frequência nessas populações, embora pessoas que herdam duas cópias mutantes (isto é, uma da mãe e outra do pai) são gravemente afetadas pela anemia falciforme. Um equilíbrio entre o benefício da resistência à malária em pessoas que herdaram somente uma cópia da variante *versus* a desvantagem da doença falciforme mantém a variante com uma frequência relativamente alta entre as populações onde a malária está presente. Outro exemplo de diferenciação da população pela seleção natural é a capacidade de digerir a lactose derivada do leite desenvolvida pelos europeus adultos em conjunto com a domesticação do gado leiteiro há mais de 8 mil anos. Além dessa diferenciação impulsionada pela seleção natural, como observada nesses exemplos, um processo aleatório chamado de *derivação genética* também faz com que as populações com pouca ou nenhuma migração entre elas sofram diferenciação genética ao longo do tempo. Assim, não se pode supor que toda diferença observada na população apresente uma base biológica funcional.

Lamentavelmente, a comparação da periodontite em diferentes populações por todo o mundo é extremamente desafiadora por causa da falta de examinadores calibrados e definições padronizadas sobre a doença.[6] Uma das mais drásticas diferenças populacionais para as quais a qualidade dos dados não é um problema é a observação de que ambas as formas da periodontite agressiva de início precoce (localizada e generalizada) ocorrem com frequência 10 vezes maior entre os afro-americanos se comparadas aos caucasianos.[38] Grupos raciais e étnicos muitas vezes diferem significativamente no que diz respeito à frequência de mutações nos genes que apresentam efeitos importantes sobre o risco da doença. Por exemplo, a fibrose cística é causada exclusivamente por mutações recessivas no gene CFTR e varia em frequência de 1 em 3.000 caucasianos a 1 em 15.000 afro-americanos nos Estados Unidos, enquanto apenas 1 em 350.000 japoneses é afetado.[57] É possível que essa alta prevalência (10 vezes maior) da periodontite agressiva de início precoce em afro-americanos seja causada pela elevada frequência das variantes genéticas de alto risco nessa população. No entanto, evidências adicionais são necessárias antes que tal conclusão seja estabelecida. Embora os estudos comparativos de diferentes populações possam fornecer indícios sobre os possíveis mecanismos genéticos subjacentes à doença, o meio ambiente das populações também pode ser diferente e deve ser considerado um aspecto importante. É possível que variações na dieta, exposição a bactérias orais patogênicas ou outros fatores ambientais ainda desconhecidos (e por isso não mensurados) possam explicar perfeitamente as diferenças observadas na frequência da periodontite agressiva entre os grupos populacionais. Até que dados consistentes confirmem uma base genética para as diferenças populacionais, é necessário cautela antes de estabelecer conclusões definitivas.

Tabela 11.1 Glossário de Termos Relevantes para a Genética das Doenças Periodontais.

Alelo	Uma das várias possíveis formas alternativas de um gene causadas por pequenas ou grandes diferenças na sequência do DNA dentro ou perto dele. Essas diferenças se originam de mutações, e algumas podem afetar a função do produto do gene (isto é, uma proteína) ou sua abundância em diferentes tipos celulares.
Autossomo	Um cromossomo que não é um cromossomo sexual.
Autossomo dominante	Variação de DNA em um gene localizado em um autossomo que tem um efeito dominante sobre outras formas de variação nessa localização dentro do gene. Quando a sequência de DNA dominante está presente em combinação com alguma outra sequência, a função do gene é inteiramente, ou quase, determinada pela sequência dominante, enquanto a sequência alternativa que ocorre no outro cromossomo da outra pessoa é essencialmente silenciosa.
Autossomo recessivo	Variação de DNA em um gene localizado em um autossomo que tem um efeito sobre a função genética apenas quando a pessoa herdou as duas cópias; uma da mãe e outra do pai. Por exemplo, se um indivíduo tem duas cópias de um gene anormal que é autossomo recessivo, estará sujeito ao efeito desse gene.
Código genético	No RNA e DNA, o triplet de nucleotídeos consecutivos (códons) que especificam a sequência de aminoácidos para a síntese de proteínas (tradução).
Concordância	A probabilidade de que um par de indivíduos (p. ex., gêmeos) tenha certa característica (p. ex., doença periodontal), dado que um dos pares apresenta a característica. Expresso como um número de 0 a 1 ou em porcentagem.
Cromossomo	Uma estrutura nuclear que contém a informação genética. Os seres humanos apresentam 46 cromossomos que são organizados em 23 pares. Há 22 pares de autossomos e um par de cromossomos sexuais (XX ou XY).
Desequilíbrio da ligação	A ocorrência de alelos específicos em diferentes locais do DNA que são relativamente próximos um do outro (ligados) com uma frequência maior que a que seria esperada somente pelo acaso (desequilíbrio).
Epigenética	Termo utilizado para descrever as alterações no fenótipo ou expressão de genes que resultam de outros mecanismos de mudanças nas sequências de DNA (isto é, alterações nas quais o gene é expresso em vez de uma mudança na própria sequência de DNA). Fatores não genéticos fazem com que os genes do organismo sejam expressos de forma diferente.
Éxon	Regiões do DNA que codificam proteína.
Expressão gênica	O processo pelo qual a informação em um gene é utilizada por meio da transcrição e tradução, levando assim à produção de proteína. As diferenças na expressão de genes podem afetar o fenótipo do organismo, incluindo o risco de doença.
Fenótipo	As características observáveis de um organismo (p. ex., morfologia, desenvolvimento, gênero, cor dos olhos, propriedades fisiológicas ou comportamento). O fenótipo resulta da expressão de genes do organismo, da influência dos fatores ambientais e das interações entre os dois.
Gêmeos dizigóticos	Gêmeos que resultaram da fecundação de dois óvulos separados. Eles não são mais semelhantes entre si (sob uma perspectiva genética) que são os irmãos não gêmeos. Gêmeos não idênticos.
Gêmeos monozigóticos	Gêmeos com composição genética idêntica (isto é, gêmeos idênticos), como resultado da fertilização de um único óvulo que se divide em dois embriões.
Gene	A unidade básica da hereditariedade que ocupa uma posição específica (*locus*) em um cromossomo e que tem efeito(s) específico(s) no fenótipo do organismo. Uma parte do DNA que é transcrita em uma molécula de RNA e, em seguida, traduzida em uma proteína.
Genoma	Toda a informação hereditária de um organismo. O termo refere-se a todos os genes e outras regiões não gênicas do DNA transportadas por uma célula individual.
Genótipo	A constituição genética de um organismo ou célula distinta de suas características expressas ou fenotípicas.
Haplótipo	Uma contração do termo genótipo haploide. O termo refere-se a uma combinação de alelos em múltiplos *loci*, que são geralmente transmitidos em conjunto em uma mesma região cromossômica.
Hereditariedade	A transmissão das características dos pais ou antepassados para sua prole. Em biologia, o estudo da hereditariedade é referido como genética. Como resultado da hereditariedade, as variações entre os indivíduos permitem que as espécies evoluam por seleção natural em resposta às mudanças em seu ambiente ou por mudanças aleatórias durante longos períodos.
Heterozigoto	A presença de dois alelos diferentes em uma posição específica em um gene.
Homozigoto	A presença de alelos idênticos em uma posição específica em um gene.
Íntron	Uma região de DNA, dentro de um gene, que não é traduzida em proteína. Essas porções intervenientes (não codificantes) de DNA ou RNA são removidas durante o processamento do RNA.
Isoforma	Qualquer uma das várias formas diferentes da mesma proteína. As isoformas podem ser produzidas de genes relacionados ou podem surgir do mesmo gene por meio de splicing alternativo. Muitas isoformas são causadas por polimorfismos de nucleotídeo simples.
Ligação	A tendência de certos genes serem transmitidos juntos de pais para filhos por estarem localizados próximos uns dos outros no mesmo cromossomo.
Ligante	Uma molécula que se liga a outra molécula (normalmente ligando-se a um receptor celular).

Tabela 11.1 Glossário de Termos Relevantes para a Genética das Doenças Periodontais — Continuação.

Locus	A posição física que um gene ocupa dentro de um cromossomo. (Plural: *loci*.)
Mutação	As alterações na sequência de DNA no genoma podem resultar em erros que ocorrem durante a replicação do DNA ou durante a meiose. Estas podem ser causadas por radiação, vírus e produtos químicos mutagênicos. A maioria das mutações tem pouco ou nenhum efeito mensurável sobre a função do gene; algumas são nocivas, e, em casos raros, podem ser vantajosas.
Mutação *frameshift*	Uma mutação que resulta da inserção ou deleção de um ou mais nucleotídeos em um gene, fazendo assim com que as regiões codificadoras sejam lidas de forma errada e que a proteína produzida seja, em geral, funcionalmente defeituosa.
Nucleotídeo	Moléculas que, quando ligadas, formam as unidades estruturais do RNA e do DNA. São constituídas por um grupo fosfato, pelas bases adenina, citosina, guanina e timina, e por um açúcar pentose. No RNA, a base timina é substituída pela uracila.
Penetrância	A proporção de indivíduos que apresentam determinado alelo/genótipo e expressam uma característica associada (fenótipo). Os genótipos com alta penetrância resultam em um grande número de indivíduos na população com o fenótipo associado em comparação com genótipos de baixa penetrância.
Polimorfismo	Polimorfismo existe quando dois ou mais fenótipos distintos ocorrem em diferentes indivíduos em uma mesma população. No contexto da genética, refere-se a uma região do genoma que varia entre os membros individuais da população em proporções tais que o mais raro deles não pode ser mantido apenas por uma mutação recorrente. O polimorfismo pode ser mantido ativamente nas populações pela seleção natural e também pela deriva aleatória.
Polimorfismo de nucleotídeo único (SNP)	Um polimorfismo em um gene causado por uma alteração em um único nucleotídeo na sequência de DNA. Um grande número de isoformas de proteínas resulta de SNPs. Os SNPs ocorrem com frequência; aproximadamente a cada 100 a 1.000 pares de bases como resultado de deleções, inserções e substituições. Estima-se que existam mais de 10 milhões de SNPs no genoma humano. Muitos SNPs presentes nos genes não apresentam qualquer efeito sobre a proteína codificada, mas alguns SNPs influenciam a função da proteína produzida pelo gene. Um SNP se apresenta inicialmente como uma mutação muito rara, mas é considerado um SNP quando ocorre em, pelo menos, 1% da população.
Sequenciamento	A determinação em laboratório da sequência linear dos nucleotídeos (DNA ou RNA) ou aminoácidos (proteínas).
Splicing	A remoção dos íntrons do RNA transcrito. O processo de remoção pode variar e, em alguns éxons, são ignorados ou excluídos do *splicing*. Isso causa a produção de isoformas de proteínas "variantes do *splicing*" ou "*splicing* alternativos", resultando, assim, na formação de diferentes proteínas a partir do mesmo RNA inicial.
Tradução	A primeira fase da síntese de proteínas. O RNAm produzido durante a transcrição é decodificado para produzir uma cadeia de aminoácidos que posteriormente formará uma proteína ativa. A tradução ocorre no citoplasma: os ribossomos se ligam ao RNAm e, em seguida, por meio da decodificação, facilitam a ligação do RNA de transferência (RNAt), que apresentam sequências anticódons complementares aos do RNAm. Os RNAt transportam aminoácidos específicos que são unidos para formar um polipeptídeo de modo que o RNAm passe através do ribossomo.
Transcrição	Síntese de RNA. O processo de criação de uma cópia de RNA de uma seção equivalente de DNA ocorre no núcleo e é o primeiro passo da expressão gênica. A cópia de RNA produzida é chamada de *RNA mensageiro* (RNAm).
Transdução de sinal	Uma cascata de eventos intracelulares que ocorre após a ligação de um sinal extracelular (p. ex., um hormônio, uma citocina) a um receptor na superfície da célula. A cascata intracelular pode resultar de alterações na expressão gênica no núcleo e, consequentemente, em um fenótipo alterado da célula (p. ex., como resultado da produção de proteínas diferentes).

DNA, Ácido desoxirribonucleico; *RNA*, ácido ribonucleico.

A comparação de ocorrência da doença ou de sua gravidade em gêmeos idênticos (monozigóticos) *versus* não idênticos (dizigóticos) é um método muito poderoso para a distinção entre os efeitos causados pela variação genética e os fatores ambientais. Tal fato sugere uma suposição razoável de que os ambientes em que vivem os gêmeos idênticos sejam mais ou menos parecidos, assim como os ambientes que os gêmeos não idênticos compartilham. Se a variação entre os indivíduos na suscetibilidade ou gravidade a doenças for causada exclusivamente por fatores ambientais, então se espera que os dois gêmeos idênticos não sejam mais semelhantes entre si em termos de risco a doença que os dois gêmeos não idênticos. Espera-se que todos os gêmeos (idênticos ou não idênticos) sejam em geral mais parecidos entre si quando comparados com os membros independentes da população local, porque eles foram criados no mesmo ambiente familiar, com a mesma dieta, exposições microbianas etc. No entanto, se as variações genéticas desempenham um papel importante na determinação de certo traço, então os pares de gêmeos geneticamente idênticos serão mais semelhantes entre si que os pares de gêmeos não idênticos. Isso ocorre porque gêmeos idênticos compartilham 100% dos mesmos genes, enquanto os gêmeos não idênticos compartilham em média 50% dos genes de seus pais. Os epidemiologistas genéticos calculam uma média com base nessas correlações denominada *herdabilidade*, que estima a porção de todas as variações dos traços atribuídos à variação genética hereditária. Os traços cuja variação é determinada inteiramente pelas diferenças nas exposições ambientais apresentam herdabilidade de 0,0, enquanto os traços com variação atribuída unicamente às diferenças genéticas hereditárias, sem qualquer influência ambiental, apresentam herdabilidade de 1,0. Algumas vezes, a herdabilidade é apresentada por percentagem que varia de 0% a 100%.

A maioria das doenças humanas e suas características ficam dentro de um espectro de herdabilidade que varia entre 0,25 e 0,75. Por exemplo, um estudo verificou que o diabetes do tipo 2 apresentou herdabilidade de 0,26 e tolerância anormal à glicose de 0,61.[58] Para que seja viável a utilização de um modelo com gêmeos com um poder estatístico adequado, a doença precisa ser bastante comum, de modo que o pesquisador possa recrutar pares de gêmeos suficientes em que pelo menos um deles seja afetado pela doença. Em relação à doença periodontal, de maneira não surpreendente, apenas a periodontite crônica ocorre com frequência necessária para ter sido estudada utilizando o modelo com gêmeos. Dois estudos com gêmeos de tamanho modesto (isto é, 110 e 117 pares) foram relatados e estimaram que as medidas de herdabilidade para a periodontite crônica variaram entre 40% e 80%, implicando claramente a variação genética sobre o risco de doença.[48,49] Curiosamente, um estudo microbiológico associado à periodontite não encontrou diferenças entre os gêmeos idênticos *versus* não idênticos.[50] Isso sugere (pelo menos para os gêmeos, a maioria não apresenta periodontite severa) que a variação herdada no risco não é mediada por genes que influenciam a presença de bactérias específicas na placa subgengival. Outra revisão também falhou em encontrar uma associação entre polimorfismos de nucleotídeo simples (SNP) na interleucina-1 ou em outros genes hospedeiros e a presença ou contagens de bactérias subgengivais.[52] Contudo, esses estudos foram realizados antes de as tecnologias de sequenciamento de DNA de alta performance de hoje em dia estarem totalmente disponíveis para estudar o microbioma a fundo, e ainda resta saber se o compartilhamento de cepas específicas de centenas de espécies microbianas orais pode estar relacionado à genética do hospedeiro.

Outro método utilizado pelos epidemiologistas genéticos para compreender e distinguir os diferentes mecanismos de transmissão de doenças através das famílias é chamado de *análise de segregação*. É um método relativamente simples para as características nas quais a mutação de um único gene faz com que a doença se desenvolva em quase 100% dos casos, ao passo que as pessoas que não herdam essa mutação apresentam pouco ou nenhum risco. Por exemplo, portadores de uma única cópia da mutação no gene da doença de Huntington ou portadores de duas cópias de uma mutação no gene da fibrose cística sempre desenvolvem essas doenças quando atingem a idade em que os sintomas dessas condições normalmente aparecem. Ao rastrear a transmissão dessas doenças nas famílias, fica evidente, por exemplo, que a doença de Huntington é de um único gene dominante, sendo, então, transmitida com 50% de probabilidade para a descendência de indivíduos afetados; dessa forma, ocorre frequentemente através de muitas gerações em grandes linhagens. Em contrapartida, os pais de crianças portadoras de fibrose cística são raramente afetados, e 25% dos irmãos são afetados por essa condição caso ela esteja presente no núcleo familiar. Esse padrão de transmissão é esperado quando a doença é recessiva (isto é, quando exige a herança de uma cópia do gene mutado de ambos os progenitores, que apresentam uma cópia normal e uma mutada, não sendo, portanto, afetados). No entanto, em doenças "complexas" mais comuns, a presença de um gene de alto risco não leva automaticamente ao desenvolvimento da doença; esse fenômeno é chamado de *penetrância reduzida*. Além disso, vários genes ou até mesmo dezenas ou mais genes diferentes podem influenciar a suscetibilidade à doença, o que é conhecido como herança *oligogênica* e *heterogeneidade genética*. Exposições ambientais também são importantes fatores de risco da doença. Essas combinações altamente complexas de múltiplos fatores de risco genéticos e ambientais tornam o desafio de decifrar os mecanismos genéticos uma mera observação dos padrões de transmissão nas famílias, utilizando uma abordagem de análise de segregação inexequível. As limitações dessa abordagem foram ironicamente ilustradas em uma análise que apresentou evidências de um gene recessivo controlando a característica de ingressar em uma faculdade de medicina.[44] O "risco" para esse resultado entre parentes de primeiro grau de um médico foi elevado em 61 vezes em comparação com o da população em geral. Mais recentemente, uma profunda análise quantitativa no histórico familiar dos personagens da série *Harry Potter* sugeriu que um gene dominante controla a herança das habilidades mágicas.[62] Dada a alta complexidade da etiologia da periodontite, as análises de segregação dessa doença que têm sido relatadas na literatura devem ser analisadas com grande ceticismo. Infelizmente, os pressupostos simplificadores necessários para esse método tornam os resultados instáveis e potencialmente enganosos. Para doenças altamente complexas, como a maioria dos casos de periodontite, os testes de DNA precisam ser combinados com avaliações cuidadosas de medidas clínicas entre indivíduos, para obter conclusões sólidas sobre a arquitetura genética de uma doença. Algumas das principais características das diferentes técnicas para o estudo da genética na doença periodontal são detalhadas na Tabela 11.2.

Procura por Respostas no DNA

Na teoria, um *marcador genético* pode ser qualquer tipo de biomolécula ou análise que nos permita "ler" diferenças herdadas entre os indivíduos em suas sequências de DNA. Grupos sanguíneos, isoenzimas proteicas e antígenos leucocitários humanos (HLAs) foram os primeiros marcadores desenvolvidos, mas mesmo traços simples controlados por genes individuais (p. ex., a cor dos olhos) também podem ser utilizados para esse propósito. Técnicas genômicas tornaram esses métodos obsoletos, pois os pesquisadores podem agora determinar a variação herdada de uma pessoa diretamente pelo seu DNA por um custo muito menor e com maior velocidade e precisão. Os chamados métodos de sequenciamento de DNA de nova geração foram projetados para permitir a pesquisadores e clínicos obter quase todo o genoma humano (cerca de 3 bilhões de bases de DNA) por menos de 1.000 dólares.[20,76] Atualmente, a maioria dos estudos genéticos utiliza uma combinação de todos os ensaios genômicos capaz de avaliar até 1 milhão de variações de DNA em um único ensaio, somada a método de menor taxa de transferência utilizado para o mapeamento detalhado de regiões cromossômicas de interesse.[61] Essas regiões são conhecidas por conter *genes candidatos* de grande interesse para investigações, seja pelo fato de esses genes apresentarem funções biológicas conhecidas, seja porque os resultados de pesquisas anteriores indicaram fortes possibilidades estatísticas de que os genes relacionados com a suscetibilidade da doença estão localizados em determinadas regiões de um ou mais cromossomos. Os tipos de variação incluem: SNPs, em que uma base de DNA é substituída por outra; pequenas inserções e deleções ("in/dels") de uma ou mais bases de DNA; e grandes mudanças estruturais no DNA, como inversões (em que um segmento de DNA de centenas ou milhares de bases de tamanho é cortado e inserido novamente no cromossoma em uma orientação oposta) e mudança no número de cópias (em que determinado segmento de DNA está ausente ou ocorre em mais que as habituais duas cópias herdadas, sendo uma cópia de cada progenitor).

Equipado com essas poderosas ferramentas para medir rapidamente as variações do DNA, a próxima questão é decidir quais serão os tipos de estudos mais eficazes para identificar as dezenas ou mais variantes que influenciam o risco de doenças entre os milhões de diferenças do DNA de quaisquer dois indivíduos em uma população típica. Um método utilizado com muito sucesso para a detecção de defeitos moleculares relacionados com as doenças genéticas simples causadas pela mutação de um único gene, como a fibrose cística e a doença de Huntington, é a *análise de ligação*.[1,7] Essa estratégia de mapeamento genético requer famílias com um ou mais membros afetados pela doença para serem recrutados e avaliados clínica e molecularmente por um número relativamente pequeno de marcadores genéticos. Dependendo do tipo de marcador utilizado, somente 500 ou até 10 mil marcadores distribuídos uniformemente ao longo do genoma são necessários. Os pesquisadores geralmente tentam recrutar famílias com dois ou mais parentes próximos, como pares de irmãos que são afetados pela doença ou pais e outros irmãos que não são afetados. Sob a *hipótese nula* de que uma região do cromossoma *não* contém a variação genética que influencia o risco de doença, os irmãos compartilham o mesmo material genético herdado dos seus pais em uma média de 50% do tempo. No entanto, se a região cromossômica avaliada contiver um gene causador de efeito substancial no risco da doença (isto é, o aumento do risco em 10 vezes ou mais), então os pares de irmãos afetados pela doença irão compartilhar a região do cromossomo que contiver o gene da doença em uma frequência substancialmente maior que 50%. Assim, a hipótese nula de

Tabela 11.2 Técnicas para o Estudo Genético das Doenças Periodontais.

Abordagem do gene candidato	Uma abordagem de mapeamento genético que testa se um alelo de um gene específico ocorre mais frequentemente em pacientes com a doença que em indivíduos sem a doença. Esses métodos também são chamados de *análises de associação* e visam identificar quais genes estão associados à doença. Os genes candidatos são escolhidos com base na sua função conhecida ou presumida (isto é, se apresentam algum papel plausível no processo da doença, como a produção de uma proteína importante na patogênese da enfermidade). Conceitualmente isso faz sentido, mas requer algum conhecimento prévio sobre gene candidato para efetuar sua escolha.
Estudo de caso-controle	Estudos em que a constituição genética é comparada entre os casos (indivíduos com uma doença específica) e controles (indivíduos sem a doença). As populações precisam ser cuidadosamente pareadas, pois, de outro modo, as diferenças observadas entre casos e controles podem surgir em decorrência de variação étnica ou geográfica, por exemplo.
Estudo de gêmeos	Comparações de traços — incluindo doenças em gêmeos monozigóticos, dizigóticos ou geralmente os dois tipos de gêmeos — tiveram como objetivo determinar se a variação no traço entre os membros de uma população é causada pela variação genética na sequência herdada do DNA, exposições ambientais durante a vida ou uma combinação de ambos os processos. Estudos com gêmeos muitas vezes medem seus *índices de concordância* no que diz respeito a uma característica particular ou doença de interesse. Gêmeos monozigóticos (idênticos) apresentam DNA praticamente idêntico, enquanto gêmeos dizigóticos (não idênticos) compartilham, em média, metade de seu DNA como sequências idênticas herdadas de seus pais. Se uma doença apresenta alta herdabilidade, os gêmeos idênticos apresentarão mais chances de ambos serem afetados ou não (concordantes). No entanto, esse pressuposto é complicado em muitas doenças. Uma mutação genética pode não apresentar uma *penetrância* completa, e condições ambientais podem contribuir para o desenvolvimento de uma doença (p. ex., um gêmeo pode ser tabagista e o outro não). Além disso, muitas doenças são poligênicas (isto é, causadas por alterações em vários genes).
Agregação familial e risco relativo	Muitas doenças são hereditárias, e o grau de agrupamento familiar pode ser estimado pela comparação do número de casos de doença em parentes de pacientes com risco de doença na população em geral. Dificuldades com essa abordagem estão relacionadas com o fato de que, além de apresentar muitos genes em comum, os membros da família também compartilham muitos aspectos de um mesmo ambiente (p. ex., dieta, nutrição, tabagismo, microrganismos infecciosos e fatores socioeconômicos).
Análises de segregação	A análise estatística do padrão de transmissão de uma doença em famílias em uma tentativa de determinar a probabilidade relativa de que a doença seja causada por um único gene com hereditariedade dominante ou recessiva, por vários genes, ou inteiramente pela variação na exposição aos fatores de risco. As proporções observadas nos descendentes que têm a característica ou a doença avaliada (isto é, o fenótipo) são comparadas com as proporções esperadas na população em geral.
Análise de ligação	Técnica utilizada para mapear um gene responsável por traço em um local específico no cromossomo. Os estudos baseiam-se no fato de que os genes localizados próximos uns dos outros no cromossomo tendem a ser herdados em conjunto, como uma unidade. Assim, esses genes são conhecidos como "ligados". Uma vez que a análise de ligação requer a utilização inicial de marcadores de DNA caros, a técnica foi originalmente considerada justificada apenas depois de encontrar uma forte evidência de uma base genética para um traço com a utilização de análises de segregação ou estudos de agregação familiar. Uma dificuldade com a análise de ligação é que muitas doenças não são causadas por um único gene de efeito "maior", mas sim por múltiplos genes com efeito "menor". Neste último caso, múltiplos genes contribuem em uma pequena quantidade para o fenótipo da doença ou traço. A abordagem sobre o estudo de ligação apresenta um menor poder de detecção, enquanto o método de análise de associação pode ainda ser muito poderoso.
Análise completa do genoma	O GWAS (*genome-wide association study*) investiga a variação genética em todo o genoma simultaneamente, com o objetivo de identificar associações genéticas relacionadas com um traço ou doença de interesse. A realização do Projeto Genoma Humano, em 2003, e o desenvolvimento de tecnologias de *microarray* capazes de avaliar mais de meio milhão de polimorfismos de nucleotídeo único tornaram o GWAS possível. O método apresenta o potencial para identificar as contribuições genéticas às doenças comuns. Uma vantagem importante dessa abordagem é que, uma vez que todo o genoma está analisado, a técnica permite que a genética de uma doença seja investigada de forma não hipoteticamente direcionada. Em outras palavras, não é necessário saber corretamente quais genes são mais interessantes para avaliar. O GWAS requer que casos e controles bem caracterizados sejam identificados. Uma desvantagem do GWAS é que grandes amostras clínicas são necessárias para reduzir a probabilidade de diferenças entre os grupos (caso e controle) serem observadas por mero acaso, como resultado das centenas de milhares de múltiplos testes estatísticos necessários para pesquisar todo o genoma humano.

compartilhamento de 50% será estatisticamente rejeitada se o estudo tiver uma amostra grande o suficiente nessas famílias. O simples exemplo ilustra como a análise de ligação é realizada. Na prática, tanto as pequenas quanto as grandes famílias são estudadas, incluindo uma avaliação simultânea do compartilhamento de material genético entre parentes afetados e não afetados. Algoritmos matemáticos e programas de computadores avançados são utilizados para realizar os inúmeros cálculos necessários à análise dos dados.

Após obter muito sucesso com a utilização de análise de ligação para as doenças "simples" decorrentes de mutação em um único gene, esse método foi estendido para as doenças complexas causadas por combinações de vários genes de suscetibilidade e por fatores de risco ambientais. Infelizmente, essas condições provaram estar fora do alcance da análise de ligação na maioria dos casos. Em vários estudos realizados na década de 1990, ou os pesquisadores não conseguiram encontrar nenhum gene ou os achados inicialmente positivos não conseguiram ser replicados. Estudos de ligação de um grande número de famílias cuidadosamente diagnosticadas para doenças complexas (p. ex., fenda orofacial, para a qual estudos com gêmeos tinham estabelecido firmemente uma herdabilidade de 70%) identificaram, no máximo, uma pequena fração dessa variação genética. Análises matemáticas realizadas posteriormente demonstraram que a estratégia de mapeamento genético por meio da análise de ligação apresentou um poder estatístico extremamente baixo para as doenças complexas, em que cada gene de suscetibilidade apresenta, sozinho, um efeito relativamente pequeno sobre o risco (p. ex., duas vezes ou menos). Foi constatado também que há grande heterogeneidade entre diferentes famílias, que apresentam distintas combinações de genes de suscetibilidade e de exposições ambientais.[64] Por conseguinte, não é surpresa que a análise de ligação esteja sendo aplicada com sucesso apenas nas formas sindrômicas de periodontite (resumida posteriormente neste livro.)

A frustração por esse atraso no mapeamento das doenças humanas causada inicialmente pelas limitações não reconhecidas da análise de ligação foi rapidamente revertida. Outra abordagem chamada de *análise de associação* foi também avaliada, embora tenha sido aplicada nos estudos de HLA e em alguns outros marcadores de interesse especial durante o auge das abordagens de ligação.[1,7] As análises matemáticas indicaram que, se forem realizadas algumas considerações importantes sobre a natureza dos fatores genéticos nas doenças humanas, esse método pode fornecer um poder estatístico adequado para a busca de genes de pequeno ou modesto efeito no risco, exigindo apenas tamanho de amostra moderado para recrutar.[64] No entanto, existia um grande problema: para pesquisar todo o genoma utilizando o método GWAS era necessário um número de marcadores genéticos essencialmente maior (isto é, de 500 mil a 1 milhão de ensaios por alvo). Felizmente, os avanços na tecnologia de ensaios moleculares convergiram nesse período, e vários métodos de genotipagem com base em ensaios foram desenvolvidos a um custo aceitável.[61]

A forma com que os estudos de associação são utilizados para identificar os genes de suscetibilidade à doença é ilustrada nos modelos de caso-controle na Figura 11.1. As análises de associação são muitas vezes referidas como *estudos de caso-controle*, embora este seja apenas um dos vários métodos de amostragem que podem ser utilizados (incluindo estudos de famílias). A frequência do genótipo na variante de DNA herdado em um grupo com casos de periodontite é comparada estatisticamente à frequência da variante de um grupo compatível composto por indivíduos do controle da saúde periodontal. Se a frequência nos genótipos difere de maneira que os resultados sejam muito improváveis de ocorrer ao acaso, então se pode concluir que o genótipo mais comum no grupo, se comparado aos controles, está "associado" ao aumento do risco da doença. Na Figura 11.1, 59% dos casos apresentaram o genótipo CC (tendo herdado um alelo C de cada um dos pais), enquanto apenas 17% dos controles saudáveis herdaram o genótipo CC. Essa variante no DNA poderia, portanto, ser utilizada para prever o risco de periodontite (porém não antes os resultados fossem validados em estudos independentes adicionais). Por outro lado, também se pode dizer que o genótipo AA é "protetor" contra a doença, pois ele ocorre com maior frequência nos controles saudáveis (50%), em comparação aos casos de periodontite (8%). O ideal é que, sempre que possível, os grupos caso e controle sejam pareados quanto a raça/etnia, tabagismo, idade, gênero, entre outras variáveis, de modo que as diferenças na frequência dos genótipos sejam realmente causadas por efeitos biológicos no desenvolvimento ou progressão da doença, e não por algum tipo de viés. Por exemplo, é bem estabelecido que as raças e os grupos étnicos por vezes diferem drasticamente em relação às frequências genotípicas, como resultado de um isolamento histórico em diferentes regiões geográficas. Considere, por exemplo, um estudo que teve casos principalmente com indivíduos suecos e controles em sua maioria italianos. Sabe-se que existem milhares de variantes de DNA que diferem substancialmente entre essas populações por causa do isolamento geográfico ao longo da história humana. Poucas, se não nenhuma, dessas variantes têm algo a ver com as diferenças no risco de doença, mas podem falsamente parecer associadas em razão da incapacidade de parear cuidadosamente a etnia nos casos e controles. Na prática, isso geralmente não é um problema, desde que os pesquisadores adotem as devidas precauções relacionadas com a forma de seleção dos grupos caso e controle. Nos dias atuais, a utilização de vários métodos estatísticos para verificar o desequilíbrio da amostra e também para realizar o seu ajuste durante a análise dos dados é uma prática rotineira.

A boa notícia é colocada claramente: estudos de associação têm sido benéficos para a descoberta da variação genética hereditária em diversas doenças complexas, incluindo diabetes, doenças cardiovasculares, doenças metabólicas, obesidade e distúrbios mentais. Revisões mostram que dúzias de genes têm sido identificados com confiança estatística inquestionável somente para o diabetes do tipo 2, e a listagem continua a crescer.[18,73] A maioria desses polimorfismos genéticos com elevado risco é muito comum na população (isto é, de 5% a >50%). Embora cada variante só aumente ligeiramente o risco (isto é, duas vezes ou menos), em decorrência do fato de serem muito comuns, os alelos de risco podem ser responsáveis por uma proporção não trivial da ocorrência da doença na população. Essa é uma medida que os epidemiologistas chamam de *risco atribuído*.

Um aspecto particularmente atrativo da abordagem GWAS é que, uma vez que todo o genoma humano já está pesquisado, não é necessário depender de hipóteses prévias sobre a patologia molecular da doença. Na maioria dos estudos GWAS, cerca de metade dos resultados estatisticamente definitivos apontam para genes cujo envolvimento na etiologia da doença não era sequer cogitado por especialistas na área. Isso permite aos pesquisadores desvendar caminhos inteiramente novos que possam levar a reflexões sobre os mecanismos biológicos da doença, sugerindo, assim, novas estratégias moleculares para outras intervenções terapêuticas ou farmacêuticas. Em mais de alguns casos, achados consistentes no GWAS envolveram regiões do genoma humano em que nenhum gene parecia estar presente, o que evidencia as limitações do nosso conhecimento atual sobre as funções básicas do genoma.

Embora grande progresso já tenha sido feito para a compreensão da etiologia de muitas doenças humanas complexas utilizando métodos GWAS, a abordagem tem, no entanto, falhado em explicar a maior parte do conhecimento da herdabilidade existente para essas condições.[12,43] Um estudo evidenciou que os fatores de risco não genéticos para o diabetes já bem estabelecidos (p. ex., sexo, tabagismo, histórico familiar, índice de massa corporal, lipídios no sangue e os

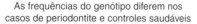

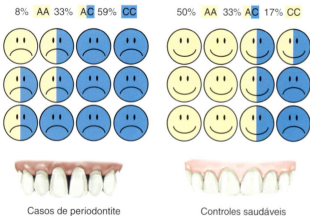

Figura 11.1 Modelo de caso-controle para um estudo de associação genética. Os casos de periodontite mostrados à esquerda têm frequências para um marcador genético hipotético de 8% AA, 33% AC e 59% CC, que são substancialmente diferentes das frequências do genótipo encontradas em controles periodontais saudáveis de 50% AA, 33% AC e 17% CC. Neste exemplo, o genótipo CC é associado a um risco aumentado, porque ocorre em uma frequência muito maior nos casos da doença; em contrapartida, o alelo AA é protetor, porque essa variante é bem mais comum nos controles saudáveis.

níveis de glicose) foram melhores preditores de risco que uma combinação dos 20 principais marcadores genéticos para a doença.[74] Para melhorar as estimativas de risco pautadas nos genes, a herdabilidade que falta ainda precisa ser encontrada. O surgimento de novas ferramentas do sequenciamento de DNA de nova geração pode ajudar a avançar essa pesquisa. Na teoria, os dados de todo o genoma humano de mais de 3 bilhões de base podem permitir aos pesquisadores identificar as variantes genéticas menos comuns (isto é, de 1% a 5%) indicadoras dos efeitos de genes individuais de grande magnitude no risco de doença (isto é, maior que duas vezes, mas menor que 10 vezes), os quais não podem ser facilmente encontrados com a utilização dos métodos de análise de ligação ou GWAS.

Base Genética para as Diferenças Individuais no Risco da Doença

Dado o apropriado foco sobre o papel das infecções bacterianas na patogênese da doença periodontal, a variação genética humana hereditária é frequentemente denominada *defesa do hospedeiro* ou, de forma mais abrangente, *resposta do hospedeiro*. No entanto, esses termos abrangem apenas uma pequena parte das várias funções gênicas que podem ser importantes para o risco da periodontite. Muitos processos biológicos adicionais que não estão diretamente associados às defesas ou respostas a infecções por patógenos bacterianos são também relacionados como importantes no papel que determina a suscetibilidade individual para a doença.

Periodontite em Síndromes Genéticas e em Outras Doenças

Inúmeras condições extremamente raras incluem consistentemente a doença periodontal entre o conjunto de manifestações clínicas que definem uma síndrome. Muitas síndromes genéticas envolvem mutações em um único gene ou grandes regiões cromossômicas. No entanto, algumas síndromes, como a do alcoolismo fetal, apresentam origem essencialmente ambiental. Algumas das síndromes que incluem a doença periodontal como um componente são causadas por mutações em genes específicos. Por exemplo, mutações no gene da catepsina C foram associadas ao desenvolvimento da síndrome de Papillon-Lefèvre e da síndrome de Haim-Munk, assim como algumas formas de periodontite não sindrômica pré-púbere, podendo também estar associadas ao risco de periodontite agressiva.[55] Com frequência, a periodontite ocorre em alguns subtipos da síndrome de Ehlers-Danlos, síndrome de Kindler, síndrome de Down (trissomia do cromossomo 21), deficiências de adesão leucocitária (Figura 11.2), hipofosfatasia, em dois tipos de neutropenia e na aplasia das glândulas lacrimais e salivares. Uma extensa família trirracial demonstrou evidências de que um único gene foi responsável pela periodontite agressiva de início precoce e também da dentinogênese imperfeita.

O gene foi mapeado com a utilização da ligação de uma região cromossômica que contém um gene codificador da proteína de matriz dentinária.[42] Muitas dessas condições são tão raras que alguns periodontistas atendem não mais que um único caso durante toda a sua vida profissional. No entanto, os dentistas devem estar atentos às condições associadas a um único gene; eles precisam estar preparados para estender as avaliações clínicas aos parentes próximos e procurar assistência ou encaminhar o caso para orientadores genéticos ou especialistas devidamente treinados, se o histórico médico do paciente ou a apresentação de múltiplos sintomas aumentarem a probabilidade dessas condições. Os clínicos podem obter informações atualizadas sobre essas condições, acessando o conteúdo público disponível *online* no banco de dados Mendelian Inheritance in Man, digitando "periodontitis OR periodontal disease" como termos de consulta.[2] Mais pesquisas são necessárias para determinar se a variação hereditária dos genes que causam essas síndromes raras também pode influenciar o risco em formas não sindrômicas de periodontite crônica ou agressiva.

Periodontite Agressiva não Sindrômica e Crônica

Nesta seção, a evidência de associação entre a variação genética herdada com a periodontite crônica e agressiva será considerada para os casos que se apresentam sem a coocorrência de anomalias ou doenças de outras partes do corpo ou no comportamento do indivíduo afetado. Esses casos são devidamente classificados como *periodontite não sindrômica*. Essa terminologia é semelhante à maneira com que outras doenças humanas, como as fendas orofaciais, são reconhecidas ao ocorrerem nas formas sindrômicas e não sindrômicas. O elevado risco de periodontite associado às condições metabólicas (p. ex., diabetes, que é abordado em outra parte deste livro) é mais apropriadamente considerado uma comorbidade em vez de uma causa para a designação de uma síndrome.

A constatação da ausência de significância estatística em um estudo bem delineado, conceitualmente estruturado, com poder adequado e que testa uma hipótese importante fornece informações mais úteis do que um estudo com significância, mas que não preenche esses critérios.[5]

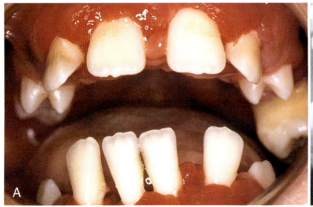
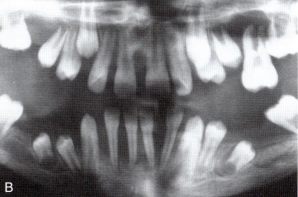

Figura 11.2 Aspecto (A) bucal e (B) radiográfico de um paciente com deficiência de adesão leucocitária. A criança apresentava deficiência no CD18 (isto é, uma deficiência na adesão leucocitária tipo I), o que resultou em níveis ausentes ou severamente reduzidos da molécula β2-integrina. O paciente apresentava infecções recorrentes no ouvido médio, na língua e nas regiões perirretais, assim como no periodonto. *(B, De Majorana A, Notarangelo LD, Savoldi E et al: Leukocyte adhesion deficiency in a child with severe oral involvement.* Oral Surg Oral Med Oral Pathol Oral Radiol Endod *87: 691-694, 1999.)*

Distúrbios Genéticos Associados à Periodontite.

Síndrome Genética com a Periodontite como uma Manifestação Oral	Gene(s) Mutado(s)	Funções dos Genes Afetados
Síndrome de Chédiak-Higashi	LYST	O LYST codifica para o regulador do tráfego lisossômico que auxilia no transporte intracelular de materiais para os lisossomas.
Síndrome de Ehlers-Danlos, tipos periodontais, 1 e 2, SEDPD1 e SEDPD2 (anteriormente tipo VIII)	C1R e C1S	Os genes C1r e C1s codificam as serino-proteases que são importantes constituintes do subcomponente C1 do complemento humano. O complemento faz parte do sistema imunológico inato e está envolvido na inflamação.
Síndrome de Papillon-Lefèvre	CTSC	O CTSC codifica para a catepsina C, que é um ativador-chave das serino-proteases em células imunes, regulando sua função.

IMPORTANTE

Manifestações Orais da Síndrome de Chédiak-Higashi

Esta condição recessiva autossômica ocorre devido a uma mutação do gene LYST que codifica para uma proteína reguladora do tráfego lisossômico. A função da fagocitose das células imunes é drasticamente afetada nesses pacientes, tornando-os significativamente propensos a infecções. Como resultado, formas graves de periodontite e exfoliação precoce dos dentes decíduos e permanentes são achados comuns nesses pacientes.

Como descrito, estudos com gêmeos demonstraram que a periodontite crônica apresenta herdabilidade significativa, e sabe-se que a periodontite agressiva está fortemente associada nas famílias. Como a periodontite agressiva ocorre tão raramente, não é possível realizar um estudo em gêmeos para confirmar a herdabilidade dessa condição. Nem as análises de segregação nem os estudos de ligação para o mapeamento genético são capazes de fornecer informações confiáveis sobre a etiologia genética de uma doença altamente complexa, como a periodontite. Entretanto, um grande número de genes de suscetibilidade foi identificado para doenças complexas, como o diabetes e a doença cardiovascular, utilizando a análise de associação. É razoável acreditar que uma taxa de sucesso semelhante possa ser alcançada nos casos de periodontite com o uso dessa abordagem. De fato, durante o início dos anos 2000, centenas de trabalhos científicos relataram uma associação entre a periodontite crônica agressiva não sindrômica e a presença de polimorfismos em uma série de genes candidatos. Determinadas classes de genes (p. ex., citocinas) têm sido o foco de atenção dos imunologistas e biólogos que estudam mecanismos patogênicos associados à periodontite. Os primeiros artigos de associações relativamente fracas com variação no gene interleucina-1 (IL-1) conduziram a um grande número de tentativas de reproduzir e estender esses resultados. Infelizmente, com raras exceções, os estudos de associação da periodontite foram ineficazes para detectar variações genéticas de efeitos modestos sobre o risco ou a progressão da doença (isto é, apresentaram tamanho amostral muito pequeno). Além disso, a inconsistência relacionada aos métodos utilizados para categorizar os indivíduos nos grupos caso ou controle periodontal ou para medir quantitativamente a severidade e extensão da doença, limita a capacidade de se obter conclusões sólidas por meio da comparação dos resultados relatados em diferentes estudos.

Descobrir o motivo pelo qual os estudos de associação da periodontite têm falhado amplamente é um desafio que necessita ser abordado. A primeira questão é evidente e simplesmente uma questão de números. É importante ressaltar que o sucesso alcançado por muitas doenças complexas (p. ex., o diabetes) com a utilização do método de mapeamento GWAS teve como base o tamanho da amostra envolvendo milhares de casos e controles, com várias repetições por equipes *independentes* de pesquisadores. A teoria estatística demonstra que, para detectar genes com um efeito modesto, grandes amostras são absolutamente essenciais. Com a utilização de um programa que calcula o poder estatístico em estudos de caso-controle,[60] o tamanho amostral necessário para um poder de 80% é demonstrado na Figura 11.3 para um estudo que envolve apenas um único marcador genético, assim como para estudos que avaliam 5, 50 ou 500 marcadores genéticos independentes nos quais os efeitos de comparações múltiplas precisam ser ajustados. Neste exemplo, assume-se que o gene de risco atua de uma forma dominante; que o alelo de alto risco ocorre a uma frequência de 25% na população, e que esse alelo causa entre os portadores um risco aumentado em duas vezes. Isso significa um maior efeito sobre o risco do que o observado para os diversos alelos de suscetibilidade encontrados em estudos GWAS de outras doenças complexas.

Muitos estudos de associação na periodontite relatados na bibliografia envolveram múltiplos marcadores em cada publicação, e muitas vezes a mesma equipe de pesquisa relatou resultados positivos de outros

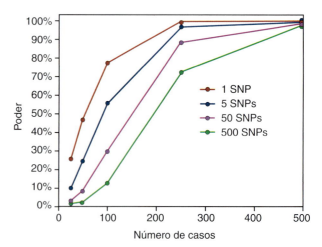

Figura 11.3 A estimativa do poder estatístico é demonstrada para uma situação hipotética de um gene dominante herdado de suscetibilidade à doença, que aumenta duas vezes o risco na população e apresenta uma frequência de 25% em um dos alelos, no mapeamento de um estudo de associação caso-controle. As linhas demonstram a perda do poder estatístico causada pela necessidade de ajustes nas comparações múltiplas. Isso ocorre quando um estudo de pesquisa envolve a avaliação de não apenas um único marcador genético, mas múltiplos, como 5, 50 ou 500 polimorfismos genéticos independentes. Enquanto apenas 100 casos (e 100 controles) podem fornecer poder suficiente se apenas um único marcador for analisado, 250 casos e 250 controles são necessários para avaliação de 5 ou 50 polimorfismos de nucleotídeo único. Um mínimo de 500 casos e 500 controles serão necessários para um estudo que se propõe a investigar 500 marcadores genéticos independentes.

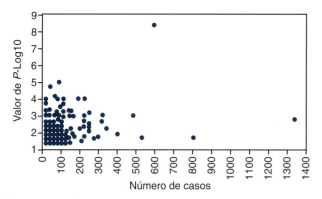

Figura 11.4 Número de casos e os valores de *P* relatados para 307 testes de associações genéticas, para a periodontite agressiva ou crônica, descritas na literatura. Apenas os resultados com valores de *P* 0,05 ou menos foram incluídos. Quando vários testes foram realizados, somente a associação mais forte (isto é, o menor valor de *P*) foi apresentada.

Este resumo inclui um total de 41 genes mais a combinação dos genes IL-1A e IL-1B, que foram analisados em conjunto. Somente genes que tiveram pelo menos dois achados classificados como "fraco" ou um achado de associação com um nível "moderado" ou "forte" foram incluídos. Os critérios técnicos para essas designações foram fundamentados em uma combinação do tamanho da amostra de cada estudo (assumindo que os estudos maiores são menos propensos a produzirem resultados falso-positivos) e no valor de *P* (significância estatística ou erro tipo I) do estudo, conforme descrito nas notas de rodapé da Tabela 11.3.

Os genes apresentados na Tabela 11.3 são comumente avaliados em múltiplos estudos independentes para a associação à periodontite agressiva, crônica ou ambas. Ocasionalmente, esses subtipos da doença foram agrupados, portanto não é possível determinar a partir da publicação se a associação envolve principalmente um subtipo ou ambos. Com exceção de um único estudo GWAS publicado para essa doença, todos os testes de associações relatados até a data envolvem a avaliação de genes candidatos que foram selecionados com base nos mecanismos conhecidos ou postulados da patogênese da doença.

genes em artigos posteriores. Além disso, dada a dificuldade de publicar resultados negativos (isto é, quando a associação não é encontrada), muitos grupos de pesquisa que trabalham nessa área podem analisar 50 ou mais marcadores genéticos durante sua pesquisa ao longo de vários anos. Os resultados demonstrados na Figura 11.3 evidenciaram que, para a obtenção de um poder de 80% com um estudo de 50 marcadores, este necessitará de mais de 200 casos e 200 controles. Mesmo que a equipe de pesquisa analise somente 5 SNPs, o estudo ainda necessitará de 100 casos e 100 controles para conseguir um poder adequado.

Uma busca no *PubMed*, realizada no início de 2010, utilizando o termo de pesquisa "(periodontal disease OR periodontitis) AND (SNP OR SNPs OR polymorphism, polymorphisms OR linkage)" identificou 311 testes de associação de genes para a doença periodontal com um valor de *P* 0,05 ou menos em pelo menos um teste estatístico relatado. Esses resultados estão resumidos na Figura 11.4, em que o eixo-x indica o número de casos incluídos no estudo; o valor de *P* para os achados mais significativos é representado no eixo-y. Quando mais de um teste estatístico foi relatado, somente aquele com o menor valor de *P* foi demonstrado na figura. Em alguns casos, ocorre um aumento da significância estatística real, pois os pesquisadores raramente ajustam as suas descobertas para esses múltiplos testes quando os resultados são relatados em uma publicação. A análise demonstra claramente que a maioria dos resultados de associação apresentou um poder estatístico baixo, uma vez que a doença periodontal é considerada uma disfunção complexa. A maioria (66%) desses relatos de associação para a periodontite agressiva crônica tem como base amostras de 100 casos ou menos, e 41% são apoiados em menos de 60 casos. Como demonstrado na Figura 11.3, estudos com tais amostras apresentam um pequeno poder para detectar um gene de suscetibilidade que aumente o risco duas vezes. Dada a preocupação adicional sobre o viés de publicação (isto é, que os resultados positivos são mais propensos a serem aceitos para publicação), é possível desconfiar que até mesmo os resultados estatisticamente mais significativos não sejam válidos e não possam ser independentemente replicados com base no tamanho insuficiente da amostra. Com raras exceções do GWAS, que são observadas posteriormente neste capítulo, as publicações desde 2010 continuaram a envolver um pequeno número de casos e oferecer suporte estatístico secundário para a associação.

Além de lições importantes sobre como *não* realizar estudos de associação de uma doença complexa, existem algumas conclusões preliminares que podem ser obtidas dos dados disponíveis até o momento. Os resultados detalhados da nossa revisão e seleção manual de 298 publicações que relatam achados de associação para a periodontite são apresentados na Tabela 11.4 *online*, e as principais conclusões estão resumidas na Tabela 11.3.

CORRELAÇÃO CLÍNICA

Síndromes de Ehlers-Danlos

As síndromes de Ehlers-Danlos (SEDs) são distúrbios do tecido conjuntivo caracterizados por elasticidade das articulações e hiperextensibilidade da pele, cicatrizes e hematomas. A SED periodontal (SEDP; anteriormente conhecida como SED VIII) é um subtipo com herança dominante autossômica com inflamação periodontal grave. As crianças exibem gengivite generalizada acompanhada por periodontite de início precoce na adolescência, levando à perda de inserção e perda dos dentes. Complicações sérias incluindo rupturas arteriais e gastrintestinais também foram relatadas.

Por exemplo, quando a bactéria desafia o tecido gengival, o CD14 se liga ao lipopolissacarídeo, e o TLR4 desempenha um papel fundamental no reconhecimento de agente patogênico e na ativação da imunidade inata.[36] A lactotransferrina (LTF) desempenha um papel antimicrobiano como a primeira linha de defesa do hospedeiro e também pode neutralizar a endotoxina e inibir a indução de fator nuclear-κβ (NF-κβ) em monócitos em resposta a lipopolissacarídeos.[31,75] A mieloperoxidase (MPO) é uma enzima oxidativa expressa em leucócitos polimorfonucleares, envolvida na defesa contra bactérias periodontais e também capaz de mediar a destruição do tecido inflamatório na doença periodontal.[16] Os genes da glutationa S-transferase mu1 (GSTM1)[10] e *N*-acetiltransferase 2 (NAT2)[34] são responsáveis pela desintoxicação de inúmeros produtos químicos, incluindo carcinógenos presentes no tabaco. Os genes do complexo HLA[72] desempenham um papel central no sistema imune, apresentando peptídeos extracelulares que são importantes tanto para o autorreconhecimento quanto para a inicialização das respostas imunes aos patógenos estranhos. Os genes do receptor Fcγ (FcγRS) codificam receptores para a porção Fc da imunoglobulina G e estão envolvidos na remoção do complexo antígeno-anticorpo da circulação, bem como outras respostas dependentes de anticorpos.[40] O receptor de formil peptídeo (FPR1) é uma proteína G do receptor acoplado de células fagocíticas que interage com peptídeos bacterianos e regula a quimiotaxia, degranulação e produção de superóxido envolvidos na inflamação.[22] As citocinas, como as interleucinas (IL-1, IL-2, IL-4, IL-6, IL-10), fator de necrose tumoral (TNF) e linfotoxina-alfa (LTA), desempenham papéis muito importantes na imunopatologia da doença periodontal.[54] A prostaglandina endoperoxidase sintase (PTGS2), que também é conhecida como *ciclo-oxigenase 2*, é a enzima-chave na biossíntese da prostaglandina. O fato de ser regulada por eventos estimulatórios específicos sugere que é responsável pela biossíntese de prostanoides envolvidos na inflamação.[25] A proteína de ligação de cálcio S100 A8

Tabela 11.3 Número de Relatos de Associação de Genes Independentes para Periodontite Agressiva e Periodontite Crônica.[a]

Símbolo do Gene[b]	PERIODONTITE AGRESSIVA				PERIODONTITE CRÔNICA		
	Nenhum[c]	Fraco	Moderado	Forte	Nenhum	Fraco	Moderado
CD14	3				7	5	
CDKN2BAS		1	1				
ESR1	1	1				2	
FCGR2A	8	1			12	3	
FCGR2B	2	1			2	1	
FCGR3A	7	1			7	3	
FCGR3B	3	8			11	2	2
FGB	1				1	2	
FPR1	4	4	1		2		
GLT6D1			1				
GSTM1		1				2	
HLA-A	3	11			2	5	
HLA-B	8	2			1	4	
HLA-C	8				1	2	
HLA-DQ	1	1			1	1	
HLA-DQB1	3	3			2		
HLA-DR	3	2			2	1	
HLA-DRB1	3	2			2	2	
HLA-DRB3/4/5	1	1			1	1	
IL10	10	2			10	4	2
IL1A	17	5			23	5	3
IL1A.IL1B	3	1			9	8	4
IL1B	16	9	1		29	11	2
IL1RN	10	2	1		10	3	1
IL2	2				2	2	
IL4	2	2			7	1	
IL6	4	3	1		8	11	
IL6R		1				1	
LTA					1	2	
LTF	1	3				1	
MMP1	2	1			5	3	
MMP9	1	1			1	3	
MPO						2	
NAT2						2	1
NOS3		1				1	
PTGS2			1			2	1
S100A8	1	2				1	
SERPINE1	1					2	1
TGFB1	1				4	3	
TLR4	6	1			12	1	1
TNF	13	1			17	6	
VDR	3	6			7	12	

[a]Apenas relatos de associação de dois ou mais genes foram incluídos.
[b]Os nomes completos dos genes e um resumo do conhecimento sobre suas funções podem ser encontrados digitando o símbolo do gene na área de busca do site http://www.ncbi.nlm.nih.gov/gene.
[c]A força de associação é definida da seguinte forma: fraca (valor de $P < 0,05$, mas $\geq 0,001$ ou se < 50 casos avaliados no estudo, independentemente do valor de P); moderada (valor de $P < 0,001$, mas $\geq 0,0001$ ou se < 101 casos avaliados no estudo, independentemente do valor P); forte (valor $P < 0,0001$ e > 250 casos avaliados no estudo).

(S100A8), subunidade leve da calprotectina, também está associada a doenças inflamatórias, incluindo a periodontite.[37] O fibrinogênio (FGB) é uma proteína de fase aguda, com níveis elevados durante a inflamação, associada ao risco de doença cardiovascular.[65] O receptor da vitamina D (VDR)[24] e o de estrogênio (ESR1)[77] são receptores hormonais envolvidos no metabolismo do músculo esquelético, incluindo a absorção de cálcio e a perda óssea. As metaloproteinases de matriz (MMPs) são um grupo de proteinases endógenas que contribuem para a degradação dos componentes extracelulares da membrana basal.[23] A CDKN2B RNA *antisense* (CDKN2BAS) é um gene codificador de um produto não proteico de função desconhecida, que também tem sido associado à doença cardíaca coronariana.[68] O único relato GWAS para a periodontite (descrito em detalhe posteriormente) revelou forte associação de um gene de glicosiltransferase (GLT6D1) com periodontite agressiva,[70] mas não está clara a relação funcional desse gene com a patogênese da doença periodontal.

Com raras exceções, existem apenas poucos relatos demonstrados na Tabela 11.3, em que nenhuma associação significativa foi encontrada para o gene no qual existem resultados positivos. Por exemplo, HLA-B teve nove relatos negativos e seis fracos achados positivos. A IL-1B teve 45 relatos negativos, 20 fracas associações e 3 achados moderadamente favoráveis. A inconsistência entre esses resultados requer uma análise muito mais profunda para entender o que pode estar ocorrendo. Uma possibilidade é que a variação genética no gene candidato *não* esteja associada à periodontite. Quando um grande número de estudos é realizado utilizando uma infinidade de formas alternativas de classificação em uma quantidade pequena de casos *versus* controles, quando várias análises estatísticas alternativas são executadas para o mesmo pequeno número de casos, e quando continuar existindo um preconceito contra a publicação de resultados negativos, então uma parte substancial dos estudos deve apresentar os resultados positivos, mesmo sem qualquer associação real existente. Então, novamente, a heterogeneidade entre os estudos pode ser real. Os estudos negativos podem divergir quanto à composição racial ou étnica dos indivíduos, e os resultados podem ser válidos para algumas populações humanas, mas não para outras. Diferentes polimorfismos genéticos no gene candidato podem ser avaliados nos diversos estudos, mas apenas alguns deles podem realmente estar associados ao risco da doença. Definições clínicas diferentes, fontes de informações (p. ex., perda clínica de inserção *versus* perda óssea radiográfica) ou várias medidas quantitativas podem ser utilizadas na definição dos casos e influenciar os resultados dos testes de associação. Com os dados limitados à maioria de pequenos estudos, nesse momento não é possível determinar definitivamente qual dessas possíveis explicações se aplica à maioria dos resultados demonstrados na Tabela 11.3.

> **CORRELAÇÃO CLÍNICA**
>
> **Síndrome de Papillon-Lefèvre e Implantes Dentários**
> Causada por uma mutação no gene catepsina C, esta síndrome é caracterizada por periodontite avançada que afeta a dentição decídua e permanente, e hiperqueratose palmo-plantar que acomete as palmas das mãos e as solas dos pés. Os pacientes ficam edêntulos ainda muito jovens. Evidências científicas limitadas na forma de casos clínicos indicam que pacientes edêntulos com essa síndrome podem ser tratados com êxito por meio de restaurações protéticas suportadas por implantes.

A Figura 11.4 mostra que diversos estudos de associação a periodontite relataram a abordagem do tamanho da amostra necessária para doenças complexas com mais de 400 casos.[17,39,46,47,68,69] Isso inclui o GWAS, no qual mais de 322.825 marcadores genéticos SNP foram avaliados para a associação com o risco de periodontite agressiva.[70] No GWAS, os testes estatísticos foram realizados em sequência para três conjuntos de amostras independentes, totalizando 438 casos e 1.320 controles. É interessante notar que essa análise relativamente eficaz não conseguiu obter um suporte significativo para os suspeitos ideais apresentados na Tabela 11.3 após o ajuste para o grande número de hipóteses testadas na análise. Em vez disso, vários novos genes candidatos e regiões cromossômicas foram implicados, como, entre os mais fortes, o gene da glicosiltransferase (GLT6D1) – uma de várias glicosiltransferases no genoma humano. Este tinha um valor de P não ajustado de 0,000000006. No entanto, o valor de P foi reduzido em três ordens de grandeza para 0,000006, após as considerações do efeito sobre o gênero, tabagismo e diabetes. O valor de P ajustado indica que devemos esperar uma diferença na frequência dessa magnitude no genótipo por acaso cerca de 1 em 166.666 vezes sob uma hipótese nula de não associação ao risco da doença. Isso pode parecer ser uma evidência muito forte para a rejeição da hipótese nula, mas esse achado ajustado é, na verdade, apenas uma significância estatística secundária no contexto de um GWAS. Isso ocorre algumas vezes somente por acaso na ausência de uma associação válida, uma vez que esse estudo envolveu mais de 300 mil marcadores genéticos. Pelo fato de não haver qualquer conexão funcional óbvia desse gene com o que sabemos atualmente sobre a patogênese da doença periodontal (a proteína provavelmente desempenha um papel no desenvolvimento da sinalização), isso pode ser tentador para minimizar ainda mais a importância do achado. No entanto, a experiência com estudos GWAS em outras doenças complexas demonstrou, muitas vezes, associações de genes válidos descobertos em vias que os especialistas na área não fizeram anteriormente ou sequer foram relacionados com a biologia da doença. Isso torna essas descobertas ainda mais valiosas, assumindo que estas foram definitiva e independentemente replicadas, uma vez que oferecem o potencial de revelar completamente novos caminhos para novas explorações no nível celular e molecular e de fornecer novos alvos para intervenções terapêuticas.

É interessante observar que, durante os anos desde o relato de uma forte associação entre a periodontite agressiva e o GLT6D1, nenhuma reprodução desse achado foi publicada. O primeiro estudo amplo do genoma direcionado para a periodontite crônica incluiu 4.504 europeus, sendo que 43% apresentavam periodontite crônica moderada e 17% com periodontite crônica severa.[16] Nenhuma associação significativa dessa ampla análise do genoma foi encontrada na grande amostra, sem qualquer participação dos genes candidatos frequentemente estudados nos casos de doença periodontal, como IL-1A, IL-1B, IL-1RN, IL-4, IL-6, IL-10, CD14, FCGR2A, MMP1, TLR4, TNF e VDR. No entanto, encontrou-se uma interessante evidência, suportando o papel da resposta imune celular, do sistema nervoso e das vias de sinalização das citocinas. Ao ampliar para o fenótipo, um subconjunto desses indivíduos também foram analisados com base em dados dos SNPs do genoma em relação à colonização do patógeno periodontal, mas novamente apenas resultados estatisticamente sugestivos foram obtidos com essa pequena amostra.[15] Uma análise de replicação em larga escala de 23 genes candidatos frequentemente estudados em 600 casos de periodontite agressiva e 1.448 indivíduos controles de origem alemã encontrou associação apenas para SNPs em IL-10, mas esta não foi reproduzida em 1.437 casos de periodontite crônica em indivíduos de origem alemã.[67] Diversos GWAS de periodontite agora foram concluídos para tamanhos amostrais relativamente grandes, e os resultados são preocupantes.[53,66] Nenhuma associação replicável estatisticamente forte foi encontrada em qualquer um desses estudos. Além do mais, em dois grandes estudos de coorte, o sequenciamento do DNA das regiões de codificação de quase todos os genes (sequenciamento do exoma) também falhou em revelar quaisquer variantes raras com uma associação estatisticamente significante à periodontite crônica.[33]

É evidente que, a partir dos resultados apresentados, estudos de associação em grande escala, possivelmente envolvendo modelos em famílias e investigações com variantes raras de alto risco, serão necessários para esclarecer melhor o papel da genética na doença periodontal.

Com base no que já se sabe, parece ser altamente provável que a alta herdabilidade estimada para a periodontite crônica seja possivelmente atribuída a um grande número de variações herdadas do DNA em mais de 100, ou possivelmente 500, ou mais diferentes genes. Essa arquitetura genética que conhecemos está por trás de outros traços altamente hereditários, como a altura, e essa descoberta tem importantes implicações e coloca limitações no uso da variação genética em testes para prever o risco, como será discutido posteriormente no capítulo.

Desafios e Oportunidades para o Futuro

A classificação das doenças utilizadas nos estudos de pesquisas é um desafio particularmente difícil de ser enfrentado se quisermos ser plenamente beneficiados pelas oportunidades oferecidas pela revolução genômica.[59] Se não existir uma concordância sobre quais indivíduos em um estudo serão afetados pela doença, os subtipos específicos da doença, o quão severamente eles serão afetados, ou quais medidas quantitativas relacionadas com a doença devem ser obtidas e analisadas, então as chances de progresso serão muito pequenas, independentemente do quão avançadas possam se tornar as tecnologias moleculares ou de bioinformática. Esse problema é importante para todos os tipos de pesquisa, não somente para estudos genéticos, e a questão do diagnóstico será abordada em outra parte deste livro. Contudo, a genética pode ter um papel singular para a resolução do dilema. Esse fato pode ser mais bem ilustrado pelo exemplo que ocorreu no início dos anos 1980, em que os médicos geneticistas e oncologistas não concordaram com a classificação da doença neurofibromatose (NF). "Divisores" defendiam a existência de mais de 10 subtipos etiológicos diferentes, ao passo que "compactadores" sugeriram que existe apenas uma única doença com diversas expressões entre os indivíduos, como resultado de diferentes exposições ambientais e uma variação no "*background* genético" (um termo que engloba a influência cumulativa de todos os outros genes distribuídos ao longo do genoma, além do "gene principal"). Foi descoberto por pesquisas realizadas durante décadas que a NF era transmitida em famílias por meio de um único gene dominante, mas a questão permaneceu sobre a forma como muitos genes diferentes estariam envolvidos (heterogeneidade de *locus*). Além disso, mesmo que um gene estivesse envolvido, seria possível que diferentes mutações causassem padrões únicos de sinais e sintomas (heterogeneidade alélica). A controvérsia foi amplamente resolvida pela descoberta dos genes NF1[41] e NF2[71]. Após a identificação dos genes, testes de DNA puderam distinguir pacientes, e assim, as controvérsias de classificação diagnóstica foram solucionadas. Em retrospecto, tornou-se claro que o conjunto de sinais e sintomas se apresentava em duas categorias principais entre os diferentes tipos de famílias, e estes eram dependentes do tipo de mutação envolvida (NF1, NF2 ou genética). Embora tal perceptibilidade na base gênica seja improvável para uma condição multigênica complexa, como a periodontite, existe a possibilidade de que os subtipos de pacientes possam, eventualmente, ser classificados de forma mais efetiva por meio da análise de seu DNA, com o objetivo de verificar os genes suscetíveis que foram herdados por eles.

Para seguir na direção do resultado desejado, entretanto, é necessário utilizar as melhores estratégias disponíveis atualmente para classificar os indivíduos da pesquisa em categorias, como grupo caso *versus* grupo controle. Em contrapartida, podem-se utilizar medidas quantitativas de perda óssea ou perda de inserção para classificar os sujeitos de pesquisa ao longo de um grau mais contínuo que varia desde indivíduos com um periodonto extremamente saudável, com pouco ou nenhum sinal de doença, até indivíduos com perda de dentes e elevadas medidas de profundidade de sondagem e perda de inserção nos dentes remanescentes. Estudos de famílias apresentam inúmeras vantagens para a genética; e, nesses casos, a utilização de uma abordagem com medidas quantitativas é especialmente atraente. Quando se investigam as associações genéticas em casos e controles não relacionados, podem-se selecionar apenas os indivíduos que estão claramente afetados (grupo caso) e compará-los a um grupo controle que apresenta saúde periodontal. No entanto, no estudo de famílias, é necessário atribuir o estado de doença para todos os seus membros, a fim de se utilizar totalmente todas as informações na unidade biológica. Inicialmente a família pode ser selecionada a partir de um caso específico não ambíguo conhecido como *proband* (isto é, indivíduo que torna a família elegível para a inclusão no estudo), mas o manejo dos pais, irmãos e outros parentes próximos, que podem não estar claramente com saúde periodontal nem claramente doentes, é uma tarefa difícil de determinar. Por exemplo, se estabelecermos um critério em que dois ou mais dentes tenham um mínimo de 4 mm de perda de inserção para que os indivíduos sejam classificados como afetados, então lidar com os membros da família que estão perto desse limite torna-se desafiador. Por exemplo, irmãos do *proband* podem possuir vários dentes com perda de inserção de 3 mm, e um dente com perda de 6 mm. Essas medidas estão próximas, mas não muito acima do limite. Assim, esses indivíduos não são nem claramente saudáveis nem claramente doentes, o que os torna um problema para as análises de dados categóricos, as quais requerem que eles sejam classificados como casos ou controles.

Um aspecto do desafio diagnóstico especialmente pouco compreendido é como e por que diferentes dentes são afetados pela periodontite. Os dentistas há muito tempo reconhecem que os incisivos e primeiros molares são provavelmente mais afetados durante a doença de início precoce, mas não é fácil incorporar essa informação ao conceito de definição da doença. Um meio de começar a resolver o problema da variação entre os dentes é a aplicação de métodos multivariados, como a análise dos componentes principais, realizada em um estudo de periodontite agressiva.[14] O método maximiza a proporção da variação total de perda de inserção entre todos os 28 dentes, em virtude de um limitado número de variáveis chamadas de *componentes principais*. Neste estudo, três componentes principais explicaram 77,8% da variação total. Os resultados são apresentados na Figura 11.5 utilizando diferentes intensidades de cores para ajudar

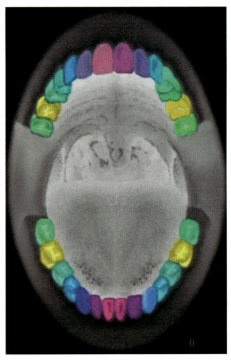

Figura 11.5 Ilustração das semelhanças e diferenças entre os diferentes tipos de dentes com relação à frequência e gravidade da perda de inserção observadas em pacientes com periodontite agressiva de início precoce e seus familiares não afetados, utilizando o método de análise do componente principal.[14]

na visualização dos padrões de correlação entre os diferentes tipos de dentes. Misturas de vermelho, verde e azul foram "pintadas" sobre os dentes, com a intensidade de cada cor ajustada de acordo com o "peso" relativo do dente calculado para cada um dos componentes principais. Esta análise quantitativa demonstra como a perda de inserção se correlaciona entre diferentes tipos de dentes. Os primeiros molares foram consistentemente pintados em amarelo pelos valores de seus componentes principais; esses dentes são muito diferentes dos demais no que diz respeito aos padrões de perda de inserção. Há uma mudança gradual nos padrões de perda de inserção para os outros dentes que se estendem dos incisivos centrais (magenta) aos incisivos laterais (roxos), caninos (azuis), pré-molares (verde-azulados) e segundos molares (verdes). Além disso, para geralmente se explorar os padrões de doença periodontal dispersos na geografia da boca, dado o fato de os estudos serem realizados em famílias, podem-se também utilizar métodos epidemiológicos genéticos para validar e comparar as medidas alternativas da doença.

Especificamente, pode-se calcular a herdabilidade para diferentes variáveis quantitativas (p. ex., uma simples média de perda de inserção calculada em todos os dentes ou a média para grupos específicos de dentes), bem como para as variáveis mais complexas, como os componentes principais. No estudo da periodontite agressiva ilustrado na Figura 11.5, o componente principal indicou fortemente uma herdabilidade de 30% nos primeiros molares, que na verdade foi um pouco maior que a herdabilidade de 26% estimada para uma média simples de perda de inserção nos primeiros molares. Utilizando a herdabilidade e outras medidas genéticas, como a associação com polimorfismos específicos, pode ser possível um refinamento no diagnóstico e nos sistemas de classificação das doenças periodontais, alinhando-as de acordo com subgrupos de indivíduos que compartilham etiologias homogêneas. Outro exemplo de como ir além de simplesmente classificar os indivíduos como caso ou controle mas usando uma análise do componente principal para combinar diversas medidas da doença, como os níveis de patógenos e marcadores inflamatórios, foi relatado utilizando um modelo do GWAS.[56] Os resultados dessa abordagem mais complexa ao fenótipo apontou para inúmeros novos genes de possível interesse que agora exigem uma replicação independente.

Aprendendo com a experiência de outras doenças complexas, Sir Isaac Newton fez a famosa observação em 1676: "O que Descartes fez foi um belo passo. Você contribuiu de diversas maneiras... Se eu vi um pouco mais longe foi por estar sobre os ombros de gigantes."

Embora ainda exista algum entusiasmo para mais estudos GWAS, como mencionado anteriormente, mesmo os mais bem-sucedidos resultados obtidos com o GWAS (p. ex., aqueles para diabetes do tipo 2) não conseguiram identificar a maior parte da variação genética responsável pela doença. A descoberta de tantas associações de genes relacionadas ao risco de diabetes do tipo 2 representa uma pequena parte de herdabilidade da doença.[12] Para o rastreamento da variação genética ainda não realizada, uma grande parte da atenção está agora voltada para os métodos de sequenciamento de DNA que incluem todo o genoma e que estarão disponíveis a custo muito baixo nos próximos anos. Os métodos de sequenciamento também expandem a capacidade de mensurar a expressão de genes em vários tecidos. Esses dados, em conjunto com a grande disponibilidade das análises proteômicas, vão desafiar os pesquisadores com grandes quantidades de informação. Além de gerar muitos *gigabytes* de dados envolvidos nessa tecnologia, o maior desafio na "biologia de sistemas" parece residir no desenvolvimento de ferramentas de bioinformática necessárias para filtrar e identificar os *bits* de informação crucial para o avanço dos conhecimentos, entre o vasto mar crescente de dados biológicos que derramam de nossos laboratórios.[4]

Estratégias para aumentar a compreensão da genética periodontal, bem como as possibilidades para a tradução desse conhecimento em benefício dos pacientes na clínica, são mapeadas por equipes de geneticistas, clínicos e cientistas da informação, que estão atualmente focados em condições médicas prioritárias. Continuar a aprendizagem com as experiências desses exploradores genômicos do passado, é razoável esperar que pesquisadores da odontologia sejam capazes de evitar alguns dos seus erros e seguir o caminho mais curto para os avanços no conhecimento sobre doenças de interesse.

Odontologia de Precisão: Utilizando a Genética para Tratamento Personalizado

Farmacogenômica e Odontologia Individualizada

Se os indivíduos diferem na sua suscetibilidade à doença e especialmente se os sinais e sintomas superficiais de uma doença subjacente que realmente existe são subtipos etiologicamente distintos de sua patogênese, o modelo médico tradicional de tratamento "serviu para um servirá para todos" não será o ideal. Como demonstrado na Figura 11.6, os casos de doença (como ilustrado pelos rostos tristes) podem diferir quanto ao genótipo para um gene que determina qual o tratamento funciona melhor para cada indivíduo. Alguns casos herdaram o alelo G da mãe e do pai, e, assim, apresentam um genótipo GG, enquanto outros têm um genótipo GT ou TT.

O gene pode se distinguir entre os diferentes subtipos para a etiologia ou patogênese da doença, ou pode codificar uma enzima, transportador ou receptor importante no metabolismo de uma droga terapêutica e não apresentar qualquer ligação direta com a suscetibilidade à doença. No exemplo ilustrado nessa figura, o método de tratamento 1 (*método Tx 1*) apresentou uma taxa de sucesso elevada quando foi administrado nos indivíduos com genótipos GG ou GT, mas geralmente isso não ocorre nos casos com o genótipo TT. Os indivíduos com o genótipo TT apresentaram resultados mais satisfatórios quando foi aplicado o método de tratamento 2 (*método Tx 2*), mas este não apresentou bons resultados nos indivíduos com os genótipos GG e GT. Algumas vezes, a preocupação com os importantes

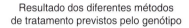

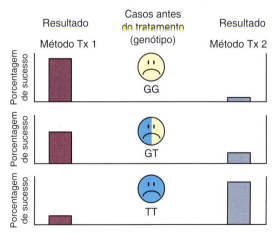

Figura 11.6 A variação genética hereditária determina o sucesso do tratamento. Os indivíduos que herdaram os genótipos GG ou GT de um gene envolvido no curso biológico da doença relacionado aos mecanismos de suscetibilidade à doença subjacente ou com a resposta do corpo à terapia apresentaram melhores chances de sucesso no tratamento com o método 1 (*método Tx 1*), mas obtiveram um pobre prognóstico no tratamento com o método 2 (*método Tx 2*), enquanto os indivíduos com genótipo TT responderam positivamente somente ao tratamento com o método 2.

efeitos colaterais que limitam a utilização de uma terapia, e não com diferenças na eficácia e no risco dos efeitos colaterais, também pode ser determinada geneticamente. Se os clínicos não estão cientes das relações entre os genótipos e o sucesso ou os efeitos colaterais, nem sempre o tratamento será efetivo. Os profissionais seriam obrigados a utilizar uma abordagem de tentativa e erro, primeiramente utilizando um método e, em seguida, alterando para o outro se o primeiro for ineficiente. Na melhor das hipóteses, isso gera gastos desnecessários e não fornece uma melhor qualidade no tratamento. Além disso — especialmente para doenças com elevado risco de morte, como o câncer —, tempo precioso não pode ser desperdiçado para controlar o avanço da doença, pois o momento em que o médico encontrar um melhor tratamento individual para o paciente pode ser tarde demais. Essa estratégia de medicina individualizada já está sendo praticada em diversas doenças.[9,21]

Na odontologia, um teste com base nas variações genéticas das citocinas interleucina-1 alfa (IL-1α) e IL-1β dos genes foi proposto para prever o risco, a progressão e a gravidade da periodontite. O teste tem sido comercializado e passou por inúmeras versões (PST, Perio-Predict e, a versão atual, ILUSTRA). Embora ainda não haja números específicos, o teste ainda não parece ser amplamente utilizado. Diversas análises de um grande número de estudos sobre polimorfismos do gene IL-1 (Tabela 11.3 e Tabela 11.4 *online*) indicam que a variação genética nestes *loci* pode estar associada a, no máximo, um efeito mínimo no risco da doença.[26,54] Em 2007, Huynh-Ba et al. concluíram que "não existem evidências suficientes para estabelecer se um genótipo positivo para IL-1 contribui para a progressão da periodontite ou sucesso do tratamento".[26] Outros relatos também apresentaram semelhante falta de evidências para suportar a utilização de testes genéticos para a IL-1 com o objetivo de prever o sucesso do implante.[3,27] Uma recente metanálise dos dados disponíveis sugeriram que os polimorfismos da IL-1, frequentemente investigados, apresentam um pequeno efeito (*odds ratio* ≈ 1,5), porém significativo sobre o risco da periodontite, embora apenas para periodontite crônica em populações caucasianas.[32] Contudo, é importante ressaltar que a hereditariedade para periodontite é estimada em 50%,[49] e, assim, o pequeno efeito dos polimorfismos em IL-1 torna-se, no máximo, uma parte muito pequena do componente genético de risco para a doença (que permanece desconhecida, como discutido anteriormente).

Genes Candidatos Possivelmente Relacionados ao Risco da Periodontite Crônica ou Agressiva.

- Cluster do gene interleucina (IL-1) (IL-1A, IL-1B, antagonista receptor de IL-1), IL-4, IL-6 e IL-10
- TNF-alfa
- Receptores de leucócitos para a parte constante (Fc) da imunoglobulina (FcγR)
- Receptor de vitamina D
- Genes receptores do reconhecimento do padrão (TLRs, cluster de diferenciação [CD]-14)
- Metaloproteinase de matriz (MMP)-1

Como os benefícios dos tratamentos individualizados ou personalizados, que são perfeitamente combinados ao genoma de cada paciente foram demonstrados para o câncer e um número crescente de outras doenças humanas, o interesse da odontologia na aplicação dessa abordagem cresceu.[35,63] O primeiro grande estudo que propôs desenvolver diretrizes para um tratamento individualizado foi publicado,[19] envolvendo 5.117 pacientes adultos, com idades entre 34 e 55 anos, sem diagnóstico prévio de periodontite precoce, que foram acompanhados retrospectivamente por 16 anos. O objetivo do estudo foi avaliar se apenas um subconjunto de pacientes de alto risco realmente se beneficia com somente uma ou duas consultas preventivas por ano para evitar a perda do dente. Os fatores de risco testados foram tabagismo, diabetes e genótipo composto para IL-1. Os autores do estudo concluíram que todos os três fatores de risco previram quais pacientes se beneficiam com duas consultas preventivas. Eles propuseram o uso do teste genético da IL-1[28] para detectar o genótipo composto para IL-1 que, junto com o *status* do tabagismo e do diabetes, foi visto como um fator de risco para a periodontite progressiva. O estudo afirmou que, ao reduzir as consultas odontológicas preventivas para uma vez ao ano para os chamados pacientes de baixo risco, $4,8 bilhões seriam economizados anualmente. Entretanto, uma nova análise independente dos achados[13] mostrou que dos três fatores de risco analisados, somente o diabetes e o tabagismo tinham efeitos estatisticamente significativos no risco da extração de dentes. Essa conclusão foi apoiada por um comentário crítico independente de um especialista na área de epidemiologia.[29] Fica claro que há, portanto, uma ausência de evidências consistentes para demonstrar a validade científica ou utilidade clínica do teste genético da IL-1, que está comercialmente disponível como uma ferramenta de previsão do risco de periodontite.[28] Essa primeira grande tentativa de usar um teste genético na odontologia convencional continua a ser uma área de grande controvérsia, e os dentistas precisarão permanecer cientes do consenso científico com relação a esses testes à medida que estes surgirem no futuro, de modo que possam aconselhar seus pacientes com precisão sobre seu uso e suas limitações.

À medida que o teste genético se populariza, sobretudo por meio de modelos comerciais diretos ao consumidor, aumenta a responsabilidade sobre os dentistas para compreender e aconselhar seus pacientes sobre as implicações dos resultados dos testes nas opções de tratamento e risco de desenvolvimento de várias doenças bucais no futuro. Os testes para as doenças da cavidade oral podem provavelmente combinar a presença de polimorfismos com o perfil microbiológico e também incluir análises de expressão gênica e dados proteômicos mensurados na saliva ou em outros tecidos bucais. Poucos dentistas tiveram essa formação e se prepararam para desafios futuros. A grande deficiência nesse quesito precisa ser urgentemente abordada. Isso pode ser feito pela educação continuada dos profissionais da odontologia sobre os avanços no conhecimento da genética humana e a utilização ética dessas análises; com a criação de equipes multidisciplinares de profissionais de saúde em que os dentistas possam trabalhar em estreita colaboração com especialistas genéticos e médicos geneticistas; ou pela combinação dessas abordagens.

Agradecimentos

Agradecemos o apoio fornecido pelas concessões 5R01DE016057 e 5R01DE018635 do National Institutes of Health's, National Institute of Dental and Craniofacial Research, e pela Foundation of the University of Medicine and Dentistry of New Jersey.

 Acesse Caso Clínico e Tabela 11.4 em https://www.grupogen.com.br.

Referências Bibliográficas

 As referências bibliográficas deste capítulo estão disponibilizadas em https://www.grupogen.com.br.

CAPÍTULO 12

Tabagismo e Doença Periodontal

Philip M. Preshaw | Leandro Chambrone | Richard Holliday

SUMÁRIO DO CAPÍTULO

A Epidemia de Tabagismo, 181
Efeitos do Tabagismo na Prevalência e Gravidade das Doenças Periodontais, 182

Efeitos do Tabagismo na Etiologia e na Patogênese da Doença Periodontal, 186
Efeitos do Tabagismo na Resposta à Terapia Periodontal, 187

Efeitos da Cessação do Tabagismo nos Resultados do Tratamento Periodontal, 189

A Epidemia do Tabagismo

O tabagismo é altamente prevalente e pode ser considerado uma epidemia em países desenvolvidos e em desenvolvimento. As taxas de fumantes, no entanto, têm registrado quedas acentuadas desde os anos 1980. As taxas globais estimadas de prevalência de tabagismo diário (em indivíduos > 15 anos) diminuíram de 41,2% em 1980 para 31,1% em 2012 para homens, e de 10,6% (1980) para 6,2% (2012) para mulheres.[96] Apesar desse desenvolvimento, com o crescimento da população, o número de fumantes diários em todo o mundo realmente aumentou para pouco menos de 1 bilhão de pessoas em 2012, mantendo a posição do tabagismo como uma grande ameaça à saúde pública. Os países desenvolvidos tiveram suas maiores taxas de prevalência na faixa etária entre 30 e 34 anos, enquanto nos países em desenvolvimento a maior prevalência foi entre aqueles com 45 a 49 anos de idade. As taxas de prevalência mais altas (homens) são agora vistas com frequência em países em desenvolvimento (p. ex., Bangladesh [44,4%], China [40,1%], Indonésia [57%]), embora vários países desenvolvidos também apresentem altas taxas semelhantes (p. ex., Rússia [50,1%], Grécia [40,8%], Japão [35,3%]).[96] As prevalências diárias totais de tabagismo nos Estados Unidos foram de 15,5% em 2012 (17,2% para homens, 14,3% para mulheres) e no Reino Unido, de 21,6% (23% para homens, 20,1% para mulheres).[96] Canadá, Islândia, México e Noruega alcançaram reduções de mais de 50% nas taxas de prevalência de tabagismo masculino e feminino entre 1980 e 2012.[96] Curiosamente, a Suécia é o único país com mais mulheres que homens fumantes (homens, 12,3%; mulheres, 14,8%), o que pode ser atribuído ao uso de snus (tabaco oral).[96]

> **Uma Perspectiva Global**
> - Até 6,25 trilhões de cigarros são fumados anualmente em todo o mundo.[96]
> - O tabaco mata 6 milhões de pessoas a cada ano.[147]
> - Apenas 15% das pessoas em todo o mundo têm acesso aos serviços de cessação do tabagismo.[147]
> - Cerca de 18% das pessoas no mundo são protegidas por leis antitabagismo.[147]

O tabagismo é nocivo para quase todos os órgãos do corpo e está associado a muitas doenças que reduzem a expectativa e a qualidade de vida. As doenças associadas ao tabagismo incluem câncer de pulmão, doença cardíaca, acidente vascular cerebral (AVC), enfisema, bronquite e os cânceres da cavidade oral, bexiga, rim, estômago, fígado e região cervical. Aproximadamente metade dos fumantes de longo prazo vai morrer precocemente em consequência do tabagismo — em média, os que morrem antes dos 70 anos de idade perdem 20 anos de vida.[37] A maioria das mortes decorrentes do tabagismo se deve ao câncer de pulmão, à doença pulmonar obstrutiva crônica e à doença cardíaca coronariana.

O fumo do tabaco contém milhares de produtos químicos nocivos, tanto na fase gasosa quanto na fase sólida (particulada). A fase gasosa contém monóxido de carbono, amônia, formaldeído, cianeto de hidrogênio e muitos outros compostos tóxicos e irritantes, incluindo mais de 60 carcinógenos conhecidos, como o benzopireno e a dimetilnitrosamina. A fase particulada inclui a nicotina, o "alcatrão" (este próprio composto de muitos produtos químicos tóxicos), o benzeno e o benzopireno. O alcatrão é inalado com a fumaça. Em sua forma condensada, é uma substância marrom pegajosa que tinge os dedos das mãos e os dentes de amarelo e marrom. A nicotina, que é um alcaloide, é encontrada na folha do tabaco e evapora quando o cigarro é aceso. É rapidamente absorvida nos pulmões e chega ao cérebro em 10 a 19 segundos. A nicotina é altamente viciante e provoca elevação na pressão arterial, aumento nas frequências cardíaca e respiratória e vasoconstrição periférica.

PONTO DE VISTA CLÍNICO

Tabaco sem Fumaça

Os produtos de tabaco sem fumaça estão se tornando cada vez mais populares e existem em muitas formas diferentes. O tabaco pode ser moído/ralado e apresentado com sal e água como "rapé úmido", que geralmente é entregue como um pequeno sachê colocado sob o lábio. Como alternativa, o tabaco pode ser moído a um pó ("rapé seco") que é inalado na cavidade nasal. Por fim, o tabaco pode ser cortado grosseiramente (mascar tabaco) e colocado na bochecha. Numerosas variedades de tabaco sem fumaça são populares nas comunidades do sul da Ásia. A International Agency for Research on Cancer classifica o tabaco sem fumaça como causa de câncer de boca, esôfago e pâncreas.[64]

Snus (ou rapé sueco) é um tipo especial de tabaco sem fumaça que é popular na Suécia e cada vez mais nos Estados Unidos. É proibido em todo o restante da Europa. Os fabricantes alegam usar um processo especial para diminuir os níveis de substâncias cancerígenas no produto. Estudos mostraram uma associação a câncer de pâncreas, mas não a câncer de boca ou de pulmão.[81]

Quadro 12.1 Dificuldade de Avaliar a Condição do Tabagismo.

Fumantes

Pergunte sobre o tabagismo atual e pregresso. Muitos fumantes estão tentando parar de fumar, portanto, simplesmente perguntar quantos cigarros eles fumam hoje pode não produzir uma avaliação precisa da sua exposição de vida (p. ex., um(a) paciente que fuma atualmente 5 cigarros por dia poderia ter fumado 40 cigarros por dia até ontem, quando ele(a) decidiu reduzir a quantidade). Tente obter uma indicação do nível aproximado de tabagismo do paciente (p. ex., a quantidade média de cigarros por dia durante determinado número de anos). Isso também pode ser útil para calcular o número de anos-maço:

Anos-maço = Número de maços fumados por dia
× Número de anos de tabagismo

Em outras palavras, 1 ano-maço é a exposição cumulativa que corresponde ao consumo de 1 maço de 20 cigarros por dia durante 1 ano. Por exemplo, um fumante que consumiu 20 cigarros por dia durante 15 anos tem 15 anos-maço de tabagismo.

Ex-fumantes

Pergunte aos pacientes sobre o tabagismo pregresso. Pacientes com periodontite pode ter um histórico de tabagismo importante que teve impacto em suas condições periodontais, mesmo se não fumam mais. Os ex-fumantes sempre devem ser parabenizados pelo seu sucesso em parar de fumar, mas também é muito importante documentar:
- O quanto costumavam fumar
- Quantos anos fumaram
- Quando pararam

A Resposta do Paciente é Precisa?

O relato impreciso ou falso da condição de tabagismo é comum; os pacientes vão lhe dizer o que acham que você quer ouvir ou podem ficar constrangidos por ainda não terem conseguido reduzir o tabagismo. Muitos pacientes dizem que fumam 20 cigarros por dia, pois essa é a quantidade de cigarros em um maço na maioria dos países, então 20 pode ser uma resposta conveniente em vez de uma resposta exata. Fatores culturais podem influenciar as respostas.[128]

Quando um Fumante Não é um Fumante?

- Os fumantes consumiram uma quantidade maior ou igual a 100 cigarros durante a vida e fumam atualmente.
- Os ex-fumantes consumiram uma quantidade maior ou igual a 100 cigarros durante a vida e atualmente não fumam.
- Os não fumantes não fumaram uma quantidade maior ou igual a 100 cigarros durante a vida e atualmente não fumam.

É preciso observar que muitos estudos de pesquisa periodontal não usaram essas definições e isso às vezes pode dificultar a interpretação desses estudos, particularmente no contexto do que constitui um ex-fumante. Por exemplo, do ponto de vista da exposição, há uma grande diferença ao compararmos alguém que fumou 5 cigarros por dia durante 10 anos e que parou de fumar 30 anos atrás com alguém que fumou 40 cigarros por dia durante 20 anos e parou 6 meses atrás. Sempre é melhor na prática clínica reunir informações completas sobre o histórico de tabagismo de cada paciente.

Tabela 12.1 Efeitos do Tabagismo na Gengivite e Periodontite.

Doença Periodontal	Efeitos do Tabagismo
Gengivite	↓ da inflamação gengival e sangramento à sondagem
Periodontite	↑ da prevalência e gravidade da destruição periodontal ↑ da profundidade da bolsa, perda de inserção e perda óssea ↑ da taxa de destruição periodontal ↑ da prevalência de periodontite grave ↑ da perda dentária ↑ da prevalência com o maior número de cigarros fumados por dia ↓ da prevalência e gravidade com a cessação do tabagismo

↓ Diminuição; ↑ aumento.

Todos os pacientes odontológicos precisam ser inquiridos a respeito de sua condição de tabagismo ou uso de tabaco. A condição atual de tabagismo é a informação mínima que precisa ser registrada (p. ex., "atualmente, o paciente fuma *X* cigarros por dia"), embora a importância da exposição cumulativa à fumaça do cigarro significa que é mais apropriado registrar quantos maços por ano o paciente fuma (Quadro 12.1). Testes bioquímicos também podem ser usados para avaliar o *status* do tabagismo, incluindo o monóxido de carbono exalado e a medição da cotinina (o principal metabólito da nicotina) no soro, na saliva ou na urina. A cotinina é medida preferencialmente em vez da nicotina, pois a meia-vida da nicotina é curta (≈ 1 a 2 horas),[104] enquanto a meia-vida da cotinina é de aproximadamente 20 horas.[67] As concentrações de cotinina no plasma e na saliva dos fumantes são de 100 ng/mL[11,39], aproximadamente, e a concentração na urina é de 1.200 ng/mL,[76] aproximadamente. Os não fumantes normalmente têm concentrações de cotinina no plasma e na saliva de menos de 2 ng/mL, a menos que sejam fumantes passivos. A validação bioquímica de não fumantes usa níveis de cotinina de 1 a 6 ng/mL para confirmar o *status* de não fumantes dependendo da raça/etnia.[11]

O tabagismo é um importante fator de risco para a periodontite e afeta prevalência, alcance e gravidade da doença. Além disso, o tabagismo tem um impacto adverso no resultado clínico da terapia não cirúrgica e cirúrgica, bem como no sucesso de longo prazo da colocação de implantes. Com 41,9% dos casos de periodontite nos Estados Unidos relatados como *atribuíveis* ao tabagismo, (discutido a seguir),[139] é essencial compreender o impacto do tabagismo no início, na progressão e no manejo da doença. Este capítulo discute os efeitos do tabagismo na prevalência, gravidade, etiologia e patogênese da doença periodontal, bem como o seu impacto no tratamento. O leitor pode consultar várias análises excelentes desse tópico para obter resultados detalhados de estudos específicos.[1,27,54,,70,,71,97,98,112,140,145]

Efeitos do Tabagismo na Prevalência e na Gravidade das Doenças Periodontais

Gengivite

Estudos clínicos controlados demonstraram que, em modelos humanos de gengivite experimental, o desenvolvimento da inflamação em resposta ao acúmulo de placa é menor nos fumantes em comparação com os não fumantes (Tabela 12.1).[19,33] Além disso, estudos transversais demonstraram coerentemente que os fumantes apresentam menos inflamação gengival que os não fumantes.[12,13,17,105,106] Esses dados sugerem que os fumantes têm menor expressão da inflamação clínica na presença de acúmulo de placa em comparação com os não fumantes. Os fatores microbiológicos, imunológicos e fisiológicos que podem contribuir para essa observação são discutidos mais adiante.

Periodontite

Embora a inflamação gengival nos fumantes pareça ser menor em resposta ao acúmulo de placa em comparação com os não fumantes, um impressionante conjunto de evidências aponta para o tabagismo como um fator de risco importante para o aumento da prevalência e gravidade da destruição periodontal. Muitos estudos transversais e longitudinais demonstraram que a profundidade de bolsa, a perda de inserção e a perda óssea alveolar são mais prevalentes nos pacientes que fumam em comparação com os não fumantes.[70,71,112,140] Foi feita uma avaliação da relação entre o tabagismo e a periodontite em mais de 12 mil indivíduos dentados com mais de 18 anos de idade, como parte integrante da Third National Health and Nutrition Examination Survey.[139] A periodontite foi definida como um ou mais sítios com perda de inserção clínica de 4 mm ou mais e profundidade de bolsa de 4 mm ou mais. A condição do tabagismo foi definida com o uso de critérios estabelecidos pelos Centers for Disease Control and Prevention (Quadro 12.1). Dos mais de 12 mil indivíduos estudados, 9,2% tinham periodontite, o que representa aproximadamente 15 milhões de casos de periodontite nos Estados Unidos. Em média, os fumantes tinham quatro vezes mais chances de ter periodontite em comparação com as pessoas que nunca tinham fumado após os ajustes para idade, gênero, raça/etnia, grau de instrução e relação renda/pobreza. Os ex-fumantes eram 1,7 vez mais propensos a ter periodontite que as pessoas que nunca haviam fumado. Esse estudo também demonstrou uma relação dose-resposta entre os cigarros fumados por dia e as chances de ter periodontite. Entre as pessoas que fumavam até 9 cigarros por dia, as chances de ter periodontite eram de 2,8, enquanto as pessoas que fumavam 31 ou mais cigarros por dia tinham quase seis vezes mais chances. Nos ex-fumantes, as chances de ter periodontite caíram com o número de anos após a cessação do tabagismo. Esses dados indicaram que aproximadamente 42% dos casos de periodontite (6,4 milhões de casos) na população adulta nos Estados Unidos eram atribuíveis ao tabagismo e que cerca de 11% (1,7 milhão de casos) eram atribuíveis ao extinto ato de fumar. Esses dados destacam a grave ameaça à saúde pública odontológica apresentada pelo tabagismo e suscita questões sobre os melhores métodos para o manejo da periodontite nos pacientes que fumam (Quadro 12.2).

Esses dados são coerentes com as constatações de outros estudos transversais realizados nos Estados Unidos e na Europa. A razão de chance de periodontite nos fumantes atuais foi estimada na faixa de 1,5 a 7,3, comparada a não fumantes, dependendo da gravidade observada da periodontite.[98] Uma metanálise dos dados de seis desses estudos envolvendo 2.361 pessoas indicou que os fumantes atuais eram quase três vezes mais propensos a periodontite grave que os não fumantes.[97] O impacto negativo do tabagismo de longo prazo na condição periodontal e dental dos idosos foi demonstrado claramente. Os idosos fumantes são aproximadamente três vezes mais propensos a ter doença periodontal grave,[10,80] e o número de anos em que o tabaco foi consumido é um fator significante na perda dentária, cáries radiculares coronais e doença periodontal.[68,69]

O tabagismo também se mostrou capaz de afetar a gravidade da doença periodontal nos indivíduos mais jovens. O tabagismo está associado a maior gravidade da periodontite agressiva generalizada nos adultos jovens,[127] e os fumantes têm 3,8 vezes mais chances de ter periodontite em comparação com os não fumantes.[48] Estudos longitudinais demonstraram que os indivíduos jovens que fumam mais de 15 cigarros por dia exibiram um risco maior de perda dentária.[60] Além disso, os fumantes são mais de seis vezes mais propensos que os não fumantes a demonstrarem perda de inserção persistente.[65] Ao longo de um período de 10 anos, a perda óssea foi relatada como duas vezes mais rápida nos fumantes que nos não fumantes,[20] avançando mais rapidamente mesmo havendo um excelente controle de placa bacteriana.[14] Temos menos informações à disposição sobre os efeitos do uso de charutos e cachimbos, mas parece que os efeitos são similares aos do consumo de cigarros.[5,40,41,78] A prevalência de periodontite moderada e grave e a porcentagem de dentes com mais de 5 mm de perda de inserção foram mais graves nas pessoas que fumavam cigarros, embora os fumantes de charutos e cachimbo tenham exibido uma gravidade da doença intermediária, figurando entre os fumantes e os não fumantes.[5] Assim, a perda dentária também é maior entre os fumantes de charutos e cachimbo em comparação com os não fumantes.[78]

Os ex-fumantes têm menos risco de periodontite que os fumantes, porém mais risco que os não fumantes. Além disso, o risco de periodontite diminui com a quantidade de anos desde a cessação do hábito de fumar.[139] Isso sugere que os efeitos negativos do tabagismo no hospedeiro são reversíveis com a cessação desse hábito e, portanto, que os programas de cessação do tabagismo devem ser parte integrante da educação e terapia periodontal (Quadro 12.3, Tabela 12.2). Várias abordagens de intervenção ao tabagismo podem ser empregadas durante o auxílio ao paciente, a fim de se lidar com os fatores psicológicos (i.e., sintomas de abstinência de nicotina) e com os fatores psicológicos associados à cessação do tabagismo (Quadro 12.4).[99,116] Cigarros eletrônicos também surgiram e estão sendo usados por muitos fumantes para ajudá-los a parar (Quadro 12.5). No entanto, os efeitos sobre a saúde bucal ainda estão sendo estabelecidos.

Quadro 12.2 Deveríamos Mudar a Nossa Forma de Tratar a Doença Periodontal?

Fato 1: O tabagismo é o *principal* fator de risco para a doença periodontal.
Fato 2: Segundo a literatura, o tabagismo pode ser responsável por mais da metade dos casos de periodontite entre os adultos nos Estados Unidos.[139]
Fato 3: Dependendo do estudo, aproximadamente de 10% a 15% dos adultos na maioria das populações examinadas têm periodontite crônica avançada

Perguntas:
- Haveria um benefício para a saúde periodontal no nível de população se todos os fumantes nessa população parassem de fumar hoje?
- Os profissionais de odontologia seriam capazes de tratar com mais sucesso os fumantes se nos concentrássemos mais na cessação do tabagismo como uma estratégia de tratamento primária para tratar a periodontite?

Essas perguntas se destinam a ser controversas. Está claro que o tabagismo tem um enorme impacto deletério na condição periodontal e a cessação do tabagismo precisa ser parte integrante de tratamento periodontal nos pacientes fumantes com periodontite. A resposta à primeira pergunta é um sonoro "sim", mas provavelmente nunca poderemos testar isso. A resposta para a segunda pergunta é mais difícil. Certamente alguns fumantes com periodontite precisam ser instruídos sobre o mal que estão causando aos seus tecidos periodontais e precisam ser incentivados e ajudados a parar de fumar. Os resultados do tratamento são maiores entre os fumantes que param de fumar em comparação com os que continuam a fumar.[109]

Dois Tópicos Finais (Controversos e Concebidos para Estimular a Discussão!)
- Se mais da metade dos casos de periodontite pode ser atribuída ao tabagismo, então os pacientes que fumam podem ser mais bem atendidos se os profissionais de odontologia depositarem mais da metade dos seus esforços no tratamento desses pacientes via tratamentos para a cessação do tabagismo (ao contrário das outras formas de terapia periodontal). Discutir!
- É um absurdo que os fumantes do mundo ocidental se preocupem com qualquer outra coisa que não seja parar de fumar.[103]

Quadro 12.3 Como Ajudar seus Pacientes a Parar de Fumar.

A cessação do tabagismo é uma prioridade de saúde pública para os governos do mundo inteiro. Existem excelentes recursos na Internet para fornecer informações sobre os efeitos nocivos do tabagismo e ajudar as pessoas a abandonarem o hábito, incluindo os seguintes:

- http://www.cdc.gov/tobacco
- http://www.ash.org.uk
- http://smokefree.nhs.uk

A cessação do tabagismo deve ser parte integrante no tratamento dos pacientes odontológicos que fumam e é responsabilidade de todos os profissionais de saúde odontológica abordar essa questão com seus pacientes. A equipe de odontologia está bem posicionada para fornecer esse tratamento, pois estão com os pacientes regularmente em decorrência do tratamento odontológico de rotina. Além disso, as intervenções para ajudar os pacientes a parar de fumar nas práticas odontológicas são eficazes, com taxas de cessação de 15% a 20% em comparação com aproximadamente 5% nos grupos controle.[119] A equipe de odontologia inteira deve estar envolvida na cessação do tabagismo, mas nem sempre é isso que ocorre. Por quê? Algumas das barreiras para fornecer aconselhamento para a cessação do tabagismo na prática odontológica são exibidas na Tabela 12.2.

Vários métodos para ajudar os pacientes a parar de fumar no ambiente odontológico foram descritos e esses métodos são classificados normalmente como *programas de intervenção breve*. Um desses programas[12] é conhecido como "5 As":

PERGUNTE (do inglês *Ask*) Pergunte ao paciente sobre o seu *status* de tabagismo (Quadro 12.1). Essa pergunta deve fazer parte do histórico médico.

INFORME (do inglês *Advise*) Informe os fumantes sobre as associações entre a doença oral e o tabagismo.

Seja informativo, honesto e útil, mas não crítico.

A resposta do paciente a essa informação vai revelar o seu interesse em parar de fumar.

AVALIE (do inglês *Assess*) Avalie o interesse do paciente e a sua disposição para tentar parar de fumar.

Os pacientes podem não estar ainda em uma fase de ação quando se trata de parar de fumar, por isso é importante fazer essas avaliações toda vez que estiver com o paciente.

AUXILIE (do inglês *Assist*) Auxilie o paciente em sua tentativa para a cessação do tabagismo. Se você for treinado, existem muitas técnicas que podem ser utilizadas (Quadro 12.4).

De modo alternativo, auxilie o paciente a buscar a ajuda de que precisa.

ORGANIZE (do inglês *Arrange*) Organize uma consulta de acompanhamento ou encaminhe para um profissional que preste serviços voltados à cessação do tabagismo.

O aspecto mais importante dessa estratégia é manter o contato regular, particularmente em torno da data de parada e durante o período imediato após a cessação do tabagismo pelo paciente.

Uma versão simplificada disso é o 3 As. Esta é uma intervenção muito breve e pode ser particularmente útil para a equipe odontológica.[95,111] A intervenção é projetada para ser usada em todos os contatos clínicos, e sua natureza muito rápida pode ajudar a superar algumas das barreiras apresentadas pelas práticas odontológicas (a duração é < 30 segundos). O foco é retirar o aconselhamento aos fumantes para parar de fumar e mudar para o oferecimento de apoio. O passo do "aconselhamento" deliberadamente deixa de fora os benefícios para a saúde ao parar de fumar ou os malefícios do fumo. Isso minimiza a duração da intervenção e ajuda a evitar uma reação defensiva ou o desenvolvimento de ansiedade no paciente. A técnica dos 3 As é a seguinte:

PERGUNTE (do ingês *Ask*) *status* de tabagismo.

INFORME (do inglês *Advise*) Como parar de fumar.

AGIR (do inglês *Act*) Na resposta do paciente (prescrever, monitorar ou referir).

Claramente, para o paciente que está passando por um curso abrangente de terapia periodontal, ao longo de várias visitas, pode haver mais oportunidades de se concentrar nos malefícios do tabagismo e nos benefícios pessoais de parar de fumar.

Tabela 12.2 Barreiras Contra e Incentivos para o Fornecimento de Conselhos de Cessação do Tabagismo pela Equipe Odontológica na Prática da Odontologia.

	Barreiras	Incentivos
Características profissionais	Percebida falta de eficácia ou falta de confiança em dar o conselho	Autoeficácia
	Preocupações com a perturbação da relação paciente-dentista	Atitude positiva para fornecer conselhos como parte integrante do papel de prestador de cuidados de saúde
	Falta de conhecimento sobre como fornecer o aconselhamento correto	Treinamento
	Crença de que aconselhamento é desnecessário ou percepção de que aconselhar os pacientes é frustrante e tem uma baixa taxa de sucesso	Autocrença
	O próprio membro da equipe odontológica pode ser fumante	O membro da equipe odontológica precisa sair!
Organização prática	Falta de tempo	Delegação da tarefa
	Nenhum apoio organizacional na prática de fornecer conselhos	Foco em ajudar os fumantes a pararem de fumar
Sistema de saúde	Nenhum reembolso	Sistema de saúde muda para incentivar estilos de vida mais saudáveis
	Nenhuma opção de encaminhamento para obter mais ajuda	Disponibilidade local de serviços de cessação do tabagismo

Adaptada de Rosseel JP, Jacobs JE, Hilberink SR, et al: What determines the provision of smoking cessation advice and counselling by dental care teams? Br dent J 206: E13, 2009.[119]

Quadro 12.4 Métodos de Cessação do Tabagismo.

Apenas Força de Vontade
Esse é o método menos eficaz de cessação do tabagismo, com apenas 3% dos fumantes parando após 12 meses.

Materiais de Autoajuda
O fornecimento de materiais de autoajuda pode aumentar as taxas de cessação, em comparação com nenhuma intervenção, embora apenas por uma pequena quantia.[53] Quando incluído em qualquer outra intervenção, não houve benefício adicional.

Programa de Rápida Intervenção no Atendimento Primário
Uma breve intervenção de aconselhamento fornecida por um médico ou dentista pode aumentar a taxa de cessação (12 meses) em 40% a 90%.[25,132] Assumindo uma taxa de cessação não assistida de 3%, uma breve intervenção de um dentista poderia aumentar as taxas de cessação para 4,5% a 6%. Embora esta taxa de cessação possa parecer baixa, se a equipe odontológica desse este breve conselho à maioria de seus pacientes fumantes, um número significativo de fumantes em toda a população seria ajudado a parar a cada ano.

Terapia de Reposição da Nicotina
A terapia de reposição da nicotina (TRN) pode aumentar a taxa de cessação (12 meses) em 50% a 70%.[133] Por exemplo, nos contextos de atendimento primário em que o aconselhamento breve é fornecido, as taxas de sucesso em 12 meses podem aumentar de 5% para 8%, aproximadamente, caso a TRN seja utilizada. Em um contexto intensivo como uma clínica de fumantes, as taxas de sucesso aumentam de 10% para até 16%. A TRN não é uma cura mágica, mas ajuda na fissura e na abstinência quando uma pessoa para de fumar. Embora contenham nicotina, os produtos de TRN não contêm os produtos tóxicos como o monóxido de carbono que são encontrados na fumaça do cigarro. Os produtos de TRN incluem:

- Emplastros (disponíveis em diferentes doses e usados de 16 a 24 horas por dia)
- Tabletes e goma de mascar (disponíveis em diferentes sabores; devem ser mastigados lentamente para permitir que a nicotina seja absorvida pela boca)
- Aerossol nasal (libera solução de nicotina via passagens nasais)
- Inalador (um bocal de plástico com um suprimento de cartuchos de nicotina que se encaixam na extremidade; a nicotina é absorvida na boca tragando o inalador como se fosse um cigarro).

Vareniclina
Um curso de vareniclina, na dose padrão, pode aumentar a taxa de cessação (12 meses) em 100% a 150%.[22] A vareniclina é um agonista parcial do receptor de nicotina e visa reduzir os sintomas de abstinência e o prazer que as pessoas geralmente sentem quando fumam.

Bupropiona
A bupropiona pode aumentar a taxa de cessação (12 meses) em 50% a 80%. Essa medicação é utilizada como um antidepressivo em doses mais elevadas, mas é eficaz para a cessação do tabagismo em doses mais baixas. Geralmente é prescrita para utilização em uma até 2 semanas antes da data de cessação do tabagismo. Existem interações medicamentosas graves e efeitos colaterais indesejados.

Outros Métodos
O que funcionar para o paciente é bom, seja lá o que for! Além das combinações dos métodos listados aqui, as técnicas de cessação do tabagismo podem incluir aconselhamento intensivo, entrevistas motivacionais, terapia cognitivo-comportamental, hipnose e acupuntura. Muitos fumantes agora também estão usando cigarros eletrônicos para ajudar a parar de fumar (Quadro 12.5).

Quadro 12.5 Cigarros Eletrônicos.

Cigarros eletrônicos (e-cigarros) são dispositivos eletrônicos que produzem um aerossol que o usuário inala. O cigarro eletrônico contém uma solução, muitas vezes chamada de "e-líquido", que é extraída de um elemento de aquecimento para produzir o aerossol. O processo de usar um cigarro eletrônico (geralmente chamado de *vaping*) assemelha-se muito ao tabagismo, fazendo dos e-cigarros uma alternativa particularmente atraente aos fumantes. Em contraste, essa semelhança com o consumo de cigarros produziu grande parte da controvérsia e das preocupações em torno dos cigarros eletrônicos.

O Que Há no e-Líquido?
O e-líquido geralmente compreende três componentes principais: diluentes, nicotina e aromatizantes. Os diluentes são responsáveis pela maior parte da solução e são geralmente propilenoglicol ou glicerina vegetal. A nicotina está incluída em uma ampla variedade de concentrações, sendo a concentração mais popular na Grã-Bretanha de 13 a 18 mg/mL.[3] Os líquidos eletroquímicos livres de nicotina estão disponíveis e são usados por aproximadamente 10% dos usuários (Reino Unido).[3] Os aromas são frequentemente adicionados, como a nicotina e os diluentes são em grande parte insípidos. A grande variedade de sabores geralmente pode ser dividida em três grupos principais: tabaco, frutas e mentol/hortelã.

Os Cigarros Eletrônicos São Uma Ajuda Útil Para Deixar de Fumar?
Os cigarros eletrônicos são um fenômeno moderno introduzido nos mercados norte-americano e europeu em 2006, com a popularização do mercado em 2011. A base de evidências está crescendo continuamente com vários ensaios clínicos em andamento. Uma revisão sistemática da Cochrane Collaboration concluiu que os cigarros eletrônicos ajudaram os fumantes a parar de fumar e mostraram uma promessa especial em reduzir o consumo de cigarros em fumantes que não querem parar (embora sejam necessários mais estudos para confirmar essa conclusão).[88]

Os Cigarros Eletrônicos São Seguros?
Esse tem sido o tema de muitos debates, e a controvérsia ainda existe. Dois relatórios substanciais concluíram que o risco para a saúde decorrente da inalação em longo prazo dos vapores de e-cigarros não deveria exceder 5% do dano causado pelo fumo do tabaco.[87,120]

Quais São os Efeitos da Saúde Oral?
Muito pouco foi publicado neste campo. Vários estudos de linhagem *in vitro* mostraram uma variedade de efeitos, incluindo citotoxicidade e danos no DNA.[125,146,148] Como em todos os estudos *in vitro*, a relevância clínica é difícil de interpretar, e, infelizmente, alguns desses estudos são de qualidade questionável. Do ponto de vista clínico, o vapor de cigarros eletrônicos pode ter efeitos diferentes sobre os tecidos orais quando comparado com os efeitos bem conhecidos do fumo do tabaco. Curiosamente, a nicotina demonstrou ser angiogênica[66] com propriedades cicatrizantes de feridas[85] e com potenciais aplicações intraorais.[114,115] Estudos clínicos bem conduzidos são necessários para nos permitir informar adequadamente os pacientes sobre o uso de cigarros eletrônicos.

Como os Cigarros Eletrônicos São Regulados?
Diversas abordagens regulatórias foram adotadas em todo o mundo, sendo os cigarros eletrônicos completamente proibidos de serem classificados de acordo com os regulamentos gerais de produtos de consumo.[24]

Qual é a Linha de Fundo?
Os cigarros eletrônicos são uma iniciativa de saúde pública de baixo para cima que surpreenderam os reinos da pesquisa, saúde pública, regulamentação e indústria de surpresa. São extremamente populares entre os usuários (fumantes/ex-fumantes), provavelmente com apenas uma fração do risco à saúde de fumar tabaco. Do ponto de vista da saúde pública, têm o potencial de reduzir significativamente a morbidade e a mortalidade relacionadas ao tabaco. Os riscos para a saúde bucal são atualmente desconhecidos, mas provavelmente são menores que aqueles associados ao tabagismo.

> **Além dos cigarros eletrônicos**
> A popularidade dos cigarros eletrônicos pegou a maioria das pessoas de surpresa. Mas o que vem a seguir?
>
> **Produtos de tabaco "Heat-Not-Burn"**
> Esses produtos aquecem o tabaco a ~ 500 ° C, produzindo um aerossol inalável.[24] Embora não seja uma ideia nova, eles receberam atenção recente. Um fabricante introduziu um produto no mercado japonês em 2015, o que tem sido popular, com a mídia reportando vendas superando a demanda.
>
> **Tubos de Água (Hookah, Shisha)**
> Populares em algumas comunidades, podem acarretar riscos negativos significativos para a saúde. Um bom resumo é produzido pelo *National Center for Smoking Cessation and Training ((NCSCT)*.[94]
>
> **Géis de nicotina**
> Esses géis permitem que a nicotina seja absorvida pela pele. Atualmente, não são muito populares.

Efeitos do Tabagismo na Etiologia e Patogênese da Doença Periodontal

A maior prevalência e gravidade da destruição periodontal associada ao tabagismo sugere que as interações hospedeiro-bacterianas observadas normalmente com a periodontite crônica são alteradas, resultando em um colapso periodontal mais amplo (Tabela 12.3). Esse desequilíbrio entre o desafio bacteriano e a resposta do hospedeiro pode ser provocado por mudanças na composição do biofilme subgengival (p. ex., aumento na quantidade e na virulência dos organismos patogênicos), mudanças na resposta do hospedeiro ao desafio bacteriano ou uma combinação das duas coisas.

Microbiologia

Vários estudos exploraram as possíveis alterações no microbioma subgengival causadas pelo tabagismo. Estudos anteriores mostraram pouca diferença entre os fumantes e não fumantes. Por exemplo, Preber et al. (1992) pegaram as amostras de placa de bolsas profundas (i.e., ≥ 6 mm)

Tabela 12.3 Efeitos do Tabagismo na Etiologia e Patogênese da Doença Periodontal.

Fator Etiológico	Efeitos do Tabagismo
Microbiologia	↑ da complexidade do microbioma e colonização de bolsas periodontais por patógenos periodontais
Resposta imunoinflamatória	Quimiotaxia neutrofílica, fagocitose e *burst* oxidativo alterados ↑ do fator de necrose tumoral α e de prostaglandina E_2 no fluido gengival ↑ da colagenase neutrofílica e da elastase no fluido gengival ↑ da produção de prostaglandina E_2 pelos monócitos em resposta aos lipopolissacarídeos
Fisiologia	↓ dos vasos sanguíneos gengivais com ↑ da inflamação ↓ do fluxo de fluido gengival e sangramento à sondagem com ↑ da inflamação ↓ da temperatura subgengival ↑ da necessidade de recuperação da anestesia local

↑ Aumento; ↓ diminuição.

em 142 pacientes e não encontraram diferenças nas contagens de *Aggregatibacter actinomycetemcomitans*, *Porphyromonas gingivalis* e *Prevotella intermedia*.[108] Em um estudo similar envolvendo 615 pacientes e o uso de imunoensaio, a prevalência a *A. actinomycetemcomitans*, *P. gingivalis*, *P. intermedia* e *Eikenella corrodens* não foi considerada muito diferente entre os fumantes e os não fumantes.[134] Por outro lado, outros estudos demonstraram diferenças na composição microbiana do biofilme subgengival dos fumantes e não fumantes. Um estudo com 798 indivíduos com diferentes histórias de tabagismo constatou que os fumantes tinham níveis significativamente mais altos e possuíam 2,3 vezes mais chances de apresentar *Tannerella forsythia* em comparação com os não fumantes e ex-fumantes.[149] De interesse foram as observações de que os fumantes não responderam à terapia mecânica tão bem quanto os não fumantes; isso está associado a níveis mais altos de *T. forsythia*, *A. actinomycetemcomitans* e *P. gingivalis* que permanecem nas bolsas após a terapia no grupo de fumantes em comparação com o grupo de não fumantes.[45,46,49,113]

Muitas discrepâncias entre as constatações dos estudos microbiológicos são uma função da metodologia envolvida, incluindo as contagens bacterianas *versus* as proporções ou prevalência das bactérias, o número de sítios amostrados e as profundidades das bolsas selecionadas, a técnica de amostragem, a condição de doença do indivíduo e os métodos de identificação bacteriana e análise de dados. Em uma tentativa para superar alguns desses problemas, um estudo obteve uma amostra de biofilme subgengival de todos os dentes, com a exceção dos terceiros molares, em 272 indivíduos adultos, incluindo 50 fumantes, 98 ex-fumantes e 124 não fumantes.[51] Usando a tecnologia de hibridização DNA-DNA para fazer a triagem de 29 amostras subgengivais diferentes, constatou-se que os membros dos complexos laranja e vermelho incluindo *Eikenella nodatum*, *Fusobacterium nucleatum* ss *vincentii*, *P. intermedia*, *Peptostreptococcus micros*, *Prevotella nigrescens*, *T. forsythia*, *P. gingivalis* e *Treponema denticola* — eram significativamente mais prevalentes nos fumantes que nos não fumantes e ex-fumantes. A maior prevalência desses patógenos periodontais foi provocada por uma colonização maior dos sítios rasos (profundidade da bolsa ≤ 4 mm), sem diferenças entre fumantes, ex-fumantes e não fumantes nas bolsas com 4 mm ou mais. Além disso, essas bactérias patogênicas eram mais prevalentes na maxila que na mandíbula. Esses dados sugerem que os fumantes têm maior grau de colonização pelos patógenos periodontais que os não fumantes ou ex-fumantes, o que pode aumentar o risco de progressão da doença periodontal. Estudos contemporâneos chegaram a conclusões similares, com a análise de sequenciamento de próxima geração de fumantes periodontalmente saudáveis demonstrando um microbioma anaeróbio altamente diversificado, rico em patógenos e pobre em comensais, que é mais semelhante ao microbioma observado em pacientes com periodontite avançada que em não fumantes periodontalmente saudáveis, e que está preparado para o desenvolvimento futuro da periodontite, em razão de mudanças ecológicas e ambientais apropriadas.[86]

Respostas Imunoinflamatórias

A resposta imune do hospedeiro ao acúmulo de biofilme é basicamente protetora. Na saúde periodontal, existe um equilíbrio entre o desafio bacteriano de biofilme e as respostas imunoinflamatórias nos tecidos gengivais, sem perda de suporte periodontal resultante. Por outro lado, a periodontite está associada a uma alteração no equilíbrio hospedeiro-bacteriano, que pode ser iniciada por alterações na composição bacteriana do biofilme subgengival, mudanças nas respostas do hospedeiro, outras mudanças ambientais ou uma combinação destes.

O tabagismo surte um efeito importante na resposta, que resulta em um aumento no grau e na gravidade da destruição periodontal. Os efeitos deletérios do tabagismo parecem resultar de alterações na imunidade inflamatória. O neutrófilo é um componente importante da resposta do hospedeiro ao desafio bacteriano, e as alterações na quantidade de neutrófilos ou em sua função podem resultar em infecções localizadas ou sistêmicas. As funções críticas dos neutrófilos incluem *quimiotaxia* (locomoção direcionada do fluxo sanguíneo para o sítio de infecção), *fagocitose* (internalização das partículas estranhas, como as bactérias) e *eliminação* via mecanismos oxidantes e não oxidantes.

Os neutrófilos obtidos do sangue periférico, cavidade oral ou saliva dos fumantes ou expostos *in vitro* à fumaça integral do tabaco ou à nicotina demonstraram alterações funcionais na quimiotaxia, fagocitose e *burst* oxidativo.[38,74] Estudos *in vitro* dos efeitos dos produtos à base de tabaco nos neutrófilos exibiram efeitos prejudiciais no movimento celular e também no ataque oxidativo.[32,73,79,123,129] Além disso, os níveis de anticorpos para os patógenos periodontais essenciais para a fagocitose e eliminação das bactérias, especificamente a imunoglobulina G$_2$, exibiram redução nos fumantes em comparação com os não fumantes com periodontite,[23,47,49,136] sugerindo, assim, que os fumantes podem ter menos proteção contra as bactérias periodontais. Por outro lado, os níveis elevados de fator de necrose tumoral α foram demonstrados no fluido gengival dos fumantes,[21] além de níveis elevados de prostaglandina E$_2$, elastase neutrofílica e metaloproteinases-8 da matriz também terem sido encontrados.[131] Estudos *in vitro* demonstraram ainda que a exposição a nicotina aumenta a secreção de prostaglandina E$_2$ pelos monócitos em resposta ao lipopolissacarídeo.[101]

Esses dados sugerem que o tabagismo altera a resposta dos neutrófilos ao desafio bacteriano de modo que haja aumento na liberação de enzimas que destroem o tecido, causando aumento da destruição do tecido periodontal. Entretanto, as alterações exatas nos mecanismos imunológicos envolvidos na rápida destruição tecidual observada nos fumantes ainda não estão totalmente compreendidas, e mais pesquisas nessa área são indicadas.

Fisiologia

Estudos anteriores mostraram que certos sinais clínicos de inflamação (p. ex., eritema gengival, sangramento gengival) são menos pronunciados nos fumantes que nos não fumantes.[13,33] Isso pode ser resultado de alterações na resposta vascular dos tecidos gengivais. Embora não tenham sido observadas diferenças importantes na densidade vascular da gengiva saudável entre fumantes e não fumantes,[102] a resposta da microcirculação ao acúmulo de biofilme parece ser alterada nos fumantes em comparação com os não fumantes. Com o desenvolvimento da inflamação, o aumento no fluxo de fluido gengival, no sangramento à sondagem[19] e nos vasos sanguíneos gengivais[18] é menor nos fumantes que nos não fumantes. Além disso, a concentração de oxigênio nos tecidos gengivais saudáveis parece ser menor nos fumantes que nos não fumantes, embora essa condição seja revertida na presença de inflamação moderada.[52] As temperaturas subgengivais são mais baixas nos fumantes que nos não fumantes,[35] e a recuperação da vasoconstrição causada pela administração de anestésicos locais leva mais tempo nos fumantes.[75,142] Esses dados sugerem que existem alterações importantes na microvasculatura gengival dos fumantes em comparação com os não fumantes e que essas alterações levam a um menor fluxo sanguíneo e menos sinais clínicos de inflamação. Isso explica o fenômeno há muito observado envolvendo um aumento temporário no sangramento gengival em ocasiões em que um fumante abandona o vício; os pacientes precisam ser advertidos sobre esse fenômeno.

A nicotina é o vilão?

O papel da nicotina nos efeitos prejudiciais para a saúde observados em fumantes nunca foi tão relevante com a crescente popularidade de novos dispositivos de fornecimento de nicotina (p. ex., cigarros eletrônicos). A nicotina não é carcinogênica,[55,63] e agora é amplamente aceito que a nicotina provavelmente foi injustamente responsabilizada. Uma citação clássica, com referência ao câncer de pulmão, é "os fumantes fumam a nicotina, mas são mortos pelo alcatrão".[121] O papel potencial da nicotina no desenvolvimento da periodontite é menos claro. A nicotina tem sido objeto de muitas investigações *in vitro* com células orais. Esses estudos frequentemente apresentam resultados conflitantes em relação à viabilidade e funções celulares. Por exemplo, no que diz respeito à viabilidade celular, globalmente os estudos mostram que, quanto mais severas forem as condições (p. ex., maiores são as concentrações de nicotina e maiores são as durações de exposição), mais significativos serão os efeitos prejudiciais da nicotina nos sistemas de cultura de células. A viabilidade celular geralmente não é afetada[44,93,130] por concentrações de nicotina na faixa encontrada no plasma sanguíneo (< 36 ng/mL)[122] ou na saliva de fumantes (906 ng/mL).[42] Concentrações de nicotina muito mais altas podem ser encontradas na saliva de usuários de tabaco sem fumaça (70-1.560 µg/mL),[58] e estudos com essas concentrações de nicotina demonstram toxicidade celular significativa *in vitro*.[6,31,138] Curiosamente, células derivadas de fumantes e doadores mais velhos demonstraram menos sensibilidade à nicotina.[31]

São necessários estudos clínicos para determinar a relevância clínica destes resultados *in vitro*.

Efeitos do Tabagismo na Resposta à Terapia Periodontal

Terapia não Cirúrgica

Muitos estudos indicaram que os fumantes não respondem tão bem à terapia periodontal quanto os não fumantes ou ex-fumantes (Tabela 12.4). A maioria das pesquisas clínicas sustentam a observação de que a redução na profundidade de sondagem são geralmente maiores em não fumantes que em fumantes após a terapia periodontal não cirúrgica.[4,45,46,49,72,107,113] Não menos importantes, os ganhos na

Tabela 12.4 Efeitos do Tabagismo na Resposta à Terapia Periodontal.

Terapia	Efeitos do Tabagismo
Não cirúrgica	↓ da resposta clínica ao desbridamento da superfície radicular ↓ da redução da profundidade de sondagem ↓ do ganho nos níveis de inserção clínica ↓ do impacto negativo do tabagismo com o ↑ do nível de controle da placa
Cirurgia e implantes	↓ da redução de profundidade de sondagem e ↓ do ganho nos níveis de inserção clínica após a cirurgia de retalho de acesso ↑ da deterioração das bifurcações após a cirurgia ↓ do ganho nos níveis de inserção clínica, ↓ do enchimento ósseo, ↑ da recessão e ↑ da exposição da membrana após a regeneração tecidual guiada ↓ do recobrimento radicular após os procedimentos de enxerto para a retração gengival localizada ↓ da redução da profundidade de sondagem após os procedimentos de enxerto ósseo ↑ do risco de fracasso do implante e peri-implantite
Manutenção	↑ da profundidade de sondagem e perda de inserção durante a terapia de manutenção ↑ da recorrência da doença nos fumantes ↑ da necessidade de retratamento nos fumantes ↑ da perda dentária nos fumantes após a terapia cirúrgica

↓, Diminuição; ↑, aumento.

inserção clínica em consequência do tratamento não cirúrgico são menos pronunciados nos fumantes que nos não fumantes. Em um estudo envolvendo pacientes com doença periodontal avançada previamente não tratada, a terapia não cirúrgica resultou em reduções médias muito maiores nos fumantes quando avaliados 6 meses após o término da terapia.[113] Reduções médias da profundidade de sondagem de 2,5 mm nos não fumantes e 1,9 mm nos fumantes foram observadas nas bolsas com profundidade média de 7 mm ou mais antes do tratamento. Em outro estudo, o manejo não cirúrgico das bolsas de 5 mm ou mais demonstrou que os fumantes tinham menor redução na profundidade de sondagem que os não fumantes após três meses (1,29 mm versus 1,76 mm), bem como um ganho menor nos níveis de inserção clínica.[45] Quando um nível mais alto de higiene oral foi alcançado como parte do atendimento não cirúrgico, as diferenças na resolução das bolsas de 4 a 6 mm entre os não fumantes e os fumantes se tornam menos importantes clinicamente.[107]

É possível concluir que os fumantes respondem bem menos à terapia não cirúrgica que os não fumantes. Com um excelente controle de placa, essas diferenças podem ser minimizadas, mas a ênfase é no controle de placa verdadeiramente excelente. Durante a comparação dos fumantes com os ex-fumantes e não fumantes, os ex-fumantes e os não fumantes parecem responder igualmente bem ao tratamento não cirúrgico,[45] reforçando, com isso, a necessidade de os pacientes serem informados dos benefícios de se parar de fumar.

Terapia Cirúrgica e Implantes

A resposta menos favorável dos tecidos periodontais à terapia não cirúrgica, observada nos fumantes, também é notada após a terapia cirúrgica. Em um estudo comparativo longitudinal dos efeitos de quatro modalidades de tratamento diferentes (raspagem coronal, alisamento radicular, cirurgia de retalho de Widman modificado e cirurgia de ressecção óssea), os fumantes (com a categoria "pesado" definida como ≥ 20 cigarros/dia e "leve" como ≤ 19 cigarros/dia) exibiram de modo consistente menor redução de bolsa e menor ganho na inserção clínica em comparação com os não fumantes ou ex-fumantes.[72] Essas diferenças foram evidentes imediatamente após a conclusão da terapia e continuaram pelos sete anos de terapia periodontal de suporte. Durante os sete anos, a deterioração nas áreas de furca foi maior nos fumantes pesados e nos fumantes leves que nos ex-fumantes e não fumantes. O tabagismo também exibiu um impacto negativo nos resultados da regeneração tecidual guiada[141,143] e no tratamento de defeitos infraósseos por meio de enxertos ósseos.[118] Após 12 meses de terapia de regeneração tecidual guiada em defeitos infraósseos profundos, os fumantes demonstraram menos da metade do ganho de inserção que foi observado nos não fumantes (2,1 mm versus 5,2 mm).[141] Em um segundo estudo, 73 fumantes também exibiram ganho de inserção menor que os não fumantes (1,2 mm versus 3,2 mm), maior retração gengival e menor preenchimento ósseo do defeito. De modo similar, após o uso de enxertos ósseos para o tratamento de defeitos infraósseos, os fumantes exibiram menor redução nas profundidades de sondagem em comparação com os não fumantes.[118]

A cirurgia de acesso por retalho sem procedimentos regenerativos ou de enxerto é um procedimento cirúrgico comum utilizado para acessar as superfícies radiculares e ósseas. Aproximadamente 6 meses após esse procedimento, os fumantes exibiram maior diminuição na redução das bolsas profundas (≥ 7 mm) se comparados com os não fumantes (3 mm nos fumantes versus 4 mm nos não fumantes), e muito menor ganho de inserção clínica (1,8 mm nos fumantes versus 2,8 mm nos não fumantes) — embora todos os pacientes tenham recebido terapia periodontal de suporte mensalmente durante 6 meses.[126]

O tabagismo também afeta os resultados da cirurgia plástica periodontal.[27,30] Por exemplo, uma análise sistemática avaliou a influência do tabagismo nos resultados alcançados pelos procedimentos de recobrimento radicular.[27] Essa análise identificou que um recobrimento radicular muito maior e ganhos maiores nos níveis de inserção clínica foram registrados nos não fumantes em comparação com os fumantes após o tratamento dos defeitos de retração gengival por meio de enxertos de tecido conjuntivo subepitelial. Além disso, os fumantes exibiram menos sítios com recobrimento radicular completo que os observados em não fumantes.[30]

Várias metanálises investigaram a influência do tabagismo nos resultados de curto e longo prazos da terapia de implante, identificando que o tabagismo aumenta o risco de falha do implante.[28,57,77,90,135] Esses estudos usaram várias definições para a falha de implante, incluindo a perda do implante, perda óssea do implante, mobilidade, dor e peri-implantite. No todo, o risco de falha do implante nos fumantes parece ser aproximadamente o dobro do risco de falha nos não fumantes. Não menos importante, o risco parece ser maior nos implantes maxilares e em ocasiões em que os implantes são colocados em osso de má qualidade. O tabagismo também tem se mostrado um fator de risco para a peri-implantite, com a maioria dos estudos demonstrando um aumento significativo na perda óssea do peri-implante em comparação com os não fumantes.[56] Coletivamente, esses dados indicam que a falha do implante é mais comum entre os fumantes que entre os não fumantes. No entanto, como muitos fatores podem influenciar o sucesso do implante, ensaios clínicos mais controlados são necessários para abordar o papel do tabagismo como uma variável independente na falha do implante. Dadas as evidências atuais, todos os pacientes que estiverem considerando a terapia de implante devem ser informados sobre os benefícios da cessão do tabagismo e dos riscos do tabagismo para o desenvolvimento da peri-implantite e a falha do implante.

Terapia de Manutenção

O efeito prejudicial do tabagismo nos resultados do tratamento parece ser duradouro e independente da frequência da terapia de manutenção. Após quatro modalidades de terapia (raspagem, raspagem com alisamento radicular, cirurgia de retalho de Widman modificado e cirurgia óssea), foi realizada a terapia de manutenção por um higienista a cada 3 meses durante 7 anos.[72] Os fumantes sistematicamente têm bolsas mais profundas que os não fumantes e menor ganho de inserção quando avaliados anualmente por um período de 7 anos. Mesmo com a terapia de manutenção mais intensiva administrada mensalmente por 6 meses após a cirurgia de retalho,[126] os fumantes têm bolsas mais profundas e residuais que os não fumantes, embora não tenham sido encontradas diferenças importantes nos níveis de placa e sangramento à sondagem. Esses dados sugerem que os efeitos do tabagismo na resposta do hospedeiro e nas características de cicatrização do tecido periodontal podem ter um efeito de longo prazo na resolução da bolsa nos fumantes, exigindo possivelmente um gerenciamento mais intensivo durante a fase de manutenção. Os fumantes também tendem a sofrer mais destruição periodontal que os não fumantes após a terapia.[82,84] Em estudos envolvendo pacientes que não responderam à terapia periodontal, aproximadamente 90% desses pacientes com baixo nível de resposta eram fumantes.[82,83]

Uma análise sistemática que avaliou os possíveis indicadores de perda dentária durante a manutenção periodontal de longo prazo demonstrou que, embora a saúde oral e a prevenção da perda dentária tivessem sido alcançadas na maioria dos pacientes, os resultados de longo prazo também foram influenciados pelo tabagismo.[26] O tabagismo foi associado positivamente à perda dentária, com a exceção de casos em que o atendimento de manutenção regular havia sido realizado (em geral, os fumantes têm um risco de perder os seus dentes até 380% maior que os não fumantes).[26] De modo similar, o tabagismo tem um efeito prejudicial na condição do tecido peri-implantar, mesmo em ocasiões em que os pacientes são submetidos a atendimento de manutenção preventiva rigorosa do peri-implante.[34] Também foi demonstrado, em um estudo baseado na prática, que a condição do tabagismo pode ser altamente associada à perda de tecido peri-implantar ao redor dos implantes de 10 mm restaurados com coroas simples.[34] Por exemplo, durante a comparação dos não fumantes com os fumantes leves (i.e., pessoas que fumavam < 10 cigarros por dia), constatou-se que a maioria dos pacientes que sofreram perda óssea era fumantes (88,9%), com uma razão de chances de 39,64 (95% de intervalo de confiança, 8,62 para 182,27) para um maior risco de perda óssea.[34]

Fica claro com esses estudos que (1) os fumantes podem apresentar doença periodontal em uma idade precoce; (2) pode ser difícil tratar de modo eficaz com as estratégias terapêuticas convencionais; (3) eles podem continuar a ter periodontite progressiva ou recorrente; e (4) podem correr um risco maior de perda dentária ou perda óssea peri-implantar, mesmo quando estiver estabelecido controle de manutenção adequado. Por esses motivos, o aconselhamento para a cessação do tabagismo deve ser a pedra angular da terapia periodontal nos fumantes.

Efeitos da Cessação do Tabagismo nos Resultados do Tratamento Periodontal

O efeito da cessação do tabagismo na condição periodontal tem sido estudado em um grande número de pesquisas observacionais transversais e de coorte, nos quais o *status* periodontal dos fumantes, ex-fumantes e não fumantes é comparado.[8,9,14-16, 20,36,48,50,69,100, 137,139] De modo similar, os resultados do tratamento periodontal têm sido avaliados nos fumantes, ex-fumantes e não fumantes.[46,61,72,89,110,124] Coletivamente, esses estudos demonstraram que os fumantes têm uma condição periodontal muito pior (i.e., maiores profundidades de sondagem, maior perda de inserção e perda óssea) que os ex-fumantes ou não fumantes, além de normalmente apresentarem resultados piores no tratamento. A condição periodontal dos ex-fumantes é intermediária em relação à dos fumantes e não fumantes, e normalmente parece mais próximo dos não fumantes.

Existem bem poucos estudos intervencionais sobre os efeitos da cessação do tabagismo nos resultados do tratamento periodontal (i.e., estudos nos quais os fumantes são ajudados a parar de fumar e nos quais o efeito na condição periodontal foi avaliado). Dois estudos de curto prazo indicaram que o tabagismo tem impacto negativo na vasculatura gengival e que essas alterações são reversíveis com a cessação do tabagismo.[91,92] Dois estudos intervencionais foram realizados e avaliaram o impacto da cessação do tabagismo nos resultados após o tratamento periodontal não cirúrgico.[109,117] O primeiro estudo empregou higienistas odontológicos que foram treinados como consultores de cessação do tabagismo e alcançaram uma taxa de cessação de 20% em 12 meses em uma população de fumantes que também tinham periodontite. Os higienistas usaram uma série de estratégias para ajudar esses fumantes, incluindo aconselhamento, terapia de reposição da nicotina e bupropiona. Todos os pacientes receberam terapia não cirúrgica como tratamento para a sua periodontite, além do aconselhamento para a cessação do tabagismo. Esses indivíduos que conseguiram parar de fumar nos 12 meses do estudo tiveram a melhor resposta ao tratamento periodontal. As respostas ao tratamento em pacientes que não pararam de fumar e naqueles que tiveram recaída no hábito de fumar (i.e., os "osciladores" que param inicialmente, mas depois voltam a fumar) não foram muito diferentes entre os integrantes desse grupo e mostraram-se significativamente piores que as observadas nos que pararam de fumar. O segundo estudo foi um duplo-cego prospectivo de 12 meses no qual o aconselhamento para a cessação do tabagismo, a terapia de reposição da nicotina e a medicação foram fornecidos em quatro consultas consecutivas, uma vez por semana, por uma equipe multidisciplinar que incluía médicos, fisiologistas e um dentista, além do tratamento não cirúrgico da periodontite.[117] A taxa de cessação contínua confirmada em 12 meses foi de 18,3%. No fim do período de acompanhamento de 12 meses, identificou-se que as pessoas que pararam de fumar tiveram maior ganho de inserção clínica em comparação com as que não pararam. Além disso, um estudo suplementar que descreveu um conjunto de metanálise realizado com dados de cada paciente desses dois ensaios relatou um impacto benéfico da cessação do tabagismo altamente importante, com os ex-fumantes demonstrando 30% mais sítios com reduções de 2 mm ou mais na profundidade de sondagem em comparação com os fumantes.[29] Do mesmo modo, os ex-fumantes tiveram 22% menos sítios com profundidades de sondagem residuais de 4 mm ou mais em comparação com os fumantes no fim do período de acompanhamento de 12 meses.[29]

O benefício da cessação do tabagismo no periodonto provavelmente é mediado por várias vias, como uma mudança na direção do microbioma patogênico, a recuperação da microcirculação gengival e as melhorias em certos aspectos das respostas imunoinflamatórias. Em apoio a esta observação, no estudo interventivo descrito anteriormente,[109] foram coletadas amostras de placa à medida que o estudo avançou. Ficou claro que os perfis microbianos subgengivais eram muito diferentes entre os fumantes e os ex-fumantes em 6 e 12 meses após a cessação do tabagismo.[43] Em 6 e 12 meses após o tratamento, a comunidade microbiana nos fumantes era similar à observada no início do estudo (i.e., antes do tratamento periodontal/aconselhamento para cessação do tabagismo), enquanto os ex-fumantes demonstraram perfis muito diferentes; mudanças nos níveis bacterianos contribuíram para essa mudança. Esses dados sugerem um papel fundamental da cessação do tabagismo nos mecanismos imunoinflamatórios que induzem a destruição tecidual no periodonto.

Concluindo, o tabagismo é um principal fator de risco para a periodontite e sua cessação deve fazer parte da terapia periodontal entre os pacientes que fumam. A cessação do tabagismo deve ser considerada uma prioridade no manejo da periodontite nos fumantes.

 Acesse Caso Clínico em https://www.grupogen.com.br.

Referências Bibliográficas

 As referências bibliográficas deste capítulo estão disponibilizadas em https://www.grupogen.com.br.

CAPÍTULO 13

O Papel do Cálculo Dental e de Outros Fatores Predisponentes

James E. Hinrichs | Vivek Thumbigere-Math

SUMÁRIO DO CAPÍTULO

Cálculo, 190
Outros Fatores Predisponentes, 195

A causa primária da inflamação gengival é a placa bacteriana. Outros fatores predisponentes incluem o cálculo, as restaurações mal adaptadas, as complicações associadas à terapia ortodôntica, as lesões autoinfligidas e o uso de tabaco. Esses fatores serão discutidos individualmente.

Cálculo

O cálculo consiste na placa bacteriana mineralizada que se forma nas superfícies dos dentes naturais e das próteses dentárias.

Cálculo Supragengival e Subgengival

O *cálculo supragengival* está situado na direção coronal à margem gengival e, por conseguinte, é visível na cavidade oral. Normalmente é branco ou amarelo esbranquiçado; duro, com uma consistência argilosa; desprende-se com facilidade da superfície do dente. Após a remoção, pode ocorrer de novo rapidamente, em particular na área lingual dos incisivos mandibulares. A cor é influenciada pelo contato com substâncias como tabaco e pigmentos alimentares. Pode ser localizado em um único dente ou em um grupo de dentes, ou pode estar generalizado por toda a boca.

> **IMPORTANTE**
> A remoção mecânica da placa subgengival e do cálculo é considerada fundamental para o tratamento da periodontite crônica.

Os dois locais mais comuns para o desenvolvimento do cálculo supragengival são as superfícies vestibulares dos molares maxilares (Figura 13.1) e as superfícies linguais dos dentes mandibulares anteriores (Figura 13.2).[37]

A saliva da glândula parótida escoa sobre as superfícies vestibulares dos molares superiores via ducto parotídeo, ao passo que o ducto submandibular e o ducto lingual descarregam seu conteúdo nas superfícies linguais dos incisivos inferiores, proveniente das glândulas submaxilares e sublinguais, respectivamente. Em casos extremos, o cálculo pode formar uma estrutura similar a uma ponte sobre a papila interdental dos dentes adjacentes ou cobrir a superfície oclusal dos dentes que não apresentam antagonistas funcionais.

O *cálculo subgengival* está situado abaixo da crista da gengiva marginal, portanto, não é visível no exame clínico de rotina. A localização e a extensão do cálculo subgengival podem ser avaliadas pela percepção táctil cuidadosa com um instrumento dental delicado, como um explorador dental (ou sonda exploradora). Clarehugh et al.[34] avaliaram a validade da sonda nº 621 da Organização Mundial da Saúde (OMS) para detectar e classificar o cálculo subgengival. Após a detecção clínica do cálculo subgengival, os dentes foram extraídos e classificados microscopicamente quanto ao cálculo subgengival. Foi constatada uma concordância de 80% entre os dois métodos de classificação. O cálculo subgengival normalmente é duro e denso; frequentemente ele tem uma aparência marrom-escura ou preto-esverdeada (Figura 13.3), aderindo firmemente à superfície do dente. O cálculo supragengival e o cálculo subgengival ocorrem geralmente ao mesmo tempo, mas um pode estar presente sem o outro. Estudos microscópicos demonstram que os depósitos de cálculo subgengival normalmente se estendem quase até a base das bolsas periodontais nos indivíduos com periodontite crônica, mas não chegam ao epitélio juncional.

Quando os tecidos gengivais retraem, o cálculo subgengival fica exposto e, por conseguinte, é reclassificado como supragengival (Figura 13.4A). Desse modo, o cálculo supragengival pode ser composto do cálculo supragengival inicial e do cálculo subgengival prévio. Uma redução na inflamação gengival e nas profundidades de sondagem com um ganho na inserção clínica pode ser observada após a remoção da placa e do cálculo subgengivais (Figura 13.4B; Capítulo 50).

> **CORRELAÇÃO CLÍNICA**
> Uma redução na inflamação gengival e nas profundidades de sondagem, acompanhada por um ganho na inserção clínica, pode ser esperada após a remoção completa da placa subgengival e do cálculo.

Prevalência

Anerud et al.[4] observaram a condição periodontal de um grupo de trabalhadores nas plantações de chá do Sri Lanka e de um grupo de acadêmicos noruegueses durante um período de 15 anos. A população norueguesa tinha acesso fácil ao cuidado dental preventivo durante toda a vida, ao passo que os trabalhadores do Sri Lanka não tinham esse acesso. A formação de cálculo supragengival foi observada no início da vida dos indivíduos do Sri Lanka, provavelmente logo após os dentes irromperem. As primeiras áreas a exibir depósitos de cálculo foram os aspectos vestibulares dos molares maxilares e as superfícies linguais dos incisivos mandibulares. A deposição de cálculo supragengival continuou à medida que os indivíduos envelheciam e atingiu uma classificação máxima de cálculo quando os indivíduos afetados estavam na faixa etária entre 25 e 30 anos.

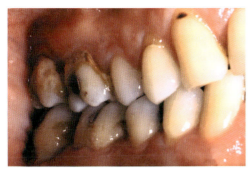

Figura 13.1 Cálculo supragengival retratado nas superfícies vestibulares dos molares maxilares adjacentes ao orifício do duto parotídeo.

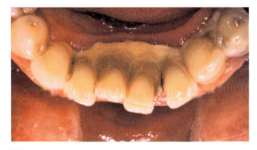

Figura 13.2 Cálculo supragengival amplo presente nas superfícies linguais dos dentes anteriores inferiores.

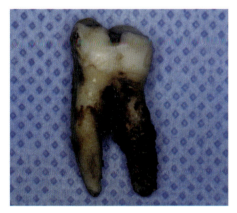

Figura 13.3 Depósitos de pigmento escuro do cálculo subgengival exibidos na raiz distal de um molar inferior extraído.

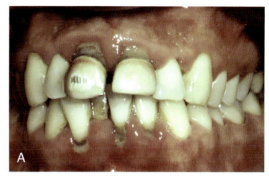
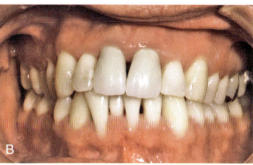

Figura 13.4 (A) Um homem branco de 31 anos de idade com amplos depósitos de cálculo supragengivais e subgengivais por toda a sua dentição. (B) Um ano após receber raspagem e alisamento radicular completo para remoção de depósitos de cálculo supra e subgengivais, seguidos pela realização de restaurações. Observe a redução substancial da inflamação gengival.

Nesse momento, a maioria dos dentes estava coberta por cálculo, embora as superfícies vestibulares tivessem menos cálculo que as superfícies linguais ou palatinas. O acúmulo de cálculo parecia ser simétrico e, por volta dos 45 anos de idade, esses indivíduos tinham apenas alguns dentes (normalmente os pré-molares) sem depósitos de cálculo. O cálculo subgengival aparecia primeiro de modo independente ou nos aspectos interproximais das áreas onde o cálculo supragengival já existia.[4] Por volta dos 30 anos de idade, todas as superfícies de todos os dentes tinham cálculo subgengival sem qualquer padrão de predileção.

Em contraste com o grupo do Sri Lanka, os acadêmicos noruegueses, que receberam instruções de higiene bucal e cuidados dentários preventivos durante toda a vida, exibiram uma redução acentuada no acúmulo de cálculo. Aproximadamente 80% dos adolescentes formaram cálculo supragengival limitado nas superfícies vestibulares dos primeiros molares superiores e nas superfícies linguais dos incisivos inferiores. No entanto, não ocorreu formação de cálculo adicional em outros dentes, e sua presença não aumentou com a idade do indivíduo.[4]

O cálculo supragengival e o cálculo subgengival podem ser vistos nas radiografias (Capítulo 33). Os depósitos de cálculo interproximal calcificado são imediatamente detectáveis como projeções radiopacas que se projetam nos espaços interdentais (Figura 13.5).

No entanto, o nível de sensibilidade da detecção dos cálculos por radiografia é inconsistente.[27] A localização do cálculo não indica o fundo da bolsa periodontal, pois a placa mais apical não está suficientemente calcificada para ser visível nas radiografias.

FLASHBACK

Considerando que a presença de cálculo subgengival pode ser observada em radiografias dentárias, a sensibilidade de tal detecção é inconsistente.

Composição

Conteúdo Inorgânico

O cálculo dentário é composto principalmente de componentes inorgânicos (70% a 90%)[59] e de componentes orgânicos, que constituem o restante. As principais proporções inorgânicas do cálculo são aproximadamente 76% de fosfato de cálcio ($Ca_3[PO_4]_2$), 3% de carbonato de cálcio ($CaCO_3$), 4% de fosfato de magnésio ($Mg_3[PO_4]_2$) e 2% de dióxido de carbono, e traços de outros elementos como sódio, zinco, estrôncio, bromo, cobre, manganês, tungstênio, ouro, alumínio, silício, ferro e flúor.[132,206] A porcentagem de constituintes inorgânicos no cálculo é similar à de outros tecidos calcificados do corpo (Tabela 13.1).

Pelo menos dois terços dos componentes inorgânicos têm estrutura cristalina.[103] As quatro formas principais de cristal e suas porcentagens aproximadas são: hidroxiapatita, 58%; magnésio whitlockita, 21%; fosfato octacálcio, 12%; e brushita, 9%.

Duas ou mais formas cristalinas são encontradas normalmente em uma amostra de cálculo. A hidroxiapatita e o fosfato octacálcio são

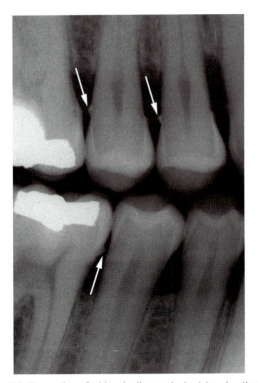

Figura 13.5 Uma radiografia *bitewing* ilustrando depósitos de cálculo subgengival aparecendo como esporos interproximais (*setas*).

Tabela 13.1 Cálculo *Versus* Outros Tecidos Duros Bucais.

Estrutura	Conteúdo Inorgânico (%)*
Cálculo dentário	70-90
Esmalte	96
Dentina	45
Osso	60-70

*Componentes orgânicos e água constituem o restante.

detectados com mais frequência (isto é, entre 97% e 100% de todos os cálculos supragengivais) e constituem a maior parte da amostra. A brushita é mais comum na região mandibular anterior, e o magnésio whitlockita é encontrado nas áreas posteriores. A incidência das quatro formas cristalinas varia com a idade do depósito.[17]

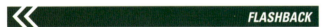

FLASHBACK

As quatro principais formas inorgânicas cristalinas de cálculo são a hidroxiapatita, o magnésio whitlockita, o fosfato octacálcio e a brushita.

Conteúdo Orgânico

O componente orgânico do cálculo consiste em uma mistura de complexos proteína-polissacarídeo, células epiteliais descamadas, leucócitos e vários tipos de microrganismos.[116]

De 1,9% e 9,1% do componente orgânico consiste em carboidrato, que é composto por galactose, glicose, ramnose, manose, ácido glicurônico, galactosamina e, algumas vezes, arabinose, ácido galacturônico e glucosamina.[109,115,186] Todos esses componentes orgânicos estão presentes na glicoproteína salivar, com a exceção da arabinose e da ramnose. As proteínas salivares contribuem com 5,9% a 8,2% do componente orgânico do cálculo e incluem a maioria dos

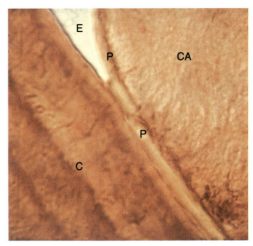

Figura 13.6 Cálculo aderido à película na superfície do esmalte e do cemento. Uma lacuna de esmalte *(E)* foi criada durante a preparação da amostra. *C*, Cemento; *CA*, cálculo; *P*, película.

aminoácidos. Os lipídios contribuem com 0,2% do conteúdo orgânico na forma de gorduras neutras, ácidos graxos livres, colesterol, ésteres de colesterol e fosfolipídios.[110]

A composição do cálculo subgengival é similar à do cálculo supragengival, com algumas diferenças. Ele tem o mesmo conteúdo de hidroxiapatita, porém mais magnésio whitlockita e menos brushita e fosfato octacálcio.[167,191] A proporção de cálcio e fosfato é maior no cálculo subgengival, e o conteúdo de sódio aumenta com a profundidade das bolsas periodontais.[111] Essas composições alteradas podem ser atribuídas ao fato de que a origem do cálculo subgengival é o plasma, enquanto o cálculo supragengival é composto parcialmente de constituintes da saliva. As proteínas salivares presentes no cálculo supragengival não são encontradas no cálculo subgengival.[12] O cálculo dental, o cálculo do ducto salivar e os tecidos dentários calcificados são similares no que diz respeito à composição inorgânica.

Adesão à Superfície do Dente

As diferenças na maneira que o cálculo adere à superfície do dente afetam a facilidade ou dificuldade relativa encontrada durante a sua remoção. Quatro modos de inserção foram descritos a seguir.[94,175,180,214] (1) Adesão por meio de uma película orgânica no cemento é mostrada na Figura 13.6, e a inserção no esmalte é mostrada na Figura 13.7. (2) Travamento mecânico nas irregularidades da superfície, como as lesões cariosas ou lacunas de reabsorção é ilustrado na Figura 13.8. (3) A estreita adaptação da superfície inferior do cálculo às depressões ou às suaves elevações da superfície inalterada do cemento[186] é mostrada na Figura 13.9. (4) A penetração do cálculo bacteriano no cemento mostrada nas Figuras 13.10 e 13.11.

FLASHBACK

Os quatro modos pelos quais o cálculo pode se fixar ao cemento são: (1) película orgânica; (2) travamento mecânico em irregularidades superficiais; (3) estreita adaptação da superfície inferior do cálculo às depressões ou às suaves elevações da superfície inalterada do cemento; e (4) penetração bacteriana na superfície do cemento.

Formação

O cálculo é a *placa dentária mineralizada*. A placa mole é endurecida pela precipitação dos sais minerais, que começa normalmente entre o primeiro e o décimo quarto dia de formação da placa. Foi relatado que a calcificação ocorre entre 4 e 8 horas.[192] As placas calcificadas podem

CAPÍTULO 13 O Papel do Cálculo Dental e de Outros Fatores Predisponentes

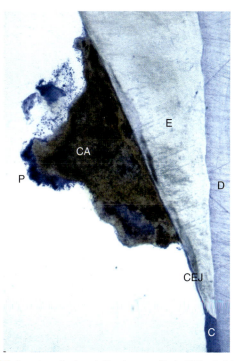

Figura 13.7 Amostra não descalcificada com cálculo (*CA*) aderido à superfície do esmalte (*E*) imediatamente coronal à junção cemento-esmalte (*CEJ*). Observe a placa (*P*) na superfície do cálculo; a dentina (*D*) e o cemento (*C*) também são identificados. *(Cortesia de Dr. Michael Rohrer, Minneapolis, MN.)*

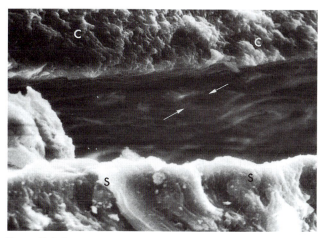

Figura 13.9 Superfície inferior do cálculo gengival (*C*) previamente aderido à superfície do cemento (*S*). Observe a impressão de pregas ou pequenas elevações de cemento no cálculo (*setas*). *(Cortesia de Dr. John Sottosanti, La Jolla, CA.)*

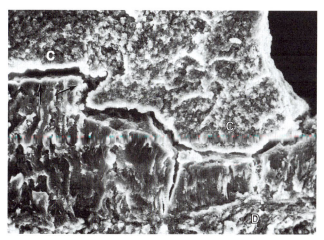

Figura 13.10 Cálculo subgengival (*C*) embutido embaixo da superfície do cemento (*setas*) e penetrando a dentina (*D*), dificultando, dessa forma, a remoção. *(Cortesia de Dr. John Sottosanti, La Jolla, CA.)*

> **IMPORTANTE**
>
> O cálculo por si só não contribui diretamente para a inflamação gengival. Como outros fatores retentivos, como a margem aberta de coroa ou uma restauração com sobrecontorno, o cálculo retém a placa dentária, que contribui para a inflamação gengival.

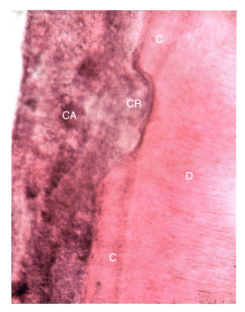

Figura 13.8 Cálculo (*CA*) aderido a uma área de reabsorção de cemento (*CR*) com o cemento (*C*) adjacente à dentina (*D*).

ficar 50% mineralizadas em 2 dias e entre 60% a 90% mineralizadas em 12 dias.[131,170,179] Nem toda placa dentária sofre necessariamente a calcificação. A placa inicial contém uma pequena quantidade de material inorgânico, que aumenta com a transformação dessa placa em cálculo. A placa que não se transforma em cálculo atinge um patamar de conteúdo mineral máximo em 2 dias.[169] Os microrganismos nem sempre são essenciais na formação do cálculo, pois o cálculo ocorre facilmente nos roedores isentos de germes.[66]

A saliva é a principal fonte de mineralização do cálculo supragengival, enquanto o transudato sérico chamado de *fluido gengival* fornece os minerais para o cálculo subgengival.[80,188] A concentração ou o conteúdo de cálcio na placa é 2 a 20 vezes maior que na saliva.[17] A placa inicial nos formadores de grande quantidade de cálculo contém mais cálcio, três vezes mais fósforo e menos potássio que os não formadores de cálculo, sugerindo que o fósforo pode ser mais fundamental que o cálcio na mineralização da placa.[116] A calcificação exige a ligação dos íons cálcio aos complexos de carboidratos-proteínas da matriz orgânica e a precipitação dos sais de fosfato de cálcio cristalino.[144] Os cristais se formam, inicialmente, na matriz intercelular e nas superfícies bacterianas, aparecendo posteriormente dentro das bactérias.[60,215]

A calcificação da placa supragengival e do componente aderido da placa subgengival começa ao longo da superfície interna adjacente

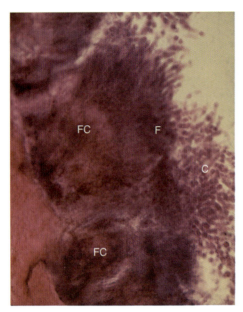

Figura 13.11 Placa e cálculo na superfície do dente. Observe as áreas esféricas de calcificação focal (*FC*) e o alinhamento perpendicular dos organismos filamentosos (*F*) ao longo da superfície interna da placa e os cocos (*C*) na superfície externa.

à estrutura do dente. Focos de calcificação diferentes aumentam de tamanho e coalescem para formar massas sólidas de cálculo (Figura 13.11). Para que o processo inicial de mineralização ocorra, supersaturação de fosfato de cálcio, certos componentes associados à membrana e regulação de inibidores nucleares são necessários.[82] A calcificação pode ser acompanhada por alterações no conteúdo bacteriano e na coloração da placa. Com o avanço da calcificação, o número de bactérias filamentosas aumenta e os focos de calcificação mudam de basofílicos para eosinofílicos. Há uma redução na intensidade da coloração dos grupos que exibem uma reação positiva ao ácido periódico-Schiff.

Os grupos sulfidrila e amino também são reduzidos, embora, por outro lado, corem com azul de toluidina, que é inicialmente ortocromático, mas que se torna metacromático e desaparece.[202] O cálculo é formado em camadas que, frequentemente, são separadas por uma cutícula delgada que se incorpora no cálculo com o avanço da calcificação.[118]

O início da calcificação e a taxa de acúmulo de cálcio variam entre os indivíduos, entre os vários dentes na mesma dentição e em épocas diferentes na mesma pessoa.[132,195] Com base nessas diferenças, as pessoas podem ser classificadas como formadoras de cálculo *pesadas*, *moderadas* ou *leves* ou como não formadoras de cálculo. O incremento diário médio nos formadores de cálculo varia de 0,1% a 0,15% de peso seco de cálculo.[179,195] A formação do cálculo continua até alcançar um máximo, podendo posteriormente vir a diminuir de quantidade. O tempo necessário para alcançar o nível máximo foi relatado entre 10 semanas[35] e 6 meses.[200]

O declínio a partir do acúmulo máximo de cálculo, que é classificado como *fenômeno de reversão*, pode ser explicado pela vulnerabilidade do cálculo volumoso ao desgaste mecânico decorrente dos alimentos e de bochechas, lábios e movimento da língua.

Teorias Pertinentes à Mineralização do Cálculo

Os mecanismos teóricos pelos quais a placa fica mineralizada podem ser estratificados em duas categorias.[133]

1. A precipitação mineral resulta de um aumento local no grau de saturação dos íons cálcio e fosfato, que podem ocorrer de várias maneiras:

- *Um aumento no pH da saliva provoca a precipitação dos sais de fosfato de cálcio, reduzindo a constante de precipitação.* O pH pode ser elevado pela perda de dióxido de carbono e pela formação de amônia pela placa bacteriana ou pela degradação de proteínas durante a estagnação.[16,74]
- *As proteínas coloidais na saliva se ligam aos íons cálcio e fosfato e mantêm uma solução supersaturada em relação aos sais de fosfato de cálcio.* Com a estagnação da saliva, os coloides sedimentam e o estado supersaturado não é mais mantido, levando, dessa forma, à precipitação dos sais de fosfato de cálcio.[152,171]
- *Liberada pela placa dentária, pelas células epiteliais descamadas ou pelas bactérias, a fosfatase precipita o fosfato de cálcio, hidrolisando os fosfatos orgânicos na saliva e aumentando, assim, a concentração de íons fosfato livres.*[205] A esterase é outra enzima presente nos cocos e organismos filamentosos, leucócitos, macrófagos e células epiteliais descamadas da placa dentária.[10] A esterase pode iniciar a calcificação hidrolisando os ésteres graxos em ácidos graxos. Os ácidos graxos formam detergentes com o cálcio e o magnésio que mais tarde são convertidos em sais de fosfato de cálcio menos solúveis.

2. Agentes semeadores induzem pequenos focos de calcificação que aumentam e coalescem para formar uma massa calcificada.[135] Esse conceito foi classificado como *conceito epitático* ou, mais adequadamente, como *nucleação heterogênea*. Os agentes semeadores na formação do cálculo não são conhecidos, mas suspeita-se que a matriz intercelular da placa desempenhe um papel ativo.[117,131,215] Os complexos de carboidrato-proteína podem iniciar a calcificação removendo o cálcio da saliva (quelação) e se ligando a ele para formar núcleos que induzem à subsequente deposição dos minerais.[114,201]

Papel dos Microrganismos na Mineralização do Cálculo

A mineralização da placa começa geralmente de modo extracelular ao redor dos organismos Gram-positivos e Gram-negativos, mas também pode começar de modo intracelular.[99] Os organismos filamentosos, os difteroides e as espécies *Bacterionema* e *Veillonella* têm capacidade para formar cristais de apatita intracelulares (Figura 13.11). A mineralização se espalha até a matriz e as bactérias calcificarem.[60,216]

A placa bacteriana pode participar ativamente na mineralização do cálculo formando fosfatases, o que muda o pH da placa e induz à mineralização,[43,114] embora a opinião prevalente seja a de que essas bactérias estejam envolvidas apenas passivamente[60,162,205] e são simplesmente calcificadas com outros componentes da placa. A ocorrência de depósitos parecidos com o cálculo nos animais isentos de germes apoia essa opinião.[66] No entanto, outros experimentos sugerem que estão envolvidos fatores transmissíveis na formação de cálculo e que a penicilina nas dietas de alguns desses animais reduz a formação de cálculo.[11]

Significância Etiológica

É difícil distinguir entre os efeitos do cálculo e da placa na gengiva, pois o cálculo sempre é coberto com uma camada não mineralizada de placa.[169] Existe uma correlação positiva entre a presença de cálculo e a prevalência da gengivite,[156] mas essa correlação não é tão grande quanto a que existe entre a placa e a gengivite.[62] O início da doença periodontal nas pessoas jovens está intimamente relacionado com o acúmulo da placa, enquanto o acúmulo do cálculo é mais prevalente na periodontite crônica encontrada nos idosos.[62,106]

A incidência de cálculo, gengivite e doença periodontal aumenta com a idade. É extremamente raro encontrar bolsas periodontais nos adultos sem, pelo menos, algum cálculo subgengival presente, embora o cálculo subgengival possa ter proporções microscópicas.

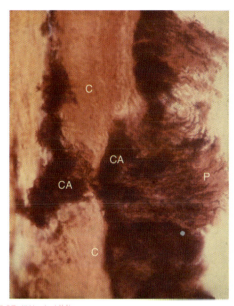

Figura 13.12 Cálculo (*CA*) penetra a superfície do dente e está embutido no cemento (*C*). Observe na placa (*P*) aderida ao cálculo.

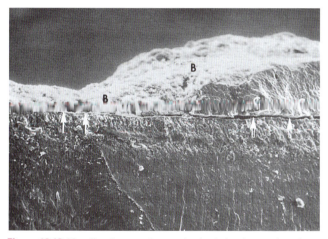

Figura 13.13 Visualização com microscopia eletrônica de varredura de um dente humano extraído, exibindo um corte transversal do cálculo subgengival (*C*) separado (*setas*) da superfície do cemento durante o processamento da amostra. Observe as bactérias (*B*) aderidas ao cálculo e às superfícies de cemento. *(Cortesia de Dr. John Sottosanti, La Jolla, CA.)*

O cálculo não contribui diretamente para a inflamação gengival, mas proporciona um nicho fixo para o acúmulo permanente da placa bacteriana e para a sua retenção em estreita proximidade com a gengiva (Figura 13.12). Patógenos periodontais como *Aggregatibacter actinomycetemcomitans*, *Porphyromonas gingivalis* e *Treponema denticola* foram encontrados dentro dos canais e lacunas estruturais do cálculo supragengival e subgengival.[136,137]

O cálculo subgengival tende a ser o produto, e não a causa, das bolsas periodontais. A placa inicia a inflamação gengival, o que leva à formação da bolsa, e a bolsa, por sua vez, proporciona uma área protegida para o acúmulo de placa e de bactérias. O maior fluxo de fluido gengival associado à inflamação gengival fornece os minerais que mineralizam a placa que se acumula continuamente, resultando na formação do cálculo subgengival (Figura 13.13). Ao longo de um período de 6 anos, Albandar et al. observaram 156 adolescentes com periodontite agressiva.[2] Eles observaram que as áreas com cálculo subgengival perceptível no início do estudo eram muito mais propensas a sofrer perda de inserção periodontal que os sítios que inicialmente não exibiam cálculo subgengival.

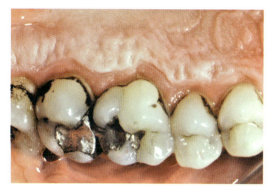

Figura 13.14 Manchas de tabaco no terço apical da coroa clínica provocadas pelo tabagismo.

Embora a placa bacteriana que recobre os dentes seja o principal fator etiológico no desenvolvimento da doença periodontal, a remoção das placas subgengivais e do cálculo constitui o fundamento da terapia periodontal. O cálculo desempenha um papel importante na manutenção e acentuação da doença periodontal, mantendo a placa em contato estreito com o tecido gengival e criando áreas onde a remoção da placa é impossível. O cirurgião-dentista deve, portanto, possuir não apenas a destreza clínica para remover a placa e o cálculo, mas também deve ter muita consciência sobre a realização dessa tarefa.

Matéria Alba, Detritos Alimentares e Manchas Dentais

Matéria alba é um acúmulo de microrganismos, células epiteliais descamadas, leucócitos e uma mistura de proteínas salivares e lipídios com pouca ou nenhuma partícula de alimento; ela não apresenta o padrão interno regular observado na placa.[172] É um depósito amarelo ou branco esverdeado, mole e pegajoso, bem menos aderente que a placa dental. O efeito irritante da matéria alba na gengiva é causado pelas bactérias e seus produtos.

A maioria dos detritos alimentares é rapidamente liquefeita pelas enzimas bacterianas e retirada da cavidade oral pelo fluxo salivar e pela ação mecânica da língua, das bochechas e dos lábios. A taxa de depuração da cavidade oral varia com o tipo de alimento e o indivíduo. As soluções aquosas são depuradas normalmente em 15 minutos, enquanto os alimentos pegajosos podem aderir por mais de 1 hora.[101,199] A placa dental não é um derivado dos detritos alimentares, e esses detritos não são uma causa importante da gengivite.[42,86]

Os depósitos de pigmento na superfície do dente são chamados de *manchas dentais*. As manchas são principalmente um problema estético e não causam inflamação da gengiva. O uso de produtos à base de tabaco (Figura 13.14), café, chá, certos enxaguatórios e os pigmentos nos alimentos podem contribuir na formação de manchas.[112,187]

Outros Fatores Predisponentes

Fatores Iatrogênicos

Deficiências na qualidade das restaurações dentais ou próteses são fatores que contribuem para a inflamação gengival e a destruição periodontal. Os procedimentos dentais inadequados que contribuem para a deterioração dos tecidos periodontais são classificados como *fatores iatrogênicos*. As complicações endodônticas iatrogênicas que podem afetar o periodonto de forma adversa incluem as perfurações radiculares, as fraturas radiculares verticais e as falhas endodônticas que podem exigir a extração do dente.[211,214] A colocação imediata do implante em conjunto com a extração pode contribuir para uma posição labial e apical excessiva do implante, onde o suprimento sanguíneo dos tecidos ósseo e gengival circunvizinhos fica comprometido,

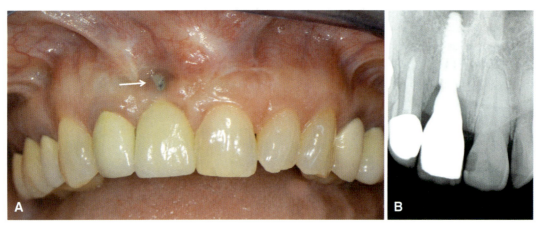

Figura 13.15 (A) Um defeito de fenestração (*seta*) é observado após a colocação de um implante dentário demasiadamente deslocado para vestibular apical, produzindo suprimento inadequado de osso e sangue para suportar a gengiva adjacente. (B) Radiografia do implante dentário mal posicionado.

resultando em fenestração gengival ou deiscência[193] (Figura 13.15). A fim de mitigar o risco de complicações dos implantes dentários, as diretrizes clínicas baseadas em evidências encorajam os profissionais a considerar a tomografia computadorizada de feixe cônico (TCFC) para o planejamento do tratamento de implantes dentários, levando em consideração o custo, a dose de radiação aceitável e os riscos *versus* benefícios.[196]

As características das restaurações dentais e as dentaduras parciais removíveis que são importantes para a manutenção da saúde periodontal incluem a localização da margem gengival para a restauração, o espaço entre a margem da restauração e o dente não preparado, o contorno das restaurações, a oclusão, os materiais utilizados na restauração, o procedimento de restauração em si e o modelo da dentadura parcial removível. Essas características são descritas neste capítulo, pois estão relacionadas com a etiologia da doença periodontal. Uma análise mais abrangente, com ênfase especial na inter-relação dos procedimentos de restauração e o *status* periodontal, é apresentada no Capítulo 70.

Margens das Restaurações

As margens com sobrecontorno das restaurações dentais contribuem para o desenvolvimento da doença periodontal (1) alterando o equilíbrio ecológico do sulco gengival para uma área que favorece o crescimento de organismos associados a doenças (predominantemente as espécies anaeróbias Gram-negativas) à custa dos organismos associados à saúde (predominantemente as espécies facultativas Gram-positivas);[101] e (2) inibindo o acesso do paciente para remover a placa acumulada.

A frequência das margens com sobrecontorno nas restaurações proximais variou, em diferentes estudos, de 16,5% a 75%.[19,58,79,142] Uma relação estatística altamente relevante foi reportada entre os defeitos marginais e a redução da altura do osso.[19,67,79] Gilmore e Sheiham observaram que pessoas com restaurações posteriores com sobrecontorno tinham uma média de 0,22 mm de suporte ósseo alveolar reduzido adjacente às superfícies com sobrecontornos.[58] A remoção dos sobrecontornos permite um controle mais eficaz da placa, resultando, dessa forma, em uma redução da inflamação gengival e em um pequeno aumento no suporte ósseo alveolar radiográfico[61,71,183] (Figura 13.16).

A localização da margem gengival de uma restauração está diretamente relacionada com o *status* da saúde dos tecidos periodontais adjacentes.[181] Muitos estudos demonstraram uma possível correlação entre as margens de restauração situadas na direção apical à gengiva marginal e a presença de inflamação gengival.[58,76,85,159,183] As margens subgengivais estão associadas a grandes quantidades de placa, gengivite mais grave, bolsas mais profundas e uma alteração na composição da microbiota subgengival que se assemelha à microbiota

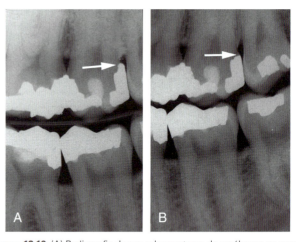

Figura 13.16 (A) Radiografia de um sobrecontorno de amálgama na superfície distal do segundo molar superior, que é uma fonte de retenção de placa e irritação gengival. (B) Radiografia retrata a remoção de amálgama excessivo.

observada na periodontite crônica.[98] Até mesmo as restaurações com margens clinicamente perfeitas, de alta qualidade, se colocadas no aspecto subgengival, vão aumentar o acúmulo de placa, a inflamação gengival[98,101,129,134,160,182] e a taxa de extravasamento do fluido gengival.[13,63] As margens colocadas no nível da crista gengival induzem inflamação menos grave, enquanto as margens supragengivais estão associadas a um grau de saúde periodontal similar ao observado nas superfícies interproximais não restauradas.[52,181]

A rugosidade na área subgengival é considerada um fator de contribuição importante para o acúmulo da placa e a subsequente inflamação gengival.[181] A zona subgengival é composta da margem de restauração, do material de cimentação e das superfícies dentais preparadas e não preparadas. As fontes de rugosidade marginal incluem os sulcos e arranhões na superfície das restaurações de resina acrílica, porcelana ou ouro (Figura 13.17); a separação da margem da restauração e do material de cimentação da linha final cervical, expondo, assim, a superfície rugosa do dente preparado (Figura 13.18); a dissolução e desintegração do material de cimentação entre a preparação e a restauração, deixando, dessa forma, um espaço; e o encaixe marginal inadequado da restauração.[181] As margens subgengivais costumam ter um hiato de 20 a 40 μm entre a margem de restauração e o dente não preparado.[178] A colonização desse hiato pela placa bacteriana contribui indubitavelmente para o efeito prejudicial das margens colocadas em um ambiente subgengival (Figura 13.19).

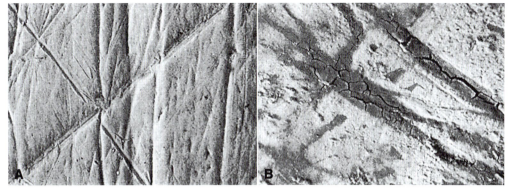

Figura.13.17 (A) Coroa de liga de ouro polida demonstrando ranhuras na superfície. (B) Coroa de liga de ouro que está na cavidade bucal do paciente há vários anos com ranhuras repletas de depósitos. *(Extraído de Silness J: Fixed prosthodontics and periodontal health.* Dent Clin North Am *24:317-329, 1980.)*

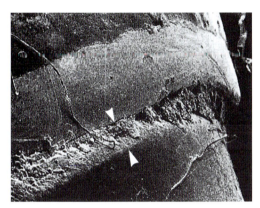

Figura 13.18 Após a cimentação, o material de restauração impede a aproximação da margem da coroa e da linha de término do preparo, deixando, assim, parte do dente preparado descoberta (*área entre as pontas de setas*). *(Extraído de Silness J: Fixed prosthodontics and periodontal health.* Dent Clin North Am *24:317-329, 1980.)*

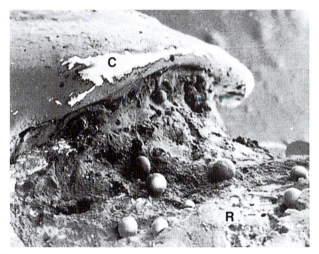

Figura 13.19 Um local retentivo se desenvolveu após dissolução e desintegração do material de restauração. Corpos esféricos são identificados. *C*, Coroa; *R*, raiz. *(Extraído de Silness J: Fixed prosthodontics and periodontal health.* Dent Clin North Am *24:317-329, 1980.)*

Cimento Retido e Peri-implantite

A peri-implantite é uma doença inflamatória dos tecidos em volta dos implantes dentais resultando em perda óssea progressiva (Figura 13.20A e B), enquanto a mucosite peri-implante é uma alteração inflamatória reversível dos tecidos moles ao redor dos implantes sem perda óssea.[107] A prevalência da peri-implantite entre os implantes suportados por prótese/restauração varia de 28% a 56%.[218] O diagnóstico precoce dessa condição e o seu manejo adequado são críticos para a longevidade do implante e da prótese suportada.

A microbiota complexa coloniza fendas peri-implantes em 1 semana após a colocação do implante, e a microbiota associada aos implantes com falha é significativamente diferente da dos implantes saudáveis.[22,75,102,154,168] Estudos clássicos que exploraram a composição do biofilme do peri-implante mostraram que a peri-implantite é uma infecção dominada por bactérias Gram-negativas com muitas semelhanças com a microbiota, que é responsável pelo desenvolvimento das doenças periodontais, incluindo *Agregatibacter actinomycetemcomitans*, *Porphyromonas gingivalis*, *Tannerella forsythia* e espécies de *Fusobacterium*. A aplicação de novas abordagens microbiológicas permitiu uma ampla caracterização do microbioma do peri-implante, o que levou à identificação de linhagens microbianas específicas do peri-implante, como a *Streptococcus mutans* e a *Butyrivibrio fibrisolvens*.[97,127,168]

> **FLASHBACK**
> A peri-implantite é frequentemente associada a coroas que exibem cimento em excesso.

Uma grande proporção de bactérias pigmentadas na cor negra é encontrada nos sítios de peri-implantite nos pacientes dentados em comparação com os pacientes edêntulos. Presumivelmente, esses organismos infecciosos da peri-implantite surgem da microbiota sulcular da dentição natural.[7] Consequentemente, é fundamental que os profissionais avaliem o *status* periodontal do paciente e forneçam a terapia periodontal apropriada em conjunto com a reabilitação do implante.

Fatores locais como o cimento residual retido ou assentamento inadequado dos pilares do implante ou da prótese podem levar à perda óssea em volta de um implante (Figura 13.20C-E). Em um estudo retrospectivo, Wilson constatou que 81% dos implantes diagnosticados com peri-implantite tinham cimento residual associado a suas restaurações cimentadas.[208] A remoção cirúrgica do cimento residual resolveu a infecção e interrompeu a peri-implantite em 74% dos implantes. Uma margem de coroa mais profunda dificulta a remoção do excesso de cimento. A maior quantidade de cimento residual foi observada quando a margem da coroa estava 2 ou 3 mm abaixo da margem gengival.[108]

> **CORRELAÇÃO CLÍNICA**
> Quanto mais profunda for a margem da coroa subgengival, maior a probabilidade de uma menor integridade marginal com consequente inflamação gengival.

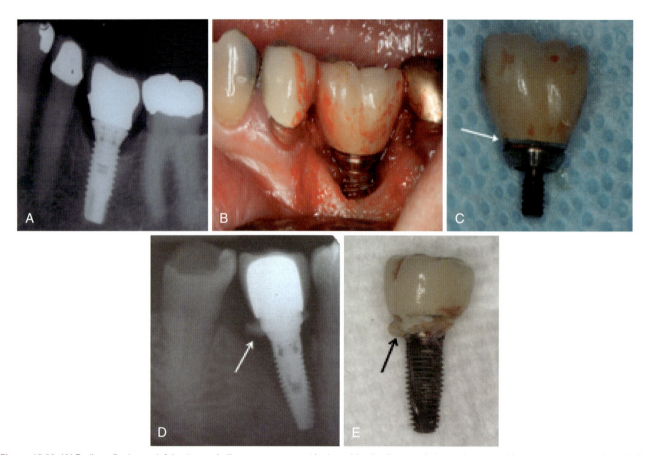

Figura 13.20 (A) Radiografia de um defeito ósseo similar a uma taça no sítio de peri-implantite associado ao cimento retido e uma coroa que não está plenamente assentada. (B) Defeito ósseo similar a uma taça e cimento excessivo retido. (C) A *seta* aponta para o cimento excessivo visivelmente retido entre a margem da coroa e o suporte lateral que impede o assentamento pleno da coroa e leva à hiperoclusão. *(Cortesia de Emilie Vachon, Minneapolis, MN.)* (D) Radiografia de um sítio de peri-implantite mostra a perda óssea associada ao cimento excessivo retido (*seta*). (E) A coroa do implante extraído mostra restos excessivos de cimento (*seta*) na superfície do implante.

O possível efeito adverso da oclusão traumática nos implantes tem sido correlacionado com falhas iniciais do implante.[125] No entanto, a relação entre a oclusão traumática e a peri-implantite é uma questão controversa até hoje. Experimentos *in vivo* demonstraram que, na ausência de inflamação do peri-implante, a aplicação de tensão oclusal excessiva leva a pequenas alterações no nível ósseo marginal.[92] De modo alternativo, a aplicação de forças oclusais excessivas na presença de inflamação induzida por placa pode aumentar significativamente a taxa de perda óssea em volta das restaurações suportadas por implante.[32]

Contornos e Contatos Abertos

As coroas e restaurações com contornos excessivos tendem a acumular placa e limitar a higiene oral, além de possivelmente impedir os mecanismos de autolimpeza de bochechas, lábios e língua adjacentes[6,95,130,209] (Figura 13.21). As restaurações que falham em restabelecer os espaços interproximais adequados estão associadas à inflamação papilar. As coroas com subcontorno, ou seja, sem altura protetora de contorno, não retêm tanta placa quanto as coroas com sobrecontorno, portanto, podem não ser tão prejudiciais durante a mastigação como se acreditava.[209]

O contorno da superfície oclusal, conforme estabelecido pelas cristas marginais e relacionado com os sulcos evolutivos, normalmente serve para desviar o alimento para fora dos espaços interproximais. A localização cérvico-oclusal ideal para um contato posterior está no diâmetro mesiodistal mais longo do dente, que geralmente se encontra apical ao bordo da crista marginal. A integridade e a localização dos contatos proximais, junto com o contorno das cristas marginais e os sulcos evolucionários, costumam impedir a impactação de alimentos interproximais. A *impactação alimentar* é a penetração forçosa do alimento no periodonto exercida pelas forças de oclusão. À medida que os dentes se desgastam, suas superfícies proximais originalmente convexas ficam achatadas e o efeito de aperto da cúspide oposta é aumentado. As cúspides que tendem a apertar forçosamente o alimento nas frestas interproximais são conhecidas como *cúspides êmbolo*. O efeito da cúspide êmbolo interproximal também pode ser observado quando os dentes ausentes não são repostos e a relação entre os contatos proximais dos dentes adjacentes é alterada. Um contato proximal intacto impede a penetração forçosa de alimentos nos espaços interproximais, enquanto um contato leve ou aberto é propício à impactação.

CORRELAÇÃO CLÍNICA

As coroas com excesso de contorno são mais prejudiciais à saúde periodontal que as coroas subcontornadas.

FLASHBACK

Dentes posteriores com contato aberto e impactação alimentar exibem profundidade de sondagem e perda de inserção clínica maior que os sítios de controle contralateral sem impactação alimentar.

CAPÍTULO 13 O Papel do Cálculo Dental e de Outros Fatores Predisponentes

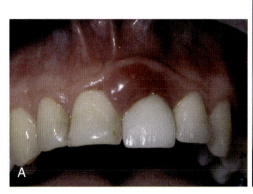
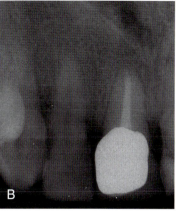

Figura 13.21 (A) gengiva marginal e papilar inflamada adjacente a uma coroa de porcelana fundida em metal com sobrecontorno no incisivo central superior esquerdo. (B) Radiografia de uma coroa mal ajustada de porcelana fundida em metal.

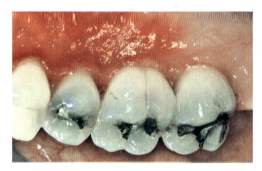

Figura 13.22 A gengiva palatina inflamada associada a uma prótese parcial provisória maxilar de acrílico. Observe a diferença substancial na cor da gengiva inflamada adjacente aos pré-molares e ao primeiro molar em comparação com a gengiva adjacente ao segundo molar.

A análise clássica dos fatores que levam à impactação alimentar foi feita por Hirschfield,[73] que reconheceu os seguintes fatores: desgaste oclusal desigual, abertura do ponto de contato em consequência da perda de suporte proximal ou decorrente de extrusão, anomalias morfológicas congênitas e restaurações inadequadas.

A presença das anomalias mencionadas anteriormente não leva necessariamente à impactação alimentar e à doença periodontal. Um estudo dos contatos interproximais e das relações das cristas marginais[101] em três grupos de homens com periodonto saudável revelou que de 4,9% a 62,5% dos contatos proximais eram defeituosos e que 33,5% das cristas marginais adjacentes eram irregulares.[140] No entanto, a maior profundidade de sondagem e a perda de inserção clínica foram relatadas nos sítios que exibiam um contato aberto e impactação alimentar, em comparação com os sítios controle contralaterais sem contatos abertos ou impactação alimentar.[81] A sobremordida anterior excessiva é uma causa comum da impactação alimentar nas superfícies linguais dos dentes maxilares anteriores e das superfícies vestibulares dos dentes mandibulares opostos. Essas áreas podem ser exemplificadas pela perda de inserção com retração gengival.

Materiais

Em geral, os materiais de restauração não são nocivos aos tecidos periodontais.[6,88] Uma exceção a isso pode ser a resina acrílica auto-polimerizável[203] (Figura 13.22).

A placa que se forma nas margens das restaurações é similar à encontrada nas superfícies dos dentes adjacentes não restaurados. A composição da placa formada em todos os tipos de materiais de restauração é similar, com exceção da placa formada no silicato.[69] Embora as texturas superficiais dos materiais de restauração sejam diferentes quanto à sua capacidade para reter placas,[206] todas podem ser limpas adequadamente se forem polidas e acessíveis aos métodos de higiene oral.[138,184] A parte inferior dos pônticos nas pontes fixas mal deve tocar a mucosa. O acesso para a higiene oral é inibido com o contato excessivo entre o pôntico e o tecido, contribuindo, assim, para o acúmulo de placa que vai provocar inflamação gengival e, possivelmente, a formação de falsas bolsas.[50,181]

Confecção de Próteses Parciais Removíveis

Várias investigações mostraram que, após a inserção de próteses parciais, a mobilidade dos dentes pilares, a inflamação gengival e a formação de bolsa periodontal aumentam.[18,29,174] Isso ocorre porque as próteses parciais favorecem o acúmulo de placa, particularmente se cobrirem o tecido gengival. As próteses parciais usadas diuturnamente induzem mais a formação de placa que as usadas apenas durante o dia.[18] Essas observações enfatizam a necessidade de instruções de higiene oral cuidadosas e personalizadas para evitar os efeitos nocivos das próteses parciais nos dentes restantes e no periodonto.[13] A presença de próteses parciais removíveis induz não somente a mudanças quantitativas na placa dental,[57] mas também a mudanças qualitativas, provocando, assim, o surgimento de microrganismos espiroquetas.[56]

Procedimentos Odontológicos Restauradores

O uso de grampos isoladores de borracha, bandas matriz e brocas, de maneira que lacerem a gengiva, resulta em graus variados de trauma mecânico e inflamação. Embora essas lesões temporárias geralmente sofram reparos, são fontes desnecessárias de desconforto para o paciente. O acondicionamento forçado de um cordão de retração gengival no sulco para preparar as margens subgengivais de um dente, ou ainda que com a finalidade de obter uma impressão, pode lesionar mecanicamente o periodonto e deixar para trás detritos impactados capazes de provocar uma reação a corpos estranhos.

Má Oclusão

O alinhamento irregular dos dentes, como encontramos nos casos de má oclusão, pode facilitar o acúmulo de placa e dificultar o controle da placa. Vários autores encontraram uma correlação positiva entre o apinhamento e a doença periodontal,[28,145,190] ao passo que outros pesquisadores não encontraram tal correlação.[55] Constatou-se que as cristas marginais irregulares dos dentes posteriores contíguos têm uma baixa correlação com profundidade de bolsa, perda de inserção, placa, cálculo e inflamação gengival.[90] As raízes dos dentes que são

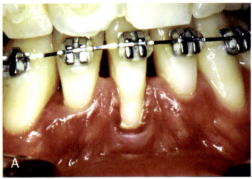
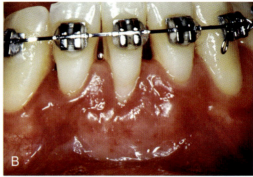

Figura 13.23 (A) Um incisivo inferior exibindo uma raiz proeminente com retração gengival e falta de gengiva inserida. (B) Aspecto três meses após a colocação de um enxerto gengival livre, que resultou em um ganho de gengiva inserida e em uma redução na retração gengival.

proeminentes na arcada (Figura 13.23) — tal como em uma versão vestibular ou lingual que são associadas a uma inserção alta de freio e pequena quantidade de gengiva inserida — frequentemente exibem retração.[1,124]

A não substituição dos dentes posteriores ausentes pode ter consequências adversas no suporte periodontal dos dentes remanescentes.[31] O seguinte cenário hipotético ilustra as possíveis ramificações de não substituir um dente posterior. Quando o primeiro molar mandibular é extraído, a mudança inicial é uma tração mesial e uma inclinação do segundo e terceiro molares mandibulares com a extrusão do primeiro molar maxilar. À medida que o segundo molar mandibular se inclina na direção mesial, suas cúspides distais sofrem extrusão e agem como êmbolos. As cúspides distais do segundo molar mandibular formam uma cunha entre o primeiro e segundo molares maxilares e abrem o contato, defletindo o segundo molar maxilar na direção distal. Subsequentemente, a impactação alimentar pode ocorrer e pode ser acompanhada por inflamação gengival, com a consequente perda óssea interproximal entre o primeiro e o segundo molares maxilares. Esse exemplo não ocorre em todos os casos em que os primeiros molares mandibulares não são repostos. No entanto, a tração e a inclinação dos dentes remanescentes com uma concomitante alteração dos contatos proximais geralmente são uma consequência da não reposição dos dentes posteriores que foram extraídos.

A *pressão da língua* exerce pressão lateral excessiva sobre os dentes anteriores, o que pode resultar no aumento dos espaços e na inclinação dos dentes anteriores (Figura 13.24). A pressão da língua é um fator importante que contribui para a migração do dente e o desenvolvimento de uma mordida aberta anterior.[30] Pode ser observada a respiração pela boca, junto com o hábito de empurrar os dentes com a língua e o costume de se adotar uma mordida aberta anterior. A gengivite marginal e papilar é encontrada frequentemente no sextante anterior maxilar nos casos que envolvem uma mordida aberta anterior com respiração bucal. No entanto, o papel da respiração bucal como um fator causal local não está claro, pois foram relatadas evidências conflitantes.[3,77,78,190]

As restaurações não compatíveis com o padrão oclusal da boca resultam em desarmonias oclusais que podem provocar lesões nos tecidos periodontais de suporte. Mais problemas envolvendo maiores profundidades de sondagem, prognósticos piores e maior mobilidade foram observados nos dentes com discrepâncias oclusais em comparação com os dentes sem discrepâncias oclusais iniciais.[69,139] As características histológicas do periodonto para um dente submetido a oclusão traumática incluem um aumento no espaço do ligamento periodontal subcrestal, uma redução no conteúdo de colágeno das fibras oblíquas e horizontais, um aumento na vascularidade e na infiltração de leucócitos e um aumento no número de osteoclastos no osso alveolar ao redor.[15] No entanto, essas observações geralmente são apicais e diferentes da inflamação induzida por bactérias que ocorre na base do sulco. Com base nos ensaios humanos atuais, ainda não é possível responder definitivamente à pergunta "O trauma oclusal modifica a progressão da perda de inserção periodontal associada com a inflamação periodontal?"[176] (Consulte o Capítulo 55 para uma explicação mais detalhada do trauma periodontal decorrente da oclusão e da resposta periodontal às forças externas.)

Complicações Periodontais Associadas à Terapia Ortodôntica

A terapia ortodôntica pode afetar o periodonto ao favorecer a retenção da placa, lesionando diretamente a gengiva em consequência das bandas ortodônticas excessivamente estendidas e criando forças excessivas, forças desfavoráveis ou ambas no dente e em suas estruturas de apoio.

Retenção e Composição da Placa

Os aparelhos ortodônticos tendem a reter placa bacteriana e resíduos de alimentos, resultando, dessa forma, em gengivite (Figura 13.25), além de também serem capazes de modificar o ecossistema gengival. O exame microscópico eletrônico de varredura da junção entre o braquete ortodôntico e o dente mostra que o excesso de adesivo ao redor da base do braquete cria um local crítico para o acúmulo de placa decorrente de sua textura superficial rugosa e à presença de uma lacuna distinta na interface compósito-esmalte. Uma comunidade complexa de placa bacteriana pode ser notada no material composto em excesso dentro de 2 a 3 semanas após a colagem.[189] Um aumento na *Prevotella melaninogenica*, *Prevotella intermedia* e *Actinomyces odontolyticus* e uma diminuição na proporção de microrganismos facultativos foram detectados no sulco gengival após a colocação de bandas ortodônticas.[40] Mais recentemente, *A. actinomycetemcomitans* foi encontrada, em um sítio, em, pelo menos, 85% das crianças que usavam aparelhos ortodônticos.[143] Por outro lado, apenas 15% das pessoas sem bandas no grupo de controle foram positivas para *A. actinomycetemcomitans*.

 IMPORTANTE

O tratamento ortodôntico não deve ser iniciado na presença de doença periodontal descontrolada, pois piorará a condição periodontal.

Trauma Gengival e Altura do Osso Alveolar

O tratamento ortodôntico é iniciado frequentemente logo após a erupção dos dentes permanentes, quando o epitélio juncional ainda é aderente à superfície do esmalte. As faixas ortodônticas não devem ser colocadas usando força além do nível de adesão, pois isso vai desprender a gengiva do dente e resultar na proliferação apical do epitélio juncional com maior incidência de retração da gengiva.[146]

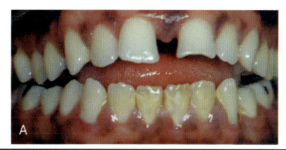
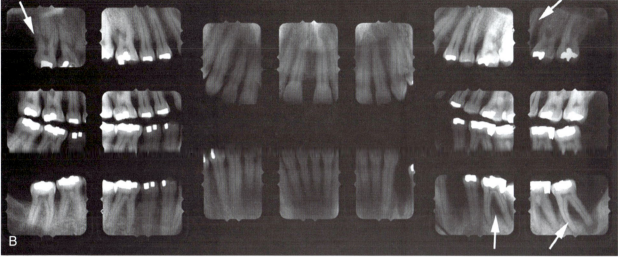

Figura 13.24 (A) Mordida aberta anterior com incisivos com diastema, conforme é observado no hábito de empurrar os dentes com a língua. (B) As radiografias mostram uma destruição periodontal grave *(setas)* nas regiões dos molares.

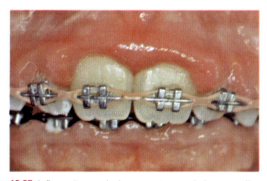

Figura 13.25 Inflamação gengival e aumento associado a aparelho ortodôntico e má higiene oral.

> **IMPORTANTE**
>
> Pacientes **adultos** que planejam se submeter a tratamento ortodôntico devem ser submetidos à avaliação pré-tratamento de seu estado periodontal e risco potencial de reabsorção radicular.

A perda óssea alveolar média por paciente nos adolescentes que receberam dois anos de tratamento ortodôntico durante um período de observação de cinco anos variou entre 0,1 e 0,5 mm.[21] Essa perda óssea alveolar de pequena magnitude também foi observada no grupo controle e, por conseguinte, é considerada de pouca ou nenhuma importância. No entanto, o grau de perda óssea durante o tratamento ortodôntico adulto pode ser maior que o observado nos adolescentes,[113] especialmente se a condição periodontal não for tratada antes do início da terapia ortodôntica. O tratamento ortodôntico em adultos com periodontite ativa (evidenciado por bolsas profundas e sangramento à sondagem) mostrou acelerar o processo da doença periodontal.[8,45,212]

Resposta Tecidual às Forças Ortodônticas

O movimento ortodôntico dos dentes é possível porque os tecidos periodontais são responsivos às forças aplicadas externamente.[158,173] O osso alveolar é remodelado pelos osteoclastos, que induzem à reabsorção óssea nas áreas de pressão, e pelos osteoblastos, que formam osso nas áreas de tensão. Embora as forças ortodônticas moderadas costumem resultar em remodelação e reparação óssea, a força excessiva pode produzir necrose do ligamento periodontal e do osso alveolar adjacente.[149-151] As forças ortodônticas excessivas também aumentam o risco de reabsorção radicular apical.[25,26] A prevalência de reabsorção radicular grave (i.e., reabsorção de mais de um terço do comprimento da raiz) durante a terapia ortodôntica nos adolescentes foi relatada como sendo de 3%.[83] A incidência de reabsorção radicular de moderada a grave nos incisivos entre os adultos de 20 a 45 anos de idade foi relatada como sendo 2% antes do tratamento e 24,5% após o tratamento.[113] Os fatores de risco associados à reabsorção radicular durante o tratamento ortodôntico incluem a duração do tratamento, a magnitude da força aplicada, a direção do movimento do dente e a aplicação contínua *versus* intermitente das forças[148] (Figura 13.26).

> **IMPORTANTE**
>
> É importante evitar a força excessiva e o movimento dentário rápido demais durante o tratamento ortodôntico para evitar lesões no periodonto.

O uso de elásticos para fechar um diastema pode resultar em perda de inserção grave com possível perda do dente à medida que os elásticos migram na direção apical ao longo da superfície da raiz (Figura 13.27).

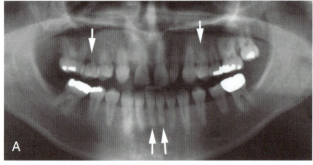
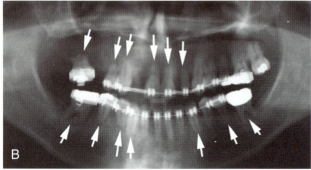
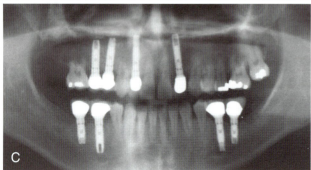

Figura 13.26 (A) Radiografia panorâmica ilustrando que existia um grau limitado de reabsorção radicular pré-tratamento *(setas)* ortodôntico. (B) Observe que várias raízes sofreram reabsorção grave *(setas)* durante 4 anos de tratamento ortodôntico intermitente. (C) Os dentes que desenvolveram reabsorção radicular ampla com hipermobilidade concomitante foram extraídos e substituídos por coroas suportadas por implante.

A exposição cirúrgica dos dentes afetados e a erupção ortodôntica assistida têm potencial para comprometer a adesão periodontal nos dentes adjacentes (Figura 13.28). No entanto, a maioria dos dentes afetados que são expostos cirurgicamente e auxiliados em sua erupção por meio de tratamento ortodôntico exibiu subsequentemente mais de 90% de sua inserção intacta.[72]

Foi relatado que as fibras gengivais dentoalveolares situadas dentro da gengiva marginal e inseridas são esticadas quando os dentes são girados durante a terapia ortodôntica.[41] O afastamento ou remoção cirúrgica pode reduzir a incidência de recidiva após o tratamento ortodôntico destinado a realinhar os dentes rotacionados.[24,126]

Extração dos Terceiros Molares Afetados

Muitos estudos clínicos relataram que a extração dos terceiros molares afetados costuma resultar na criação de defeitos verticais distais aos segundos molares.[9,96,121] Esse defeito iatrogênico não está relacionado com o desenho do retalho[153] e parece ocorrer com mais frequência quando os terceiros molares são extraídos dos indivíduos com mais de 25 anos de idade.[9,96,121] Outros fatores que parecem desempenhar um papel no desenvolvimento das lesões na superfície distal dos segundos molares — particularmente nas pessoas com

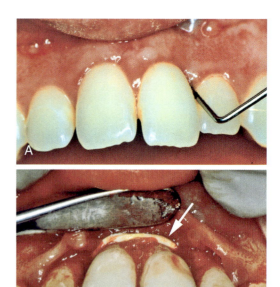

Figura 13.27 (A) Incisivos centrais maxilares para os quais foi utilizada uma ligadura elástica para fechar o diastema da linha média. Observe a gengiva inflamada e as grandes profundidades de sondagem. (B) Um retalho mucoperiosteal de espessura total foi refletido para expor a ligadura elástica (*seta*) e os defeitos intraósseos angulares em volta dos incisivos centrais.

mais de 25 anos — incluem a presença de placa visível, sangramento durante a sondagem, reabsorção radicular na área de contato entre o segundo e o terceiro molares, a presença de um folículo patologicamente ampliado, a inclinação do terceiro molar e a aproximação do terceiro molar em direção ao segundo molar (Figura 13.29).[96] Outras possíveis consequências iatrogênicas adversas da remoção de terceiros molares incluem parestesia permanente (i.e., dormência do lábio, língua e bochecha), danos aos dentes adjacentes, fratura mandibular, fratura da tuberosidade maxilar, deslocamento dos terceiros molares e pontas das raízes, comunicação bucossinusal ou fístula e complicações da articulação temporomandibular.[23] Parestesia permanente ocorre em uma frequência aproximada de 1 a cada 100.000 dentes terceiros molares removidos nos Estados Unidos.[53] A incidência de danos ao segundo molar como consequência da extração de terceiros molares foi estimada em 0,3% a 0,4%.[33] Embora a incidência de fratura mandibular durante ou após a remoção do terceiro molar seja baixa (0,003% a 0,005%),[105] pode representar importantes implicações no que se refere a assistência médica e de assistência ao paciente. O deslocamento iatrogênico de um terceiro molar superior para o seio maxilar[144,210] e o deslocamento de um terceiro molar mandibular para os espaços sublingual, submandibular, pterigomandibular e faríngeo lateral[47,210] foram relatados com taxas de incidência desconhecidas.

FLASHBACK

O uso pré-operatório de radiografias tridimensionais em conjunto com a extração de terceiros molares afetados tem o potencial de minimizar o risco de parestesia do nervo alveolar inferior ou danos ao segundo molar adjacente.

Por várias décadas, a radiografia panorâmica tem sido o padrão de escolha para avaliar o estado da impactação do terceiro molar, incluindo angulação do dente, morfologia da raiz, desenvolvimento da

CAPÍTULO 13 O Papel do Cálculo Dental e de Outros Fatores Predisponentes

Hábitos e Lesões Autoinfligidas

Os pacientes podem não ter consciência dos hábitos nocivos autoinfligidos que podem ser importantes para o início e a progressão da doença periodontal. As formas mecânicas de trauma podem advir do uso inadequado de uma escova de dente, do aperto dos palitos de dente entre os dentes, da aplicação de pressão das unhas contra a gengiva (Figura 13.31), queimaduras causadas por ingestão de pizza e outras causas.[20] As fontes de irritação química incluem a aplicação tópica de medicações cáusticas como a aspirina ou a cocaína, reações alérgicas ao dentifrício ou goma de mascar, mascar tabaco e enxaguatórios bucais concentrados.[177] As lesões gengivais acidentais e iatrogênicas podem ser provocadas por uma série de fontes químicas, físicas e térmicas, embora geralmente estas sejam autolimitadas. As lesões iatrogênicas frequentemente são agudas, enquanto as lesões artificiais tendem a ter uma natureza mais crônica.[157]

FLASHBACK

As fontes de lesões autoinfligidas incluem o uso inadequado de escovas de dente, a colocação de palitos entre os dentes, a aplicação da pressão da unha contra a gengiva e a queimadura por pizza. As fontes químicas incluem a aplicação tópica de medicamentos cáusticos, como aspirina ou cocaína, reação alérgica ao creme dental ou goma de mascar, uso de tabaco para mascar e bochechos concentrados.

Trauma Associado a Joias Perfurantes Orais

O uso de joias perfurantes (*piercings*) no lábio ou na língua se tornou mais comum entre os adolescentes e os adultos jovens (Figura 13.32A). No entanto, os *piercings* estão associados a complicações potenciais, incluindo lesão gengival ou retração,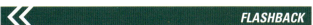 dano a dentes, restaurações e próteses fixas de porcelana;[48,54,70,104] aumento do fluxo salivar;[54,197] interferência na fala, mastigação ou deglutição;[84,198] formação de tecido cicatricial;[197] e desenvolvimento de hipersensibilidades metálicas.[93]

FLASHBACK

O uso de *piercing* na língua ou no lábio está associado à retração gengival localizada e à periodontite.

Whittle e Lamden[207] fizeram um levantamento com 62 dentistas e constataram que 97% tinham visto pacientes com *piercings* no lábio ou na língua nos últimos 12 meses. A incidência de retração lingual com formação de bolsa (Figura 13.32B) e evidência radiográfica de perda óssea (Figura 13.32C) foi de 50% entre as pessoas com média de 22 anos de idade que usavam "halteres" linguais por dois anos ou mais.[38] O desgaste de dentes anteriores inferiores foi observado em 47% dos pacientes que usavam *piercings* na língua por quatro anos ou mais. Os pacientes precisam ser informados dos riscos de usar *piercings* na região da boca e ser advertidos contra tais práticas.

Trauma de Escovação

As abrasões da gengiva e também as alterações na estrutura do dente podem resultar da escovação de dentes agressiva em um sentido horizontal ou giratório. O efeito deletério de escovação excessivamente vigorosa é acentuado quando são utilizados dentifrícios altamente abrasivos. As mudanças gengivais que são atribuíveis ao trauma da escovação podem ser agudas ou crônicas. As mudanças agudas variam em relação ao seu surgimento e duração, do desgaste da superfície epitelial à desnudação do tecido conjuntivo subjacente, com a formação de uma úlcera gengival dolorida (Figura 13.33). O eritema difuso e a desnudação da gengiva inserida por toda a boca

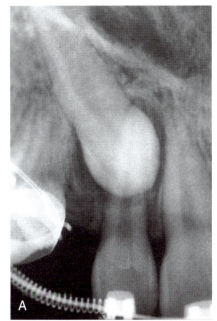
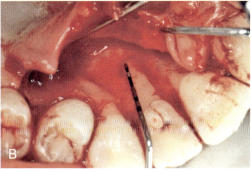

Figura 13.28 (A) Radiografia de um canino maxilar impactado que exigiu exposição cirúrgica e tratamento ortodôntico para a sua erupção. (B) Um retalho palatino é rebatido revelando a deiscência óssea no incisivo lateral maxilar após terapia ortodôntica.

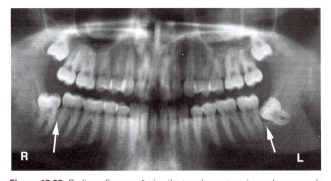

Figura 13.29 Radiografia panorâmica ilustrando um terceiro molar esquerdo inferior mesialmente impactado com um folículo aumentado e nenhum osso aparente na superfície interproximal distal do segundo molar. De modo alternativo, o terceiro molar inferior direito é impactado verticalmente e exibe osso interproximal distal ao segundo molar e mesial ao terceiro molar.

raiz, patologia relacionada e, mais importante, a relação entre o dente ou raízes e canal mandibular. Entretanto, quando uma superprojeção é observada entre o terceiro molar afetado e o canal mandibular, ou quando sinais específicos sugerem um contato próximo entre o terceiro molar e o canal mandibular, a TCFC é recomendada para ser mais benéfica no planejamento adequado do tratamento[123] (Figura 13.30).

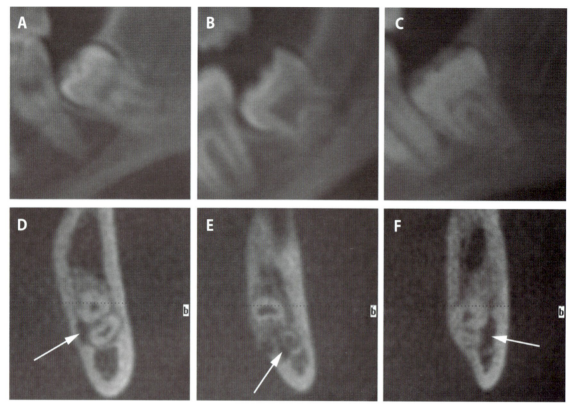

Figura 13.30 Imagens panorâmicas segmentadas. (A e B) Sobreposição entre o terceiro molar impactado e o canal mandibular. (C) Sinais de contato íntimo entre o terceiro molar e o canal mandibular. (D a F) Imagens tomográficas computadorizadas de feixe central (vistas axiais) correspondentes dos terceiros molares impactados revelam o trajeto do nervo alveolar inferior (seta) (D) lingual até a raiz, (E) circundado por três segmentos da raiz e (F) vestibular até a raiz. *(Cortesia de Dr. Mansur Ahmad, Minneapolis, MN.)*

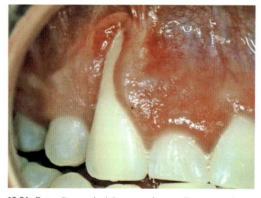

Figura 13.31 Retração gengival de um canino maxilar provocada por trauma autoinfligido pela unha do paciente.

podem ser um resultado impressionante da escovação excessivamente rigorosa. Os sinais de abrasões gengivais aguda são observados, frequentemente, quando o paciente usa uma escova nova pela primeira vez. As lesões perfurantes podem ser produzidas quando é aplicada uma forte pressão nas cerdas rígidas que estão alinhadas perpendicularmente à superfície da gengiva. Uma cerda da escova de dente empurrada com força pode ficar retida na gengiva e provocar um abscesso gengival agudo.

O trauma crônico de escovação resulta em retração gengival com desnudação da superfície radicular. A perda de inserção interproximal geralmente é uma consequência da periodontite induzida por bactéria, enquanto a perda de inserção vestibular e lingual resulta, frequentemente, da abrasão por escovação.[185] O uso inadequado do fio dental pode resultar em lacerações da papila interdental.

Irritação Química

A inflamação gengival aguda pode ser provocada por irritação química que resulta de sensibilidade ou de lesão tecidual inespecífica. Nos estados inflamatórios de origem alérgica, as alterações gengivais variam do eritema simples à formação de vesículas e ulceração dolorosas. Várias reações aos enxaguatórios normalmente inócuos, dentifrícios e materiais de prótese costumam ser explicadas com base nessas irritações químicas.

A inflamação aguda com ulceração pode ser produzida pelo efeito prejudicial inespecífico dos produtos químicos nos tecidos gengivais. O uso indiscriminado de enxaguatórios fortes, a aplicação tópica de drogas corrosivas como a aspirina (Figura 13.34) ou cocaína, e o contato acidental com drogas como o fenol ou o nitrato de prata são exemplos comuns de exposições químicas que causam irritação da gengiva. Uma visualização histológica de uma queimadura química induzida por aspirina exibe vacúolos com exsudatos séricos e um infiltrado inflamatório no tecido conjuntivo (Figura 13.35).

Tabaco sem Fumaça

O rapé de tabaco ou o tabaco de mascar constituem as duas formas principais de tabaco sem fumaça. O rapé é uma forma de tabaco mais fino, disponível em pacotes ou pequenos sachês. O tabaco de mascar é um tabaco mais grosso disponível na forma de folhas soltas, um bloco sólido, um tampão ou folhas secas torcidas. O tabaco de mascar é colocado normalmente nos vestíbulos bucais mandibulares durante várias horas, durante as quais a saliva e o tabaco diluído são expectorados periodicamente.[204] A captação da nicotina do tabaco sem fumaça é similar à dos cigarros, no sentido de que o consumo de um pacote de 34 g de tabaco sem fumaça equivale aproximadamente a 1,5 maço de cigarros.[64] Muitos jogadores de

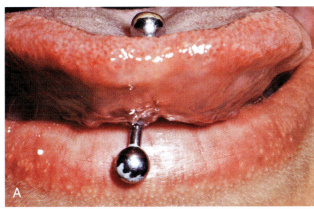

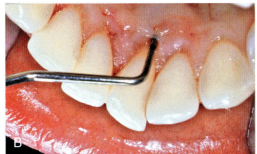

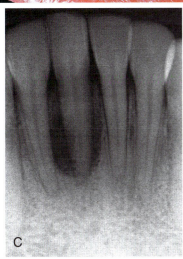

Figura 13.32 (A) Língua perfurada com *piercing*. (B) Profundidade de sondagem de 8 mm com 10 mm de perda de inserção clínica na superfície lingual do incisivo central inferior adjacente ao *piercing* na língua perfurada. Constatou-se que o incisivo central tinha vitalidade. (C) Perda óssea associada a uma língua perfurada com *piercing*. (B, Cortesia de Dr. Leonidas Batas, Thessaloniki, Greece.)

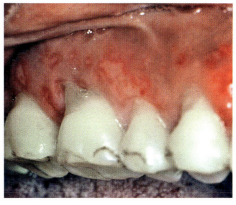

Figura 13.33 O uso excessivamente zeloso de uma escova de dente resultou na desepitelização da superfície gengival e na exposição do tecido conjuntivo subjacente.

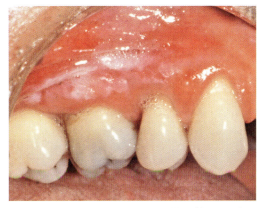

Figura 13.34 Lesão química provocada por aspirina; Observe a descamação do tecido gengival e a consequente retração.

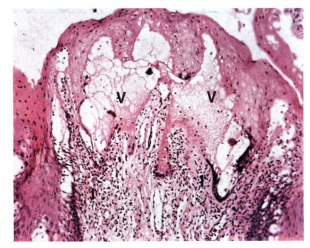

Figura 13.35 Biópsia de uma lesão química induzida por aspirina. Observe as vesículas intraepiteliais (*V*) e o infiltrado inflamatório (*I*) dentro do tecido conjuntivo subjacente.

beisebol profissionais usam tabaco de mascar. Os benefícios percebidos do tabaco de mascar são os derivados da nicotina, incluindo a melhoria da agilidade mental, o menor tempo de reação, o relaxamento muscular e a diminuição da ansiedade e do apetite.[65,163] Um levantamento de 1990 com 1.109 jogadores profissionais de beisebol nos Estados Unidos relatou que 39% dos jogadores usavam tabaco sem fumaça, com 46% dos usuários exibindo leucoplasia dentro da gengiva ou da mucosa (Figura 13.36).[46] As características histológicas da leucoplasia oral associada ao tabaco sem fumaça incluem: (1) um padrão tipo listras de hiperqueratose com áreas focais de inflamação; e (2) hiperplasia na camada celular basal (Figura 13.37). Maiores incidências de retração gengival, abrasão radicular cervical e cáries radiculares foram relatadas com o uso tabaco sem fumaça (Figura 13.38).[141,164,165,194]

A incidência de retração gengival entre os adolescentes que usam tabaco sem fumaça foi relatada sendo 42% em comparação com os 17% entre os não usuários.[36,122,124,128] A Third National Health and Nutrition Exammination Survey (NHANES III) investigou o efeito adverso do tabaco sem fumaça no periodonto e encontrou o dobro da incidência de periodontite grave (razão de chances 2:1; intervalo de confiança de 95%, 1,2 a 3,7) entre 12.392 adultos que usavam tabaco sem fumaça, mas que nunca haviam fumado cigarros.[49] No entanto,

Bergstrom et al. encontraram incidências similares de periodontite grave entre os usuários e os não usuários de tabaco sem fumaça.[14] Podemos concluir que o uso de tabaco sem fumaça pode estar associado, ao menos a uma retração gengival localizada, perda de inserção clínica, leucoplasia e possivelmente a uma suscetibilidade maior à periodontite grave.

Radioterapia

A radioterapia tem efeitos citotóxicos nas células normais e nas células malignas. Uma dose total típica de radiação para os tumores de cabeça e pescoço está na faixa de 5.000 a 8.000 centigramas (cGy); 1 cGy é igual a 1 dose absorvida de radiação (rad) e é equivalente a 50 a 80 Sieverts (sv).[147] A dose total de radiação geralmente é fornecida em doses incrementais chamadas de *fracionamento*. O fracionamento ajuda a minimizar os efeitos adversos da radiação, maximizando simultaneamente a taxa de mortalidade das células tumorais.[51] As doses fracionadas normalmente são administradas na faixa de 100 a 1.000 cGy ou 1 a 10 Sv por semana.

O tratamento com radiação induz uma endarterite obliterante que resulta em isquemia e fibrose dos tecidos moles; o osso irradiado se torna hipovascular e hipóxico.[119] Os efeitos adversos da radioterapia de cabeça e pescoço incluem dermatite e mucosite da área irradiada, bem como fibrose e trismo muscular, que pode restringir o acesso à cavidade oral.[116] A mucosite se desenvolve normalmente entre 5 e 7 dias após o início da radioterapia. A gravidade da mucosite pode ser reduzida pedindo-se ao paciente para evitar fontes de irritação secundárias (p. ex., tabagismo, álcool, alimentos picantes) da membrana mucosa. O uso de enxaguatórios com digluconato de clorexidina pode ajudar a reduzir a mucosite.[155] Entretanto, a maioria dos enxaguatórios à base de clorexidina atualmente disponíveis nos Estados Unidos tem um alto teor alcoólico que pode agir como adstringente, o qual desidrata a mucosa e, assim, intensifica a dor. A produção de saliva é permanentemente prejudicada quando as glândulas salivares que estão situadas dentro do portal de radiação recebem 6.000 cGy (60 Sv) ou mais.[120] A xerostomia resulta em um maior acúmulo de placa e em uma menor capacidade de proteção da saliva. A higiene oral eficaz, as limpezas dentais profiláticas profissionais, as aplicações de flúor e os exames dentais frequentes são essenciais para controlar as cáries e a doença periodontal. O uso de moldeiras dentárias personalizadas parece ser um método mais eficaz para a aplicação do flúor comparado com a escova de dente.[89]

Entre os pacientes com câncer que foram tratados com altas doses de radiação unilateral, a perda de inserção periodontal e a perda de dentes foram relatadas como sendo maiores no local irradiado em comparação com o lado controle não irradiado da dentição.[44] Os pacientes diagnosticados com câncer oral e que necessitam de radioterapia devem ser avaliados quanto às necessidades dentais (i.e., mucosite, xerostomia, restaurações defeituosas, lesão periapical, cárie cervical e coronária e condição periodontal) antes de iniciar o tratamento com radiação.[68] O tratamento e a prevenção de trismo, infecções fúngicas orais, infecções odontogênicas, osteorradionecrose, cárie e doença periodontal são fundamentais para minimizar a morbidade oral desses pacientes. As infecções dentais e periodontais

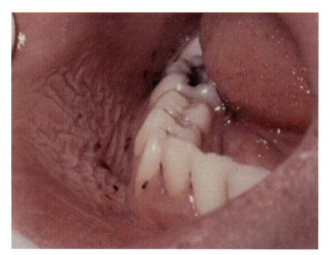

Figura 13.36 Leucoplasia oral no vestíbulo associada ao uso de tabaco sem fumaça.

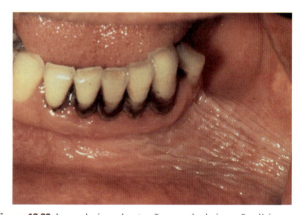

Figura 13.38 Leucoplasia oral, retração e perda de inserção clínica com o uso de tabaco sem fumaça.

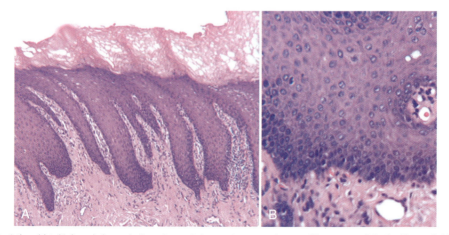

Figura 13.37 (A) Características histológicas da leucoplasia oral associada ao tabaco sem fumaça. Observe o padrão tipo listras da hiperqueratose com áreas focais de inflamação. (B) Hiperplasia na camada celular basal.

têm potencial para agravar os riscos para os pacientes que foram tratados com radiação de cabeça e pescoço. O risco de osteorradionecrose para os pacientes oncológicos pode ser minimizado avaliando a sua condição oral, fornecendo atendimento dentário e dando tempo para a reparação tecidual antes de iniciar a radioterapia.[91]

As condições orais que aumentam o risco de osteorradionecrose nos pacientes prestes a se submeterem à radioterapia para malignidades orais incluem as profundidades de sondagem periodontal de mais de 5 mm, índice da placa dental em mais de 40% e perda óssea alveolar de mais de 60%.[87] Os dentes não restauráveis e os dentes com problemas periodontais importantes devem ser extraídos antes da radioterapia para diminuir o risco de osteorradionecrose pós-radioterapia.[91] (Consulte o Capítulo 39 para mais detalhes sobre o manejo periodontal dos pacientes clinicamente comprometidos.)

O risco de osteorradionecrose precisa ser avaliado antes da realização de extrações traumáticas ou de procedimentos cirúrgicos periodontais limitados nos sítios previamente irradiados. O dentista pode, portanto, optar por consultar o oncologista de um paciente antes de iniciar a terapia odontológica. Um ensaio clínico multicêntrico randomizado questionou o mérito de usar a oxigenoterapia hiperbárica para tratar a osteorradionecrose porque, em 1 ano após o tratamento, apenas 19% dos indivíduos testados responderam à oxigenoterapia hiperbárica em comparação com 32% dos indivíduos submetidos a placebo.[5] A administração da combinação de pentoxifilina com vitamina E como terapia antioxidante exibe atualmente a maior promessa para a revascularização e o tratamento dos sítios de osteorradionecrose.[39]

 CORRELAÇÃO CLÍNICA

O uso de tabaco sem fumaça tem sido associado a leucoplasia gengival localizada, retração, perda de inserção clínica e maior suscetibilidade a periodontite grave.

 Acesse Caso Clínico em https://www.grupogen.com.br.

Referências Bibliográficas

 As referências bibliográficas deste capítulo estão disponibilizadas em https://www.grupogen.com.br.

SEÇÃO IV RELAÇÃO ENTRE DOENÇA PERIODONTAL E SAÚDE SISTÊMICA

CAPÍTULO 14

Influência de Condições Sistêmicas

Perry R. Klokkevold | Brian L. Mealey

SUMÁRIO DO CAPÍTULO

Distúrbios Endócrinos e Alterações Hormonais, 208
Distúrbios Hematológicos e Deficiências Imunológicas, 213
Distúrbios Genéticos, 218
Estresse e Distúrbios Psicossomáticos, 218
Influências Nutricionais, 219
Medicamentos, 220
Conclusão, 224

Muitas doenças sistêmicas, distúrbios e condições já foram considerados como indicadores ou fatores de risco para a doença periodontal. Pesquisas clínicas e em ciências básicas ao longo de várias décadas passadas levaram a uma melhor compreensão e apreciação da complexidade e patogênese das doenças periodontais.[193] Embora haja uma clara evidência sobre a etiologia bacteriana, além da existência de bactérias específicas (patógenos periodontais) associadas à doença periodontal destrutiva, a presença destes patógenos não causa doença invariavelmente. A ausência desses patógenos, por outro lado, parece ser compatível com a saúde periodontal. O papel das bactérias na etiologia e patogênese da doença será discutido nos Capítulos 7 e 8.

Talvez o avanço mais significativo sobre a patogênese da periodontite seja o fato de que a resposta do hospedeiro varia entre os indivíduos e que uma resposta imune alterada, deficiente ou exagerada do hospedeiro aos patógenos bacterianos pode levar a formas mais graves da doença. Em outras palavras, a resposta imune individual do hospedeiro aos patógenos periodontais é muito importante e pode explicar a gravidade da doença observada de um indivíduo para outro. Além disso, doenças, distúrbios e condições sistêmicas são responsáveis por alterarem os tecidos e a fisiologia do hospedeiro. Esses fatores podem comprometer a função de barreira e as defesas imunes do hospedeiro contra os patógenos periodontais, possibilitando, assim, que a doença periodontal destrutiva progrida.

Evidências também sugerem que as infecções periodontais podem afetar adversamente a saúde sistêmica, manifestando-se como doença cardíaca coronariana, derrame, diabetes, trabalho de parto prematuro, neonatos de baixo peso e doença respiratória.[171] O papel das infecções periodontais sobre as condições de saúde sistêmica será discutido no Capítulo 15.

As relações entre as infecções periodontais e a defesa do hospedeiro são complexas. Vários fatores ambientais, físicos e psicossociais tornam possíveis as alterações dos tecidos periodontais e a resposta imune do hospedeiro, tornando, portanto, a doença periodontal mais grave. É importante reconhecer que as doenças, os distúrbios ou as condições sistêmicas em si não causam periodontite; estes podem predispor, acelerar ou senão aumentar a progressão da doença. Este capítulo discute doenças, distúrbios e condições sistêmicas importantes que influenciam a saúde periodontal.

Distúrbios Endócrinos e Alterações Hormonais

Doenças endócrinas como o diabetes e as flutuações hormonais que estão associadas à puberdade e gestação são exemplos bem conhecidos de condições sistêmicas que afetam adversamente a condição do periodonto. Distúrbios endócrinos e flutuações hormonais afetam os tecidos periodontais diretamente, modificam a resposta tecidual a fatores locais e produzem alterações anatômicas na gengiva que podem favorecer o acúmulo de placa e a progressão da doença. Esta seção descreve as evidências que apoiam as relações entre os distúrbios endócrinos, as alterações hormonais e a doença periodontal.

Diabetes Melito

O diabetes melito é uma doença extremamente importante do ponto de vista periodontal, pois é responsável por um distúrbio metabólico complexo caracterizado pela hiperglicemia crônica. A diminuição da produção de insulina, o comprometimento de sua ação ou uma combinação de ambos os fatores, resulta na inabilidade para transportar a glicose da corrente sanguínea para os tecidos, o que, por sua vez, gera altos níveis de glicose sanguínea e excreção de açúcar pela urina. O metabolismo dos lipídios e proteínas também fica alterado no diabetes. O diabetes descontrolado (hiperglicemia crônica) associa-se a várias complicações em longo prazo, incluindo doenças microvasculares (retinopatia, nefropatia ou neuropatia), doenças macrovasculares (condições cardio e cerebrovasculares), aumento na suscetibilidade a infecções e má cicatrização de feridas. Estima-se que cerca de 25,8 milhões de indivíduos (tanto crianças como adultos) – 8,3% da população dos Estados Unidos – tenham diabetes.[43] Aproximadamente 7 milhões desses indivíduos não sabem que possuem a doença.

Existem dois tipos principais de diabetes, tipos 1 e 2, com vários tipos secundários menos comuns. O *diabetes melito tipo 1*, antigamente conhecido como *diabetes melito insulinodependente*, é causado por uma destruição autoimune (mediada por células) das células beta produtoras de insulina localizadas nas ilhotas de Langerhans do pâncreas, o que resulta em deficiência de insulina. Contribui para 5% a 10% de todos os casos de diabetes e ocorre com mais frequência em crianças e adultos jovens. Este tipo de diabetes resulta da falta de produção de insulina e é muito instável e difícil de controlar. Apresenta uma forte tendência para o desenvolvimento da cetoacidose e do coma, não é precedida por obesidade e requer injeções de insulina para ser controlada. Pacientes com diabetes melito tipo 1 apresentam-se com os sintomas tradicionalmente associados ao diabetes, incluindo polifagia, polidipsia, poliúria e predisposição a infecções.

O *diabetes melito tipo 2*, antigamente conhecido como *diabetes melito não insulinodependente*, é causado por uma resistência periférica à ação da insulina, comprometimento na secreção de insulina e aumento na produção de glicose pelo fígado. As células beta produtoras de insulina no pâncreas não são destruídas por uma reação autoimune mediada por células. O primeiro sinal de que a doença está sendo desenvolvida é a resistência à insulina, que leva à redução na produção de insulina pelo pâncreas à medida que a demanda aumenta. O tipo 2 é a forma mais comum de diabetes e representa cerca de 90% a 95% dos casos diagnosticados em adultos. A doença é silenciosa e é descoberta apenas quando os graves sintomas ou complicações se manifestam. No geral, ocorre em indivíduos obesos e pode muitas vezes ser controlada por meio de dieta e agentes hipoglicemiantes orais. A ocorrência de cetoacidose e coma são incomuns. O diabetes do tipo 2 pode manifestar os mesmos sintomas que o tipo 1, mas normalmente ocorre de forma menos grave.

Uma categoria adicional de diabetes é a *hiperglicemia* secundária a outras doenças ou condições. Um ótimo exemplo deste tipo de hiperglicemia é o diabetes gestacional associado à gravidez. O *diabetes gestacional* desenvolve-se em torno de 2% a 10% das gestações, porém desaparece após o parto. As mulheres que tiveram diabetes gestacional apresentam risco maior para desenvolver o diabetes do tipo 2. Outros tipos secundários de diabetes são aqueles associados a doenças que envolvem o pâncreas e a destruição de células produtoras de insulina. Doenças endócrinas (p. ex., acromegalia, síndrome de Cushing), tumores, pancreatectomia e drogas ou agentes químicos que causam alterações nos níveis de insulina estão incluídos neste grupo. Os tipos de diabetes induzidos de maneira experimental pertencem preferivelmente a esta categoria que a categorias de diabetes melito tipos 1 e 2.

IMPORTANTE

O diabetes melito é uma doença extremamente importante que tem um impacto em diversos sistemas, incluindo a saúde periodontal. É um distúrbio metabólico complexo caracterizado por hiperglicemia crônica. O diabetes não controlado é associado a complicações a longo prazo, incluindo doenças microvasculares (retinopatia, nefropatia ou neuropatia), doenças macrovasculares (condições cardio e cerebrovasculares), suscetibilidade aumentada a infecções e má cicatrização de feridas. Estima-se que 25,8 milhões de indivíduos (entre crianças e adultos) — 8,3% da população dos Estados Unidos — tenham diabetes.[43] Aproximadamente 7 milhões desses indivíduos não sabem que têm a doença.

Manifestações Bucais

Várias alterações bucais foram descritas em pacientes com diabetes, incluindo queilose, ressecamento e fissura da mucosa, queimação na boca e na língua, redução do fluxo salivar e alterações na microbiota da cavidade bucal, com maior predominância de *Candida albicans*, estreptococos e estafilococos hemolíticos.[1,23,103,166] Aumento na taxa de cáries dentárias também já foi observado em pacientes com diabetes mal controlado.[77,87] É importante observar que tais alterações não estão sempre presentes, não são específicas e não são patognomônicas para o diabetes.[169] Além disso, tais alterações são menos observadas em pacientes com diabetes bem controlado. Esses indivíduos possuem resposta tecidual normal, defesa normal contra infecções e nenhum aumento na incidência de cáries.[246]

A influência do diabetes sobre o periodonto já foi amplamente pesquisada. Embora seja difícil tirar conclusões definitivas sobre os efeitos específicos do diabetes sobre o periodonto, várias alterações já foram descritas, incluindo uma tendência ao aumento gengival, pólipos gengivais sésseis ou pediculados, proliferações gengivais polipoides, formação de abscessos, periodontite e mobilidade dentária[116] (Figura 14.1). Talvez as alterações de maior impacto em pacientes com diabetes descontrolado sejam as diminuições nos mecanismos de defesa e o aumento na suscetibilidade a infecções, o que leva à doença periodontal destrutiva. De fato, a doença periodontal é considerada a sexta complicação do diabetes.[152] A periodontite em pacientes com diabetes do tipo 1 parece ter início após os 12 anos de idade, e a prevalência aumenta cinco vezes em adolescentes.[50] A prevalência de periodontite já foi relatada como 9,8% em pacientes de 13 a 18 anos de idade e aumenta para 39% em pacientes com 19 anos ou mais.

A extensa literatura sobre tal assunto e a impressão geral dos clínicos indicam que *a doença periodontal em pacientes com diabetes não segue um padrão consistente ou distinto*. Inflamação gengival grave, bolsas periodontais profundas, perda óssea rápida e abscessos periodontais frequentes ocorrem muitas vezes em pacientes com diabetes mal controlado e má higiene bucal[3] (Figuras 14.2 e 14.3). Crianças com diabetes tipo 1 tendem a apresentar mais destruição em volta dos primeiros molares e incisivos, porém esta destruição torna-se mais generalizada em idades maiores.[49] Em pacientes com diabetes juvenil, uma extensa destruição periodontal muitas vezes ocorre como consequência de uma periodontite mais grave em uma idade mais baixa.

Outros pesquisadores relataram que a taxa de destruição periodontal parece ser similar entre os pacientes com diabetes e os sem até os 30 anos de idade.[93,240] Após essa idade, os pacientes com diabetes apresentam maior grau de destruição periodontal, possivelmente relacionado à maior destruição pela doença ao longo do tempo. Pacientes que tiveram diabetes observável por mais de 10 anos possuem uma perda maior de suporte periodontal que aqueles com um histórico de diabetes de menos de 10 anos.[93] Esta destruição também pode estar relacionada à diminuição da integridade tecidual que continua a se deteriorar ao longo do tempo (consulte Alteração no Metabolismo do Colágeno).

Embora alguns estudos não tenham encontrado uma correlação entre o estado do diabetes e a condição periodontal, a maioria mostra uma prevalência e uma gravidade da doença periodontal mais altas em indivíduos com diabetes quando comparados a pessoas não diabéticas com fatores locais similares.[15,23,40,52,113,183,185,187,243] Os achados incluem maior perda de inserção, aumento no sangramento à sondagem e aumento na mobilidade dentária. Um estudo sobre os fatores de risco em um grupo de 1.426 pacientes na faixa etária entre 25 e 74 anos revelou que indivíduos com diabetes possuem o dobro da probabilidade de exibir perda de inserção que indivíduos não diabéticos.[110] A falta de consistência entre os estudos possivelmente está relacionada a diferentes níveis de envolvimento diabético, variações no nível de controle da doença, diversidade de índices e divergência na amostragem de pacientes de um estudo para outro.

Estudos sugeriram que o diabetes mal controlado, ou descontrolado, está associado ao aumento do surgimento e da gravidade de infecções, incluindo a periodontite.[17,217] Adultos de 45 anos de idade ou mais, com diabetes mal controlado (isto é, com um nível de hemoglobina glicada > 9%) possuem 2,9 vezes mais probabilidade de apresentar periodontite grave que aqueles sem diabetes. A probabilidade foi, inclusive, maior (4,6 vezes) entre os fumantes com diabetes descontrolado.[43] Como em outras condições sistêmicas associadas à periodontite, o diabetes melito não causa gengivite ou periodontite, mas as evidências indicam que a doença altera a resposta dos tecidos periodontais aos fatores locais, apressando, portanto, a perda óssea e atrasando a cicatrização pós-operatória. Abscessos periodontais frequentes parecem ser uma importante característica da doença periodontal em pacientes com diabetes.

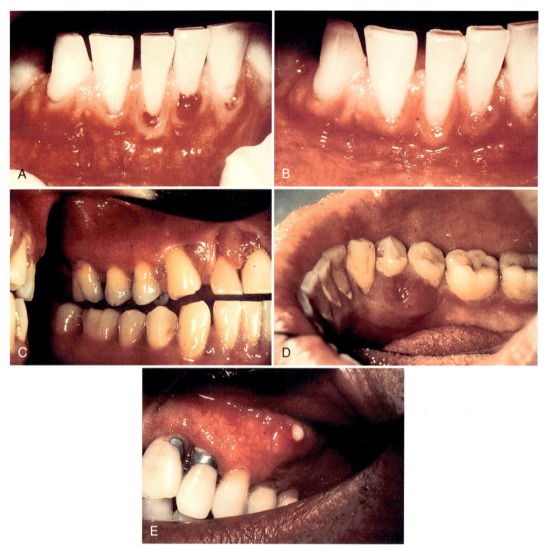

Figura14.1 Condição periodontal em um paciente com diabetes. (A) Adulto com diabetes (nível de glicose sanguínea >400 mg/dL). Observe a inflamação gengival, o sangramento espontâneo e o edema. (B) Mesmo paciente da foto A. Observou-se melhora do controle do diabetes após 4 dias de terapia com insulina (nível de glicose sanguínea <100 mg/dL). A condição periodontal clínica melhorou sem terapia local. (C) Paciente adulto com diabetes descontrolado. Observe as margens gengivais e as papilas na região anterior com aspecto aumentado, frouxo e eritematoso. (D) Mesmo paciente da foto C. Esta é uma visão lingual da região mandibular direita. Observe os tecidos inflamados e edemaciados na região anterior e dos pré-molares. (E) Paciente adulto com diabetes descontrolado. Há um abscesso com supuração na superfície vestibular dos pré-molares maxilares.

Aproximadamente 40% dos índios Pima adultos no Arizona possuem diabetes tipo 2. Uma comparação entre indivíduos com ou sem diabetes nesta tribo de nativos norte-americanos mostrou um claro aumento na prevalência de periodontite destrutiva, bem como um aumento de 15% no edentulismo entre pacientes com diabetes.[229] O risco de desenvolvimento de periodontite destrutiva triplicou nesses indivíduos.[74]

Patógenos Bacterianos

A quantidade de glicose no fluido gengival e no sangue é mais alta em indivíduos com diabetes que naqueles sem, mesmo com índices de placa e gengival semelhantes.[80] O aumento da glicose no fluido gengival e no sangue de pacientes com diabetes pode alterar o ambiente da microbiota, induzindo, portanto, alterações qualitativas nas bactérias que podem contribuir para a gravidade da doença periodontal observada naqueles com diabetes mal controlado.

Já foi relatado que pacientes com diabetes melito tipo 1 e periodontite possuem uma microbiota subgengival composta principalmente por *Capnocytophaga*, vibriões anaeróbicos e espécies de *Actinomyces*. *Porphyromonas gingivalis*, *Prevotella intermedia* e *Aggregatibacter actinomycetemcomitans*, comuns nas lesões periodontais de indivíduos sem diabetes, são encontrados em menor quantidade naqueles com a doença.[112,167] Entretanto, outros estudos observaram que *Capnocytophaga* é encontrado com escassez, mas *A. actinomycetemcomitans* e *Bacteroides*, que são produtores de pigmento negro, assim como *P. intermedia*, *Prevotella melaninogenica* e *Campylobacter rectus*, são encontrados em abundância.[166,220] Espécies com pigmento negro – sobretudo *P. gingivalis*, *P. intermedia* e *C. rectus* – são proeminentes em lesões periodontais graves nos índios Pima com diabetes tipo 2.[90,275] Embora estes resultados possam sugerir uma alteração na microbiota das bolsas periodontais dos pacientes com diabetes, o papel exato destes microrganismos não foi determinado. Até então, as evidências eram insuficientes para sustentar o papel de uma alteração específica da microbiota que seja responsável pela destruição da doença periodontal em pacientes com diabetes.

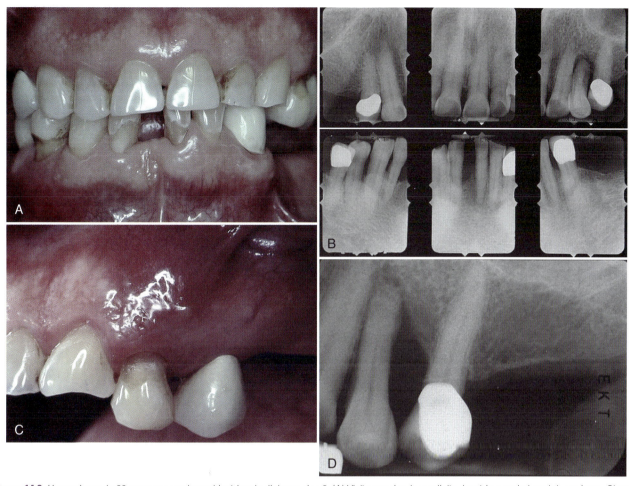

Figura 14.2 Um paciente de 60 anos com um longo histórico de diabetes tipo 2. (A) Visão anterior da condição dentária e periodontal do paciente. Observe as ausências de dentes posteriores, a extrusão dos pré-molares e a leve inflamação gengival generalizada. (B) Radiografias periapicais dos dentes remanescentes. Observe a leve perda óssea generalizada com áreas de perda grave. O fracasso na substituição dos dentes posteriores contribui para a sobrecarga oclusal da dentição remanescente. (C) Fotografia clínica da região de pré-molares superiores apresentando abscesso. Observe a inflamação e o eritema difuso circundando a área com abscesso. (D) Radiografia periapical do pré-molar superior mostrando extensa perda óssea associada ao abscesso.

Função dos Leucócitos Polimorfonucleares

Cogitou-se que o aumento da suscetibilidade de pacientes com diabetes a infecções seria causado por deficiências dos leucócitos polimorfonucleares (PMNs), o que causa comprometimento da quimiotaxia, defeitos na fagocitose ou comprometimento da adesão.[170,243] Em pacientes com diabetes descontrolado, as funções dos PMNs, monócitos e macrófagos são comprometidas.[120] Como resultado, a primeira linha de defesa proporcionada pelos PMNs contra os patógenos periodontais diminui e há maior probabilidade para a proliferação bacteriana. Nenhuma alteração das imunoglobulinas A (IgA), G (IgG) ou M (IgM) foi encontrada em pacientes com diabetes.[210]

Alteração no Metabolismo do Colágeno

A hiperglicemia crônica compromete a estrutura e a função do colágeno, o que pode ter um impacto direto sobre a integridade do periodonto. Já foi demonstrado diminuição da síntese do colágeno, osteoporose e redução na altura do osso alveolar em animais diabéticos.[94,224] A hiperglicemia crônica afeta adversamente a síntese, a maturação e a manutenção do colágeno, além da matriz extracelular. No estado hiperglicêmico, várias moléculas proteicas e da matriz passam por uma glicosilação não enzimática, resultando, assim, em um acúmulo de *produtos finais da glicação avançada* (AGEs). A formação de AGEs também ocorre com níveis normais de glicose; entretanto, em ambientes hiperglicêmicos, a formação de AGE é excessiva. Muitos tipos de moléculas são afetados, incluindo proteínas, lipídios e carboidratos. O colágeno sofre ligações cruzadas pela formação de AGE, o que o torna menos solúvel e com menor chance de ser reparado ou substituído normalmente. A migração celular por meio do colágeno com ligações cruzadas fica obstruída e, talvez mais importante, a integridade tecidual fica comprometida como resultado do colágeno danificado que permanece nos tecidos por períodos mais longos (isto é, o colágeno não é renovado em uma taxa normal).[110] Como resultado, o colágeno nos tecidos dos pacientes com diabetes mal controlado é mais velho e mais suscetível ao colapso patogênico (isto é, menos resistente à destruição pelas infecções periodontais).

Os AGEs e os seus receptores (RAGEs) desempenham papel fundamental nas complicações clássicas do diabetes[34] e também podem desempenhar um papel significativo na progressão da doença periodontal. O descontrole da glicemia, com aumento associado dos AGEs, torna os tecidos periodontais mais suscetíveis à destruição.[223] Os efeitos cumulativos da alteração da resposta celular a fatores locais, do comprometimento da integridade tecidual e da alteração do metabolismo do colágeno, sem dúvida, desempenham um papel significativo na suscetibilidade a infecções e à doença periodontal destrutiva em pacientes com diabetes.

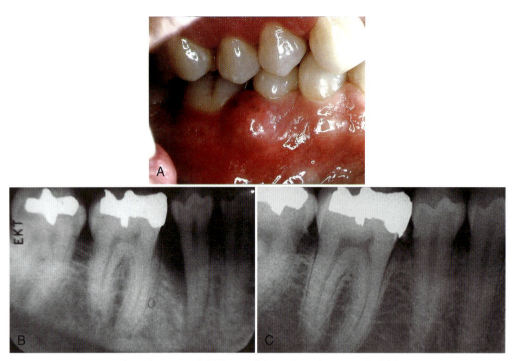

Figura 14.3 Abscesso periodontal em um paciente de 28 anos de idade com diabetes tipo 1 descontrolado. (A) O paciente apresentou dor e abscesso poucas semanas após raspagem e alisamento radicular da região. (B) Radiografia da região de pré-molar inferior direito demonstrando grave destruição óssea localizada na área de abscesso periodontal. (C) Radiografia da região de pré-molar inferior direito tirada 2 meses antes da apresentação do abscesso. Observe a presença de cálculo e o nível de osso interproximal antes da ocorrência do abscesso.

CORRELAÇÃO CLÍNICA

A hiperglicemia crônica compromete a estrutura e a função do colágeno. É responsável pela glicosilação não enzimática que as proteínas e moléculas da matriz sofrem, o que resulta no acúmulo de produtos finais de glicosilação avançada (AGEs). Os AGEs e os receptores de AGEs (RAGEs) desempenham papel fundamental nas complicações clássicas para o diabetes, e são muito propensos a desempenhar um papel significativo na progressão da doença periodontal também.

Síndrome Metabólica

Obesidade é uma preocupação global com sérias consequências de saúde incluindo diabetes melito e doença cardiovascular. Acredita-se que a condição do excesso de tecido adiposo contribua para o aumento de uma resposta pró-inflamatória sistêmica nesses indivíduos. Síndrome metabólica é um termo usado para descrever uma condição de obesidade abdominal combinada com dois ou mais dos seguintes distúrbios metabólicos: hipertensão, dislipidemia e hiperglicemia. Os indivíduos diagnosticados com síndrome metabólica correm maior risco de desenvolverem diabetes melito tipo 2[221] e doença cardiovascular.

Evidências recentes sugerem que a obesidade, as características relacionadas à obesidade e a síndrome metabólica em particular podem ser indicadores de risco para a gravidade e progressão da periodontite.[10,142,182,266] Estudos anteriores documentaram a relação entre a obesidade e a periodontite, assim como as características relacionadas à obesidade como índice de massa corporal e progressão futura da doença periodontal.[102] Uma análise sistemática que incluiu os resultados de cinco estudos prospectivos avaliando a associação entre o ganho de peso e a incidência de periodontite em adultos encontraram uma clara relação positiva: os indivíduos que ficaram com sobrepeso e obesos tiveram risco maior de desenvolver periodontite se comparados àqueles que não ganharam peso.[181] Os autores advertem que as evidências eram limitadas e que uma pesquisa longitudinal mais prospectiva era necessária para estabelecer a obesidade como um fator de risco para a periodontite.

Considera-se que a associação entre a periodontite e a síndrome metabólica seja resultado do estresse oxidativo sistêmico e de um aumento na resposta inflamatória.[142] Isso pode ser explicado por fatores de risco comuns como obesidade e hábitos relacionados à obesidade, incluindo dieta, exercícios e má higiene bucal.[136] A obesidade é associada ao aumento da produção de citocina, assim como à disfunção de células T e monócitos/macrófagos, fatores conhecidos por contribuir com a periodontite. Considera-se que as citocinas pró-inflamatórias interleucina-6 (IL-6) e fator de necrose tumoral alfa (TNF-α), que são elevados em indivíduos obesos, sejam produzidos por macrófagos ativados que se infiltraram no tecido adiposo.[136] Embora essas associações sejam altamente sugestivas, os mecanismos específicos e a relação entre a síndrome metabólica e a periodontite permanecem desconhecidos. Estudos mais bem elaborados são necessários para melhor compreender essa relação.

Hormônios Sexuais Femininos

As alterações gengivais durante a puberdade, gravidez e menopausa estão associadas a alterações hormonais fisiológicas nas mulheres. Durante a puberdade e gravidez, tais alterações caracterizam-se por reações inflamatórias inespecíficas junto com um componente vascular que, clinicamente, leva a uma marcante tendência hemorrágica. Alterações bucais durante a menopausa podem incluir o adelgaçamento da mucosa bucal, retração gengival, xerostomia, alteração do gosto e ardência bucal.

Consulte o Capítulo 41 para uma descrição detalhada dessas alterações, incluindo considerações sobre a abordagem das manifestações periodontais devido às transformações hormonais nas mulheres.

Distúrbios Hematológicos e Deficiências Imunológicas

Todas as células sanguíneas desempenham um papel essencial na manutenção de um periodonto saudável. Os leucócitos estão envolvidos nas reações inflamatórias e são responsáveis pela defesa celular contra microrganismos, bem como pela liberação de citocinas pró-inflamatórias. Os eritrócitos são responsáveis pelas trocas gasosas e pelo suprimento nutricional para os tecidos periodontais. As plaquetas são necessárias para a hemostasia normal, bem como pelo recrutamento de células durante a inflamação e a cicatrização das feridas. Consequentemente, os distúrbios de quaisquer células sanguíneas ou dos órgãos formadores de sangue podem produzir um efeito significativo sobre o periodonto.

Certas alterações bucais (p. ex., hemorragia) podem sugerir a existência de uma discrasia sanguínea. Entretanto, um diagnóstico específico requer um exame físico completo e um estudo hematológico abrangente. Alterações bucais comparáveis ocorrem em mais de uma forma de discrasia sanguínea e alterações inflamatórias secundárias produzem uma ampla gama de variações dos sinais bucais.

Distúrbios gengivais e periodontais associados a discrasias sanguíneas podem ser mais facilmente encontrados nas interrelações entre os tecidos bucais, nas células sanguíneas e nos órgãos formadores de sangue que em alterações bucais graves, consequentes de doença hematológica. Tendências hemorrágicas ocorrem quando os mecanismos hemostáticos normais estão perturbados. Sangramento anormal da gengiva ou de outras áreas da mucosa bucal que seja difícil de controlar é um importante sinal clínico de um distúrbio hematológico. Petéquias (Figura 14.4) e equimoses (Figura 14.5) observadas com mais frequência na área do palato mole são sinais de um distúrbio hemorrágico subjacente. É essencial diagnosticar a etiologia específica para abordar apropriadamente qualquer sangramento ou distúrbio imunológico.

Deficiências na resposta imune do hospedeiro podem levar a lesões periodontais gravemente destrutivas. Tais deficiências podem ser primárias (herdadas) ou secundárias (adquiridas), sendo causadas por terapias com drogas imunossupressoras ou pela destruição patológica do sistema linfoide. A leucemia, a doença de Hodgkin, os linfomas e o mieloma múltiplo podem resultar em distúrbios por imunodeficiência secundária. Esta seção discute os distúrbios hematológicos comuns e certas imunodeficiências que não estão relacionadas ao vírus da imunodeficiência humana ou síndrome da imunodeficiência adquirida. Consulte o Capítulo 30 para uma detalhada discussão sobre pacientes com infecção pelo vírus da imunodeficiência humana.

> **IMPORTANTE**
>
> Os médicos devem estar cientes de que certas manifestações orais (p. ex., hemorragia, equimose) podem sugerir a existência de um distúrbio sistêmico. Achados gengivais e periodontais atípicos devem ser avaliados em termos das interrelações entre os tecidos orais, as células sanguíneas e os órgãos formadores de sangue, e não em termos de uma simples associação das alterações orais dramáticas com a doença hematológica. A determinação de um diagnóstico sistêmico específico exige um exame físico completo e um estudo hematológico minucioso. Os pacientes devem ser encaminhados ao médico para um checkup abrangente.

Distúrbios Leucocitários (Neutrófilos)

Distúrbios que afetam a produção ou a função dos leucócitos podem resultar em grave destruição periodontal. Os PMNs (isto é, neutrófilos), em particular, desempenham um papel crítico nas infecções bacterianas porque eles são a primeira linha de defesa (Capítulo 7). Uma deficiência quantitativa dos leucócitos (p. ex., neutropenia, agranulocitose) está tipicamente associada a uma destruição periodontal mais generalizada que afeta todos os dentes.

Neutropenia

Neutropenia é um distúrbio sanguíneo que resulta em baixos níveis de neutrófilos circulantes. É uma condição séria que pode ser causada por doenças, medicamentos, agentes químicos, infecções, condições idiopáticas ou distúrbios hereditários. Pode ser crônica ou cíclica, grave ou benigna. A neutropenia afeta de um a cada três pacientes que estão recebendo quimioterapia para tratamento de câncer. A neutropenia leve é diagnosticada quando a contagem absoluta de neutrófilos (ANC) é de 1.000 a 1.500 células/μL; uma ANC de 500 a 1.000 células/μL é considerada como neutropenia moderada; e uma ANC de <500 células/μL indica uma neutropenia grave. As infecções, às vezes, são difíceis de tratar e podem ser potencialmente fatais, particularmente com a neutropenia grave.

Agranulocitose

Agranulocitose é uma neutropenia mais grave, que envolve não apenas os neutrófilos, mas também os basófilos e eosinófilos. É definida por uma ANC de <100 células/μL. Caracteriza-se pela redução do número de granulócitos circulantes, o que resulta em infecções graves, incluindo lesões ulcerativas necrosantes na mucosa bucal, pele e tratos gastrointestinal e geniturinário. Formas menos graves da doença são chamadas de *neutropenia* ou *granulocitopenia*.

Idiossincrasias por fármacos são as causas mais comuns de agranulocitose; porém, em alguns casos, suas causas não podem ser explicadas. A agranulocitose já foi relatada após a administração de fármacos como a aminopirina, barbitúricos e seus derivados,

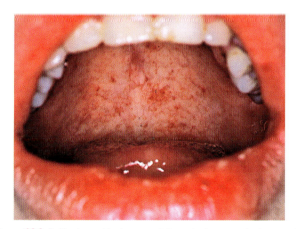

Figura 14.4 Petéquias evidentes no palato mole de um paciente com distúrbio hemorrágico (trombocitopenia).

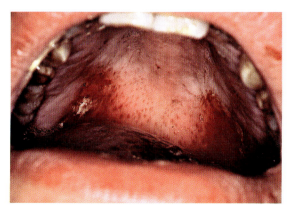

Figura 14.5 Equimose evidente nas regiões laterais do palato mole e dos pilares tonsilares de um paciente com trombocitopenia induzida por quimioterapia.

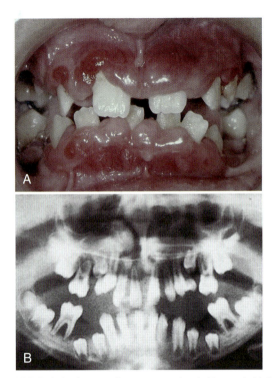

Figura 14.6 Periodontite agressiva em um menino de 10 anos de idade com neutropenia cíclica e agamaglobulinemia. (A) Apresentação clínica da condição periodontal. Observe o grave aumento de volume e a inflamação da gengiva papilar e marginal. Há migração dental causada pela perda de suporte ósseo. (B) Radiografia panorâmica demonstrando grave perda óssea em volta de todos os dentes permanentes que erupcionaram na cavidade bucal.

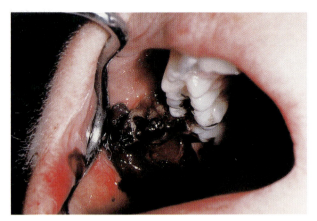

Figura 14.7 Sangramento espontâneo do sulco gengival em um paciente com trombocitopenia. É evidente a coagulação normal em razão da aparência do grande coágulo que se forma na boca. Entretanto, as plaquetas não conseguem estabilizar a hemostasia no local da hemorragia.

derivados do anel benzênico, sulfonamidas, sais de ouro e agentes arsênicos.[140,157,174,203] Geralmente ocorre como uma doença aguda. Pode ser crônica ou periódica, com ciclos neutropênicos recorrentes (p. ex., neutropenia cíclica).[244]

O início da doença é acompanhado por febre, mal-estar, fraqueza geral e dor de garganta. Ulcerações na cavidade bucal, na orofaringe e na garganta são características. A mucosa exibe placas necróticas isoladas negras e cinza, claramente demarcadas a partir das áreas adjacentes não afetadas.[130,161] A ausência de reação inflamatória notável causada por falta de granulócitos é uma característica notável. A margem gengival pode estar afetada ou não. O quadro pode ser acompanhado pelas seguintes características clínicas: hemorragia gengival, necrose, aumento da salivação e odor fétido. Na neutropenia cíclica, as alterações gengivais reaparecem com exacerbação recorrente da doença.[53] A ocorrência de periodontite agressiva generalizada já foi descrita em pacientes com neutropenia cíclica[227] (Figura 14.6).

Como a infecção é uma característica comum da agranulocitose, o diagnóstico diferencial inclui condições como a gengivite ulcerativa necrosante, noma, inflamação necrosante aguda das tonsilas e difteria. O diagnóstico definitivo depende de características hematológicas como leucopenia pronunciada e a ausência quase completa de neutrófilos.

Leucemia

A leucemia é uma doença importante a ser compreendida e reconhecida devido a sua seriedade e a suas manifestações periodontais. As leucemias são neoplasias malignas das células precursoras de leucócitos, caracterizadas por: (1) substituição difusa da medula óssea por células leucêmicas proliferativas; (2) número e formas anormais de leucócitos imaturos no sangue circulante; e (3) infiltrados espalhados pelo fígado, baço, linfonodos e outros locais do corpo.[209]

De acordo com o tipo celular afetado, as leucemias são classificadas como *linfocíticas* ou *mielogênicas*. O subgrupo de leucemias mielogênicas é conhecido como leucemias *monocíticas*. O termo *linfocítica* indica que a alteração maligna ocorre nas células que normalmente formam os linfócitos. O termo *mielogênica* indica que a alteração maligna ocorre nas células que normalmente formam os eritrócitos, alguns tipos de leucócitos e plaquetas. De acordo com sua evolução, as leucemias podem ser *agudas* (que é rapidamente fatal), *subagudas* ou *crônicas*. Na leucemia aguda, as células blastocísticas primárias lançadas na circulação periférica são imaturas e não funcionais; na leucemia crônica, as células anormais tendem a ser mais maduras e a ter funções e características morfológicas normais quando lançadas na circulação.

Todas as leucemias tendem a deslocar os componentes normais dos elementos da medula óssea com células leucêmicas, resultando, assim, na redução da produção de eritrócitos, leucócitos e plaquetas normais. Esse deslocamento resulta, ainda, no desenvolvimento de anemia, *leucopenia* (uma redução no número de leucócitos *não malignos*) e trombocitopenia. A anemia resulta em baixa oxigenação tecidual, tornando, assim, os tecidos mais friáveis e suscetíveis à destruição. A redução dos leucócitos na circulação leva a uma deficiência na defesa celular e a um aumento na suscetibilidade das infecções. A *trombocitopenia* pode ocasionar uma hemorragia que pode ocorrer em qualquer tecido, mas que afeta particularmente a cavidade bucal, em especial o sulco gengival (Figura 14.7). Alguns pacientes podem apresentar contagens sanguíneas normais enquanto as células leucêmicas residem primariamente na medula óssea. Este tipo de doença é chamada de *leucemia aleucêmica*.[100]

O Periodonto em Pacientes Leucêmicos

As manifestações bucais e periodontais da leucemia podem incluir infiltração leucêmica, sangramento, ulcerações bucais e infecções. A expressão destes sinais é mais comum nas formas agudas e subagudas da leucemia que nas formas crônicas.

Infiltração Leucêmica

As células leucêmicas podem infiltrar a gengiva e, menos frequentemente, o osso alveolar. A infiltração gengival muitas vezes resulta em *aumento gengival leucêmico* (Capítulo 19).

Um estudo com 1.076 pacientes com leucemia mostrou que 3,6% dos pacientes com dentes possuíam lesões proliferativas gengivais leucêmicas com a incidência mais alta observada em pacientes com leucemia monocítica aguda (66,7%), seguida por pacientes com leucemias monocíticas-mielocíticas (18,7%) e leucemia mielocítica aguda (3,7%).[66] Entretanto, deve-se observar que a leucemia monocítica é uma forma extremamente rara da doença. O aumento gengival leucêmico não é encontrado em pacientes edentados ou em pacientes com leucemia crônica, sugerindo que ele representa um acúmulo de células blastos leucêmicas imaturas na gengiva adjacente às superfícies dentárias com placa bacteriana. O aumento gengival leucêmico consiste em uma infiltração básica do cório gengival por células leucêmicas que aumenta a espessura gengival e que cria bolsas periodontais nas quais a placa bacteriana se acumula, iniciando, assim, uma lesão inflamatória secundária. Pode estar localizada na área da papila interdental (Figura 14.8) ou pode se expandir para incluir a gengiva marginal e cobrir parcialmente as coroas dos dentes (Figura 14.9C e D). Clinicamente, a gengiva tem a cor vermelho-azulada e cianótica, com um arredondamento e tensão da margem gengival. O acúmulo anormal de células leucêmicas nos tecidos conjuntivos subcutâneos e na derme é chamado de *leucemia cútis*, a qual forma máculas e pápulas elevadas e rasas[66,209] (Figura 14.9A e B).

Microscopicamente, a gengiva exibe um infiltrado denso e difuso com predomínio de leucócitos imaturos na gengiva marginal e inserida. Ocasionalmente, podem ser observadas figuras mitóticas indicativas de hematopoiese ectópica. Os componentes do tecido conjuntivo normal da gengiva estão deslocados por células leucêmicas (Figura 14.10). A natureza das células depende do tipo de leucemia. O acúmulo celular é mais denso em toda a camada de tecido conjuntivo reticular. Em quase todos os casos, comparativamente, a camada papilar contém poucos leucócitos. Os vasos sanguíneos estão distendidos e contém predominantemente células leucêmicas, e os eritrócitos estão em número reduzido. O epitélio apresenta uma variedade de alterações e pode estar adelgaçado ou hiperplásico. Características comuns incluem degeneração associada a edema inter e intracelular, e infiltrado leucocítico com diminuição da queratinização da superfície.

O aspecto microscópico da gengiva marginal diferencia-se daquele de outras localizações gengivais pelo fato de geralmente exibir um notável componente inflamatório, além de células leucêmicas. Focos dispersos de plasmócitos e linfócitos com edema e degeneração são características comuns. O aspecto interno da gengiva marginal é

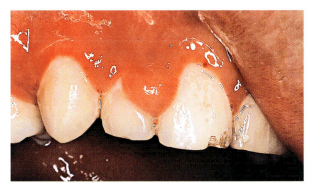

Figura 14.8 Infiltração leucêmica que causa aumento de volume gengival localizado na papila interdental entre o incisivo central e lateral superiores.

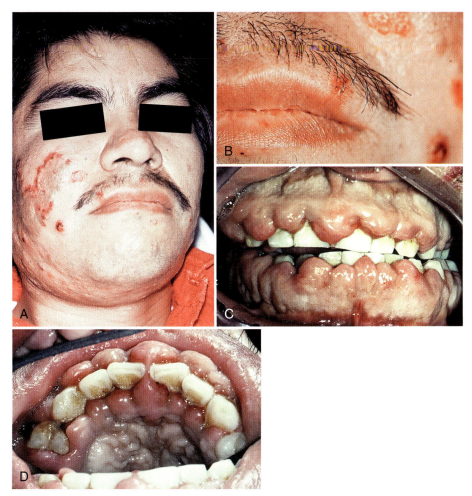

Figura 14.9 Homem adulto com leucemia aguda mielocítica. (A) Visão da face do paciente. Observe as pápulas e máculas elevadas e rasas (leucemia cútis) na bochecha direita. (B) Visão aproximada das lesões cutâneas. (C) Visão intrabucal mostrando aumento gengival pronunciado de toda a área da gengiva marginal e das papilas interdentais em ambos os arcos. (D) Visão oclusal dos dentes superiores anteriores. Observe o aumento de volume marcante tanto na região vestibular como no palato. *(Cortesia de Dr. Spencer Woolfe, Dublin, Irlanda.)*

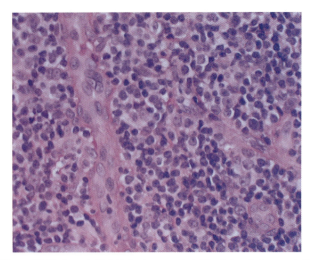

Figura 14.10 Aspecto histológico humano de infiltrado leucêmico com infiltração difusa densa com predomínio de leucócitos imaturos. Os componentes do tecido conjuntivo normal da gengiva estão deslocados pelas células leucêmicas. O acúmulo celular é mais denso em toda a camada de tecido conjuntivo reticular. *(Cortesia de Dr. Russell Christensen, Universidade da Califórnia, Los Angeles, CA.)*

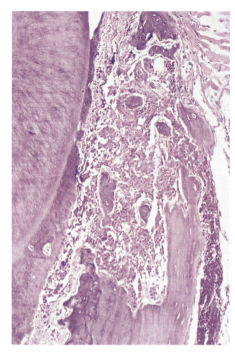

Figura 14.11 Infiltrado leucêmico no osso alveolar em um rato com leucemia. Observe o infiltrado leucêmico causando destruição do osso e perda do ligamento periodontal.

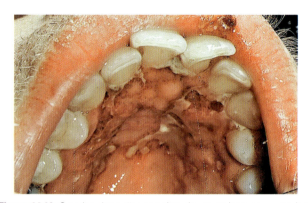

Figura 14.12 Grandes ulcerações no palato de um paciente com granulocitopenia secundaria à leucemia. Tais ulcerações atípicas são causadas por uma infecção oportunista pelo herpes-vírus. Observe as ulcerações arredondadas, discretas e menores que coalesceram para formar uma lesão maior.

geralmente ulcerado, e também pode ser observada necrose marginal com formação de pseudomembranas.

O ligamento periodontal e o osso alveolar também podem estar afetados na leucemia aguda e subaguda. O ligamento periodontal pode estar infiltrado por leucócitos maduros e imaturos. A medula do osso alveolar exibe uma variedade de alterações, tais como áreas localizadas de necrose, trombose de vasos sanguíneos, infiltração por leucócitos maduros e imaturos, eritrócitos ocasionais e substituição da medula adiposa por tecido fibroso.

Em ratos experimentais com leucemia, a presença de infiltrados nos espaços medulares e no ligamento periodontal resulta em osteoporose do osso alveolar com destruição do osso de suporte e desaparecimento das fibras periodontais[32,41] (Figura 14.11).

Hemorragia

A hemorragia gengival é uma característica comum em pacientes com leucemia (Figura 14.7), mesmo na ausência de gengivite clinicamente detectável. A hemorragia gengival pode ser um sinal inicial de leucemia, que é causado pela trombocitopenia resultante da substituição das células da medula óssea por células leucêmicas e da inibição da função normal das células-tronco por células leucêmicas ou por seus produtos.[209] Esta tendência ao sangramento também pode se manifestar na pele e por toda mucosa bucal, onde muitas vezes são encontradas petéquias, com ou sem infiltrados leucêmicos. Uma hemorragia submucosa mais difusa manifesta-se como equimose (Figura 14.5). A hemorragia bucal está presente em 17,7% dos pacientes com leucemia aguda e em 4,4% dos pacientes com leucemia crônica.[156] A hemorragia também pode ser um efeito colateral de agentes quimioterápicos utilizados para tratar a leucemia.

Ulceração e Infecção Orais

Em pacientes com leucemia, a resposta à placa bacteriana ou a outros irritantes locais fica alterada. O componente celular do exsudato inflamatório diferencia-se tanto quantitativa como qualitativamente daquele encontrado em indivíduos não leucêmicos pelo fato de que existe infiltração pronunciada por células leucêmicas imaturas, além das células inflamatórias usuais. Como resultado, a resposta inflamatória normal pode estar diminuída.

A *granulocitopenia* (contagem diminuída de leucócitos) resulta do deslocamento das células normais da medula óssea pelas células leucêmicas, as quais aumentam a suscetibilidade do hospedeiro a microrganismos oportunistas e levam a ulcerações e infecções. Podem ser encontradas úlceras discretas que penetram profundamente na submucosa e são recobertas por uma camada necrótica branca firmemente aderida.[16] Tais lesões ocorrem em locais sujeitos a trauma (p. ex., a mucosa bucal) em relação à linha de oclusão ou no palato. Pacientes com um histórico de infecção pelo herpes-vírus podem desenvolver ulcerações bucais herpéticas recorrentes (muitas vezes em múltiplos locais) e formas atipicamente largas, em especial após a quimioterapia ser instituída[106] (Figura 14.12).

Uma infecção gengival (bacteriana) em pacientes com leucemia pode ser resultante de uma infecção bacteriana exógena ou de uma infecção bacteriana existente (p. ex., doença gengival ou periodontal). A gengivite aguda e lesões que lembram a gengivite ulcerativa necrosante são mais frequentes e mais graves em pacientes com casos terminais de leucemia aguda[22] (Figuras 14.13 e 14.14). A gengiva inflamada em pacientes com leucemia é clinicamente diferente daquela encontrada em indivíduos não leucêmicos. A gengiva

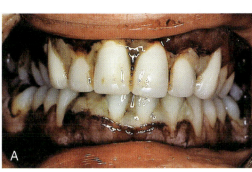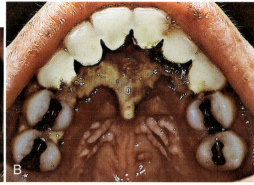

Figura 14.13 Mulher adulta com leucemia mielocítica aguda. (A) Visão anterior de uma paciente com leucemia mielocítica aguda. As papilas interdentais estão necrosadas com tecido gengival altamente inflamado e edemaciado na base das lesões. (B) Visão palatina demostrando extensa necrose dos tecidos do palato e interdentais atrás dos incisivos superiores.

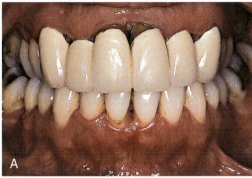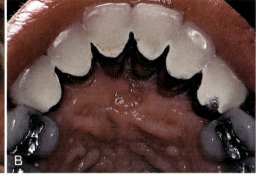

Figura 14.14 Mesma paciente mostrada na Figura 14.13 após quimioterapia que resultou na remissão de sua leucemia. (A) Uma visão anterior revela melhora dramática da saúde gengival após a remissão da leucemia. Observe a perda das papilas interdentais bem como retrações gengivais nas regiões anteriores. (B) Uma visão palatina mostra extensa perda de tecido gengival em volta dos incisivos superiores.

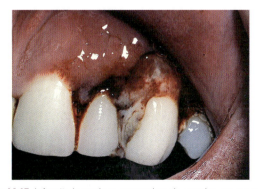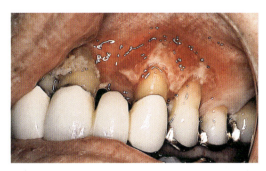

Figura 14.15 Infecção bacteriana oportunista da gengiva em um paciente que foi hospitalizado com leucemia. O tecido gengival está gravemente inflamado, hemorrágico e necrosado, com formação de pseudomembranas.

Figura 14.16 Infecção bacteriana oportunista em um paciente imunossuprimido causou destruição completa da gengiva, expondo o osso alveolar adjacente.

apresenta um aspecto vermelho-azulado peculiar, é friável e esponjosa, e sangra persistentemente sob o menor trauma ou mesmo de maneira espontânea. Este tecido tão alterado e degenerado é extremamente suscetível à infecção bacteriana a qual pode ser tão grave que causa necrose gengival aguda com formação de pseudomembranas (Figura 14.15) ou exposição óssea (Figura 14.16). Estas alterações bucais secundárias estão sobrepostas aos tecidos bucais que foram alterados pela discrasia sanguínea. Elas produzem diversas reações que podem complicar a saúde do paciente, como efeitos tóxicos sistêmicos, falta de apetite, náuseas, perda sanguínea decorrente do sangramento gengival persistente e dor constante. A diminuição ou até eliminação de fatores locais (p. ex., placa bacteriana) pode minimizar as alterações bucais graves associadas à leucemia. Em alguns pacientes com leucemia aguda grave, os sintomas podem ser aliviados apenas com tratamentos que levem à remissão da doença.

Naqueles com leucemia crônica, alterações bucais que sugerem distúrbios hematológicos são raras. As alterações microscópicas da leucemia crônica podem consistir na substituição da medula adiposa normal dos maxilares por ilhas de linfócitos imaturos ou infiltrado linfocítico na gengiva marginal sem manifestações clínicas drásticas.

O diagnóstico da leucemia é, às vezes, confirmado por uma biópsia da gengiva realizada para esclarecer a natureza de uma condição gengival preocupante. Em tais casos, as características gengivais devem ser corroboradas pelo exame médico e estudos hematológicos. Em pacientes com leucemia diagnosticada, a biópsia gengival pode indicar a extensão do infiltrado leucêmico que é responsável pela aparência clinicamente alterada da gengiva. *Embora tais achados sejam importantes, seus benefícios para o paciente são insuficientes para garantir estudos de rotina da biópsia gengival em pacientes com leucemia.* Além disso, é importante observar que a ausência de envolvimento leucêmico em uma biópsia gengival não elimina a possibilidade de leucemia. Uma biópsia gengival em um paciente com leucemia crônica pode revelar uma inflamação gengival típica sem qualquer sugestão de um distúrbio hematológico.

Distúrbios Genéticos

Condições sistêmicas que são associadas à destruição periodontal ou que predispõem um indivíduo a tal doença incluem distúrbios genéticos que resultam em um número inadequado ou em uma redução da função dos neutrófilos circulantes. Isso ressalta a importância dos neutrófilos na proteção do periodonto contra infecções. Já foi observada periodontite grave em indivíduos com distúrbios primários dos neutrófilos como neutropenia, agranulocitose, síndrome de Chédiak–Higashi e síndrome do leucócito preguiçoso. Além disso, a periodontite grave também já foi observada em indivíduos que exibem defeitos secundários dos neutrófilos tais como aqueles em pacientes com síndrome de Down, síndrome de Papillon–Lefèvre e doença inflamatória dos intestinos.

Estresse e Distúrbios Psicossomáticos

Condições psicológicas, particularmente o estresse psicossocial, já foram citadas como indicadores de risco para a doença periodontal.[88] O exemplo mais notável é a relação documentada entre o estresse (p. ex., experimentado por soldados durante uma guerra ou por estudantes durante provas) e a gengivite ulcerativa necrosante aguda (Capítulos 20 e 29). A presença de gengivite ulcerativa necrosante aguda entre soldados estressados pelas condições do período de guerra nas trincheiras originou um dos termos diagnósticos iniciais utilizados para descrever esta condição: "boca de trincheira". Apesar dessa associação bem reconhecida entre o estresse e a gengivite ulcerativa necrosante, a confirmação da conexão entre condições psicológicas e outras formas de doença periodontal (p. ex., periodontite crônica) tem sido evasiva. Essas relações são difíceis de elucidar porque, como em muitas doenças comuns, a etiologia e patogênese da doença periodontal é multifatorial e o papel dos fatores de risco individuais é difícil de definir.

Alguns estudos fracassaram no reconhecimento de uma relação entre condições psicológicas e doença periodontal a despeito de esforços específicos para identificá-la. Em um estudo com 80 pacientes (40 com periodontite agressiva e 40 com periodontite crônica), Monteiro da Silva et al. não conseguiram encontrar uma relação entre fatores psicológicos e doença periodontal.[180] Os pesquisadores puderam identificar a depressão e o fumo como ligeiramente significativos no grupo da periodontite agressiva. A impossibilidade para encontrar uma relação entre os dois casos pode ser atribuída à falta de diferenças significativas nas características psicológicas entre os dois grupos. Em um estudo anterior, os mesmos pesquisadores identificaram a depressão e solidão como fatores significativos associados à doença periodontal agressiva em 50 pacientes quando comparados a outros 50 indivíduos saudáveis do ponto de vista periodontal e mais 50 indivíduos com periodontite crônica.[179] Outro desafio ao definir a relação entre estado psicossocial e periodontite é a miríade de fatores que causam confusão e a dificuldade no controle dos mesmos.[68]

Estresse Psicossocial, Depressão e Enfrentamento

Vários estudos clínicos e uma revisão sistemática sobre o tema documentaram uma relação positiva entre o estresse psicossocial e as formas crônicas de doença periodontal.[200] Em estudos de caso-controle, indivíduos com estilos de vida estáveis (apoiados em estrutura familiar e empregados) e poucas ocorrências negativas apresentaram menor destruição por doença periodontal que em indivíduos com estilos de vida instáveis (p. ex., separados, desempregados) e com mais ocorrências negativas.[59] Está se tornando evidente que a questão não é simplesmente a presença ou a ausência de estresse, mas, sim, o tipo de estresse e a capacidade do indivíduo para enfrentá-lo que se correlacionam com a doença periodontal destrutiva.

Todos os indivíduos passam por estresse, mas tais eventos não resultam invariavelmente em periodontite destrutiva. Os tipos de estresse que levam à destruição periodontal parecem ser mais crônicos ou de longo prazo e com menor probabilidade de serem controlados pelo indivíduo. Eventos como o falecimento de um ente querido (p. ex., cônjuge, membro da família), um relacionamento fracassado, a perda de um emprego e dificuldades financeiras são exemplos de situações estressantes que geralmente não são controláveis, ou não são percebidas como tais pelo indivíduo, levando, portanto, a um sentimento de impotência. A duração do evento estressante também influenciará no impacto total da destruição da doença induzida pelo estresse.

O estresse financeiro é um exemplo de uma pressão constante de longo prazo que pode exacerbar a destruição periodontal em indivíduos suscetíveis. Genco et al.[89] observaram que indivíduos com altos níveis de estresse financeiro e pouca habilidade para enfrentar a situação apresentavam duas vezes mais doença periodontal que aqueles com estresse mínimo e boas habilidades para enfrentar a situação. Testes psicológicos foram utilizados para identificar, pesar as causas do estresse (p. ex., filhos, cônjuge, finanças, vida de solteiro, trabalho) e para mensurar as habilidades individuais para enfrentar tais questões. Indivíduos com habilidades para permanecerem focados no problema (realistas) apresentaram maiores avanços que indivíduos mais emotivos (evasivos) com relação à doença periodontal. Como parte de sua análise, os pesquisadores também verificaram que o estresse crônico e um enfrentamento inadequado poderiam levar a alterações nos hábitos diários, tais como higiene bucal deficiente, compressão e ranger de dentes, bem como a alterações fisiológicas como diminuição do fluxo salivar e imunossupressão.

Ao comparar 89 pacientes com doença periodontal a 63 indivíduos com periodonto saudável, Wimmer et al.[267] verificaram que pacientes com reações mais defensivas (emocionais) possuíam maior probabilidade de recusar a responsabilidade e minimizar sua condição. Todos os pacientes responderam a um questionário de avaliação abrangente sobre estresse para verificar como se comportam no enfrentamento da doença. Pacientes com doença periodontal tinham menor probabilidade de usar habilidades de enfrentamento ativas (isto é, controle da situação) e maior probabilidade de lidar com o estresse por meio de negação da culpa (emocional) que os indivíduos com periodonto saudável.

Esses estudos apoiam o conceito de que um dos aspectos mais importantes relacionados à influência do estresse sobre a destruição pela doença periodontal é a maneira pela qual o indivíduo lida com ele. Métodos de enfrentamento emocionais parecem tornar o hospedeiro mais suscetível aos efeitos destrutivos da doença periodontal que métodos de enfrentamento práticos. Além disso, o enfrentamento emocional é mais comum em situações que devem ser aceitas e entre indivíduos que se sentem impotentes com a situação.

 IMPORTANTE

O efeito do estresse psicossocial na manifestação da doença (isto é, periodontite) não é simplesmente uma questão da presença ou ausência do estresse. Em vez disso, o tipo de estresse e a capacidade do indivíduo em lidar com o estresse correlacionam-se com a doença periodontal destrutiva.

Imunossupressão Induzida por Estresse

O estresse e os distúrbios psicossomáticos têm mais probabilidade para causar impacto sobre a saúde periodontal por meio de alterações no comportamento do indivíduo e mediante interações complexas entre os sistemas nervoso, endócrino e imune. Indivíduos sob estresse podem apresentar higiene bucal deficiente, podem iniciar ou aumentar a compressão e ranger dos dentes e podem fumar com mais frequência. Todas essas alterações de comportamento aumentam a suscetibilidade à destruição pela doença periodontal. Do mesmo modo, indivíduos que estão sob estresse podem estar menos propensos a procurar cuidados profissionais.

Além das muitas alterações de comportamento que podem influenciar a destruição pela doença periodontal, o estresse psicossocial também pode causar impacto na doença por meio de alterações no sistema imune. A influência do estresse sobre as condições do sistema imune e da saúde sistêmica (p. ex., doença cardiovascular) é bem conhecida. Da mesma forma, alterações do sistema imune relacionadas ao estresse claramente têm potencial para afetar a patogênese da doença periodontal. Um possível mecanismo envolve a produção de cortisol. O estresse aumenta a produção de cortisol pelo córtex adrenal por meio da estimulação do aumento da liberação do hormônio adrenocorticotrófico pela glândula pituitária. O aumento do cortisol suprime a resposta imune diretamente mediante a supressão da atividade neutrofílica, produção de imunoglobulina G e secreção de IgA salivar. Todas essas respostas imunes são críticas para a resposta imunoinflamatória normal aos patógenos periodontais (Capítulo 7). A imunossupressão induzida por estresse resultante aumenta o potencial para destruição dos patógenos periodontais. O estresse também pode afetar a resposta imune celular diretamente por meio de um aumento na liberação de neurotransmissores, incluindo epinefrina, norepinefrina, neurocinina e substância P os quais interagem diretamente com os linfócitos, neutrófilos, monócitos e macrófagos por meio de receptores que causam um aumento em suas funções de destruição tecidual. Dessa maneira, de uma forma similar à produção de cortisol, a liberação induzida por estresse destes neurotransmissores resulta em uma resposta imune aumentada que eleva o potencial para destruição pela resposta celular a patógenos periodontais.

É importante lembrar que, embora o estresse possa predispor um indivíduo a mais destruição pela periodontite, a presença de patógenos periodontais permanece como o fator etiológico essencial. Em outras palavras, somente o estresse não causa ou leva à periodontite na ausência de patógenos periodontais.

Influência do Estresse sobre os Resultados da Terapia Periodontal

Condições psicológicas como o estresse e a depressão também podem influenciar o resultado da terapia periodontal. Em um estudo retrospectivo de larga escala com 1.299 registros dentários a partir do banco de dados de uma organização mantenedora de saúde, 85 indivíduos com depressão tiveram resultados pós-terapia que foram menos favoráveis (abaixo da média) que os resultados de indivíduos sem depressão.[73] Mais da metade desses registros (697) estavam completos o suficiente para uma ampla avaliação que incluiu tanto o diagnóstico periodontal como os perfis psicológicos. Os autores concluíram que a depressão poderia ter um efeito negativo sobre os resultados do tratamento periodontal.

Um estudo que investigou a relação entre o estresse psicológico e o reparo de feridas em pacientes após cirurgia eletiva (no caso, reparo cirúrgico aberto de hérnia inguinal) revelou que o estresse compromete a resposta inflamatória e a degradação da matriz.[31] Foi fornecido um questionário padronizado a 47 adultos para avaliar seu estresse psicológico pré-operatório. Os fluidos da ferida foram coletados durante as primeiras 20 horas após a cirurgia para mensurar marcadores inflamatórios: IL-1, IL-6 e metaloproteinase de matriz-9 (MMP-9). Um maior estresse psicológico foi significativamente associado a níveis mais baixos de IL-1 e de metaloproteinase de matriz-9, bem como a uma recuperação significativamente mais dolorosa, mais deficiente e mais lenta.

Outro estudo comparou as características psiquiátricas de indivíduos com diferentes resultados após a terapia periodontal.[11] Dois grupos foram comparados para avaliar as características psicológicas de 11 indivíduos que respondiam bem ao tratamento periodontal em relação a 11 indivíduos que não respondiam bem ao tratamento. Os membros do grupo que respondia bem apresentavam personalidades mais rígidas, enquanto os do grupo que não respondia bem apresentavam personalidades mais passivas e dependentes. Além disso, o grupo que não respondia bem relatou ocorrências mais estressantes no passado.

Os estudos sugerem que eventos estressantes e a personalidade do indivíduo, bem como as habilidades de enfrentamento, são fatores para serem considerados ao avaliar o risco de destruição por doença periodontal e o potencial para uma terapia periodontal bem-sucedida. Se pacientes com habilidades de enfrentamento mais emocionais ou defensivas forem identificados, deve-se tomar cuidado para assegurar que eles recebam as informações de maneira que não resulte em uma reação defensiva.

Influência Psiquiátrica sobre a Lesão Autoinflingida

Distúrbios psicossomáticos podem resultar em efeitos prejudiciais para a saúde dos tecidos da cavidade bucal por meio do desenvolvimento de hábitos que são danosos para o periodonto. Hábitos neuróticos como comprimir ou ranger os dentes, mordiscar objetos estranhos (p. ex., lápis, cachimbos), roer unhas e usar excessivamente o tabaco são considerados danosos para os dentes e para o periodonto. Lesões gengivais autoinflingidas, como retrações gengivais, já foram descritas tanto em crianças como em adultos (Figura 14.17). Entretanto, estes tipos de lesões autoinflingidas, factícias, não parecem ser comuns entre pacientes psiquiátricos.[219]

Influências Nutricionais

Alguns clínicos aderem de maneira entusiasmada à teoria que afirma que a doença periodontal desempenha um papel-chave sobre deficiências e desequilíbrios nutricionais. Pesquisas anteriores não suportaram tal visão, mas vários problemas na interpretação dos dados e no delineamento do experimento poderiam ser responsáveis

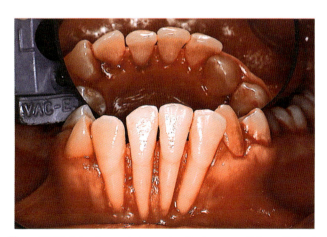

Figura 14.17 Retração gengival grave localizada na superfície vestibular de todos os incisivos inferiores. Este achado foi descoberto em um adulto não cooperativo, institucionalizado, com transtornos mentais que tinha sido colocado sob anestesia geral. O paciente era conhecido por andar ao redor da casa com os quatro dedos dentro de seu lábio inferior.

por tornar os resultados de tais pesquisas inadequados.[5,218] A maioria das opiniões e dos resultados das pesquisas a respeito dos efeitos da nutrição sobre os tecidos bucais e periodontais aponta o seguinte:

1. *Não existem deficiências nutricionais que por si mesmas possam causar gengivite ou periodontite.* Entretanto, deficiências nutricionais podem afetar a condição do periodonto e, por conseguinte, podem acentuar os efeitos deletérios da inflamação induzida por placa em indivíduos suscetíveis. Teoricamente, pode-se presumir que um indivíduo com uma deficiência nutricional é menos apto para se defender de uma ofensa bacteriana quando comparado a um indivíduo competente do ponto de vista nutricional.
2. *Existem deficiências nutricionais que produzem alterações na cavidade bucal.* Essas alterações incluem modificações dos tecidos dos lábios, da mucosa bucal, da gengiva e do osso. Tais alterações são consideradas como manifestações periodontais e bucais de uma doença nutricional.

O papel da nutrição na doença periodontal pode estar relacionado ao efeito da nutrição sobre a inflamação. Uma revisão da literatura realizada em 2009 que avalia o efeito dos fatores nutricionais sobre a inflamação demonstrou que mudanças súbitas do estado nutricional estão associadas à prevalência de periodontite.[46] Mais especificamente, os autores relataram que os resultados dos estudos contemporâneos em animais e seres humanos demonstraram o papel específico de micronutrientes na modulação da resposta inflamatória do hospedeiro pela redução de biomarcadores inflamatórios, que podem, por sua vez, ser responsáveis pela destruição periodontal. A evidência para o efeito da nutrição sobre a inflamação é significativa. Os dados sugerem que dietas à base de alimentos ricos em antioxidantes são benéficas, enquanto as que incluem alimentos com altos níveis de carboidratos refinados são prejudiciais para o processo inflamatório.[46]

Medicamentos

Alguns medicamentos que são prescritos para curar, controlar ou prevenir doenças podem apresentar reações adversas sobre os tecidos periodontais, cicatrização de feridas ou resposta imune do hospedeiro. Os bisfosfonatos são uma classe de medicamentos amplamente prescrita para o tratamento da osteoporose e vários tipos de câncer. Foram recentemente citados na osteonecrose dos maxilares (ONM), uma condição séria caracterizada pela exposição de osso não vital, que não cicatriza nos maxilares. Tal exposição é muitas vezes dolorosa e acompanhada pela formação de sequestros ósseos. Os corticosteroides foram prescritos por longo tempo, a fim de suprimir o sistema imune durante o controle e abordagem de doenças autoimunes, durante o tratamento do câncer e como uma medicação antirrejeição após o transplante de órgão. Esta seção discute os efeitos dos bisfosfonatos e corticosteroides sobre o periodonto. Os leitores podem consultar o Capítulo 39 para informações adicionais sobre estes e outros medicamentos importantes.

Bisfosfonatos

Os medicamentos com bisfosfonatos são primariamente utilizados para tratar o câncer (administração intravenosa [IV]) e a osteoporose (administração por via oral). Agem por meio da inibição da atividade osteoclástica, a qual leva a menor reabsorção óssea, menos remodelação óssea e menor *turnover* ósseo.[216] O uso dos bisfosfonatos no tratamento do câncer tem como objetivo evitar o desequilíbrio da atividade osteoclástica, muitas vezes letal. Durante o tratamento da osteoporose, o objetivo é simplesmente aproveitar a atividade osteoclástica para minimizar ou evitar a perda óssea, e, em muitos casos, aumentar a massa óssea pela criação de uma atividade osteoblástica. As principais diferenças no uso dos bisfosfonatos para câncer *versus* osteoporose são a potência e a via de administração do

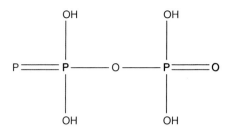

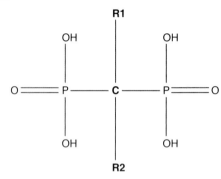

R1 Melhora a ligação à hidroxiapatita
-C- Melhora a estabilidade química
R2 Determina a potência antirreabsortiva

Figura 14.18 Estrutura química de uma molécula de bisfosfonato. Dois grupos fosfato são unidos de maneira covalente com um carbono central. O carbono também tem duas cadeias laterais, R1 e R2.

medicamento, que deve ser utilizado especificamente. A potência é influenciada pelas propriedades químicas, bem como pelas propriedades farmacocinéticas de ligação e liberação de tais agentes, à medida que eles se acoplam aos ossos. Especificamente, a força de ligação e a facilidade de liberação dos bisfosfonatos em relação à hidroxiapatita tornam os fármacos mais ou menos potentes.

Os bisfosfonatos foram sintetizados pela primeira vez durante os anos 1950 como substitutos do pirofosfato, um composto utilizado nos detergentes. A capacidade dos bisfosfonatos para aumentar a massa óssea foi descoberta após estudos com animais que ocorreram no ano de 1966, porém a vantagem potencial do uso dos bisfosfonatos em humanos com baixa massa óssea não foi reconhecida até 1984.[257] A agência norte-americana Food and Drug Administration (FDA) aprovou a utilização do alendronato para osteoporose em 1995.

A estrutura química do bisfosfonato consiste em dois grupos de fosfato unidos de maneira covalente a um carbono central (Figura 14.18). Além dos dois grupos de fosfato, o carbono central também tem duas cadeias laterais, R1 e R2. Tanto a cadeia lateral R1 curta como a cadeia lateral R2 longa influenciam as propriedades químicas e farmacocinéticas. A cadeia lateral longa R2 também influencia o modo de ação e determina a força ou potência do medicamento. Os bisfosfonatos inibem os osteoclastos por meio de dois mecanismos que dependem do fato de a cadeia lateral R2 conter nitrogênio. Os não aminobisfosfonatos são metabolizados pelos osteoclastos para formar uma adenosina trifosfato análoga que interfere na produção de energia e causa apoptose dos osteoclastos. Os aminobisfosfonatos (isto é, risedronato, zoledronato, ibandronato e alendronato) são mais potentes e apresentam múltiplos efeitos sobre os osteoclastos, incluindo os seguintes: (1) inativação da adenosina trifosfato; (2) ruptura do citoesqueleto dos osteoclastos; (3) prejuízo ao recrutamento dos osteoclastos; e (4) indução da produção do

Tabela 14.1 Medicamentos não Aminobisfosfonatos e Aminobisfosfonatos Atuais e Usos Terapêuticos Comuns.

Nome Genérico	Nome Comercial	Via de Administração	Uso Terapêutico	Cadeia Lateral R2 Contendo Nitrogênio	Potência Relativa Antirreabsorção
Etidronato	Didronel®	VO	Doença de Paget	Não	1
Tiludronato	Skelid®	VO	Doença de Paget	Não	10
Risedronato	Actonel®	VO	Osteoporose, doença de Paget	Sim	5.000
Ibandronato	Boniva®	VO	Osteoporose	Sim	10.000
Alendronato	Fosamax®	VO	Osteoporose, doença de Paget	Sim	1.000
Pamidronato	Aredia®	IV	Doença de Paget, câncer	Sim	100
Zoledronato	Zometa®	IV	Câncer	Sim	10.000+

IV, Intravenoso; *VO*, via oral.

fator inibidor de osteoclastos pelos osteoblastos.[190] Os bisfosfonatos também inibem o metabolismo ósseo por meio da atividade antiangiogênica.[35]

A Tabela 14.1 lista alguns medicamentos comuns com bisfosfonatos utilizados para o tratamento da osteoporose e do câncer disponíveis nos Estados Unidos.

Há uma evidência crescente de que os bisfosfonatos também afetam os tecidos moles e podem contribuir para a osteonecrose dos maxilares por meio da inibição da cicatrização dos tecidos moles.[143] Um estudo *in vitro* de Kim et al. sugeriu que os bisfosfonatos podem atuar sobre os queratinócitos bucais, prejudicando a cicatrização da ferida decorrente da inibição da migração epitelial e do fechamento da ferida.[133] É interessante observar que os efeitos dos bisfosfonatos sobre as células da mucosa bucal e células ósseas compartilham o mecanismo de interferência sobre os produtos da via do mevalonato, a qual pode ser mais significativa no contexto geral que os efeitos relatados de apoptose sobre os osteoclastos. A inibição da farnesil pirofosfato sintase leva à inibição do produto final da via do mevalonato, o pirofosfato de geranil-geranilo (Figura 14.19). Esta via inibida pelos bisfosfonatos é necessária para muitas funções celulares essenciais em vários tecidos. No caso dos tecidos moles, verificou-se que a senescência dos queratinócitos bucais humanos induzida por bisfosfonatos é mediada, pelo menos em parte, pela inibição da via do mevalonato. De maneira similar, Fisher et al. relataram que os bisfosfonatos inibem a reabsorção óssea ao prevenir a prenilação de proteínas nos osteoclastos, que é causada pela inibição da farnesil pirofosfato sintase, resultando em uma interferência na produção de pirofosfato de geranil-geranilo.

Os bisfosfonatos têm alta afinidade com hidroxiapatita. São rapidamente absorvidos pelo osso, especialmente nas áreas de alta atividade, as quais podem ajudar a explicar por que a osteonecrose induzida por bisfosfonatos é encontrada apenas nos maxilares.[257] A molécula do bisfosfonato incorpora-se ao interior do osso sem ser metabolizada ou modificada. Durante a reabsorção osteoclástica do osso, o bisfosfonato aprisionado é liberado e torna-se capaz de afetar os osteoclastos de novo. Como resultado, a meia-vida dos bisfosfonatos no osso é estimada em 10 anos ou mais.

A ONM associada aos bisfosfonatos foi descrita pela primeira vez em 2003, por Marx, em um relato de 36 pacientes com necrose avascular dos maxilares, os quais tinham sido tratados com bisfosfonatos IV para tumores malignos.[163] Subsequentemente, vários casos relatando uma associação entre os bisfosfonatos e a osteonecrose dos maxilares foram publicados.[165,214] Vários termos já foram utilizados para descrever este tipo de ONM, incluindo *necrose avascular*, *ONM associada aos* bisfosfonatos, *ONM induzida por bisfosfonatos (ONMB)* e *ONM relacionada aos* bisfosfonatos *(ONMRB)*.[257] Hoje, com o reconhecimento generalizado do termo ONMRB, é importante lembrar que a exposição de osso necrosado nos maxilares (ONM) é uma condição com múltiplos fatores etiopatogênicos possíveis, incluindo medicamentos, radiação, infecção, trauma, toxicidade química direta e outros mecanismos idiopáticos; os clínicos devem considerar cuidadosamente todos os fatores antes de fazer um diagnóstico de ONMRB.[8]

A condição ONMRB foi definida como a exposição e necrose de porções dos ossos maxilares em pacientes que foram expostos aos bisfosfonatos e que persistem por mais de 8 semanas, sem história de radioterapia sobre os maxilares.[212] O estágio de osteonecrose é utilizado para categorizar os pacientes e para tomar as decisões sobre o tratamento.[2,164,165,212] Pacientes no estágio 0 são aqueles em risco que foram tratados com bisfosfonatos por via oral ou EV, mas que não possuem osso necrosado ou exposto aparente. O estágio 1 implica osso necrosado ou exposto em pacientes assintomáticos, sem infecção. O estágio 2 implica osso necrosado ou exposto em pacientes com dor e evidência clínica de infecção. O estágio 3 implica osso necrosado ou exposto em pacientes com dor, infecção e uma ou mais das seguintes características: fratura patológica, fístula extrabucal ou osteólise que se estende para a borda inferior.

Clinicamente, a ONMRB apresenta-se como osso alveolar exposto que surge espontaneamente ou após um evento traumático, como um procedimento odontológico (Figuras 14.20 e 14.21). Os locais podem ser dolorosos, com endurecimento e inflamação dos tecidos moles circundantes. Infecção com drenagem pode estar presente. Radiograficamente, as lesões têm aspecto radiolúcido, com esclerose ou perda da lâmina dura e alargamento do ligamento periodontal nas áreas em que os dentes estão presentes. Histologicamente, o osso tem aparência necrosada, com lacunas vazias e demonstrando a ausência de osteócitos vivos. Em casos avançados, pode estar presente fratura patológica por meio da área de osso exposto ou necrosado.

A alta potência dos bisfosfonatos que contêm nitrogênio – especialmente daqueles administrados por via endovenosa para o tratamento do câncer (p. ex., zoledronato) – pode explicar a alta incidência de ONMRB em tais pacientes quando comparados aos com osteoporose em uso de bisfosfonatos por via oral. Já foi relatada uma incidência entre pacientes que são tratados para câncer variando entre 2,5% e 5,4%[261] ou entre 1% e 10%.[35] Fazer estimativas sobre a incidência entre pacientes que estão tomando bisfosfonatos por via oral para o tratamento de osteoporose é mais difícil, em razão do grande número de pacientes tomando este medicamento prescrito e da falta de bons relatos ou documentações para esses pacientes. Alguns relatos estimam que a incidência de ONMRB decorrente do uso de bisfosfonatos por via oral varia entre 0,007% e 0,04%,[257] enquanto outros relatos sugerem uma incidência levemente mais alta que varia entre 0,004% a 0,11%.[233] Claramente, a incidência entre pacientes que tomam bisfosfonatos por via oral parece ser baixa.

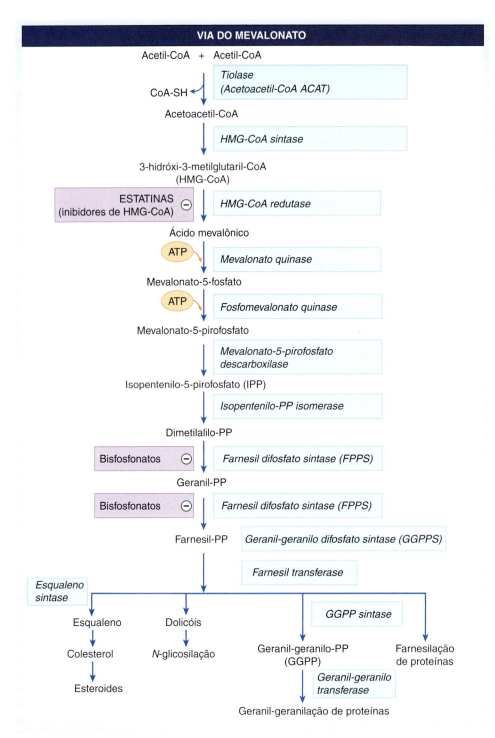

Figura 14.19 Via do mevalonato. Os bisfosfonatos interferem na enzima farnesil pirofosfato sintase que leva à inibição do pirofosfato de geranil-geranilo, um importante produto final para as funções celulares.

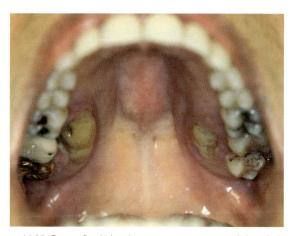

Figura 14.20 Fotografia clínica de osso exposto na superfície palatina da maxila adjacente à raiz de um molar de uma mulher de 60 anos de idade com osteonecrose induzida por bisfosfonato do osso (maxila). A exposição óssea foi observada cerca de 1 ano após tratamento com bisfosfonato (Aredia® e Zometa®). *(Cortesia de Drs. Eric S. Sung e Evelyn M. Chung, Universidade da Califórnia, Los Angeles, CA.)*

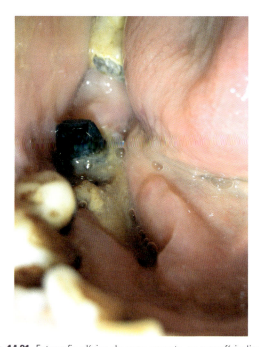

Figura 14.21 Fotografia clínica de osso exposto na superfície lingual da região posterior de mandíbula em um homem de 70 anos de idade com osteonecrose induzida por bisfosfonato do osso (mandíbula). A exposição óssea foi observada após 3 anos de tratamento com bisfosfonato (Aredia® e Zometa®) para mieloma múltiplo. *(Cortesia de Drs. Eric S. Sung e Evelyn M. Chung, Universidade da Califórnia, Los Angeles, CA.)*

Já foi observado que as lesões por ONMRB ocorrem com frequência maior em áreas de osso denso e mucosa sobrejacente delgada, como nos toros, exostoses ósseas e crista milo-hióidea.[165,213,214] Lesões são mais comumente encontradas na mandíbula que na maxila em uma razão de 2:1.[212] O trabalho de Schaudinn et al. sugere que pode haver um limiar tóxico de bisfosfonatos acumulado no osso que leva à indução das lesões da ONMRB e que a mensuração ou cálculo da concentração no osso pode ser um meio de avaliar o risco individual para o desenvolvimento de ONMRB.[222]

Além da terapia com bisfosfonatos, outros fatores parecem aumentar a suscetibilidade individual à ONMRB. Fatores de risco potenciais que podem contribuir para a ONMRB incluem a terapia com corticosteroides sistêmicos, tabagismo, etilismo, higiene bucal deficiente, quimioterapia, radioterapia, diabetes e doença hematológica.[29] Há relatos sobre fatores precipitantes ou eventos que levam a traumas e que podem promover a ONMRB; estes incluem extrações, tratamento endodôntico, infecções periodontais, cirurgia periodontal e cirurgia para implantes dentários. Entretanto, alguns casos parecem ser idiopáticos, com exposições espontâneas.[165] Em uma avaliação retrospectiva de pacientes tratados com bisfosfonatos IV para câncer ósseo metastático entre 1996 e 2006, Estilo et al.[76] verificaram que tipo de câncer, duração da terapia com bisfosfonatos, tratamento sequencial com bisfosfonatos IV usando pamidronato seguido por zolendronato, osteoartrite comórbida, artrite reumatoide e condições hematológicas benignas estavam significativamente associados a um aumento na chance de ONM. Em seu estudo, não foi constatado que a administração sistêmica de corticosteroides esteja associada a um aumento no risco para ONMRB.[76]

Como mencionado previamente, pacientes que são tratados para câncer com bisfosfonatos IV apresentam mais risco que pacientes em tratamento para osteoporose com bisfosfonatos por via oral. Os profissionais que cuidam da saúde bucal devem realizar uma avaliação meticulosa dos pacientes, informando-os e considerando cuidadosamente as opções e os riscos do tratamento, além de manter contato com os profissionais que cuidam da saúde geral.

> **IMPORTANTE**
>
> Os efeitos dos bisfosfonatos nas células dos tecidos bucais duro e mole compartilham o mecanismo comum da interferência com os produtos da via do mevalonato, que pode ser mais significativo para o problema todo que os efeitos da apoptose relatados nos osteoclastos. A inibição de farnesil pirofosfato sintase leva à inibição do produto final da via do mevalonato, pirofosfato de geranil-geranil (Figura 14.19). Essa via inibida por bisfosfonatos é necessária para muitas funções celulares fundamentais em uma variedade de tecidos.

Bisfosfonatos e Perda Óssea Periodontal

Não causa surpresa o fato de a ação de preservação óssea dos bisfosfonatos ter sido estudada e indicada para uso na prevenção da perda óssea pela doença periodontal.[245] Vários estudos em animais demonstraram que os bisfosfonatos, tanto aplicados topicamente como administrados sistemicamente, apresentam o potencial de evitar a perda óssea alveolar causada pela periodontite.[44,105,173,175,191,231,264] O uso dos bisfosfonatos para regeneração óssea também foi proposto.[245] Embora alguns estudos tenham demonstrado preservação óssea com doses baixas de bisfosfonatos, doses mais altas e administrações mais longas podem ter um efeito neutro ou prejudicial sobre a perda óssea causada pela periodontite.[36,44] Foi realizado um acompanhamento durante 2 a 3 anos em quatro mulheres com periodontite que estavam sendo tratadas com etidronato (200 mg ao dia por períodos de 2 semanas intercalando com períodos de 10 semanas sem o uso do fármaco), no qual o potencial de que este agente prevenia a perda óssea periodontal foi relatado.[242] Em um ensaio clínico de 2 anos, randomizado, com controle de placebo em 335 pacientes tratados com alendronato (70 mg, uma vez por semana), não foi encontrada diferença significativa na perda óssea alveolar ou na densidade óssea alveolar.[124] Curiosamente, foi verificado que o alendronato reduz significativamente a perda óssea em relação aos controles em um subgrupo deste grupo (isto é, pacientes com baixa densidade mineral óssea [DMO] na base da mandíbula), sugerindo, portanto, que o efeito pode ser mais perceptível em casos com menos massa óssea ou menor densidade óssea. Em outro ensaio clínico com 24 pacientes (12 experimentais e 12 controles), verificou-se que o alendronato apresenta um efeito positivo significativo (mantenedor do osso) sobre a densidade óssea dos maxilares.[71] A DMO da maxila e da mandíbula foi mensurada para todos os pacientes com o uso de absormetria com raios X de energia dupla (DEXA) no início e 6 meses após o tratamento (10 mg, diariamente por 6 meses).

Corticosteroides

Em seres humanos, a administração sistêmica de cortisona e hormônio adrenocorticotrófico parece não levar a efeitos sobre a incidência ou gravidade da doença gengival e periodontal. Entretanto, pacientes transplantados recebendo terapia imunossupressora (prednisona ou metilprednisona combinada com azatioprina ou ciclofosfamida) apresentam inflamação gengival significativamente menor que sujeitos com quantidades semelhantes de placa.[21,129,141,189,249]

A cortisona exógena pode ter um efeito adverso sobre a quantidade e a fisiologia do osso. A administração sistêmica de cortisona em animais experimentais resultou na osteoporose do osso alveolar.[98] Ocorreu dilatação capilar e ingurgitamento com hemorragia dentro do ligamento periodontal e do tecido conjuntivo gengival; degeneração e redução no número de fibras colágenas do ligamento periodontal; e aumento na destruição dos tecidos periodontais associada à inflamação.[98]

O estresse eleva os níveis de cortisol endógeno na circulação por meio da estimulação das glândulas suprarrenais (isto é, o eixo hipotalâmico-pituitário-adrenal). Este aumento na exposição ao cortisol endógeno pode levar a reações adversas sobre o periodonto, dada a diminuição da resposta imune a bactérias periodontais (consulte a seção sobre Estresse Psicossocial, Depressão e Enfrentamento).

Conclusão

Hoje, temos uma melhor apreciação sobre a complexidade e a importância das inter-relações entre as infecções periodontais e a defesa do hospedeiro. Fatores genéticos, ambientais, físicos e psicossociais têm o potencial de alterar os tecidos periodontais e a resposta imunológica do hospedeiro, resultando, assim, na doença periodontal mais grave. É importante reconhecer que as doenças, distúrbios ou condições sistêmicas por si só não causam periodontite, mas podem predispor, acelerar ou ainda aumentar a progressão da doença. Este capítulo analisou importantes doenças, distúrbios e condições sistêmicas que influenciam a saúde periodontal.

 Acesse Caso Clínico em https://www.grupogen.com.br.

Referências Bibliográficas

 As referências bibliográficas deste capítulo estão disponibilizadas em https://www.grupogen.com.br.

CAPÍTULO 15

Impacto da Infecção Periodontal na Saúde Sistêmica

Brian L. Mealey | Perry R. Klokkevold

SUMÁRIO DO CAPÍTULO

Biopatologia da Periodontite, 225
Teoria da Infecção Focal Revista, 226
Prática Clínica Baseada em Evidência, 226
Ambiente Subgengival como Reservatório para Bactérias, 228
Doença Periodontal e Mortalidade, 228
Doença Periodontal, Cardiopatia Coronariana e Aterosclerose, 228
Doença Periodontal e Acidente Vascular Cerebral (AVC), 233
Doença Periodontal e Diabetes Melito, 233
Doença Periodontal e Asma, 235
Medicina Periodontal na Prática Clínica, 235
Conclusão, 236

O conhecimento acerca da patogênese das doenças periodontais evoluiu muito nas últimas décadas.[82] A doença periodontal consiste em um distúrbio inflamatório desencadeado por bactérias, mas estresses ambientais, físicos, sociais e fatores do hospedeiro podem afetar e modificar a expressão da doença por múltiplas vias. Algumas condições sistêmicas podem afetar o início e a progressão da gengivite e periodontite (Capítulo 14). Distúrbios sistêmicos que afetam a função de neutrófilos, monócitos, macrófagos e linfócitos resultam na produção ou atividade alteradas de mediadores inflamatórios do hospedeiro.[82,125] Essas alterações podem manifestar-se clinicamente sob a forma de início precoce da destruição periodontal ou por uma velocidade mais rápida de destruição que ocorreria na ausência desses distúrbios.

Evidências também têm mostrado o lado oposto da relação entre saúde sistêmica e saúde bucal: os efeitos potenciais das doenças periodontais inflamatórias em uma ampla gama de sistemas orgânicos. Esse campo da medicina periodontal considera as seguintes questões importantes:
- A resposta inflamatória à infecção bacteriana do periodonto pode causar uma reação distante da cavidade oral?
- A infecção periodontal é um fator de risco para doenças sistêmicas ou condições que afetem a saúde humana?

Biopatologia da Periodontite

O nosso conhecimento sobre a patogênese da periodontite mudou muito nas últimas décadas.[82,125,131] O acúmulo não específico de placa bacteriana já foi considerado a causa da destruição periodontal, mas atualmente sabe-se que a periodontite é uma doença infecciosa associada a um pequeno número de microrganismos predominantemente Gram-negativos que existem em um biofilme subgengival.[54] Além disso, a importância do hospedeiro no início e na progressão da doença é claramente admitida. Embora as bactérias patogênicas sejam necessárias para a doença periodontal, somente a sua presença não é suficiente para causar a doença. A suscetibilidade do hospedeiro é também essencial. Em um hospedeiro que tenha suscetibilidade relativamente baixa para a doença, as bactérias podem não ter um efeito clínico, o que provavelmente deve-se a uma resposta imunoinflamatória particularmente efetiva do hospedeiro que consegue eliminar os organismos patogênicos enquanto minimiza a destruição dos tecidos locais. Em contrapartida, em um hospedeiro com suscetibilidade relativamente alta, pode ocorrer marcante destruição dos tecidos periodontais.

IMPORTANTE

Enquanto as bactérias patogênicas são necessárias para a doença periodontal, as bactérias sozinhas não são suficientes para causar a doença. Um hospedeiro suscetível é também essencial. Em um hospedeiro com suscetibilidade relativamente baixa, os patógenos bacterianos podem ter pouco ou nenhum efeito clínico.

O reconhecimento da importância da suscetibilidade do hospedeiro abre uma porta para a compreensão das diferenças no surgimento, história natural e progressão da periodontite vistos na literatura científica. Em razão das diferenças na suscetibilidade do hospedeiro, nem todos os indivíduos são igualmente vulneráveis aos efeitos destrutivos dos patógenos periodontais e à resposta imunoinflamatória a esses organismos. Logo, os pacientes podem não apresentar necessariamente a mesma expressão da doença apesar da presença das mesmas bactérias. De igual maneira, a resposta ao tratamento periodontal pode variar de acordo com a capacidade de reparo e suscetibilidade do hospedeiro à progressão da doença. A importância da suscetibilidade do hospedeiro é claramente evidente na literatura médica. Por exemplo, patógenos do trato respiratório podem ter um efeito mínimo em vários indivíduos, mas em alguns hospedeiros suscetíveis, como idosos, os mesmos patógenos podem causar doenças do trato respiratório que ameacem a vida.

Existem várias condições sistêmicas que podem modificar a suscetibilidade do hospedeiro à periodontite. Por exemplo, os pacientes com imunossupressão podem não ser capazes de desenvolver uma resposta eficaz aos microrganismos subgengivais, resultando em destruição periodontal mais rápida e grave. Por outro lado, indivíduos com aumento significativo na produção de mediadores pró-inflamatórios podem responder aos patógenos periodontais com uma resposta inflamatória exacerbada que resulta na destruição dos tecidos periodontais. Embora o potencial impacto de vários distúrbios sistêmicos no periodonto seja bem documentado, evidências sugerem que a infecção periodontal pode aumentar significativamente o risco para certas doenças sistêmicas ou alterar o curso natural de condições sistêmicas.[90,110,121,133,150,173] Embora mais de 50 condições sistêmicas diferentes tenham sido associadas a doenças periodontais, a base de evidências é bastante ampla para muitas dessas condições e pequena para outras. Por exemplo, condições nas quais as influências da infecção periodontal são bem documentadas incluem a cardiopatia coronariana (CC) e seus eventos relacionados, como angina, infarto, aterosclerose e outras condições vasculares; acidente vascular cerebral (AVC); diabetes melito (DM); parto prematuro, baixo peso ao nascimento e pré-eclâmpsia; e condições respiratórias, como a doença pulmonar obstrutiva crônica (DPOC)[90,110,132] (Quadro 15.1). Uma base de evidências menor, mas crescente, sustenta uma associação entre saúde bucal deficiente, perda de dentes ou periodontite, e condições como doença renal crônica e insuficiência renal;[20,43,44,84,85,153] certas formas de câncer[2,45,118,119,160] que afetam o fígado, pâncreas e região colorretal; artrite reumatoide;[29,30] e função cognitiva alterada, demência e doença de Alzheimer.[75,76,90,157,159,178] Este capítulo tem como foco as condições com a base de evidências mais forte, reconhecendo que pesquisas em andamento elucidarão ainda mais as relações entre as doenças periodontais inflamatórias e a saúde sistêmica.

Quadro 15.1 Sistemas Orgânicos e Condições Possivelmente Influenciadas pela Infecção Periodontal.

Sistemas Cardiovascular e Cerebrovascular
- Aterosclerose
- Cardiopatia coronariana
- Angina
- Infecção do miocárdio
- Acidente vascular cerebral (derrame)
- Disfunção erétil
- Anemia

Sistema Endócrino
- Síndrome metabólica
- Diabetes melito

Sistema Reprodutor
- Lactentes prematuros e de baixo peso ao nascimento
- Pré-eclâmpsia

Sistema Respiratório
- Doença pulmonar obstrutiva crônica
- Pneumonia bacteriana aguda

Doenças Renais
- Insuficiência renal
- Doença renal crônica
- Doença renal em estágio terminal

Doenças Autoimunes
- Artrite reumatoide
- Espondilite anquilosante

Função Cognitiva
- Demência
- Doença de Alzheimer

Câncer
- Colorretal
- Pancreático
- Hepatocelular
- Outros

Teoria da Infecção Focal Revista

A pesquisa na área da medicina periodontal marca um ressurgimento no conceito da infecção focal. Em 1900, William Hunter, médico britânico, desenvolveu a ideia de que os microrganismos orais seriam responsáveis por uma gama de condições sistêmicas que não eram facilmente reconhecidas como sendo infecciosas na natureza.[123,173] Ele afirmava que a restauração de dentes com lesões cariosas, em vez da exodontia, resultava na retenção de agentes infecciosos embaixo das restaurações. Além das cáries, necrose pulpar e abscesso periapical, Hunter identificou a gengivite e a periodontite como focos de infecção. Ele recomendava a extração dos dentes com essas condições para eliminar a fonte da infecção. Hunter acreditava que os dentes estavam sujeitos à infecção principalmente em virtude da sua estrutura e da sua relação com o osso alveolar. Ele afirmou que o grau do efeito sistêmico produzido pela infecção oral dependia da virulência da infecção oral e do grau de resistência do indivíduo. Ele também pensava que os organismos orais tinham ações específicas sobre diferentes tecidos e que atuavam produzindo toxinas, resultando em uma "subinfecção" de baixo grau que produzia efeitos sistêmicos após períodos prolongados. E, por último, Hunter acreditava que a conexão entre a infecção oral e as condições sistêmicas resultantes poderia ser mostrada por meio da remoção do foco causador de infecção, ou seja, pela exodontia, e da observação na melhora da saúde sistêmica. Como explicava uma gama de doenças de etiologia, até aquele momento, desconhecida, a teoria de Hunter se tornou amplamente aceita na Grã-Bretanha e, eventualmente, nos Estados Unidos, o que levou a exodontias múltiplas.

A teoria da infecção focal caiu em descrédito durante as décadas de 1940 e 1950, quando as exodontias múltiplas – muitas vezes de todos os dentes – falharam em reduzir ou eliminar as condições sistêmicas às quais a dentição supostamente infectada tinha sido associada.[173] Essa teoria, embora oferecesse uma possível explicação para doenças sistêmicas desconcertantes, fora baseada em muito pouca (se alguma) evidência científica. Hunter e outros defensores da teoria foram incapazes de explicar como a infecção oral focal produzia essas condições sistêmicas. Eles também foram incapazes de elucidar possíveis mecanismos de interação entre a saúde oral e sistêmica. Além disso, a intervenção sugerida de exodontia muitas vezes não tinha efeito sobre as condições sistêmicas para as quais os pacientes buscavam ajuda. Entretanto, as ideias de Hunter inspiraram extensa pesquisa nas áreas de microbiologia e imunologia.

FLASHBACK

A teoria da infecção focal caiu em descrédito durante as décadas de 1940 e 1950, quando as exodontias múltiplas – muitas vezes de todos os dentes – falharam em reduzir ou eliminar as condições sistêmicas. Essa teoria, embora oferecesse uma possível explicação para doenças sistêmicas desconcertantes, fora baseada em muito pouca (se alguma) evidência científica.

Prática Clínica Baseada em Evidência

Muitos dos preceitos da teoria da infecção focal estão sendo revisados atualmente com pesquisas que demonstram uma relação entre a saúde oral e a sistêmica. Entretanto, como expresso por Newman, para que a "hipótese não caia em descrédito novamente, não deve haver atribuição não consubstanciada, nenhuma teoria sem evidência."[123] A era atual da medicina e odontologia baseadas em evidências proporciona um excelente ambiente para se examinarem as possíveis relações entre infecção oral e distúrbios sistêmicos. Para que se estabeleça

Tabela 15.1 Avaliação da Evidência.

Tipo de Evidência	Força da Evidência	Descrição
Relato de caso	+/−	• Fornece evidência episódica retrospectiva relativamente fraca • Pode sugerir a necessidade de novos estudos
Estudo transversal	+	• Compara grupos de indivíduos pontualmente • Mais forte que o relato de caso • Razoavelmente fácil de conduzir • Relativamente barato de conduzir
Estudo longitudinal	++	• Acompanha grupos de indivíduos ao longo do tempo • Mais forte que um estudo transversal • Estudos com um grupo controle são mais fortes que aqueles sem grupo controle • Mais difícil e caro de ser conduzido
Estudos de intervenção	+++	• Examina o efeito de algumas intervenções • Estudos com um grupo controle (i.e., placebo) muito mais fortes que estudos sem grupo controle • A forma mais forte de evidência é o estudo de intervenção controlado e randomizado • Difícil e caro de ser conduzido
Revisão sistemática	++++	• Evidência avaliada sistematicamente de múltiplos estudos, principalmente dos estudos de intervenção controlados e randomizados • Utiliza protocolos claramente definidos para a seleção de evidência a ser incluída ou excluída da revisão • Examina a heterogeneidade em todos os dados para indicar variações no desenho dos estudos, amostras populacionais e metodologias de avaliação

uma relação entre as condições A e B, diferentes níveis de evidência devem ser examinados. Nem toda evidência científica recebe o mesmo peso.[64,114,124] Quanto maior a evidência, mais provável é que exista uma relação verdadeira entre as duas condições. A Tabela 15.1 descreve os vários níveis de evidência.

Por exemplo, ao se examinar a relação entre níveis elevados de colesterol e eventos relacionados com a CC, a literatura poderia, inicialmente, consistir inteiramente em *relatos de caso* ou informações episódicas similares, na qual se observa que pacientes individuais com infarto do miocárdio (IM) recente têm níveis elevados de colesterol. Esses relatos episódicos sugerem uma possível relação entre colesterol elevado e IM, mas a evidência é fraca. Os relatos de caso podem levar a *estudos transversais*, nos quais uma grande população é examinada para determinar se os indivíduos que tiveram IM têm níveis mais altos de colesterol do que outros indivíduos (controles) que não tiveram IM. Idealmente, esses estudos transversais são controlados quanto a outras causas potenciais ou fatores associados ao IM, como idade, sexo e histórico de tabagismo. Em outras palavras, os indivíduos com IM prévio seriam "pareados" retrospectivamente com indivíduos de mesma idade, sexo e histórico de tabagismo e, então, seus níveis de colesterol seriam examinados quanto a semelhanças ou diferenças. Níveis de colesterol significativamente aumentados em pacientes com histórico prévio de IM comparados com aqueles sem IM geram uma evidência muito maior que os relatos de caso, e isso consubstancia uma possível ligação entre colesterol elevado e IM.

Evidência ainda mais forte é obtida por meio de *estudos longitudinais*, nos quais a população estudada é examinada ao longo do tempo. Por exemplo, um grupo de indivíduos poderia ter periodicamente o nível de colesterol avaliado por vários anos. Se os indivíduos com níveis elevados de colesterol tivessem uma taxa significativamente mais alta de IM ao longo do tempo em comparação com indivíduos com níveis normais de colesterol, estaria disponível evidência ainda mais forte para consubstanciar a ligação entre colesterol e IM. Por fim, *estudos de intervenção* podem ser delineados para alterar a condição potencialmente causadora e determinar o efeito dessa alteração sobre a condição resultante. Por exemplo, os pacientes com colesterol elevado podem ser divididos em dois grupos: um grupo que usa medicamento ou dieta para diminuir o colesterol, e outro grupo que não utiliza nenhuma intervenção. Esses dois grupos poderiam também ser comparados com um terceiro grupo de indivíduos com níveis normais de colesterol. Ao longo do tempo, a taxa de IM em cada grupo seria determinada. Se o grupo que recebe o regime contra o colesterol tiver uma taxa significativamente menor de IM que o grupo com elevações continuadas do nível de colesterol, uma forte evidência de associação entre o colesterol e o IM está estabelecida.

Finalmente, o maior nível de evidência é alcançado pela *revisão sistemática*, que não é uma revisão da literatura padrão na qual os artigos selecionados para revisão são baseados nos desejos e nos métodos de procura escolhidos pelo autor, muitas vezes por conveniência. Em uma revisão sistemática, o tópico em questão é selecionado antes que a revisão comece. Por exemplo, os autores podem fazer a seguinte pergunta: "Quando comparados com indivíduos que não usam medicamentos para diminuir os níveis de colesterol, os indivíduos que utilizam esses medicamentos apresentam diferença na taxa de infarto do miocárdio?" Uma estratégia específica de pesquisa é, então, determinada para revelar o maior número de dados potenciais para responder à questão formulada. Os autores especificam o porquê de cada trabalho ter sido incluído ou excluído da revisão. Se possível, os dados são submetidos à metanálise, um método estatístico que combina os resultados de vários estudos que respondem a uma hipótese de pesquisa semelhante. Isso fornece uma avaliação mais consistente sobre o conjunto de dados que a informação retirada de trabalhos de pesquisas individuais.

Em cada nível de evidência, é importante determinar se existe uma ligação biologicamente plausível entre as condições A e B. Por exemplo, se os relatos de casos, estudos transversais, estudos longitudinais e de intervenção sustentam a ligação entre os níveis de colesterol e o IM, permanecem as seguintes perguntas:

- Como o colesterol está relacionado com o IM?
- Quais são os mecanismos pelos quais o colesterol afeta o sistema cardiovascular e, assim, aumenta o risco de IM?

Esses estudos avaliam os mecanismos pelos quais as condições A e B podem estar associadas e fornecem explicações adicionais que consubstanciam a associação das duas condições.

A teoria da infecção focal, conforme proposta e defendida no início do século XX, era baseada em quase nenhuma evidência, e apenas um relato de caso esporádico e outros episódios estavam disponíveis para consubstanciá-la. Embora mecanismos exploratórios fossem propostos, nenhum foi validado por pesquisa científica. Essa teoria precedeu os conceitos atuais da prática baseada em evidência clínica, levando à extração desnecessária de milhões de dentes. Atualmente, ao reexaminar as potenciais associações entre infecções orais e condições sistêmicas, é importante: (1) determinar qual evidência está disponível; (2) determinar qual evidência ainda é necessária para consubstanciar as associações; e (3) validar possíveis mecanismos de associação. Esse capítulo revê o conhecimento atual que relaciona a infecção periodontal com a saúde sistêmica global.

Ambiente Subgengival como Reservatório para Bactérias

A microbiota subgengival em pacientes com periodontite oferece um importante e persistente desafio bacteriano Gram-negativo ao hospedeiro que é tomado por uma resposta imunoinflamatória potente.[126] Esses organismos e seus produtos, como os *lipopolissacarídeos* (LPS), têm fácil acesso aos tecidos periodontais e à circulação pelo epitélio do sulcular, o qual está frequentemente ulcerado e descontínuo. Mesmo com tratamento, a erradicação completa desses organismos é difícil e o seu reaparecimento é frequentemente rápido. A área de superfície total do epitélio da bolsa em contato com as bactérias subgengivais e seus produtos em um paciente com periodontite moderada generalizada foi estimada em aproximadamente o tamanho da palma da mão de um adulto, com áreas ainda maiores de exposição em casos de destruição periodontal mais avançada.[131] As bacteremias são comuns após a terapia periodontal mecânica e também ocorrem frequentemente durante a função diária normal e os procedimentos de higiene oral.[39,92,109] Exatamente do mesmo modo que os tecidos periodontais montam uma resposta imunoinflamatória às bactérias e seus produtos, o desafio sistêmico com esses agentes também induz uma importante resposta vascular.[35,59,139] Essa resposta do hospedeiro pode oferecer mecanismos explanatórios para as interações entre a infecção periodontal e uma variedade de distúrbios sistêmicos.

IMPORTANTE

A microbiota subgengival em pacientes com periodontite oferece um importante e persistente desafio bacteriano Gram-negativo ao hospedeiro. Esses organismos e seus produtos, como os LPS, têm fácil acesso aos tecidos periodontais e à circulação através de ulcerações no epitélio sulcular.

Doença Periodontal e Mortalidade

O desfecho clínico final é a mortalidade. Um número de estudos sugeriu que um aumento na taxa de mortalidade de diversas causas está associado a doenças periodontais inflamatórias.[2,20,37,46,71,89,142] O Normative Aging Study examinou 2.280 homens saudáveis a cada três anos por mais de 30 anos após exames clínicos, radiográficos, laboratoriais e eletrocardiografia. Uma parcela dessa população foi examinada no Veterans Affairs Dental Longitudinal Study para determinar alterações na cavidade oral relacionadas com a idade e identificar fatores de risco para doenças orais. Os exames clínicos foram realizados e medidas do nível de osso alveolar foram feitas com base em radiografias periapicais completas. As porcentagens média de perda do osso alveolar e média de profundidade de sondagem foram determinadas em cada paciente. Da amostra original de 804 indivíduos saudáveis, dentados, 166 morreram durante o estudo.[46]

O estado periodontal no exame inicial foi um indicador significativo de mortalidade independente de outros fatores, como tabagismo, etilismo, níveis de colesterol, pressão arterial, história familiar de cardiopatia, nível de educação e massa corporal. Nos indivíduos com maior perda óssea alveolar (> 21% no exame inicial), o risco de morrer durante o período de acompanhamento foi 70% mais alto que o de todos os outros indivíduos. Curiosamente, a perda óssea alveolar aumentou mais o risco de mortalidade que o tabagismo (risco 52% aumentado), que é sabidamente um fator de risco para a mortalidade. Uma avaliação posterior desses mesmos indivíduos confirmou maior incidência de eventos relacionados com a CC, como o IM e a angina instável em homens com menos de 60 anos de idade e perda de osso alveolar, em comparação com aqueles sem perda óssea alveolar.[37]

Em um estudo prospectivo de coorte com 1.400 homens dentados da Irlanda do Norte, os indivíduos foram divididos em terços com base na avaliação da perda de inserção periodontal média.[89] Aqueles com os maiores níveis de perda de inserção periodontal apresentaram mais risco de morte quando em comparação com aqueles com menor perda de inserção. A taxa de mortalidade em nove anos foi de 15,7% nos pacientes com maior perda de inserção periodontal e de 7,9% naqueles com menor nível de perda de inserção. Nesses estudos, a periodontite precedeu e aumentou o risco de mortalidade, entretanto esse achado só estabelece uma associação, mas não confirma uma relação de causa e efeito. É possível que a doença periodontal reflita outros comportamentos não avaliados neste estudo, em vez de atuar como uma causa específica de mortalidade. Em outras palavras, os pacientes com saúde periodontal deficiente podem, também, apresentar outros fatores de risco que aumentam a taxa de mortalidade (p. ex., tabagismo).

Ao se examinar a pesquisa que sugere que o estado de saúde oral atua como um fator de risco para condições sistêmicas, é importante reconhecer quando outros fatores de risco conhecidos para aquelas condições sistêmicas foram levados em conta na análise. Fatores de suscetibilidade do hospedeiro que põem os indivíduos em risco de periodontite podem também colocá-los em risco de doenças sistêmicas, como doença cardiovascular. Nesses pacientes, a associação pode, na realidade, ser entre os fatores de risco em vez de entre as doenças. Por exemplo, a periodontite e a doença cardiovascular compartilham fatores de risco, como tabagismo, idade, raça, sexo masculino e estresse. Fatores de risco genéticos também podem ser compartilhados.[83] No Veterans Affairs Dental Longitudinal Study, o tabagismo foi um fator de risco independente para mortalidade. Quando examinados os dados para determinar se o estado periodontal foi um fator de risco, o tabagismo e outros fatores de risco conhecidos para a mortalidade foram removidos da equação para possibilitar uma avaliação independente do estado periodontal. Outros estudos sustentam a associação entre saúde oral deficiente e risco aumentado de mortalidade.[142] Em um estudo longitudinal com indivíduos portadores de diabetes tipo 2, os que apresentavam periodontite grave mostravam um risco 3,2 vezes maior de morte por cardiopatia isquêmica ou nefropatia que aqueles sem periodontite ou apenas com periodontite discreta, após o ajuste de outros fatores de risco, incluindo idade, sexo, duração do diabetes, controle da glicemia, macroalbuminúria, índice de massa corporal, concentração de colesterol sérico, hipertensão e tabagismo.[142]

Doença Periodontal, Cardiopatia Coronariana e Aterosclerose

Para explorar ainda mais a associação entre doença periodontal e CC ou aterosclerose, pesquisadores estudaram distúrbios sistêmicos específicos e evolução médica para determinar a sua relação com o estado periodontal. Os trabalhos do primeiro Workshop Internacional sobre Periodontite e Doenças Sistêmicas realizado pela American Academy of Periodontology (AAP) e pela European Federation of Periodontology (EFP) foram publicados em 2013, um dos principais focos do mesmo foi a relação entre periodontite e doença cardiovascular aterosclerótica.[32,38,136,147] Os eventos relacionados com a CC correspondem à principal causa de morte. O IM tem sido associado a infecções virais e bacterianas sistêmicas agudas, sendo muitas vezes precedido por sintomas semelhantes aos da gripe.[102,158] É possível que a infecção oral seja similarmente relacionada com o IM? Fatores de risco tradicionais como tabagismo, dislipidemia, hipertensão e diabetes melito não explicam a presença de aterosclerose coronariana em um grande número de pacientes. A infecção localizada que resulta em uma reação inflamatória crônica foi sugerida como um mecanismo subjacente à CC nestes indivíduos.[113]

Em estudos transversais de pacientes com IM agudo ou CC confirmada em comparação com pacientes controle pareados por idade e sexo, os pacientes com IM tinham saúde odontológica significativamente pior (p. ex., periodontite, lesões periapicais, cáries, pericoronarite) que os controles.[70,103,104] Essa associação entre saúde oral precária e IM foi independente dos fatores de risco conhecidos para cardiopatias, como idade, níveis de colesterol, hipertensão, diabetes e tabagismo. Uma vez que a aterosclerose é um determinante principal de eventos relacionados com a CC, a saúde oral também foi associada à ateromatose coronariana. Mattila et al.[105] realizaram exames radiográficos orais e angiografia coronariana diagnóstica em homens com CC conhecida e encontraram uma correlação significativa entre a gravidade da doença oral e o grau da ateromatose coronariana. Essa relação permaneceu significativa após se levarem em conta outros fatores de risco conhecidos para a doença arterial coronariana (DAC). Do mesmo modo, Malthaner et al.[101] observaram um risco aumentado de DAC angiograficamente definida em pacientes com maior perda óssea e perda de inserção; entretanto, depois de ajustar os outros fatores de risco cardiovasculares conhecidos, a relação entre o estado periodontal e a DAC não foi mais estatisticamente significativa. Há evidência de que a extensão da doença periodontal pode estar associada à CC. Por exemplo, pode haver um risco maior de eventos relacionados com a CC, por exemplo, o IM, em indivíduos no qual a periodontite afeta um maior número de dentes, em comparação com aqueles que têm periodontite envolvendo um menor número de dentes.[7]

Estudos transversais sugerem uma possível associação entre saúde oral e CC; entretanto, esses estudos não são capazes de determinar uma relação de causa e efeito entre eles. Em vez disso, as doenças odontológicas podem ser indicadores de práticas gerais de saúde. Por exemplo, a doença periodontal e a CC estão relacionadas com o estilo de vida e compartilham vários fatores de risco, incluindo tabagismo, diabetes e baixa condição socioeconômica. Infecções bacterianas têm efeitos significativos sobre as células endoteliais, coagulação sanguínea, metabolismo lipídico e monócitos e macrófagos.

Estudos longitudinais fornecem dados controversos sobre essa relação. Em um estudo de 7 anos dos pacientes de Mattila et al., a doença odontológica foi significativamente relacionada com a incidência de novos eventos coronarianos fatais e não fatais, bem como com a mortalidade global.[106] Em um estudo prospectivo de uma amostra nacional de adultos, os indivíduos com periodontite tiveram aumento de 25% no risco de CC em comparação com aqueles com nenhuma ou com mínima doença periodontal, depois de ajustados para os outros fatores de risco.[36] Entre homens de 25 a 49 anos de idade, a periodontite aumentou o risco de CC em 70%. O nível de higiene oral também foi associado à cardiopatia. Os pacientes com higiene oral precária, identificada de detritos e cálculos de pontos, tiveram um risco aumentado em duas vezes para CC.

Em outro grande estudo prospectivo, 1.147 homens foram acompanhados durante 18 anos.[11] Durante esse período, 207 homens (18%) desenvolveram CC. Quando o estado periodontal no exame inicial foi relacionado com a presença ou com a ausência de eventos associados à CC durante o período de acompanhamento, uma relação importante foi encontrada. Indivíduos com mais de 20% de perda óssea média tiveram um risco 50% aumentado de CC comparado com aqueles com até 20% de perda óssea. A extensão de sítios com profundidade de sondagem > 3 mm foi fortemente relacionada com a incidência de CC. Indivíduos com profundidades de sondagem > 3 mm em pelo menos metade dos dentes tiveram um risco duas vezes maior, enquanto aqueles com profundidade > 3 mm em todos os dentes tiveram um risco três vezes maior de CC. Esse e outros estudos em que a condição periodontal precedeu os eventos relacionados com a CC têm apoiado o conceito de que a doença periodontal é um fator de risco para a CC, independentemente de outros fatores de risco clássicos. No entanto, nem todos os estudos sustentam esse conceito; alguns mostram pouco efeito independente do estado periodontal sobre o risco de CC, após se ajustar para fatores de risco cardiovasculares comumente aceitos.[65,66] É particularmente difícil controlar o tabagismo como uma variável de confusão nesses estudos, uma vez que esse é considerado um fator de risco importante para as doenças periodontais e cardiovasculares, o que torna difícil esclarecer o significado da relação entre as doenças.

Talvez a melhor evidência disponível venha das revisões sistemáticas dos estudos que examinaram a relação entre a infecção periodontal e a doença cardiovascular. Uma revisão sistemática e a metanálise dos dados de 15 trabalhos mostraram um aumento significativo, variando de 14% a 222% no risco de eventos relacionados com a CC em pacientes com doença periodontal quando em comparação com aqueles sem doença periodontal.[9] Uma revisão sistemática semelhante de estudos longitudinais de coorte e casos-controle mostrou um aumento significativo no risco de incidência de morte no IM, na angina ou em eventos relacionados com a CC em pacientes com periodontite em cinco dos seis estudos relatados.[38] Esse risco aumentado foi observado principalmente em pacientes jovens (< 65 anos). Janket et al.[69] realizaram uma metanálise da doença periodontal como fator de risco para eventos cardiovasculares futuros e encontraram um risco geral aumentado de 19% de tais eventos entre indivíduos com periodontite. O aumento no risco foi maior (44%) entre pessoas com menos de 65 anos de idade. Embora o risco aumentado seja bem modesto, a prevalência extensa de doença periodontal na população pode aumentar a importância do risco em uma perspectiva de saúde pública. Extensas revisões sistemáticas feitas por Scannapieco et al.[143] e pelo grupo de pesquisa da American Heart Association[91] concluíram que existe um grau moderado de evidência para apoiar uma associação entre doença periodontal e aterosclerose, IM e doença cardiovascular independentemente de fatores de confusão conhecidos; entretanto, a relação de causa e efeito não está clara. Os resultados do AAP/EFP Workshop on Periodontitis and Systemic Diseases em 2013 concluíram que "há evidências epidemiológicas consistentes e fortes de que a periodontite aumenta o risco futuro para doenças cardiovasculares", mas enquanto muitos estudos apoiam múltiplos mecanismos biológicos para explicar essa relação, "estudos de intervenção até o momento não são adequados para fornecer conclusões adicionais".[169] Ou seja, não existem evidências suficientes para mostrar que o tratamento de doença periodontal tem qualquer impacto sobre o risco de doença cardíaca.

IMPORTANTE

Há evidências epidemiológicas consistentes e fortes de que a periodontite aumenta o risco para doenças cardiovasculares.

Efeitos da Infecção Periodontal

Existem vários mecanismos diretos ou indiretos pelos quais a infecção periodontal pode afetar o início ou a progressão da aterosclerose e a CC.[77,136,147] Tanto a periodontite como a aterosclerose apresentam fatores etiológicos complexos que combinam influências genéticas e ambientais. Além do tabagismo, as doenças compartilham vários fatores de risco e apresentam similaridades nítidas nos mecanismos patogênicos básicos.

Cardiopatia Isquêmica

A cardiopatia isquêmica está associada aos processos de aterogênese e trombogênese (Figura 15.1). Danos ao endotélio vascular, com uma reação inflamatória subsequente, desempenham um papel importante na aterosclerose e lesão isquêmica de órgãos.[169] A viscosidade aumentada do sangue pode promover importante cardiopatia isquêmica e acidente vascular cerebral (derrame), ao aumentar o risco de formação de trombo.[98] O fibrinogênio, um dos fatores mais importantes na promoção deste estado hipercoagulável, é o precursor da fibrina, e concentrações aumentadas de fibrinogênio aumentam a viscosidade sanguínea. O fibrinogênio elevado no plasma é um fator de risco reconhecido para eventos cardiovasculares e doença vascular periférica[97] (Figura 15.2). Uma contagem elevada de leucócitos também é um indicador de cardiopatia e derrame, e os leucócitos circulantes podem promover a oclusão vascular. O fator VIII de coagulação (fator von Willebrand) também foi associado a um risco de cardiopatia isquêmica.[137]

Infecções Sistêmicas

As infecções sistêmicas são conhecidas por induzir um estado de hipercoagulação e aumentar a viscosidade sanguínea (Figura 15.3). Os níveis de fibrinogênio e de leucócitos estão frequentemente elevados nos pacientes com doença periodontal.[22,88] Os indivíduos com higiene

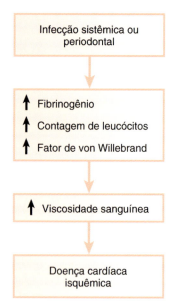

Figura 15.3 O efeito da infecção na viscosidade sanguínea. O aumento de fibrinogênio plasmático e do fator de von Willebrand causam hipercoagulabilidade. Quando esses fatores são combinados com uma contagem elevada de leucócitos, a viscosidade sanguínea aumenta, tornando o risco de isquemia coronariana maior.

oral precária também podem apresentar elevações significativas no fator VIII de coagulação/antígeno de von Willebrand, aumentando o risco de formação de trombo. Assim, a infecção periodontal também pode levar à viscosidade sanguínea aumentada e à trombogênese, resultando em maior risco de doença vascular central e periférica.

Atividade Diária

Atividades diárias de rotina como mastigação e procedimentos de higiene oral resultam em bacteremia frequente com organismos orais.[92] A doença periodontal pode predispor o paciente a uma incidência aumentada de bacteremia, incluindo a presença de organismos Gram-negativos virulentos associados à periodontite. Existe um risco maior de bacteremia após a escovação em pacientes com maiores níveis de placa, cálculo e gengivite em comparação com aqueles com mínima quantidade de placa e inflamação gengival.[93] De fato, indivíduos com sangramento gengival generalizado após a escovação mostraram um aumento de quase oito vezes na incidência de bacteremia quando comparados com aqueles com sangramento gengival mínimo. Estima-se que 8% de todos os casos de endocardite infecciosa estejam associados à doença periodontal ou dentária, sem um procedimento dentário precedente.[39] O periodonto afetado pela periodontite também age como um reservatório de *endotoxinas* (LPS) dos organismos Gram-negativos. As endotoxinas podem prontamente passar para a circulação sistêmica durante a função diária normal, levando a um dano vascular endotelial e precipitando vários efeitos cardiovasculares negativos. Em um estudo da incidência da endotoxemia após simples mastigação, os pacientes com periodontite tiveram quatro vezes mais tendência a ter endotoxina presente na corrente sanguínea que os indivíduos sem periodontite. Além disso, a concentração de endotoxina presente na corrente sanguínea foi mais de quatro vezes superior naqueles com periodontite que nos indivíduos sadios.[47]

Trombogênese

A agregação plaquetária desempenha um papel importante na trombogênese, sendo a maioria dos casos de IM agudo precipitada por tromboembolismo. Organismos orais podem estar envolvidos na trombogênese coronariana. As plaquetas ligam-se seletivamente a algumas cepas de *Streptococcus sanguinis*, um componente comum

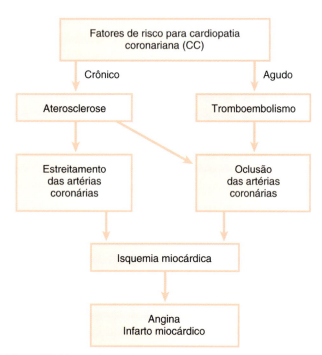

Figura 15.1 Vias aguda e crônica para a doença cardíaca isquêmica. Eventos relacionados com a cardiopatia coronariana, como angina e infarto do miocárdio, podem ser precipitados por qualquer uma ou ambas as vias.

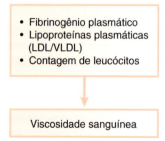

Figura 15.2 Fatores que afetam a viscosidade sanguínea na saúde. *LDL*, lipoproteína de baixa densidade; *VLDL*, lipoproteína de muito baixa densidade.

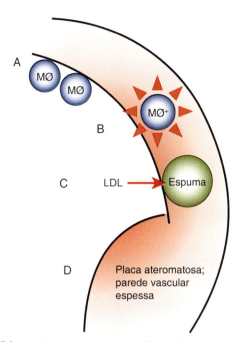

Figura 15.4 Patogênese da aterosclerose. (A) Monócitos e macrófagos (MØ) aderem-se ao endotélio vascular. (B) Monócitos e macrófagos penetram no meio arterial e produzem citocinas pró-inflamatórias e fatores de crescimento. (C) A ingestão de lipoproteína de baixa densidade (LDL) oxidada aumenta os monócitos, formando células espumosas. (D) A proliferação de músculo liso e a formação de placa espessam a parede vascular e estreitam o lúmen. MØ+, fenótipo hiperinflamatório de monócito/macrófago.

da placa subgengival, e a *Porphyromonas gingivalis*, um patógeno fortemente associado à doença periodontal.[60,61] A agregação plaquetária é induzida pela *proteína associada à agregação de plaquetas* (PAAP) expressa em algumas cepas dessas bactérias.[140] Em modelos animais, a infusão intravenosa de cepas bacterianas PAAP-positivas resultou em alterações da frequência cardíaca, pressão arterial, contratilidade cardíaca e leituras de eletrocardiograma compatíveis com IM. O acúmulo de plaquetas também ocorreu nos pulmões, levando à taquipneia. Essas alterações não foram vistas com infusão de cepas PAAP-negativas. As bactérias PAAP-positivas causaram agregação das plaquetas circulantes, resultando na formação de trombos que se soltaram e resultaram em alterações cardíacas e pulmonares. Logo, a bacteremia associada à periodontite com certas cepas de *S. sanguinis* e *P. gingivalis* pode promover eventos tromboembólicos agudos por meio da interação com as plaquetas circulantes.

Aterosclerose

A aterosclerose consiste em um espessamento focal da camada *íntima* arterial, a mais interna que reveste a luz vascular, e da *média*, a camada espessa embaixo da íntima que consiste em músculo liso, colágeno e fibras elásticas (Figura 15.4).[140] A formação de placas ateroscleróticas é precipitada por dano ao endotélio vascular que resulta em uma resposta inflamatória na qual monócitos circulantes aderem ao endotélio vascular. Danos ao endotélio vascular podem ocorrer em razão da presença de microrganismos intravasculares e seus produtos; danos químicos, muitas vezes resultantes de elementos do tabaco e outras toxinas exógenas; e aumento da força de cisalhamento ao longo do revestimento vascular, como ocorre na hipertensão. A aderência de monócitos ao endotélio vascular lesionado é mediada por várias moléculas de adesão na superfície da célula endotelial, incluindo a molécula de adesão intercelular-1 (ICAM-1), molécula de adesão endotélio-leucocitária (ELAM-1) e a molécula de adesão vasculocelular (VCAM-1).[12,80] Essas moléculas de adesão têm sua regulação aumentada por diversos fatores, incluindo LPS bacteriano,

prostaglandinas e citocinas pró-inflamatórias. Depois da ligação ao revestimento celular endotelial, os monócitos penetram o endotélio e migram sob a íntima arterial. Os monócitos ingerem lipoproteínas de baixa densidade (LDL) circulantes no seu estado oxidado e se tornam ingurgitados, formando células espumosas características da placa ateromatosa. Uma vez dentro da média arterial, os monócitos também podem se transformar em macrófagos.

Uma grande quantidade de citocinas pró-inflamatórias, como a interleucina-1 (IL-1), o fator de necrose tumoral alfa (TNF-α) e a prostaglandina E_2 (PGE_2), é, então, produzida e se propaga para a lesão ateromatosa. Fatores mitogênicos, como o fator de crescimento fibroblástico (FGF) e o fator de crescimento derivado de plaquetas (PDGF), estimulam a proliferação de músculo liso e de colágeno dentro da média, espessando a parede arterial.[97] A formação da placa ateromatosa e o espessamento da parede do vaso estreitam a luz e diminuem drasticamente o fluxo sanguíneo através do vaso.[140] A trombose arterial frequentemente ocorre após a ruptura de uma placa ateromatosa. A ruptura da placa expõe o sangue circulante ao colágeno arterial e fatores teciduais dos monócitos e macrófagos que ativam as plaquetas e a via da coagulação. O acúmulo de plaquetas e fibrina forma um trombo que pode ocluir o vaso, resultando em um evento isquêmico, como a angina ou o IM. O trombo pode se soltar da parede do vaso e formar um êmbolo, que também pode causar oclusão vascular, levando a um evento agudo, como o IM ou o AVC.

Papel da Doença Periodontal na Isquemia Miocárdica ou Cerebral Aterosclerótica

Em modelos animais, as bactérias Gram-negativas e os LPSs associados causam a infiltração de células inflamatórias para a parede arterial, proliferação de músculo liso arterial e coagulação intravascular. Essas alterações são idênticas às observadas na ateromatose que ocorre naturalmente. Há fortes evidências de que a bactéria periodontal se dissemina da cavidade oral para a vasculatura sistêmica, pode ser encontrada em tecidos distantes e pode viver dentro desses tecidos afetados.[136] Além disso, em modelos animais, a disseminação de bactérias periodontais pode induzir a aterosclerose em vasos distantes. Os pacientes com periodontite têm um risco aumentado de espessamento das paredes das principais artérias coronárias.[11] Em vários estudos de ateromas obtidos de humanos durante endarterectomia, mais da metade das lesões apresentava patógenos periodontais e vários ateromas continham múltiplas espécies periodontais diferentes.[21,57,180] As doenças periodontais resultam na exposição sistêmica crônica aos produtos desses organismos. A bacteremia de baixo grau pode iniciar respostas do hospedeiro que alteram a coagulabilidade, a integridade das paredes endotelial e vascular e a função das plaquetas, resultando em alterações aterogênicas e possíveis eventos tromboembólicos (Figura 15.5).

 CORRELAÇÃO CLÍNICA

Há fortes evidências de que a bactéria periodontal se dissemina da cavidade oral para a vasculatura sistêmica, pode ser encontrada em tecidos distantes e pode viver dentro desses tecidos afetados.

Uma pesquisa mostrou claramente uma ampla variação na resposta do hospedeiro ao desafio bacteriano. Alguns indivíduos que têm grande acúmulo de placa e altas proporções de organismos patogênicos parecem ter resistência relativa à perda óssea e perda de inserção. Outros manifestam destruição periodontal extensa na presença de pequena quantidade de placa e poucos microrganismos patogênicos. Os pacientes com resposta inflamatória anormalmente exacerbada têm, frequentemente, um fenótipo hiperinflamatório dos monócitos e macrófagos (MØ+). Os monócitos e macrófagos desses pacientes secretam níveis significativamente aumentados de mediadores pró-inflamatórios (p. ex.,

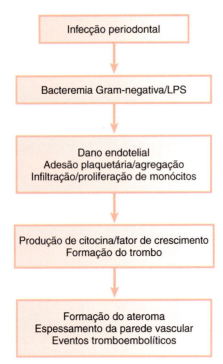

Figura 15.5 A influência da infecção periodontal na aterosclerose. Os patógenos periodontais e seus produtos resultam em dano ao endotélio vascular. Monócitos e macrófagos penetram na parede vascular e produzem citocinas que aumentam ainda mais a resposta inflamatória e propagam a lesão ateromatosa. A produção de fatores de crescimento leva à proliferação de músculo liso na parede do vaso. O endotélio danificado também ativa as plaquetas, resultando em agregação plaquetária e potencializando eventos tromboembólicos. *LPS,* lipopolissacarídeo.

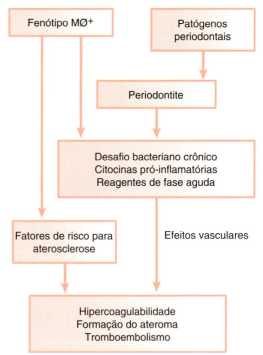

Figura 15.6 Consequências cardiovasculares e periodontais do fenótipo hiper-responsivo de monócito/macrófago (*MØ+*). Em combinação com outros fatores de risco, o fenótipo MØ+ predispõe os indivíduos à aterosclerose e à periodontite. Produtos bacterianos e mediadores inflamatórios associados à periodontite afetam o endotélio vascular, monócitos e macrófagos, plaquetas e músculo liso, e podem aumentar a coagulabilidade sanguínea. Isso pode elevar ainda mais a aterosclerose e podem resultar em tromboembolismo e eventos isquêmicos.

IL-1, TNF-α, PGE$_2$) em resposta ao LPS bacteriano, em comparação com os pacientes com fenótipo normal de monócitos e macrófagos. Os pacientes com periodontite agressiva, periodontite refratária e DM tipo 1 frequentemente possuem o fenótipo MØ+,[13] o que parece estar sob controle tanto genético, como ambiental.

Os monócitos e os macrófagos estão intimamente envolvidos na patogênese da doença periodontal e da aterosclerose. Elevações induzidas pela dieta nas concentrações séricas de LDL aumentam a regulação da resposta de monócitos e macrófagos ao LPS bacteriano. Assim, níveis elevados de LDL, um fator de risco conhecido para aterosclerose e CC, podem aumentar a secreção de citocinas destrutivas inflamatórias por monócitos e macrófagos. Isso pode resultar não apenas na propagação de lesões ateromatosas, mas também aumentar a destruição periodontal na presença de organismos patogênicos. Esse é um exemplo de mecanismo compartilhado potencial na patogenia das doenças cardiovasculares e periodontal. A presença do fenótipo MØ+ pode pôr os pacientes em risco de CC e periodontite (Figura 15.6). As infecções periodontais podem contribuir para os eventos tromboembólicos e a aterosclerose, ao desafiar repetidamente o endotélio vascular e a parede arterial com LPS bacteriano e citocinas pró-inflamatórias. Os monócitos e macrófagos vasculares nos pacientes com fenótipo MØ+ enfrentam esse desafio com uma resposta inflamatória anormalmente elevada, que pode contribuir diretamente para a aterosclerose e pode precipitar eventos tromboembólicos.[110]

As doenças cardiovasculares são cada vez mais reconhecidas como tendo um importante componente inflamatório sistêmico, enfatizando ainda mais as possíveis similaridades com as doenças inflamatórias periodontais.[140] Como tal, a detecção de marcadores inflamatórios sistêmicos desempenha um papel cada vez mais importante na avaliação de riscos vasculares como o IM e o AVC. Proteínas de fase aguda, como a *proteína C-reativa* (PCR) e o fibrinogênio, são produzidas no fígado em resposta a estímulos inflamatórios ou infecciosos e atuam como marcadores inflamatórios.[139] A PCR induz os monócitos e macrófagos a produzirem fator tecidual, o qual estimula a via da coagulação e aumenta a coagulação sanguínea. Níveis aumentados de fibrinogênio podem contribuir para esse processo. A PCR também estimula a cascata do complemento, exacerbando ainda mais a inflamação.

Elevações nos níveis séricos de PCR e fibrinogênio são fatores de risco bem aceitos para a doença cardiovascular.[138,139] Pesquisas têm se concentrado na periodontite como um potencial gatilho para a inflamação sistêmica. Os níveis séricos de PCR e fibrinogênio estão muitas vezes elevados nos pacientes com periodontite, em comparação com indivíduos sem periodontite.[27,94,175] Essas proteínas de fase aguda podem atuar como etapas intermediárias na via desde a infecção periodontal até a doença cardiovascular (Figuras 15.5 e 15.6). Logo, as doenças periodontais podem ter tanto efeitos diretos sobre os grandes vasos sanguíneos (p. ex., formação de ateroma), como indiretos, que estimulam alterações no sistema cardiovascular (p. ex., elevação das respostas inflamatórias sistêmicas).

Existem evidências para esses mecanismos que podem ser observadas a partir de estudos de intervenção, nos quais os níveis séricos dos mediadores inflamatórios e marcadores são avaliados antes e depois do tratamento periodontal. Por exemplo, em pacientes com periodontite crônica, os níveis séricos de IL-6 e PCR são reduzidos após a raspagem e o alisamento radicular.[33] Uma revisão sistemática e metanálise de 25 estudos de intervenção examinando pacientes com periodontite com e sem tratamento periodontal demonstraram que o tratamento periodontal foi associado a uma redução significativa nos níveis séricos de PCR, IL-6, fibrinogênio e TNF-α.[164] A doença periodontal inflamatória (comparada com a saúde periodontal) também está associada à função endotelial vascular alterada.[34] A função endotelial vascular alterada é um fator de risco principal para eventos tromboembólicos. Após a raspagem e o alisamento radicular com redução marcante da inflamação periodontal, os marcadores de saúde vascular sofrem um aumento significativo com o tempo.[34,168] A avaliação funcional da função endotelial vascular também retorna ao normal após a raspagem e o alisamento radicular.[148,168] Esses resultados sugerem que a inflamação periodontal afeta de forma adversa a saúde do endotélio vascular, enquanto a redução na inflamação melhora a saúde do endotélio. Ainda se desconhece se essas alterações têm impacto direto no risco de eventos cardiovasculares agudos. Até o presente momento, ainda não existem estudos de intervenção de controle clínico de pacientes acompanhados por um longo período.

Papel da Doença Periodontal na Disfunção Erétil

A disfunção erétil (DE) está associada à disfunção endotelial, e níveis elevados de estresse oxidativo e de inflamação sistêmica são comuns tanto na doença periodontal como na DE. Estudos mostraram relação entre as duas doenças. Em um grande estudo de caso-controle com aproximadamente 200 mil indivíduos de Taiwan, aqueles que apresentavam DE eram significativamente mais propensos a ter periodontite crônica que aqueles sem DE, com razão de chance de 3,35 após o ajuste das variáveis de confusão.[78] Outros estudos corroboraram esses achados em populações menores de outros países,[129,152,179] e uma revisão sistemática de quatro estudos encontrou uma associação significativa entre periodontite e DE, com razão de chance de 3,07.[171] Um estudo de intervenção foi conduzido em 120 indivíduos com DE e periodontite crônica, no qual 60 pacientes foram submetidos a raspagem e alisamento radicular, e outros 60 pacientes não passaram por tratamento periodontal, compreendendo o grupo controle.[1] Três meses depois, o grupo submetido a tratamento periodontal apresentou melhora significativa na DE, enquanto o grupo controle não apresentou alterações. Esses estudos preliminares sugerem uma relação entre a periodontite e a DE, porém mais pesquisas são necessárias para a compreensão dos mecanismos de interação.

Doença Periodontal e Acidente Vascular Cerebral (AVC)

O infarto cerebral isquêmico, também denominado derrame, é muitas vezes precedido por uma infecção bacteriana ou viral sistêmica. Em um estudo, pacientes com isquemia cerebral tiveram cinco vezes mais probabilidade de ter tido uma infecção sistêmica dentro de 1 semana antes do evento isquêmico que indivíduos controles não isquêmicos.[52] A infecção recente foi um fator de risco significativo para a isquemia cerebral, sendo independente de outros fatores de risco conhecidos, como hipertensão, histórico de AVC, diabetes, tabagismo e CC. Curiosamente, a presença de infecção sistêmica antes do derrame resultou em isquemia significativamente maior e um defeito neurológico pós-isquêmico mais grave que o derrame não precedido por infecção.[53] Os pacientes que sofreram derrame precedido por uma infecção tinham níveis ligeiramente mais elevados de fibrinogênio plasmático e níveis significativamente mais altos de PCR comparados com aqueles sem infecção.

Infecção Periodontal Associada a Acidente Vascular Cerebral (Derrame)

O acidente vascular cerebral (AVC) é classificado em hemorrágico ou não hemorrágico. O não hemorrágico, também denominado isquêmico, é geralmente causado por eventos tromboembólicos e aterosclerose cerebrovascular, enquanto o derrame hemorrágico frequentemente resulta de uma hemorragia vascular, como um aneurisma. A doença periodontal foi associada inicialmente a um grande aumento no risco de AVC não hemorrágico. Vários estudos demonstraram que a doença periodontal está associada a um aumento no risco de derrame.

Em um estudo de caso-controle, pacientes com periodontite grave apresentavam 4,3 vezes mais chance de derrame comparado com pacientes com periodontite leve ou sem periodontite.[51] A periodontite grave foi um fator de risco em homens com menos de 65 anos de idade, mas não em mulheres. Em um estudo longitudinal com 1.137 homens dentados que foram acompanhados durante cerca de 24 anos, os indivíduos com mais de 20% de perda óssea radiográfica no exame inicial tinham chance três vezes maior de sofrer um derrame quando em comparação com aqueles com menos de 20% de perda óssea.[74] Houve uma forte relação da periodontite no risco de derrame em pacientes do sexo masculino com menos de 65 anos de idade em comparação com indivíduos de mais idade. Tanto estudos epidemiológicos relevantes como revisões sistemáticas da evidência sugeriram um risco aumentado em três vezes de AVC em pacientes com periodontite.[69,176]

Como discutido anteriormente, a infecção periodontal pode contribuir diretamente para a patogênese da aterosclerose, fornecendo um desafio bacteriano persistente ao endotélio arterial e contribuindo para o processo inflamatório dirigido por monócitos e macrófagos, resultando em ateromatose e estreitamento da luz do vaso. Além disso, a infecção periodontal pode estimular uma série de efeitos sistêmicos indiretos, como a produção elevada de fibrinogênio e PCR, que aumentam o risco de derrame (Figuras 15.5 e 15.6). Por fim, a bacteremia com cepas bacterianas PAAP-positivas das placas supra e subgengival pode aumentar a agregação plaquetária, contribuindo para a formação de trombo e subsequente tromboembolismo, que consiste na principal causa do derrame.[110]

CORRELAÇÃO CLÍNICA

A infecção periodontal pode contribuir diretamente para a patogênese da aterosclerose, fornecendo um desafio bacteriano persistente ao endotélio arterial e contribuindo para o processo inflamatório dirigido por monócitos e macrófagos, resultando em ateromatose e estreitamento da luz do vaso.

Doença Periodontal e Diabetes Melito

A relação entre o diabetes melito (DM) e a doença periodontal tem sido extensamente estudada. Com base em pesquisas epidemiológicas, fica evidente que o DM aumenta o risco e a gravidade das doenças periodontais.[112] Os mecanismos biológicos pelos quais o DM influencia o periodonto são discutidos no Capítulo 14. A prevalência e a gravidade aumentadas da periodontite geralmente observadas em pacientes com DM, principalmente naqueles com controle metabólico ruim, levaram à descrição da doença periodontal como a "sexta complicação do DM".[99] Além das cinco complicações "clássicas" do diabetes (Quadro 15.2), a American Diabetes Association reconheceu oficialmente que a doença periodontal é comum em pacientes com diabetes e seus Standards of Care incluem pesquisar um histórico de infecções odontológicas passadas ou atuais como parte da avaliação do paciente.[4] Desde 2009, esses protocolos recomendam especificamente

---

Quadro 15.2 Complicações do Diabetes Melito.

1. Retinopatia
2. Nefropatia
3. Neuropatia
4. Doença macrovascular
5. Alteração no processo de cicatrização
6. Doença Periodontal

De Löe H: Periodontal disease: the sixth complication of diabetes mellitus. *Diabetes Care* 16(Suppl 1):329, 1993.

que o médico encaminhe o paciente com DM para o cirurgião-dentista para a realização de um exame periodontal e dental criterioso.[5]

Vários estudos examinaram os efeitos do diabetes no periodonto, enquanto outros examinaram o efeito da infecção periodontal no controle do diabetes.[112] Esses estudos são difíceis de serem realizados, uma vez que há influência do curso do tratamento médico do DM durante o estudo. As seguintes perguntas permanecem:

- A presença ou a gravidade da doença periodontal afeta o estado metabólico do paciente diabético?
- O tratamento periodontal visando reduzir as bactérias e minimizar a inflamação tem um efeito mensurável no controle glicêmico (glicose sanguínea)?

Uma revisão de quatro estudos incluindo mais de 22 mil indivíduos concluiu que a incidência, ou seja, novos diagnósticos de DM tipo 2 foi significativamente maior em indivíduos com doença periodontal que em indivíduos sem a doença.[15] Em um estudo longitudinal com pacientes portadores de DM tipo 2, a doença periodontal grave foi associada a uma importante piora do controle glicêmico ao longo do tempo.[161] Pacientes com doença periodontal grave no exame inicial tiveram uma incidência maior de piora do controle glicêmico ao longo de um período de 2 a 4 anos em comparação com aqueles sem periodontite no exame inicial. Neste estudo, a periodontite precedeu a piora do controle glicêmico. A periodontite também foi associada a complicações clássicas do DM. Adultos diabéticos com periodontite grave no exame inicial tiveram uma incidência significativamente maior de complicações renais e macrovasculares ao longo de 1 a 11 anos subsequentes, quando em comparação com adultos diabéticos com periodontite discreta ou apenas gengivite,[167] apesar de ambos os grupos terem controle glicêmico semelhante. Uma ou mais complicações cardiovasculares ocorreram em 82% dos pacientes com periodontite grave *versus* 21% dos pacientes sem periodontite grave. Novamente, a periodontite grave precedeu o aparecimento de complicações clínicas do DM nesses indivíduos.

Em pacientes diabéticos com periodontite, o tratamento periodontal pode trazer benefícios no controle da glicemia.[41,112,151,154,163] Isso ocorre principalmente nos pacientes com controle glicêmico relativamente ruim e destruição periodontal mais avançada antes do tratamento. Desde 1960,[174] diversos estudos examinaram o impacto da terapia periodontal no controle glicêmico em pacientes com diabetes. A maioria desses estudos comparou a raspagem e o alisamento radicular (com ou sem antibióticos sistêmicos adjuvantes) sem terapia periodontal e acompanhou os pacientes por vários meses para avaliar as alterações no controle glicêmico medidas pelos valores de hemoglobina glicada (HbA1c). Outros incluíram no regime de tratamento não apenas a raspagem e o alisamento radicular, mas também a extração de dentes com o periodonto comprometido e até mesmo a cirurgia periodontal. Muitos desses estudos mostraram uma melhora significativa no controle glicêmico, conforme determinado pelas reduções nos valores de HbA1c, no grupo que recebeu tratamento periodontal comparado com o grupo não tratado.[55,81,120] Outros estudos mostraram alteração mínima no controle glicêmico em pacientes tratados periodontalmente.[3,23,42,156]

Quando estudos de regimes de tratamento semelhantes demonstram resultados conflitantes, revisões sistemáticas com metanálises dos dados são essenciais para auxiliar o clínico na avaliação das evidências. Diversas revisões sistemáticas e metanálises mostraram consistentemente que a terapia periodontal está associada a uma melhora estatisticamente significativa e clinicamente relevante no controle glicêmico em pacientes com diabetes e periodontite.[41,151,163] No entanto, os clínicos devem entender que os pacientes podem ou não ter resultados semelhantes aos resultados médios em qualquer estudo ou revisão sistemática. Ou seja, os resultados do tratamento variam de paciente para paciente, e os clínicos não devem esperar o mesmo resultado em todos os pacientes. Esses estudos sugerem que a terapia periodontal é mais provável de resultar em melhora de curto prazo na glicemia naqueles pacientes diabéticos com periodontite severa e controle metabólico ruim que demonstram redução acentuada na inflamação periodontal após o tratamento. Por outro lado, indivíduos com diabetes e periodontite moderadamente bem controlados ou bem controlados que apresentam menor redução da inflamação podem demonstrar alterações mínimas ou nenhuma no controle glicêmico.

FLASHBACK

A doença periodontal foi descrita como a "sexta complicação" do diabetes em razão do aumento da prevalência e gravidade da periodontite em geral observada em pacientes com diabetes, especialmente aqueles com controle metabólico deficiente.

A maioria dos estudos que avalia o tratamento periodontal e seu impacto no controle glicêmico foi realizada em pacientes com DM tipo 2, no entanto os pesquisadores sugerem que a terapia periodontal pode ter um impacto menor no controle glicêmico de pacientes com DM tipo 1 que aqueles com doença tipo 2.[16] Em um estudo com pacientes com DM tipos 1 e 2 com periodontite, o tratamento periodontal foi associado a uma melhora significativa no controle glicêmico de todos os pacientes DM tipo 2, mas não nos de tipo 1, independentemente da condição periodontal de cada grupo.[16]

É comum se observar uma grande variabilidade interindividual à resposta a diversos tipos de tratamento médico em pacientes com DM tipo 1. Similarmente, existe uma grande variabilidade no impacto do tratamento periodontal no controle glicêmico nessa mesma população. Por exemplo, um estudo do tratamento periodontal em 65 pacientes com DM tipo 1 e periodontite crônica mostrou alta variação nas respostas.[166] Embora tenha existido melhora geral na saúde periodontal após o tratamento, aproximadamente 35% dos pacientes exibiram melhora no controle glicêmico, 37% não apresentaram modificações relevantes e 28% apresentaram piora no controle glicêmico após o tratamento. Neste estudo, os indivíduos foram divididos em dois grupos: (1) aqueles com melhor controle glicêmico de base (i.e., valores de hemoglobina glicada inferiores a 8,5%); e (2) aqueles com pior controle glicêmico (i.e., valores de hemoglobina glicada iguais ou superiores a 8,5%). Curiosamente, o dobro de indivíduos apresentou melhora no controle glicêmico no grupo 2, quando em comparação com o grupo 1. Portanto, o clínico pode prever melhor resposta glicêmica ao tratamento periodontal nos pacientes com DM tipo 1 cujo controle glicêmico é relativamente ruim em comparação àqueles cujo controle glicêmico é bom antes do tratamento periodontal.

Embora o uso rotineiro de antibióticos sistêmicos para o tratamento de periodontite crônica não seja justificado, os pacientes com DM descontrolado e periodontite grave podem ser candidatos a essa forma de terapia. Os antibióticos permanecem adjuntos à remoção mecânica necessária de placa e cálculo. Os mecanismos pelos quais os antibióticos podem induzir alterações positivas no controle glicêmico quando combinados ao desbridamento mecânico permanecem desconhecidos. Os antibióticos sistêmicos podem eliminar bactérias residuais após a raspagem e o alisamento radicular, diminuindo a resposta do hospedeiro às bactérias. Sabe-se também que as tetraciclinas suprimem a glicosilação de proteínas e diminuem a atividade das enzimas que degradam os tecidos, como as metaloproteinases de matriz (MMPs). Essas alterações podem contribuir para a melhora no controle metabólico do DM.

Infecção Periodontal Associada ao Controle Glicêmico no Diabetes

A compreensão dos efeitos de outras infecções é útil para descrever os mecanismos pelos quais a infecção periodontal influencia a glicemia. Sabe-se que a inflamação sistêmica exerce um papel muito importante na dinâmica da glicose e da sensibilidade à insulina. Como discutido anteriormente, as doenças periodontais podem induzir ou perpetuar um estado inflamatório crônico sistêmico, que se reflete no aumento dos níveis séricos de IL-6, PCR e fibrinogênio, observados em muitos pacientes com periodontite.[33,94,162] A inflamação induz à resistência à insulina, o que é geralmente acompanhado por infecções sistêmicas. Por exemplo, infecções virais e bacterianas agudas não periodontais aumentam a resistência à insulina e agravam o controle glicêmico.[141,177] Isso ocorre em indivíduos com ou sem diabetes. As infecções sistêmicas aumentam a resistência tecidual à insulina por meio de vários mecanismos, impedindo a entrada de glicose nas células-alvo, resultando em concentrações elevadas de glicose no sangue e exigindo aumento da produção de insulina pelo pâncreas para manter a glicemia normal. A resistência à insulina pode persistir por semanas ou até meses depois de o paciente se recuperar clinicamente da doença. No indivíduo com DM tipo 2, que já tem uma resistência insulínica importante, a resistência à insulina tecidual adicional, induzida pela infecção, pode exacerbar consideravelmente o controle glicêmico ruim.

É possível que infecções periodontais crônicas Gram-negativas também possam resultar em resistência aumentada à insulina e controle glicêmico ruim.[54,162] Em pacientes com periodontite, o desafio sistêmico persistente com bactérias periodontais patogênicas e seus produtos resulta em uma regulação positiva da resposta imunoinflamatória, com elevação nos níveis séricos de mediadores pró-inflamatórios, como IL-1β, TNF-α e IL-6, semelhantes a infecções sistêmicas bem reconhecidas, mas de forma mais persistente e crônica (Figura 15.7). O aumento dos níveis séricos de várias citocinas, incluindo TNF-α e IL-6, está associado ao aumento da resistência à insulina. Esse mecanismo explicaria a piora do controle glicêmico associada à periodontite grave. O tratamento periodontal visando diminuir a agressão bacteriana e reduzir a inflamação pode resultar em menor inflamação sistêmica, restaurando a sensibilidade à insulina com o passar do tempo, resultando, assim, em controle metabólico melhorado. A melhora no controle glicêmico observada em vários estudos com tratamento periodontal sustenta tal hipótese. Esse mecanismo também pode explicar diferenças na resposta glicêmica ao tratamento periodontal entre os pacientes portadores de DM tipos 1 e 2.[16] O DM tipo 2 está fortemente associado à resistência à insulina, logo o tratamento periodontal que reduz a inflamação sistêmica pode melhorar a sensibilidade da insulina e resultar em melhor controle glicêmico. Em contrapartida, o DM tipo 1 não está fortemente associado à resistência à insulina, portanto a redução da inflamação após o tratamento periodontal pode não ter um grande efeito na sensibilidade à insulina, o que minimiza o efeito do tratamento periodontal nesses pacientes.

Doença Periodontal e Asma

Evidências avaliando a relação entre doença periodontal e asma são relativamente escassas. O maior estudo já conduzido sobre o assunto foi um estudo de caso-controle envolvendo 220 adultos, dos quais metade apresentava um quadro de asma grave e metade não tinha asma.[50] Após o ajuste para idade, tabagismo, nível de escolaridade e índice de massa corporal, os indivíduos com periodontite tiveram 4,8 vezes mais chances de ter asma grave que aqueles sem periodontite. Embora não demonstre relação de causa e efeito, este estudo sugere uma possível ligação entre doença periodontal inflamatória e asma em adultos.

Medicina Periodontal na Prática Clínica

O conceito de que as doenças periodontais são entidades localizadas que afetam apenas os dentes e seus tecidos de sustentação é muito simplista. Em vez de serem limitadas ao periodonto, as doenças periodontais inflamatórias podem ter efeitos sistêmicos de longo alcance. Na maioria das pessoas, esses efeitos são relativamente sem consequência ou pelo menos subclínicos. Em indivíduos suscetíveis, entretanto, a infecção periodontal pode agir como um fator de risco independente para a doença sistêmica, podendo estar envolvida no metabolismo patogênico básico dessas condições. Além disso, a infecção periodontal pode exacerbar distúrbios sistêmicos preexistentes.

Doença Periodontal e Saúde Sistêmica

O uso apropriado do conhecimento das relações potenciais entre a doença periodontal e a saúde sistêmica requer que o cirurgião-dentista reconheça a cavidade oral como um dos muitos sistemas relacionados. Uma infecção do tamanho da palma da mão na perna de uma gestante seria uma preocupação importante para a paciente e seu médico em razão das consequências potenciais negativas dessa infecção localizada sobre a saúde materna e fetal. De forma semelhança, uma infecção supurada no pé de um paciente diabético seria motivo para avaliação imediata e tratamento agressivo, considerando os efeitos dessas infecções sobre o controle metabólico do diabetes.

As infecções periodontais devem ser vistas de maneira semelhante. A periodontite consiste em uma infecção Gram-negativa que frequentemente resulta em inflamação grave, com potencial disseminação de microrganismos e seus produtos por todo o corpo. Entretanto, a periodontite tende a ser uma doença "silenciosa" até que a destruição resulte em sintomas orais agudos. A maioria dos pacientes, bem como muitos profissionais de saúde, não reconhece a infecção potencial que existe dentro da cavidade oral.

Orientação ao Paciente

A orientação e a educação do paciente são prioridades. Há apenas 30 anos, os fatores de risco envolvidos na CC eram desconhecidos; entretanto, atualmente, é difícil encontrar uma pessoa que desconheça a relação entre o colesterol e a cardiopatia. Essa mudança foi causada por pesquisas que demonstraram claramente o risco aumentado para cardiopatia entre indivíduos com níveis elevados de colesterol, seguidas por esforços intensivos de educação para disseminar a mensagem da comunidade científica para o público em geral. É importante que se reconheça que os níveis altos de colesterol não *causam* cardiopatia em todos os indivíduos, e sim *aumentam muito o risco* para a doença. O colesterol também foi associado à patogenia da CC.

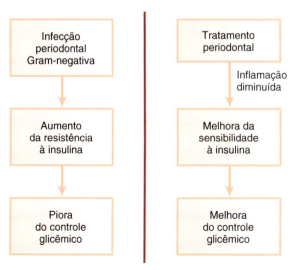

Figura 15.7 Efeitos potenciais da infecção periodontal e do tratamento periodontal sobre a glicemia de pacientes diabéticos.

De modo similar, os esforços para educação dos pacientes no domínio da medicina periodontal devem enfatizar a natureza inflamatória da infecção periodontal, o risco aumentado para doenças sistêmicas associadas à infecção e o possível papel biológico que a infecção periodontal desempenha nas doenças sistêmicas. Poucos indivíduos tinham seus níveis de colesterol avaliados até que o conhecimento da ligação entre colesterol e cardiopatia fosse difundido. Da mesma forma, uma apreciação maior dos efeitos potenciais da infecção periodontal na saúde sistêmica pode resultar no aumento da demanda pela avaliação periodontal.

A percepção aumentada da comunidade pode ser derivada de jornais, revistas e outras fontes legais, entretanto a origem mais confiável da informação deve ser o cirurgião-dentista e o médico por meio do contato diário com os pacientes. Uma gestante geralmente sabe que as infecções podem afetar adversamente sua gravidez. Os pacientes portadores de diabetes geralmente sabem que as infecções prejudicam o controle glicêmico. Entretanto, vários desses pacientes desconhecem que infecções periodontais ocultas podem ter o mesmo efeito que as infecções clínicas evidentes. O cirurgião-dentista é responsável por diagnosticar as infecções periodontais, fornecer tratamento apropriado e prevenir a recorrência ou a progressão da doença. Uma vez que muitos médicos não são familiarizados com a cavidade oral e pesquisas nesse campo, os cirurgiões-dentistas devem alcançar a comunidade médica para melhorar a assistência aos pacientes por meio da orientação, educação e comunicação.[111] Similarmente, os pacientes devem ser orientados acerca da prevenção de doenças. Do mesmo modo que os pacientes sabem que a diminuição dos seus níveis de colesterol pode diminuir os seus riscos para cardiopatias, a prevenção da infecção periodontal deve ser salientada. Um médico seria negligente se não fornecesse orientação sobre a diminuição do colesterol, perda de peso e abandono do tabagismo para um paciente com risco de CC. Da mesma forma, controlar o fator de risco da infecção periodontal exige que o cirurgião-dentista enfatize medidas preventivas pessoais e profissionais focadas em higiene oral e consultas de manutenção.

Conclusão

A doença periodontal *causa* CC, DPOC ou evolução adversa da gestação? Tal questão só poderá ser respondida com base na evidência atualmente disponível e com o conhecimento de que as conclusões podem mudar conforme o surgimento de evidências futuras. A doença periodontal pode aumentar o risco para distúrbios sistêmicos. Mecanismos biológicos plausíveis confirmam o papel da infecção periodontal nessas condições, mas esta não deve ser encarada como a causa dessas doenças sistêmicas mais do que se diz que o colesterol causa cardiopatia. A infecção periodontal é um dos muitos fatores de risco potenciais para várias condições sistêmicas. Felizmente, é um fator de risco de fácil modificação, diferentemente da idade, do sexo e de influências genéticas.

A teoria da infecção focal do começo do século XX foi ampla e apropriadamente desacreditada quando o tratamento baseado na teoria da exodontia não teve efeito sobre as doenças subjacentes que a infecção oral supostamente causava. De modo semelhante, a utilidade clínica da base do nosso conhecimento somente agora está evoluindo. Pesquisas futuras irão delinear o papel da infecção periodontal na saúde sistêmica. As associações entre infecção periodontal e condições como baixo peso ao nascimento e parto prematuro, diabetes, doenças cardiovasculares e cerebrovasculares e doenças respiratórias podem ser adicionalmente consubstanciadas. Estudos longitudinais e de intervenção são necessários antes que qualquer relação de causa e efeito seja atribuída.

O campo da medicina periodontal oferece novas percepções do conceito da cavidade oral como um sistema interconectado com todo o corpo humano. Por vários anos, os cirurgiões-dentistas reconheceram os efeitos das condições sistêmicas sobre a cavidade oral. Só agora, no entanto, estão começando a compreender mais completamente o impacto do periodonto sobre a saúde sistêmica.

Finalmente, é importante observar as diferenças entre a ciência e a arte da odontologia e a sua relação com a medicina periodontal. A ciência se baseia, geralmente, em médias e desvios padrões ou erros padrões. Logo, a ciência pode determinar que, em média, os pacientes diabéticos com doença periodontal têm um controle glicêmico pior que os diabéticos com saúde periodontal. Entretanto, o paciente que está sentado na cadeira odontológica pode ser ou não um paciente da "média". Em outras palavras, o paciente pode apresentar ou não os mesmos achados determinados para a média da população; ele pode estar em algum lugar dentro ou fora do desvio padrão. Ele pode ter um controle glicêmico muito ruim, diretamente relacionado com a doença periodontal, ou ter controle glicêmico médio, ou, ainda, um bom controle glicêmico. A prática clínica da medicina periodontal reconhece que, embora um tratamento baseado em evidência seja a chave-mestra da odontologia moderna, cada paciente é um indivíduo, e, portanto, pode ou não se encaixar na média determinada pela ciência.

 Acesse Casos Clínicos em https://www.grupogen.com.br.

Referências Bibliográficas

 As referências bibliográficas deste capítulo estão disponibilizadas em https://www.grupogen.com.br.

SEÇÃO V PATOLOGIA GENGIVAL

CAPÍTULO 16

Mecanismos de Defesa da Gengiva

Marcelo Freire | Jaime Bulkacz | Fermin A. Carranza

SUMÁRIO DO CAPÍTULO

Fluido Sulcular, 237
Leucócitos na Área Dentogengival, 240
Saliva, 240

O tecido gengival está sujeito a desafios contínuos, influenciando o tipo de resposta do hospedeiro. A superfície epitelial, a resposta imune, o fluido gengival e a saliva fornecem respostas ativas para a manutenção da saúde da gengiva. O Capítulo 3 faz uma revisão do papel do epitélio, incluindo o seu grau de queratinização e a sua taxa de regeneração. Este capítulo descreve importantes mecanismos do repertório de respostas gengivais, incluindo o papel do fluido gengival, do epitélio juncional, da permeabilidade, do epitélio sulcular, da saliva e dos leucócitos.

Fluido Sulcular

O fluido sulcular, ou *fluido gengival (FG)*, contém uma gama de mediadores biológicos, células e bactérias. Seu possível papel na defesa oral, reconhecido desde o século XIX, foi elucidado pelos trabalhos pioneiros de Waerhaug[110] e Brill e Krasse[14] durante os anos 1950. Estes dois últimos pesquisadores aplicaram filtro de papel nos sulcos gengivais de cães previamente submetidos a injeções intramusculares de fluoresceína. Após 3 minutos, o material fluorescente foi recuperado nas tiras de papel, o que indicou a passagem de fluido da corrente sanguínea através dos tecidos e a saída do fluido via sulco gengival.

Em estudos subsequentes, Brill[11,13] confirmou a presença de FG em humanos e o considerou um "transudato". No entanto, outros pesquisadores[66,111] demonstraram que o FG é um exsudato inflamatório, em vez de um transudato contínuo. Na gengiva rigorosamente normal, pouco ou nenhum fluido pode ser coletado.

Mais recentemente, o interesse no desenvolvimento de testes para detectar ou prever a doença periodontal resultou em muitos ensaios de pesquisa sobre os componentes, a origem e a função do FG.[19] Marcadores potenciais encontrados no fluido gengival são utilizados hoje como ferramentas para o diagnóstico de atividade de doenças periodontais e o retorno à homeostase, com potencial para a avaliação de marcadores sistêmicos.

Métodos de Coleta

O obstáculo mais difícil de ser contornado durante a coleta do FG é a escassez de material que pode ser obtido do sulco. Muitos métodos de coleta foram testados[10,12,54,57,68,70,95] e incluem o uso de tiras de papel absorvente, a colocação de fios torcidos em volta e dentro do sulco e técnicas envolvendo micropipetas e lavagens intrassulculares. Existem limitações em relação às técnicas, incluindo coleta de fluido, tempo de coleta, taxa de fluxo, contaminação e reprodutibilidade.

As tiras de papel absorvente são colocadas dentro do sulco (método intrassulcular) ou em sua entrada (método extrassulcular) (Figura 16.1), sendo importante sua colocação em relação ao sulco ou à bolsa. A técnica de Brill envolve a sua inserção na bolsa até que se encontre resistência (Figura 16.1A). Esse método produz algum grau de irritação do epitélio sulcular, podendo ele próprio desencadear o fluxo de fluido.

Para minimizar essa irritação, Löe e Holm-Pedersen[66] colocaram a tira de papel absorvente logo na entrada da bolsa ou sobre ela (Figura 16.1B-C), pois, dessa maneira, o fluido que escoa para fora é coletado pela tira, mas o epitélio sulcular não entra em contato com o papel.

Weinstein et al.[111] utilizaram fios retorcidos previamente pesados, colocados no sulco gengival em volta do dente. A quantidade de fluido coletada foi estimada pesando-se a amostra de fio.

O uso de micropipetas permite a coleta do fluido por capilaridade. Tubos capilares de comprimento e diâmetro padronizados são colocados na bolsa, e o seu conteúdo é centrifugado e analisado posteriormente.[10-12]

As lavagens creviculares podem ser usadas para estudar o FG da gengiva clinicamente normal. O método envolve o uso de um aparelho que consiste em uma placa de acrílico rígida, conectada a quatro tubos de coleta, que cobre a maxila, com bordas moles e um sulco que acompanha as margens gengivais. As lavagens são obtidas enxaguando-se as áreas creviculares de um lado a outro com o uso de uma bomba peristáltica.[20]

Uma modificação do método anterior envolve o uso de duas agulhas de injeção que foram encaixadas uma na outra para que, durante a amostragem, a agulha interna (ejeção) esteja no fundo da bolsa, e a agulha externa (coleta), na margem gengival. A agulha de coleta é drenada para um tubo de amostra via sucção contínua.[95]

Permeabilidade dos Epitélios Juncional e Sulcular

Os estudos iniciais realizados por Brill e Krasse[14] envolvendo o uso de fluoresceína foram confirmados posteriormente com substâncias como tinta nanquim[89] e óxido de ferro sacarosado.[20] As substâncias que exibiram capacidade para penetrar o epitélio sulcular incluem albumina,[88] endotoxina,[87,92] timidina,[45] histamina,[25] fenitoína[105] e peroxidase de raiz forte.[72] Esses achados indicam permeabilidade a substâncias com um peso molecular de até 1.000 kD.

Squier e Johnson[104] analisaram mecanismos de penetração através do epitélio intacto. O movimento intercelular das moléculas e íons ao longo dos espaços intercelulares parece ser um dos mecanismos possíveis, e as substâncias que adotam essa rota não atravessam as membranas celulares.

Quantidade

A quantidade de FG coletada em uma tira de papel pode ser estudada de diversas maneiras. A área molhada pode ficar mais visível por meio da coloração com ninidrina; depois, é medida planimetricamente em uma fotografia ampliada ou com uma lupa ou um microscópio.

Foi concebido um método eletrônico para medir o fluido coletado em um "papel absorvente" (Periopaper®) com o uso de um transdutor eletrônico (Periotron®, Harco Electronics, Winnipeg, Manitoba, Canadá) (Figura 16.2). A umidade da tira de papel afeta o fluxo de uma corrente elétrica e fornece uma leitura digital. Uma comparação entre o método de coloração com ninidrina e o eletrônico realizado *in vitro* não revelou diferenças significativas entre as duas técnicas.[107]

A quantidade coletada de FG é extremamente pequena. Medições realizadas por Cimasoni[20] mostraram que uma tira de papel de 1,5 mm de largura e inserida 1 mm dentro do sulco de uma gengiva ligeiramente inflamada absorve aproximadamente 0,1 mg de FG em 3 minutos. Challacombe[18] usou um método de diluição de isótopos para medir a quantidade de FG presente em determinado espaço a qualquer momento. Seus cálculos para voluntários humanos com índices gengivais médios abaixo de 1 mostraram que o volume médio de FG nos espaços proximais dos dentes molares variavam de 0,43 a 1,56 μL.

Composição

Os componentes do FG são caracterizados por meio de suas proteínas, seus metabólitos,[66,79,96] anticorpos específicos, antígenos[32,86] e suas enzimas de várias especificidades.[15] O FG também contém elementos celulares.[25,28,113]

Diversas pesquisas tentaram usar componentes do FG para detectar ou diagnosticar doenças ativas ou prever quais pacientes apresentam risco para doença periodontal (Tabela 16.1).[3] Até agora, mais de 40 compostos encontrados no FG foram analisados,[83] mas a sua origem exata não é conhecida. Esses compostos podem ser derivados do hospedeiro ou produzidos por bactérias no sulco gengival, mas pode ser difícil de elucidar sua origem; os exemplos incluem a beta-glucoronidase, que é uma enzima lisossômica, e a lactato desidrogenase, uma enzima citoplasmática. As fontes das colagenases podem ser os fibroblastos ou os leucócitos polimorfonucleares (PMNs [neutrófilos]),[5,81] ou as colagenases podem ser secretadas pelas bactérias.[32] As fosfolipases são enzimas lisossômicas e citoplasmáticas, mas também

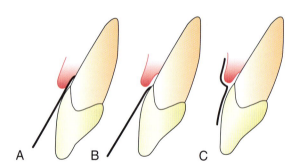

Figura 16.1 Colocação de uma tira de filtro de papel no sulco gengival para a coleta de fluido. (A) Método intrassulcular. (B-C) Métodos extrassulculares.

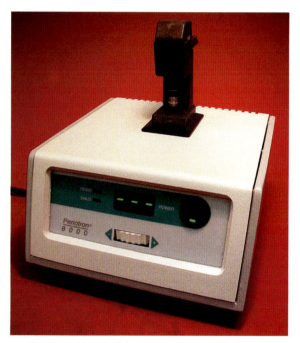

Figura 16.2 Dispositivo eletrônico para medir a quantidade de fluido coletado no filtro de papel.

Tabela 16.1 Testes Diagnósticos do Fluido Gengival.

Teste	Alvo	Referência
Periocheck®	Proteinases	Page RC: Host response tests designed for diagnosing periodontal disease. *J Periodontol* 63 (4 Suppl):356-366, 1992.
Prognostik®	Elastase	http://www.ncbi.nlm.nih.gov/pmc/articles/PMC3118084/
Biolise®	Elastase	https://www.ncbi.nlm.nih.gov/pmc/articles/PMC3118084/
MMP Dip Stick®	MMP-8	Mäntylä P, Stenman M, Kinane DF, Tikanoja S, Luoto H, Salo T, Sorsa T: Gingival crevicular fluid collagenase-2 (MMP-8) test stick for chair-side monitoring of periodontitis. *J Periodontal Res* 38 (4): 436-439, 2003.
Pré-teste de toxicidade	Toxinas bacterianas e proteases	http://www.ncbi.nlm.nih.gov/pmc/articles/PMC3118084/
Pocket watch®	Aspartato aminotransferase	Mäntylä P, Stenman M, Kinane DF, Tikanoja S, Luoto H, Salo T, Sorsa T: Gingival crevicular fluid collagenase-2 (MMP-8) test stick for chair-side monitoring of periodontitis. *J Periodontal Res* 38: 436-439, 2003.

MMP, metaloproteinase da matriz.

são produzidas por microrganismos.[15] A maioria dos elementos do FG detectados até o momento tem consistido em enzimas, mas também existem substâncias não enzimáticas.

Elementos Celulares

Os elementos celulares encontrados no FG incluem as bactérias, as células epiteliais descamadas e os leucócitos (i.e., PMNs, linfócitos e monócitos/macrófagos), que migram através do epitélio sulcular.[25,28]

Eletrólitos

O potássio, o sódio e o cálcio têm sido estudados no FG. A maioria dos estudos demonstrou uma correlação positiva das concentrações de cálcio e sódio com a proporção de sódio/potássio observada com a inflamação.[51-53] (Para obter mais informações, consulte as referências 51 e 52.)

Compostos Orgânicos

Tanto os carboidratos quanto as proteínas têm sido pesquisados. A hexosamina glicose e o ácido hexurônico são dois compostos encontrados no FG.[43] Os níveis de glicose sanguínea não estão correlacionados com os do FG, sendo a concentração de glicose no FG três a quatro vezes maior que no soro.[43] Isso é interpretado não apenas como um resultado da atividade metabólica dos tecidos adjacentes, mas também em função da microbiota local.

O conteúdo proteico total do FG é muito menor que o do soro.[12,14] Não foram encontradas quaisquer correlações importantes entre a concentração de proteínas no FG e a gravidade da gengivite, a profundidade da bolsa ou o grau de perda óssea.[8] Os produtos metabólicos e bacterianos identificados no FG incluem ácido lático,[44] ureia,[38] hidroxiprolina,[85] endotoxinas,[101] substâncias citotóxicas, sulfeto de hidrogênio[103] e fatores antibacterianos.[24] Muitas enzimas também foram identificadas.

A metodologia utilizada para analisar os componentes do FG é tão variada quanto a diversidade desses componentes. Entre os exemplos, temos a fluorometria para detectar metaloproteinases;[25] testes imunoenzimáticos (ELISA) para detectar os níveis enzimáticos e a interleucina-1β (IL-1β);[64] radioimunoensaios para detectar derivados da ciclo-oxigenase[80] e pró-colágeno III;[108] cromatografia líquida de alta *performance* para detectar timidazol;[61] e testes de *immunodot* para detectar proteínas da fase aguda.[100]

Atividade Celular e Humoral no Fluido Gengival

Monitorar a doença periodontal é uma tarefa complicada, pois poucos procedimentos não invasivos podem acompanhar o início e a progressão da doença. A análise dos constituintes do FG na saúde e na doença pode ser extremamente útil em consequência da simplicidade do FG e pelo fato de este fluido poder ser obtido com métodos não invasivos.

A análise do FG identificou respostas celulares e humorais tanto em indivíduos saudáveis quanto nos portadores de doença periodontal.[59] A resposta imune celular inclui o aparecimento de citocinas no FG, mas não há evidência clara de uma relação entre as citocinas e a doença; no entanto, sabe-se que a IL-1α e IL-1β aumentam a ligação dos PMNs e dos monócitos/macrófagos com as células endoteliais para estimular a produção de prostaglandina E_2 e a liberação de enzimas lisossômicas, além de estimular a reabsorção óssea.[62] Evidências preliminares também indicam a presença de interferon α no FG,[59] o qual pode ter um papel protetor na doença periodontal em razão de sua capacidade para inibir a atividade de reabsorção óssea da IL-1β.[40]

Como a quantidade de fluido recuperável dos sulcos gengivais é pequena, somente o uso de imunoensaios muito sensíveis permite a análise da especificidade dos anticorpos.[24,26,27] Um estudo que comparou os anticorpos em diferentes sulcos com anticorpos séricos direcionados para microrganismos específicos não forneceu evidência conclusiva em relação à importância da presença dos anticorpos no FG entre os indivíduos com doença periodontal.[59]

Embora seja difícil de averiguar o papel dos anticorpos nos mecanismos de defesa gengivais, o consenso é de que, em um paciente com doença periodontal, uma redução na resposta dos anticorpos é prejudicial, pois a resposta de anticorpos desempenha um papel protetor.[58]

Importância Clínica

Como um exsudato, o FG é um fluido biológico que tem potencial no diagnóstico e no tratamento de doenças.[66] Sua presença nos sulcos clinicamente normais pode ser explicada, pois a gengiva com aparência clinicamente normal exibe invariavelmente uma inflamação quando é examinada microscopicamente. Hoje há kits diagnósticos disponíveis no mercado (Tabela 16.1).

> **CORRELAÇÃO CLÍNICA**
>
> - Novas ferramentas diagnósticas possibilitam a análise de biomarcadores presentes em biofluidos orais e tecidos.
> - Medicamentos que têm como alvo os tecidos orais apresentam níveis ótimos de absorção e biodisponibilidade.
> - O fluido gengival e a saliva são fluidos biológicos que podem fornecer informações relativas à genômica e à metagenômica humanas (microbiota, transcriptoma, metaboloma e proteoma).
> - A imunidade oral é acionada pela resposta rápida dos componentes da imunidade inata (fluidos, superfície de mucosas, epitélio, mediadores celulares, moléculas, interação bactéria-hospedeiro).

A quantidade de FG é maior quando a inflamação está presente,[31,98] e às vezes é proporcional à gravidade da inflamação.[82] A produção do FG não é aumentada pelo trauma da oclusão,[71] mas, sim, pela mastigação de alimentos duros, escovação dos dentes e massagem gengival, ovulação,[64] contraceptivos hormonais,[65] próteses dentárias[77] e tabagismo.[73] Outros fatores que influenciam a quantidade de FG são a periodicidade circadiana e a terapia periodontal.

Periodicidade Circadiana

Há um aumento gradual na quantidade de FG das 6 às 22 horas e uma diminuição a partir desse horário.[9]

Hormônios Sexuais

Os hormônios sexuais femininos aumentam o fluxo de FG provavelmente porque elevam a permeabilidade vascular.[62] A gravidez, a ovulação[61] e os contraceptivos hormonais[63] aumentam a produção de FG.

Estimulação Mecânica

A mastigação[11] e a escovação gengival vigorosa estimulam o fluxo de FG. Até mesmo estímulos de menor importância como a colocação intrassulcular de tiras de papel aumentam a produção do fluido.

Tabagismo

O tabagismo produz um aumento imediato temporário mas acentuado do fluxo de FG, porém, em longo prazo, provoca uma diminuição do fluxo de saliva e FG.[73]

Terapia Periodontal

Há um aumento na produção de FG durante o período de cicatrização após cirurgia periodontal.[4]

Medicamentos no Fluido Gengival

Os medicamentos que são excretados pelo FG podem ser usados vantajosamente na terapia periodontal. Bader e Goldhaber[7] demonstraram, em cães, que as tetraciclinas são excretadas pelo FG, e essa constatação desencadeou uma ampla pesquisa que mostrou uma concentração de tetraciclinas no FG em comparação com o soro.[39] O metronidazol é outro antibiótico que tem sido detectado no FG humano[29] (Capítulo 52).

Leucócitos na Área Dentogengival

Os leucócitos, predominantemente os PMNs, têm sido encontrados nos sulcos gengivais clinicamente saudáveis em seres humanos e animais experimentais. Aparecem em quantidades pequenas no espaço extravascular, no tecido conjuntivo adjacente à porção apical do sulco; a partir dali percorrem o epitélio[17,41] e seguem para o sulco gengival, onde são expelidos (Figuras 16.3 e 16.4).

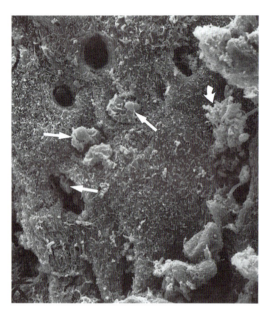

Figura 16.3 Visualização por microscopia eletrônica de varredura da parede da bolsa periodontal. Vários leucócitos estão presentes (setas retas), alguns deles parcialmente cobertos por bactérias (seta curva). As lacunas correspondem a túneis por meio dos quais os leucócitos aparecem.

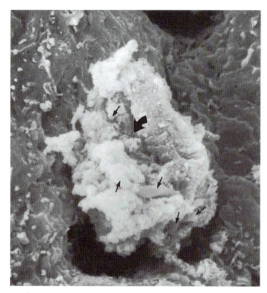

Figura 16.4 Visualização por microscopia eletrônica de varredura em uma ampliação maior que a da Figura 16.3. Um leucócito na parede da bolsa está coberto de bactérias (setas pequenas). A seta curva maior aponta para um vacúolo fagossômico por meio do qual as bactérias são fagocitadas.

Os leucócitos estão presentes nos sulcos mesmo quando os cortes histológicos do tecido adjacente estão isentos de infiltrado inflamatório.[90] As contagens diferenciais de leucócitos dos sulcos gengivais humanos clinicamente saudáveis exibiram 91,2% a 91,5% de PMNs e 8,5% a 8,8% de células mononucleares.[102,113]

As células mononucleares foram identificadas como 58% de linfócitos B, 24% de linfócitos T e 18% de fagócitos mononucleares. Constatou-se que a razão de linfócitos T para linfócitos B era o inverso da razão normal de 3:1, aproximadamente, no sangue periférico, sendo em torno de 1:3 no FG.[113]

Os leucócitos são atraídos por diferentes bactérias da placa,[49,112] mas também podem ser encontrados na região dentogengival de animais adultos isentos de germes.[67,94] Os leucócitos foram relatados no sulco gengival da gengiva saudável irritada por meio não mecânico (repouso), indicando com isso que a sua migração pode ser independente de um aumento na permeabilidade vascular.[6] A maioria dessas células está disponível e tem capacidade fagocítica e de eliminação,[56,84,91] portanto os leucócitos constituem um importante mecanismo protetor contra o aumento de placa no sulco gengival.

Na saliva, são encontrados leucócitos vivos e mortos, o que é discutido posteriormente neste capítulo. A principal porta de entrada dos leucócitos para a cavidade oral é o sulco gengival.[97]

Saliva

A saliva tem funções protetoras e mantém os tecidos orais em estado fisiológico (Tabela 16.2). Exerce importante influência sobre a placa, limpando mecanicamente as superfícies orais expostas, abrandando os ácidos produzidos pelas bactérias e modulando a atividade bacteriana com mediadores imunológicos.[78] A saliva é atualmente considerada um fluido biológico importante para o diagnóstico de saúde e doenças em seres humanos. Nela, são encontrados marcadores de doenças locais e sistêmicas. Os testes disponíveis permitem ao indivíduo aferir resultados multiômicos.[22] Hoje, análises funcionais e estáticas estão disponíveis como biossensores de saúde e doença.

Tabela 16.2 Papel da Saliva na Saúde Oral.

Função	Componentes Salivares	Mecanismo Provável
Lubrificação	Glicoproteínas, mucoides	Revestimento similar à mucina gástrica
Proteção física	Glicoproteínas, mucoides	Revestimento similar à mucina gástrica
Limpeza	Escoamento físico	Depuração dos detritos e bactérias
Tamponamento	Bicarbonato e fosfato	Antiácidos
Manutenção da integridade do dente	Minerais	Maturação, remineralização
	Película de glicoproteína	Proteção mecânica
Ação antibacteriana	Imunoglobulina A	Controle da colonização bacteriana
	Lisozima	Rompimento das paredes celulares bacterianas
	Lactoperoxidase	Oxidação das bactérias suscetíveis

Fatores Antibacterianos

A saliva transporta fatores inorgânicos e orgânicos que influenciam as bactérias e seus produtos no ambiente oral. Os fatores inorgânicos incluem íons e gases, bicarbonato, sódio, potássio, fosfatos, cálcio, fluoretos, amônio e dióxido de carbono. Os fatores orgânicos incluem lisozima, lactoferrina, mieloperoxidase, lactoperoxidase, defensinas, peptídeos e as aglutininas, como as glicoproteínas, mucinas, β2-macroglobulinas, fibronectina[108] e anticorpos.

A *lisozima* é uma enzima hidrolítica que cliva, *in vitro*, a ligação entre os componentes estruturais da região contendo ácido murâmico glicopeptídeo da parede celular de algumas bactérias. A lisozima age tanto nos organismos Gram-negativos quanto nos Gram-positivos,[46] e seus alvos incluem as espécies de *Veillonella* e a *Actinobacilus actinomycetemcomitans*. Ela age em nível molecular, protegendo a cavidade oral e repelindo invasores bacterianos transitórios.[48]

O *sistema lactoperoxidase-tiocianato* na saliva mostrou ser bactericida para algumas cepas de *Lactobacillus* e *Streptococcus*,[75,93] impedindo o acúmulo de lisina e ácido glutâmico, ambos essenciais para o crescimento bacteriano. Outro achado antibacteriano é a lactoferrina, que é eficaz contra as espécies de *Actinobacillus*.[50]

A *mieloperoxidase*, uma enzima similar à peroxidase salivar, é liberada pelos leucócitos; é bactericida para o *Actinobacillus*,[74] porém apresenta o efeito adicional de inibir a ligação das cepas de *Actinomyces* à hidroxiapatita.[21]

As defensinas alfa e beta 1, 2 e 3 humanas são uma família de peptídeos antimicrobianos de baixo peso molecular. Produzidas por determinadas células, como os neutrófilos, são amplificadas e combatem infecções bacterianas,[1] sendo importantes para a homeostase.

Anticorpos Salivares

Como ocorre com o FG, a saliva contém anticorpos reativos a espécies bacterianas orais indígenas. Embora as imunoglobulinas G (IgG) e M (IgM) estejam presentes, a imunoglobulina preponderante encontrada na saliva é a IgA, ao passo que a IgG é mais prevalente no FG.[106] As glândulas salivares menores e maiores contribuem com toda a IgA secretória e com quantidades menores de IgG e IgM. O FG contribui com a maioria da IgG, complemento e PMNs que, em conjunto com a IgG ou IgM, inativam ou opsonizam as bactérias.

Os anticorpos salivares parecem ser sintetizados localmente, pois reagem com bactérias indígenas da boca, mas não com organismos característicos do trato intestinal.[33,35] Bactérias encontradas na saliva são frequentemente associadas à IgA, e os depósitos bacterianos nos dentes contêm IgA e IgG em quantidades superiores a 1% do seu peso seco.[34] Foi demonstrado que os anticorpos IgA presentes na saliva da parótida conseguem inibir a ligação das espécies orais de *Streptococcus* com as células epiteliais.[30,110] Gibbons et al.[33-35] sugeriram que os anticorpos nas secreções podem prejudicar a capacidade das bactérias para se ligar às superfícies mucosas ou dentais.

FLASHBACK

Antes, pensava-se que a ação protetora da saliva contra infecções se dava apenas por meio das imunoglobulinas. Hoje, está claro que enzimas, citocinas, nucleotídeos e células vivas fazem parte do arsenal do hospedeiro.

Enzimas

As *enzimas* normalmente encontradas na saliva são derivadas de glândulas salivares, bactérias, leucócitos, tecidos orais e substâncias ingeridas; a principal enzima é a amilase da parótida. Foi relatado que certas enzimas salivares são encontradas em concentrações maiores na doença periodontal: hialuronidase e lipase,[16] β-glucoronidase e condroitina sulfatase,[37] aspartato aminotransferase e fosfatase alcalina,[109] descarboxilase de aminoácidos,[37] catalase, peroxidase e colagenase.[55]

As enzimas proteolíticas na saliva são geradas pelo hospedeiro e pelas bactérias orais, tendo sido reconhecidas como contribuintes para o início e a progressão da doença periodontal.[45,69] Para combater essas enzimas, a saliva contém antiproteases que inibem as cisteína proteases, como as catepsinas,[47] e as antileucoproteases, que inibem a elastase.[81] Outra antiprotease, que foi identificada como inibidora tecidual da metaloproteinases da matriz, mostrou-se capaz de inibir a atividade das enzimas degradadoras do colágeno.[23]

Glicoproteínas mucinas de alto peso molecular na saliva se ligam especificamente a muitas bactérias formadoras de placa. As interações glicoproteína-bactérias facilitam o acúmulo bacteriano na superfície exposta do dente,[30,33-35,112] e a especificidade dessas interações já foi demonstrada. A matriz interbacteriana da placa humana parece conter polímeros que são similares às glicoproteínas salivares e podem ajudar na manutenção da integridade da placa. Além disso, essas glicoproteínas absorvem seletivamente a hidroxiapatita para fazer parte da película adquirida. Outras glicoproteínas salivares inibem a absorção de algumas bactérias pela superfície do dente e pelas células epiteliais da mucosa oral. Aparentemente essa atividade está associada às glicoproteínas que têm reatividade a grupos sanguíneos.[2,30,33,35,110] Outro efeito da mucina é a eliminação das células bacterianas da cavidade oral pela agregação com películas ricas em mucina.

As glicoproteínas e um glicolipídio presente nas superfícies celulares dos mamíferos parecem servir como receptores para a ligação de alguns vírus e bactérias. Desse modo, a grande semelhança entre as glicoproteínas das secreções salivares e os componentes da superfície celular epitelial sugere que as secreções podem inibir competitivamente a absorção de antígenos e, por conseguinte, limitar as alterações patológicas.

Tampões Salivares e Fatores de Coagulação

A manutenção da concentração fisiológica de íons de hidrogênio (pH) na superfície celular epitelial mucosa e na superfície do dente é uma função importante dos tampões salivares. A ação primária dos tampões foi investigada com relação às cáries dentárias. Na saliva, o tampão mais importante é o sistema bicarbonato-ácido carbônico.[68]

A saliva também contém fatores de coagulação (i.e., fatores VIII, IX e X; precursor da tromboplastina plasmática; e fator de Hageman) que aceleram a coagulação do sangue e protegem as feridas contra a invasão bacteriana.[60] Uma enzima fibrinolítica ativa também pode estar presente.

Leucócitos

Além das células epiteliais descamadas, a saliva contém todas as formas de leucócitos, das quais as células principais são os PMNs. Os PMNs do sangue total são *naïve* e não ativados, ao passo que as células encontradas na saliva interagem com diversos antígenos do microbioma. A quantidade de PMNs varia de acordo com a pessoa em diferentes momentos do dia e é maior na presença de gengivite. Os PMNs chegam à cavidade oral migrando pelo revestimento do sulco gengival. Os PMNs vivos na saliva às vezes são chamados de *orogranulócitos*, e sua taxa de migração para a cavidade oral é chamada de *taxa migratória orogranulocítica*. Um estudo original demonstrou uma correlação positiva entre a gravidade da inflamação gengival e a taxa de migração de PMNs, que é, portanto, um índice confiável para a avaliação da gengivite.[102] Em métodos de alta performance, foram encontrados diferentes subgrupos de neutrófilos na mucosa oral, incluindo células *naïve*, parainflamatórias e pró-inflamatórias.[76]

PONTA DE VISTA CLÍNICO

Qual a importância clínica da saliva?

A saliva tem diversas propriedades importantes, como a mecânica, a química, a biológica e a imunológica.[22] Trata-se de um líquido viscoso, transparente e aquoso produzido pelas glândulas salivares. É um fluido biológico importante para diagnósticos e pesquisas "ômicas". O diagnóstico de condições locais e sistêmicas pode ser feito por meio de marcadores salivares. Um nível baixo de saliva constitui fator de risco para o desenvolvimento de cáries e doenças periodontais. A condição de boca seca como resultado de fluxo ausente ou reduzido de saliva denomina-se xerostomia. É um sintoma de diversas doenças e também uma reação adversa da aplicação de radiação à cabeça e ao pescoço e de uma grande variedade de medicamentos.

Papel na Patologia Periodontal

A saliva modula o início, a maturação e o metabolismo da placa. O fluxo e a composição salivar também influenciam a formação de cálculo, a doença periodontal e as cáries. A remoção das glândulas salivares em animais experimentais aumenta significativamente a incidência de cáries dentárias[36] e doença periodontal,[42] além de retardar a cicatrização das feridas.[99]

Nos seres humanos, o aumento de condições gengivais inflamatórias, de cáries dentárias, da rápida destruição dos dentes e de cáries cervicais ou cementárias estão associados, ao menos em parte, a uma menor secreção das glândulas salivares (xerostomia; Quadro 16.1). A xerostomia pode resultar de sialolitíase, sarcoidose, síndrome de Sjögren, doença de Mikulicz, irradiação, remoção cirúrgica das glândulas salivares e outros fatores (Capítulos 26 e 37).

Quadro 16.1 Características da Xerostomia.

Característica	Indivíduo Saudável	Indivíduo com Xerostomia
Taxa de fluxo	1-2 ml	< 0,1 mg/ml
Sensação	Normal	Boca seca
Consistência e textura	Resiliência, capacidade de lubrificação	Eritemas, qualidade pegajosa

FLASHBACK

- O tecido gengival está constantemente sujeito a desafios impostos por fatores externos.
- A superfície epitelial, o fluido gengival, a saliva, mediadores e células imunológicas provêm a imunidade oral.
- As condições orais, como a cárie e as doenças periodontais, beneficiam-se dos componentes imunológicos orais.

 Acesse Caso Clínico em https://www.grupogen.com.br.

Referências Bibliográficas

 As referências bibliográficas deste capítulo estão disponibilizadas em https://www.grupogen.com.br.

CAPÍTULO 17

Inflamação Gengival

Joseph P. Fiorellini | David M. Kim | Marcelo Freire | Panagiota G. Stathopoulou | Hector L. Sarmiento

SUMÁRIO DO CAPÍTULO

Gengivite Estágio I: Lesão Inicial, 243
Gengivite Estágio II: Lesão Precoce, 244

Gengivite Estágio III: Lesão Estabelecida, 244
Gengivite Estágio IV: Lesão Avançada, 247

A imunidade inata e específica local mantém a saúde gengival. Os componentes da resposta imune inata incluem células epiteliais e células não específicas no epitélio, mucinas, lisossomo, lactoferrina, lactoperoxidase e diversos peptídeos antimicrobianos como histatinas, beta-defensinas e inibidores de protease. As células epiteliais (queratinócitos) em si são reativas e expressam uma variedade de receptores, incluindo receptores tipo Toll, e produzem uma variedade de citocinas em ativação.

As mudanças patológicas da gengivite são iniciadas pela resposta do hospedeiro à presença de microrganismos orais aderidos ao dente e, talvez, ao sulco gengival ou próximo a ele. Esses organismos são capazes de sintetizar produtos (p. ex., colagenase, hialuronidase, protease, condroitina sulfatase, endotoxinas) que causam danos às células epiteliais e do tecido conjuntivo, assim como aos constituintes intercelulares, como colágeno, substância fundamental e glicocálice (revestimento celular). O espessamento resultante dos espaços entre as células epiteliais juncionais durante a gengivite precoce pode permitir que os agentes deletérios derivados das bactérias, ou as próprias bactérias, ganhem acesso ao tecido conjuntivo.[10,44,48] Os produtos microbianos ativam células, incluindo os monócitos e macrófagos para produzirem substâncias vasoativas como prostaglandina E2, interferon, fator de necrose tumoral (TNF) e interleucina-1 (IL-1).[25,38] Além disso, a IL-1β altera as propriedades dos fibroblastos gengivais, retardando a sua morte por meio do mecanismo de bloqueio da apoptose. Isso estabiliza a população de fibroblastos gengivais durante a inflamação.[54]

Mudanças morfológicas e funcionais na gengiva devido ao acúmulo de placa foram extensivamente investigadas, especialmente em cães da raça Beagle e em seres humanos.[36] Uma estrutura útil para a organização e consideração desses dados foi planejada com base nas características histopatológicas, radiográficas, ultraestruturais e medidas biomecânicas.[37,39] A sequência de eventos que resulta em gengivite clinicamente aparente é classificada como *inicial*, *precoce* e *estabelecida*, com a periodontite sendo designada *estágio avançado*[38] (Tabela 17.1). Um estágio evolui para o próximo, não havendo limites precisos entre eles.

Apesar de muitas pesquisas, ainda não é possível a distinção definitiva entre o tecido gengival normal e o estágio inicial de gengivite.[36] A maioria das biópsias feitas em gengiva humana clinicamente normal exibe células inflamatórias, que consistem predominantemente em células T, com escassas células B ou plasmócitos.[36,49,50] Essas células não causam danos ao tecido, mas parecem ser importantes na resposta diária do hospedeiro contra bactérias e outras substâncias às quais a gengiva é exposta.[36] Logo, em circunstâncias normais, um fluxo contínuo de neutrófilos está migrando dos vasos do plexo gengival através do epitélio juncional para a gengiva marginal, para o sulco gengival e para a cavidade oral.[43]

Gengivite Estágio I: Lesão Inicial

As primeiras manifestações da inflamação gengival são as alterações vasculares que consistem em capilares dilatados e aumento do fluxo sanguíneo. Estas alterações inflamatórias iniciais ocorrem em resposta à ativação microbiana dos leucócitos residentes e à estimulação subsequente das células endoteliais. Clinicamente, essa resposta inicial da gengiva à placa bacteriana (isto é, gengivite subclínica)[26] não é aparente.

> Microscopicamente, algumas características clássicas da inflamação aguda podem ser observadas no tecido conjuntivo abaixo do epitélio juncional. Mudanças nas características morfológicas dos vasos sanguíneos (p. ex., dilatação de pequenos capilares ou vênulas) e a aderência dos neutrófilos às paredes dos vasos (marginação) ocorrem dentro de 1 semana e, algumas vezes, em 2 dias após ser permitido o acúmulo de placa.[18,41] (Figura 17.1). A etiopatogênese das doenças gengivais está ligada à resposta imune local ou sistêmica, à imunidade inata ou adaptativa, e aos fatores celulares ou secretores. Os leucócitos, principalmente os neutrófilos polimorfonucleares (PMNs), deixam os capilares pela migração através das paredes (diapedese e emigração)[25,50,51] (Figura 17.2), podendo ser vistos em quantidades aumentadas no tecido conjuntivo, no epitélio juncional e no sulco gengival[2,3,24,34,41,45,46] (Figuras 17.3 e 17.4). A exsudação de fluido do sulco gengival e proteínas extravasculares também estão presentes.[20,21]

Esses achados, no entanto, não estão acompanhados por manifestações de danos teciduais perceptíveis ao microscópio óptico ou em nível ultraestrutural; não formam um infiltrado, e sua presença não é considerada um indicador de alteração patológica.[36]

Alterações sutis também podem ser detectadas no epitélio juncional e no tecido conjuntivo perivascular nesse estágio inicial. Por exemplo, a matriz de tecido conjuntivo perivascular torna-se alterada, com exsudação e deposição de fibrina na área afetada.[36] Além disso, os linfócitos começam logo a se acumular

Tabela 17.1 Estágios da Gengivite.

Estágio	Tempo (Dias)	Vasos Sanguíneos	Epitélio Juncional e Sulcular	Células Imunes Predominantes	Colágeno	Achados Clínicos
I. Lesão inicial	2-4	Dilatação vascular Vasculite	Infiltrado de PMNs	PMNs	Perda perivascular	Fluxo de fluido gengival
II. Lesão precoce	4-7	Proliferação vascular	Igual ao estágio I Projeções do tecido conjuntivo Áreas atróficas	Linfócitos	Perda aumentada ao redor do infiltrado	Eritema Sangramento à sondagem
III. Lesão estabelecida	14-21	Igual ao estágio II mais estase sanguínea	Igual ao estágio II, porém mais avançado	Plasmócitos	Perda contínua	Alterações na cor, tamanho, textura etc.

PMNs, leucócitos polimorfonucleares (neutrófilos).

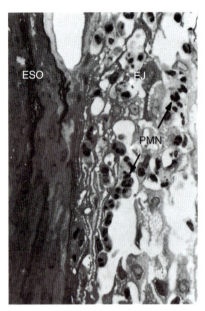

Figura 17.1 Amostra de biópsia humana exibindo gengivite experimental. Após 4 dias de acúmulo de placa, os vasos sanguíneos imediatamente adjacentes ao epitélio juncional estão dilatados e contêm leucócitos polimorfonucleares (PMNs, neutrófilos). Os neutrófilos também migraram entre as células do epitélio juncional (EJ). *ESO*, epitélio sulcular oral (aumento de 500 ×). *(De Payne WA, Page RC, Ogilvie AL, et al: Histopathologic features of the initial and early stages of experimental gingivitis in man. J Periodontal Res 10:51, 1975.)*

(Figura 17.2D). O aumento na migração de leucócitos e seu acúmulo no sulco gengival podem ser correlacionados com uma elevação do fluxo do fluido gengival dentro do sulco.[4]

O caráter e a intensidade da resposta do hospedeiro determinam se essa *lesão inicial* se resolve rapidamente, com a restauração do tecido a um estado normal, ou evolui para uma lesão inflamatória crônica. Caso essa evolução ocorra, um infiltrado de macrófagos e células linfoides aparece dentro de poucos dias.

Gengivite Estágio II: Lesão Precoce

A *lesão precoce* evolui da *lesão inicial* em aproximadamente 1 semana após o início do acúmulo de placa.[35,41] Clinicamente, a lesão precoce pode se apresentar como uma gengivite precoce, sobrepondo-se à lesão inicial e evoluindo a partir dela sem uma linha divisória demarcada. Com o passar do tempo, sinais clínicos de eritema podem aparecer, principalmente em razão da proliferação de capilares e da formação aumentada de alças de capilares entre as projeções ou pontes conjuntivas (Figura 17.5). Sangramento à sondagem também pode ser evidente.[1] O fluido gengival flui, e o número de leucócitos transmigrando atinge seu máximo entre 6 e 12 dias após o início da gengivite clínica.[26]

> O exame microscópico da gengiva revela infiltração leucocitária no tecido conjuntivo abaixo do epitélio juncional, que consiste principalmente em linfócitos (75%, com a maioria sendo representada pelos linfócitos T),[41,47] mas também inclui alguns neutrófilos que migraram, assim como macrófagos, plasmócitos e mastócitos. Todas as alterações vistas na lesão inicial intensificam-se na fase precoce.[15,28,30,35,47] O epitélio juncional torna-se densamente infiltrado por neutrófilos, assim como o sulco gengival, e pode começar a desenvolver projeções em direção ao conjuntivo.

A quantidade de colágeno destruído também aumenta;[12,28,47] 70% dele são destruídos ao redor do infiltrado celular. Os principais grupos de fibras afetadas parecem ser os de fibras circulares e dentogengivais. Alterações nas características morfológicas dos vasos e no padrão do leito vascular também foram descritas.[18,19]

Os PMNs, que deixaram os vasos sanguíneos em resposta ao estímulo quimiotático dos componentes da placa, migram para o epitélio e cruzam a lâmina basal, sendo encontrados no epitélio, emergindo na área das bolsas periodontais (Figura 17.3). Os PMNs são atraídos para as bactérias, englobando-as no processo de fagocitose (Figura 17.6), e liberam seus lisossomos em associação à ingestão das bactérias.[23] Os fibroblastos demonstram alterações citotóxicas,[40] com uma capacidade diminuída para produção de colágeno.

Enquanto isso, no lado oposto dos eventos moleculares, a degradação de colágeno está relacionada com as metaloproteinases da matriz (MMPs). Diferentes MMPs são responsáveis pelo remodelamento da matriz extracelular com 7 dias de inflamação, o que está diretamente associado à produção e ativação da MMP-2 e MMP-9.[54]

Gengivite Estágio III: Lesão Estabelecida

Com o tempo, a *lesão estabelecida* desenvolve-se, caracterizando-se pelo predomínio de plasmócitos e linfócitos B e, provavelmente, em conjunção com a formação de uma pequena bolsa gengival alinhada com o epitélio da bolsa.[46] As células B encontradas na lesão estabelecida são predominantemente das subclasses de imunoglobulinas G1 e G3.[36]

Na gengivite crônica, que ocorre 2 a 3 semanas após o início do acúmulo de placa, os vasos sanguíneos tornam-se dilatados e congestionados, o retorno venoso é impedido e o fluxo sanguíneo fica

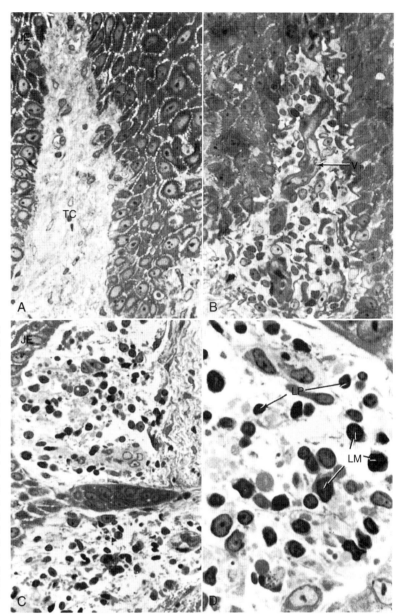

Figura 17.2 Amostra de biópsia humana exibindo gengivite experimental. (A) Espécime controle de um paciente com boa higiene oral e sem acúmulo de placa detectável. O epitélio juncional está à esquerda. O tecido conjuntivo (TC) exibe poucas células além dos fibroblastos, vasos sanguíneos e uma densa matriz de fibras colágenas (aumento de 500 ×). (B) Espécime de biópsia realizada 8 dias após o acúmulo de placa. O tecido conjuntivo está infiltrado por células inflamatórias que deslocam as fibras colágenas. Um vaso sanguíneo dilatado (V) pode ser observado no centro (aumento de 500 ×). (C) Após 8 dias de acúmulo de placa, o tecido conjuntivo próximo ao epitélio juncional na base do sulco mostra um infiltrado inflamatório mononuclear e degeneração de colágeno (espaços claros ao redor das células inflamatórias) (500 ×). (D) O infiltrado inflamatório em maior aumento (1.250 ×). Após 8 dias de acúmulo de placa, vários linfócitos pequenos (LP) e de tamanho médio (LM) são observados no tecido conjuntivo. A maioria das fibras colágenas ao redor dessas células desapareceu provavelmente como resultado da digestão enzimática. (De Payne WA, Page RC, Ogilvie AL, et al: Histopathologic features of the initial and early stages of experimental gingivitis in man. J Periodontal Res 10:51, 1975.)

lento (Figura 17.7). O resultado é uma gengivite localizada *anóxica*, que se sobrepõe à gengiva avermelhada com coloração azulada.[17] O extravasamento de eritrócitos no tecido conjuntivo e a degradação da hemoglobina em seus componentes pigmentados também podem intensificar a cor da gengiva clinicamente inflamada. A lesão estabelecida pode ser descrita como uma gengiva moderada a gravemente inflamada.

Nos cortes histológicos, observa-se uma reação inflamatória crônica e intensa. Vários estudos citológicos detalhados foram realizados na gengiva cronicamente inflamada.[13-15,40,46,49,53] Um ponto importante que diferencia a lesão estabelecida é o número aumentado de plasmócitos, que se torna o tipo celular predominante. Os plasmócitos invadem o tecido conjuntivo não apenas imediatamente abaixo do epitélio juncional, mas também profundamente, ao redor dos vasos sanguíneos e entre os feixes de fibras colágenas.[6] O epitélio juncional revela espaços intercelulares alargados que são preenchidos por restos celulares granulares, incluindo os lisossomos derivados dos neutrófilos, linfócitos e monócitos rompidos (Figura 17.8). Os lisossomos contêm hidrolases ácidas que podem destruir os componentes teciduais. O epitélio juncional desenvolve projeções em direção ao tecido conjuntivo, e, em algumas áreas, a lâmina basal é destruída. No tecido conjuntivo, as fibras colágenas são destruídas ao redor do infiltrado de plasmócitos intactos ou destruídos, neutrófilos, linfócitos, monócitos e mastócitos (Figura 17.9).

Acredita-se que o predomínio de plasmócitos seja uma característica primária da lesão estabelecida, contudo vários estudos de gengivite experimental em seres humanos falharam em demonstrar a predominância de plasmócitos nos tecidos conjuntivos afetados,[7,8,49] incluindo um estudo de 6 meses de duração.[1] Um aumento na proporção de plasmócitos foi evidente com a gengivite de longo prazo, mas o tempo para o desenvolvimento das clássicas "lesões estabelecidas" pode exceder 6 meses.

Uma relação inversa parece existir entre o número de feixes colágenos intactos e o número de células inflamatórias.[51] A atividade de degradação de colágeno é aumentada no tecido gengival

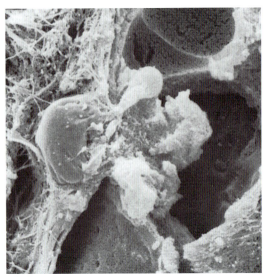

Figura 17.3 Fotomicrografia eletrônica de varredura exibindo um leucócito atravessando a parede vascular para entrar no tecido conjuntivo gengival.

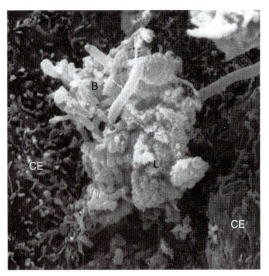

Figura 17.6 Fotomicrografia eletrônica de varredura de um leucócito emergindo para a parede da bolsa e coberto com bactérias e lisossomos extracelulares. *B*, bactéria, *CE*, células epiteliais; *L*, lisossomos.

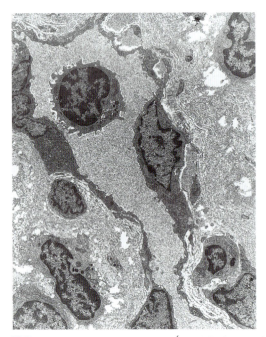

Figura 17.4 Lesão gengival precoce humana. Área de lâmina própria subjacente ao epitélio sulcular mostrando um capilar com vários linfócitos extravasculares e um linfócito dentro do lúmen. O espécime também exibe uma considerável perda de densidade de colágeno perivascular (aumento de 2.500 ×).*(Cortesia de Dr. Charles Cobb, Kansas City, Missouri.)*

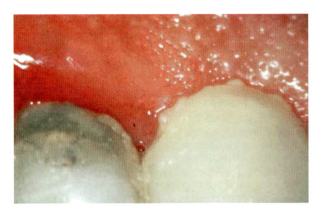

Figura 17.7 Placa supragengival marginal e gengivite.

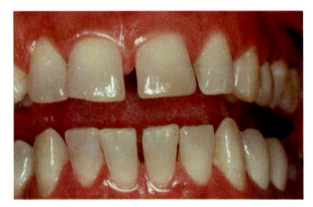

Figura 17.5 Gengivite marginal e contorno gengival irregular.

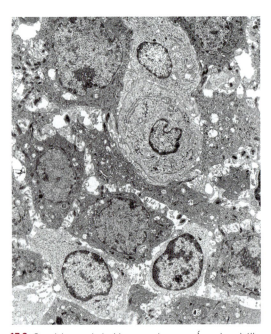

Figura 17.8 Gengivite estabelecida em ser humano. Área de epitélio sulcular exibindo espaços intercelulares aumentados com várias microvilosidades e junções desmossômicas. Diversos linfócitos, tanto pequenos como grandes, são observados migrando através da camada epitelial (3.000 ×).

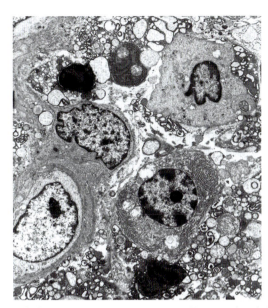

Figura 17.9 Gengivite avançada em ser humano. Este espécime da lâmina própria exibe degeneração de plasmócitos, com resíduos celulares abundantes visíveis (3.000 ×) *(Cortesia de Dr. Charles Cobb, Kansas City, Missouri.)*

inflamado[16] pela enzima colagenase, a qual está normalmente presente nos tecidos gengivais,[5] sendo produzida por algumas bactérias orais e por PMNs.

Estudos histoquímicos de enzimas mostraram que a gengiva cronicamente inflamada apresenta níveis aumentados de fosfatase ácida e alcalina,[55] β-glicuronidase, β-glicosidase, β-galactosidade, esterases,[29] aminopeptidases[33,42] e citocromo oxidase.[9] Os níveis de mucopolissacarídeos neutros estão diminuídos,[53] provavelmente como resultado da degradação da substância fundamental.

Parece haver dois tipos de lesão estabelecida; alguns casos permanecem estáveis e não evoluem por meses ou anos,[32,33,52] e outros aparentam tornar-se mais ativos e são convertidos em lesões progressivamente destrutivas. Além disso, as lesões estabelecidas parecem ser reversíveis, pois a sequência de eventos que ocorre nos tecidos como resultado da terapia periodontal bem sucedida parece ser essencialmente o inverso da sequência de eventos observada com o desenvolvimento da gengivite. À medida que a microbiota caracteristicamente associada a lesões destrutivas é revertida àquela associada à saúde periodontal, a porcentagem de plasmócitos diminui muito e a população de linfócitos aumenta proporcionalmente.[27,31]

Gengivite Estágio IV: Lesão Avançada

A extensão da lesão para o osso alveolar caracteriza o quarto estágio, conhecido como *lesão avançada*[40] ou *fase do colapso periodontal.*[26] Essa fase é descrita em detalhes no Capítulo 21.

> Microscopicamente, observa-se a presença de fibrose gengival e existe manifestação generalizada de danos teciduais inflamatórios e imunopatológicos.[36] No estágio avançado, a presença de plasmócitos domina o tecido conjuntivo e os neutrófilos continuam dominando o epitélio juncional.

Pacientes com gengivite experimental apresentaram no 28º dia, um significativo acúmulo de placa, níveis mais elevados de IL-1β e baixas concentrações de IL-8.[11]

A gengivite progredirá para a periodontite apenas nos indivíduos suscetíveis. Os pacientes que tinham locais com sangramento consistente (índice gengival = 2) apresentavam 70% mais perda de inserção quando comparados com locais que não estavam consistentemente inflamados (índice gengival = 0). Os dentes sem locais reais de inflamação tinham uma sobrevida em 50 anos de 99,5%, enquanto em dentes com áreas de gengiva inflamada a taxa de sobrevida em 50 anos foi de 63,4%. Com base nesse estudo, a gengivite persistente representa um fator de risco para a perda de inserção periodontal e para perda dentária.[22] No entanto, atualmente ainda não se sabe se a periodontite pode ocorrer sem uma gengivite prévia.

Referências Bibliográficas

 As referências bibliográficas deste capítulo estão disponibilizadas em https://www.grupogen.com.br.

CAPÍTULO 18

Características Clínicas da Gengivite

Joseph P. Fiorellini | *Hector L. Sarmiento* | *David M. Kim* | *Yu-Cheng Chang*

SUMÁRIO DO CAPÍTULO

Evolução e Duração, 248
Descrição, 248
Achados Clínicos, 249

Estudos experimentais sobre gengivite forneceram a primeira evidência empírica de que o acúmulo de biofilme microbiano nas superfícies limpas dos dentes resulta no desenvolvimento de um processo inflamatório em torno do tecido gengival.[42,69] Pesquisas também demonstraram que a inflamação local persiste enquanto o biofilme microbiano está presente adjacente aos tecidos gengivais, podendo resolver-se após a remoção meticulosa do biofilme.[69]

A prevalência de gengivite é evidente no mundo todo. Estudos epidemiológicos indicam que mais de 82% dos adolescentes nos Estados Unidos apresentam gengivite e sinais de sangramento gengival. Uma prevalência semelhante ou maior é relatada para crianças e adolescentes em outras áreas do mundo.[4] Entre os adultos, uma porcentagem significativa também apresenta sinais de gengivite, estimando-se que mais da metade da população adulta norte-americana exiba sinais de sangramento gengival e que outras populações apresentem níveis ainda mais elevados de inflamação gengival.[3,5,6,8,66] A placa permanece como o fator etiológico primário da gengivite, mas outros fatores podem afetar o desenvolvimento da doença periodontal. Estudos recentes com gengivite experimental sugerem um papel importante da resposta do hospedeiro no desenvolvimento e na gravidade da inflamação gengival.[82]

As características clínicas da gengivite podem ser marcadas pela presença de qualquer um dos seguintes sinais clínicos: tecido gengival eritematoso e esponjoso, sangramento provocado, alterações no contorno gengival e presença de cálculo ou placa sem evidência radiográfica de perda óssea na crista alveolar.[10] O exame histológico do tecido gengival inflamado revela a ulceração do epitélio. Os mediadores inflamatórios afetam negativamente a função epitelial como uma barreira protetora. A regeneração desse epitélio ulcerado depende da atividade proliferativa ou regenerativa das células epiteliais, e a remoção dos agentes etiológicos que desencadearam o colapso gengival é essencial.

Evolução e Duração

A *gengivite* pode desenvolver-se com início súbito e ter uma curta duração, podendo ser dolorosa. Uma apresentação menos grave desta condição também pode ocorrer.

A *gengivite crônica* desenvolve-se lentamente e tem uma longa duração. É indolor, a menos que seja complicada por exacerbações agudas ou subagudas, e é o tipo observado com maior frequência (Figura 18.1). A gengivite crônica é uma doença flutuante na qual a inflamação persiste ou se resolve e em que áreas normais tornam-se inflamadas.[30,36]

A *gengivite recorrente* reaparece após ser eliminada pelo tratamento ou após desaparecer espontaneamente.

Descrição

A *gengivite localizada* é confinada à gengiva de um único dente ou de um grupo de dentes. A *gengivite generalizada* envolve a boca inteira.

A *gengivite marginal* envolve a margem gengival e pode incluir uma parte da gengiva inserida contígua. A *gengivite papilar* envolve a papila interdentária, e, muitas vezes, estende para a porção adjacente da margem gengival. As papilas são envolvidas mais frequentemente que a margem gengival, e, em geral, é nelas que ocorrem os primeiros sinais da gengivite. A *gengivite difusa* afeta a margem gengival, a gengiva inserida e as papilas interdentárias. A doença gengival em casos individuais é descrita pela combinação desses termos da seguinte maneira:

- A *gengivite marginal localizada* é confinada a uma ou mais áreas da gengiva marginal (Figura 18.2).
- A *gengivite difusa localizada* estende-se da margem da prega mucobucal, em uma área limitada (Figura 18.3).
- A *gengivite papilar localizada* é confinada a um ou mais espaços interdentários, em uma área limitada (Figura 18.4).
- A *gengivite marginal generalizada* envolve as margens gengivais relacionadas a todos os dentes, geralmente afetando as papilas interdentárias (Figura 18.5).
- A *gengivite difusa generalizada* envolve toda a gengiva. Pelo fato da mucosa alveolar e gengiva inserida serem afetadas, ocasionalmente, ocorre a obliteração da junção mucogengival (Figura 18.6). Condições sistêmicas podem estar envolvidas no caso da gengivite difusa generalizada e devem ser avaliadas, caso haja suspeita de que constituam um cofator etiológico.

Marcos da Gengivite

Característica	Gengiva Saudável	Gengivite
Coloração	Rosa-coral	Vermelha
Contorno	Afiada e recortada	Arredondada com papilas bulbosas
Consistência e textura	Firme e resiliente com pontilhado da gengiva inserida	Edematosa com perda de pontilhado

CAPÍTULO 18 Características Clínicas da Gengivite 249

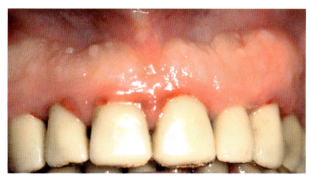

Figura 18.1 Gengivite crônica. As gengivas marginal e interdentária são lisas, edematosas e apresentam alterações de cor. É possível observar áreas isoladas de resposta aguda.

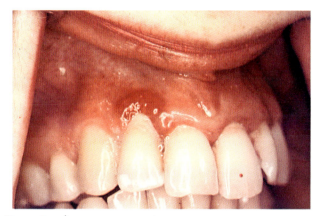

Figura 18.2 Área intensamente eritematosa, localizada e difusa na face vestibular do dente 7, com alterações marginais de coloração rosa-escura nos demais dentes anteriores.

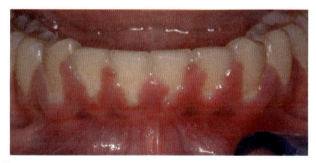

Figura 18.3 Gengivite marginal generalizada na mandíbula com áreas de gengivite difusa.

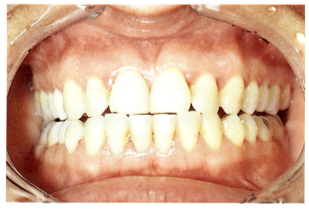

Figura 18.4 Gengivite papilar generalizada.

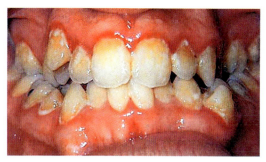

Figura 18.5 Gengivite marginal e papilar generalizada.

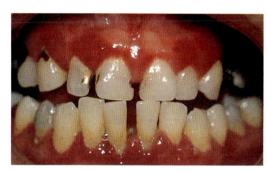

Figura 18.6 Gengivite difusa generalizada envolvendo as gengivas marginal, papilar e inserida.

Achados Clínicos

Para a avaliação das características clínicas da gengivite, é necessária uma abordagem sistemática. O cirurgião-dentista deve concentrar-se nas alterações teciduais sutis, pois podem ser significativas para o diagnóstico. Uma abordagem clínica sistemática requer um exame ordenado da gengiva, avaliando-se cor, contorno, consistência, posição e facilidade e gravidade do sangramento e da dor. Esta seção discute essas características clínicas e as respectivas alterações microscópicas por elas responsáveis.

Sangramento Gengival à Sondagem

Os dois primeiros sinais de inflamação gengival que antecedem o estabelecimento da gengivite são aumento da taxa de produção de fluido gengival e sangramento do sulco gengival à sondagem suave (Figura 18.7). O Capítulo 16 discute em detalhes o fluido gengival.

O sangramento gengival apresenta variações em relação a gravidade, duração e facilidade da provocação. O sangramento à sondagem (SS) é detectado clinicamente com facilidade e, portanto, é importante para o diagnóstico precoce e a prevenção da gengivite mais avançada. Tem sido demonstrado que o sangramento à sondagem aparece mais precocemente do que a alteração de cor ou outros sinais visuais de inflamação.[36,37,46] O diagnóstico de inflamação gengival inicial feito pelo sangramento, e não pelas alterações de cor, é vantajoso, pois o sangramento é um sinal mais objetivo e requer uma avaliação menos subjetiva do examinador.

Estima-se que 53,2 milhões (50,3%) dos adultos norte-americanos, com 30 anos de idade ou mais, apresentam sangramento gengival.[5] A medição da profundidade de bolsa, isoladamente, tem valor limitado para a avaliação da extensão e da gravidade da gengivite. Por exemplo, a retração gengival pode resultar na redução da profundidade de sondagem e, assim, causar uma avaliação imprecisa da condição periodontal.[7] O SS é, por conseguinte, amplamente utilizado por clínicos e epidemiologistas para medir a prevalência e a progressão da doença, avaliar os resultados do tratamento e motivar os pacientes com relação aos seus cuidados domésticos.[24] Consulte o Capítulo 6 para diversos índices gengivais baseados no sangramento[2,16,53] e para mais informações sobre a sondagem.

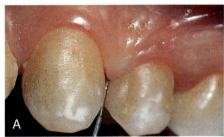
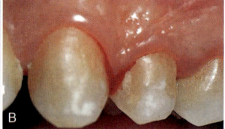

Figura 18.7 Sangramento à sondagem. (A) Para avaliar a gengivite edematosa leve; uma sonda foi introduzida até o fundo do sulco gengival. (B) O sangramento surge após alguns segundos.

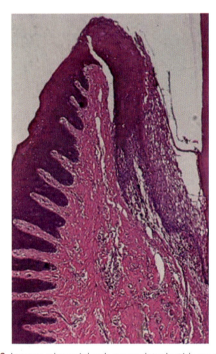

Figura. 18.8 Imagem microscópica do espaço interdentário em uma amostra humana autopsiada. Observe o infiltrado inflamatório e o epitélio fino na área adjacente ao dente, bem como o tecido colagenoso na outra metade da secção.

O SS gengival indica uma lesão inflamatória, tanto no epitélio como no tecido conjuntivo, apresentando diferenças histológicas específicas em comparação com a gengiva saudável.[25] Embora o SS gengival possa não ser um bom indicador de diagnóstico de perda clínica de inserção, sua ausência é um excelente preditor negativo da futura perda de inserção.[34] A ausência de SS gengival é, portanto, desejável e implica um baixo risco de futura perda clínica de inserção. Resultados de estudos longitudinais revelaram que sítios com sangramento significativo (índice gengival = 2) tiveram 70% mais perda clínica de inserção que aqueles que não estavam inflamados, durante um período de 26 anos, em 565 homens. Assim, gengivite persistente pode ser considerada um fator de risco para perda de inserção periodontal que pode levar à perda do dente.[35]

Inúmeros estudos mostraram que o tabagismo ativo suprime a resposta inflamatória gengival e que o hábito de fumar exerce um efeito supressor forte, crônico e dose-dependente sobre o sangramento gengival à sondagem, de acordo com o National Health and Nutrition Examination Survey (NHANES III).[19] Pesquisas revelam um aumento no sangramento gengival à sondagem em pacientes que interromperam o tabagismo,[54] e pessoas que estão comprometidas com um programa de interrupção do tabagismo devem ser informadas sobre a possibilidade de um aumento do sangramento gengival associado à interrupção do hábito de fumar.

Sangramento Gengival Causado por Fatores Locais

Os fatores que contribuem para a retenção de placa e que podem levar à gengivite incluem as variações anatômicas e de desenvolvimento dental, cárie, inserção do freio, fatores iatrogênicos, mau posicionamento dental, respiração bucal, restaurações mal adaptadas, próteses parciais, falta de gengiva inserida e retração. Tratamento ortodôntico e contenções fixas foram associados ao aumento do acúmulo de placa e do SS.[38,78]

Sangramento Crônico e Recorrente

A causa mais comum de sangramento gengival à sondagem é a inflamação crônica.[50] O sangramento é crônico ou recorrente, sendo provocado por trauma mecânico (p. ex., escovação dental, palitos ou impacção de alimentos) ou pela mastigação de alimentos sólidos (p. ex., maçãs).

Na inflamação gengival, alterações histopatológicas que resultam em sangramento gengival anormal incluem a dilatação e o ingurgitamento dos capilares e o afinamento ou ulceração do epitélio sulcular (Figura 18.8). Uma vez que os capilares estão ingurgitados e mais próximos da superfície, e porque o epitélio fino e degenerado exerce um efeito menos protetor, estímulos habitualmente inócuos podem causar ruptura dos capilares e ocorre sangramento gengival. Sítios que sangram à sondagem apresentam uma área maior de tecido conjuntivo inflamado (isto é, tecido rico em células e pobre em colágeno) do que as áreas que não sangram. Na maioria dos casos o infiltrado celular de sítios que sangram à sondagem é predominantemente linfocítico, que é uma característica do estágio II (lesão precoce) da gengivite.[9,17,25]

Avaliações histológicas em modelo animal revelaram que, durante as fases iniciais da gengivite, a expressão das citosinas responsáveis pela degradação do tecido conjuntivo – metaloproteinases de matriz (MMPs) – é ubíqua. Diferentes MMPs desempenham papéis nessa degradação em diferentes estágios (p. ex., diminuição na atividade da MMP-14 em sete dias de inflamação, aumento imediato em MMP-2, especialmente com estimulação de fibroblastos). Além disso, houve um pico na expressão da MMP-9 cinco dias após a ocorrência de gengivite, que também foi regulada por macrófagos e neutrófilos. O remodelamento da matriz extracelular foi regulado pela produção e ativação das MMP-2 e MMP-9 pela resposta inflamatória do hospedeiro.[39]

 CORRELAÇÃO CLÍNICA

Medicamentos e Sangramento Gengival
- Fármacos como medicamentos antiplaquetários (p. ex., aspirina) ou anticoagulantes (p. ex., warfarina) que são prescritos para indicações médicas específicas também aumentam as tendências hemorrágicas dos tecidos gengivais.
- Mulheres que tomam anticoncepcionais são significativamente mais propensas à gengivite e, portanto, ao sangramento gengival.

A gravidade do sangramento e a facilidade com que é provocado dependem da intensidade da inflamação. Depois que os vasos são danificados e rompidos, mecanismos inter-relacionados induzem a hemostasia.[73] As paredes dos vasos se contraem, o fluxo sanguíneo diminui, as plaquetas sanguíneas aderem-se às bordas do tecido e ocorre a formação de um trombo fibroso, que se contrai e resulta na aproximação das bordas da área lesada. O sangramento ocorre quando a área é irritada.

Nos casos de periodontite moderada ou avançada, a presença de SS é considerada um sinal de destruição tecidual ativa. Episódios agudos de sangramento gengival são causados por lesões e podem ocorrer espontaneamente em pacientes com doença gengival. A laceração da gengiva pelas cerdas da escova durante escovação agressiva ou por pedaços afiados de alimentos sólidos pode causar sangramento na gengiva, mesmo na ausência de doença gengival. Queimaduras gengivais por alimentos quentes ou substâncias químicas aumentam a facilidade de sangramento.

O sangramento espontâneo ou à provocação leve pode ocorrer na gengivite ulcerativa necrosante aguda. Com essa condição, os vasos sanguíneos ingurgitados do tecido conjuntivo inflamado ficam expostos pela ulceração do epitélio superficial necrótico.

Sangramento Gengival Associado a Alterações Sistêmicas

Em alguns distúrbios sistêmicos, a hemorragia gengival ocorre espontaneamente ou após irritação (geralmente generalizada), sendo excessiva e de difícil controle. Essas doenças hemorrágicas representam uma ampla variedade de condições, com diferentes fatores etiológicos e manifestações clínicas. Tais patologias têm a característica comum de uma falha no mecanismo hemostático, resultando em sangramento anormal na pele, órgãos internos e outros tecidos, incluindo a mucosa oral.[71]

Os distúrbios hemorrágicos nos quais ocorre sangramento gengival anormal incluem anormalidades vasculares (p. ex., deficiência de vitamina C, alergia como púrpura de Henoch-Schönlein), distúrbios plaquetários[27] (p. ex., púrpura trombocitopênica), hipoprotrombinemia (p. ex., deficiência de vitamina K), outros defeitos da coagulação (p. ex., hemofilia, leucemia, doença de Christmas), deficiência de fator tromboplástico plaquetário decorrente de uremia,[47] mieloma múltiplo[12] e púrpura pós-rubéola.[30] Também tem sido relatado que os efeitos da terapia de reposição hormonal, dos contraceptivos orais, da gravidez e do ciclo menstrual afetam o sangramento gengival.[43,65,79,80] Além disso, nas mulheres, a depressão de longa duração relacionada com a exposição ao estresse pode aumentar as concentrações de interleucina-6 no fluido gengival e piorar as condições periodontais produzindo níveis elevados de inflamação gengival e aumento nas profundidades de sondagem.[32]

CORRELAÇÃO CLÍNICA

Gengivite Gravídica
A gengivite gravídica afeta muitas gestantes e é causada principalmente pelos desequilíbrios hormonais relacionados com gravidez. É caracterizada por inflamação gengival de leve a grave associada à dor e, em alguns casos, hiperplasia significativa e sangramento. Na maioria das pacientes, a condição resolve-se normalmente sozinha após o parto, quando os níveis hormonais retornam ao normal.

Há muito tempo foi determinado que alterações nos hormônios sexuais representam importantes fatores modificadores da gengivite, especialmente entre os adolescentes. Diversos estudos demonstraram efeitos notáveis da flutuação dos níveis de estrogênio e progesterona no periodonto, iniciando-se na puberdade.[1,55] O diabetes é uma condição endócrina com efeito bem caracterizado sobre a gengivite.[78]

No diabetes, a inflamação intensa afeta os tecidos epitelial e conjuntivo, o que leva à degradação do epitélio da papila, ao aumento no número de células inflamatórias, à destruição das fibras reticulares, e ao acúmulo de fibras colágenas densas, que causam fibrose.[70]

Diversos medicamentos também demonstraram ter efeitos adversos sobre a gengiva. Sabe-se que os anticonvulsivantes, bloqueadores dos canais de cálcio, anti-hipertensivos e fármacos imunossupressores causam aumento gengival (Capítulo 19), podendo provocar sangramento gengival secundário. A American Heart Association recomendou o uso de aspirina como um agente terapêutico e profilático contra doenças cardiovasculares, e a aspirina é frequentemente prescrita para artrite reumatoide, osteoartrite, febre reumática e outras doenças articulares inflamatórias.[28] É importante considerar o efeito da aspirina sobre o sangramento durante o exame odontológico de rotina para evitar leituras falso positivas que poderiam resultar em um diagnóstico impreciso.[67] O Capítulo 19 discute o envolvimento periodontal em distúrbios hematológicos.

Alterações de Cor na Gengiva

A cor da gengiva é determinada por diversos fatores, incluindo o número e o tamanho dos vasos sanguíneos, a espessura do epitélio, a quantidade de queratinização e os pigmentos no interior do epitélio.

Alterações de Cor na Gengivite

A alteração de cor é um sinal clínico importante de doença gengival. A coloração normal da gengiva é rosa-coral, gerada pela vascularidade do tecido e modificada pelas camadas epiteliais sobrepostas. A gengiva torna-se vermelha quando a vascularização aumenta, ou o grau de queratinização epitelial é reduzido ou desaparece. A cor torna-se pálida quando a vascularização é reduzida (associada à fibrose do cório) ou quando a queratinização epitelial aumenta. A inflamação crônica intensifica a coloração vermelha, ou azulada, como resultado da proliferação vascular e da redução da queratinização. A estase venosa contribuirá com uma tonalidade azulada. A cor da gengiva altera-se com a cronicidade do processo inflamatório. As alterações iniciam-se nas papilas interdentárias e na margem gengival, disseminando-se para a gengiva inserida.

O diagnóstico e o tratamento adequados dependem da compreensão das mudanças teciduais que alteram a cor da gengiva em nível clínico. As alterações de cor na inflamação gengival aguda diferem quanto a natureza e distribuição, daquelas de pacientes com gengivite crônica. As alterações de cor podem ser marginal, difusa ou focal, dependendo da condição aguda subjacente. Na gengivite ulcerativa necrosante aguda, o envolvimento é marginal; na gengivoestomatite herpética, é difuso; e nas reações agudas causadas por irritação química, é focal ou difuso.

CORRELAÇÃO CLÍNICA

Respiração Bucal e Inflamação Gengival
A gengivite na área vestibular superior da cavidade bucal é um achado comum em pacientes que respiram pela boca. A gengiva afetada normalmente fica vermelha, brilhante e edematosa, o que pode estar relacionado com a desidratação da superfície causada pela respiração bucal.

As alterações de cor variam com a intensidade da inflamação. Inicialmente, há um aumento no eritema. Se a condição não se agravar, essa será a única alteração de cor até que a gengiva retorne ao normal. Com a inflamação aguda grave, a cor vermelha gradualmente se torna cinza esbranquiçada. A coloração cinza provocada pela necrose do tecido é demarcada na gengiva adjacente por uma zona eritomatosa fina e bem delimitada. O Capítulo 14 apresenta uma descrição detalhada das características clínicas e patológicas das diversas formas de gengivite aguda.

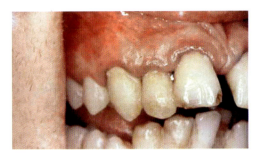

Figura 18.9 Gengivite por bismuto. Observe a coloração linear negra da gengiva em um paciente recebendo terapia com bismuto.

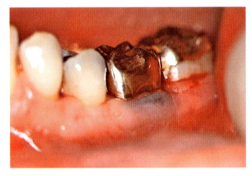

Figura. 18.10 Alteração de cor da gengiva é causada por partículas metálicas incrustadas (isto é, amálgama).

Pigmentação Metálica

Os metais pesados (isto é, bismuto, arsênico, mercúrio, chumbo e prata) que são absorvidos sistemicamente como resultado de seu uso terapêutico, ou de exposições ocupacionais ou domésticas podem pigmentar a gengiva e outras áreas da mucosa oral.[45] Essas alterações são raras, mas, ainda assim, devem ser descartadas em casos suspeitos.

Os metais produzem geralmente a formação de uma linha preta ou azulada na gengiva que segue o contorno da margem (Figura 18.9). A pigmentação também pode aparecer como manchas pretas isoladas envolvendo a gengiva marginal interdentária e inserida. Essa pigmentação difere da tatuagem produzida pela incorporação acidental de amálgama ou de outros fragmentos de metal[15] (Figura 18.10).

A pigmentação gengival causada por metais absorvidos sistemicamente resulta da precipitação perivascular de sulfitos metálicos no tecido conjuntivo subepitelial. A pigmentação gengival não é um resultado de toxicidade sistêmica. Ocorre somente em áreas de inflamação, em que o aumento da permeabilidade dos vasos sanguíneos irritados permite o escoamento do metal para dentro do tecido circundante. Além da gengiva inflamada, áreas de mucosa que são irritadas por hábitos anormais de mastigação ou mordedura (p. ex., superfície interna dos lábios, bochecha ao nível da linha oclusal, borda lateral da língua) são locais comuns de pigmentação. A pigmentação pode ser eliminada pelo tratamento das alterações inflamatórias, sem necessariamente interromper o uso da medicação que contém metal.

Alterações de Cor Associadas a Fatores Sistêmicos

Muitas doenças sistêmicas podem causar mudanças na cor da mucosa oral, incluindo a gengiva.[22] Em geral, essas pigmentações anormais são inespecíficas e devem promover um maior esforço diagnóstico ou encaminhamento para o especialista apropriado.[68]

Pigmentações orais endógenas podem ser causadas por melanina, bilirrubina ou ferro.[45] A pigmentação oral por *melanina* pode ser fisiológica normal, sendo frequentemente encontrada nos grupos étnicos altamente pigmentados (Capítulo 18). Doenças que aumentam a pigmentação melânica incluem:

- Doença de Addison: causada por disfunção adrenal, produzindo focos isolados de alteração de cor, que variam do preto-azulado ao marrom.
- Síndrome de Peutz-Jeghers: produz polipose intestinal e pigmentação melânica na mucosa oral e nos lábios.
- Síndrome de Albright (isto é, displasia fibrosa poliostótica) e doença de von Recklinghausen (isto é, neurofibromatose): produzem áreas de pigmentação melânica oral.

A pele e as membranas mucosas também podem ser coradas por *pigmentos biliares*. A icterícia é mais bem detectada por meio do exame da esclera, mas a mucosa oral pode também adquirir uma cor amarelada. A deposição de *ferro* na hemocromatose pode produzir uma pigmentação azul-acinzentada da mucosa oral. Diversos distúrbios endócrinos e metabólicos, incluindo o diabetes e a gravidez, podem resultar em alteração de cor. Discrasias sanguíneas, como anemia, policitemia e leucemia, também podem induzir alterações de cor.

Os fatores exógenos capazes de gerar alterações na cor da gengiva incluem irritantes atmosféricos, como pó de carvão ou metálico, e agentes corantes utilizados em alimentos ou em pastilhas mastigáveis. O tabaco provoca hiperqueratose da gengiva, podendo também induzir um aumento significativo na pigmentação da mucosa oral por melanina.[56] Áreas localizadas de pigmentação preto-acinzentada são frequentemente causadas por amálgama implantado na mucosa (Figura 18.10).

A busca pela estética na odontologia aumentou em razão de uma crescente demanda por um sorriso agradável. Isso fez com que as pessoas se tornassem mais atentas à sua pigmentação gengival, visível durante o sorriso e a fala.[20,21] Tradicionalmente, a despigmentação da gengiva era realizada com o uso de procedimentos cirúrgicos e não cirúrgicos, incluindo técnicas químicas, crio e eletrocirúrgicas. Entretanto, essas técnicas eram vistas com ceticismo, dado seu variado grau de sucesso.

Lasers têm sido usados para realizar a ablação das células que produzem a melanina; um raio *laser* inespecífico destrói as células epiteliais, incluindo a camada basal. A ablação seletiva, utilizando-se um raio *laser* com comprimento de onda que é especificamente absorvido pela melanina, destrói efetivamente as células pigmentadas sem danificar as não pigmentadas. Em ambos os casos, a energia de radiação é transformada em energia de ablação, resultando na ruptura e vaporização celular com um mínimo aquecimento do tecido adjacente.[76]

Alterações na Consistência da Gengiva

Inflamações crônicas e agudas produzem alterações na consistência normalmente firme e elástica da gengiva. Como ressaltado anteriormente, em pacientes com gengivite crônica coexistem alterações destrutivas (isto é, edematosas) e reparativas (isto é, fibróticas), e a consistência da gengiva é determinada por sua predominância relativa (Figuras 18.11 e 18.12). A Tabela 18.1 resume as alterações clínicas na consistência da gengiva e as alterações microscópicas que as produzem.

Massas Calcificadas na Gengiva

Massas microscópicas calcificadas podem ser encontradas na gengiva.[14,52] Podem ocorrer isoladamente ou em grupos, com diferentes tamanhos, localizações, formas e estruturas. Tais massas podem ser um material calcificado removido do dente e deslocado traumaticamente para a gengiva durante a raspagem,[52] restos de raízes, fragmentos de cimento ou cementículos. Inflamação crônica e fibrose, um ocasional corpo estranho e atividade de células gigantes ocorrem em reação às massas que, às vezes, estão confinadas em uma matriz tipo osteoide. Corpos estranhos cristalinos também têm sido descritos na gengiva, mas sua origem ainda não foi determinada.[60]

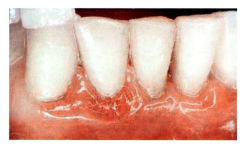

Figura 18.11 Gengivite crônica. Edema, perda do pontilhado e alteração da coloração ocorrem quando edema e exsudato inflamatório são as alterações microscópicas predominantes. A gengiva é mole e friável, e o sangramento ocorre facilmente.

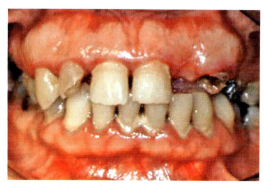

Figura 18.12 Gengivite crônica. A gengiva apresenta-se firme quando a fibrose predomina no processo inflamatório.

Tabela 18.1 Alterações Clínicas e Histopatológicas na Consistência Gengival.

Alterações Clínicas	Características Microscópicas Subjacentes
Gengivite Crônica	
1. Edemaciada, depressível à pressão.	1. Infiltração por líquido e células do exsudato inflamatório.
2. Bastante mole e friável, com fácil fragmentação durante a exploração com sonda, e áreas superficiais pontuais de eritema e descamação.	2. Degeneração do tecido conjuntivo e do epitélio, associada a substâncias lesivas que provocam a inflamação e o exsudato inflamatório; alteração na relação tecido conjuntivo-epitélio, com tecido conjuntivo inflamado e edemaciado, expandindo-se para o interior de algumas células epiteliais superficiais, afinamento do epitélio e degeneração associada ao edema e à invasão por leucócitos, separadas por áreas nas quais há cristas interpapilares alongadas no tecido conjuntivo.
3. Firme, com consistência de couro.	3. Fibrose e proliferação epitelial associadas à inflamação de longa data.
Formas Agudas de Gengivite	
1. Gengiva difusamente edemaciada e mole.	1. Edema difuso, de origem inflamatória aguda, infiltração gordurosa na xantomatose.
2. Necrose epitelial, com partículas escamosas acinzentadas.	2. Necrose com formação de pseudomembrana composta por bactérias, leucócitos polimorfonucleares e células epiteliais degeneradas, em uma trama de fibrina.
3. Formação de vesículas.	3. Edema intra e intercelular, com degeneração do núcleo e do citoplasma e ruptura da membrana celular.

Escovação Dental

A escovação dental provoca vários efeitos na consistência da gengiva, como a promoção da queratinização do epitélio oral, aumento da circulação capilar gengival e espessamento do osso alveolar.[44,49,77] Em estudos animais verificou-se que a estimulação mecânica pela escovação aumenta 2,5 vezes a atividade proliferativa de células basais juncionais da gengiva canina quando em comparação com o uso de um raspador.[31] Esses achados podem indicar que a escovação dental causa um aumento na taxa de renovação e de escamação da superfície epitelial juncional. Esse processo pode reparar pequenas rupturas no epitélio juncional e impedir o acesso direto de patógenos periodontais ao tecido subjacente.[81]

Alterações na Textura Superficial da Gengiva

A superfície da gengiva normal geralmente exibe muitas depressões e pequenas elevações, que dão ao tecido uma aparência de casca de laranja, referida como *pontilhado*.[13] Esse pontilhado é restrito à gengiva inserida, localizando-se predominantemente na área subpapilar, mas estende-se em graus variáveis para a papila interdentária.[61] Embora o significado biológico do pontilhado gengival não seja conhecido, alguns pesquisadores concluíram que a perda da aparência do pontilhado é um sinal precoce da gengivite.[33,61] Entretanto, os cirurgiões-dentistas devem levar em consideração que o padrão e a extensão do pontilhado variam entre as diferentes áreas da boca, entre diversos pacientes e em idades distintas.

Em pacientes com inflamação crônica, a superfície gengival é lisa e brilhante ou firme e nodular, dependendo se as alterações dominantes são exudativas ou fibróticas. A textura superficial lisa também é provocada pela atrofia epitelial na gengivite atrófica, enquanto a descamação da superfície ocorre na gengivite descamativa crônica. A hiperqueratose resulta em uma textura semelhante a couro e o crescimento gengival medicamentoso gera uma superfície nodular.

> **CORRELAÇÃO CLÍNICA**
>
> **Pontilhado e sua Importância Clínica**
>
> A gengiva inserida saudável tem um aspecto de casca de laranja em sua superfície. Essa característica, chamada de *pontilhado*, é uma reflexão externa de projeções do tecido conjuntivo subjacente no epitélio sobrejacente. A presença do pontilhado na gengiva inserida é indicativa de saúde gengival, e essa característica superficial normalmente é perdida quando o tecido fica edematoso.

Mudanças na Posição da Gengiva

Lesões Traumáticas

Uma característica da classificação das doenças gengivais é o reconhecimento das lesões gengivais traumáticas não induzidas pela placa como uma condição gengival distinta.[11] As lesões traumáticas, sejam elas químicas, físicas ou térmicas, estão entre as lesões bucais mais comuns. Fontes de lesões químicas incluem aspirina, peróxido de hidrogênio, nitrato de prata, fenol e materiais endodônticos. As lesões físicas podem incluir aplicação de *piercings* nos lábios, boca e língua, que podem resultar em retração gengival. Lesões térmicas podem resultar de alimentos e bebidas quentes.

Nos casos agudos, a aparência de depressão (isto é, epitélio necrosante), erosão ou ulceração acompanhada por eritema é característica comum. Nos casos crônicos, defeitos gengivais permanentes estão geralmente presentes na forma de retração gengival. Tipicamente, a natureza localizada das lesões e a ausência de sintomas rapidamente descartam o diagnóstico diferencial de doenças sistêmicas, que podem apresentar-se como lesões orais erosivas ou ulcerativas.[64]

Retração Gengival

A retração gengival, um achado comum cujas prevalência, extensão e gravidade aumentam com a idade, é mais prevalente nos homens.[5]

Posições da Gengiva

Por definição clínica, a retração é a exposição da superfície radicular por um deslocamento apical da posição da gengiva. Para que se compreenda a retração é importante distinguir entre as posições real e aparente da gengiva. A *posição real* é o nível do término coronário do epitélio juncional no dente, enquanto a *posição aparente* é o nível da crista da margem gengival (Figura 18.13). A gravidade da retração é geralmente determinada pela posição aparente da gengiva. Contudo, a posição gengival real é usada para determinar a perda de inserção clínica. Por exemplo, na doença periodontal a parede da bolsa inflamada cobre parte da raiz exposta, parte da retração pode estar oculta e parte pode estar visível. A quantidade total de perda de inserção clínica é a soma das duas.

A retração refere-se à localização da gengiva, e não à sua condição. A gengiva retraída pode estar inflamada, mas apresentar-se normal, exceto por sua posição (Figura 18.14). Pode ser localizada afetando um dente ou um grupo de dentes, ou pode ser generalizada, ocorrendo em toda a boca.

A retração gengival aumenta com a idade e sua incidência varia de 8% nas crianças a 100% após os 50 anos de idade.[84] Este fato tem levado alguns pesquisadores a considerar que a retração poderia ser um processo fisiológico relacionado à idade. Entretanto, não foi apresentada evidência convincente em relação à ocorrência de um deslocamento fisiológico na inserção gengival.[40] A migração apical gradual provavelmente resulta do efeito cumulativo de envolvimentos patológicos mínimos e repetidos traumas, de pequena intensidade, à gengiva. Em algumas populações sem acesso aos cuidados dentais, no entanto, a retração pode ser o resultado do aumento da doença periodontal.[29,41]

Os fatores etiológicos a seguir têm sido implicados na retração gengival: técnica de escovação inadequada (isto é, abrasão gengival), mau posicionamento dos dentes, fricção dos tecidos moles (isto é, ablação gengival),[72] inflamação gengival, inserção anormal de freios e iatrogenias. O trauma oclusal foi um fator etiológico sugerido no passado, mas seu mecanismo de ação nunca foi demonstrado. Por exemplo, a sobremordida profunda tem sido associada a inflamação gengival e retração. A sobreposição exagerada pode resultar em lesão traumática à gengiva. Em macacos, foi demonstrado que movimentos ortodônticos na direção labial provocaram perda de osso marginal e de inserção do tecido conjuntivo e retração gengival.[74]

Procedimentos de higiene oral padronizados, incluindo escovação dental e uso de fio dental, podem frequentemente levar a lesões gengivais transitórias mínimas.[18,62] Embora a escovação dental seja importante para a saúde gengival, técnicas inadequadas ou escovação com cerdas duras podem causar lesões significativas. Essas lesões podem apresentar-se como lacerações, abrasões, queratoses e retrações, com a gengiva marginal vestibular sendo a mais afetada.[57] Nestes casos, a retração tende a ser mais frequente e grave em pacientes com gengiva clinicamente saudável, com pouca placa bacteriana e com boa higiene oral.[23,58,59]

> ### CORRELAÇÃO CLÍNICA
>
> **Espaço Biológico e Inflamação Gengival**
>
> Espaço biológico é a borda circunferencial do espaço em torno dos dentes onde o epitélio juncional e o tecido conjuntivo subjacente da gengiva aderem-se aos dentes. Durante a restauração dos dentes, se as margens das restaurações violarem o espaço biológico, ocorre inflamação gengival. Se não for tratada, pode levar à perda óssea. O aumento de coroa é um procedimento cirúrgico que é realizado clinicamente (isto é, antes da restauração) para criar um espaço intencional para o espaço biológico se reestabelecer.

A suscetibilidade à retração é influenciada pela posição do dente na arcada,[83] pelo o ângulo entre a raiz e o osso e pela curvatura mesiodistal da superfície dental.[51] Em dentes girovertidos, inclinados ou vestibularizados a tábua óssea é mais fina ou reduzida em altura.

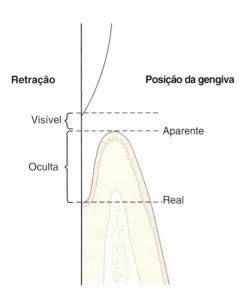

Figura 18.13 Diagrama das posições aparente e real da gengiva, com retração visível e oculta.

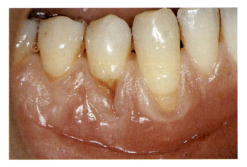

Figura 18.14 Graus de retração. A retração é leve nos dentes 42 e 45 e acentuada nos dentes 43 e 44. A alteração no contorno gengival e a retração observadas no dente 44 são chamadas de *fissuras de Stillman*.

A pressão pela mastigação ou pela escovação moderada danificam a gengiva sem suporte, provocando a retração. O efeito do ângulo da raiz com retração no osso é frequentemente observado na região dos molares superiores. Se a inclinação lingual da raiz palatina for proeminente, ou se as raízes vestibulares se inclinarem externamente, o osso da região cervical tornar-se-á mais fino ou curto e a retração será o resultado de traumas repetidos à gengiva marginal fina.

A saúde do tecido gengival também depende da confecção e da colocação apropriadas de materiais restauradores. A pressão causada, por exemplo, pelo grampo de uma prótese parcial mal adaptada pode causar traumatismo gengival e retração.[85] Há muito tempo restaurações com sobrecontorno têm sido consideradas fatores contribuintes para a gengivite devido à retenção de placa. Além disso, há um consenso geral de que a colocação de margens restauradoras dentro do espaço biológico frequentemente leva a inflamação gengival, perda de inserção clínica e, eventualmente, perda óssea. Clinicamente, a violação do espaço biológico manifesta-se, geralmente, como inflamação gengival, bolsas periodontais profundas e retrações gengivais.

Pode existir uma relação entre tabagismo e retração gengival (Capítulo 12). Os mecanismos multifatoriais provavelmente incluem a redução do fluxo sanguíneo gengival e a alteração da resposta imunológica, mas a evidência atual não é conclusiva.[26,63]

Significado Clínico

Vários aspectos da retração gengival a tornam clinicamente significativa. As superfícies radiculares expostas são suscetíveis à cárie. Abrasão ou erosão do cimento exposto pela retração expõe uma superfície dentinária subjacente, que pode ser sensível. A exposição excessiva da superfície radicular pode levar a hiperemia da polpa e sintomas associados.[48] A retração interproximal causa problemas na higiene oral que resultam em acúmulo de placa.

Alterações no Contorno Gengival

As alterações no contorno gengival estão associadas principalmente ao aumento gengival (Capítulo 19), mas esses aumentos podem ocorrer também com outras condições. De interesse histórico são as descrições de edentações da gengiva marginal referidas como fissuras de Stillman (Figura 18.14)[75] e festões de McCall. O termo *fissuras de Stillman* foi usado para descrever um tipo específico de retração gengival que consiste em uma estreita retração gengival triangular. Como a retração progride apicalmente, a fissura torna-se mais larga, expondo o cimento da superfície radicular. Quando a lesão atinge a junção mucogengival, a borda apical da mucosa oral geralmente está inflamada devido à dificuldade em se manter um controle de placa adequado neste sítio.

O termo *festões de McCall* foi usado para descrever uma banda laminada espessada de gengiva, geralmente observada adjacente às cúspides, quando a retração aproxima-se da junção mucogengival. Inicialmente, fissuras de Stillman e festões de McCall foram relacionados à oclusão traumática e o tratamento recomendado era o ajuste oclusal. Entretanto, esta associação nunca foi provada e essas edentações representam somente alterações inflamatórias peculiares da gengiva marginal.[14]

 Acesse Casos Clínicos em https://www.grupogen.com.br.

Referências Bibliográficas

 As referências bibliográficas deste capítulo estão disponibilizadas em https://www.grupogen.com.br.

CAPÍTULO 19

Aumento Gengival

Alpdogan Kantarci | Fermin A. Carranza | Eva Hogan

SUMÁRIO DO CAPÍTULO

Terminologia e Classificação, 256
Diagnóstico, 257
Tipos de Aumento Gengival, 257
Outras Formas de Aumento Gengival, 265

O aumento da gengiva tem muitas causas e pode se manifestar com diversas características clínicas. Uma alteração nas dimensões do tecido gengival sempre é um evento patológico. O aumento gengival pode ser transitório e reversível ou pode ser crônico e irreversível. Como em outros processos patológicos, a inflamação dos tecidos periodontais normalmente resulta em três resultados: resolução completa da inflamação e restauração da integridade do tecido (isto é, homeostase), destruição dos tecidos periodontais e perda de inserção (isto é, periodontite crônica), ou fibrose.

Fibrose é um componente do mecanismo de defesa contra a progressão da inflamação periodontal. Durante esse processo, os fibroblastos desempenham um grande papel ao gerar quantidades excessivas de proteínas colagenosas e não colagenosas da matriz extracelular. O aumento da deposição da matriz não é suficientemente equilibrado pela degradação enzimática da composição da matriz (p. ex., colágeno), o que resulta em alterações fibróticas nos tecidos moles. A fibrose dos tecidos gengivais é comumente chamada de *hiperplasia gengival*. Ao contrário dos outros tecidos nos quais a fibrose é observada, as lesões gengivais normalmente são inflamadas em razão do acúmulo de bactérias e cuidados orais reduzidos. Lesões de crescimento gengival são únicas quanto aos seus mecanismos patogenéticos.

Os aumentos patológicos dos tecidos gengivais foram reconhecidos nas civilizações antigas e estavam ligados às condições sistêmicas do início do século XVIII. As formas mais comuns de aumento gengival resultam do uso sistêmico de vários medicamentos. O primeiro relato científico sobre o crescimento gengival induzido por fármacos foi publicado em 1939, quando o anticonvulsivante difenil-hidantoína foi associado ao aumento gengival.[59] Estudos posteriores forneceram informações significativas sobre os mecanismos moleculares e celulares complexos subjacentes ao aumento gengival. Como muitas formas de aumento gengival são associadas aos fatores e condições sistêmicas, compreender a patogênese exata das lesões é fundamental para criar melhores abordagens ao tratamento.

Este capítulo concentra-se nos aspectos clínicos, etiológicos e patológicos do aumento gengival que são usados para desenvolver abordagens novas e direcionadas à terapia. O aumento neoplásico dos tecidos gengivais associado a cânceres orais benignos e malignos não é abordado em detalhes porque essa nova área da patologia oral evoluiu além do escopo deste capítulo e pode ser encontrada em livros didáticos sobre patologia oral que fornecem uma cobertura mais completa dos tumores orais.

Terminologia e Classificação

Aumento gengival e *crescimento gengival* são termos usados intercambiavelmente com *hiperplasia*, *hipertrofia* e *fibrose*. Hiperplasia é um aumento no número de células nos tecidos que resulta em aumento do volume tecidual. *Hipertrofia* refere-se ao aumento do tamanho e volume do tecido resultante do aumento do tamanho da célula. Embora seus mecanismos patogênicos sejam diferentes, a hiperplasia e a hipertrofia costumam ocorrer simultaneamente quando o envolvimento celular na hiperplasia é passível de desencadear o crescimento excessivo.

Os dois processos estão intimamente ligados. Fibrose refere-se a um processo patológico no qual a cicatrização interrompida é associada à proliferação celular imperfeita, interações célula a célula, interações célula a matriz e deposição matricial, e com uma resposta comprometida do sistema imunológico. Com relação a isso, a fibrose pode ser definida como uma lesão patológica, ao passo que a hiperplasia e a hipertrofia podem ser vistas como processos patológicos.

Esses termos referem-se a estados patogenéticos diferentes. Nos tecidos gengivais, eles estão associados a várias fases de inflamação. As alterações hiperplásicas, hipertróficas e fibróticas são observadas durante o aumento gengival e não podem ser precisamente diferenciadas. Este capítulo, portanto, utiliza *crescimento gengival* (CG) ou *aumento gengival* para se referir a todas as formas patológicas nos tecidos periodontais.

A classificação do CG é fundamentada em fatores etiológicos. A forma mais comum resulta da utilização sistêmica de medicamentos e é chamada de *crescimento gengival induzido por fármacos* (CGIF). Três famílias de medicamentos podem levar ao CGIF: anticonvulsivantes, bloqueadores dos canais de cálcio e imunossupressores. O CG também está associado a doenças sistêmicas graves, como leucemia, e a fatores genéticos. Qualquer forma que não pode ser classificada entre essas formas de CG é conhecida como *CG idiopático*. O CG também pode ser o resultado de alterações inflamatórias em função da gengivite. Os casos de CG são classificados como:

- Aumento inflamatório em razão de gengivite crônica
- Aumento induzido por fármacos
- CG associado a condições sistêmicas
- CG associado a doenças sistêmicas
- Fibromatose gengival

O aumento da gengiva pode estar indiretamente associado às mudanças nas dimensões das estruturas ósseas subjacentes. Embora não sejam inteiramente abordadas neste capítulo, as lesões neoplásicas na cavidade oral podem manifestar-se com lesões fibróticas e podem parecer clinicamente semelhantes a outras formas de CG. Independentemente da causa, todas as formas de aumento gengival apresentam características patológicas distintas que devem ser cuidadosamente consideradas durante o tratamento. É importante identificar a causa e os fatores etiológicos de confusão que levam a diferentes formas de CG.

Diagnóstico

Como o CG é frequentemente associado a condições sistêmicas, a saúde geral do paciente e o uso de fármacos devem ser cuidadosamente analisados. O CG é uma das patologias mais sérias na medicina periodontal e exige um diagnóstico diferencial meticuloso para selecionar uma abordagem terapêutica adaptada à condição sistêmica do paciente.

O diagnóstico preciso exige uma análise minuciosa do histórico médico do paciente. O aumento gengival deve ser distinguido como localizado ou generalizado. O CG generalizado pode afetar a gengiva marginal; as formas localizadas podem estar confinadas nas papilas. As classificações anteriores também distinguiram entre aumentos difusos e discretos, que, às vezes, são difíceis de diferenciar. No entanto, essas categorizações podem ser essenciais para determinar a causa correta da patologia.

Nos tecidos periodontais, os índices são importantes para a quantificação da extensão e da gravidade do CG. Diversos índices foram propostos. Por exemplo, o grau do aumento gengival pode ser classificado em:

- Grau 0: sem sinais de aumento de volume gengival
- Grau I: aumento confinado à papila interdental
- Grau II: aumento envolvendo a papila e a gengiva marginal
- Grau III: aumento que recobre três quartos ou mais da coroa.

Além da determinação clínica do grau de gravidade, uma avaliação mais precisa do CG pode ser feita por modelos tirados nas impressões. Uma técnica desenvolvida por Seymour et al. foi validada por outros e pode ser uma ferramenta valiosa para a determinação precisa da gravidade e extensão do CG, sobretudo para fins de pesquisa e acompanhamento a longo prazo.[23,35,56,95,102] Outros índices usados para avaliar a gravidade do CG incluem aqueles desenvolvidos por Angelopoulos e Goaz[4] e Pernu et al..[81] A varredura tridimensional pode ser usada para medir o CG e comparar os resultados do tratamento com valores do início do estudo.[111]

Independentemente do método utilizado para medir a extensão e a gravidade das lesões do CG, uma avaliação precisa é fundamental para identificar os componentes inflamatórios e fibróticos. Os índices devem ser escolhidos com base na praticidade dos dados adquiridos para permitir que os cirurgiões-dentistas selecionem o método da terapia (p. ex., gengivectomia e gengivoplastia *versus* medidas de tratamento não cirúrgico) e planejar a fase de manutenção.

Tipos de Aumento Gengival

Aumento Inflamatório da Gengiva em Função de Gengivite
Manifestações Clínicas

Todas as alterações nos tecidos gengivais manifestam-se com algum grau de inflamação. Em alguns casos, o aumento gengival é um resultado direto da gengivite sem quaisquer fatores complicadores ou algum envolvimento das condições sistêmicas. Quando um paciente com aumento gengival é visto, a avaliação inicial é feita por meio de um exame visual cuidadoso das anormalidades dos contornos gengivais, textura e coloração, que são comparados aos padrões normais. A inspeção visual é acompanhada por um histórico médico detalhado para excluir possíveis fatores e condições sistêmicas. Irregularidades dentárias, hábitos disfuncionais e eficiência no cuidado oral devem ser considerados na avaliação, e as medidas clínicas devem ser registradas.

O CG inflamatório crônico inicia-se como um pequeno abaulamento na papila interdental e na gengiva marginal. Nos estágios iniciais, causa um inchaço ao redor dos dentes envolvidos, que pode aumentar de tamanho até cobrir parte das coroas dentárias. O aumento gengival pode ser localizado ou generalizado. O seu progresso é lento e indolor, a menos que seja complicado por uma infecção aguda ou trauma (Figuras 19.1 e 19.2). Ocasionalmente, o CG inflamatório crônico apresenta-se como massa séssil ou pediculada semelhante a um tumor. Pode ser interproximal ou localizado na gengiva marginal ou inserida. Por vezes, ocorre ulceração dolorosa na prega entre a massa e a gengiva adjacente.

Etiologia

O aumento inflamatório agudo da gengiva normalmente é causado por uma irritação mecânica, química ou física e pode ser resolvido com a remoção do irritante. A respiração bucal, alimentos impactados e higiene oral ruim costumam ser os responsáveis por reações inflamatórias agudas nos tecidos gengivais. As lesões agudas normalmente são localizadas na gengiva marginal ou papilar.

O principal fator etiológico do aumento gengival inflamatório agudo é o trauma. Lesões traumáticas ocorrem quando uma substância estranha (p. ex., cerda da escova de dentes) fica forçosamente incorporada na gengiva e é complicada por micróbios residentes. As lesões induzidas por trauma resultam em um processo crônico caracterizado por formação tecidual de granulação e fibrose. Como o tecido nervoso não se prolifera, a dor é incomum.

IMPORTANTE

O principal fator etiológico do aumento gengival inflamatório agudo é o trauma. Lesões traumáticas ocorrem quando uma substância estranha (p. ex., cerda da escova de dentes) fica forçosamente incorporada na gengiva e é complicada pela presença de patógenos microbianos. As lesões induzidas por trauma resultam em um processo crônico caracterizado por formação tecidual de granulação e fibrose. Como o tecido nervoso não se prolifera, a dor é incomum.

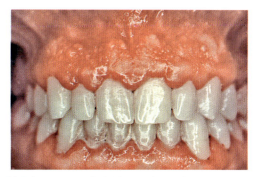

Figura 19.1 Aumento gengival inflamatório crônico localizado na região anterior.

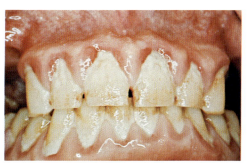

Figura 19.2 Aumento gengival inflamatório crônico.

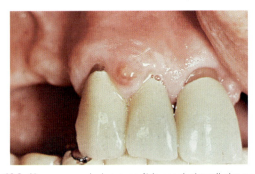

Figura 19.3 Abscesso gengival na superfície gengival vestibular, no espaço entre a cúspide e o incisivo lateral, sem relação com a região do sulco gengival.

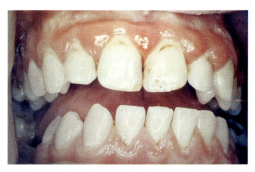

Figura 19.4 Aumento de volume gengival em um respirador bucal. Observe a lesão acentuadamente circunscrita nas regiões marginal e papilar anteriores.

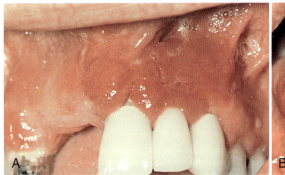
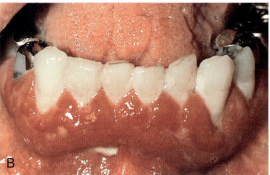

Figura 19.5 Gengivite plasmocitária. (A) Lesões difusas na superfície vestibular da região anterior da maxila. (B) Lesões inferiores. *(Cortesia de Dr. Kim D. Zussman, Thousand Oaks, CA.)*

O aumento inflamatório agudo pode levar à formação de abscesso gengival, o qual consiste em uma lesão localizada, dolorosa e de crescimento rápido (Figura 19.3). Geralmente fica limitado à gengiva marginal ou à papila interdental. Nos estágios iniciais, apresenta-se como um aumento de volume avermelhado com superfície lisa e brilhante. Dentro de 24 a 48 horas, a lesão geralmente torna-se flutuante e apresenta um orifício pontual, por meio do qual é possível drenar um exsudato purulento. Os dentes adjacentes são, muitas vezes, sensíveis à percussão. Caso progrida, a lesão tende a se romper espontaneamente. Em decorrência do processo inflamatório agudo, o abscesso gengival consiste em um exsudato purulento de infiltração difusa de leucócitos polimorfonucleares, tecido edematoso e vascularização. O epitélio superficial apresenta vários graus de edema intra e extracelular, invasão por leucócitos e, eventualmente, ulceração. A lesão é confinada à gengiva e não deve ser confundida com abscesso periodontal.

O CG inflamatório crônico é comumente associado à placa bacteriana. Esta pode estar ligada à higiene oral precária, aparelhos ortodônticos, margens de restaurações inadequadas, dentes desalinhados, hábitos orais, mordida aberta ou outros fatores. Os fatores que favorecem o acúmulo e a retenção de placa incluem higiene oral precária, irritação por anormalidades anatômicas e aparelhos restauradores e ortodônticos inadequados. Os pacientes que são respiradores bucais geralmente apresentam gengivite e aumento gengival. A gengiva apresenta-se vermelha e edemaciada, com um brilho superficial difuso na área exposta. A região anterior da maxila é o local mais frequentemente envolvido. Em vários casos, a gengiva alterada está claramente demarcada da gengiva normal adjacente não exposta (Figura 19.4). A irritação causada pelo ressecamento superficial é atribuída à respiração bucal; entretanto, não foi possível demonstrar alterações semelhantes em animais experimentais quando provocado o ressecamento gengival por ar, o que sugere que a patogênese das alterações gengivais associadas à respiração bucal é muito mais complexa.

A gengivite plasmocitária por vezes se manifesta como um aumento gengival marginal leve que se estende para a gengiva inserida. A gengiva apresenta-se vermelha, friável e, algumas vezes, granular com sangramento fácil; normalmente, não induz à perda de inserção (Figura 19.5). A lesão está localizada na porção vestibular da gengiva inserida, diferindo assim da gengivite induzida por placa.

Além das formas aguda e crônica dos aumentos gengivais associados à gengivite, as lesões inflamatórias podem ser observadas em outras formas de CG. As condições sistêmicas também causam alterações inflamatórias na gengiva. A distinção deve ser feita bem no início do plano de tratamento, e o envolvimento de fármacos, condições sistêmicas e lesões neoplásicas deve ser cuidadosamente excluído.

Histopatologia

O aumento inflamatório da gengiva geralmente acompanha a sequência do processo inflamatório. O CG inflamatório crônico exibe características exsudativas e proliferativas da inflamação crônica (Figura 19.6). As lesões que são vermelho-escuras ou vermelho-azuladas são moles e friáveis com superfície lisa e brilhante e sangramento fácil. Apresentam predomínio de líquido e células inflamatórias, com dilatação vascular, neoformação capilar e alterações degenerativas associadas. As lesões que são relativamente firmes, elásticas e róseas têm um componente fibrótico maior, com abundância de fibroblastos e fibras colágenas.

Em pacientes com gengivite plasmocitária, o epitélio oral exibe espongiose e infiltração de células inflamatórias. Ultraestruturalmente há sinais de lesões na camada espinhosa inferior e na camada basal. O tecido conjuntivo subjacente contém um denso infiltrado plasmocitário que também se estende para o epitélio oral, induzindo, assim, um tipo de lesão dissecante. Já foi relatada a associação à queilite e glossite.[91]

Acredita-se que a gengivite plasmocitária tenha origem alérgica e possivelmente seja uma reação a componentes de chicletes, dentifrícios ou outros elementos da dieta. A interrupção da exposição a tais alergênicos leva à resolução da lesão. Em raras ocasiões, podem surgir aumentos gengivais inflamatórios acentuados com predomínio de plasmócitos, associados à periodontite rapidamente progressiva.[78] O tumor plasmocitário solitário (isto é, plasmocitoma) foi descrito na nasofaringe e, raramente, na mucosa oral.[10] Consiste em um tumor pediculado de crescimento lento, com superfície lisa e rósea, sendo composto por plasmócitos normais. Geralmente é uma lesão benigna; entretanto, em casos raros, pode representar a manifestação oral do mieloma múltiplo, uma condição maligna da medula óssea.

Tratamento

O aumento crônico da gengiva em decorrência da gengivite é reversível e pode ser resolvido pela remoção dos fatores etiológicos, incluindo a placa, e pela correção dos fatores ambientais. Nas formas graves de aumento inflamatório, as abordagens cirúrgicas podem ser necessárias.

Crescimento da Gengiva Induzido por Fármacos

As formas mais comuns de CGIF são causadas pelo uso de anticonvulsivantes, bloqueadores dos canais de cálcio e imunossupressores prescritos aos pacientes para preocupações sérias de saúde. A prevalência do CGIF varia substancialmente para diferentes medicamentos e entre os estudos. Os três fármacos associados ao CGIF são: fenitoína, nifedipina e ciclosporina. Cerca de 20 outros medicamentos estão ligados ao CGIF. Estima-se que 30% a 80% dos pacientes que usam esses medicamentos correm risco de lesões de crescimento excessivo. Fatores genéticos, dosagem medicamentosa e fatores locais podem afetar o desenvolvimento e a gravidade do CGIF.[93,105]

O CGIF frequentemente resulta em higiene oral comprometida, acúmulo de placa e inflamação gengival. O aumento da prevalência da infecção e inflamação gengival dentre os pacientes com CGIF representa um risco para sua saúde geral.[20,24,70] Os fármacos provocadores estão sendo substituídos por outras alternativas, porém continuam sendo os fármacos de escolha em muitos países para o tratamento de condições específicas. As alternativas também foram ligadas ao CGIF, e o CG associado ao uso de medicamentos continua a ser um problema clínico na odontologia e na medicina.

CORRELAÇÃO CLÍNICA

Anticonvulsivantes, bloqueadores dos canais de cálcio e imunossupressores são prescritos aos pacientes com preocupações sérias de saúde, como epilepsia, hipertensão e transplante de órgãos sólidos, respectivamente. O CGIF é um grande problema odontológico em decorrência da higiene oral comprometida, acúmulo de placa e inflamação gengival, e impõe um risco para a saúde geral desses pacientes.

As lesões CGIF normalmente desenvolvem-se rapidamente e tornam-se crônicas ao longo do tempo (Figura 19.7). Os primeiros sinais de crescimento excessivo podem ser observados nos primeiros 3 meses de utilização do fármaco como um aumento nodular localizado da papila interdental. Como a maioria desses medicamentos associados ao CGIF é prescrita aos pacientes por um período longo, as lesões expandem e, em alguns casos, recobrem as coroas dos dentes. As formas graves de CGIF podem resultar na cobertura completa das superfícies dentárias (Figura 19.8). Clinicamente, há sutis diferenças em como as lesões manifestam-se dependendo do tipo de medicamento usado. A placa dentária e a infecção bacteriana frequentemente levam a tecidos inflamados caracterizados por edema e sangramento (Figura 19.9). O grau de fibrose e inflamação depende da dose, da duração e do tipo de fármaco; higiene oral; suscetibilidade individual, incluindo fatores genéticos; e influências ambientais.[104,106]

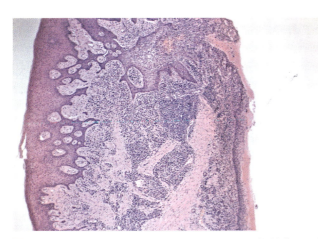

Figura 19.6 Corte histológico mostrando um aumento gengival inflamatório crônico exibindo tecido conjuntivo inflamado (no centro) e proliferação do epitélio em faixas.

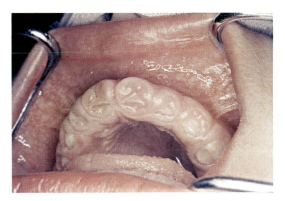

Figura 19.8 Aumento gengival induzido por fenitoína.

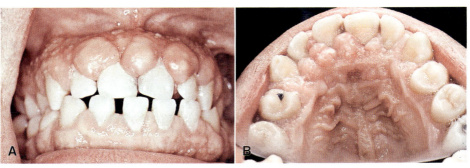

Figura 19.7 Aumento gengival associado à utilização de fenitoína. (A) Vista vestibular. (B) Vista oclusal da mandíbula.

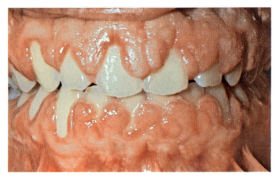

Figura 19.9 Aumento de volume gengival combinado, resultante da inflamação de um crescimento induzido por fenitoína.

Anticonvulsivantes

A fenitoína (difenil-hidantoína) é o fármaco de escolha para o tratamento de convulsões psicomotoras, tônico-clônicas e lobo temporal, e está ligada ao CG há mais de 70 anos.[68] Outros agentes anticonvulsivantes, como fenobarbital e ácido valproico foram associados ao CG com menos frequência que a fenitoína.[62,87] A prevalência estimada do CG induzido por fenitoína é de cerca de 50%.[22] O início clínico ocorre em aproximadamente 1 mês, e a gravidade crescente é vista dentro de 12 a 18 meses.[1,14,29]

As lesões do CG induzidas por fenitoína ocorrem frequentemente na maxila e na mandíbula vestibular anterior, e nos casos graves toda a dentição pode ser coberta.[19,63] O CG induzido por fenitoína é caracterizado por aumento das papilas interdentais e aumento do espessamento dos tecidos marginais,[4] o que provoca problemas estéticos e funcionais, como mau posicionamento dos dentes, dificuldade na fala e higiene oral comprometida.[82]

Bloqueadores dos Canais de Cálcio

Os bloqueadores dos canais de cálcio são um grupo de fármacos comumente usados para tratar hipertensão, angina pectoris, espasmos da artéria coronária e arritmia cardíaca.[68] Os derivados de benzotiazina (p. ex., diltiazem), os derivados da fenilalquilamina (p. ex., verapamil) e os derivados da di-hidropiridina (p. ex., anlodipina, felodipina, isradipina, nicardipina, nifedipina, nitrendipina, oxodipina, nimodipina, nisoldipina) são tipos diferentes de bloqueadores dos canais de cálcio que foram associados a algum grau de CGIF.[13,15,17,28,64,71,94]

O primeiro caso de CG associado ao bloqueador dos canais de cálcio nifedipina foi relatado em 1984.[85] Entre os pacientes fazendo uso do medicamento, a prevalência de CG induzido por nifedipina era altamente variável, oscilando entre 6% e 83%.[7,36,37,98] Clinicamente, as papilas interdentais são afetadas, e o crescimento excessivo é limitado à gengiva inserida e marginal, que normalmente é observada nos segmentos anteriores.[92] O CG induzido por nifedipina pode coexistir com a periodontite e perda de inserção que é diferente das outras formas de CGIF.

Imunossupressores

A ciclosporina A tem sido o imunossupressor de escolha para prevenir a rejeição de transplantes de órgãos sólidos e da medula óssea e para o tratamento de condições autoimunes.[45] A prevalência do CG induzido por ciclosporina A foi relatada em cerca de 30%, mas pode ser muito maior, sobretudo em populações pediátricas.[58]

O primeiro caso de CG induzido por ciclosporina A foi relatado em 1983.[86] Clinicamente, as lesões são mais inflamadas e sagram mais do que outras formas de CGIF, e são comumente limitadas às superfícies vestibulares. A gravidade das lesões pode ser semelhante às da fenitoína e da nifedipina. Elas afetam toda a dentição e interferem na oclusão, mastigação e fala.[38]

Histopatologia

As lesões dos diferentes tipos de CGIF demonstram variações histológicas significativas.[106] As biópsias do CG de pacientes submetidos ao tratamento com fenitoína mostram um epitélio escamoso estratificado espesso com *rete pegs* (cristas epiteliais) finos e longos estendendo-se profundamente no tecido conjuntivo.[3,19,33] A fibrose com infiltração celular inflamatória mínima é um achado comum.[105] As características histológicas do CG induzido por bloqueadores de canais de cálcio são semelhantes às lesões induzidas por fenitoína, incluindo espessura epitelial, formação de *rete pegs* e acúmulo matricial excessivo (Figura 19.10).

O CG induzido por ciclosporina A também se manifesta com um epitélio espessado, formação de *rete pegs* e fibras de colágeno irregulares. Essas lesões, no entanto, são caracterizadas com mais infiltração inflamatória e vascularização em comparação à fenitoína e aos bloqueadores do canal de cálcio (Figura 19.11; consulte a Figura 19.10).[86]

> **IMPORTANTE**
>
> Os diferentes tipos de lesões por CGIF demonstram um epitélio escamoso estratificado espesso com *rete pegs* longos e finos estendendo-se profundamente no tecido conjuntivo. A fibrose é um achado comum em pacientes com CG induzido por fenitoína. As características histológicas do CG induzido por bloqueadores de canais de cálcio são semelhantes às lesões induzidas por fenitoína, incluindo espessura epitelial, formação de *rete pegs* e acúmulo matricial excessivo. As lesões do CG induzido por ciclosporina A também apresentam mais infiltração inflamatória e aumento de vascularização em comparação ao CG causado por fenitoína e aos bloqueadores do canal de cálcio.

Patogênese do Crescimento Gengival Induzido por Fármacos

A patogênese do CGIF é complexa. O mecanismo principal é mediado por meio da função defeituosa dos fibroblastos gengivais. Como os fibroblastos gengivais são responsáveis pela deposição matricial dos tecidos gengivais, uma pesquisa extensiva concentrou-se nessas células-chave e em sua função. Os achados do estudo variam, alguns caminhos ainda não foram validados em seres humanos e os dados são limitados a estudos *in vitro* e em animais, mas coletivamente os achados sugerem que os medicamentos associados ao CGIF afetam o metabolismo da matriz extracelular ao reduzir a atividade de colagenase e aumentar a produção de proteínas matriciais.

Os fibroblastos gengivais do CG induzido por fenitoína são caracterizados por níveis elevados de síntese de colágeno.[46] Foi sugerido que os fibroblastos podem ser suscetíveis ao desenvolvimento de CGIF.[46] Os fibroblastos gengivais das lesões do CG induzido por nifedipina têm produção defeituosa de colágeno devido aos níveis reduzidos de atividade da colagenase, o que pode resultar em deposição de colágeno.[103] Por meio da interferência no metabolismo do cálcio, os bloqueadores dos canais de cálcio reduzem os níveis de cálcio nos fibroblastos gengivais e nas células T, afetando assim a proliferação ou ativação das células T e a biossíntese de colágeno.[7,103]

A ciclosporina A compromete diretamente a síntese de colágeno por fibroblastos gengivais,[67] com um aumento concomitante nos níveis de colágeno tipo I.[90] A ciclosporina A também reduz a expressão da metaloproteinase de matriz 1 (MMP-1) e MMP-3.[12] Além do colágeno, que é o maior componente da matriz extracelular dos tecidos gengivais, a matriz não colagenosa é afetada pelos medicamentos que resultam em CGIF. O metabolismo de glicosaminoglicanos é comprometido em pacientes com CG induzido por fenitoína[32] e em resposta ao tratamento com ciclosporina A dos fibroblastos gengivais.[76]

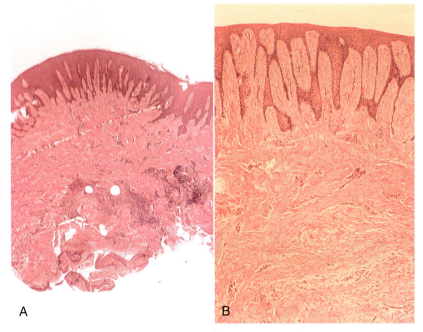

Figura 19.10 Vista microscópica do aumento gengival associado à fenitoína. (A) Hiperplasia epitelial e acantose do epitélio e tecido conjuntivo densamente colagenoso são observados com evidência de inflamação na área adjacente ao sulco gengival (bolsa). (B) Vista em maior aumento mostrando a extensão de *rete pegs* profundos em direção ao tecido conjuntivo.

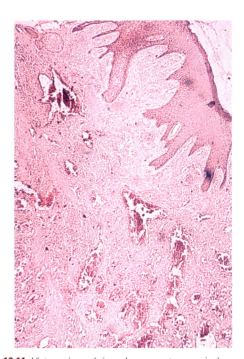

Figura 19.11 Vista microscópica do aumento gengival associado à ciclosporina.

Além do metabolismo e da função dos fibroblastos, a regulação inflamatória da renovação (*turnover*) tecidual é um fator importante na patogênese do CGIF. As funções dos fibroblastos, como proliferação, diferenciação e produção de matriz extracelular, são afetadas pelos níveis de citocinas e fatores de crescimento. As lesões do CG são caracterizadas pelo aumento dos níveis da interleucina 6 (IL-6), IL-1β, subunidade B do fator de crescimento derivado de plaquetas (BFGDP), fator de crescimento de fibroblastos 2 (FGF2), fator de crescimento transformador β (FCT-β) e fator de crescimento do tecido conjuntivo (FCTC).[6,16,31,48,50,73,75,83,88,89,106,108] Os macrófagos são a principal fonte dessas citocinas.[18,23,30,34,80]

O eixo FGT-β1-FCTC foi caracterizado em detalhes e é um mecanismo essencial que leva ao CGIF. O FGT-β1 regula a proliferação e a diferenciação celular e pode ativar a expressão genética para a síntese dos componentes da matriz extracelular, incluindo o colágeno no CG induzido por ciclosporina A.[53,88] O FGT-β1 induz o mRNA do FCTC e a expressão proteica nos fibroblastos gengivais humanos; o caminho FGT-β1-FCTC regula diretamente a fibrose, a lisil oxidase dos fibroblastos gengivais e a geração de colágeno.[48] A expressão do FCTC é aumentada em todas as formas de CGIF, com os níveis mais altos ocorrendo no CG induzido por fenitoína, que também apresenta os níveis mais altos de fibrose.[106]

A expressão de FCTC não é limitada ao tecido conjuntivo. Também foi demonstrada no epitélio gengival, predominantemente nas células epiteliais basais próximas à borda do tecido conjuntivo.[55] Estudos *in vitro* demonstraram que o FCTC pode ser produzido pelas células epiteliais gengivais,[55] ilustrando um possível mecanismo de fibrose na gengiva, que pode estar relacionado com a transferência entre as células epiteliais e as células do tecido conjuntivo. Estudos revelaram um mecanismo exclusivo para o a expressão de FCTC induzido por FGT-β1 nos fibroblastos gengivais regulados por prostaglandina E_2, cAMP, proteínas quinases ativadas por mitógenos (PQAMs) e ativação de quinases terminais Jun N (QTJN).[11]

Um evento importante no mecanismo patogenético do CGIF é algum grau de transição epitelial-mesenquimal induzido por medicamentos. Os tecidos altamente fibróticos são caracterizados pelo aumento da transição epitelial-mesenquimal, por meio da qual as células epiteliais na gengiva adquirem a função fibroblástica, e o processo é regulado por FCTC.[100] Os caminhos moleculares do CGIF foram revisados em outros lugares.[105]

Tratamento

O CGIF não pode ser evitado pelas abordagens convencionais, mas pode ser melhorado pela eliminação dos fatores locais, controle de placa e manutenção periodontal regular. O tratamento mais eficaz do CGIF é a retirada ou substituição de medicamentos. Um relato de caso mostrou a resolução das lesões gengivais em 1 a 8 semanas após a descontinuação do medicamento.[57] Por exemplo, a troca da nifedipina por outro fármaco anti-hipertensivo, israpidina, provocou regressão do aumento gengival.[107] O tacrolimos, usado como alternativa para a ciclosporina A resultou na regressão do aumento gengival.[52] Entretanto, a maioria das alternativas também foi ligada ao CGIF nos últimos anos.

Além da retirada ou substituição do medicamento, a raspagem e o alisamento radicular proporcionaram alívio aos pacientes com CG.[99] O tratamento não cirúrgico pode eliminar o componente inflamatório do CGIF, que é responsável por 40% do aumento tecidual.[56]

Como a gengiva vestibular anterior é frequentemente afetada, a cirurgia costuma ser realizada para solucionar problemas estéticos. A eliminação cirúrgica das lesões do CGIF envolve gengivectomia e gengivoplastia.[51] No entanto, a taxa de recorrência do CG é alta entre os pacientes que utilizam ciclosporina A ou nifedipina, representando aproximadamente 40% em 18 meses após a cirurgia.[51]

Os pacientes devem receber instruções de higiene oral, e a profilaxia periodontal e a remoção de cálculo dental devem ser feitas conforme necessário durante as consultas de retorno. Novas estratégias farmacológicas, sobretudo usando modelos animais, estão sendo exploradas.[5]

CORRELAÇÃO CLÍNICA

O CGIF não pode ser evitado, mas pode ser melhorado pela eliminação dos fatores locais, controle de placa e manutenção periodontal regular. O tratamento mais eficaz para o crescimento gengival induzido por fármacos é a retirada ou substituição do medicamento. O tratamento não cirúrgico resulta na eliminação do componente inflamatório do CGIF. A eliminação cirúrgica do CGIF envolve gengivectomia e gengivoplastia. A taxa de recorrência é alta. A manutenção deve incluir instruções de higiene oral, profilaxia periodontal e remoção de cálculo conforme necessário.

Crescimento Gengival Associado às Condições Sistêmicas

As alterações nas condições sistêmicas podem levar ao aumento gengival. As causas e características clínicas do CG associado às condições sistêmicas são diversas e normalmente se manifestam com ampliação da inflamação existente em decorrência de inflamação bacteriana. Essas patologias gengivais são chamadas de *aumentos condicionados* e incluem lesões associadas aos fatores etiológicos hormonais e nutricionais. A inflamação em decorrência dos fatores microbianos é um pré-requisito que as alterações hormonais e nutricionais modificam, e alguns pesquisadores classificam essas lesões como patologias associadas à gengivite. Os fatores nutricionais são raros, mas historicamente incluem déficits como deficiência da vitamina C. Do mesmo modo, reações alérgicas podem estar ligadas ao CG.

Crescimento Gengival Associado à Gravidez

Manifestações Clínicas

O CG é uma patologia comum na gravidez. Clinicamente se manifesta como massa única ou múltiplas massas semelhantes a tumores na margem gengival. O aumento gengival marginal durante a gravidez resulta do agravamento da inflamação prévia, e sua incidência já foi descrita como 10% a 70%. Às vezes, as lesões podem ser observadas como aumentos únicos, que são chamados de *tumores gravídicos*. Os tumores gravídicos não são neoplasias; eles representam uma resposta inflamatória à placa bacteriana modificada pela condição da paciente. Geralmente, surge após o terceiro mês de gestação, mas pode ocorrer mais precocemente, com incidência relatada de 1,8% a 5%.[65]

No geral, o CG associado à gravidez manifesta-se com um quadro clínico altamente variado. O aumento costuma ser generalizado, mas tende a ser mais proeminente na direção interproximal do que nas superfícies vestibular e lingual. A gengiva aumentada apresenta coloração vermelho-escura ou magenta lisa mole e friável, e tem uma superfície lisa e brilhante. O sangramento ocorre espontaneamente ou

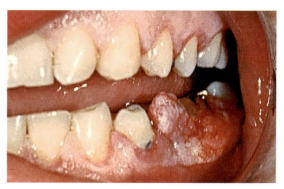

Figura 19.12 Aumento gengival localizado em uma gestante de 27 anos.

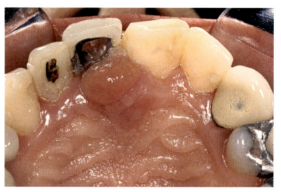

Figura 19.13 Granuloma piogênico. *(Cortesia de Dra. Silvia Oreamuno, San José, Costa Rica.)*

com uma leve provocação. A lesão apresenta-se como massa esférica, plana, discreta, tipo um cogumelo, que cresce da margem gengival ou, mais frequentemente, do espaço interproximal, com base séssil ou pediculada (Figura 19.12). Tende a se expandir lateralmente, e a pressão exercida pela língua e pela bochecha mantém a sua aparência achatada. É vermelho-escuro ou magenta e tem uma superfície lisa e brilhante que frequentemente apresenta diversas manchas puntiformes vermelho-escuras.

A lesão superficial do CG associado à gravidez geralmente não invade o osso subjacente. A massa normalmente é firme, mas pode ter vários graus de maciez ou friabilidade. É geralmente indolor, a menos que seu tamanho e formato promovam o acúmulo de resíduos sob sua margem ou interfiram na oclusão, casos em que pode haver formação de úlcera dolorosa. Embora sejam característicos de aumento gengival na gravidez, os achados microscópicos não são patognomônicos.

O granuloma piogênico é semelhante no aspecto clínico e microscópico ao aumento gengival visto durante a gravidez. Essa lesão manifesta-se como um aumento gengival do tipo de um tumor que é considerado como uma resposta inflamatória exacerbada ao menor trauma (Figura 19.13). A natureza exata do fator condicionante sistêmico não foi identificada. O diagnóstico diferencial é fundamentado no histórico da paciente.[9]

Etiologia

As alterações hormonais sempre foram ligadas à patologia nos tecidos periodontais. Por exemplo, os níveis de progesterona e estrogênio aumentam de 10 a 30 vezes até o fim do terceiro trimestre em comparação ao ciclo menstrual.[2] Embora não haja evidências mecanísticas, supõe-se que essas alterações hormonais induzam um aumento na permeabilidade vascular, que leva ao edema gengival e a um aumento da resposta inflamatória à placa dentária. Durante esse processo, a resposta vascular comprometida e o meio inflamatório podem levar à modificação da microbiota subgengival. Embora não seja específica, a

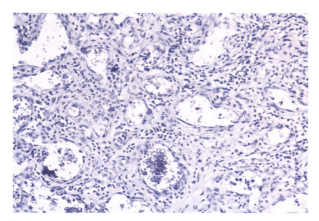

Figura 19.14 Vista microscópica de aumento gengival em uma gestante.

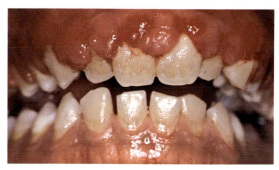

Figura 19.15 Aumento gengival condicionado à puberdade.

presença maior de *Prevotella intermedia, Prevotella melaninogenica* e *Porphyromonas gingivalis* está ligada ao CG associado à gravidez *in vivo* e *in vitro*,[60,61,84] demonstrando que as lesões têm fortes associações infecciosas.

Histopatologia

O aumento gengival na gravidez é denominado *angiogranuloma*, referindo-se a sua forte apresentação clínica com alterações vasculares e processo fibrótico. Os aumentos marginais e semelhantes a tumores consistem na massa central de tecido conjuntivo, com muitos capilares neoformados dilatados e difusos, revestidos por células endoteliais cuboides (Figura 19.14), assim como por estroma moderadamente fibroso, com graus variáveis de edema e infiltrado inflamatório crônico. O epitélio escamoso estratificado é espesso, com proeminentes projeções para o tecido conjuntivo e algum grau de edema intra e extracelular, pontes intercelulares proeminentes e infiltração leucocitária.

Tratamento

Semelhantemente a outras formas de alterações gengivais associadas às variações hormonais durante a gravidez, as lesões do CG podem ser prevenidas pela boa higiene oral. O cuidado oral em gestantes deve ser meticuloso, e as pacientes devem ser tratadas pela remoção da placa e do cálculo. Diversos casos podem exigir remoção durante o segundo trimestre; no entanto, a remoção das lesões do CG sem estabelecimento de um regime de higiene oral ideal garante a recorrência do aumento gengival. Embora a redução espontânea no tamanho do aumento gengival normalmente segue o término da gravidez, a eliminação completa da lesão inflamatória residual e CG exige a remoção de todos os depósitos de placa, eliminação de fatores que favorecem seu acúmulo e, em alguns casos fibróticos, intervenção cirúrgica.

O tratamento do granuloma piogênico consiste na remoção cirúrgica das lesões e eliminação dos fatores irritantes locais. Sua taxa de recorrência é de aproximadamente 15%.

Crescimento Gengival Associado à Puberdade

Manifestações Clínicas

O aumento da gengiva é, por vezes, visto durante a puberdade. As lesões não são específicas do sexo feminino; elas ocorrem em adolescentes de ambos os sexos. Clinicamente, há uma forte associação ao acúmulo de placa. As lesões normalmente são marginais e interdentais, sendo caracterizadas por papilas interproximais bulbosas proeminentes (Figura 19.15). Muitas vezes, somente as gengivas vestibulares são aumentadas, e as superfícies linguais permanecem relativamente inalteradas. A ação mecânica da língua e a excursão de alimentos impedem o acúmulo volumoso de irritantes locais na superfície lingual.

Etiologia

O aumento gengival durante a puberdade apresenta todas as características clínicas geralmente associadas à doença gengival inflamatória crônica. O grau do aumento e sua tendência em recorrer no âmbito de depósitos de placa relativamente escassos distinguem o CG associado à puberdade de lesões puramente associadas à gengivite, o que sugere um impacto profundo pelas alterações hormonais. A incidência das lesões do CG associado à puberdade declinam com a idade,[101] fornecendo suporte ao papel das alterações hormonais durante a puberdade.

Estudos da microbiota subgengival de crianças entre 11 e 14 anos de idade e sua associação a parâmetros clínicos relacionaram espécies de *Capnocytophaga* com o início da gengivite puberal.[40,72] Outros estudos relataram que as alterações hormonais coincidem com um aumento na proporção de *Prevotella intermedia* e *Prevotella nigrescens*.[74,110] Contudo, o papel etiológico das alterações na microbiota não está claro. Não se sabe se as mudanças nas condições inflamatórias predispõem a uma mudança na espécie microbiana.

Histopatologia

A aparência microscópica do aumento gengival durante a puberdade consiste em inflamação crônica com edema proeminente. Não pode ser distinguido de outras formas de lesões de CG associado à gengivite.

Tratamento

Após a puberdade, o aumento passa por redução espontânea, mas não desaparece completamente até que a placa e o cálculo sejam removidos.

Crescimento Gengival Associado à Nutrição

A desnutrição foi historicamente associada a diversas lesões orais. O CG foi observado em casos de deficiência de vitamina C crônica em pacientes com escorbuto. Essas lesões não são mais comuns, mas o CG ainda é considerado como parte da descrição clássica do escorbuto.

Manifestações Clínicas

O aumento de volume gengival com deficiência de vitamina C é marginal. A gengiva apresenta coloração vermelho-azulada, é macia, friável e possui superfície lisa e brilhante. A hemorragia que ocorre espontaneamente ou é ligeiramente provocada e a formação de superfície necrótica com pseudomembrana são características comuns.

Etiologia

A deficiência de vitamina C sozinha não causa inflamação gengival, mas causa hemorragia, degeneração de colágeno e edema do tecido conjuntivo gengival. Essas mudanças modificam a resposta da gengiva à placa à medida que a reação delimitadora defensiva normal é inibida e a inflamação é exacerbada, resultando, assim, no aumento gengival em massa visto em pacientes com escorbuto (Figura 19.16).

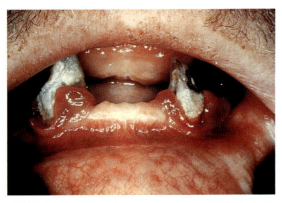

Figura 19.16 Aumento gengival em um paciente com deficiência da vitamina C. *(Cortesia de Dr. Gerald Shklar, Boston, MA.)*

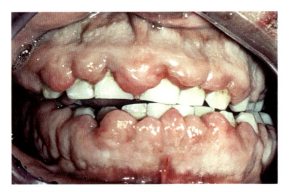

Figura 19.17 Aumento gengival leucêmico. *(Cortesia de Dr. Spencer Wolfe, Dublin, Irlanda.)*

Histopatologia

Em pacientes com deficiência de vitamina C, a gengiva tem uma infiltração celular inflamatória crônica com uma resposta aguda superficial. Há áreas dispersas de hemorragia com capilares ingurgitados. O edema difuso acentuado, a degeneração de colágeno e a escassez das fibrilas de colágeno e fibroblastos são achados impressionantes.

Tratamento

As lesões de CG associadas à nutrição são raras. As alterações na nutrição acompanhadas por tratamento não cirúrgico e boa higiene oral normalmente resultam na resolução completa da patologia. Em casos raros, a remoção cirúrgica pode ser indicada.

Crescimento Gengival Associado às Doenças Sistêmicas

O CG pode estar ligado a várias doenças sistêmicas. Embora incomum e ocorrendo com diferentes mecanismos etiopatogenéticos, o CG associado às doenças sistêmicas pode estar ligado a problemas graves no tratamento clínico. As lesões devem ser cuidadosamente diagnosticadas.

Crescimento Gengival Associado à Leucemia

Manifestações Clínicas

O aumento gengival causado pela leucemia pode ser difuso ou marginal, localizado ou generalizado. Pode apresentar-se como aumento difuso da mucosa gengival, como extensão aumentada da gengiva marginal (Figura 19.17) ou como massa tumoral interproximal discreta. Nos pacientes com aumento gengival leucêmico, a gengiva geralmente se encontra vermelho-azulada e apresenta superfície brilhante. A consistência é moderadamente firme, mas com tendência a se tornar friável e hemorrágica, o que ocorre espontaneamente ou após irritação leve.

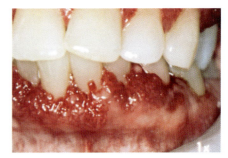

Figura 19.18 Granulomatose de Wegener afetando o tecido gengival.

Por vezes, ocorre um envolvimento inflamatório ulcerativo necrosante doloroso na fenda formada na junção entre a gengiva aumentada e as superfícies dentárias contíguas. Pacientes com leucemia também podem ser acometidos por uma inflamação crônica simples sem o envolvimento de células leucêmicas, e podem se apresentar com as mesmas características clínicas e microscópicas observadas em pacientes sem doença sistêmica. Entretanto, a maior parte dos casos demonstra características tanto de inflamação crônica simples, como de infiltrado leucêmico. O verdadeiro crescimento leucêmico ocorre com frequência na leucemia aguda, mas também pode ser observado na leucemia subaguda. Raramente ocorre na leucemia crônica.

Histopatologia

Os aumentos gengivais em pacientes leucêmicos exibem vários graus de inflamação crônica. Leucócitos maduros e áreas de tecido conjuntivo são infiltrados por massa densa de leucócitos imaturos em proliferação, cuja natureza específica varia com o tipo de leucemia. São encontrados capilares dilatados, tecido conjuntivo edemaciado e degenerado, e epitélio com vários graus de infiltração leucocitária e edema. Áreas superficiais isoladas de inflamação aguda necrosante com uma trama pseudomembranosa de fibrina, células epiteliais necróticas, leucócitos polimorfonucleares e bactérias são frequentemente observadas.

Granulomatose de Wegener

Manifestações Clínicas

A granulomatose de Wegener é uma doença rara caracterizada por lesões granulomatosas agudas necrosantes no trato respiratório, incluindo defeitos nasais e orais. Surgem lesões renais, e a vasculite necrosante aguda afeta os vasos sanguíneos. As manifestações iniciais da granulomatose de Wegener podem envolver a região orofacial, incluindo a ulceração da mucosa oral, aumento gengival, mobilidade dentária anormal, exfoliação dentária e dificuldade de cicatrização. O crescimento papilar é granulomatoso, vermelho-arroxeado e sangra facilmente ao ser estimulado (Figura 19.18).

Etiologia

A causa da granulomatose de Wegener é desconhecida, porém a condição é considerada uma lesão tecidual imunologicamente mediada. Antigamente, a evolução habitual era o óbito causado pela insuficiência renal em poucos meses; porém, mais recentemente, a utilização de fármacos imunossupressores ocasionou remissões prolongadas em mais de 90% dos pacientes.

Histopatologia

A inflamação crônica envolve células gigantes dispersas, focos de inflamação aguda e microabscessos cobertos por um epitélio acantótico fino. Alterações vasculares não foram descritas no aumento gengival dos pacientes com granulomatose de Wegener, provavelmente por causa do pequeno tamanho dos vasos sanguíneos gengivais.

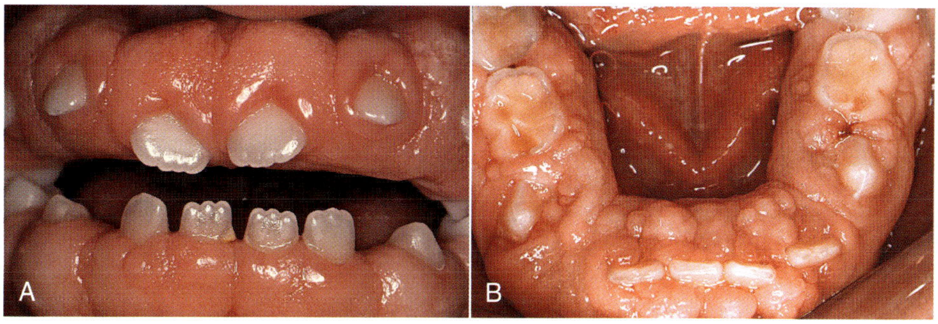

Figura 19.19 Aumento gengival idiopático. (A) Vista vestibular. (B) Vista oclusal da arcada inferior.

Sarcoidose

Manifestações Clínicas

A sarcoidose é uma doença granulomatosa de etiologia desconhecida. Surge em indivíduos durante seus 20 ou 30 anos de idade, afeta predominante negros e pode envolver quase qualquer órgão, incluindo a gengiva, que se apresenta com um aumento de volume vermelho, indolor e liso.

Histopatologia

Os granulomas da sarcoidose consistem em células epitelioides discretas e células gigantes multinucleadas do tipo corpo estranho, com células mononucleares periféricas.

Fibromatose Gengival

Manifestações Clínicas

A fibromatose gengival pode ser hereditária ou idiopática. Essas lesões são raras e ocorrem em formas altamente fibróticas de CG.[39,109] A fibromatose gengival hereditária é a forma mais comum e foi ligada a diversos *loci* genéticos.[8,26,42,43,96,112,113] O aumento gengival idiopático é uma condição rara de causa indeterminada.

O aumento afeta a gengiva inserida, a gengiva marginal e as papilas interdentárias. As superfícies vestibular e lingual da mandíbula e da maxila são geralmente afetadas, mas o acometimento pode estar limitado a um dos maxilares. A gengiva aumentada apresenta-se com coloração rosa, firme, com consistência semelhante a couro e superfície exibindo, geralmente, pequenas granulações (Figura 19.19). Nos casos graves, os dentes são quase completamente cobertos e o aumento se projeta para o vestíbulo. Os maxilares assumem uma aparência deformada em razão do aumento bulboso da gengiva. É comum observar alterações inflamatórias secundárias na margem gengival.

Etiologia

A base genética da fibromatose gengival hereditária é bem estabelecida, com diferentes populações apresentando *loci* genéticos diferentes e genes específicos.[27,41,44,49,69,77,79,97,114,115] Em algumas famílias, o aumento gengival pode estar associado a um déficit de desenvolvimento físico.[47,66] As formas idiopáticas da fibromatose gengival não foram associadas a nenhum gene específico, e a condição é designada como idiopática.

> **IMPORTANTE**
>
> A base genética da fibromatose gengival hereditária é bem estabelecida. Em algumas famílias, o aumento gengival pode estar ligado a um déficit de desenvolvimento físico. Outras síndromes podem coexistir com a fibromatose gengival. As formas idiopáticas da fibromatose gengival não foram associadas a nenhum gene específico.

Embora os genes associados a lesões de formas hereditárias tenham sido identificados, os mecanismos patogenéticos ligados a esses fatores genéticos não são totalmente compreendidos. O aumento geralmente começa com a erupção dos dentes decíduos ou permanentes e pode regredir após a extração, o que sugere que os dentes (ou a placa dentária aderida a eles) podem ser os fatores desencadeantes. A presença da placa bacteriana é um fator complicador. O aumento gengival foi descrito na esclerose tuberosa, uma condição hereditária caracterizada pela tríade epilepsia, deficiência mental e angiofibromas cutâneos.

Histopatologia

Em casos de CG com fibromatose, as lesões são altamente fibróticas, com um aumento bulboso no tecido conjuntivo que é relativamente avascular e consiste em feixes de colágeno densamente dispostos e inúmeros fibroblastos. O epitélio superficial é espesso e acantótico, com *rete pegs* alongados.[21,54,55] A histopatologia é semelhante ao CG induzido por fenitoína com baixos níveis de infiltração inflamatória. No entanto, a formação, dominância e orientação do feixe de colágeno são distintas nas áreas onde as estruturas celulares são reduzidas.[21]

Tratamento

O tratamento das lesões de CG que se manifestam como fibromatose gengival requer gengivectomia e gengivoplastia. O tratamento clínico é difícil, em razão da alta taxa de recorrência, e a gravidade das lesões normalmente resulta em aglomeração extrema e desalinhamento dos dentes. Após a remoção das lesões fibromatosas, os pacientes podem precisar de tratamento ortodôntico.[25]

Outras Formas de Aumento Gengival

Inúmeras formas de aumento gengival apresentam várias causas. Além dos tipos de CG discutidos anteriormente neste capítulo, a gengiva pode ser aumentada em função dos aumentos de tamanho dos tecidos ósseos e dentários subjacentes. Esses *falsos aumentos* normalmente não têm características clínicas anormais exceto para o aumento massivo no tamanho da área. Por exemplo, o aumento do osso subjacente à área gengival ocorre com mais frequência com tórus e exostoses, mas também pode ocorrer com a doença de Paget, displasia fibrosa, querubismo, granuloma da célula gigante central, ameloblastoma, osteoma e osteossarcoma.

O tecido gengival pode parecer normal, ou pode ter alterações inflamatórias não relacionadas. Do mesmo modo, durante os vários estágios de erupção, sobretudo da dentição primária, a gengiva vestibular pode ter uma distorção marginal bulbosa causada por superimposição da massa da gengiva na proeminência normal do esmalte na metade gengival da coroa. Esse aumento é chamado de *aumento do desenvolvimento*, e frequentemente persiste até o epitélio juncional ter migrado do esmalte para a junção cemento-esmalte.

De maneira rigorosa, os aumentos gengivais de desenvolvimento são fisiológicos e geralmente não apresentam problemas para o paciente. Contudo, quando o aumento é complicado por inflamação gengival, o quadro composto dá a impressão de aumento gengival extenso (Figura 19.20).

As formações neoplásicas nos tecidos gengivais podem ser clinicamente confundidas com os aumentos fibróticos da gengiva. O câncer oral representa menos de 3% de todos os tumores malignos do corpo, mas é o sexto câncer mais comum em homens e o décimo segundo mais comum em mulheres. A gengiva não é um local comum de malignidade oral, representando apenas 6% dos cânceres orais.

Epúlide é um termo genérico usado para designar clinicamente todos os tumores discretos e massas semelhantes a tumores da gengiva. Serve para localizar o tumor, mas não o descreve. A maioria das lesões referidas por esse termo é inflamatória e não neoplásica. Por exemplo, os fibromas surgem do tecido conjuntivo gengival ou do ligamento periodontal. Eles são tumores esféricos de crescimento lento que tendem a ser firmes e nodulares, mas podem ser também macios e vasculares. Os fibromas gengivais duros são raros; a maior parte das lesões clinicamente diagnosticadas como fibromas representa aumentos inflamatórios.

A análise histopatológica dos fibromas demonstra feixes de fibras colágenas bem formadas, com fibrócitos dispersos e vascularização variável. O chamado fibroma de células gigantes contém fibroblastos multinucleados. Em outra variante, o tecido mineralizado (isto é, osso, material semelhante ao cemento e calcificações distróficas) pode ser encontrado, sendo denominado *fibroma ossificante periférico*.

Semelhantemente aos fibromas, os papilomas são proliferações benignas do epitélio superficial que, na maioria dos casos (mas não em todos), estão associadas a infecção pelo papilomavírus humano (HPV). Os papilomas gengivais apresentam-se como protuberâncias únicas tipo verrugas ou semelhantes à couve-flor (Figura 19.21). Eles podem ser pequenos e discretos ou consistir em grandes elevações duras com superfícies irregulares minúsculas. As lesões consistem em projeções digitiformes de epitélio escamoso estratificado geralmente

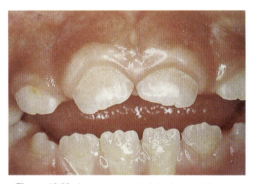

Figura 19.20 Aumento gengival de desenvolvimento.

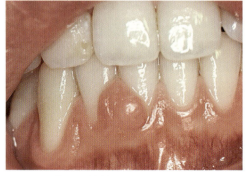

Figura 19.21 Papiloma gengival.

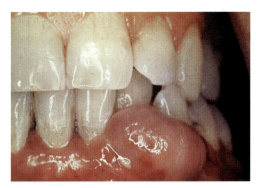

Figura 19.22 Granuloma gengival de células gigantes.

hiperparaqueratóticas, com uma porção central de tecido conjuntivo fibrovascular.

As lesões periféricas de células gigantes gengivais podem surgir no espaço interdental ou na gengiva marginal, sendo mais frequentes na superfície vestibular, com base séssil ou pediculada. A sua aparência varia de massas delineadas regulares lisas a protuberâncias multilobuladas irregulares com indentações superficiais (Figura 19.22). Ocasionalmente, observa-se a ulceração da margem. As lesões são indolores, variam no tamanho e podem cobrir vários dentes. Podem ser firmes ou esponjosas, e sua coloração varia do rosa ao vermelho-escuro ou azul-arroxeado.

Clinicamente, os granulomas periféricos de células gigantes não podem ser facilmente diferenciados de outras formas de aumento gengival. O exame microscópico é necessário para o diagnóstico definitivo. O prefixo *periférico* é utilizado para diferenciá-las de lesões comparáveis que se originam no osso maxilar (isto é, granuloma central de células gigantes). Em alguns casos, o granuloma de células gigantes da gengiva é localmente invasivo e causa destruição do osso subjacente (Figura 19.23A). A remoção completa leva a uma recuperação sem complicações. As lesões apresentam vários focos de células gigantes multinucleadas e partículas de hemossiderina em um estroma de tecido conjuntivo (Figura 19.23B). Áreas de inflamação crônica são dispersas pela lesão, com envolvimento agudo na superfície. O epitélio de revestimento geralmente é hiperplásico, com ulceração na base. A destruição óssea ocasionalmente ocorre no interior da lesão (Figura 19.24).

Cistos gengivais de proporções microscópicas são comuns, mas raramente alcançam um tamanho clinicamente significativo. Quando isso ocorre, eles se apresentam como aumentos de volume localizados que podem envolver as gengivas marginal e inserida. Os cistos gengivais ocorrem entre o canino e os pré-molares inferiores, geralmente na superfície lingual. São lesões indolores, mas com expansão podem causar erosão da superfície do osso alveolar. O cisto gengival deve ser diferenciado do cisto periodontal lateral, que é uma lesão odontogênica que surge dentro do osso alveolar adjacente à raiz. O cisto gengival desenvolve-se da proliferação do epitélio odontogênico ou do epitélio sulcular ou superficial traumaticamente implantado na área. A remoção cirúrgica é acompanhada de recuperação sem maiores intercorrências.

A cavidade do cisto gengival é revestida por epitélio fino e achatado, com ou sem áreas localizadas de espessamento. Eventualmente, os seguintes tipos de epitélio podem ser encontrados: epitélio escamoso estratificado não queratinizado, epitélio escamoso estratificado queratinizado e epitélio paraqueratinizado com células basais em paliçada.

O carcinoma de células escamosas é o tumor maligno mais comum da gengiva. Ele pode ser *exofítico*, apresentando-se como um crescimento irregular, ou *ulcerativo*, com lesões planas e erosivas. Frequentemente é assintomático, passando despercebido até ser complicado por alterações inflamatórias que podem mascarar o tumor, mas causam dor. Algumas vezes, torna-se evidente após uma

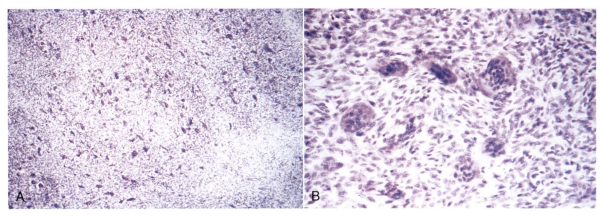

Figura 19.23 (A) Levantamento microscópico de um granuloma periférico de células gigantes. (B) Estudo microscópico da lesão em maior aumento, exibindo células gigantes interpostas no estroma.

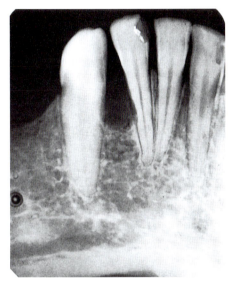

Figura 19.24 Destruição óssea no espaço interproximal entre incisivo lateral e canino inferiores causada pela extensão de um granuloma periférico de células gigantes. *(Cortesia de Dr. Sam Toll.)*

exodontia. Essas massas são localmente invasivas e envolvem o osso alveolar subjacente, o ligamento periodontal dos dentes adjacentes e a mucosa adjacente (Figura 19.25). A metástase é geralmente confinada à região acima das clavículas, entretanto o envolvimento mais extenso pode incluir pulmões, fígado ou ossos.

O melanoma maligno é um tumor oral raro que geralmente ocorre no palato duro e na gengiva superior de pessoas mais idosas. Normalmente apresenta-se como uma lesão enegrecida, sendo geralmente precedida por uma pigmentação localizada. Pode ser achatada ou nodular, sendo caracterizada por crescimento rápido e metástase precoce. Surge de melanoblastos da gengiva, mucosa jugal ou palato. Infiltração para o osso subjacente e metástase para os linfonodos cervicais e axilares são comuns.

Fibrossarcoma, linfossarcoma e reticulossarcoma gengival são raros, com apenas casos isolados tendo sido descritos na literatura. O sarcoma de Kaposi geralmente ocorre na cavidade oral, particularmente no palato e na gengiva, em pacientes com a síndrome da imunodeficiência adquirida. A metástase do tumor na gengiva raramente ocorre.

A baixa incidência de lesão maligna gengival não deve desviar a atenção do cirurgião-dentista. As ulcerações que não respondem ao tratamento convencional e todos os tumores gengivais e lesões semelhantes a tumores devem ser submetidos a biópsia e diagnóstico microscópico.

Na maioria dos casos clínicos de CG, a aspecto clínico é complicado por inflamação, sangramento e edema, que posteriormente cria dificuldade na identificação da causa e do processo patológico. Um conhecimento minucioso do CG e dos históricos sistêmico e médico oral do paciente são essenciais para planejar o tratamento e manter os resultados. Como algumas formas de CG estão associadas a doenças sistêmicas e graves, essa abordagem também é essencial para garantir a segurança do paciente antes do início do tratamento.

 Acesse Caso Clínico em https://www.grupogen.com.br.

Referências Bibliográficas

 As referências bibliográficas deste capítulo estão disponibilizadas em https://www.grupogen.com.br.

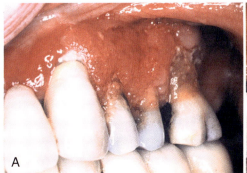 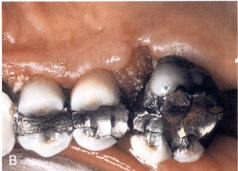

Figura 19.25 Carcinoma de células escamosas da gengiva. (A) Vista vestibular mostrando o extenso envolvimento verrucoso. (B) Vista palatina mostrando o tecido moriforme surgindo entre o segundo pré-molar e o primeiro molar.

CAPÍTULO 20

Infecções Gengivais Agudas

Perry R. Klokkevold | Fermin A. Carranza

SUMÁRIO DO CAPÍTULO

Gengivite Ulcerativa Necrosante, 268
Gengivoestomatite Herpética Primária, 273
Pericoronarite, 275
Conclusão, 276

Gengivite Ulcerativa Necrosante

A gengivite ulcerativa necrosante (GUN) consiste em uma doença bacteriana gengival que ocorre mais frequentemente no hospedeiro debilitado. Manifesta-se com os sinais clínicos característicos da necrose e descamação dos tecidos gengivais, podendo ser acompanhada por sintomas sistêmicos.

Características Clínicas

A GUN tem sido historicamente identificada como uma doença aguda. Entretanto, o termo *aguda*, nesse caso, é usado como um descritor clínico e não como diagnóstico, porque as formas crônicas da doença não existem. Embora o acrônimo *GUNA* seja frequentemente utilizado, esse é um termo impróprio.[60] Um resumo das lesões periodontais agudas defendia um termo mais simplificado, *gengivite necrosante*, em vez de *gengivite ulcerativa necrosante*, mas este último continua a ser usado neste capítulo.[29] O envolvimento pode ser limitado a um único dente ou a um grupo de dentes, ou ainda estar espalhado pela boca (Figura 20.1).

As formas mais avançadas da doença ulcerativa necrosante podem incluir a destruição do aparelho de inserção periodontal, incluindo osso,[41] especialmente em pacientes com doença de longa data ou imunossupressão grave. Quando ocorrem a perda de inserção e a perda óssea, a doença passa a ser denominada *periodontite ulcerativa necrosante* (PUN) (Capítulo 29).

Histórico

A GUN caracteriza-se pelo aparecimento súbito de sintomas, algumas vezes ocorrendo após um episódio de doença debilitante ou infecção aguda do trato respiratório. Alterações nos hábitos da vida, trabalho intenso sem o descanso adequado, má nutrição, tabagismo e estresse psicológico são características comuns do histórico do paciente.

Sinais Orais

As lesões características são depressões crateriformes na crista das papilas interdentais que se estendem subsequentemente para a gengiva marginal e, raramente, para a gengiva inserida e mucosa oral. A superfície da cratera gengival é coberta por uma pseudomembrana cinza, demarcada do restante da mucosa gengival por um eritema linear pronunciado (Figura 20.1A). Em alguns casos, as lesões são desnudadas da pseudomembrana superficial, expondo, assim, margem gengival que é vermelha, brilhante e hemorrágica. As lesões características podem destruir, aos poucos, a gengiva e os tecidos periodontais subjacentes (Figura 20.1B).

A hemorragia gengival espontânea e o sangramento intenso após mínima estimulação também são sinais clínicos característicos (Figura 20.1B e C). Outros sinais comuns incluem o odor fétido e a salivação aumentada.

A GUN pode ocorrer em bocas saudáveis ou sobrepor-se à gengivite crônica ou à periodontite com bolsas periodontais. Entretanto, a GUN não leva à formação de bolsas periodontais, porque as alterações necróticas envolvem o epitélio juncional e gengival; o epitélio saudável é necessário para o aprofundamento da bolsa periodontal (Capítulo 23). Embora os números sejam bem menores, espiroquetas e bacilos fusiformes são encontrados na mucosa edêntula normal.[59]

IMPORTANTE

A gengivite ulcerativa necrosante pode estar sobreposta à periodontite crônica com bolsas periodontais, mas normalmente não leva à formação de bolsas, porque as mudanças necróticas envolvem o epitélio juncional e gengival.

Sintomas Orais

As lesões são extremamente sensíveis ao toque, e o paciente geralmente se queixa de dor constante, a qual é irradiada e se intensifica pela ingestão de alimentos quentes ou picantes e pela mastigação. Há um gosto metálico, e o paciente percebe uma quantidade excessiva de saliva pastosa.

Sinais e Sintomas Sistêmicos e Extraorais

Em geral, os pacientes são ambulatoriais e apresentam sintomas sistêmicos mínimos. A linfadenopatia local e uma discreta elevação na temperatura são achados comuns dos estágios leve e moderado da doença. Em casos graves, os pacientes podem apresentar febre alta, aumento da frequência cardíaca, leucocitose, perda de apetite e apatia geral. As reações sistêmicas são mais graves em crianças. Insônia, constipação, distúrbios gastrointestinais, cefaleia e depressão mental ocasionalmente compõem o quadro clínico.

Em casos raros, foram relatadas sequelas graves, por exemplo, estomatite gangrenosa e noma.[2,3,18,33] Esses pacientes são quase exclusivamente encontrados em populações de países em desenvolvimento, especialmente crianças com doença sistêmica ou desnutridas.[18,29,60]

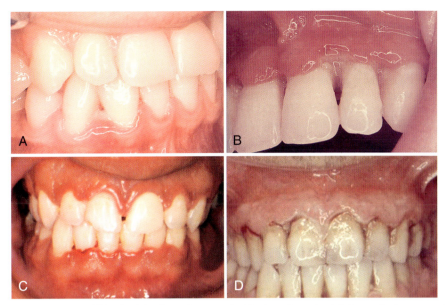

Figura 20.1 Gengivite ulcerativa necrosante. (A) Lesão típica da papila entre o incisivo lateral e canino inferiores coberta por pseudomembrana branco-acinzentada. (B) Caso mais avançado exibe destruição da papila que resulta em um contorno marginal irregular. (C) Lesões típicas com hemorragia espontânea. (D) Envolvimento generalizado da papila e da gengiva marginal, com lesões necróticas hipocrômicas.

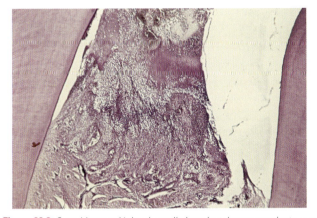

Figura 20.2 Corte histopatológico da papila interdental em um paciente com gengivite ulcerativa necrosante. O tecido necrótico forma a pseudomembrana marginal acinzentada (*acima*). A ulceração e o acúmulo de leucócitos e fibrina substituem o epitélio normal (*abaixo*).

Evolução Clínica

A evolução clínica varia entre os indivíduos. A gravidade da GUN frequentemente diminui sem tratamento, levando a um estágio subagudo com sintomas clínicos mais leves. Alguns pacientes sofrem exacerbações e remissões repetidas, e a doença pode voltar em pacientes previamente tratados. Caso não seja tratada, especialmente em um hospedeiro imunocomprometido, a GUN pode causar a destruição progressiva do periodonto e a retração gengival acompanhada por um aumento na gravidade das complicações sistêmicas.[31,52]

Histopatologia

Microscopicamente, a lesão da GUN é uma inflamação necrosante aguda inespecífica da margem gengival que envolve o epitélio escamoso estratificado e o tecido conjuntivo subjacente. O epitélio da superfície é destruído e substituído por uma trama de fibrina, células epiteliais necróticas, leucócitos polimorfonucleares (PMNs, predominantemente neutrófilos) e vários tipos de microrganismos (Figura 20.2). Essa é a zona que se apresenta, clinicamente, como a pseudomembrana superficial. Na margem imediata da pseudomembrana necrótica, o epitélio está edemaciado e as células individuais exibem vários graus de degeneração hidrópica. Os PMNs infiltram os espaços intracelulares.

O tecido conjuntivo está evidentemente hiperêmico, com vários capilares dilatados e um denso infiltrado de PMNs. Essa zona, com uma inflamação aguda, apresenta-se clinicamente como um eritema linear sob a pseudomembrana. Vários plasmócitos podem surgir na periferia do infiltrado, representando uma área de gengivite crônica estabelecida que se sobrepôs à lesão aguda.[30] As alterações no epitélio e no tecido conjuntivo são menores em regiões mais distantes da margem gengival necrótica, progredindo gradualmente para uma gengiva normal.

A aparência microscópica dos tecidos em uma lesão de GUN é inespecífica. As alterações comparáveis resultam de trauma, irritação química ou aplicação de medicamentos cáusticos.

Relação entre as Bactérias e a Lesão da Gengivite Ulcerativa Necrosante

A microscopia óptica eletrônica tem sido utilizada para estudar a relação entre as bactérias e a lesão característica da GUN. A microscopia óptica mostra que o exsudato na superfície da lesão necrótica contém microrganismos que lembram a morfologia dos cocos, bacilos fusiformes e espiroquetas.[75] A camada entre o tecido vivo e o necrótico contém um grande número de bacilos fusiformes e espiroquetas, além de leucócitos e fibrina. As espiroquetas e outras bactérias invadem o tecido vivo subjacente.[5,13,17,38]

As espiroquetas foram encontradas em profundidade de até 300 μm da superfície. A maioria das espiroquetas presentes nas zonas mais profundas é morfologicamente diferente das cepas cultivadas de *Treponema microdentium*. Essas bactérias estão presentes no tecido não necrótico antes do aparecimento de outras bactérias, podendo atingir altas concentrações intercelulares no epitélio e tecido conjuntivo adjacente à lesão ulcerada.[37]

Esfregaços dessas lesões (Figura 20.3) mostram bactérias dispersas (com predominância de espiroquetas e bacilos fusiformes), células epiteliais descamadas e, ocasionalmente, PMNs. Espiroquetas e fusiformes, em geral, são vistos em associação a outras espiroquetas, vibriões e filamentosos orais.

Diagnóstico

O diagnóstico baseia-se nos achados clínicos de dor gengival, ulceração e sangramento. A análise de amostras de placa bacteriana não é necessária nem definitiva, uma vez que tais bactérias não diferem tanto daquelas encontradas na gengivite marginal, bolsas periodontais, pericoronarite ou gengivoestomatite herpética.[58] Entretanto, estudos bacterianos são úteis para o diagnóstico diferencial da GUN e infecções específicas da cavidade oral (p. ex., difteria, candidíase, actinomicose e estomatite estreptocócica).

O exame microscópico de uma amostra submetida à biópsia não é suficientemente específico para concluir o diagnóstico. Ele pode ser usado para diferenciar a GUN de infecções específicas (p. ex., tuberculose) ou para descartar neoplasias; porém, ele não é capaz de diferenciar a GUN de outras condições necrosantes de origem inespecífica, como aquelas produzidas por trauma ou medicamentos cáusticos.

> **IMPORTANTE**
>
> Um esfregaço ou uma cultura bacteriana não são necessários ou definitivos no diagnóstico de GUN, porque a microbiota bacteriana não é apreciavelmente diferente daquela dos pacientes com outras doenças inflamatórias comuns (p. ex., gengivite, periodontite). Entretanto, os estudos bacterianos são úteis para o diagnóstico diferencial de GUN quando há suspeita de infecções específicas na cavidade oral (p. ex., difteria, candidíase, actinomicose e estomatite estreptocócica).

Diagnóstico Diferencial

A GUN deve ser diferenciada de outras condições semelhantes em alguns aspectos, tais como: gengivoestomatite herpética (Tabela 20.1), periodontite crônica, gengivite descamativa (Tabela 20.2), gengivoestomatite estreptocócica, estomatite aftosa, gengivoestomatite

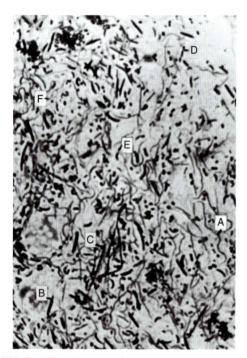

Figura 20.3 A análise de amostra de placa bacteriana foi obtida de uma lesão de gengivite ulcerativa necrosante. *A*, Espiroqueta. *B*, *Bacillus fusiformis*. *C*, Organismo filamentoso (*Actinomyces* ou *Leptotrichia*). *D*, Streptococcus. *E*, Vibrio. *F*, Treponema microdentium.

Tabela 20.1 Diferenciação de Gengivite Ulcerativa Necrosante e Gengivoestomatite Herpética Primária.

Gengivite Ulcerativa Necrosante	Gengivoestomatite Herpética Primária
Causada pela interação entre bactéria e hospedeiro, muito frequentemente fusoespiroquetas	Causada por infecção viral específica
Condição necrosante	Eritema difuso e lesões vesiculares
Crateras na margem gengival, pseudomembranas destacáveis que deixam áreas expostas	Vesículas que rompem e geram úlceras rasas, redondas ou ovais
Gengiva marginal afetada, outros tecidos orais raramente estão comprometidos	Envolvimento gengival difuso, que pode incluir a mucosa jugal e os lábios
Rara em crianças	Ocorre com maior frequência em crianças
Duração indefinida	Duração de 7 a 10 dias
Sem imunidade demonstrada	O episódio agudo resulta em algum grau de imunidade
Contágio não observado	Contagiosa

Tabela 20.2 Diferenciação de Gengivite Ulcerativa Necrosante, Gengivite Descamativa Crônica e Doença Periodontal Crônica.

Gengivite Ulcerativa Necrosante	Gengivite Descamativa Crônica	Doença Periodontal Crônica
Análise de amostras de placa bacteriana demonstra um complexo de fusoespiroquetas	Análise de amostras de placa bacteriana revela muitas células epiteliais e poucas formas bacterianas	Análise de amostras de placa bacteriana varia
Gengiva marginal afetada	Acometimento difuso da gengiva marginal e inserida e de outras áreas da mucosa oral	Gengiva marginal afetada
História aguda	História crônica	História crônica
Dolorosa	Pode ser ou não dolorosa	Indolor caso não tenha complicação
Pseudomembrana	Descamação em placas do epitélio gengival	Normalmente, sem descamação, mas pode surgir material purulento nas bolsas
Lesões necróticas papilares e marginais	As papilas não sofrem necrose	As papilas não sofrem necrose aparente
Acomete adultos de ambos os gêneros e, ocasionalmente, crianças	Acomete adultos, geralmente mulheres	Normalmente encontrada em adultos e eventualmente em crianças
Odor fétido característico	Sem odor	Algum odor, mas não acentuadamente fétido

Tabela 20.3 Diferenciação de Gengivite Ulcerativa Necrosante, Difteria e Sífilis Secundária.

Gengivite Ulcerativa Necrosante	Difteria	Sífilis Secundária
Causada pela interação entre bactéria e hospedeiro, tipicamente fusoespiroqueta	Causada por *Corynebacterium diphtheriae*	Causada por *Treponema pallidum*
Afeta a gengiva marginal	Raramente afeta a gengiva marginal	Raramente afeta a gengiva marginal
Membrana facilmente destacável	Difícil de ser removida	Membrana não destacável
Condição dolorosa	Menos dolorosa	Dor mínima
Gengiva marginal afetada	Garganta, laringe e amídalas afetadas	Qualquer parte da boca pode ser afetada
Achados sorológicos normais	Achados sorológicos normais	Achados sorológicos anormais[a]
Não confere imunidade	Um episódio confere imunidade	Não confere imunidade
Contágio duvidoso	Contagiosa	A doença pode ser comunicada (contagiosa) apenas pelo contato direto
Antibioticoterapia alivia os sintomas	Antibioticoterapia é eficaz	Antibioticoterapia tem resultados excelentes

[a]Teste de Wassermann, teste de Kahn, e teste de Venereal Disease Research Laboratories (VDRL).

gonocócica, difteria, lesões sifilíticas (Tabela 20.3), lesões gengivais da tuberculose, candidíase, agranulocitose e doenças mucocutâneas (p. ex., pênfigo, eritema multiforme e líquen plano), além de estomatite *venenata* (Capítulo 22).

As opções de tratamento para essas doenças variam muito, e o erro de diagnóstico e o tratamento inadequado podem exacerbar o quadro. No caso da gengivoestomatite herpética primária, o diagnóstico precoce pode resultar na utilização de medicamentos antivirais que seriam ineficazes da GUN, enquanto o debridamento recomendado para o tratamento de GUN poderia exacerbar a infecção herpética.

A *gengivoestomatite estreptocócica* consiste em uma condição rara que é caracterizada por um eritema difuso da gengiva e outras áreas da mucosa oral.[44] Em alguns casos, limita-se ao eritema marginal com hemorragia. A necrose da gengiva marginal não é um achado comum dessa doença, assim como não há odor fétido. Esfregaços bacterianos mostram um predomínio de formas estreptocócicas, as quais foram identificadas como *Streptococcus viridans*, mas outros estudos indicam que sejam estreptococos β-hemolítico do grupo A.[39]

A *agranulocitose* caracteriza-se por uma diminuição pronunciada no número de PMNs circulantes, lesões na garganta e em outras mucosas, ulceração e necrose gengival que podem lembrar a GUN, ocorrendo, em geral, após a quimioterapia em pacientes com câncer ou com leucemia. A condição oral dos pacientes com agranulocitose é principalmente de necrose, porém com ausência da reação inflamatória grave observada na GUN. A diferenciação entre as duas condições pode ser feita por meio de exames de sangue.

A *angina de Vincent* consiste em uma infecção, por fusoespiroquetas, da garganta e orofaringe que é distinta da GUN, que afeta a gengiva marginal. Pacientes com angina de Vincent apresentam ulceração membranosa dolorosa na garganta, com edema e placas hiperêmicas que se rompem formando úlceras recobertas por material pseudomembranoso. Tal processo pode se estender para a laringe e para a orelha média.

A GUN em pacientes com *leucemia* resulta da redução dos mecanismos de defesa do hospedeiro que ocorrem com a doença. Além disso, a GUN pode estar sobreposta a alterações do tecido gengival causadas pela leucemia. O diagnóstico diferencial não requer a distinção entre a GUN e as alterações gengivais leucêmicas; em vez disso, é determinado se a leucemia é um fator predisponente em uma boca com GUN. Por exemplo, se um paciente com acometimento necrosante da margem gengival também apresenta alterações difusas da cor da gengiva e edema generalizado da gengiva inserida, deve-se considerar a possibilidade de uma alteração gengival subjacente induzida sistemicamente. A leucemia é uma das doenças que deve ser descartada (Capítulo 14).

A GUN no paciente portador do vírus da imunodeficiência humana (HIV) apresenta os mesmos achados clínicos, embora a doença, em geral, siga um curso extremamente destrutivo que leva à PUN, com perda de tecidos mole e ósseo, assim como formação de sequestro ósseo (Capítulo 29).[29]

CORRELAÇÃO CLÍNICA

Uma doença ou condição sistêmica séria tal como a leucemia ou imunodeficiência adquirida que torna o hospedeiro imunocomprometido pode ser um fator causal predisponente que leva à doença gengival aguda.

Etiologia

Papel das Bactérias

Plaut[54] (em 1894) e Vincent[73] (em 1896) introduziram o conceito de que a GUN seria causada por bactérias específicas: bacilos fusiformes e organismos espiroquetas. Ainda existem opiniões divergentes sobre o papel das bactérias como agentes etiológicos primários na GUN. Diversas observações corroboram esse conceito, incluindo a presença invariável de espiroquetas e bacilos fusiformes em pacientes com a doença junto com outros organismos. Rosebury et al.[58] descreveram um complexo de fusoespiroquetas que consistia em *T. microdentium*, espiroquetas de tamanho médio, víbrios, bacilos fusiformes e organismos filamentosos, além de diversas espécies de *Borrelia*.

Loesche et al.[40] descreveram uma microbiota constante predominante e uma microbiota variável associadas à GUN. A microbiota constante é composta por *Prevotella intermedia*, além de espécies de *Fusobacterium*, *Treponema* e *Selenomonas*. A microbiota variável consiste em um grupo heterogêneo de tipos bacterianos.

O tratamento com metronidazol resulta em redução significativa das espécies de *Treponema*, *Prevotella intermedia* e *Fusobacterium*, com resolução dos sinais clínicos.[16,40] O espectro antibacteriano desse medicamento fornece evidências de que membros anaeróbios da microbiota atuam como agentes etiológicos. Esses achados bacteriológicos foram corroborados por dados imunológicos,[9] os quais demonstraram aumento na titulação das imunoglobulinas M e G (IgM e IgG) contra espiroquetas de tamanho médio e *P. intermedia* nos pacientes com GUN, em comparação às titulações observadas nos pacientes com gengivite crônica e controles saudáveis.

Papel da Resposta do Hospedeiro

Independentemente de bactérias específicas estarem implicadas na causa da GUN, a presença desses organismos sem outros fatores predisponentes parece não ser suficiente para causar a doença. A microbiota constituída por fusoespiroquetas é com frequência encontrada em pacientes que não têm GUN. Quando inoculados no tecido subcutâneo de animais experimentais, os exsudatos das lesões de GUN produzem abscessos de fusoespiroquetas, em vez de lesões típicas de GUN.[57]

O papel de um déficit de resposta pelo hospedeiro na GUN foi reconhecido há muito tempo. Até mesmo as primeiras descrições feitas da doença, já associavam esta a estresse físico e emocional[11,60] e resistência diminuída contra infecções. Não foi possível provocar a GUN, como experimento, em seres humanos ou animais somente pela inoculação de exsudatos bacterianos extraídos das lesões. Na experiência com animais, a imunossupressão local ou sistêmica com glicocorticoides resulta em lesões mais características de GUN em animais infectados. Swenson e Muhler utilizaram o Scillaren B®, um glucósido amorfo, que reduziu a resistência do tecido para criar infecções fusoespirocetais em cães.[71,72]

A GUN não é encontrada em indivíduos bem nutridos com um sistema imunológico funcional. Todos os fatores predisponentes para GUN estão associados à imunossupressão. Cogen et al[10] descreveram uma depressão nos mecanismos de defesa do hospedeiro, principalmente na quimiotaxia e fagocitose por leucócitos PMNs, em pacientes com GUN. As interações bactéria-hospedeiro estão descritas no Capítulo 9.

É essencial para o cirurgião-dentista determinar os fatores predisponentes que levam à imunodeficiência em pacientes com GUN para tratar a contínua suscetibilidade do mesmo, além de determinar se uma doença sistêmica subjacente existe. A imunodeficiência pode estar relacionada com vários níveis de deficiência nutricional, fadiga causada pela privação crônica de sono, outros hábitos de saúde (p. ex., abuso de álcool, drogas), fatores psicossociais ou doença sistêmica. A GUN pode ser o sintoma de apresentação para os pacientes com imunossupressão relacionada à infecção pelo HIV.

Fatores Locais Predisponentes

Gengivite preexistente, lesões na gengiva e tabagismo são importantes fatores predisponentes. Embora a GUN possa surgir em bocas saudáveis, muitas vezes ocorre sobreposta a uma doença gengival crônica preexistente e bolsas periodontais. Bolsas periodontais profundas e capuz pericoronário são áreas particularmente vulneráveis, uma vez que estas representam um ambiente favorável à proliferação de bacilos fusiformes e espiroquetas anaeróbios. Áreas da gengiva que são traumatizadas pelos dentes opostos na má oclusão (p. ex., superfície palatina dos incisivos superiores, superfície vestibular dos incisivos inferiores) podem predispor ao desenvolvimento da GUN.

A relação entre o tabagismo e a GUN é frequentemente mencionada na literatura. Pindborg[52] relatou que 98% dos seus pacientes com GUN eram tabagistas, e a frequência crescente dessa doença está correlacionada à exposição crescente à fumaça do tabaco. O efeito do tabagismo na doença periodontal, em geral, tem sido alvo de vários estudos ao longo das últimas duas décadas,[1a,21a,22a,33a,35a,49a] sendo que o tabagismo tem sido apontado como um importante fator de risco para a GUN (Capítulo 12).

Fatores Sistêmicos Predisponentes

A GUN não é observada em indivíduos bem nutridos, com o sistema imunológico plenamente funcional. Logo, é importante que o clínico reconheça os fatores predisponentes que levaram à imunodeficiência. A imunodeficiência pode estar relacionada com níveis variáveis de deficiência nutricional, estresse psicológico, cansaço causado por deficiência crônica de sono, outros hábitos de saúde (p. ex., abuso de drogas e de álcool) e doenças sistêmicas (p. ex., diabetes e infecções debilitantes).

Deficiência Nutricional

A gengivite necrosante já foi provocada experimentalmente em animais por meio de dieta com déficit nutricional.[7,34,47,73,76] Vários pesquisadores notaram um aumento na microbiota de fusoespiroquetas na boca desses animais; porém, as bactérias foram consideradas oportunistas pois proliferaram somente quando os tecidos foram alterados pela deficiência.

Dietas pobres já foram citadas como fator predisponente para a GUN e, suas sequelas, em países africanos em desenvolvimento, embora o principal efeito pareça ser a redução da efetividade da resposta imune.[19,20,35] Deficiências nutricionais (p. ex., vitaminas C e B_2) acentuam a gravidade das alterações patológicas induzidas pela injeção do complexo bacteriano de fusoespiroquetas em animais.[70]

Doenças Debilitantes

Doenças sistêmicas debilitantes podem predispor os pacientes ao desenvolvimento de GUN. Distúrbios sistêmicos incluem doenças crônicas (p. ex., sífilis e câncer), distúrbios gastrintestinais graves (p. ex., colite ulcerativa), discrasias sanguíneas (p. ex., leucemia e anemia) e síndrome da imunodeficiência adquirida. A deficiência nutricional que resulta de uma doença debilitante pode ser um fator predisponente adicional. A leucopenia induzida experimentalmente em animais pode provocar estomatite gangrenosa ulcerativa.[47,74,75] Hamsters expostos à radiação de corpo inteiro desenvolveram lesões ulceronecróticas nas margens gengivais;[43] estas lesões podem ser impedidas com a utilização de antibióticos sistêmicos.[42]

Fatores Psicossomáticos

Os fatores psicológicos parecem ser importantes na causa da GUN. A doença geralmente ocorre em associação a situações estressantes (p. ex., ingresso nas forças armadas e provas acadêmicas).[24] Distúrbios psicológicos[25] e aumento da secreção adrenocortical[65] são comuns em pacientes com GUN.

Uma correlação significativa entre a incidência da doença e dois traços de personalidade – dominância e subserviência – sugere uma personalidade com tendência à GUN.[22] Dados de um estudo que avalia a relação entre traços de personalidade e o estresse com a inflamação gengival e patologia do tecido mole em recrutas militares concluiu que a inflamação gengival correlacionava significativamente com traços de personalidade (p. ex., tolerância à mudança, ansiedade).[48]

Os mecanismos pelos quais os fatores psicológicos levam a predisposição de, ou geram, um dano gengival individual ainda não foram estabelecidos. Entretanto, foram demonstradas alterações nas respostas capilares digitais e gengivais de pacientes com GUN, sugerindo um aumento da atividade nervosa autônoma.[23]

Conclui-se que as bactérias oportunistas são os agentes etiológicos primários da GUN em pacientes imunossuprimidos. Estresse, tabagismo e gengivite preexistente são fatores predisponentes comuns.

Epidemiologia e Prevalência

A prevalência de GUN parece ter sido bastante baixa nos Estados Unidos e na Europa antes de 1914. Durante as Primeira e Segunda Guerras Mundiais, observou-se o surgimento de várias epidemias nas tropas aliadas, porém os soldados alemães não foram afetados de modo semelhante. Surtos de aspecto epidêmico também ocorreram na população civil. Um estudo realizado por uma clínica odontológica em Praga, na República Checa, relatou que a incidência de GUN era de 0,08% nos pacientes na faixa etária entre 15 e 19 anos, 0,05% naqueles entre 20 e 24 anos e 0,02% entre 25 e 29 anos.[68]

A GUN acomete pacientes de todas as idades, com maior incidência relatada em pacientes entre 15 e 30 anos.[15,36,68,70] Tal doença não é comum em crianças nos Estados Unidos, no Canadá e na Europa, mas já foi relatada em crianças oriundas de grupos socioeconômicos baixos em países em desenvolvimento.[33] Em dois estudos realizados na Índia, 54%[46] a 58%[53] dos pacientes tinham menos de 10 anos de idade.

Em uma população estudantil aleatória da Nigéria, a GUN foi observada em 11,3% das crianças na faixa etária entre 2 e 6 anos.[66] Em uma população hospitalar da Nigéria, a GUN afetou 23% das crianças com menos de 10 anos.[19] Estudos de populações africanas geralmente relatam uma prevalência de doença periodontal necrosante mais alta em crianças com menos de 10 anos que nas acima dessa idade.[1] A GUN já foi relatada em vários membros de uma mesma família em grupos socioeconômicos baixos. Vinte por cento dos domicílios com crianças entre 2 e 6 anos de idade em uma cidade rural da Nigéria apresentaram uma ou mais crianças com GUN.[66] Tal doença é mais comum em crianças com síndrome de Down do que naquelas com outras deficiências mentais.[4]

Existem controvérsias a respeito da época do ano em que a GUN é mais comum, inverno,[36,50] verão ou outono,[66] e se realmente existe um pico sazonal.[14]

Comunicabilidade

A GUN geralmente ocorre em grupos em um padrão epidêmico. No passado, era considerada uma doença contagiosa e exigia notificação compulsória; mais tarde, porém, concluiu-se que ela não era contagiosa.[56,62]

Uma distinção entre comunicabilidade e transmissibilidade deve ser feita, quando se refere às características da doença. O termo *transmissível* denota a capacidade de manutenção de um agente infeccioso em passagens sucessivas por um hospedeiro animal suscetível.[56] O termo *comunicável* significa uma capacidade de manutenção da infecção por meios naturais de disseminação, como o contato direto por meio da água, de alimentos ou talheres, via aérea, ou ainda, de vetores artrópodes. Uma doença comunicável é descrita como *contagiosa*. Demonstrou-se que a doença associada ao complexo bacteriano de fusoespiroquetas é transmissível; entretanto, *não é comunicável ou contagiosa*.

Tentativas de disseminar a GUN entre hospedeiros humanos não obtiveram sucesso.[63] King[35] traumatizou uma área da sua própria gengiva e introduziu material extraído de um paciente com um caso grave de GUN. Não houve resposta até o momento que ele aparentemente adoeceu. Após a sua doença, ele observou a lesão característica na área experimental. Desse experimento, pode-se concluir, com reservas, que a debilidade sistêmica é um pré-requisito para o contágio da GUN.

Como a GUN geralmente ocorre em grupos que utilizam os mesmos utensílios de cozinha, é comum a impressão de que a doença se dissemina por intermédio de bactérias presentes nesses utensílios. Entretanto, o crescimento de organismos fusoespiroquetais requer condições cuidadosamente controladas e um ambiente anaeróbio; em condições habituais, os organismos não sobrevivem em utensílios culinários.[12,28]

A ocorrência de GUN em surtos de aparência epidêmica não significa necessariamente que seja uma doença contagiosa. Os grupos afetados podem contrair a doença em decorrência de fatores predisponentes comuns, e não pela disseminação de pessoa a pessoa. Para o surgimento da doença, são necessários tanto um hospedeiro imunossuprimido como a presença de bactérias específicas.

 IMPORTANTE

Embora certas bactérias (p. ex., complexo fusoespiroquetal) sejam provavelmente responsáveis pelas lesões observadas na gengivite ulcerativa necrosante, o imunocomprometimento parece ser uma condição predisponente necessária para a doença.

Gengivoestomatite Herpética Primária

A gengivoestomatite herpética primária é uma infecção da cavidade oral causada pelo vírus herpes-simples tipo 1 (HSV).[15,44,45,61] Tal doença geralmente ocorre em lactentes e crianças com menos de 6 anos,[6,61,64] mas também pode acometer adolescentes e adultos. Não há diferença na distribuição sexual. Na maioria dos indivíduos, no entanto, a infecção primária é assintomática.

Como parte da infecção primária, o HSV ascende por meio dos nervos sensoriais e autônomos, onde permanece em latência nos gânglios neuronais que inervam a região. Em aproximadamente um terço da população mundial, observam-se as manifestações secundárias que podem ser estimuladas por vários fatores, tais como: luz solar, trauma, febre e estresse. As manifestações secundárias são representadas pelo herpes labial (Figura 20.4), estomatite herpética, herpes genital, herpes ocular e encefalite herpética. A estomatite herpética secundária pode ocorrer no palato, na gengiva (Figura 20.5) ou na mucosa, como resultado de um tratamento dentário que traumatiza ou estimula o vírus latente no gânglio que inerva aquela região. Ela pode manifestar-se como dor em local diferente do sítio de tratamento, 2 a 4 dias depois. O diagnóstico pode ser obtido pela inspeção criteriosa das vesículas características (Figura 20.4).

Características Clínicas
Sinais Orais

A gengivoestomatite herpética primária apresenta-se como um acometimento difuso, eritematoso e brilhante da gengiva e da mucosa oral adjacente, com graus variados de edema e sangramento gengival. Durante a fase inicial, caracteriza-se por discretas vesículas esféricas acinzentadas, as quais podem ser observadas na gengiva, mucosa jugal, na mucosa labial, no palato mole, orofaringe, no assoalho da

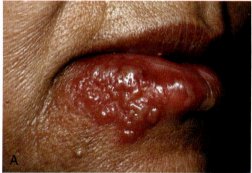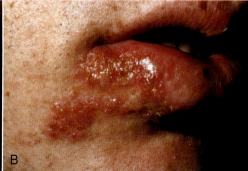

Figura 20.4 Vesículas herpéticas recorrentes no lábio. (A) Estágio inicial. (B) Estágio tardio mostrando lesões crostosas acastanhadas. *(De Sapp JP, Eversole, LR, Wysocki GP:* Contemporary oral and maxillofacial pathology, *ed 2, St Louis, 2002, Mosby.)*

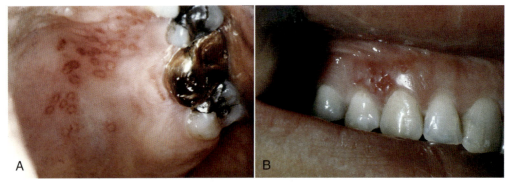

Figura. 20.5 Vesículas herpéticas intraorais são observadas no palato (A) e na gengiva (B). A última localização é rara. *(De Sapp JP, Eversole, LR, Wysocki GP: Contemporary oral and maxillofacial pathology, ed 2, St Louis, 2002, Mosby.)*

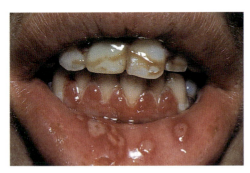

Figura 20.6 Gengivoestomatite herpética primária em um menino de 12 anos de idade, que exibe envolvimento eritematoso difuso na gengiva e vesículas esféricas acinzentadas no lábio. *(Cortesia de Dr. Heddie Sedano, University of California, Los Angeles, and University of Minnesota.)*

boca e na língua (Figura 20.6). Aproximadamente 24 horas depois, as vesículas se rompem, formando pequenas úlceras dolorosas, com um halo formado pela margem elevada e avermelhada e uma porção central deprimida, amarela ou branco-acinzentada. Ocorrem de forma difusa pela boca ou podem sofrer confluência (Figura 20.7).

Ocasionalmente, a gengivoestomatite herpética primária ocorre sem a formação visível de vesículas. O quadro clínico consiste em um aumento de volume gengival, com eritema difuso, brilhante e com tendência ao sangramento.

A doença é autolimitante durando de 7 a 10 dias. Eritema e edema gengival difuso aparecem logo no início da doença e persistem por vários dias após a cura das lesões ulcerativas. Não há formação de cicatrizes nas áreas previamente ulceradas que foram curadas.

Sintomas Orais

A doença é acompanhada por um desconforto generalizado na cavidade oral, que interfere na alimentação, ingestão de líquidos e higiene oral. As vesículas rompidas são os pontos focais de dor, sendo particularmente sensíveis ao toque, oscilações térmicas, alimentos condimentados, sucos de frutas e alimentos ásperos. Em lactentes, tal doença é caracterizada por irritabilidade e recusa à ingestão de alimentos.

Sinais e Sintomas Extraorais e Sistêmicos

São achados comuns a linfadenite cervical, febre alta de 38 a 40,6 °C e mal-estar generalizado.

Histórico

A gengivoestomatite herpética primária tem aparecimento súbito e resulta de uma infecção aguda causada pelo HSV. Há um início agudo de sintomas.

Histopatologia

As células epiteliais chamadas de *células Tzanck* são o alvo do vírus, apresentando degeneração balonizante que consiste em acantólise, núcleo claro e aumentado. As células infectadas sofrem fusão, originando as células multinucleanadas, e o edema intercelular leva à formação de vesículas intraepiteliais que se rompem e desencadeiam uma resposta inflamatória secundária com um exsudato fibrinopurulento[49] (Figura 20.8). Ulcerações discretas, resultantes da ruptura das vesículas, apresentam uma porção central de inflamação aguda, com graus variados de exsudato purulento, cercada por vasos sanguíneos dilatados.

Diagnóstico

É de extrema importância que o diagnóstico da gengivoestomatite herpética primária seja obtido o quanto antes. O tratamento com antivirais pode mudar drasticamente o curso da doença, minimizando os sintomas e reduzindo as chances de recorrência. O diagnóstico é geralmente obtido mediante o histórico do paciente e os achados clínicos. O material pode ser coletado das lesões e enviado ao laboratório para a realização de testes de confirmação, como a cultura viral e testes imunológicos os quais envolvem anticorpos monoclonais ou técnicas de hibridização do DNA.[6,55] Esses procedimentos, porém, não devem retardar o tratamento se houver fortes indícios clínicos de gengivoestomatite herpética.

Diagnóstico Diferencial

A gengivoestomatite herpética primária deve ser diferenciada de várias doenças. As lesões da estomatite aftosa recorrente (EAR)[21] geralmente são representadas por úlceras ocasionais, pequenas (0,5 a 1 cm de diâmetro), bem definidas, redondas ou ovais, rasas, com uma área central amarela-acinzentada cercada por um halo eritematoso, que reparam dentro de 7 a 10 dias sem deixar cicatriz. Podem manifestar-se também na forma de úlceras maiores (1 a 3 cm de diâmetro) ovais e irregulares, que persistem por semanas e deixam cicatriz (Figura 20.9). A causa é desconhecida, embora aparentemente existam mecanismos imunopatológicos envolvidos.

A EAR consiste em uma entidade clínica diferente da gengivoestomatite herpética primária. As ulcerações podem parecer semelhantes em ambas as doenças, mas o eritema difuso que envolve a gengiva e os sintomas sistêmicos agudos não ocorrem na EAR. Um histórico de episódios prévios de ulcerações dolorosas na mucosa sugere EAR em vez de HSV primário.

Informações a respeito de eritema multiforme, líquen plano bolhoso e gengivite descamativa podem ser encontradas no Capítulo 22.

Comunicabilidade

A gengivoestomatite herpética primária é contagiosa.[8,39] A maioria dos adultos desenvolveu imunidade ao HSV em decorrência de uma

CAPÍTULO 20 Infecções Gengivais Agudas   275

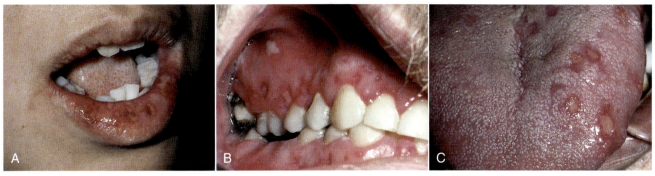

Figura 20.7 Gengivoestomatite herpética primária envolvendo lábio (A), gengiva (B) e língua (C). *(De Sapp JP, Eversole, LR, Wysocki GP: Contemporary oral and maxillofacial pathology, ed 2, St Louis, 2002, Mosby.)*

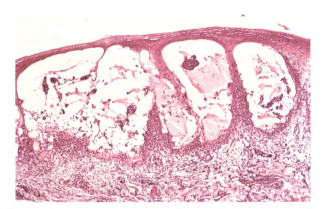

Figura 20.8 Biópsia demonstrando vesículas intraepiteliais virais que contêm fluido e restos celulares, com um grande número de vírus e células epiteliais modificadas pelo vírus (células de Tzanck). *(Cortesia de Dr. Heddie Sedano, University of California, Los Angeles, and University of Minnesota.)*

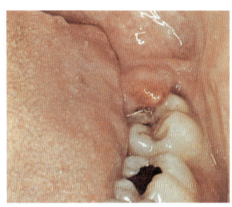

Figura 20.10 Pericoronarite. Um capuz coronário inflamado cobre a superfície disto-oclusal do terceiro molar inferior impactado. Observe o edema e o eritema. *(De Glickman I, Smulow J: Periodontal disease: clinical, radiographic and histopathologic features, Philadelphia, 1974, Saunders.)*

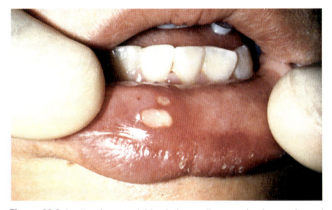

Figura 20.9 Lesão aftosa no lábio. A depressão central acinzentada está cercada por uma margem vermelha elevada. *(De Sapp JP, Eversole, LR, Wysocki GP: Contemporary oral and maxillofacial pathology, ed 2, St Louis, 2002, Mosby.)*

CORRELAÇÃO CLÍNICA

A gengivoestomatite herpética aguda normalmente ocorre em lactentes e crianças, porque a maioria dos adultos desenvolveu imunidade ao vírus herpes-simples com sua exposição na infância, frequentemente com sintomas leves ou ausentes.

Pericoronarite

O termo *pericoronarite* refere-se a uma inflamação gengival relacionada com a coroa de um dente semi-incluso (Figura 20.10). Tal doença ocorre com mais frequência na região do terceiro molar inferior, podendo ser aguda, subaguda ou crônica.

Características Clínicas

O sítio mais comum para a pericoronarite é o terceiro molar inferior impactado ou semi-incluso. O espaço entre a coroa do dente e o capuz pericoronário sobrejacente (p. ex., operculum) consiste em uma área ideal para o acúmulo de resíduos alimentares e crescimento bacteriano. Até mesmo em pacientes sem sinais e sintomas clínicos, o capuz pericoronário gengival frequentemente apresenta inflamação crônica e infecção, com graus variados de ulceração em sua superfície interna. O envolvimento inflamatório agudo é uma possibilidade constante, podendo ser exacerbado por trauma, oclusão ou um corpo estranho aprisionado sob o capuz pericoronário (p. ex., fragmento de pipoca ou de nozes).

infecção ocorrida durante a infância, que, na maioria dos casos, é subclínica. Por esse motivo, a gengivoestomatite herpética primária geralmente ocorre em lactentes e crianças. A gengivoestomatite herpética recorrente já foi relatada,[27] embora habitualmente não tenha significado clínico, a menos que haja imunossupressão por uma doença sistêmica debilitante. Estudos que demonstraram a presença do HSV em bolsas periodontais sugerem maior recorrência de replicação viral do que se acreditava anteriormente.[69] A infecção herpética secundária da pele, como o herpes labial, pode sofrer recorrência.[67]

A pericoronarite aguda caracteriza-se por graus variados de envolvimento inflamatório do capuz pericoronário e de estruturas adjacentes e por complicações sistêmicas. O fluido inflamatório e o exsudato celular aumentam o volume do capuz, que pode interferir no fechamento completo dos maxilares. Também pode ser traumatizado pelo contato com a dentição antagonista, agravando o quadro inflamatório.

O quadro clínico resultante consiste em uma lesão eritematosa, edemaciada, supurativa e macia, com dor irradiada para o ouvido, garganta e assoalho de boca. O paciente apresenta extremo desconforto, dadas a presença de sabor desagradável e a incapacidade de fechar a boca, além da dor. Achados comuns incluem edema da face na região do ângulo da mandíbula e linfadenopatia. O trismo também pode ser uma queixa presente. O paciente pode ter complicações sistêmicas, tais como: febre, leucocitose e prostração.

Complicações

O envolvimento pode ser localizado na forma de um abscesso pericoronário. Pode se disseminar posteriormente para a região orofaríngea e medialmente para a base da língua, dificultando a deglutição. Dependendo da gravidade e da extensão da infecção, pode ocorrer envolvimento dos linfonodos submandibulares, cervicais posteriores, cervicais profundos e retrofaríngeos.[32,51] A ocorrência de abscesso peritonsilar, celulite e angina de Ludwig é incomum, mas são sequelas potenciais da pericoronarite aguda.

Conclusão

As doenças gengivais agudas são semelhantes pelo fato de, em geral, manifestarem-se como lesões dolorosas intraorais ou periorais, e há necessidade de tratamento urgente para aliviar os sintomas. No entanto, cada caso requer a avaliação cuidadosa e o diagnóstico preciso, incluindo a identificação de fatores de risco. Em muitos casos, há fatores de risco sistêmicos que aumentam a suscetibilidade à doença gengival.

 Acesse Caso Clínico em https://www.grupogen.com.br.

Referências Bibliográficas

 As referências bibliográficas deste capítulo estão disponibilizadas em https://www.grupogen.com.br.

CAPÍTULO 21

Doenças Gengivais na Infância

Daniela R. Silva | Clarice S. Law | Donald F. Duperon | Fermin A. Carranza

SUMÁRIO DO CAPÍTULO

Periodonto na Dentição
Decídua, 277
Alterações Periodontais Associadas
ao Desenvolvimento Normal, 277
Doenças Gengivais na Infância, 280

Doenças Periodontais na
Infância, 282
Manifestações Gengivais de
Doenças Sistêmicas em
Crianças, 283

Mucosa Bucal em Doenças da
Infância, 285
Considerações Terapêuticas para
Pacientes Pediátricos, 285
Conclusão, 286

A doença periodontal em adultos é parcialmente desencadeada pela inflamação gengival presente durante os primeiros anos da infância e início da adolescência. Sem uma intervenção adequada, a inflamação gengival não destrutiva da infância pode progredir para doenças periodontais mais significativas observadas na população adulta.

Após uma revisão sobre as alterações anatômicas e fisiológicas do periodonto e da dentição, este capítulo descreve as alterações gengivais associadas à infância e à adolescência. As doenças periodontais durante os períodos iniciais da vida são discutidas nos Capítulos 14, 27 e 28.

Periodonto na Dentição Decídua

Nas crianças edêntulas, os tecidos gengivais apresentam uma mucosa gengival espessa e segmentações que correspondem aos germes dentários (Figura 21.1). A inserção alta do freio labial, um achado normal em quase 85% das crianças bem jovens, pode diminuir em tamanho com o desenvolvimento normal.[38] Durante a dentição decídua, a gengiva normal continua a ser um tanto diferente da encontrada em adultos. Os tecidos apresentam coloração rosa-pálida, porém em um grau menor do que a gengiva inserida de adultos, porque a espessura mais fina da camada queratinizada permite, nas crianças, que os vasos sanguíneos subjacentes fiquem mais visíveis.[42] O aspecto pontilhado aparece por volta dos 3 anos de idade e já foi relatado para 56% das crianças entre 3 e 10 anos de idade, com poucas diferenças entre os arcos maxilar e mandibular ou entre meninos e meninas ao longo da infância[11] (Figura 21.2).

A *gengiva interdental* é larga no sentido vestibulolingual e estreita no sentido mesiodistal, o que é coerente com a morfologia da primeira dentição. Sua estrutura e composição são parecidas com as da gengiva do adulto.

A *profundidade do sulco gengival* é menor na dentição decídua do que na permanente. Profundidades de sondagem variam entre 1 e 2 mm, com profundidade crescente de anterior para posterior.[8,25,61]

A *gengiva inserida* varia na largura, no sentido anteroposterior, de 3 a 6 mm. Nas superfícies vestibulares, a espessura diminui de anterior para posterior, com alguns dados indicando um estreitamento sobre os caninos (Figura 21.3). A gengiva inserida lingual apresenta uma relação inversa com um aumento em espessura de anterior para posterior.[25] A largura gengival normalmente aumenta nas crianças com a idade e com a transição da dentição decídua para a permanente.[5,8,15,61] O epitélio juncional é mais espesso na dentição decídua do que na permanente;[10] acredita-se que isto reduza a permeabilidade dos tecidos às toxinas bacterianas.

Radiograficamente, a lâmina dura é proeminente na dentição decídua com um espaço periodontal mais amplo do que o da dentição permanente. Os espaços medulares do osso são maiores e as cristas dos septos ósseos interdentais são planas, com as cristas ósseas ficando entre 1 e 2 mm da junção cemento-esmalte[6,31] (Figura 21.4).

Alterações Periodontais Associadas ao Desenvolvimento Normal

Ocorrem alterações significativas no periodonto à medida que a dentição muda de decídua para permanente. A maioria das alterações está associada à erupção e é de natureza fisiológica, devendo ser distinguidas da doença gengival, a qual pode ocorrer simultaneamente.

Erupção Dentária

Antes da erupção de um dente decíduo ou permanente, a gengiva revela uma protuberância firme, rosa ou hipocrômica, como resultado da coroa dentária subjacente. Ocasionalmente, um *cisto de erupção* é observado. Esta massa flutuante pode estar preenchida por sangue e normalmente manifesta-se como um aumento gengival azulado ou vermelho-escuro sobre o dente em erupção (Figura 21.5A). Os locais mais comuns de aparecimento desses cistos são sobre os primeiros molares decíduos e primeiros molares permanentes. Muitos são solucionados sem tratamento, mas também podem ser marsupializados se estiverem dolorosos ou interferindo na oclusão (Figura 21.5B).[14]

À medida que o dente erupciona, a margem gengival e o sulco se desenvolvem. Nesse momento, a margem é arredondada, edemaciada e avermelhada. Durante o período de erupção dentária ativa, é normal que a margem gengival que circunda os dentes parcialmente erupcionados pareça proeminente, o que é mais evidente na região anterior da maxila. A proeminência é causada pela elevação do contorno do dente em erupção e pela inflamação provocada pela mastigação. A higiene bucal deficiente pode contribuir para o desenvolvimento de uma significativa gengivite nas áreas gengivais desprotegidas.

Dentição

O efeito da erupção da dentição decídua sobre a saúde do bebê tem sido debatido por séculos, mas há pouca evidência científica a respeito do diagnóstico e da abordagem da erupção nos bebês. O período associado à erupção da dentição decídua em bebês pode ser

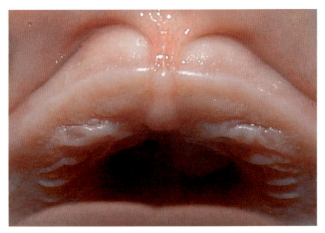

Figura 21.1 Gengiva normal em uma criança edêntula com 1 mês de vida mostra freio labial alto e tecidos saudáveis rosados. *(Direitos autorais de Dra. Daniela Silva. Todos os direitos reservados.)*

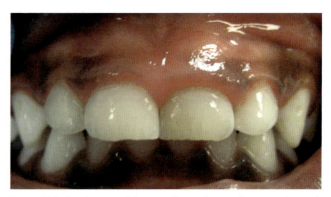

Figura 21.3 Gengiva normal de uma criança afro-americana aos 4 anos de idade demonstra a largura da gengiva inserida, assim como a pigmentação que ocorre apenas na área inserida. *(Direitos autorais de Dra. Daniela Silva. Todos os direitos reservados.)*

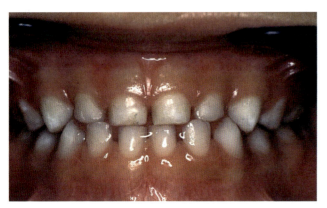

Figura 21.2 Gengiva normal de uma criança aos 4 anos de idade mostra discreto pontilhado e gengiva interproximal achatada em áreas de espaçamento fisiológico. *(Direitos autorais de Dra. Daniela Silva. Todos os direitos reservados.)*

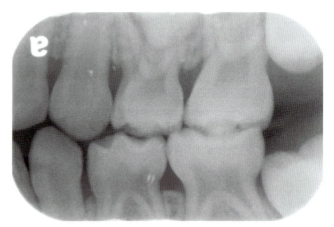

Figura 21.4 Radiografia interproximal (*bitewing*) de uma criança aos 6 anos de idade ilustra o osso interseptal achatado e as cristas ósseas distando 1 a 2 mm da junção cementogengival. *(Direitos autorais de Dra. Daniela Silva. Todos os direitos reservados.)*

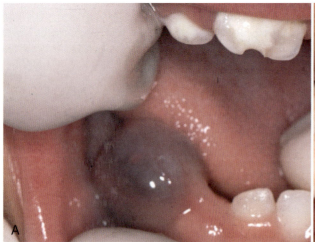
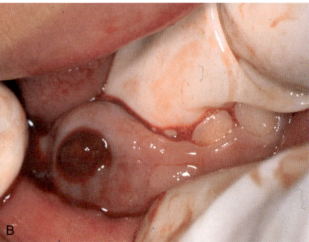

Figura 21.5 (A) Cisto de erupção é visto na região do primeiro molar decíduo inferior direito em uma criança com 16 meses de vida. Nessa condição, ocorre um edema azul-escuro, azul, azulado ou transparente da mucosa alveolar sobre o dente em erupção. (B) Cisto de erupção está localizado na região do primeiro molar decíduo inferior direito em uma criança com 16 meses de vida. Após uma pequena incisão sobre a mucosa, o conteúdo hemorrágico foi marsupializado. *(Direitos autorais de Dra. Daniela Silva. Todos os direitos reservados.)*

difícil e estressante para a criança e para os pais. O momento da erupção do incisivo decíduo (isto é, 5 a 12 meses de idade) coincide com a diminuição da imunidade humoral passiva conferida pela transferência dos anticorpos maternos através da placenta e o estabelecimento da própria imunidade da criança.[17,29,60] A dor é um sintoma comumente relatado pelos pais e por alguns cuidadores durante a erupção dos dentes. Não é o dente que causa a dor, e sim o folículo, que é uma rica fonte de eicosanoides, citocinas e fatores de crescimento, que estimula resposta inflamatória localizada.[57,60]

A maioria dos cirurgiões-dentistas e médicos concorda que a erupção dentária não causa doenças que ameacem a vida, mas discordam sobre quais sintomas estão associados a ela. Os estudos e revisões sistemáticas dos sintomas relacionados a erupção dentária frequentemente incluem diminuição do apetite, mordidas, aumento da salivação, coceira na gengiva, irritabilidade, sucção e temperatura anormal.[24,28,29,38,39,46,53,57,60,67,68] Apesar disso, não há evidência de que qualquer um dos sinais ou sintomas possa ser conclusivo para o diagnóstico da erupção dentária em uma criança sem excluir a possibilidade de outras doenças sistêmicas.

QUADRO DE APRENDIZAGEM 21.1

Quais são os sintomas mais comuns associados à erupção dentária que foram comprovados ou confirmados por estudos científicos? Eles são aumento da salivação, irritabilidade, diminuição do apetite e coceira na gengiva.

Exfoliação da Dentição Decídua

Como a erupção, o processo de exfoliação dentária provoca alterações no periodonto. A profundidade dos sulcos gengivais aumenta à medida que o epitélio juncional migra para a parte inferior da raiz, que está sendo reabsorvida, em um dente em exfoliação.[9,10] Microscopicamente, pequenas alterações traumáticas podem revelar compressão, isquemia e hialinização do ligamento periodontal.[49] Alterações na permeabilidade e na integridade do epitélio juncional podem tornar o dente em exfoliação mais suscetível à inflamação.[10]

Durante o processo de exfoliação, os dentes podem mudar de posição, levando a alterações na oclusão. O desalinhamento causado pelo espaçamento e as alterações nas relações esqueléticas relacionadas com os dentes em erupção podem contribuir para traumatismo significativo das estruturas periodontais. Com uma lesão mais grave, podem ocorrer esmagamento e necrose do ligamento periodontal. Na maioria dos pacientes, essas lesões resolvem-se espontaneamente à medida que os dentes esfoliam, erupcionam e se alinham por meio dos processos normais de crescimento e desenvolvimento.

Outras Questões no Desenvolvimento
Relação da Condição Periodontal com a Má Oclusão

Os dados indicam uma associação entre o posicionamento dentário anormal e a gengivite.[20] Muitas vezes o apinhamento da dentição mista pode tornar mais difícil a remoção da placa e dos alimentos, aumentando a probabilidade de gengivite. Alterações gengivais graves incluem aumento gengival, alteração de cor, ulcerações ocasionais e formação de bolsas profundas ou pseudobolsas. Normalmente, a saúde gengival pode ser restabelecida mediante correção ortodôntica, mas fracassos no alinhamento dentário não necessariamente têm um efeito futuro na doença periodontal.[20]

Problemas Mucogengivais

A prevalência de retração e de problemas mucogengivais em crianças varia entre 1% e 19%, dependendo dos critérios utilizados para avaliar a condição.[33] As evidências sugerem que alguns problemas mucogengivais começam durante a dentição decídua como consequência de aberrações no desenvolvimento da erupção e deficiências

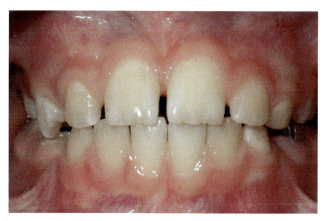

Figura 21.6 Incisivos permanentes em erupção apresentam mínima gengiva inserida. *(Direitos autorais de Dra. Daniela Silva. Todos os direitos reservados.)*

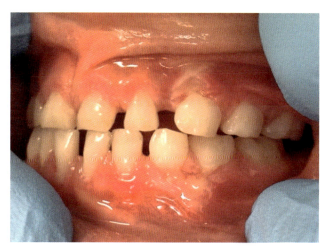

Figura 21.7 Retração gengival nas áreas dos caninos decíduos superior e inferior do lado esquerdo é causada por trauma autoinfligido pelas unhas do paciente. *(Direitos autorais de Dra. Daniela Silva. Todos os direitos reservados.)*

na espessura do periodonto.[42,43] Uma inserção alta do freio também pode ser um fator no desenvolvimento de problemas mucogengivais se houver tensão excessiva nos tecidos marginais.[52,62] Durante a dentição mista, muitas vezes a retração é observada na região vestibular dos incisivos inferiores permanentes, em razão de rotações ou de um posicionamento labial relacionados com problemas de espaço. Embora os incisivos inferiores permanentes em erupção muitas vezes apresentem mínima gengiva inserida, a largura da gengiva frequentemente aumenta à medida que os dentes erupcionam e estimulam o desenvolvimento ósseo[15] (Figura 21.6).

A região do canino superior é propensa à retração gengival localizada. Caninos com erupção tardia em uma dentição apinhada podem deslocar-se para vestibular, erupcionando dentro ou próximo da gengiva livre ou da mucosa e aumentando o risco de ter largura de tecido gengival insuficiente e retração. A retração também pode estar associada à mordida aberta anterior como resultado de uma inclinação labial dos dentes.[36] Tratamento ortodôntico e realinhamento podem ser necessários para proteger a integridade da gengiva inserida.

Os problemas mucogengivais podem ser o resultado de hábitos factícios, tais como traumatismo autoinfligido por uma unha (Figura 21.7) ou escovação excessiva realizada pelos pais ou pela criança. Como a largura da gengiva inserida aumenta com a idade, qualquer um desses problemas pode se resolver espontaneamente, sugerindo uma abordagem cuidadosa para o tratamento, com monitoramento criterioso em vez de intervenção cirúrgica imediata.[15,54]

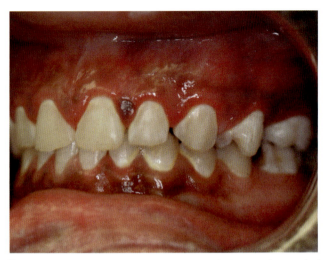

Figura 21.8 Gengivite induzida por placa está limitada à gengiva marginal em uma menina de 12 anos de idade. *(Direitos autorais de Dra. Daniela Silva. Todos os direitos reservados.)*

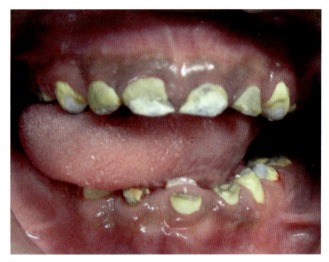

Figura 21.9 Menino de 5 anos de idade com histórico de transplante renal e alimentação por sonda gástrica, apresenta depósito generalizado de cálculos. *(Direitos autorais de Dra. Daniela Silva. Todos os direitos reservados.)*

Doenças Gengivais na Infância

Doença Gengival Induzida por Placa

A gengivite é extremamente comum entre crianças e adolescentes, afetando até 70% das crianças com mais de 7 anos.[16,47] A inflamação normalmente está limitada à gengiva marginal (Figura 21.8), sem perda de inserção do tecido conjuntivo ou perda óssea detectáveis na maioria dos casos. Embora a gengivite nem sempre progrida para a periodontite, a abordagem da doença gengival em crianças e adolescentes é importante porque a periodontite é sempre precedida por uma gengivite.[47]

Em crianças e adultos, a causa primária da gengivite é a placa dentária, a qual está relacionada com higiene bucal deficiente. Entretanto, a relação entre placa e índice gengival é fraca e permanece incerta.[9,37,38,41] Embora a gengivite seja altamente prevalente entre crianças, sua gravidade é menos intensa do que aquela encontrada em adultos.[10] Condições de higiene bucal semelhantes produzem formas menos graves de doença em crianças quando comparadas com adultos.[47]

Com o aumento de idade das crianças, a tendência para o desenvolvimento de gengivite se eleva.[10] A prevalência da doença é mais baixa durante os anos pré-escolares e aumenta ao longo da infância, atingindo um pico durante a puberdade. Entretanto, aumentos no grau de inflamação gengival não se correlacionam completamente com a quantidade de placa, o que sugere a influência de outros fatores.

Características Clínicas

O tipo mais prevalente de doença gengival na infância é a *gengivite marginal crônica* (Figura 21.8). Os tecidos gengivais exibem alterações na cor, tamanho, consistência e textura da superfície semelhantes às da inflamação crônica em adultos. Uma inflamação avermelhada e linear é acompanhada por alterações crônicas subjacentes, incluindo edema, aumento da vascularização e hiperplasia. Sangramento e aumento da profundidade de bolsas não são encontrados com tanta frequência em crianças como em adultos, mas podem ser observados se ocorrer hiperplasia ou hipertrofia gengival grave.[9,47]

A gengivite crônica em crianças é caracterizada pela perda de colágeno na área em torno do epitélio juncional e por um infiltrado que consiste principalmente em linfócitos com um pequeno número de leucócitos polimorfonucleares, plasmócitos, monócitos e mastócitos. As lesões geralmente apresentam relativamente poucos plasmócitos e lembram as lesões iniciais não destrutivas e não progressivas observadas em adultos. Ao contrário da resposta inflamatória adulta, a gengivite em crianças é dominada por linfócitos T com poucos linfócitos B e plasmócitos no infiltrado. Essa diferença pode explicar por que a gengivite em crianças raramente progride para periodontite.[34,35,41,55] A histologia gengival em crianças também apresenta outros fatores singulares que diminuem a tendência de progressão para uma gengivite grave. O epitélio juncional da dentição decídua tende a ser mais espesso que o da dentição permanente[10]; assim, acredita-se que ele reduza a permeabilidade das estruturas gengivais às toxinas bacterianas que iniciam a resposta inflamatória.

> **QUADRO DE APRENDIZAGEM 21.2**
>
> Quais são as principais diferenças entre a gengivite marginal crônica em crianças comparada com adultos? As crianças sem histórico médico significativo apresentam sangramento gengival menos grave e raramente apresentam profundidade de bolsas, conforme visto em adultos saudáveis. A gengivite em crianças também é diferente daquela nos adultos dado o fato de a resposta ser dominada por linfócitos T, com poucos linfócitos B e plasmócitos no infiltrado, e raramente progride para periodontite.

Cálculo

Os depósitos de cálculos são incomuns em lactentes e crianças que estão aprendendo a andar, mas podem aumentar com a idade. Cerca de 9% das crianças entre 4 e 6 anos exibem depósitos de cálculos. Por volta dos 7 aos 9 anos, 18% das crianças apresentam depósitos de cálculos e ao redor dos 10 aos 15 anos, 33% a 43% exibem alguma formação de cálculo.[69] Dentro da categoria de pacientes com necessidades especiais, as crianças com fibrose cística[69] ou doença renal crônica[40] apresentam alta incidência de depósitos de cálculos, que pode ser causada pelo aumento das concentrações de cálcio e fosfato na saliva. Crianças que recebem alimentação exclusivamente por sondas gástricas ou nasogástricas apresentam significativo acúmulo de cálculos devido à perda de função e ao aumento do pH bucal (Figura 21.9).[23]

Microbiologia da Doença

Como a intensidade da doença gengival aumenta à medida que a criança se transforma em adulto, é importante compreender a microbiologia da doença, que é mais amplamente discutida no Capítulo 8. A composição da microbiota bucal altera-se à medida que a criança amadurece.[10] Yang et al.[70] analisaram amostras de placa dentária em crianças e relataram que 71% daquelas entre 18 e 48 meses estavam

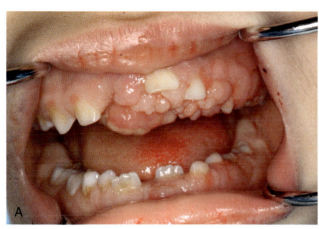
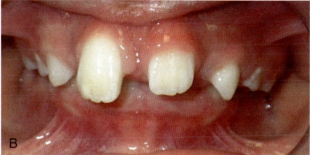

Figura 21.10 (A) Menino de 7 anos de idade com histórico de anemia aplásica e aumento gengival induzido por ciclosporina. (B) O mesmo paciente 1 ano após realização de gengivectomia e 6 meses depois da diminuição pela metade da dose inicial de ciclosporina. *(Direitos autorais de Dra. Daniela Silva. Todos os direitos reservados.)*

infectados com pelo menos um patógeno periodontal, 68% estavam infectados por *Porphyromonas gingivalis*, e 20% exibiam *Tannerella forsythia* (anteriormente chamado de *Bacteroides forsythus*).[70] Uma correlação moderada também foi encontrada entre *T. forsythia* em crianças e doença periodontal em suas mães. O *T. forsythia* também foi associado a sangramento gengival em crianças.

Em um estudo semelhante, 60% das crianças entre 2 e 18 anos apresentavam níveis detectáveis de *P. gingivalis* em suas placas e 75% mostravam níveis parecidos de *Actinobacillus actinomycetemcomitans* (*Aggregatibacter actinomycetemcomitans*). *P. gingivalis* estava mais fortemente associada à progressão da gengivite e ao início da periodontite em crianças saudáveis.[45]

Modelos de gengivite pediátricos demonstraram aumento dos níveis subgengivais de *Actinomyces*, *Capnocytophaga*, *Leptotrichia* e *Selenomonas*[16] – patógenos normalmente não observados na gengivite do adulto –, despertando, portanto, interesse por seu potencial papel na causa da gengivite da infância.

Gengivite de Erupção

A gengivite associada à erupção dentária é tão comum, que se tornou de uso corrente o termo "gengivite de erupção". Embora a erupção dentária por si só não cause gengivite diretamente, a inflamação associada ao acúmulo de placa em volta dos dentes em erupção, talvez em razão do desconforto causado pela escovação dessas áreas friáveis, possa contribuir para a gengivite.[10] A gengiva em volta dos dentes em erupção pode parecer avermelhada porque as margens gengivais ainda não estão completamente queratinizadas e o desenvolvimento do sulco está incompleto.

Dentes da dentição decídua que estão esfoliando ou que estão gravemente cariados muitas vezes contribuem para a gengivite causada pelo acúmulo de placa em decorrência da dor durante a escovação ou à impacção alimentar nas áreas de cavitação. Como parte normal da exfoliação, o epitélio juncional migra para a parte inferior do dente em reabsorção, aumentando, portanto, a profundidade da bolsa e criando um nicho potencial para bactérias patogênicas.[10] O desconforto da mastigação sobre os dentes gravemente infectados muitas vezes leva à mastigação unilateral sobre o lado não afetado.

Gengivite na Puberdade

A incidência da gengivite marginal aumenta à medida que a criança amadurece, alcançando um pico quando esta chega aos 9 a 14 anos de idade, e, então, diminuindo levemente após a puberdade.[10] A doença gengival que se comporta de tal maneira é muitas vezes chamada de gengivite puberal ou da puberdade. Os Capítulos 19 e 41 continuam a discussão dessa condição.

As manifestações mais frequentes da gengivite puberal são o sangramento e a inflamação nas áreas interproximais. O aumento inflamatório da gengiva também pode ocorrer em homens e mulheres, mas geralmente diminui após a puberdade[44] (Figura 21.8). Acredita-se que a alteração da resposta gengival durante esse estágio de desenvolvimento seja resultado de mudanças hormonais que magnificam as respostas vascular e inflamatória à placa dentária[10,47] e que modificam as reações dos microrganismos da placa.[22]

Aumento Gengival Induzido por Medicamentos

O aumento gengival (Capítulo 19) pode ser resultado do uso de certas medicações. Ciclosporina, fenitoína e bloqueadores de canais de cálcio, que são utilizados para tratar condições encontradas durante a infância (p. ex., transplante de órgãos, epilepsia, anomalias cardíacas), aumentam a prevalência de crescimento gengival (Figura 21.10). Um estudo clínico randomizado encontrou diminuição interessante e significativa na incidência (21%) de hiperplasia gengival induzida por fenitoína em crianças com epilepsia que estavam tomando suplementação oral de ácido fólico (0,5 mg/dia) comparado com o grupo controle (88%).[6] Embora complicada pelos níveis de placa ao longo da margem gengival, essa forma de doença gengival apresenta características que não são típicas de gengivite marginal crônica.[47]

> **QUADRO DE APRENDIZAGEM 21.3**
>
> Quais são os medicamentos mais comuns que causam aumento gengival em crianças e quais condições estes tratam? A ciclosporina é um medicamento imunossupressor usado por pacientes que foram submetidos a transplante de órgãos. A fenitoína é um medicamento antiepilético, e os bloqueadores de canais de cálcio são usados para tratar a hipertensão, frequência cardíaca anormal e fenômeno de Raynaud.

Alterações Gengivais Relacionadas com os Aparelhos Ortodônticos

O aumento gengival pode estar relacionado com a presença de aparelhos ortodônticos fixos que complicam a remoção da placa (Figura 21.11). Alterações gengivais podem ocorrer 1 a 2 meses após a instalação do aparelho. Elas normalmente são transitórias e apenas raramente causando danos aos tecidos periodontais no longo prazo.[20] O fato de a maioria dos tratamentos ortodônticos ser realizada em indivíduos durante a puberdade, quando os mesmos estão sujeitos a alterações inflamatórias associadas à gengivite puberal, pode exacerbar o efeito observado.

Respiração Bucal

A respiração bucal e a incompetência labial, que, juntas, são reconhecidas como a *postura da boca aberta*, estão muitas vezes associadas ao aumento da placa e da inflamação gengival.[20] A área de inflamação é frequentemente limitada à gengiva dos incisivos superiores. Geralmente existe uma clara linha de demarcação onde a gengiva não está recoberta pelo lábio.

Lesões Gengivais não Induzidas por Placa

Lesões de tecidos moles intrabucais podem ser encontradas na população pediátrica do mesmo modo que o são na população adulta. As seis lesões intrabucais pediátricas mais comuns são a gengivoestomatite herpética primária, o herpes simples recorrente, a estomatite aftosa recorrente, a candidíase, a queilite angular e a língua geográfica.[47] A maioria dessas lesões manifesta-se sem diferenças significativas entre as populações adulta e pediátrica, mas duas realmente têm considerações pediátricas específicas.

Gengivoestomatite Herpética Primária

Trata-se de uma infecção viral de início agudo que ocorre em crianças jovens, com maior incidência entre as idades de 1 e 3 anos (Capítulo 20).

Entre as crianças com infecções herpéticas primárias, 99% não apresentam sintomas ou estes são atribuídos à erupção dentária. O 1% restante pode desenvolver inflamação gengival significativa e ulceração da gengiva inserida, língua, palato e lábios[28,47] (Figura 21.12).

A medida terapêutica mais importante é controlar a hidratação da criança por meio de fluidos suaves, não acéticos. A hospitalização pode ser necessária em casos mais graves.

Candidíase

A candidíase é resultado do crescimento excessivo de *Candida albicans*, geralmente após um curso de antibióticos ou como resultado de imunodeficiências congênitas ou adquiridas. É muito menos comum em crianças que em adultos e raramente está associada a uma criança saudável.[13]

Hiperplasia Gengival Espongiótica Juvenil Localizada

Trata-se de outra condição que não parece estar relacionada com o acúmulo de placa. Essa condição foi identificada apenas recentemente e sua patogênese não está bem definida. As lesões, que consistem em placas localizadas na gengiva inserida, clinicamente se manifestam como crescimentos excessivos de cor vermelha brilhante, são geralmente assintomáticas e associadas a sangramento fácil. Essas lesões são mais comumente observadas na gengiva vestibular superior e inferior de dentes anteriores.[18] A maioria dos pacientes com essa doença tem entre 8 e 14 anos de idade (Figura 21.13).

Doenças Periodontais na Infância

Embora a gengivite seja considerada praticamente universal entre crianças maiores de 7 anos de idade,[16,47] a franca doença periodontal com perda da inserção periodontal e do osso de suporte é muito menos comum na população pediátrica do que em adultos.[16] A incidência da doença começa a aumentar entre 12 e 17 anos de idade, mas a prevalência de perda grave de inserção, afetando muitos dentes, permanece baixa, entre 0,2% e 0,5%.[16] Das diversas manifestações da doença periodontal, a periodontite crônica é a mais prevalente entre adultos, enquanto a periodontite agressiva é mais comum entre crianças e adolescentes.[16]

Os hábitos de higiene bucal devem ser ensinados desde cedo, com instruções sobre a técnica adequada e direcionamentos sobre a frequência de procedimentos para remoção de placa. Isso formará uma base de dedicação à saúde periodontal que durará para sempre.

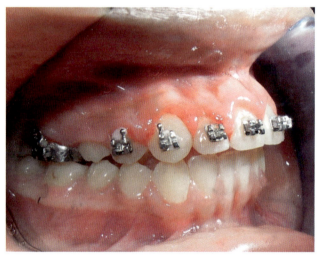

Figura 21.11 Gengivite marginal crônica foi resultado de tratamento ortodôntico e higiene bucal inadequada. *(Direitos autorais de Dra. Daniela Silva. Todos os direitos reservados.)*

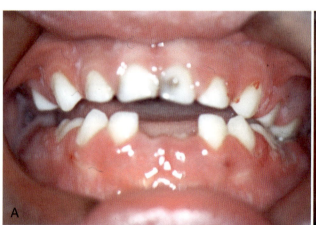 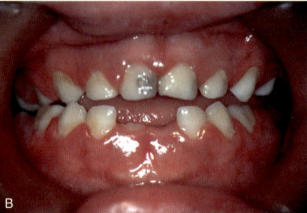

Figura 21.12 (A) Gengivoestomatite herpética aguda produziu sangramento espontâneo em uma menina de 5 anos de idade. A infecção é quase totalmente limitada a gengiva inserida, língua, palato e lábios. (B) Na mesma paciente, 1 semana depois, a gengiva inserida demonstra cicatrização inicial. *(Cortesia de Dr. Thomas K. Barber, University of California, Los Angeles Pediatric Dentistry.)*

CAPÍTULO 21 Doenças Gengivais na Infância

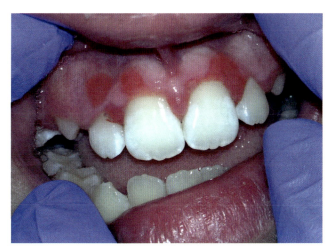

Figura 21.13 Hiperplasia gengival espongiótica juvenil localizada é vista em uma menina aos 11 anos de idade. A gengiva papilar está vermelha e o aumento gengival é propenso a sangrar facilmente. *(Cortesia de Dr. Chanel McCreedy. Todos os direitos reservados.)*

Os cirurgiões-dentistas devem estar atentos a necessidades periodontais específicas em crianças com anormalidades particulares, como hiperplasia gengival associada a protocolos imunossupressores utilizados em transplantes de órgãos, medicamentos anticonvulsivantes e aumento da gravidade da doença periodontal em crianças diabéticas. Crianças física e mentalmente deficientes merecem cuidados especiais para assegurar que técnicas preventivas adequadas estejam disponíveis, as técnicas podem incluir o uso de escovas de dente elétricas e enxaguatórios bucais antibacterianos. Os Capítulos 27 a 29 descrevem os diferentes tipos de doença periodontais.

Periodontite Agressiva

A periodontite agressiva é abordada de maneira detalhada no Capítulo 28. Dado o estabelecimento relativamente precoce da doença, que ocorre próxima ao período da puberdade, as primeiras classificações mencionam o estágio de desenvolvimento: periodontite de início precoce, periodontite pré-puberal e periodontite juvenil.[16,47] A designação atualmente aceita para a periodontite agressiva pode ser dividida em duas formas: localizada e generalizada. A periodontite agressiva localizada foi definida como "perda da inserção interproximal em pelo menos dois primeiros molares e incisivos permanentes, com a perda de inserção em não mais que dois dentes diferentes dos primeiros molares e incisivos".[16]

Em indivíduos jovens, as periodontites agressivas localizadas são mais comuns que a forma generalizada. Os estudos consistentemente mostram que, entre localizações geográficas e grupos raciais diferentes, a periodontite agressiva é mais prevalente em populações africanas e seus descendentes, variando entre 1% e 5%. A prevalência em brancos residentes na Europa é de 0,1% a 0,5%, e, na América do Norte, a doença afeta aproximadamente 0,1% a 0,2% dos brancos, 0,5% de hispânicos e 2,6% de afro-americanos.[2,15,56] Alguns estudos sugerem prevalência mais alta em crianças asiáticas também.[2,48,64] Relevante para a população pediátrica é o achado de que a apresentação clínica clássica da periodontite agressiva localizada pode ser precedida por sinais de perda óssea em volta dos dentes durante a dentição decídua.[16]

A forma generalizada de periodontite agressiva, a qual é definida como uma perda de inserção interproximal generalizada, incluindo pelo menos três dentes que não sejam os primeiros molares e incisivos, é rara em crianças (Figura 21.14). O início dessa forma de periodontite normalmente ocorre após o começo da adolescência. A prevalência geral é de 0,13% em crianças entre 14 e 17 anos de idade,[16] entretanto, a prevalência entre indivíduos com síndrome de Down é mais alta.[4,15,50] Uma suposta influência genética no processo da doença sugere que quaisquer sinais de doença em uma criança com história familiar de periodontite agressiva generalizada devem ser mais amplamente investigados.

Vários estudos já sugeriram o envolvimento de *A. actinomycetemcomitans*[2,18,32,56,59] e de *P. gingivalis*[2] na patogênese da periodontite agressiva, com o primeiro encontrado em níveis mais altos em crianças com a forma localizada e o último encontrado em níveis mais altos naquelas com a forma generalizada. Ambos os patógenos são raros em crianças saudáveis, com uma prevalência de 4,8%, mas a taxa é mais elevada para crianças com periodontite, com prevalência relatada de 20%.[48] Um estudo encontrou forte associação entre a periodontite agressiva localizada e a prevalência e abundância de *A. actinomycetemcomitans*. Os autores do estudo também observaram que a presença de *A. actinomycetemcomitans* é muito específica para certos sítios; maior prevalência e abundância em sítios doentes comparados com locais saudáveis em indivíduos com periodontite agressiva localizada.[56]

Periodontite Crônica

A periodontite crônica, conhecida antigamente como *periodontite do adulto* ou *periodontite crônica do adulto*, é uma das formas mais prevalentes de periodontite. É caracterizada por uma "taxa de progressão lenta a moderada que pode incluir períodos de destruição rápida"[16]. Embora a doença possa aparecer em crianças e adolescentes como resultado do acúmulo de placa e cálculo, é muito menos prevalente nessa população que entre os adultos.[16]

Semelhante à versão adulta, a qual é discutida com maiores detalhes no Capítulo 27, a periodontite crônica pode ocorrer em crianças sob a forma localizada, na qual menos de 30% da dentição são afetados, e sob a forma generalizada, em que mais de 30% da dentição são afetados.

A microbiologia da doença é discutida nos Capítulos 8 e 9. Estudos sugerem a transmissão familiar de certas bactérias associadas à periodontite crônica. Cepas de *T. forsythia*, *Prevotella intermedia* e *Prevotella nigrescens* são encontradas com mais frequência em filhos de indivíduos que portam esses tipos de bactérias.[66] *F. nucleatum* e *P. gingivalis* já foram identificados em níveis significativos em crianças cujos pais estavam afetados de maneira semelhante.[12,30] Os níveis dessas cepas aumentam com a idade, o que sugere que *P. gingivalis* e *T. forsythia* podem servir como marcadores precoces durante a avaliação para doença periodontal.[12,32,63] Embora a periodontite crônica possa não ser altamente prevalente entre crianças, a colonização prévia pode evidenciar a importância da detecção precoce, particularmente para aqueles com risco elevado de desenvolvimento das formas adultas da doença.

Manifestações Gengivais de Doenças Sistêmicas em Crianças

As doenças sistêmicas que resultam em periodontite ocorrem com mais frequência em crianças que em adultos.[2] O Capítulo 14 discute algumas das doenças e disfunções sistêmicas que afetam a saúde periodontal, entretanto muitas doenças expressam-se de maneira diferente em crianças e adultos, portanto merecem menção especial.

A *gengivite necrosante aguda* é raramente observada, exceto em casos associados a imunossupressão primária ou secundária, síndrome de Down ou má nutrição grave.[19,50] A criança apresenta halitose e reclama de dor e desconforto durante a alimentação (Capítulo 20).

Disfunções Endócrinas e Alterações Hormonais
Diabetes Melito

O diabetes melito tipo 1, ou insulinodependente, ocorre com mais frequência em crianças e adultos jovens que o tipo 2, ou não insulinodependente. Como com adultos diabéticos, a inflamação gengival e a periodontite são mais prevalentes em crianças afetadas que em

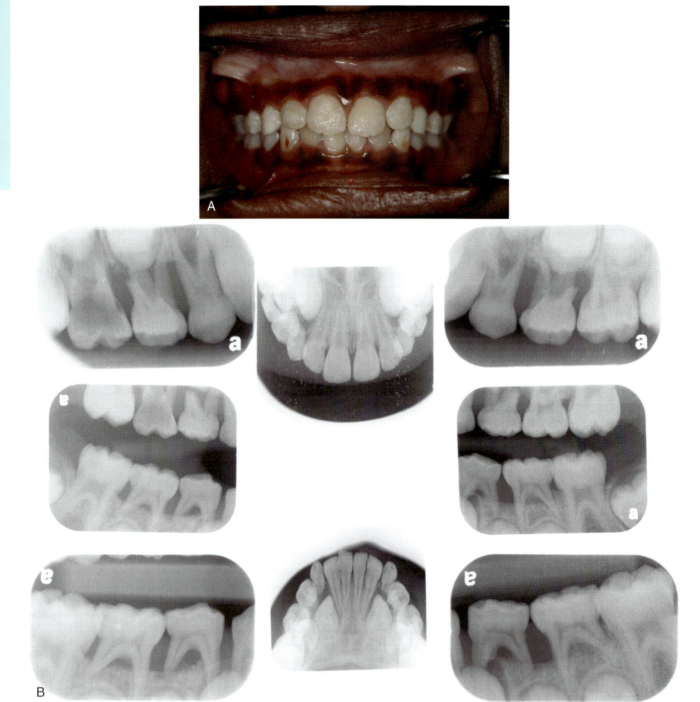

Figura 21.14 (A) Em uma menina afro-americana de 8 anos de idade com periodontite agressiva, a aparência clínica da mucosa é semelhante à do tecido normal, mas os caninos e molares decíduos apresentam mobilidade, sangramento à sondagem e bolsas profundas. (B) Em uma menina afro-americana de 8 anos de idade com periodontite agressiva, as radiografias mostram perda óssea avançada nas áreas do canino e molar decíduos. *(Direitos autorais de Dra. Daniela Silva. Todos os direitos reservados.)*

indivíduos não afetados.[47,51] Consequências clínicas incluem a perda prematura de dentes e uma resposta imunológica prejudicada contra a microbiota bucal. A gravidade da doença periodontal é pior em crianças com baixo controle metabólico.

Embora alterações destrutivas sejam raras em crianças saudáveis, a destruição periodontal pode ser observada em crianças diabéticas, geralmente aparecendo no período próximo à puberdade e tornando-se progressivamente pior à medida que se tornam adultas. A prevenção da doença e medidas minuciosas de higiene bucal devem ser intensamente incentivadas.[31,32]

Disfunções Hematológicas e Imunodeficiências

Leucemias

Trata-se do tipo mais comum de câncer em crianças. A leucemia linfocítica aguda corresponde à maioria dos casos entre crianças com menos de 7 anos de idade. A leucemia deve ser considerada parte do diagnóstico diferencial para crianças que apresentam características marcantes como aumento gengival agudo, ulceração, sangramento e infecção (Figura 21.15).[1]

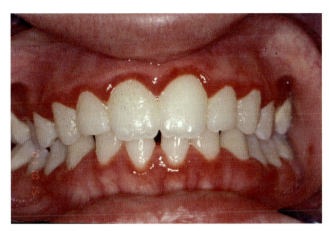

Figura 21.15 Em um menino aos 12 anos de idade portador de leucemia linfoblástica aguda, há eritema generalizado da gengiva marginal e sangramento espontâneo. *(Direitos autorais de Dra. Daniela Silva. Todos os direitos reservados.)*

Disfunções dos Neutrófilos

As disfunções dos neutrófilos comprometem as defesas contra infecções, tornando os indivíduos afetados mais suscetíveis a destruição periodontal grave (Capítulo 14). Muitas disfunções dos neutrófilos são genéticas, tais como as neutropenia cíclica e familiar, incluindo a síndrome de Chédiak-Higashi, a deficiência de adesão leucocitária, a síndrome de Papillon-Lefèvre e a síndrome de Cohen.[16,27] O diagnóstico de uma disfunção sistêmica normalmente ocorre antes que quaisquer sinais de destruição periodontal tenham aparecido.

Como é difícil reverter alterações periodontais em crianças portadoras de disfunções dos neutrófilos, a abordagem da doença inclui medidas de higiene bucal, debridamento mecânico, terapia antimicrobiana e cuidados de suporte para qualquer destruição tecidual ou perda dentária resultante. O sucesso do tratamento é imprevisível em razão do impacto da doença sistêmica.[16,27]

Anomalias Congênitas

A síndrome de Down é outra condição congênita que é diagnosticada antes da expressão da doença periodontal. As pessoas com síndrome de Down sofrem com uma alta prevalência de periodontite agressiva grave durante as primeiras fases da vida adulta. O processo da doença provavelmente reflete a suscetibilidade do hospedeiro que resulta em resposta imune e inflamatória exagerada que com uma reação a um microrganismo causador específico.[3,4,19,27] Estudos de pessoas com síndrome de Down descobriram quimiotaxia neutrofílica defeituosa, que pode levar à perda significativa do tecido e à progressão de periodontite.[27]

Mucosa Bucal em Doenças da Infância

Algumas doenças da infância, como rubéola (rubéola ou sarampo), varicela (catapora), difteria e escarlatina (febre escarlate), causam alterações ou lesões na mucosa bucal e nos tecidos subjacentes. Essas doenças são exploradas em livros que discutam patologia bucal e pediátrica.

Considerações Terapêuticas para Pacientes Pediátricos

O processo diagnóstico para pacientes pediátricos segue o resumo geral descrito no Capítulo 32. Histórias médica e odontológica de cada criança devem ser registradas, sendo que os pais ou guardiões legais devem ser os primeiros colaboradores na coleta de informações. Entretanto, diferenças entre as dentições decídua e permanente e os aspectos relacionados com o desenvolvimento implicam algumas diferenças nas práticas clínicas que envolvem os cuidados com as crianças.

Não é necessário que os índices periodontais sejam registrados durante a dentição decídua, a não ser que a criança apresente sinais de periodontite agressiva ou outros processos patológicos incomuns. Avaliações periodontais mais explícitas devem ter início durante a dentição mista, quando as crianças já possuem incisivos e primeiros molares. Em vez de registrar as profundidades de bolsa de toda a boca, os cirurgiões-dentistas podem preferir dar mais atenção a dentes selecionados. Por exemplo, foi sugerida uma avaliação simples dos dentes números 3, 8, 14, 19, 24 e 30,[20] com anotações a respeito de saúde gengival, sangramento à sondagem e grau de cálculos. Essa análise rápida normalmente é suficiente para crianças até a idade de 11 anos. Entre 12 e 19 anos de idade, quando a maioria dos indivíduos já possui a dentição permanente completa, os cirurgiões-dentistas também devem registrar as profundidades de bolsa com mais de 4 mm. Nessa fase do desenvolvimento dentário, a sondagem da profundidade de bolsa de toda a boca pode ser obrigatória como indicador geral da saúde gengival ou do risco de doença de cada paciente.

Os procedimentos profissionais em nível ambulatorial para controle de placa podem variar de acordo com o estágio de desenvolvimento do paciente. Os depósitos de cálculo são incomuns em bebês e crianças que estão aprendendo a andar. A remoção de placa supragengival com o simples uso de uma escova de dente ou taça de borracha para polimento coronal geralmente é suficiente durante a dentição decídua.[20] Se os depósitos de cálculos forem evidentes, pode ser realizada raspagem supragengival seletiva. À medida que os dentes permanentes erupcionam, aumenta a prevalência dos depósitos de cálculos, muitas vezes exigindo raspagem subgengival direcionada, além da remoção de placa supragengival.[20]

O Capítulo 48 discute o controle de placa para pacientes periodontais. Em crianças, entretanto, o processo dinâmico para o desenvolvimento de destreza manual afeta a habilidade para realizar os procedimentos necessários. Cada criança requer um programa de cuidados individualizado a ser seguido em casa, baseado em sua habilidade para realizar as atividades solicitadas. Para crianças pequenas, a responsabilidade no controle da placa deve ser compartilhada com os pais ou cuidadores. As instruções para controle da placa devem ser transmitidas aos pais e às crianças em linguagem e em termos que eles possam compreender.

Para crianças menores de 7 anos de idade, deve ser solicitado aos pais ou cuidadores que a auxiliem na escovação dentária.[20] As crianças devem ser estimuladas a se revezar com os pais na escovação de seus dentes, utilizando uma técnica simples de esfregação. Contudo, os pais também devem se revezar com as crianças para assegurar a remoção adequada da placa. Por volta dos 7 anos de idade, as crianças normalmente possuem a destreza manual para escovar seus próprios dentes sozinhas, necessitando apenas da supervisão de um adulto.[20] Técnicas de escovação mais refinadas podem ser introduzidas durante a adolescência.

Os hábitos de higiene oral de pais e cuidadores têm influência significativa no comportamento de saúde bucal das crianças. Uma pesquisa extensiva de pais no Reino Unido concluiu que crianças e pais colocam grande ênfase nos benefícios cosméticos da escovação de dentes. Os pais que enfatizaram mais ênfase os benefícios a curto prazo da escovação mais provavelmente esqueciam da escovação das crianças à noite, mas, quando a escovação dos dentes das crianças era habitual, havia chance significativamente maior de escovação duas vezes ao dia.[64]

As escovas de dente mecânicas com cabeças rotatórias são eficazes na remoção da placa.[20] O uso desses aparelhos pode ser estimulado tão logo as crianças possam tolerar a sensação de vibração, porque muitas delas podem não gostar inicialmente do movimento rotatório. As escovas de dente mecânicas são especialmente recomendadas para crianças com dificuldades físicas e indivíduos com aparelhos ortodônticos instalados.[47]

O uso do fio dental geralmente não é indicado para crianças durante o estágio da dentição decídua porque a maioria delas possui espaçamento interdental ao longo de seus arcos. Entretanto, à medida que os contatos interdentários se desenvolvem, o uso do fio dental deve ser adicionado à rotina de cuidados pessoais. Tem sido demonstrado por estudos que ocorre diminuição tanto do sangramento gengival como da quantidade de microrganismos associados à doença periodontal quando a escovação dos dentes e da língua é combinada ao uso do fio dental.[7,21] As limitações da destreza manual podem exigir assistência dos pais durante o uso do fio dental na fase da dentição mista. Espera-se que adolescentes com destreza manual suficiente possam usar o fio dental sozinhos.[20]

Enxaguatórios antimicrobianos para controle químico da placa não são indicados para crianças muito jovens em decorrência do risco de ingestão de agentes químicos.[20] Enxaguatórios podem, porém, ser indicados para crianças mais velhas que demonstrem habilidade para expectorá-los após o bochecho.

Conclusão

O periodonto da dentição decídua é diferente do da dentição permanente. O desenvolvimento normal pode resultar em alterações no periodonto. A gengivite induzida por placa é muito comum em crianças, embora possa ser menos intensa que em adultos. Com exceção da periodontite agressiva localizada, as crianças raramente demonstram sinais de periodontite. Algumas disfunções sistêmicas comumente associadas à doença periodontal manifestam-se inicialmente durante a infância. Recomendações a respeito da rotina para controle da placa feito pelo paciente devem ser individualizadas de acordo com o estado da doença periodontal e com o estágio de desenvolvimento de cada paciente. Dado o fato de o diagnóstico precoce assegurar maior chance de tratamento bem-sucedido, é primordial que as crianças recebam um exame periodontal como parte de suas visitas odontológicas de rotina.

 Acesse Caso Clínico em https://www.grupogen.com.br.

Referências Bibliográficas

 As referências bibliográficas deste capítulo estão disponibilizadas em https://www.grupogen.com.br.

CAPÍTULO 22

Gengivite Descamativa

Alfredo Aguirre | Jose Luis Tapia Vazquez | Yasmin Mair

SUMÁRIO DO CAPÍTULO

Gengivite Descamativa Crônica, 287
Diagnóstico da Gengivite Descamativa:
 Uma Abordagem Sistematizada, 287

Doenças que Podem se Manifestar como
 Gengivite Descamativa, 290
Erupções Relacionadas com Medicamentos, 302

Gengivite Descamativa Crônica

Embora a condição tenha sido reconhecida e relatada em 1894,[171] o termo *gengivite descamativa crônica* foi difundido por Prinz[122] apenas em 1932. Descreve um quadro caracterizado por intenso eritema, descamação e ulceração das gengivas livre e inserida[54,106] (Figura 22.1).

Os pacientes podem ser assintomáticos; mas quando sintomáticos, suas queixas variam de uma leve sensação de queimação até dor intensa. Aproximadamente 50% dos casos de gengivite descamativa estão localizados na gengiva, embora possa haver envolvimento de outros locais intra e extrabucais.[59,121]

A causa inicialmente não era clara, e isso originava várias sugestões e possibilidades. Como a maioria dos casos foi diagnosticada em mulheres, durante a quarta e quinta décadas de vida (embora a gengivite descamativa possa ocorrer precocemente na puberdade ou tão tarde quanto a sétima ou oitava décadas), suspeitou-se de desequilíbrio hormonal. Em 1960, McCarthy et al.[102] sugeriram que a *gengivite descamativa não era uma entidade patológica específica, e sim uma resposta gengival associada a várias condições.* Esse conceito foi também sustentado por vários estudos imunopatológicos.[82,90,123,142,162,172]

O uso de parâmetros clínicos e laboratoriais revelou que aproximadamente 75% dos casos de gengivite descamativa têm origem dermatológica. O líquen plano e o penfigoide cicatricial representam 84% dos casos de gengivite descamativa.[83,119] Entretanto, muitas outras condições mucocutâneas autoimunes (p. ex., penfigoide bolhoso, pênfigo vulgar, doença da imunoglobulina A [IgA] linear, dermatite herpetiforme, lúpus eritematoso, estomatite crônica ulcerativa, dermatomiosite, doença mista do tecido conjuntivo) podem se manifestar como uma gengivite descamativa.[83,152]

Outras condições devem ser levadas em consideração para o diagnóstico diferencial da gengivite descamativa: infecções crônicas bacterianas, fúngicas e virais e reações a medicamentos, enxaguatórios bucais e gomas de mascar. Embora com menos frequência, já foi relatado que a doença de Crohn, a sarcoidose, algumas leucemias e lesões factícias podem se manifestar clinicamente como gengivite descamativa.[135,152,178]

É importante determinar a doença responsável pela gengivite descamativa para estabelecer a abordagem terapêutica apropriada. Para alcançar esse objetivo, um exame clínico é combinado a uma anamnese detalhada e a estudos de rotina histológicos e de imunofluorescência.[24,90,166,178] Apesar de uma abordagem diagnóstica sistemática, a causa da gengivite descamativa não pode ser elucidada em até um terço dos casos.[136]

Diagnóstico da Gengivite Descamativa: Uma Abordagem Sistematizada

A *gengivite descamativa* é um termo clínico e não um diagnóstico. Depois que a condição é identificada, uma série de procedimentos laboratoriais deve ser usada para chegar a um diagnóstico final. O sucesso de qualquer abordagem terapêutica depende do estabelecimento de um diagnóstico final preciso. As seções a seguir descrevem uma abordagem sistemática para determinar a doença que está desencadeando a gengivite descamativa (Figura 22.2).

História Clínica

Uma história clínica completa é obrigatória para iniciar a avaliação da gengivite descamativa.[90,122] Os dados sobre os sintomas associados a essa condição e seus aspectos históricos (p. ex., início da lesão, se esta piorou, hábitos que a exacerbam) fornecem a base para um exame minucioso. Informações sobre terapia anterior para aliviar a condição devem ser documentadas.

Exame Clínico

O padrão de distribuição das lesões (p. ex., focal ou multifocal, com ou sem confinamento aos tecidos gengivais) fornece informações que podem começar a estreitar o diagnóstico diferencial.[24,90] Uma simples manobra clínica, como o sinal de Nikolsky, oferece uma visão sobre a plausibilidade de um distúrbio vesiculobuloso.[107]

CORRELAÇÃO CLÍNICA

O sinal de Nikolsky é caracterizado pela formação de bolhas ou descamação da pele ou da mucosa quando a pressão tangencial horizontal é aplicada à pele ou mucosa em pacientes com distúrbios vesicobolhosos.

Biópsia

Em decorrência da extensão e do número de lesões que podem estar presentes em um indivíduo, uma biópsia incisional é a melhor estratégia para iniciar a avaliação microscópica e imunológica.[24] Além disso, é importante selecionar o local em que ela será feita. Uma biópsia incisional perilesional deve evitar áreas de ulcerações, já que a necrose e o desnudamento epitelial atrapalham gravemente o processo diagnóstico.[169]

Depois que o tecido é excisado da cavidade bucal, o espécime pode ser dividido ao meio e submetido a exame microscópico. Formol tamponado (10%) deve ser utilizado para fixar o tecido para avaliação convencional de hematoxilina e eosina (H&E). O tampão de Michel (ou seja, sulfato de amônio tamponado, pH 7) é utilizado como a solução de transporte para avaliação por imunofluorescência. Uma biópsia incisional de mucosa não afetada (saudável) mostra geralmente as mesmas características imunofluorescentes da biópsia do tecido perilesional. Entretanto, existem exceções notáveis, como o líquen plano e o lúpus eritematoso cutâneo crônico, nos quais apenas o tecido lesado exibe os marcadores imunológicos correspondentes (Tabela 22.1).[169]

Exame Microscópico

Secções de aproximadamente 5 μm de tecido fixado em formol, embebido em parafina e corado por H&E convencional são obtidos para exame por microscopia de luz.[169]

Imunofluorescência

Para imunofluorescência *direta*, secções congeladas não fixadas são incubadas com vários soros anti-humanos com fluoresceína (i.e., anti-IgG, anti-IgA, anti-IgM, antifibrina e anti-C3). Para a imunofluorescência *indireta*, secções congeladas não fixadas de mucosa bucal ou esofágica de um animal, como o macaco, são primeiramente incubadas com o soro do paciente para permitir o acoplamento de anticorpos séricos ao tecido mucoso. O tecido é, então, incubado com soro anti-humano marcado com fluoresceína. Os testes por imunofluorescência são positivos se um sinal fluorescente for observado no epitélio, em sua membrana basal associada ou no tecido conjuntivo subjacente (Tabela 22.1).[169]

Conduta

Após a confirmação do diagnóstico, o cirurgião-dentista deve escolher a melhor estratégia de abordagem. A escolha depende da experiência do profissional, do impacto sistêmico da doença e das complicações sistêmicas das medicações. Uma consideração detalhada sobre esses fatores determina três cenários.

No primeiro cenário, o profissional assume a responsabilidade direta e exclusiva pelo tratamento do paciente. Isso ocorre em doenças como o líquen plano erosivo, que é responsivo à terapia com corticosteroides tópicos (Figura 22.3).

No segundo cenário, o cirurgião-dentista colabora com outro profissional da saúde na avaliação e no tratamento simultâneos do paciente. Um exemplo clássico é observado com o penfigoide cicatricial, no qual os cirurgiões-dentistas e oftalmologistas trabalham em conjunto para fornecer o tratamento (Figura 22.4). Embora o cirurgião-dentista avalie as lesões bucais, o oftalmologista monitora a integridade da conjuntiva ocular.

No terceiro cenário, o paciente é imediatamente encaminhado para uma avaliação do dermatologista e para tratamentos adicionais. Isso ocorre quando o impacto sistêmico da doença transcende os limites da cavidade bucal e resulta em morbidade significativa ou mortalidade. O pênfigo vulgar é um exemplo de uma doença que, após o diagnóstico pelo cirurgião-dentista, o paciente deverá ser encaminhado imediatamente para um dermatologista (Figura 22.5). As complicações (p. ex., diabetes mellitus, osteoporose, metemoglobinemia) relacionadas com a administração crônica de medicamentos sistêmicos, os quais são indicados para o tratamento de doenças como o pênfigo vulgar ou o penfigoide de membranas mucosas não responsivo exigem encaminhamento para um dermatologista ou para um especialista em clínica médica.

Quando o tratamento oral é realizado, é necessária uma avaliação periódica para monitorar a resposta do paciente à terapia. De início, o paciente deverá ser avaliado em 2 a 4 semanas após o começo do tratamento para assegurar que a doença esteja sob controle. O acompanhamento deverá continuar até que o paciente esteja livre de desconforto. Para tanto, consultas a cada 3 ou 6 meses são adequadas. Dosagens de medicação são geralmente ajustadas durante este intervalo.

A Tabela 22.2 apresenta um resumo sobre as abordagens terapêuticas contemporâneas que podem ser utilizadas para tratar condições selecionadas que podem se manifestar como gengivite descamativa. Os cirurgiões-dentistas desempenham um papel fundamental no diagnóstico e na abordagem da gengivite descamativa. A importância de reconhecer e diagnosticar adequadamente essa condição é evidenciada pelo fato de que uma doença séria e que ameaça a vida (carcinoma de células escamosas) pode simular uma gengivite descamativa.[138]

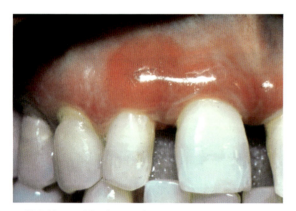

Figura 22.1 Na gengivite descamativa crônica, o eritema irregular e conspícuo envolve os tecidos gengivais livres e aderidos.

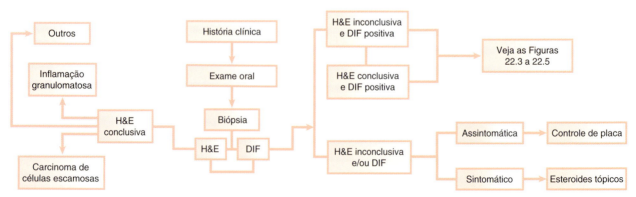

Figura 22.2 A abordagem diagnóstica da gengivite descamativa inclui a avaliação da hematoxilina e eosina (H&E) e da imunofluorescência direta (IFD) de amostras de biópsia.

Tabela 22.1 Achados Diagnósticos para Condições que Podem Manifestar-se como Gengivite Descamativa.

Doença	Histopatologia	IMUNOFLUORESCÊNCIA DIRETA Biópsia da Mucosa Perilesional	Biópsia da Mucosa Íntegra	IMUNOFLUORESCÊNCIA INDIRETA Soro
Pênfigo	Fenda intraepitelial acima da camada de células basais; células basais têm aparência de "lápide"; acantólise	Depósitos intercelulares no epitélio; IgG em todos os casos e C3 na maioria dos casos	Igual à mucosa perilesional	Anticorpos intercelulares (IgG) em ≥ 90% dos casos
Penfigoide cicatricial	Fenda subepitelial com epitélio separando-se da lâmina própria subjacente e deixando camada basal intacta	Depósitos lineares de C3 com ou sem IgG na zona da membrana basal na maioria dos casos	Igual à mucosa perilesional	Anticorpos na zona da membrana basal (IgG) em 10% dos casos
Penfigoide bolhoso	Fenda subepitelial com epitélio separando-se da lâmina própria subjacente e deixando camada basal intacta	Depósitos lineares de C3 com ou sem IgG na zona da membrana basal na maioria dos casos	Igual à mucosa perilesional	Zona da membrana basal em 40% a 70% dos casos
Epidermólise bolhosa adquirida	Semelhante ao penfigoide cicatricial e bolhoso	Depósitos lineares de C3 com ou sem IgG na zona da membrana basal na maioria dos casos	Igual à mucosa perilesional	Anticorpos na zona da membrana basal (IgG) em 25% dos casos
Líquen plano	Hiperqueratose, degeneração hidrópica da camada basal e cristas epiteliais em forma de "dente de serra"; a lâmina própria exibe um denso infiltrado de linfócitos T em banda; corpos coloides	Depósitos fibrilares de fibrina na junção derme-epiderme	Negativa	Negativa
Estomatite crônica ulcerativa	Similar ao líquen plano erosivo; hiperqueratose, acantose, liquefação da camada de células basais, fendas subepiteliais e infiltrado crônico linfo-histiocítico em uma configuração em banda	Depósitos de IgG nos núcleos das células epiteliais da camada basal	Igual à mucosa perilesional	AAN específicos para as células basais do epitélio escamoso estratificado
Doença da IgA linear	Similar ao líquen plano erosivo	Depósitos lineares de IgA na zona da membrana basal	Igual à mucosa perilesional	Anticorpos na zona da membrana basal (IgA) em 30% dos casos
Dermatite herpetiforme	Coleção de neutrófilos, eosinófilos e fibrina no tecido conjuntivo papilar	Depósitos de IgA nas papilas dérmicas em 85% dos casos	Depósitos de IgA nas papilas dérmicas em 100% dos casos	Anticorpos IgA antiendomísio em 70% dos casos; anticorpos antigliadina em 30% dos casos
Lúpus eritematoso sistêmico	Hiperqueratose, degeneração das células basais, atrofia epitelial e inflamação perivascular	IgG ou IgM com ou sem depósitos de C3 na junção derme-epiderme	Igual à mucosa perilesional	AAN em > 95% dos casos; anticorpos para ANE e ADN em > 50% dos casos
Lúpus eritematoso cutâneo crônico	Hiperqueratose, degeneração das células basais, atrofia epitelial e inflamação perivascular	IgG ou IgM com ou sem depósitos de C3 na junção derme-epiderme	Negativa	Geralmente negativa
Lúpus eritematoso subagudo	Infiltrado de células inflamatórias menor que nas formas sistêmica e cutânea crônica, porém com características microscópicas similares	IgG ou IgM com ou sem depósitos de C3 na junção derme-epiderme em 60% dos casos; depósitos de IgG granular no citoplasma das células basais em 30% dos casos	Igual à mucosa perilesional	AAN em 60% a 90% dos casos; Ro (SSA) em 80% dos casos; FR em 30% dos casos; anti-RNP em 10% dos casos

AAN, anticorpos antinucleares; *C3*, complemento 3; *ADN*, ácido desoxirribonucleico; *ANE*, antígenos nucleares extraíveis; *IgA*, imunoglobulina A; *IgG*, imunoglobulina G; *IgM*, imunoglobulina M; *FR*, fator reumatoide; *RNP*, ribonucleoproteína.
Adaptada de Rinaggio J, Neiders ME, Aguirre A, Kumar V: Using immunofluorescence in the diagnosis of chronic ulcerative lesions of the oral mucosa. *Compend Contin Educ Dent* 20: 943–944, 947–948, 950 passim, 1999.

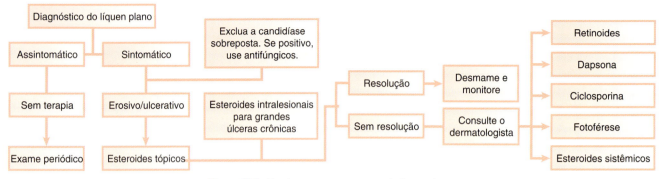

Figura 22.3 Algoritmo para o tratamento do líquen plano.

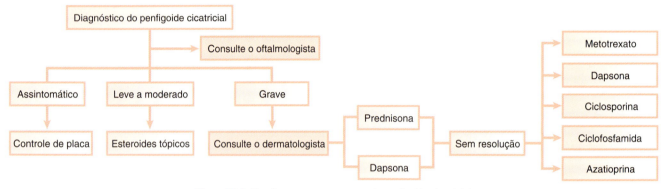

Figura 22.4 Algoritmo para o tratamento do penfigoide cicatricial.

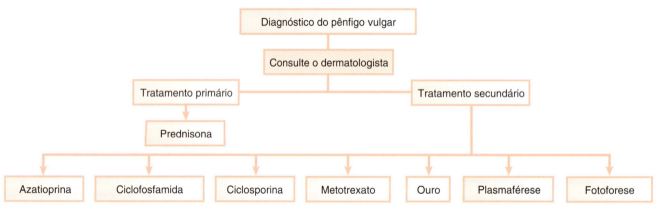

Figura 22.5 Algoritmo para o tratamento do pênfigo vulgar.

Doenças que Podem se Manifestar como Gengivite Descamativa

Líquen Plano

O líquen plano é uma disfunção mucocutânea inflamatória que pode afetar as superfícies das mucosas (p. ex., cavidade bucal, trato genital, outras mucosas) e a pele, incluindo o couro cabeludo e as unhas.[141] Evidências sugerem que o líquen plano é uma disfunção mucocutânea imunologicamente mediada na qual os linfócitos T desempenham um papel central.[11,68,76,100] Embora a cavidade bucal possa ter lesões de líquen plano com configuração clínica e distribuição distintas, a apresentação clínica pode simular outras disfunções mucocutâneas. O líquen plano oral tem um amplo diagnóstico diferencial.

Numerosos estudos epidemiológicos mostram que o líquen plano bucal ocorre em 0,1 a 4% da população.[146,153] A maioria dos pacientes com líquen plano bucal é composta de mulheres na meia-idade ou mais velhas, o distúrbio ocorre com uma relação mulher-homem de 2:1. Crianças são raramente afetadas. Em atendimentos odontológicos, o líquen plano cutâneo é observado em cerca de um terço dos pacientes diagnosticados com líquen plano bucal.[97] Dois terços dos pacientes examinados por dermatologistas exibem líquen plano bucal.[149]

IMPORTANTE

O líquen plano é um distúrbio mucocutâneo que se manifesta classicamente com estrias brancas bilaterais na mucosa bucal. O subtipo reticular clássico é assintomático e nenhum tratamento é necessário. Formas atróficas e erosivas do líquen plano bucal estão associadas à dor e à sensação de queimação, e os corticosteroides tópicos são a base do tratamento. Um por cento dos casos de líquen plano bucal pode desenvolver carcinoma de células escamosas.

Tabela 22.2 Abordagens Terapêuticas para o Tratamento de Condições Selecionadas que se Manifestam como Gengivite Descamativa.

Doença	TERAPIA		
	Casos leves	Casos resistentes	Casos graves ou refratários
Líquen plano erosivo	A liberação do agente terapêutico é melhorada com o uso de moldeiras personalizadas de plastificadora a vácuo **Medicamento:** Lidex® (fluocinonida a 0,05%) gel **Preparo:** um tubo (15 g) **Uso:** aplicar na área afetada após as refeições e antes de dormir O monitoramento da cavidade oral do paciente deve ser feito pois a candidíase pode se desenvolver após algumas semanas de uso tópico de esteroides; uso concomitante de antifúngico pode ser necessário **Medicamento:** clotrimazol 10 mg (comprimidos) **Quantidade:** 90 **Uso:** dissolver na boca 3 ×/dia, depois expectorar, por 30 dias consecutivos	**Medicamento:** Protopic® (tacrolimo a 0,1%) pomada **Preparo:** um tubo (15 g) **Uso:** aplicar na área afetada 2 ×/dia	Consulte o dermatologista para tratamento com corticosteroides sistêmicos
Penfigoide Cicatricial	**Medicamento:** Lidex® (fluocinonida a 0,05%) gel **Quantidade:** um tubo (15 g) **Uso:** aplicar na área afetada após as refeições e antes de dormir **Medicamento:** Temovate® (propionato de clobetasol a 0,05%) **Quantidade:** um tubo (15 g) **Uso:** aplicar na área afetada 4 ×/dia		Consulte o dermatologista para tratamento com prednisona (20 a 30 mg/dia); o uso concomitante de azatioprina pode ser necessário; dapsona, sulfonamida e tetraciclina são outras alternativas
Pênfigo	Consulte o dermatologista para tratamento com prednisona (20 a 30 mg/dia); uso concomitante de azatioprina pode ser necessário		
Estomatite ulcerativa crônica	**Medicamento:** Lidex® (fluocinonida a 0,05%) gel **Quantidade:** um tubo (15 g) **Uso:** aplicar na área afetada 4 ×/dia **Medicamento:** Temovate® (propionato de clobetasol a 0,05%) **Quantidade:** um tubo (15 g) **Uso:** aplicar na área afetada 4 ×/dia		

Lesões Bucais

Embora haja várias formas clínicas do líquen plano bucal (i.e., reticular, em placa, atrófico, erosivo e bolhoso), os subtipos mais comuns são o reticular e o erosivo. As lesões reticulares típicas são bilaterais, assintomáticas e consistem em linhas brancas entrelaçadas na região posterior da mucosa jugal. A margem lateral e o dorso da língua, o palato duro, o rebordo alveolar e a gengiva também podem ser afetados.[26] As lesões reticulares podem ter um fundo eritematoso, o que é uma característica associada à candidíase coexistente. As lesões do líquen plano bucal seguem um curso crônico e apresentam períodos alternantes e imprevisíveis de quiescência e exacerbação.

O subtipo erosivo do líquen plano está, muitas vezes, associado a dor. Clinicamente, manifesta-se como áreas atróficas, eritematosas e, muitas vezes, ulceradas. Estrias finas e brancas que se irradiam são observadas em volta das zonas atróficas e ulceradas. Essas áreas podem ser sensíveis a alimentos quentes, ácidos ou picantes (Figura 22-6).

Lesões Gengivais

Cerca de 7% a 10% dos pacientes com líquen plano bucal possuem lesões restritas ao tecido gengival.[109,149] Estas podem ocorrer como um ou mais tipos dos quatro seguintes:

1. *Lesões queratóticas.* Lesões brancas elevadas que podem se manifestar como grupos de pápulas individuais, lesões lineares ou reticulares, ou, ainda, com aspecto de placas.
2. *Lesões erosivas ou ulcerativas.* Extensas áreas eritematosas com uma distribuição irregular podem se manifestar como áreas hemorrágicas focais ou difusas. As lesões são exacerbadas por trauma leve (p. ex., escovação dentária) (Figura 22.7).
3. *Lesões vesiculares ou bolhosas.* Lesões elevadas, preenchidas por fluido são incomuns e de curta duração na gengiva, rompendo-se rapidamente e levando a ulcerações.
4. *Lesões atróficas.* Atrofia dos tecidos gengivais com afinamento epitelial que resulta em eritema confinado à gengiva.

Histopatologia

Microscopicamente, três características principais do líquen plano bucal: (1) hiper ou paraqueratose; (2) degeneração hidrópica da camada basal; e (3) um infiltrado denso em banda composto primariamente de linfócitos T na lâmina própria (Figura 22.8). Classicamente, as cristas epiteliais têm uma configuração em "dente de serra". A degeneração hidrópica da camada basal do epitélio pode ser suficientemente extensa para que o epitélio se torne delgado e atrófico ou se separe do tecido conjuntivo subjacente e produza uma vesícula subepitelial ou uma ulceração. Corpos coloidais (ou seja, corpos de Civatte) são frequentemente observados na interface epitélio-tecido conjuntivo.

O diagnóstico microscópico do líquen plano bucal é centrado para as lesões ceratóticas, e os espécimes de biópsias devem ser obtidos

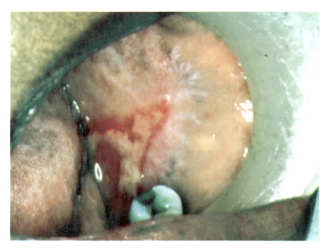

Figura 22.6 Em um caso de líquen plano erosivo, a grande lesão ulcerativa na mucosa bucal esquerda apresenta eritema limítrofe. As estrias brancas típicas do líquen plano são evidentes na periferia da úlcera.

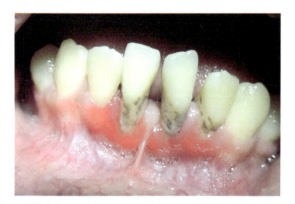

Figura 22.7 O líquen plano erosivo pode se manifestar como gengivite descamativa. Os tecidos gengivais são eritematosos, ulcerados e dolorosos. *(Cortesia de Dr. Luis Gaitan, Oral Pathology Laboratory, Faculty of Odontology, National Autonomous University of Mexico, Mexico City, Mexico.)*

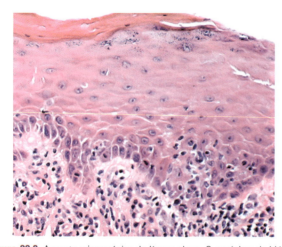

Figura 22.8 Aspecto microscópico do líquen plano. O espécime de biópsia de uma lesão gengival mostra hiperqueratose e hipergranulose leve, associado a degeneração basal focal, exocitose linfocítica e espessamento da membrana basal. Os pinos *rete pegs* exibem uma configuração ligeiramente serrilhada. A lâmina própria papilar apresenta um infiltrado em forma de banda de células inflamatórias crônicas linfo-histiocíticas. Coloração com hematoxilina e eosina; ampliação original 100 ×.

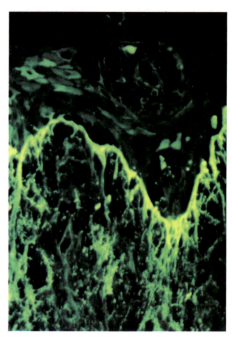

Figura 22.9 Coloração por imunofluorescência direta do líquen plano. Depósitos de fibrina ao longo da membrana basal do epitélio exibem uma configuração difusa.

dessas áreas, se possível. Entretanto, as características histológicas clássicas podem ficar obscurecidas em áreas de ulcerações, dificultando um diagnóstico conclusivo para o líquen plano bucal com base apenas na microscopia convencional. Estudos por microscopia eletrônica indicam que separação da lâmina basal da camada de células basais é uma manifestação precoce do líquen plano.[65]

> **IMPORTANTE**
>
> Corpos de Civatte são glóbulos eosinofílicos geralmente vistos na junção do epitélio e do tecido conjuntivo no líquen plano. Estes são derivados de queratinócitos que estão sofrendo apoptose.

O padrão das lesões orais do líquen plano pode mudar e, em casos incomuns, uma segunda ou terceira biópsia pode ser necessária para se chegar a um diagnóstico definitivo. Existe controvérsia em relação ao potencial maligno do líquen plano bucal. Alguns pesquisadores postulam que o câncer oral emerge em até 2% dos pacientes com líquen plano oral.[45,66,67,91,161] Outros pesquisadores rejeitam ou questionam a conexão entre o líquen plano bucal e o câncer bucal.[46,70,95,133] Apesar dessa controvérsia, a biópsia e o acompanhamento rigoroso são garantidos para esses pacientes.

Imunopatologia

A imunofluorescência direta dos espécimes de biópsias lesionais perilesionais do líquen plano bucal revela depósitos fibrilares lineares (ou seja, aspecto alongado) de fibrina na zona da membrana basal (Figura 22.9), junto com corpos citoides dispersos e corados por imunoglobulina nas áreas superiores da lâmina própria (Figura 22.10). Resultados de testes sorológicos envolvendo o uso de imunofluorescência indireta são negativos em pacientes com líquen plano (Tabela 22-1).

Diagnóstico Diferencial

A apresentação clínica clássica do líquen plano bucal pode ser simulada por outras doenças, principalmente pela mucosite liquenoide. Se o líquen plano bucal for confinado aos tecidos gengivais (i.e., líquen

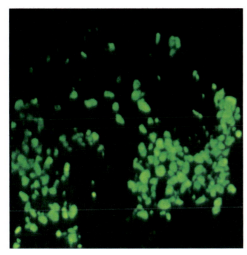

Figura 22.10 Coloração por imunofluorescência direta do líquen plano. Aglomerados de corpos citoides exibem depósitos de imunoglobulina M na lâmina própria.

plano bucal erosivo), a identificação de estrias finas e brancas irradiadas em volta das áreas erosivas suporta um diagnóstico de líquen plano bucal. Se as estrias brancas estão ausentes, o diagnóstico diferencial deveria, em primeiro lugar, incluir o penfigoide de membrana mucosa e pênfigo vulgar. Possibilidades menos comuns incluem a doença da imunoglobulina A linear (LAD), os penfigoides do líquen plano e a estomatite crônica ulcerativa.

Tratamento

As lesões queratóticas do líquen plano bucal são assintomáticas e não requerem tratamento depois que o diagnóstico microscópico tenha sido estabelecido. Entretanto, é obrigatório fazer avaliações no paciente a cada 6 a 12 meses para monitorar as alterações clínicas suspeitas e para observar o surgimento de um componente erosivo.

As lesões erosivas, bolhosas ou ulcerativas do líquen plano bucal são tratadas com corticosteroides tópicos potentes, por exemplo, o gel de fluocinonida a 0,05% (Lidex®),* três vezes ao dia. O Lidex® também pode ser misturado na proporção 1:1 com uma pasta de carboximetilcelulose (orabase) ou com outra pomada adesiva. Uma moldeira pode ser usada para aplicar a pomada ou gel de fluocinonida ou o propionato de clobetasol a 0,05% misturado com nistatina 100.000 UI/mL em orabase (Figura 22.11).

Parece que essa mistura, quando aplicada diariamente três vezes ao dia durante 5 minutos cada, é eficaz no controle do líquen plano erosivo.[60] Injeções intralesionais de acetonido de triancinolona (Omcilon A® em orabase, 10 a 20 mg) ou regimes de curta duração de 40 mg de prednisona diariamente por 5 dias, seguidos por 10 a 20 mg diários por mais 2 semanas, também foram utilizados em casos mais graves.[121] Em razão dos potenciais efeitos colaterais, corticosteroides sistêmicos devem ser administrados e monitorados por um dermatologista.

Outras modalidades de tratamento (p. ex., retinoides, hidroxicloroquina, ciclosporina, azatioprina, ciclofosfamida, enxertos gengivais livres) já foram utilizados.[121,128] Um agente terapêutico promissor, o tacrolimo (pomada Protopic® a 0,1%, duas vezes ao dia), é um imunossupressor eficaz no controle de lesões do líquen plano erosivo.[77,99,113,155]

Como a candidíase é muitas vezes associada ao líquen plano bucal sintomático e como a terapia com corticosteroides tópicos promove crescimento fúngico, o tratamento também deveria incluir um agente antifúngico tópico.[16, 56,71]

---

*Nota da Revisão Científica: O medicamento Lidex® não se encontra disponível no Brasil.

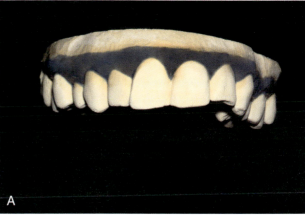

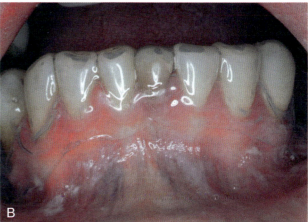

Figura 22.11 (A) Uma impressão de alginato é obtida para criar um modelo de gesso. Uma fina camada de resina é aplicada nas áreas da gengiva e mucosa alveolar com gengivite descamativa para criar um espaço para colocar a medicação. Um modelo de gesso maxilar recortado mostra a resina no lugar (*área azul*). (B) Moldeira gengival mandibular. Material acrílico macio para moldeira de moldagem a vácuo é preparado e adaptado de acordo com a anatomia local.

Penfigoide

O termo *penfigoide* aplica-se a várias doenças bolhosas subepiteliais, cutâneas, imunomediadas, caracterizadas por uma separação da zona da membrana basal, incluindo o penfigoide bolhoso, o penfigoide de membrana mucosa e o penfigoide (herpes) gestacional.[127,147] Entre essas condições, o penfigoide bolhoso e o penfigoide de membrana mucosa (ou seja, penfigoide de membrana mucosa benigno ou pênfigo cicatricial), têm recebido considerável atenção. Características moleculares encontradas para estas duas doenças indicam que são duas entidades separadas.[147] Entretanto, uma considerável sobreposição histológica e imunopatológica existe entre eles, o que faz com que a sua diferenciação possa ser impossível com base nos dois critérios.[127]

Em muitos casos, as características clínicas são provavelmente a melhor maneira para diferenciá-las. Desse modo, o termo *penfigoide bolhoso* é mais adequado quando a doença não causa cicatrizes e afeta principalmente a pele. O termo *penfigoide cicatricial* é mais bem utilizado quando ocorrem cicatrizes e a doença é confinada principalmente às membranas mucosas, embora essa característica possa estar ausente em alguns casos de penfigoide de membrana mucosa.[174] Até que mais pesquisas permitam melhor compreensão dessa família de doenças, o penfigoide bolhoso e o MMP serão discutidos separadamente.

Penfigoide Bolhoso

O penfigoide bolhoso é uma doença autoimune, crônica, bolhosa e subepidérmica, que se apresenta com a formação de bolhas cutâneas tensas que se rompem e se tornam flácidas (Figura 22.12).

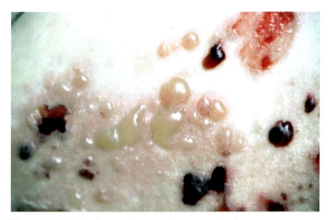

Figura 22.12 As bolhas cutâneas coalescentes são vistas em um caso de penfigoide bolhoso, e algumas delas são hemorrágicas. A ruptura das bolhas leva à formação de úlceras serpiginosas.

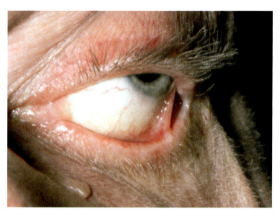

Figura 22.13 Em um paciente com penfigoide de membrana mucosa (ou seja, penfigoide cicatricial), a lesão ocular característica é um simbléfaro, uma adesão da pálpebra ao globo ocular. *(Cortesia de Dr. Carl Allen, The Ohio State University, Columbus, OH.)*

O envolvimento bucal ocorre em cerca de um terço dos pacientes afetados.[159] Embora as lesões cutâneas do penfigoide bolhoso lembrem, clinicamente, as do pênfigo, o aspecto microscópico é bastante distinto.

Histopatologia

Não há evidência de acantólise em penfigoide bolhoso e o desenvolvimento das vesículas é subepitelial, em vez de intraepitelial. O epitélio separa-se do tecido conjuntivo subjacente na zona da membrana basal. Estudos por microscopia eletrônica mostram uma separação horizontal ou replicação da lâmina basal. O epitélio separado permanece relativamente intacto e a camada basal parece ser regular. Os dois principais determinantes antigênicos do penfigoide bolhoso são a proteína 230-kDa conhecida como penfigoide bolhoso 1 (*PB1*) e a proteína transmembrana tipo colágeno 180-kDa conhecida como penfigoide bolhoso 2 (*PB2*).[114,130,140]

Imunofluorescência

Imunologicamente, o penfigoide bolhoso é caracterizado por depósitos imunes de imunoglobulina G (IgG) e complemento 3 (C3) ao longo das membranas basais epiteliais e anticorpos IgG circulantes para a membrana basal epitelial.[75,118] Estudos de imunofluorescência direta são positivos em 90% a 100% desses pacientes, enquanto os estudos de imunofluorescência indireta são positivos em 40% a 70% dos pacientes afetados[119] (Tabela 22.1).

Lesões Bucais

Já foi relatado que as lesões bucais de penfigoide bolhoso aparecem secundariamente em até 40% dos casos. A apresentação clínica inclui uma gengivite erosiva ou descamativa e lesões vesiculares ou bolhosas ocasionais.[159]

Tratamento

Como os fatores etiológicos do penfigoide bolhoso são desconhecidos, o tratamento é o controle dos sinais e sintomas.[75,118] O tratamento primário é uma dose moderada de prednisona sistêmica. Estratégias para diminuir a dose de corticosteroides (i.e., prednisona mais outros fármacos imunomoduladores) são utilizadas quando altas doses de corticosteroides são necessárias ou quando apenas o corticosteroide fracassa no controle da doença.[40] Para lesões localizadas do penfigoide bolhoso, corticosteroides tópicos de alta potência ou tetraciclina, com ou sem nicotinamida, podem ser eficazes.[121]

Penfigoide de Membranas Mucosas

O penfigoide de membrana mucosa (ou seja, *penfigoide cicatricial*), é uma disfunção autoimune vesiculobolhosa crônica de causa desconhecida que afeta, predominantemente, mulheres durante a quinta década de vida. Já foi relatado em crianças; porém, é raro ocorrer.[22,115,147]

O penfigoide cicatricial afeta a cavidade bucal, a conjuntiva e as mucosas do nariz, esôfago, reto, da vagina e uretra. Cerca de 20% dos pacientes também podem ter a pele afetada. Investigações sugerem que o penfigoide cicatricial abrange um grupo de condições heterogêneas com características clínicas e moleculares distintas.[38,110,144] Uma elaborada cascata de eventos está envolvida na patogênese do penfigoide cicatricial. Inicialmente, surgem complexos antígeno-anticorpo na zona da membrana basal, o que é seguido pela ativação do sistema complemento e subsequente recrutamento de leucócitos. Enzimas proteolíticas são liberadas e, então, dissolvem ou clivam a zona da membrana basal, em geral, ao nível da lâmina lúcida.[49]

Os dois principais determinantes antigênicos para o penfigoide cicatricial são PB1 e PB2. A maioria dos casos de penfigoide cicatricial é o resultado de uma resposta imune dirigida contra o PB2; com menos frequência, essa resposta é promovida contra PB1, epiligrina (ou seja, laminina-5, uma proteína da lâmina lúcida na membrana basal do epitélio estratificado) e integrinas β_4.[8,21,38]

 IMPORTANTE

O penfigoide de membrana mucosa (MMP) é uma disfunção autoimune caracterizada por lesões oculares e orais. Simbléfaro (ou seja, cicatrização resultando na adesão da pálpebra ao globo ocular) é uma complicação significativa do penfigoide de membrana mucosa. O diagnóstico é feito utilizando hematoxilina e eosina (H&E) e estudos de imunofluorescência direta, e a base do tratamento são os corticosteroides.

Existem fortes evidências da existência de pelo menos cinco subtipos de penfigoide cicatricial: penfigoide bucal, penfigoide antiepiligrina, penfigoide das mucosas antígeno anti-PB, penfigoide ocular e penfigoide de múltiplos antígenos.[147] O soro dos pacientes com penfigoide ocular reconhecem a subunidade integrina β_4, enquanto o soro de pacientes com penfigoide bucal reconhece a unidade α_6.[134]

Lesões Oculares

Entre pacientes (principalmente com gengivite descamativa), que primeiro consultam um dentista, os olhos estão afetados em aproximadamente 25%.[119] Em contraste, entre os pacientes que procuram primeiramente um dermatologista, 66% têm lesões conjuntivais; em estudos oftalmológicos, 100% dos pacientes apresentam envolvimento ocular.[55,87,111,112]

CAPÍTULO 22 Gengivite Descamativa

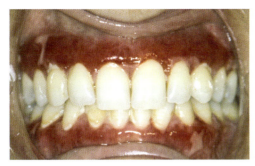

Figura 22.14 No penfigoide da membrana mucosa gengival, as lesões estão confinadas aos tecidos gengivais, onde produzem a aparência típica de gengivite descamativa. *(Cortesia de Dr. Stuart L. Fischman, State University of New York at Buffalo, Buffalo, NY.)*

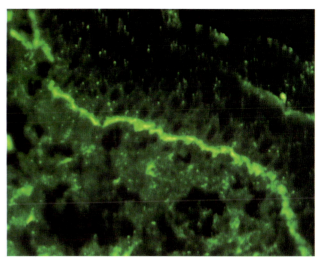

Figura 22.16 A coloração por imunofluorescência direta do penfigoide da membrana mucosa mostra depósitos C3 confinados ao longo da membrana basal.

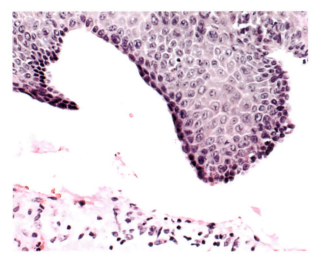

Figura 22.15 As características microscópicas do penfigoide da membrana mucosa oral mostram uma separação do epitélio do tecido conjuntivo subjacente (ou seja, a fenda subepitelial). Uma camada de células basais intacta permanece ligada ao epitélio. Coloração com hematoxilina e eosina; ampliação original × 100.

A lesão inicial caracteriza-se por uma conjuntivite unilateral que se torna bilateral dentro de 2 anos. Subsequentemente, podem ocorrer adesões da pálpebra ao globo ocular (simbléfaro) (Figura 22.13). Adesões das bordas das pálpebras (anquilobléfaro) podem levar a um estreitamento da fissura palpebral. Pequenas lesões vesiculares podem desenvolver-se na conjuntiva, o que eventualmente podem formar cicatrizes, produzir danos à córnea, bem como cegueira.

Lesões Bucais

A característica mais comum do envolvimento bucal é a gengivite descamativa, geralmente com áreas de eritema, descamação, ulceração e formação de vesículas na gengiva inserida[57,158] (Figura 22.14). Lesões vesiculobolhosas podem ocorrer em outros locais da boca.[57] As bolhas tendem a apresentar um envoltório relativamente espesso, e se rompem 2 a 3 dias após a formação, deixando áreas ulceradas de formato irregular. A cicatrização de tais lesões pode levar 3 semanas ou mais.

Histopatologia

A aparência microscópica das lesões bucais, embora não seja completamente diagnóstica para o penfigoide de membrana mucosa, é suficientemente diferente para que uma tentativa de diagnóstico diferencial possa ser considerada. Uma extraordinária formação de vesículas subepiteliais, com o epitélio separado da lâmina própria subjacente, deixa uma camada basal intacta (Figura 22.15). A separação do epitélio e do tecido conjuntivo ocorre na zona da membrana basal. Estudos por microscopia eletrônica demonstram uma separação na lâmina basal.[167] Um infiltrado inflamatório misto (i.e., linfócitos, plasmócitos, neutrófilos e poucos eosinófilos) é observado no tecido conjuntivo fibroso subjacente.

Imunofluorescência

Características positivas já foram relatadas ao longo da área da membrana basal com o uso de imunofluorescência direta e indireta.[39,74,81] Em biópsias usando imunofluorescência direta, os principais imunorreagentes são a IgG e o C3, os quais ficam confinados à membrana basal (Figura 22.16). Alguns estudos indicam que um resultado de imunofluorescência indireta positiva é raro para esses pacientes (i.e., < 25%).[104] A falta de constatações na imunofluorescência indireta pode refletir um diagnóstico precoce de penfigoide de membrana mucosa, resultando, portanto, na identificação de pacientes com uma doença menos extensa.[2,85] De qualquer modo, anticorpos circulantes não parecem desempenhar um papel importante na patogênese da doença.

Diagnóstico Diferencial

Várias entidades patológicas manifestam-se com características clínicas e histológicas semelhantes (bolha subepitelial).[44] Entre tais patologias estão o penfigoide bolhoso, o líquen plano bolhoso, a dermatite herpetiforme, a doença da IgA linear, o eritema multiforme, o herpes gestacional e a epidermólise bolhosa adquirida.

O pênfigo pode permanecer confinado à cavidade bucal durante seus estágios iniciais, e as lesões vesiculares e ulcerativas podem se assemelhar àquelas do penfigoide de membrana mucosa. Uma gengivite erosiva ou descamativa também pode ser observada no pênfigo como uma manifestação mais rara. Estudos com biópsias podem rapidamente excluir o pênfigo mediante a ausência ou presença de alterações acantolíticas.

No eritema multiforme, ocorrem lesões vesiculobolhosas óbvias. Entretanto, o início é geralmente agudo, em vez de crônico, pois o envolvimento labial é grave e as gengivas geralmente não estão afetadas. A gengivite descamativa não é uma característica comum no eritema multiforme, embora lesões vesiculares ocasionais possam desenvolver-se. A biópsia de uma lesão bucal revela uma degeneração incomum da camada espinhosa superior, que é caracteristicamente observada em lesões do eritema multiforme bucal.

O penfigoide cicatricial deve ser diferenciado da epidermólise bolhosa adquirida, a qual pode se manifestar com características histopatológicas e imunopatológicas semelhantes. Quando uma amostra de biópsia é tratada com sal para separar a derme da epiderme, os imunodepósitos na membrana basal ocorrem no lado epidérmico com o penfigoide e, no lado dérmico, com a epidermólise bolhosa adquirida.[48]

Tratamento

Corticosteroides tópicos são a base do tratamento do penfigoide de membrana mucosa, particularmente quando lesões estiverem localizadas. A fluocinolona (0,05%) e o propionato de clobetasol (0,05%), em veículo adesivo, podem ser utilizados três vezes ao dia por até 6 meses. Quando as lesões bucais do penfigoide de membrana mucosa estão confinadas aos tecidos gengivais, os corticosteroides tópicos podem ser efetivamente aplicados por meio de moldeiras de acetato personalizadas.[147] Uma excelente higiene bucal é essencial, pois áreas irritadas na superfície dentária resultam em resposta inflamatória gengival exagerada. Irritações gengivais causadas por próteses dentárias deveriam sempre ser minimizadas.

Se a doença não for grave e os sintomas forem leves, os corticosteroides sistêmicos podem ser dispensados. Se houver envolvimento ocular, os corticosteroides sistêmicos estarão indicados.

Quando as lesões não respondem aos corticosteroides, já foi demonstrado que a dapsona sistêmica (4,4′- diaminodifenilsulfona) é eficaz.[32,53,110,116] Dado os efeitos adversos sistêmicos da dapsona, incluindo hemólise e metemoglobinemia, particularmente em pacientes com deficiência da glicose 6-fosfato desidrogenase, o encaminhamento para um dermatologista é frequentemente indicado.[124] Os corticosteroides sistêmicos podem ser combinados à azatioprina ou ciclofosfamida.[7,150]

Agentes biológicos como o rituximabe (ou seja, o anticorpo monoclonal anti-CD20) combinado com um imunossupressor (dapsona e/ou sulfasalazina) mostraram resultados promissores em casos graves, refratários.[170] Alguns pesquisadores defendem o uso das sulfonamidas e da tetraciclina. Embora a cirurgia não seja um tratamento para o penfigoide de membrana mucosa, tais procedimentos podem ser utilizados para alguns pacientes a fim de evitar a cegueira, e para a estenose esofágica e das vias aéreas superiores.[147] Enxertos de tecido conjuntivo, para diminuir a sensibilidade das superfícies radiculares e para melhorar a estética, foram usados com sucesso na abordagem da retração gengival em um paciente com penfigoide cicatricial.[93]

Pênfigo Vulgar

As doenças chamadas de pênfigo são um grupo de disfunções bolhosas autoimunes que produzem bolhas cutâneas e nas membranas mucosas (Figuras 22.17 e 22.18). O pênfigo vulgar é a mais comum das doenças pênfigo, as quais incluem o pênfigo foliáceo, o pênfigo vegetante e o pênfigo eritematoso.[139] O pênfigo vulgar é uma condição crônica potencialmente letal, com taxa de mortalidade de 10% e incidência anual mundial de 0,1 a 0,5 caso por 100 mil indivíduos.[12,139,148] Observa-se uma predileção por mulheres, em geral, após a quarta década de vida.[121] Entretanto, mais raramente, o pênfigo vulgar também já foi relatado em crianças mais jovens e até mesmo em recém-nascidos.[30,139,154,176]

As bolhas epidérmicas e das membranas mucosas ocorrem quando as estruturas de adesão célula-célula são danificadas pela ação de autoanticorpos circulantes e pelo acoplamento *in vivo* dos autoanticorpos aos antígenos do pênfigo vulgar, que são glicoproteínas da superfície celular presentes nos queratinócitos. As glicoproteínas do pênfigo vulgar são membros da subfamília da *desmogleína* (DSG) da superfamília da caderina das moléculas de adesão célula-célula, que ocorrem nos desmossomos.[84] Enquanto altos níveis de autoanticorpos desmogleína 3 (DSG3) correlacionam-se à gravidade da doença bucal em pacientes com pênfigo vulgar, níveis elevados de autoanticorpos desmogleína 1 (DSG1) estão associados à gravidade da doença cutânea.[64] Evidências sugerem que *DSG3*, que é o gene que codifica para pênfigo vulgar, está localizado no cromossomo 18.[175]

> **IMPORTANTE**
>
> O pênfigo vulgar (PV) é uma doença mucocutânea autoimune grave que requer o encaminhamento imediato a um dermatologista ou reumatologista. Esta condição é potencialmente letal se não for tratada. Estudos de imunofluorescência direta e indireta, junto com a coloração H&E de amostras de biópsia, são usados para diagnosticar PV. Esteroides sistêmicos são indicados para tratá-lo.
>
> A maioria dos casos de pênfigo vulgar é idiopática. Entretanto, medicamentos como a penicilamina e o captopril podem produzir pênfigo induzido por drogas, que é, em geral, reversível após suspensão da substância causadora. O pênfigo paraneoplásico é antigenicamente diferente do pênfigo vulgar e está associado a malignidades subjacentes.[117]

Em torno de 60% dos pacientes com pênfigo vulgar, o primeiro sinal da doença são lesões bucais. As lesões podem preceder o envolvimento dermatológico por um ano ou mais.[108,160]

Lesões Bucais

As lesões bucais podem variar desde pequenas vesículas até grandes bolhas. Quando há ruptura da bolha, surgem extensas áreas ulceradas (Figura 22.19). Praticamente, qualquer região da cavidade bucal pode ser afetada, porém múltiplas lesões, muitas vezes, se desenvolvem em locais de irritação ou trauma. O palato mole é o local afetado com mais frequência (80%), seguido pela mucosa vestibular (46%), pelo dorso e ventre da língua (20%) e pela mucosa labial inferior (10%). As lesões

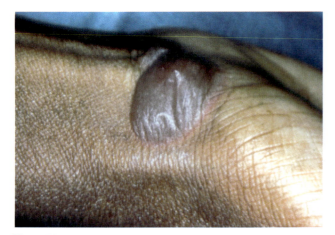

Figura 22.17 Um paciente com pênfigo vulgar tem uma grande bolha na superfície flexora do punho.

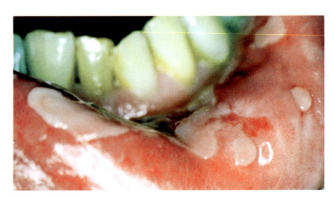

Figura 22.18 Em um paciente com pênfigo vulgar da cavidade oral, áreas múltiplas e coalescentes de ulceração são cobertas por pseudomembranas de epitélio necrótico. O paciente apresentava grandes úlceras na mucosa labial, na língua e no palato mole.

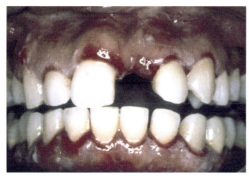

Figura 22.19 Em um paciente com pênfigo vulgar da gengiva, as lesões orais foram confinadas às gengivas e diagnosticadas clinicamente como consistentes com gengivite descamativa. *(Cortesia de Dra. Beatriz Aldape, Faculty of Odontology, National Autonomous University of Mexico, Mexico City, Mexico.)*

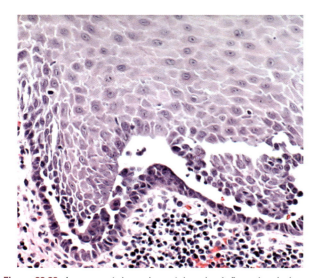

Figura 22.20 As características microscópicas do pênfigo vulgar incluem a típica fissura intraepitelial com aparência de lápide das células basais, as quais permanecem ligadas à membrana basal subjacente e ao tecido conjuntivo fibroso. A acantólise de células epiteliais com a formação de células de Tzanck é observada na fenda intraepitelial. (Coloração com hematoxilina e eosina; ampliação original 100 ×.)

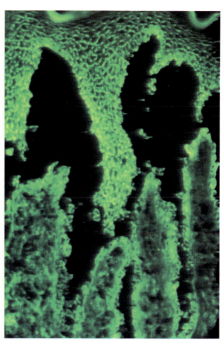

Figura 22.21 A coloração por imunofluorescência direta de uma amostra de pênfigo oral mostra o sinal intercelular positivo para depósitos de imunoglobulina G em queratinócitos do epitélio escamoso estratificado.

bucais do pênfigo vulgar ficam confinadas, com menos frequência, aos tecidos gengivais.[80] Nesses pacientes, a gengivite erosiva ou a gengivite descamativa é observada como a única manifestação do pênfigo bucal.

Histopatologia

As lesões do pênfigo demonstram uma separação intraepitelial característica que ocorre acima da camada de células basais. A vesiculação intraepitelial começa como uma alteração microscópica (Figura 22.20) e gradualmente se transforma em uma bolha bastante visível preenchida por líquido. Ocasionalmente, todas as camadas superficiais do epitélio são perdidas, deixando apenas as células basais presas à lâmina própria subjacente, caracterizando a chamada aparência de "lápide" às células epiteliais.

Desse modo, ocorre a *acantólise*, que consiste na separação das células epiteliais da camada espinhosa inferior. É caracterizada pela presença de células epiteliais redondas, em vez de poliédricas. As pontes intercelulares são perdidas e os núcleos são grandes e hipercromáticos.[36,86,179] O tecido conjuntivo subjacente, em geral, tem um infiltrado celular inflamatório crônico leve a moderado. À medida que as vesículas ou bolhas se rompem, as lesões ulceradas tornam-se infiltradas por leucócitos polimorfonucleares e a superfície pode apresentar supuração.

Imunofluorescência

Autoanticorpos podem ser demonstrados na mucosa bucal de pacientes portadores de pênfigo bucal com a utilização de técnicas de imunofluorescência. Para a imunofluorescência direta, secções perilesionais congeladas não fixadas são incubadas com anti-IgG humana marcada com fluoresceína. Para a imunofluorescência indireta, secções congeladas não fixadas de mucosa bucal ou esofágica de um animal, como o macaco, são primeiramente incubadas com o soro do paciente para permitir o acoplamento de anticorpos do soro ao tecido mucoso. O tecido é, então, incubado com IgG sérica anti-humana marcada com fluoresceína. O resultado do teste é positivo se for observada imunofluorescência nos espaços intercelulares do epitélio escamoso estratificado da mucosa (Figura 22.21).

A técnica indireta é menos sensível que a técnica direta e pode ser negativa durante os estágios iniciais da doença, particularmente nas formas localizadas (Tabela 22.1). Na maioria dos casos, entretanto, as titulações de imunofluorescência indireta são úteis para monitoramento da atividade da doença e têm valor prognóstico.

Diagnóstico Diferencial

As lesões bucais do pênfigo vulgar podem ser parecidas com as lesões observadas no eritema multiforme. Em pacientes com eritema multiforme, entretanto, aos episódios de atividade recorrentes, comparativamente de duração mais curta, seguem-se longos intervalos sem lesões cutâneas e bucais. O eritema multiforme afeta os lábios com considerável gravidade. O exame microscópico com coloração por H&E convencional e a imunofluorescência direta podem diferenciar lesões bucais do pênfigo das lesões do eritema multiforme. O pênfigo vulgar mostra fendas intraepiteliais características nas camadas de células basais-espinhosas e interfaces com acantólise, enquanto o eritema multiforme mostrará microvesiculações das camadas epiteliais superficiais e numerosos queratinócitos necróticos. O pênfigo vulgar apresenta um sinal intercelular e intraepitelial com a imunofluorescência direta. O eritema multiforme exibe imunofluorescência negativa.

Clinicamente, o penfigoide pode ser parecido ao pênfigo. A análise microscópica e os estudos por imunofluorescência direta são necessários para estabelecer um diagnóstico preciso. O penfigoide bolhoso e o penfigoide de membrana mucosa exibem descolamento do epitélio em relação ao tecido conjuntivo subcutâneo em vez da lesão acantolítica característica do pênfigo.

O líquen plano bolhoso também deve ser considerado durante o diagnóstico diferencial. A lesão primária do pênfigo pode ter como uma bolha, seguida por erosão, associada à dor e ao desconforto. Em pacientes com líquen plano, invariavelmente encontram-se lesões reticulares características associadas às bolhas. O exame microscópico e os estudos por imunofluorescência direta são necessários para diferenciar essa condição do pênfigo. O líquen plano bolhoso apresenta uma separação do epitélio em relação ao tecido conjuntivo fibroso subjacente, cristas epiteliais em "dente de serra" e um infiltrado inflamatório crônico em banda na lâmina própria. A imunofluorescência direta revela depósitos fibrilares lineares de fibrina na membrana basal do líquen plano bolhoso, enquanto o pênfigo vulgar apresenta deposição de imunoglobulina intercelular no epitélio.

Se as lesões bucais do pênfigo vulgar forem restritas aos tecidos gengivais, o líquen plano erosivo, penfigoide, doença da IgA linear e a estomatite ulcerativa crônica devem ser descartados.

Tratamento

Diretrizes para o tratamento do pênfigo vulgar estão disponíveis.[105] A principal terapia para o pênfigo vulgar utiliza corticosteroides sistêmicos com ou sem adição de outros agentes imunossupressores.[160] Se o paciente responder bem aos corticosteroides, a dosagem pode ser gradualmente reduzida; porém, em geral, uma dose baixa de manutenção é necessária para evitar ou minimizar a recorrência das lesões. Muitos dermatologistas monitoram a dose de corticosteroides por meio da avaliação periódica das titulações dos anticorpos DSG3 e DSG1. Um aumento nas titulações está, muitas vezes, associado a uma exacerbação iminente e exige uma dose maior de corticosteroides. Uma diminuição na titulação justifica uma redução na dose de corticosteroides.[25]

Em pacientes não responsivos aos corticosteroides ou naqueles que gradualmente se adaptam a eles, são utilizadas as terapias "economizadoras de corticosteroides". São combinações de corticosteroides com outros medicamentos (p. ex., azatioprina, ciclofosfamida, ciclosporina, dapsona, ouro, metotrexato) e, à fotoplasmaférese e plasmaférese.[121] O rituximabe biológico é utilizado como adjuvante no tratamento do pênfigo vulgar[27,47,151]. No entanto, quando usado em estágios iniciais da doença, pode induzir uma remissão completa.[63]

A fase de manutenção objetiva o controle da doença com uma dose mais baixa de medicamento. Para minimizar o risco de morbidade associada à utilização de corticosteroides por um longo período, a terapia com corticosteroides em dias alternados, os fármacos economizadores de corticosteroides e os corticosteroides tópicos podem ser combinados. Como os corticosteroides tópicos podem promover o desenvolvimento de candidíase, também pode ser necessário um medicamento antifúngico tópico.[98]

A minimização da irritação bucal é importante para pacientes portadores de pênfigo vulgar bucal. Uma excelente higiene bucal é essencial porque geralmente há envolvimento generalizado das gengivas marginal e inserida, e de outros locais da boca; tal envolvimento pode ser exacerbado por uma gengivite e periodontite associadas à placa. A terapia periodontal é uma questão importante na abordagem geral dos pacientes portadores de pênfigo vulgar. A fim de evitar recidivas, os pacientes em fase de manutenção devem receber prednisona antes da profilaxia bucal profissional e de cirurgias periodontais.[139] O tamanho e o desenho das próteses removíveis devem receber especial atenção, já que até mesmo uma leve irritação provocada por essas próteses pode causar uma grave inflamação com formação de vesículas e ulceração.

Estomatite Crônica Ulcerativa

A estomatite crônica ulcerativa foi relatada pela primeira vez em 1990;[72] manifesta-se como ulcerações bucais crônicas com predileção por mulheres durante a quarta década de vida. As erosões e ulcerações ocorrem predominantemente na cavidade bucal, exibindo lesões cutâneas em apenas poucos casos.[29,88,177] Os autoanticorpos IgG específicos circulantes para $\Delta Np63\alpha$, um fator de transcrição nuclear epitelial que modula o crescimento de células epiteliais, foram demonstrados.[20]

Lesões Bucais

Pequenas bolhas solitárias e dolorosas, além de erosões com eritema circundante ocorrem principalmente na gengiva e na margem lateral da língua. Em razão da magnitude e das características clínicas das lesões gengivais, deve-se considerar o diagnóstico de gengivite descamativa (Figura 22.22). A mucosa vestibular e o palato duro também podem ter lesões similares.[163]

Histopatologia

As características microscópicas da estomatite ulcerativa crônica são semelhantes às observadas no líquen plano erosivo. Hiperqueratose, acantose e liquefação da camada de células basais com áreas de fendas subepiteliais são características proeminentes do epitélio. A lâmina própria subjacente exibe um infiltrado crônico linfo-histiocítico com uma configuração em banda.

Imunofluorescência

A imunofluorescência direta dos tecidos normais e perilesionais revela um epitélio estratificado típico e anticorpos antinucleares específicos. São depósitos nucleares de IgG com padrão pontilhado que são encontrados principalmente na camada de células basais do epitélio normal (Figura 22.23). Depósitos de fibrina são visualizados na interface do tecido epitelial com o tecido conjuntivo. Estudos por imunofluorescência indireta, envolvendo a utilização de um substrato esofágico, também revelam anticorpos antinucleares específicos para epitélio estratificado.[164]

Diagnóstico

A estomatite ulcerativa crônica é clinicamente similar ao líquen plano erosivo. O pênfigo vulgar, o penfigoide de membrana mucosa, a doença da IgA linear, o penfigoide bolhoso e o lúpus eritematoso sistêmico também devem ser incluídos no diagnóstico diferencial. O exame microscópico, em geral, reduz o número de possibilidades para estomatite ulcerativa crônica, doença da IgA linear e líquen plano erosivo. Os estudos por imunofluorescência direta e indireta são necessários para chegar ao diagnóstico correto.[132] Um ensaio imunoenzimático (ELISA) foi desenvolvido para permitir a correlação dos títulos de anticorpos com a resposta ao tratamento.[165]

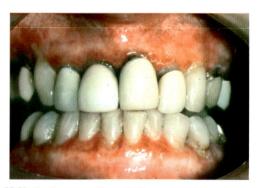

Figura 22.22 O eritema e a ulceração da gengiva são consistentes com o diagnóstico clínico de gengivite descamativa crônica. Estudos de imunofluorescência direta e indireta demonstram anticorpos antinucleares estratificados específicos para epitélio. *(Cortesia de Dr. Douglas Damm, University of Kentucky, Lexington, KY.)*

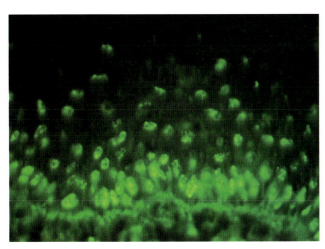

Figura 22.23 O estudo de imunofluorescência direta da estomatite ulcerativa crônica mostra depósitos nucleares de imunoglobulina G que são proeminentes na camada basal e desaparecem em direção às camadas superficiais. *(Cortesia de Dr. Douglas Damm, University of Kentucky, Lexington, KY.)*

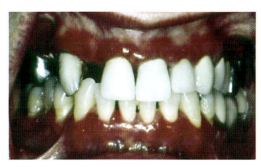

Figura 22.24 Em um paciente com doença de imunoglobulina A linear, eritema e ulceração intensos da gengiva são compatíveis com o diagnóstico de gengivite descamativa.

> **IMPORTANTE**
>
> A estomatite ulcerativa crônica é uma condição autoimune que afeta principalmente a mucosa bucal. Suas características clínicas e histológicas são semelhantes às do líquen plano bucal. Apesar das semelhanças, os casos graves de estomatite ulcerativa crônica não respondem ao tratamento com corticosteroides, mas respondem à hidroxicloroquina.

Tratamento

Para casos leves, corticosteroides tópicos (p. ex., fluocinonida, propionato de clobetasol) e tetraciclina tópica podem apresentar melhora clínica; mas recorrências são comuns.[92] Para casos graves, uma dose alta de corticosteroide sistêmico é necessária para alcançar a remissão. Infelizmente, a redução da dose do corticosteroide resulta em recidiva das lesões. O sulfato de hidroxicloroquina, em uma dosagem de 200 a 400 mg por dia, parece ser o tratamento de escolha para produzir remissão completa e durável.[13,31,69,72] Entretanto, um estudo de acompanhamento por longo prazo demonstrou que a terapia combinada (i.e., pequenas doses de corticosteroides e cloroquina) poderia ser necessária porque a boa resposta inicial à cloroquina cessa após vários meses ou anos de tratamento.[29]

Doença da Imunoglobulina A Linear

A doença da IgA linear (*dermatose por IgA linear*) é uma disfunção mucocutânea incomum predominante no sexo feminino. Os aspectos etiopatogênicos da doença da IgA linear não estão completamente compreendidos, embora a doença da IgA linear induzida por drogas e desencadeada por inibidores da enzima conversora de angiotensina já tenha sido relatada.[52]

A doença da IgA linear manifesta-se como uma erupção cutânea (*rash*) vesiculobolhosa pruriginosa, que ocorre geralmente durante a meia-idade ou mais tarde, embora indivíduos mais jovens possam ser afetados. Placas características com manifestação anelar circundada por um rebordo periférico de bolhas afetam a pele da parte superior e inferior do tronco, ombros, virilhas e membros inferiores. A face e o períneo também podem ser afetados. O envolvimento mucoso, incluindo a própria mucosa bucal, varia de 50% a 100% dos casos publicados.[23,33,73]

A doença da IgA linear pode mimetizar o líquen plano clínica e histologicamente. Os estudos por imunofluorescência são necessários para estabelecer o diagnóstico correto.

Lesões Bucais

As manifestações bucais da doença da IgA linear consistem em vesículas, erosões ou ulcerações dolorosas e queilite ou gengivite erosiva. Os palatos duro e mole são afetados com mais frequência; as amígdalas, a mucosa vestibular, a língua e a gengiva seguem em ordem de frequência. Raramente, as lesões bucais podem ser a única manifestação da doença da IgA linear por vários anos, antes de lesões cutâneas ocorrerem.[19] As lesões bucais da doença da IgA linear têm sido clinicamente avaliadas como gengivite descamativa[41,125,129,130] (Figura 22.24).

Histopatologia

As características microscópicas da doença da IgA linear são similares às observadas no líquen plano erosivo.

Imunofluorescência

Depósitos lineares de IgA são observados na interface entre o tecido epitelial e o tecido conjuntivo.[173] Tais depósitos são diferentes do padrão granular observado na dermatite herpetiforme.

Diagnóstico Diferencial

O diagnóstico diferencial da doença da IgA linear inclui o líquen plano erosivo, a estomatite ulcerativa crônica, o pênfigo vulgar, o penfigoide bolhoso e o lúpus eritematoso. O exame microscópico e os estudos por imunofluorescência são necessários para estabelecer o diagnóstico correto.

Tratamento

O tratamento primário da doença da IgA linear envolve uma combinação de sulfonas e dapsona. Pequenas quantidades de prednisona (10 a 30 mg/dia) podem ser adicionadas se a resposta inicial for inadequada.[28] De maneira alternativa, a tetraciclina (2 g/dia) em combinação com a nicotinamida (1,5 g/dia) têm mostrado resultados promissores.[126] O micofenolato (1 g, 2 ×/dia) em combinação com a prednisolona (30 mg diariamente) resultou na resolução de ulcerações refratárias associadas à doença da IgA linear.[89]

Dermatite Herpetiforme

A dermatite herpetiforme é uma condição crônica que, em geral, se desenvolve em adultos jovens entre 20 e 30 anos de idade, tendo uma leve predileção pelo sexo masculino.[43] Evidências de que a dermatite herpetiforme é uma manifestação cutânea da doença celíaca. Cerca de 25% dos pacientes com doença celíaca apresentam dermatite herpetiforme. A causa da doença celíaca é obscura; mas a transglutaminase tecidual parece ser o autoantígeno predominante no intestino, na pele e, às vezes, nas mucosas.[35] A enteropatia pelo glúten pode ser grave em cerca de dois terços dos pacientes, e é leve ou subclínica em um terço restante. Em casos graves, os pacientes podem se queixar de disfagia, fraqueza, diarreia e perda de peso.[101]

Clinicamente, a dermatite herpetiforme manifesta-se com vesículas ou pápulas pruriginosas bilaterais e simétricas que estão, a princípio, restritas às superfícies extensoras das extremidades. O sacro, as nádegas, ocasionalmente, a face e a cavidade bucal podem ser afetadas.[15,43]

O termo *herpético* deriva da manifestação inicial da doença na qual aglomerações de vesículas ou pápulas surgem na pele. Essas vesículas ou pápulas eventualmente resolvem-se e surge uma hiperpigmentação da pele, que, em última instância, acaba diminuindo. As lesões bucais da dermatite herpetiforme variam de ulcerações dolorosas precedidas pelo colapso das vesículas ou bolhas efêmeras para lesões eritematosas.[120]

Histopatologia

O exame microscópico das lesões iniciais da dermatite herpetiforme revela agregados focais de neutrófilos e eosinófilos entre depósitos de fibrina nos ápices das papilas dérmicas.[180]

Imunofluorescência

A imunofluorescência direta demonstra a IgA e C3 nos ápices papilares dérmicos tanto no tecido perilesional como no tecido normal não afetado. Em contraste, biópsias retiradas dos sítios da lesão podem fracassar na demonstração da IgA ou C3, produzindo a resultados falsos negativos.[180] Embora nenhum autoanticorpo circulante para a membrana basal epitelial ocorra na dermatite herpetiforme, quase 80% dos pacientes possuem anticorpos antiendomísio e antigliadina.[14]

Tratamento

Uma dieta sem glúten é essencial para o tratamento da doença celíaca e da dermatite herpetiforme. Em geral, a dapsona por via oral é necessária para pacientes portadores de dermatite herpetiforme recentemente detectada, a fim de aliviar os sintomas rapidamente.[19,35]

Lúpus Eritematoso

O lúpus eritematoso é uma doença autoimune com três apresentações clínicas: sistêmico, cutâneo crônico e cutâneo subagudo.

Lúpus Eritematoso Sistêmico

O lúpus eritematoso sistêmico (LES) é uma doença grave com uma predileção de 10:1 pelo sexo feminino comparado ao sexo masculino. O LES pode afetar os rins, o coração, a pele e a mucosa. As lesões cutâneas clássicas, caracterizadas por uma erupção cutânea (*rash*) na área zigomática e cuja distribuição parece ter forma de borboleta, são incomuns[35] (Figura 22.25). As lesões bucais do LES são geralmente ulcerativas ou similares àquelas do líquen plano. Ulcerações bucais ocorrem em 36% dos pacientes com LES. Em cerca de 4% dos pacientes, placas hiperqueratóticas que lembram o líquen plano aparecem na mucosa vestibular e no palato.[17]

A imunofluorescência direta, dos tecidos perilesionais e normais, revela depósitos de C3 e imunoglobulinas na interface derme-epiderme. Anticorpos antinucleares são detectados em mais de 95% dos casos, enquanto anticorpos para ácido desoxirribonucleico e antígeno nuclear extraível são encontrados em mais de 50% dos pacientes (Tabela 22.1).

Lúpus Eritematoso Cutâneo Crônico

O lúpus eritematoso cutâneo crônico não apresenta sinais ou sintomas sistêmicos; as lesões estão limitadas à pele ou às superfícies mucosas. As lesões cutâneas são chamadas de *lúpus eritematoso discoide* (LED). O LED descreve a cicatriz crônica, lesão produtora de atrofia que pode evoluir para hiperpigmentação ou hipopigmentação da área cicatrizada (Figura 22.26). Na cavidade bucal, cerca de 9% dos pacientes com lúpus eritematoso cutâneo têm placas semelhantes ao líquen plano no palato e na mucosa vestibular.[5,17] A gengiva pode ser afetada e a condição pode manifestar-se como gengivite descamativa (Figura 22.27).

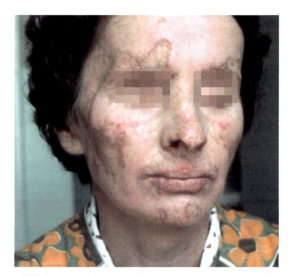

Figura 22.26 Em um paciente com lúpus eritematoso cutâneo crônico, existem múltiplas lesões faciais com bordos hiperpigmentados irregulares, alguns dos quais exibem cicatriz central com atrofia cutânea. Outras lesões consistem em manchas cutâneas hiperpigmentadas.

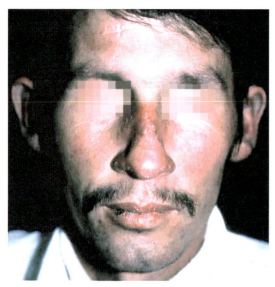

Figura 22.25 O lúpus eritematoso sistêmico produz eritema na ponte do nariz com um padrão de borboleta. (*Cortesia de Department of Dermatology, Hospital General Manuel Gea González, Mexico City, Mexico.*)

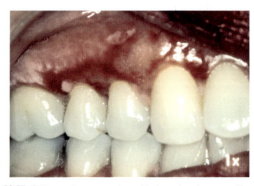

Figura 22.27 O lúpus eritematoso da cavidade oral pode se manifestar como gengivite descamativa. O eritema intenso com ulceração é limitado por linhas radiais brancas. (*Cortesia de Dr. Stuart L. Fischman, State University of New York at Buffalo, NY.*)

Histopatologia

A histopatologia das lesões bucais do lúpus eritematoso cutâneo crônico consiste em hiperqueratose, áreas que alternam acantose e atrofia e degeneração hidrópica da camada basal do epitélio. A lâmina própria exibe um infiltrado celular inflamatório crônico similar ao observado no líquen plano. Entretanto, um infiltrado inflamatório mais profundo e difuso com um padrão perivascular é geralmente observado.[157]

Imunofluorescência

O estudo da imunofluorescência direta dos tecidos lesados revela depósitos de C3 e imunoglobulinas na junção derme-epiderme do tecido lesado ou perilesional, mas não no tecido normal. Isso parece diferenciar o LES do LED. O método da imunofluorescência indireta revela anticorpos antinucleares em mais de 95% dos pacientes, enquanto anticorpos circulantes para ácido desoxirribonucleico e antígeno nuclear extraível são encontrados em mais de 50% dos pacientes.

Lúpus Eritematoso Cutâneo Subagudo

Pacientes com lúpus eritematoso cutâneo subagudo têm lesões cutâneas similares às aquelas do LED, mas não há desenvolvimento de cicatrizes e atrofia.[18] Artrite e artralgia, febre baixa, mal-estar e mialgia podem ocorrer em até 50% dos pacientes com lúpus eritematoso cutâneo subagudo.[18,168]

A imunofluorescência direta revela depósitos de C3 e imunoglobulinas na junção derme-epiderme em 60% dos casos, e depósitos de IgG granular no citoplasma das células basais em 30% dos casos. Cerca de 80% dos pacientes com lúpus eritematoso cutâneo subagudo possuem anticorpos Ro (SSA) para antígenos nucleares, enquanto 25% a 30% possuem anticorpos La (SSB) para antígenos nucleares. O resultado do teste para fator reumatoide é positivo em cerca de 30% desses pacientes, positivo para anticorpos antinucleares em 60% a 90% e positivo para anticorpos antirribonucleoproteína para antígenos nucleares em 10% (Tabela 22.1).

Diagnóstico Diferencial

Líquen plano erosivo, eritema multiforme e pênfigo vulgar podem simular as lesões observadas nos pacientes com lúpus eritematoso. O diagnóstico de LED confinado à cavidade bucal é difícil de ser feito, mas os estudos microscópicos podem sugerir a histopatologia característica.[4] Os estudos por biópsia (i.e., H&E e imunofluorescência direta) auxiliam a diferenciar o lúpus eritematoso de outras doenças erosivas.

Tratamento

A terapia para o LES depende da gravidade e da extensão da doença; pode variar desde corticosteroides tópicos e fármacos anti-inflamatórios não esteroides a doses moderadas a altas de prednisona para o envolvimento sistêmico grave de órgãos. Fármacos imunossupressores (p. ex., agentes citotóxicos como a ciclofosfamida e a azatioprina) e plasmaférese isolada ou com corticosteroides podem ser úteis.[121] Rituximabe tem produzido remissões drásticas e de longa duração.[37] Para o lúpus eritematoso cutâneo crônico, os corticosteroides tópicos são eficazes no manuseio das lesões cutâneas e bucais. Para pacientes cuja doença é resistente à terapia tópica, fármacos antimaláricos sistêmicos podem ser utilizados com bons resultados.[119]

Eritema Multiforme

O eritema multiforme é uma doença inflamatória mucocutânea aguda bolhosa e macular que afeta principalmente adultos jovens entre 20 e 40 anos de idade; raramente é observado em crianças (≤ 20%).[145] Acredita-se que a gênese das lesões mucocutâneas resida no desenvolvimento de vasculite por complexos imunes. Depois disso, tem-se a fixação do sistema complemento que leva à destruição leucocitoclástica das paredes vasculares e à oclusão de pequenos vasos. Tais eventos culminam na produção de necrose isquêmica do epitélio e do tecido conjuntivo subjacente.[49]

Lesões em alvo (ou seja, "íris do olho"), com uma clareira central, são a marca registrada do eritema multiforme. Pode ser uma condição branda (i.e., eritema multiforme menor) ou grave e possivelmente fatal (i.e., eritema multiforme maior ou síndrome de Stevens-Johnson). Um tipo de eritema multiforme mal diagnosticado é o bucal, no qual a maioria dos pacientes apresenta apenas lesões bucais crônicas ou recorrentes.[6]

O eritema multiforme menor dura aproximadamente 4 semanas e exibe moderado envolvimento da pele e das mucosas. A síndrome de Stevens-Johnson pode durar um mês ou mais; afeta a pele, a conjuntiva, a mucosa bucal e a genitália; e requer tratamento mais agressivo que o eritema multiforme menor. Alguns pesquisadores consideram a necrólise epidérmica tóxica como o tipo mais grave de eritema multiforme; mas outros pesquisadores pensam que tais entidades são distintas.[10]

Os dois fatores etiológicos mais comuns para o desenvolvimento do eritema multiforme são a infecção pelo herpes simples e as reações a fármacos. Os fármacos mais comumente citados são sulfonamidas, penicilinas, quinolonas, clormezanona, barbitúricos, anti-inflamatórios não esteroides (AINEs) da família dos oxicans, fármacos anticonvulsivantes, inibidores de protease e alopurinol.[50]

As lesões bucais em pacientes com eritema multiforme são comuns, e ocorrem em mais de 70% dos indivíduos com envolvimento cutâneo.[51,96,103] Em situações raras, o eritema multiforme pode ser confinado à boca.[6,94,152] As lesões bucais consistem em múltiplas ulcerações dolorosas, rasas e largas com margens eritematosas, que afetam toda a mucosa bucal em aproximadamente 20% dos pacientes com eritema multiforme. As lesões são tão dolorosas que a mastigação e a deglutição ficam comprometidas (Figura 22.28). A mucosa vestibular e a língua são os locais mais frequentemente afetados, seguidos pela mucosa labial. Áreas acometidas com menos frequência incluem o assoalho da boca, os palatos duro e mole e a gengiva.[51] O eritema multiforme raramente é confinado exclusivamente aos tecidos gengivais, levando ao diagnóstico clínico de gengivite descamativa.[9] Pode ocorrer a formação de crostas hemorrágicas no vermelhão dos lábios, característica que é útil na obtenção do diagnóstico clínico de eritema multiforme.

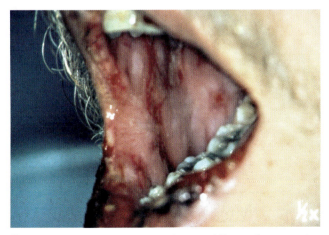

Figura 22.28 Em um paciente com eritema multiforme, úlceras grandes, rasas e dolorosas envolvem as mucosas labial e bucal. Crostas hemorrágicas da borda e eritema do lábio inferior são observadas. *(Cortesia de Dr. Stuart L. Fischman, State University of New York at Buffalo, NY.)*

Histopatologia

Achados microscópicos comuns do eritema multiforme incluem a degeneração por liquefação do epitélio superior e o desenvolvimento de microvesículas intraepiteliais, porém sem a acantólise que ocorre com o pênfigo.[156] Acantose, hiperplasia pseudoepiteliomatosa e queratinócitos necróticos são observados no epitélio. Alterações degenerativas também ocorrem na membrana basal. Em alguns casos, não é possível distinguir a junção entre o epitélio e a lâmina própria em razão de um denso infiltrado celular inflamatório. Edema da lâmina própria, vasodilatação e congestão também ocorrem. Camadas mais profundas do estroma do tecido conjuntivo exibem um infiltrado celular inflamatório crônico perivascular. Entretanto, neutrófilos e eosinófilos também podem ser vistos.

Imunofluorescência

O resultado do exame por imunofluorescência é negativo em pacientes com eritema multiforme. O valor de tal exame reside na exclusão de outras disfunções vesiculobolhosas e ulcerativas.

Tratamento

Não existe tratamento específico para o eritema multiforme. Para sintomas leves, anti-histamínicos sistêmicos e locais, anestésicos tópicos e desbridamento de lesões com um agente oxigenante são adequados. Em pacientes com lesões bolhosas ou ulcerativas e sintomas graves, os corticosteroides são considerados as drogas de escolha, embora seu uso seja controverso e não completamente aceito.[50]

Erupções Relacionadas com Medicamentos

Um aumento na incidência de manifestações cutâneas e bucais da hipersensibilidade a medicamentos ocorreu com o advento das sulfonamidas, barbitúricos e vários antibióticos. As lesões cutâneas e bucais provocadas pelos medicamentos são atribuídas ao funcionamento das substâncias que agem como alérgenos e que sensibilizam os tecidos.

Erupções na cavidade bucal que resultam da sensibilidade a medicamentos que foram ingeridos via oral ou via parenteral são chamadas de *estomatite medicamentosa*. A reação local decorrente do uso de medicamentos na cavidade bucal (p. ex., estomatite resultante da aplicação tópica de penicilina) é chamada de *estomatite venenata* ou *estomatite de contato*. Em muitos casos, as erupções cutâneas podem acompanhar as lesões bucais.

A maioria das erupções por medicamentos na cavidade bucal é multiforme. Lesões vesiculares e bolhosas ocorrem com maior frequência, porém lesões maculares pigmentadas ou não pigmentadas também são frequentemente observadas. Erosões, que muitas vezes são seguidas por ulcerações profundas com lesões purpúricas, podem ocorrer. As lesões são observadas em diferentes áreas da cavidade bucal, e, muitas vezes, a gengiva é afetada.[1,58]

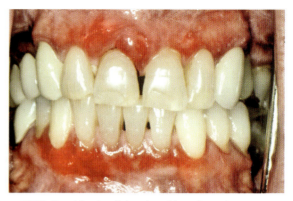

Figura 22.29 Gengivite de células plasmáticas. A gengiva apresenta uma banda de inflamação moderada a grave, que é uma reminiscência de gengivite descamativa.

O desenvolvimento de lesões gengivais causadas por alergias de contato aos compostos de mercúrio no amálgama dentário tem sido documentado.[78] Por questões financeiras, biópsias e testes para reação alérgica devem ser indicados antes da substituição indiscriminada de restaurações de amálgama dentário. De maneira similar, já foi relatada gengivite descamativa com o uso de dentifrícios para controle do tártaro. Pirofosfatos e agentes aromatizantes já foram identificados como os principais agentes causadores dessa condição incomum.[42] Reações bucais a compostos de canela (i.e., óleo de canela, ácido cinâmico ou aldeído cinâmico) que são utilizados para mascarar o sabor dos pirofosfatos presentes nos dentifrícios para controle do tártaro incluem um intenso eritema da gengiva inserida, característico da gengivite plasmocitária[3,79] (Figura 22.29).

Uma história clínica detalhada, em geral, esclarece a origem da alteração gengival. A eliminação do agente agressor (i.e., dentifrícios para controle de tártaro) leva à resolução das lesões gengivais dentro de uma semana, e a persistência com o agente agressor leva à recorrência das lesões bucais. Se a remoção do medicamento agressor não for possível, corticosteroides e tacrolimo tópicos podem ser utilizados para tratar as lesões.[70]

 Acesse Caso Clínico em https://www.grupogen.com.br.

Referências Bibliográficas

 As referências bibliográficas deste capítulo estão disponibilizadas em https://www.grupogen.com.br.

SEÇÃO VI PATOLOGIA PERIODONTAL

CAPÍTULO 23

Bolsa Periodontal

Fermin A. Carranza | Satheesh Elangovan | Paulo M. Camargo

SUMÁRIO DO CAPÍTULO

- Classificação, 303
- Características Clínicas, 303
- Patogênese, 303
- Histopatologia, 306
- Atividade da Doença Periodontal, 311
- Especificidade Local, 312
- Alterações Pulpares Associadas às Bolsas Periodontais, 312
- Relação da Perda de Inserção e Perda Óssea com a Profundidade de Bolsa, 312
- Área entre a Base da Bolsa e o Osso Alveolar, 312
- Relação entre a Bolsa e o Osso, 312
- Abscesso Periodontal, 313
- Cisto Periodontal Lateral, 315

A bolsa periodontal, definida como um sulco gengival patologicamente aprofundado, é uma das mais importantes características clínicas da doença periodontal. Todos os tipos de periodontite, como descrito no Capítulo 5, compartilham características histopatológicas, como alterações teciduais na bolsa periodontal, mecanismos de destruição tecidual e de cicatrização; entretanto, diferem no que diz respeito à etiologia, história natural, progressão e resposta à terapia.[32]

Classificação

O aprofundamento do sulco gengival pode ocorrer como resultado do movimento coronal da margem gengival, do deslocamento apical da inserção gengival ou de uma combinação dos dois processos (Figura 23.1). As bolsas podem ser classificadas da seguinte forma:

- A *bolsa gengival* (também chamada de "pseudobolsa") é formada por aumento gengival sem destruição dos tecidos periodontais subjacentes. O sulco é aprofundado por causa do aumento de volume da gengiva (Figura 23.2A).
- A *bolsa periodontal* produz destruição dos tecidos periodontais de suporte, levando à mobilidade e perda dos dentes. O restante deste capítulo refere-se a este tipo de bolsa. Com fundamento na localização da base da bolsa em relação ao osso subjacente, as bolsas periodontais podem ser classificadas nos seguintes tipos:
  - *Supraóssea* (*supracrestal* ou *supra-alveolar*): ocorre quando a parte inferior da bolsa é coronal ao osso alveolar subjacente (Figura 23.2B).
  - *Intraóssea* (*infraóssea*, *subcrestal* ou *intra-alveolar*): ocorre quando a parte inferior da bolsa é apical ao nível do osso alveolar adjacente. Com este segundo tipo, a parede lateral da bolsa encontra-se entre a superfície do dente e o osso alveolar (Figura 23.2C).

As bolsas podem envolver uma ou mais superfícies dentais e ser de várias profundidades e tipos nas diferentes superfícies do mesmo dente e em superfícies próximas do mesmo espaço interdental.[30,38] As bolsas também podem ser espirais (isto é, originando-se em uma superfície dental, fazendo a volta ao redor do dente e envolvendo uma ou mais superfícies adicionais) (Figura 23.3). Estes tipos de bolsas são mais comuns em áreas de furca.

Características Clínicas

Os sinais clínicos que sugerem a presença de bolsas periodontais incluem gengiva marginal espessa de cor vermelho-azulada; zona vertical vermelho-azulada a partir da margem gengival até a mucosa alveolar; sangramento gengival e supuração; mobilidade dental; formação de diastema e sintomas como dor localizada ou dor "profunda no osso". O único método confiável para localizar bolsas periodontais e determinar sua extensão é sondar cuidadosamente a margem gengival ao longo de toda a superfície dental (Figura 23.4 e Tabela 23.1). Entretanto, com base apenas na profundidade, é difícil diferenciar entre um sulco profundo normal e uma bolsa periodontal rasa. Nesses casos limítrofes, as alterações patológicas na gengiva distinguem as duas condições.

Consulte no Capítulo 32 uma discussão mais detalhada sobre os aspectos clínicos de bolsas periodontais.

IMPORTANTE

Sulco Versus Bolsa Periodontal
O sulco gengival é o espaço entre a cervical do dente e o tecido gengival circunferencial. O sulco, quando é aprofundado (como na doença periodontal) em função da migração apical do epitélio juncional, acompanhado por perda de inserção, é chamado de *bolsa periodontal*.

Patogênese

A lesão inicial no desenvolvimento de periodontite é a inflamação da gengiva em resposta a um desafio bacteriano. As alterações envolvidas na transição do sulco gengival normal para a bolsa periodontal patológica estão associadas a diferentes proporções de células bacterianas na placa dentária. A gengiva saudável apresenta poucos microrganismos, principalmente cocos e bastonetes estritos. A gengiva doente exibe aumento do número de espiroquetas e bastonetes móveis.[40,41,43] No entanto, a microbiota de locais doentes não pode ser usada como um preditor de perda de inserção ou de perda óssea futura porque a sua presença isolada não é suficiente para o início ou a progressão da doença.[35]

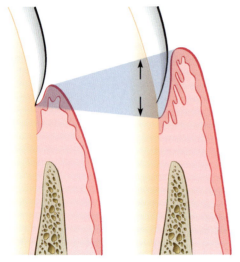

Figura 23.1 Ilustração de formação de bolsa que indica a expansão em duas direções *(setas)* a partir do sulco gengival normal *(esquerda)* até a bolsa periodontal *(direita)*.

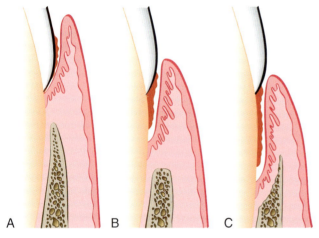

Figura 23.2 Diferentes tipos de bolsas periodontais. (A) Bolsa gengival. Não há destruição dos tecidos periodontais de suporte. (B) Bolsa supraóssea. A base da bolsa é coronal ao nível do osso subjacente. A perda óssea é horizontal. (C) Bolsa intraóssea. A base da bolsa é apical ao nível do osso adjacente. A perda óssea é vertical.

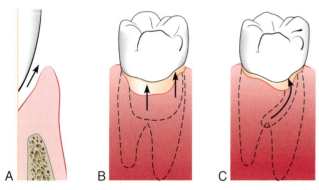

Figura 23.3 Classificação de bolsas de acordo com as superfícies dentais envolvidas. (A) Bolsa simples. (B) Bolsa composta. (C) Bolsa complexa.

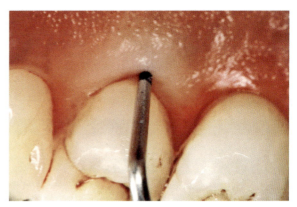

Figura 23.4 Sondagem de uma bolsa periodontal profunda. Toda a extensão da sonda periodontal foi inserida até a base da bolsa na superfície palatina do primeiro pré-molar.

Tabela 23.1 Correlação de Características Clínicas e Histopatológicas da Bolsa Periodontal.

Características Clínicas	Características Histopatológicas
A parede gengival da bolsa apresenta vários graus de alteração de cor vermelho azulado; flacidez; uma superfície lisa brilhante; e formação de depressões com pressão.	A alteração de cor é causada pela estagnação circulatória; a flacidez, pela destruição das fibras gengivais e tecidos circundantes; a superfície lisa brilhante, pela atrofia do epitélio e edema; e a formação de depressão sob pressão, por edema e degeneração.
Menos frequentemente, a parede gengival pode estar rosa e firme.	Nesses casos, as alterações fibróticas predominam em relação à exsudação e degeneração particularmente em relação à superfície externa da parede da bolsa. Todavia, apesar da aparência externa de saúde, a parede interna da bolsa apresenta invariavelmente alguma degeneração e com frequência está ulcerada (Figura 23.15).
O sangramento é provocado pela sondagem suave na parede de tecido mole da bolsa.	A facilidade de sangramento resulta da vascularidade aumentada, do afinamento e da degeneração do epitélio e da proximidade de vasos ingurgitados com a superfície externa.
Quando explorada com uma sonda, o aspecto interno da bolsa geralmente é doloroso.	A dor com a estimulação táctil é causada pela ulceração do aspecto interno da parede da bolsa.
Em muitos casos, o exsudato pode ser eliminado com a aplicação de pressão digital.	O exsudato é encontrado nas bolsas com inflamação supurativa da parede interna.

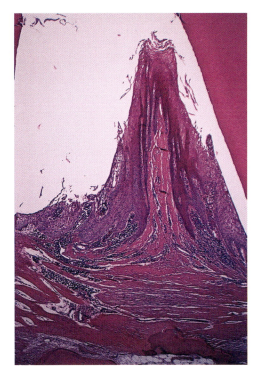

Figura 23.5 Papilas interdentais com bolsas supraósseas nas superfícies dentais proximais. Observe o tecido conjuntivo densamente inflamado, com o infiltrado estendendo-se entre as fibras de colágeno e o epitélio da bolsa em proliferação e ulcerado.

A formação da bolsa inicia-se como uma alteração inflamatória na parede do tecido conjuntivo do sulco gengival. O exsudato inflamatório celular e o fluido causam degeneração do tecido conjuntivo circundante, incluindo as fibras gengivais. Apicalmente ao epitélio juncional, as fibras colágenas são destruídas,[20,61] e a área é ocupada por células inflamatórias e edema (Figura 23.5).

Conceitos anteriores consideravam que, após o ataque bacteriano inicial, a destruição do tecido periodontal continuava a ser ligada à ação bacteriana. Recentemente, estabeleceu-se que a resposta imunoinflamatória do hospedeiro ao ataque bacteriano inicial e persistente desencadeia mecanismos que conduzem à destruição do colágeno e do osso. Esses mecanismos estão relacionados com várias citocinas, algumas das quais são produzidas normalmente pelas células no tecido não inflamado, e outras, por células que estão envolvidas no processo inflamatório, como os leucócitos polimorfonucleares (PMNs), monócitos e outras células; levando, assim, à destruição do colágeno e do osso. Este capítulo descreve os aspectos histológicos da inflamação gengival e da destruição dos tecidos.

IMPORTANTE

As citocinas são proteínas secretadas por células que interagem com outras células e, por fim, conduzem a uma resposta celular específica. As citocinas podem ser pró ou anti-inflamatórias por natureza. As citocinas pró-inflamatórias, como a interleucina-1 (IL-1) e o fator de necrose tumoral-alfa (TNF-α), estão altamente envolvidas na patogênese da progressão da doença periodontal. As citocinas anti-inflamatórias, como a IL-4 e IL-10, contrariam os efeitos das citocinas pró-inflamatórias.

Os dois mecanismos associados à perda de colágeno são os seguintes: (1) as colagenases e outras enzimas secretadas por várias células no tecido saudável e inflamado, como fibroblastos,[74] PMNs[73] e macrófagos[53] tornam-se extracelulares e destroem o colágeno (as enzimas que degradam o colágeno e outras macromoléculas da matriz em pequenos peptídeos são chamadas de *metaloproteinases da matriz*[75]); e (2) os fibroblastos fagocitam as fibras de colágeno, prolongando o processo citoplasmático para a interface ligamento-cemento e degradando as fibrilas de colágeno inseridas e as fibrilas da matriz do cemento.[20,21]

Como consequência da perda de colágeno, as células apicais do epitélio juncional se proliferam ao longo da raiz e estendem projeções digitiformes que têm a espessura de duas ou três células (Figura 23.6).

IMPORTANTE

Metaloproteinases da Matriz e Inibidores Teciduais das Metaloproteinases

Metaloproteinases da matriz (MMPs) são um grupo de proteases que desempenham um papel importante em diversos processos biológicos. Como qualquer protease, estão envolvidas na degradação de proteínas. Mais especificamente, são peças importantes na degradação da matriz extracelular (MEC) e são inibidas por inibidores teciduais das metaloproteinases (TIMPs). O equilíbrio entre as MMPs e os TIMPs é fundamental para a manutenção da MEC na remodelação dos tecidos, incluindo o periodonto.

Como resultado da inflamação, os PMNs invadem a extremidade coronal do epitélio juncional em números cada vez maiores (Figura 23.7). Os PMNs não estão unidos uns aos outros ou às células epiteliais por desmossomos. Quando o volume relativo de PMNs alcança aproximadamente 60% ou mais do epitélio juncional, o tecido perde coesividade e se destaca da superfície do dente. Dessa forma, a porção coronal do epitélio juncional separa-se da raiz na medida em que a porção apical migra, resultando, assim, no seu deslocamento apical; o epitélio sulcular bucal ocupa gradualmente uma parcela crescente do revestimento do sulco (então, uma bolsa).[62]

A extensão do epitélio juncional ao longo da raiz requer a presença de células epiteliais saudáveis. A marcante degeneração ou necrose do epitélio juncional retarda em vez de acelerar a formação da bolsa. (Isso ocorre na gengivite ulcerativa necrosante, o que resulta em uma úlcera em vez de formação de bolsa.)

As alterações degenerativas observadas no epitélio juncional na base de bolsas periodontais geralmente são menos graves que aquelas no epitélio da parede da bolsa lateral (Figura 23.7). Como a migração do epitélio juncional requer células viáveis saudáveis, é sensato assumir que as alterações degenerativas observadas nesta área ocorrem após o epitélio juncional alcançar a sua posição no cemento.

O nível de infiltração de leucócitos do epitélio juncional é independente do volume de tecido conjuntivo inflamado; assim, este processo pode ocorrer na gengiva com apenas leves sinais de inflamação clínica.[61]

Com a persistência da inflamação, a gengiva aumenta em volume e a margem gengival se estende em direção à coroa. As células apicais do epitélio juncional continuam a migrar ao longo da raiz, e as suas células coronais continuam a separar-se dele. O epitélio da parede lateral da bolsa se prolifera para formar extensões bulbosas, semelhantes a um cordão, para dentro do tecido conjuntivo inflamado. Os leucócitos e o edema a partir do tecido conjuntivo inflamado infiltram o epitélio que reveste a bolsa, resultando em vários graus de degeneração e necrose.

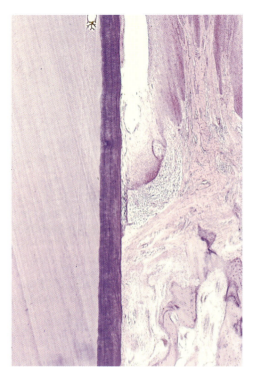

Figura 23.6 Vista de baixa resolução da base da bolsa periodontal e da área apical. Observe o infiltrado inflamatório denso na área de fibras colágenas destruídas e a fina extensão do epitélio semelhante a um dedo recobrindo o cemento, que foi desnudado de fibras.

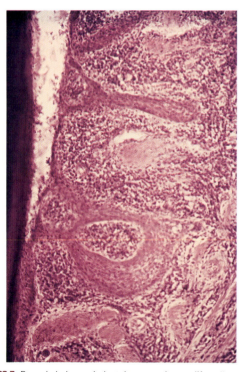

Figura 23.7 Base da bolsa periodontal mostrando a proliferação extensa do epitélio lateral próximo a áreas atróficas, infiltrado inflamatório denso, remanescente das fibras colágenas destruídas, e o epitélio juncional, que aparentemente está em um estado menos alterado do que o epitélio lateral da bolsa.

A transformação de um sulco gengival em uma bolsa periodontal cria uma área em que se torna impossível a remoção da placa, e um mecanismo de *feedback* é estabelecido. O fundamento lógico para a redução da bolsa baseia-se na necessidade de se eliminarem as áreas de acumulação de placa.

Histopatologia

As alterações que ocorrem durante as fases iniciais de inflamação gengival são apresentadas no Capítulo 17. Após a bolsa ser formada, várias características microscópicas que ainda serão discutidas ainda nesta seção se fazem presentes.

Parede de Tecido Mole

O tecido conjuntivo é edematoso e densamente infiltrado com plasmócitos (aproximadamente 80%), linfócitos e PMNs dispersos.[82] Os vasos sanguíneos estão aumentados em número, dilatados e ingurgitados na camada de tecido conjuntivo subepitelial.[10] O tecido conjuntivo exibe diferentes graus de degeneração, e focos necróticos únicos ou múltiplos estão ocasionalmente presentes.[52] Além das alterações exsudativas e degenerativas, o tecido conjuntivo mostra a proliferação das células endoteliais, com capilares recém-formados, fibroblastos e fibras de colágeno (Figura 23.5).

O epitélio juncional na base da bolsa em geral é muito mais curto que o de um sulco normal. Embora variações marcantes sejam encontradas no que diz respeito ao comprimento, à largura e à condição das células epiteliais,[62] o comprimento coronoapical do epitélio juncional é reduzido apenas para 50 a 100 μm.[14] As células podem estar bem formadas e em bom estado ou apresentar pouca ou acentuada degeneração Figuras 23.6 e 23.7).

As alterações degenerativas mais graves na bolsa periodontal ocorrem ao longo da parede lateral (Figura 23.8). O epitélio da parede lateral da bolsa apresenta alterações proliferativas e degenerativas notáveis. Brotos epiteliais ou cordões entrelaçados de células epiteliais projetam-se da parede lateral para dentro do tecido conjuntivo adjacente inflamado e podem estender-se ainda mais apicalmente que o epitélio juncional Figuras 23.7 e 23.9A). Essas projeções epiteliais, bem como o restante do epitélio lateral, estão densamente infiltradas por leucócitos e edema do tecido conjuntivo inflamado. As células sofrem uma degeneração vacuolar e se rompem para formar vesículas. A degeneração progressiva e a necrose do epitélio levam à ulceração da parede lateral, à exposição do tecido conjuntivo subjacente inflamado e à supuração. Em alguns casos, a inflamação aguda é sobreposta às alterações crônicas subjacentes.

Um estudo comparativo das alterações gengivais nas periodontites agressiva e crônica revelou alterações degenerativas mais pronunciadas no epitélio dos casos agressivos, com espaços intercelulares mais abertos, incluindo microfendas e áreas necróticas.[35] A gravidade das alterações degenerativas não está necessariamente relacionada com a profundidade da bolsa. A ulceração da parede lateral pode ocorrer em bolsas pouco profundas, sendo ocasionalmente observadas em bolsas profundas nas quais o epitélio lateral encontra-se relativamente intacto ou mostra apenas ligeira degeneração. O epitélio na crista gengival de uma bolsa periodontal geralmente está intacto e espessado, com cristas interpapilares proeminentes.

Para um estudo detalhado de microscopia eletrônica do epitélio da bolsa em bolsas induzidas experimentalmente em cães, consulte o artigo de Müller-Glauser e Schröder.[49]

IMPORTANTE

Características do Epitélio Juncional
- Age como uma barreira física contra as bactérias da placa.
- É não queratinizado escamoso estratificado por natureza, e desenvolve-se pela união do epitélio oral e do epitélio reduzido do esmalte durante a erupção do dente.
- É inserido ao dente pela lâmina basal interna e ao tecido conjuntivo pela lâmina basal externa.
- Exibe permeabilidade mais alta às células, fluido gengival e moléculas de defesa do hospedeiro.
- Apresenta taxa mais alta de proliferação e *turnover* celular.

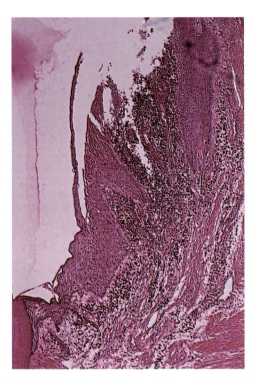

Figura 23.8 Vista da parede da bolsa lateral ulcerada de uma bolsa periodontal. Observe a extensão das células epiteliais e o acúmulo denso dos leucócitos dentro do epitélio e no tecido conjuntivo.

Invasão Bacteriana

A invasão bacteriana das superfícies apicais e laterais da parede da bolsa foi descrita na periodontite crônica humana. Filamentos, bastonetes e organismos cocoides com paredes celulares Gram-negativas predominantes foram encontrados em espaços intercelulares do epitélio.[25,26] Hillmann et al.[35] relataram a presença de *Porphyromonas gingivalis* e *Prevotella intermedia* na gengiva de casos de periodontite agressiva. *Aggregatibacter actinomycetemcomitans* também foi encontrado nos tecidos.[16,47,59]

As bactérias podem invadir o espaço intercelular sob as células epiteliais em esfoliação, mas também são encontradas entre as células epiteliais mais profundas, bem como acumuladas na lâmina basal. Algumas bactérias atravessam a lâmina basal e invadem o tecido conjuntivo subepitelial[60] (Figuras 23.10 e 23.11).

A presença de bactérias nos tecidos gengivais foi interpretada por diferentes investigadores como invasão bacteriana ou "translocação passiva" de bactérias da placa.[42] Este ponto importante tem implicações clinicopatológicas significativas e ainda não foi esclarecido.[17,39,43]

Mecanismos de Destruição Tecidual

A resposta inflamatória disparada pela placa bacteriana desencadeia uma complexa cascata de eventos destinados a destruir e remover as bactérias, as células necróticas e os agentes deletérios. No entanto, este processo não é específico; em uma tentativa de restaurar a saúde, as células do hospedeiro (p. ex., neutrófilos, macrófagos, fibroblastos e células epiteliais) produzem proteinases, citocinas e prostaglandinas que podem danificar ou destruir os tecidos.

O Capítulo 9 descreve em detalhes esses aspectos da inflamação e os mecanismos de destruição tecidual em nível molecular.

Microtopografia da Parede Gengival

A microscopia eletrônica de varredura permitiu a descrição de várias áreas na parede de tecido mole (gengival) da bolsa periodontal na qual diferentes tipos de atividade ocorrem.[56] Essas zonas são de forma irregular, oval ou alongada, adjacentes umas às outras e medem cerca de 50 a 200 μm. Esses resultados sugerem que a parede da bolsa está em constante mudança como efeito da interação entre o hospedeiro e a bactéria. As seguintes áreas têm sido observadas:

1. *Áreas de quiescência relativa*, mostrando uma superfície relativamente plana com depressões e elevações menores e descamação ocasional de células (Figura 23.12A).

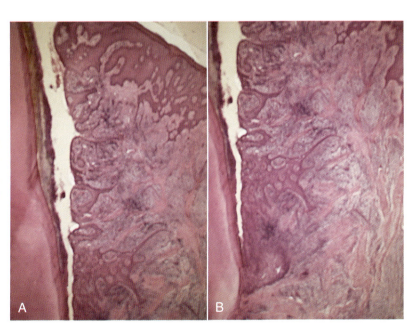

Figura 23.9 (A) Parede lateral de uma bolsa periodontal mostrando alterações proliferativas e atróficas epiteliais, assim como um infiltrado inflamatório acentuado e a destruição das fibras de colágeno. (B) Vista ligeiramente apical do mesmo paciente mostrando o epitélio juncional encurtado.

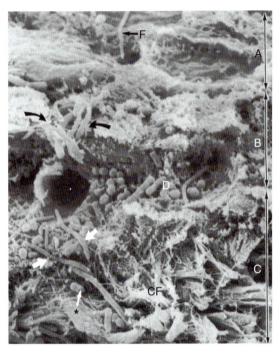

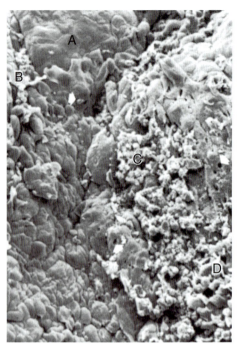

Figura 23.10 Micrografia de varredura eletrônica de uma secção da parede da bolsa na periodontite avançada em uma amostra humana evidenciando a penetração bacteriana no epitélio e no tecido conjuntivo. Vista do microscópio de varredura eletrônica da superfície da parede da bolsa (A), epitélio seccionado (B) e tecido conjuntivo seccionado (C). As setas curvadas apontam para áreas de penetração bacteriana no epitélio. As setas brancas grossas apontam para a penetração bacteriana no tecido conjuntivo por uma quebra de continuidade da lâmina basal. *CF*, Fibras do tecido conjuntivo; *D*, acúmulo de bactérias (bastonetes, cocos e filamentosos) na lâmina basal; *F*, organismo filamentoso na superfície do epitélio. O asterisco aponta os cocobacilos no tecido conjuntivo.

Figura 23.12 Micrografia frontal eletrônica de varredura da parede da bolsa periodontal. Áreas diferentes podem ser vistas na superfície da parede da bolsa. (A) Área de quiescência; (B) acúmulo bacteriano; (C) interação bactérias e leucócitos; e (D) descamação celular intensa. As setas apontam para os leucócitos emergentes e os orifícios deixados pelos leucócitos na parede da bolsa (aumento de 800×).

2. *Áreas de acúmulo de bactérias*, que aparecem como depressões na superfície epitelial, com detritos abundantes e aglomerados de bactérias que penetram nos espaços intercelulares aumentados. Essas bactérias são, principalmente, cocos, bastonetes e filamentos, com algumas espiroquetas (Figura 23.12B).
3. *Áreas de emergência de leucócitos*, em que os leucócitos aparecem na parede da bolsa por meio de orifícios localizados nos espaços intercelulares (Figura 23.13).
4. *Áreas de interação entre leucócitos e bactérias*, em que inúmeros leucócitos estão presentes e cobertos com bactérias em um processo aparente de fagocitose. A placa bacteriana associada ao epitélio é observada como matriz organizada coberta por um material semelhante à fibrina em contato com a superfície de células ou como bactérias que penetram nos espaços intercelulares (Figura 23.12C).
5. *Áreas de descamação epitelial intensa*, que consistem em escamas epiteliais semiaderidas e dobradas, que estão, algumas vezes, parcialmente cobertas por bactérias (Figura 23.12D).
6. *Áreas de ulceração*, com tecido conjuntivo exposto (Figura 23.14).
7. *Áreas de hemorragia*, com inúmeros eritrócitos.

A transição de uma área para outra poderia resultar do acúmulo de bactérias em áreas previamente quiescentes, do gatilho de emergência de leucócitos e da interação entre leucócitos e bactérias. Isso conduziria a uma intensa descamação epitelial e, finalmente, a ulceração e hemorragia.

Bolsas Periodontais como Cicatrização das Lesões

Bolsas periodontais são lesões inflamatórias crônicas, portanto, são constantemente reparadas. A cura completa não ocorre em razão da persistência do ataque de bactérias, que continua a estimular uma resposta inflamatória, causando a degeneração dos novos elementos teciduais formados durante o esforço contínuo para a reparação.

A condição da parede de tecido mole da bolsa periodontal resulta da interação das alterações teciduais destrutivas e construtivas. Seu

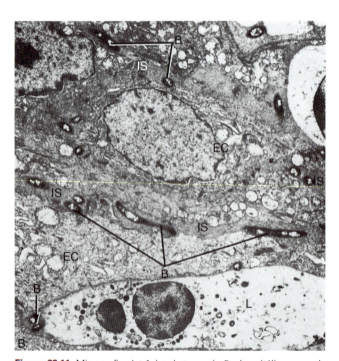

Figura 23.11 Micrografia eletrônica de transmissão do epitélio na parede da bolsa periodontal mostrando bactérias nos espaços intercelulares. *B*, bactérias; *EC*, células epiteliais; *IS*, espaço intercelular; *L*, leucócitos prestes a engolfar bactérias (aumento de 8.000×).

equilíbrio determina as características clínicas como a cor, a consistência e a textura da superfície da parede da bolsa. Se o fluido inflamatório e o exsudato celular predominarem, a parede da bolsa é vermelho-azulada, macia, esponjosa e friável, com uma superfície lisa e brilhante; no nível clínico, esta é chamada de *parede de bolsa edematosa*. Se houver uma predominância relativa de células e fibras recém-formadas do tecido conjuntivo, a parede da bolsa será mais firme e rosa e clinicamente denominada *parede de bolsa fibrótica* (Tabela 23.1).

As bolsas edematosas e fibróticas representam extremos opostos de um mesmo processo patológico, em vez de diferentes entidades da doença. São suscetíveis à modificação constante, dependendo da predominância relativa de alterações construtivas e exsudativas.

As paredes de bolsas fibróticas podem causar confusão porque não refletem necessariamente o que está ocorrendo em toda a parede da bolsa. As alterações degenerativas mais graves nos tecidos periodontais ocorrem adjacentes à superfície do dente e à placa subgengival. Em alguns casos, a inflamação e a ulceração no interior da bolsa são cercadas com paredes de tecido fibroso no aspecto exterior (Figura 23.15). Externamente, a bolsa parece rosa e fibrótica, apesar das alterações inflamatórias que ocorrem internamente.

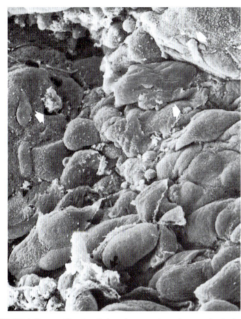

Figura 23.13 Micrografia eletrônica de varredura da parede da bolsa periodontal, vista frontal, em um paciente com periodontite avançada. Observe as células epiteliais descamando e os leucócitos *(setas brancas)* emergindo no espaço da bolsa. Bactérias espalhadas também podem ser vistas *(seta preta)* (aumento de 1.500×).

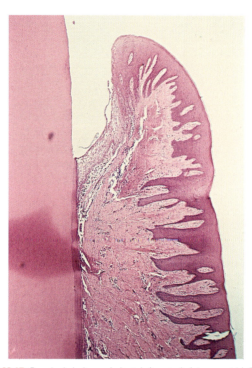

Figura 23.15 Parede da bolsa periodontal. A metade interna está inflamada e ulcerada; a metade externa está densamente colagenosa.

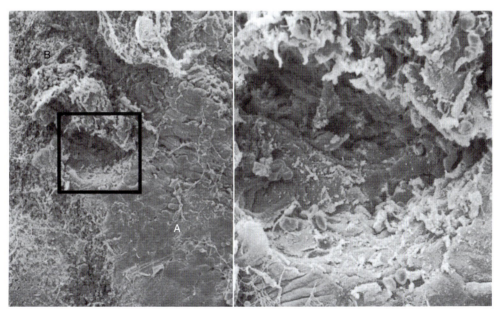

Figura 23.14 Área de ulceração na parede lateral de uma bolsa periodontal profunda em uma amostra humana aumento de 800×) *(à esquerda)*. (A) Superfície do epitélio da bolsa em um estado quiescente; (B) área de hemorragia. Microscopia eletrônica de varredura (aumento de 3.000×) do quadrado à esquerda *(à direita)*. Fibras de tecido conjuntivo e células podem ser observadas na parte inferior da úlcera.

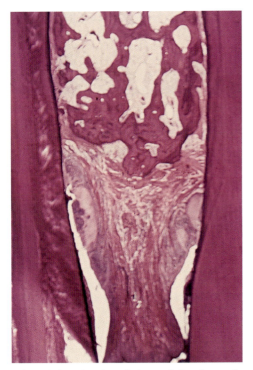

Figura 23.16 Papila interdental com bolsas periodontais supraósseas ulceradas em seus aspectos mesial e distal. O cálculo está presente nas superfícies dentais proximais e dentro da gengiva.

Conteúdo da Bolsa

As bolsas periodontais contêm resíduos que consistem principalmente em microrganismos e seus produtos (enzimas, endotoxinas e outros produtos metabólicos), fluido gengival, resíduos de alimentos, mucina salivar, células epiteliais descamadas e leucócitos. O cálculo coberto de placa normalmente projeta-se da superfície do dente (Figura 23.16). O exsudato purulento, se existir no paciente, consiste em leucócitos vivos, em degeneração e necróticos; bactérias vivas e mortas; soro; e uma pequena quantidade de fibrina.[46] O conteúdo das bolsas periodontais, quando filtrado e livre de microrganismos e detritos, demonstrou ser tóxico quando injetado subcutaneamente em animais experimentais.[31]

O exsudato purulento é uma característica comum da doença periodontal, mas é apenas um sinal secundário. A presença ou a facilidade com a qual este pode ser eliminado da bolsa reflete simplesmente a natureza das mudanças inflamatórias na parede da bolsa. Não é indicação da profundidade da bolsa ou da gravidade da destruição dos tecidos de suporte. A formação extensa de exsudato purulento pode ocorrer em bolsas pouco profundas, já as bolsas profundas podem mostrar pouco ou nenhum exsudato. O acúmulo localizado deste constitui um abscesso, que é discutido mais adiante neste capítulo.

> **IMPORTANTE**
>
> **Fluido Gengival**
> O fluido gengival (FG) é um ultrafiltrado de sangue, presente no espaço do sulco gengival, que contém diversos componentes moleculares como produtos de degradação bacteriana, produtos de degradação tecidual do hospedeiro e mediadores inflamatórios. Em função da localização e facilidade da coleta, inúmeros estudos clínicos humanos têm explorado e estão atualmente explorando e validando biomarcadores de exploração e validação da doença periodontal no FG. O equivalente do FG no implante é comumente conhecido como fluido sulcular peri-implantar (FSPI).

Paredes da Superfície Radicular

A parede da superfície radicular de bolsas periodontais sofre, com frequência, importantes alterações que podem perpetuar a infecção periodontal, causar dor e complicar o tratamento.[11]

> À medida que a bolsa se aprofunda, as fibras de colágeno incorporadas ao cemento são destruídas e este fica exposto ao meio oral. Restos colagenosos de fibras de Sharpey no cemento sofrem degeneração, criando um ambiente favorável para a penetração de bactérias. Bactérias viáveis foram encontradas nas raízes de 87% dos dentes sem cárie e com doença periodontal.[2] A penetração bacteriana no cemento pode ser encontrada tão profundamente quanto na junção cementodentinária[1,19] e também pode ocorrer nos túbulos dentinários.[29,31] A penetração e o crescimento das bactérias conduzem à fragmentação e à degradação da superfície do cemento e resultam em áreas de cemento necrótico separadas do dente por massas de bactérias.

Grânulos patológicos[9] foram observados com microscopia óptica e eletrônica[6,7] e podem representar áreas de degeneração do colágeno ou áreas em que as fibrilas de colágeno não foram totalmente mineralizadas inicialmente.

Além disso, produtos bacterianos (p. ex., endotoxinas)[4,5] também foram detectados na parede de cemento de bolsas periodontais. Quando os fragmentos radiculares de dentes com doença periodontal são colocados em cultura de tecidos, induzem alterações morfológicas irreversíveis nas células da cultura. Tais mudanças não são produzidas pelas raízes normais.[33] Os fragmentos de raízes doentes também impedem a inserção *in vitro* de fibroblastos gengivais humanos, ao passo que superfícies radiculares normais permitem que as células se fixem livremente.[3] Quando colocados na mucosa oral do paciente, os fragmentos de raízes doentes induzem uma resposta inflamatória, mesmo que tenham sido autoclavados.[44]

> **IMPORTANTE**
>
> **Endotoxina Bacteriana**
> As endotoxinas são lipopolissacarídeos (LPSs) por natureza e são associadas às paredes celulares das bactérias Gram-negativas. O LPS é altamente imunogênico, o qual o sistema imunológico inato reconhece por meio dos receptores tipo Toll (TLRs), levando a uma resposta imune. O LPS de *Porphyromonas gingivalis*, um patógeno-chave na doença periodontal, desempenha uma função importante tanto para desencadear quanto para sustentar a inflamação no periodonto.

Essas alterações manifestam-se clinicamente como amolecimento da superfície do cemento; isto geralmente é assintomático, mas pode ser doloroso quando uma sonda ou um explorador penetra na área. Também constituem um possível reservatório para reinfecção da área após o tratamento. Durante esse período, essas áreas necróticas são removidas por alisamento radicular até que uma superfície dura e lisa seja obtida. O cemento é muito fino nas áreas cervicais, e a raspagem e o alisamento radicular muitas vezes o removem totalmente, expondo a dentina subjacente. A sensibilidade ao frio pode persistir até que a dentina secundária seja formada pelo tecido pulpar.

Descalcificação e Remineralização do Cemento

Áreas de *mineralização aumentadas*[65] provavelmente são resultado de uma troca de minerais e componentes orgânicos na interface entre saliva e cemento após a exposição à cavidade oral. O conteúdo mineral do cemento exposto aumenta.[64] Os minerais aumentados em superfícies radiculares doentes incluem cálcio,[67] magnésio,[50,67] fósforo[50] e fluoreto;[50] entretanto, a microdureza permanece inalterada.[55,81] O desenvolvimento de uma camada superficial altamente mineralizada pode aumentar a resistência do dente à cárie.[3]

As zonas hipermineralizadas são detectáveis por microscopia eletrônica e estão associadas ao aumento da perfeição da estrutura cristalina e a alterações orgânicas sugestivas de uma cutícula subsuperficial.[64,65] Essas zonas também foram observadas em estudos microrradiográficos[66] como uma camada de 10 a 20 mm de espessura, com áreas espessas de 50 mm. Não foi encontrada diminuição da mineralização em áreas mais profundas, indicando que o aumento desta não vem de áreas adjacentes. Uma perda ou redução dos feixes oblíquos de colágeno próximos à superfície do cemento[27,28] e uma condensação subsuperficial de material orgânico de origem exógena[64] também foram relatadas.

Áreas de desmineralização são com frequência relacionadas com cárie radicular. A exposição a fluidos orais e à placa bacteriana resulta em proteólise dos remanescentes embutidos nas fibras de Sharpey; o cemento pode estar amolecido e sofrer fragmentação e cavitação.[34] Ao contrário da cárie em esmalte, as cáries radiculares tendem a progredir em torno de um dente em vez de para o seu interior.[48] As lesões de cárie radicular ativas aparecem como áreas amareladas ou castanho-claras bem definidas; são cobertas por placas e têm consistência amolecida à sondagem. As lesões inativas são bem definidas, mais escuras, com uma superfície lisa e uma consistência mais dura à sondagem.[24]

O microrganismo dominante nas cáries radiculares é *Actinomyces viscosus*,[72] embora seu papel específico no desenvolvimento da lesão não tenha sido estabelecido.[24] Descobriu-se que outras bactérias, como *Actinomyces naeslundii*, *Streptococcus mutans*, *Streptococcus salivarius*, *Streptococcus sanguinis* e *Bacillus cereus*, produzem cárie radicular em modelos animais. Quirynen et al.[54] relataram que, quando os níveis da placa e as profundidades de bolsa diminuem após a terapia periodontal (tanto não cirúrgica quanto cirúrgica), uma mudança ocorre nas bactérias orais, levando à redução dos patógenos periodontais, ao aumento na quantidade de *S. mutans* e ao desenvolvimento de cárie radicular.

Um estudo da taxa de prevalência de cárie radicular entre indivíduos de 20 a 64 anos revelou que 42% tinham uma ou mais lesões de cárie radicular e que estas tendiam a aumentar com a idade.[37]

O dente pode não ser dolorido, mas a exploração da superfície da raiz revela a presença de um defeito, e a penetração da área envolvida com uma sonda provoca dor. A cárie da raiz pode levar a pulpite, sensibilidade a doces e alterações térmicas ou dor intensa. A exposição patológica da polpa ocorre em casos graves. As cáries de raiz podem ser a causa da dor de dentes em pacientes com doença periodontal e nenhuma evidência de cárie coronária.

A cárie do cemento requer atenção especial quando a bolsa é tratada. O cemento necrótico deve ser removido por raspagem e alisamento radicular até que a superfície firme do dente seja atingida, mesmo se isso implicar extensão na dentina.

As áreas de reabsorção celular do cemento e da dentina são comuns em raízes que não são expostas à doença periodontal.[68] Essas zonas não são de nenhum significado particular porque não apresentam sintomas e, enquanto a raiz estiver coberta pelo ligamento periodontal, são suscetíveis a sofrer reparação. No entanto, se a raiz for exposta à formação progressiva de bolsa antes que ocorra a reparação, essas zonas aparecerão como cavidades isoladas que penetram na dentina. Essas áreas podem ser diferenciadas da cárie do cemento por seu contorno claro e superfície dura. Podem ser fontes de dor considerável que requer a realização de uma restauração.

Morfologia da Superfície da Parede Dental[78]

As seguintes áreas podem ser encontradas na parte inferior de uma bolsa periodontal (Figura 23.17):
1. *Cemento coberto por cálculo*, no qual todas as alterações descritas nos parágrafos anteriores podem ser encontradas.

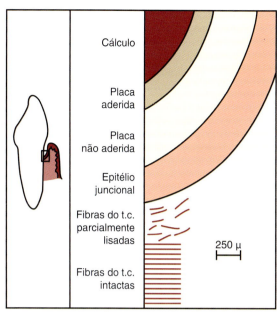

Figura 23.17 Diagrama da área da parte inferior de uma bolsa. *t.c.*, Tecido conjuntivo.

2. *Placa aderida*, que compreende o cálculo e se estende para apical a partir dele em grau variável (normalmente 100 a 500 μm).
3. Zona de *placa não aderida*, que circunda a placa inserida e se estende apicalmente até esta.
4. Zona de *inserção do epitélio juncional ao dente*. A extensão desta zona, em que os sulcos normais são de mais que 500 μm, geralmente é reduzida em bolsas periodontais para menos de 100 μm.
5. Zona de *fibras do tecido conjuntivo semidestruídas*, que pode ser apical ao epitélio juncional[60] (consulte a seção Patogênese no início deste capítulo).

As áreas 3, 4 e 5 compõem a "zona sem placa" vista nos dentes extraídos.[8,12,36,58,78] A largura total da zona sem placa varia de acordo com o tipo de dente (isto é, é mais larga nos molares que nos incisivos) e a profundidade da cavidade (isto é, é mais estreita em bolsas mais profundas).[57] É importante lembrar que o termo *zona sem placa* refere-se apenas à placa aderida, porque a não aderida contém uma variedade de morfotipos Gram-positivos e Gram-negativos, incluindo cocos, bastonetes, filamentosos, fusiformes e espiroquetas. A zona mais apical contém bastonetes e cocos predominantemente Gram-negativos.[76]

Atividade da Doença Periodontal

Por muitos anos, acreditou-se que a perda de inserção produzida pela doença periodontal era um fenômeno lento, mas continuamente progressivo. Recentemente, como resultado de estudos da especificidade de bactérias da placa, o conceito de atividade da doença periodontal evoluiu.

De acordo com este conceito, as bolsas periodontais passam por períodos de exacerbação e quiescência como resultado de surtos episódicos de atividade seguidos por períodos de remissão. Os *períodos de quiescência* são caracterizados por uma resposta inflamatória reduzida e pouca ou nenhuma perda de osso e inserção de tecido conjuntivo. Um acúmulo de placa não aderida, com suas bactérias anaeróbias, móveis e Gram-negativas (Capítulo 8), começa um *período de exacerbação* durante o qual o osso e a inserção do tecido conjuntivo são perdidos, e a bolsa se aprofunda. Este período pode durar dias, semanas ou meses e é eventualmente seguido por um momento de remissão ou quiescência durante o qual as bactérias

Gram-positivas se proliferam e uma condição mais estável é estabelecida. Na base de um estudo de absorciometria com iodo radioativo[125]I, McHenry et al.[45] confirmaram que a perda óssea em pacientes com doença periodontal não tratada ocorre de maneira episódica.

Esses momentos de quiescência e exacerbação também são conhecidos como *períodos de inatividade* e *de atividade*. Clinicamente, os períodos ativos apresentam sangramento, seja espontaneamente ou com sondagem, e maior quantidade de exsudato gengival. Histologicamente, o epitélio da bolsa parece fino e ulcerado, e um infiltrado composto predominantemente de células plasmáticas,[19] PMN[53] ou ambos é observado. As amostras bacterianas do lúmen da bolsa que são analisadas com microscopia de campo escuro mostram altas proporções de organismos móveis e espiroquetas.[43]

Especificidade Local

A destruição periodontal não ocorre em todas as partes da boca ao mesmo tempo; em vez disso, esta se dá em alguns dentes de uma só vez ou, até mesmo, em algumas faces de alguns dentes em determinado momento. Isso é chamado de *especificidade local* da doença periodontal. Os locais de destruição periodontal frequentemente são encontrados junto aos locais com pouca ou nenhuma destruição. A gravidade da periodontite, portanto, aumenta com o desenvolvimento de novos locais da doença e com o aumento da degradação dos locais existentes.

Alterações Pulpares Associadas às Bolsas Periodontais

A propagação da infecção a partir de bolsas periodontais pode causar mudanças patológicas na polpa. Tais mudanças podem dar origem a sintomas dolorosos, ou afetar adversamente a resposta da polpa aos procedimentos de restauração. O envolvimento da polpa na doença periodontal ocorre, quer por meio do forame apical quer pelos canais laterais da polpa, após a infecção da bolsa atingi-los. As alterações pulpares atróficas e inflamatórias ocorrem em tais casos (Capítulo 46).

Relação da Perda de Inserção e Perda Óssea com a Profundidade da Bolsa

A gravidade da perda de inserção na formação da bolsa geralmente, mas nem sempre, está correlacionada com a profundidade da bolsa. Isso porque o grau de perda de inserção depende da localização da base da bolsa na superfície radicular, enquanto a profundidade da bolsa é a distância entre a base da bolsa e a crista da margem gengival. As bolsas de mesma profundidade podem estar associadas a vários graus de perda de inserção (Figura 23.18), e as bolsas de diferentes profundidades podem estar associadas à mesma quantidade de perda de inserção (Figura 23.19).

A gravidade da perda óssea em geral está correlacionada com a profundidade da bolsa. A extensa inserção e a perda óssea podem estar associadas a bolsas pouco profundas se a perda de inserção for acompanhada por retração da margem gengival, e pode ocorrer ligeira perda óssea com bolsas profundas.

Área entre a Base da Bolsa e o Osso Alveolar

Normalmente, a distância entre a extremidade apical do epitélio juncional e o osso alveolar é relativamente constante. O espaço entre a extensão apical de cálculo e a crista alveolar em bolsas periodontais humanas é mais invariável, tendo comprimento médio de 1,97 mm (± 33,16%).[71,77]

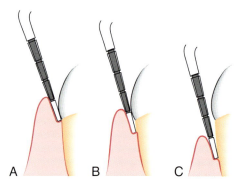

Figura 23.18 Mesma profundidade de bolsa com diferentes quantidades de retração. (A) Bolsa gengival sem retração. (B) Bolsa periodontal de profundidade similar àquela exibida em A, mas com algum grau de retração. (C) Profundidade de bolsa similar àquela exibida em A e B, no entanto com ainda mais retração.

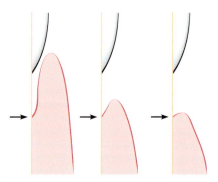

Figura 23.19 Diferentes profundidades de bolsa com a mesma quantidade de perda de inserção. As setas apontam para a parte inferior da bolsa. A distância entre a seta e a junção cemento-esmalte continua sendo a mesma apesar das diferentes profundidades de bolsa.

A distância da placa aderida até o osso nunca é inferior a 0,5 mm e nunca superior a 2,7 mm.[78-80] Estes resultados sugerem que a atividade de reabsorção óssea induzida pelas bactérias é exercida dentro dessas distâncias. Todavia, a descoberta de bactérias isoladas ou de aglomerados de bactérias no tecido conjuntivo[60] e no osso da superfície[26] poderá modificar estas considerações.

Relação entre a Bolsa e o Osso

Em bolsas infraósseas, a base da bolsa é apical à crista do osso alveolar, e a parede da bolsa situa-se entre o dente e o osso. A perda óssea é, na maioria dos casos, vertical. Alternativamente, nas bolsas supraósseas, a base é coronal à crista do osso alveolar, e a parede da bolsa encontra-se no plano coronal ao osso. O tipo de perda óssea é sempre horizontal.

Isto cria diferenças microscópicas de alguma importância terapêutica. Consistem na relação da parede de tecido mole da bolsa com o osso alveolar, no padrão de destruição óssea e na direção das fibras transeptais do ligamento periodontal[15] (Figuras 23.20 a 23.22).

Em bolsas supraósseas, a crista alveolar atinge gradualmente uma posição mais apical em relação ao dente, mas mantém sua morfologia e arquitetura gerais. As fibras interdentais que passam sobre o osso de um dente para o outro mantém a sua direção horizontal habitual. Em bolsas infraósseas, a morfologia da crista alveolar muda completamente, com a formação de um defeito ósseo angular. As fibras interdentais, neste caso, estendem-se sobre o osso em uma direção oblíqua entre os dois dentes do espaço interdental.[15,80] Isso pode afetar

CAPÍTULO 23 Bolsa Periodontal

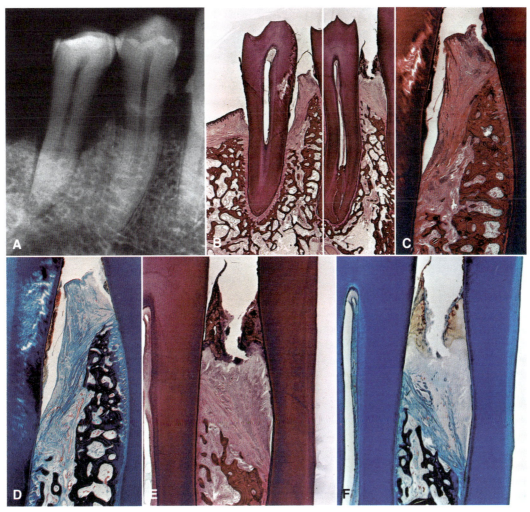

Figura 23.20 Características radiográficas e microscópicas de bolsas intraósseas. (A) Radiografia de uma área de canino e pré-molar inferior mostrando perda óssea angular mesial ao segundo pré-molar. O tipo de perda óssea entre o primeiro pré-molar e o canino não é radiograficamente aparente. (B) Corte histológico mesiodistal dos dentes observado em A mostrando uma bolsa intraóssea mesial ao segundo pré-molar, bem como bolsas supraósseas distais ao segundo pré-molar e mesial e distal ao primeiro pré-molar. A bolsa supraóssea mesial do primeiro pré--molar parece ser coronal a uma perda óssea vertical. (C) Vista de alta resolução da área entre os pré-molares. Observar a perda óssea angular e as fibras transeptais que recobrem o osso. (D) Vista de alta resolução da área entre os pré-molares corada com corante de tecido conjuntivo de Mallory, mostrando claramente a direção das fibras transeptais. (E) Vista de alta resolução da área entre o primeiro pré-molar e o canino. Observe o cálculo abundante, a infiltração leucocitária densa da gengiva e a angulação das fibras transeptais e osso. A bolsa ainda é supraóssea. (F) Coloração de Mallory de uma área similar à mostrada em E. Observe a destruição das fibras gengivais causada por inflamação e as fibras angulares formadas sobre a perda óssea angular e menos afetadas pela inflamação. Fibras transeptais estendem-se desde a superfície distal do pré-molar sobre a crista do osso alveolar até a bolsa intraóssea. Observe a infiltração leucocitária das fibras transeptais. *(De Glickman I, Smulow J: Periodontal disease: clinical, radiographic and histopathologic features, Filadélfia, 1974, Saunders.)*

a função da área e também exigir uma modificação nas técnicas de tratamento (Capítulos 59 e 60).[13,15] A Tabela 23.2 resume as características distintivas de bolsas supraósseas e infraósseas. A classificação das bolsas infraósseas é discutida no Capítulo 24.

CORRELAÇÃO CLÍNICA

Cirurgias de redução da bolsa

As cirurgias de redução da bolsa têm a intenção de reduzir as profundidades de sondagem da bolsa em pacientes com periodontite. Dependendo da apresentação da doença, pode-se assumir uma abordagem ressectiva ou regenerativa. As bolsas supraósseas são tratadas principalmente por procedimentos ressectivos, como gengivectomia ou cirurgia óssea, ao passo que os defeitos infraósseos com múltiplas paredes (que são contidas) são geralmente tratados com o uso das abordagens regenerativas.

Abscesso Periodontal

Um abscesso periodontal é uma inflamação purulenta localizada nos tecidos periodontais (Figura 23.23). É também conhecido como *abscesso lateral* ou *abscesso parietal*. Os abscessos localizados na gengiva, causados por uma lesão na superfície exterior da gengiva e que não envolvem as estruturas de suporte são chamados de *abscessos gengivais*. Os abscessos gengivais podem ocorrer na presença ou ausência de uma bolsa periodontal.

A formação de abscesso periodontal pode ocorrer das seguintes maneiras:

1. Extensão da infecção a partir de uma bolsa periodontal profundamente nos tecidos periodontais de suporte e localização do processo inflamatório supurativo ao longo da face lateral da raiz.
2. Extensão lateral da inflamação a partir da superfície interior de uma bolsa periodontal para o tecido conjuntivo da parede da bolsa.

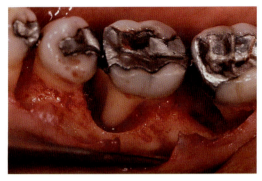

Figura 23.21 Após rebatimento do retalho para o tratamento de bolsas infraósseas, pode ser observada a perda óssea vertical ao redor das raízes mesiais dos primeiros e segundos molares inferiores.

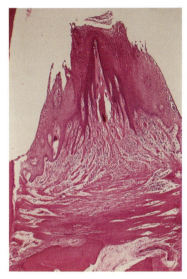

Figura 23.22 Duas bolsas supraósseas em um espaço interdental. Observe o arranjo horizontal normal das fibras transeptais.

Tabela 23.2 Características de Distinção das Bolsas Periodontais Supra e Intraósseas.

Bolsa Supraóssea	Bolsa Intraóssea
1. A base da bolsa é coronal ao nível do osso alveolar.	1. A base da bolsa é apical à crista do osso alveolar de modo que o osso é adjacente à parede de tecido mole (Figura 23.2).
2. O padrão de destruição do osso subjacente é horizontal.	2. O padrão de destruição óssea é vertical (angular) (Figuras 23.20 e 23.21).
3. Interproximalmente, as fibras transeptais que são restauradas durante a doença periodontal progressiva estão arranjadas horizontalmente no espaço entre a base da bolsa e o osso alveolar (Figura 23.22).	3. Interproximalmente, as fibras transeptais são oblíquas em vez de horizontais. Elas se estendem a partir do cemento, debaixo da base da bolsa, ao longo do osso alveolar e sobre a crista até o cemento do dente adjacente (Figura 23.20).
4. Nas superfícies vestibular e lingual, as fibras do ligamento periodontal debaixo da bolsa seguem seu curso normal horizontal oblíquo entre o dente e o osso.	4. Nas superfícies vestibular e lingual, as fibras do ligamento periodontal seguem o padrão angular do osso adjacente. Elas se estendem a partir do cemento, debaixo da base da bolsa, ao longo do osso alveolar e sobre a crista para unir-se ao periósteo externo.

5. Após trauma no dente ou com perfuração da parede lateral da raiz no tratamento endodôntico. Nessas situações, um abscesso periodontal pode ocorrer na ausência de doença periodontal.

Os abscessos periodontais são classificados de acordo com a localização da seguinte forma:

1. *Abscesso nos tecidos periodontais de suporte ao longo da face lateral da raiz*. Nessa condição, há geralmente uma cavidade no osso que se estende lateralmente do abscesso à superfície externa.
2. *Abscesso na parede de tecido mole de uma bolsa periodontal profunda*.

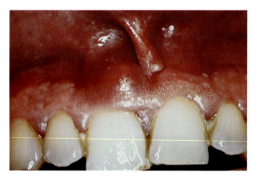

Figura 23.23 Abscesso periodontal em um incisivo central superior direito.

Microscopicamente, um abscesso é um acúmulo localizado de PMNs viáveis e não viáveis dentro da parede da bolsa periodontal. Os PMNs liberam enzimas que digerem as células e outras estruturas teciduais, formando, desse modo, o produto líquido conhecido como *exsudato purulento* que constitui o centro do abscesso. Uma reação inflamatória aguda circunda a área purulenta, e o epitélio exibe edema intra e extracelular e invasão de leucócitos (Figura 23.24).

O abscesso agudo localizado torna-se crônico quando seu conteúdo purulento drena por uma fístula na superfície gengival exterior ou na bolsa periodontal, e a infecção que está causando o abscesso não é resolvida.

A invasão bacteriana dos tecidos foi relatada em abscessos; os organismos invasores foram identificados como cocos Gram-negativos, diplococos, fusiformes e espiroquetas. Fungos invasores também foram encontrados e interpretados como "invasores oportunistas".[22] Os microrganismos que colonizam o abscesso periodontal foram relatados principalmente como bastonetes anaeróbios Gram-negativos.[51]

A formação do abscesso resulta quando a drenagem para o espaço da bolsa é prejudicada.

3. Formação em uma bolsa com um curso tortuoso em torno da raiz. Um abscesso periodontal pode formar-se no fundo de vestíbulo, cuja profundidade final é desligada da superfície.
4. Remoção incompleta do cálculo durante o tratamento de uma bolsa periodontal. A parede gengival encolhe, obstruindo, assim, o orifício da bolsa, e um abscesso periodontal ocorre na porção selada da bolsa.

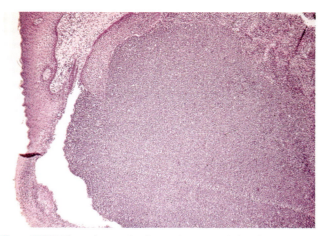

Figura 23.24 Vista microscópica de um abscesso periodontal mostrando o acúmulo denso dos leucócitos polimorfonucleares cobertos pelo epitélio escamoso.

Cisto Periodontal Lateral

O cisto periodontal, que também é chamado de *cisto periodontal lateral*, é uma lesão incomum que produz a destruição localizada dos tecidos periodontais ao longo de uma superfície radicular lateral, na maioria das vezes na área de caninos e pré-molares inferiores.[23,70] Considera-se que seja derivado dos restos de Malassez ou de outros restos odontogênicos proliferantes.[69]

Um cisto periodontal em geral é assintomático, sem alterações grosseiramente detectáveis, mas pode se apresentar como um edema localizado sensível. Radiograficamente, um cisto periodontal interproximal aparece na lateral da raiz como uma área radiolúcida delimitada por uma linha radiopaca. Sua aparência radiográfica não pode ser diferenciada daquela de um abscesso periodontal.

Microscopicamente, o revestimento cístico pode ser: (1) um epitélio frouxamente disposto, fino, não queratinizado, algumas vezes com áreas proliferantes mais espessas; ou (2) um queratocisto odontogênico.[23]

 Acesse Caso Clínico em https://www.grupogen.com.br.

Referências Bibliográficas

 As referências bibliográficas deste capítulo estão disponibilizadas em https://www.grupogen.com.br.

CAPÍTULO 24

Perda Óssea e Padrões de Destruição Óssea

Paulo M. Camargo | Henry H. Takei | Fermin A. Carranza

SUMÁRIO DO CAPÍTULO

Destruição Óssea Causada pela Extensão da Inflamação Gengival, 315
Destruição Óssea Causada por Trauma de Oclusão, 320
Destruição Óssea Causada por Disfunções Sistêmicas, 320
Fatores Determinantes da Morfologia Óssea na Doença Periodontal, 321
Padrões de Destruição Óssea na Doença Periodontal, 322
Conclusão, 327

A periodontite é uma condição inflamatória dos dentes e de suas estruturas de apoio. O processo inflamatório, que ocorre como resposta ao insulto do biofilme bacteriano, tem efeitos prejudiciais na unidade periodontal, o que resulta na destruição das fibras do ligamento periodontal e em perda óssea.

A altura e a densidade do osso alveolar são normalmente mantidas por um equilíbrio regulado por influências locais e sistêmicas entre a formação e a reabsorção ósseas.[12,14] Quando a reabsorção excede a formação, tanto a altura óssea como a densidade óssea podem ser reduzidas (Vídeo 24.1).

A perda óssea é a consequência final e definitiva do processo inflamatório observado na periodontite. O nível existente do osso é, portanto, a consequência de episódios patológicos anteriores, ao passo que as mudanças presentes no tecido mole da parede da bolsa periodontal refletem a presença da condição inflamatória. Desse modo, o grau de perda óssea não está necessariamente correlacionado à profundidade das bolsas periodontais, a gravidade de ulceração da parede da bolsa ou a presença ou ausência de supuração. Como exemplo, um periodonto reduzido pode existir em áreas onde a perda óssea ocorreu no passado, mas que atualmente apresenta saúde periodontal (isto é, seguindo o tratamento periodontal; Figura 24.1).

Destruição Óssea Causada pela Extensão da Inflamação Gengival

A causa mais comum de destruição óssea na doença periodontal é a extensão da inflamação da gengiva marginal para os tecidos periodontais de suporte. A migração inflamatória da superfície óssea e a perda óssea inicial que se segue marcam a transição da gengivite para a periodontite.

A periodontite é sempre precedida por gengivite, mas nem todos os casos de gengivite progridem para periodontite. Alguns casos de gengivite aparentemente nunca se tornam periodontite, e outros casos passam por uma breve fase de gengivite e rapidamente desenvolve-se a periodontite. Os fatores responsáveis pela extensão da inflamação das estruturas de suporte, iniciando-se a conversão da gengivite em periodontite, não são claramente compreendidos e são passíveis de estarem relacionados à suscetibilidade individual ao insulto apresentado pelo biofilme bacteriano ou pelas alterações microbiológicas que ocorrem no ambiente da bolsa e nos tecidos circundantes.

QUADRO DE APRENDIZAGEM 24.1

Na periodontite, a perda óssea é a consequência final e definitiva do processo inflamatório. O nível existente do osso é a consequência de episódios anteriores de perda óssea pelos efeitos da periodontite, mas as alterações presentes nos tecidos moles da bolsa durante a periodontite são o resultado da presença do processo inflamatório. O grau de perda óssea não necessariamente se correlaciona com a profundidade das bolsas periodontais, com a severidade da ulceração da parede da bolsa ou com a presença ou ausência de supuração.

Como afirmado anteriormente, a transição da gengivite para a periodontite está associada a mudanças na composição do biofilme bacteriano. Em estágios avançados da doença, o número de organismos móveis e espiroquetas aumenta, ao passo que o número de cocos e bastonetes diminui.[34] A composição celular do infiltrado no tecido conjuntivo também muda com o aumento da gravidade da lesão (Capítulo 7). Fibroblastos e linfócitos predominam na fase 1 da gengivite, enquanto o número de células plasmáticas e blastos aumenta gradualmente à medida que a doença progride. Seymour et al.[58,59] postularam um estágio de gengivite "controlada" em que os linfócitos T são preponderantes; eles sugerem que, à medida que a lesão torna-se uma lesão de linfócitos B, passa a ser progressivamente destrutiva.

Heijl et al.[22] foram capazes de converter, em animais experimentais com um estado de gengivite controlada, crônica, de ocorrência natural, em uma periodontite progressiva colocando uma ligadura de seda no sulco e amarrando-a ao redor da cervical do dente. A colocação da ligadura induziu a ulceração no epitélio sulcular, uma mudança no infiltrado inflamatório de células plasmáticas predominantemente para leucócitos polimorfonucleares e reabsorção osteoclástica da crista alveolar. A recorrência de episódios de destruição aguda ao longo do tempo pode ser um mecanismo que conduz à perda óssea em indivíduos com periodontite crônica.

A extensão do processo inflamatório para as estruturas de suporte de um dente pode ser modificada pelo potencial patogênico do biofilme bacteriano e pela resistência do hospedeiro. Este último inclui a atividade imunológica e outros mecanismos relacionados com os tecidos, como o grau de fibrose da gengiva, provavelmente a largura da gengiva inserida, além da fibrogênese e da osteogênese reativas que ocorrem na periferia da lesão inflamatória.[52] Alguns estudos sugerem

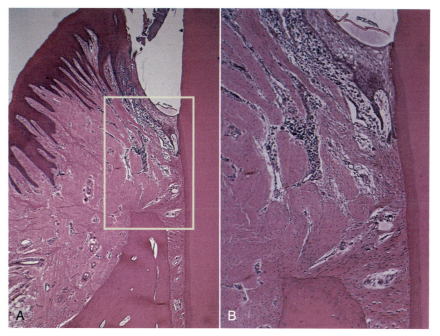

Figura 24.1 (A) Uma área de inflamação estendendo-se a partir da gengiva para a área supraóssea. (B) Extensão da inflamação ao longo de vasos sanguíneos e entre feixes de colágeno.

que a qualidade da resposta do hospedeiro a um insulto bacteriano semelhante varia, resultando em alguns indivíduos sendo mais suscetíveis aos aspectos destrutivos da periodontite que outros.

Histopatologia

A inflamação gengival se estende ao longo dos feixes de fibras de colágeno e segue o curso dos vasos sanguíneos através dos tecidos frouxamente organizados ao seu redor dentro do osso alveolar[67] (Figura 24.1). Embora o infiltrado inflamatório esteja concentrado no periodonto marginal, a reação é muito mais difusa, frequentemente atingindo o osso e desencadeando uma resposta antes que haja evidência de reabsorção da crista ou de perda de inserção.[41] Na região molar superior, a inflamação pode se estender ao seio maxilar, resultando em espessamento da mucosa sinusal.[40]

Na região interproximal, a inflamação se espalha para o tecido conjuntivo frouxo em torno dos vasos sanguíneos, através das fibras, e depois para o osso por meio de canais de vasos que perfuram a crista do septo interdental no centro da crista (Figura 24.2), em direção à lateral da crista (Figura 24.3), ou no ângulo do septo. Além disso, a inflamação pode entrar no osso por mais de um canal. Menos frequentemente, a inflamação se espalha a partir da gengiva diretamente para o ligamento periodontal e deste para o septo interdental[1] (Figura 24.4).

Nas regiões vestibular e lingual, a inflamação da gengiva se espalha ao longo da superfície externa do periósteo do osso (Figura 24.4) e penetra nos espaços da medula pelos canais vasculares na cortical externa.

Ao longo de seu curso a partir da gengiva até o osso, a inflamação destrói as fibras gengivais e transeptais, reduzindo-as a fragmentos granulares desorganizados entre as células inflamatórias e o edema.[45] No entanto, há uma tendência contínua a recriar as fibras transeptais em toda a crista do septo interdental ao longo da raiz à medida que a destruição óssea progride (Figura 24.5). Como resultado, as fibras transeptais estão presentes, mesmo em casos de perda óssea periodontal extrema. As densas fibras transeptais formam uma cobertura firme sobre o osso, o que é encontrado durante a cirurgia periodontal de retalho após o tecido de granulação superficial ter sido removido.[50]

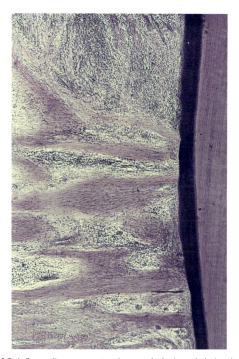

Figura 24.2 Inflamação que se estende a partir da área da bolsa *(topo)* entre as fibras de colágeno, que estão parcialmente destruídas.

Depois que a inflamação atinge o osso pela extensão da gengiva (Figura 24.6), espalha-se para os espaços da medula e a substitui por um exsudato fluido e leucócitos, novos vasos sanguíneos e fibroblastos em proliferação (Figura 24.7). Osteoclastos multinucleados e fagócitos mononucleares aumentam em número, e as superfícies ósseas parecem estar alinhadas com as lacunas de Howship (Figura 24.8).

Nos espaços medulares, a reabsorção ocorre internamente e causa um afinamento das trabéculas ósseas circundantes e uma ampliação dos espaços medulares; isso é seguido pela destruição do osso

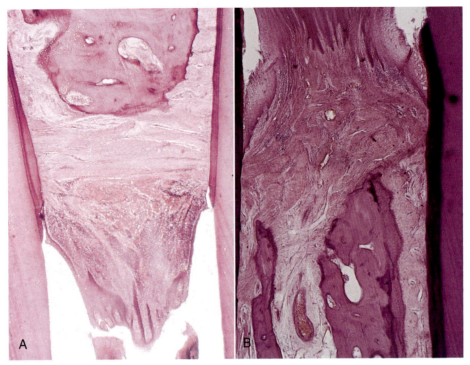

Figura 24.3 (A) Extensão da inflamação no centro do septo interdental. A inflamação a partir da gengiva penetra nas fibras transeptais e entra no osso em torno do vaso sanguíneo no centro do septo. (B) A camada cortical na parte superior do septo foi destruída, e a inflamação penetra nos espaços medulares.

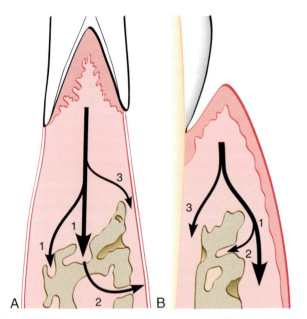

Figura 24.4 Caminhos da inflamação da gengiva em direção aos tecidos periodontais de suporte em um paciente com periodontite. (A) Na região interproximal, a partir da gengiva para dentro do osso *(1)*, a partir do osso para o ligamento periodontal *(2)* e a partir da gengiva para o ligamento periodontal *(3)*. (B) Nas regiões vestibular e lingual, a partir da gengiva ao longo do periósteo externo *(1)*, a partir do periósteo para dentro do osso *(2)* e a partir da gengiva para o ligamento periodontal *(3)*.

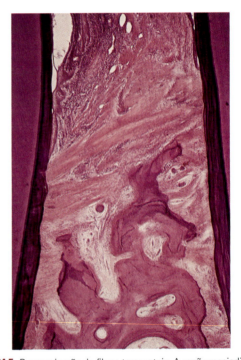

Figura 24.5 Reorganização de fibras transeptais. A seção mesiodistal através do septo interdental mostra inflamação gengival e perda óssea. As fibras transeptais recriadas podem ser vistas acima da margem óssea, onde foram parcialmente infiltradas pelo processo inflamatório.

e redução na sua altura. Normalmente, a medula óssea adiposa é parcial ou totalmente substituída por um tipo fibroso de medula nas imediações da reabsorção.

A destruição óssea na doença periodontal não é um processo de necrose óssea.[27] Trata-se da atividade de células vivas ao longo do osso viável. Com exceção do osso necrótico que é visível nos processos patogênicos distintos, como periodontite ulcerativa necrosante e osteonecrose dos maxilares relacionada com os bisfosfonatos, todo o osso presente nas áreas com periodontite é um osso viável, vivo. Na periodontite, a reabsorção óssea pode estar relacionada à analogia do

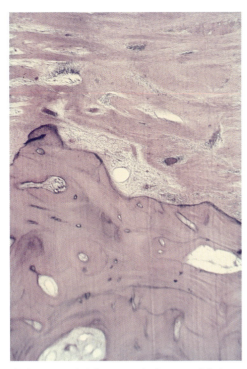

Figura 24.6 A extensão da inflamação atingiu a superfície óssea da crista.

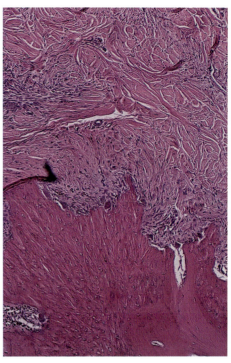

Figura 24.8 Osteoclastos e lacunas de Howship na reabsorção da crista óssea.

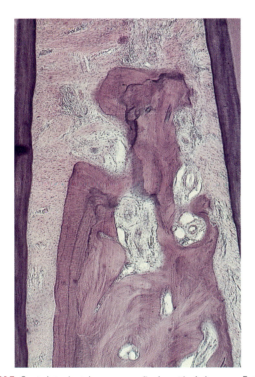

Figura 24.7 Septo interdental em uma seção de autópsia humana. Extensivo infiltrado inflamatório invadiu os espaços medulares a partir da mesial e da distal. A medula óssea adiposa foi substituída por células inflamatórias e medula fibrosa.

osso tentando fugir do processo infeccioso/inflamatório; isso pode ser visto como um mecanismo de proteção do hospedeiro.

A quantidade de infiltrado inflamatório correlaciona-se com o grau de perda óssea, mas não com o número de osteoclastos. No entanto, a distância do limite apical do infiltrado inflamatório à crista óssea alveolar correlaciona-se tanto com o número de osteoclastos sobre a crista alveolar como com o número total de osteoclastos.[51] Achados semelhantes têm sido relatados em periodontite induzida experimentalmente em animais.[32]

Raio de Ação

Garant e Cho[10] sugeriram que os fatores de reabsorção óssea produzidos localmente podem estar necessariamente presentes na proximidade da superfície do osso para exercer sua ação. Page e Schroeder,[49] com base em medições de Waerhaug feitas em amostras de autópsias humanas,[64,65] postularam uma faixa de eficácia de cerca de 1,5 a 2,5 mm em que a placa bacteriana pode induzir a perda de osso. Além de 2,5 mm, não há efeito; defeitos angulares interproximais podem aparecer apenas em espaços maiores que 2,5 mm, porque os espaços mais estreitos resultam em perda óssea horizontal. Tal[61] corroborou esse conceito com medidas em pacientes humanos.

Grandes defeitos que excedem bastante uma distância de 2,5 mm a partir da superfície do dente (como descrito em tipos agressivos de periodontite) podem ser causados pela presença de bactérias nos tecidos.[6,10,54]

Taxa de Perda Óssea

Em um estudo do Sri Lanka com trabalhadores de plantações de chá sem higiene oral e sem atendimento odontológico, Löe et al.[36] verificaram que a taxa de perda óssea média era de cerca de 0,2 mm por ano para superfícies vestibulares e cerca de 0,3 mm por ano para superfícies proximais quando se deixou a doença periodontal progredir sem tratamento.

No entanto, a taxa de perda óssea pode variar, dependendo do tipo de doença presente. Löe et al.[35] também identificaram os três seguintes subgrupos de pacientes com doença periodontal em função da perda de inserção interproximal e mortalidade do dente (a perda de inserção pode ser equiparada à perda de massa óssea, apesar de a perda de inserção preceder a perda óssea em cerca de 6 a 8 meses[17]):

1. Cerca de 8% das pessoas tiveram uma rápida progressão da doença periodontal, que foi caracterizada por perda anual de inserção de 0,1 a 1 mm.

2. Cerca de 81% dos indivíduos tiveram doença periodontal moderadamente progressiva com perda anual de inserção de 0,05 a 0,5 mm.
3. Os 11% restantes das pessoas tiveram pouca ou nenhuma progressão de doença destrutiva com perda anual de inserção de 0,05 a 0,09 mm.

Períodos de Destruição

A destruição periodontal ocorre de forma episódica, intermitente, com períodos de inatividade ou quiescência que se alternam com momentos de destruição que resultam na perda de colágeno e de osso alveolar e no aprofundamento da bolsa periodontal.

Períodos de atividade destrutiva estão associados a ulceração subgengival e a uma reação inflamatória aguda que resulta na rápida perda de osso alveolar.[49,56] Foi levantada a hipótese de que isso coincide com a conversão de lesão composta predominantemente por linfócitos T em lesão com predominância de infiltrado de linfócitos B.[59] Microbiologicamente, essas lesões estão associadas a um aumento na microbiota da bolsa periodontal de característica frouxa, não aderida, de bactérias móveis, Gram-negativas e anaeróbias, enquanto períodos de remissão coincidem com a formação de uma microbiota densa, não aderida, sem motilidade e Gram-positiva, com uma tendência a mineralizar.[43]

Também tem sido sugerido que o início dos períodos de destruição coincide com a invasão de tecidos por uma ou várias espécies bacterianas e que é seguido por uma defesa avançada local do hospedeiro que controla o ataque.[54]

QUADRO DE APRENDIZAGEM 24.2

A densa rede de fibras transeptais que é inserida interproximalmente de dente a dente é uma das barreiras que protegem o osso interproximal do processo inflamatório. Mesmo depois de inicialmente destruídas, essas fibras são continuamente neoformadas e são as fibras encontradas durante a cirurgia de retalho periodontal.

Mecanismos de Destruição Óssea

Os fatores envolvidos na destruição óssea na doença periodontal são mediados por bactérias e pelo hospedeiro. Produtos do biofilme bacteriano induzem a diferenciação de células progenitoras em osteoclastos e estimulam as células gengivais a liberar mediadores que têm o mesmo efeito.[21,57] Produtos do biofilme bacteriano e mediadores inflamatórios também podem atuar diretamente em osteoblastos ou seus progenitores, inibindo, assim, sua ação e reduzindo seu número.

Além disso, em pacientes com doenças que progridem rapidamente (p. ex., periodontite agressiva), microcolônias bacterianas ou células bacterianas únicas foram encontradas entre as fibras colágenas e sobre a superfície óssea, sugerindo um efeito direto.[6,9,57]

Vários fatores do hospedeiro liberados pelas células inflamatórias são capazes de induzir a reabsorção óssea in vitro e desempenham um papel na doença periodontal. Esses incluem as prostaglandinas e seus precursores, produzidos pelo hospedeiro, e interleucina-1α (IL-1α), IL-1β e fator de necrose tumoral alfa.

Quando injetada por via intradérmica, a prostaglandina E_2 induz mudanças vasculares que são vistas com a inflamação; quando injetada sobre uma superfície óssea, a prostaglandina E_2 induz a reabsorção óssea na ausência de células inflamatórias, com poucos osteoclastos multinucleadas.[18,26] Além disso, anti-inflamatórios não esteroidais (p. ex., flurbiprofeno, ibuprofeno) inibem a produção de prostaglandina E_2, atrasando a perda óssea em doença periodontal de ocorrência natural em cães da raça Beagle e em seres humanos. Esse efeito desaparece seis meses após a cessação da administração do fármaco.[25,68] (Para obter mais informações sobre os mecanismos de destruição óssea mediados pelo hospedeiro, consulte os Capítulos 7 e 14.)

Formação Óssea na Doença Periodontal

Áreas de formação óssea são também encontradas imediatamente adjacentes aos locais de reabsorção óssea ativa e ao longo de superfícies trabeculares à distância da inflamação em um aparente esforço para reforçar o osso remanescente (isto é, a formação de osso por justaposição). Esta resposta osteogênica é claramente encontrada na perda óssea periodontal produzida experimentalmente em animais.[7] Em seres humanos, é menos óbvia, mas foi confirmada por estudos histométricos[4,5] e histológicos.[13]

Amostras de autópsia de indivíduos com doença não tratada ocasionalmente apresentam as áreas em que a reabsorção óssea cessou, e um novo osso está sendo formado nas margens ósseas previamente erodidas. Isso confirma o caráter intermitente da reabsorção óssea na periodontite e é consistente com as taxas variadas de progressão observadas clinicamente em indivíduos com doença periodontal não tratada.

Os períodos de remissão e exacerbação (ou inatividade e atividade, respectivamente) parecem coincidir com a quiescência ou exacerbação da inflamação gengival, uma vez que se manifesta por alterações na extensão da hemorragia, na quantidade de exsudado e na composição da placa bacteriana (Capítulos 17 e 18).

A presença da formação óssea em resposta à inflamação, mesmo em pessoas com doença periodontal ativa, tem um efeito sobre o resultado do tratamento. O objetivo básico da terapia periodontal é a eliminação da inflamação para inibir o estímulo à reabsorção de osso e, por conseguinte, para permitir que a tendência construtiva inerente predomine.

Destruição Óssea Causada por Trauma de Oclusão

Outra causa de destruição óssea periodontal é o trauma de oclusão, o que pode ocorrer na ausência ou na presença de inflamação (Capítulo 25).

Na ausência de inflamação, as mudanças causadas por trauma de oclusão podem variar de um aumento da compressão e tensão no ligamento periodontal e osteoclasia aumentada no osso alveolar até necrose do ligamento periodontal e reabsorção do osso e da estrutura do dente. Essas alterações são reversíveis pelo fato de poderem ser reparadas se as forças ofensivas forem removidas. No entanto, trauma de oclusão persistente resulta no alargamento da parte crestal do ligamento periodontal em forma de funil com reabsorção do osso adjacente.[33] Essas alterações, que podem fazer com que a crista óssea adquira uma forma angular, representam a adaptação dos tecidos periodontais destinados ao "amortecimento" de forças oclusais aumentadas; entretanto a forma óssea modificada pode enfraquecer o suporte dos dentes e causar sua mobilidade.

Quando é combinado com inflamação, o trauma de oclusão pode agravar a destruição óssea causada pela inflamação[33] e resulta em padrões de osso bizarros.

Destruição Óssea Causada por Disfunções Sistêmicas

Fatores locais e sistêmicos regulam o equilíbrio fisiológico do osso. Quando existe uma tendência generalizada para a reabsorção óssea, a perda óssea iniciada por processos inflamatórios locais pode ser aumentada.

Esta influência sistêmica sobre a resposta do osso alveolar, como imaginado por Glickman[12] durante o início da década de 1950, considera uma influência regulatória sistêmica em todos os casos de doença periodontal. Além da virulência das bactérias no biofilme, a natureza do componente sistêmico, em vez de sua presença ou ausência, influencia a gravidade da destruição periodontal. Este conceito de um papel desempenhado pelos mecanismos de defesa sistêmicos

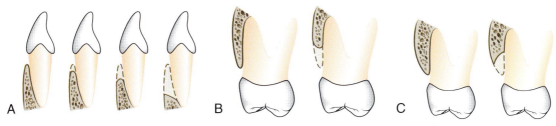

Figura 24.9 (A) Incisivo inferior com osso vestibular fino. A perda óssea pode tornar-se vertical apenas quando atinge osso mais espesso em áreas apicais. (B) Molares superiores com osso vestibular fino, onde apenas a perda óssea horizontal pode ocorrer. (C) Molar superior com osso vestibular espesso que permite a perda óssea vertical.

foi validado pelos estudos de deficiências imunes e de modulação pelo hospedeiro em tipos severamente destrutivos de periodontite.

O interesse pela possível relação entre a perda óssea periodontal e a osteoporose, tem aumentado[11] A osteoporose é uma condição fisiológica das mulheres na pós-menopausa que resulta em perda de conteúdo mineral do osso, bem como em alterações estruturais ósseas. A periodontite e a osteoporose partilham determinado número de fatores de risco (p. ex., envelhecimento, tabagismo, certas doenças, medicamentos que interferem na reparação). Alguns estudos mostram uma relação entre densidade óssea do esqueleto e densidade óssea oral; entre altura da crista e reabsorção de rebordo residual; e entre osteopenia e periodontite, mobilidade dentária e perda de dentes.[19,23,24,55,63]

A perda óssea periodontal também pode ocorrer com distúrbios esqueléticos generalizados (p. ex., hiperparatireoidismo, leucemia, histiocitose X) por meio de mecanismos que podem não ter relação com a lesão periodontal inflamatória induzida por biofilme.

QUADRO DE APRENDIZAGEM 24.3

Na ausência de inflamação, a perda óssea localizada causada por trauma de oclusão é reversível (pode ser reparada) se as forças ocasionadoras forem removidas.

Fatores Determinantes da Morfologia Óssea na Doença Periodontal

Variação Normal no Osso Alveolar

Variação normal considerável existe dentro das características morfológicas do osso alveolar, e isso afeta os contornos ósseos produzidos pela doença periodontal. As características anatômicas que influenciam substancialmente o padrão de destruição do osso na doença periodontal incluem:

- Espessura, largura e angulação de crista do septo interdental;
- Espessura dos rebordos alveolares vestibular e lingual;
- Presença de fenestrações e deiscências;
- Alinhamento dos dentes;
- Anatomia da furca e da raiz;
- Posição da raiz dentro do processo alveolar; e
- Proximidade com outra superfície dentária.

Por exemplo, defeitos ósseos angulares não podem formar-se em rebordos alveolares vestibulares ou linguais finos, que têm pouco ou nenhum osso esponjoso entre as camadas corticais externa e interna. Em tais casos, toda a crista do rebordo é destruída e a altura do osso é reduzida horizontalmente (Figura 24.9).

Exostoses

Exostoses são protuberâncias de osso de tamanho e forma variados. Encontradas em 40% dos crânios humanos,[46] podem ocorrer como pequenos ou grandes nódulos, elevações em crista, projeções em

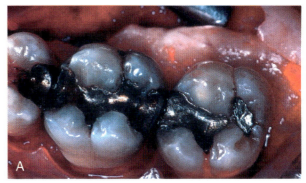

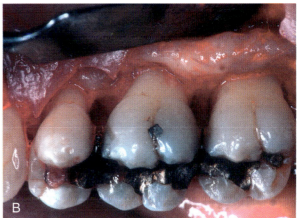

Figura 24.10 Vistas oclusal (A) e palatina (B) de exostose nos primeiros e segundos molares.

espículas ou qualquer combinação desses exemplos (Figura 24.10).[42] Em casos raros, o desenvolvimento de exostoses foi descrito após a colocação de enxertos gengivais livres.[46]

Trauma de Oclusão

O trauma de oclusão pode ser um fator na determinação da dimensão e da forma de deformidades ósseas. Isso pode causar um espessamento da margem cervical do osso alveolar ou uma mudança na morfologia óssea (p. ex., osso da crista óssea tipo funil, osso em justaposição) em que mudanças inflamatórias, posteriormente, serão sobrepostas.

QUADRO DE APRENDIZAGEM 24.4

Defeitos ósseos angulares — como visto nas áreas interproximais de dentes posteriores — não podem ser formados em osso alveolar radicular fino lingual ou vestibular. Essas áreas têm pouco ou nenhum osso esponjoso entre as camadas corticais externa e interna. Nessas áreas anatômicas, toda a crista do maxilar é destruída e a altura do osso é reduzida horizontalmente.

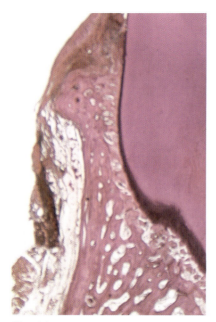

Figura 24.11 "Platô" do osso vestibular. Há formação óssea por justaposição periférica ao longo da superfície externa do rebordo ósseo vestibular e na crista. Observe a deformidade no osso produzida pela formação óssea por justaposição e o abaulamento da mucosa.

Formação Óssea por Justaposição

Algumas vezes, a formação óssea ocorre em uma tentativa de reforçar as trabéculas ósseas que estão enfraquecidas pela reabsorção. Quando isso ocorre no interior da maxila e mandíbula, é denominada *formação óssea por justaposição central*. Quando ocorre na superfície externa, é referida como *formação óssea por justaposição periférica*.[13] A última pode causar abaulamento do contorno do osso, o que, por vezes, é acompanhado de produção de crateras ósseas e defeitos angulares (Figura 24.11).

Impactação Alimentar

Defeitos ósseos interdentais geralmente ocorrem onde o contato proximal é anormal ou ausente. Pressão física e acúmulo adicional de bactérias da impactação alimentar contribuem para a reabsorção interproximal e para o desenvolvimento da arquitetura óssea invertida. Em alguns casos, a má relação proximal pode resultar de uma mudança de posição do dente como resultado da destruição óssea extensa que antecede a impacção alimentar. Nos pacientes com essa condição, a impacção alimentar é um fator complicador em vez de a causa do defeito ósseo.

Periodontite Agressiva

A periodontite agressiva normalmente resulta em perda de inserção e perda óssea em torno dos incisivos e primeiros molares, sobretudo nos casos em que a doença é observada em adolescentes. Embora tal perda óssea seja normalmente horizontal por natureza em torno dos incisivos, um padrão vertical ou angular de destruição óssea alveolar é encontrado em torno dos primeiros molares na periodontite agressiva. A causa da destruição óssea localizada associada a este tipo de doença periodontal é desconhecida (Capítulo 28).

Padrões de Destruição Óssea na Doença Periodontal

A doença periodontal altera as características morfológicas do osso, além de reduzir a sua altura. A compreensão da natureza e da patogênese dessas alterações é essencial para o diagnóstico e o tratamento eficaz.[48]

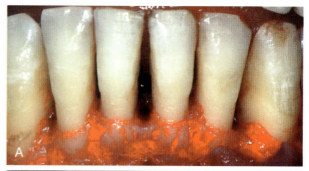
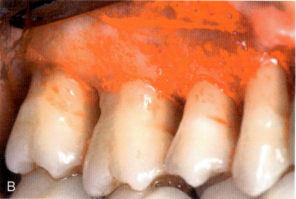

Figura 24.12 Perda óssea horizontal nas áreas anterior (A) e posterior (B). Observe o aumento da distância entre o osso marginal e a junção cemento-esmalte; ainda assim, o contorno ósseo geral é recortado, indicando que a reabsorção óssea afetou as superfícies vestibular e interproximal em um grau semelhante.

Perda Óssea Horizontal

A perda óssea horizontal é o padrão mais comum de perda de osso na doença periodontal (Figura 24.12A-B). O osso é reduzido em altura, mas a margem óssea permanece aproximadamente perpendicular à superfície do dente. Os septos interdentais e os rebordos vestibular e lingual são afetados mas não necessariamente em mesmo grau em torno do mesmo dente.

Defeitos Verticais ou Angulares

Diferentes tipos de deformidades ósseas podem resultar de doença periodontal. Essas deformidades geralmente ocorrem em adultos, mas também têm sido relatadas em crânios humanos com dentição decídua.[28] Sua presença pode ser suspeitada pela radiografia, mas sondagem cuidadosa e exposição cirúrgica das áreas são necessárias para determinar sua conformação e dimensões exatas.

Defeitos verticais ou angulares são aqueles que ocorrem em uma direção oblíqua, deixando um defeito ósseo em forma de cavidade ao longo da raiz; a base do defeito está localizada apicalmente em relação ao osso circundante (Figuras 24.13A-B e 24.14). Na maioria dos casos, defeitos angulares são acompanhados por bolsas periodontais infraósseas, as quais, por outro lado, devem ter sempre um defeito angular subjacente.

Goldman e Cohen classificaram os defeitos angulares com base no número de paredes ósseas.[16] Eles podem ter uma, duas ou três paredes (Figuras 24.15 e 24.16). Defeitos contínuos que envolveram mais de uma superfície de um dente, em um formato semelhante a uma tina, são chamados de *defeitos circunferenciais* (Figura 24.17). O número de paredes na porção apical do defeito é muitas vezes maior que na sua porção oclusal, caso em que o termo *defeito ósseo combinado* é utilizado (Figura 24.18).

CAPÍTULO 24 Perda Óssea e Padrões de Destruição Óssea

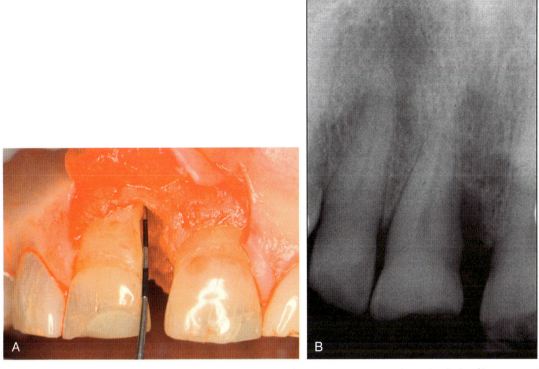

Figura 24.13 Imagens clínica (A) e radiográfica (B) de um defeito vertical (angular) mesial do incisivo central superior direito. Observe a sonda periodontal em uma posição mais apical do que as paredes circundantes do defeito ósseo.

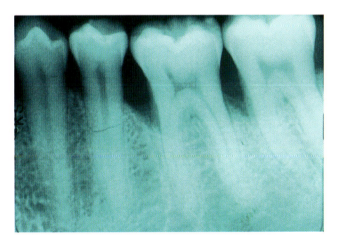

Figura 24.14 Defeitos verticais (angulares) mesiais dos primeiro e segundo molares.

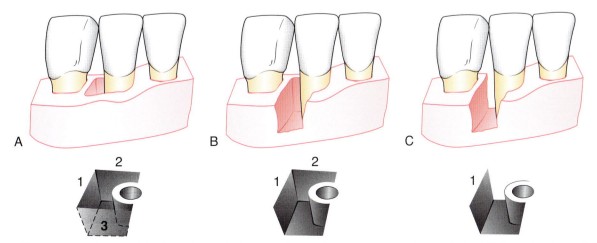

Figura 24.15 Representação esquemática de defeitos verticais de uma, duas e três paredes no incisivo lateral direito. (A) Três paredes ósseas: distal *(1)*, lingual *(2)* e vestibular *(3)*. (B) Defeito de duas paredes: distal *(1)* e lingual *(2)*. (C) Defeito de uma parede: apenas parede distal *(1)*.

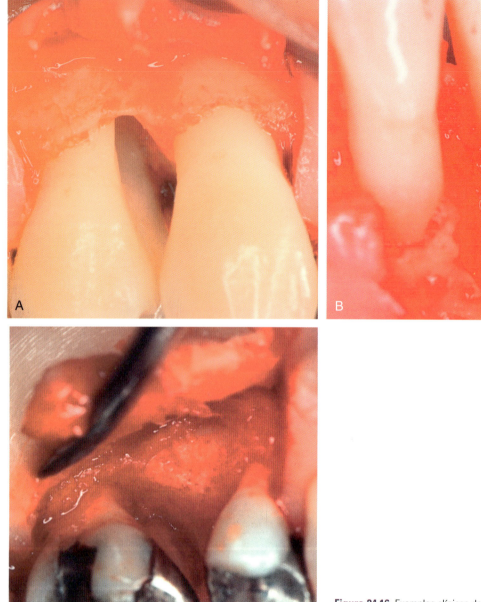

Figura 24.16 Exemplos clínicos de um defeito mesial de três paredes do primeiro pré-molar (A), defeito mesial de duas paredes do canino inferior (a parede vestibular está ausente) (B) e defeito mesial de uma parede do primeiro molar (as paredes vestibular e lingual estão ausentes) (C).

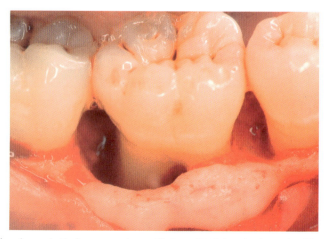

Figura 24.17 Defeito circunferencial (em forma de tina) nos aspectos vestibular e distal do primeiro molar. Observe que o defeito se estende na furca vestibular.

CAPÍTULO 24 Perda Óssea e Padrões de Destruição Óssea   325

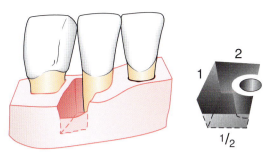

Figura 24.18 Defeito ósseo do tipo combinado. Como a parede vestibular tem metade da altura das paredes distal *(1)* e *(2)* lingual, este é um defeito ósseo com três paredes na metade apical e duas paredes na oclusal.

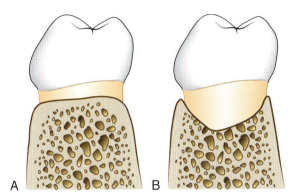

Figura 24.19 (A) Representação esquemática de uma cratera óssea em uma secção vestibulolingual entre dois dentes inferiores. *À esquerda*, Contorno ósseo normal. *À direita*, Cratera óssea. (B) Aspecto clínico de uma cratera óssea entre os dois pré-molares — observe as paredes ósseas vestibular e lingual.

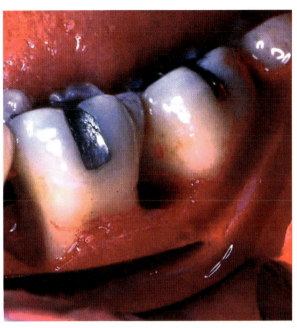

Figura 24.20 Exemplos da arquitetura óssea positiva (normal) e negativa (invertida) no segmento posterior inferior esquerdo. O nível do osso interproximal no espaço interdental entre os dois pré-molares é mais coronal do que no aspecto vestibular de ambos os dentes, ao passo que o nível do osso interproximal no espaço interdental entre o segundo pré-molar e o primeiro molar mostra o nível do osso como apical ao osso vestibular.

Defeitos verticais que ocorrem na região interdental podem ser vistos, geralmente, na radiografia, embora rebordos ósseos espessos possam, por vezes, obscurecê-los. Defeitos angulares também podem aparecer nas superfícies vestibular e lingual ou palatina, mas são mais difíceis de serem visualizados por radiografias. A exposição cirúrgica é a única forma segura de determinar a presença e a configuração dos defeitos ósseos verticais.

Defeitos verticais aumentam com a idade.[44,47,69] Aproximadamente 60% das pessoas com defeitos angulares interdentais têm apenas um único defeito.[44] Relatou-se que defeitos verticais detectados radiograficamente aparecem mais frequentemente nas superfícies distal[44] e mesial,[47] no entanto defeitos de três paredes são encontrados mais frequentemente nas superfícies mesiais dos molares superiores e inferiores.[29]

QUADRO DE APRENDIZAGEM 24.5

A perda óssea angular localizada na periodontite agressiva é geralmente localizada ao redor de primeiros molares e incisivos. As lesões ósseas podem estar presentes em adolescentes.

Crateras Ósseas

Crateras ósseas são um tipo específico de defeito de duas paredes; apresentam-se como concavidades na crista do osso interdental confinadas entre as paredes vestibular e lingual (Figura 24.19). Crateras compõem cerca de um terço (35,2%) de todos os defeitos e cerca de dois terços (62%) de todos os defeitos mandibulares, elas ocorrem duas vezes mais em segmentos posteriores que em segmentos anteriores.[37,38]

Verificou-se que as alturas das cristas vestibular e lingual das crateras são idênticas em 85% dos casos, com os 15% restantes sendo divididos quase igualmente entre maiores cristas vestibulares e maiores cristas linguais.[53]

As seguintes razões para a alta frequência de crateras interdentais foram sugeridas:[37,38,53]
- A área interdental acumula biofilme e é difícil de ser limpa.
- A forma achatada ou mesmo ligeiramente côncava do septo interdental em sentido vestibulolingual nos molares inferiores pode favorecer a formação de crateras.
- Padrões vasculares da gengiva para o centro da crista podem fornecer um caminho para a inflamação.

Contornos Ósseos Bulbosos

Contornos ósseos bulbosos são ampliações ósseas causadas por exostoses (Figura 24.10), adaptações à função ou formação de osso por justaposição, sendo encontrados com mais frequência na maxila do que na mandíbula.

Arquitetura Invertida

A arquitetura invertida (ou negativa) do osso alveolar é o resultado de uma perda óssea interdental, sem uma perda concomitante de osso radicular (vestibular ou lingual/palatal), invertendo, assim, a arquitetura normal (ou positiva) (Figura 24.20). A arquitetura negativa é mais comum na maxila de pacientes com periodontite.[44]

Saliências

Saliências são as margens ósseas em forma de platô causadas pela reabsorção de rebordos ósseos espessados (Figura 24.21).

Envolvimento de Furca

O termo *envolvimento de furca* refere-se à invasão da bifurcação e trifurcação dos dentes multirradiculares pela periodontite. A prevalência de molares com envolvimento de furca não é clara.[8,47] Embora alguns relatos indiquem que os primeiros molares mandibulares são os locais

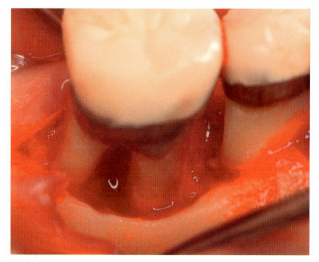

Figura 24.21 Exemplo de saliência óssea no aspecto lingual do pré-molar e do molar.

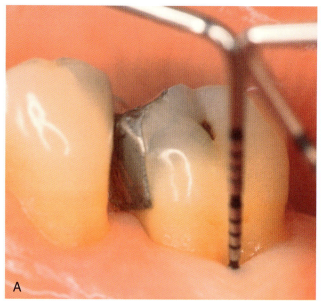

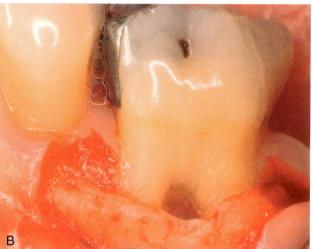

Figura 24.22 Furca de grau II no aspecto vestibular do primeiro molar inferior. (A) Sonda periodontal posicionada mostrando uma bolsa de 5 mm. (B) Após o retalho ter sido elevado, uma perda óssea horizontal foi revelada.

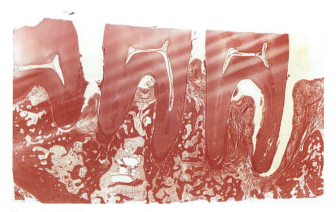

Figura 24.23 Diferentes graus de envolvimento de furca em uma amostra de biópsia humana. O envolvimento de furca é encontrado nos três molares, com uma lesão avançada no segundo molar e uma lesão extremamente grave no primeiro molar que está expondo quase toda a raiz mesial.

mais comuns e os pré-molares superiores são os menos comuns,[30] outros estudos encontraram maior prevalência nos molares superiores.[69] O número de envolvimentos de furca aumenta com a idade.[30,31]

A furca exposta pode ser visível clinicamente ou coberta pela parede da bolsa. O grau do envolvimento é determinado por meio de exploração com uma sonda periodontal ou Nabers (Figura 24.22A-B).

Envolvimentos de furca foram classificados em graus I a IV de acordo com a quantidade de tecido destruído. Grau I envolve perda óssea incipiente; grau II, a perda óssea parcial (*cul-de-sac*); e grau III, a perda óssea total com abertura de um lado a outro da furca, porém a abertura da furca não é visível por causa da gengiva, que cobre o orifício. Grau IV é semelhante ao grau III, mas inclui retração gengival que expõe a furca, tornando-a visível. (Consulte o Capítulo 64 para saber mais sobre a classificação da furca.)

Microscopicamente, o envolvimento de furca não apresenta características patológicas únicas. É simplesmente uma extensão apical da bolsa periodontal em dentes multirradiculares. Durante seus estágios iniciais, um alargamento do espaço periodontal ocorre com exsudação inflamatória celular e de fluido, sendo seguido pela proliferação epitelial na área de bifurcação a partir de uma bolsa periodontal adjacente. A extensão da inflamação para o osso leva à reabsorção e a uma redução na altura do osso. O padrão de destruição óssea pode produzir perda horizontal, mas também podem existir defeitos ósseos angulares associados a bolsas intraósseas (Figura 24.23). Placa, cálculo e restos de bactérias ocupam o espaço da furca exposta.

O padrão destrutivo de um envolvimento de furca varia em diferentes casos e com o grau de envolvimento. A perda óssea em torno de cada raiz individual pode ser horizontal ou angular, e frequentemente desenvolve-se uma cratera na área inter-radicular (Figura 24.24A-B). A sondagem para determinar a presença desses padrões destrutivos deve ser feita horizontal e verticalmente em torno de cada raiz envolvida e na área da cratera para estabelecer a profundidade do componente vertical.

O envolvimento de furca é uma fase da doença periodontal progressiva e que tem a mesma etiologia desta. A dificuldade e, algumas vezes, a impossibilidade[2,3] de controlar o biofilme em furcas são responsáveis pela presença de lesões extensas nessa área.[66]

O papel do trauma de oclusão na etiologia das lesões de furca é controverso. Alguns atribuem um papel fundamental ao trauma, pensando que as áreas de furca são mais sensíveis a lesões por excesso de forças oclusais.[15] Outros negam o efeito iniciador de trauma e consideram que a inflamação e o edema causados pela placa bacteriana na área de bifurcação tendem a expulsar o dente, que então se torna traumatizado e sensível.[60,66]

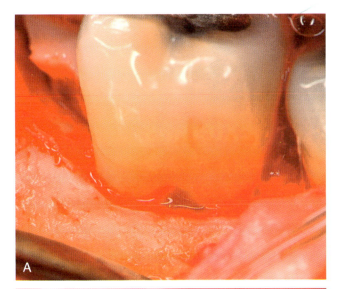

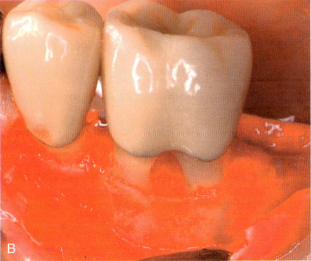

Figura 24.24 Exemplos clínicos de envolvimento da furca de grau I (A) e grau II (B).

Outros fatores que podem desempenhar algum papel são a presença de projeções de esmalte para a furca,[39] o que ocorre em cerca de 13% dos dentes multirradiculares, e a proximidade da furca da junção cemento-esmalte, o que ocorre em cerca de 75% dos casos de envolvimento de furca.[31]

A presença de canais pulpares acessórios na área de bifurcação pode estender a inflamação pulpar até a bifurcação.[20] Esta possibilidade deve ser cuidadosamente explorada, particularmente quando o osso mesial e distal mantém a sua altura normal. Canais acessórios que ligam o assoalho da câmara pulpar à furca foram encontrados em 36% dos primeiros molares superiores, 12% dos segundos molares superiores, 32% dos primeiros molares inferiores e 24% dos segundos molares inferiores.[62]

O diagnóstico do envolvimento de furca é feito pelo exame clínico e cuidadosa sondagem com uma sonda especialmente concebida (Capítulos 32 e 64). O exame radiográfico da área é útil, mas as lesões podem ser obscurecidas pela angulação do feixe e pela radiopacidade de estruturas vizinhas (Capítulo 33).

Para obter considerações clínicas mais detalhadas sobre diagnóstico e tratamento de envolvimento de furca, consulte os Capítulos 32, 33 e 64.

Conclusão

A compreensão da anatomia, histologia e padrão da perda óssea para o diagnóstico e prognóstico para a doença periodontal é de extrema importância na determinação da terapia que deve ser oferecida. Na análise final, é a perda óssea que irá determinar a retenção, manutenção ou perda da dentição na doença periodontal.

 Acesse Caso Clínico em https://www.grupogen.com.br.

Referências Bibliográficas

 As referências bibliográficas deste capítulo estão disponibilizadas em https://www.grupogen.com.br.

CAPÍTULO 25

Resposta Periodontal às Forças Externas

Flavia Q. Pirih | Paulo M. Camargo | Henry H. Takei | Fermin A. Carranza

SUMÁRIO DO CAPÍTULO

Capacidade Adaptativa do Periodonto às Forças Oclusais, 328
Trauma de Oclusão, 328
Estágios da Resposta Tecidual ao Aumento das Forças Oclusais, 330

Efeitos da Força Oclusal Insuficiente, 331
Reversibilidade de Lesões Traumáticas, 331
Efeitos das Forças Oclusais Excessivas sobre a Polpa Dentária, 331

Relação entre as Doenças Periodontais Induzidas por Placa e o Trauma de Oclusão, 332
Migração Dentária Patológica, 334

Capacidade Adaptativa do Periodonto às Forças Oclusais

O ligamento periodontal tem um efeito de amortecimento sobre as forças aplicadas aos dentes como meio de acomodar as forças exercidas sobre a coroa. Em função dessa natureza elástica do ligamento periodontal, todos os dentes com suporte ósseo normal apresentam mobilidade fisiológica em todas as direções. A mobilidade fisiológica do dente varia entre os indivíduos e na dentição do mesmo indivíduo. Na ausência de forças oclusais excessivas ou na ausência de suporte ósseo reduzido induzido pela doença periodontal inflamatória, a mobilidade do dente permanece inalterada em decorrência do fato de que as forças fisiológicas não são capazes de induzir alterações aos tecidos periodontais.[3]

Quando há aumento nas forças oclusais, alterações ocorrem no periodonto para acomodar tais forças. As alterações no periodonto dependem da magnitude, direção, duração e frequência do aumento das forças oclusais.

Quando a *magnitude* das forças oclusais é aumentada, o periodonto responde com ampliação do espaço do ligamento periodontal, elevação no número e na largura das fibras do ligamento periodontal, e aumento na densidade do osso alveolar.

A mudança da *direção* das forças oclusais causa uma reorientação das pressões e tensões no periodonto (Figura 25.1).[23] As principais fibras do ligamento periodontal são dispostas de modo a acomodar melhor as forças oclusais ao longo do eixo do dente. Forças *laterais* (horizontais) e de *torque* (rotacionais) são mais suscetíveis de lesar o periodonto.

A resposta do osso alveolar é também afetada pela *duração* e *frequência* das forças oclusais. A pressão constante sobre o osso é mais prejudicial que as forças intermitentes. Quanto mais frequente a aplicação de uma força intermitente, mais prejudicial é a força para o periodonto.

QUADRO DE APRENDIZAGEM 25.1

Quando há um aumento nas forças oclusais, alterações ocorrem no periodonto para acomodar tais forças. As alterações no periodonto dependem da magnitude, direção, duração e frequência do aumento das forças oclusais.

Trauma de Oclusão

O trauma de oclusão é definido como alterações microscópicas das estruturas periodontais na área do ligamento periodontal que se manifestam clinicamente na elevação da mobilidade do dente. Como mencionado, uma "margem de segurança" inerente que é comum a todos os tecidos permite alguma variação na oclusão sem afetar negativamente o periodonto. No entanto, quando as forças oclusais excedem a capacidade adaptativa dos tecidos, o resultado é a lesão tecidual.[43,44] O prejuízo daí resultante é denominado *trauma de oclusão*, também conhecido como *trauma oclusal*.

Assim, o trauma de oclusão refere-se à *lesão tecidual* e não à *força oclusal*. Uma oclusão que produz tal lesão é chamada de *oclusão traumática*.[2] Forças oclusais excessivas também podem interromper a função da musculatura mastigatória e causar espasmos dolorosos, ferir as articulações temporomandibulares ou produzir desgaste excessivo dos dentes; no entanto, o termo *trauma de oclusão* é geralmente utilizado em associação a lesão no periodonto.

QUADRO DE APRENDIZAGEM 25.2

Trauma de oclusão refere-se à *lesão tecidual* e não à *força oclusal*. Uma oclusão que produz tal lesão é chamada de *oclusão traumática*.

Classificação do Trauma de Oclusão

O trauma de oclusão pode ser classificado de acordo com o modo de início da(s) força(s) oclusal(is) prejudicial(is) (agudo ou crônico) ou de acordo com a capacidade do periodonto em resistir às forças oclusais (primário e secundário).

Trauma de Oclusão Agudo e Crônico

Trauma agudo de oclusão refere-se a alterações periodontais associadas a um impacto oclusal abrupto como o produzido por morder um objeto duro (p. ex., caroço de azeitona). Além disso, restaurações ou aparelhos protéticos que interferem na direção de forças oclusais sobre os dentes ou as alteram podem também induzir o trauma agudo. Trauma agudo resulta em dor de dente, sensibilidade à percussão e aumento da mobilidade do dente. Se a força é dissipada por uma mudança na posição do dente ou pelo desgaste ou correção da restauração, em seguida, a lesão é reparada e os sintomas

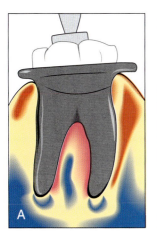
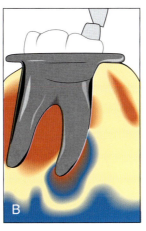

Figura 25.1 Padrões de estresse em torno das raízes alteradas pela mudança da direção das forças oclusais (modelo experimental utilizando análise fotoelástica). (A) Vista vestibular de um molar em *ivorine* submetido a uma força axial. As franjas sombreadas indicam que as tensões internas estão nos ápices radiculares. (B) Vista vestibular de um molar em *ivorine* submetido a uma força de inclinação mesial. As franjas sombreadas indicam que as tensões internas ocorrem ao longo da superfície mesial e no ápice da raiz mesial.

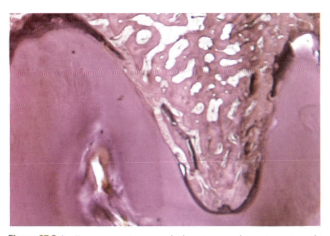

Figura 25.2 Lesão em cemento presumivelmente causada por trauma agudo de oclusão em espécime de autópsia humana. Observe o processo de reparo depositando osso no cemento fraturado e recriando um ligamento periodontal.

diminuem. Caso contrário, a lesão periodontal pode piorar e evoluir para necrose acompanhada por formação de abcessos periodontais ou persistir como uma condição crônica sem sintomas. Trauma agudo também pode produzir lesões no cemento (Figura 25.2).

QUADRO DE APRENDIZAGEM 25.3

Trauma agudo de oclusão refere-se às alterações periodontais associadas a um impacto oclusal abrupto como o produzido por morder um objeto duro (p. ex., caroço de azeitona). Além disso, restaurações ou aparelhos protéticos que interferem na direção de forças oclusais sobre os dentes ou as alteram podem também induzir o trauma agudo. Trauma agudo resulta em dor de dente, sensibilidade à percussão e aumento da mobilidade do dente.

Trauma crônico de oclusão refere-se às alterações periodontais associadas às alterações graduais na oclusão produzidas pelo desgaste do dente, movimento de deslocamento e extrusão dos dentes em combinação com hábitos parafuncionais (p. ex., bruxismo, ranger de dentes) e não a uma sequela do trauma periodontal agudo. O trauma crônico de oclusão é mais comum que a forma aguda, sendo de maior importância clínica. As características do trauma crônico de oclusão e seu significado são discutidos nas seções seguintes.

A produção de lesão periodontal é o critério que determina se uma oclusão é ou não traumática; este critério *não* é baseado na forma como os dentes ocluem. Qualquer oclusão que produz lesão periodontal é traumática. A má oclusão não é necessária para produzir o trauma; a lesão periodontal pode ocorrer quando a oclusão parece normal. A dentição pode ser anatômica e esteticamente aceitável, mas funcionalmente prejudicial. Da mesma forma, nem todas as más oclusões são necessariamente prejudiciais para o periodonto. Os relacionamentos oclusais traumáticos são referidos por termos como *desarmonia oclusal*, *desequilíbrio funcional* e *distrofia oclusal*. Estes termos referem-se ao efeito da oclusão no periodonto, em vez de referirem-se à posição dos dentes. Dado o trauma de oclusão referir-se à lesão do tecido, em vez de à oclusão, um aumento da força de oclusão não é traumático se o periodonto puder acomodá-lo.

QUADRO DE APRENDIZAGEM 25.4

Trauma crônico de oclusão refere-se às alterações periodontais associadas às alterações graduais na oclusão produzidas pelo desgaste do dente, movimento de deslocamento e extrusão dos dentes em combinação com hábitos parafuncionais (p. ex., bruxismo, ranger de dentes) e não a uma sequela do trauma periodontal agudo. O trauma crônico de oclusão é mais comum que a forma aguda, sendo de maior importância clínica.

Traumas de Oclusão Primário e Secundário

Como mencionado, o trauma de oclusão também pode ser classificado de acordo com a capacidade do periodonto em resistir às forças oclusais no trauma primário e secundário da oclusão. Em outras palavras, o trauma de oclusão pode ser causado por alterações nas forças oclusais, por uma capacidade reduzida do periodonto para suportar as forças oclusais, ou ambas. Quando o trauma de oclusão é o resultado de alterações nas forças oclusais, é denominado *trauma de oclusão primário*; quando resulta da reduzida capacidade dos tecidos para resistir às forças oclusais, é denominado *trauma de oclusão secundário*.

Trauma de oclusão primário ocorre se o trauma é considerado o fator etiológico primário na destruição periodontal e se a única alteração local à qual um dente é submetido é resultado da oclusão. Exemplos incluem a lesão periodontal produzida em torno de dentes com um periodonto previamente saudável após as seguintes situações: (1) inserção de uma "restauração alta"; (2) inserção de um substituto protético que cria forças excessivas sobre pilares e dentes antagonistas; (3) movimento de deslocamento ou extrusão de dentes em espaços criados pela falta de dentes não substituída; ou (4) movimentação ortodôntica dos dentes a posições funcionalmente inaceitáveis. A maioria dos estudos sobre o efeito do trauma de oclusão envolvendo animais experimentais tem examinado o tipo primário do trauma. As alterações produzidas pelo trauma primário não alteram o nível de inserção conjuntiva e não iniciam a formação de bolsas periodontais. Isso é provavelmente em razão do fato de as fibras gengivais supracrestais não serem afetadas e, por conseguinte, evitarem a migração apical do epitélio juncional.[48]

QUADRO DE APRENDIZAGEM 25.5

Trauma de oclusão primário ocorre se o trauma é considerado o fator etiológico primário na destruição periodontal e se a única alteração local à qual um dente é submetido é resultado da oclusão.

O *trauma de oclusão secundário* ocorre quando a capacidade adaptativa dos tecidos de resistir às forças oclusais é prejudicada

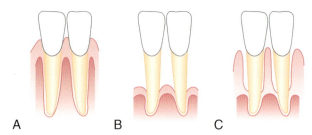

Figura 25.3 Forças traumáticas podem ocorrer em (A) periodonto normal, com altura normal do osso; (B) periodonto normal com altura reduzida do osso; ou (C) periodontite marginal com reduzida altura do osso.

pela perda de massa óssea que resulta da inflamação marginal. Isso reduz a área de inserção periodontal e altera a ancoragem nos tecidos remanescentes. O periodonto torna-se mais vulnerável a lesões, e as forças oclusais previamente bem toleradas tornam-se traumáticas.

A Figura 25.3 descreve três situações diferentes em que forças oclusais excessivas podem ser sobrepostas:

1. Periodonto normal com altura normal do osso;
2. Periodonto normal com redução da altura do osso; e
3. Periodontite marginal com redução da altura do osso.

O primeiro caso é um exemplo de trauma primário de oclusão, enquanto os dois últimos representam trauma de oclusão secundário. Os efeitos do trauma de oclusão nessas diferentes situações são analisados na discussão a seguir.

Tem sido constatado em animais experimentais que disfunções sistêmicas podem reduzir a resistência do tecido e que forças anteriormente toleráveis podem tornar-se excessivas.[21,51,61] Isso poderia, teoricamente, representar outro mecanismo pelo qual a resistência do tecido ao aumento de forças é reduzida, resultando, assim, em um trauma de oclusão secundário.

Estágios da Resposta Tecidual ao Aumento das Forças Oclusais

A resposta dos tecidos ocorre em três estágios:[4,8] lesão, reparo e remodelamento adaptativo do periodonto.

Estágio I: Lesão

A lesão tecidual é produzida por forças oclusais excessivas. O corpo, em seguida, tenta reparar a lesão e restaurar o periodonto. Isso pode ocorrer se as forças são diminuídas ou se o dente movimenta-se em decorrência dessas forças. Se a força ofensiva é crônica, no entanto, o periodonto é remodelado para amortecer o seu impacto. O ligamento é alargado à custa do osso, o que resulta em defeitos ósseos angulares sem bolsas periodontais, com o dente ficando sem inserção.

Sob as forças de oclusão, um dente gira em torno de um fulcro ou eixo de rotação, o qual, em dentes unirradiculares, está localizado na junção entre os terços médio e apical da raiz clínica e, em dentes multirradiculares, no meio do osso interradicular (Figura 25.4). Isso cria áreas de pressão e tensão em lados opostos do fulcro. Diferentes lesões são produzidas por diversos graus de pressão e tensão. Se as forças tipo *jiggling* são exercidas, essas lesões podem coexistir na mesma área.

> *Pressão ligeiramente excessiva* estimula a reabsorção do osso alveolar, com um alargamento resultante do espaço do ligamento periodontal.
> *Tensão levemente excessiva* provoca o alongamento das fibras do ligamento periodontal e a aposição do osso alveolar. Nas áreas de maior pressão, os vasos sanguíneos são numerosos e de tamanho reduzido; em áreas de aumento da tensão, são ampliados.[67]

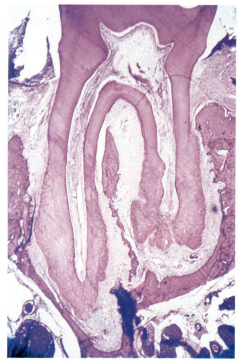

Figura 25.4 Áreas de tensão e pressão em locais opostos do ligamento periodontal causadas por movimento ortodôntico induzido experimentalmente em um molar de rato.

> *Maior pressão* produz gradação de mudanças no ligamento periodontal, começando com a compressão das fibras, que produz áreas de hialinização.[54-56] Lesão subsequente aos fibroblastos e a outras células do tecido conjuntivo leva à necrose das áreas do ligamento.[52,56] Alterações vasculares são também produzidas: em 30 minutos, ocorrem bloqueio e estase do fluxo de sangue; em 2 a 3 horas, os vasos sanguíneos parecem estar repletos de eritrócitos, que começam a se fragmentar; e entre 1 e 7 dias, ocorrem a desintegração das paredes do vaso sanguíneo e a liberação dos conteúdos para o tecido circundante.[53,63] Além disso, ocorre o aumento da reabsorção de osso alveolar e a reabsorção da superfície do dente.[29,34]
> *Tensão grave* provoca o alargamento do ligamento periodontal, trombose, hemorragia, dilaceração do ligamento periodontal e reabsorção de osso alveolar.
> *Pressão intensa o suficiente para forçar a raiz contra o osso* causa necrose do ligamento periodontal e do osso. O osso é reabsorvido partir do ligamento periodontal viável adjacente às áreas necróticas e a partir de espaços medulares; este processo é denominado reabsorção solapante.[25,43]

As áreas do periodonto mais suscetíveis às lesões das forças oclusais excessivas são as áreas de furca.[22]

A lesão do periodonto produz uma depressão temporária na atividade mitótica, na taxa de proliferação e diferenciação de fibroblastos,[62] na formação de colágeno e na formação óssea.[29,58,60,62] Esses parâmetros retornam aos níveis normais após a dissipação das forças.

Estágio II: Reparação

Reparação ocorre constantemente no periodonto normal, e o trauma de oclusão estimula o aumento da atividade reparadora. Os tecidos danificados são removidos, e novas células e fibras do tecido conjuntivo, novo osso e cemento são formados na tentativa de restaurar o periodonto lesionado (Figura 25.5). Forças permanecem traumáticas apenas enquanto o dano produzido excede a capacidade reparadora dos tecidos.

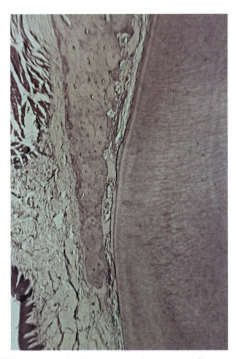

Figura 25.5 Trauma oclusal experimental em ratos. Observe a área de necrose do ligamento periodontal marginal e a reabsorção e remodelação nos sítios periodontais mais apicais.

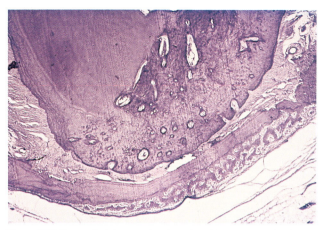

Figura 25.6 Zona apical de um pré-molar submetido a trauma oclusal experimental em um cão causando a intrusão do dente e zonas de necrose do ligamento periodontal. Observe a formação óssea ativa na face externa do osso e a atividade de reabsorção na periferia do local necrótico.

diminuição da formação óssea, ao passo que a fase de reparação apresenta diminuição da reabsorção óssea e aumento da formação. Após a remodelação adaptativa do periodonto, a reabsorção e a formação voltam ao normal.

Efeitos da Força Oclusal Insuficiente

Força oclusal insuficiente também pode ser prejudicial aos tecidos periodontais de suporte.[6,36] Estimulação insuficiente provoca adelgaçamento do ligamento periodontal, atrofia das fibras, osteoporose do osso alveolar e redução na altura do osso. Hipofunção pode resultar de uma relação de mordida aberta, ausência de antagonistas funcionais ou hábitos de mastigação unilateral que negligenciam um dos lados da boca.

Reversibilidade de Lesões Traumáticas

Trauma de oclusão é reversível. Quando o trauma é induzido artificialmente em animais experimentais, os dentes sofrem intrusão ou extrusão na mandíbula. Quando o impacto da força criada artificialmente é aliviado, os tecidos passam por reparo. Embora o trauma de oclusão seja reversível sob tais condições, nem sempre é corrigido e, por conseguinte, nem sempre é temporário ou de significado clínico limitado. A força prejudicial deve ser aliviada para a reparação ocorrer.[22,49] Caso as condições em seres humanos não permitam que os dentes escapem da força oclusal excessiva ou se adaptem a esta, o dano periodontal persiste e se agrava.

A presença de inflamação no periodonto como um resultado do acúmulo de placa bacteriana pode prejudicar a reversibilidade das lesões traumáticas.[30,49]

Efeitos das Forças Oclusais Excessivas sobre a Polpa Dentária

Os efeitos das forças oclusais excessivas sobre a polpa dentária não foram estabelecidos. Alguns cirurgiões-dentistas relatam o desaparecimento de sintomas pulpares após a correção de forças oclusais excessivas. Reações pulpares têm sido observadas em animais sujeitos a aumento de forças oclusais,[7,35] mas essas não ocorreram quando as forças eram mínimas e em períodos curtos.[35]

Quando o osso é reabsorvido por forças oclusais excessivas, o organismo tenta reforçar o trabeculado ósseo afilado com osso novo (Figura 25.6). Essa tentativa de compensar a perda óssea é denominada *formação óssea por justaposição*, sendo uma característica importante do processo reparativo associado a trauma de oclusão.[16] Também ocorre quando o osso é destruído por inflamação ou tumores osteolíticos.

Formação óssea por justaposição ocorre no interior da maxila e mandíbula (justaposição central) e na superfície do osso (justaposição periférica). Durante *justaposição central*, as células endosteais depositam novo osso, que restaura as trabéculas ósseas e reduz o tamanho dos espaços medulares. *Justaposição periférica* ocorre nas superfícies vestibular e lingual do rebordo alveolar. Dependendo da sua gravidade, a justaposição periférica pode produzir um espessamento da margem alveolar, o qual é referido como *platô* (Figura 25.7), ou uma protuberância pronunciada no contorno do osso vestibular e lingual.[8,16]

Tecido semelhante à cartilagem às vezes se desenvolve no espaço do ligamento periodontal em consequência do trauma.[13] A formação de cristais a partir de eritrócitos também foi demonstrada.[57]

Estágio III: Remodelação Adaptativa do Periodonto

Se o processo de reparo não pode manter o ritmo da destruição causada pela oclusão, o periodonto é remodelado em um esforço para criar uma relação estrutural, em que as forças não sejam mais prejudiciais para os tecidos.[18] *Isso resulta em um alargamento do ligamento periodontal, o qual tem formato de funil na crista e defeitos angulares no osso, sem a formação de bolsa. Os dentes envolvidos tornam-se soltos*.[67] Aumento da vascularização também tem sido relatado.[9]

Os três estágios da evolução das lesões traumáticas foram diferenciados histometricamente por suas quantidades relativas de superfície óssea periodontal sofrendo reabsorção ou formação[5,8] (Figura 25.8). A fase de lesão mostra um aumento em áreas de reabsorção e uma

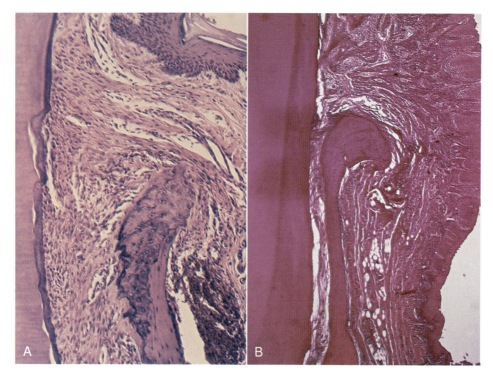

Figura 25.7 (A) O aumento do espaço do ligamento periodontal na área cervical e mudança na forma do osso alveolar marginal como resultados de um trauma de oclusão crônico prolongado em ratos. (B) Modificações comparáveis na forma do osso marginal encontradas em espécime humano.

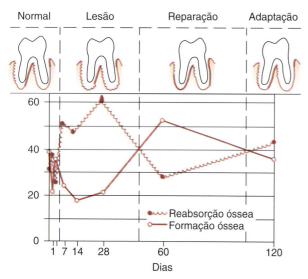

Figura 25.8 Evolução das lesões traumáticas, como representado experimentalmente em ratos por variações nas quantidades relativas de áreas de formação e reabsorção ósseas em superfícies de osso periodontal. O eixo horizontal mostra o número de dias após o início da interferência traumática. O eixo vertical mostra a porcentagem de superfície óssea sofrendo reabsorção ou formação. As fases da evolução das lesões são representadas nos desenhos superiores, os quais mostram a quantidade média de atividade óssea para cada grupo.[4]

QUADRO DE APRENDIZAGEM 25.6

Trauma de oclusão secundário ocorre quando a capacidade adaptativa dos tecidos de resistir às forças oclusais é prejudicada pela perda de massa óssea resultante da inflamação marginal. Isso reduz a área de inserção periodontal e altera a ancoragem nos tecidos remanescentes. O periodonto torna-se mais vulnerável a lesões e as forças oclusais previamente bem toleradas tornam-se traumáticas.

Relação entre as Doenças Periodontais Induzidas por Placa e o Trauma de Oclusão

As impressões clínicas dos primeiros pesquisadores e cirurgiões-dentistas atribuíram um papel importante ao trauma de oclusão na etiologia de lesões periodontais. Desde então, vários estudos foram realizados na tentativa de determinar os mecanismos pelos quais o trauma de oclusão pode afetar a doença periodontal.

Estudos iniciais envolveram a colocação de coroas ou restauração altas nos dentes de cães ou macacos, resultando em uma força contínua ou intermitente em uma direção.[2,20] Essas investigações forneceram um tipo ortodôntico de força e deram descrições claras das mudanças que estavam ocorrendo em zonas de pressão e zonas de tensão. Esses procedimentos normalmente resultaram em deslocamento dentário e consolidação em uma nova posição, não traumatizada.

O trauma de oclusão em seres humanos, no entanto, é o resultado de forças que atuam alternadamente em direções opostas. Essas foram analisadas em animais experimentais com "forças tipo *jiggling*", que foram geralmente produzidas por uma coroa elevada em combinação com um aparelho ortodôntico que traria o dente traumatizado de volta para a sua posição original quando a força fosse dissipada pela separação dos dentes. Com outro método, os dentes foram separados por madeira ou material elástico em cunha interproximal para deslocar um dente em direção ao lado proximal oposto. Após 48 horas, a cunha era removida e o procedimento repetido no lado oposto.

Esses estudos resultaram em uma combinação de alterações produzidas por pressão e tensão em ambos os lados do dente, com aumento na largura do ligamento e mobilidade aumentada dos dentes. Nenhum desses métodos causa inflamação gengival ou formação de bolsa, e os resultados essencialmente representaram diferentes graus de adaptação funcional ao aumento das forças.[48,67] Para mimetizar o problema em seres humanos de modo mais aproximado, os estudos foram, então, conduzidos sobre o efeito produzido por trauma tipo *jiggling* e inflamação gengival induzida por placa simultânea.

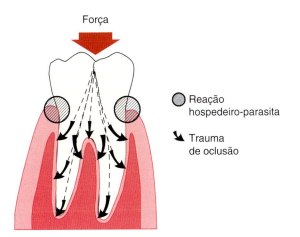

Figura 25.9 A reação entre a placa bacteriana e o hospedeiro ocorre na região do sulco gengival. Trauma de oclusão aparece nos tecidos que sustentam o dente.

O acúmulo de placa bacteriana que inicia a gengivite e resulta em formação de bolsa periodontal afeta a gengiva marginal, mas o trauma de oclusão ocorre nos tecidos de suporte e não afeta a gengiva (Figura 25.9). A gengiva marginal não é afetada pelo trauma de oclusão porque seu suprimento de sangue não é afetado, mesmo quando os vasos do ligamento periodontal são obliterados por forças oclusais excessivas.[24] Foi repetidamente provado que o trauma de oclusão não causa bolsas ou gengivite[2,20,50,65,66,68] nem aumenta o fluxo de fluido gengival.[27,33,36,41,42,50] Além disso, o trauma experimental em cães não influencia o repovoamento bacteriano de bolsas após raspagem e alisamento radicular.[31] No entanto, os dentes com mobilidade em seres humanos abrigam proporções significativamente maiores de *Campylobacter rectus* e *Peptostreptococcus micros* que os dentes sem mobilidade.[26]

Enquanto a inflamação é confinada à gengiva, o processo inflamatório não é afetado por forças oclusais.[32] Quando a inflamação se estende a partir da gengiva para os tecidos periodontais de suporte (isto é, quando gengivite se torna periodontite), a inflamação induzida por placa entra na zona que é influenciada pela oclusão, que Glickman denominou *zona de codestruição*.[14,15,17]

Dois grupos estudaram esse tema experimentalmente, com resultados conflitantes, provavelmente por conta dos diferentes métodos utilizados. O grupo de Eastman Dental Center, em Rochester, NY, usou macacos e produziu trauma por cunha interdental posicionada repetidamente, ocasionando inflamação leve a moderada; os tempos experimentais foram de até 10 semanas. Eles relataram que a presença de trauma não aumentou a perda de inserção induzida por periodontite.[42,45-47] O grupo da Universidade de Gotemburgo, na Suécia, usou cães Beagle e produziu trauma pela colocação de talas de fixação e aparelhos ortodônticos, induzindo inflamação gengival grave; os tempos experimentais foram de até 1 ano. Este grupo verificou que tensões oclusais aumentam a destruição periodontal induzida por periodontite.[11,12,39]

Quando o trauma de oclusão é eliminado, uma reversão substancial de perda óssea ocorre, exceto na presença de periodontite, o que indica que a inflamação inibe o potencial de regeneração do osso.[30,38,48,49] Assim, é importante eliminar o componente inflamatório marginal nos casos de trauma de oclusão, porque a presença de inflamação afeta a regeneração óssea após a remoção dos contatos traumatizantes.[30] Também foi demonstrado em animais experimentais que o trauma de oclusão não provoca destruição progressiva dos tecidos periodontais em regiões mantidas saudáveis após a eliminação da periodontite preexistente.[11]

Trauma de oclusão também tende a mudar a forma da crista alveolar. A alteração da forma consiste em um alargamento do espaço do ligamento periodontal marginal, um estreitamento do osso alveolar interproximal e um espessamento da margem alveolar.[9,39,42] Portanto, embora o trauma de oclusão não altere o processo inflamatório, ele modifica a arquitetura da área em torno do local inflamado.[17,39] Assim, na ausência de inflamação, a resposta ao trauma de oclusão está limitada à adaptação às forças aumentadas. Na presença de inflamação, no entanto, as alterações na forma da crista alveolar podem ser propícias para a perda óssea angular, e bolsas preexistentes podem se tornar intraósseas.

Outras teorias propostas para explicar a interação de trauma e inflamação incluem as seguintes:

- Trauma de oclusão pode alterar o caminho da extensão da inflamação gengival para os tecidos subjacentes, o que pode ser favorecido pela reduzida densidade de colágeno e pelo aumento do número de leucócitos, osteoclastos e vasos sanguíneos na porção coronária dos dentes com progressivamente mais mobilidade.[3] A inflamação pode, então, propagar-se para o ligamento periodontal, em vez de para o osso. A perda óssea resultante seria angular, e as bolsas poderiam tornar-se intraósseas.[1,17,19,40]
- Áreas de reabsorção radicular induzidas por traumas descobertas pela migração apical da inserção gengival inflamada podem oferecer um ambiente favorável para a formação e fixação de placa e cálculo, podendo, portanto, ser responsável pelo desenvolvimento de lesões mais profundas.[59]
- A placa supragengival pode se tornar subgengival se o dente for inclinado ortodonticamente ou migrar para uma área desdentada, o que resulta na transformação de uma bolsa supraóssea em uma bolsa intraóssea.[10,12,17]
- O aumento da mobilidade dos dentes traumaticamente soltos pode ter um efeito bombeador sobre os metabólitos da placa, aumentando, assim, a sua difusão.[64]

QUADRO DE APRENDIZAGEM 25.7

Apesar dos dados científicos conflitantes e especulações geradas com base nesses dados sobre o papel do trauma de oclusão na periodontite, dois pontos não são contestados: (1) alterações relacionadas ao trauma de oclusão (perda óssea e mobilidade dentária) são reversíveis se ocorrerem na ausência de periodontite; (2) em situações em que tanto a periodontite induzida por placa quanto o trauma de oclusão estiverem presentes, a eliminação da primeira irá evitar outra migração apical da unidade de inserção, independentemente da presença do trauma de oclusão. No que se refere ao atendimento ao paciente, todos os fatos apoiam, portanto, a prioridade que deve ser dada à eliminação do fator placa bacteriana do processo da doença.

Sinais Clínicos e Radiográficos de Trauma de Oclusão Isolado

O sinal clínico mais comum de trauma ao periodonto é o *aumento da mobilidade do dente*. Durante a fase de lesão do trauma de oclusão, ocorre a destruição das fibras periodontais, o que aumenta a mobilidade do dente. Durante o estágio final, a acomodação do periodonto ao aumento das forças envolve um alargamento do ligamento periodontal, que também leva ao aumento da mobilidade do dente. Embora seja maior que a mobilidade normal, esta mobilidade do dente não pode ser considerada patológica, porque é uma adaptação, e não um processo de doença. Caso se torne progressivamente pior, pode ser, então, considerada patológica.

Outras causas de aumento da mobilidade dentária incluem perda óssea avançada, inflamação do ligamento periodontal de origem periodontal ou periapical e algumas causas sistêmicas (p. ex., gravidez). A destruição de osso alveolar circundante, como ocorre com tumores ou osteomielite dos maxilares, também pode aumentar a mobilidade dentária.

Os sinais radiográficos de trauma de oclusão podem incluir os seguintes:

1. Aumento da largura do espaço periodontal, muitas vezes com espessamento da lâmina dura ao longo da face lateral da raiz, na região apical, e em áreas de bifurcação. Essas mudanças não indicam, *necessariamente*, alterações destrutivas, porque podem resultar de espessamento e fortalecimento do ligamento periodontal e do osso alveolar, constituindo, assim, uma resposta favorável a um aumento das forças oclusais.
2. Destruição do septo interdental vertical em vez de horizontal.
3. Radiolucência e condensação do osso alveolar.
4. Reabsorção radicular.

Em resumo, o trauma de oclusão não inicia a gengivite ou as bolsas periodontais, mas pode constituir um fator de risco adicional para a progressão e a gravidade da doença. Um entendimento do efeito do trauma de oclusão no periodonto é útil durante o manejo clínico de problemas periodontais.

Migração Dentária Patológica

Migração patológica refere-se ao deslocamento do dente que ocorre quando o equilíbrio entre os fatores que mantêm a posição dentária fisiológica é perturbado por doença periodontal. A migração patológica é relativamente comum e pode ser um sinal precoce da doença ou ocorrer em associação a inflamação gengival e formação de bolsas à medida que a doença progride.

A migração patológica se dá com mais frequência na região anterior, embora os dentes posteriores também possam ser afetados. Os dentes podem mover-se em qualquer direção, e a migração é geralmente acompanhada por mobilidade e rotação. A migração patológica na direção incisal ou oclusal é denominada *extrusão*. Todos os graus de migração patológica são encontrados, e um ou mais dentes podem ser afetados (Figura 25.10). É importante detectar a migração durante os seus estágios iniciais e evitar envolvimento mais grave, eliminando os fatores causais. Mesmo durante a fase inicial, algum grau de perda de osso ocorre.

Patogênese

Dois fatores principais desempenham um papel na manutenção da posição normal dos dentes: a saúde e a altura normal da inserção periodontal e as forças exercidas sobre os dentes. Essas últimas incluem as forças de oclusão e a pressão dos lábios, bochechas e língua. Os fatores importantes em relação às forças de oclusão incluem: (1) características morfológicas dos dentes e inclinação das cúspides; (2) presença de um grupo completo de dentes; (3) tendência fisiológica em direção à migração mesial; (4) natureza e localização das relações de ponto de contato; (5) atritos proximal, incisal e oclusal; e (6) inclinação axial dos dentes. Alterações em qualquer um desses fatores iniciam uma sequência de mudanças inter-relacionadas no ambiente de um único dente ou um grupo de dentes que podem resultar na migração patológica. Assim, a migração patológica ocorre sob condições que enfraquecem o periodonto de suporte e aumentam ou modificam as forças exercidas sobre os dentes, ou ambos.

Periodonto de Suporte Enfraquecido

A destruição inflamatória do periodonto em pacientes com periodontite cria um desequilíbrio entre as forças que mantêm o dente em posição e as forças oclusal e muscular que o dente ordinariamente precisa suportar. O dente com apoio enfraquecido é incapaz de manter a sua posição normal no arco e se afasta da força de oposição, a menos que seja impedido pelo contato proximal. A força que move o dente fracamente sustentado pode ser criada por fatores como contatos oclusais ou pressão da língua.

É importante compreender que a anormalidade da migração patológica cabe ao periodonto debilitado; a própria força não é necessariamente anormal. Forças aceitáveis para um periodonto intacto tornam-se prejudiciais quando o periodonto de suporte é reduzido, assim como no dente com contatos proximais anormais. Os contatos proximais localizados anormalmente convertem o componente anterior normal da força a uma força de alavanca que causa o movimento do dente em direção oclusal ou incisal. A força de alavanca, que pode ser sustentada pelo periodonto intacto, faz que o dente extrua quando o periodonto de suporte é enfraquecido pela doença. *À medida que sua posição muda, o dente é submetido a forças oclusais anormais, que agravam a destruição periodontal e a migração do dente.*

A migração patológica pode continuar depois que um dente não contata mais seu antagonista. Pressões da língua, o bolo alimentar durante a mastigação, e o tecido de granulação em proliferação fornecem a força.

A migração patológica é também um sinal precoce de periodontite agressiva localizada. Enfraquecidos pela perda de suporte periodontal, os incisivos superiores e inferiores derivam paravestibularmente e extruem, criando, assim, diastemas entre os dentes.

Alterações nas Forças Exercidas sobre os Dentes

Mudanças na magnitude, direção ou frequência das forças exercidas sobre os dentes podem induzir a migração patológica de um dente ou grupo de dentes. Essas forças não têm de ser anormais para causarem migração se o periodonto estiver suficientemente enfraquecido. Alterações nas forças podem resultar de dentes ausentes não substituídos ou outras causas.

Dentes Ausentes não Substituídos

A movimentação de dentes nos espaços criados pela falta de dentes não substituídos ocorre frequentemente. A movimentação difere da migração patológica porque não é resultado da destruição dos tecidos periodontais, no entanto, essa geralmente cria condições

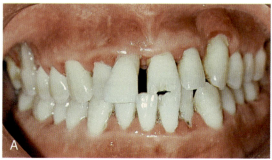 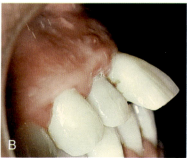

Figura 25.10 Migração vestibular dos incisivos centrais superiores, especialmente o incisivo direito. (A) Vista frontal. (B) Vista lateral.

CAPÍTULO 25 Resposta Periodontal às Forças Externas | 335

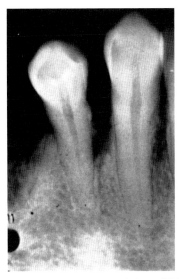

Figura 25.11 Cálculo e perda óssea na superfície mesial de um canino que se movimentou distalmente.

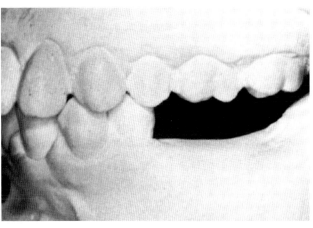

Figura 25.13 Nenhum movimento ou extrusão está apresentado aqui, apesar de 4 anos de ausência dos dentes inferiores.

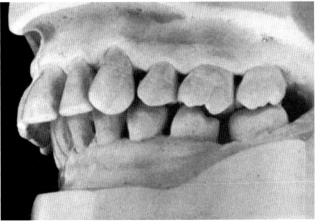

Figura 25.12 Primeiro molar superior que se inclinou e extruiu em direção ao espaço criado por um dente mandibular ausente.

que conduzem à doença periodontal, e, assim, a movimentação dentária inicial é agravada por uma perda de suporte periodontal (Figura 25.11).

A movimentação ocorre geralmente em direção mesial combinada com inclinação ou extrusão para além do plano oclusal. Os pré-molares frequentemente movem-se distalmente (Figura 25.12). Apesar de ser uma sequela comum quando dentes perdidos não são substituídos, a movimentação não ocorre sempre (Figura 25.13).

Não Substituição de Primeiros Molares

O padrão de alterações que podem se seguir ao fracasso em substituir primeiros molares ausentes é característico. Em casos extremos, consiste em:

1. O segundo e o terceiro molares se inclinam mesialmente, o que resulta em diminuição da dimensão vertical (Figura 25.14).
2. Os pré-molares movem-se distalmente e os incisivos mandibulares inclinam-se ou movem-se em direção lingual. Enquanto em movimentação distal, os pré-molares inferiores perdem sua relação intercuspídea com os dentes maxilares e podem inclinar-se distalmente.
3. Mordida cruzada anterior é aumentada. Os incisivos inferiores tocam os incisivos superiores perto da gengiva ou a traumatizam.

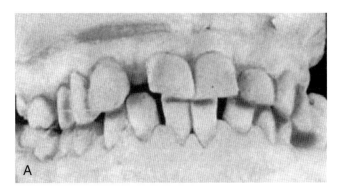
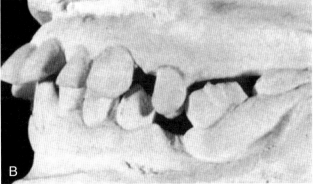
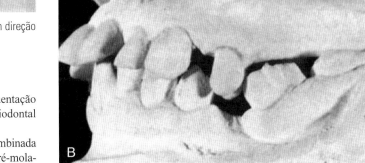
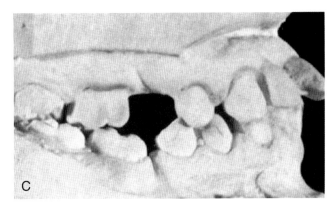

Figura 25.14 Exemplos de oclusão disfuncional associada à falta de dentes não substituídos. Observe a migração patológica pronunciada, contatos proximais alterados e as relações funcionais com a mordida.

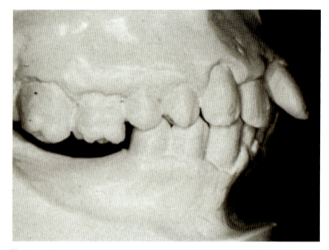

Figura 25.15 Incisivos superiores empurrados para vestibular em um paciente com molares inferiores bilaterais não substituídos. Observe a extrusão dos molares superiores.

4. Os incisivos superiores são empurrados paravestibular e lateralmente (Figura 25.15).
5. Os dentes anteriores extruem porque a aposição incisal praticamente desapareceu.
6. Diastemas são criados pela separação dos dentes anteriores (Figura 25.14).

As relações de contato proximais perturbadas levam a impacção de alimento e acúmulo de placa, resultando em inflamação gengival e formação de bolsa, que são seguidas por perda de massa óssea e mobilidade do dente. Desarmonias oclusais criadas pelas posições de dentes alteradas traumatizam os tecidos de suporte do periodonto e agravam a destruição causada pela inflamação. A redução do suporte periodontal leva à migração adicional dos dentes e à mutilação da oclusão.

Outras Causas

Trauma de oclusão pode causar uma mudança na posição do dente por si só ou em combinação com doença periodontal inflamatória. A direção do movimento depende da força da oclusão.

Pressão da língua pode causar movimentação dentária na ausência de doença periodontal ou contribuir para a migração patológica dos dentes com reduzido suporte periodontal (Figura 25.16).

Quando o suporte do dente foi enfraquecido pela destruição periodontal, *a pressão do tecido de granulação das bolsas periodontais* foi mencionada como contribuinte da migração patológica.[28,37] Os dentes podem voltar às suas posições originais após as bolsas serem eliminadas, mas, se mais destruição ocorreu em um lado de um dente que no outro, os tecidos de reparação tendem a puxá-lo em direção à destruição menor.

Resumo

É importante compreender a etiologia das alterações que ocorrem nos tecidos periodontais de ambas as perspectivas, clínica e histológica. Seja qual for a etiologia, os tecidos periodontais apresentam imensa capacidade adaptativa para acomodar os fatores oclusais microbianos e traumáticos dentro de determinado limite. É a combinação de ambos e a capacidade do paciente em resistir a esses fatores que pode complicar o diagnóstico e o plano de tratamento dos casos clínicos que são apresentados.

 Acesse Caso Clínico em https://www.grupogen.com.br.

Referências Bibliográficas

 As referências bibliográficas deste capítulo estão disponibilizadas em https://www.grupogen.com.br.

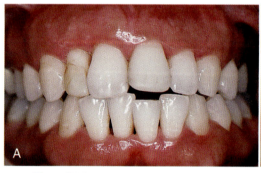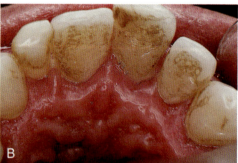

Figura 25.16 Migração patológica associada à pressão da língua. (A) Vista vestibular. (B) Vista palatina.

CAPÍTULO 26

Distúrbios do Sistema Mastigatório que Influenciam o Periodonto

Michael J. McDevitt

SUMÁRIO DO CAPÍTULO

Articulação Temporomandibular, 337
Músculos e Nervos do Sistema Mastigatório, 337
Relação Cêntrica, 337
Disfunção e Deterioração, 338
Dor Orofacial, 339
Avaliação Global, 340
Tomada de Decisão Diagnóstica, 340

O sistema mastigatório consiste em articulações temporomandibulares (ATMs), músculos mastigatórios, dentes em oclusão e os suprimentos neurológicos e vasculares que dão suporte a todas essas estruturas. As pesquisas sugerem que distúrbios do sistema mastigatório incluem condições muito variadas, com múltiplos fatores possíveis de contribuição, em vez de manifestações diferentes de uma única doença ou síndrome.[2,85,131] A capacidade para entender a anatomia e a função do sistema mastigatório e interpretar corretamente a informação diagnóstica relevante é um pré-requisito para preencher os padrões de cuidados gerais. Nosso processo diagnóstico deve ser amplamente fundamentado e suficiente para determinar a causa mais apropriada da disfunção mastigatória.[139]

Articulação Temporomandibular

A função harmoniosa das ATMs é um produto da coordenação dos músculos da mastigação por mecanismos intrincados de controle neurológico. A compreensão da dinâmica e da relação da ATM com os músculos e nervos associados fornece o conhecimento técnico requerido para o cuidado e o diagnóstico efetivos.

A ATM é uma das articulações mais complexas do corpo humano. É capaz de promover movimentos de curvatura (rotação) e deslizamento (translação), além de ser capaz de resistir a forças inacreditáveis da mastigação. A ATM é formada pela cabeça do côndilo da mandíbula que se encaixa na fossa articular do osso temporal (Figura 26.1). O corpo da mandíbula conecta efetivamente os dois côndilos de forma que um côndilo funcione independentemente do outro. Interposto entre a cabeça do côndilo e a superfície articular do osso temporal está o disco articular, que é formado por tecido conjuntivo denso; isso resulta em uma articulação composta, com duas cavidades articulares (Figura 26.2). As superfícies de articulação das estruturas ósseas são essencialmente convexas quando se encontram saudáveis, de forma que a configuração bicôncava do disco articular compensa as convexidades opostas. As superfícies articulares dos côndilos e dos ossos temporais são formadas por tecido conjuntivo fibroso, o que as torna resistentes a colapsos e capazes de reparação. Profundamente à camada superficial de tecido conjuntivo, a cartilagem articular fornece a base estrutural e celular para a resposta à carga funcional e a movimentação das ATMs.[85,139,191] Os ligamentos discais e inserções capsulares, junto com o próprio disco, separam a articulação em espaços articulares superior e inferior (Figuras 26.1 e 26.2). A lubrificação sinovial das superfícies articulares é uma função da produção de líquido sinovial pelas células endoteliais nos limites de cada cavidade articular e na extensão dos tecidos retrodiscais.*

Músculos e Nervos do Sistema Mastigatório

Os músculos e nervos do sistema mastigatório serão extensivamente revistos em outro momento. Serão apenas brevemente discutidos aqui com o propósito de entendimento dos mecanismos envolvidos. As referências apropriadas são fornecidas para leituras posteriores.

Relação Cêntrica

A mandíbula é suspensa da base do crânio por ligamentos e músculos. A compreensão do movimento mandibular começa com um ponto de referência inicial para cada côndilo, geralmente referido como *relação cêntrica*; esta relação clinicamente determinada da mandíbula para a maxila ocorre quando os complexos côndilo-disco estão na sua localização superior máxima na fossa maxilar (ou glenoide) e contra a inclinação da eminência articular do osso temporal. A verificação da relação cêntrica é obtida pela carga exercida bilateralmente nas ATMs com os dentes separados, usando-se a técnica de manipulação mandibular bimanual sugerida por Dawson et al.[43,46,176] Quando ambos os côndilos estão nessa relação, a ação de rotação e deslizamento ocorre em torno de um eixo definido pelos polos mediais de cada côndilo (Figura 26.3).

O termo *relação cêntrica* é limitado ao eixo de rotação por meio de ambos os côndilos enquanto estes estão assentados em suas respectivas fossas glenoides. A única consideração oclusal relativa à relação cêntrica ocorre quando a rotação da mandíbula inicia o primeiro contato com as superfícies oclusais opostas. O termo *contato inicial* em relação cêntrica pode ser usado para definir essa relação (Capítulo 55). Se a contração dos músculos elevadores ocorre no ponto do contato oclusal inicial e resulta na retração de um ou ambos os complexos côndilo-disco a partir da sua relação de assentamento, então a relação cêntrica não está mais ocorrendo.[43,44,46]

Para que as ATMs mantenham a estabilidade ortopédica, os côndilos devem permanecer completamente assentados em suas respectivas fossas quando os dentes ocluem em máxima intercuspidação.

---
*Referências 43, 46, 85, 139, 185, 187, 191.

338 PARTE 2 BASE BIOLÓGICA DA PERIODONTOLOGIA

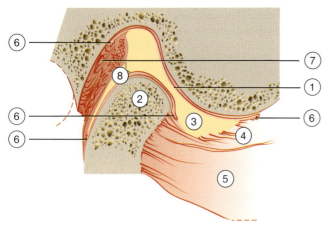

Figura 26.1 Vista lateral do corte transversal através da articulação temporomandibular. 1. vertente posterior da eminência articular do osso temporal; 2. cabeça do côndilo; 3. disco articular (observe a forma bicôncava); 4. músculo pterigoide lateral superior (note a inserção tanto na cabeça do côndilo quanto no disco articular); 5. músculo pterigóideo lateral inferior; 6. tecido sinovial; 7. tecido retrodiscal; 8. inserção do ligamento discal à superfície posterior da cabeça do côndilo. (Modificada de Dawson PE: *Evaluation, diagnosis and treatment of occlusal problems,* ed 2, St Louis, 1989, Mosby.)

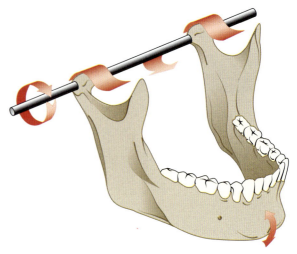

Figura 26.3 Na relação cêntrica, os côndilos podem girar sobre um eixo fixo. Enquanto o eixo rotacional fica fixo na posição mais superior contra a eminência, a mandíbula pode se abrir ou fechar e ainda manter a relação cêntrica. Se o eixo do côndilo se move para a frente, não está mais em relação cêntrica. (De Dawson PE: *Evaluation, diagnosis and treatment of occlusal problems,* ed 2, St louis, 1989, Mosby.)

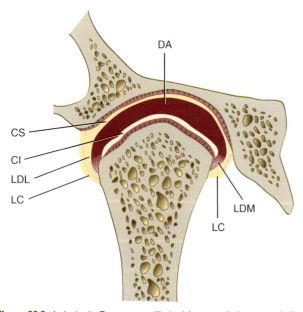

Figura 26.2 Articulação Temporomandibular (vista anterior), mostrando ligamentos colaterais. *DA*, disco articular; *LC*, ligamento capsular; *CI*, cavidade articular inferior; *LDL*, ligamento discal lateral; *LDM*, ligamento discal medial; *CS*, cavidade articular superior. (De Okeson JP: *Management of temporomandibular joint disorders and occlusion,* ed 4, St Louis, 1998, Mosby.)

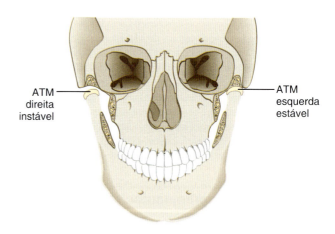

Oclusão estável

Figura 26.4 Exemplo de Instabilidade Ortopédica. Note que, com os dentes em sua posição estável (máxima intercuspidação), a articulação temporomandibular esquerda está em uma relação estável com a fossa. A ATM direita, entretanto, não está. Quando os músculos elevadores se contraem, o côndilo direito se move superiormente, procurando uma relação mais estável com o disco articular e a fossa (posição musculoesquelética estável). Esse tipo de carga pode levar a um distúrbio intracapsular. (De Okeson JP: *Management of Temporomandibular joint desorders and occlusion,* ed 4, St Louis, 1998, Mosby.)

A instabilidade ortopédica ocorre quando as relações de oclusão são tais que a contração dos músculos elevadores é necessária para alcançar a oclusão estável em posição de máxima intercuspidação, resultando no não assentamento de um ou ambos os côndilos em suas respectivas fossas (Figura 26.4).

O estiramento dos ligamentos discais, causado por uma carga na articulação deslocada a partir da fossa, pode levar ao desarranjo interno dessa articulação, como descrito mais adiante neste capítulo. Estresse postural e parafuncional podem também ser uma fonte de instabilidade ortopédica de uma ATM. Uma suscetibilidade individual a distúrbios do sistema mastigatório determina se o indivíduo se adapta com mínima consequência ou se desenvolve disfunção ou degeneração.[26,43,46,139,176]

Disfunção e Deterioração

Em condições ideais, a função nunca excede a integridade ou os limites de adaptação dos elementos estruturais do sistema mastigatório. A experiência clínica mostra que a tolerância dos componentes do sistema mastigatório pode ser excedida tanto por trauma agudo quanto por trauma crônico. *Trauma agudo* na cabeça e na região do pescoço pode variar desde um evento distinto, como um acidente ou um trauma facial, até uma experiência excessivamente prolongada, como uma longa consulta dentária. O trauma agudo pode servir como um evento inicial, levando até a uma condição crônica, de modo que a documentação precisa e o monitoramento cuidadoso podem ser extremamente valiosos se os sintomas ou a disfunção persistirem.[13,20,47]

Trauma crônico é definido por qualquer experiência que exceda repetidamente as tolerâncias da estrutura do sistema mastigatório afetado. Estresse postural e hábitos oclusais parafuncionais, com ou sem discrepâncias de oclusão, podem produzir desarmonias musculoesqueléticas e instabilidades ortopédicas da ATM.

Os termos gerais para função oclusal usados neste texto incluem *bruxismo*, que é o ranger dos dentes, e *apertamento*, caracterizado, quando, por exemplo, uma pessoa mantém os dentes juntos firmemente com força significativa. Bruxismo geralmente é confirmado pela observação do desgaste dental excessivo. O apertamento, um tipo de parafunção, pode ser distinguido do ranger de dentes e parece estar mais frequentemente associado a disfunções do sistema mastigatório do que o bruxismo.[31,62,64,84,142,147] O bruxismo noturno pode incluir tanto o apertamento quanto o ranger dos dentes e parece ocorrer principalmente nos estágios 1 e 2 do sono (movimento não rápido dos olhos). Esses episódios frequentemente ocorrem em associação a curtas ativações cerebrais e cardíacas, chamadas "microestimulações". A atividade muscular mastigatória rítmica é relativamente comum entre pessoas sem bruxismo, mas a frequência e a intensidade das contrações musculares são significativamente maiores nos indivíduos com bruxismo noturno. O padrão central gerador do tronco cerebral nos primatas não modula ou reduz as contrações musculares durante o sono, como ocorre no estado acordado. Adicionalmente, tem sido relatado o aumento da parafunção oral associado ao uso de inibidores seletivos da receptação de serotonina (p. ex., Prozac®).[11,43,46,139,150,178]

A discriminação entre disfunções do sistema mastigatório relacionadas com a função oclusal ou com a parafunção e aquelas com outras etiologias requer rigorosos padrões de avaliação oclusal.

Se existir evidência suficiente para se suspeitar que relações oclusais em função ou parafunção possam ter excedido a tolerância do sistema mastigatório de um indivíduo, pode ser iniciada uma intervenção responsável ou uma monitoração.[46,67,142,149]

Interrupção da relação ou do alinhamento do côndilo, do disco e da superfície articular do osso temporal é geralmente chamada de *distúrbio intracapsular* ou *desarranjo interno da ATM*. O disco articular pode ser deslocado como resultado de trauma agudo na mandíbula, trauma crônico ou contração descoordenada do músculo pterigóideo lateral. Quando o disco não pode retornar à sua relação normal com o côndilo no fechamento completo da boca, é considerado deslocado ou desalojado.

Dor Orofacial

O desconforto associado a disfunções do sistema mastigatório cai sobre o grande "guarda-chuva" da dor orofacial. A dor associada à disfunção da ATM é mais frequentemente de origem muscular[43] e pode ser amplificada tanto pela oclusão parafuncional quanto pelo estresse.[65] Embora a dor seja, por si mesma, uma entidade complexa,[172] o conhecimento profissional, mesmo de fontes incomuns de dor percebida na região do sistema mastigatório, é essencial para fornecer diagnóstico e tratamentos abrangentes.

Fontes de dor dentária ou periodontal devem ser identificadas por informações clínicas, radiológicas e históricas. Fontes de dor não dentais incluem estruturas da ATM, músculos, estruturas cervicais, neuropatias, inflamação vascular, todos os tipos de cefaleia, disfunções do sono, disfunções sistêmicas e fontes neurológicas psicoimunes.[138] Uma pesquisa em 45.700 domicílios nos Estados Unidos revelou que 22% dos que responderam tinham experimentado algum tipo de dor orofacial nos 6 meses anteriores, estabelecendo uma probabilidade significativa de a lista de sintomas dos pacientes periodontais incluir dor.[10]

O Quadro 26.1 fornece a lista de possíveis fontes de dor orofacial, preparada pela American Academy of Orofacial Pain.[138]

Quadro 26.1 Diagnósticos Diferenciais da Dor Orofacial.

Disfunções Intracranianas de Dor[71,77,85,123,138,144]
Neoplasia, aneurisma, abscesso, hemorragia, hematoma, edema

Disfunções de Cefaleia Primária (Disfunções Neurovasculares)[93,126]
Enxaqueca, variantes de enxaqueca, cefaleia em salvas, hemicrania paroxística, arterite craniana, carotidinia, cefaleia do tipo tensional[4,95,101,139]

Disfunções de Dor Neurogênica[123,126]
Nevralgias Paroxísticas: nevralgia do trigêmeo, glossofaríngeo, nervo intermédio e nevralgia superior da laringe[166]
Disfunções de dor contínua: Síndromes de dor aferente (neurite periférica, neurite pós-herpética, nevralgia pós-traumática e pós-cirúrgica, osteonecrose de cavitação induzindo a nevralgia[17,18])
Dor simpateticamente persistente[21]

Disfunções de Dor Intraoral
Polpa dentária, periodonto, tecidos mucogengivais, língua[14,111,123,189]

Disfunções Temporomandibulares
Músculos mastigatórios, articulação temporomandibular, estruturas associadas

Estruturas Associadas[36,40,133,138,139]
Orelhas, olhos, nariz, seis paranasais, garganta, linfonodos, glândulas salivares, pescoço

Disfunções Mentais de Eixo II
Disfunções Somatofórmicas
Síndromes dolorosas de origem psicogênicas

Compilado pela Academia Americana de Dor Orofacial.

A cefaleia é percebida primariamente nos trajetos do nervo trigêmeo, embora outros nervos cranianos e cervicais possam oferecer estímulo sensorial doloroso.[85,138,162] Dor originária das estruturas do sistema mastigatório, que também são inervadas pelo nervo trigêmeo, requer diagnóstico diferencial com relação à cefaleia.[163] A cefaleia pode apresentar-se em uma miríade de formas e influenciar a percepção de dor e o diagnóstico de sua origem.[85,138]

Dor de origem dentária e periodontal pode ser claramente definida e diferenciada de um ataque cardíaco, dor sinusal e dor miofascial.[138,139] Dor originada na polpa ou em nociceptores periodontais pode ser diferenciada com uma avaliação clínica e radiológica abrangentes. Dor orofacial originada nas ATMs ou nos músculos da mastigação pode resultar de neoplasia, macrotrauma, microtrauma repetido, doença sistêmica e predisposição anatômica.

Os distúrbios respiratórios do sono também podem desempenhar um papel na dor orofacial de um paciente por meio de vários mecanismos potenciais.[8] O bruxismo do sono tem sido associado à hipóxia e a despertares consequentes à interrupção do sono.[25,56,181,182] A tolerância à dor parece ser diminuída com a privação do sono.[169] Os aparelhos orais que têm sido prescritos para disfunções respiratórias do sono têm o potencial de causar, no mínimo, sintomas transitórios de disfunções temporomandibulares como resultado do avanço mandibular que precisa ser feito para que esses aparelhos sejam eficazes.[41,51] Aparelhos orais prescritos para o bruxismo do sono podem representar uma obstrução adicional das vias aéreas para os pacientes com apneia obstrutiva do sono.[60] À luz da crescente ênfase sobre os efeitos dos distúrbios respiratórios do sono em medicina e odontologia, o Capítulo 40 foi desenvolvido para servir de referência para o leitor.

> **Quadro 26.2** Exemplos de Perguntas Envolvendo o Sistema Mastigatório a Serem Incluídas na História do Paciente.
>
> Você está tendo ou já teve:
> 1. Dor na articulação da mandíbula ou dor com abertura ou fechamento da boca?[9]
> 2. Trauma agudo ou direto na face, mandíbula, cabeça ou pescoço, durante um acidente?
> 3. A sensação de algum movimento de travamento ou restrição em cada articulação da mandíbula?[50,170]
> 4. Dificuldade para morder ou juntar completamente os dentes sem desconforto em uma das articulações da mandíbula?
> 5. Dor de ouvido sem infecção, especialmente se for recorrente?
> 6. A sensação de sons de campainha ou barulho em alguma orelha?
> 7. Algum tipo de nevralgia (dor neural), especialmente com pontos de gatilho?[123,180]
> 8. Dor de dente sem problema dentário diagnosticado ou após remoção de dente?[124,125,173]
> 9. Fibromialgia (dor muscular)?[42,146,152,168]
> 10. Apneia do sono ou algum distúrbio do sono?
> 11. A sensação de algum som, como um clique ou estalo, em uma articulação mandibular, especialmente com a abertura da boca ou quando está comendo?
> 12. Cefaleia crônica ou frequentemente recorrente, especialmente do tipo enxaqueca ou em salvas?[24]
> 13. Herpes-zóster ou alguma infecção dolorosa na face ou no pescoço?
> 14. A necessidade de "ajustar" a mandíbula ou manipular a articulação da mandíbula com sua mão para poder abrir ou fechar sua boca?
> 15. A necessidade de exercer alguma ocupação ou atividade que requeira postura de estresse regular, como prender um telefone entre a cabeça e o ombro, trabalhar no computador, tocar um instrumento musical ou praticar mergulho autônomo?[174,192]
> 16. Conscientização de frequentemente manter os dentes unidos, a mandíbula apertada ou em uma posição assumida, como segurando um cachimbo?
> 17. Doença de Lyme?[71]
> 18. Sensação frequente de cansaço ou dor nos músculos do pescoço?
> 19. Posição de dormir ou postura que mantenha pressão sobre sua mandíbula?

Avaliação Global

Entrevista e História do Paciente

A história escrita e a entrevista pessoal devem ser realizadas de forma a encorajar respostas claras e a reflexão do paciente sobre experiências passadas e sua condição atual.

Formas padrões de história médica e dental requerem modificação para incluir questões relacionadas com história de movimentação mandibular limitada ou dolorosa, ruído em cada articulação e sintomas dos músculos mastigatórios (Quadro 26.2).

Esses assuntos devem ser documentados no que diz respeito ao tempo, à duração, à frequência e à relação com qualquer história de trauma.[138]

Exame Clínico

O exame clínico complementa o processo da entrevista por meio da codescoberta da condição do sistema mastigatório do paciente. O dentista leva o paciente a compreender o significado dos sinais e sintomas de disfunção ou deterioração, buscando oportunidades de expandir as respostas do paciente ao questionamento.

O exame físico começa, na realidade, durante a entrevista, quando assimetrias na forma facial, postura da cabeça e padrões de movimento mandibular podem ser observados. A avaliação clínica das várias estruturas do sistema mastigatório, embora de acordo com cada um, deve oferecer ao paciente a oportunidade de compreender e incluir o seguinte:[11,43,139]

1. Observação e medida da faixa de mobilidade completa da mandíbula.
2. Ausculta e suave palpação de cada ATM na faixa de mobilidade completa da mandíbula.
3. Teste de carga de cada ATM.
4. Palpação de cada músculo da mastigação e dos músculos da cabeça e pescoço relacionados.
5. Avaliação de todos os tecidos da face, cavidade oral e orofaringe.
6. Exames periodontais e dentários.
7. Análise oclusal completa, incluindo modelos diagnósticos cuidadosamente montados.

Exames por Imagem

Quando a avaliação clínica, a radiografia panorâmica e a história do paciente indicam a possibilidade de disfunções estruturais do sistema mastigatório ou a possível presença de patologia, especialmente neoplasia, são necessários exames de imagens apropriados da ATM.[109] A técnica ideal para exame de imagem de tecidos moles, especialmente o disco articular, é a ressonância magnética (RM). O alto padrão atual para exame de imagem de tecidos duros, como côndilo ou osso temporal, é a tomografia computadorizada (TC). A TC por feixe cônico tem-se tornado mais prontamente disponível para o dentista, com sistemas de software capazes de exibir os dados obtidos como descrições anteroposterior e transversal do côndilo e das estruturas cranianas, com qualidade de imagem semelhante ou superior àquela da TC helicoidal. Menor exposição à radiação e menor custo são as vantagens da TC por feixe cônico em relação à TC convencional. A interpretação de imagens de RM e TC geralmente requer treinamento especializado do clínico ou acesso a um radiologista. A artrografia continua sendo usada em certas situações diagnósticas, como suspeita de perfuração do disco articular, e a medicina nuclear tem desenvolvido protocolos para imagens de ATM com a finalidade de determinar se uma deterioração ativa está ocorrendo.[*]

Embora a tomografia simples seja ocasionalmente uma característica dos equipamentos radiológicos mais recentes, a técnica mais prontamente disponível para a maioria dos examinadores é a radiografia panorâmica. A imagem produzida demonstra apenas relações gerais e anatomia grosseira, de forma que a informação fornecida deve ser usada apenas para propósitos de triagem. Quando uma patologia ou deformação acentuada é sugerida por uma radiografia panorâmica, mais exames por imagem e procedimentos diagnósticos devem ser garantidos.[19,85]

Tomada de Decisão Diagnóstica

A avaliação completa da condição periodontal de cada paciente deve incluir os componentes diagnósticos necessários para revelar alguma forma de distúrbio do sistema mastigatório. A existência de fatores responsáveis pelo impedimento histórico atual ou potencial da função do sistema mastigatório pode ser integrada a um plano de tratamento abrangente. Pacientes que requerem terapia periodontal substancial ou têm doença periodontal avançada podem estar em alto risco para disfunções do sistema mastigatório; portanto, os processos diagnósticos devem permanecer consistentemente completos e abrangentes para todos os pacientes.[26,158] Para o paciente que se apresenta com

---
[*]Referências 11, 19, 73, 76, 89, 103, 121, 145.

um distúrbio sintomático do sistema mastigatório, a estratégia diagnóstica será iniciada, logicamente, com a inclusão de todas as fontes potenciais de dor ou disfunção, seguida pela exclusão sistemática de fatores causais ou contribuintes, começando com o menos provável. Quando não são relatados sintomas, a história e o exame clínico ainda precisam ser completados, porque alguns pacientes tendem a tolerar a disfunção modesta ou o desconforto transitório médio. A estratégia diagnóstica para o paciente que apresenta mínimo ou nenhum sinal ou sintoma de distúrbio do sistema mastigatório é tentar confirmar uma condição estável enquanto se identificam os fatores de risco. A documentação cuidadosa de trauma e de desarmonia passada ou atual fornece a base para a análise relativa e a antecipação de possíveis futuros problemas.*

Cuidados de manutenção profissional têm sido claramente demonstrados como ingredientes-chave para o sucesso do tratamento da condição periodontal do paciente.[74,126] Complementando qualquer sequência de tratamento, essas consultas permitem aos dentistas a oportunidade de fornecer, em cada estágio de cuidado global, a avaliação continuada da condição de todo o sistema mastigatório para possibilitar intervenção imediata, quando necessário (Capítulo 72).

Agradecimentos

Agradeço o incentivo e a recomendação de referências recebidos de Dr. Henry Gremilion durante a revisão deste capítulo.

 Acesse Caso Clínico em https://www.grupogen.com.br.

Referências Bibliográficas

 As referências bibliográficas deste capítulo estão disponibilizadas em https://www.grupogen.com.br.

---

*Referências 32, 33, 49, 63, 74, 107, 126, 131, 132, 134, 177.

CAPÍTULO 27

Periodontite Crônica

Henrik Dommisch | Moritz Kebschull

SUMÁRIO DO CAPÍTULO

Aspectos Clínicos, 342
Fatores de Risco da Doença, 349

A forma crônica é a mais prevalente da periodontite, geralmente demonstrando características de uma doença inflamatória de progressão lenta. A periodontite pertence ao grupo de doenças inflamatórias complexas nos seres humanos. Nesse contexto, a palavra *complexa* não apenas descreve o fato de que há inúmeros sintomas clínicos responsáveis pela doença, como também explica os vários fatores que influenciam e levam à inflamação periodontal. A periodontite crônica ocorre com mais frequência em adultos, contudo, também pode ser diagnosticada em crianças e adolescentes. A periodontite crônica deve, portanto, ser compreendida como uma inflamação crônica complexa dos tecidos periodontais associada à idade, e não dependente da idade. Como descrito neste capítulo, os fatores sistêmicos ou ambientais (p. ex., diabetes melito, tabagismo) modificam a resposta imune do hospedeiro ao biofilme dental, de modo que a destruição periodontal se torna mais progressiva.

A periodontite é uma doença progressiva altamente prevalente que afeta aproximadamente 10,5 a 12% da população mundial.[44] Descobriu-se que a periodontite exerce efeitos adversos na saúde sistêmica, e, nesse contexto, interdependências patológicas importantes, por exemplo, o diabetes melito, foram identificadas.[9,32,55,73] Do mesmo modo, sabe-se que os marcadores inflamatórios sistêmicos, como a proteína C-reativa (CPR), são elevados em pacientes com periodontite.[69,96] No geral, a periodontite crônica é considerada uma doença de progressão lenta, mas, na presença de condições sistêmicas ou fatores ambientais severos, como tabagismo, essa doença inflamatória progride com mais rapidez.

A definição clássica descreveu a periodontite crônica como "uma doença infecciosa que resulta em inflamação dentro dos tecidos de suporte dos dentes, perda progressiva, inserção e perda óssea".[24] Os fatores etiopatológicos que levam à inflamação periodontal e, subsequentemente, destruição dos tecidos periodontais foram amplamente estudados, e a interação entre o ambiente microbiano e a resposta imune do hospedeiro individual ganhou atenção na comunidade científica (discutido posteriormente).

A periodontite crônica representa as principais características clínicas e etiológicas, como: (1) formação do biofilme microbiano (placa dentária); (2) inflamação periodontal (edema gengival, sangramento à sondagem); e (3) perda de inserção, assim como perda óssea alveolar.

Além da resposta imune local provocada pelo biofilme dental, a periodontite pode estar associada a uma série de distúrbios sistêmicos e síndromes definidas. Na maioria dos casos, os pacientes com doenças sistêmicas que levam à imunidade comprometida do hospedeiro também podem exibir destruição periodontal. Por outro lado, a periodontite não se limita apenas à área da cavidade bucal; também pode ser associada a doenças sistêmicas graves, como doença cardiovascular, AVC e diabetes melito.[52,70,73,79]

Este capítulo discute os aspectos clínicos que foram descritos para a periodontite crônica, com base no consenso do World Workshop in Periodontics de 1999. Além disso, a etiologia da doença é resumida com o uso de categorias que explicam os fatores conhecidos (microbiológicos, imunológicos, genéticos e ambientais) envolvidos na patologia da periodontite crônica.

Durante a elaboração deste capítulo, um novo World Workshop in Periodontics foi planejado com a American Academy of Periodontology e realizado em 2017 (www.perio.org/2017wwdc), para refinar ainda mais a classificação das doenças periodontais.

Aspectos Clínicos

Características Gerais

Os achados clínicos característicos em pacientes com periodontite crônica não tratada incluem os seguintes (consulte também a apresentação de caso nas Figuras 27.1 a 27.6):

- Placa e cálculo supragengival e subgengival (e cálculo).
- Edema gengival, vermelhidão e perda do pontilhado gengival.
- Margens gengivais alteradas (enroladas, achatadas, crateras papilares, retrações).
- Formação de bolsa.
- Sangramento à sondagem.
- Perda de inserção.
- Perda óssea (angular/vertical ou horizontal).
- Envolvimento da área de furca (exposição).
- Mobilidade aumentada do dente.
- Mudanças na posição do dente.
- Perda dental.

A periodontite crônica pode ser demonstrada clinicamente com o registro periodontal simplificado (PSR), diagnosticada por uma avaliação do nível de inserção clínica e da detecção de alterações inflamatórias na gengiva marginal (Figura 27.1). As medições da profundidade da bolsa de sondagem periodontal e a localização da gengiva marginal permitem que se tirem conclusões pertinentes à perda de inserção clínica (Figuras 27.3 e 27.6). As radiografias dentais exibem a extensão da perda óssea, que é indicada pela distância entre a junção esmalte-cemento e a crista óssea alveolar (Figura 27.2).

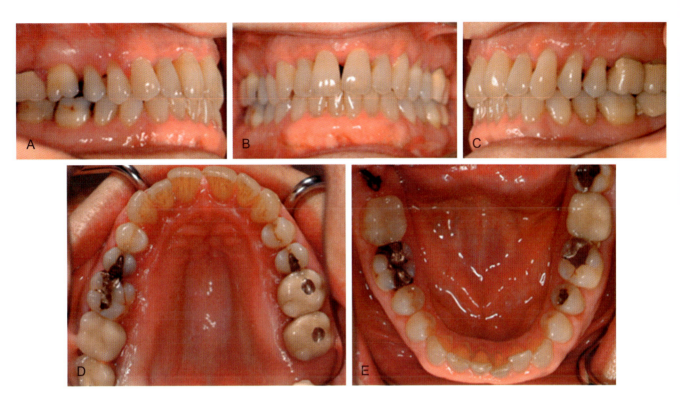

Figura 27.1 Aspectos clínicos da periodontite crônica generalizada em um homem de 49 anos de idade sistemicamente saudável que se apresentou pela primeira vez na clínica. O paciente relatou um hábito de tabagismo de 15 cigarros por dia. Observe placa dental e depósitos de cálculo abundantes, vermelhidão e edema gengival, além de uma alteração da textura gengival (perda de pontilhado gengival). O paciente percebeu muitas retrações. Nesse caso, as retrações resultaram de perda de inserção clínica e de osso alveolar. (A) Vista lateral direita. (B) Vista frontal. (C) Vista lateral esquerda. (D) Vista maxilar. (E) Vista mandibular. *(Reimpressa de Kebschull M, Dommisch H: Resektive parodontalchirurgie.* Zahnmedizin atualizado. *2012; 525-545.)*

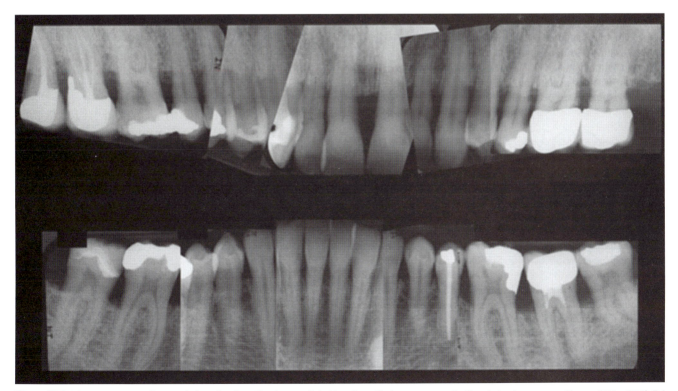

Figura 27.2 Montagem da condição periodontal radiográfica (um total de 11 radiografias) no momento do diagnóstico (compare as Figuras 27.1 e 27.3). Foi observada uma perda óssea horizontal generalizada, angular localizada e vertical nos sítios mesial e distal dos molares. As radiografias mostram restaurações subgengivais profundas (dentes 17 e 36), restaurações com excesso (dentes 26 e 27), lesão cariosa (dente 26) e tratamento de canal radicular insuficiente (dente 37). *(Reimpressa de Kebschull M, Dommisch H: Resektive parodontalchirurgie.* Zahnmedizin atualizado. *2012; 525-545.)*

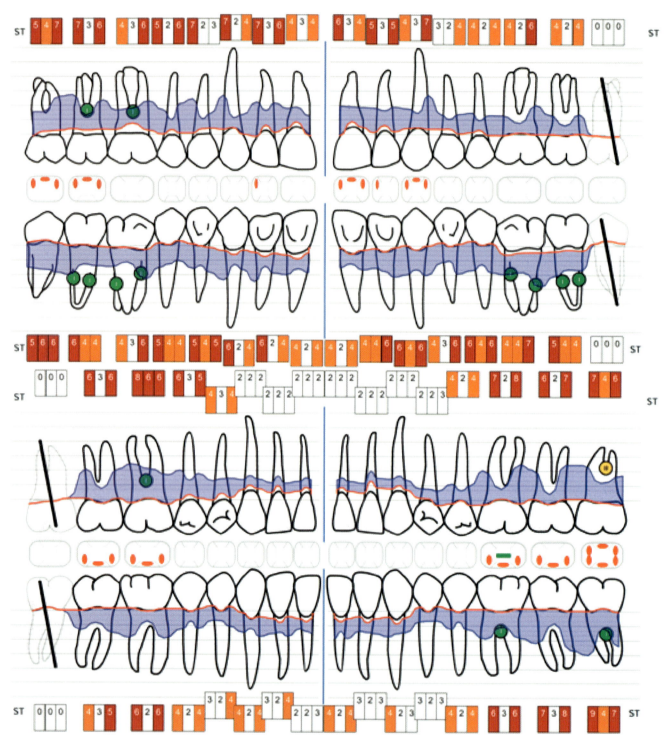

Figura 27.3 A documentação do nível de inserção periodontal do mesmo paciente (Figura 27.1) no momento da primeira consulta. A linha vermelha mostra a margem gengival conforme reflete as retrações. A perda de inserção clínica é ilustrada pela área preenchida (azul) nas superfícies radiculares. A bolsa periodontal mais profunda apresentava 9 mm. O envolvimento da furca de classe I (verde) e classe II (amarelo) foi documentado. O sangramento à sondagem periodontal (inflamação gengival) é demonstrado pelos pontos cor de laranja. Dado o histórico de tabagismo, o índice de sangramento à sondagem foi relativamente baixo, embora o paciente tenha apresentado perda de inserção avançada. A mobilidade do dente é indicada pela linha verde (dente 36). *(Reimpressa de Kebschull M, Dommisch H: Resektive parodontalchirurgie. Zahnmedizin atualizado. 2012; 525-545.)*

CAPÍTULO 27 Periodontite Crônica   345

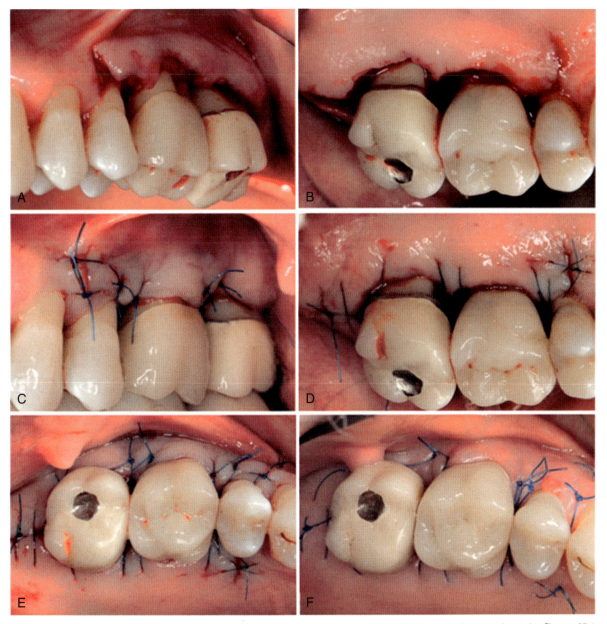

Figura 27.4 Após a terapia anti-infecciosa e a reavaliação periodontal, cirurgia periodontal ressectiva foi realizada no paciente das Figuras 27.1 a 27.3. O método cirúrgico envolveu um retalho reposicionado apicalmente. (A) Incisões intrassulculares nos sítios vestibulares. Observe o envolvimento de furca classe I no dente 26. (B) Incisão paramarginal nos sítios palatinos, com a excisão de uma cunha distal. (C-D) Sutura com Proleno™ 5-0; vistas vestibular e palatina, respectivamente. (E) Vista oclusal após a sutura. (F) Vista oclusal uma semana após a cirurgia. O dente 26 recebeu terapia endodôntica e restauração da coroa antes da cirurgia periodontal. *(Reimpressa de Kebschull M, Dommisch H: Resektive parodontalchirurgie. Zahnmedizin atualizado. 2012; 525-545.)*

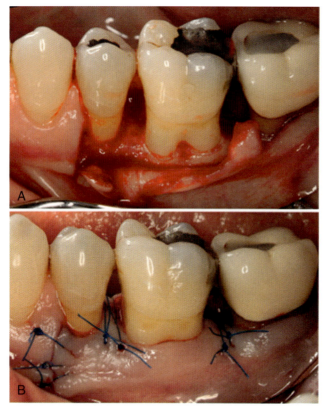

Figura 27.5 Após a terapia anti-infecciosa e a reavaliação periodontal, foi realizada a cirurgia periodontal ressectiva no paciente das Figuras 27.1 a 27.4. O método cirúrgico envolveu um retalho reposicionado apicalmente. (A) Incisões intrassulculares nos sítios vestibulares. Observe o envolvimento de furca classe I no dente 36 e na perda óssea horizontal afetando os dentes 35 a 37. (B) Sutura com Proleno™ 5-0; vista vestibular. *(Reimpressa de Kebschull M, Dommisch H: Resektive parodontalchirurgie. Zahnmedizin atualizado. 2012; 525-545.)*

A distinção entre a periodontite agressiva e a periodontite crônica às vezes é difícil, pois os aspectos clínicos podem ser parecidos no momento do primeiro exame. Em ocasiões posteriores durante o tratamento, as periodontites agressiva e crônica podem ser diferenciadas pela taxa de progressão da doença ao longo do tempo, pela natureza familiar da doença agressiva, e pela presença de fatores locais e sistêmicos.

Distribuição da Doença

A periodontite crônica exibe uma imagem clínica específica do local, onde a perda de inserção e a perda óssea não são igualmente distribuídas pela dentição nem em torno dos dentes. Inflamação local, formação de bolsa, perda de inserção e perda óssea são sequelas da exposição direta à placa subgengival (biofilme dental) e respostas inflamatórias. Formação de bolsa periodontal, perda de inserção e perda óssea podem se desenvolver em um ou mais sítios de um dente, enquanto outros sítios permanecem em um nível de inserção fisiológica. Em decorrência da natureza específica do local e com base no número de dentes com perda de inserção clínica, a periodontite crônica pode ser classificada nas seguintes categorias:
- *Periodontite crônica localizada:* menos de 30% dos dentes exibem perda de inserção e perda óssea.
- *Periodontite crônica generalizada:* 30% ou mais dos dentes exibem perda de inserção e perda óssea.

Durante a periodontite crônica, a resposta inflamatória local pode levar a diferentes padrões de perda óssea, incluindo destruição óssea vertical (angular) e horizontal. Embora a perda óssea vertical esteja associada à formação de bolsa intraóssea, a perda óssea horizontal normalmente está associada às bolsas supraósseas (supra-alveolares).

Principais Diferenças entre a Gengivite e a Periodontite Crônica.

Gengivite Induzida por Placa	Periodontite Crônica
Inflamação da gengiva sem perda de inserção/óssea.	Inflamação do aparato periodontal com perda de inserção/óssea.
Com higiene bucal ideal, essa condição pode ser resolvida por completo (reversível).	A perda de inserção é irreversível, apesar do controle bem-sucedido da inflamação.
Nem todos os sítios com gengivite progridem para periodontite	Todos os pacientes com periodontite crônica devem ter sofrido de gengivite antes
O homólogo do implante dental da gengivite é a mucosite peri-implantar.	O homólogo do implante dental da periodontite é a peri-implantite.

Gravidade da Doença

Com a periodontite crônica, a gravidade e extensão da doença periodontal irão ocorrer ao longo do tempo em combinação com distúrbios sistêmicos que prejudicam ou aumentam as respostas imunes do hospedeiro. Os pacientes com periodontite crônica vivenciam uma progressão da perda de inserção e perda óssea quando envelhecem. Se não tratada e os comportamentos de higiene bucal permanecerem inalterados, a periodontite crônica pode levar à perda de dente e pode impactar negativamente órgãos distantes em decorrência da

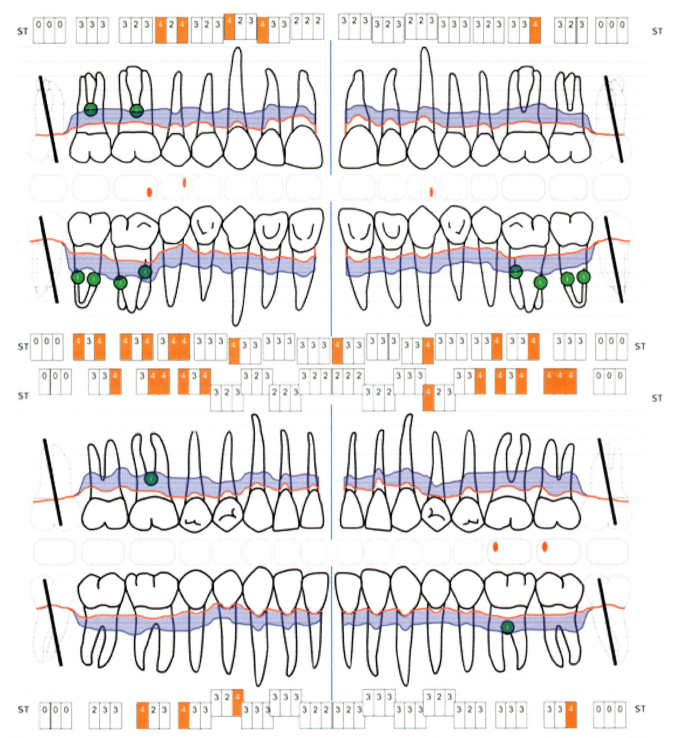

Figura 27.6 Documentação do nível de inserção periodontal no mesmo paciente (Figuras 27.1 a 27.5) após a terapia periodontal ativa ter sido concluída e a terapia de suporte periodontal ter sido iniciada. A linha vermelha exibe a margem gengival conforme reflete as retrações após a terapia. A perda de inserção clínica é ilustrada pela área preenchida (azul) nas superfícies radiculares. A bolsa periodontal mais profunda foi de 4 mm. *(Reimpressa de Kebschull M, Dommisch H: Resektive parodontalchirurgie. Zahnmedizin atualizado. 2012; 525-545.)*

progressão descontrolada da inflamação periodontal e pela disseminação sistêmica da infecção. Com relação ao grau de perda de inserção e perda óssea, a gravidade da doença pode ser descrita como leve, moderada ou grave. Esses graus são definidos da seguinte forma:
- *Periodontite crônica leve:* de 1 mm a 2 mm de perda de inserção clínica.
- *Periodontite crônica moderada:* de 3 mm a 4 mm de perda de inserção clínica.
- *Periodontite grave:* 5 mm ou mais de perda de inserção clínica.

Sintomas

A periodontite crônica normalmente é uma doença complexa de progressão lenta que não provoca dor no indivíduo afetado, portanto a maioria dos pacientes não tem consciência de ter desenvolvido uma doença crônica. Na maioria dos pacientes, o sangramento gengival durante a higiene bucal ou a ingestão de alimentos pode ser o primeiro sinal de ocorrência da doença. Áreas com inflamação periodontal avançada podem apresentar purulência emanando da bolsa periodontal. Em consequência da retração gengival, os pacientes podem notar triângulos negros entre os dentes ou sensibilidade dentária em resposta às mudanças de temperatura (frio e calor). Além disso, pode ocorrer impactação alimentar no espaço dos triângulos interdentais, o que leva ao aumento de desconforto e mau hálito. Nos pacientes com perda de inserção e perda óssea avançadas, mobilidade dental, movimento dental, dentes alongados e com diastema e, em raras ocasiões, a perda dental podem ser relatados. Nesses casos com progressão avançada da doença, podem ocorrer áreas localizadas de dor leve ou sensações de dor que irradiam para outros sítios da boca ou da cabeça.

> **IMPORTANTE**
>
> **Sítio-especificidade da Periodontite Crônica**
> Nem todos os sítios da boca são igualmente propensos à periodontite crônica, e esta exibe sítio-especificidade. A progressão da doença ocorre em determinados sítios, mas não de maneira uniforme. Os sítios interproximais, no geral, são mais propensos à destruição periodontal, se comparados aos sítios bucais/vestibulares.

Progressão da Doença

A periodontite crônica pode se desenvolver em qualquer momento da vida. Os primeiros sinais clínicos de inflamação podem ocorrer mesmo durante a adolescência, quando a higiene bucal é negligenciada e há acúmulo de placa dental e cálculo. No geral, a taxa de progressão da doença é lenta, de modo que os sintomas da doença aparecem por volta dos 40 anos de idade ou mais. No entanto, o início e a taxa da progressão da doença podem ser influenciados por inúmeros fatores modificáveis (p. ex., tabagismo, dieta) e não modificáveis (p. ex., distúrbios genéticos e questões de risco). Nesse contexto, os pacientes que desenvolvem um distúrbio metabólico, como diabetes melito, podem exibir uma taxa de progressão bem mais alta de periodontite crônica com aumento da perda óssea alveolar, sangramento periodontal e formação de bolsa.[73,95,100] Desse modo, o diabetes melito e o grau de controle de glicose pertencem aos fatores sistêmicos mais importantes que estão diretamente correlacionados à doença periodontal.

O padrão de progressão da periodontite crônica não mostra graus iguais de perda de inserção em cada sítio afetado ao longo do tempo. Embora alguns sítios exibam destruição periodontal mais rápida ao longo do tempo, o nível de inserção permanece estático em outros sítios na dentição por períodos mais longos.[58] Curiosamente, a progressão da doença é mais rápida nos sítios interproximais em comparação às áreas bucais dos dentes próximos.[56,59] Esse fenômeno pode ser explicado pelo fato de que essas áreas interproximais se tornam mais amplas com a progressão da doença, desenvolvimento de retração e com a probabilidade aumentada relacionada a acúmulo de placa e impactação alimentar nessas áreas. O controle de placa se torna mais difícil, e as áreas de furca interproximal, cárie interproximal, cárie radicular, margens de restauração com excesso de material e apinhamento dentário podem vir a promover perda de inserção interproximal.

À medida que a periodontite crônica exibe padrões de progressão individual e heterogênea em toda a dentição, três modelos diferentes foram propostos para descrever a taxa da progressão da doença e determinar o grau de perda de inserção ao longo do tempo[17] da seguinte forma:[92]

- O modelo contínuo:
  - descreve progressão lenta e contínua da doença;
  - sugere que os sítios afetados exibem uma taxa de progressão constante de perda de inserção durante a doença.
- O modelo de surto aleatório ou episódico:
  - descreve a ocorrência episódica de surtos progressivos curtos da destruição periodontal seguidos por períodos de estagnação;
  - os sítios, os dentes e a cronologia dos surtos e da estagnação são sujeitos a efeitos aleatório.
- O modelo assíncrono com múltiplos surtos:
  - descreve a ocorrência da destruição periodontal (surtos) durante períodos definidos, que são assincronicamente interrompidos por períodos de estagnação ou remissão nos sítios e dentes individuais.

Prevalência

A periodontite crônica é considerada uma das doenças crônicas mais comuns em seres humanos, e a prevalência da doença aumenta com a idade igualmente em ambos os sexos. No geral, 40% dos pacientes com ≥ 50 anos e quase 50% dos pacientes com ≥ 65 anos de idade exibem sinais de destruição periodontal leve a moderada. A prevalência das formas graves de periodontite também aumenta com a idade.

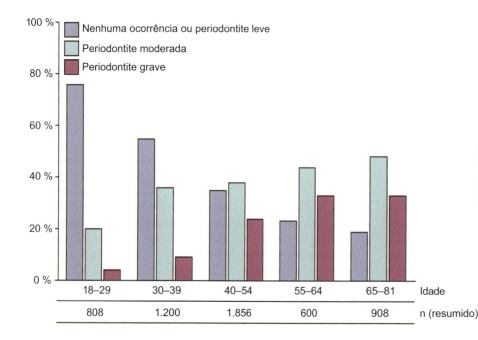

Figura 27.7 Prevalência da periodontite nos Estados Unidos e na Alemanha, 2007-2009. (Dados de Genco et al., 2007,[28] e Holtfreter et al., 2009,[39] e analisados em Demmer & Papapanou, 2010.[14])

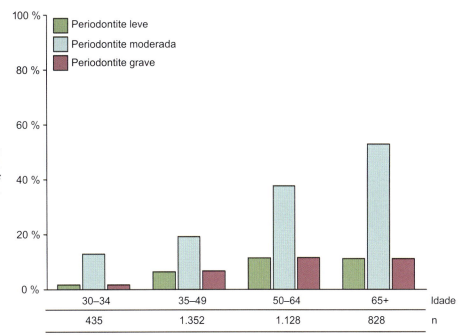

Figura 27.8 Prevalência da periodontite nos Estados Unidos (2009-2010). *(Dados de Eke PI, Dye BA, Wei L, et al.: Prevalence of periodontitis in adults in the United States: 2009 and 2010. J Dent Res 91:914-920, 2012.)*

De 11% a 30% dos pacientes desenvolvem periodontite grave por volta dos 40 anos de idade ou mais (Figuras 27.7 e 27.8).[14,22,28,39,94] Estima-se que a prevalência global da periodontite crônica grave seja de 10,5% a 12% da população mundial.[44]

Fatores de Risco da Doença

Vários fatores diferentes influenciam a etiopatogenia da periodontite crônica. A composição da microbiota oral e da quantidade de biofilme (placa) dental são fatores etiológicos importantes. Nesse contexto, o grau de destruição periodontal depende da competência imune do hospedeiro e também das predisposições genéticas que influenciam a suscetibilidade individual à doença. Além disso, tanto as doenças sistêmicas quanto os fatores ambientais interferem no desenvolvimento e na progressão da periodontite crônica. Os fatores de risco descritos nas seções a seguir (microbiológicos, locais, sistêmicos, imunológicos, genéticos, ambientais e comportamentais) podem ocorrer simultaneamente, ou uma seleção de fatores está presente em pacientes com periodontite crônica. O grau da contribuição do fator de risco individual difere entre os pacientes, portanto é válido não apenas identificar os fatores de risco, como também especificar o grau de contribuição de cada fator de risco.

O histórico anterior de gengivite e periodontite deve ser considerado como preditor geral para o desenvolvimento ou progressão da periodontite crônica.[56] É possível que a doença não possa ser tratada com sucesso. O motivo para um resultado de tratamento malsucedido pode ser tão simples quanto a indisposição do paciente (pacientes não cooperativos) em compreender a doença ou realizar a higiene bucal adequada. Por outro lado, os motivos para a progressão da doença podem ser mais complexos quando há presença de fatores não modificáveis — como predisposições/síndromes genéticas, distúrbios imunológicos graves, outras terapias (p. ex., transplantes de órgãos) que afetam o estado imune do paciente, falta de destreza ou outras doenças sistêmicas. Isso destaca a complexidade não apenas do desenvolvimento, como também da progressão/recorrência da periodontite crônica. Diversos fatores de risco que contribuem com a suscetibilidade do paciente à periodontite crônica são discutidos a seguir.

Aspectos Microbiológicos

O acúmulo de placa no dente e nas superfícies gengivais (formação do biofilme dental) na junção dentogengival é considerado o agente iniciante primário da gengivite na etiologia da gengivite e da periodontite crônica.[56] À medida que o biofilme dental se desenvolve, sinais precoces de reação inflamatória ocorrem na margem gengival (gengivite) sem perda de inserção. Geralmente, o controle ideal da placa leva à resolução completa dessa inflamação gengival precoce.[62] Por outro lado, sem a higiene bucal adequada, a inflamação progredirá e, por fim, resultará na perda de inserção em torno dos dentes.[56] Embora nem todos os pacientes com gengivite desenvolvam periodontite, sabe-se que todos os pacientes com periodontite dependem da resposta imune individual que modifica o início e a progressão da doença.[56,68,70]

A perda de inserção e a perda óssea estão associadas a um aumento na proporção de organismos Gram-negativos no biofilme subgengival, com aumentos específicos nos organismos excepcionalmente patogênicos e virulentos. *Porphyromonas gingivalis*, *Tannerella forsythia* e *Treponema denticola*, também conhecidos como *bactérias do complexo vermelho*, estão associados frequentemente à perda de inserção e perda óssea progressivas nos pacientes com periodontite crônica.[91] O desenvolvimento e a progressão da periodontite crônica podem não depender apenas da presença de uma bactéria específica ou de um complexo bacteriano. Presume-se que a periodontite crônica seja o resultado de uma infecção com várias espécies com uma série de bactérias diferentes que influenciam a resposta imune pró-inflamatória do hospedeiro.[46,82] Além disso, o conceito de interações microbianas do hospedeiro ganhou atenção científica. Descobriu-se que o número elevado de patógenos periodontais contribui com o desenvolvimento de um ambiente microbiano disbiótico, que é desencadeado pelo meio inflamatório na bolsa periodontal.[2,36] Esse conceito descreve uma mudança de um ambiente microbiano simbiótico para o desenvolvimento de disbiose no biofilme envolvendo os chamados patógenos-chave, como *P. gingivalis*, como um efeito sinergístico polimicrobiano.[33-35] Patógenos periodontais como *P. gingivalis* podem invadir o tecido periodontal e, assim, induzir uma resposta imune com concentrações crescentes de mediadores pró-inflamatórios que podem aumentar o colapso periodontal. Além disso, uma série de patógenos periodontais é capaz de produzir proteases que afetam diretamente os tecidos e as respostas imunes do hospedeiro.[70]

Fatores Locais

O acúmulo de placa e o desenvolvimento do biofilme são as causas primárias de inflamação e destruição periodontais, portanto os fatores que facilitam o acúmulo de placa ou que impedem sua remoção pelos procedimentos de higiene oral podem ser prejudiciais para o paciente. Os fatores de retenção da placa são importantes para o desenvolvimento e a progressão da periodontite crônica, pois retêm os microrganismos nas proximidades dos tecidos periodontais, proporcionando com isso um nicho ecológico para a maturação do biofilme. O cálculo é considerado o fator de retenção da placa mais importante, em consequência de sua capacidade para reter e abrigar a placa bacteriana em sua superfície áspera e, também, em seu interior.[42,89] Em consequência, a remoção do cálculo é essencial para a manutenção de um periodonto saudável. Adicionalmente, a morfologia do dente pode influenciar a retenção da placa. As raízes podem exibir sulcos ou concavidades, e, em alguns casos, projeções de esmalte na superfície ou nas entradas das furcas. Essas variações morfológicas podem facilitar a retenção da placa, a formação de cálculo subgengival e a progressão da doença.[29,40,78] Além disso, as margens subgengivais e as margens de restaurações com excesso, as lesões cariosas que se estendem subgengivalmente, bem como as áreas de furca expostas pela perda óssea promovem retenção da placa.[50,101]

Fatores Locais Comuns de Retenção que Contribuem com a Periodontite Crônica
- Cálculo dental
- Margens da coroa
- Excessos de restauração
- Envolvimento de furca
- Profundidades de sondagem excessivas
- Sulcos anatômicos nas raízes
- Cárie subgengival ou lesões reabsorptivas

Fatores Sistêmicos

A periodontite crônica é uma doença complexa que pode não somente estar limitada à infecção de sítios determinados, mas, em vários casos, a doença também está associada a outros distúrbios sistêmicos, como as síndromes de Haim-Munk, de Papillon-Lefèvre, de Ehlers-Danlos, de Kindler e de Cohen. Os pacientes com doenças que prejudicam a resposta imune do hospedeiro (p. ex., HIV/AIDS) também podem exibir destruição periodontal. Também se sabe que a osteoporose, uma dieta gravemente desequilibrada e o estresse, além de fatores dermatológicos, hematológicos e neoplásicos, interferem nas respostas inflamatórias periodontais. Além de estar associada a síndromes definidas, a periodontite também ocorre com doenças sistêmicas graves, como diabetes melito, distúrbios cardiovasculares, AVC e distúrbios pulmonares.[1,9,45,67,70,98,99,102]

A periodontite agora é considerada a sexta complicação do diabetes melito.[27,61] No caso do diabetes melito e da periodontite, sabe-se que há uma interação durante a qual as duas doenças se correlacionam mutuamente.[54] Os pacientes com diabetes melito exibem um risco mais alto de desenvolvimento de periodontite, e a infecção e inflamação periodontais podem interferir negativamente no controle glicêmico do paciente diabético.[73] Uma série de estudos mostrou que a prevalência, a gravidade e o prognóstico da periodontite estão associados à incidência de diabetes melito. Constatou-se que a profundidade média da bolsa e, ainda, a perda de inserção clínica eram maiores nos pacientes com diabetes melito (independentemente do tipo de diabetes melito).[15,47,73,81] Os pacientes com controle glicêmico deficiente tendem a sofrer uma progressão mais grave da periodontite em comparação àqueles com bom controle glicêmico. Com relação à progressão da periodontite grave, nenhuma diferença foi encontrada entre os pacientes com bom controle sistêmico e os não diabéticos.[100] Com o diabetes melito, os produtos da glicação avançada (AGEs) podem surgir, o que leva à liberação de oxigênio livre e mediadores pró-inflamatórios (citocinas). Os AGEs também promovem quimiotaxia e adesão de células inflamatórias aos tecidos periodontais, assim como maior apoptose dos fibroblastos e osteoblastos pode ocorrer.[31] Além disso, os pacientes com diabetes melito tendem a exibir um índice de massa corporal aumentado, e, por conseguinte, maiores concentrações de adipocinas que influenciam diretamente as respostas inflamatórias provavelmente serão encontradas.[74] A própria hiperglicemia leva à liberação de mediadores pró-inflamatórios na corrente sanguínea, o que, por sua vez, promove maior concentração de glicose.[73] A terapia periodontal pode contribuir para o controle glicêmico do paciente diabético. Foi demonstrado que a terapia sistemática da periodontite crônica leva a uma redução a curto prazo na hemoglobina glicada (HbA1c) de aproximadamente 0,3 até 0,6%.[7,9,41,57,90] Cada regime terapêutico que contribui para alcançar uma redução no nível da hemoglobina glicada diminui o risco de consequências a longo prazo relacionadas com o diabetes, como infarto do miocárdio, complicações microvasculares e muitas outras.[73]

No contexto do diabetes melito, inúmeros pacientes exibem um peso corporal elevado (obesidade), que também está correlacionado com a prevalência e gravidade da perda de inserção e perda óssea periodontal.[66] O efeito negativo de um índice de massa corporal alto com relação ao resultado da terapia periodontal foi comparável ao efeito negativo descrito para o tabagismo.[93]

Fatores Imunológicos

A periodontite crônica é uma doença induzida por bactérias organizadas no biofilme dental. No entanto, o início, a progressão e a gravidade da doença dependem da resposta imune de cada hospedeiro.[26,68] Os pacientes podem exibir alterações em seus monócitos periféricos, as quais estão relacionadas com a menor reatividade dos linfócitos ou com uma resposta aumentada de células B.[68,70] Células B, macrófagos, além das células do ligamento periodontal, fibroblastos gengivais e células epiteliais, sintetizam mediadores pró-inflamatórios — como interleucina 1 beta (IL-1 beta), IL-6, IL-8, prostaglandina E2 (PGE2), fator de necrose tumoral alfa (TNF-alfa) e muitos outros —, que modificam as respostas imunes inata e adaptativa nos sítios periodontais.[11,18-21,48,75] Os mediadores pró-inflamatórios regulam a síntese e a secreção de metaloproteinases da matriz (MMPs) e do ligante do receptor do ativador do fator nuclear kappaB (RANKL). Nas lesões periodontais, as MMPs contribuem para a degradação dos tecidos moles e duros durante as reações inflamatórias ativas.[26] O RANKL se liga ao seu receptor RANK na superfície celular dos osteoclastos prematuros, iniciando com isso a diferenciação dos osteoclastos levando à degradação do osso alveolar.[26,48,75] Fisiologicamente, a osteoprotegerina (OPG) é um inibidor do RANKL; durante a periodontite, um desequilíbrio entre a OPG e o RANKL promove degradação óssea adicional.[26]

Além disso, contagens reduzidas de neutrófilos (neutrófilos polimorfonucleares [PMNs]) influenciam o grau de inflamação periodontal. A neutropenia congênita (síndrome de Kostmann) leva não somente à maior suscetibilidade à infecção em geral, mas também à periodontite crônica grave. Pacientes com síndrome de Kostmann exibem níveis reduzidos de peptídeos antimicrobianos, como a catelicidina (LL-37) e os peptídeos neutrofílicos (α-defensinas), que prejudicam a resposta imune inata.[8,76] O LL-37 é um peptídeo antimicrobiano eficaz sintetizado a partir de precursores inativos, e mutações no gene catepsina C atrapalham a clivagem e, assim, a ativação do LL-37. Essas alterações genéticas contribuem com a gravidade e a progressão da periodontite crônica (síndrome de Papillon-Lefèvre, síndrome de Haim-Munk).[13,38]

Fatores Genéticos

A periodontite é considerada uma doença inflamatória complexa influenciada por fatores locais, sistêmicos e imunológicos (discutido anteriormente). Cada fator, por sua vez, está relacionado diretamente com as condições genéticas individuais. Diversos distúrbios genéticos são conhecidos por mostrar a destruição periodontal como um de seus principais sintomas. Por exemplo, a síndrome de Papillon-Lefèvre é um distúrbio genético bem conhecido (um defeito no cromossomo 11) que exibe não apenas hiperqueratose palmoplantar, como também periodontite grave.[23,37,51] Além dessa síndrome, as síndromes de Haim-Munk, de Ehlers-Danlos, de Down, de Kindler, de Cohen e a neutropenia congênita (síndrome de Kostmann) são outros distúrbios genéticos que foram relacionados com a doença periodontal. Essas condições genéticas são discutidas extensamente no Capítulo 11.

A doença periodontal foi encontrada em membros familiares diferentes (gêmeos, irmãos) e em gerações de uma família. Estudos anteriores sobre gêmeos sugeriram o envolvimento dos fatores de suscetibilidade genética na etiopatogênese da periodontite.[63] Em uma série de estudos, a prevalência das periodontites agressiva e crônica foi investigada em famílias com histórico de um ou mais membros com periodontite. Os dados desses estudos demonstraram resultados variáveis, com uma probabilidade de hereditariedade de até 50%. As variações resultam principalmente dos diferentes desenhos dos estudos e, também, do número de indivíduos avaliados.[3,60,64,83]

> **Tratamento da Periodontite Crônica**
> A periodontite crônica pode ser tratada com eficácia por uma terapia periodontal sistemática que inclui controle de placa ideal a longo prazo, desbridamento dos depósitos moles e duros, ou redução cirúrgica da bolsa (cirurgia óssea ressectiva ou cirurgia regenerativa dependente do caso; Figuras 27.4 e 27.5). Dependendo do risco periodontal individual, cada paciente deve ser motivado, instruído e tratado novamente (se necessário) durante o regime de terapia periodontal de apoio (consultas de retorno a cada 3, 6 ou 12 meses; Figura 27.6).

Além disso, outras variações genéticas (polimorfismos de nucleotídeo simples [SNPs], variações do número de cópias genéticas) que não foram identificadas até o momento como responsáveis por certas síndromes talvez possam influenciar diretamente as respostas imunes inatas e adaptativas, assim como a estrutura dos tecidos periodontais. A identificação dos genes que são relevantes para o desenvolvimento da periodontite levou a novos conceitos e achados científicos. Há pelo menos duas estratégias diferentes (genes candidatos e associações genômicas amplas) para identificar variâncias genéticas em relação à doença. Nos estudos sobre genes candidatos, certas variações já conhecidas (SNPs) estão correlacionadas a um fenótipo específico como a periodontite. A hipótese é, portanto, necessária para escolher os SNPs específicos nos genes relevantes. Os dados desses estudos mostraram resultados variáveis, tornando-se desafiador chegar a conclusões claras. Nesse contexto, estudos sobre SNPs no gene IL-1 levaram à conclusão inicial de que as alterações nas sequências de genes imunologicamente relevantes podem explicar a herdabilidade da periodontite.[49] Contudo, dados conflitantes na bibliografia indicam conhecimento inconclusivo a respeito dos SNPs no gene IL-1 e seu possível papel na herdabilidade e etiopatogênese da periodontite.[53] Além disso, parece implausível que um único polimorfismo em uma sequência genética específica possa causar uma doença inflamatória complexa, como a periodontite, sem causar quaisquer outros sintomas relevantes à saúde sistêmica do indivíduo. Assim, os estudos da associação genômica ampla (GWAs) tornaram-se mais relevantes. Aqui, um alto número de variações na sequência do DNA são avaliadas ao mesmo tempo. Ao contrário dos estudos sobre genes candidatos, nenhuma hipótese é necessária para os GWAs, de modo que não há viés possível durante a análise. Em diversos GWAs, inúmeros novos genes foram identificados como associados à periodontite. Um dos genes mais bem replicados é chamado de *ANRIL* (RNA *antisense* no lócus Inc). O *ANRIL* está associado à periodontite e à doença cardiovascular, o que enfatiza as possíveis interações sistêmicas.[12,85-87] O papel do *ANRIL* durante o desenvolvimento da periodontite está sendo investigado. Sabe-se que ele representa um RNA regulador sem codificação, que é envolvido durante a regulação da divisão celular e que afeta outros genes que desempenham um papel importante no metabolismo lipídico e da glicose (*ADIPORI, VAMP3, C11ORF10*).[6,16,103] Além do *ANRIL*, as variâncias genéticas (SNPs) nas sequências do domínio glicosiltransferase-6 contendo um gene *(GLT6D1)*, gene plasminogênio *(PL4)* e gene neuropeptídeo Y *(NPY)* foram associadas à doença periodontal.[25,84,88] Em função do progresso técnico e científico atual, pode-se esperar que mais genes sejam identificados como associados à periodontite no futuro.

Fatores Ambientais e Comportamentais

Além dos fatores microbianos, imunológicos e genéticos, o desenvolvimento e a progressão da periodontite crônica são ainda mais influenciados por fatores ambientais e comportamentais, como o tabagismo e o estresse psicológico.[68,70] O tabagismo é um importante fator de risco para o desenvolvimento e a progressão da periodontite crônica generalizada.[4] A periodontite é influenciada pelo tabagismo de maneira dose-dependente. O consumo de mais de 10 cigarros por dia aumenta tremendamente o risco de progressão da doença em comparação com não fumantes e ex-fumantes, respectivamente.[97]

Em comparação aos não fumantes, as seguintes características são encontradas nos fumantes:[5,43,72,80]
- maior profundidade da bolsa periodontal (acima de 3 mm);
- maior perda de inserção;
- mais retrações;
- maior perda óssea alveolar;
- maior perda dentária;
- menos sinais de gengivite (menor sangramento à sondagem);
- maior incidência de envolvimento de furca.

Em consequência do consumo de tabaco, o oxigênio reativo (radicais) é liberado, irritando quimicamente os tecidos periodontais ao danificar o DNA, por meio da peroxidação lipídica das membranas celulares, do dano às células endoteliais e da indução do crescimento de células da musculatura lisa.[65]

Os fatores psicológicos, como estresse e depressão, também influenciam negativamente a progressão da periodontite crônica.[30] Os pacientes com periodontite costumam relatar a experiência de estresse familiar ou profissional.[71] Foram registradas correlações positivas entre os níveis de cortisol e os índices periodontais (índice de placa, índice gengival), perda óssea e perdas dentais.[17,30,77] Além disso, o estresse como um fator etiológico foi ainda mais associado à periodontite quando os pacientes fumantes eram comparados aos não fumantes.[10]

> **Estresse e Doença Periodontal: Possíveis Mecanismos**
> 1. Imunossupressão via secreção de cortisol
> 2. Higiene bucal ruim em pacientes com estresse crônico
> 3. Os pacientes com estresse são menos propensos a buscar tratamento profissional
> 4. Os pacientes com estresse podem fumar com mais frequência

 Acesse Caso Clínico em https://www.grupogen.com.br.

Referências Bibliográficas

 As referências bibliográficas deste capítulo estão disponibilizadas em https://www.grupogen.com.br.

CAPÍTULO 28

Periodontite Agressiva

Moritz Kebschull | Henrik Dommisch

SUMÁRIO DO CAPÍTULO

Visão Geral, 352
Contexto Histórico, 352
Classificação e Características Clínicas, 352

Epidemiologia, 355
Patobiologia e Fatores de Risco, 358

Considerações Terapêuticas para Pacientes com Periodontite Agressiva, 359

Visão Geral

Periodontite é a manifestação patológica da resposta do hospedeiro contra a agressão bacteriana que deriva de um biofilme polimicrobiano na interface gengiva-biofilme.[55] Existem diversas subformas da doença, e elas podem ser principalmente caracterizadas por seu fenótipo clínico (isto é, a taxa de progressão da doença e outras características) em vez de sua etiologia (ainda parcialmente desconhecida). Este capítulo aborda a periodontite agressiva, que se caracteriza pela rápida perda da inserção periodontal e do osso de suporte do dente em pacientes saudáveis.

Contexto Histórico

Em 1923, Gottlieb descreveu um paciente com um caso fatal de gripe epidêmica e uma doença que ele chamou de "atrofia difusa do osso alveolar."[25] Essa doença foi caracterizada por uma perda de fibras colágenas no ligamento periodontal e sua substituição por tecido conjuntivo frouxo e extensa reabsorção óssea, o que resultou num espaço periodontal alargado. A gengiva, aparentemente, não estava envolvida. Em 1928, Gottlieb atribuiu essa condição à inibição da formação contínua de cemento, que ele considerava essencial para a manutenção das fibras periodontais.[26] Naquela época, ele chamou a doença de *cementopatia profunda* e levantou a hipótese de que esta era uma "doença de erupção" e que o cemento iniciava uma resposta de corpo estranho. Como resultado, foi postulado que o hospedeiro tentava esfoliar o dente, ocasionando, assim, a formação de bolsa e reabsorção óssea observadas.

Em 1938, Wannenmacher descreveu o envolvimento do incisivo e primeiro molar e chamou a doença de *parodontite marginal progressiva*.[85] Várias explicações evoluíram para a etiologia e patogenia desse tipo de doença. Muitos autores consideram que seja um processo de doença não inflamatório degenerativo e, portanto, lhe deram o nome *periodontose*.[24,57,81] Outros investigadores negaram a existência de um tipo degenerativo de doença periodontal e atribuíram as mudanças observadas ao trauma oclusal.[11,51] Finalmente, em 1966, o World Workshop in Periodontics concluiu que o conceito de "periodontose" como uma entidade degenerativa não tinha fundamento e que o termo devia ser eliminado da nomenclatura periodontal.[62] O comitê reconheceu que uma entidade clínica diferente da *periodontite do adulto* podia ocorrer entre os adolescentes e adultos jovens.

O termo *periodontite juvenil* foi introduzido por Chaput et al. em 1967 e por Butler em 1969.[10] Em 1971, Baer definiu-a como "uma doença do periodonto ocorrendo em um adolescente saudável que se caracteriza por uma rápida perda de osso alveolar em mais que um dente da dentição permanente. A quantidade de destruição manifestada não é compatível com a quantidade de irritantes locais."[76] Em 1989, o World Workshop in Periodontics categorizou esta doença como *periodontite juvenil localizada (PJL)*, um subconjunto da ampla classificação das *periodontites de início precoce (PIP)*.[12] Sob esse sistema de classificação, a idade de início e a distribuição das lesões foram de importância fundamental quando era feito um diagnóstico dessa condição.

Em 1999, o World Workshop in Periodontics introduziu uma nova classificação que estava destinada a eliminar as deficiências das tentativas anteriores de classificar a doença periodontal. Mais importante ainda, a nova classificação de 1999 procurou "descartar terminologias de classificação que eram dependentes da idade ou exigiam conhecimentos sobre as taxas de progressão".[3] No novo esquema de classificação, várias formas de periodontite de progressão rápida se uniram sob o termo *periodontite agressiva*.

Um novo World Workshop in Periodontics foi planejado pela European Federation of Periodontology e pela American Academy of Periodontology (AAP) e realizado em 2017 (www.perio.org/2017wwdc) para refinar ainda mais a classificação das doenças periodontais.

Classificação e Características Clínicas

Características

O World Workshop in Periodontics de 1999 definiu a entidade da periodontite agressiva com base em três características primárias (Tabela 28.1):[43]

1. *Rápida perda de inserção e do osso de suporte do dente*. Na periodontite agressiva, quando comparada à variante mais comum periodontite crônica, a perda de inserção progride significativamente mais rapidamente. Para avaliar esse curso rápido de destruição, a avaliação de dados clínicos ou radiográficos de pontos anteriores no tempo é necessária, permitindo, assim, a realização de uma estimativa do início da doença.[56] Observe que a idade do paciente por si só não é um critério primário para o diagnóstico da periodontite agressiva. Como os registros clínicos anteriores muitas vezes não estão disponíveis, muitos cirurgiões-dentistas afirmam que uma grave perda de inserção em pacientes jovens pode concebivelmente ser o resultado de um curso rápido de progressão da doença. No entanto, geralmente isso não é verdadeiro; a negligência de toda a higiene oral em um indivíduo suscetível à periodontite

Tabela 28.1 Critérios Diagnósticos para Distinguir Periodontite Crônica e Agressiva.

Critério	Periodontite Agressiva	Periodontite Crônica
Taxa de progressão	Rápida	Lenta, mas episódios rápidos são possíveis
Agregação familiar	Típica	Pode estar presente quando famílias compartilham hábitos imperfeitos de higiene oral
Presença de fatores etiológicos (placa, cálculo, margens de restaurações com excesso)	Frequentemente mínima	Frequentemente proporcional, com destruição periodontal observada
Idade	Frequentemente em pacientes jovens (< 35 anos de idade), mas pode ser encontrada em todas as faixas etárias	Frequentemente em pacientes mais velhos (> 55 anos de idade), mas pode ser encontrada em todas as faixas etárias
Sinais clínicos de inflamação	Algumas vezes ausentes (especialmente nos pacientes com periodontite agressiva localizada)	Proporcionais à quantidade de fatores etiológicos presentes

Tabela 28.2 Critérios Diagnósticos para Periodontite Agressiva Localizada e Generalizada.

Critério	Periodontite Agressiva Localizada	Periodontite Agressiva Generalizada
Idade de início	Circumpuberal	Mais frequentemente < 30 anos de idade, mas também pode ocorrer em indivíduos mais velhos
Resposta de anticorpos séricos contra agentes infecciosos	Robusta	Pobre
Padrão de destruição	Perda de inserção localizada nos incisivos e primeiros molares — perda de inserção interproximal ≥ 2 dentes permanentes, um dos quais é o primeiro molar, e envolvimento de dois ou menos dentes que não sejam os primeiros molares e incisivos	Perda de inserção interproximal generalizada em ≥ 3 dentes permanentes além dos primeiros molares e incisivos
Adicional		Natureza episódica da perda de inserção

por mais de uma década levará à perda severa de inserção, mesmo com uma baixa taxa de progressão. Por outro lado, a perda grave de inserção em um indivíduo mais velho não é necessariamente o resultado de uma doença progressiva lenta de longa duração. Por isso, é inapropriado usar a idade de um indivíduo afetado como critério diagnóstico primário para a distinção entre as periodontites agressiva e crônica. Observe que, na periodontite crônica, foram relatados períodos de rápida progressão da doença, que por si só podem ser mal interpretados como periodontite agressiva.

2. *O indivíduo é saudável (isto é, não sofre de qualquer doença sistêmica ou condição que poderia ser responsável pela atual periodontite)*. Existem doenças sistêmicas que levam à alteração severa das defesas do hospedeiro contra patógenos periodontais, muitas vezes resultando na rápida perda de inserção e perda de dentes em idade precoce. Esta doença é designada "periodontite como uma manifestação de doença sistêmica" (Capítulo 14). Observe que as propriedades específicas ou anormalidades de alguns tipos de células do sistema imunológico listadas neste capítulo e reportadas por sua associação frequente ao diagnóstico de periodontite agressiva não se qualificam para o diagnóstico mencionado.

3. *Agregação familiar*. A agregação familiar de casos de periodontite agressiva é uma característica que pode ser avaliada por meio de questionários da história médica e dental e entrevistas com o paciente. No entanto, é aconselhável verificar casos semelhantes na família, se possível, porque muitas pessoas podem não estar plenamente conscientes de seus diagnósticos. Muitos casos de "dentes ruins que foram extraídos na família" eram dentes cariados ou provavelmente com periodontite crônica. Além disso, o Workshop definiu diversas características secundárias que são geralmente encontradas em casos de periodontite agressiva, mas que não são universalmente necessárias para diagnosticar a entidade da doença:

a. Inconsistência entre as baixas quantidades de fatores etiológicos presentes e a nítida destruição tecidual observada
b. Forte colonização por *Aggregatibacter actinomycetemcomitans* e, em algumas populações, por *Porphyromonas gingivalis*
c. Diferenças imunológicas que não impliquem o diagnóstico de "periodontite como uma manifestação de doença sistêmica":
   • Macrófagos hiper-responsivos
   • Anormalidades da função dos neutrófilos
d. Doença autolimitante.

Subgrupos

A periodontite agressiva pode ser subclassificada nas formas localizada e generalizada. O diagnóstico da subcategoria é apoiado na avaliação clínica, radiográfica e de dados históricos. Estes incluem a idade de início da doença, o envolvimento de outros dentes além dos primeiros molares e incisivos (os primeiros dentes permanentes a erupcionarem) e a presença de uma resposta de anticorpos sistêmicos contra patógenos periodontais (Tabela 28.2).

Periodontite Agressiva Generalizada

Periodontite agressiva generalizada (PAG) é o subgrupo da doença periodontal que se caracteriza por maior gravidade e extensão da doença e, também, por sua grande heterogeneidade. O diagnóstico da PAG abrange as doenças que anteriormente eram classificadas como *periodontite juvenil generalizada (PJG)* e *periodontite de progressão rápida (PPR)*.

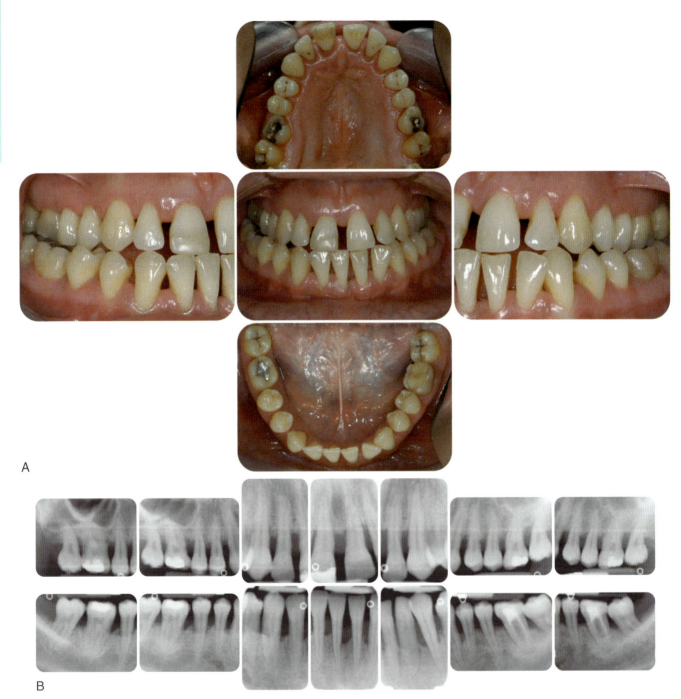

Figura 28.1 Apresentação de Caso: Periodontite Agressiva Generalizada. Periodontite agressiva generalizada em uma paciente caucasiana, de 28 anos de idade, não fumante. (A) Vistas clínicas com mínimas quantidades de placa e cálculo. (B) Radiograficamente, perda óssea de ≥ 50% presente em todos os dentes.

Duas respostas do tecido gengival podem ser encontradas nos casos de PAG (Figuras 28.1 e 28.2). Uma delas envolve um tecido inflamado de forma aguda, grave, frequentemente proliferando, ulcerado e avermelhado. O sangramento pode ocorrer espontaneamente ou com pequeno estímulo e a supuração pode ser uma característica importante. Acredita-se que esta resposta tecidual ocorra durante a fase destrutiva, na qual inserção e osso são ativamente perdidos.

Em outros casos, os tecidos gengivais podem parecer róseos, livres de inflamação e, ocasionalmente, com algum grau de pontilhado, embora este possa estar ausente. No entanto, apesar do aspecto clínico aparentemente leve, bolsas profundas podem ser encontradas na sondagem. Page e Schroeder acreditavam que esta resposta do tecido coincide com períodos de repouso em que o nível ósseo permanece estacionado.[58]

Periodontite Agressiva Localizada

Periodontite agressiva localizada (PAL) é geralmente encontrada em indivíduos mais jovens do que a PAG (Figuras 28.3 e 28.4). Caracteriza-se por titulações mais pronunciadas de anticorpos sistêmicos contra patógenos periodontais que as encontradas em pacientes com PAG. Isso pode indicar que, em indivíduos suscetíveis à doença, mas que também têm a capacidade de comandar uma resposta consistente contra patógenos, a doença pode ter um alcance limitado (isto é, PAL), enquanto nos indivíduos com uma resposta humoral menor, a doença não seria limitada aos primeiros dentes permanentes, e o paciente desenvolveria a PAG. Isso significaria que PAL e PAG seriam meramente variações fenotípicas de uma mesma doença subjacente. Esta hipótese é apoiada por vários estudos que mostram uma sequência de PAL e PAG nos mesmos indivíduos ao longo do tempo.[9,31,74] Por outro lado, existem várias linhas de evidência que apoiam a reivindicação de que PAL constitui uma doença por si própria, com os mecanismos celulares e moleculares subjacentes diferentes.

Epidemiologia

A questão da prevalência da periodontite agressiva em diferentes populações é complicada pelo fato de a classificação[3] atualmente utilizada ser relativamente nova e não ser fácil aplicá-la em estudos epidemiológicos. Por isso, muitos estudos disponíveis ou (1) relatam casos de periodontite, descritos antigamente, que mostraram início precoce ou progressão rápida, mas que não são intercambiáveis com a periodontite agressiva, ou (2) relatam somente a gravidade da periodontite e não o diagnóstico (para ver uma análise detalhada, consulte Albandar[2] e Susin e Albandar[78]). O problema de uma falta universal de definição de caso para a pesquisa epidemiológica é crítico, porque diferentes definições de caso para a periodontite em adolescentes descreveram diferenças na prevalência até 10 vezes maior.[47]

Definição de Caso

O diagnóstico de periodontite agressiva em estudos epidemiológicos é difícil porque todos os principais critérios para a doença — a progressão rápida, a saúde sistêmica e a agregação familiar — são difíceis de serem avaliados de forma confiável no delineamento de tais estudos. Ambos os critérios para saúde sistêmica e agregação familiar exigiriam extensas entrevistas e verificação minuciosa. A rápida progressão da doença só pode ser documentada de forma consistente seguindo-se um indivíduo longitudinalmente e realizando-se pelo menos dois exames subsequentes dentro de um prazo razoável; outra opção (como notado previamente) é a extrapolação a partir de registros clínicos ou radiográficos mais antigos. Estes, no entanto, muitas vezes não estão disponíveis e poderiam acrescentar um viés ao estudo já que os profissionais de saúde não foram previamente calibrados. Os exames radiográficos no momento do exame são, no contexto de um estudo epidemiológico, na maioria das vezes, inviáveis.[2]

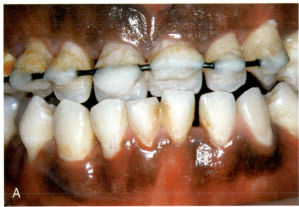
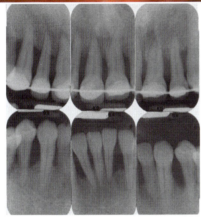
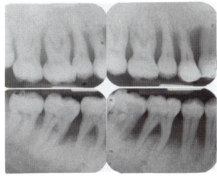
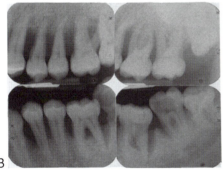

Figura 28.2 Apresentação de Caso: Periodontite Agressiva Generalizada. Periodontite agressiva generalizada em um paciente negro de 22 anos de idade, do gênero masculino, com um histórico familiar de perda dentária precoce causada por doença periodontal. (A) Vista clínica mostrando quantidade mínima de placa e inflamação. Uma contenção provisória com fio e resina foi colocada pelo dentista clínico-geral para estabilizar os dentes. (B) Radiografias mostrando a natureza severa e generalizada da doença, com todos os dentes erupcionados afetados.

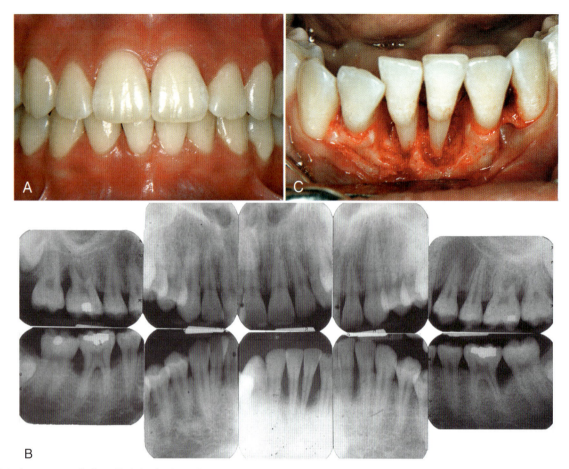

Figura 28.3 Apresentação de Caso: Periodontite Agressiva Localizada. Periodontite agressiva localizada em uma paciente negra de 15 anos de idade, que tinha uma irmã gêmea com doença similar. (A) Vista clínica mostrando quantidade mínima de placa e inflamação, exceto por uma inflamação localizada na face distal do incisivo central superior esquerdo e do incisivo central inferior direito. (B) Radiografias mostrando a perda óssea localizada, vertical e angular associada aos primeiros molares superiores e inferiores e aos incisivos centrais inferiores. Os incisivos superiores não mostram envolvimento aparente. (C) Aparência cirúrgica dos defeitos ósseos verticais e angulares localizados, afetando os incisivos inferiores. Observe a natureza circunferencial ampla dos defeitos e a ausência de cálculo nas superfícies radiculares.

Como resultado, até o momento, estudos epidemiológicos metodologicamente sólidos de periodontite agressiva, conforme definido pelo Workshop de 1999, são escassos (p. ex., o estudo realizado em uma população de jovens recrutas do exército israelense).[44]

Assim, para ser capaz de avaliar a prevalência de periodontite agressiva em outras populações, Demmer e Papapanou[16] propuseram utilizar a definição de caso geralmente aceita (Capítulo 6) para a periodontite proposto por um grupo de trabalho do órgão norte-americano Centers for Disease Control and Prevention (CDC) e da American Academy of Periodontology,[17,59] em combinação com a idade do indivíduo estudado. Especificamente, eles avaliaram os estudos disponíveis para a proporção de indivíduos de ≤25 anos de idade que sofriam de periodontite moderada ou grave, bem como a proporção de indivíduos na faixa etária entre 26 e 35 anos que sofriam de periodontite grave, ambos de acordo com a definição proposta pelo CDC. Do mesmo modo, Susin e Albandar[78] utilizaram uma combinação de critérios diagnósticos para identificar possíveis casos de periodontite agressiva em estudos não planejados de acordo com a classificação de 1999.

Periodontite Agressiva Localizada

A prevalência de PAL em uma população do exército israelense entre 18 e 30 anos de idade foi de 4,3%. Nessa coorte, a presença de PAL foi altamente correlacionada à origem norte-africana e ao tabagismo atual.[44] Um estudo com 830 alunos marroquinos entre 12 e 25 anos de idade usando a definição modificada de periodontite agressiva de Albandar et al.[2] relatou uma prevalência de 4,9% da doença, com aproximadamente 70% exibindo alta perda de inserção nos molares.[37]

Além desses dados recentes, existem vários estudos sobre a prevalência de PJL, a antecessora da PAL (embora as duas condições não sejam exatamente intercambiáveis), entre as diferentes populações. A prevalência dessa doença em populações de adolescentes geograficamente diferentes foi estimada em menos de 1%. A maioria dos relatos sugere uma baixa prevalência de cerca de 0,2%.[45] Dois estudos radiográficos independentes com adolescentes de 16 anos de idade (um na Finlândia[66] e outro na Suíça[39]) seguiram os rigorosos critérios de diagnóstico delineados por Baer[6] e relataram uma taxa de prevalência de 0,1%. Um estudo clínico e radiográfico com 7.266 adolescentes ingleses na faixa etária entre 15 e 19 anos também mostrou uma taxa de prevalência de 0,1%.[65] Nos Estados Unidos, uma pesquisa nacional de adolescentes na faixa etária entre 14 e 17 anos relatou que 0,53% tinha PJL.[45] Os negros tinham um risco muito maior para PJL, e entre os adolescentes negros, os do sexo masculino eram 2,9 vezes mais propensos a ter a doença que as do sexo feminino. Por outro lado, entre os adolescentes brancos, as adolescentes do sexo feminino eram mais propensas a ter PJL que os do sexo masculino. Vários outros estudos encontraram a maior prevalência de PJL entre homens negros,[9,49,65] que são seguidos em ordem decrescente por mulheres negras, mulheres brancas e homens brancos.[49]

Foi relatado que a PJL pode afetar tanto homens quanto mulheres, e é vista com mais frequência no período entre a puberdade e os 20 anos de idade. Alguns estudos têm sugerido uma predileção por pacientes do

CAPÍTULO 28   Periodontite Agressiva   357

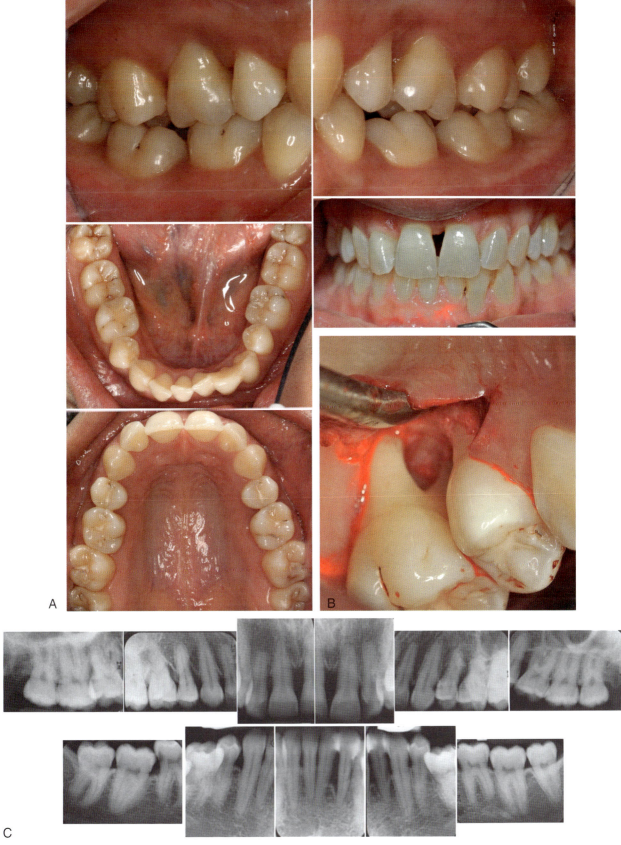

Figura 28.4 Apresentação de Caso: Periodontite Agressiva Localizada. Periodontite agressiva localizada em uma paciente caucasiana, de 18 anos de idade, não fumante. Foi relatada agregação familiar. (A) Vista clínica mostrando retrações nos incisivos e primeiros molares. (B) Vista intraoperatória mostrando o defeito ósseo angular localizado, associado ao primeiro molar. (C) Radiografias mostrando a perda óssea localizada, angular e pronunciada. *(Cortesia de Dr. Hendrik Schulze, Bonn, Alemanha.)*

sexo feminino, em especial nos grupos etários mais jovens,[31] enquanto outros não relataram diferenças na incidência entre homens e mulheres quando os estudos foram projetados para corrigir o viés da avaliação.[28]

Periodontite Agressiva Generalizada

Entre os jovens recrutas do exército israelense, verificou-se que 1,8% sofria de PAG.[44] Ao usar extrapolação, como proposto por Demmer e Papapanou, uma prevalência de cerca de 1% a um máximo de 15% nos indivíduos dentro daquela faixa etária foi encontrada, dependendo do estudo. Especificamente, os dados do German Study of Health na Pomerânia indicaram uma prevalência extrapolada em diferentes grupos etários de 13% (≤29 anos de idade) e 7% (30-39 anos de idade), enquanto a prevalência mais alta extrapolada foi encontrada no estudo do Condado de Erie, com até 15% do grupo etário.

Observe que, como indicado previamente, o uso de dados epidemiológicos anteriores para os predecessores heterogêneos da PAG, PJG e PPR para avaliar a prevalência da periodontite não é possível porque essas entidades não são intercambiáveis com PAG. Em contraste, a PJL – embora ainda diferente, por definição – pode ser usada como um substituto para a PAL.

Entendimento Atual

Tomados em conjunto, esses dados mostram que principalmente a discriminação de periodontite agressiva de outras formas de periodontite nem sempre é fácil, sobretudo quando o paciente é visto somente em um único exame, como é o caso na maioria dos estudos epidemiológicos. A prevalência de periodontite agressiva de cerca de 1% a 15% entre os indivíduos com ≤35 anos de idade, em combinação com a gravidade e tendência para a rápida progressão dessa doença, sugere fortemente que todos os pacientes nessa faixa etária devem ser rastreados regularmente para a presença de doença periodontal.

Patobiologia e Fatores de Risco

Todas as formas de periodontite compartilham certos princípios patobiológicos comuns como doenças inflamatórias crônicas, polimicrobianas, mediadas por biofilme, na interface biofilme-gengiva. Esses princípios são abordados em detalhes nos Capítulos 7 a 9. Por agora, vamos concentrar-nos sobre as razões biológicas para o rápido curso de destruição na periodontite agressiva, incluindo trabalhos que investigaram as propriedades específicas da periodontite agressiva em microbiologia, imunologia e genética periodontais.

Microbiologia

A periodontite é causada por microrganismos específicos em um hospedeiro suscetível.[61] No biofilme subgengival, até 700 espécies bacterianas têm sido identificadas,[40] algumas das quais foram reconhecidas como causadoras.[14] Os detalhes sobre o conhecimento atual sobre os microrganismos periodontais diferentes estão resumidos nos Capítulos 8 e 9.

A maior taxa observada de progressão da doença na periodontite agressiva *versus* periodontite crônica poderia ser explicada pela presença de microrganismos específicos que causam e perpetuam a destruição tecidual. Além disso, a agregação familiar relatada dos casos de periodontite agressiva poderia ser também, até certo ponto, explicada por uma infecção e transmissão de microrganismos específicos dentro da família.

Por isso, diversos estudos têm procurado identificar as propriedades microbianas específicas de casos de periodontite agressiva. No entanto, ao avaliar PAG e PAL como uma entidade única e com foco exclusivamente em um pequeno número de patógenos "clássicos", concluiu-se que os padrões microbiológicos de infecção não conseguiam fazer distinção de forma confiável entre esta entidade e os casos de periodontite crônica.[52]

No entanto, dados de um número limitado de estudos usando tanto as ferramentas microbiológicas clássicas quanto as técnicas moleculares mais recentes sugerem que existem diferenças na composição microbiológica entre (1) periodontite agressiva localizada, periodontite generalizada e periodontite crônica, e (2) periodontite agressiva generalizada e periodontite crônica[20,23,41,63] (para uma revisão, consulte Armitage[4]).

Bactérias Específicas na Periodontite Agressiva Localizada

Em pacientes com PAL, a situação parece ser diferente. Nestes casos, várias linhas de evidência apontam para um forte papel de microrganismos específicos, principalmente *A. actinomycetemcomitans*. Durante décadas, esta espécie bacteriana tem sido associada a PAL,[7,13,75] e sua presença pode predizer o desenvolvimento de PAL em dois estudos longitudinais.[21,30] Os estudos longitudinais são de importância crítica para a demonstração de uma relação causal, enquanto os estudos transversais podem, por definição, somente mostrar correlações que não podem ser utilizadas para inferir causalidade.

No primeiro estudo longitudinal, jovens pareados por idade, sexo e raça, portadores e não portadores de *A. actinomycetemcomitans* (sorotipos a, b e c foram distribuídos de forma igual, sem presença de cepas JP2) foram acompanhados longitudinalmente. Após um ano de acompanhamento, 80% dos portadores e apenas 10% dos não portadores tinham desenvolvido periodontite.[21]

No segundo e maior estudo longitudinal, observou-se que a cepa JP2 de *A. actinomycetemcomitans* altamente leucotóxico (sorotipo b), com deleção de 530-pb no gene *operon* da leucotoxina que leva a uma produção de 10 a 20 vezes mais elevada de leucotoxina,[29] era diretamente relacionada com a ocorrência de PAL em crianças do norte da África. Especificamente, as chances para perda de inserção futura entre os portadores da cepa JP2 foram de 18 vezes em comparação com 3 vezes para portadores de outras cepas, diferentes de JP2 de *A. actinomycetemcomitans*.[30] Resultados semelhantes também podem ser encontrados em países da África Ocidental, como Gana.[1] Isso está em contraste com as partes orientais da África, onde não há estudos relatando a presença de cepas do clone JP2 em pacientes com periodontite.[18]

Um estudo recente sobre a ocorrência de cepas do clone JP2 em pacientes com periodontite agressiva demonstrou uma alta incidência em PAL e PAG, o que sugere que ambas as subclasses poderiam estar mais relacionadas que inicialmente se pensava.[19]

Além disso, é necessário notar que a PAL não é claramente uma monoinfecção com *A. actinomycetemcomitans*; tal como acontece com todas as entidades que envolvem a periodontite, a PAL exibe um biofilme polimicrobiano. Corroborando essa ideia há relatos de casos confirmados de PAL que não envolviam *A. actinomycetemcomitans*.[41,53]

Resposta do Hospedeiro à Agressão Bacteriana

A resposta inflamatória do hospedeiro aos patógenos é geralmente considerada responsável por uma proporção maior de destruição tecidual na periodontite que os patógenos periodontais invasores por si só. A rápida progressão da periodontite agressiva implica – além da composição previamente mencionada da microbiota subgengival – o fato de que propriedades específicas desta resposta inflamatória tornam os indivíduos com periodontite agressiva mais suscetíveis à doença e mais propensos a perder mais inserção em um curto período.

Resposta Específica do Hospedeiro à Periodontite Agressiva

Com relação à periodontite agressiva generalizada, uma análise recente concluiu que "não parece haver diferença entre periodontite agressiva e crônica quanto à sua histopatologia e imunopatologia."[76] Ainda assim, convém admitir que isso poderia significar que não existem diferenças, ou melhor, que "as diferenças entre ambas as entidades da doença só refletem as variações no grau de severidade da suscetibilidade em vez de reais diferenças imunopatológicas."[22]

Mais recentemente, uma ativação mais forte das células *natural killers* e das células T *natural killers* em pacientes com periodontite agressiva foi apontada como possível causadora para a destruição tecidual mais pronunciada observada nesses pacientes.[38,54] Uma distinção da periodontite crônica e agressiva com base em marcadores moleculares (assinaturas transcricionais do tecido gengival) usando algoritmos de aprendizagem de máquina foi possível com excelente sensibilidade e especificidade. Ao mesmo tempo, esse trabalho identificou uma imprecisão diagnóstica substancial na classificação atual.[33]

Anormalidades na Periodontite Agressiva Localizada

Trabalhos anteriores sugerem que indivíduos com PAL foram caracterizados por um defeito hereditário da função dos neutrófilos, levando a uma resposta imune diminuída contra a microbiota habitante da bolsa periodontal.[84] Especificamente, quando desafiados com patógenos periodontais, os neutrófilos da PAL mostraram quimiotaxia, fagocitose e morte de bactérias prejudicadas. Em paralelo, também foi levantada a hipótese de que essas propriedades de defesa com deficiência eram de fato defeitos adquiridos causados pela exposição prolongada a um microambiente inflamatório.

Hoje, a compreensão da biologia neutrofílica é que os neutrófilos que chegam a um sítio com inflamação periodontal descontrolada estão prontos para atacar os patógenos invasores, liberando enzimas líticas. Essas enzimas podem, por outro lado, acelerar a destruição do tecido. A hipótese é de que a função neutrofílica atenuada observada em lesões profundas de periodontite agressiva deve-se ao forte compromisso dos neutrófilos preparados para o desbridamento, de forma que menos potência permaneça para a quimiotaxia e defesa.[64]

Genética: Estudos Familiares

A agregação familiar de casos de periodontite agressiva é uma característica secundária da entidade doença (isto é, é muitas vezes, mas nem sempre, encontrada na periodontite agressiva). Para avaliar o componente familiar da doença, estudos em gêmeos foram realizados,[8,48] mostrando um forte componente genético com provável modo de herança autossômica dominante e uma penetrância de 70% (afro-americanos) a 73% (caucasianos).[48]

Genética: Polimorfismos

Por conseguinte, tem havido grande trabalho para determinar as características genéticas intrínsecas que fundamentam essa agregação familiar.[42,77] Em primeiro lugar, suspeitou-se que uma suscetibilidade inerente à periodontite seria provavelmente o resultado de mutações no DNA que codificam proteínas de mediadores inflamatórios (abordagem do gene candidato). Regiões de DNA que foram selecionadas com base no conhecimento prévio da patobiologia da doença foram avaliadas para variações de sequência, mais frequentemente polimorfismos de nucleotídeo único (SNPs). Com base nas amostras de tamanhos pequenos e desenhos de estudo, muitas vezes abaixo do ideal, que concebivelmente levaram a resultados falso-positivos,[42,72] polimorfismos de nucleotídeo único dentro de genes que codificam citocinas, como as interleucinas (p. ex., IL-1α, IL-1β, IL-6), estavam associados à periodontite agressiva. No entanto, com o conhecimento atual, foi percebido que esses resultados foram possivelmente ilegítimos ou decorrentes de confusão: todas as associações de genes candidatos "clássicos" não poderiam ser replicadas atualmente em coortes maiores e mais bem controladas.[68] Observe que, no caso de estudos de associação genética, metanálises não são geralmente as ferramentas adequadas para superar os problemas das coortes pequenas e heterogêneas.

O uso do estudo de associação genômica ampla (GWAS) tornou-se possível, dado os avanços tecnológicos na área da análise de alta produtividade. Usando um GWAS de um grande número de casos e controles de periodontite agressiva, um certo número de *loci* de suscetibilidade comum para periodontite agressiva e infarto do miocárdio pode ser identificado e replicado em coortes independentes.[67,69-71]

Tomados em conjunto, esses dados indicam que há evidência de um forte componente genético na periodontite agressiva. É muito provável que o baixo número de *loci* de suscetibilidade para periodontite agressiva identificados e replicados são o resultado de números muito baixos de amostras e problemas no desenho do estudo do que de uma falta de associação biológica (para ver análises detalhadas, consulte Laine et al.[42] e Vaithilingam et al.[83]).

Fatores Ambientais que Afetam a Suscetibilidade

A quantidade e a duração do hábito de fumar são variáveis importantes que podem influenciar a extensão da destruição observada em adultos jovens.[82] Pacientes com PAG que fumam têm dentes mais afetados e mais perda de inserção clínica que pacientes não fumantes com PAG.[27] No entanto, o tabagismo pode não ter o mesmo impacto sobre os níveis de inserção em pacientes mais jovens com PAL.[73]

Desenvolvimentos Atuais

Com base no entendimento atual, ainda incompleto, já citado, das propriedades microbiológicas, imunológicas e genéticas específicas das periodontites agressiva e crônica baseadas nos sintomas clínicos, a investigação concentra-se agora se essas entidades são, de fato, suficientemente distintas em relação a sua patobiologia subjacente para formar classes clínicas com base em etiologia. Para essas análises, metodologias originais imparciais e de alta produtividade, como microarranjos e sequenciamento de próxima geração, são empregadas.[32,34-36]

Considerações Terapêuticas para Pacientes com Periodontite Agressiva

PONTO DE VISTA CLÍNICO

A periodontite agressiva é definida por perda de inserção rápida em indivíduos clinicamente saudáveis. Há considerável agregação familiar. A periodontite agressiva é encontrada com mais frequência em indivíduos mais jovens, mas pode ocorrer em qualquer idade. A entidade é subdividida em duas categorias: periodontite agressiva localizada e periodontite agressiva generalizada.

A periodontite agressiva localizada (PAL) afeta principalmente os primeiros molares e os incisivos em adolescentes com bolsas profundas e perda óssea avançada. Ocorre em menos de 1% dos adolescentes. Há um forte — e, até o momento, apenas parcialmente compreendido — componente genético. Além do mais, a bactéria Gram-negativa anaeróbica *Aggregatibacter actinomycetemcomitans* no biofilme da placa subgengival foi causalmente vinculada ao desenvolvimento da PAL em adolescentes.

A periodontite agressiva generalizada (PAG) normalmente ocorre primeiro em jovens adultos e pode estar presente em algumas populações em até 15% do grupo etário. O tabagismo pode desempenhar um papel porque os fumantes com PAG têm mais dentes envolvidos e mais bolsas avançadas que os não fumantes.

Considerações sobre a Terapia Anti-infecciosa da Periodontite Agressiva

A terapia anti-infecciosa em pacientes com periodontite agressiva parece beneficiar-se fortemente do uso adjunto de antibióticos sistêmicos[15] (Capítulo 52).

Considerações sobre a Terapia Cirúrgica da Periodontite Agressiva

Em geral, os indivíduos com periodontite agressiva, especialmente PAL, têm de ser submetidos a tratamento cirúrgico com mais frequência que a média dos pacientes com periodontite.[15] Isso é decorrente de: (1) perda de inserção muitas vezes muito mais pronunciada com bolsas periodontais profundas que são um desafio à instrumentação;[5,46] e (2) alta prevalência de defeitos verticais, especialmente em pacientes com PAL, que precisam ser resolvidos.[60]

Considerações sobre a Terapia Periodontal de Suporte de Pacientes com Periodontite Agressiva

Os pacientes com periodontite agressiva sofrem de uma combinação de uma carga microbiológica especialmente virulenta em combinação com alterações na sua defesa do hospedeiro que os tornam mais propensos à perda de inserção rápida, mesmo na ausência de números aparentemente adequados de fatores etiológicos. Isso sugere que, durante a fase de manutenção, maior cuidado deve ser tomado para otimizar a higiene bucal realizada pelo próprio sujeito para minimizar a quantidade de placa bacteriana que poderia, eventualmente, levar a uma nova e rápida perda de inserção. Por isso, muitos cirurgiões-dentistas recomendam a realização de terapia periodontal de suporte, incluindo as avaliações periódicas dos parâmetros periodontais, pelo menos a cada três meses — mesmo para os pacientes que apresentam níveis particularmente altos de capacidade de higiene oral, e independentes da ferramenta de Avaliação do Risco Periodontal (ARP), que parece ser de uso limitado em pacientes com periodontite agressiva.[50]

Considerações para a Reabilitação Oral e Implantodontia em Pacientes com Periodontite Agressiva

Os implantes dentais permitem rotineiramente a substituição funcional e estética, de forma previsível, dos dentes perdidos. Ainda assim, existem preocupações sobre a incidência de peri-implantite, que é uma condição inflamatória de implantes dentais que têm paralelismo com a doença periodontal e para a qual não existem até hoje protocolos de tratamento previsíveis e definidos. O risco de peri-implantite está ligado a uma história de doença periodontal no indivíduo com implantes dentais. Existem dados limitados que mostram um risco ainda mais forte para o desenvolvimento da doença em pacientes com periodontite agressiva em comparação aos pacientes com periodontite crônica ou com controles periodontalmente saudáveis.[79,80]

 Acesse Caso Clínico em https://www.grupogen.com.br.

Referências Bibliográficas

 As referências bibliográficas deste capítulo estão disponibilizadas em https://www.grupogen.com.br.

CAPÍTULO 29

Periodontite Ulcerativa Necrosante

Perry R. Klokkevold | Fermin A. Carranza

SUMÁRIO DO CAPÍTULO

Características Clínicas, 361
Achados Microscópicos, 361
Paciente Portador de HIV/AIDS, 362

Etiologia da Periodontite Ulcerativa Necrosante, 362

Desnutrição, 364
Conclusão, 364

A *periodontite ulcerativa necrosante (PUN)* pode ser uma extensão da *gengivite ulcerativa necrosante (GUN)* no que diz respeito às estruturas periodontais, levando às perdas óssea e de inserção periodontal. Por outro lado, a PUN e a GUN podem ser doenças distintas. Até o momento, há pouca evidência para apoiar a progressão da GUN para PUN ou estabelecer uma relação entre as duas condições como uma doença única. No entanto, inúmeras descrições clínicas e relatos de caso de PUN demonstraram, claramente, muitas semelhanças clínicas entre as duas condições. Até que uma distinção entre a GUN e a PUN possa ser provada ou contestada, foi sugerido que sejam classificadas em conjunto sob uma categoria mais ampla de *doenças periodontais necrosantes*, mas com diferentes níveis de gravidade.[1,15,20]

A GUN foi reconhecida e descrita na literatura há muitos séculos,[23] e suas características são apresentadas no Capítulo 20. As lesões da GUN são restritas à gengiva, sem perda de inserção periodontal ou suporte ósseo alveolar, sendo esta a característica que a distingue da PUN.

O termo *periodontite ulcerativa necrosante* foi utilizado pela primeira vez no World Workshop in Periodontics de 1989.[3] Até então, o termo usado era *gengivoperiodontite ulcerativa necrosante*, cunhado em 1986 para representar a condição de recorrência da GUN que progride para uma forma crônica de periodontite, incluindo perdas óssea e de inserção. A adoção da PUN como uma doença específica ocorreu no ano de 1989, quando houve maior conscientização e aumento no número de casos de periodontites necrosantes diagnosticados e descritos na literatura. Especificamente, a maioria dos casos de PUN foi descrita entre pacientes imunocomprometidos, especialmente aqueles que eram positivos para o vírus da imunodeficiência humana (HIV) ou que tinham a síndrome da imunodeficiência adquirida (AIDS). Em 1999, as subclassificações da GUN e PUN foram incluídas como diagnósticos distintos, sob uma classificação mais ampla de "doenças periodontais ulcerativas necrotizantes".[1]

Características Clínicas

Os casos clínicos de PUN são definidos por necrose e ulceração da porção coronária da papila interdental e margem gengival, com uma gengiva marginal dolorosa, de cor vermelho-viva e que sangra com facilidade. Isso é semelhante às características clínicas de GUN. A característica diferencial da PUN é a *progressão destrutiva* da doença, incluindo as perdas óssea e de inserção periodontal. Crateras ósseas interdentais profundas caracterizam as lesões periodontais da PUN (Fig. 29.1), no entanto, as bolsas periodontais "convencionais", com uma grande profundidade à sondagem, não são encontradas, pois a natureza ulcerativa e necrosante da lesão gengival destrói o epitélio marginal e o tecido conjuntivo, resultando em retração gengival. As bolsas periodontais são formadas porque as células do epitélio juncional permanecem viáveis, podendo migrar apicalmente para cobrir as áreas de perda de inserção do tecido conjuntivo. A necrose do epitélio juncional nos pacientes com GUN e PUN cria uma úlcera que inibe essa migração epitelial, impedindo a formação de uma bolsa periodontal. As lesões avançadas da PUN levam a perda óssea grave e mobilidade dental e, podem em última instância levar à perda do dente. Em adição a estas manifestações (como mencionado anteriormente), os pacientes com PUN podem apresentar halitose, febre, mal-estar ou linfadenopatia.

> **IMPORTANTE**
>
> Os casos de periodontite ulcerativa necrosante (PUN) são definidos por necrose e ulceração da porção coronal das papilas interdentais. As margens gengivais são vermelho-brilhantes e sangram com facilidade. O aspecto que distingue a PUN da GUN é a progressão destrutiva da PUN, que inclui perda de inserção e perda óssea periodontal.

Achados Microscópicos

Em um estudo envolvendo a utilização de microscopia eletrônica de transmissão e microscopia eletrônica de varredura da placa microbiana que recobre as papilas gengivais necróticas, Cobb et al.[4] demonstraram semelhanças histopatológicas evidentes entre a PUN em pacientes HIV positivos e relatos anteriores de GUN em pacientes HIV negativos. O exame microscópico revelou um biofilme superficial composto por uma microbiota bacteriana mista com diferentes tipos morfológicos e uma microbiota subsuperficial com densos agregados de espiroquetas (isto é, zona bacteriana). Abaixo das camadas bacterianas havia densos agregados de leucócitos polimorfonucleares (PMNs) (isto é, zona rica em neutrófilos) e células necróticas (zona necrótica). A técnica de biópsia utilizada neste estudo não permitiu a observação da camada mais profunda, portanto não foi capaz de identificar a zona de infiltração de espiroquetas, classicamente descrita nas lesões clássicas da GUN. Além das características microscópicas da PUN semelhantes às da GUN descritas nesse estudo, foram observados níveis elevados de leveduras e vírus semelhantes ao herpes. Este último achado é um indicativo provável das condições oferecidas aos microrganismos oportunistas nos hospedeiros imunocomprometidos (isto é, pacientes HIV positivos).

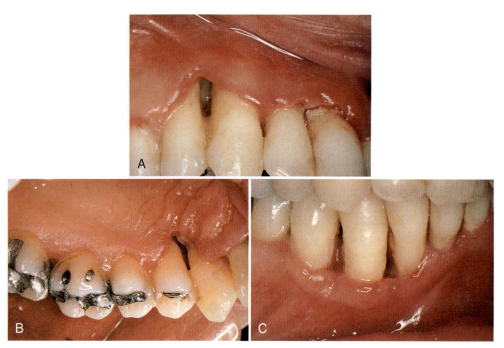

Figura 29.1 Periodontite ulcerativa necrosante em um paciente do sexo masculino, HIV negativo, leucoderma, de 45 anos de idade. (A) Vista vestibular da área de canino e pré-molares superiores do lado direito. (B) Vista palatina da mesma área indicada em A. (C) Vista vestibular dos dentes anteriores inferiores. Observe as crateras profundas associadas à perda óssea.

Paciente Portador de HIV/AIDS

As lesões gengivais e periodontais com características distintas são frequentemente encontradas em pacientes com HIV/AIDS. Muitas destas lesões são manifestações atípicas de doenças periodontais inflamatórias que surgem durante o curso da infecção pelo HIV e como resultado do estado imunocomprometido do paciente. O eritema gengival linear, a GUN e a PUN são as condições periodontais mais comuns associadas ao paciente HIV positivo relatadas na literatura.[21] O Capítulo 30 fornece uma descrição detalhada destas e de outras doenças periodontais atípicas que ocorrem no pacientes com HIV.

As lesões da PUN encontradas nos pacientes com HIV/AIDS podem apresentar características semelhantes às observadas em pacientes HIV negativos. Como alternativa, as lesões da PUN em pacientes com HIV/AIDS podem ser muito mais destrutivas e com frequência resultam em complicações extremamente raras entre os pacientes sem HIV/AIDS. Por exemplo, as perdas óssea e de inserção periodontal associadas à PUN em um paciente HIV positivo pode ser extremamente rápida. Winkler et al.[31] descreveram casos de PUN em pacientes HIV positivos que perderam mais de 90% de inserção periodontal e 10 mm de osso em um período de três a seis meses. Por conseguinte, a maioria das lesões resultou na perda do dente. Outras complicações relatadas na população deste estudo incluíram a progressão das lesões envolvendo grandes áreas de necrose de tecido mole, com exposição óssea e sequestro de fragmentos ósseos. Este tipo de lesão grave e progressiva com extensão para a região vestibular e palatina é referido como *estomatite ulcerativa necrosante*.

A prevalência relatada da PUN entre os pacientes com infecção pelo HIV varia entre os estudos.[6,13,21,23] Riley et al.[24] descreveram apenas dois casos de PUN em 200 pacientes HIV positivos (1%), enquanto Glick et al.[13] encontraram prevalência de 6,3% nos casos de PUN em um estudo prospectivo com 700 pacientes HIV positivos. Essa variabilidade encontrada nesses estudos pode estar relacionada com as diferenças nas populações estudadas (p. ex., usuários de drogas injetáveis *versus* homossexuais *versus* pacientes hemofílicos) e, também, associada às diferenças no perfil imunológico desses indivíduos.

Formas necrosantes de periodontite parecem ser mais prevalentes em pacientes com imunossupressão mais grave.[21,22] Relatos de caso descreveram a PUN como uma extensão progressiva da periodontite associada ao HIV (isto é, a progressão de crônica para necrótica).[25] Glick et al.[13,14] encontraram alta correlação entre o diagnóstico da PUN e a imunossupressão em pacientes HIV positivos. Os pacientes que apresentaram PUN foram 20,8 vezes mais propensos a apresentarem uma contagem de CD4+ inferior a 200 células/mm^3 quando comparados aos pacientes HIV positivos sem PUN. Os autores consideraram que o diagnóstico da PUN pode ser um marcador de deterioração imunológica e um preditor para o diagnóstico de AIDS.[13] Outros autores sugeriram que a presença de PUN pode ser utilizada como um indicador de infecção por HIV em pacientes não diagnosticados. Shangase et al.[28] relataram que o diagnóstico da GUN ou PUN em pacientes sul-africanos assintomáticos e sistemicamente saudáveis foi fortemente correlacionado com a infecção pelo HIV. Dos pacientes com GUN ou PUN, 39 de 56 casos (69,6%) foram posteriormente diagnosticados com a infecção pelo HIV (Capítulo 30).

> **CORRELAÇÃO CLÍNICA**
>
> A perda de inserção e a perda óssea periodontal associadas à PUN em um hospedeiro imunocomprometido (isto é, portador do vírus do HIV/AIDS) podem ser extremamente rápidas. As lesões da PUN nesses pacientes são provavelmente muito mais destrutivas e também podem ser associadas a complicações que são extremamente raras dentre os pacientes sem HIV ou AIDS.

Etiologia da Periodontite Ulcerativa Necrosante

A etiologia da PUN ainda não foi determinada, embora uma microbiota bacteriana mista com bactérias fusiformes-espiroquetais pareça desempenhar um papel importante. Pelo fato de os patógenos bacterianos não serem os únicos responsáveis pelo desenvolvimento da doença, alguns fatores predisponentes do "hospedeiro" são necessários. Inúmeros fatores predisponentes foram atribuídos à GUN, incluindo higiene oral deficiente, doença periodontal preexistente, tabagismo, infecções virais, estado imunocomprometido, estresse psicossocial e desnutrição. Um relato de caso atribuiu o consumo desenfreado de tabaco como o fator contribuinte mais significativo associado à PUN em um indivíduo de 21 anos de idade que fumava (> 20 cigarros/dia) e mastigava tabaco desde os 7 anos de idade.[32]

A GUN e a PUN são mais prevalentes e graves nos pacientes HIV positivos, os quais necessitam de tratamento urgente, pois lesões não tratadas podem progredir rapidamente e, em poucos dias, uma grave perda óssea ao redor dos dentes afetados pode ser observada.

O tabagismo, a desnutrição e o alto índice de placa aumentam o risco de desenvolvimento da GUN, precisando ser revertidos para que o sucesso do tratamento seja alcançado.

Os cirurgiões-dentistas devem verificar todos os pacientes que se apresentam com PUN para averiguar seu estado sorológico. A PUN pode progredir rapidamente e levar à esfoliação do dente, por isso o tratamento deve incluir debridamento local, utilização de agentes tópicos para o controle da placa e antibióticos sistêmicos. O diagnóstico precoce e o tratamento da PUN são essenciais, pois os defeitos ósseos que ocorrem durante as fases tardias da doença são extremamente difíceis de se resolver.

Microbiota

A avaliação da microbiota das lesões da PUN é quase exclusivamente limitada aos estudos envolvendo pacientes com HIV/AIDS, com alguns resultados conflitantes. Murray et al[20] relataram que os casos de PUN em pacientes HIV positivos demonstraram números significativamente maiores do fungo oportunista *Candida albicans* e maior prevalência de *Aggregatibacter actinomycetemcomitans*, *Prevotella intermedia*, *Porphyromonas gingivalis*, *Fusobacterium nucleatum* e espécies de *Campylobacter*, em comparação aos controles HIV negativos. Além disso, os autores relataram um nível de espiroquetas baixo ou variável que é incompatível com a microbiota associada à GUN. Citando diferenças na microbiota, eles não aceitaram a ideia de que as lesões destrutivas observadas nos pacientes HIV positivos estavam relacionadas com as lesões de GUN, sugerindo, então, que a microbiota nas lesões da PUN nesses pacientes é comparável às lesões daqueles com periodontite crônica, apoiando, assim, o conceito de que a periodontite necrosante no paciente HIV positivo é uma manifestação agressiva da periodontite crônica no hospedeiro imunocomprometido.

Em contraste com esses achados, Cobb et al.[4] relataram que a composição microbiana de lesões da PUN em pacientes HIV positivos era muito semelhante às lesões da GUN, como discutido. Os pesquisadores utilizaram a microscopia eletrônica para descrever uma microbiota mista, com vários tipos morfológicos, em 81,3% dos espécimes avaliados. A microbiota da superfície interna era composta por agregados densos de espiroquetas em 87,5% dos espécimes. Os autores também relataram leveduras oportunistas e vírus semelhantes ao herpes em 65,6% e 56,5% das lesões da PUN, respectivamente. As diferenças entre os casos relatados podem ser explicadas pelas limitações na obtenção de culturas viáveis de espiroquetas,[20] principalmente quando em comparação a uma avaliação mais completa com microscopia eletrônica para observação de espiroquetas.[4]

Em um artigo de revisão, Feller e Lemmer sugeriram que as espiroquetas, o herpes-vírus, a cândida e o HIV apresentam papéis potencialmente patogênicos nas lesões de PUN nos indivíduos HIV positivos.[12] As espiroquetas têm a capacidade de modular as respostas imunes inata e adaptativa do hospedeiro e estimular reações inflamatórias,[8] que podem reduzir a competência imunológica local e facilitar o desenvolvimento da doença necrosante.[12] O herpes-vírus ativado apresenta a capacidade de desregular o sistema imunológico do hospedeiro, podendo levar a um aumento da colonização e da atividade de outros microrganismos patogênicos. Foi demonstrado que *Candida albicans* produz eicosanoides, levando à liberação de mediadores pró-inflamatórios, que podem facilitar a colonização e invasão das espiroquetas e promover o desenvolvimento de doenças periodontais necrosantes.[11,12]

> **IMPORTANTE**
>
> Os pacientes com PUN são mais propensos a serem imunocomprometidos. Embora uma infecção bacteriana mista de espiroquetas e fusiformes pareça desempenhar um papel relevante na etiologia da PUN, os patógenos bacterianos não são os únicos responsáveis. Fatores predisponentes do "hospedeiro" parecem ser necessários, e os fatores que foram atribuídos à GUN incluem higiene oral deficiente, doença periodontal preexistente, tabagismo, infecções virais, estado imunocomprometido, estresse psicossocial e desnutrição.

Estado Imunocomprometido

Claramente, as lesões da GUN e PUN são mais prevalentes nos pacientes com sistema imunológico comprometido ou suprimido. Inúmeros estudos — sobretudo aqueles que avaliaram pacientes com HIV/AIDS — sustentam o conceito de que uma resposta diminuída do hospedeiro está presente naqueles indivíduos que foram diagnosticados com doenças periodontais ulcerativas necrosantes.[31] Uma vez que o sistema imune comprometido no paciente infectado com HIV é dirigido por células T com função deficiente e com proporções alteradas, as evidências indicam que outras formas de imunidade comprometida também predispõem os indivíduos à GUN e PUN.

Cutler et al.[6] descreveram uma diminuição na capacidade bactericida dos PMNs em duas crianças com PUN. Em um estudo comparativo entre os PMNs e os patógenos periodontais, dois irmãos com idades de 9 e 14 anos apresentaram diminuição significativa da fagocitose e da capacidade de eliminar dos PMNs, quando em comparação a um grupo controle pareado por sexo e idade. Além disso, Batista et al.[2] relataram achados periodontais e PUN em um paciente adolescente que apresentava imunodeficiência congênita multifatorial, uma doença genética rara que provoca uma secreção deficiente das imunoglobulinas. As lesões bucais foram tratadas com a administração de imunoglobulina intravenosa.

Estresse psicológico

A maioria dos estudos que avaliaram o papel do estresse na doença periodontal necrosante incluiu pacientes com GUN,[7,16,29,30] portanto não abordou especificamente o papel do estresse na PUN. Os pacientes com GUN apresentaram um grau significativamente maior de ansiedade e depressão, uma quantidade maior de eventos estressantes recentes e maior sofrimento relacionado com esses eventos negativos.[5,14] Embora o papel do estresse no desenvolvimento da PUN ainda não tenha sido especificamente relatado, as inúmeras semelhanças entre a GUN e a PUN sugerem que pode existir uma relação entre essas condições e o estresse.

Os mecanismos que predispõem um indivíduo estressado a uma doença periodontal ulcerativa necrosante ainda não foram estabelecidos, embora esteja bem estabelecido que o estresse aumenta os níveis de cortisol sistêmicos e que aumentos constantes de cortisona têm um efeito supressor sobre a resposta imunológica. Em uma investigação com 474 militares, Shannon et al.[29] concluíram que os níveis urinários de 17-hidroxicorticosteroide eram maiores entre os indivíduos com GUN que em todos os outros diagnosticados com saúde periodontal, gengivite ou periodontite. Em um estudo experimental, lesões semelhantes a estomatite gangrenosa (noma) foram induzidas em ratos pela administração de cortisona,[27] causando lesões mecânicas à gengiva;[26] e, também, pela irradiação total dos corpos, em *hamsters*.[19] Assim, a imunossupressão induzida pelo estresse pode ser um mecanismo que impede a resposta do hospedeiro, levando a uma doença periodontal necrosante. A evidência científica que sustenta o estresse como um fator etiológico da periodontite crônica ainda não é tão evidente (Capítulo 14).

Desnutrição

A evidência direta da relação entre a desnutrição e a doença periodontal necrosante é limitada a relatos de infecções necrosantes em crianças gravemente desnutridas. As lesões que se assemelham às lesões da GUN, mas que progridem para uma *estomatite gangrenosa* ou noma foram descritas em crianças com desnutrição grave em países subdesenvolvidos. Jimenez e Baer[18] relataram casos de GUN em crianças e adolescentes com desnutrição em idades entre 2 e 14 anos na Colômbia. Nos estágios avançados, as lesões da GUN se estendiam desde a gengiva até outras áreas da cavidade bucal, evoluindo para uma noma e causando exposição, necrose e sequestro do osso alveolar. Posteriormente, Jimenez et al. relataram que 44 dos 45 casos de doença necrosante (GUN = 29, PUN = 7 e noma = 9) documentadas entre 1965 e 2000 pertenciam a um grupo de baixo nível socioeconômico e que a desnutrição foi associada a quase todas as condições necrosantes (GUN, 29/29 casos; PUN, 6/7 casos; noma, 9/9 casos).[17] Em um estudo com crianças nigerianas com GUN de baixo nível socioeconômico (153 casos), Enwonwu et al. confirmaram a presença da desnutrição pela medição de micronutrientes circulantes.[10] Em comparação às crianças vizinhas, aquelas com GUN e deficiência de micronutrientes demonstraram uma produção desregulada de citocinas, com uma complexa interação com elevados mediadores pró e anti-inflamatórios.

 IMPORTANTE

Uma infecção por fusiformes e espiroquetas junto com o sistema imune enfraquecido do hospedeiro parecem desempenhar um papel importante na patogênese da periodontite ulcerativa necrosante.

Uma explicação possível é que a desnutrição, particularmente quando extrema, contribui para uma diminuição da resistência do hospedeiro a infecção e doença necrosante. É bem documentado que muitas das defesas do hospedeiro (incluindo fagocitose, imunidade mediada por células, sistema complemento, anticorpos e citocinas) estão comprometidas nos indivíduos desnutridos.[9] A depleção de nutrientes para as células e tecidos resulta em imunossupressão e aumenta a suscetibilidade à doença. Dessa forma, pode-se concluir que a desnutrição pode predispor o indivíduo a infecções oportunistas ou intensificar a gravidade das infecções bucais existentes.

Conclusão

A PUN e a GUN compartilham muitas características clínicas e microbiológicas, mas a PUN se distingue por ser uma condição mais grave, com perdas óssea e de inserção periodontal. Alguns indivíduos com PUN apresentam uma doença grave e rapidamente progressiva. Parece que a diminuição da resposta imunológica e a da resistência do hospedeiro às infecções são fatores importantes no início e na progressão da PUN. O melhor exemplo de um indivíduo imunocomprometido com predisposição para a PUN é o paciente com HIV/AIDS. Assim como ocorre com as outras complicações infecciosas do HIV e da AIDS, o estado imunocomprometido dos pacientes afetados os torna vulneráveis às infecções periodontais oportunistas, incluindo a PUN. Vários fatores predisponentes foram identificados nos casos de GUN que também podem desempenhar um papel na PUN, incluindo tabagismo, infecções virais, estresse psicossocial e desnutrição. Embora nenhum destes fatores isolados seja suficiente para causar uma doença necrosante, quando ocorrem conjuntamente com um estado imunocomprometido, existe um potencial para afetar negativamente a resposta do hospedeiro ou a resistência à infecção.

 Acesse Caso Clínico em https://www.grupogen.com.br.

Referências Bibliográficas

 As referências bibliográficas deste capítulo estão disponibilizadas em https://www.grupogen.com.br.

CAPÍTULO 30

Patologia e Tratamento de Problemas Periodontais de Pacientes Infectados pelo Vírus da Imunodeficiência Humana

Terry D. Rees

SUMÁRIO DO CAPÍTULO

Manifestações Orais e Periodontais da Infecção pelo Vírus da Imunodeficiência Humana, 365

Complicações no Tratamento Odontológico, 369
Doenças Gengivais e Periodontais, 369

Protocolo de Tratamento Periodontal, 372

A *síndrome da imunodeficiência adquirida (AIDS)* caracteriza-se pela profunda depleção do sistema imunológico. Essa condição foi relatada pela primeira vez em 1981, e um patógeno viral, o *vírus da imunodeficiência humana (HIV)*, foi identificado em 1984.[221] Acreditava-se, inicialmente, que tal condição era restrita a homens homossexuais. Posteriormente, foi identificada também em pacientes de ambos os sexos heterossexuais e bissexuais que praticavam sexo sem proteção ou que eram usuários de drogas injetáveis.[187] Atualmente, a atividade sexual e o uso de drogas permanecem como as principais formas de transmissão.

O HIV tem forte afinidade por células do sistema imune, mais especificamente por aquelas que carregam na superfície receptores moleculares CD4. Dessa forma, os linfócitos T auxiliares (células T4) são atingidos mais profundamente, embora monócitos, macrófagos, células de Langerhans, alguns neurônios e células da glia possam estar envolvidos.[125] A replicação viral ocorre continuamente nos tecidos linforreticulares dos linfonodos, baço, células linfoides associadas ao intestino e, ainda, macrófagos.[282,283]

Em 1986, um segundo tipo de HIV foi isolado na África Ocidental, sendo denominados os subtipos de HIV: HIV-1 e HIV-2. A infecção pelo HIV-2 foi inicialmente relatada nos Estados Unidos em 1987, em um paciente que havia migrado da África Ocidental. Aparentemente, os dois vírus originaram-se de diferentes espécimes de símios. O HIV-2 é muito semelhante ao HIV-1, mas parece ser menos virulento, tendo a AIDS em um curso muito mais lento. A infecção pelo HIV-2 raramente é identificada fora da África ou de países intimamente relacionados com essa região. Durante os anos subsequentes, vários subgrupos de vírus foram identificados. O HIV-1 é formado por três subgrupos: M (maior ou principal), N (novo ou não M) e O (outros). O subgrupo M do HIV-1 é o principal responsável pela epidemia mundial do HIV. Existem pelo menos 10 subtipos do HIV-1 M, sendo o subtipo B o mais comum. Também já se sabe que a coinfecção pelos vários grupos ou subgrupos pode resultar em formas recombinantes circulantes de cepas virais. Existem oito subgrupos do HIV-2. Há evidências que uma pletora de crescimentos de mutações virais pode ter uma função no aumento da resistência à terapia antirretroviral. Sabe-se, por exemplo, que o HIV-2 tem resistência natural aos antirretrovirais inibidores da transcriptase reversa não nucleosídeos e que formas recombinantes circulantes podem também desenvolver resistência aos medicamentos utilizados para o tratamento.[126,162,217]

Os regimes de medicamentos combinados, que consistem em agentes antirretrovirais e inibidores da protease, resultaram em um aumento marcante no estado de saúde dos pacientes infectados pelo HIV e, ocasionalmente, uma redução na carga viral do HIV (< 50 cópias/ml), embora a infecção continue sendo transmissível.[79,108,114,290] Evidências indicam que o vírus não é nunca completamente erradicado, e sim armazenado em baixos níveis nas células CD4 quiescentes, até mesmo naqueles indivíduos que não apresentam RNA viral detectável no sangue.[49,78] Esses achados sugerem que o efeito da terapia antirretroviral combinada pode ser necessário por toda a vida dos indivíduos infectados. O controle a longo prazo da infecção pode ser difícil, porque os agentes antirretrovirais atualmente utilizados têm vários efeitos colaterais e desenvolvem prontamente cepas virais resistentes.[282] Além disso, evidências crescentes sugerem que os microrganismos patogênicos orais (incluindo supostos patógenos periodontais) podem ajudar a induzir a exacerbação do HIV por meio da reativação das células dendríticas, macrófagos ou células T latentes.[97,123,124]

Manifestações Orais e Periodontais da Infecção pelo Vírus da Imunodeficiência Humana

As lesões orais são comuns nos pacientes infectados pelo HIV, embora variáveis geográficas e ambientais possam existir. Relatos anteriores indicam que a maioria dos pacientes com AIDS tem lesões de cabeça e pescoço,[223] enquanto as lesões orais são comuns em pacientes infectados pelo HIV que ainda não têm AIDS.[16,93] Vários estudos identificaram uma forte relação entre a infecção pelo HIV e a candidíase oral, leucoplasia pilosa, doença periodontal atípica, sarcoma de Kaposi oral e linfoma não Hodgkin oral.[68,71,153]

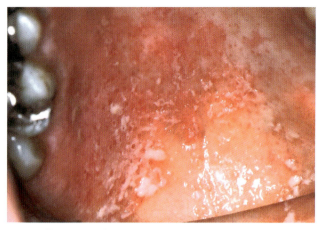

Figura 30.1 Candidíase pseudomembranosa no palato.

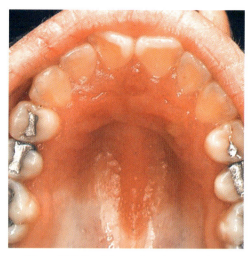

Figura 30.2 Candidíase eritematosa no palato.

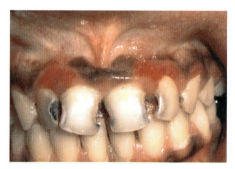

Figura 30.3 Candidíase eritematosa na gengiva sugestiva de gengivite descamativa.

As lesões orais menos fortemente associadas à infecção pelo HIV incluem a hiperpigmentação melânica, infecções micobacterianas, estomatite ulcerativa necrosante (EUN), ulcerações orais diversas e infecções virais (p. ex., vírus herpes simples [HSV], herpes-zóster e condiloma acuminado). As lesões que também podem ser encontradas nos pacientes infectados pelo HIV incluem infecções menos frequentes (p. ex., citomegalovírus [CMV], molusco contagioso), estomatite aftosa recorrente e angiomatose bacilar (angiomatose epitelioide).[68]

O advento da terapia antirretroviral altamente ativa (HAART) resultou em uma grande diminuição na frequência das lesões orais associadas à infecção pelo HIV e AIDS.[34,179,261]

Candidíase Oral

A candidíase é a infecção oral mais comum em associação à infecção pelo HIV, sendo encontrada em aproximadamente 90% dos pacientes com AIDS.[194,246] Geralmente se apresenta na forma de um dos quatro subtipos clínicos: candidíase pseudomembranosa, eritematosa, hiperplásica ou queilite angular.[115,178]

A *candidíase pseudomembranosa* ("sapinho") apresenta-se como uma lesão branco-amarelada indolor ou ligeiramente sensível, semelhante à coalhada, que pode ser facilmente removida da superfície da mucosa oral. Esse tipo é mais comum no palato, mucosa labial e jugal, mas pode aparecer em qualquer região da cavidade oral (Figura 30.1).

A *candidíase eritematosa* pode estar presente como um componente do tipo pseudomembranoso, manifestando-se como manchas vermelhas na mucosa jugal ou palato, ou pode estar associada à despapilação da língua. Quando a gengiva é acometida, o diagnóstico diferencial é realizado com a gengivite descamativa (Figuras 30.2, 30.3 e 30.4). Algumas evidências sugerem que a candidíase eritematosa é mais comum entre os pacientes infectados pelo HIV que apresentam contagem de linfócitos CD4+ entre 200 e 500 células/μl, enquanto a candidíase pseudomembranosa é mais comum em pacientes com contagem inferior a 200 células CD4+/μl. A carga viral geralmente está acima de 100.000 cópias/ml. Entretanto, deve-se enfatizar que qualquer forma de candidíase pode ser encontrada em indivíduos que estejam apenas minimamente imunocomprometidos.[181]

A *candidíase hiperplásica* consiste na forma menos comum, podendo ser observada na mucosa jugal e na língua. É mais resistente à remoção do que os outros tipos (Figuras 30.5 e 30.6).

Na *queilite angular* associada à *Candida*, as comissuras labiais apresentam-se eritematosas, com crosta superficial e fissuras.

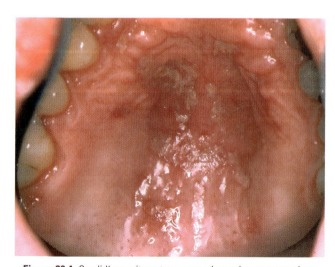

Figura 30.4 Candidíase eritematosa e pseudomembranosa no palato.

O diagnóstico da candidíase pode ser obtido por meio do exame clínico, cultura, exame microscópico de uma amostra tecidual ou esfregaço do material colhido da lesão (citologia oral), que mostra o microrganismo na forma de hifas ou leveduras (Figura 30.7). Quando a candidíase oral surge no paciente que não apresenta nenhum fator predisponente óbvio, o cirurgião-dentista deve ficar alerta sobre a possibilidade de infecção pelo HIV.[68] Muitos pacientes infectados pelo HIV que apresentam candidíase oral também possuem candidíase esofágica, um sinal diagnóstico da AIDS.[263]

CAPÍTULO 30   Patologia e Tratamento de Problemas Periodontais de Pacientes Infectados pelo Vírus da Imunodeficiência Humana   367

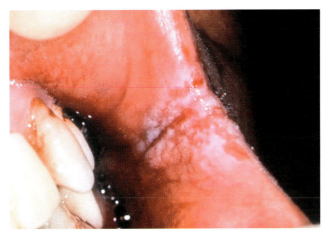

Figura 30.5 Candidíase eritematosa e hiperplásica na mucosa jugal retrocomissural.

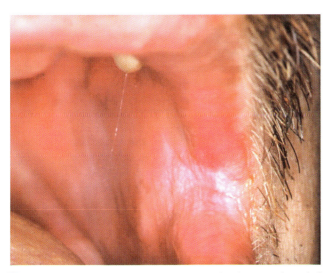

Figura 30.6 Candidíase hiperplásica na mucosa jugal retrocomissural. A lesão persistiu mesmo com a utilização de antifúngicos sistêmicos.

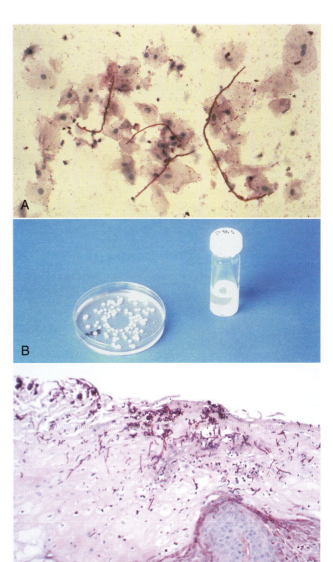

Figura 30.7 Técnicas diagnósticas de candidíase. (A) Hifas de *Candida* identificadas na citopatologia após a coloração com ácido periódico de Schiff (PAS). (B) Meio de cultura para as espécies de *Candida*. (C) Hifas de *Candida* no epitélio proveniente de tecido de biópsia.

Leucoplasia Pilosa Oral

A *leucoplasia pilosa oral (LPO)* ocorre principalmente em pacientes infectados pelo HIV.[101,104] Tal lesão é encontrada na borda da língua, frequentemente com distribuição bilateral, podendo se estender para o ventre. A leucoplasia pilosa é causada pelo vírus Epstein-Barr (EBV), sendo a única lesão causada pelo EBV em que o compartilhamento de partículas virais na saliva é comum.[181] A lesão é caracterizada por uma área branca, pouco demarcada, assintomática, que varia de poucos milímetros a muitos centímetros de tamanho (Figura 30.8A). Frequentemente, observa-se a presença de estrias verticais características, dando um aspecto corrugado, fazendo com que a superfície apresente uma aparência enrugada ou pilosa quando seca. Essa lesão não é destacável, fazendo diagnóstico diferencial com outras lesões brancas.

Sarcoma de Kaposi e outras Lesões Malignas

As *lesões orais malignas* ocorrem com muito mais frequência em pacientes imunocomprometidos do que na população em geral. Um indivíduo infectado pelo HIV que apresente linfoma não Hodgkin (LNH) ou sarcoma de Kaposi (SK) é considerado portador de AIDS (Figura 30.9). As lesões orais são relatadas em aproximadamente 4% dos pacientes com LNH, sendo a gengiva e o palato os locais mais envolvidos. A incidência de carcinoma de células escamosas orais também é maior nos pacientes infectados pelo HIV.[22] O SK era uma doença muito rara até o começo dos anos de 1980. Na sua forma clássica, é encontrado em pacientes do sexo masculino, idosos e, ocasionalmente, em pacientes transplantados, sendo endêmico em algumas partes da África. Uma forma epidêmica foi posteriormente relatada em pacientes infectados pelo HIV, e ele por si só define o paciente como sendo portador de AIDS.[193]

O SK consiste na neoplasia maligna mais comumente associada à AIDS. Esse tumor angioproliferativo é uma neoplasia vascular multifocal rara. Foi descrito originalmente em 1872, acometendo a pele das extremidades de homens idosos de origem mediterrânea. Atualmente, está diretamente associado à transmissão homossexual e heterossexual, mas ocorre cinco a dez vezes mais entre homens jovens homossexuais do que em outros grupos que têm alto risco para infecção pelo HIV. O agente causal foi identificado como o vírus herpes humano tipo 8 (HHV-8).

Microscopicamente, o sarcoma de Kaposi consiste em quatro componentes: (1) proliferação celular endotelial com formação de canais vasculares atípicos; (2) hemorragia extravascular com deposição de hemossiderina; (3) proliferação de células fusiformes associadas a vasos atípicos; e (4) um infiltrado mononuclear que consiste principalmente por plasmócitos[99] (Figura 30.10).

Linfoma não Hodgkin

O linfoma representa uma condição maligna heterogênea caracterizada pela proliferação de células linfoides. É classificado em doença de Hodgkin (14%) e linfoma não Hodgkin (LNH). O LNH em pacientes infectados pelo HIV é uma condição definidora de AIDS. Uma viremia elevada cumulativa pode ser um forte indicativo de linfoma relacionado com a AIDS.[292]

As lesões orais se apresentam como aumentos de volume indolores e eritematosos que podem se tornar ulcerados em decorrência de trauma (Figura 30.11). Em alguns casos, ocorre o envolvimento ósseo, embora esse seja um achado raro nos Estados Unidos. As lesões geralmente afetam a gengiva, palato e mucosa alveolar, podendo mimetizar infecções odontogênicas. O diagnóstico baseia-se no exame físico, hemograma completo com contagem, exames de imagem e biópsia tecidual e de linfonodos.[172]

Angiomatose Bacilar (Epitelioide)

A *angiomatose bacilar (epitelioide) (AB)* consiste em uma doença vascular proliferativa infecciosa com características clínicas e histopatológicas semelhantes ao SK. A AB é causada por um bacilo móvel Gram-negativo intracelular facultativo do gênero *Bartonella* e da ordem Rickettsia (p. ex., *Bartonella henselae, Bartonella quintana*).[68,211,230] Os gatos são os hospedeiros primários do *B. henselae*, e a infecção geralmente é transmitida para humanos por meio de mordidas, arranhaduras ou pulgas (isto é, doença por arranhadura de gato). Os seres humanos são considerados reservatório primário para *B. quintana,* que geralmente é transmitida pelo piolho humano. A angiomatose bacilar pode ocorrer em pacientes imunocompetentes, mas é mais frequentemente associada à AIDS. As lesões cutâneas são semelhantes àquelas associadas ao SK ou à doença por arranhadura de gato.[57,254] A angiomatose bacilar gengival manifesta-se como uma lesão tecidual edemaciada, avermelhada, purpúrea ou azul que pode causar destruição do ligamento periodontal e osso[91] (Figura 30.11).

Hiperpigmentação Oral

Um aumento na incidência da *hiperpigmentação oral* foi descrito nos pacientes infectados pelo HIV.[50,139,143,291] As áreas hiperpigmentadas orais apresentam-se como pontos ou estrias na mucosa jugal, palato, gengiva ou língua (Figura 30.12). Atualmente, a maioria dos relatos que descreve as características de pigmentação da infecção pelo HIV/

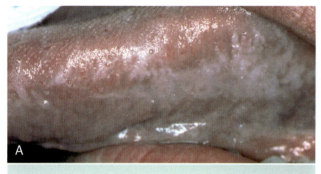
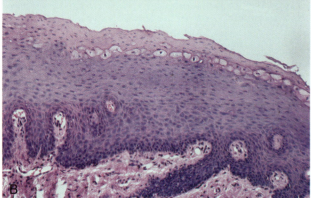

Figura 30.8 Leucoplasia pilosa na borda esquerda da língua. (A) Aspecto clínico. (B) Exame microscópico da leucoplasia pilosa. Observe as células epiteliais balonizantes próximas à superfície epitelial.

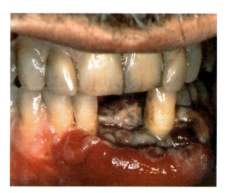

Figura 30.9 Linfoma não Hodgkin na gengiva anterior inferior.

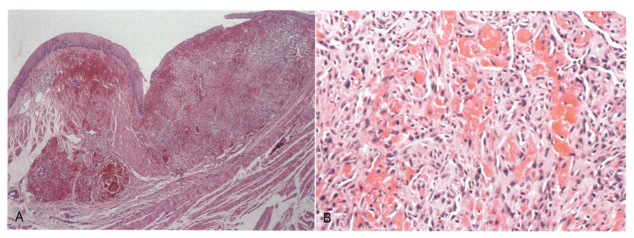

Figura 30.10 (A) Exame histopatológico do sarcoma de Kaposi. Essa lesão é exofítica e apenas minimamente inflamada (pequeno aumento). (B) Observe as camadas de células endoteliais e vários pequenos vasos sanguíneos (maior aumento).

CAPÍTULO 30 Patologia e Tratamento de Problemas Periodontais de Pacientes Infectados pelo Vírus da Imunodeficiência Humana

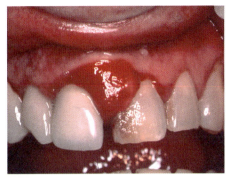

Figura 30.11 Angiomatose bacilar mimetizando o sarcoma de Kaposi.

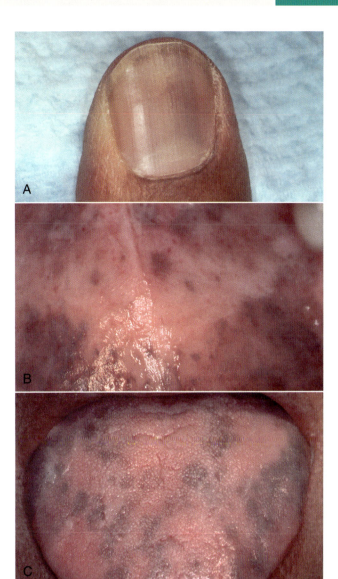

Figura 30.12 Hiperpigmentação induzida pelo uso de zidovudina. (A) Pigmentação do leito ungueal. (B) Pigmentação no palato do mesmo paciente. (C) Hiperpigmentação na língua do mesmo paciente. Observe a similaridade entre essas lesões orais e aquelas causadas pela hipofunção do córtex adrenal (isto é, doença de Addison).

AIDS ou após uso da HAART têm origem em regiões do mundo onde a pigmentação racial é comum. Nesses locais, o exame da cavidade bucal, muitas vezes, é realizado por outros profissionais de saúde que não são cirurgiões-dentistas. Consequentemente, não é possível avaliar precisamente o grau da hiperpigmentação oral relacionada com o HIV antes ou depois do tratamento com antirretrovirais.

Úlceras Atípicas

As úlceras atípicas (ulcerações orais inespecíficas) dos pacientes infectados pelo HIV podem ter diferentes etiologias, incluindo tumores como o linfoma, SK e carcinoma de células escamosas. A neutropenia associada à infecção pelo HIV também pode ser uma causa para as ulcerações orais.

Os pacientes infectados pelo HIV têm maior incidência de lesões herpéticas e estomatite aftosa (Figuras 30.13 e 30.14). Aproximadamente 10% dos pacientes infectados pelo HIV apresentam infecção herpética,[199] sendo comuns recorrências frequentes. A classificação do CDC indica que o herpes mucocutâneo com duração superior a 1 mês é um critério definidor de AIDS em pacientes infectados pelo HIV.[39] Afta e lesões semelhantes a aftas são de aparecimento comum durante o curso da imunossupressão.[93]

Distúrbios nas Glândulas Salivares e Xerostomia

A hipofunção das glândulas salivares e a xerostomia são mais frequentes em homens infectados pelo HIV durante o estágio precoce e avançado da infecção e imunossupressão. A função salivar não parece ser acometida pela HAART, ainda que tenha sido relatado que alguns medicamentos antirretrovirais induzam a xerostomia. Entretanto, sabe-se que a xerostomia é um achado relativamente comum nos pacientes infectados pelo HIV e que mais de 10% desses pacientes possam estar afetados. A xerostomia torna-se bem mais grave conforme a imunossupressão cresce, assim como um aumento no número de microrganismos de *Candida* está associado à redução do fluxo salivar.[131]

Complicações no Tratamento Odontológico

Algumas preocupações são relatadas no que concerne as possíveis complicações pós-operatórias (p. ex., hemorragia, infecção, retardo na cicatrização) em pacientes infectados pelo HIV/AIDS. Os pacientes medicamente comprometidos devem ser tratados com cautela no consultório odontológico para que se evitem complicações que dificultem o tratamento.[60] Entretanto, *revisões sistemáticas da literatura indicam que não são necessárias precauções especiais baseando-se simplesmente no estado do paciente com HIV quando se realizam procedimentos de terapia periodontal, como profilaxia, raspagem e alisamento radicular, exodontia e colocação de implantes*. Em algumas ocasiões, o estado de saúde prejudicado de um paciente com AIDS pode limitar o tratamento periodontal a uma terapia conservadora, com procedimentos minimamente invasivos, podendo ser necessária a realização de antibioticoterapia.[10,63,64,90,195] Quando possível, os antibióticos devem ser evitados em pacientes que estejam significativamente imunocomprometidos, para que se evite o desenvolvimento de infecções oportunistas (p. ex., candidíase), superinfecção e resistência do microrganismo à droga.[169]

Doenças Gengivais e Periodontais

Pesquisas importantes têm estudado a natureza e incidência de doenças periodontais em indivíduos infectados pelo HIV. Alguns estudos sugerem que a periodontite crônica seja mais comum nessa população de pacientes, mas outros contradizem essa informação. As doenças periodontais são comuns entre pacientes infectados pelo HIV usuários de drogas injetáveis, mas isso pode estar mais relacionado com a higiene oral precária e com a falta de cuidado com os dentes do que com a contagem diminuída de células CD4. Entretanto, alguns tipos incomuns de doenças periodontais parecem ocorrer com grande frequência em pacientes infectados pelo HIV.[12,106,142,199,213,259]

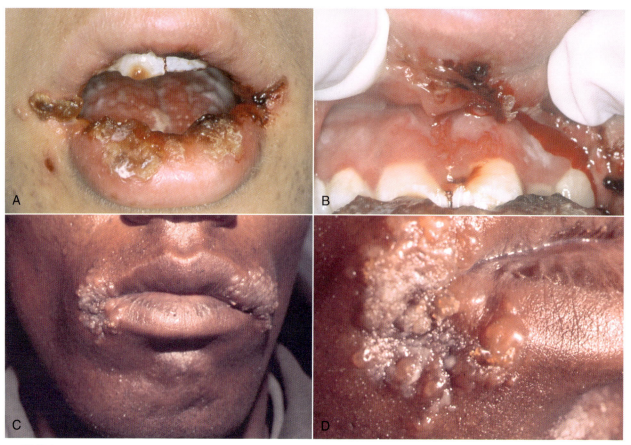

Figura 30.13 Lesões herpéticas anormais nos pacientes infectados pelo HIV. (A) Formação de crosta no lábio na gengivoestomatite herpética primária. (B) Ulcerações na gengiva, mucosa alveolar e vestíbulo no mesmo paciente. (C) Caso grave de herpes nas comissuras labiais. (D) Visão em maior aumento do herpes labial. Observe as vesículas preenchidas por líquido.

Eritema Linear Gengival

Uma gengivite eritematosa, linear, persistente e que sangra facilmente tem sido encontrada em alguns pacientes infectados pelo HIV. A intensidade do eritema não é proporcional à quantidade de placa presente. Não há ulceração, bolsa ou perda de inserção,[268] e tal condição não responde ao tratamento periodontal convencional. Lesões clinicamente semelhantes ao eritema linear gengival já haviam sido observadas antes da identificação do HIV em pacientes muito imunocomprometidos e naqueles com GUN.

O eritema linear gengival (ELG) pode ser ou não um marcador prognóstico de PUN rapidamente progressiva[92,94] (Figuras 30.15 e 30.16). A microbiota do eritema linear gengival pode ser muito mais semelhante à da periodontite do que à da gengivite. Entretanto, a infecção por *Candida* tem sido implicada como fator etiológico principal. O herpes-vírus humano foi proposto como um possível gatilho ou cofator.[7,53,226,250,268] As lesões lineares da gengivite podem ser localizadas ou generalizadas por natureza. A gengivite eritematosa pode ser limitada à gengiva marginal, estender-se até a gengiva inserida de forma difusa ou puntiforme, ou ainda se estender à mucosa alveolar.

O diagnóstico do ELG pode ser difícil, uma vez que a condição lembra a gengivite marginal. Esse fato ocorre principalmente em estudos realizados em países em desenvolvimento ou naqueles com pacientes recém-identificados com HIV e AIDS e, em grande parte, não tratados. Isso dificulta muito a identificação da verdadeira prevalência do ELG nos pacientes infectados e não infectados pelo HIV, o que motivou o relato do Fifth World Workshop on Oral Health and Disease in AIDS a limitar o diagnóstico do eritema linear gengival somente àqueles indivíduos que não respondem à terapia periodontal convencional de procedimentos de desbridamento.[268]

Embora o ELG possa, algumas vezes, não responder ao tratamento proposto, tais lesões podem sofrer remissão espontânea. Já foram identificadas de forma concomitante a candidíase oral e o ELG, o que sugere um possível papel etiológico das espécies de *Candida* no eritema linear gengival.[142] Em um estudo, microscopias de culturas diretas das lesões do eritema linear gengival exibiram a *Candida dubliniensis* em quatro pacientes, sendo que todos apresentaram remissão total ou parcial das lesões após o tratamento com antifúngicos sistêmicos.[274] Ainda não se sabe se a infecção fúngica é um fator etiológico em todos os casos de ELG. Uma revisão sistemática recente indica que o eritema linear gengival é mais comum na população formada pelos pacientes infectados pelo HIV, mas que a maioria dos pacientes infectados pelo HIV não apresenta ELG.[194]

Outros relatos informam que o eritema linear gengival é mais comum em pacientes infectados pelo HIV que apresentam baixa contagem de CD4+ (200 a 500 células/mm^3 ou < 200 células/mm^3) ou naqueles que apresentam carga viral alta, sugerindo, portanto, que tal lesão pode representar um marcador prognóstico precoce da imunodeficiência ou até mesmo da transição para a AIDS.[194,251]

As lesões do tipo do ELG podem ser, algumas vezes, tratadas adequadamente seguindo-se os princípios terapêuticos utilizados na gengivite marginal. Entretanto, como previamente mencionado, sugere-se que as lesões da gengivite que respondem à terapia convencional não representam ELG.[264] Os locais afetados devem ser raspados e polidos. A irrigação subgengival com clorexidina ou povidine a 10% pode ser benéfica. O paciente deve ser cuidadosamente instruído em relação aos procedimentos meticulosos de higiene oral. O paciente deve ser reavaliado entre 2 e 3 semanas após o tratamento inicial. Se o paciente do tipo que colabora e realiza em casa os procedimentos de

CAPÍTULO 30 Patologia e Tratamento de Problemas Periodontais de Pacientes Infectados pelo Vírus da Imunodeficiência Humana

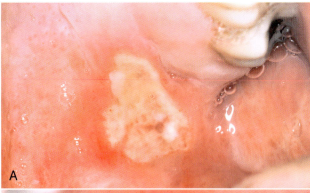

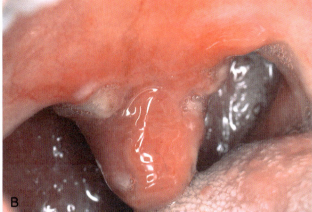

Figura 30.14 Estomatite aftosa em um paciente com AIDS. (A) Afta maior no palato mole. (B) Ulcerações na úvula no mesmo paciente.

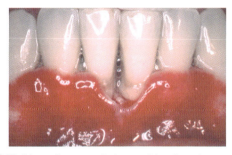

Figura 30.15 Eritema linear gengival e gengivite ulcerativa necrosante em um paciente com AIDS.

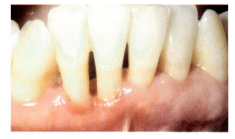

Figura 30.16 Eritema linear gengival leve. O paciente apresentava contagem de T4 de 9 e carga viral elevada demais para ser contada.

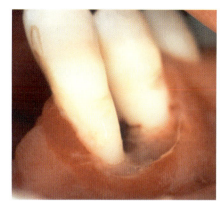

Figura 30.17 Periodontite ulcerativa necrosante. Observe o eritema linear gengival adjacente.

É importante ressaltar que o ELG é geralmente refratário ao tratamento. Logo, o paciente deve ser cuidadosamente monitorado para o possível desenvolvimento de sinais de condições periodontais mais graves (p. ex., GUN, PUN, MUN). O paciente deve ser visto a cada 2 a 3 meses e, caso haja necessidade, ser retratado. Conforme anteriormente mencionado, ainda que exista uma resistência ocasional do eritema linear gengival à terapia periodontal básica, a remissão espontânea pode ocorrer por razões ainda desconhecidas.

Gengivite Ulcerativa Necrosante

Alguns trabalhos relataram uma incidência aumentada de GUN em pacientes infectados pelo HIV, embora tal informação não tenha sido corroborada por outros estudos.[66,93,94,120,228,256]

Não existe consenso se a incidência da GUN de fato aumenta em pacientes infectados pelo HIV.[191,195,220,239] No entanto, um estudo recente pesquisou a presença do HIV em pacientes que apresentaram doenças periodontais necrosantes e observou que 69% desses pacientes eram soronegativos.[239] O tratamento da GUN nos pacientes infectados pelo HIV é o mesmo utilizado naqueles não infectados (Capítulo 43).

Periodontite Ulcerativa Necrosante

Uma forma ulcerativa, necrosante e rapidamente progressiva de periodontite acomete com maior frequência pacientes infectados pelo HIV, embora tais lesões tenham sido descritas antes da epidemia da AIDS. A PUN parece ser uma extensão da GUN, na qual ocorre perda óssea e perda da inserção periodontal.[182,239]

A PUN caracteriza-se pela necrose dos tecidos moles, destruição periodontal rápida e perda óssea interproximal[94,204] (Figuras 30.17, 30.18 e 30.19). As lesões podem ocorrer em qualquer local dos arcos dentários, estando geralmente localizadas em poucos dentes, embora a PUN generalizada possa estar presente em pacientes com depleção marcante das células CD4+. O osso é geralmente exposto, o que resulta em necrose e subsequente sequestro. A PUN é muito dolorosa no início, sendo necessário o tratamento imediato necessário. No entanto, ocasionalmente, os pacientes apresentam remissão espontânea das lesões necrosantes, com manutenção da dor e formação de crateras interproximais profundas que são difíceis de serem higienizadas e que podem levar à periodontite crônica.[92]

O tratamento para a PUN inclui desbridamento local, raspagem e alisamento radicular, irrigação no consultório com um agente antimicrobiano eficaz, como o gluconato de clorexidina ou povidine (Betadine®), e estabelecimento de uma higiene oral meticulosa, incluindo a utilização em casa de um antisséptico bucal ou irrigação.[195,203,229] Essa modalidade terapêutica é baseada em relatos que envolvem apenas uma pequena quantidade de pacientes.

Em pacientes com PUN grave, a antibioticoterapia pode ser necessária, mas deve ser usada com cautela em pacientes infectados pelo

higiene oral necessários e, ainda assim, as lesões persistirem, deve-se considerar a possibilidade de infecção por *Candida*. Existem dúvidas no que concerne a capacidade de os antifúngicos tópicos alcançarem a base do sulco gengival. Consequentemente, o tratamento de eleição deve ser a administração empírica de um antifúngico sistêmico, como o fluconazol por 7 a 10 dias.[116]

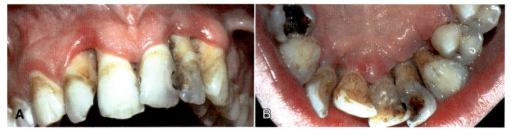

Figura 30.18 Periodontite ulcerativa necrosante em um paciente de 19 anos, aparentemente saudável, HIV negativo. (A) Região anterior de maxila. (B) Vista oclusal.

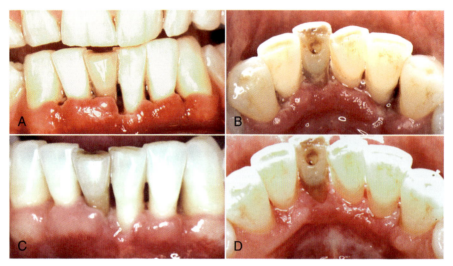

Figura 30.19 Início da periodontite ulcerativa necrosante em um paciente com AIDS. (A) Vista frontal. (B) Vista lingual. (C) Vista frontal após o tratamento com resolução completa da PUN. (D) Vista lingual após tratamento.

HIV para que se evite uma infecção oportunista, como uma candidíase localizada ou até mesmo septicemia por *Candida*.[166] Caso o antibiótico seja necessário, o metronidazol deve ser utilizado (250 mg com dose de ataque de dois comprimidos e depois 1 comprimido quatro vezes por dia durante 5 a 7 dias). A prescrição profilática de um antifúngico tópico ou sistêmico é uma medida prudente quando o antibiótico é utilizado.

Periodontite Crônica

Inúmeros estudos longitudinais e estudos de prevalência sugeriram que pacientes infectados pelo HIV são mais propensos ao desenvolvimento de periodontite crônica do que a população em geral.[12,163,174,214] No entanto, a maioria dos estudos não leva em consideração o nível de higiene oral, a presença de gengivite preexistente, dieta deficiente, o grau de imunodeficiência na população estudada ou mesmo se os indivíduos são usuários de drogas injetáveis, o que dificulta a interpretação desses estudos.

Com o tratamento periodontal apropriado, manutenção e cuidados com a higiene oral em casa, os indivíduos infectados pelo HIV podem manter uma condição periodontal razoável ao longo de toda a doença.[134] O período médio entre a infecção inicial pelo HIV e o aparecimento da AIDS é de aproximadamente 15 anos e a expectativa de vida dos pacientes com AIDS aumentou significativamente desde a introdução da HAART.[23,42]

Isso indica que os pacientes infectados pelo HIV são candidatos potenciais à terapia periodontal básica, incluindo cirurgias periodontais e colocação de implantes. As decisões sobre o tratamento devem ser baseadas no estado de saúde geral do paciente, no grau de envolvimento periodontal e na motivação e capacidade do paciente de manter uma boa higiene oral (Figura 30.20).

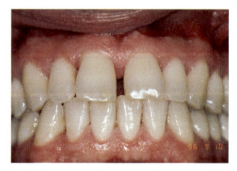

Figura 30.20 Saúde periodontal em um paciente com AIDS em estágio avançado.

Evidentemente, algumas doenças periodontais menos comuns ocorrem frequentemente em pacientes infectados pelo HIV, mas essas mesmas condições também são relatadas em pacientes não infectados. Consequentemente, as definições para essas condições e a discussão sobre o seu tratamento não devem se limitar aos pacientes infectados pelo HIV ou portadores de AIDS.

Protocolo de Tratamento Periodontal

É mandatório que pacientes medicamente comprometidos, incluindo aqueles com HIV ou AIDS, sejam tratados com segurança e eficácia na clínica odontológica.[240] Muitas considerações gerais de tratamento são importantes para garantir que isso seja alcançado.

Estado de Saúde

O estado de saúde do paciente deve ser determinado com histórico médico, avaliação física e consulta com o médico do paciente. As decisões quanto ao tratamento variam, dependendo do estado de saúde do indivíduo. Por exemplo, o retardo na cicatrização e o aumento do risco pós-operatório de infecção são possíveis fatores de complicação em pacientes com AIDS, mas nenhum deles promoveria alteração significativa no plano de tratamento em um paciente soropositivo para HIV saudável, assintomático, com contagem de linfócitos CD4 normal e carga viral baixa.[85,109,153,207]

É importante que se obtenham informações sobre o estado imunológico do paciente por meio das seguintes questões:
- Qual é contagem de linfócitos TCD4+?
- Qual é a carga viral atual?
- Como a contagem de linfócitos TCD4+ e a carga viral diferem de aferições anteriores? Com qual frequência esses testes são realizados?
- Há quanto tempo a infecção pelo HIV foi identificada? É possível identificar a data aproximada da primeira infecção?
- Existe histórico de uso de drogas, doenças sexualmente transmissíveis, infecções múltiplas ou outros fatores que possam alterar a resposta imunológica? Por exemplo, o paciente tem histórico de hepatite B crônica, hepatite C, neutropenia, trombocitopenia, deficiência nutricional, insuficiência de adrenocorticoides?
- Quais são os medicamentos em uso?
- O paciente relata ou apresenta algum possível efeito adverso resultante dos medicamentos?

Medidas para o Controle de Infecção

O tratamento clínico periodontal dos pacientes infectados pelo HIV requer adesão extrema para se estabelecer métodos de controle de infecção, que devem ser baseados nas orientações da American Dental Association e do CDC. A adesão, especialmente às preocupações universais, eliminará ou minimizará riscos para os pacientes e para a equipe odontológica.[85,150,275] Pacientes imunocomprometidos são potencialmente sujeitos a adquirir, bem como a transmitir, infecções no consultório odontológico ou em outro ambiente hospitalar.[146,168,183]

Objetivos do Tratamento

Um exame clínico oral completo irá determinar as necessidades odontológicas do paciente. O principal objetivo do tratamento odontológico deve estar relacionado com o restabelecimento e manutenção da saúde oral, conforto e função. No mínimo, os objetivos do tratamento periodontal devem estar direcionados para o controle das doenças mucosas associadas ao HIV, como a candidíase crônica e as ulcerações orais recorrentes. As infecções odontológicas e periodontais agudas devem ser tratadas e o paciente deve receber instruções detalhadas para executar os procedimentos de higiene oral de modo eficiente.[90,116]

A terapia periodontal conservadora não cirúrgica deve ser a opção de tratamento para todos os pacientes infectados pelo HIV e a realização de cirurgias periodontais eletivas, incluindo a colocação de implantes, tem sido relatada.[89,229] A PUN ou a EUN podem ser gravemente destrutivas às estruturas periodontais, mas um histórico dessas condições não determina automaticamente a exodontia do dente envolvido, a menos que o paciente seja incapaz de manter uma higiene oral eficaz nas áreas afetadas. As decisões a respeito dos procedimentos periodontais eletivos devem ser baseadas no consentimento informado do paciente e após a consulta médica, quando possível.

Manutenção do Tratamento

É fundamental que o paciente mantenha uma higiene oral meticulosa. Além disso, a manutenção periodontal requer que visitas sejam realizadas a intervalos curtos (isto é, a cada 2 a 3 meses) e qualquer progressão da doença periodontal requer um tratamento rigoroso.[288]

Conforme mencionado previamente, a antibioticoterapia sistêmica deve ser prescrita com cautela. Hemograma e outros testes laboratoriais podem ser necessários para monitorar o estado de saúde geral do paciente e a consulta e interação com o médico do paciente são necessárias.

Fatores Psicológicos

A infecção das células neuronais pelo HIV pode afetar a função cerebral e induzir à demência. Isso pode influenciar profundamente a resposta dos pacientes afetados ao tratamento odontológico. No entanto, fatores psicológicos são numerosos em praticamente todos os pacientes infectados pelo HIV, inclusive quando há ausência de lesões neuronais.

Os pacientes podem estar bastante preocupados com a manutenção da confidencialidade médica, e tal confidencialidade deve ser confirmada. Enfrentar uma doença que ameaça a vida pode desencadear a depressão, ansiedade ou irritação em alguns pacientes e essa irritação pode ser direcionada ao cirurgião-dentista e sua equipe. É importante demonstrar preocupação e compreensão em relação à situação do paciente. O tratamento deve ser desenvolvido em um ambiente calmo e o estresse minimizado.[6]

O cirurgião-dentista deve estar preparado para aconselhar e advertir o paciente sobre seu estado de saúde oral. Os cirurgiões-dentistas, muitas vezes, encontram pacientes infectados pelo HIV que desconhecem serem portadores do vírus. O diagnóstico precoce e o tratamento da infecção pelo HIV podem ter um efeito profundo na expectativa e qualidade de vida e o profissional deve estar preparado para encorajar o paciente a realizar o teste.[234,241] Qualquer paciente com lesões orais sugestivas de infecção pelo HIV deve ser informado sobre os seus achados e, caso seja apropriado, questionado sobre qualquer exposição anterior ao HIV. Caso o teste de HIV seja solicitado, o paciente deve ser acompanhado por um conselheiro; talvez seja melhor obter tais testes por meio de uma referência médica. Mesmo assim, se o cirurgião-dentista optar pela solicitação do exame, o paciente deve ser informado. Um consentimento informado por escrito pode ser aconselhável antes da testagem.

Referências Bibliográficas

 As referências bibliográficas deste capítulo estão disponibilizadas em https://www.grupogen.com.br.

PARTE 3 PERIODONTIA CLÍNICA

SEÇÃO I DIAGNÓSTICO, PROGNÓSTICO E PLANO DE TRATAMENTO

CAPÍTULO 31

Níveis de Significância Clínica

Philippe P. Hujoel

SUMÁRIO DO CAPÍTULO

Benefícios Tangíveis *versus* Intangíveis, 374
Magnitude do Efeito do Tratamento, 375

Definição dos Quatro Níveis de Significância Clínica, 375
Resumo, 377

Em um estudo de regeneração do tecido periodontal, pesquisadores relataram que um determinado tratamento que resultou em ganho de 1,2 mm de inserção clínica e redução de 1 mm na profundidade de sondagem "pode não ter grande impacto clínico".[5] Outro grupo de pesquisadores declarou que um tratamento que resultou em 0 mm de ganho no nível de inserção clínica e em redução de 0,2 mm na profundidade de sondagem apresentou tamanha significância clínica e deveria "ser empregado universalmente".[32] A American Dental Association definiu um efeito substancial como uma mudança média no nível de inserção maior que 0,6 mm.[28] Esses exemplos ilustram que indivíduos distintos optarão por diferentes decisões terapêuticas, dependendo do sentido dado ao termo *significância clínica*. Como resultado, o termo *clinicamente significativo* tornou-se relativamente mais útil para o mercado do que para os cirurgiões-dentistas.

O termo *clinicamente significativo* poderia se tornar mais relevante por meio do reconhecimento (1) da natureza dos benefícios (tangíveis/intangíveis) e (2) da magnitude do efeito do tratamento (grande/pequeno). A presença ou a ausência desses dois critérios pode ser usada para a classificação da significância clínica em quatro níveis. Antes da introdução desses quatro níveis de significância clínica, cada termo de classificação será descrito.

Benefícios Tangíveis *versus* Intangíveis

As controvérsias permanecem sobre se os resultados testados em ensaios clínicos criados para a aprovação de fármacos são tangíveis ou não para o paciente.[8,33] Alguns irão discutir que a significância clínica de um tratamento deve depender exclusivamente se os benefícios identificados são tangíveis ou intangíveis para o paciente que é submetido ao procedimento.

Benefícios tangíveis são resultados terapêuticos que refletem como um paciente se sente, como exerce suas funções ou atividades ou como sobrevive. A palavra *tangível* é definida como "algo capaz de ser precisamente identificado ou percebido pela mente humana". Alguns exemplos de benefícios tangíveis poderiam incluir melhora na qualidade de vida associada à melhora na saúde oral,[15,16] autopercepção da diminuição dos sintomas clínicos (p. ex., sangramento) após a escovação, prevenção da perda dentária ou eliminação da dor causada por um abscesso periodontal. Esses exemplos de benefícios resultantes de um determinado tratamento podem ser precisamente identificados pelo *consciente* *do paciente*; ou seja, são tangíveis. Benefícios tangíveis também podem ser referidos como "clinicamente relevantes" ou "clinicamente significativos".

IMPORTANTE

Os problemas com desfechos substitutos foram reconhecidos quando o primeiro ensaio controlado randomizado na periodontia foi publicado.[4] Quase meio século depois, esses problemas ainda não foram devidamente abordados.

Benefícios intangíveis não podem ser percebidos ou realizados pelo consciente do paciente. Alterações no nível de inserção como resultado de raspagem, alterações no grau de mineralização do esmalte resultantes da aplicação de fluoretos, bem como mudanças no tamanho da radioluscência periapical decorrentes da terapia endodôntica, são exemplos de alterações que o consciente do paciente não pode identificar ou perceber; logo, são descritos como benefícios terapêuticos intangíveis. Em geral, esses benefícios podem ser mensurados de modo objetivo pelos médicos ou por métodos laboratoriais.

O primeiro e mais importante passo para avaliar a significância clínica de um tratamento é determinar se os benefícios terapêuticos são tangíveis ou intangíveis. Tal distinção é importante, pois benefícios intangíveis nem sempre podem ser diretamente traduzidos em tangíveis. Uma medicação usada para diminuir os níveis sanguíneos de lipídios (benefício intangível) pode levar à redução na expectativa de vida de um indivíduo (dano tangível). Um tratamento que aumenta a densidade óssea (benefício intangível) pode elevar o risco de fratura óssea (dano tangível).[11] Um tratamento que promove extensa regeneração de osso alveolar (benefício intangível) pode resultar em perda dentária (dano tangível).[14] Um tratamento que reconhecidamente promove benefícios tangíveis apresenta um nível de significância clínica maior do que aquele cujas evidências indicam benefícios intangíveis. Assim, o fato de próteses sobre implantes resultarem em melhora na qualidade de vida[1] tem um nível de significância clínica maior do que o fato de a raspagem resultar em ganho de inserção periodontal. O fato de determinado tratamento endodôntico eliminar por completo a dor de dente tem um nível de significância clínica maior do que o fato de a clorexidina reduzir os níveis de *Streptococcus mutans*.

CORRELAÇÃO CLÍNICA

Não há evidências de alto nível sobre todos os tratamentos periodontais. Obter essas informações será útil para documentar sua eficácia de tratamento à medida que avançamos pelo século XXI, visto que as futuras políticas econômicas podem canalizar os recursos limitados da saúde para tratamentos com um benefício tangível comprovado.

Magnitude do Efeito do Tratamento

Um segundo critério importante na avaliação da significância clínica é a magnitude do efeito do tratamento, a qual é obtida mediante a comparação entre a taxa de sucesso terapêutico do tratamento experimental e a do tratamento controle. Essa comparação entre tratamentos pode ser calculada pela subtração ou divisão das taxas de sucesso, ou alguma outra operação matemática. Independentemente de como é calculada, a magnitude do efeito terapêutico vem sendo reconhecida há algum tempo como parte importante da avaliação da significância clínica. Quanto maior a chance de se obter um benefício esperado com um determinado tratamento (em relação ao tratamento controle), maior é a significância clínica desse tratamento. Sugerimos que o número necessário para tratamentos (NNT) pode ser uma boa medida para separar grandes efeitos terapêuticos de pequenos efeitos.

A probabilidade de se obter um benefício com tratamento específico (relativo ao tratamento controle) determina em grande parte as exigências metodológicas e analíticas necessárias para se estabelecer a efetividade de um tratamento. Em um extremo, em situações de "tudo ou nada", evidências consistentes podem resultar de observações de um número reduzido de pacientes. Por exemplo, ensaios controlados paralelos não foram realizados na avaliação da efetividade da anestesia geral. A determinação da efetividade de tratamentos que alcançam efeitos drásticos e imediatos é mais objetiva, e somente princípios científicos básicos (p. ex., consistências das observações entre examinadores diferentes) são considerados evidência suficiente da eficácia do tratamento. Como relatado, a frase "Cavalheiros, isso não é trapaça", foi suficiente para convencer uma plateia inteira de que a anestesia geral era efetiva.

IMPORTANTE

Assim como na medicina, os ensaios controlados randomizados realizados na periodontia concentram-se principalmente em desfechos substitutos. Apresentar desfechos verdadeiros nos futuros ensaios controlados randomizados irá reforçar a aplicabilidade e a relevância clínica de seus resultados.

Em outro extremo, se a probabilidade de se obter um benefício terapêutico esperado é baixa, são requeridos critérios rigorosos no desenho experimental e na análise de estudos clínicos controlados. Os benefícios da mamografia para detecção precoce de câncer de mama, de uma medicação "anticoagulante" sobre outra em disfunções do miocárdio e de antibióticos de ação local para tratamentos de periodontites são tão pequenos, que grandes ensaios randomizados e controlados são necessários para fornecer evidências reais de que eles estão, de fato, associados ao tratamento.

A probabilidade de se obter um benefício proveniente de um tratamento é fator determinante para a significância clínica; quanto maior a probabilidade, maior será a confiança do paciente no sucesso do tratamento. Apesar da possibilidade de se ter uma definição clara e inequívoca do que constitui um benefício terapêutico tangível, não é possível ter da mesma maneira uma definição exata do que é considerada uma probabilidade grande de se obter esse benefício. Nós definimos como "efeito terapêutico de grande magnitude" um coeficiente de probabilidade 5, que, sob circunstâncias fortuitas e bem incomuns, pode ser identificado de forma confiável com desenhos de estudo não experimental.[7,29]

CORRELAÇÃO CLÍNICA

Muitos tratamentos periodontais resultam em pequenas mudanças nos níveis de inserção clínica ou profundidades de sondagem e, consequentemente, levam a questões a respeito da significância clínica da terapia periodontal. Por exemplo, uma análise sistemática relatada pela American Dental Association (ADA) indicou que a adição de metronidazol na raspagem e alisamento radicular forneceu ganho adicional de 0,18 mm no nível de inserção. A ADA chama esse efeito de "efeito zero".[28] Os efeitos pequenos ou zero do tratamento são comuns em ensaios clínicos na medicina.

Definição dos Quatro Níveis de Significância Clínica

Com base na natureza do benefício (tangível/intangível) e na magnitude do efeito do tratamento (pequena/grande), quatro níveis de significância clínica podem ser definidos (Tabela 31.1). A fim de diminuir os níveis de significância, eles são numerados de 1 a 4.

Nível 1 de Significância Clínica

Tratamentos de nível 1 de significância clínica são aqueles considerados "tiro e queda" ou "curas milagrosas", nos quais o tratamento resultou em benefício tangível e efeito terapêutico de grande magnitude. Exemplos incluem a utilização de vitamina C para o tratamento do escorbuto, o transplante de medula óssea para o tratamento da leucemia e o uso de uma dieta pobre em carboidratos para prevenir cárie dental. Nos três exemplos citados, os benefícios dos tratamentos são tangíveis e o impacto do efeito terapêutico é grande.

O conhecimento dos mecanismos biológicos de um tratamento não é requisito essencial para que se determine se um tratamento tem o nível 1 de significância clínica. O suco de limão foi identificado como um método bastante eficaz no tratamento do escorbuto em 1601, mas somente no início do século XX a vitamina C foi isolada.[25] Os perigos dos carboidratos na cárie dentária foram reconhecidos milênios antes de os possíveis mecanismos de ação serem compreendidos. Extratos da planta medicinal *digitalis* eram usados no tratamento de edemas muito antes de os médicos reconhecerem sua ação no músculo cardíaco e sua aplicação no tratamento de insuficiências cardíacas.[31] O lítio é bastante eficaz no tratamento de distúrbios bipolares, mas seu mecanismo de ação não é totalmente conhecido.[27] Em contrapartida, a terapia de reposição hormonal (TRH), cujos mecanismos biológicos de ação eram supostamente bem conhecidos, resultou em mais danos do que benefícios.[12]

Tabela 31.1 Definição dos Níveis de Significância Clínica com Base na Magnitude e Natureza do Benefício.

Significância Clínica		Magnitude do Benefício	
		Grande[c]	Pequena[d]
Natureza do Benefício	Tangível[a]	Nível 1	Nível 2
	Intangível[b]	Nível 3	Nível 4

[a]Benefícios tangíveis são resultados terapêuticos que refletem diretamente como o paciente se sente, como exerce suas funções ou atividades ou como sobrevive.
[b]Benefícios intangíveis são resultados terapêuticos que não são reconhecidos pelo consciente do paciente.
[c]Um benefício de grande magnitude é definido como aquele que pode ser precisamente detectado pelo uso de métodos epidemiológicos.
[d]Um benefício de pequena magnitude é definido como aquele que requer a execução de estudos controlados e randomizados para sua adequada identificação.

> **IMPORTANTE**
>
> A magnitude do efeito antecipado do tratamento tem profundo impacto no planejamento de ensaios clínicos randomizados. Quanto menor o efeito do tratamento, maior o número de pacientes que precisarão ser recrutados.

Nem sempre os tratamentos com nível 1 de significância clínica são prontamente aceitos ou amplamente empregados. A Marinha Britânica levou cerca de 264 anos desde as primeiras observações do Capitão James até o estabelecimento de uma política universal preventiva para evitar o escorbuto.[3] A falta do reconhecimento deste tratamento de nível 1 de significância clínica foi um fato histórico lastimável:

> Estima-se que cerca de 5.000 vidas foram desperdiçadas ao ano por escorbuto durante esse período: o que significa um total de quase 800.000 vidas perdidas. Nos 200 anos entre 1600 e 1800, quase 1 milhão de homens morreu – vítimas de uma doença facilmente evitável. Na história da humanidade, existem alguns outros exemplos notáveis de indiferença e estupidez que levaram a consequências desastrosas para a vida humana.[24]

Apesar da facilidade em se determinar a significância clínica de nível 1 em retrospecto, reconhecê-la no momento exato de sua descoberta pode ser uma tarefa difícil.

Nível 2 de Significância Clínica

Tratamentos de nível 2 de significância clínica apresentam benefício tangível; no entanto, para os quais, a probabilidade de se alcançar o benefício esperado é muito baixa. Ensaios controlados e randomizados (ECR) de grande porte e com critérios rigorosos de execução e análise são necessários para fornecer evidências inequívocas dos benefícios tangíveis promovidos pelo tratamento ao paciente. Exemplos desses tratamentos incluem a vantagem do ativador de plasminogênio tecidual (t-PA) sobre a estreptoquinase[30] e os benefícios do antiviral penciclovir no tratamento de lesões herpéticas.[12]

A determinação de tratamentos com nível 2 de significância clínica é uma escolha pessoal, na qual fatores como custo e efeitos colaterais frequentemente têm um peso mais importante. Por exemplo, administrar antibióticos a 25 indivíduos pode evitar que uma pessoa vivencie perda de implante precoce.[6] Será que um aumento de 4% na probabilidade de sobrevida vale os possíveis efeitos colaterais dos antibióticos? Indivíduos, governos e companhias de planos de seguro-saúde distintos podem tomar decisões diferentes em relação a essa importante questão.

O uso do penciclovir no tratamento de lesões herpéticas é outro exemplo de uma medicação de nível 2 de significância clínica. Quando o creme de penciclovir a 1% é utilizado, 70% dos pacientes relatam que a cicatrização da lesão ocorre em torno do sexto dia. Quando o creme placebo é usado, 59% dos pacientes relatam que a cicatrização ocorre nesse mesmo tempo.[21] Um aumento de 11% na probabilidade de cicatrização da lesão no sexto dia é de magnitude suficiente (NNT = 9) para considerar o tratamento como "clinicamente relevante"? Novamente, a resposta para essa questão é extremamente subjetiva; o creme pode valer ouro para um adolescente nas vésperas da sua festa de formatura, mas pode ser clinicamente irrelevante para um adulto comum. Ao usar a terminologia "nível 2 de significância clínica", o conceito de benefício tangível e feito de baixa magnitude é imediatamente transmitido, sem que haja necessidade de se ater a discussões insignificantes sobre a relevância clínica dos pequenos benefícios.

> **IMPORTANTE**
>
> Uma situação "tudo ou nada" é definida como um dos dois cenários na medicina com base em evidências: quando todos os pacientes vivenciam um resultado tangível adverso antes de o tratamento ficar disponível, mas alguns não vivenciam esse mesmo resultado, ou quando alguns pacientes vivenciam o resultado adverso tangível antes de o tratamento ficar disponível, mas nenhum o vivencia agora. Situações assim refletem o mais alto nível das evidências.[19]

Nível 3 de Significância Clínica

Tratamentos de nível 3 de significância clínica são aqueles mágicos ou milagrosos em um mundo surreal, no qual os efeitos terapêuticos benéficos, embora intangíveis, são convincentes, de modo que a realização de ECR pode parecer até mesmo antiética. Exemplos de tais tratamentos incluem a terapia antirretroviral altamente ativa (HAART) em pacientes com síndrome da imunodeficiência adquirida (AIDS),[18] o mesilato de imatinibe (Gleevec®) para o tratamento de leucemia mieloide crônica[31] e o uso de verniz de clorexidina para prevenção de cáries.[26] Na periodontia, exemplos de tratamentos de nível 3 de significância clínica podem ser a completa restauração da inserção periodontal e do osso em torno dos dentes que tiveram destruição extensiva do aparato periodontal, e reconstrução de quantidades volumosas de osso em uma mandíbula atrófica com a finalidade de colocação de implantes dentais.

Com um tratamento rotulado como "nível 3 de significância clínica", existe sempre a dúvida se os benefícios intangíveis podem ser traduzidos em benefícios reais, tangíveis para o paciente. Por exemplo, o transplante de medula óssea para o defeito periodontal de fato resultou na regeneração de quantidades enormes de osso, porém cerca de 50% dos dentes foram perdidos devido à reabsorção radicular.[14] Contudo, tem sido observado que, quanto maior o efeito do tratamento secundário, maior a chance de esse benefício se tornar tangível ao paciente.[9]

> **CORRELAÇÃO CLÍNICA**
>
> É fácil subestimar as situações "tudo ou nada" da odontologia. Por exemplo, a cárie radicular em pacientes periodontais pode ser prevenida com uma dieta com baixo consumo de carboidratos.[13] Tal conclusão pode ser feita porque os carboidratos e a cárie dentária refletem uma situação tudo ou nada.

Para certos tratamentos, como a terapia HAART para AIDS ou Gleevec® para leucemia crônica, os ECR podem ser dispensados, e os tratamentos de nível 3 de significância clínica podem se tornar de nível 1 por meio de estudos epidemiológicos nos quais são observadas grandes diferenças na incidência de desfechos verdadeiros desde a introdução do novo tratamento. Por exemplo, tem sido demonstrado que mudanças drásticas na carga viral do vírus da imunodeficiência humana (HIV) levam a uma grande redução do risco de AIDS e óbito. Historicamente, foi demonstrado que a HAART reduz o risco de AIDS em 38%, e o de mortalidade, em 34%.[17] Um benefício grande (nível 3 de significância clínica) foi substituído por um benefício de sobrevida (nível 1 de significância clínica).

Assumir, entretanto, que benefícios terapêuticos intangíveis e de grande impacto podem ser invariavelmente traduzidos como tangíveis constitui uma suposição arriscada, independentemente da magnitude do efeito terapêutico sobre o desfecho. O uso de verniz de clorexidina a 40% para a prevenção de cárie resultou em redução de 99,9% nos níveis de *Streptococcus mutans* em 20 pacientes tratados, e os níveis desse microrganismo permaneceram não detectáveis por até 4 semanas em 9 pacientes. Por outro lado, o verniz placebo resultou em diminuição de 32% nos níveis de *Streptococcus mutans*, e nenhum dos 20 pacientes manteve esses níveis abaixo do limite de detecção por 4 semanas.[19] Com isso, foi declarado que "Chlorzoin® erradicará a cárie dentária, assim como a varíola foi erradicada". Em seguida, um ECR realizado em 1.240 crianças com alto risco para cárie não resultou na redução de lesões extensas nos dentes: o grupo que recebeu Chlorzoin® apresentou média de 6,8 (desvio padrão [DP] = 6,2), lesões cariosas de nível D3, e o grupo placebo apresentou 6,4 (DP = 6,4). Em outras palavras, o grupo placebo apresentou um número um pouco menor de lesões.[29] Tem sido esclarecido, desde então, que as várias formas de clorexidina são contraindicadas para o tratamento de cáries.[10] Neste exemplo, um grande efeito do tratamento não se traduziu em benefício tangível.

Nível 4 de Significância Clínica

Tratamentos de nível 4 de significância clínica são sustentados por fortes evidências derivadas de benefícios intangíveis e pequenos do tratamento. Pelo fato de apresentarem efeitos de pequena magnitude, tratamentos de nível 4 de significância clínica quase nunca podem ser identificados por meio de estudos epidemiológicos. Em outras palavras, ECR rigorosamente conduzidos são uma necessidade para identificar um pequeno benefício substituto. Exemplos desses tipos de tratamentos incluem aqueles que resultam em modesta redução nos níveis de lipídios no sangue, discreta queda na pressão sanguínea ou pequena redução na profundidade de bolsa. São necessárias grandes doses de fé para assumir que pequenas mudanças no resultado terapêutico intermediário são, na verdade, benefícios reais e tangíveis.

O uso do clofibrato na redução dos níveis de lipídios é um exemplo de fármaco de nível 4 de significância clínica. O clofibrato reduziu os níveis médios de colesterol de 324 para 224 mg e de triglicerídios, de 271 para 125 mg (reduções que podem ser consideradas não tão discretas).[2] Esta substância foi o agente antilipídico mais amplamente prescrito nos Estados Unidos, porém a dúvida sobre a sua capacidade é se ela realmente resulta em um benefício tangível ao paciente. Artigos publicados em periódicos médicos refletiam as incertezas a respeito dos benefícios obtidos com o uso do clofibrato. Um determinado texto de um desses artigos dizia: "ainda não está estabelecido se a redução nos níveis plasmáticos de colesterol e lipídios associada ao uso de medicação tem efeito prejudicial, benéfico ou irrelevante na mortalidade e morbidade resultantes de aterosclerose e doenças coronarianas. Vários anos serão necessários até que estudos clínicos consigam responder a esse questionamento". Posteriormente, um ensaio cooperativo sobre o clofibrato conduzido pela Organização Mundial da Saúde (OMS) confirmou as preocupações relatadas nesta declaração. O resultado do ensaio demonstrou que o clofibrato aumentou a mortalidade em 47%, o que o tornou mais um exemplo de tratamento substituto ilusório.[22]

Tratamentos de nível 4 de significância clínica podem causar mais danos do que benefícios.[20] Essa observação tem consequências significativas na periodontia, porque as terapias periodontais aprovadas são comumente de nível 4 de significância clínica; além disso, há pouquíssimas informações disponíveis sobre a segurança a longo prazo e a ausência de dano dessas terapias.

Resumo

Dois determinantes importantes na avaliação da significância clínica são a natureza do benefício (tangível *versus* intangível) e a probabilidade de se alcançar o benefício (quando comparado ao tratamento controle). Essas duas características podem ser usadas para se definir hierarquicamente quatro níveis de significância clínica. Tratamentos que resultam em benefícios tangíveis (níveis 1 e 2) são de grande relevância e deveriam corresponder a níveis de significância clínica maiores do que aqueles com evidências que demonstram apenas benefícios intangíveis (níveis 3 e 4). Do mesmo modo, tratamentos que apresentam grande probabilidade de levar à melhora clínica (níveis 1 e 3) são clinicamente mais significativos do que aqueles com menores chances de causar benefício clínico (níveis 2 e 4). A determinação desses quatro níveis hierárquicos de significância clínica poderá auxiliar médicos e pacientes a discutirem de maneira mais efetiva a significância clínica de um determinado tratamento. Em particular, cirurgiões-dentistas clínicos devem informar a seus pacientes periodontais que está disponível a evidência inequívoca de que o tratamento periodontal promove benefício tangível para o paciente. Esperamos oferecer benefícios tangíveis aos nossos pacientes, mas faltam ECR que afirmem que realmente conseguimos isso.

Referências Bibliográficas

 As referências bibliográficas deste capítulo estão disponibilizadas em https://www.grupogen.com.br.

CAPÍTULO 32

Exame e Diagnóstico Periodontal

Jonathan H. Do | Henry H. Takei | Fermin A. Carranza

SUMÁRIO DO CAPÍTULO

Avaliação Geral do Paciente, 378
História Médica, 378
História Odontológica, 381
Documentação Fotográfica, 381
Exame Clínico, 381

Exame Periodontal Táctil, 385
Exame dos Dentes e Implantes, 390
Exame Radiográfico, 393
Exames Laboratoriais para o Diagnóstico Clínico, 393

Diagnóstico Periodontal, 393
Avaliação do Controle de Biofilme e Educação do Paciente, 396
Conclusão, 396

O diagnóstico correto é essencial para um tratamento inteligente. O diagnóstico periodontal deve primeiramente determinar se a doença está presente; então, deve identificar a doença, sua gravidade e extensão. Por último, deve fornecer uma compreensão dos processos patológicos de base e suas causas. A parte 2 deste livro fornece descrições detalhadas das diferentes doenças que podem afetar o periodonto.

O diagnóstico periodontal é determinado após a cuidadosa análise da história do caso e avaliação dos sintomas e sinais clínicos, assim como os resultados dos vários procedimentos de diagnóstico (p. ex., sondagem, avaliação de mobilidade, radiografias, exames de sangue e biópsias).

O foco principal deve estar no paciente que apresenta a doença e não simplesmente na doença. O diagnóstico deve, portanto, incluir a avaliação geral do paciente e uma consideração sobre a cavidade oral.

Os procedimentos de diagnóstico devem ser sistemáticos e organizados para propósitos específicos. Juntar fatos não é o suficiente. Os achados devem ser reunidos para que forneçam uma explicação compreensível do problema periodontal do paciente. A seguir, é mostrada uma sequência de procedimentos recomendada para o diagnóstico das doenças periodontais.

Avaliação Geral do Paciente

Desde o primeiro encontro, o cirurgião-dentista deve estar atento à aparência geral do paciente. Isso deve incluir as considerações de estado mental e emocional, temperamento, atitudes e idade fisiológica.

História Médica

A maior parte da história médica é obtida na primeira consulta, que pode ser complementada por questões pertinentes nas visitas subsequentes. A história médica pode ser obtida verbalmente perguntando-se ao paciente e gravando as suas respostas no prontuário ou por meio de um questionário que o paciente preenche antes da consulta. A Figura 32.1 mostra a história médica recomendada pela American Dental Association (ADA).

A importância da história médica deve ser claramente explicada, porque geralmente os pacientes omitem informações que acreditam não ser relevantes aos seus problemas dentários. O paciente deve estar ciente: (1) do possível impacto de algumas doenças ou condições sistêmicas, dos fatores comportamentais e de medicamentos na doença periodontal, no seu tratamento e nos seus resultados; (2) da presença de condições que podem requerer cuidados especiais ou modificações no plano de tratamento (Capítulo 39); e (3) da possibilidade de infecções orais terem forte influência na ocorrência e gravidade de uma variedade de doenças e condições sistêmicas (Capítulo 15).

A história médica deve incluir referências sobre o seguinte:

1. A data do último exame médico e a frequência de exames e visitas ao médico. Se o paciente estiver sob cuidados médicos, a natureza e duração do problema e seu tratamento devem ser discutidos. Nome, endereço e telefone do médico devem ser anotados, uma vez que o contato direto pode ser necessário.
2. Detalhes sobre hospitalizações e cirurgias, incluindo diagnóstico, tipo de cirurgia e possíveis intercorrências (p. ex., complicações infecciosas, hemorrágicas ou anestésicas) devem ser anotados.
3. Todos os problemas médicos (p. ex., cardiovasculares, endócrinos, hematológicos), incluindo doenças infecciosas, infecções sexualmente transmissíveis, comportamento de alto risco para a infecção pelo HIV e possíveis doenças ocupacionais, devem ser questionados.
4. Tendências hemorrágicas anormais, tais como sangramento nasal, sangramento prolongado em cortes pequenos, equimoses espontâneas, tendência à formação excessiva de hematomas e menorragia, devem ser citados. Esses sintomas devem ser correlacionados com as medicações que o paciente está usando.
5. Informação sobre o início da puberdade, menopausa, distúrbios menstruais, histerectomia, gestações e abortos espontâneos deve ser coletada das mulheres.
6. Deve ser incluída uma lista com todos os medicamentos em uso e se eles foram prescritos ou se são usados como automedicação. Todos os possíveis efeitos desses medicamentos devem ser cuidadosamente analisados para determinar seus efeitos nos tecidos orais e também para evitar a administração de medicamentos que possam interagir de forma adversa com eles. Perguntas especiais devem ser realizadas sobre a dose e a duração do uso de anticoagulantes e corticoesteroides. Os pacientes que estão fazendo uso de qualquer medicamento do grupo de bisfosfonatos (p. ex., Actonel®, Fosamax®, Alendil®, Ostrat®, Zometa®) que geralmente são prescritos para osteoporose devem ser vistos com cuidado para possíveis problemas relacionados à osteonecrose dos maxilares antes da realização de qualquer procedimento cirúrgico que envolva osso.

Formulário de História Médica

ADA
American Dental Association
www.ada.org

E-mail: _____ Data inicial: _____

Conforme solicitação da Justiça, nosso consultório adere a políticas e procedimentos para proteger a privacidade de informações que forem criadas, recebidas ou mantidas a seu respeito. Suas respostas serão apenas para os nossos registros e serão mantidas em confidencialidade, sujeitas aos termos da lei. Por favor, observe que haverá algumas questões sobre as suas respostas a este questionário e que podem existir questões adicionais sobre a sua saúde. Essa informação é vital para permitir que forneçamos cuidados apropriados a você. Este consultório não utiliza estas informações para discriminação.

Nome:			Telefone residencial: *inclua o código de área*	Telefone comercial/celular: *inclua o código de área*	
Último	Primeiro	Meio	( )	( )	
Endereço:			Cidade:	Estado:	CEP:
Correspondência					
Ocupação:			Altura:	Peso:	Data de nascimento:	Gênero: M F
CPF ou Identidade:	Contato de emergência:	Relação:	Telefone residencial: ( )	Telefone celular: ( )
				Inclua os códigos de área	
Se você está preenchendo este formulário para outra pessoa, qual é sua relação com ela?					
Seu nome:			Relação:		

Você tem algum dos problemas ou doenças a seguir: *(Marque NS se você Não Souber a resposta da pergunta)*   Sim Não NS

- Tuberculose ativa.. ☐ ☐ ☐
- Tosse persistente com mais de 3 semanas de duração... ☐ ☐ ☐
- Tosse que produz sangue... ☐ ☐ ☐
- Esteve em contato com alguém com tuberculose........... ☐ ☐ ☐

Se você respondeu sim para qualquer um dos 4 itens acima, por favor pare e devolva este formulário à recepção.

Informações Odontológicas
Para as questões a seguir, por favor, marque X nas suas respostas.

	Sim Não NS		Sim Não NS
A sua gengiva sangra quando você escova os dentes ou passa fio dental?	☐ ☐ ☐	Você tem dores de cabeça ou no pescoço?	☐ ☐ ☐
Os seus dentes são sensíveis a frio, calor, doces ou pressão?	☐ ☐ ☐	Você tem algum estalido ou desconforto nos maxilares?	☐ ☐ ☐
A comida ou o fio dental ficam retidos entre os seus dentes?	☐ ☐ ☐	Você tem bruxismo ou apertamento?	☐ ☐ ☐
Sua boca é seca?	☐ ☐ ☐	Você tem aftas ou úlceras na boca?	☐ ☐ ☐
Você já fez tratamento periodontal (gengiva) antes?	☐ ☐ ☐	Você usa próteses parciais ou totais?	☐ ☐ ☐
Você já usou aparelho ortodôntico?	☐ ☐ ☐	Você participa de atividades recreativas ativas?	☐ ☐ ☐
Você teve algum problema associado com o seu tratamento dentário anterior?	☐ ☐ ☐	Você já teve um trauma sério na sua cabeça ou boca?	☐ ☐ ☐
A água da sua casa é fluoretada?	☐ ☐ ☐	Data do seu último exame dentário:	
Você bebe água de garrafa ou filtrada?	☐ ☐ ☐	O que foi feito nesse último atendimento?	
Se sim, com que frequência? Circule um: DIARIAMENTE/SEMANALMENTE/OCASIONALMENTE		Data da sua última radiografia:	
Você está sentindo no momento dor ou desconforto dentário?	☐ ☐ ☐		

Qual a sua queixa principal hoje?

Como você se sente com seu sorriso?

Informações Médicas
Para as questões a seguir, por favor marque X nas suas respostas para indicar se você já teve ou tem algum destes problemas ou doenças.

	Sim Não NS		Sim Não NS
Você está sob cuidados médicos atualmente?	☐ ☐ ☐	Você teve alguma doença séria, fez cirurgia ou foi hospitalizado nos últimos 5 anos?	☐ ☐ ☐
Nome do médico:	Telefone: *Inclua código de área* ( )	Se sim, qual foi seu problema ou doença?	
Endereço/Cidade/Estado/CEP:			
Você está saudável?	☐ ☐ ☐	Você está fazendo uso ou fez recentemente de algum medicamento?	☐ ☐ ☐
Houve alguma mudança na sua saúde no último ano?	☐ ☐ ☐	Se sim, por favor, liste todos, incluindo vitaminas, medicamentos naturais ou herbais e suplementos alimentares:	
Se sim, como essa condição foi tratada?			
Data do último exame físico:			

© 2007 American Dental Association
Form S500

Figura 32.1 História médica do formulário da American Dental Association *(De © American Dental Association. Reimpresso com permissão.)*

(Continua)

PARTE 3 — PERIODONTIA CLÍNICA

Informações Médicas.
Para as questões a seguir, por favor marque X nas suas respostas para indicar se você já teve ou tem algum destes problemas ou doenças.

(Marque NS quando não souber a resposta) — Sim / Não / NS

- Você usa lentes de contato? ☐ ☐ ☐
- **Substituição de articulação.** Você já fez reposição de articulação ortopédica total (quadril, joelho, ombro, punho)? ☐ ☐ ☐
  Data: _____ Caso tenha feito, teve alguma complicação? _____
- Você está usando ou está programado para usar algum destes medicamentos — alendronato (Fosamax®) ou risedronato (Actonel®) para osteoporose ou doença de Paget? ☐ ☐ ☐
- Desde 2001, você foi tratado ou está programado para começar o tratamento com bifosfonatos intravenosos (Aredia® ou Zometa®) para dor óssea, hipercalcemia ou complicações ósseas resultantes da doença de Paget, mieloma múltiplo ou metástase do câncer de mama? ☐ ☐ ☐
  Data do início do tratamento: _____

Sim / Não / NS

- Você faz uso de substâncias controladas (fármacos)? ☐ ☐ ☐
- Você faz uso de tabaco (cigarro, rapé, fumo de corda, fumo de enrolar)? ☐ ☐ ☐
  Em caso afirmativo, qual seu grau de interesse em parar?
  (Circule um) MUITO/POUCO/NENHUM
- Você ingere bebidas alcoólicas? ☐ ☐ ☐
  Em caso afirmativo, quanto de álcool você ingeriu nas últimas 24 horas? _____
  Em caso afirmativo, quanto você costuma beber durante a semana? _____

APENAS MULHERES Você está?
- Grávida? ☐ ☐ ☐
  Quantas semanas: _____
- Tomando anticoncepcional ou fazendo reposição hormonal? ☐ ☐ ☐
- Amamentando? ☐ ☐ ☐

Alergias – Você é alérgico ou já teve reações a:
Para cada **sim** responda qual foi o tipo de reação: — Sim / Não / NS

- Anestésicos locais _____ ☐ ☐ ☐
- Ácido acetilsalicílico _____ ☐ ☐ ☐
- Penicilina ou outros antibióticos _____ ☐ ☐ ☐
- Barbitúricos, sedativos ou medicamentos para dormir _____ ☐ ☐ ☐
- Sulfa _____ ☐ ☐ ☐
- Codeína ou outros narcóticos _____ ☐ ☐ ☐

- Metais _____ ☐ ☐ ☐
- Látex (borracha) _____ ☐ ☐ ☐
- Iodo _____ ☐ ☐ ☐
- Febre dos fenos _____ ☐ ☐ ☐
- Animais _____ ☐ ☐ ☐
- Comida _____ ☐ ☐ ☐
- Outros _____ ☐ ☐ ☐

Por favor marque X se você tem ou já teve as seguintes doenças ou problemas: — Sim / Não / NS

- Válvula cardíaca protética (artificial) ☐ ☐ ☐
- Endocardite infecciosa prévia ☐ ☐ ☐
- Válvulas danificadas durante transplante de coração ☐ ☐ ☐
- Doença cardíaca congênita (DCC)
  - DCC cianótica, não reparada ☐ ☐ ☐
  - DCC reparada, nos últimos 6 meses ☐ ☐ ☐
  - DCC reparada, com defeitos residuais ☐ ☐ ☐

Exceto pelas condições listadas acima, a profilaxia antibiótica não é mais recomendada para nenhum tipo de DCC.

Sim / Não / NS

- Doença cardiovascular ☐ ☐ ☐
- Angina ☐ ☐ ☐
- Aterosclerose ☐ ☐ ☐
- Insuficiência cardíaca congestiva ☐ ☐ ☐
- Válvulas cardíacas danificadas ☐ ☐ ☐
- Ataque cardíaco ☐ ☐ ☐
- Murmúrio cardíaco ☐ ☐ ☐
- Pressão arterial baixa ☐ ☐ ☐
- Pressão arterial alta ☐ ☐ ☐
- Outros defeitos congênitos ☐ ☐ ☐

- Prolapso da válvula mitral ☐ ☐ ☐
- Marca-passo ☐ ☐ ☐
- Febre reumática ☐ ☐ ☐
- Doença cardíaca reumática ☐ ☐ ☐
- Sangramento anormal ☐ ☐ ☐
- Anemia ☐ ☐ ☐
- Transfusão sanguínea ☐ ☐ ☐
  Se sim, data: _____
- Hemofilia ☐ ☐ ☐
- Infecção pelo HIV ou AIDS ☐ ☐ ☐
- Artrite ☐ ☐ ☐

Sim / Não / NS

- Doença autoimune ☐ ☐ ☐
- Artrite reumatoide ☐ ☐ ☐
- Lúpus eritematoso sistêmico ☐ ☐ ☐
- Asma ☐ ☐ ☐
- Bronquite ☐ ☐ ☐
- Enfisema ☐ ☐ ☐
- Sinusite ☐ ☐ ☐
- Tuberculose ☐ ☐ ☐
- Câncer/Quimioterapia/Radioterapia ☐ ☐ ☐
- Dor no peito após exercício ☐ ☐ ☐
- Dor crônica ☐ ☐ ☐
- Diabetes tipo I ou II ☐ ☐ ☐
- Distúrbio alimentar ☐ ☐ ☐
- Má nutrição ☐ ☐ ☐
- Doença gastrointestinal ☐ ☐ ☐
- Refluxo gastroesofágico/persistente ☐ ☐ ☐
- Úlceras ☐ ☐ ☐
- Distúrbios na tireoide ☐ ☐ ☐
- Acidente vascular encefálico ☐ ☐ ☐
- Glaucoma ☐ ☐ ☐

Sim / Não / NS

- Hepatite, icterícia ou doença hepática ☐ ☐ ☐
- Epilepsia ☐ ☐ ☐
- Sensação de desmaio ou convulsões ☐ ☐ ☐
- Distúrbios neurológicos ☐ ☐ ☐
  Se sim, especifique: _____
- Distúrbios do sono ☐ ☐ ☐
- Distúrbios mentais ☐ ☐ ☐
  Especifique: _____
- Infecções recorrentes ☐ ☐ ☐
  Tipo de infecção: _____
- Problemas renais ☐ ☐ ☐
- Sudorese noturna ☐ ☐ ☐
- Osteoporose ☐ ☐ ☐
- Aumentos de volume nos gânglios ☐ ☐ ☐
- Dores de cabeça muito fortes/enxaquecas ☐ ☐ ☐
- Perda de peso acelerada ou exagerada ☐ ☐ ☐
- Doença sexualmente transmitida ☐ ☐ ☐
- Urina em excesso ☐ ☐ ☐

Algum médico ou dentista prévio recomendou que você utilizasse antibiótico antes do tratamento odontológico? ☐ ☐ ☐

Nome do médico ou dentista que fez tal recomendação: _____ Telefone: _____

Você tem qualquer condição ou problema que não tenha sido listado anteriormente e que eu deva saber? ☐ ☐ ☐
Por favor, explique: _____

NOTA: Tanto o profissional, como o paciente estão encorajados a discutir qualquer e todas as questões relevantes à saúde do paciente antes do início do tratamento. Certifico que li e entendi as informações acima, que foram fornecidas de forma precisa. Entendo a importância de uma história médica verdadeira e que meu dentista e sua equipe irão ter como base essas informações para realizar meu tratamento. Reconheço que minhas dúvidas, se existirem, foram todas sanadas. Eu não vou responsabilizar meu dentista ou qualquer membro da sua equipe por qualquer ação que eles executem ou não devido a erros ou omissões que eu possa ter cometido no preenchimento deste formulário.

Assinatura do Paciente/Responsável: _____ Data: _____

PARA O DENTISTA COMPLETAR:
Comentários: _____

Figura 32.1 continuação

7. A história de alergia do paciente deve ser anotada, incluindo aquela relacionada com febre do feno, asma e sensibilidade a alimentos, a medicamentos (p. ex., ácido acetilsalicílico, codeína, barbitúricos, sulfonamidas, antibióticos, procaína, laxantes) e a materiais odontológicos (p. ex., látex, eugenol, resina acrílica).
8. Uma história familiar deve ser coletada, incluindo distúrbios hemorrágicos, doenças cardiovasculares, diabetes ou doenças periodontais.
9. Informações detalhadas sobre o consumo de álcool, drogas recreativas e tabagismo e o desejo de abandono devem ser observadas.

Como parte da avaliação geral do paciente, devem ser obtidos os sinais vitais – pelo menos, pressão arterial. Para os pacientes em uso de bifosfonatos, anticoagulantes ou agentes antiplaquetários ou para aqueles que não controlam suas doenças sistêmicas, tais como diabetes, hipertensão ou imunossupressão, uma consulta médica é necessária antes que qualquer tratamento seja realizado.

História Odontológica

Queixa Principal e Doença Atual

Alguns pacientes podem desconhecer seus problemas. Entretanto, muitos deles queixam-se de sangramento gengival, perdas dentárias, mudança de posicionamento dos dentes com formação de espaços onde não havia antes, gosto ruim na boca ou prurido na gengiva que é aliviado com o uso de palito dental. Também pode haver dor de vários tipos e duração, incluindo dor constante, incômodo, dor insuportável, dor aguda após alimentação, profunda, irradiante para os maxilares, dor latejante aguda, sensibilidade ao mastigar, sensibilidade ao quente e ao frio, sensação de ardência na gengiva ou sensibilidade extrema ao ar inalado.

A história odontológica deve incluir referências sobre o seguinte:
1. Visitas ao dentista devem ser listadas, incluindo frequência, data da última visita, natureza do tratamento, profilaxia dentária, manutenção periodontal ou raspagem e alisamento radicular por um dentista ou higienista, incluindo frequência da profilaxia e data da última limpeza realizada.
2. O regime de higiene oral do paciente deve ser descrito, incluindo a frequência de escovação, hora do dia, método, tipo de escova e dentifrício utilizados e intervalos de tempo em que a escova é substituída. Outros métodos de cuidados com a higiene oral, incluindo o uso de colutórios, escovas interdentais, outros aparelhos, irrigação com água e utilização do fio dental, também devem ser listados.
3. Qualquer tratamento ortodôntico, incluindo sua duração e a data aproximada do término, são informações que devem ser anotadas.
4. Deve-se descrever se o paciente está sentindo dor de dente ou gengival, maneira pela qual a dor é estimulada, sua natureza e duração e modo pelo qual a mesma é aliviada.
5. Anote a presença de qualquer sangramento gengival, incluindo a data em que este ocorreu pela primeira vez; se ele ocorre espontaneamente, durante a escovação ou alimentação, à noite ou com periodicidade regular; se está associado com o período menstrual ou outros fatores específicos; além de duração do sangramento e maneira pela qual ele para.
6. Gosto ruim na boca e existência de áreas de impacção alimentar devem ser mencionados.
7. Avalie se os dentes do paciente estão "soltos" ou sem suporte, se ele apresenta dificuldades na alimentação e se há mobilidade dentária.
8. Observe os hábitos dentários gerais, tais como ranger ou apertar os dentes durante o dia ou à noite. Ele sente os dentes ou os músculos "doloridos" quando acorda? Existem outros hábitos a serem anotados, tais como tabagismo ou hábito de mascar tabaco, onicofagia ou de morder objetos estranhos?
9. Discuta a história do paciente a respeito de problemas periodontais prévios, incluindo a natureza da condição e, se previamente tratado, o tipo de tratamento realizado (cirúrgico ou não) e o tempo aproximado do término. Pergunte ao paciente se, na opinião dele, o problema atual é recorrência da doença prévia e o que ele acha que pode ser a causa.
10. Anote se o paciente utiliza prótese removível. A prótese melhora ou prejudica os dentes existentes ou os tecidos moles vizinhos?
11. O paciente tem implantes substituindo dentes ausentes?

QUADRO DE APRENDIZAGEM 32.1

O exame e o diagnóstico periodontal devem incluir a obtenção de uma história médica e odontológica completa.

Documentação Fotográfica

Uma parte importante do exame e diagnóstico periodontal é a documentação de achados clínicos. A documentação fotográfica digital é importante e útil para se guardar, utilizar no aprendizado tanto do paciente como do profissional, comunicar-se com outros profissionais e planejar e tratar os casos com alta demanda estética. As fotografias conseguem fornecer detalhes que um clínico pode não lembrar e permitir que ele avalie a boca após a saída do paciente e, ainda, controlar as mudanças nos tecidos moles ao longo de tempo. Se possível, no início do exame clínico, um jogo de fotos intraorais deve ser obtido (Figura 32.2) antes que o tecido seja sondado e manipulado, para que se obtenha um padrão inicial do paciente com a gengiva e o biofilme intactos. Essas fotos iniciais, quando apresentadas ao paciente em uma tela de computador grande, podem ser extremamente úteis na educação e na ajuda para o paciente compreender as condições da sua boca; na observação da presença e localização do biofilme, inflamação e qualquer outra anormalidade tecidual; e a necessidade de melhora na higiene oral ou tratamento (Figura 32.3).

QUADRO DE APRENDIZAGEM 32.2

As fotografias devem ser realizadas antes de o tecido ser sondado e manipulado, para que se obtenha um padrão inicial sem modificações na gengiva e no biofilme.

Exame Clínico

Exame das Estruturas Extraorais

O exame clínico deve começar por uma avaliação das estruturas extraorais procurando-se por anormalidades. É necessário avaliar as articulações temporomandibulares quanto a dor, crepitação, estalidos ou rangidos durante o movimento. Os músculos da mastigação devem ser palpados para verificar dor e consistência.

O clínico deve rotineiramente examinar e avaliar os linfonodos da região da cabeça e pescoço, visto que várias doenças orais, periodontais e periapicais podem resultar em linfoadenopatia. Os linfonodos podem tornar-se maiores ou endurecidos como resultado de um episódio infeccioso, metástases malignas ou modificações fibróticas residuais.

Linfonodos inflamatórios podem tornar-se aumentados, palpáveis, macios e relativamente imóveis. A pele que os recobre pode apresentar calor e ficar eritematosa. Os pacientes podem estar cientes da presença de "gânglios aumentados". Gengivoestomatite herpética primária, gengivite ulcerativa necrosante e abscesso periodontal agudo podem provocar linfoadenomegalia. Após o tratamento realizado com êxito, os linfonodos retornam ao normal em questão de dias ou semanas.

Exame da Cavidade Oral

Deve-se avaliar cuidadosamente toda a cavidade oral, começando pela higiene oral. Tal avaliação pode ser baseada na presença de resíduos alimentares, biofilme, cálculo e pigmentações dentárias, assim como a presença de biofilme recobrindo o dorso da língua (Figura 32.4). Mau odor – também denominado *fetor exore, fetor oris* ou halitose – é um odor fétido que emana da cavidade oral. Quando presente, a halitose pode ser de importância diagnóstica, e sua origem pode ser tanto da cavidade oral como extraoral (rara).[63] O Capítulo 49 discute em detalhes os problemas relacionados à halitose.

Deve-se avaliar os lábios, o assoalho da boca, o palato, o vestíbulo e a região de orofaringe, procurando por possíveis anormalidades. Além disso, é necessário avaliar a mucosa oral nas porções apicais e laterais dos dentes à palpação, a fim de verificar a consistência, procurando por abscessos periodontais e periapicais.

Embora nem todos os achados estejam relacionados com problemas periodontais, o dentista deve detectar todas as alterações que estejam presentes e, se houver necessidade, encaminhar para o profissional especialista apropriado.

Exame do Periodonto

O exame do periodonto deve ser sistemático e não deve começar imediatamente com a sondagem periodontal, que pode ser desconfortável e traumática para o paciente, e pode também induzir sangramento, dificultando a visualização de mudanças inflamatórias nos tecidos moles. A doença periodontal ocorre como resultado do acúmulo de biofilme na superfície do dente e nas áreas adjacentes a ele. Logo, o exame periodontal deve começar por uma inspeção cuidadosa das margens gengivais para que se avalie o acúmulo de biofilme e cálculo, assim como as modificações inflamatórias nos tecidos moles (Figura 32.5). Uma vez realizada cuidadosa inspeção periodontal, a gengiva, o sulco gengival e a superfície dentária subgengival são cuidadosamente sondados. A sondagem completa através do sulco gengival e dos tecidos circunvizinhos fornece informações valiosas a respeito da saúde gengival, além das profundidades de sondagem e do sangramento à sondagem, essenciais para o diagnóstico e o tratamento das doenças periodontais

> **QUADRO DE APRENDIZAGEM 32.3**
>
> O exame do periodonto consiste em duas partes: exame visual e exame tátil.

Exame Periodontal Visual

O exame visual começa pela secagem dos tecidos e identificação do acúmulo de biofilme e de cálculo para avaliar a higiene oral, assim como os sinais clínicos de inflamação (eritema, edema etc.) e retrações para avaliar a presença e a gravidade da doença.

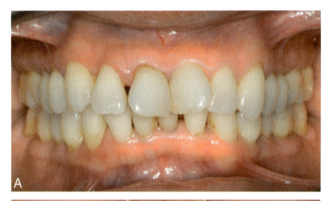
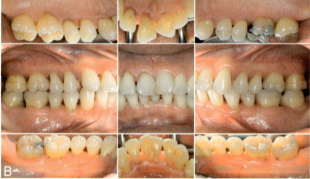

Figura 32.2 No mínimo, um jogo inicial de fotografias para um paciente periodontal deve conter nove imagens. (A) A imagem frontal foi feita por visão direta, enquanto as outras oito imagens remanescentes foram feitas com espelhos. (B) As duas imagens vestibulares foram posicionadas horizontalmente e complementadas com as sete imagens remanescentes para criar uma composição de toda a dentição. (*Copyright Jonathan H. Do, DDS. Todos os direitos reservados.*)

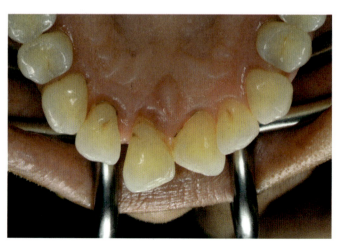

Figura 32.3 Uma imagem capturando a superfície palatina da região anterior da maxila é apresentada em uma tela de computador de 27 polegadas para ajudar uma paciente a entender a sua doença periodontal. (*Copyright Jonathan H. Do, DDS. Todos os direitos reservados.*)

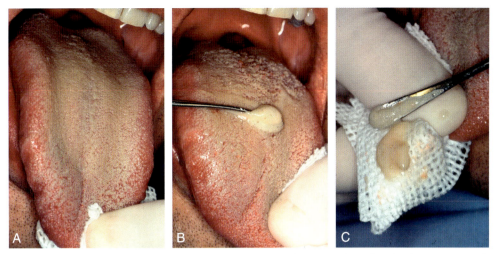

Figura 32.4 O biofilme encontrado na superfície dorsal da língua (A) pode atuar como fonte de halitose. Quando a língua está pesadamente coberta (com saburra), o biofilme precisa ser removido com uma espátula (B e C).

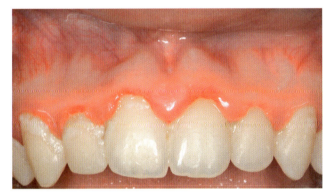

Figura 32.5 A resposta inflamatória na gengiva marginal é o resultado do acúmulo de biofilme na superfície dentária ao longo da margem gengival. (*Copyright Jonathan H. Do, DDS. Todos os direitos reservados.*)

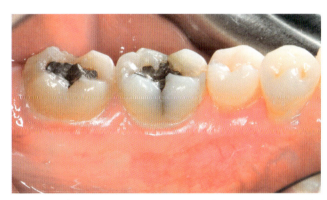

Figura 32.6 O biofilme frequentemente se acumula nas superfícies dentárias nas concavidades ao longo da margem gengival e nos espaços interproximais. (*Copyright Jonathan H. Do, DDS. Todos os direitos reservados.*)

Inspeção de Biofilme e Cálculo

Existem muitos métodos de avaliação do acúmulo de biofilme e de cálculo.[19] A presença de biofilme e de cálculo supragengival pode ser observada de forma direta. O biofilme acumula-se frequentemente nas concavidades ao longo da gengiva marginal e nos espaços das ameias, principalmente naqueles de difícil alcance, como na distal do último molar do quadrante e nas superfícies linguais dos molares inferiores (Figura 32.6). O cálculo supragengival acumula-se geralmente nas superfícies linguais dos dentes anteriores inferiores e na vestibular dos molares superiores devido à presença respectiva dos ductos salivares de Wharton e Stensen e da ineficácia da remoção do biofilme. A quantidade e a localização do biofilme e do cálculo supragengival podem fornecer informações importantes da capacidade do paciente de controle do biofilme, assim como as possíveis mudanças inflamatórias nos tecidos. O biofilme nas superfícies vestibulares dos dentes, próximo à linha média, é mais acessível à remoção. A presença do biofilme nessas áreas pode sugerir higiene oral inadequada (Figura 32.5). A ausência de biofilme não necessariamente indica que o paciente realiza uma boa higiene oral em casa ou que a doença está ausente, visto que vários pacientes escovam os dentes imediatamente antes da consulta odontológica. A presença ou a ausência de biofilme deve estar correlacionada com presença e gravidade ou ausência de inflamação gengival.

A presença de cálculo subgengival pode não ser facilmente detectável. Algumas vezes, cálculo subgengival superficial pode ser visível ao longo da margem gengival ou através dos tecidos moles, se esses forem finos (Figura 32.7). Na maioria das vezes, o cálculo subgengival precisará ser detectado por meio de sondagem criteriosa da superfície radicular. A presença de alterações inflamatórias nos tecidos moles pode fornecer dicas da localização do cálculo subgengival.

Embora as radiografias possam eventualmente revelar depósito de cálculo interproximal e até mesmo nas faces vestibular e lingual, elas não representam um exame confiável para a cuidadosa detecção do cálculo.

Inspeção da Gengiva

A gengiva é o colar queratinizado da mucosa mastigatória ao redor dos dentes. Ela estende-se da margem gengival até a junção mucogengival. No palato, em que a junção mucogengival está ausente, a gengiva estende-se apicalmente além da junção mucogengival e se funde perfeitamente com a mucosa do palato duro.

A largura da gengiva é a distância da junção mucogengival até a margem gengival. A junção mucogengival pode ser determinada esticando-se o lábio e a mucosa jugal, ou colocando uma sonda horizontalmente no vestíbulo e rolando a mucosa coronalmente. A junção mucogengival é onde a mucosa para de rolar ou se movimentar.

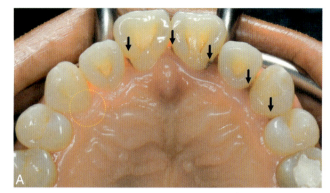

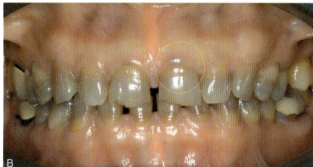

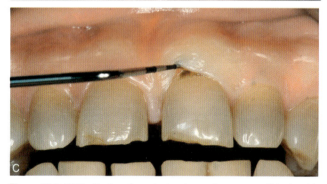

Figura 32.7 (A) O cálculo subgengival pode ser visto na superfície dentária *(setas)* ao longo da margem gengival. Sua presença está associada com as alterações inflamatórias no tecido. Quando o biofilme e o cálculo estão ausentes, a gengiva é rosada, firme e pontilhada (círculo). (B) O cálculo subgengival pode ser visível através da gengiva marginal. (C) A retração da gengiva confirma a sua presença. (*Copyright Jonathan H. Do, DDS. Todos os direitos reservados.*)

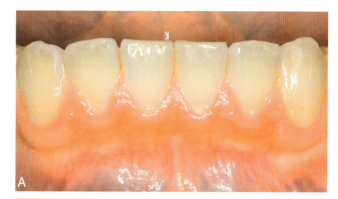

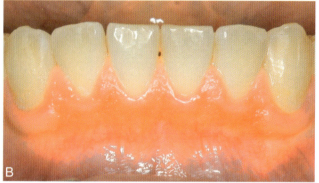

Figura 32.8 A saliva obscurece os detalhes. (A) A gengiva apresenta-se lisa quando coberta por saliva. (B) Quando a saliva é seca, o pontilhado torna-se visível e o eritema e o edema tornam-se mais óbvios. (*Copyright Jonathan H. Do, DDS. Todos os direitos reservados.*)

É comum os dentes estarem cercados pela gengiva. No entanto, podem existir regiões em que o tecido queratinizado está ausente e a margem gengival é revestida por mucosa não queratinizada.

A avaliação da gengiva requer que o tecido seja seco antes que se realize uma observação criteriosa. A presença de saliva pode obscurecer detalhes (Figura 32.8). Uma vez que a gengiva tiver sido totalmente seca com gaze, ela deve ser avaliada em busca de alterações inflamatórias. Uma inflamação sutil na gengiva marginal pode ser melhor detectada comparando a gengiva marginal com o tecido gengival 2 ou 3 mm distante da margem gengival, em que é provável que o tecido esteja saudável (Figura 32.9). As alterações inflamatórias em cada região podem ser correlacionadas com a presença e a gravidade do biofilme e do cálculo. Se o biofilme e o cálculo supragengival forem insignificantes, as alterações inflamatórias podem indicar a presença de cálculo subgengival ou outros fatores contribuitórios.

A aparência do tecido mole adjacente ao dente pode variar de um paciente para outro, e de um dente para o outro no mesmo paciente, de acordo com a localização e a anatomia da área. Em geral, a gengiva saudável é de coloração rosa ou salmão. O contorno gengival consiste em margens bem-definidas, finas e em formato de ponta de faca, com arquitetura gengival recortada em curvas e papilas afiadas. A presença de pontilhado pode variar entre indivíduos e regiões no mesmo indivíduo. A ausência de pontilhado não necessariamente implica em alterações inflamatórias.

Na presença de doença periodontal inflamatória, a cor da gengiva pode ser eritematosa ou cianótica. Em vez de margens bem-definidas em ponta de faca e contornos gengivais com papilas bem-definidas, a gengiva inflamada pode ter papilas espessas e bulbosas. A textura superficial na presença de inflamação pode ser macia e brilhante, e a gengiva pode apresentar-se aumentada e edemaciada. A Tabela 32.1 resume os achados clínicos da gengiva saudável e da gengiva inflamada. O Capítulo 18 discute os achados clínicos da inflamação gengival.

Nos pacientes com pigmentação fisiológica, a gengiva pode ser pigmentada e de coloração escura. Mesmo assim, quando saudável, ela deve exibir as outras características associadas à saúde gengival. Da mesma forma, na presença de inflamação e de doença, ela exibe muitas das características de inflamação gengival (Figura 32.10).

Retração Gengival

A localização da margem gengival ao redor dos dentes deve ser avaliada e anotada, principalmente quando a retração está presente. Na ausência de perda de inserção, a gengiva marginal está localizada coronalmente à junção amelocementária. A localização exata da gengiva com respeito à junção amelocementária é difícil de ser definida, uma vez que a detecção dessa junção subgengival pode ser desafiadora. Quando tal junção está supragengival, a retração é a distância da junção amelocementária até a margem gengival. A presença de retração indica que ocorreu perda de inserção, mas não necessariamente que a inflamação está presente. Nos sítios de retração, a quantidade

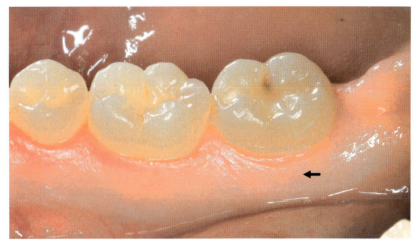

Figura 32.9 Quando a gengiva marginal é comparada com a gengiva 2 a 3 mm afastada da margem gengival *(seta)*, fica óbvio que a gengiva marginal está eritematosa e edemaciada. (*Copyright Jonathan H. Do, DDS. Todos os direitos reservados*).

Tabela 32.1.

Gengiva: Saudável	Gengiva: Inflamada
• Coloração: rosa coral ou rosa salmão • Consistência: firme/aderida, bem adaptada • Contorno: recortado, papilas afiadas, com a margem terminando em ponta de faca • Textura superficial: mate, pontilhada • Sangramento marginal: ausente ou discreto • Profundidade de sondagem: 2 a 3 mm • Resistência tecidual: presente durante a penetração da sonda • Sangramento à sondagem: ausente ou discreto • Dor à sondagem: ausente ou discreta	• Coloração: eritematosa, cianótica • Consistência: edematosa, esponjosa, frouxamente adaptada • Contorno: bulbosa, edema das papilas, margem gengival arredondada • Textura superficial: lisa, brilhante • Sangramento marginal: moderado ou grave • Profundidade de sondagem: > 3 mm • Resistência tecidual: mínima à penetração da sonda • Sangramento à sondagem: moderado à grave • Dor à sondagem: moderada à severa

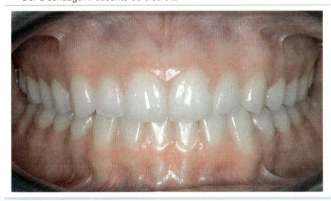
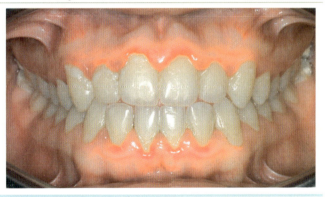

de retração deve ser anotada e é necessário avaliar cuidadosamente a presença de biofilme e de cálculo, as alterações inflamatórias gengivais e a largura do tecido queratinizado (Figura 32.11).

QUADRO DE APRENDIZAGEM 32.4

O exame periodontal começa com a inspeção da margem gengival para a presença de crescimento da superfície dentária e alterações inflamatórias gengivais.

Exame Periodontal Táctil

O exame periodontal táctil começa com a evolução da consistência da gengiva e sua adaptação dentária, assim como a presença de sangramento marginal e supuração. É preciso sondar o sulco gengival para que se avalie o ambiente subgengival. A superfície dentária deve ser cuidadosamente sondada para alterações, concavidades, furcas e cálculo subgengival. A resposta do tecido gengival à sondagem é avaliada em termos de resistência e profundidade da penetração da sonda, profundidade da penetração da sonda, sangramento e dor à sondagem.

Exame Táctil da Gengiva Marginal

A gengiva marginal deve ser palpada com uma sonda periodontal para se avaliar sua consistência e adaptação ao dente. A gengiva saudável é firme, resiliente e bem adaptada ao dente devido à presença de feixes de fibras colágenas densas na lâmina própria da gengiva. Quando inflamada, a gengiva apresenta-se edemaciada, esponjosa e frouxamente aderida à superfície dentária em decorrência de degradação do

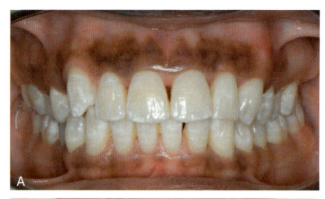

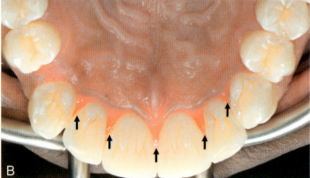

Figura 32.10 Eritema marginal e papilar *(setas)* e edema em um paciente com pigmentação fisiológica. (*Copyright Jonathan H. Do, DDS. Todos os direitos reservados.*)

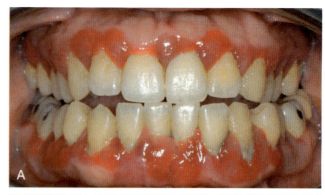

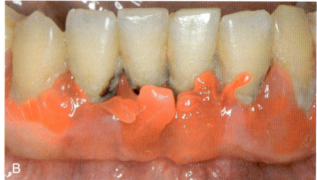

Figura 32.12 A gengiva gravemente inflamada está frouxamente adaptada ao dente. A gengiva marginal é facilmente retraída para revelar biofilme e pesados cálculos subgengivais. (*Copyright Jonathan H. Do, DDS. Todos os direitos reservados.*)

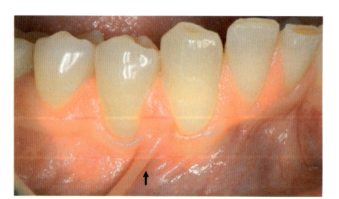

Figura 32.11 O canino e o primeiro pré-molar exibem retração gengival e mínima quantidade de tecido queratinizado. Ambos os dentes apresentam risco de retração adicional devido à presença de inflamação gengival e de uma brida *(seta)*. (*Copyright Jonathan H. Do, DDS. Todos os direitos reservados.*)

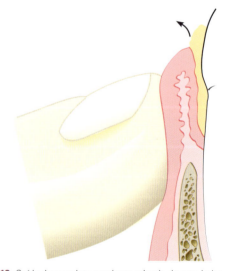

Figura 32.13 Saída de exsudato purulento oriundo de uma bolsa periodontal estimulada pela pressão digital.

colágeno e influxo de células e fluido para a lâmina própria (Figura 32.12). Nos casos de inflamação crônica e de pacientes tabagistas, o tecido gengival pode ser fibrótico.

Sangramento Marginal

O sangramento marginal está associado a alterações inflamatórias na gengiva marginal. Tal sangramento pode ser avaliado pela colocação e passagem de um instrumento como sonda ou taça de borracha ao longo da gengiva marginal. Sob pressão, o tecido gengival saudável irá sofrer isquemia e não irá sangrar; enquanto na presença de inflamação, o sangramento marginal pode observado. A facilidade e a gravidade de sangramento gengival estão correlacionadas com a gravidade da inflamação gengival.

Supuração

A palpação da gengiva marginal com uma sonda ou digitalmente pela colocação da ponta do dedo indicador na gengiva apical em direção à marginal e empurrando coronalmente até a gengiva marginal (Figura 32.13) pode estimular a saída de um exsudato branco-amarelado do sulco gengival. A presença de um fluido gengival abundante de neutrófilos transforma-o em um exsudato purulento.[5] A supuração não ocorre em todas as bolsas periodontais, mas a pressão geralmente revela as bolsas em que não se suspeitava da sua presença. Vários estudos[10,11,15,31] avaliaram a associação entre a supuração e a progressão da periodontite e perceberam que este sinal está presente em uma porcentagem muito pequena nos sítios de doença (isto é, 3% a 5%).[5] Logo, a ausência de supuração não indica ausência de doença.

Exame Táctil do Sulco Gengival

A sonda é inserida no sulco gengival verticalmente com a ponta da sonda tocando e deslizando ao longo da superfície dentária até o fundo do sulco. A sonda deve percorrer circunferencialmente cada superfície de cada dente para detectar as áreas de maior penetração. Conforme a ponta da sonda desce ao longo da superfície dentária, atenção deve ser dada para a sensação táctil do tecido gengival e da superfície dentária. O tecido gengival saudável será aderido e irá resistir à penetração da sonda. A inserção do tecido irá aumentar e a sonda irá parar. De fato, a adesão do epitélio juncional à superfície do dente impede a penetração da sonda no tecido saudável. Se o tecido gengival estiver intensamente inflamado, a sonda pode não sofrer qualquer resistência e "cair" na profundidade do sulco gengival.

Conforme a ponta da sonda desliza ao longo da superfície dentária, caso não exista irregularidade ou cálculo subgengival, a superfície do dente será macia. Se a superfície do dente for irregular ou se a ponta da sonda parar em uma superfície dura, isso indica que o caminho está obstruído pela presença de cálculo subgengival. A sonda deve ser movida axialmente para desviar do cálculo para conseguir penetrar na profundidade. A presença de cálculo subgengival geralmente está associada a distúrbios inflamatórios no tecido gengival (Figura 32.7), ausência de firmeza gengival e presença de sangramento à sondagem.

QUADRO DE APRENDIZAGEM 32.5

Durante a sondagem, a ponta da sonda deve estar em contato com a superfície dentária conforme ela desliza ao longo da raiz para atingir o fundo do sulco gengival. Isso permite a detecção de irregularidades dentárias, invasão de furca e cálculo subgengival.

Além disso, atenção deve ser direcionada à detecção de defeitos periodontais, crateras interdentárias, concavidades na superfície radicular e invasão de furca. Os defeitos periodontais tendem a estar associados com profundidades maiores de sondagem e inflamação gengival. Para detectar uma *cratera interdentária*, a sonda deve ser colocada de forma oblíqua tanto para a superfície vestibular, como para a lingual para explorar o ponto mais profundo de bolsa localizada abaixo do ponto de contato. A superfície radicular deve ser cuidadosamente explorada e sondada para se detectar concavidades e *invasão de furca*. O uso de sondas especiais (p. ex., sonda de Nabers) favorece exploração mais precisa e fácil do componente horizontal das lesões de furca.

A detecção táctil de alterações inflamatórias nos tecidos moles é tão valiosa, se não mais valiosa, quanto as medidas de profundidade de sondagem e avaliação do sangramento à sondagem. A detecção de alterações inflamatórias em tecido, concavidades subgengivais, invasão de furca e cálculo subgengival através da sondagem é um instrumento preciso para o diagnóstico, prognóstico e tratamento.

QUADRO DE APRENDIZAGEM 32.6

Uma cuidadosa sondagem do sulco gengival e dos tecidos vizinhos fornece informações valiosas além da profundidade de sondagem e do sangramento à sondagem, que são essenciais para o diagnóstico e tratamento da doença periodontal.

Sondagem ao Redor de Implantes

Uma vez que os implantes são suscetíveis a doenças inflamatórias induzidas pela placa, a sondagem em volta deles torna-se parte do exame e do diagnóstico. Uma sonda periodontal tradicional pode ser usada sob uma pequena pressão (p. ex., 0,25 N) sem danificar o selamento mucoso peri-implantar.[18] A avaliação peri-implantar e a sondagem de implantes serão discutidas no Capítulo 86.

Quando não Sondar

A sondagem completa das bolsas periodontais e as medidas de profundidade precisas antes, durante e após o tratamento são essenciais para o diagnóstico e o monitoramento da doença periodontal. Na presença de inflamação gengival intensa (Figuras 32.5 e 32.12), é difícil realizar uma sondagem precisa sem anestesia, devido à dor e ao desconforto do paciente durante a inserção da sonda periodontal na bolsa periodontal inflamada. Logo, quando a doença periodontal está evidente e óbvia clínica e radiograficamente, a sondagem da bolsa periodontal com objetivo de obtenção da medida correta de profundidade só deve ser realizada sob anestesia. Nos casos em que houver necessidade de raspagem subgengival com anestesia, a medida exata da profundidade à sondagem deve ser adiada para a consulta de raspagem. Após a anestesia e antes da raspagem, deve-se sondar, procurando por cálculo subgengival, concavidades na superfície radicular, invasões de furca e verificando as profundidades de bolsa. Além disso, em casos moderados a avançados, a profundidade de bolsa irá mudar drasticamente com o melhor controle do biofilme e com a raspagem (Figura 32.14). Dessa forma, a obtenção da profundidade de sondagem precisa após o tratamento não cirúrgico é muito mais importante do que no exame periodontal pré-tratamento.

QUADRO DE APRENDIZAGEM 32.7

Na presença óbvia de doença periodontal, é melhor adiar a sondagem para o dia da raspagem, após a anestesia do tecido.

Profundidade de Sondagem

Existem dois tipos diferentes de profundidades de bolsa. (1) biológica ou histológica e (2) clínica ou de sondagem[29] (Figura 32.15).

A *profundidade biológica* é a distância entre a margem gengival e a base do sulco gengival (isto é, o término coronal do epitélio juncional). Ela pode ser medida apenas em seções histológicas preparadas de forma adequada e cuidadosa.

A *profundidade de sondagem* é a distância da margem gengival ao fundo do sulco gengival sondado (isto é, onde a ponta da sonda para). As sondas geralmente utilizadas são descritas no Capítulo 50.

A penetração da sonda pode variar de acordo com a força de introdução, formato e tamanho da ponta, direção da penetração, resistência dos tecidos, convexidade da coroa e grau de inflamação do tecido.[5] A profundidade de sondagem geralmente é ≤ 3 mm no tecido gengival saudável e > 3 mm na presença de inflamação gengival. Vários estudos foram feitos para determinar a profundidade de penetração de uma sonda em um sulco ou bolsa. Armitage et al.[8] utilizaram cachorros da raça Beagle para avaliar a penetração de uma sonda com o uso de uma força padronizada de 25 g. Eles relataram que, na gengiva saudável, a sonda havia penetrado o epitélio juncional em aproximadamente dois terços do seu comprimento; nos casos de gengivite, ela havia parado 0,1 mm antes do término apical; e, nos casos de periodontite, a sonda periodontal havia passado as células apicais do epitélio juncional (Figura 32.16).

Em bolsas periodontais de humanos, a ponta da sonda penetra até as fibras intactas mais coronais do tecido conjuntivo de inserção.[38,72] A profundidade de penetração da sonda no tecido conjuntivo apical é

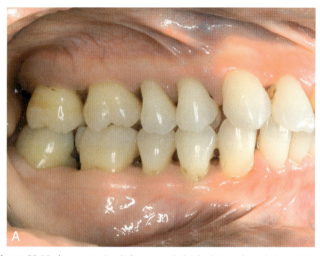
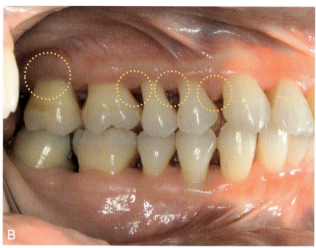

Figura 32.14 Apresentação clínica antes do início da terapia periodontal básica (A). Observe a presença de cálculo supra e subgengival ao longo da gengiva marginal. Após a raspagem e o alisamento radicular, com 6 semanas de reavaliação (B), a resolução da inflamação gengival resultou no encolhimento dramático da gengiva *(círculos)*. (*Copyright Jonathan H. Do, DDS. Todos os direitos reservados.*)

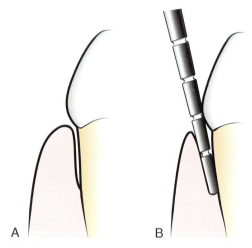

Figura 32.15 (A) A profundidade da bolsa biológica ou histológica é a distância real entre a gengiva marginal e os tecidos inseridos (ou seja, o fundo da bolsa). (B) A profundidade de sondagem ou a profundidade clínica da bolsa é a profundidade da penetração da sonda.

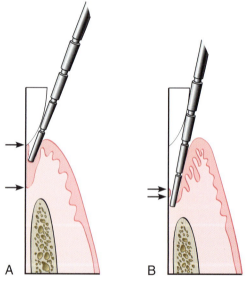

Figura 32.16 (A) Em um sulco normal, a sonda penetra aproximadamente um terço à metade do comprimento do epitélio juncional *(entre as setas)*. (B) Em uma bolsa periodontal inflamada, a sonda penetra além do término apical do epitélio juncional *(entre as setas.)*

de aproximadamente 0,3 mm.[38,66,72] Isso é importante quando se avaliam diferenças na sondagem antes e depois do tratamento, porque a redução na penetração da sonda pode ser mais resultado da redução da resposta inflamatória do que do ganho de inserção.[37,40]

A profundidade de sondagem pode variar de tempos em tempos, mesmo em pacientes com doença periodontal não tratada, como resultado das mudanças na posição da margem gengival. Logo, ela pode não estar relacionada à adesão existente do dente.

QUADRO DE APRENDIZAGEM 32.8

A profundidade da bolsa biológica/histológica é sempre mais rasa que a profundidade clínica de sondagem da bolsa.

Sangramento à Sondagem

A inserção de uma sonda ao fundo da bolsa favorece o sangramento se a gengiva estiver inflamada e se o epitélio da bolsa estiver atrófico ou ulcerado. Sítios não inflamados raramente sangram. Na maioria dos casos, o sangramento à sondagem é um sinal mais precoce de inflamação do que as mudanças na coloração gengival[45] (Capítulo 18). Entretanto, as mudanças na coloração podem estar presentes sem o sangramento à sondagem.[26] Dependendo da gravidade da inflamação, o sangramento pode variar de uma linha vermelha tênue ao longo do sulco gengival até um sangramento profuso.[1] Caso o tratamento periodontal obtenha êxito, o sangramento à sondagem irá cessar[3]

Para testar o sangramento após a sondagem, a sonda deve ser introduzida cuidadosamente até o fundo da bolsa e gentilmente movida lateralmente ao longo da sua parede. Algumas vezes, o sangramento surge imediatamente após a remoção da sonda; outras vezes, pode demorar alguns segundos. Logo, o clínico deve checar novamente o sangramento 30 a 60 segundos após a sondagem.

Como um teste único, o sangramento à sondagem não é um bom preditor de progressiva perda de inserção; no entanto, a sua ausência é um excelente indicador de estabilidade periodontal.[5] Quando o sangramento está presente em vários sítios de doença avançada, o sangramento à sondagem é um bom indicador de perda progressiva de inserção.[5,22] Armitage analisou a literatura sobre tal assunto desde 1996; ele realizou uma metanálise de vários artigos e concluiu que a presença de sangramento à sondagem em uma "população de pacientes tratados e mantidos" é um indicador de risco importante para o aumento da perda da inserção.[5]

QUADRO DE APRENDIZAGEM 32.9

A ausência de sangramento à sondagem é um excelente preditor de estabilidade periodontal.

Dor à Sondagem

A dor é um sinal cardinal da inflamação. A inflamação gengival e a doença periodontal, em geral, são assintomáticas. No entanto, a sondagem periodontal do sulco gengival pode estimular dor no tecido gengival. A presença de dor sugere que o tecido gengival está inflamado e o nível de dor geralmente é relacionado à gravidade da inflamação gengival. A menos que a inflamação gengival seja generalizada e grave, os pacientes não irão sentir o mesmo grau de dor em todas as regiões. A sondagem em regiões saudáveis não produz dor, enquanto a sondagem de áreas inflamadas sim. As regiões que não exibirem sangramento ou sinais clínicos óbvios de inflamação podem exibir dor à sondagem. Embora o clínico não possa mensurar diretamente o grau de dor à sondagem, ela é importante para que o paciente saiba que dor indica inflamação e que ele deve prestar atenção a isso.

Perda de Inserção

Perda de inserção é a migração apical da junção dentogengival (aparato de inserção periodontal) como um resultado da resposta inflamatória. A junção dentogengival consiste em aderência epitelial e inserção conjuntiva. A dimensão da junção dentogengival é chamada de espaço biológico e mede aproximadamente 2,04 mm.[21] Em condições de saúde, sem perda de inserção, a inserção do tecido conjuntivo à junção dentogengival começa coronalmente, na junção amelocementária, e a aderência epitelial existe coronalmente ao tecido conjuntivo de inserção. Com a perda de inserção, a junção amelocementária torna-se exposta. A *perda de inserção clínica* mede a *quantidade* de perda de inserção que ocorreu, tendo a junção amelocementária como ponto de referência. A perda de inserção clínica é medida da distância da junção amelocementária até o fundo do sulco gengival sondado.

Quando a *margem gengival está localizada na coroa anatômica*, a perda de inserção clínica é determinada pela subtração da distância da margem gengival até a junção amelocementária a partir da profundidade de sondagem. Se ambas são iguais, a perda de inserção clínica é igual a zero.

Quando a margem gengival coincide com a junção amelocementária, a perda de inserção clínica é igual à profundidade de sondagem.

Quando a margem gengival está localizada apicalmente à junção amelocementária, a perda de inserção clínica é maior que a profundidade de sondagem. Logo, a perda de inserção clínica, ou a distância entre a junção amelocementária e o fundo do sulco sondado, é a soma da retração gengival e da profundidade de sondagem. Desenhar a margem gengival no periograma em que as profundidades de sondagens são inseridas ajuda a clarear esse ponto importante.[70]

A perda de inserção clínica é automaticamente calculada em vários programas de computador como a soma da profundidade de sondagem e da retração. Esse cálculo é preciso apenas quando tanto a profundidade de sondagem como a retração são inseridas corretamente no *software*. No entanto, quando a retração não é inserida, vários programas assumem que a junção amelocementária está no nível da margem gengival e igualam a perda da inserção clínica à profundidade de sondagem. Isso não necessariamente está correto, uma vez que vários clínicos não inserem um valor para retração quando a junção amelocementária está subgengival e não é visível. Dessa forma, os valores de perda de inserção calculados clinicamente devem ser cuidadosamente avaliados antes que sejam como auxiliares do diagnóstico.

Nível de Inserção

O *nível de inserção* descreve a localização *em que* a junção dentogengival começa coronalmente em um dente. Por exemplo, o nível de inserção de um dente pode estar no terço coronário da raiz ou no terço apical da raiz. O *nível de inserção clínica* mede a distância entre o nível de inserção e um ponto de referência, tal como a junção amelocementária. Por exemplo, o nível de inserção é 3 mm apical à junção amelocementária. Modificações no nível de inserção podem ser o resultado de um ganho ou perda de inserção, e elas podem fornecer indicação melhor sobre o grau de ganho ou destruição periodontal. *Bolsas periodontais rasas aderidas ao nível do terço apical da raiz conotam maior destruição do que bolsas profundas aderidas ao terço coronário da raiz* (Capítulo 23).

QUADRO DE APRENDIZAGEM 32.10

A perda de inserção clínica mede *quanto* de perda de inserção ocorreu utilizando a junção amelocementária como ponto de referência. Nível clínico de inserção mede a distância entre *o local* em que o aparato de inserção periodontal começa coronalmente em um dente e um ponto fixo de referência.

Gengiva Inserida

É importante estabelecer a relação entre o fundo da bolsa e a junção mucogengival, principalmente nos sítios com retração gengival e com uma faixa gengival estreita (Figura 32.11). A largura da gengiva inserida é a distância entre a junção mucogengival e a projeção na superfície externa do fundo do sulco gengival ou da bolsa periodontal. Ela não deve ser confundida com a largura da gengiva, porque esta também inclui a gengiva marginal (Figura 32.17).

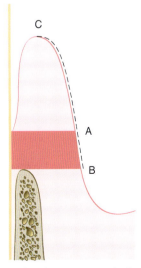

Figura 32.17 A área sombreada mostra a gengiva inserida, que se estende entre a projeção da superfície externa do fundo da bolsa (A) até a junção mucogengival (B). A gengiva queratinizada pode se estender da junção mucogengival (B) até a margem gengival (C).

A largura da gengiva inserida é determinada pela subtração da profundidade da bolsa ou sulco da largura total da gengiva (ou seja, a margem gengival até a linha mucogengival). A quantidade de gengiva inserida é geralmente considerada insuficiente quando se estica o lábio ou a mucosa jugal e isso induz o movimento da gengiva livre.

Outros métodos utilizados para determinar a quantidade de gengiva inserida incluem empurrar a mucosa adjacente coronalmente com um instrumento rombo e pintar a mucosa com solução de iodeto de potássio (solução de Schiller), que cora queratina.

Exame dos Dentes e Implantes

Deve-se examinar os dentes procurando por lesões cariosas, restaurações deficientes, defeitos de desenvolvimento, anomalias dentárias de forma, desgastes, hipersensibilidades e relações de contato proximal. Além disso, também são examinados: estabilidade, posição e número de implantes e suas relações com os dentes naturais vizinhos.

Perda da Estrutura Dentária

A *perda da estrutura dentária* é definida como qualquer perda de substância dentária gradual, que é caracterizada pela formação de superfícies macias e polidas, independentemente do mecanismo dessa perda. As formas de perda de estrutura dentária são erosão, abrasão, atrição e abfração.[47,65]

A erosão, também denominada *corrosão*, consiste em uma depressão bem-definida na porção cervical da face vestibular de um dente.[55] O longo eixo da área erodida é perpendicular ao eixo vertical do dente. As superfícies são polidas e duras. A erosão geralmente afeta um grupo de dentes. Durante os estágios iniciais, ela pode estar confinada ao esmalte, mas em geral estende-se e envolve a dentina subjacente, assim como o cemento.

A etiologia da erosão é desconhecida. Acredita-se que a causa seja a descalcificação causada pelo consumo de refrigerantes[44] ou de frutas cítricas em combinação com o efeito da secreção salivar ácida. Sognnaes[71] refere-se a essas lesões como *ablações dentoalveolares* e atribui a elas ação de atrito forçado entre os tecidos moles orais e os tecidos duros adjacentes. Em pacientes com erosão, o pH da saliva, a capacidade tampão e o conteúdo de cálcio e fósforo foram relatados como normais, porém o nível de mucina está elevado.[43]

A *abrasão* pode ser definida como a perda de tecido dentário induzida pelo desgaste mecânico, exceto o da mastigação. A abrasão resulta em desgastes em forma de pires ou de cunha com uma superfície lisa e brilhante (Figura 32.18). Ela começa mais nas superfícies de cemento expostas do que no esmalte, e se estende para envolver a dentina radicular. Uma "escavação" aguda ao redor da junção amelocementária parece ser o resultado de uma superfície de cemento mais macia, quando comparada com a superfície endurecida da superfície do esmalte.

A exposição contínua a agentes abrasivos em combinação com a descalcificação do esmalte por ácidos formados localmente pode resultar em perda do esmalte seguida por perda da dentina coronária.

A escovação[26] com dentifrícios abrasivos e a ação de objetos são frequentemente mencionadas, mas a escovação agressiva com dentifrícios abrasivos é a causa mais comum.[34] A posição do dente (vestibular) também é um fator importante na perda da estrutura da superfície radicular por abrasão. O grau de desgaste dentário devido à escovação depende do efeito abrasivo do dentifrício e da angulação da escova.[41,42] A escovação horizontal nos dentes mais vestibularizados resulta em um desgaste dentário maior. Ocasionalmente, a abrasão das bordas incisais ocorre como resultado de hábitos parafuncionais como interpor objetos entre os dentes (p. ex., grampos e tachinhas).

A *atrição* consiste no desgaste oclusal que resulta do contato funcional dente a dente. Tal desgaste fisiológico pode ser observado nas faces incisal, oclusal ou nas proximais. Até um determinado ponto, a atrição é considerada fisiológica, mas o desgaste pode ser acelerado quando fatores funcionais incomuns ou anormalidades anatômicas estão presentes.

As superfícies incisais ou oclusais desgastadas pela atrição são chamadas de *facetas*. Quando o bruxismo está presente, ocorrem trincas no esmalte que são visíveis à reflexão da luz.[79] Assim, as facetas brilhante, lisa e curviplanar são geralmente os melhores indicadores da atividade friccional em andamento (Figura 32.19). Caso a dentina seja exposta, surge uma pigmentação amarelo-acastanhada. As facetas variam de tamanho e localização, de acordo com a causa do desgaste, que pode ser fisiológica ou patológica.[14,77] Pelo menos uma faceta por desgaste significativa foi observada em 92% dos indivíduos adultos,[68] e a distribuição de frequência é universal.[11,78] Tais facetas geralmente não exibem sensibilidade ao estímulo térmico ou táctil.

Em geral, as facetas representam desgaste funcional ou parafuncional, assim como podem ocorrer devido a tratamento dentário iatrogênico através de desgastes nas coroas (ajuste oclusal). No entanto, a plastia da coroa não parece contribuir para o aumento das taxas de desgaste.[69] O desgaste excessivo pode resultar em obliteração das cúspides e formação de uma superfície oclusal reta (sem cúspides) ou cuneiforme. Ao contrário do que se pensava inicialmente, a atrição em adultos jovens das sociedades modernas não está associada à idade.[17,69] Isso sugere que uma grande quantidade de atrição, quando presente em adultos jovens, é improvável de ocorrer como resultado de um desgaste funcional.[69] A atrição tem sido relacionada à idade quando pacientes mais velhos são considerados.[9,6]

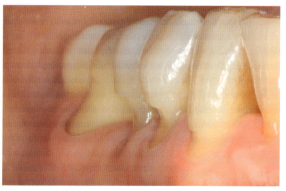

Figura 32.18 Lesões cervicais não cariosas são atribuídas à combinação de abrasão, abfração e erosão. (*Copyright Jonathan H. Do, DDS. Todos os direitos reservados.*)

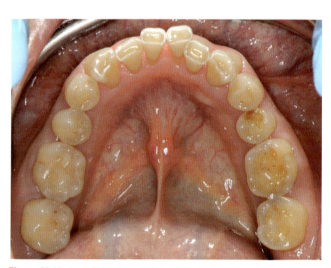

Figura 32.19 Superfícies descoloridas, lisas e brilhantes produzidas por desgaste oclusal.

O ângulo da faceta na superfície dentária é muito significativo para o periodonto. As facetas horizontais tendem a direcionar as forças no eixo vertical do dente, de forma que o periodonto consiga se adaptar mais efetivamente. As facetas angulares direcionam as forças oclusais lateralmente e aumentam o risco de dano periodontal. No entanto, a atrição gradual pode ser compensada pela contínua erupção dentária, sem crescimento do osso alveolar, sendo caracterizada por ausência de alterações inflamatórias nas superfícies do osso alveolar.[74]

Outro mecanismo de desgaste dentário estudado é denominado *abfração*, que resulta de carga oclusal causando flexura dentária e microfraturas mecânicas na porção cervical.[28] As microfraturas mecânicas da abfração enfraquecem a estrutura dentária na porção cervical e fazem com ele que seja mais suscetível à perda de estrutura dentária via abrasão (Figura 32.18).

Esses quatro mecanismos de desgaste dentário (erosão, abrasão, atrição e abfração) podem estar combinados e aumentar o grau de desgaste dentário.

Manchas Dentárias

As manchas dentárias são depósitos pigmentados nos dentes. Elas devem ser examinadas com critério para a identificação de sua origem (Capítulo 13).

Hipersensibilidade

As superfícies radiculares expostas pela retração gengival podem ser hipersensíveis às mudanças térmicas ou ao estímulo táctil. Os pacientes geralmente procuram o cirurgião-dentista em decorrência dessas áreas de sensibilidade. Tais áreas podem ser localizadas pela exploração delicada feita com uma sonda ou ar frio.

Relações de Contato Proximal

Pontos de contato abertos permitem a impacção de alimentos. A firmeza dos contatos deve ser checada por meio de observação clínica e com fio dental. Relações de contato anormais também podem iniciar modificações oclusais, tais como desvio da linha média, mudança de posicionamento dentário e até mesmo uma relação desigual das cristas marginais. Dentes antagonistas a áreas edêntulas podem extruir, abrindo assim os contatos proximais.

Mobilidade Dentária

Todos os dentes apresentam um leve grau de mobilidade fisiológica, que varia entre diferentes dentes em diferentes momentos do dia.[52,56] Em geral, tal mobilidade é maior durante a manhã e diminui progressivamente. A mobilidade aumentada durante a manhã é atribuída à pequena extrusão do dente como resultado do contato oclusal limitado durante o sono. Conforme o passar do dia, a mobilidade é reduzida pelas forças de mastigação e de deglutição, que intruem os dentes nos alvéolos. Essas 24 horas de variações são menos marcantes em pessoas com periodonto saudável do que naquelas com hábitos oclusais, tais como apertamento e bruxismo.

Os dentes unirradiculares têm mais mobilidade que os multirradiculares, sendo os incisivos os dentes que apresentam a maior mobilidade. A mobilidade ocorre principalmente no sentido horizontal, embora alguma mobilidade axial ocorra em grau menor.[54]

A mobilidade dentária ocorre em dois estágios:
1. O estágio inicial ou intra-alveolar ocorre quando o dente se move dentro do confinamento do ligamento periodontal. Este estágio está associado à distorção viscoelástica do ligamento e redistribuição dos fluidos periodontais, conteúdo interfeixes e fibras.[35] Esse movimento inicial ocorre com forças de aproximadamente 100 lb e na ordem de 0,05 a 0,1 mm (50 a 100 μm).[48]
2. O segundo estágio ocorre gradualmente e envolve deformação elástica do osso alveolar em resposta às forças horizontais aumentadas.[50] Quando uma força de 500 g é aplicada à coroa, o deslo-

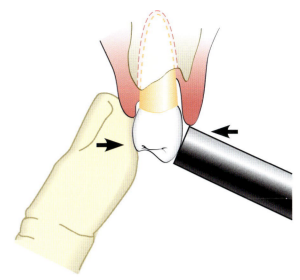

Figura 32.20 A mobilidade dentária é checada com um instrumental metálico e um dedo.

camento resultante é de aproximadamente 100 a 200 μm para os incisivos, 50 a 90 μm para caninos, 8 a 10 μm para pré-molares e 40 a 80 μm para molares.[48]

Quando uma força como essa aplicada aos dentes em oclusão é descontinuada, os dentes retornam a sua posição original em dois estágios: o primeiro é imediato, um recuo elástico; e o segundo é lento, um movimento de recuperação assintomático. O movimento de recuperação é pulsátil e está aparentemente associado com a pulsação normal dos vasos periodontais, a qual ocorre em sincronia com o ciclo cardíaco.[49]

Várias tentativas já foram feitas para se desenvolver um aparato mecânico ou eletrônico para medir de forma precisa a mobilidade dentária.[49,53,55,68] Embora a padronização da graduação da mobilidade pudesse ser útil para o diagnóstico da doença periodontal e para a avaliação do resultado do tratamento, esses aparelhos ainda não são amplamente utilizados. Como regra geral, a mobilidade é graduada clinicamente segurando-se o dente firmemente entre as mãos com dois instrumentais metálicos ou com um instrumental metálico e um dedo (Figura 32.20). Um esforço é feito para se mexer o dente em todas as direções. As mobilidades anormais geralmente ocorrem no sentido vestibulolingual. A mobilidade é graduada de acordo com a facilidade e a extensão do movimento do dente de acordo com o índice de Miller,[46] como mostrado a seguir:
- Mobilidade grau 1: primeiro sinal perceptível de movimento maior que o considerado "normal"
- Mobilidade grau 2: movimento da coroa até 1 mm em qualquer direção
- Mobilidade grau 3: movimento da coroa superior a 1 mm em qualquer direção ou depressão vertical ou rotação da coroa no alvéolo.

A mobilidade fisiológica é o movimento até 0,2 mm horizontalmente e 0,02 mm axialmente. A mobilidade superior às variações fisiológicas é denominada *patológica* ou *anormal*. Ela é considerada patológica porque excede os limites dos valores da mobilidade normal; entretanto, o periodonto não *necessariamente* apresenta doença durante o momento do exame.

O aumento da mobilidade é causado por um ou mais dos seguintes fatores:
1. A *perda do suporte dentário (perda óssea)* pode resultar em mobilidade. A quantidade de mobilidade depende da gravidade e da distribuição da perda óssea nas superfícies radiculares de cada dente, do comprimento e da forma das raízes e do tamanho da raiz comparado ao tamanho da coroa.[55] Um dente com raiz curta

ou cônica é mais propenso a ser perdido do que um com raiz de tamanho normal ou bulbosa, com a mesma quantidade de osso perdido. Deve-se avaliar criteriosamente os casos pós-tratamento ortodôntico verificando o possível encurtamento das raízes, o que pode levar à mobilidade excessiva. A perda óssea geralmente resulta de uma combinação de fatores e não ocorre como um achado isolado, por isso, a mobilidade dentária não necessariamente corresponde à quantidade de osso perdido.

2. O *trauma de oclusão* (isto é, trauma produzido por forças oclusais excessivas ou devido a resultados de hábitos oclusais anormais, como apertamento ou bruxismo) é uma causa comum de mobilidade dentária. A mobilidade é também aumentada pela hipofunção. A mobilidade produzida por um trauma de oclusão ocorre inicialmente como um resultado da reabsorção da camada cortical do osso, o que leva à redução no suporte de fibras e, posteriormente, a um fenômeno de adaptação que resulta no espessamento do espaço periodontal.
3. A *extensão da inflamação* da gengiva ou do periápice para o ligamento periodontal resulta em mudanças que aumentam a mobilidade. O espalhamento da inflamação de um abscesso periapical agudo pode aumentar a mobilidade dentária na ausência de doença periodontal.
4. A *cirurgia periodontal* aumenta temporariamente a mobilidade dentária imediatamente após a intervenção e por um curto período de tempo.[58-61]
5. A mobilidade dentária é maior durante a *gestação* e algumas vezes está associada ao *ciclo menstrual* ou ao uso de *contraceptivos hormonais*. Tais fatores não estão relacionados com a doença periodontal, e esta ocorre presumivelmente devido às mudanças fisioquímicas nos tecidos periodontais.
6. Os *processos patológicos dos maxilares* que destroem o osso alveolar ou as raízes dentárias também podem causar mobilidade. A osteomielite e os tumores dos maxilares pertencem a essa categoria.

Um estudo[24] sugeriu que as bolsas ao redor dos dentes com mobilidade abrigam maior quantidade de *Campylobacter rectus* e *Peptostreptococcus micros* e, possivelmente, *Porphyromonas gingivalis* quando comparadas com dentes sem mobilidade. Essa hipótese precisa ser investigada.

QUADRO DE APRENDIZAGEM 32.11

Os três fatores etiológicos principais da mobilidade dentária são: inflamação periodontal, perda de inserção e trauma oclusal.

Trauma de Oclusão

O *trauma de oclusão* refere-se mais à *lesão tecidual* produzida pelas forças oclusais do que propriamente às forças oclusais (Capítulo 25). O critério que determina que uma oclusão é traumática é se ela consegue causar dano aos tecidos periodontais; logo, o diagnóstico de trauma oclusal baseia-se na condição dos tecidos periodontais. Os achados periodontais são utilizados como guia para localizar as relações oclusais responsáveis.

Os achados periodontais que sugerem a presença de trauma oclusal incluem mobilidade dentária excessiva, principalmente no dente que exibe evidência radiográfica de espessamento do espaço do ligamento periodontal; destruição óssea angular ou vertical, bolsas infraósseas e migração patológica dentária, principalmente dos dentes anteriores. Esses aspectos são discutidos com mais detalhes nas seguintes seções.

Migração Patológica dos Dentes

As alterações na posição do dente devem ser minuciosamente observadas, principalmente na tentativa de identificar forças anormais, um hábito de posicionamento da língua ou outros hábitos que possam

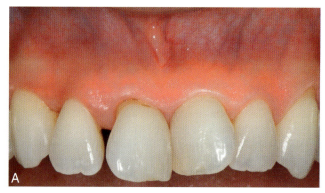
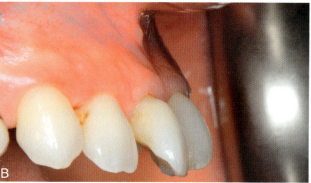

Figura 32.21 Vestibularização e extrusão do dente 11, com diastema entre os dentes 11 e 12 devido à migração patológica decorrente da periodontite crônica. (*Copyright Jonathan H. Do, DDS. Todos os direitos reservados.*)

contribuir (Figura 32.21; ver também Capítulo 25). Os pontos de contato prematuro na região posterior que defletem a mandíbula anteriormente contribuem para a destruição do periodonto dos dentes anteriores superiores e para a migração patológica (Capítulo 25). A perda dos dentes posteriores pode levar ao alargamento vestibular dos dentes anteriores superiores. Isso ocorre devido ao trauma aumentado que os dentes anteriores inferiores fazem contra a superfície palatina dos dentes anteriores superiores. A migração patológica dos dentes anteriores em pacientes jovens pode ser um sinal de periodontite agressiva (juvenil) localizada.

Sensibilidade à Percussão

A sensibilidade à percussão é uma característica da inflamação aguda do ligamento periodontal. A percussão suave de um dente em diferentes ângulos no longo eixo geralmente ajuda a localizar a região de envolvimento inflamatório.

Exame dos Dentes com a Boca Fechada

O exame dos dentes com os maxilares fechados pode detectar condições como irregularidades no alinhamento dos dentes, extrusões dentárias, contatos proximais impróprios e áreas de impactação alimentar, fenômenos esses que podem favorecer o acúmulo de placa.

A *sobremordida exagerada*, que geralmente é vista na região anterior, pode causar choque dos dentes na gengiva e impactação alimentar, seguidos de inflamação gengival, edema gengival e formação de bolsas. O significado verdadeiro dos efeitos maléficos de uma sobremordida anterior excessiva na saúde gengival ainda é controverso.[2]

Nas relações de *mordida aberta*, existem espaços verticais anormais entre os dentes superiores e inferiores. Tal condição ocorre com maior frequência na região anterior, embora a mordida aberta posterior seja eventualmente observada. A redução da limpeza mecânica devido à passagem de alimentos pode levar ao acúmulo de placa e detritos, formação de cálculo e extrusão dentária.

Na *mordida cruzada*, a relação normal entre os dentes superiores e inferiores é invertida, com os dentes superiores ficando em uma posição lingualizada em relação aos inferiores. A mordida cruzada pode ser uni ou bilateral, ou pode afetar apenas um par de antagonistas. A mordida cruzada pode causar trauma oclusal, impacção alimentar, espalhamento dos dentes inferiores e distúrbios gengivais e periodontais.

Relações Oclusais Funcionais

O exame das relações oclusais funcionais é uma parte importante dos procedimentos diagnósticos. Os dentes que parecem ser normais quando a boca está fechada podem apresentar anormalidades funcionais marcantes. Procedimentos sistemáticos para a detecção e correção das anormalidades funcionais são apresentados no Capítulo 55.

Exame Radiográfico

O exame radiográfico deve consistir em pelo menos 14 radiografias periapicais e quatro radiografias interproximais (Figura 32.22). As radiografias panorâmicas compõem um método simples e conveniente de se obter uma visão geral do arco dentário e das estruturas circundantes (Figura 32.23). Elas são úteis em detecção de anormalidades do desenvolvimento, identificação de lesões dos dentes e maxilares e fraturas, assim como para um exame de triagem em grandes grupos. As radiografias panorâmicas fornecem uma imagem informativa geral da distribuição e gravidade da destruição óssea, mas *uma série intraoral completa é necessária para o diagnóstico periodontal e plano de tratamento*. O Capítulo 33 fornece descrição detalhada da interpretação radiográfica na periodontia.

Exames Laboratoriais para o Diagnóstico Clínico

Quando alterações gengivais ou periodontais atípicas são detectadas, não podendo ser explicadas por causas locais, a possibilidade de fatores sistêmicos contribuintes deve ser explorada. Esses sinais e sintomas das manifestações orais de doenças sistêmicas devem ser totalmente compreendidos e analisados, e a sua presença deve ser discutida com o médico do paciente. O Capítulo 14 apresenta a discussão sobre vários desses problemas e também sugere que o leitor seja direcionado a textos clássicos que discutem os diagnósticos médicos para descrições mais detalhadas dos exames necessários e sua interpretação.

Vários exames laboratoriais auxiliam no diagnóstico de doenças sistêmicas que podem contribuir para doenças periodontais ou orais; esses testes também podem ser solicitados para a tomada de decisões terapêuticas ao lidar com pacientes medicamente comprometidos (Capítulo 39). Hemogramas, leucogramas, contagem diferenciada de leucócitos e velocidade de hemossedimentação são utilizados para avaliar a presença de discrasias sanguíneas e infecções generalizadas. A determinação do tempo de coagulação, tempo de sangramento, de formação do coágulo, tempo de protrombina e fragilidade capilar, assim como os estudos da medula óssea podem ser necessários em alguns momentos. O leitor deve buscar por literatura médica diagnóstica para o aprofundamento desse assunto.

Diagnóstico Periodontal

Uma vez que a história médica tenha sido obtida e os exames clínico, radiográfico e outros necessários tenham sido realizados, a informação adquirida é resumida e interpretada para se responder a três perguntas diagnósticas básicas,[6] visando ao estabelecimento do diagnóstico periodontal:

1. Qual é a doença?
2. Quão grave é a doença?
3. Qual a extensão da doença?

As doenças que podem afetar o periodonto estão listadas na Classificação de Doenças e Condições Periodontais. A gravidade da doença periodontal é classificada com base em um sistema de três níveis: leve, discreta, precoce ou inicial; moderada; e grave ou avançada. A extensão da doença é classificada como localizada ou generalizada. Quando localizada, a extensão pode ser específica a um quadrante, dentes ou até mesmo superfícies dentárias.

As doenças periodontais inflamatórias induzidas pelo biofilme são diagnosticadas com base na presença de inflamação e perda de inserção (Tabela 32.2). No periodonto saudável, tanto a inflamação como a perda de inserção estão ausentes. Quando apenas a inflamação está presente, o diagnóstico é gengivite induzida por biofilme. Quando tanto a inflamação como a perda de inserção estão presentes, o diagnóstico é periodontite crônica. É possível que quando há tanto inflamação quanto perda de inserção, a gengivite induzida por biofilme esteja sobreposta a uma história de periodontite crônica. No entanto, é prudente diagnosticar a presença de inflamação associada à perda de inserção como periodontite crônica devido às seguintes razões: a progressão da periodontite crônica é esporádica, as regiões com perda prévia de inserção são suscetíveis à perda adicional de inserção e a perda de inserção é guiada pela resposta inflamatória. Finalmente, quando a inflamação está ausente e a perda de inserção está presente, o diagnóstico é de saúde com periodonto reduzido ou com história de periodontite crônica.

> **QUADRO DE APRENDIZAGEM 32.12**
>
> O diagnóstico de doenças periodontais inflamatórias induzidas por biofilme tem como base a ocorrência de inflamação periodontal e perda de inserção.

Atualmente, a gravidade da periodontite crônica é baseada em um sistema de três níveis a partir da perda de inserção clínica (PIC): leve = 1 a 2 mm, moderada = 3 a 4 mm e grave ≥ 5 mm. Este sistema é inadequado por duas razões: (1): a periodontite crônica é diagnosticada com base tanto na presença de inflamação como perda de inserção, não apenas na perda de inserção e (2) a relação entre a periodontite e as doenças sistêmicas é a inflamação, e não a perda de inserção. Logo, um sistema de classificação ideal deve levar em consideração também o grau de inflamação. Além disso, para casos com perda leve de inserção ou quando a junção amelocementária é subgengival, uma determinação precisa da perda de inserção é um desafio, devido à dificuldade de se determinar precisamente a localização da junção amelocementária. Dessa forma, a gravidade da perda de inserção pode depender da interpretação da perda óssea radiográfica. A Tabela 32.3 relaciona a gravidade da periodontite com a perda de inserção clínica e a distância da crista alveolar à junção amelocementária (JAC) nas radiografias.

Tabela 32.2 Diagnóstico das Doenças Periodontais Inflamatórias Induzidas por Biofilme.

Diagnóstico Periodontal	Inflamação	Perda de Inserção
Saudável	Não	Não
Gengivite induzida por biofilme	Sim	Não
Periodontite crônica	Sim	Sim
Saudável com periodonto reduzido/com história de periodontite crônica	Não	Sim

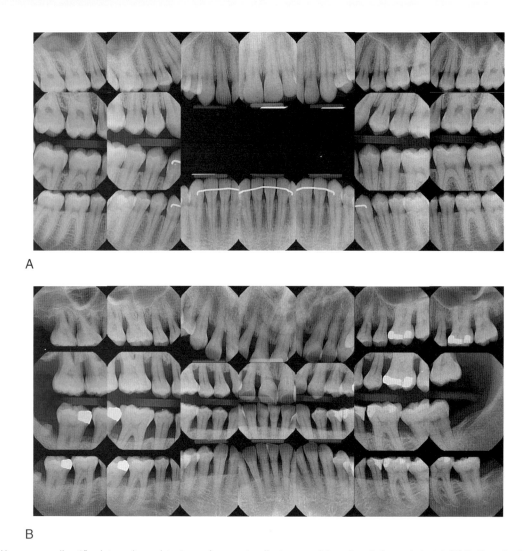

Figura 32.22 Um exame radiográfico intraoral completo é uma ferramenta adjunta essencial ao diagnóstico periodontal. (A) Radiografias intraorais de um paciente com gengivite. Observe a contenção ortodôntica radiopaca fixada na lingual. (B) Radiografias intraorais de um paciente com periodontite crônica generalizada de moderada à grave. As radiografias interproximais são úteis na avaliação da perda das cristas ósseas. (*Copyright Jonathan H. Do, DDS. Todos os direitos reservados.*)

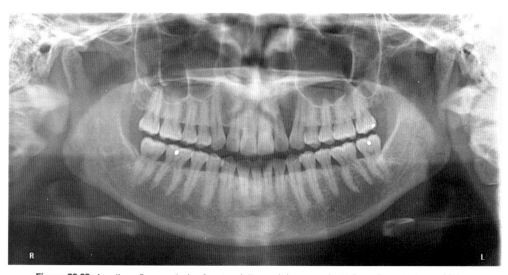

Figura 32.23 A radiografia panorâmica fornece visão geral dos arcos dentários e das estruturas vizinhas.

Tabela 32.3 Guia Clínico e Radiográfico para Determinação da Gravidade da Periodontite.

Gravidade da Periodontite	Perda de Inserção Clínica (mm)	Distância da Crista Alveolar à JAC (mm)	Achados Radiográficos
Saudável	0	< 2	A
Leve	1-2	3-4	B
Moderada	3-4	5-6	C
Grave	≥ 5	≥ 7	D

JAC, junção amelocementária.

> **QUADRO DE APRENDIZAGEM 32.13**
>
> A gravidade da periodontite baseia-se nos achados de perda de inserção clínica.

A gravidade da gengivite induzida pelo biofilme também pode ser baseada em um sistema de três níveis: leve, moderado e grave. No entanto, isso pode ser subjetivo.

A extensão da periodontite crônica é delineada a partir de um limite de 30%. A periodontite crônica localizada é definida como uma periodontite crônica com um padrão claro de distribuição, tais como superfícies distais dos segundos molares ou ≤ 30% dos dentes afetados.[4] A periodontite crônica generalizada é definida como uma periodontite sem um padrão claro de distribuição ou > 30% dos dentes afetados.[4] A extensão de biofilme que induz a gengivite também pode ser baseada no limite de 30%, de forma semelhante à extensão da periodontite crônica.

Quando a gengivite e a periodontite crônica induzidas pelo biofilme estão presentes simultaneamente, se a extensão de ambas for generalizada, o diagnóstico é simplesmente periodontite crônica generalizada, uma vez que a periodontite crônica é a progressão mais avançada da doença. Além disso, a gengivite induzida por biofilme é por definição uma inflamação sem perda de inserção, enquanto a periodontite crônica é definida como uma inflamação com perda de inserção. Um diagnóstico tanto de gengivite induzida por biofilme como de periodontite crônica generalizada é contraditório. A gengivite induzida por biofilme pode ser diagnosticada juntamente com a periodontite crônica, caso esta seja localizada. Nessa situação, o diagnóstico é gengivite generalizada induzida por biofilme com periodontite crônica localizada. De forma similar, se a extensão da periodontite leve ou moderada for maior que 30%, o diagnóstico é simplesmente periodontite crônica generalizada moderada, uma vez que moderada é o grau mais alto dos dois tipos de gravidade de doença.

Avaliação do Controle de Biofilme e Educação do Paciente

Os pacientes que procuram por periodontista geralmente esperam encontrar a solução de seus problemas e tratamento de suas necessidades. Ao final da consulta periodontal, pode não ser possível determinar o prognóstico e formular um plano de tratamento completo, uma vez que além da análise cuidadosa das informações obtidas, podem ser necessárias mais informações diagnósticas ou consultas com outros profissionais médicos ou dentistas. No entanto, o paciente deve ser educado a respeito de seus problemas orais, necessidade de diagnósticos adicionais e etiologias e prevenção desses problemas. Fotografias clínicas, radiografias e modelos podem ser úteis a auxiliar o paciente na melhor compreensão da condição da sua boca. Deve-se apresentar ao paciente um plano de tratamento preliminar incluindo tratamentos emergenciais e paliativos e terapia periodontal não cirúrgica para controlar as infecções.

Embora a educação do paciente e o controle do biofilme sejam parte de uma terapia periodontal não cirúrgica e não o foco deste capítulo, uma abordagem preventiva aos cuidados de higiene oral depende de modificação no padrão de comportamento, que precisa de tempo, esforço e repetição. Dessa forma, cada oportunidade deve ser aproveitada para educar o paciente e alterar o seu comportamento. Deve-se passar ao paciente instruções personalizadas sobre higiene oral e controle do biofilme e melhorar sua saúde bucal e as condições periodontais. Não é incomum que os pacientes relatem que escovam os dentes e passam o fio dental várias vezes ao dia, enquanto apresentam doença periodontal não controlada. Por essa razão, é necessário avaliar a eficácia do controle de biofilme realizado pelo paciente. Deve-se pedir ao paciente para demonstrar como ele realiza o controle de biofilme (escovando, passando fio dental etc.) na frente de um espelho, para que tanto o paciente quanto o profissional consigam ver as técnicas de higiene oral. O paciente deve então ser treinado com as técnicas apropriadas de controle de biofilme, com a demonstração sendo realizada na sua própria boca em frente ao espelho. Os detalhes sobre o controle de biofilme são apresentados no Capítulo 48.

Idealmente, a menos que haja necessidade de intervenção de emergência, deve-se trabalhar durante 1 a 2 semanas com o paciente as questões sobre higiene oral, controle do biofilme e redução da inflamação periodontal, e valorizar o impacto dos cuidados de higiene oral por meio do controle meticuloso do biofilme antes que qualquer tratamento periodontal seja iniciado.

Conclusão

O exame periodontal e o diagnóstico começam com a obtenção de uma história médica e odontológica completa. Embora o exame periodontal apresentado neste capítulo seja dividido em duas partes – inspeção e exame táctil –, na prática, ambos os exames ocorrem de forma sobreposta e simultânea, assim como a avaliação dentária e periodontal. Além disso, o exame deve começar com a avaliação geral de biofilme e cálculo, sinais clínicos de inflamação e outros sinais óbvios de doença para obter dicas sobre a higiene oral do paciente e o estado de doença. Conforme o exame progride, ele se torna mais invasivo e são necessárias informações mais específicas. Uma vez que a história do paciente tenha sido obtida e o exame clínico realizado de forma completa, as informações coletadas devem ser interpretadas e resumidas para se chegar a um diagnóstico. O exame periodontal é a base para o diagnóstico, prognóstico e elaboração de um plano de tratamento, e a partir do qual o tratamento é geralmente iniciado. Portanto, um exame periodontal preciso e completo é de suma importância.

> **QUADRO DE APRENDIZAGEM 32.14**
>
> Exame → Diagnóstico → Prognóstico ↔ Tratamento
> - O diagnóstico requer exame completo e criterioso.
> - O prognóstico baseia-se no diagnóstico preciso.
> - As decisões sobre o tratamento são baseadas no prognóstico.
> - As decisões sobre o tratamento são feitas para melhorar o prognóstico.
> - O diagnóstico e o prognóstico irão mudar com o tratamento.

 Acesse Caso Clínico em https://www.grupogen.com.br.

Referências Bibliográficas

 As referências bibliográficas deste capítulo estão disponibilizadas em https://www.grupogen.com.br.

CAPÍTULO 33

Auxílio Radiográfico no Diagnóstico da Doença Periodontal

Sotirios Tetradis | Sanjay M. Mallya | Henry H. Takei

SUMÁRIO DO CAPÍTULO

Osso Interdental Normal, 397
Técnicas Radiográficas, 397
Destruição Óssea na Doença Periodontal, 398
Aspecto Radiográfico da Doença Periodontal, 402
Radiografia Digital Intraoral, 406
Modalidades Avançadas de Imagens, 406
Conclusão, 408

Radiografias são valiosas para realizar o diagnóstico da doença periodontal, estimar a gravidade, determinar o prognóstico e avaliar o resultado do tratamento.[6,14,19] *No entanto, elas são auxiliares do exame clínico, e não um substituto para ele.* As radiografias evidenciam alterações no tecido calcificado; não revelam a atividade celular em curso, em vez disso, refletem os efeitos da experiência celular passada no osso e nas raízes.

QUADRO DE APRENDIZAGEM 33.1

As radiografias oferecem uma visão estática do osso periodontal disponível. Informações radiográficas devem ser consideradas como um dos elementos da avaliação diagnóstica, juntamente com achados clínicos e históricos.

Osso Interdental Normal

A avaliação das alterações ósseas na doença periodontal é baseada principalmente no aspecto do osso interdental, pois a estrutura relativamente densa da raiz obscurece as tábuas ósseas vestibulares e lingual. O osso interdental normalmente é delimitado por uma linha radiopaca, fina, adjacente ao ligamento periodontal (LP) e à crista alveolar, conhecida como *lâmina dura* (Figura 33.1). Pelo fato de a lâmina dura representar a cortical óssea que reveste o alvéolo dentário, o formato e a posição da raiz e as alterações na angulação do feixe de raios X produzem variações consideráveis em seu aspecto.

A largura e o formato do osso interdental e o ângulo da crista normalmente variam de acordo com a convexidade das superfícies dentárias proximais e com o nível da junção amelocementária (JAC) dos dentes vizinhos. O diâmetro vestibulolingual do osso está relacionado com a largura da superfície radicular proximal. A angulação da crista do septo interdental é geralmente paralela a uma linha entre as JAC dos dentes vizinhos (Figura 33.1). Quando há diferença no nível das JAC, a crista do osso interdental aparece angulada em vez de horizontal.

Técnicas Radiográficas

Nas radiografias convencionais, as projeções periapical e interproximal oferecem a maior parte da informação diagnóstica e são as mais comumente usadas na avaliação da doença periodontal. Para avaliar adequada e precisamente as condições do osso periodontal, são necessárias técnicas de exposição e revelação apropriadas. O nível ósseo, o padrão de destruição óssea e a largura do espaço do LP, bem como a radiopacidade, o padrão trabecular e o contorno marginal do osso interdental, variam pela alteração do tempo de exposição e de revelação, tipo de filme e angulação dos raios X.[20] Técnicas padronizadas e reproduzíveis são necessárias para a obtenção de radiografias confiáveis que permitam comparações pré e pós-tratamento.

Prichard[15] estabeleceu os quatro critérios a seguir para se determinar a angulação adequada nas radiografias periapicais:
1. A radiografia deve mostrar as pontas das cúspides dos molares com pouca ou nenhuma exibição da face oclusal.
2. As camadas de esmalte e as câmaras pulpares devem estar separadas.
3. Os espaços interproximais devem estar abertos.
4. Os contatos proximais não devem se sobrepor, a menos que os dentes estejam anatomicamente desalinhados.

Para radiografias periapicais, a técnica do paralelismo de cone longo reproduz mais precisamente o nível do osso alveolar (Figura 33.2). A técnica da bissetriz alonga a imagem projetada, o que faz a margem óssea aparecer mais próxima à coroa; o nível do osso vestibular fica mais distorcido que o lingual. A angulação horizontal incorreta resulta em sobreposição dentária, mudanças de forma da imagem do osso interdental, alterações radiográficas da espessura do espaço referente ao LP e da aparência da lâmina dura, podendo distorcer a extensão do comprometimento da furca (Figura 33.2).

Radiografias periapicais frequentemente não revelam a relação correta entre o osso alveolar e a JAC,[9] o que é particularmente verdadeiro nos casos de um palato raso ou de um assoalho bucal que não permite o posicionamento ideal do filme periapical. Radiografias interproximais oferecem um método alternativo para melhorar a imagem dos níveis ósseos periodontais. Nelas, o filme é posicionado atrás das coroas dos dentes superiores e inferiores, paralelamente ao longo eixo dos dentes. O feixe de raios X é direcionado ao longo das

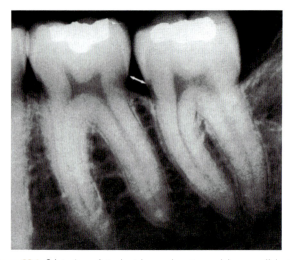

Figura 33.1 Crista óssea interdental normalmente paralela a uma linha traçada entre a junção amelocementária de dentes adjacentes (*seta*). Observe também a lâmina dura radiopaca ao redor das raízes e do osso interdental.

áreas de contato dos dentes e perpendicularmente ao filme. Assim, a geometria de projeção dos filmes interproximais permite a avaliação sem distorção da relação entre a crista alveolar interproximal e a JAC[17] (Figuras 33.3 e 33.4). Se a perda óssea periodontal for grave e o nível ósseo não puder ser visualizado nas radiografias interproximais comuns, os filmes podem ser posicionados verticalmente para abranger uma área maior dos maxilares (Figura 33.5). Mais de dois filmes verticais interproximais podem ser necessários para abranger todos os espaços interproximais da área de interesse.

> **QUADRO DE APRENDIZAGEM 33.2**
> Radiografia interproximal é o exame de imagem preferível para mostrar os níveis de osso periodontal na dentição posterior.

Destruição Óssea na Doença Periodontal

Alterações destrutivas precoces do osso que não removem tecido mineralizado suficiente não podem ser observadas nas radiografias, portanto, alterações radiográficas sutis dos tecidos periodontais sugerem que a doença progrediu além de seus estágios mais iniciais.[4] Os sinais mais precoces de doença periodontal devem ser detectados clinicamente.

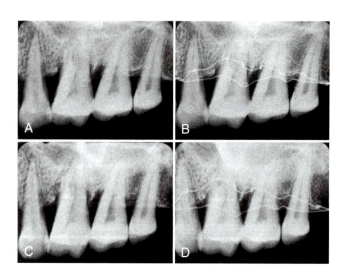

Figura 33.2 Comparação entre as técnicas do paralelismo de cone longo e da bissetriz. (A) Técnica do paralelismo de cone longo, radiografia de um espécime seco. (B) Técnica do paralelismo de cone longo, mesmo espécime mostrado na parte A. Um fio liso foi colocado na margem da tábua vestibular e um fio com nós foi posto sobre a tábua lingual para mostrar suas posições relativas. (C) Técnica da bissetriz, mesmo espécime das partes A e B. (D) Técnica da bissetriz, mesmo espécime. Ambas as margens ósseas estão deslocadas em direção à coroa, a margem vestibular (fio liso) mais que a margem lingual (fio com nós), criando a ilusão de que a margem óssea lingual deslocou-se apicalmente. (*Cortesia de Dr. Benjamin Patur, Hartford, Connecticut.*)

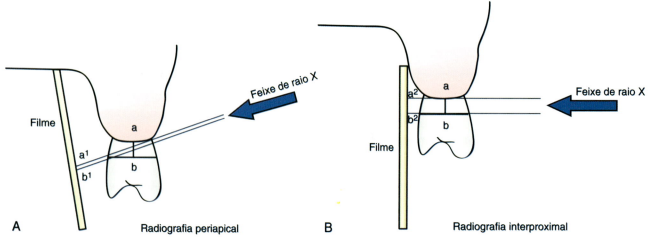

Figura 33.3 Diagrama esquemático de radiografias periapicais (A) e interproximais (B). A angulação do feixe de raios X e o filme na radiografia periapical distorcem a distância entre a crista alveolar e a junção amelocementária (JAC) (compare a-b *vs.* a¹-b¹). Ao contrário, a geometria da projeção da radiografia interproximal permite uma representação mais precisa (a²-b²) da distância entre a crista alveolar e a JAC (a-b).

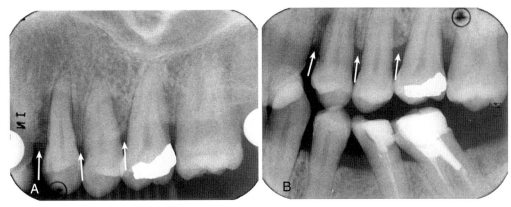

Figura 33.4 Radiografias periapical (A) e interproximal (B) de uma série completa da boca de um paciente com periodontite. O filme periapical claramente subestima a quantidade de perda óssea (*setas brancas*). Devido à apropriada geometria da projeção, a altura da crista alveolar está precisamente representada na radiografia interproximal (*setas brancas*).

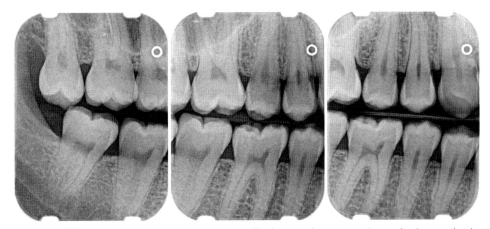

Figura 33.5 Filmes interproximais verticais podem ser utilizados para abranger uma área maior do osso alveolar.

Perda Óssea

A imagem radiográfica tende a subestimar a gravidade da perda óssea. A diferença entre a altura da crista óssea alveolar e o aspecto radiográfico varia de 0 a 1,6 mm, sendo causada principalmente pela angulação dos raios X.

Quantidade

A radiografia é um método indireto para se determinar a quantidade de perda óssea na doença periodontal; ela registra a quantidade de osso remanescente em vez da quantidade perdida. A quantidade de osso perdida é estimada como sendo a diferença entre o nível ósseo fisiológico e a altura do osso remanescente.

Diversos pesquisadores analisaram a distância da JAC até a crista alveolar.[8,11,13] A maioria dos estudos conduzidos com adolescentes sugere uma distância de 2 mm em um periodonto normal, podendo esta distância ser maior em pacientes idosos.

Distribuição

A distribuição da perda óssea é um importante sinal diagnóstico, pois aponta a localização de fatores destrutivos locais em diferentes áreas da boca e em relação a diferentes superfícies do mesmo dente.

Padrão de Destruição Óssea

Na doença periodontal, o osso interdental passa por alterações que afetam a lâmina dura, a radiopacidade da crista, o tamanho e o formato dos espaços medulares e a altura e o contorno do osso. A altura do osso interdental pode estar reduzida, com a crista perpendicular ao longo eixo dos dentes adjacentes (perda óssea *horizontal*; Figura 33.6) ou formar defeitos angulares ou arqueados (perda óssea *vertical* ou *angular*; Figura 33.7).

As radiografias não indicam a morfologia interna ou a profundidade dos defeitos semelhantes a crateras nem revelam a extensão do envolvimento das faces vestibular e lingual. A destruição óssea das faces vestibular e lingual é mascarada pela estrutura densa da raiz, e a destruição óssea das faces mesial e distal da raiz pode ficar parcialmente escondida por superposição de estruturas anatômicas, como a linha milo-hióidea densa (Figura 33.8). Na maioria dos casos, pode-se considerar que a perda óssea vista interdentalmente continua tanto na face vestibular quanto na face lingual, criando uma lesão circunferencial.

Tábuas corticais densas nas faces vestibular e lingual dos ossos interdentais ocultam a destruição do osso esponjoso interposto. Assim, um defeito ósseo profundo semelhante a uma cratera entre as tábuas ósseas vestibular e lingual pode não ser detectado nas radiografias convencionais. Para se registrar a destruição do osso esponjoso interproximal radiograficamente, o osso cortical deve estar envolvido. Uma redução de apenas 0,5 a 1 mm na espessura da tábua cortical é suficiente para permitir a visualização radiográfica da destruição das trabéculas esponjosas internas.

A perda óssea interdental pode continuar vestibular e/ou lingualmente para formar um defeito circunferencial que poderia ser difícil de ser visualizado radiograficamente. Essas lesões podem terminar na

400 **PARTE 3** PERIODONTIA CLÍNICA

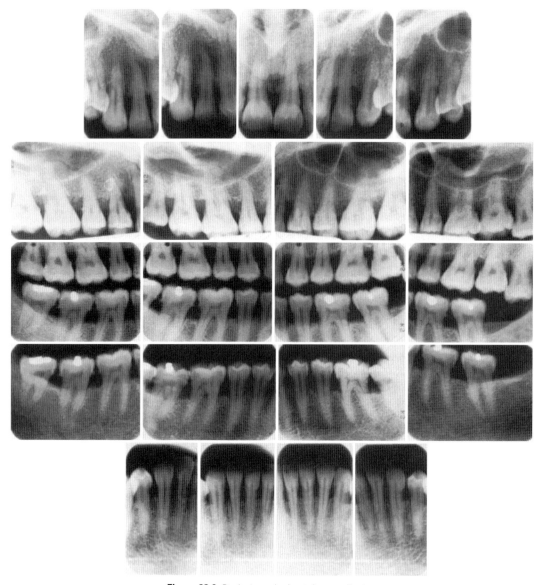

Figura 33.6 Perda óssea horizontal generalizada.

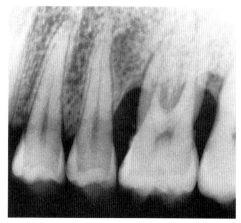

Figura 33.7 Perda óssea angular no primeiro molar com envolvimento de furca.

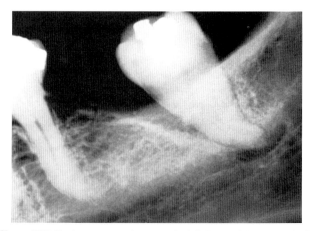

Figura 33.8 Perda óssea angular em molar inferior parcialmente ocultada por uma densa linha milo-hióidea.

superfície radicular ou se comunicar com a área interdental adjacente para formar uma lesão contínua (Figura 33.9).

A Figura 33.10 mostra duas lesões interdentais adjacentes conectando-se na superfície radicular para formar uma lesão óssea interligada. Além da sondagem clínica dessas lesões, a utilização de um indicador radiopaco posicionado nesses defeitos radiculares demonstrará a extensão da perda óssea.

A perda óssea periodontal deve ser diferenciada da anatomia normal ou de variações anatômicas que podem se assemelhar a doenças. Por exemplo, canais nutrientes presentes no osso alveolar podem aparecer como áreas radiolúcidas lineares ou circulares (Figura 33.11). Esses canais nutrientes podem ser vistos mais frequentemente na região anterior da mandíbula, embora também possam estar presentes em toda a margem alveolar.

Finalmente, deve ser enfatizado que as radiografias podem somente avaliar a quantidade de osso presente e deduzir a extensão da perda óssea. No entanto, por vezes, é necessário determinar se a redução do nível ósseo é resultado da doença periodontal, que não é mais destrutiva (geralmente após tratamento e manutenção apropriada), ou se a doença periodontal destrutiva está presente. A diferenciação entre casos tratados *versus* doença periodontal ativa pode ser

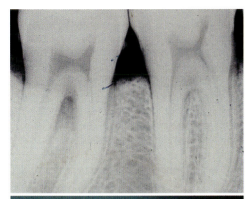
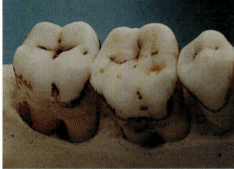

Figura 33.9 Lesão interdental que se estende para as faces vestibular ou lingual com um defeito circunferencial.

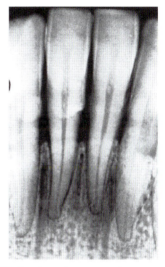

Figura 33.11 Canais nutrientes proeminentes na mandíbula.

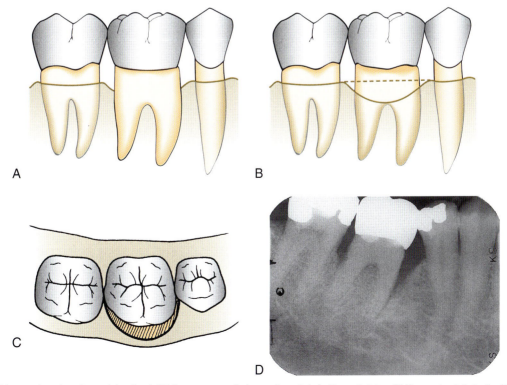

Figura 33.10 (A) Lesões interdentais mesial e distal. (B) Contornos vestibular ou lingual da lesão verdadeira. (C) Vista oclusal da lesão. (D) Radiografia das lesões mesial e vestibular.

alcançada apenas clinicamente. Radiograficamente, alterações detectáveis no contorno cortical normal do osso interdental estão confirmando a evidência de doença periodontal destrutiva.

Aspecto Radiográfico da Doença Periodontal

Periodontite

Alterações radiográficas na periodontite acompanham a destruição fisiopatológica dos tecidos periodontais e incluem o que se segue.
1. *Ruptura e perda de definição da lâmina dura* é a alteração radiográfica mais precoce na periodontite (Figura 33.1A-B) e resulta da reabsorção óssea ativada pela extensão da inflamação gengival dentro do osso periodontal. O registro dessas alterações precoces depende muito da técnica radiográfica, bem como de variações anatômicas (espessura e densidade do osso interdental, posição dos dentes vizinhos). Nenhuma correlação foi encontrada entre a lâmina dura da crista óssea em radiografias e a presença ou ausência de inflamação clínica, sangramento à sondagem, bolsas periodontais ou perda de inserção.[16] Portanto, pode-se concluir que a presença de lâmina dura na crista óssea intacta pode ser um indicador de saúde periodontal, enquanto a sua ausência carece de relevância diagnóstica.[1,3]
2. Perda óssea periodontal contínua e aumento do espaço do ligamento periodontal resultam em imagem radiolúcida em formato de cunha na porção mesial ou distal da crista (Figura 33.12B). O ápice da área aponta em direção à raiz.
3. Subsequentemente, o processo destrutivo se estende pela crista alveolar, reduzindo a altura do osso interdental. Como a atividade osteoclástica elevada resulta em reabsorção óssea aumentada ao longo das margens endosteais dos espaços medulares, o osso interdental remanescente pode apresentar-se parcialmente desgastado (Figura 33.12C).
4. A altura do septo interdental é progressivamente reduzida pela extensão da inflamação e pela reabsorção óssea (Figura 33.12D).
5. Frequentemente, uma linha horizontal radiopaca pode ser observada através das raízes de um dente, demarcando a porção da raiz em que a tábua óssea vestibular ou lingual foi parcial ou totalmente destruída a partir da porção óssea de suporte remanescente (Figura 33.13).

QUADRO DE APRENDIZAGEM 33.3

As mudanças iniciais da doença periodontal frequentemente não se manifestam em radiografias. Mesmo quando as mudanças radiográficas são evidentes, o exame radiográfico pode subestimar a extensão da perda óssea. Portanto, a avaliação do nível do osso periodontal deve ser baseada em avaliações clínicas e radiográficas.

Crateras Interdentais

As crateras interdentais são visualizadas como áreas irregulares de densidade reduzida nas cristas ósseas alveolares. As crateras geralmente não estão nitidamente demarcadas, mas se misturam gradualmente

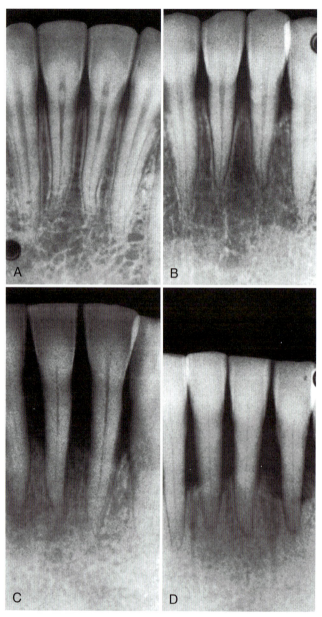

Figura 33.12 Alterações radiográficas na periodontite. (A) Aspecto normal do osso interdental. (B) Esfumaçamento e falha na continuidade da lâmina dura na crista óssea distal ao incisivo central (*à esquerda*). Há áreas radiolúcidas em forma de cunha nas cristas dos outros septos interdentais. (C) Projeções radiolúcidas a partir da crista em direção ao septo interdental indicam a extensão dos processos destrutivos. (D) Perda óssea grave.

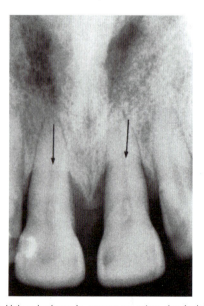

Figura 33.13 Linhas horizontais cruzam as raízes dos incisivos centrais (*setas*). A área das raízes abaixo das linhas horizontais está parcial ou completamente desprovida das tábuas ósseas vestibular e lingual.

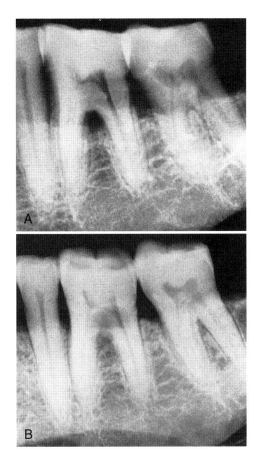

Figura 33.14 (A) Envolvimento de furca indicado por uma área radiolúcida triangular na área da bifurcação de um primeiro molar inferior. O segundo molar apresenta apenas um leve espessamento do espaço do ligamento periodontal na área da bifurcação. (B) Mesma área de A, com diferente angulação. A radioluscência triangular na bifurcação do primeiro molar está obliterada e o envolvimento da bifurcação do segundo molar está evidente.

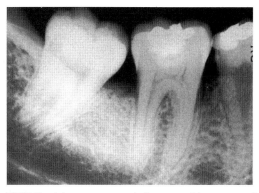

Figura 33.15 Envolvimento precoce de furca sugerido por um esfumaçamento na bifurcação do primeiro molar inferior, particularmente quando associado à perda óssea nas raízes.

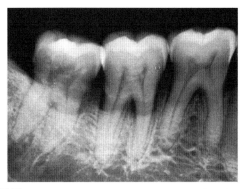

Figura 33.16 Envolvimento de furca do primeiro e segundo molares inferiores indicado por um espessamento do espaço periodontal na área da furca. A furca do terceiro molar também está envolvida, mas o espessamento do espaço periodontal está parcialmente ocultado pela linha oblíqua externa.

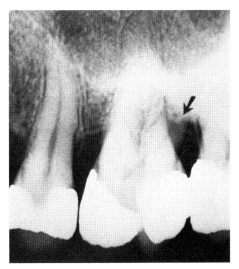

Figura 33.17 Envolvimento de furca do primeiro molar parcialmente ocultado pela raiz palatina radiopaca. A linha horizontal através da raiz distovestibular diferencia a porção apical (*seta*), que está coberta por osso, do restante da raiz, onde o osso foi destruído.

com o restante do osso. As radiografias convencionais não representam precisamente a morfologia ou a profundidade das crateras interdentais, que algumas vezes aparecem como defeitos verticais.

Envolvimento de Furca

O diagnóstico definitivo do envolvimento de furca é realizado pelo exame clínico, que inclui uma avaliação criteriosa com uma sonda especialmente projetada (p. ex., Nabers). As radiografias são úteis, mas a superposição radicular causada por variações anatômicas e/ou técnica inadequada pode ocultar a visualização radiográfica do comprometimento de furca. Como regra geral, a perda óssea é maior em relação àquela que aparece na radiografia. Um dente pode apresentar um claro envolvimento de furca em uma película radiográfica (Figura 33.14A), mas não aparentar estar envolvido em outra (Figura 33.14B). As radiografias devem ser tomadas em diferentes ângulos para reduzir o risco de não ser evidenciado um envolvimento de furca.

O reconhecimento de uma grande área radiolúcida, claramente definida na área de furca, é fácil de ser realizado (Figura 33.14A), mas alterações radiográficas não tão definidas são frequentemente negligenciadas. Para auxiliar a detecção radiográfica do envolvimento de furca, os seguintes critérios diagnósticos são sugeridos:

1. A mais leve alteração radiográfica na área de furca deve ser investigada clinicamente, especialmente se houver perda óssea nas raízes vizinhas (Figura 33.15).
2. Uma radiopacidade diminuída na área de furca, na qual os contornos das trabéculas ósseas sejam visíveis, sugere o envolvimento de furca (Figura 33.16).
3. Sempre que houver perda óssea importante em relação a uma única raiz de molar, deve-se considerar que a furca também pode estar envolvida (Figura 33.17).

Abscesso Periodontal

O aspecto radiográfico típico do abscesso periodontal é o de uma área radiolúcida discreta ao longo da porção lateral da raiz (Figuras 33.18

e 33.19). Contudo, a imagem radiográfica frequentemente não é característica (Figura 33.20), o que pode ser devido a:
1. *Estágio da lesão*. Nos estágios iniciais, o abscesso periodontal agudo é extremamente doloroso, mas não apresenta alterações radiográficas.
2. *Extensão da destruição óssea e alterações morfológicas do osso.*
3. *Localização do abscesso.* As lesões na parede do tecido mole de uma bolsa periodontal são menos propensas a causar alterações radiográficas em comparação com aquelas profundas nos tecidos de suporte. Os abscessos na face vestibular ou lingual são ocultados pela radiopacidade da raiz; lesões interproximais provavelmente são mais facilmente visualizadas nas radiografias.

Assim, as radiografias isoladamente não podem proporcionar o diagnóstico final de um abscesso periodontal, mas necessitam ser acompanhadas por um exame clínico cuidadoso.

Sondagem Clínica

Os desenhos e as incisões de retalhos ressectivo e regenerativo requerem conhecimento prévio da topografia óssea subjacente. Uma sondagem criteriosa dessas áreas de bolsa após a raspagem e o alisamento da raiz muitas vezes requer anestesia local e avaliação radiográfica definitiva das lesões ósseas. As radiografias tomadas com sondas periodontais ou com outros indicadores (p. ex., lima Hirschfeld) introduzidos na bolsa periodontal anestesiada mostram a extensão verdadeira da lesão óssea. Como mostrado previamente, não é possível visualizar na radiografia o nível de inserção na superfície radicular ou as lesões interdentais com espesso osso compacto vestibular ou lingual. O uso de indicadores radiopacos é um auxiliar diagnóstico eficiente (Figura 33.21).

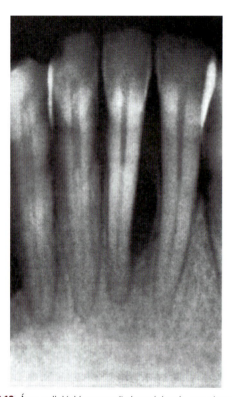

Figura 33.18 Área radiolúcida na porção lateral da raiz, com abscesso periodontal crônico.

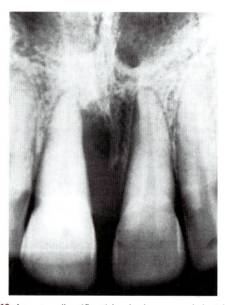

Figura 33.19 Aspecto radiográfico típico de abscesso periodontal no incisivo central direito.

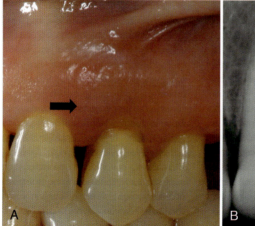 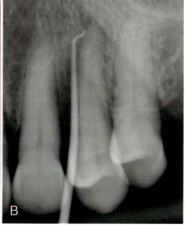

Figura 33.20 Abscesso periodontal crônico. (A) Abscesso periodontal localizado na região do primeiro pré-molar superior esquerdo. (B) Extensa destruição óssea na superfície mesial do primeiro pré-molar. Rastreamento com cone de guta-percha inserido até o ápice radicular.

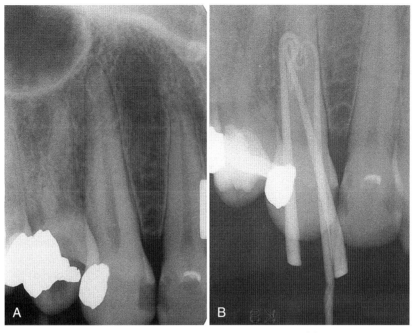

Figura 33.21 (A) Radiografia de canino superior. Esta visualização não mostra perda óssea vestibular. (B) Radiografia do mesmo dente da parte A, com cones de guta-percha posicionados na bolsa vestibular para indicar perda óssea.

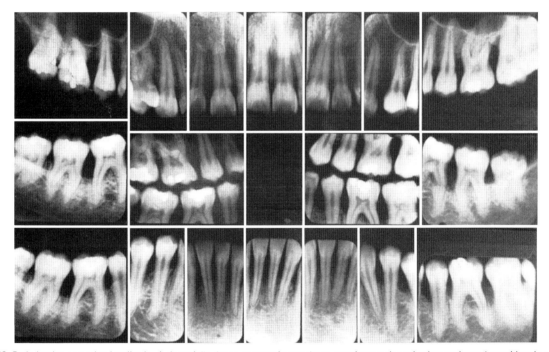

Figura 33.22 Periodontite agressiva localizada. A destruição óssea acentuada nas áreas anteriores e dos primeiros molares é considerada característica dessa doença.

Periodontite Agressiva Localizada

A periodontite agressiva localizada (anteriormente chamada "juvenil localizada") é caracterizada por:
1. Inicialmente, há perda óssea nas áreas de incisivos e/ou primeiros molares superiores e inferiores, em geral bilateralmente, resultando em padrões destrutivos verticais em forma de arco (Figura 33.22).
2. Conforme a doença progride, a perda óssea alveolar pode se tornar generalizada, mas permanece menos pronunciada nas áreas de pré-molares.

Trauma de Oclusão

O trauma de oclusão pode causar alterações radiograficamente detectáveis na espessura da lâmina dura, morfologia da crista alveolar, largura do espaço do LP e densidade do osso esponjoso adjacente.[5]

Lesões traumáticas manifestam-se mais claramente nas faces vestibulolinguais, pois, mesiodistalmente, o dente apresenta estabilidade aumentada fornecida pelas áreas de contato com os dentes vizinhos. Portanto, variações leves nas faces proximais podem indicar alterações maiores nas faces vestibular e lingual. *As alterações radiográficas listadas a seguir não são patognomônicas de trauma de oclusão*

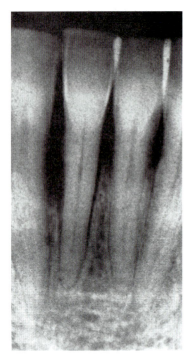

Figura 33.23 Espaço periodontal aumentado causado por trauma de oclusão. Note a densidade aumentada do osso adjacente causada por uma nova formação óssea em resposta a forças oclusais aumentadas.

e devem ser interpretadas conjuntamente com achados clínicos, particularmente mobilidade dentária, presença de facetas de desgaste, profundidade de sondagem e análise dos hábitos e contatos oclusais.

A *fase de lesão* do trauma de oclusão causa perda da lâmina dura, que pode ser notada nos ápices, furcas e áreas marginais. Essa perda de lâmina dura resulta no aumento do espaço do LP (Figura 33.23). A *fase de reparação* do trauma de oclusão consiste em uma tentativa de fortalecer as estruturas periodontais para melhor suportarem as cargas aumentadas. Radiograficamente, ela se manifesta por aumento do espaço do LP, que pode ser generalizado ou localizado.

Apesar de as mensurações microscópicas terem determinado variações normais no espaço correspondente ao LP ao longo da superfície radicular, elas não costumam ser detectadas radiograficamente. Assim, quando observadas nas radiografias, variações na largura do espaço do LP sugerem que o dente está sendo exposto a forças aumentadas. Tentativas bem-sucedidas de reforçar as estruturas periodontais pelo aumento do espaço do LP são acompanhadas por um aumento na espessura da lâmina dura e, algumas vezes, pela condensação do osso esponjoso perialveolar.

Lesões traumáticas mais avançadas podem resultar em perda óssea angular profunda, que, quando combinada com uma inflamação marginal, pode levar à formação de uma bolsa intraóssea. Em estágios terminais, essas lesões estendem-se ao redor do ápice da raiz, produzindo ampla imagem periapical radiolúcida (lesões cavernosas).

A reabsorção radicular também pode se originar de forças excessivas sobre o periodonto, particularmente aquelas causadas por dispositivos ortodônticos. Apesar de o trauma de oclusão originar muitas áreas de reabsorção radicular, essas áreas são usualmente de magnitude insuficiente para serem radiograficamente detectadas.

Radiografia Digital Intraoral

Os avanços na tecnologia de imagem digital levaram a um rápido crescimento da radiografia digital intraoral como uma alternativa conveniente à radiografia convencional baseada na utilização de filmes radiográficos.[10,12,14,23] Essas tecnologias têm sido integradas ao sistema de administração do paciente, permitindo que os consultórios odontológicos mantenham um registro eletrônico do paciente (Figura 33.24A). Os registros digitais podem ser facilmente compartilhados entre os cirurgiões-dentistas e outros profissionais da saúde, possibilitando telediagnóstico e também facilitando a transmissão a terceiros para reembolso.

Os sistemas digitais de radiografias intraorais utilizam detectores de estado sólido ou placas de fósforo fotoestimuláveis (PSP; do inglês, *photostimulable phosphor*).[21-23] Os sistemas com detectores de estado sólido utilizam dispositivos de carga acoplada (CCD; do inglês, *charge-coupled devices*) ou semicondutores de óxido metálico complementar (CMOS; do inglês, *complementary metal oxide semiconductor*) como receptores de imagem. Esses receptores são tipicamente conectados a um computador usando-se uma conexão USB. Sensores sem fio estão também disponíveis e requerem o uso de baterias descartáveis. Com receptores CCD/CMOS, imagens são gravadas e exibidas virtualmente em um monitor de computador em tempo real. Esses sensores são mais volumosos que a película, e a área de gravação da imagem é ligeiramente menor que a película. Uma segunda tecnologia para radiografias intraorais digitais são as placas de PSP, que são do mesmo tamanho que a película de filme radiográfico. Ao contrário dos receptores CCD/CMOS, as placas de PSP não promovem uma exibição em tempo real da imagem radiográfica. Sob interação dos fótons de raios X, cristais de PSP armazenam energia na placa, criando uma imagem radiográfica latente. A energia armazenada é então liberada pela estimulação da placa com um comprimento de luz apropriado. Com o sistema PSP, o fluxo de trabalho é um pouco semelhante ao do filme de emulsão de halogenetos de prata. Após a exposição radiográfica, a placa de PSP é digitalizada por um feixe de *laser*, que converte a imagem radiográfica latente em uma imagem digital.

Após a captura, a imagem radiográfica digital pode ser melhorada para aprimorar o diagnóstico radiográfico. O brilho e o contraste da imagem podem ser alterados para realçar regiões anatômicas específicas, dependendo do diagnóstico. A imagem pode ser ampliada para permitir uma análise mais detalhada de uma área específica de interesse. É importante ressaltar que variedades de filtros de imagens podem ser aplicadas, como, por exemplo, dando nitidez às imagens (realçando as bordas). Alguns *softwares* têm algoritmos programados que podem ser aplicados para realizar diagnósticos específicos como, por exemplo, aprimorar o diagnóstico de cáries, osso periodontal, canais pulpares e assim por diante (Figura 33.24B). Entretanto, é importante salientar que tais manipulações de imagens são capazes de produzir artefatos que podem ser mal interpretados como doença. Portanto, os cirurgiões-dentistas devem estar cientes de tais artefatos ao realizar manipulação dessas imagens digitais. Além dos recursos de manipulação de imagem, as radiografias digitais facilitam a educação do paciente, permitem um fácil armazenamento e o compartilhamento com outros profissionais da saúde, podendo ser facilmente integradas ao registro eletrônico do paciente.

Modalidades Avançadas de Imagens

A tomografia computadorizada de feixe cônico (TCFC) revolucionou o campo da imaginologia oral e maxilofacial. A TCFC e o seu uso na avaliação de pacientes com implantes são discutidos no Capítulo 76. Contudo, a TCFC, encontra aplicação em quase todas as especialidades odontológicas, incluindo a avaliação das estruturas periodontais e periapicais;[18] oferece muitas vantagens em relação à radiografia convencional, incluindo a imagem tridimensional precisa dos dentes e das estruturas de suporte. Embora não seja recomendada para todos os pacientes odontológicos, a TCFC evita os problemas de superposição geométrica e ampliação indesejáveis e proporciona informação diagnóstica valiosa na avaliação periodontal.

CAPÍTULO 33   Auxílio Radiográfico no Diagnóstico da Doença Periodontal

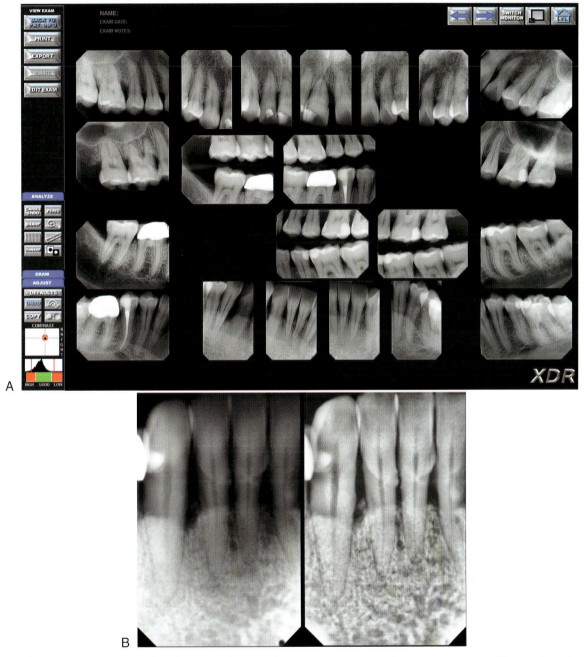

Figura 33.24 (A) Imagem exibindo uma série radiográfica de boca completa usando receptores semicondutores de óxido metálico complementar (CMOS). Características específicas do *software* permitem manipulação da imagem, mensurações e anotações. (B) O aplicativo "perio" aplicou filtro para realçar o contraste do osso alveolar. Note a presença de cálculo e uma melhor visualização da crista do osso alveolar.

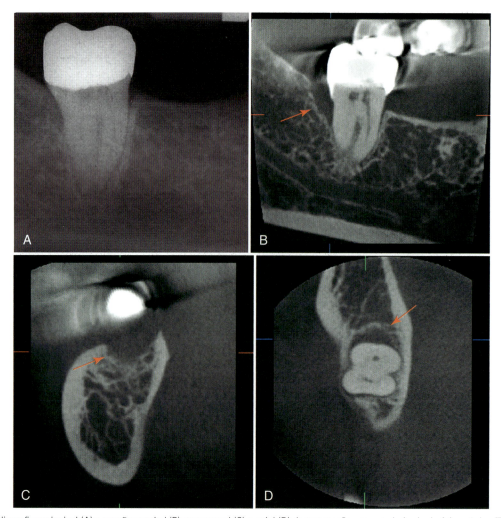

Figura 33.25 Radiografia periapical (A) e secções sagital (B), transversal (C) e axial (D) de tomografia computadorizada de feixe cônico (TCFC) do dente 47. Nenhuma patologia é detectada na radiografia periapical, mas as imagens da TCFC claramente evidenciam um defeito vertical profundo de três paredes na superfície distal do dente 47 (*setas vermelhas*).

Conforme discutido anteriormente, as radiografias periapicais e interproximais fornecem informações principalmente do osso da região interdental. Entretanto, os defeitos de três paredes que preservam as corticais das paredes vestibular e/ou lingual podem ser difíceis de serem diagnosticados, e os níveis ósseos vestibular, lingual e da região de furca são difíceis de serem avaliados nas radiografias convencionais. Quando o exame clínico causa preocupações com relação a essas regiões, a imagem obtida pela TCFC pode ter valor diagnóstico adicional. De fato, quando comparada a radiografias periapicais, a TCFC conseguiu mostrar as superfícies bucal e lingual/palatina e ofereceu uma visualização melhorada da morfologia do defeito periodontal.[7] Além disso, para a avaliação da perda óssea periodontal, a TCFC teve desempenho melhor que radiografias digitais na detecção de furcas iniciais, defeitos de três paredes, fenestrações e deiscência, mas não na detecção de furca avançada ou defeitos de uma e duas paredes e defeitos circunferenciais.[2]

A Figura 33.25 ilustra a vantagem diagnóstica da TCFC na avaliação de um defeito de três paredes na face distal do dente #32. A radiografia periapical (Figura 33.25A) mostra altura normal do osso nas faces mesial e distal do dente. As secções da TCFC (Figura 33.25A-C) mostram claramente o defeito de três paredes na superfície distal do dente #32. Observe que as corticais, vestibular e lingual estão bem preservadas, por isso o defeito periodontal não é detectado na radiografia periapical. Similarmente, a Figura 33.26 retrata um defeito vertical na área interproximal entre os dois pré-molares superiores do lado direito estendendo-se da crista alveolar ao terço apical das raízes e indo em direção à porção palatina do rebordo alveolar. Esse defeito não pode ser visualizado na radiografia periapical.

QUADRO DE APRENDIZAGEM 33.4

Exames de imagem TCFC fornecem informações tridimensionais e superam muitas das limitações de radiografias bidimensionais (2D) convencionais. Entretanto, a TCFC é um procedimento de doses mais altas em relação a radiografias interproximais, além de ter custo mais alto. Nos casos de avaliação do osso periodontal, a TCFC deve ser considerada apenas para casos específicos, nos quais a informação 2D é insuficiente para o diagnóstico ou para as necessidades do plano de tratamento. Ela não é recomendada para avaliações de rotina de perda óssea periodontal.

Conclusão

O exame radiográfico periapical deve fazer parte da avaliação periodontal de cada paciente juntamente com registros detalhados da profundidade de bolsas, localização das margens gengivais e

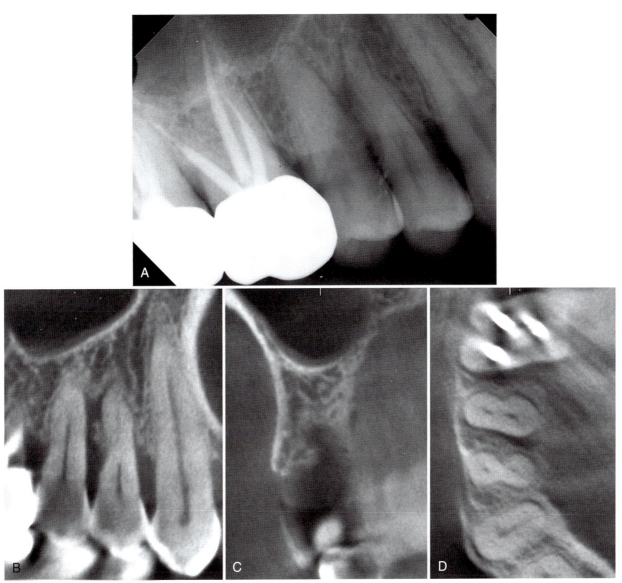

Figura 33.26 Radiografia periapical (A) e secções sagital (B), transversal (C) e axial (D) de tomografia computadorizada de feixe cônico (TCFC) da região de pré-molares superiores. A radiografia periapical demonstra perda óssea horizontal. A imagem da TCFC revela a presença de um defeito ósseo vertical entre os pré-molares que se estende da crista palatina até o terço apical das raízes. A extensão da perda óssea é subestimada na radiografia periapical.

sangramento à sondagem. A avaliação radiográfica deve ser atualizada a cada 2 anos. As radiografias periapicais frequentemente subestimam a quantidade de perda óssea periodontal, e alterações precoces geralmente não são detectáveis. Uma significativa perda óssea interdental pode ocorrer e não ser detectável em radiografias periapicais devido à densidade das tábuas ósseas vestibulares e linguais/palatinas intactas que dificulta a visualização das alterações que ocorrem como resultado da periodontite. Comparações de radiografias periapicais da mesma região, tomadas em diferentes momentos, só serão confiáveis nas mudanças drásticas nos níveis ósseos. As variações na angulação do feixe, o posicionamento do filme e a revelação da imagem tornam as mensurações cuidadosas, realizadas ao longo do tempo, muito difíceis e pouco confiáveis.

As técnicas radiográficas tridimensionais com TCFC oferecem uma imagem muito mais detalhada da perda óssea periodontal do que radiografias bidimensionais, e serão mais amplamente utilizadas à medida que essa tecnologia se tornar disponível em mais clínicas.

 Acesse Casos Clínicos em https://www.grupogen.com.br.

Referências Bibliográficas

 As referências bibliográficas deste capítulo estão disponibilizadas em https://www.grupogen.com.br.

CAPÍTULO 34

Avaliação de Risco Clínico

Satheesh Elangovan | Karen F. Novak | M. John Novak

SUMÁRIO DO CAPÍTULO

Definições, 410
Fatores de Risco para Doença Periodontal, 410

Determinantes de Risco/Características Básicas para a Doença Periodontal, 411
Conclusão, 412

Definições

A avaliação de risco é definida por vários componentes.[2,33] Risco de doença é a probabilidade de um indivíduo desenvolver uma doença específica em um determinado período. O risco de desenvolver a doença irá variar de indivíduo para indivíduo.

Fatores de risco podem ser fatores ambientais, comportamentais ou biológicos que, quando presentes, aumentam a probabilidade de um indivíduo desenvolver a doença. Os fatores de risco são identificados por meio de estudos longitudinais de pacientes com a doença analisada. A exposição a um fator ou fatores de risco pode ocorrer em um único ponto no tempo, durante vários pontos separados e distanciados ou continuamente. No entanto, para ser identificada como um fator de risco, a exposição deve ocorrer antes do início da doença. As intervenções podem frequentemente ser identificadas e, quando implementadas, podem ajudar a modificar os fatores de risco.

O termo *determinante de risco/característica básica*, que às vezes substitui o termo *fator de risco*, deve ser reservado para aqueles fatores de risco que não podem ser modificados. Os *indicadores de risco* são fatores de risco *prováveis* ou *putativos* que foram identificados em estudos transversais, mas não confirmados por meio de estudos longitudinais. Os *marcadores/preditores* de risco, embora associados ao risco aumentado para a doença, não são a sua causa. Esses fatores também são identificados em estudos transversais e longitudinais. O Quadro 34.1 relaciona os elementos dessas categorias de risco para a doença periodontal.

CORRELAÇÃO CLÍNICA

A ausência de sangramento na sondagem serve como um indicador excelente da saúde periodontal. No entanto, a presença de sangramento na sondagem não é um bom preditor de uma futura perda de inserção.

Fatores de Risco para Doença Periodontal

Tabagismo

O tabagismo é um fator de risco bem estabelecido para a periodontite.[2,10] Existe uma relação direta entre o tabagismo e a prevalência da doença periodontal (Capítulo 12). Esta associação é independente de outros fatores como a higiene oral ou a idade.[20] Estudos comparando a resposta à terapia periodontal em fumantes, ex-fumantes e não fumantes têm demonstrado que o tabagismo tem um impacto negativo na resposta à terapia; no entanto, ex-fumantes respondem da mesma forma que os não fumantes.[3] Esses estudos demonstram o impacto terapêutico das estratégias de intervenção em pacientes que fumam (Capítulo 12).

Diabetes

O diabetes é um claro fator de risco para periodontite.[2] Os dados epidemiológicos demonstram que a prevalência e a gravidade da periodontite são significativamente maiores em pacientes com diabetes melito tipo 1 ou tipo 2 do que naqueles sem diabetes, e que o nível de controle do diabetes é uma variável importante nesta relação (Capítulo 14).

Bactérias Patogênicas e Depósitos Dentários Microbianos

Está bem documentado que o acúmulo de placa bacteriana na margem gengival resulta no desenvolvimento de gengivite e que a gengivite pode ser revertida com a implementação de medidas de higiene oral.[27] Esses estudos demonstram uma relação causal entre o acúmulo de placa bacteriana e a inflamação gengival. Contudo, uma relação causal entre o *acúmulo de placa* e a *periodontite* tem sido mais difícil de ser estabelecida. Frequentemente, pacientes com grave perda de inserção têm níveis mínimos de placa bacteriana nos dentes afetados, indicando que a *quantidade* de placa não é de maior importância no processo da doença. Embora a quantidade possa não indicar um risco, há evidências de que a composição ou a *qualidade* do complexo biofilme da placa seja importante.

Em termos de qualidade de placa, três bactérias específicas foram identificadas como agentes etiológicos de periodontite: *Aggregatibacter actinomycetemcomitans* (anteriormente *Actinobacillus actinomycetemcomitans*), *Porphyromonas gingivalis* e *Tannerella forsythia* (anteriormente *Bacteroides forsythus*).[12] *Porphyromonas gingivalis* e *T. forsythia* são frequentemente encontradas na periodontite crônica, enquanto *A. actinomycetemcomitans* é frequentemente associada à periodontite agressiva. Os estudos transversais e longitudinais apoiam o delineamento dessas três bactérias como fatores de risco para a doença periodontal. Uma evidência adicional de que esses organismos são agentes causais inclui o seguinte:[17]

1. Sua eliminação ou supressão afeta o sucesso da terapia.
2. Existe uma resposta do hospedeiro a esses patógenos.
3. Fatores de virulência estão associados a esses patógenos.
4. A inoculação dessas bactérias em modelos animais induz doença periodontal.

> **Quadro 34.1** Categorias de Elementos de Risco para Doença Periodontal.
>
> **Fatores de Risco**
> Tabagismo
> Diabetes
> Bactérias patogênicas e depósitos dentais microbianos
>
> **Determinantes de Risco/Características Básicas**
> Fatores genéticos
> Idade
> Gênero
> Nível socioeconômico
> Estresse
>
> **Indicadores de Risco**
> Vírus da imunodeficiência humana (HIV)/síndrome da imunodeficiência adquirida (AIDS)
> Osteoporose
> Visitas irregulares ao dentista (não frequentes)
>
> **Marcadores de Risco/Preditores**
> História prévia de doença periodontal
> Sangramento à sondagem

Apesar de não serem totalmente sustentadas por esses critérios de causa, as evidências moderadas também sugerem que *Campylobacter rectus*, *Eubacterium nodatum*, *Fusobacterium nucleatum*, *Prevotella intermedia*, *Prevotella nigrescens*, *Peptostreptococcos micros*, *Streptococcus intermedius* e *Treponema denticola* são fatores etiológicos na periodontite.[12]

Está se tornando claro, de acordo com pesquisas, que a composição da placa muda de uma comunidade microbiana mais simbiótica para uma que é mais disbiótica (um desequilíbrio na abundância de micróbios relativa que leva à doença), composta principalmente de anaeróbios, quando vamos da saúde periodontal para a doença periodontal. Certos patógenos (chamados de *patógenos keystone*), como o *Porphyromonas gingivalis*, apresentam papel importante na indução de tal mudança, convertendo comensais em micróbios que provocam doenças (chamados de *patobiontes*).[18]

Portanto, a quantidade de placa presente pode não ser tão importante como a qualidade da placa na determinação do risco para periodontite.

Os *fatores anatômicos*, tais como furcas, concavidades radiculares, sulcos de desenvolvimento, projeções cervicais de esmalte, pérolas de esmalte e pontes de bifurcação, podem predispor o periodonto à doença como resultado de seu potencial para abrigar a placa bacteriana, além de representarem um desafio para o cirurgião-dentista durante a instrumentação. Da mesma maneira, a presença de excessos de restaurações subgengivais pode resultar em aumento do acúmulo de placa, da inflamação e da perda óssea. Embora não sejam claramente definidos como fatores de risco para a periodontite, os fatores anatômicos e os *fatores restauradores* que influenciam o acúmulo de placa podem desempenhar um papel na susceptibilidade à doença para dentes específicos.[7]

A presença de *cálculo*, que serve como um reservatório para a placa bacteriana, tem sido sugerida como um fator de risco para periodontite. Embora a presença de cálculo em indivíduos saudáveis que recebem atendimento odontológico de rotina não resulte em perda significativa de inserção, em outros grupos de pacientes, como aqueles que não recebem cuidados regulares e pacientes com diabetes mal controlado, isso pode ter um impacto negativo sobre a saúde periodontal.[33]

Determinantes de Risco/Características Básicas para a Doença Periodontal

Fatores Genéticos

As evidências indicam que as diferenças genéticas entre os indivíduos podem explicar por que alguns pacientes desenvolvem a doença periodontal e outros não. Estudos conduzidos em gêmeos demonstraram que os fatores genéticos influenciam as medidas clínicas de gengivite, profundidade de sondagem de bolsa, perda de inserção e altura óssea interproximal.[29-31] A agregação familiar observada na periodontite agressiva localizada e generalizada também é um indicativo de envolvimento genético nessas doenças (Capítulo 11).

Kornman et al.[23] demonstraram que as alterações (*polimorfismos*) em genes específicos que codificam as citocinas inflamatórias interleucina-1α (IL-1α) e interleucina-1β (IL-1β) foram associadas à periodontite crônica grave em indivíduos não fumantes.[23] Os resultados de outros estudos mostraram, todavia, associação limitada entre estes genes alterados e a presença de periodontite. No geral, parece que as alterações nos genes de IL-1 podem ser as únicas das várias alterações genéticas envolvidas no risco de periodontite crônica; portanto, embora a alteração nos genes da IL-1 possa ser um marcador válido para periodontite em populações definidas, a sua utilidade como um marcador genético na população em geral pode ser limitada.[22]

Alterações imunológicas, como as anormalidades de neutrófilos,[19] a hiper-responsividade monocítica à estimulação de lipopolissacarídeos em pacientes com periodontite agressiva localizada[40] e as alterações de receptores para a porção Fc de anticorpos de monócitos/macrófagos[22,50] também parecem estar sob controle genético. Além disso, a genética desempenha um papel na regulação do título da resposta do anticorpo protetor imunoglobulina G2 (IgG2) contra *A. actinomycetemcomitans* em pacientes com periodontite agressiva[16] (Capítulo 28).

Idade

Tanto a prevalência quanto a gravidade da doença periodontal aumentam com a idade.[8,10,35] É possível que as alterações degenerativas relacionadas com o envelhecimento possam aumentar a susceptibilidade à periodontite. No entanto, também é possível que a perda de inserção e a perda óssea observada em indivíduos mais velhos sejam resultados de uma exposição prolongada a outros fatores de risco durante a vida de uma pessoa, criando um efeito cumulativo ao longo do tempo. Apoiando isso, os estudos mostraram uma perda mínima de inserção em indivíduos em envelhecimento inscritos em programas de prevenção ao longo de suas vidas.[36,37] Portanto, sugere-se que a doença periodontal não é uma consequência inevitável do processo de envelhecimento e que o envelhecimento por si só não aumenta a susceptibilidade à doença. Entretanto, ainda não foi determinado se as alterações que estão relacionadas com o processo de envelhecimento, tais como a ingestão de medicamentos, a diminuição da função imunológica e o estado nutricional alterado, interagem com outros fatores de risco bem definidos para aumentar a susceptibilidade à periodontite.

A evidência da perda de inserção pode ter mais consequências em pacientes mais jovens. Quanto mais jovem, mais tempo o paciente tem para a exposição a fatores causativos. Além disso, a periodontite agressiva em indivíduos jovens muitas vezes está associada a fatores de risco não modificável, como a predisposição genética para a doença.[10] Assim, indivíduos jovens com doença periodontal podem estar em maior risco para a doença contínua à medida que envelhecem.

Gênero

O gênero desempenha um papel na doença periodontal.[2] As pesquisas realizadas nos Estados Unidos desde 1960 demonstram que os homens têm mais perda de inserção que as mulheres.[45,47,48] Além disso, os homens têm higiene oral pior que as mulheres, conforme evidenciado pelos níveis mais elevados de placa e cálculo.[1,46,48] Portanto, as diferenças de gênero na prevalência e na gravidade da periodontite parecem estar relacionadas com práticas preventivas, em vez de a qualquer fator genético.

Condição Socioeconômica

A gengivite e a má higiene oral podem estar relacionadas com menor nível socioeconômico,[2,45,47] o que pode ser mais provavelmente atribuído à consciência dental diminuída e à reduzida frequência de visitas ao dentista em comparação com os indivíduos mais instruídos e com nível socioeconômico mais elevado. Após o ajuste para outros fatores de risco, como tabagismo e má higiene oral, o baixo nível socioeconômico isoladamente não resulta em aumento do risco de periodontite (Capítulo 6).

Estresse

A incidência de gengivite ulcerativa necrosante aumenta durante os períodos de estresse emocional e fisiológico, o que sugere uma ligação entre os dois.[11,41] O estresse emocional pode interferir na função imunológica normal[6,43] e resultar em níveis aumentados de hormônios circulantes, que podem afetar o periodonto.[39] Os eventos estressantes da vida, como luto e divórcio, parecem levar a maior prevalência de doença periodontal,[14] e existe uma associação aparente entre os fatores psicossociais e comportamentos de risco, tais como tabagismo, má higiene oral e periodontite crônica.[9] Pacientes adultos com periodontite que são resistentes à terapia são mais estressados que aqueles que respondem à terapia.[5] Indivíduos com problemas financeiros, angústia, depressão ou mecanismos de enfrentamento inadequados têm perda mais grave da inserção.[13] Embora os dados epidemiológicos sobre a relação entre o estresse e a doença periodontal sejam limitados, o estresse pode ser um fator de risco putativo para a periodontite.[10]

CORRELAÇÃO CLÍNICA

O principal objetivo de realizar uma avaliação de risco periodontal é desenvolver um plano de tratamento mais personalizado para um paciente específico, levando em consideração o perfil de risco periodontal do paciente. Uma vez que um paciente em risco é identificado e um diagnóstico é realizado, o plano de tratamento pode ser modificado.

Conclusão

A avaliação de riscos envolve a identificação de elementos que podem predispor pacientes a desenvolver doença periodontal ou influenciar a progressão da doença já existente. Em ambos os casos, esses pacientes podem necessitar de modificação de seu prognóstico e plano de tratamento. Além de uma avaliação dos fatores que contribuem para o seu risco, esses pacientes devem ser educados sobre o risco e, quando apropriado, as estratégias de intervenção adequadas devem ser implementadas.

 Acesse Caso Clínico em https://www.grupogen.com.br.

Referências Bibliográficas

 As referências bibliográficas deste capítulo estão disponibilizadas em https://www.grupogen.com.br.

CAPÍTULO 35

Determinação do Prognóstico

Jonathan H. Do | Henry H. Takei | Karen F. Novak

SUMÁRIO DO CAPÍTULO

Definições, 413
Tipos de Prognóstico, 413
Fatores na Determinação do Prognóstico, 414

Prognóstico de Doenças Periodontais Específicas, 421
Determinação e Reavaliação do Prognóstico, 424
Conclusão, 425

Definições

Um *prognóstico* é uma previsão da progressão, duração e resultado prováveis de uma doença com base em um conhecimento geral da patogênese dessa doença e na presença de fatores de risco. É estabelecido após a realização do diagnóstico e antes de se instituir o plano de tratamento. O prognóstico baseia-se em informações específicas sobre a doença e na maneira como ela pode ser tratada, mas também pode ser influenciado pela experiência prévia do cirurgião-dentista com os resultados do tratamento (sucessos e fracassos) e como eles estão relacionados ao caso em questão. É importante observar que a determinação do prognóstico é um processo dinâmico. Como tal, o prognóstico determinado inicialmente deve ser reavaliado após a conclusão de todas as fases da terapia, incluindo a manutenção periodontal.

Muitas vezes o prognóstico é confundido com o termo *risco*. Risco geralmente trata da probabilidade de um indivíduo vir a desenvolver uma doença em um período específico (Capítulo 7). *Fatores de risco* são aquelas características de um indivíduo que o colocam sob um risco maior de desenvolver uma doença (Capítulo 6). Por outro lado, *prognóstico* é a previsão da duração ou do resultado de uma doença. *Fatores prognósticos* são características que preveem o resultado de uma doença depois que ela está presente. Em alguns casos, os fatores de risco e os fatores de prognóstico são os mesmos. Por exemplo, pacientes com diabetes ou que fumam correm mais risco de adquirir doença periodontal e, depois de serem portadores da doença, geralmente apresentam prognóstico pior.

Tipos de Prognóstico

Embora alguns fatores possam ser mais importantes do que outros ao determinar um prognóstico[34,35] (Quadro 35.1), a consideração de cada um pode ser benéfica para o cirurgião-dentista. Historicamente, foram criados esquemas de classificação de prognóstico com base em estudos que avaliam a mortalidade dentária.[2,3,25,33,34] Um esquema[25,34] atribui as seguintes classificações:

Prognóstico bom: o controle dos fatores etiológicos e o adequado suporte periodontal garantem que o dente seja facilmente mantido pelo paciente e pelo clínico.

Prognóstico razoável: aproximadamente 25% de perda de inserção ou envolvimento grau I de furca (a localização e a profundidade permitem uma manutenção adequada com a cooperação do paciente).

Prognóstico ruim: 50% de perda de inserção, envolvimento grau II de furca (a localização e a profundidade tornam a manutenção possível, porém difícil).

Prognóstico duvidoso: > 50% de perda de inserção, relação coroa-raiz ruim, anatomia radicular ruim, envolvimentos de furca grau II (a localização e a profundidade dificultam o acesso) ou grau III; mobilidade nº 2 ou nº 3; proximidade radicular.

Prognóstico desfavorável: inserção inadequada para manter a saúde, o conforto e a função.

É preciso reconhecer que os prognósticos bom, razoável e desfavorável nesse sistema de classificação poderiam ser estabelecidos com um grau de precisão razoável. No entanto os prognósticos ruim e duvidoso são propensos a mudar para outras categorias, visto que dependem de uma grande quantidade de fatores que podem interagir de uma série de maneiras imprevisíveis.[8,14,47]

Ao contrário dos esquemas com base na mortalidade dentária, Kwok e Caton[25] propuseram um que se baseia na "probabilidade de obter estabilidade do periodonto de sustentação". Esse esquema baseia-se na probabilidade de progressão da doença relacionada aos fatores locais e sistêmicos (Quadro 35.1). Embora alguns desses fatores possam afetar a progressão da doença mais do que outros, a consideração de cada um é importante na determinação do prognóstico. Este consiste em:

Prognóstico favorável: o tratamento e a manutenção periodontal abrangente vão estabilizar a condição do dente. Futura perda de suporte periodontal é improvável.

Prognóstico duvidoso: os fatores locais ou sistêmicos que influenciam a condição periodontal do dente podem ou não ser controláveis. Se forem controláveis, a condição periodontal pode ser estabilizada com o tratamento periodontal abrangente. Se não, pode ocorrer o futuro colapso periodontal.

Prognóstico desfavorável: os fatores locais ou sistêmicos que influenciam a condição periodontal não podem ser controlados. O tratamento e a manutenção periodontal abrangentes provavelmente não vão impedir o futuro colapso periodontal.

Prognóstico desfavorável: o dente deve ser extraído.

Como a estabilidade periodontal é avaliada regularmente usando-se indicadores clínicos, ela pode ser mais útil na tomada de decisão sobre o tratamento e nas previsões prognósticas na tentativa de determinar a probabilidade de o dente precisar ser extraído.

Em muitos desses casos, pode ser aconselhável estabelecer um *prognóstico provisório* até que a fase I da terapia seja concluída e avaliada. O prognóstico provisório permite ao cirurgião-dentista iniciar o tratamento dentário com perspectivas duvidosas na esperança de que uma resposta favorável possa fazer a balança pender e permitir que os dentes sejam mantidos. A fase de reavaliação na sequência do tratamento possibilita ao cirurgião-dentista examinar a resposta

> **Quadro 35.1** Fatores a Considerar na Determinação de um Prognóstico.
>
> **Fatores Clínicos Gerais**
> Idade do paciente
> Gravidade da doença
> Controle do biofilme
> Cooperação do paciente
>
> **Fatores Sistêmicos e Ambientais**
> Tabagismo
> Doença ou condição sistêmica
> Fatores genéticos
> Estresse
>
> **Fatores Locais**
> Biofilme e cálculo
> Restaurações subgengivais
>
> **Fatores Anatômicos**
> Raízes curtas, cônicas
> Projeções cervicais do esmalte
> Pérolas de esmalte
> Pontes intermediárias de bifurcação
> Concavidades radiculares
> Sulcos de desenvolvimento
> Proximidade radicular
> Envolvimento de furca
> Mobilidade dentária
> Cáries
> Vitalidade do dente
> Reabsorção radicular
>
> **Fatores Protéticos e Restauradores**
> Escolha dos pilares

do tecido à raspagem, à higiene oral e ao alisamento radicular, bem como ao possível uso de agentes quimioterápicos onde indicado. A cooperação do paciente com o plano de tratamento proposto também pode ser determinante.

> **QUADRO DE APRENDIZAGEM 35.1**
>
> Um prognóstico com base na estabilidade periodontal pode ser alcançado com a terapia e manutenção periodontal da seguinte forma: favorável–provável, questionável–talvez, desfavorável–improvável.

Prognóstico Geral versus Prognóstico Individual

O prognóstico pode ser dividido em geral e individual, ou seja, por dente. O *prognóstico geral* refere-se à dentição como um todo. Os fatores que podem influenciar o prognóstico geral incluem idade do paciente, gravidade atual da doença, fatores sistêmicos, tabagismo, presença de biofilme, cálculo e outros fatores locais, cooperação do paciente e possibilidades protéticas (Quadro 35.1). O prognóstico geral responde às seguintes perguntas:
- Deve ser tentado um tratamento?
- É provável que o tratamento tenha sucesso?
- Quando forem necessárias as substituições protéticas, os dentes restantes serão capazes de suportar a carga adicional da prótese?

O *prognóstico por dente* é determinado após o prognóstico geral, que afeta o individual.[33] Por exemplo, em um paciente com um prognóstico geral ruim, provavelmente o cirurgião-dentista não tentaria manter um dente com prognóstico duvidoso devido às condições locais. Muitos dos fatores listados no Quadro 35.1, como locais ou como protéticos e restauradores, têm efeito direto no prognóstico de cada dente, além de quaisquer fatores gerais sistêmicos ou ambientais que possam estar presentes.

Fatores na Determinação do Prognóstico

Fatores Clínicos Gerais

Idade do Paciente

Para dois pacientes com níveis comparáveis de inserção de tecido conjuntivo e osso alveolar remanescentes, o prognóstico geralmente é melhor para o mais velho. Para o paciente mais jovem, o prognóstico não é tão bom devido ao curto espaço de tempo em que a destruição periodontal ocorreu; o paciente mais jovem pode ter uma periodontite agressiva ou a progressão da doença pode ser maior devido à doença sistêmica ou tabagismo. Além disso, apesar de o paciente mais jovem ter uma previsão de capacidade de reparação maior, a ocorrência de tanta destruição em um período relativamente curto excederia qualquer reparação periodontal de ocorrência natural.

Gravidade da Doença

Estudos demonstraram que o histórico de doença periodontal prévia de um paciente pode ser indicativo de sua suscetibilidade ao futuro colapso periodontal (Capítulo 6), portanto as seguintes variáveis devem ser registradas atentamente por serem importantes na determinação do histórico pregresso de doença periodontal do paciente: sondagem de profundidade de bolsa, nível de inserção, quantidade de perda óssea e tipo de defeito ósseo. Esses fatores são determinados mediante avaliação clínica e radiográfica (Capítulos 32 e 33).

A determinação da perda de inserção clínica revela a extensão aproximada de superfície radicular destituída de ligamento periodontal; o exame radiográfico mostra a quantidade de superfície radicular que ainda está inserida no osso. A sondagem da profundidade de bolsa é menos importante que o nível de inserção porque não está necessariamente relacionada à perda óssea. Em geral, um dente com altas profundidades de sondagem e pouca inserção e perda óssea tem um prognóstico melhor do que um dente com bolsas rasas e perda de inserção e perda óssea graves. No entanto o biofilme nas bolsas profundas é difícil de controlar e pode contribuir para a doença.

O prognóstico será afetado adversamente se a base da bolsa (nível de inserção) estiver próxima ao ápice radicular. A presença de doença apical como consequência do envolvimento endodôntico também piora o prognóstico, entretanto, surpreendentemente, às vezes se consegue obter uma boa reparação apical e lateral, combinando as terapias endodôntica e periodontal (Capítulo 46).

O prognóstico também pode estar relacionado à altura do osso remanescente. Supondo que a destruição óssea possa ser interrompida, existe osso remanescente para suportar os dentes? A resposta é evidente nos casos extremos — ou seja, quando há tão pouca perda óssea que o suporte do dente não corre perigo (Figura 35.1), ou quando a perda óssea é tão grave, que o osso remanescente é obviamente insuficiente para o suporte adequado do dente (Figura 35.2). No entanto, a maioria dos pacientes não se enquadra nessas categorias extremas. A altura do osso remanescente normalmente está entre essas duas condições, fazendo com que apenas a avaliação do nível ósseo não seja suficiente para determinar o prognóstico geral.

O tipo de defeito também precisa ser determinado. O prognóstico de perda óssea horizontal depende da altura do osso existente, pois é improvável que uma regeneração clinicamente relevante da altura óssea seja induzida pela terapia. No caso de defeitos angulares intraósseos, se o contorno do osso existente e o número de

CAPÍTULO 35 Determinação do Prognóstico   415

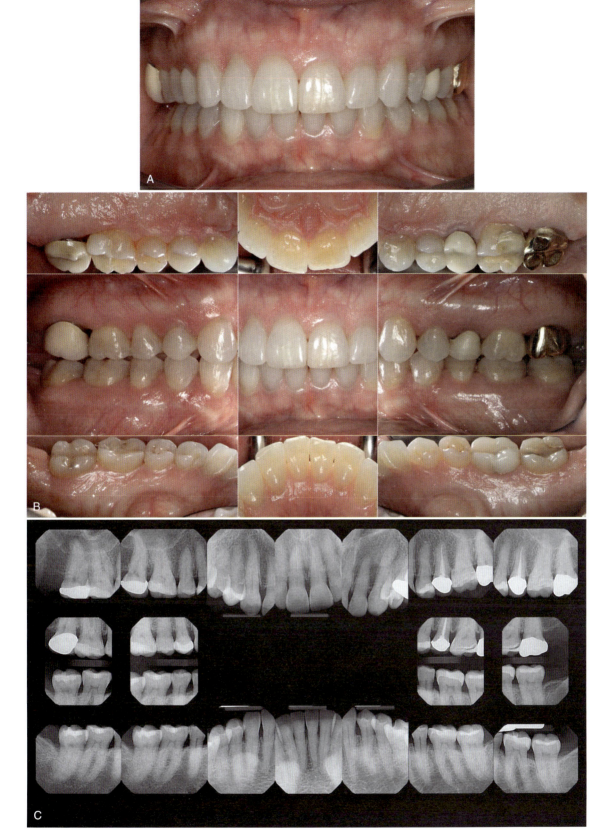

Figura 35.1 Periodontite crônica leve generalizada em uma mulher de 67 anos de idade, não fumante, saudável. Biofilme e inflamação gengival mínimos (A e B) e perda óssea radiográfica (C). O prognóstico geral é favorável. *(Copyright Jonathan H. Do, DDS. Todos os direitos reservados.)*

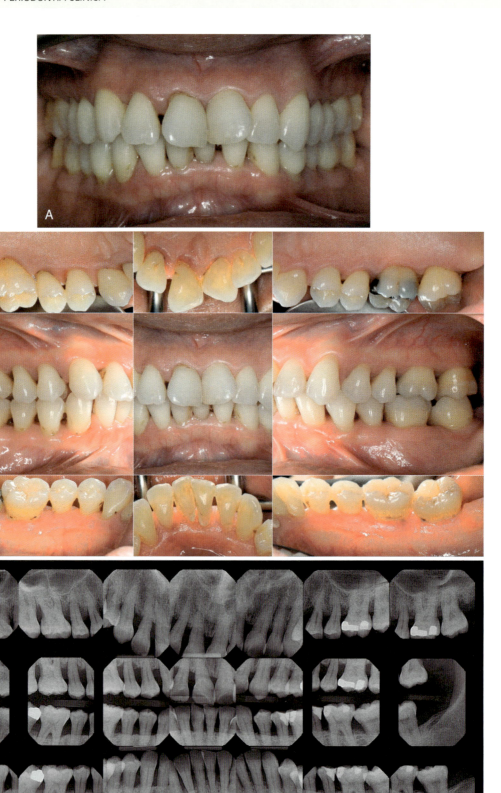

Figura 35.2 Periodontite crônica moderada a grave generalizada em uma mulher de 49 anos de idade, não fumante, saudável. (A e B) Biofilme clínico, cálculo e inflamação gengival moderados. (C) Perda óssea radiográfica moderada a grave. O prognóstico geral é duvidoso/desfavorável. *(Copyright Jonathan H. Do, DDS. Todos os direitos reservados.)*

paredes ósseas forem favoráveis, há uma excelente chance de que a terapia possa regenerar o osso aproximadamente até o nível da crista alveolar.[45]

Quando tiver ocorrido uma perda óssea maior na superfície de um dente, a altura óssea nas superfícies menos envolvidas deve ser levada em consideração na determinação do prognóstico. Devido à maior altura do osso em relação às outras superfícies, o centro de rotação do dente estará mais próximo da coroa (Figura 35.3). Isso resulta em uma distribuição mais favorável das forças sobre o periodonto e menor mobilidade dentária.[49]

Ao lidar com um dente que tem um prognóstico duvidoso, as chances de sucesso do tratamento devem ser ponderadas em relação a quaisquer benefícios que adviriam para os dentes adjacentes se o dente em consideração fosse extraído. Exodontias estratégicas dos dentes foram propostas como um meio de melhorar o prognóstico geral dos dentes adjacentes e/ou aperfeiçoar o plano de tratamento protético.[9] Recentemente foram ampliadas para incluir a extração dos dentes com prognóstico duvidoso para aumentar a probabilidade de recuperação parcial do suporte ósseo dos dentes adjacentes (Figura 35.4A-D) ou colocação bem-sucedida do implante. Com a crescente evidência do sucesso de longo prazo dos implantes dentários, uma abordagem do tipo "observar e aguardar" pode permitir que uma área se deteriore ao ponto de a colocação de um implante não ser mais uma opção viável. Isso significa que o profissional deve ponderar o potencial de sucesso de uma opção de tratamento (extração e colocação do implante) *versus* outra opção (terapia periodontal e manutenção) quando determinar o prognóstico duvidoso de dentes.[20]

QUADRO DE APRENDIZAGEM 35.2

A exodontia estratégica dos dentes com prognósticos desfavoráveis ou questionáveis pode melhorar o prognóstico dos dentes adjacentes, intensificar o tratamento protético e aumentar a taxa de sucesso de implantes que substituem estrategicamente os dentes extraídos.

Controle do Biofilme

O biofilme bacteriano é o fator etiológico primário associado à doença periodontal (Capítulo 8); portanto, sua eficaz remoção diariamente pelo paciente é crítica para o sucesso da terapia periodontal e para o prognóstico.

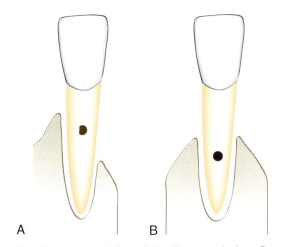

Figura 35.3 O prognóstico do dente A é melhor que o do dente B, apesar da perda óssea em uma das superfícies de A. Como o centro de rotação do dente A é mais próximo da coroa, a distribuição das forças de oclusão no periodonto é mais favorável do que em B.

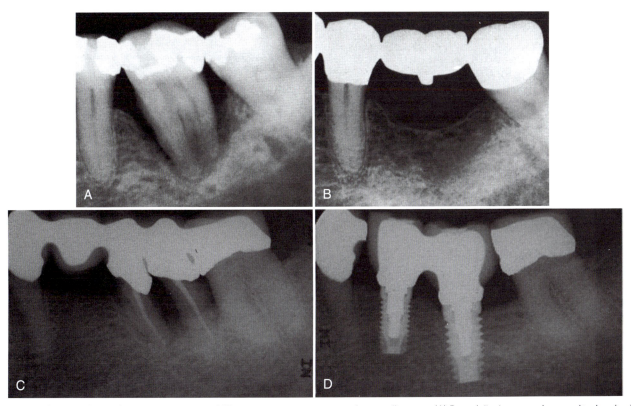

Figura 35.4 Extração de um dente gravemente envolvido para preservar o osso nos dentes adjacentes. (A) Destruição óssea ampla em volta do primeiro molar mandibular. (B) Radiografia feita anos após a extração do primeiro molar e substituição por uma prótese. Observe o excelente suporte ósseo. (C) Extração do pré-molar e do molar envolvidos periodontalmente. (D) Substituição por implante de ambos os dentes. *(Cortesia de Dr. S. Angha, University of California, Los Angeles.)*

Adesão e Cooperação do Paciente

O prognóstico para doença gengival e periodontal depende fundamentalmente da atitude do paciente, do seu desejo de preservar os dentes naturais e da sua disposição e capacidade para controlar efetivamente o biofilme. Sem isso, o tratamento não pode ter êxito. Os pacientes devem ser informados sobre a etiologia e a prevenção de cáries e doenças periodontais, e eles devem ser claramente informados sobre o importante papel que precisam desempenhar para que o tratamento seja bem-sucedido. Se o paciente não estiver disposto ou se for incapaz de realizar o controle adequado do biofilme e de fazer as consultas de manutenção e os tratamentos periódicos considerados necessários, o cirurgião-dentista pode recusar-se a tratar o paciente. O cirurgião-dentista deve deixar claro para o paciente, e também discriminado na ficha, que o tratamento adicional é necessário, mas que não será realizado devido à falta de cooperação do paciente.

Fatores Sistêmicos e Ambientais
Tabagismo

A evidência epidemiológica sugere que o tabagismo pode ser o fator de risco ambiental mais importante que afeta o desenvolvimento e a progressão da doença periodontal (Capítulo 12); assim, deve ficar claro para os pacientes que existe uma relação direta entre o tabagismo e a prevalência e a incidência de periodontite. Além disso, os pacientes devem ser informados de que o tabagismo afeta não apenas a gravidade da destruição periodontal, mas também o potencial de cicatrização dos tecidos periodontais. Consequentemente, aqueles que fumam não respondem tão bem à terapia periodontal convencional quanto os que nunca fumaram.[43,44] Desse modo, o prognóstico nos pacientes que fumam e apresentam periodontite crônica leve a moderada geralmente é duvidoso. Nos pacientes com periodontite crônica grave, o prognóstico pode ser desfavorável.

Contudo, é preciso enfatizar que a cessação do tabagismo pode afetar o resultado do tratamento e, portanto, o prognóstico.[5,17] Assim, para os pacientes que param de fumar, o prognóstico pode melhorar para favorável naqueles com periodontite crônica leve a moderada e para duvidoso naqueles com periodontite crônica grave.

Doença ou Condição Sistêmica

A condição sistêmica do paciente afeta o prognóstico geral de várias maneiras. Por exemplo, evidências de estudos epidemiológicos demonstram claramente que a prevalência e a gravidade da periodontite crônica são muito maiores nos pacientes com diabetes não controlado do que naqueles com diabetes controlado ou que não são diabéticos (Capítulo 6). Portanto, os pacientes de risco para diabetes devem ser identificados o quanto antes e informados sobre a relação entre periodontite e diabetes. De modo similar, os pacientes diagnosticados com diabetes precisam ser informados acerca do impacto do controle do diabetes no desenvolvimento e progressão da periodontite. Nesses casos, o prognóstico depende da cooperação do paciente com relação ao estado médico e dentário. Os pacientes diabéticos bem controlados e portadores de periodontite leve a moderada e que cumprem seu tratamento periodontal recomendado devem ter um prognóstico favorável. De modo similar, nos pacientes com outros distúrbios sistêmicos que poderiam afetar a progressão da doença, o prognóstico melhora com a correção do problema sistêmico.

O prognóstico é duvidoso quando o tratamento periodontal cirúrgico é necessário, mas não pode ser realizado devido à saúde do paciente (Capítulo 39). As condições incapacitantes que limitam a realização dos procedimentos orais do paciente (p. ex., doença de Parkinson) também afetam adversamente o prognóstico. Os dispositivos "automatizados" mais recentes para a higiene oral, como as escovas de dente elétricas, podem ser úteis para esses pacientes e melhorar o seu prognóstico (Capítulo 48).

Fatores Genéticos

As doenças periodontais representam uma interação complexa entre um desafio microbiano e a resposta do hospedeiro a esse desafio, com os dois eventos sendo influenciados por fatores ambientais como o tabagismo. Além desses fatores externos, a evidência também indica que fatores genéticos podem desempenhar papel importante na determinação da natureza da resposta do hospedeiro.[18] Existem evidências para esse tipo de influência genética nos pacientes com periodontite crônica e agressiva. Os polimorfismos genéticos nos genes da interleucina-1 (IL-1), resultando em maior produção de IL-1β, foram associados a um aumento significativo no risco de periodontite crônica grave generalizada.[24,37] Foi demonstrado que o conhecimento do genótipo de IL-1 do paciente e de sua condição de fumante pode ajudar o cirurgião-dentista na determinação do prognóstico.[36] Os fatores genéticos também parecem influenciar os títulos séricos do anticorpo imunoglobulina G2 (IgG2) e a expressão dos receptores FcγRII nos neutrófilos, ambos os quais podem ser significativos na periodontite grave.[18] Outros distúrbios genéticos, como a deficiência de adesão leucocitária do tipo 1, podem influenciar a função neutrofílica, criando mais um fator de risco para a periodontite agressiva.[18] Finalmente, a agregação familiar, que é característica da periodontite agressiva, indica que outros fatores genéticos, ainda que não identificados, podem ser importantes na suscetibilidade a essa forma da doença (Capítulo 28).

A influência dos fatores genéticos no prognóstico não é simples. Embora os fatores microbianos e ambientais possam ser alterados pela terapia periodontal convencional e pela cooperação do paciente, os fatores genéticos geralmente não podem ser alterados. No entanto, a detecção das variações genéticas ligadas à doença periodontal pode influenciar o prognóstico de várias maneiras. Primeiro, a detecção precoce dos pacientes em risco devido a fatores genéticos pode levar à implementação antecipada de medidas preventivas e terapêuticas. Segundo, a identificação dos fatores de risco genéticos com a doença já instalada ou durante o curso do tratamento pode influenciar as recomendações de tratamento, como o uso de terapia antibiótica auxiliar ou uma frequência aumentada de consultas de manutenção. Terceiro, a identificação dos indivíduos jovens que não foram avaliados quanto à periodontite, mas que são reconhecidamente de risco devido à agregação familiar observada na periodontite agressiva, pode levar ao desenvolvimento de estratégias de intervenção precoces. Em cada um desses casos, o diagnóstico precoce, a intervenção e as alterações no regime de tratamento podem levar a uma melhora do prognóstico do paciente.

Estresse

O estresse físico e emocional, bem como o uso abusivo de substâncias, pode alterar a capacidade do paciente para responder ao tratamento periodontal realizado (Capítulo 6). Esses fatores precisam ser encarados de modo realista durante a tentativa de estabelecer um prognóstico.

Fatores Locais
Biofilme e Cálculo

O desafio microbiano apresentado pelo biofilme bacteriano e pelo cálculo é o fator local mais importante nas doenças periodontais, portanto, na maioria dos casos, ter um prognóstico favorável depende da capacidade do paciente e do cirurgião-dentista de removerem esses fatores etiológicos (Capítulos 8 e 13).

QUADRO DE APRENDIZAGEM 35.3

O prognóstico periodontal depende da capacidade do paciente e do dentista em remover com eficácia o biofilme bacteriano e solucionar a inflamação.

Restaurações Subgengivais

As margens subgengivais podem contribuir para o aumento do acúmulo de biofilme, da inflamação e da perda óssea[4,40,48] quando em comparação com margens supragengivais. Além disso, as discrepâncias nessas margens (p. ex., saliências) podem impactar negativamente o periodonto (Capítulo 13). O tamanho dessas discrepâncias e a duração da sua presença são fatores importantes na quantidade de destruição que ocorre. Entretanto, em geral, um dente com uma discrepância em suas margens subgengivais tem prognóstico pior do que um dente com margens supragengivais bem contornadas.

Fatores Anatômicos

Os fatores anatômicos que podem predispor o periodonto à doença e, portanto, afetar o prognóstico incluem raízes curtas e cônicas com coroas grandes, projeções cervicais do esmalte e pérolas de esmalte; pontes intermediárias nas bifurcações; concavidades radiculares; e sulcos de desenvolvimento. O cirurgião-dentista precisa considerar também a proximidade da raiz e a posição e anatomia das furcas ao estabelecer um prognóstico.

O prognóstico é menos favorável para os dentes com raízes curtas e cônicas e coroas relativamente grandes (Figura 35.5). Devido à desproporção entre a coroa e a raiz e à menor superfície radicular disponível para o suporte periodontal,[21] o periodonto pode ser mais suscetível à lesão pelas forças oclusais.

As *projeções cervicais do esmalte* (PCEs) são extensões ectópicas planas do esmalte que se estendem além dos contornos normais da junção esmalte-cemento.[32] As PCEs estendem-se para dentro das furcas em 28,6% dos molares inferiores e 17% dos molares superiores.[32] Além disso, têm maior probabilidade de serem encontradas nas superfícies vestibulares dos segundos molares superiores.[16,50] As pérolas de esmalte são depósitos de esmalte maiores e arredondados que podem estar localizados nas furcas ou em outras áreas da superfície radicular.[39] São vistas com menos frequência (1,1% a 5,7% dos molares permanentes; 75% aparecendo nos terceiros molares superiores[39]) do que as PECs. Uma ponte intermediária na furca foi descrita em 73% dos primeiros molares inferiores, atravessando da raiz mesial para a distal no centro da furca.[10] A presença dessas projeções de esmalte na superfície radicular interfere no aparato de inserção e pode impedir que os procedimentos regenerativos alcancem o seu potencial máximo; portanto, sua presença pode ter efeito negativo no prognóstico de um dente.

A raspagem com alisamento radicular é um procedimento fundamental na terapia periodontal. Fatores anatômicos que diminuem a eficiência desse procedimento podem ter impacto negativo no prognóstico. Assim, a morfologia da raiz do dente é uma consideração importante durante a discussão do prognóstico. As *concavidades radiculares* expostas em decorrência da perda de inserção podem variar de estrias rasas até depressões profundas. Elas parecem mais nítidas nos primeiros pré-molares superiores, na raiz mesiovestibular do primeiro molar superior, nas duas raízes dos primeiros molares inferiores e nos incisivos inferiores[6,7] (Figuras 35.6 e 35.7); no entanto, qualquer dente pode ter uma concavidade proximal.[13] Embora essas concavidades aumentem a área de inserção e produzam uma forma radicular que pode ser mais resistente às forças de torque, elas também criam áreas que podem dificultar a limpeza tanto pelo cirurgião-dentista quanto pelo paciente.

Outras considerações anatômicas que apresentam problemas de acessibilidade são os sulcos de desenvolvimento, a proximidade radicular e o envolvimento de furca. A presença de qualquer um desses fatores pode piorar o prognóstico. Os *sulcos de desenvolvimento*, que às vezes aparecem nos incisivos laterais superiores (sulco palatogengival;[51] Figura 35.8) ou nos incisivos inferiores, criam um problema de acessibilidade.[11,15] Eles iniciam no esmalte e podem estender-se por uma distância significativa na superfície radicular, proporcionando uma área de retenção de placa, difícil de instrumentar. Esses sulcos palatogengivais são encontrados em 5,6% dos incisivos laterais superiores e em 3,4% dos incisivos centrais superiores.[23] De modo similar, a *proximidade radicular* pode resultar em áreas interproximais que são de difícil acesso para o cirurgião-dentista e para o paciente. Finalmente, o *acesso à área de furca* normalmente é difícil de ser obtido. Em 58% dos primeiros molares superiores e inferiores, o diâmetro de entrada da furca é mais estreito que a largura das curetas periodontais convencionais[7] (Figura 35.9). Os primeiros pré-molares superiores apresentam as maiores dificuldades e, portanto, seu prognóstico normalmente é desfavorável quando a lesão alcança as furcas proximais. Os molares superiores também apresentam alguma dificuldade; às vezes, seu prognóstico pode ser aprimorado pela ressecção de uma das raízes vestibulares (Capítulo 64), melhorando com isso o acesso à área. Quando os primeiros molares inferiores ou as furcas vestibulares dos molares superiores oferecem um bom acesso à área da bifurcação, seu prognóstico normalmente é melhor.

Mobilidade Dentária

As principais causas da mobilidade dentária são a perda óssea alveolar, as alterações inflamatórias no periodonto e o trauma de oclusão. A mobilidade provocada por inflamação ou trauma decorrente da oclusão pode ser corrigida.[38] No entanto, a mobilidade dentária resultante da perda óssea alveolar não é passível de ser corrigida. A probabilidade de restaurar a estabilidade dentária é inversamente proporcional ao grau em que a mobilidade é provocada pela perda do osso alveolar de suporte. Um estudo longitudinal da resposta ao tratamento de dentes com diferentes graus de mobilidade revelou que as bolsas nos dentes com mobilidade clínica não respondem tão bem à terapia periodontal quanto as bolsas nos dentes sem mobilidade clínica que exibem a mesma gravidade inicial da doença.[12] No entanto, outro estudo, no qual o controle ideal da placa foi atingido, encontrou uma cicatrização semelhante tanto nos dentes hipermóveis quanto nos dentes firmes.[45] A estabilização da mobilidade dentária mediante o uso de contenções pode ter impacto benéfico no prognóstico dentário geral e individual.

QUADRO DE APRENDIZAGEM 35.4

A mobilidade dentária é frequentemente usada para condenar um dente a um prognóstico questionável, desfavorável ou irremediável. Deve-se reconhecer que, dependendo da causa, a mobilidade pode ser corrigível. Eliminar a causa da mobilidade pode estabilizar o dente e melhorar seu prognóstico.

Cáries, Vitalidade do Dente e Reabsorção Radicular

Nos dentes mutilados por cáries amplas, a viabilidade de uma restauração e de terapia endodôntica adequadas deve ser considerada antes de se realizar o tratamento periodontal. A ampla reabsorção radicular idiopática ou a reabsorção radicular resultante de terapia ortodôntica coloca em risco a estabilidade dos dentes e afeta adversamente a resposta ao tratamento periodontal. O prognóstico periodontal dos dentes não vitais tratados não é diferente daquele dos dentes vitais. Uma nova inserção pode ocorrer no cemento de ambos os dentes, vitais e não vitais.

Fatores Protéticos e Restauradores

O prognóstico geral requer uma consideração abrangente dos níveis ósseos (avaliados radiograficamente) e dos níveis de inserção (determinados clinicamente) para estabelecer se uma quantidade suficiente de dentes pode ser poupada para proporcionar uma dentição funcional e estética ou para servir como pilares para uma substituição protética dos dentes ausentes.

Nesse ponto, os prognósticos geral e individual por dente se sobrepõem porque o prognóstico dos dentes-chave pode afetar o prognóstico geral na reabilitação protética. Por exemplo, preservar ou perder um

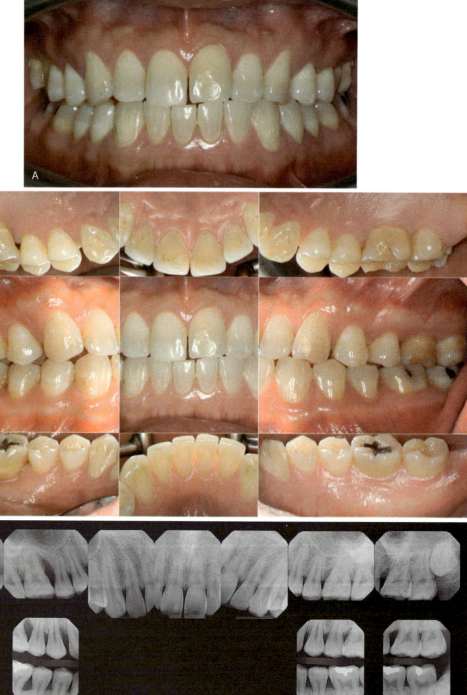
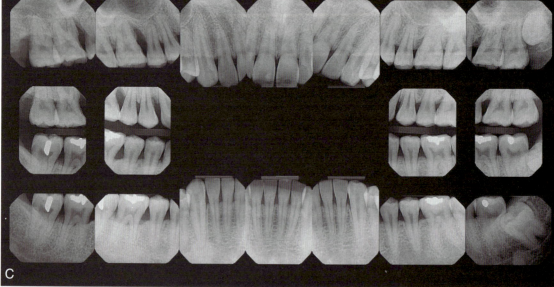

Figura 35.5 Periodontite crônica moderada a grave localizada em um paciente de 32 anos de idade, não fumante, saudável. (A e B) Biofilme clínico e inflamação gengival leves. Perda óssea radiográfica moderada a grave localizada e cálculo subgengival intenso localizado. (C) Este paciente provavelmente teve periodontite agressiva localizada que se tornou uma periodontite crônica ao longo dos anos. O prognóstico geral é favorável; duvidoso para o primeiro molar superior direito. *(Copyright Jonathan H. Do, DDS. Todos os direitos reservados.)*

dente-chave pode determinar se outros dentes serão salvos ou extraídos ou se a prótese utilizada será fixa ou removível (Figura 35.4). Quando restam poucos dentes, a necessidade de próteses torna-se mais importante e às vezes os dentes periodontalmente tratáveis podem ser extraídos se não forem compatíveis com o desenho da prótese.

Os dentes que servem como pilares estão sujeitos a demandas funcionais aumentadas. São necessários padrões mais rígidos durante a avaliação do prognóstico dos dentes adjacentes às áreas edêntulas. Um dente com um núcleo e que foi submetido a tratamento endodôntico é mais propenso à fratura quando serve como pilar distal em uma prótese parcial removível distal. Além disso, medidas especiais de higiene oral devem ser instituídas nessas áreas.

Prognóstico de Doenças Periodontais Específicas

Muitos dos critérios utilizados no diagnóstico e classificação das diferentes formas de doença periodontal[1] (Capítulo 5) também são utilizados na elaboração de um prognóstico (Quadro 35.1). Fatores como idade do paciente, gravidade da doença, suscetibilidade genética e presença de doença sistêmica são critérios importantes no diagnóstico

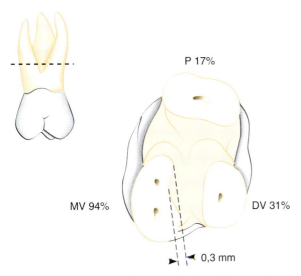

Figura 35.6 Concavidades radiculares nos primeiros molares superiores seccionados 2 mm apicais à furca. O aspecto da furca da raiz é côncavo em 94% das raízes mesiovestibulares (MV), 31% das raízes distovestibulares (DV) e 17% das raízes palatinas (P). A concavidade mais profunda é encontrada nos aspectos da furca da raiz mesiovestibular (concavidade média, 0,3 mm). O aspecto da furca das raízes vestibulares diverge na direção do palato em 97% dos dentes (divergência média, 22 graus). *(Redesenhada de Bower RC: Furcation morphology relative to periodontal treatment-furcation root surface anatomy. J Periodontol 50:366, 1979.)*

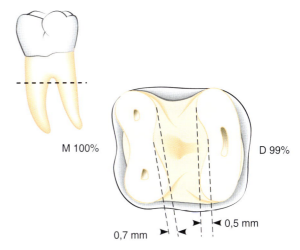

Figura 35.7 Concavidades radiculares nos primeiros molares superiores seccionados 2 mm apicais à furca. A concavidade do aspecto da furca da raiz foi encontrada em 100% das raízes mesiais (M) e 99% das raízes distais (D). A concavidade mais profunda foi encontrada nas raízes mesiais (concavidade média, 0,7 mm). *(Redesenhada de Bower RC: Furcation morphology relative to periodontal treatment-furcation root surface anatomy. J Periodontol 50:366, 1979.)*

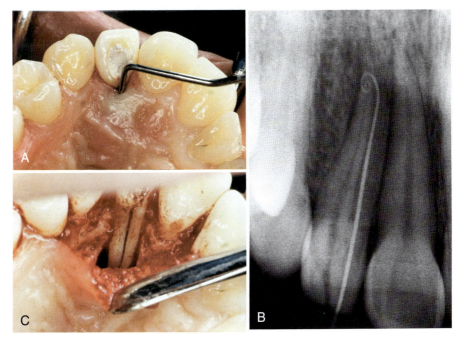

Figura 35.8 Sulco palatogengival. (A) Sonda posicionada para indicar uma bolsa profunda ao longo do sulco palatogengival. (B) Radiografia com um cone de guta-percha colocado na bolsa. (C) A área é aberta cirurgicamente. Observe o sulco palatogengival ao longo de toda a porção palatina da raiz. *(Cortesia da Dra. Nadia Chugal, University of California, Los Angeles.)*

da condição e também na elaboração de um prognóstico. Esses fatores comuns sugerem que, para qualquer diagnóstico dado, deve haver um prognóstico esperado sob condições ideais. Esta seção discute os possíveis prognósticos para as várias doenças periodontais descritas no Capítulo 5.

Prognóstico para Pacientes com Doença Gengival

Doenças Gengivais Induzidas por Placa Dental

Gengivite Associada apenas à Placa Dental

A gengivite induzida por biofilme é uma doença reversível que ocorre quando a placa bacteriana se acumula na margem gengival.[29,31] Essa doença pode ocorrer em um periodonto que não sofreu perda e inserção ou em um periodonto com perda de inserção não progressiva. Em qualquer um dos casos, o prognóstico para os pacientes com gengivite associada apenas ao biofilme dental é favorável, contanto que todos os irritantes locais e outros fatores locais que contribuem para a retenção do biofilme bacteriano sejam eliminados, os contornos gengivais favoráveis à preservação da saúde sejam alcançados e que o paciente coopere mantendo boa higiene oral.

Doenças Gengivais Induzidas por Biofilme e Modificadas por Fatores Sistêmicos

A resposta inflamatória ao biofilme bacteriano na margem gengival pode ser influenciada por fatores sistêmicos, como as mudanças endocrinológicas associadas à puberdade, menstruação, gravidez e diabetes, além da presença de discrasias sanguíneas. Em muitos casos, os sinais claros de inflamação gengival que ocorrem nesses pacientes são vistos na presença de quantidades relativamente pequenas de biofilme bacteriano. Assim, o prognóstico a longo prazo para esses pacientes depende não só do controle do biofilme bacteriano, mas também do controle ou da correção dos fatores sistêmicos.

Doenças Gengivais Induzidas por Biofilme e Modificadas por Medicamentos

As doenças gengivais associadas a medicações incluem *aumento gengival* influenciado por medicamentos, visto frequentemente com fenitoína, ciclosporina e nifedipina e na gengivite associada a contraceptivos orais.

No aumento gengival influenciado por medicamentos, a gravidade das lesões é associada à inflamação, que normalmente é induzida pelo biofilme bacteriano. A inflamação também pode ser induzida por trauma repetido (Figura 35.10). Eliminar a fonte de inflamação, seja trauma ou biofilme, pode limitar a gravidade do crescimento gengival excessivo. No entanto, a intervenção cirúrgica normalmente

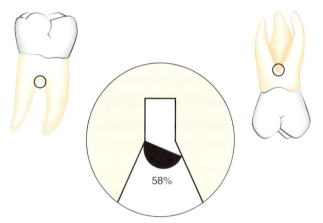

Figura 35.9 A entrada da furca é mais estreita do que uma cureta padrão em 58% dos primeiros molares. *(Redesenhada de Bower RC: Furcation morphology relative to periodontal treatment-furcation root surface anatomy. J Periodontol 50:366, 1979.)*

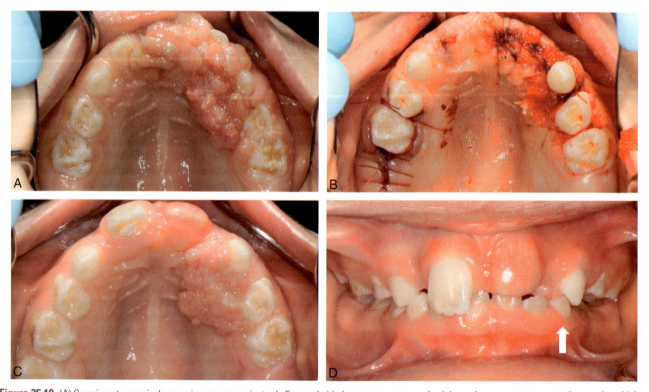

Figura 35.10 (A) Crescimento gengival excessivo em um paciente de 5 anos de idade que estava tomando ciclosporina para o tratamento de anemia aplásica. (B) O crescimento gengival excessivo foi removido cirurgicamente. (C) Recorrência do crescimento gengival excessivo no quadrante esquerdo superior 1 ano após a operação em decorrência de trauma do dente inferior oposto ocluindo o tecido palatino superior esquerdo (D). *(Copyright Jonathan H. Do, DDS. Todos os direitos reservados.)*

é necessária para corrigir as alterações no contorno gengival. O uso continuado do medicamento e a persistência da inflamação costumam resultar na recidiva do aumento, mesmo após a intervenção cirúrgica (Capítulo 19). Portanto, o prognóstico a longo prazo depende da completa eliminação da etiologia da inflamação ou do problema sistêmico do paciente ser tratado ou não com uma medicação alternativa que não tenha o aumento gengival como um de seus efeitos colaterais.

QUADRO DE APRENDIZAGEM 35.5

A inflamação pode ser induzida por biofilme ou trauma.

Na gengivite associada ao contraceptivo oral, sinais evidentes de inflamação gengival podem ser observados na presença de uma quantidade relativamente pequena de biofilme. Portanto, como visto nas doenças gengivais modificadas por fatores sistêmicos, o prognóstico de longo prazo nesses pacientes depende não só do controle do biofilme bacteriano, mas também da probabilidade de uso contínuo dos contraceptivos orais.

Doenças Gengivais Modificadas pela Desnutrição

Embora haja suspeita de que a desnutrição exerça um papel no desenvolvimento das doenças gengivais, a maioria dos estudos clínicos não mostrou uma relação entre as duas. Uma possível exceção é a deficiência grave de vitamina C. Na deficiência experimental precoce de vitamina C, a inflamação gengival e o sangramento à sondagem eram independentes dos níveis de biofilme presentes. O prognóstico nesses pacientes pode depender da gravidade e da duração da deficiência e da probabilidade de reversão da deficiência mediante suplementação alimentar.

Lesões Gengivais não Induzidas por Biofilme

A gengivite não induzida por biofilme pode ser vista nos pacientes com uma série de infecções bacterianas, fúngicas e virais.[19] Uma vez que a gengivite nesses pacientes normalmente não é atribuída ao acúmulo de biofilme, o prognóstico depende da eliminação da fonte do agente infeccioso. Distúrbios dermatológicos, como líquen plano, penfigoide, pênfigo vulgar, eritema multiforme e lúpus eritematoso, também podem se manifestar na cavidade oral como gengivite atípica (Capítulo 22). O prognóstico para esses pacientes está ligado ao tratamento do distúrbio dermatológico associado. Finalmente, reações alérgicas, tóxicas e de corpo estranho, bem como traumas mecânico e térmico, podem resultar em lesões gengivais. O prognóstico para esses pacientes depende da eliminação do agente causador.

Prognóstico para os Pacientes com Periodontite
Periodontite Crônica

A periodontite crônica é uma doença lentamente progressiva associada a fatores ambientais locais bem conhecidos.[27] Ela pode se apresentar na forma localizada ou generalizada (Capítulo 27). Nos casos em que a perda de inserção clínica e a perda óssea não são muito avançadas (periodontite leve a moderada), o prognóstico geralmente é favorável, contanto que a inflamação possa ser controlada por boa higiene oral e remoção dos fatores locais de retenção de biofilme (Figura 35.1). Em pacientes com doença mais grave, conforme evidenciado pelo envolvimento de furca e pela mobilidade dental, ou naqueles que não aderem às práticas de higiene oral, o prognóstico pode ser duvidoso ou desfavorável.

Periodontite Agressiva

A periodontite agressiva pode se apresentar na forma localizada ou generalizada.[26] Duas características comuns são (1) a rápida perda de inserção e destruição óssea em um paciente clinicamente saudável e (2) uma agregação familiar. Esses pacientes costumam apresentar depósitos microbianos limitados que parecem inconsistentes com a gravidade da destruição tecidual. No entanto, os depósitos que estão presentes costumam ter níveis elevados de *Aggregatibacter actinomycetemcomitans* ou *Porphyromonas gingivalis*. Além disso, também podem apresentar anomalias fagocíticas e um fenótipo monócito/macrófago hiper-responsivo. Essas características clínicas, microbiológicas e imunológicas sugerem que os pacientes diagnosticados com periodontite agressiva têm um prognóstico desfavorável.

O cirurgião-dentista, no entanto, deve considerar características específicas adicionais da forma localizada da doença quando determinar o prognóstico (Figura 35.5). A periodontite agressiva localizada ocorre normalmente na puberdade e é encontrada nos primeiros molares e incisivos. O paciente frequentemente exibe uma forte resposta de anticorpos séricos aos agentes infecciosos, o que pode contribuir para a localização das lesões (Capítulo 28). Quando diagnosticados precocemente, esses casos podem ser tratados de maneira conservadora com instruções sobre higiene oral e terapia antibiótica sistêmica,[42] resultando em um prognóstico favorável. Quando ocorre a doença mais avançada, o prognóstico ainda pode ser favorável se as lesões forem tratadas com desbridamento, antibióticos locais e sistêmicos e terapia regenerativa.[30,52]

Por outro lado, embora os pacientes com periodontite agressiva generalizada também sejam jovens (normalmente com menos de 30 anos de idade), eles apresentam perda de inserção interproximal generalizada e resposta de anticorpo deficiente aos agentes infecciosos. Os fatores contribuintes secundários, como o tabagismo, também estão frequentemente presentes. Tais fatores, associados a alterações na defesa do hospedeiro observadas em muitos desses pacientes, podem resultar em um caso que não responde bem à terapia periodontal convencional (raspagem com alisamento radicular, instruções de higiene oral e intervenção cirúrgica). Portanto, esses pacientes costumam apresentar prognóstico duvidoso ou desfavorável, e o uso de antibióticos sistêmicos deve ser considerado para ajudar a controlar a doença (Capítulo 52).

Periodontite como Manifestação de Doenças Sistêmicas

A periodontite como manifestação de doenças sistêmicas pode ser dividida nas duas categorias a seguir:[22,28]

1. Periodontite associada a distúrbios hematológicos como leucemia e neutropenias adquiridas.
2. Periodontite associada a distúrbios genéticos, tais como neutropenia familiar ou cíclica, síndrome de Down, síndrome de Papillon-Lefèvre e hipofosfatasia.

Embora o fator etiológico primário nas doenças periodontais seja a placa bacteriana, as condições sistêmicas que alteram a capacidade do hospedeiro para responder ao desafio microbiano apresentado podem afetar a progressão da doença e, portanto, o prognóstico do caso. Por exemplo, quantidades menores de neutrófilos circulantes (como na neutropenia adquirida) podem contribuir para a destruição ampla do periodonto. A menos que a neutropenia possa ser corrigida, esses pacientes apresentam um prognóstico razoável ou ruim. De modo similar, os distúrbios genéticos que alteram o modo como o hospedeiro responde à placa bacteriana (como na síndrome de deficiência de adesão leucocitária [LAD]) também podem contribuir para o desenvolvimento da periodontite. Como esses distúrbios geralmente se manifestam no início da vida, o impacto no periodonto pode ser clinicamente semelhante ao da periodontite agressiva generalizada. O prognóstico nesses casos será duvidoso ou desfavorável.

Outros distúrbios genéticos não afetam a capacidade do hospedeiro para combater infecções, mas ainda comprometem o desenvolvimento da periodontite. Entre os exemplos temos (1) hipofosfatasia, na qual os pacientes têm níveis reduzidos de fosfatase alcalina circulante, perda óssea alveolar grave e perda prematura dos dentes decíduos e permanentes, e (2) síndrome de Ehlers-Danlos, um distúrbio do tecido conjuntivo no qual os pacientes podem apresentar características clínicas de periodontite agressiva. Nos dois exemplos o prognóstico é duvidoso ou desfavorável.

Doença Periodontal Necrosante

A doença periodontal necrosante pode ser dividida em condições necróticas que afetam exclusivamente os tecidos gengivais (gengivite ulcerativa necrosante [GUN]) e aquelas que afetam tecidos mais profundos do periodonto, resultando na perda de inserção do tecido conjuntivo e de osso alveolar (periodontite ulcerativa necrosante [PUN]).[41,46] Na GUN, o fator predisponente primário é a placa bacteriana. Contudo, essa doença normalmente é complicada pela presença de fatores secundários como estresse psicológico agudo, tabagismo e desnutrição, todos eles podendo contribuir para a imunossupressão. A superposição desses fatores secundários em uma gengivite preexistente pode, portanto, resultar em lesões necróticas dolorosas, características da GUN. Com o controle tanto da placa bacteriana quanto dos fatores secundários, o prognóstico para um paciente com GUN é favorável, porém a destruição tecidual nesses casos não é reversível e o controle deficiente dos fatores secundários pode tornar esses pacientes suscetíveis à recorrência da doença. Com a repetição dos episódios de GUN, o prognóstico pode agravar para duvidoso.

A apresentação clínica da PUN é similar à da GUN, exceto em que a necrose se estende da gengiva para o ligamento periodontal e o osso alveolar. Nos pacientes sistemicamente saudáveis, essa progressão pode ter sido resultado de vários episódios de GUN, ou a doença necrosante pode ocorrer em um local previamente afetado com periodontite. Nesses pacientes, o prognóstico depende de eliminar o biofilme e os fatores secundários associados à GUN. No entanto, muitos pacientes que apresentam PUN estão imunocomprometidos por condições sistêmicas, como a infecção pelo vírus da imunodeficiência humana (HIV). Nesses pacientes, o prognóstico depende não só da redução dos fatores locais e secundários, mas também de lidar com o problema sistêmico (Capítulo 43).

Determinação e Reavaliação do Prognóstico

A determinação do prognóstico de um ou mais dentes exige avaliação cuidadosa e meticulosa da presença da doença e sua gravidade e extensão. Um prognóstico preciso não pode ser feito sem um diagnóstico preciso. Uma vez que a doença tenha sido diagnosticada de maneira adequada e precisa, a determinação do prognóstico ainda pode ser difícil, sobretudo para os dentes com doença. Muitos fatores podem influenciar a progressão da doença e a resposta à terapia, e a influência específica de qualquer fator é desconhecida e provavelmente diferente entre os pacientes. Além disso, cada paciente pode responder de modo diferente nos diversos momentos. Além disso, o resultado da terapia depende significativamente do tratamento a ser realizado, da qualidade do tratamento, das habilidades e do conhecimento do cirurgião-dentista responsável, e do cuidado domiciliar do paciente. Por essas razões, a determinação de um prognóstico preciso pode ser desafiadora.

O prognóstico dos dentes com o mínimo de doença é favorável e, de longe, o mais fácil a ser atribuído com precisão. À medida que a doença se desenvolve e a gravidade aumenta, o prognóstico se torna progressivamente mais difícil de ser atribuído de maneira correta e precisa, sobretudo para os dentes com doença moderada a avançada que têm um prognóstico duvidoso ou desfavorável. Quando a doença progride para um ponto em que os dentes não são mais funcionais ou tratáveis, o prognóstico é novamente fácil de ser determinado. Esses dentes recebem um prognóstico irremediável e o tratamento é a extração. No entanto, a capacidade de tratamento de um dente pode ser facilmente distorcida pelas habilidades e perícia, ou a falta delas, do cirurgião-dentista responsável. É, portanto, mais fácil que um cirurgião-dentista faça um diagnóstico, determine um prognóstico e crie um plano de tratamento que se alinhe à sua experiência. Por exemplo, um protesista pode atribuir aos incisivos inferiores com perda de inserção moderada e mobilidade nº 2 um prognóstico irremediável e desenvolver um plano de tratamento que envolva substituição desses dentes com uma dentadura parcial ou implante dentário. No entanto, com o tratamento periodontal adequado e o controle eficaz do biofilme do paciente, a saúde e a função desses dentes inferiores anteriores podem ser restauradas e mantidas por muitos anos.

Nem sempre é possível determinar com precisão o prognóstico antes de iniciar o tratamento periodontal. Durante o exame periodontal, em decorrência da ausência de anestesia, pode não ser possível fazer a sondagem precisa e cuidadosa de um dente para determinar a verdadeira extensão da perda óssea e da gravidade da doença. Durante a raspagem e o alisamento radicular com anestesia, é possível chegar à profundidade da bolsa periodontal. Contudo, a anatomia do defeito ósseo pode não ser determinada até que o retalho periodontal tenha sido elevado e todo o tecido de granulação removido. Desse modo, o prognóstico pode mudar à medida que informações diagnósticas mais específicas são descobertas.

O prognóstico também pode mudar e melhorar com o tratamento periodontal ou a progressão da doença. Durante a terapia, a motivação e o comprometimento do paciente, reconhecidos como fundamentais em toda terapia periodontal, também podem ser determinados, bem como a resposta do hospedeiro e a capacidade de cicatrização do paciente. Claramente, a melhora da resposta do hospedeiro ao desafio do biofilme microbiano influenciará de modo significativo e positivo o prognóstico periodontal. Do mesmo modo, uma *incapacidade* para melhorar a resposta do hospedeiro influenciará negativamente o prognóstico. No entanto, qualquer um dos resultados permitirá que o cirurgião-dentista determine um prognóstico mais preciso.

Uma redução evidente na profundidade de sondagem e na inflamação após a terapia indica uma resposta favorável ao tratamento e pode sugerir um prognóstico melhor do que o suposto anteriormente (Figura 35.11). Se as alterações inflamatórias presentes não puderem ser controladas ou reduzidas pela terapia, o prognóstico geral pode ser desfavorável. Nesses pacientes, o prognóstico pode estar relacionado diretamente à gravidade da inflamação. Dados dois pacientes com destruição óssea comparável, o prognóstico pode ser melhor para o paciente com o maior grau de inflamação, visto que um componente maior da destruição óssea do paciente pode ser atribuível a fatores etiológicos locais. Além disso, a terapia permite que o cirurgião-dentista tenha uma oportunidade para trabalhar com o paciente e com seu médico para controlar os fatores sistêmicos e ambientais, como o diabetes e o tabagismo, o que pode ter efeito positivo no prognóstico, caso sejam controlados de modo eficaz.

A progressão da periodontite ocorre geralmente de maneira episódica, com períodos alternados de quiescência e estágios destrutivos curtos (Capítulo 23). Não existem métodos disponíveis no momento para determinar com precisão se uma determinada lesão está em um estágio de remissão ou exacerbação. As lesões avançadas, se ativas, podem evoluir rapidamente para um estágio irremediável, enquanto lesões similares em um estágio quiescente podem ser mantidas por longos períodos. As lesões estáveis em um paciente em manutenção periodontal também podem sofrer um colapso e avançar em decorrência das mudanças no controle do biofilme, nível de estresse ou saúde sistêmica. Por esses motivos, o prognóstico juntamente com o diagnóstico deve ser cuidadosamente avaliado e reanalisado durante a progressão do tratamento e ao longo da terapia de manutenção de suporte.

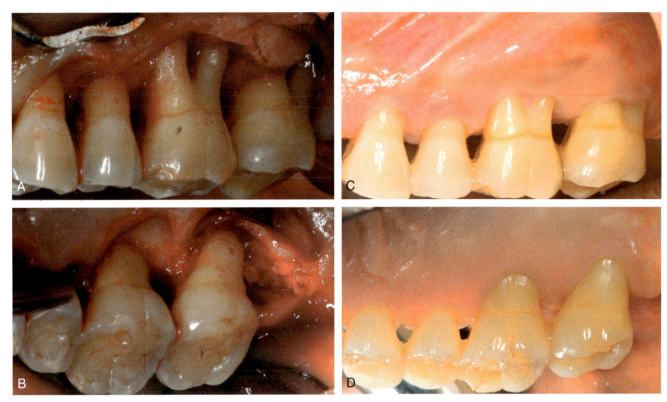

Figura 35.11 Mudanças no prognóstico com o tratamento. O primeiro e o segundo molares superiores esquerdos receberam inicialmente um prognóstico desfavorável em função da perda óssea avançada e lesão profunda de furca grau II (A, B). O cirurgião-dentista planejou a extração de ambos os dentes. No entanto, ambos eram vitais, estáveis e não precisavam de nenhum tratamento restaurador, e o paciente quis mantê-los e estava disposto a controlar o biofilme com eficácia. Ambos os dentes foram tratados com cirurgia periodontal. Após 5 anos, eles permaneceram saudáveis e funcionais, e o prognóstico melhorou para favorável (C, D). *(Copyright Jonathan H. Do, DDS. Todos os direitos reservados.)*

QUADRO DE APRENDIZAGEM 35.6

Em função da natureza dinâmica dos pacientes e da doença periodontal, o prognóstico deve ser reavaliado durante todas as fases do tratamento.

Conclusão

O prognóstico periodontal desempenha papel crucial na terapia, visto que as decisões do tratamento são tomadas com base no prognóstico e para melhorar o prognóstico. Os dentes com um diagnóstico irremediável são extraídos, ao passo que os dentes com prognósticos mais favoráveis são tratados, com a intenção de restaurar a saúde e a estabilidade e, consequentemente, melhorar o prognóstico. Um prognóstico irremediável é, talvez, o mais fácil de ser atribuído, pois os dentes irremediáveis normalmente têm doença evidente e grave. O prognóstico irremediável talvez também seja o mais fácil de ser atribuído erroneamente, em função de viés clínico ou falta de treinamento e experiência. Portanto, o prognóstico irremediável deve ser atribuído com cautela, visto que as consequências são irreversíveis.

Também deve ser reconhecido que pacientes e doenças são dinâmicos. Como tal, um prognóstico irá mudar e deve ser reavaliado ao longo do tempo.

QUADRO DE APRENDIZAGEM 35.7

Exame → Diagnóstico → Prognóstico ↔ Tratamento
- O diagnóstico requer exame minucioso e cuidadoso.
- O prognóstico tem como base o diagnóstico preciso.
- As decisões de tratamento têm como base o prognóstico.
- As decisões de tratamento são tomadas para melhorar o prognóstico.
- O diagnóstico e o prognóstico irão mudar com o tratamento.

Referências Bibliográficas

 As referências bibliográficas deste capítulo estão disponibilizadas em https://www.grupogen.com.br.

CAPÍTULO 36

Plano de Tratamento

Jonathan H. Do | Henry H. Takei | Fermin A. Carranza

SUMÁRIO DO CAPÍTULO

Plano Geral de Tratamento, 427
Sequência de Procedimentos Terapêuticos, 427
Explicação do Plano de Tratamento para o Paciente, 427
Conclusão, 430

Após o diagnóstico e o prognóstico terem sido estabelecidos, o tratamento é planejado. O plano de tratamento deve compreender objetivos a curto, médio e longo prazo.

Os *objetivos a curto prazo* são a eliminação de todos os processos infecciosos e inflamatórios que causam a doença periodontal, além de outros problemas bucais que podem prejudicar a saúde do paciente. Basicamente, os objetivos imediatos permitem que a cavidade oral retorne ao estado considerado saudável. Isso pode requerer a orientação do paciente sobre as doenças orais infecciosas e a prevenção de doenças, procedimentos periodontais, endodônticos, controle de cáries, cirurgia oral e tratamento de patologias das membranas mucosas orais. Pode ser necessário encaminhar o paciente a outras especialidades odontológicas e médicas.

Do ponto de vista periodontal, os objetivos imediatos são importantes, uma vez que consistem na eliminação da inflamação gengival e na correção de condições que as causam e as perpetuam. Isso inclui a eliminação de depósitos na superfície radicular, a redução de bolsas e o estabelecimento de um bom contorno gengival e relações mucogengivais que levem à boa saúde periodontal. Pode ser necessário realizar extrações de dentes irremediáveis, restaurações de regiões cariadas e correção de restaurações ruins existentes.

O *objetivo a médio prazo* é a reconstrução de uma dentição saudável que, além de preencher todas as exigências estéticas e funcionais, deve durar muitos anos. A restauração da saúde, da funcionalidade, da estética e da longevidade envolve considerações endodônticas, ortodônticas, periodontais e protéticas, assim como a idade, o estado de saúde e o desejo do paciente. O impacto financeiro da restauração da saúde, funcionalidade, estética e longevidade da dentição exige consideração e compreensão cuidadosas do paciente. Os objetivos a médio prazo podem ser atingidos rapidamente ou exigir tratamentos que durem meses, ou até mesmo anos, dependendo da complexidade do caso, da terapia envolvida e das condições financeiras do paciente.

Os objetivos *a longo prazo* são a manutenção da saúde por meio da prevenção e da terapia profissional de suporte. Os objetivos a longo prazo são definidos e tanto o paciente quanto o cirurgião-dentista trabalham para alcançá-los desde a primeira consulta. Assim que a doença ativa for controlada, todos os processos infecciosos e inflamatórios forem eliminados e a saúde for mantida, essa condição saudável deve permanecer por toda a vida do paciente. A manutenção da saúde exige que o paciente seja orientado sobre a prevenção de doenças e a higiene bucal no início do tratamento, cuidado domiciliar diário meticuloso pelo paciente e adesão do paciente às consultas de manutenção.

QUADRO DE APRENDIZAGEM 36.1

A manutenção da saúde depende da prevenção de doenças, do cuidado domiciliar diário meticuloso pelo paciente e da adesão do paciente às consultas de manutenção em intervalos regulares.

O plano de tratamento é um projeto para o tratamento do caso. Ele inclui todos os procedimentos necessários para o estabelecimento e a manutenção da saúde bucal, envolvendo as seguintes decisões:

- Tratamento de emergência (dor, infecções agudas)
- Remoção de dentes não funcionais ou doentes e, possivelmente, extração estratégica de dentes saudáveis para facilitar a reabilitação do paciente
- Tratamento de doenças periodontais (cirúrgico ou não cirúrgico, regenerativo ou ressectivo)
- Terapia endodôntica (necessária e intencional)
- Remoção de cáries e colocação de restaurações temporárias e definitivas
- Correção oclusal e terapia ortodôntica
- Substituição de dentes ausentes com próteses dentárias removíveis ou fixas ou implantes dentários
- Demanda estética
- Sequência da terapia

As decisões do tratamento são tomadas tendo em mente o diagnóstico e o prognóstico dos dentes individuais e da dentição em geral. O prognóstico costuma ser estabelecido com base no diagnóstico. As decisões de tratamento são tomadas a partir do prognóstico e com o intuito de melhorá-lo. Desse modo, *o diagnóstico e o prognóstico irão mudar com o tratamento*.

Desdobramentos imprevisíveis durante o tratamento podem indicar a necessidade de modificações do plano de tratamento inicial. Entretanto, exceto para emergências, nenhuma terapia deve ser iniciada até que um plano de tratamento tenha sido estabelecido.

QUADRO DE APRENDIZAGEM 36.2

O prognóstico é estabelecido com base no diagnóstico. As decisões de tratamento são tomadas a partir do prognóstico e com o intuito de melhorá-lo. O diagnóstico e o prognóstico irão mudar com o tratamento.

Plano Geral de Tratamento

O objetivo do plano de tratamento é a realização do tratamento em sua totalidade — ou seja, coordenar todos os objetivos a curto, médio e longo prazo com o propósito de criar uma dentição com funcionamento adequado em um ambiente periodontal saudável. O tratamento periodontal envolve diferentes áreas de objetivos terapêuticos de acordo com as necessidades de cada paciente. Baseia-se em diagnóstico, prognóstico, gravidade da doença, fatores de risco e outros fatores destacados nos capítulos anteriores.

Extração ou Preservação de um Dente

O tratamento periodontal requer um planejamento de longa extensão. Seu valor para o paciente é mensurado em anos de uma dentição completamente funcional e saudável e não pelo número de dentes mantidos durante o tratamento. O tratamento é dirigido para estabelecer e manter a saúde do periodonto em toda a cavidade bucal em vez de tentar realizar esforços extremos em prol de "firmar dentes com mobilidade".

A reabilitação com implantes de dentes ausentes tornou-se uma modalidade de tratamento previsível. Portanto, tentativas de salvar dentes problemáticos podem prejudicar os dentes adjacentes e levar à perda do osso necessário para a instalação do implante. Os dentes cujo prognóstico é irremediável não contribuem para uma dentição completamente funcional. Tais dentes tornam-se fontes de problemas recorrentes para o paciente e reduzem o sucesso total do tratamento realizado para estabelecimento da saúde periodontal no restante da cavidade oral.

Remoção, preservação ou manutenção temporária (interim) de um ou mais dentes consistem em uma parte muito importante do plano geral de tratamento. Um dente deve ser extraído sob as seguintes condições:
- Apresenta mobilidade acentuada, provocando dor durante a função.
- Pode causar abscessos agudos durante a terapia.
- Não apresenta utilidade no plano geral de tratamento.

Em alguns casos, um dente pode ser mantido temporariamente, postergando a decisão de sua extração para após a conclusão do tratamento. Um dente nessa categoria pode ser mantido nas seguintes condições:
- Ele mantém os contatos posteriores; o dente pode ser removido após o tratamento quando é possível substituí-lo por implante ou outro tipo de prótese
- Ele mantém os contatos posteriores e pode manter-se funcional após a instalação de um implante em áreas adjacentes. Quando a prótese é instalada sobre o implante, esse dente pode ser extraído
- Em uma região estética anterior, um dente pode ser mantido durante a terapia periodontal e removido quando o tratamento for concluído e um procedimento restaurador puder ser realizado. A manutenção desse dente não deve prejudicar os dentes adjacentes. Esse método evita a necessidade de prótese temporária durante o tratamento
- A extração de dentes irremediáveis também pode ser realizada durante cirurgia periodontal de dentes adjacentes. Esse tratamento reduz o número de consultas necessárias para cirurgias na mesma área.

Na elaboração do plano de tratamento, além da função adequada dos dentes, as considerações estéticas desempenham um importante papel. Cada paciente apresenta valores estéticos próprios, de acordo com idade, sexo, profissão e condição social. O profissional deve avaliar de maneira cuidadosa e considerar o resultado estético final do tratamento que será aceito pelo paciente sem qualquer prejuízo das necessidades básicas para alcançar saúde.

Com a previsibilidade do tratamento com implantes, dentes problemáticos devem ser cuidadosamente avaliados no que se refere à sua remoção e substituição por um implante, o que pode ser uma opção melhor e mais satisfatória de tratamento.

Em casos complexos, antes de finalizar o plano de tratamento, é necessária uma consulta interdisciplinar com especialistas de outras áreas. As opiniões de ortodontistas e protesistas são especialmente importantes para a decisão final nesses pacientes.

A avaliação e a terapia oclusal podem ser necessárias durante o tratamento, que pode requerer planejamento do próprio ajuste oclusal (Capítulo 55), ortodontia (Capítulo 56) e esplintagem. As correções do bruxismo e de outros hábitos oclusais também podem se exigidas.

As *condições sistêmicas* precisam ser cuidadosamente avaliadas porque podem requerer precauções especiais durante o curso do tratamento periodontal. A resposta tecidual aos procedimentos do tratamento corre o risco de ser afetada ou, ainda, a preservação da saúde periodontal pode vir a ser ameaçada após o tratamento ser finalizado. O médico do paciente deve ser consultado com frequência quando o paciente apresentar problemas sistêmicos que possam interferir no tratamento periodontal.

A *terapia periodontal de suporte* também é de essencial importância para a manutenção do caso. Tais cuidados incluem todos os procedimentos para a manutenção da saúde periodontal após esta ser alcançada. Consiste na instrução da higiene bucal e em consultas de manutenção em intervalos regulares, de acordo com as necessidades do paciente.

Sequência da Terapia

A sequência do tratamento periodontal é apresentada no Quadro 36.1, e uma árvore de decisões do tratamento periodontal não cirúrgico é apresentada na Figura 36.1. A terapia periodontal é uma parte inseparável da terapia odontológica e todos os tratamentos devem ser muito bem coordenados.

Embora as fases do tratamento sejam numeradas, a sequência recomendada não acompanha a numeração (Figura 36.2). A fase I, ou *fase não cirúrgica*, é dirigida para a eliminação dos fatores etiológicos das doenças dentais, gengivais e periodontais. Quando realizada com sucesso, essa fase interrompe a progressão da doença periodontal e dentária.

Imediatamente após finalizar a fase I da terapia, o paciente deve ser incluído na *fase de manutenção* (fase IV) para preservar os resultados obtidos e prevenir qualquer piora adicional e recorrência da doença. Durante a fase de manutenção, com sua avaliação periódica, o paciente entra na *fase cirúrgica* (fase II) e na *fase restauradora* (fase III) do tratamento (Figura 36.3). Essas fases incluem a cirurgia periodontal para tratar e melhorar as condições do periodonto e tecidos adjacentes. Isso pode compreender regeneração da gengiva e do osso no que se refere à estética e à função, colocação de implantes e tratamento restaurador.

> **QUADRO DE APRENDIZAGEM 36.3**
>
> Imediatamente após finalizar a fase I da terapia, o paciente deve ser incluído na fase de manutenção.

Explicação do Plano de Tratamento para o Paciente

A discussão a seguir inclui as sugestões de como explicar o plano de tratamento ao paciente.

Seja objetivo. Fale para o paciente: "Você tem gengivite" ou "Você tem periodontite", e então explique exatamente o que é essa condição.

Evite afirmações vagas. Não use frases como: "Você possui problemas em suas gengivas" ou "Algo deveria ser feito com relação às suas gengivas". O paciente pode não entender o significado de tais frases e desconsiderá-las.

Quadro 36.1 Sequência do Tratamento Periodontal.

Avaliação Periodontal
Exame periodontal abrangente
Diagnóstico e prognóstico
Orientação do paciente
- Achados clínicos e estado da doença
- Patogênese e prevenção da doença
- Instrução personalizada sobre a higiene oral

Redução dos fatores de risco sistêmicos e ambientais
- Consulta médica
- Cessação do tabagismo

Plano de tratamento periodontal
- Avaliação da higiene bucal e orientação
- Terapia não cirúrgica
- Reavaliação periodontal
- Manutenção periodontal de suporte

Terapia Não Cirúrgica
Avaliação da higiene bucal e orientação*
Controle da infecção
- Terapia periodontal não cirúrgica
  - Raspagem e alisamento radicular supragengival e subgengival
- Extração de dentes com prognóstico irremediável

Redução dos fatores de risco locais
- Remoção ou remodelamento do excesso de material restaurador e de contorno
- Restauração de lesões cariosas
- Restauração de contatos abertos

Reavaliação Periodontal
Questionar sobre novas preocupações ou problemas
Questionar sobre mudanças no estado médico e na saúde bucal do paciente
Avaliação da higiene bucal e orientação*
Exame periodontal abrangente
Avaliação do resultado da terapia não cirúrgica
Determinação da terapia não cirúrgica e adjunta adicional necessária

Terapia Cirúrgica
Terapia adjunta a não cirúrgica
Deve ocorrer apenas quando o paciente demonstrar controle adequado do biofilme
Objetivos:
- Primário: acesso para a instrumentação radicular
- Secundário: redução de bolsa por meio de ressecção do tecido mole, ressecção óssea ou regeneração periodontal

Cirurgia periodontal de acesso
- Ressectiva
- Regenerativa

Extração de dentes com prognóstico irremediável
Cirurgia plástica periodontal
- Cirurgia mucogengival
- Aumento de coroa (estético)

Cirurgia pré-prostética
- Aumento de coroa (protético)
- Preparação do local do implante e colocação do implante

Terapia Periodontal de Manutenção
Questionar sobre novas preocupações ou problemas
Questionar sobre mudanças no estado médico e na saúde bucal do paciente
Avaliação da higiene bucal e orientação*
Exame periodontal abrangente
Cuidado profissional de manutenção
- Remoção de cálculo supragengival e subgengival
- Raspagem e alisamento radicular seletivo

Avaliação do intervalo de manutenção e planejamento para a próxima consulta

*A higiene bucal do paciente é fundamental para o resultado do tratamento geral a curto e a longo prazo. Portanto, a higiene bucal deve ser avaliada e reforçada repetidamente.

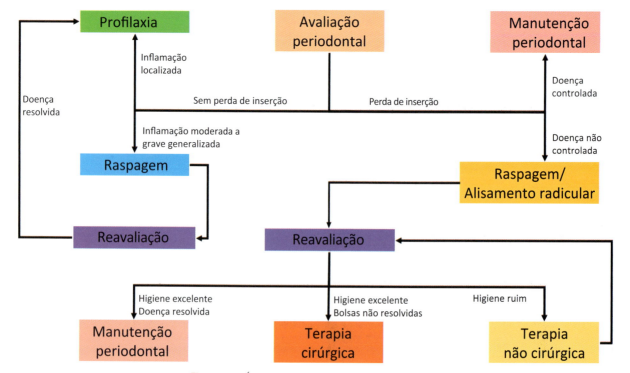

Figura 36.1 Árvore de decisões do tratamento periodontal.

Realize suas colocações de forma positiva. Fale sobre os dentes que podem ser mantidos e que eles devem estar cientes da necessidade de um tratamento a longo prazo. Não inicie suas explicações com a seguinte frase: "Os seguintes dentes necessitam ser extraídos". Isso cria uma impressão negativa, que leva o paciente a uma atitude errônea de desmotivação quanto aos cuidados com a cavidade oral. Deixe claro que será feito o máximo de esforço para manter o maior número de dentes possível, mas não se delongue com relação aos dentes a serem perdidos. Enfatize que um importante objetivo do tratamento é prevenir que outros dentes sejam afetados de forma severa pela doença a ponto de ser necessário extraí-los da mesma forma.

Apresente o plano de tratamento completo como uma unidade. Evite criar a impressão de que o tratamento consiste em procedimentos isolados, de modo que o paciente acredite que possa selecionar alguns deles. Deixe claro que as restaurações dos dentes e a reabilitação protética contribuem para a saúde gengival tanto quanto a eliminação da inflamação e das bolsas periodontais. Não diga que "uma vez tratando as gengivas, serão necessárias restaurações posteriores", como se não fossem tratamentos relacionados.

Os pacientes, frequentemente, buscam orientações com o dentista sobre as seguintes questões:
- "Vale a pena tratar meus dentes?"
- "Você os trataria se tivesse o meu problema?"
- "Por que eu não posso continuar com os dentes assim até que eles realmente me incomodem e, então, eu extraia todos eles?"

Explique ao paciente que "não fazer nada" ou manter dentes com indicação para extração o máximo possível não é indicado pelas seguintes razões:

1. A doença periodontal é uma infecção microbiana e as pesquisas demonstram claramente que é um importante fator de risco para doenças graves como: acidente vascular encefálico, doença cardiovascular, doença pulmonar e diabetes, além de representar um risco para o nascimento de bebês prematuros de baixo peso em mulheres em idade fértil. O tratamento periodontal elimina uma série de riscos potenciais de doença sistêmica que, em alguns casos, são tão danosos quanto fumar.
2. Não é indicado realizar restaurações ou pontes fixas sobre dentes com doença periodontal não tratada porque a utilidade da restauração poderia ser limitada por uma condição incerta das estruturas de suporte.
3. O insucesso em eliminar a doença periodontal não resulta apenas na perda de dentes já gravemente comprometidos, mas também diminui o período de manutenção dos outros dentes. Com o tratamento adequado, esses dentes podem servir como base para uma dentição saudável e funcional.

Portanto, o dentista deve deixar claro para o paciente que, se a condição periodontal for tratável, melhores resultados serão obtidos quando o tratamento for imediato. Se a condição não for tratável, os dentes devem ser extraídos.

É responsabilidade do dentista a orientação ao paciente sobre a importância do tratamento periodontal. Entretanto, para o tratamento ser bem-sucedido, o paciente precisa estar suficientemente motivado em manter seus dentes naturais, por meio da realização de adequada higiene oral. Pacientes que, particularmente, não se incomodam com a possibilidade de perder seus dentes não são, em geral, bons candidatos para o tratamento periodontal.

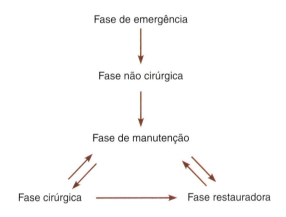

Figura 36.2 Sequência ideal da terapia.

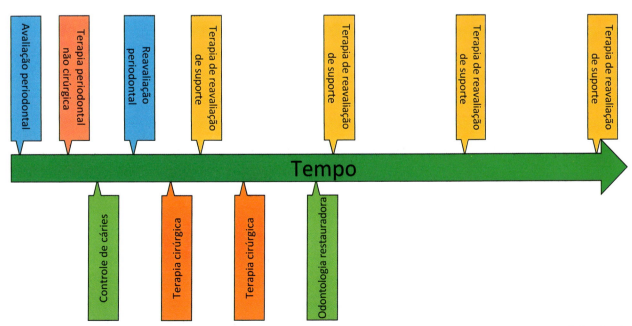

Figura 36.3 Exemplo de linha do tempo do tratamento. Após a terapia periodontal não cirúrgica, o paciente é colocado em manutenção periodontal em intervalos regulares. Os tratamentos cirúrgicos e restauradores são agendados entre as consultas de reavaliação periodontal.

Conclusão

O objetivo definitivo para todos pacientes é deixar sua cavidade bucal em uma condição saudável e mantê-la assim por muito tempo. Isso começa com a orientação do paciente sobre os problemas em sua cavidade bucal e as etiologias, o tratamento e a prevenção desses problemas. Um plano de tratamento formulado de maneira adequada é fundamental para alcançar esse objetivo. Um plano de tratamento é um plano para a terapia formulado apenas após a realização de um exame minucioso, determinação do diagnóstico e prognóstico e após as necessidades e desejos do paciente terem sido levados em consideração. Deve-se reconhecer que, como o diagnóstico e o prognóstico irão mudar com o tratamento, as necessidades terapêuticas também podem sofrer mudanças. Desse modo, um plano de tratamento deve ser alterado de acordo.

QUADRO DE APRENDIZAGEM 36.4

Exame → Diagnóstico → Prognóstico ↔ Tratamento

- O diagnóstico requer exame minucioso e cuidadoso.
- O prognóstico tem como base o diagnóstico preciso.
- As decisões de tratamento têm como base o prognóstico.
- As decisões de tratamento são tomadas para melhorar o prognóstico.
- O diagnóstico e o prognóstico irão mudar com o tratamento.

CAPÍTULO 37

Prontuários Odontológicos Eletrônicos e Sistemas de Apoio a Decisões

Thankam P. Thyvalikakath | Corey Stein | Titus Schleyer

SUMÁRIO DO CAPÍTULO

Funcionalidades e
  Componentes Disponíveis em
  Prontuários Odontológicos
  Eletrônicos, 431

Uso de Prontuários
  Odontológicos Eletrônicos
  na Prática
  Odontológica, 431

Futuro dos Prontuários
  Odontológicos Eletrônicos
  e Sistemas de Apoio a Decisões
  em Odontologia, 435

As práticas odontológicas utilizam prontuários odontológicos eletrônicos (POEs) nos cuidados a pacientes em um grau significativo e rapidamente ascendente.[14] Inicialmente, os computadores automatizavam principalmente funções administrativas e financeiras, mas eles passaram a apoiar a crescente documentação clínica de pacientes, radiografias digitais, fotografias intraorais e a avaliação do risco de doenças bucais. Essa mudança no uso de POEs está gerando grande quantidade de dados de pacientes, o que pode oferecer benefícios significativos para cirurgiões-dentistas e pesquisadores. Até o momento, os cirurgiões-dentistas têm tido a possibilidade de rastrear apenas desfechos individuais de pacientes por meio de prontuários em papel e, em geral, gastam um tempo considerável para transcrever essa informação para formulários eletrônicos para analisar os dados.

A digitalização de dados dos pacientes cria oportunidades para dissecar e analisar informações de uma maneira que não era possível anteriormente. Os cirurgiões-dentistas podem controlar o progresso do tratamento de seus pacientes e os riscos de várias doenças em nível individual, em grupo e de forma prática. A análise de dados eletrônicos pode gerar um novo conhecimento em tempo real. Neste capítulo, serão discutidas as funções atuais disponíveis de POEs; o uso de POE na prática odontológica nos Estados Unidos, na Europa e em outros lugares ao redor do mundo; POEs frequentemente utilizados nos Estados Unidos e na Europa; e as vantagens e desvantagens do uso de POEs na prática clínica. Finalmente, o capítulo explora os sistemas de apoio à decisão disponíveis em odontologia, com foco específico em doença periodontal, e conclui com uma discussão sobre o futuro dos POEs.

Funcionalidades e Componentes Disponíveis em Prontuários Odontológicos Eletrônicos

Um POE tipicamente inclui componentes como cadastro do paciente, histórico médico e odontológico, exames extraorais e intraorais, exames de tecidos duros e moles, plano de tratamento, educação do paciente, documentação da consulta, imagens e agendamento. Esta seção revisa exemplos selecionados dessas funções.

Cadastro do Paciente

Os dados capturados no cadastro do paciente incluem nome do paciente, sexo, data de nascimento, números de identificação (como seguro social e carteira de motorista), endereço e informações para contato. Geralmente, escritórios com mais de um clínico designam um provedor. Isso facilita listar todos os pacientes para um determinado provedor.

O cadastro também inclui um campo reservado, porém importante, que é o número do arquivo que o paciente é designado automaticamente assim que o prontuário é salvo. Esse número de arquivo é o identificador que conecta todas as partes do prontuário eletrônico de um determinado paciente; é um identificador interno único com o qual toda a informação do paciente é "certificada".

Outra característica de um POE é que a maioria das informações na tela de registro é armazenada em campos separados, chamados "dados estruturados". Campos de dados estruturados podem ser resumidos e analisados separadamente ou em combinação, possibilitando algumas das poderosas funções de relato e análise encontradas nos POEs.

Periograma

A amostra de periograma na Figura 37.1 apresenta não apenas a profundidade de sondagem e perda clínica de inserção, mas também uma representação gráfica das mudanças periodontais ao longo do tempo. Essa representação é difícil de se conseguir quando se utiliza periograma na forma de papel.

Uso de Prontuários Odontológicos Eletrônicos na Prática Odontológica

O uso de POEs na prática odontológica tem aumentado significativamente desde o final dos anos 1990 no mundo inteiro, especialmente nos Estados Unidos.[13,26] Anteriormente, consultórios odontológicos usavam sistemas computadorizados principalmente para funções administrativas, como contabilidade e cobrança (94%), processamento de seguro (90,9%) e agendamento de pacientes (83%).[6] Nessa época, apenas 37% dos consultórios odontológicos relataram usar um computador para manter prontuários dos pacientes. Estudos sobre o uso de POE feitos na Inglaterra e na Suécia relataram números semelhantes.[28,26,19]

Estudos mais recentes apontaram para um aumento marcante no uso de POEs para documentação clínica.[14,13,6] Em 2010, consultórios odontológicos nos Estados Unidos usaram POEs para adquirir e armazenar radiografias (68%), fotos e vídeos intraorais (67%), formulários de exames (54%), notas de progresso (54%) e odontograma (50%).[6]

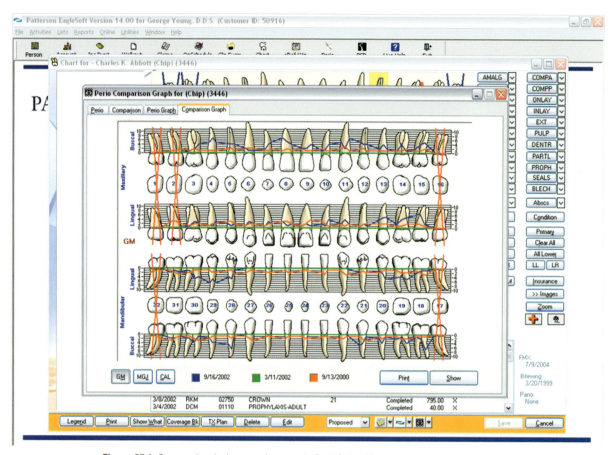

Figura 37.1 Captura de tela de um periograma da EagleSoft®. *(Cortesia da Patterson Technology.)*

A maior parte das clínicas manteve um sistema híbrido de prontuários de pacientes com informações distribuídas entre papel e POE. Em comparação ao percentual de 2% observado em 2006, cerca de 15% dos consultórios mantinham prontuários completamente eletrônicos em 2012.[1]

As Figuras 37.2, 37.3 e 37.4 ilustram como a informação clínica é armazenada em consultórios individuais e de clínicas nos Estados Unidos, assim como em clínicas odontológicas na Escandinávia.[14]

Esses números mostram claramente que a quantidade de clínicas odontológicas que armazenam informação clínica em computadores é maior na Escandinávia do que nos Estados Unidos. Enquanto isso, praticamente todas as faculdades de odontologia nos Estados Unidos e da Europa usam (de maneira sobretudo comercial) sistemas de POE em alguma capacidade.[15,7] No entanto, poucos estudos existem sobre como esses sistemas são usados em ambientes acadêmicos.

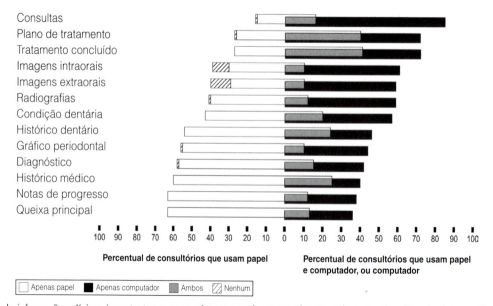

Figura 37.2 Tipos de informações clínicas importantes armazenadas em papel, computador, ou ambos, por cirurgiões-dentistas particulares dos Estados Unidos. *(Reimpresso com permissão de Schleyer T, Song M, Gilbert G, et al: Electronic dental record use and clinical information management patterns among practitioner-investigators in The Dental Practice-Based Research Network,* J Am Dent Assoc *144:49-58, 2013.)*

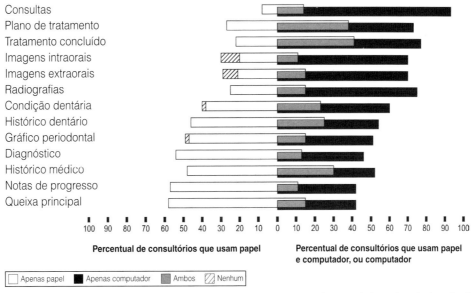

Figura 37.3 Tipos de informações clínicas importantes armazenadas em papel, computador, ou ambos, por clínicas odontológicas dos Estados Unidos. *(Reimpresso com permissão de Schleyer T, Song M, Gilbert G, et al. Electronic dental record use and clinical information management patterns among practitioner-investigators in The Dental Practice-Based Research Network,* J Am Dent Assoc *144:49-58, 2013.)*

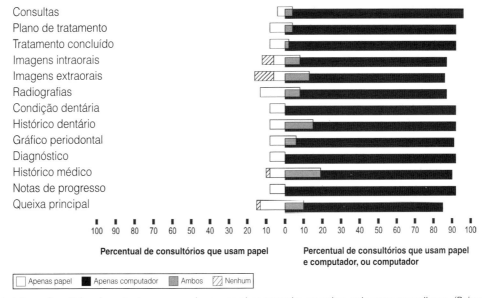

Figura 37.4 Tipos de informações clínicas importantes armazenadas em papel, computador, ou ambos, pelo grupo escandinavo. *(Reimpresso com permissão de Schleyer T, Song M, Gilbert G, et al. Electronic dental record use and clinical information management patterns among practitioner-investigators in The Dental Practice-Based Research Network,* J Am Dent Assoc *144:49-58, 2013.)*

Prontuários Odontológicos Eletrônicos Frequentemente Usados

Atualmente quatro sistemas têm cerca de 75% do mercado de POEs nos Estados Unidos. Estes sistemas são o Dentrix® Dental Systems (Henry Schein; 37%), o EagleSoft® (Patterson Dental; 18%) e o SoftDent® e o PracticeWorks® (Carestream; 20%).[14,13,6] Aproximadamente 100 outras companhias, a maioria pequenas, desenvolvem e comercializam sistemas de POE nos Estados Unidos. Entre estas se destacam o MOGO, que é um sistema baseado em Windows, o Curve Dental e o Dental Symphony, ambos baseados na internet. Como não existem relatos gerais sobre os POEs mais comumente usados na Europa, Al Dente (Nordenta, Horning, Dinamarca), Dental Suite (Plandent, Helsinki) e Opus (Planmeca, Helsinki) parecem dominar os países escandinavos.

Barreiras ao Uso de Prontuários Eletrônicos Odontológicos

Apesar da rápida adoção de POEs, existem várias barreiras para usá-los de maneira efetiva no cuidado do paciente. Estas incluem: funcionalidade limitada, utilização abaixo do padrão e curva de aprendizado íngreme, confiabilidade operacional insuficiente e problemas relacionados com o controle da infecção e custo.

Funcionalidade Limitada para Comunicação e Colaboração

Profissionais de odontologia colaboram extensivamente durante os cuidados com o paciente.[9] No entanto, POEs existentes proveem suporte limitado para a colaboração de comunicação entre os membros da equipe odontológica. Além disso, problemas tecnológicos interrompem o fluxo de trabalho, fazem que o trabalho tenha que ser refeito e aumentam o número de passos nos processos de trabalho.[8]

Utilização Abaixo do Padrão e Curva de Aprendizado Íngreme

Diversos estudos relataram baixa usabilidade dos POEs existentes.[13,28,15,7,3,16] Dois exemplos de problemas de usabilidade são a separação da informação do paciente em múltiplas telas e a frequente incompatibilidade entre o desenho do sistema e o fluxo de tarefas. Como resultado, os usuários têm que desviar sua atenção dos pacientes para os POEs para navegar pela informação e evitar cometer erros. Usuários acreditam que perderam mais tempo interagindo com os POEs do que o fariam com prontuários em papel, o que resulta em menos tempo com seus pacientes.

Confiabilidade Operacional Insuficiente dos Prontuários Odontológicos Eletrônicos e Questões sobre Controle de Infecção

Falhas nos sistemas durante o atendimento ao paciente, levando à perda de dados do paciente e de tempo,[13,15] são um exemplo de confiabilidade operacional insuficiente dos POEs. Questões sobre controle de infecção são principalmente decorrentes do fato de que o teclado e o *mouse* são os mecanismos principais na interação com o computador. Muitos consultórios usam auxiliares no controle dos POEs. Embora essa solução alternativa seja efetiva, ela reduz a eficiência e aumenta a chance de erros.

Desafios para Perceber o Potencial Completo dos Prontuários Odontológicos Eletrônicos

Padrões para o Conteúdo de Informação dos Prontuários Odontológicos Eletrônicos

Como diz a máxima "dentistas e pacientes esquecem, mas bons prontuários lembram", prontuários completos e abrangentes são essenciais para apoiar processos de tomada de decisão efetivos e pesquisas de resultados.[27] Atualmente não existem padrões sobre qual informação clínica deva estar contida em prontuários odontológicos. À medida que mais e mais cirurgiões-dentistas adotam POEs para tratar os pacientes,[14] é essencial abordar a questão acerca de qual informação sobre o paciente deve ser documentada e como esta deve ser estruturada.[25] Desde o final dos anos 1980, organizações odontológicas estaduais, nacionais e internacionais têm publicado diversas diretrizes e modelos sobre os componentes essenciais dos prontuários odontológicos. Categorias de informação comuns recomendam incluir informações pessoais e demográficas, motivo da visita, histórico médico, histórico odontológico, informação sobre o exame clínico, diagnóstico, plano de tratamento e informação sobre consentimento informado. No entanto, essas recomendações são muito genéricas e os prontuários odontológicos variam significativamente quanto ao grau com o qual as contemplam.[13] Atualmente, um trabalho importante está sendo realizado para desenvolver um modelo de informação padronizado para POEs.[25,4]

Representação de Dados e Interoperabilidade

A odontologia não tem uma terminologia-padrão para documentar e descrever achados e diagnósticos odontológicos. O sistema de codificação da Classificação Internacional de Doenças (CID) da Organização Mundial da Saúde (OMS) apresenta limitações com relação ao diagnóstico de condições bucais e dentais. Diversas terminologias, como Systematized Nomenclature of Dentistry (SNODENT),[24] e códigos EZ[20] estão sendo desenvolvidos e avaliados como códigos de diagnóstico padrão na odontologia. No entanto, terminologias-padrão por si sós não resolverão o problema de representação de dados e interoperabilidade. Devemos considerar como os dados odontológicos na sua totalidade podem ser representados no computador, de maneira que possam ser facilmente armazenados, modificados e analisados. Prontuários de pacientes geralmente consistem em texto livre; números; códigos padronizados; além de imagens radiográficas, histológicas e clínicas. Dados estruturados podem ser representados e analisados sem ambiguidade, mas isso não acontece com dados livres de textos e imagens. Conceitos usados em prontuários odontológicos devem ser representados para facilitar a interoperabilidade semântica e a troca de informação entre diferentes sistemas. Ontologias são uma maneira poderosa de criar representações baseadas em computador que contemplam esse objetivo.[12]

Benefícios do Uso de Prontuários Odontológicos Eletrônicos

Apesar das barreiras e desafios, existem oportunidades incríveis para melhorar os cuidados ao paciente com o uso de POEs. Conforme mencionado na introdução, os POEs podem fornecer benefícios significativos para cirurgiões-dentistas e pesquisadores. Ao usar POEs, os cirurgiões-dentistas podem rastrear o progresso do tratamento de seus pacientes e os riscos para diversas doenças. Outros benefícios incluem o pronto acesso aos prontuários dos pacientes, independentemente da localização geográfica e por múltiplos usuários, a habilidade de gerar a melhor evidência a partir de dados dos pacientes e os sistemas de suporte de decisão embutidos para reduzir erros, como aqueles envolvidos com as medicações e interações medicamentosas. Para pesquisadores, a digitalização cria oportunidades de dissecar e analisar os dados do paciente de uma maneira que não era possível anteriormente.[22] A reutilização de dados eletrônicos do paciente para pesquisa odontológica está em um estágio emergente, mas oferece uma oportunidade significativa de ajudar a construir um "sistema de aprendizado em cuidados na saúde". As vantagens de usar dados de POEs para pesquisa incluem a habilidade de conduzir estudos de poder estatístico significativo graças ao grande tamanho de amostra, de obter controles bem pareados, de averiguar importantes fatores de confusão em potencial, de identificar pacientes com doenças raras, de poupar tempo de estudo, de coletar dados em tempo real e de gerar documentação sistemática de dados. Alguns desses benefícios são discutidos adiante.

Reutilização de Dados Eletrônicos do Paciente para Pesquisa

Dados de POEs podem ser uma forte alternativa ou ser sinérgicos em relação aos métodos de pesquisa tradicionais. Eles podem ser usados para diversos tipos de estudo, incluindo epidemiologia, para desfechos e para efetividade comparativa.[22] O uso de POEs para pesquisa permite o estudo de populações de pacientes em vez de populações de pesquisas, gerando, assim, resultados de pesquisas que são aplicáveis a cenários clínicos e pacientes do mundo real. No entanto, o uso de dados eletrônicos de pacientes para pesquisa é significativamente mais comum em medicina do que na odontologia.[22] Limitações como baixa qualidade de dados clínicos, ausência de padronização para achados clínicos e diagnóstico e falta de interoperabilidade dos POEs dificultam nossa habilidade de sintetizar os dados de pacientes para pesquisa em odontologia. Mais pesquisas são necessárias no sentido de reutilizar dados clínicos para gerar conhecimento que impacte pesquisa e cuidados clínicos.

Sistemas de Apoio a Decisões Clínicas

Sistemas de apoio a decisões clínicas (SADCs) são "sistemas de informação que melhoram a tomada de decisão clínica".[19] Eles são projetados para oferecer evidência atual e relevante para cirurgiões-dentistas, a fim de melhorar os cuidados aos pacientes e reduzir erros na prática. Os SADCs analisam características dos pacientes em relação a uma base de conhecimento computadorizado e geram recomendações específicas para o paciente. Os dados necessários são digitados tanto pelo cirurgiões-dentistas como pelo paciente, ou são recuperados de prontuários eletrônicos de saúde. Recomendações específicas para o paciente são enviadas para os cirurgiões-dentistas por meio de prontuários eletrônicos de saúde, comunicações por e-mail, mensagens de texto ou por meio de impressos colocados nos prontuários. Conforme os resultados de Garg et al.,[6] diversos SADCs demonstrativamente melhoram o desempenho dos cirurgiões-dentistas.

Tipos de Sistemas de Apoio à Decisão

Tanto os fundamentos teóricos como as aplicações dos sistemas de apoio a decisões têm sido estudados extensivamente em medicina.[23] Pesquisas sobre apoio a decisões em medicina incluíram estudos sobre soluções de problemas em diagnóstico humano, desenvolvimento de diversos tipos de algoritmos para codificar processos de apoio à decisão (p. ex., sistemas baseados em regras, sistemas bayesianos e redes neurais) e avaliação dos seus desempenhos na clínica. Esses sistemas podem ser de dois tipos: sistemas de circuito aberto e sistemas de circuito fechado. Sistemas de circuito aberto oferecem recomendações, mas não realizam ações por si sós. Por exemplo, alertas e lembretes fazem parte dos sistemas de circuito aberto. Sistemas de circuito fechado realizam ações por si próprios, sem a intervenção do cirurgião-dentista. Desde o final dos anos 1980, a odontologia viu o desenvolvimento de diversos sistemas de apoio à decisão,[2] mas seu uso não é comum. Esses sistemas abordam tópicos como emergências odontológicas e trauma, interpretação radiográfica de lesões, análise de cefalogramas em ortodontia, diagnóstico pulpar e desenho de próteses parciais em odontologia restauradora.

Sistemas de Apoio à Decisão com Base no Risco para Doença Periodontal

Em periodontia, sistemas de apoio à decisão baseados no risco constituem o tipo mais comum de SADCs. O Pre-Viser Risk Calculator (PRC) (PreViser Corp., Mount Vernon, WA), desenvolvido por Page et al.,[18] o UniFe desenvolvido por Trombelli et al.,[25a] e o DentoRisk (DentoSystem Scandinavia AB, Estocolmo, Suécia), desenvolvido por Lindskog et al.,[13a] são exemplos de ferramentas de avaliação do risco para doença periodontal. O PRC é uma ferramenta da internet desenvolvida com base na evidência científica sobre a importância de fatores de risco para a doença periodontal. Essa ferramenta calcula o escore de doença do paciente e o escore de risco com base em um algoritmo matemático que designa pesos relativos a 11 fatores: idade do paciente, histórico de tabagismo, diagnóstico de diabetes, histórico de cirurgia periodontal, sangramento à sondagem, profundidade de bolsa, envolvimento de furca, restaurações subgengivais, cálculo radicular, defeitos ósseos verticais e perda óssea radiográfica.[5] O escore de doença varia de 0 (sem doença) até 100 (periodontite grave), e o escore de risco varia de 1 (mais baixo) até 5 (mais alto).

Barreiras para Adoção de Sistemas de Apoio à Decisão Clínica

Há vários motivos para a lenta implantação de SADCs: sistemas independentes que não estão integrados ao fluxo de trabalho dos cirurgiões-dentistas, ausência de avaliação formal, desafios no desenvolvimento de padrões para representação de dados, ausência de estudos sobre processos de tomada de decisão de cirurgiões-dentistas e ceticismo destes sobre o valor de SADCs nos cuidados aos pacientes. Pesquisadores enfatizam a necessidade de estudos para integrar sistemas de apoio à decisão ao fluxo de trabalho de cirurgiões-dentistas para melhorar os cuidados aos pacientes.[2,18,10,11]

Fatores que Melhoram a Adoção de Sistemas de Apoio à Decisão Clínica

Diversas lições importantes sobre a implantação de SADCs estão disponíveis a partir de uma extensa literatura de informática médica. A respeito da síntese de pesquisa sobre apoio à decisão, Bates et al.[3] e Kawamato et al.[12] identificaram diversos fatores que facilitam a adoção de sistemas de suporte à decisão por cirurgiões-dentistas. Eles incluem envio de apoio à decisão para o indivíduo responsável por ela no momento em que esta é tomada; ajuste do sistema ao fluxo de trabalho do usuário; foco na usabilidade do clínico; e não necessidade da inserção de dados adicionais, a não ser que seja absolutamente indispensável. Também é importante avaliar o impacto desses sistemas durante as fases iniciais do desenvolvimento e manter as bases de conhecimento atualizadas.

Em resumo, os SADCs têm potencial para melhorar os cuidados clínicos e desfechos relacionados ao paciente por apresentar a melhor evidência ao cirurgião-dentista que está realizando os cuidados. No entanto, a maioria dos sistemas é desenvolvida isoladamente, com impacto limitado sobre os cuidados aos pacientes. É importante que esses sistemas sejam implantados em prontuários eletrônicos para melhorar os cuidados aos pacientes. Finalmente, mais estudos são necessários para se aprender como influenciar melhor o comportamento dos cirurgiões-dentistas por meio desses sistemas.

Futuro dos Prontuários Odontológicos Eletrônicos e Sistemas de Apoio a Decisões em Odontologia

A adoção de POEs tem o potencial não apenas de apoiar os cuidados clínicos, mas também de promover avanços em pesquisas e melhorar desfechos dos pacientes. Além disso, os POEs oferecem a oportunidade de mudança de uma abordagem restauradora para uma abordagem preventiva no tratamento das doenças bucais. Diversas doenças bucais, incluindo as periodontais, atualmente são manejadas por meio de um modelo restaurador, sob o qual cirurgiões-dentistas e higienistas se concentram nos itens clinicamente óbvios e que requerem intervenção imediata, colocando menos atenção na prevenção de doenças futuras.[17,21] Com este modelo, o tratamento é essencialmente o mesmo para todos os pacientes com características clínicas idênticas. Os POEs com sistemas de apoio à decisão integrados podem ajudar a identificar pacientes em alto risco, assim como oferecer recomendações individualizadas. Apesar da evidência emergente sobre a validade e a utilidade clínica desses sistemas no tratamento em odontologia e, especificamente, na periodontia, pouca evidência sugere que tais abordagens sejam adotadas de maneira ampla na prática clínica generalista.[11] Alavancar todas as funcionalidades desses sistemas vai exigir trabalho significativo, assim como pessoal treinado em informática. A informática odontológica é um campo interdisciplinar que aplica conhecimentos de computação e ciências da informação, além de métodos para melhorar o gerenciamento da informação durante os cuidados clínicos, a pesquisa e a educação odontológica. Até o momento, o desafio para a odontologia foi a transição do papel para os POEs de uma maneira muito básica. Frequentemente, os POEs são elaborados para serem muito similares ou figuram como réplicas exatas de um prontuário de papel.

No futuro, essa abordagem será insuficiente. Atualmente, a odontologia contempla o desafio de fazer com que os dados eletrônicos façam sentido, facilitando os cuidados clínicos e a pesquisa e melhorando os resultados. É importante que profissionais de informática odontológica treinados, cirurgiões-dentistas, educadores e pesquisadores colaborem para alcançar esse objetivo. A odontologia, assim como outras disciplinas da área da saúde, é um domínio intensamente baseado na informação. O sucesso futuro da odontologia depende de como podemos usar melhor a tecnologia da informação para fazer com que dados façam sentido e para melhorar os cuidados com o paciente. A informática tem a chave para este sucesso.

Referências Bibliográficas

As referências bibliográficas deste capítulo estão disponibilizadas em https://www.grupogen.com.br.

SEÇÃO II TRATAMENTO DE PACIENTES COM NECESSIDADES ESPECIAIS

CAPÍTULO 38

Sedação Consciente

Robert L. Merin | Perry R. Klokkevold

SUMÁRIO DO CAPÍTULO

Justificativa para Sedação durante Procedimentos Periodontais e Cirúrgicos para Implantes, 436
Declaração de Política da American Dental Association e Diretrizes para Sedação Consciente, 436
Definições e Níveis de Sedação, 437
Falhas de Sedação, 444
Preparação para Emergências, 445
Conclusão, 446

A cirurgia periodontal e a cirurgia de implante devem ser realizadas de forma indolor e com pouca ou nenhuma apreensão. O paciente deve ser assegurado disso desde o início e durante todo o procedimento. O meio mais confiável de se proporcionar uma cirurgia indolor é com administração efetiva de anestesia local. No entanto, pacientes apreensivos podem necessitar de tratamento sob sedação leve ou moderada. O uso da sedação pode ajudar a proporcionar mais conforto aos pacientes durante a cirurgia periodontal e de implante, especialmente quando se espera que o procedimento cirúrgico seja de 2 horas ou mais. As vias de administração dos agentes de sedação incluem a inalação, a oral, a intramuscular e a intravenosa. O(s) agente(s) específico(s) e a modalidade de administração são baseados no nível desejado de sedação, duração do processo, estado geral do paciente e treinamento do clínico e da equipe. Este capítulo revisa a análise racional, as definições, as técnicas e as orientações para o uso de sedação consciente leve a moderada, em consultório odontológico, para procedimentos cirúrgicos periodontais e de implantes.

Justificativa para Sedação durante Procedimentos Periodontais e Cirúrgicos para Implantes

Muitos pacientes postergam ou evitam o tratamento odontológico necessário em virtude de medo e ansiedade. Esse comportamento resulta muitas vezes no comprometimento da saúde e da qualidade de vida. Em um estudo com 174 pacientes encaminhados para terapia de implante dentário, apenas 40,8% prosseguiram com a terapia e 24% listaram o medo do procedimento odontológico como motivo para recusar a aceitação do tratamento.[33,41] Aqueles que prosseguiram com a terapia tinham baixos níveis de ansiedade, conforme medido pela Modified Dental Anxiety Scale (Escala de Ansiedade Odontológica Modificada).[33]

A ansiedade relacionada ao tratamento odontológico não mudou significativamente ao longo dos últimos 50 anos; publicações relatam que cerca de 30% a 50% dos pacientes têm pelo menos um pouco de medo dos procedimentos odontológicos.[6,13-15,41,61,70] Evidências sugerem que variações genéticas estão associadas à ansiedade relacionada ao cuidado odontológico, o que poderia ajudar a explicar os padrões consistentes de evasão apesar da melhoria nos métodos de tratamento.[7] De acordo com um levantamento nacional da população canadense, mais de 68% dos pacientes preferem realizar sedação ou anestesia geral para cirurgia periodontal[8] (Figura 38.1). A redução de ansiedade que inclui a sedação moderada é uma parte importante da prestação de serviços periodontais avançados.[1,53,65]

Como a ansiedade odontológica resulta em comportamento de evasão e está associada a mais problemas dentários e periodontais,[19,43,70] é provável que números desproporcionais de pacientes encaminhados a especialistas em periodontia apresentem ansiedade odontológica. Parece haver uma relação estreita entre ansiedade e dor pós-operatória, e a ansiedade pré-operatória pode ser considerada um preditor de dor pós-operatória.[22,25] Altos níveis de ansiedade (*i. e.*, estresse) podem afetar a cicatrização de feridas após o tratamento periodontal[37,40,68] (Capítulo 14). As técnicas de sedação têm demonstrado ser eficazes na redução dos marcadores fisiológicos do estresse.[58] Assim, é importante que os clínicos – os quais fornecem terapia periodontal avançada e de implante – conheçam e tenham habilidade em oferecer a sedação com o objetivo de reduzir a ansiedade em seus pacientes.

Declaração de Política da American Dental Association e Diretrizes para Sedação Consciente

A American Dental Association (ADA) publicou três documentos relacionados ao uso de sedação e anestesia geral em odontologia: ADA Policy Statement on the Use of Sedation and General Anesthesia by Dentists,[2] ADA Guidelines for the Use of Sedation and General Anesthesia by Dentists[3] e ADA Guidelines for Teaching Pain Control and Sedation to Dentists and Dental Students.[4] A ADA Policy Statement e a ADA Guidelines fornecem padrões educacionais e de práticas para o controle da ansiedade na prática odontológica. O Comitê da ADA em Anestesiologia, composto por representantes de organizações odontológicas envolvidas com sedação e anestesia, produziu esses documentos após revisão das evidências científicas relevantes, opiniões de especialistas e comentários das comunidades interessadas. As seções a seguir descrevem os elementos importantes desses documentos tais como eles se relacionam com o tratamento periodontal de pacientes ansiosos.

CAPÍTULO 38 Sedação Consciente

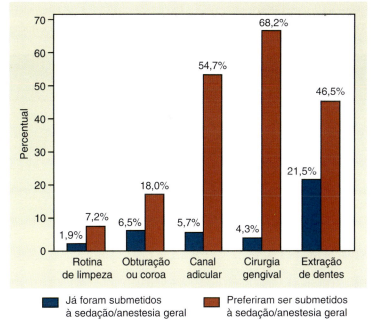

Figura 38.1 Preferências do paciente por sedação ou anestesia geral para procedimento odontológico. *(De Chanpong B, Haas DA, Locker D: Need and demand for sedation or general anesthesia in dentistry: a national survey of the Canadian population, Anesth Prog 52:3-11, 2005.)*

Declaração de Políticas da ADA: O Uso de Sedação e Anestesia Geral por Dentistas

A capacidade permanente da profissão de dentista em controlar efetivamente a ansiedade e a dor depende de uma forte base educacional na disciplina. Um treinamento mínimo ou moderado em técnicas de sedação pode ser adquirido em bacharelado, pós-graduação, graduação ou educação continuada. Espera-se que os dentistas que desejam utilizar a sedação mínima ou moderada tenham sucesso em sua formação completa, a qual está estruturada de acordo com a ADA Guidelines for Teaching Pain Control and Sedation for Dentists and Dental Students.

O conhecimento e as habilidades necessárias para administração de sedação profunda e anestesia geral estão além do âmbito do bacharelado e educação continuada. Apenas dentistas que tenham concluído um programa de formação avançada, credenciado pela Commission on Dental Accreditation (CODA), que oferece treinamento em sedação profunda e em anestesia geral, são considerados qualificados educacionalmente para utilizarem essas modalidades em prática.

Diretrizes da ADA para o Uso de Sedação e Anestesia Geral por Dentistas

As diretrizes da ADA de 2016 referem-se aos efeitos de sedação sobre o sistema nervoso central e não são dependentes da via de administração. O objetivo dessas diretrizes é auxiliar o dentista na realização de uma segura e efetiva sedação e anestesia. A ADA adotou as definições para os níveis de sedação de acordo com a American Society of Anesthesiologists (ASA) (Figura 38.2), assim como as expandiu e fez comentários específicos a respeito, tendo em vista as que se relacionam no tratamento de pacientes odontológicos.[5]

Para crianças, a ADA apoia o uso da série de diretrizes da American Academy of Pediatric Dentistry (AAPD) para o Monitoramento e o Tratamento de Pacientes Pediátricos durante e após a Sedação para Procedimentos Diagnósticos e Terapêuticos.[11]

Definições e Níveis de Sedação

Sedação Pediátrica

A definição de *criança* não é discutida nas diretrizes da ADA, porém foi determinada em outras fontes. O final da infância pode ser definido por idade, tamanho e desenvolvimento.[11,12,20,54] Com tamanho e desenvolvimento normais, um indivíduo se torna adolescente entre os 11 e 13 anos de idade.[20]

A sedação é frequentemente administrada em crianças para controlar o comportamento, o que muitas vezes exige níveis mais profundos de sedação. Crianças podem ser moderadamente sedadas, apesar de se pretender sedar em um nível mínimo. O uso de sedativos pré-operatórios para essas crianças, exceto em situações extraordinárias, deve ser evitado devido ao risco não observado de obstrução respiratória durante o transporte por indivíduos destreinados. O tratamento de crianças com sedação consciente está além do escopo deste capítulo, mas é abordado pelas Diretrizes quanto ao Monitoramento e ao Tratamento de Pacientes Pediátricos durante e após a Sedação para Procedimentos Diagnósticos e Terapêuticos da American Academy of Pediatrics/American Academy of Pediatric Dentists (APA/AAPD).[11]

Sedação do Adulto

Sedação Mínima

A *sedação mínima* é definida como uma depressão mínima do nível de consciência produzida por um método farmacológico que retém a capacidade do paciente em manter de forma independente e contínua as vias aéreas e de responder normalmente à estimulação tátil e ao comando verbal. Embora a função cognitiva e a de coordenação possam ser modestamente prejudicadas, as funções respiratórias e cardiovasculares não são afetadas. A sedação mínima pode ser obtida pela administração de um fármaco (doses únicas ou divididas) por via enteral para atingir o efeito clínico desejado, e não para exceder a dose máxima recomendada conforme determinado pelo rótulo aprovado pela Food and Drug Administration (FDA) para uso doméstico não monitorado. A administração de fármacos intravenosos que excedem a dose recomendada durante uma consulta é considerada uma sedação moderada, e as diretrizes sobre sedação moderada se aplicam.

A sedação por inalação de óxido nitroso/oxigênio (N_2O/O_2) pode ser utilizada em combinação com um único fármaco enteral em sedação mínima. Quando utilizado em combinação com um ou mais agente(s) sedativo(s), o N_2O/O_2 é capaz de produzir sedação que é mínima, moderada, ou profunda e, em alguns casos, pode produzir anestesia geral. Se mais de um fármaco intravenoso for administrado para alcançar o efeito sedativo desejado, com ou sem o uso concomitante do N_2O, as diretrizes para sedação moderada se aplicam.

CONTINUUM DE PROFUNDIDADE DE SEDAÇÃO: DEFINIÇÕES DE ANESTESIA GERAL E NÍVEIS DE SEDAÇÃO OU ANALGESIA*
Comitê de Origem: Tratamento de Qualidade e Administração por Departamento (Aprovado pelo ASA House of Delegates em 13 de outubro de 1999 e alterado em 27 de outubro de 2014).

	Sedação Mínima/Analgesia	Sedação Moderada/"Sedação Consciente"	Sedação Profunda/Ansiolítico	Anestesia Geral/Analgesia
Capacidade de resposta	Resposta normal ao estímulo verbal	Resposta intencional[†] ao estímulo verbal e tátil	Resposta intencional[†] ao estímulo repetido consecutivo e de dor	Incapaz de despertar mesmo com estímulo de dor
Vias aéreas	Não afetadas	Nenhuma intervenção necessária	A intervenção pode ser necessária	A intervenção geralmente é necessária
Ventilação espontânea	Não afetada	Adequada	Pode ser inadequada	Frequentemente inadequada
Função cardiovascular	Não afetada	Mantida normalmente	Mantida normalmente	Pode ser comprometida

Sedação Mínima (Ansiolítico) é um estado induzido por fármacos, durante o qual os pacientes respondem normalmente aos comandos verbais. Embora a função cognitiva e a coordenação possam ser comprometidas, as funções ventilatórias e cardiovasculares não são afetadas.

Sedação Moderada/Analgesia ("Sedação Consciente") é uma depressão da consciência induzida por fármacos, durante a qual o paciente responde intencionalmente[†] a comandos verbais, sejam sozinhos ou acompanhados por estímulos táteis por luz. A função cardiovascular normalmente é mantida.

Sedação Profunda/Analgesia é uma depressão da consciência induzida por fármacos, durante a qual o paciente não pode ser facilmente desperto, porém responde intencionalmente[†] a estímulos repetidos contínuos e de dor. A capacidade de manter a função ventilatória de maneira independente pode ser comprometida. Os pacientes podem precisar de auxílio para manter a permeabilidade das vias aéreas, e a ventilação espontânea pode ser inadequada. A função cardiovascular normalmente é mantida.

Anestesia Geral é uma perda de consciência induzida por fármacos, durante a qual os pacientes não são despertos, mesmo mediante estímulos de dor. A capacidade de manter a função ventilatória de maneira independente geralmente é comprometida. Os pacientes frequentemente precisam de auxílio para manter a permeabilidade das vias aéreas, e a ventilação mecânica não invasiva por pressão positiva pode ser necessária devido à ventilação espontânea ou à depressão da função neuromuscular induzida por fármacos. A função cardiovascular pode ser comprometida.

Como a sedação é um *continuum*, nem sempre é possível predizer como um paciente responderá. Assim, os profissionais que pretendem produzir um determinado nível de sedação devem ser capazes de resgatar[††] pacientes cujo nível de sedação se torna inferior ao inicialmente previsto. Os indivíduos que administram Sedação Moderada/Analgesia ("Sedação Consciente") devem ser aptos a resgatar[††] os pacientes que entram em um estado de Sedação Profunda/Analgesia, enquanto aqueles que administram a Sedação Profunda/Analgesia devem ser aptos a resgatar[††] os pacientes que entram em um estado de Anestesia Geral.

*Os cuidados monitorados da anestesia não descrevem o *continuum* de profundidade da sedação, porém descrevem "um serviço específico de anestesia no qual um anestesiologista foi solicitado a participar dos cuidados de um paciente sendo submetido a um procedimento diagnóstico ou terapêutico".
[†]O reflexo de retirada devido a um estímulo de dor NÃO é considerado uma resposta intencional.
[††]O resgate de um paciente de um nível de sedação mais profundo do que o pretendido é uma intervenção feita por um profissional da saúde proficiente em tratamento das vias aéreas e apoio avançado à vida. O profissional qualificado corrige as consequências fisiológicas adversas do nível de sedação mais profundo do que o pretendido (como hipoventilação, hipoxia ou hipotensão) e retorna o paciente ao nível de sedação pretendido no princípio.

Figura 38.2 *Continuum* de profundidade de sedação: definições de anestesia geral e níveis de sedação ou analgesia. As informações foram aprovadas pelo ASA House of Delegates em 13 de outubro de 1999 e foram alteradas pela última vez em 15 de outubro de 2014. (*De American Society of Anesthesiologists: Continuum of depth of sedation: definition of general anesthesia and levels of sedation/analgesia, 2014.* http://www.asahq.org/quality-and-practice-management/standards-guidelines-and-related-resources/continuum-of-depth-of-sedation-definition-of-general-anesthesia-and-levels-of-sedation-analgesia.)

Dose Máxima Recomendada

A *dose máxima recomendada* (DMR) é a dose máxima de um fármaco recomendada pela FDA conforme impresso no rótulo aprovado pela FDA para uso doméstico não monitorado.

IMPORTANTE

A sedação mínima é uma depressão mínima do nível de consciência induzida por um método farmacológico. A capacidade em manter de forma independente e contínua as vias aéreas e de responder ao estímulo tátil e ao comando verbal é mantida. As funções respiratórias e cardiovasculares não são afetadas.

Sedação Moderada

A *sedação moderada* é uma depressão da consciência induzida por fármaco durante a qual os pacientes respondem propositalmente aos comandos verbais, sozinhos ou acompanhados por estimulação tátil-luz. Nenhuma intervenção é necessária para manter a permeabilidade das vias aéreas, e a ventilação espontânea é adequada. Em geral, a função cardiovascular é mantida.

De acordo com essa definição especial, a utilização dessas substâncias e/ou técnicas deve ser realizada com uma margem de segurança ampla o suficiente para tornar improvável a perda involuntária de consciência. Doses repetidas de um agente antes que os efeitos da dosagem anterior possam ter sido totalmente utilizados podem resultar em uma maior alteração do estado de consciência do que era a intenção do dentista. Um paciente cuja única resposta é um reflexo de retirada a partir de um estímulo doloroso não é considerado em estado de sedação moderada.

Titulação

Titulação é a administração de doses incrementais de um fármaco intravenoso ou inalável até que o efeito desejado seja alcançado. O conhecimento sobre o tempo de início do fármaco, pico de resposta e duração da ação é essencial para evitar sedação excessiva. O conceito de titulação para o efeito é crítico para a segurança do paciente, e quando a intenção é uma sedação moderada, o clínico deve saber se a dose anterior produziu o efeito pleno antes de administrar um incremento.

IMPORTANTE

Sedação moderada é uma depressão da consciência induzida por fármaco. Os pacientes respondem propositalmente aos comandos verbais, possivelmente sendo necessária uma estimulação tátil-luz. A permeabilidade das vias aéreas é mantida e a ventilação espontânea é adequada. Em geral, a função cardiovascular é mantida.

Sedação Profunda

A *sedação profunda* é uma depressão de consciência induzida por fármacos, durante a qual os pacientes não podem ser facilmente despertados, mas respondem propositalmente a estímulos repetidos ou dolorosos. A capacidade de manter de forma independente a função respiratória pode ser prejudicada. Os pacientes podem necessitar de ajuda na manutenção de um padrão das vias aéreas e a ventilação espontânea pode ser inadequada. Em geral, a função cardiovascular é mantida.

IMPORTANTE

Sedação profunda é uma depressão de consciência induzida por fármacos. Os pacientes não podem ser facilmente despertados, mas respondem propositalmente a estímulos repetidos ou dolorosos. A função respiratória pode ser prejudicada e a ajuda pode ser necessária para manter a permeabilidade das vias aéreas. A ventilação espontânea pode ser inadequada. Em geral, a função cardiovascular é mantida.

Anestesia Geral

A *anestesia geral* é a perda da consciência induzida por fármacos durante a qual os pacientes não são despertados, mesmo pelo estímulo doloroso. A capacidade de manter de forma independente a função respiratória é muitas vezes prejudicada. Os pacientes frequentemente necessitam de assistência na manutenção da função respiratória e pode ser necessária ventilação com pressão positiva, pelo fato de a ventilação espontânea ou as funções neuromusculares estarem deprimidas pela indução dos fármacos. A função cardiovascular pode ser prejudicada.

Diretrizes Clínicas para Sedação Mínima e Moderada

As seguintes diretrizes clínicas se aplicam tanto na sedação mínima quanto na moderada:[3] (1) avaliação do paciente, (2) preparo pré-operatório, (3) pessoal e equipamento, (4) acompanhamento e documentação e (5) recuperação e alta. As diferenças entre as diretrizes para a sedação mínima e moderada são indicadas, conforme apropriado.

Histórico e Avaliação do Paciente

O estado de saúde do paciente deve ser avaliado antes de qualquer procedimento de sedação. A avaliação inclui a determinação do estado físico ASA (EF ASA) (Tabela 38.1). Em indivíduos saudáveis ou clinicamente estáveis (*i. e.*, EF ASA 1 ou 2), pode ser adequada uma análise do histórico médico e dos medicamentos utilizados. Para os pacientes com considerações médicas significativas (isto é, EF ASA 3 ou 4), é indicado primeiramente uma consulta médica de clínica geral ou consulta médica especializada. A avaliação deve incluir um exame médico direcionado incluindo sinais vitais no *baseline* e um exame direcionado na atenção, função respiratória, vias aéreas e aparência, assim como uma avaliação específica das condições médicas identificadas (Quadro 38.1 e Figura 38.3). A avaliação do índice de massa corporal (IMC) deve ser considerada para pacientes submetidos à sedação moderada.

Preparo Pré-Operatório

O paciente – ou familiar, tutor, cuidador, caso o paciente seja menor de idade – deve ser informado sobre o procedimento planejado sob sedação, incluindo benefícios, riscos e instruções para sedação (Figura 38.4). Deve ser obtido um termo de consentimento informando o procedimento de sedação proposto.

Tabela 38.1 Sistema de Classificação do Estado Médico da American Society of Anesthesiologists.

Classe	Definição	Exemplos
ASA 1	Paciente normal, saudável	Nenhuma doença, não fumante, nenhum consumo ou consumo mínimo de álcool
ASA 2	Paciente com doença sistêmica leve	Condições ou doenças leves sem limitações funcionais substantivas, como uso atual de tabaco, consumo de bebida alcoólica socialmente, gravidez, obesidade (IMC = 30-40), DM ou HTN bem controlado, doença pulmonar leve
ASA 3	Paciente com doença sistêmica grave	Limitações funcionais substantivas; uma ou mais doenças moderadas a graves, como DM ou HTN descontrolado, DPOC, obesidade mórbida (IMC ≥ 40), hepatite ativa, dependência ou uso abusivo de álcool, marca-passo implantado, redução moderada da fração de ejeção, DREF submetida regularmente à diálise agendada, lactente prematuro (IPC < 60 semanas), histórico (> 3 meses) de IM, ACV, AIT ou DAC/*stents*
ASA 4	Paciente com doença sistêmica grave que é uma constante ameaça à vida	IM, ACV, AIT ou DAC/*stents* recente (< 3 meses); isquemia cardíaca contínua ou disfunção grave da válvula; redução grave da fração de ejeção; sepse, CID ou DRA ou DREF não submetida regularmente à diálise agendada
ASA 5	Paciente moribundo que não espera sobreviver sem a operação	Aneurisma abdominal ou torácico rompido, trauma massivo, sangramento intracraniano com efeito em massa, intestino isquêmico no âmbito da patologia cardíaca significativa ou disfunção múltipla dos órgãos ou do sistema
ASA 6	Paciente com morte cerebral declarada, cujos órgãos serão removidos para doação	

DRA, doença renal aguda; *IMC*, índice de massa corporal; *DAC*, doença arterial coronariana; *DPOC*, doença pulmonar obstrutiva crônica; *ACV*, acidente cardiovascular; *CID*, coagulação intravascular disseminada; *DM*, diabetes melito; *DREF*, doença renal de estágio final; *HTN*, hipertensão; *IM*, infarto do miocárdio; *IPC*, idade pós-concepcional; *AIT*, ataque isquêmico transitório. Modificada de American Society of Anesthesiologists: ASA physical status classification system, 2014. http://www.asahq.org/resources/clinical-information/asa-physical-status-classification-system.

A determinação de um fornecimento adequado de oxigênio e do equipamento necessário para ventilação mecânica não invasiva com pressão positiva deve ser concluída. Deve-se obter os sinais vitais de *baseline*, incluindo peso, altura, pressão arterial, frequência cardíaca e frequência respiratória. Para os pacientes de sedação moderada, a saturação do oxigênio sanguíneo deve ser obtida por oximetria de pulso. A temperatura corporal deve ser medida quando clinicamente indicado. Instruções verbais ou por escrito antes da operação devem ser dadas ao paciente, familiar, tutor, guardião legal ou cuidador. Para a sedação moderada, isso inclui instruções de jejum pré-operatório com base no resumo da ASA sobre jejum e recomendações farmacológicas.

As restrições alimentares pré-operatórias devem ser consideradas com base na técnica de sedação prescrita (Quadros 38.2 e 38.3). Para sedação moderada, o *status* NPO (nada por via oral) deve ser confirmado.

Pessoal e Equipamento

Pelo menos uma pessoa adicional treinada em suporte básico à vida (SBV) para fornecer cuidados de saúde deve estar presente em adição ao dentista. Os equipamentos de monitoramento incluem um esfigmomanômetro, ventilação mecânica não invasiva com pressão positiva, sucção e, se a sedação por inalação for utilizada, um sistema de depuração (*scavenging*) à prova de falhas. No caso de sedação moderada, um oxímetro de pulso, um equipamento para monitorar a corrente final de dióxido de carbono (CO_2), um estetoscópio precordial ou pré-traqueal, um equipamento para acesso intravenoso ou intraósseo e agentes de reversão para fármacos usados devem ser disponibilizados (Tabela 38.2).

Quadro 38.1 Avaliação Física Pré-Operatória.

1. Pressão sanguínea e pulso
2. Saturação de oxigênio e respiração; capacidade de respirar profundamente e tossir
3. Classificação de Mallampati para vias aéreas e flexibilidade do pescoço
4. Aparência e cor da pele
5. Prontidão
6. Tolerância a exercícios e deambulação
7. Altura, peso, índice de massa corporal

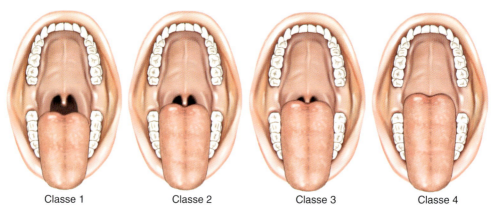

Classe 1   Classe 2   Classe 3   Classe 4

Classe 1: palato mole, fauce, úvula, pilares
Classe 2: palato mole, fauce, porção da úvula
Classe 3: palato mole, base da úvula
Classe 4: apenas palato duro

Figura 38.3 Classificações de Mallampati usadas para prever intubações traqueais difíceis. (Modificado de Mallampati SR, Gatt SP, Gugino LD, et al: A clinical sign to predict difficult tracheal intubation: a prospective study. Can Anaesth Soc J 32:429-434, 1985.)

Explicação sobre a sedação consciente intravenosa, sua finalidade, seus benefícios, possíveis riscos e complicações, assim como métodos alternativos de anestesia foram discutidos com você em sua consulta, e obtivemos seu consentimento verbal para submeter o tratamento planejado para você. Leia com atenção este documento, que repete os problemas que discutimos, e providencie as assinaturas solicitadas. Faça suas perguntas para que possamos esclarecer qualquer dúvida que você tenha.

INFORMAÇÕES PRÉ-SEDAÇÃO

1. A pré-medicação que você receberá pela veia NÃO é pentotal sódico. Sua finalidade não é colocá-lo para dormir, e sim relaxá-lo e sedá-lo. Além disso, o anestésico local será administrado via oral.
2. Você deve vir para o consultório acompanhado por um adulto responsável e essa pessoa deverá ficar em sua companhia até que você esteja completamente alerta. Essa pessoa deverá aguardar na sala de espera até o momento de você ir embora.
3. Você não deve ingerir alimentos sólidos por 6 horas antes da consulta. É permitido ingerir líquidos claros (como suco de maçã, limonada, gelatina ou café descafeinado sem creme ou algum substituto) até 2 horas antes da consulta.
4. Vista roupa de mangas curtas ou com mangas que possam ser dobradas até acima dos cotovelos.
5. Não ingerir bebidas alcoólicas por 12 horas antes da sedação.
6. Possíveis riscos e efeitos colaterais: Fui informado e compreendo que ocasionalmente há complicações associadas à sedação consciente intravenosa, incluindo, mas não limitado a, dor, flebite (inflamação da veia), infecção, inchaço, sangramento, dormência, descoloração, náusea, vômito, reação alérgica, respiração diminuída e, em casos extremamente raros, injeção intra-arterial com danos à parte do corpo fornecida pela artéria.
7. Li e compreendi as instruções pré-sedação e também li as instruções pós-sedação em anexo.

_____
Assinatura do paciente   Data

Figura 38.4 Termo de consentimento e explicação sobre sedação consciente intravenosa.

Quadro 38.2 Sedação Leve: Protocolo para Utilização na Pré-medicação Sedativa Oral em Pacientes Adultos com Ansiedade ou Medo Odontológico.

1. O dentista determina a extensão do tratamento odontológico, avalia o histórico médico do paciente, pesquisa as possíveis interações medicamentosas, consulta o médico do paciente, se for o caso, e obtém o consentimento informado.
2. O paciente deve ter um acompanhante adulto responsável para viagens de ida e volta do consultório odontológico. O paciente deve ser acompanhado na ida e na volta do estacionamento para impedir sua queda.
3. O paciente deve tomar o medicamento prescrito conforme as orientações e ser instruído a realizar uma refeição leve, como torradas e bebidas sem cafeína.
4. O paciente que recebeu sedativos orais é monitorado visualmente e nunca deixado sozinho.
5. Após o tratamento estar completo, devem ser dadas orientações pós-operatórias tanto ao paciente quanto ao adulto responsável, e o paciente é liberado para o cuidado de seu responsável em casa. O responsável é informado de que o paciente pode ficar prejudicado no que diz respeito ao cognitivo e psicomotor até o final do dia.

De Merin RL: Adult oral sedation in California: what can a dentist do without a special permit or certificate from the Dental Board of California? *J Calif Dent Assoc* 34:959-968, 2006.

Quadro 38.3 Sedação Leve: Instruções Sugeridas ao Pré-Tratamento de Pacientes.

1. O sedativo _____ (nome do medicamento) está sendo prescrito para ajudar a reduzir sua ansiedade antes e durante seu procedimento odontológico.
2. A medicação poderá provocar sonolência e prejudicar seu raciocínio e coordenação. Você deve ter um acompanhante adulto responsável para trazê-lo e levá-lo do consultório odontológico.
3. Você deve ser escoltado por este responsável até o estacionamento para impedi-lo de cair.
4. Você deve tomar os medicamentos conforme prescritos. Você pode realizar uma refeição leve (sem gordura) como torrada sem manteiga ou margarina e bebida sem cafeína. Não é permitido suco cítrico.
5. Após a finalização do tratamento, o responsável adulto deve escoltá-lo do consultório odontológico até sua casa. Os efeitos sedativos podem permanecer pelo resto do dia, assim você não deve planejar fazer qualquer coisa, e é aconselhável que um adulto responsável fique ao seu lado até que você seja capaz de cuidar de si mesmo.

De Merin RL: Adult oral sedation in California: what can a dentist do without a special permit or certificate from the Dental Board of California? *J Calif Dent Assoc* 34:959-968, 2006.

Quadro 38.4 Lista de Verificação de Segurança para Sedação Feita no Consultório.

Verificação antes de o paciente ser levado à sala de procedimento

1. Garantir os monitores funcionais
   Oxímetro de pulso
   Capnografia
   Monitor da pressão arterial
   Impressora
   Estetoscópio pré-traqueal *bluetooth*
   Eletrocardiograma, se necessário
2. Fonte e fornecimento de oxigênio
3. Sistema de depuração de dióxido de dinitrogênio (N_2O) à prova de falhas
4. Funcionamento da sucção
5. Equipamentos e medicamentos de emergência
   Ventilação mecânica não invasiva com pressão positiva
   Adjuntos das vias aéreas
   Dispositivo de sucção laríngea
   Agentes de reversão
   Medicamentos de emergência
6. Precauções contra incêndio com oxigênio se houver fontes de *laser*, eletrocirurgia, chamas, ou se brocas estiverem sendo usadas
7. Instrumentos e dispositivos necessários para o procedimento

Encontro pré-operatório com o paciente

1. Registro de sedação disponível
2. Prontuário do paciente correto
3. Radiografias recentes
4. Procedimento correto listado
5. Consentimento informado assinado
6. Análise do histórico médico, incluindo alergias, reações medicamentosas adversas e alterações na saúde
7. Medicamentos tomados
8. Escore da American Society of Anesthesiologists (ASA), classificação de Mallampati
9. Estado NPO (nada por via oral)
10. Nome do adulto responsável acompanhante
11. Sinais vitais pré-operatórios

Tabela 38.2 Equipamento Necessário para Sedação Leve a Moderada.

Sedação Leve a Moderada	Sedação Moderada
Esfigmomanômetro	Oxímetro de pulso
Ventilação mecânica não invasiva com pressão positiva	Equipamento necessário para estabelecer acesso intravenoso
Equipamento de sucção	Agentes de reversão para os fármacos utilizados
Equipamento de inalação com um sistema à prova de falhas e um sistema de depuração	Monitor da corrente final do CO_2 (*i. e.*, capnografia)

A ventilação mecânica não invasiva com pressão positiva apropriada para o paciente a ser tratado deve estar imediatamente disponível. Deve ser mantida a documentação de conformidade com a manutenção recomendada do fabricante de monitores, sistemas de fornecimento de anestesia e outros equipamentos relacionados à anestesia. Uma verificação antes do procedimento dos equipamentos e uma análise pré-operatória dos prontuários e estado físico do paciente são realizadas imediatamente antes de cada administração de sedação (Quadro 38.4). Quando o equipamento de inalação for utilizado, ele deve conter um sistema à prova de falhas que tenha sido verificado e calibrado de acordo. O equipamento também deve apresentar um dispositivo de funcionamento que proíba o fornecimento de menos de 30% de oxigênio ou um analisador de oxigênio alinhado devidamente calibrado e verificado com um alarme audível. Um sistema de depuração adequado deve estar disponível quando outros gases além do oxigênio forem utilizados.

Para sedação moderada, o equipamento necessário para estabelecer acesso intravascular ou intraósseo deve estar disponível até que o paciente atenda aos critérios de alta. Este inclui cateter ou agulha *butterfly*, mangueira de gotejamento intravenosa, bolsa de solução (*i. e.*, solução salina ou dextrose), torniquete e desinfetante antisséptico/dérmico apropriado (Figura 38.5). Para a sedação

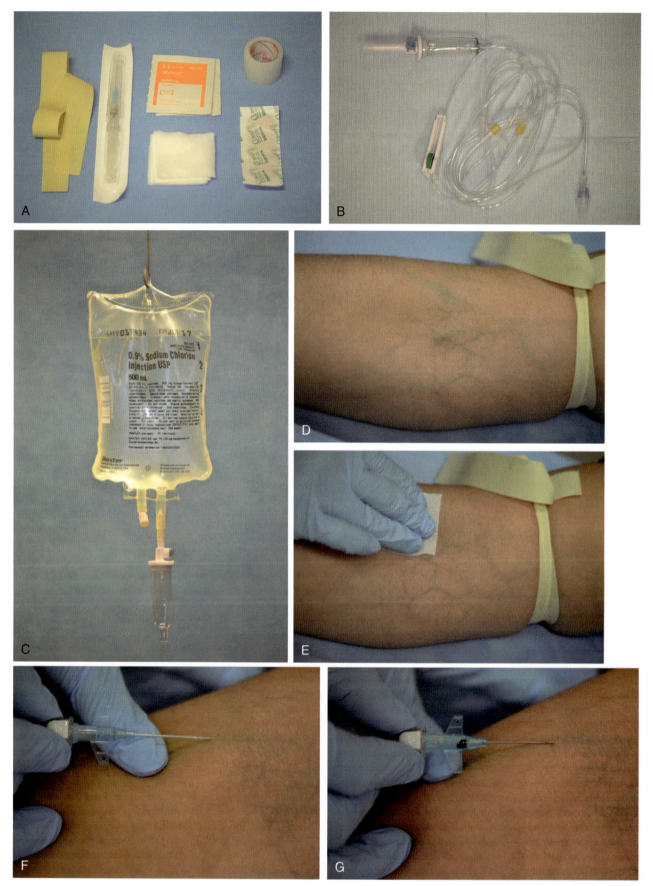

Figura 38.5 Equipamentos e suprimentos necessários para a administração da sedação intravenosa (IV) moderada. (A) Torniquete, cateter, lenços desinfetantes dérmicos ou antissépticos, esparadrapo e bandagem adesiva. (B) Uma mangueira IV com câmara de gotejamento e portas de administração. (C) Solução salina. (D) Um torniquete é colocado proximal à fossa antecúbita, e as veias são visualizadas e palpadas. (E) A pele é preparada com um lenço antisséptico. (F) O cateter é direcionado à veia com o bisel da agulha voltado para cima. (G) A agulha com cateter é inserida na veia (observe o refluxo [*flashback*] do sangue).

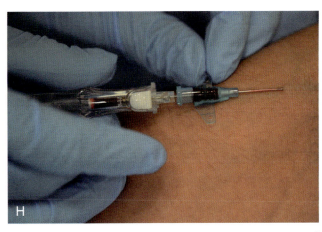 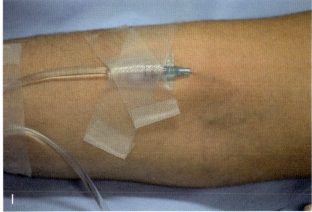

Figura 38.5 Cont. Figura (H) O cateter é avançado e a agulha é removida. (I) A linha IV está conectada, o torniquete é removido e a linha IV é aberta para verificar o fluxo do fluido e, depois, é presa com esparadrapo.

moderada, o equipamento necessário para monitorar a corrente final de CO_2 e ausculta dos sons respiratórios deve ser disponibilizado imediatamente.

Monitoramento

Para a sedação mínima, o dentista ou um indivíduo com formação adequada, orientado pelo dentista, deve permanecer em atividade operatória durante o tratamento odontológico em andamento para monitorar continuamente o paciente até que os critérios para a alta sejam cumpridos. O indivíduo apropriadamente treinado deve estar familiarizado com as técnicas de monitoramento e com o equipamento.

No caso de sedação moderada, um dentista qualificado que administra esse tipo de sedação deve permanecer na sala para o monitoramento contínuo do paciente até que este cumpra os critérios de recuperação. Quando o tratamento em andamento é concluído e o paciente recupera-se a um nível minimamente sedado, um auxiliar qualificado pode ser orientado pelo dentista a permanecer com o paciente e continuar monitorando-o, conforme explicado nas diretrizes até a alta do consultório. O dentista não deve deixar o consultório até que o paciente atenda aos critérios para alta e seja liberado para ir para casa com um adulto responsável (Quadro 38.5).

> **Quadro 38.5** Critérios de Alta.
>
> Prontidão: paciente capaz de responder a três perguntas simples
>   Quem te levará até sua casa?
>   Onde você está?
>   Que dia é hoje?
> Respiração
>   Saturação de oxigênio normal em ar ambiente
>   Capaz de respirar profundamente e tossir
> Circulação
>   Pressão sanguínea sistólica dentro de 20% do *baseline*
> Deambulação
>   Capaz de caminhar com um mínimo de ajuda
> Coloração
>   Coloração da pele e aparência normais

 IMPORTANTE

Para a sedação moderada, um dentista que administra a sedação moderada deve permanecer na sala de operação para o monitoramento contínuo do paciente até que este cumpra os critérios de recuperação. Quando o paciente se recupera a um nível minimamente sedado, um auxiliar qualificado pode ser orientado pelo dentista a permanecer com o paciente e continuar monitorando-o até a alta do consultório. O dentista não deve deixar o consultório até que o paciente atenda aos critérios para alta e seja liberado para ir para casa com um adulto responsável.

Os sinais vitais, o nível de sedação e a perfusão de oxigênio devem ser monitorados continuamente durante todo o procedimento de sedação consciente. Há muitos métodos de monitoramento.

Circulação

Para a sedação mínima, a pressão arterial e a frequência cardíaca devem ser avaliadas antes, durante e depois da operação conforme necessário. Para a sedação moderada, o dentista deve avaliar continuamente a pressão arterial e a frequência cardíaca, a menos que seja invalidado pela natureza do paciente, pelo procedimento ou pelo equipamento, e essas informações são anotadas no prontuário de anestesia com marcação de tempo. Deve-se considerar o monitoramento eletrocardiográfico contínuo para pacientes com doença cardiovascular significativa. Monitores *all-in-one* com impressoras podem realizar essas funções de maneira eficiente.

Consciência

O nível de consciência ou sedação (p. ex., capacidade de resposta ao comando verbal) deve ser avaliado continuamente. Em 1990, Chernik et al.[8a] desenvolveram a escala Observer's Assessment of Alertness/Sedation Scale (Tabela 38.3), que tem sido usada em muitos estudos para avaliar o grau de alerta dos pacientes submetidos à sedação. O método desenvolvido pela Dra. Katherine Wilson et al. em 2011 na Newcastle University School of Dental Sciences também é um método eficiente para avaliar o nível de sedação.[71]

Ventilação e Oxigenação

Para a sedação mínima, o dentista ou um indivíduo com formação adequada deve observar os movimentos torácicos e verificar as respirações. A saturação de oxigênio por meio da oximetria de pulso pode ser clinicamente útil e deve ser considerada. Para a sedação moderada, o dentista deve observar os movimentos torácicos continuamente, e a saturação de oxigênio deve ser avaliada constantemente pela oximetria de pulso. Também é possível avaliar a ventilação ou a respiração pelo monitoramento da corrente final de CO_2 (*i. e.*, capnografia). A ventilação deve ser monitorada por observação contínua de sinais qualitativos, incluindo ausculta dos sons respiratórios com um estetoscópio precordial ou pré-traqueal.

Tabela 38.3 Escala de Observação dos Níveis de Alerta/Sedação.

Categoria	Observação	Escore[a]
Capacidade de resposta	Responde prontamente ao nome falado em tom normal	5
	Responde lentamente ao nome falado em tom normal	4
	Responde somente após o nome ser falado em voz alta e/ou repetidamente	3
	Responde apenas após estímulo leve ou agitação	2
	Não responde após estímulo leve ou agitação	1
Fala	Normal	5
	Leve lentidão ou espessamento	4
	Balbucio ou lentidão proeminente	3
	Poucas palavras reconhecíveis	2
Expressão Facial	Normal	5
	Relaxamento leve	4
	Relaxamento notável (mandíbula relaxada)	3
Olhos	Claro, sem ptose	5
	Vidrado ou ptose leve (menos da metade do olho)	4
	Vidrado e com ptose notável (metade ou mais do olho)	3

[a]Este escore é usado para avaliar o nível de sedação.
Modificado de Chernik DA, Gillings D, Laine H, et al: Validity and reliability of the Observer's Assessment of Alertness/Sedation Scale: study with intravenous midazolam, *J Clin Psychopharmacol* 10: 244-251, 1990.

Tabela 38.4 Saturação da Oxi-hemoglobina Arterial e Valores de Tensão de Oxigênio para Monitoramento da Oxigenação dos Tecidos.

Oxímetro Arterial Saturação de Oxi-hemoglobina (SpO_2)	Tensão do Oxigênio Arterial (PaO_2)	Interpretação
95% a 99%	80 a 100 mmHg	Oxigenação normal
90%	60 mmHg	Disparo do alarme; hipoxemia do paciente
80%	45 a 50 mmHg	Hipoxemia grave

A coloração da mucosa, da pele ou do sangue deve ser observada continuamente para avaliar a oxigenação. A saturação de oxigênio por oximetria de pulso é clinicamente útil e deve ser considerada para a sedação mínima. Para a sedação moderada, a saturação de oxigênio deve ser avaliada constantemente por oximetria de pulso. Aproximadamente 98% a 99% do teor total de oxigênio no sangue arterial está ligado à hemoglobina nos eritrócitos. O oxímetro de pulso mede o grau em que a hemoglobina está saturada com oxigênio (SpO_2). O restante 1% a 2% de oxigênio é dissolvido no plasma e produz uma pressão de gás chamada de tensão arterial de oxigênio (PaO_2). O nível PaO_2 é o que determina a quantidade de oxigênio entrando nos tecidos do corpo e é conhecido como *oxigenação*. Em geral, o nível de SpO_2 é 98% a 99% e mantém um nível PaO_2 de cerca de 95%. A oxigenação normal é definida como uma PaO_2 de 80 a 100 mmHg. Existe uma relação não linear entre SpO_2 e PaO_2. As leituras de SpO_2 de 95% ou superior mantêm PaO_2 em 80 mmHg ou superior, dessa forma, prevenindo hipoxemia (Tabela 38.4).

Capnografia

A ventilação e a respiração adequadas podem ser monitoradas pela avaliação da corrente final de CO_2 usando capnografia. Esse método monitora as concentrações de CO_2 em gases respiratórios exalados. O monitor de capnografia fornece uma representação gráfica da pressão parcial de CO_2 que é mais eficaz do que outras avaliações clínicas da ventilação.[62] Um relatório de um ensaio clínico randomizado e controlado de pacientes submetidos à sedação moderada demonstrou que a capnografia melhorou o monitoramento de pacientes com a detecção precoce do comprometimento respiratório, solicitando a intervenção para minimizar a hipoxemia, em comparação a outros métodos de cuidados.[42]

CORRELAÇÃO CLÍNICA

O monitor de capnografia fornece uma medida do CO_2 exalado que é mais eficaz que a oximetria de pulso. Funciona como um alarme imediato para problemas respiratórios potencialmente fatais durante a sedação moderada. Os oxímetros de pulso, que têm sido o padrão de cuidados, demoram muito para registrar o desconforto respiratório porque os níveis de oxigênio no sangue podem permanecer normais por vários minutos após o paciente parar de respirar. A capnografia fornece uma detecção precoce.

Documentação

Um prontuário anestésico apropriado, com marcação de tempo (Figura 38.6) deve ser mantido com os nomes de todos os fármacos administrados (incluindo os anestésicos locais) juntamente com as dosagens, a hora de administração e as vias de administração. É necessário registrar os parâmetros fisiológicos, incluindo frequência cardíaca, frequência respiratória, pressão arterial e nível de consciência. Para a sedação moderada, a saturação de oxigênio (i. e., oximetria de pulso) deve ser monitorada e registrada continuamente. O prontuário de anestesia também deve incluir IMC, classificação de Mallampati e informações de capnografia.

Recuperação e Alta

O oxigênio e o equipamento de sucção devem estar imediatamente disponíveis na sala de tratamento e na de recuperação (se uma área de recuperação for utilizada em separado). O dentista qualificado ou corpo clínico devidamente treinado devem monitorar continuamente a pressão arterial, frequência cardíaca e respiração do paciente. Em casos de sedação moderada, a saturação de oxigênio e o nível de consciência devem ser avaliados de forma contínua. O dentista qualificado deve determinar e documentar que os níveis de consciência, de oxigenação, de ventilação e de circulação são satisfatórios antes da alta (Quadro 38.5). Instruções verbais e por escrito pós-operatória devem ser dadas ao paciente e a um adulto responsável (p. ex., pai, acompanhante, guardião ou cuidador).

Se um agente de reversão for administrado antes dos critérios de alta serem observados, o paciente deve ser monitorado até que a recuperação esteja assegurada. Um possível problema ao se utilizar agentes de reversão é a possibilidade de que a duração da ação do agente de reversão possa ser mais curta do que o agente sedativo utilizado, e o paciente pode tornar-se novamente sedado. É fundamental para o clínico entender e avaliar a duração da ação de todos os sedativos e agentes de reversão utilizados.

Falhas de Sedação

Ao realizar sedação leve ou moderada ambulatorial, o clínico deve perceber que o sucesso na sedação não será 100% efetivo para todos os pacientes. Uma certa porcentagem de pacientes não responderá apropriadamente aos protocolos de sedação mínima e moderada (Tabela 38.5). Se um paciente não está respondendo ao procedimento

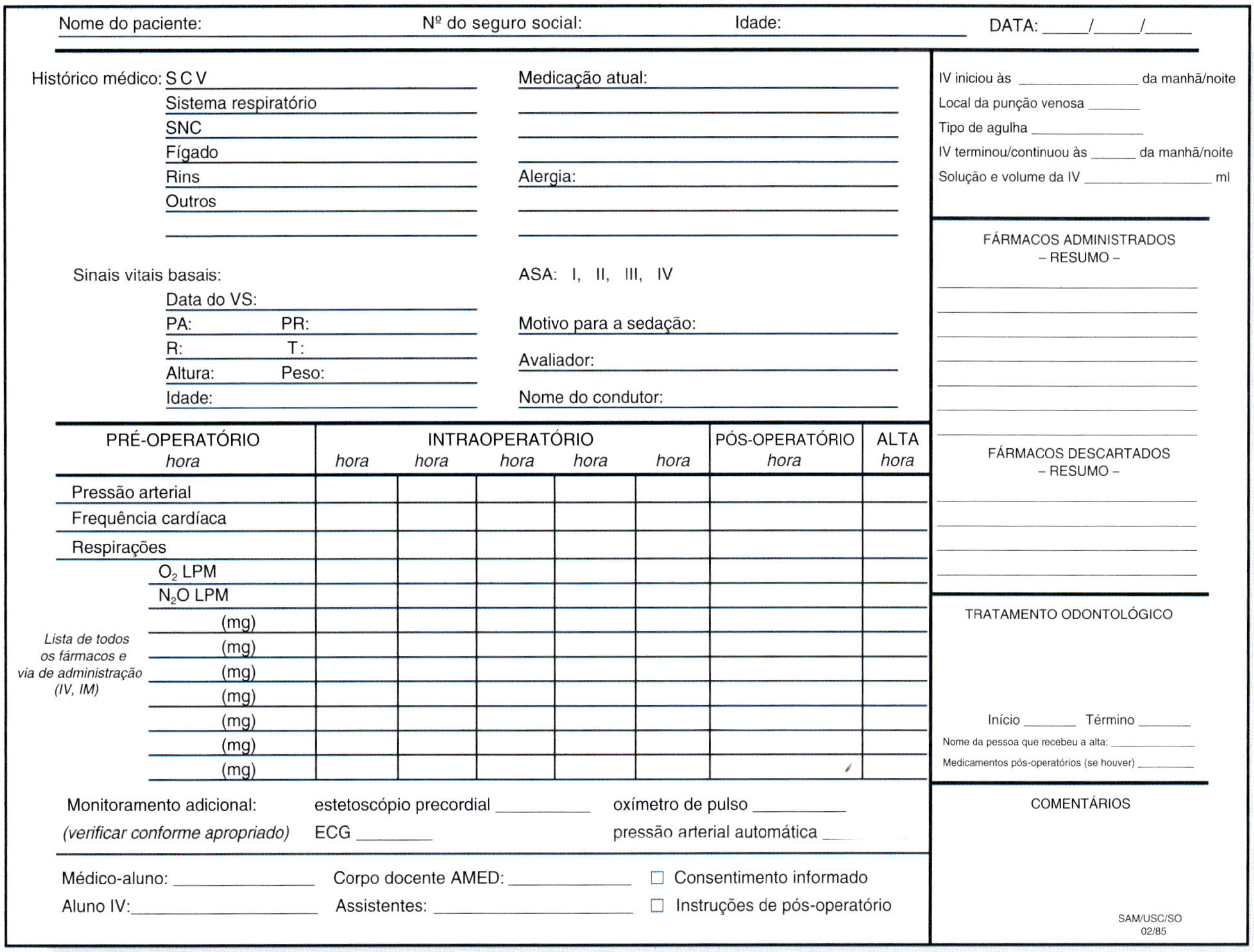

Nome do paciente: Nº do seguro social: Idade: DATA: ____/____/____

Histórico médico: S C V
Sistema respiratório
SNC
Fígado
Rins
Outros

Medicação atual:
Alergia:

IV iniciou às ______ da manhã/noite
Local da punção venosa ______
Tipo de agulha ______
IV terminou/continuou às ______ da manhã/noite
Solução e volume da IV ______ ml

Sinais vitais basais:
Data do VS:
PA: PR:
R: T:
Altura: Peso:
Idade:

ASA: I, II, III, IV
Motivo para a sedação:
Avaliador:
Nome do condutor:

FÁRMACOS ADMINISTRADOS
– RESUMO –

FÁRMACOS DESCARTADOS
– RESUMO –

PRÉ-OPERATÓRIO *hora*	INTRAOPERATÓRIO *hora*	*hora*	*hora*	*hora*	*hora*	PÓS-OPERATÓRIO *hora*	ALTA *hora*
Pressão arterial							
Frequência cardíaca							
Respirações							
O_2 LPM							
N_2O LPM							
(mg)							
(mg)							
(mg)							
(mg)							
(mg)							
(mg)							
(mg)							

Lista de todos os fármacos e via de administração (IV, IM)

TRATAMENTO ODONTOLÓGICO

Início ______ Término ______
Nome da pessoa que recebeu a alta: ______
Medicamentos pós-operatórios (se houver) ______

Monitoramento adicional: estetoscópio precordial ______ oxímetro de pulso ______
(verificar conforme apropriado) ECG ______ pressão arterial automática ______

COMENTÁRIOS

Médico-aluno: ______ Corpo docente AMED: ______ ☐ Consentimento informado
Aluno IV: ______ Assistentes: ______ ☐ Instruções de pós-operatório

SAM/USC/SO
02/85

Figura 38.6 Exemplo de um registro de sedação moderada. *(De Malamed SF:* Sedation: a guide to patient management, *ed. 5, St. Louis, 2010, Elsevier.)*

Tabela 38.5 Falhas de Sedação na Odontologia pela Via de Administração.

Técnica	Taxa Esperada de Falha (%)
Oral (criança, mais velha)	40 a 50
Oral (criança, mais nova)	50 a 65
Oral (adulto)	20 a 50
Inalação	15 a 20
Oral + inalação	5 a 10
Intravenosa	4,3 a 5
Oral + intravenosa	2 a 3
Sedação profunda/Anestesia geral	1,6

Dados de Malamed SF: Sedation and safety: 36 years of perspective *Alpha Omegan* 99:70-74, 2006; Senel FC, Buchanan JM Jr, Senel OAC et al: Evaluation of sedation failure in the outpatient oral and maxillofacial surgery clinic. *J Oral Maxillofac Surgery* 65:645-650, 2007; Skehan SJ, Malone DE, Buckley N et al: Sedation and analgesia in adult patients: evaluation of a staged-dose system based on body weight for use in abdominal interventional radiology. *Radiology* 216:653-659, 2000; Wilson KE, Thorpe RJ, McCabe JF, Girdler NM: Complications associated with intravenous midazolam sedation in anxious dental patients. *Primary Dental Care* 18:161-166, 2011.

de sedação, é extremamente perigoso ir além da dose limite ou tentar colocar o paciente em um nível mais profundo de sedação. É melhor abortar o procedimento e reagendar a consulta para outro dia com uma técnica diferente ou com um anestesiologista dentário.

Preparação para Emergências

Pelo fato de a sedação e a anestesia geral serem um *continuum* de depressão de consciência e perda de consciência induzida por medicamentos, nem sempre é possível predizer como um paciente responderá individualmente. Os profissionais com a intenção de produzir um determinado nível de sedação devem ser capazes de diagnosticar e tratar consequências fisiológicas (*i. e.*, de resgate) para pacientes cujo nível de sedação torna-se mais profundo do que o inicialmente previsto. Para todos os níveis de sedação, o profissional deve ter formação, qualificação, fármacos e equipamentos para identificar e tratar tal ocorrência até que a assistência chegue (*i. e.*, serviço de emergência médica) ou o paciente retorne ao nível pretendido de sedação sem complicações das vias aéreas ou cardiovasculares. O dentista qualificado é responsável por condução da sedação, adequação das instalações, competência da equipe, diagnóstico e tratamento de emergências relacionadas à administração da sedação e fornecimento e manutenção do equipamento e dos protocolos de resgate do paciente.

Se um paciente entrar em um nível mais profundo de sedação do que o dentista está qualificado a oferecer, o procedimento odontológico deve ser interrompido e o profissional deve concentrar a sua atenção no tratamento do paciente até que sua condição retorne ao nível pretendido de sedação. Isso poderia envolver o monitoramento do paciente, a gestão das vias aéreas e apoio, agentes de reversão, ou requisitar serviço médico de emergência. O dentista qualificado é responsável pelo tratamento sedativo, adequação do consultório e da equipe, diagnóstico e tratamento de emergências relacionadas à administração de sedação mínima ou moderada, e fornecimento de equipamentos, fármacos e protocolo para o resgate do paciente.

Conclusão

À medida que os procedimentos periodontais se tornam mais complexos, há aumento da necessidade do uso de técnicas de sedação consciente para pacientes com medo e ansiedade. A ADA tem um guia de diretrizes e políticas delineado em documentos que precisam ser seguidos. A utilização da sedação leve, com técnicas de inalação de N_2O, deve ser feita com o devido monitoramento do paciente; o médico deve ter um mínimo de 14 horas de instrução, incluindo um treinamento clínico.

Após a adequada recuperação, os pacientes geralmente podem ser autorizados a cuidar-se normalmente, sem a necessidade de outro adulto para monitorá-los. A sedação leve utilizando agentes orais, como triazolam, em uma dose, não deve exceder a DMR para uso domiciliar, mas esses pacientes, quando recuperados, não podem dirigir e precisam de outro adulto para supervisioná-los. A sedação de moderada a profunda só deve ser realizada por profissionais com formação adequada, treinamento pós-bacharelado, em um programa credenciado de educação avançada, que traga consigo responsabilidades adicionais para o monitoramento do paciente, restrições alimentares e de ingestão de líquidos, recuperação e pessoal de apoio adicional treinado.

Os pacientes com alterações sistêmicas devem obter avaliações pré-operatórias de um médico, e os pacientes idosos frequentemente necessitam de ajustes de redução da dose normal. As crianças necessitam de cuidados especiais de médicos treinados, e sedação pré-operatória em crianças menores de 12 anos de idade deve ser realizada por especialistas em anestesia pediátrica. Os pacientes com alterações sistêmicas significativas são mais bem tratados em ambiente hospitalar, e não em um centro cirúrgico ambulatorial.

 Acesse Caso Clínico em https://www.grupogen.com.br.

Referências Bibliográficas

 As referências bibliográficas deste capítulo estão disponibilizadas em https://www.grupogen.com.br.

CAPÍTULO 39

Tratamento Periodontal de Pacientes Sistemicamente Comprometidos

Perry R. Klokkevold | Brian L. Mealey | Joan Otomo-Corgel

SUMÁRIO DO CAPÍTULO

Doenças Cardiovasculares, 447
Distúrbios Endócrinos, 452
Distúrbios Hemorrágicos, 455

Medicações e Terapias Oncológicas, 458
Prótese Articular, 461

Muitos pacientes que procuram atendimento odontológico têm condições médicas significativas que podem alterar tanto o curso de sua doença oral quanto do tratamento oferecido. Pacientes mais velhos com doença periodontal têm maior probabilidade de uma doença preexistente. A responsabilidade terapêutica do médico inclui identificar os problemas sistêmicos do paciente para formular planos de tratamento adequados. É fundamental um minucioso histórico médico.[81] Se achados significativos forem observados, pode ser indicada uma consulta médica ou encaminhamento do paciente a um médico adequado. Isso garante uma conduta correta com o paciente e fornece cobertura médico-legal ao cirurgião-dentista.

Este capítulo aborda as condições médicas comuns e o tratamento periodontal associado. A revisão de cada tópico pode ser suplementada pela consulta de outras referências para obter uma cobertura mais detalhada das doenças específicas. O conhecimento desses problemas permite ao cirurgião-dentista tratar o paciente como um todo, e não apenas o reflexo periodontal de doença preexistente.

Doenças Cardiovasculares

As doenças cardiovasculares são a categoria de maior prevalência entre as doenças sistêmicas nos Estados Unidos e muitos outros países, e são mais comuns com o aumento da idade.[113] Os históricos de saúde devem ser minuciosamente examinados quanto a problemas cardiovasculares, incluindo hipertensão, angina *pectoris*, infarto do miocárdio (IM), cirurgia de revascularização cardíaca, acidente vascular cerebral (AVC), insuficiência cardíaca congestiva (ICC), endocardite infecciosa (EI) e presença de implante de marca-passo ou desfibrilador cardioversor automático.

Na maioria dos casos, o médico do paciente deve ser consultado, especialmente se estiver previsto um tratamento estressante ou prolongado. Consultas curtas e um ambiente calmo e relaxante ajudam a minimizar o estresse e a manter a estabilidade hemodinâmica.

Hipertensão

Hipertensão, a doença cardiovascular mais comum, afeta mais de 50 milhões de adultos norte-americanos, muitos dos quais são não diagnosticados.[37] Em 2003, o National Heart, Lung and Blood Institute publicou uma revisão das diretrizes para avaliação e tratamento da hipertensão.[18,38,47] As diretrizes do Seventh Report of the Joint National Committee on Prevention, Detection, Evaluation, and Treatment of High Blood Pressure (JNC-7[18]) simplificaram a classificação da pressão arterial (Tabela 39.1).

Em comparação com os esquemas anteriores de classificação[43,44] que se concentravam na pressão arterial (PA) diastólica, as diretrizes JNC-7[18] enfatizaram a importância da PA sistólica. A PA sistólica superior a 140 mmHg é considerada um fator de risco a doenças cardiovasculares maior do que a pressão diastólica elevada. A JNC-7 também introduziu uma categoria conhecida como *pré-hipertensão* para substituir os termos mais inócuos como *hipertensão alta normal* e *borderline*. Indivíduos com PA sistólica entre 120 e 139 mmHg ou PA diastólica entre 80 e 89 mmHg são classificados como pré-hipertensos. Não é considerada como uma categoria de doença ou diagnóstico; em vez disso, é um termo usado para descrever uma condição e identificar indivíduos com maior risco para hipertensão.

As diretrizes JNC-7 classificam a hipertensão em duas categorias, em comparação às categorias em esquemas de classificação anteriores, para simplificar e porque o tratamento para duas e três categorias era essencialmente o mesmo. O *estágio 1 da hipertensão* é definido por uma PA sistólica de 140 a 159 mmHg ou pressão diastólica de 90 a 99 mmHg. O *estágio 2 da hipertensão* é definido por uma pressão sistólica maior que 160 mmHg ou pressão diastólica superior a 100 mmHg.

A hipertensão não é diagnosticada em uma única ocorrência de PA elevada. Preferencialmente, a classificação é geralmente baseada no valor médio, de dois ou mais registros de pressão arterial, obtido em duas ou mais consultas. O maior valor, tanto da sistólica quanto da diastólica, determina a classificação do paciente. Pacientes com hipertensão frequentam os consultórios odontológicos diariamente, e a hipertensão é particularmente comum entre a população idosa, observada na maioria das clínicas periodontais. Evidências do Framingham Heart Study revelaram que indivíduos com PA normal aos 55 anos de idade ainda têm um risco de 90% de se tornarem hipertensos posteriormente ao longo da vida.[115]

A hipertensão é dividida em tipos primários e secundários. A *hipertensão primária* (*i. e.*, essencial) ocorre quando nenhuma anormalidade patológica subjacente pode ser encontrada para explicar a doença. Aproximadamente 95% de todos os pacientes hipertensos apresentam hipertensão primária. Os 5% restantes apresentam *hipertensão secundária*, dentre os quais uma etiologia oculta pode ser encontrada e muitas vezes tratada. Condições responsáveis pela hipertensão secundária incluem doença renal, alterações endocrinológicas e distúrbios neurogênicos.

Tabela 39.1 Classificação da Pressão Arterial de um Adulto.

Classificação	Sistólica (mmHg)	Diastólica (mmHg)	Modificações no Tratamento Odontológico
Normal	< 120	< 80	Nenhuma modificação no tratamento odontológico
Pré-hipertensão	120 a 139	80 a 89	Nenhuma modificação no tratamento odontológico Monitorar PA em cada consulta
Estágio 1 de hipertensão	140 a 159	90 a 99	Informar ao paciente os achados Encaminhar ao medico Monitorar PA em cada consulta Nenhuma modificação no tratamento odontológico; minimizar o estresse
Estágio 2 de hipertensão	≥ 160	≥ 100	Informar ao paciente Encaminhar ao medico Monitorar PA em cada consulta Se a PA sistólica for < 180 mmHg e a diastólica < 110 mmHg, realizar o cuidado odontológico eletivo (i. e., exame de rotina, profilaxia, endodontia e periodontia restauradora não cirúrgica); minimizar o estresse Se a PA sistólica for ≥ 180 mmHg ou a diastólica ≥ 100 mmHg, encaminhar imediatamente ao médico e realizar somente cuidados odontológicos de emergência (aliviar a dor, sangramento, infecção);[a] minimizar o estresse Considerar o protocolo de redução do estresse

[a]O risco de realizar tratamento odontológico de emergência deve ser menor que o risco de possíveis complicações hipertensivas.[18,38,47]
PA, pressão arterial.

Na hipertensão precoce, o paciente pode ser assintomático. Se não identificada, diagnosticada e tratada, a hipertensão pode persistir e aumentar em gravidade, levando eventualmente à doença arterial coronariana, angina, IM, ICC, AVC ou insuficiência renal.[55] O consultório odontológico pode desempenhar papel vital na detecção da hipertensão e nos cuidados de manutenção do paciente com doença hipertensiva. A primeira consulta odontológica deve incluir duas verificações de PA, com pelo menos 10 minutos de intervalo entre elas, cuja média será utilizada como referência inicial. Antes que o profissional encaminhe o paciente a um médico devido a PA elevada, os registros devem ser realizados em no mínimo duas consultas, a menos que os valores sejam extremamente elevados (i. e., pressão sistólica > 180 mmHg ou pressão diastólica > 100 mmHg).

O sistema de controle periodontal é um método ideal para a detecção e monitoramento da hipertensão. Cerca de três em cada quatro pacientes adultos com hipertensão nos Estados Unidos não controlam a pressão arterial bem o suficiente para alcançar a meta da pressão sistólica inferior a 140 mmHg e da diastólica inferior a 90 mmHg.[14] A falta de colaboração na terapia anti-hipertensiva é a principal razão para essa falha. Os cirurgiões-dentistas podem ajudar a alcançar um maior sucesso no controle da hipertensão, verificando e registrando a PA em cada consulta de retorno periodontal.

Os procedimentos periodontais não devem ser realizados até que uma anamnese minuciosa e o histórico de PA sejam realizados para identificar os pacientes com doença hipertensiva significativa. O horário do dia em que foi registrada a PA também deve ser anotado, pois a PA varia significativamente ao longo do dia.[73] A Tabela 39.1 descreve as condutas apropriadas em relação a consultar ou encaminhar o paciente ao médico, bem como às modificações no tratamento odontológico, dependendo do estágio de hipertensão do paciente.

O tratamento odontológico para pacientes hipertensos é seguro, desde que o estresse seja minimizado.[55,61] Se um paciente está recebendo terapia anti-hipertensiva, consultar o médico pode ser uma garantia em relação ao estado de saúde atual, medicamentos, plano de tratamento periodontal e conduta com o paciente. Muitos médicos desconhecem os detalhes específicos dos procedimentos odontológicos ou periodontais. O cirurgião-dentista deve informar o médico sobre o grau estimado de estresse, duração dos procedimentos e a complexidade do plano de tratamento individualizado. Consultas odontológicas, no período da manhã, já foram sugeridas para pacientes hipertensos, mas evidências indicam que a PA geralmente aumenta ao acordar e atinge um pico no meio da manhã.[10,73,103] Pelo fato de que níveis mais baixos de PA podem ocorrer à tarde, podem ser preferíveis consultas odontológicas nesse período.

Nenhum tratamento periodontal de rotina deve ser dado a um paciente que é hipertenso e não está sob tratamento médico. Para pacientes com PAS maior que 180 mmHg ou PAD superior a 110 mmHg, o tratamento deve ser limitado a situações de emergência, até que a hipertensão esteja controlada. Os analgésicos são prescritos para dor e os antibióticos para a infecção. Infecções agudas podem requerer incisão cirúrgica e drenagem, embora o campo cirúrgico deva ser limitado, uma vez que o sangramento excessivo pode ocorrer em casos de PA elevada.

Quando em tratamento de pacientes hipertensos, o cirurgião-dentista não deve utilizar anestésico local que contenha uma concentração de epinefrina maior que 1:100.000, ou um vasopressor para controlar sangramento local. A anestesia local sem epinefrina pode ser utilizada para procedimentos de curta duração (< 30 minutos). Em um paciente com doença hipertensiva, no entanto, é importante minimizar a dor, fornecendo profunda anestesia local para evitar aumento na secreção de epinefrina endógena.[55,61]

Os benefícios de pequenas doses de epinefrina utilizadas na odontologia superam em muito o potencial de comprometer o equilíbrio hemodinâmico. Deve-se utilizar a menor dose possível de epinefrina, e é essencial a aspiração antes da injeção de anestésicos locais. A injeção intraligamentar é geralmente contraindicada pelo fato de as alterações hemodinâmicas serem semelhantes às injeções intravasculares.[102] Se o paciente hipertenso exibir ansiedade, a utilização de sedação consciente em conjunto com os procedimentos periodontais pode ser justificável[111] (Capítulo 38).

Receptores antagonistas β-adrenérgicos (i. e., β-bloqueadores) são tipicamente utilizados para tratar a hipertensão (Tabela 39.2). Os β-bloqueadores são tanto *cardiosseletivos*, bloqueando apenas receptores cardíacos β1 (i. e., receptores β1), como *não seletivos*, bloqueando tanto receptores cardíacos β1 quanto receptores periféricos β2 (i. e., receptores β2). A epinefrina, um agonista α- e β-adrenérgico,

Tabela 39.2 Receptores Antagonistas β-Adrenérgicos Seletivos e não Seletivos.

Nome Genérico	Nome Comercial
β-Bloqueadores não Seletivos	Coreg®
Carvedilol	
Cloridrato de carteolol	Cartrol®
Nadolol	Corgard®
Sulfato de penbutolol	Levatol®
Pindolol	Visken®
Cloridrato de propranolol	Inderal®; Inderal LA®
Maleato de timolol	Blocadren®
β-Bloqueadores seletivos	Sectral®
Cloridrato de acebutolol	
Atenolol	Tenormin®
Cloridrato de betaxolol	Kerlone®
Fumarato de bisoprolol	Zebeta®
Tartarato de metoprolol	Lopressor®
Succinato de metoprolol	Toprol-XL®

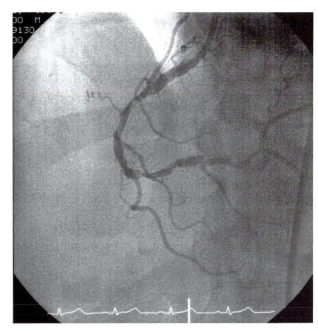

Figura 39.1 Como visto em um angiograma coronário, a arterosclerose pode resultar em um estreitamento das artérias coronárias e o início dos sinais e sintomas da doença isquêmica do coração.

aumenta a frequência cardíaca através da estimulação direta dos receptores cardíacos β1. A epinefrina também estimula os receptores α-adrenérgicos, produzindo vasoconstrição das artérias, e receptores β2, causando vasodilatação das arteríolas dos músculos esqueléticos.

A administração de anestésicos locais que contenham epinefrina para pacientes que utilizam β-bloqueadores não seletivos (p. ex., propranolol, nadolol) pode causar PA elevada.[127] A estimulação α-adrenérgica induzida por epinefrina resulta em vasoconstrição e aumenta a PA. Como a medicação não seletiva do paciente bloqueia os receptores β2, a epinefrina não estimulará a vasodilatação compensatória normal induzida pelo receptor β2. Isso pode resultar em um aumento drástico da PA, seguido por uma bradicardia reflexa, mediada pelo nervo vago e barorreceptores carotídeos. O resultado final é um paciente com hipertensão grave e bradicardia, resultando em uma perigosa diminuição na perfusão vascular e possivelmente causando morte. Devido a esse potencial de complicação, os anestésicos locais contendo epinefrina devem ser utilizados com cautela e em apenas um grupo pequeno de pacientes que utilizam β-bloqueadores não seletivos, com monitoramento criterioso dos sinais vitais.[55,127]

O clínico deve estar atento aos mais variados efeitos colaterais dos diversos medicamentos anti-hipertensivos. A *hipotensão postural* é comum e pode ser minimizada por alterações posicionais lentas na cadeira odontológica.[55] A *depressão* é um efeito colateral que muitos pacientes desconhecem. Sintomas como náusea, sedação, boca seca, reações liquenoides a drogas e aumento gengival estão associados a determinadas classes de agentes anti-hipertensivos.[61]

CORRELAÇÃO CLÍNICA

Hipertensão, a doença cardiovascular mais comum, afeta mais de 50 milhões de adultos norte-americanos, muitos dos quais não são diagnosticados. Quase três em cada quatro adultos com hipertensão não controlam sua pressão arterial bem o suficiente. O consultório odontológico pode desempenhar papel vital na detecção de hipertensão não diagnosticada e na conformidade dos pacientes a serem tratados para hipertensão. A pressão arterial deve ser medida na primeira consulta e em cada consulta de retorno.

Doenças Isquêmicas do Coração

As doenças isquêmicas do coração (Figura 39.1) incluem distúrbios, como angina *pectoris* e IM. A angina *pectoris* ocorre quando a demanda de oxigênio do miocárdio excede o suprimento, resultando em uma isquemia temporária do miocárdio.[38] Pacientes com histórico de angina *pectoris* instável (*i. e.*, angina que ocorre de forma irregular ou em várias ocasiões sem fatores predisponentes) devem ser tratados apenas em emergências e, então, encaminhados a uma consulta com o seu médico. Pacientes com angina estável (*i. e.*, angina que ocorre com pouca frequência, associada a esforço ou estresse, e é facilmente controlada com medicação e repouso) podem se submeter a procedimentos odontológicos eletivos. Como é comum o estresse induzir um ataque agudo de angina, é importante seu controle. A anestesia local profunda é vital, e a sedação consciente pode ser indicada para pacientes ansiosos[111] (Capítulo 38). A ventilação suplementar de oxigênio, fornecida pela cânula nasal, também pode ajudar a prevenir um ataque de angina no transoperatório.

Os pacientes que tratam de ataque agudo de angina com nitroglicerina devem ser instruídos a trazer sua medicação para as consultas odontológicas. A nitroglicerina também deve estar presente no *kit* de emergência médica. Para procedimentos particularmente estressantes, o paciente pode tomar um comprimido de nitroglicerina no pré-operatório para prevenir a angina, embora, isso geralmente não seja necessário. A nitroglicerina do paciente deve estar disponível para uso imediato na bandeja clínica, caso seja necessária durante o tratamento. Como a validade da nitroglicerina é relativamente curta, deve-se observar a data de vencimento da medicação do paciente, bem como a data do medicamento presente no *kit* de emergência médica.

Os pacientes com angina podem estar tomando nitroglicerina de ação mais prolongada (p. ex., comprimidos, adesivos), β-bloqueadores ou bloqueadores dos canais de cálcio (também utilizados no tratamento de hipertensão) para a prevenção de angina. As restrições ao uso de anestésicos locais contendo epinefrina são similares àquelas para o paciente com hipertensão. A injeção intraóssea com anestésicos locais contendo epinefrina, que utilizam sistemas especiais (p. ex., Stabident®, Fairfax Dental) deve ser administrada com cautela em pacientes com doenças cardíacas isquêmicas, porque resulta em aumento transitório da frequência cardíaca e da demanda de oxigênio do miocárdio.[78]

Se o paciente ficar cansado ou desconfortável ou tiver uma mudança brusca no ritmo ou na frequência cardíaca durante um procedimento periodontal, este deve ser suspenso o mais rapidamente possível. Um paciente que tem um episódio de angina na cadeira odontológica deve receber o seguinte tratamento médico de emergência:

1. Interromper o procedimento periodontal.
2. Administrar um comprimido (0,3 a 0,6 mg) de nitroglicerina sublingual.
3. Tranquilizar o paciente e afrouxar roupas apertadas.
4. Administrar oxigênio com o paciente em uma posição reclinada.
5. Se os sinais e sintomas cessarem dentro de 3 minutos, completar o procedimento periodontal, se possível, certificando-se de que o paciente esteja confortável. Encerrar o procedimento o quanto antes.
6. Se os sinais e sintomas de angina não cessarem com o tratamento, dentro de 5 minutos, administrar outra dose de nitroglicerina, monitorar os sinais vitais do paciente, chamar o médico do paciente e estar pronto para acompanhá-lo ao serviço de emergência.
7. Um terceiro comprimido de nitroglicerina pode ser dado 5 minutos após o segundo. Dor no peito que não é aliviada por três comprimidos indica um provável infarto do miocárdio. O paciente deve ser levado imediatamente ao hospital mais próximo.

As formulações de *spray* lingual de nitroglicerina têm sido populares em farmácias hospitalares devido ao aumento da validade em comparação aos comprimidos de nitroglicerina.[72] O *spray* lingual tem sido reportado por proporcionar maior e mais rápida vasodilatação, com maior duração de ação.[25,86] A conveniência e as vantagens de um *spray* lingual de nitroglicerina são atraentes, mas a precisão da liberação da dose tem sido questionada e requer estudos adicionais antes que possa ser recomendada como substituição ao conhecido regime de comprimido.[72]

IM é a outra categoria de doenças isquêmicas do coração encontradas na prática odontológica. O tratamento odontológico é geralmente adiado por pelo menos 6 meses após a data do IM, por causa de um pico no índice de mortalidade que ocorre durante este tempo.[30] Após seis meses, pacientes que sofreram infarto podem ser tratados normalmente, utilizando-se técnicas semelhantes àquelas indicadas para pacientes com angina estável.

Cirurgia de revascularização cardíaca (aortocoronária), desvio de artéria femoral, angioplastia e endarterectomia tornaram-se procedimentos cirúrgicos comuns em pacientes com doença isquêmica do coração. Se um desses procedimentos foi realizado recentemente, o médico deve ser consultado antes da terapia odontológica eletiva, para determinar o grau de risco cardíaco ou doença oclusiva arterial, a estabilidade da condição do paciente e o potencial de endocardite infecciosa ou rejeição do enxerto. A profilaxia antibiótica geralmente não é necessária para pacientes com cirurgia de revascularização cardíaca, a menos que recomendado pelo cardiologista.

Insuficiência Cardíaca Congestiva

ICC é uma condição na qual a função de bombeamento do coração é incapaz de fornecer quantidades suficientes de sangue oxigenado para suprir as necessidades do corpo.[30] A ICC geralmente começa com insuficiência ventricular esquerda, causada por uma desproporção entre o volume hemodinâmico e a capacidade de suportar este volume. Isso pode ser causado por um aumento crônico na carga de trabalho (como na hipertensão ou nas doenças das válvulas aórtica, mitral, pulmonar ou tricúspide), por dano direto ao miocárdio (como no IM ou na febre reumática) ou por um aumento da demanda de oxigênio do corpo (como na anemia, tireotoxicose ou gravidez).

Pacientes com ICC mal controlada ou não tratada não são candidatos a procedimentos odontológicos eletivos. Esses indivíduos são considerados de risco para a morte súbita, geralmente de arritmias ventriculares.[29] Para pacientes com ICC tratada, o clínico deve consultar o médico sobre a gravidade desta, a etiologia correlata e a conduta médica atual. A conduta médica na ICC pode incluir a utilização de bloqueadores dos canais de cálcio, vasodilatadores diretos, diuréticos, inibidores da enzima conversora de angiotensina (IECAs), bloqueadores de α-receptores e agentes cardiotônicos como digoxina.[27,46] Cada medicamento tem efeitos colaterais potenciais que podem afetar a terapia periodontal. Devido à presença de ortopneia (*i. e.*, incapacidade para respirar, a menos que na posição vertical) em alguns pacientes com ICC, a cadeira odontológica deve ser ajustada em uma posição confortável para o paciente, em vez de ser colocada em posição de supina. Devem-se considerar consultas rápidas, redução do estresse com anestesia local profunda e, eventualmente, sedação consciente e uso de oxigênio suplementar.[30,55]

Marca-passos e Desfibriladores Cardioversores Implantáveis

As arritmias cardíacas são mais frequentemente tratadas com medicamentos; no entanto, algumas também são tratadas com marca-passos ou desfibriladores automáticos.[29,55,80] Os marca-passos são geralmente implantados no peito e entram no coração por via transvenosa. Os desfibriladores cardioversores automáticos são mais comumente implantados por via subcutânea, próximo ao umbigo, e têm eletrodos que passam dentro do coração por via transvenosa ou diretamente ligado ao epicárdio. A consulta com o médico do paciente permite determinar sua condição cardíaca preexistente, o tipo de marca-passo ou desfibrilador cardioversor automático e todas as medidas de precaução a serem tomadas.

Os antigos marca-passos eram unipolares e podiam ser alterados por equipamentos odontológicos que gerassem campos eletromagnéticos, tais como aparelhos de ultrassom e bisturis elétricos. As unidades mais recentes são bipolares e geralmente não são afetadas por equipamentos odontológicos. Os desfibriladores cardioversores automáticos ativam um aviso quando certas arritmias ocorrem. Isso pode colocar em risco o paciente durante o tratamento odontológico, pois tal ativação muitas vezes provoca movimento brusco do paciente. A estabilização do campo operatório durante o tratamento periodontal, com mordedores de borracha ou outros dispositivos, pode impedir o trauma inesperado.

Endocardite Infecciosa

A endocardite infecciosa (EI) é uma doença em que microrganismos colonizam o endocárdio ou as válvulas cardíacas danificados.[32] Embora a incidência de EI seja baixa, é uma doença grave com um prognóstico ruim, apesar da terapia moderna. O termo *endocardite infecciosa* é preferível ao utilizado anteriormente – *endocardite bacteriana* –, pois a doença também pode ser causada por fungos e vírus. Os organismos mais frequentemente encontrados na EI são estreptococos α-hemolíticos (p. ex., *Streptococcus viridans*). No entanto, organismos não estreptocócicos muitas vezes encontrados na bolsa periodontal têm sido cada vez mais implicados, incluindo *Eikenella corrodens*, *Actinobacillus Aggregatibacter*, *Capnocytophaga* e espécies de *Lactobacillus*.[8]

A EI tem sido dividida em formas aguda e subaguda. A forma aguda envolve organismos virulentos, geralmente estreptococos não hemolíticos e cepas de estafilococos, os quais invadem os tecidos cardíacos normais, produzindo embolia séptica e causando infecções de evolução rápida, quase sempre fatais. A forma subaguda, por outro lado, resulta de uma formação de colônia por microrganismos pouco patogênicos, nas válvulas cardíacas ou endocárdio danificados; o exemplo clássico é a cardite reumática consequente da febre reumática.

Desde a última publicação da American Heart Association (AHA) sobre prevenção da EI, em 1997,[22] muitos têm questionado a eficácia da profilaxia antimicrobiana para evitar EI em pacientes que se submetem a procedimentos odontológicos ou outros, e sugerem que as orientações da AHA devem ser revistas.[26,105] Membros da Rheumatic Fever, Endocarditits and Kawasaki Disease Committee, do Conselho da AHA sobre Doenças Cardiovasculares em Jovens e um grupo nacional e internacional de especialistas em EI revisaram extensivamente os dados publicados sobre a prevenção da EI. A comissão concluiu que apenas um número extremamente pequeno de casos de EI pode ser prevenido por profilaxia antibiótica para procedimentos odontológicos (mesmo que a terapia seja 100% eficaz). Consequentemente, as orientações foram alteradas e publicadas em um relatório em 2008.[125] As novas diretrizes aconselham que a profilaxia seja recomendada somente para condições cardíacas com maior risco de desfecho desfavorável para EI (Quadro 39.1). Para esses pacientes, a profilaxia antibiótica é recomendada para todos os procedimentos odontológicos que envolvem a manipulação dos tecidos gengivais, dos tecidos periapicais ou perfuração da mucosa oral. A profilaxia antibiótica não é indicada para indivíduos com base no aumento do risco de vida de contrair EI.

A prática de periodontia está intimamente relacionada à prevenção da EI. No entanto, a bacteriemia pode ocorrer mesmo na ausência de procedimentos odontológicos, especialmente em indivíduos com má higiene bucal e significativa inflamação periodontal. A EI é muito mais provável ser resultante de uma exposição frequente a bacteriemias aleatórias associadas às atividades diárias, do que causada por um procedimento odontológico.[125] A prevenção de inflamação periodontal é primordial. A AHA afirma que os pacientes que estão em risco para a EI devem "estabelecer e manter a melhor saúde bucal possível, reduzindo as potenciais fontes de semeadura bacteriana." Para fornecer medidas preventivas adequadas para EI, a maior preocupação do cirurgião-dentista deve-se reduzir a população microbiana na cavidade oral, de modo a minimizar a inflamação do tecido mole e bacteriemia.

> **IMPORTANTE**
>
> As novas diretrizes da American Heart Association (AHA) sobre a prevenção da endocardite infecciosa (EI) foram publicadas em um relatório de 2008. Elas aconselham que a profilaxia seja recomendada somente para condições cardíacas com maior risco de resultados adversos para EI (Quadro 39.1).

As medidas preventivas para reduzir o risco de EI deve consistir em:
1. *Definir o paciente suscetível.* Um histórico médico cuidadoso pode revelar um paciente suscetível. O questionário de saúde deve englobar o histórico em todas as categorias de risco. Havendo dúvida, o médico do paciente deve ser consultado.
2. *Realizar instrução de higiene bucal.* A higiene bucal deve ser praticada com métodos que melhorem a saúde gengival. Em pacientes com inflamação gengival significativa, a higiene bucal deve ser inicialmente limitada a procedimentos leves (*i. e.,* enxaguantes bucais e escovação suave com uma escova macia) para minimizar sangramento. Conforme houver melhora da saúde gengival, pode-se iniciar uma higiene bucal mais vigorosa. Os irrigadores bucais geralmente não são recomendados, pois sua utilização pode induzir bacteriemia.[67] Pacientes suscetíveis devem ser encorajados a manter o mais alto nível de higiene bucal ao ser feito o controle da inflamação dos tecidos moles.
3. *Regimes de profilaxia antibiótica recomendados* (Tabela 39.3) *devem ser aplicados a todos os pacientes de alto risco durante o tratamento periodontal.* Se houver alguma dúvida sobre a existência de suscetibilidade, o médico do paciente deve ser consultado. Em pacientes que têm recebido penicilina por via oral continuamente, para a prevenção secundária da febre reumática, às vezes estreptococos α-hemolíticos resistentes à penicilina são ocasionalmente encontrados na cavidade bucal. Recomenda-se um regime profilático alternativo em vez disso. Se o paciente periodontal estiver tomando um antibiótico sistêmico como parte

---

Quadro 39.1 Condições Cardíacas Associadas ao Alto Risco de Resultados Adversos da Endocardite Infecciosa para as quais a Profilaxia para Procedimentos Odontológicos é Recomendada.[a]

Histórico anterior de endocardite infecciosa
Válvula cardíaca protética ou material protético utilizado para reparo de válvula cardíaca
Doença Cardíaca Congênita (DCC), com as seguintes condições:
- DCC cianótica sem reparo, incluindo *shunts* e condutos paliativos
- Defeito cardíaco congênito completamente reparado com material ou dispositivo protético, seja por colocação cirúrgica ou por intervenção com cateter, durante os primeiros 6 meses após o procedimento
- DCC reparada com defeitos residuais no local ou nas adjacências do local onde foi colocado o dispositivo protético (o qual inibe endotelização)

Receptores de transplante cardíaco que desenvolvem valvulopatia cardíaca

[a]Recomendações da American Heart Association.[125]
De Wilson W, Taubert KA, Gewitz M, et al.: Prevention of infective endocarditis: guidelines from the American Heart Association Rheumatic Fever, Endocarditis, and Kawasaki Disease Committee, Council on Cardiovascular Disease in the Young, and the Council on Clinical Cardiology Surgery and Anesthesia, and the Quality of Care and Outcomes Research Interdisciplinary Working Group. *Circulation,* 116:1736-1754, 2007.

Tabela 39.3 Regime de Profilaxia Antibiótica Recomendada para Procedimentos Periodontais em Adultos com Risco de Endocardite Infecciosa.

Regime	Antibiótico	Dosagem[a]
Regime oral padrão	Amoxicilina	2,0 g 30 a 60 minutos antes do procedimento
Regime alternativo para pacientes alérgicos à amoxicilina ou penicilina	Clindamicina Azitromicina ou claritromicina *ou* Cefalexina ou cefadroxil[b]	600 mg 30 a 60 minutos antes do procedimento 500 mg 30 a 60 minutos antes do procedimento 2 g 30 a 60 minutos antes do procedimento
Regime para pacientes incapazes de tomar medicação por via oral	Ampicilina	2 g por via intramuscular ou intravenosa 30 minutos antes do procedimento
Regime para pacientes incapazes de tomar medicação por via oral e com alergia à penicilina	Clindamicina *ou* Cefazolina[b]	600 mg por via intravenosa 30 minutos antes do procedimento (deve ser diluído ou injetado lentamente) 1 g por via intramuscular ou intravenosa 30 minutos antes do procedimento

[a]Dosagens de adulto são listadas. As dosagens em crianças são mais baixas.
[b]As cefalosporinas não devem ser utilizadas em pacientes com reações de hipersensibilidade imediata às penicilinas (p. ex., urticária, angioedema, anafilaxia).

da terapia periodontal, devem ser indicadas alterações na profilaxia da EI. Por exemplo, um paciente que está tomando penicilina após terapia regenerativa pode mudar para azitromicina antes do próximo procedimento periodontal. Pacientes com formas de início precoce de periodontite têm frequentemente níveis elevados de *A. actinomycetemcomitans* no biofilme subgengival. Este organismo tem sido associado à EI e é frequentemente resistente às penicilinas. Em pacientes com periodontite agressiva que devem receber a profilaxia, Slots et al.[101] sugeriram a utilização de tetraciclina (250 mg, 4 vezes ao dia, por 14 dias) para eliminar ou reduzir *A. actinomycetemcomitans*, seguido do protocolo de profilaxia convencional no momento do tratamento odontológico.

4. *O tratamento periodontal deve ser projetado para pacientes suscetíveis, a fim de adaptá-los a seu grau de envolvimento periodontal.* A natureza da terapia periodontal aumenta os problemas relacionados à profilaxia da EI subaguda. Os pacientes são submetidos à terapia de longo prazo, períodos de cicatrização que se estendem para além de um dia de regime de antibióticos, múltiplas consultas e procedimentos que facilmente provocam sangramento gengival.

As seguintes diretrizes podem ajudar no desenvolvimento de planos de tratamento periodontal para pacientes suscetíveis à EI:

- A doença periodontal é uma infecção com potenciais efeitos sistêmicos de amplo alcance. Para pacientes de risco à EI, todo esforço deve ser feito para eliminar esta infecção. Os dentes com periodontite severa e um mau prognóstico podem necessitar de extração. Dentes com envolvimento periodontal menos grave, em um paciente motivado, devem ser mantidos, tratados e acompanhados de perto.
- Todos os procedimentos no tratamento periodontal (incluindo a sondagem) necessitam de profilaxia antibiótica; com exceção dos métodos suaves de higiene bucal. Bochechos pré-operatórios com clorexidina antes de todos os procedimentos, incluindo sondagem periodontal, são recomendados, pois esses enxaguantes bucais reduzem significativamente as bactérias nas superfícies da mucosa.[22]
- Para reduzir o número de consultas necessárias e, assim, minimizar o risco de desenvolvimento de bactérias resistentes, deve-se realizar o máximo de procedimentos em cada consulta, dependendo das necessidades do paciente, bem como de sua capacidade de tolerar o tratamento odontológico.[55]
- Quando possível, permitir ao menos 7 dias entre as consultas (de preferência 10 a 14 dias). Se isso não for possível, selecionar um regime antibiótico alternativo para consultas dentro de um período de 7 dias.
- As evidências não apoiam nem refutam a necessidade de colocar os pacientes em risco para EI em regimes antibióticos prolongados após o tratamento.[55] Os pacientes submetidos à cirurgia periodontal geralmente não são colocados em uso de antibióticos na primeira semana de cicatrização, a não ser que existam indícios específicos para tal. Se os pacientes forem submetidos a tais esquemas, as dosagens serão inadequadas para prevenir a EI nas próximas consultas. Portanto, a dose da profilaxia antibiótica padrão ainda será necessária. Por exemplo, se um paciente está tomando 250 mg de amoxicilina, 3 vezes ao dia por 10 dias, após a cirurgia periodontal e retorno ao consultório para continuação do tratamento no sétimo dia, o paciente ainda exigiria um total de 2,0 g de amoxicilina antes do tratamento. Como alternativa, na próxima consulta, podem ser utilizadas clindamicina ou azitromicina.
- Consultas regulares de retorno com ênfase no reforço da higiene bucal e na manutenção da saúde periodontal são extremamente importantes para pacientes suscetíveis à EI.

Acidente Vascular Cerebral

Um AVC (*i. e.,* derrame) resulta de alterações isquêmicas (p. ex., trombose cerebral causada por um êmbolo) ou fenômenos hemorrágicos. Hipertensão e aterosclerose são fatores predisponentes para o AVC e devem alertar o cirurgião-dentista para avaliar cuidadosamente o histórico médico do paciente quanto à possibilidade de insuficiência vascular cerebral precoce, e estar atento aos sintomas da doença. Um encaminhamento ao médico deve preceder a terapia periodontal se os sinais e sintomas de insuficiência vascular cerebral precoce forem evidentes.

Para prevenir um derrame repetido, infecções ativas devem ser tratadas agressivamente, porque mesmo uma pequena infecção pode alterar a coagulação sanguínea, desencadear a formação de trombos e consequente infarto cerebral. O cirurgião-dentista deve aconselhar o paciente sobre a importância de uma higiene bucal completa.[82] A debilidade pós-AVC da região facial ou a paralisia das extremidades podem tornar os procedimentos de higiene bucal extremamente difíceis.[66] O cirurgião-dentista pode precisar modificar os instrumentos de higiene bucal para facilitar seu uso, talvez após consulta prévia com um profissional terapeuta. O uso de bochechos com clorexidina por tempo prolongado pode ajudar muito no controle do biofilme.

Os cirurgiões-dentistas devem tratar pacientes pós-AVC com as seguintes diretrizes em mente:

1. Nenhuma terapia periodontal (exceto para uma emergência) deve ser realizada durante 6 meses, devido ao alto risco de recorrência durante esse período.
2. Após 6 meses, a terapia periodontal pode ser realizada, durante sessões rápidas, com ênfase na minimização do estresse. Uma anestesia local profunda deve ser obtida, utilizando-se a menor dose efetiva de agentes anestésicos locais. São contraindicadas concentrações de epinefrina superiores a 1:100.000.
3. Uma leve sedação consciente (*i. e.,* inalação, oral ou parenteral) pode ser utilizada para pacientes ansiosos. É indicado o oxigênio suplementar para manter a completa oxigenação cerebral.
4. Pacientes que sofreram derrame tomam anticoagulantes orais com frequência. Previamente, pensava-se que, para os procedimentos que implicavam em sangramento abundante, como a cirurgia periodontal ou a exodontia, o regime de anticoagulante poderia precisar de ajuste, dependendo do nível de anticoagulação em que o paciente estava sendo mantido. No entanto, evidências sobre os riscos de alterar a terapia de anticoagulação sugerem que pode ser prudente oferecer tratamento sem mudar (ver Medicamentos Anticoagulantes). Quaisquer mudanças nos regimes de terapia anticoagulante para um paciente com derrame devem ser sempre feitas em consulta com o médico do paciente.
5. A PA deve ser cuidadosamente monitorada. Os índices de recorrência de AVC são altos, assim como os índices de déficits funcionais associados.

Distúrbios Endócrinos

Diabetes

O paciente com diabetes exige precauções especiais antes da terapia periodontal. O diabetes tipo 1 era conhecido como diabetes insulinodependente, e o diabetes tipo 2 era denominado diabetes não insulinodependente.[59] Durante a última década, o tratamento médico do diabetes mudou significativamente em um esforço para minimizar as complicações debilitantes associadas à doença.[108,114] Os níveis de glicose no sangue (*i. e.,* glicemia) são mais bem administrados por meio da dieta, agentes orais e insulinoterapia.[56]

Se o clínico detecta sinais intraorais de diabetes não diagnosticado ou mal controlado, é indicada a coleta de um histórico completo.[77] Os sinais clássicos de diabetes incluem *polidipsia* (sede excessiva), *poliúria* (excesso de micção) e *polifagia* (fome excessiva, muitas vezes com perda de peso inexplicável). Se o paciente tiver qualquer um desses sinais ou sintomas, ou se o índice de suspeita do médico for alto, indica-se uma investigação mais aprofundada com estudos de laboratório e consulta médica. A terapia periodontal tem sucesso limitado na presença de diabetes não diagnosticado ou mal controlado.

Se um paciente é suspeito de ter diabetes diagnosticado, devem ser realizados os seguintes procedimentos:
1. Consultar o médico do paciente.
2. Analisar exames laboratoriais (Quadro 39.2), incluindo resultados de teste de glicemia de jejum e glicemia casual.[5]
3. Excluir infecção orofacial aguda ou infecção dentária grave; se presente, prestar cuidados de emergência imediatamente.
4. Estabelecer a melhor saúde bucal possível, através do desbridamento não cirúrgico do biofilme e do cálculo. Instituir instruções de higiene bucal. Limitar os cuidados mais avançados até que o diagnóstico tenha sido estabelecido e tenha sido obtido um bom controle glicêmico.

Sabendo-se que um paciente tem diabetes, é essencial que o nível do controle glicêmico seja estabelecido antes de se iniciar o tratamento periodontal. Os testes de glicemia de jejum e glicemia casual fornecem concentrações sanguíneas de glicose instantâneas no momento em que o sangue foi tirado; esses testes nada revelam sobre o controle da glicemia a longo prazo. O principal teste utilizado para avaliar o controle glicêmico em um indivíduo diabético é conhecido por ensaio de hemoglobina (Hb) glicada (Quadro 39.3). Dois testes diferentes estão disponíveis, os ensaios HbA1 e HbA1c; o ensaio HbA1c é usado com mais frequência.[56] Este ensaio tem sido demonstrado por um estudo internacional grande, por proporcionar um medida exata das concentrações médias de glicose no sangue, ao

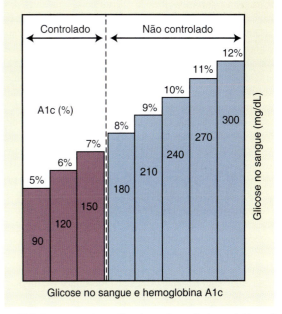

Figura 39.2 Representação gráfica dos valores de hemoglobina glicada (HbA1c) que correspondem à média estimada dos níveis de glicose no sangue.

longo dos 2 a 3 meses anteriores.[64] A Figura 39.2 é uma representação gráfica simplificada dos dados desse estudo que ilustram as concentrações de glicose no sangue para os valores HbA1c.

O objetivo terapêutico para muitos pacientes é alcançar e manter o HbA1c abaixo de 8%. Os pacientes com diabetes relativamente bem controlado (HbA1c < 8%) normalmente respondem à terapia de maneira semelhante aos indivíduos não diabéticos.[19,107,124] Os pacientes mal controlados (HbA1c > 10%) têm muitas vezes uma má resposta ao tratamento, com mais complicações pós-operatórias e menos resultados favoráveis a longo prazo[59,107] (Figura 14.3). As melhoras nos valores de HbA1c, após terapia periodontal, podem fornecer uma indicação do potencial de resposta.

Como discutido no Capítulo 14, a infecção periodontal pode piorar o controle glicêmico e deve ser tratada de forma agressiva. Os pacientes diabéticos com periodontite devem receber instruções de higiene bucal, desbridamento mecânico para remover fatores locais e manutenção regular. Quando possível, deve ser estabelecido um HbA1c inferior a 10%, antes da realização do tratamento cirúrgico. Antibióticos sistêmicos não são necessários rotineiramente, embora evidências indiquem que os antibióticos de tetraciclina em combinação com raspagem e alisamento radicular possam influenciar positivamente o controle glicêmico. Se o paciente tiver um controle glicêmico ruim e a cirurgia for absolutamente necessária, deve ser realizada a profilaxia antibiótica; as penicilinas são as mais frequentemente utilizadas para essa finalidade. Uma reavaliação frequente após a terapia ativa é necessária para avaliar a resposta ao tratamento e prevenir a recorrência de periodontite.

Quase todos os pacientes diabéticos utilizam um glicosímetro para automonitoramento imediato da glicose no sangue. Esses dispositivos utilizam sangue capilar a partir de uma perfuração no dedo para fornecer leituras de glicose no sangue em segundos. Os pacientes diabéticos devem ser questionados se eles possuem um glicosímetro e quantas vezes o utilizam. Uma vez que esses dispositivos fornecem uma avaliação instantânea da glicose no sangue, são altamente benéficos no ambiente do consultório odontológico. As seguintes diretrizes devem ser observadas:

1. Deve-se solicitar aos pacientes que tragam o glicosímetro ao consultório odontológico, a cada consulta.

Quadro 39.2 Critérios Diagnósticos para Diabetes Melito.

O diabetes melito pode ser diagnosticado por qualquer um dos três seguintes métodos laboratoriais disponíveis. Os resultados iniciais devem ser confirmados em um dia subsequente.
1. Nível de glicemia em jejum ≥ 126 mg/dL (≥ 7,0 mmol/L). O *jejum* é definido como não ingestão calórica por no mínimo 8 horas. O nível normal de glicemia em jejum é de 70 a 100 mg/dL.
2. Nível de glicemia pós-prandial de 2 horas ≥ 200 mg/dL (≥ 11,1 mmol/L) durante um teste de tolerância à glicose. O teste deve ser realizado com uma carga de glicose contendo o equivalente a 75 g de glicose anidra dissolvida em água. O nível de glicemia pós-prandial de 2 horas normal é de < 140 mg/dL.
3. Hemoglobina glicada (HbA1c) com valor de ≥ 6,5% (≥ 48 mmol/L). O teste deve ser realizado em laboratório usando um método que seja certificado pelo National Glycohemoglobin Standardization Program (NGSP) e padronizado de acordo com o ensaio do Diabetes Control and Complications Trial (DCCT).[a]
4. Nível aleatório de glicose plasmática ≥ 200 mg/dL (≥ 11,1 mmol/L) para um paciente com sintomas clássicos de hiperglicemia ou crise hiperglicêmica, que incluem poliúria, polidipsia e perda de peso sem causa aparente. O sangue para o teste de glicemia casual pode ser coletado sem que o horário em que a última refeição foi feita interfira no resultado.

[a]Na ausência de hipeglicemia inequívoca, os resultados devem ser confirmados pela repetição do teste.
Dados de American Diabetes Association: 2. Classification and diagnosis of diabetes. *Diabetes Care* 40(Suppl. 1):S11-S24, 2017.

Quadro 39.3 Avaliação Laboratorial do Controle de Diabetes pelos Valores do Teste da Hemoglobina Glicada (HbA1c).

Normal	4% a 6%
Bom controle do diabetes	< 7%
Moderado controle do diabetes	7% a 8%
Deve melhorar o controle do diabetes	> 8%

Dados de American Diabetes Association: 2. Classification and diagnosis of diabetes. *Diabetes Care* 40(Suppl. 1):S11-S24, 2017.

2. Os pacientes devem verificar a glicose no sangue antes de qualquer procedimento longo, para a obtenção de um nível inicial. Paciente com um nível de glicose no sangue abaixo ou no mínimo do normal, antes do procedimento, pode se tornar hipoglicêmico no transoperatório. Para este paciente, é aconselhável ter algum carboidrato para consumo antes de se iniciar o tratamento. Por exemplo, se estiver planejado um procedimento com duração de 2 horas e o nível de glicose pré-tratamento for de 70 mg/dL (i. e., índice mínimo da faixa normal), a ingestão de 200 mL de suco no pré-operatório pode ajudar a prevenir a hipoglicemia durante o tratamento. Se os níveis de glicose no pré-tratamento estiverem excessivamente elevados, o médico deve determinar se o controle glicêmico do paciente tem sido fraco recentemente. Isso pode ser feito com um questionamento completo do paciente e pela determinação dos valores mais recentes de HbA1c. Se o controle glicêmico tiver sido insatisfatório ao longo dos últimos meses, o procedimento pode necessitar ser adiado para que um melhor controle glicêmico seja estabelecido. Se o controle glicêmico tiver sido bom e no momento da leitura do glicosímetro houve alta, sendo um evento bastante isolado, o procedimento cirúrgico pode prosseguir.
3. Se o procedimento durar várias horas, é muitas vezes benéfico checar o nível de glicose durante o procedimento, para garantir que o paciente não se torne hipoglicêmico.
4. Após o procedimento, a glicose no sangue pode ser verificada novamente para avaliar flutuações ao longo do tempo.
5. Toda vez que o paciente apresenta sintomas de hipoglicemia, deve-se verificar imediatamente o nível de glicose no sangue. Isso pode evitar o aparecimento de uma hipoglicemia grave e uma emergência médica.

A complicação mais comum no consultório odontológico, vista em pacientes diabéticos que tomam insulina, é o nível de glicose sanguínea baixo sintomático (i. e., hipoglicemia) (Quadro 39.4). A hipoglicemia também está associada ao uso de inúmeros agentes orais (Tabela 39.4). Em pacientes que estão recebendo sedação consciente, os sinais de alerta de um episódio iminente de hipoglicemia pode ser mascarado, fazendo do glicosímetro do paciente um dos melhores meios auxiliares de diagnóstico. A hipoglicemia não costuma ocorrer até que o nível de glicose no sangue esteja inferior a 60 mg/dL. No entanto, em pacientes com controle glicêmico inadequado, que tiveram uma hiperglicemia prolongada (i. e., altos níveis de glicose no sangue), uma queda rápida de glicose pode precipitar os sinais e sintomas da hipoglicemia em níveis bem acima de 60 mg/dL.

Como o tratamento médico do diabetes tem sido intensificado ao longo da última década, a incidência de hipoglicemia grave aumentou.[109] O cirurgião-dentista deve questionar pacientes diabéticos sobre episódios passados de hipoglicemia. A hipoglicemia é mais comum

Quadro 39.4 Sinais e Sintomas de Hipoglicemia.

Fragilidade ou tremores
Confusão
Agitação e ansiedade
Sudorese
Taquicardia
Tontura
Sensação de desastre iminente
Inconsciência
Convulsões

Tabela 39.4 Agentes Orais Utilizados no Tratamento do Diabetes.

Agente	Ação	Risco de Hipoglicemia[a]
Sulfonilureias (primeira geração): Clorpropamida Tolbutamida Tolazamida	Estimulam a secreção pancreática de insulina	++
Sulfonilureias (segunda geração): Gliburida Glipizida	Estimulam a secreção pancreática de insulina	+++
Sulfonilureias (terceira geração): Glimepirida	Estimulam a secreção pancreática de insulina	+
Meglitinidas: Repaglinida Nateglinida	Estimulam a rápida produção pancreática de insulina (mecanismo diferente das sulfonilureias)	+
Biguanidas: Metformina	Bloqueiam a produção de glicose pelo fígado; aumentam a sensibilidade dos tecidos à insulina	–
Tiazolidonas: Rosiglitazona Pioglitazona	Aumentam a sensibilidade dos tecidos à insulina	–
Inibidores α-glucosidase: Acarbose Miglitol	Diminuem a absorção de alguns carboidratos pelo intestino, diminuindo os picos de glicemia pós-prandial	–
Inibidores dipeptidil peptidase-4 (DPP-4): Sitagliptina Saxagliptina	Inibem a enzima DPP-4; possibilitam que o pâncreas produza mais insulina, mas somente após a ingestão de alimentos	–
Combinação de agentes	Combinam dois diferentes agentes orais dentro de um único fármaco	O risco depende de quais fármacos são combinados

[a]Risco de hipoglicemia: +++, alto; ++, moderado; +, baixo; –, nenhum.

em pacientes com melhor controle glicêmico. Ao planejar o tratamento odontológico, é melhor agendar as consultas antes ou após os períodos de pico da atividade de insulina. Isso requer o conhecimento da farmacodinâmica dos medicamentos que estão sendo tomados pelo paciente diabético. Os pacientes que tomam insulina estão em maior risco, seguido por aqueles que tomam sulfonilureias. Metformina e tiazolidonas geralmente não causam hipoglicemia (Tabela 39.4).

As insulinas são classificadas como agentes de ação rápida, de ação curta, de ação intermediária, ou de ação prolongada (Tabela 39.5). As categorias variam de seu início, pico e duração da atividade. É importante que o clínico estabeleça exatamente qual insulina o paciente toma, a quantidade, o número de vezes por dia, e o tempo da última dose. O tratamento periodontal, muitas vezes, pode ser programado para evitar o pico de atividade da insulina. Muitos pacientes diabéticos tomam várias injeções por dia, o que no caso dificulta, se não impossibilita, evitar o pico de atividade da insulina. A verificação da glicose no pré-tratamento com o glicosímetro, verificando novamente durante um procedimento longo e checando novamente ao final do procedimento, fornece melhor compreensão da farmacodinâmica da insulina do paciente e ajuda a prevenir a hipoglicemia.

Se a hipoglicemia ocorrer durante o tratamento odontológico, a terapia deve ser imediatamente interrompida. Se houver um glicosímetro disponível, o nível de glicose no sangue deve ser verificado. As diretrizes de tratamento incluem o seguinte:[56]

1. Fornecer cerca de 15 g de carboidratos por via oral ao paciente
   - 200 a 300 mL de suco ou refrigerante
   - 3 ou 4 colheres de chá de açúcar comum
   - Doce em barra, com 15 g de açúcar
2. Se o paciente for incapaz de ingerir comida ou bebida por via oral ou se ele estiver sedado
   - Administrar 25 a 30 mL de 50% de dextrose intravenosa, a qual fornece 12,5 a 15 g de dextrose, ou
   - Administrar 1 mg de glucagon intravenoso (*i. e.*, o glucagon resulta em uma liberação rápida de glicose armazenada no fígado) ou
   - Administrar 1 mg de glucagon por via intramuscular ou subcutânea (se não tiver acesso intravenoso).

As emergências decorrentes da hiperglicemia são raras no consultório odontológico. Em geral, levam dias ou semanas para se desenvolver. No entanto, o glicosímetro pode ser utilizado para excluir emergências hiperglicêmicas como cetoacidose diabética, um evento com risco de vida.

IMPORTANTE

A complicação mais comum no consultório odontológico, vista em pacientes diabéticos que tomam insulina, consiste em um baixo nível de glicose sanguínea, ou hipoglicemia. A hipoglicemia não costuma ocorrer até que os níveis de glicose no sangue estejam inferiores a 60 mg/dL. No entanto, em pacientes com controle glicêmico inadequado que tiveram hiperglicemia prolongada, uma queda rápida de glicose pode precipitar os sinais e sintomas da hipoglicemia em níveis maiores. Os cirurgiões-dentistas devem reconhecer os sinais de hipoglicemia e precisam estar preparados para tratá-la. A hipoglicemia é mais comum em indivíduos com níveis de glicose bem controlados.

Como a terapia periodontal pode deixar o paciente incapaz de comer por algum tempo, pode ser necessário o ajuste na insulina ou na dosagem dos agentes orais. É absolutamente fundamental que os pacientes comam normalmente sua refeição antes do tratamento odontológico. Tomar insulina sem comer é a principal causa de hipoglicemia. Se o paciente estiver impedido de comer antes do tratamento (p. ex., para sedação consciente), serão necessárias reduções nas doses normais de insulina. Como orientação geral, *pacientes diabéticos bem controlados, em tratamento periodontal de rotina, podem tomar suas doses normais de insulina, desde que também comam sua refeição normal.* Se o procedimento for particularmente longo, a dose de insulina antes do tratamento pode necessitar de redução. Da mesma forma, se o paciente tiver restrições dietéticas após o tratamento, as dosagens de insulina ou sulfonilureias podem ter de ser reduzidas.

Uma consulta com o médico do paciente é prudente e permite determinar se modificações são necessárias. Quando estiver indicada uma cirurgia periodontal, geralmente é melhor limitar o tamanho do campo cirúrgico, de modo que o paciente se sinta confortável o suficiente para retomar a dieta normal imediatamente.

Distúrbios Hemorrágicos

Pacientes com um histórico de problemas de sangramento causados por doenças ou medicamentos devem ser controlados para minimizar os riscos de hemorragia. É primordial a identificação desses pacientes por meio do histórico de saúde, do exame clínico e dos exames de análises clínicas. O questionário de saúde deve englobar (1) histórico de sangramento após cirurgia ou trauma anteriores, (2) histórico anterior e atual de drogas, (3) histórico de problemas de sangramento entre parentes e (4) doenças associadas a possíveis problemas de sangramento.

O exame clínico pode detectar icterícia, equimose, telangectasia aracnoide, hemartrose, petéquias, vesículas hemorrágicas, sangramento gengival espontâneo e hiperplasia gengival. Os exames laboratoriais devem incluir métodos para medir a hemostasia, a coagulação ou a fase lítica do mecanismo de coagulação, dependendo dos sinais da fase que está envolvida (Tabela 39.6). Esses testes incluem tempo de sangramento, prova do laço, contagem completa de células do sangue, tempo de protrombina (TP), tempo parcial de tromboplastina (TPT) e tempo de coagulação. Os distúrbios hemorrágicos são classificados como distúrbios de coagulação, púrpuras trombocitopênicas ou púrpuras não trombocitopênicas.

Tabela 39.5 Tipos de Insulina.

Tipo	Classificação	ATIVIDADE		
		Início	Pico	Duração
Lispro (Humalog), asparte (Novolog), glulisina (Apidra)	Ação rápida	15 minutos	30 a 90 minutos	< 5 horas
Regular R ou Novolin R, Velosulin (usado na bomba de insulina)	Ação curta	30 a 60 minutos	2 a 3 horas 1 a 2 horas	3 a 6 horas 2 a 3 horas
NPH (N), Humulin N, Novolin N	Ação intermediária	2 a 4 horas	4 a 12 horas	14 a 18 horas
Insulina determir (Levemir)	Ação longa	1 a 2 horas	Relativamente plano (raramente acima de 24 horas)	Até 24 horas
Glargina (Lantus)	Ação longa	6 a 8 horas	Sem pico de atividade	Mais de 20 a 24 horas

Distúrbios de Coagulação

Os principais distúrbios de coagulação hereditários incluem hemofilia A, hemofilia B e doença de von Willebrand[77,88] (Tabela 39.7). A *hemofilia A* resulta de uma deficiência do fator VIII de coagulação e a gravidade clínica da doença depende do nível do fator VIII remanescente.[68] Pacientes com hemofilia grave, que têm menos de 1% dos níveis do fator VIII normal, podem ter hemorragia grave com a menor provocação, enquanto aqueles com hemofilia mais moderada (fator VIII de 1% a 5%) têm hemorragia espontânea menos frequente, mas ainda sangram com um trauma mínimo.[55] Pacientes com hemofilia leve (6% a 30% de fator VIII) raramente sangram espontaneamente, mas ainda podem ter hemorragia após trauma grave ou durante um procedimento cirúrgico.

Tabela 39.6 Testes Laboratoriais para Distúrbios Hemorrágicos.

TESTES HEMOSTÁTICOS			
Vascular	**Plaquetário**	**Coagulação**	**Lítico**
1. Teste do laço *N:* 10 petéquias *An:* > 10 petéquias	1. Contagem de plaquetas *N:* 150.000 a 300.000/mm³ *An:* trombocitopenia ocorre com < 100.000/mm³; sangramento clínico ocorre com < 80.000/mm³; sangramento espontâneo ocorre com < 20.000/mm³	1. TP mede vias extrínsecas e comuns: fatores I, II, V, VII e X *N:* 11 a 14 segundos (dependendo do laboratório) medida contra um controle TP é reportado como razão normalizada internacional (INR): *N:* INR = 1 *An:* INR > 1,5	1. Tempo de lise do coágulo *N:* < 90 min *An:* > 90 min
2. Tempo de sangramento *N:* 1 a 6 minutos *An:* > 6 minutos	2. Tempo de sangramento 3. Retração do coágulo 4. Contagem total de células sanguíneas	2. TPT mede vias extrínsecas e comuns: fatores III, IX, XI, e baixos níveis de fatores I, II, V, X e XII *N:* 25 a 40 segundos (dependendo do laboratório) medida contra um controle *An:* > 1,5 vez o normal 3. Tempo de coagulação *N:* 30 a 40 minutos *An:* > 1 hora	
Doença Clínica Associada			
Defeito na parede dos vasos (capilares)	Trombocitopenia		Aumento da atividade fibrinolítica
Exceções:	*Exceções:*	*Para os três testes:*	
Trombocitopenia Púrpuras Telangiectasia Terapia com ácido acetilsalicílico ou AINE Leucemia Diálise renal	Defeito na parede dos vasos Leucemia aguda ou crônica Anemia aplástica Doença hepática Diálise renal	Doença hepática Terapia com varfarina Terapia com ácido acetilsalicílico ou AINE Síndrome da má absorção ou antibioticoterapia prolongada (falha no metabolismo da vitamina K) TP: deficiência do fator VII TPT: hemofilia Diálise renal	

An, anormal; *N*, normal; *AINE*, anti-inflamatório não esteroidal; *TP*, tempo de protrombina; *TPT*, tempo parcial de tromboplastina.

Tabela 39.7 Distúrbios de Coagulação Hereditários.

Tipo	Prolongado	Normal	Tratamento
Hemofilia A	TPT	TP Tempo de sangramento	DDAVP Concentrado de fator VIII ou crioprecipitado Plasma congelado fresco Sangue congelado fresco Ácido ε-aminocaproico (Amicar) Ácido tranexâmico
Hemofilia B	TPT	TP Tempo de sangramento	Concentrado de complexo de protrombina purificado Concentrados de fator IX Plasma congelado fresco
Doença de Von Willebrand	Tempo de sangramento TPT Deficiência variável do fator VIII	TP Contagem plaquetária	DDAVP Concentrado de fator VIII ou crioprecipitado

DDAVP, 1-deamino-8-D-arginina vasopressina (desmopressina); *TP*, tempo de protrombina; *TPT*, tempo parcial de tromboplastina.

O cirurgião-dentista deve consultar o médico do paciente antes do tratamento odontológico, para determinar o risco de sangramento e as modificações necessárias ao tratamento. Para prevenir a hemorragia cirúrgica, o nível de fator VIII deve ser de pelo menos 30%.[55,68] Pode ser utilizada a 1-desamino-8-D-arginina vasopressina parenteral (DDAVP; desmopressina) para aumentar os níveis de fator VIII, duas a três vezes, em pacientes com hemofilia leve ou moderada. A DDAVP tem a vantagem significativa de evitar o risco de transmissão de doenças virais a partir da infusão de fator VIII e é considerada o fármaco de escolha em pacientes responsivos. A maioria dos pacientes com hemofilia moderada ou grave requer infusão de concentrado de fator VIII antes de procedimentos cirúrgicos. Antes de 1985, o risco de transmissão de doenças virais a partir dessas infusões era alto. Desde então, anticorpos monoclonais, altamente puros e seguros com relação a vírus ou produtos recombinantes de DNA do fator VIII, têm sido difundidos.

A *hemofilia B* (*i. e.*, doença de Christmas) resulta em uma deficiência do fator IX. A gravidade da doença depende da quantidade relativa de fator IX existente. O tratamento cirúrgico requer um nível de fator IX de 30% a 50% que é geralmente conseguido através da administração de complexo concentrado de protrombina purificada ou concentrado de fator IX.[68]

A *doença de von Willebrand* resulta de uma deficiência do fator de mesmo nome, que medeia a adesão plaquetária às paredes do vaso danificado e é necessário para a hemostasia inicial. O fator de von Willebrand também carrega a porção coagulante do fator VIII no plasma. A doença possui três principais subtipos, com uma ampla gama de gravidade clínica. Muitos casos de doença de von Willebrand não são diagnosticados, e o sangramento durante o tratamento odontológico pode ser o primeiro sinal da doença preexistente. As formas mais graves requerem concentrado de fator VIII ou infusão crioprecipitada no pré-operatório. Pacientes com formas mais leves respondem favoravelmente à administração de DDAVP antes da cirurgia periodontal ou da exodontia.[68,69]

O tratamento periodontal pode ser realizado em pacientes com esses distúrbios de coagulação, desde que sejam tomadas as precauções suficientes. Sondagem, raspagem e profilaxia podem ser realizadas normalmente sem modificação médica. Tratamentos mais invasivos, como anestesia local por bloqueio, alisamento radicular ou cirurgia, exigem uma consulta médica prévia.

Durante o tratamento, medidas locais para garantir a formação e a estabilidade de coágulos são de grande importância. Adequada coaptação dos bordos da ferida e compressão local podem reduzir a hemorragia. Agentes anti-hemostáticos, como celulose oxidada ou colágeno bovino purificado, podem ser colocados sobre as áreas cirúrgicas ou dentro do alvéolo da extração. O agente antifibrinolítico *ácido ε-aminocaproico* (Amicar®), administrado por via oral ou intravenosa, é um potente inibidor de dissolução do coágulo inicial.[42] O *ácido tranexâmico* é um agente antifibrinolítico mais potente do que o Amicar® e pode prevenir hemorragia excessiva após cirurgia periodontal e exodontia.[76] Está disponível como enxaguante bucal, que pode ser utilizado sozinho ou em combinação com ácido tranexâmico sistêmico, por vários dias após a cirurgia.[99]

Nem todos os distúrbios de coagulação são hereditários. Doenças hepáticas afetam todas as fases da coagulação do sangue, uma vez que a maioria dos fatores de coagulação é sintetizada e metabolizada pelo fígado. Alcoólatras ou pacientes com hepatite crônica, muitas vezes, demonstram coagulação inadequada. A coagulação pode ser prejudicada pela deficiência da vitamina K, muitas vezes causada por síndromes de má absorção ou por administração prolongada de antibióticos, o que altera a microbiota intestinal que produz vitamina K. O planejamento do tratamento odontológico para pacientes com doenças hepáticas deve incluir o seguinte:

1. Consulta médica
2. Avaliações laboratoriais: TP, tempo de sangramento, contagem de plaquetas e TPT (em pacientes em estágios mais avançados da doença hepática)
3. Tratamento periodontal conservador não cirúrgico, sempre que possível
4. Quando a cirurgia for necessária (pode requerer hospitalização):
   - Razão normalizada internacional (INR; TP) deve ser, em geral, inferior a 2,0; para procedimentos cirúrgicos simples, INR inferior a 2,5 costuma ser segura[39]
   - Contagem de plaquetas deve ser superior a 80.000/mm³.

IMPORTANTE

O tratamento periodontal pode ser realizado em pacientes com distúrbios de coagulação, desde que sejam tomadas as precauções suficientes. Sondagem, raspagem e profilaxia podem ser realizadas normalmente sem modificação médica. No entanto, tratamentos mais invasivos, como anestesia local por bloqueio, alisamento radicular ou cirurgia, exigem uma consulta médica prévia.

Medicamentos Anticoagulantes

A causa mais comum de coagulação anormal pode ser a terapia com fármacos. Pacientes com prótese valvar ou histórico de IM, AVC ou tromboembolia são frequentemente submetidos à terapia anticoagulante, utilizando-se derivados da cumarina, tais como dicumarol e varfarina.[39,51] Esses fármacos são antagonistas de vitamina K e diminuem a produção dos fatores de coagulação II, VII, IX e X dependentes da vitamina K. A eficácia da terapia anticoagulante é monitorada pelo teste laboratorial de TP. O nível de anticoagulação recomendado para a maioria dos pacientes é uma INR de 2 a 3, e para pacientes com prótese valvular cardíaca, em geral, um intervalo de 2,5 a 3,5.[39] As tradicionais recomendações para o tratamento periodontal são as seguintes:

1. Consultar o médico do paciente para determinar a natureza do problema médico preexistente e o grau de anticoagulação necessária.
2. O procedimento a ser realizado determina a INR aceitável. Anestesia infiltrativa, raspagem e alisamento radicular podem ser realizados com segurança em pacientes com uma INR inferior a 3,0. Anestesia por bloqueio, cirurgia periodontal menor, e exodontias simples geralmente requerem uma INR inferior a 2 a 2,5. Cirurgias complexas ou exodontias múltiplas podem exigir uma INR inferior a 1,5 a 2.
3. O médico deve ser consultado sobre quaisquer alterações (*i. e.*, descontinuidade ou redução) na dosagem do anticoagulante até que a INR desejada seja alcançada. O cirurgião-dentista deve informar ao médico qual o grau de sangramento transoperatório e pós-operatório é geralmente esperado com o procedimento planejado. Se a INR estiver maior que o nível no qual o sangramento significativo é provável de ocorrer em determinado procedimento, o médico pode optar por modificar a terapêutica anticoagulante. Muitas vezes, o anticoagulante é interrompido por 2 a 3 dias antes do tratamento periodontal (a meia-vida da varfarina é de 36 a 42 horas), e a INR é verificada no dia do tratamento. Se a INR estiver dentro dos limites aceitáveis, o procedimento é realizado e o anticoagulante retomado imediatamente após o tratamento.
4. Uma técnica cuidadosa e uma boa coaptação dos bordos da ferida são fundamentais. Para todos os procedimentos, a compressão local pode minimizar a hemorragia. A utilização de celulose oxidada, colágeno microfibrilar, trombina tópica e ácido tranexâmico devem ser considerados para o sangramento persistente.

A interrupção da terapia anticoagulante antes da cirurgia odontológica era comum no passado. No entanto, muitos cirurgiões-dentistas já não recomendam interromper a anticoagulação para muitos procedimentos, pois tal conduta leva a um risco significativo para a saúde do paciente.[41,90] Evidências relacionadas aos riscos de alterar a terapia anticoagulante, juntamente com a falta de evidências de complicações hemorrágicas, sugerem que o tratamento de pacientes sem redução ou descontinuação de medicamentos pode ser mais prudente. Detalhes sobre a terapia anticoagulante ou antiplaquetária são discutidos na próxima seção.

A heparina normalmente é utilizada para a anticoagulação de curta duração e é administrada por via intravenosa, geralmente em ambiente hospitalar. É um potente anticoagulante, com duração de 4 a 8 horas. O tratamento periodontal raramente é necessário enquanto um paciente está tomando heparina.

Medicamentos Antiplaquetários

O ácido acetilsalicílico interfere na agregação plaquetária normal e pode resultar em sangramento prolongado. Em função de se ligar irreversivelmente às plaquetas, os efeitos do ácido acetilsalicílico duram pelo menos de 4 a 7 dias. O ácido acetilsalicílico é geralmente utilizado em pequenas doses de 325 mg ou menos por dia, o que geralmente não altera o tempo de sangramento. Os pacientes que estão tomando doses baixas de ácido acetilsalicílico diariamente geralmente não precisam interromper a terapia com esse medicamento antes de procedimentos periodontais.[90] No entanto, doses maiores podem aumentar o tempo de sangramento e predispor o paciente a sangramento pós-operatório.[55] Para os pacientes que tomam mais de 325 mg de ácido acetilsalicílico por dia, pode ser necessária a suspensão de seu uso por 7 a 10 dias antes da terapia cirúrgica, que pode resultar em um sangramento significativo; isso deve ser feito após consulta com o médico.

Os anti-inflamatórios não esteroidais (AINEs), tais como ibuprofeno, também inibem a função plaquetária. Pelo fato de sua união ser reversível, o efeito é transitório, com duração de pouco tempo após a última dose. O tempo de sangramento é utilizado quando surgem questões sobre os efeitos potenciais do ácido acetilsalicílico ou dos AINEs. Ácido acetilsalicílico não deve ser prescrito para pacientes em tratamento com anticoagulantes ou que tenham uma doença relacionada à tendência hemorrágica.

IMPORTANTE

A interrupção da terapia anticoagulante antes da cirurgia odontológica era comum no passado. No entanto, muitos cirurgiões-dentistas já não recomendam interromper a anticoagulação para muitos procedimentos, pois tal conduta tem um potencial significativo de riscos para a saúde do paciente. Evidências recentes relacionadas aos riscos de alterar a terapia anticoagulante, juntamente com a falta de evidências de complicações hemorrágicas, sugerem que o tratamento de pacientes sem redução ou descontinuação de medicamentos pode ser mais prudente.

Leucemia

As alterações no tratamento periodontal para pacientes com leucemia são baseadas na sua suscetibilidade aumentada a infecções, na tendência a hemorragias e nos efeitos da quimioterapia.[55] O plano de tratamento para esses pacientes é o seguinte:

1. Encaminhar o paciente para avaliação e tratamento médico. É necessário um trabalho em cooperação com o médico.
2. Antes da quimioterapia, um plano de tratamento periodontal completo deve ser desenvolvido com o médico (discutido anteriormente).
    - Monitorar os valores laboratoriais hematológicos diariamente: tempo de sangramento, tempo de coagulação, TP e contagem de plaquetas.
    - Administrar cobertura antibiótica antes de qualquer tratamento periodontal, porque a infecção é a maior preocupação.
    - Se as condições sistêmicas permitirem, extrair todos os dentes acometidos que não podem ser mantidos ou com potencial para infecção, no mínimo 10 dias antes do início da quimioterapia.
    - O desbridamento periodontal (i. e., raspagem e alisamento radicular) deve ser realizado e instruções de higiene bucal devem ser dadas se a condição do paciente permitir. Recomenda-se realizar bochecho duas vezes ao dia, com gluconato de clorexidina a 0,12% após os procedimentos de higiene bucal. Reconhecer o potencial de sangramento devido à trombocitopenia. Utilizar compressão e agentes hemostáticos tópicos como indicado.
3. Durante a fase aguda de leucemia, os pacientes devem receber apenas cuidados periodontais de emergência. Qualquer fonte de infecção potencial deve ser eliminada para evitar a disseminação sistêmica. A antibioticoterapia é frequentemente o tratamento de escolha, combinada com procedimentos cirúrgicos ou não cirúrgicos, conforme indicado.
4. Alterações bucais e mucosite são tratadas de forma paliativa com agentes como pomada de lidocaína. Antibióticos sistêmicos podem ser indicados para prevenir a infecção secundária.
5. A candidíase oral é comum em pacientes com leucemia e pode ser tratada com suspensão de nistatina (400.000 a 600.000 U/mL, quatro vezes ao dia) ou supositórios vaginais de clotrimazol (10 mg, quatro ou cinco vezes ao dia).[57]
6. Para os pacientes com leucemia crônica e aqueles em remissão, a raspagem e o alisamento radicular podem ser realizados sem complicações, mas a cirurgia periodontal deve ser evitada, se possível. A contagem de plaquetas e o tempo de sangramento devem ser verificados no dia do procedimento. Se um ou outro estiver baixo, deve-se adiar a consulta e encaminhar o paciente a um médico.

Agranulocitose

Os pacientes com agranulocitose (i. e., neutropenia cíclica e granulocitopenia) têm um aumento da suscetibilidade à infecção. A contagem total de leucócitos do sangue é reduzida, e os leucócitos granulares (i. e., neutrófilos, eosinófilos e basófilos) são reduzidos em número ou desaparecem. Estes distúrbios são muitas vezes caracterizados por uma destruição periodontal precoce grave.[122] Quando possível, o tratamento periodontal deve ser feito durante os períodos de remissão da doença. Nesses momentos, o tratamento deve ser o mais conservador possível, reduzindo potenciais fontes de infecção sistêmica. Após consulta médica, os dentes severamente afetados devem ser extraídos. A instrução de higiene bucal deve incluir o uso de clorexidina, duas vezes ao dia. A raspagem e o alisamento radicular devem ser realizados com cuidado, sob a proteção antibiótica.

Medicações e Terapias Oncológicas

Alguns medicamentos prescritos para a cura, o controle ou a prevenção de doenças têm efeitos sobre os tecidos periodontais, cicatrização de feridas ou sobre a resposta imune do hospedeiro que algumas vezes requer a modificação do tratamento. Bisfosfonatos, medicamentos anticoagulantes, medicamentos antiplaquetários, esteroides, quimioterapia e radioterapia são brevemente abordados neste capítulo, e informações adicionais e orientações podem ser encontradas em outras fontes.

Bisfosfonatos

Os medicamentos bisfosfonatos são usados principalmente para o tratamento do câncer (i. e., administração por via intravenosa) e da osteoporose (i. e., administração oral). Eles agem pela inibição da atividade osteoclástica, a qual conduz a uma menor reabsorção óssea, remodelação óssea e volume ósseo.[83] Bisfosfonatos são usados no tratamento do câncer para prevenir o frequente desequilíbrio letal da atividade dos osteoclastos. No tratamento da osteoporose, o objetivo é aproveitar a atividade osteoclástica para minimizar ou prevenir a perda óssea. A grande diferença entre essas aplicações é a potência e a via de administração. A potência é influenciada pelas propriedades químicas e farmacocinéticas desses agentes com o osso. O Capítulo 14 descreve a estrutura química, a atividade e o papel dos bisfosfonatos no desenvolvimento da osteonecrose relacionada ao bisfosfonato (ORN).

Clinicamente, a ORN apresenta-se como osso alveolar exposto, ocorrendo espontaneamente ou após um procedimento odontológico (Figuras 14.20 e 14.21). Os indivíduos tratados com uma potência elevada, com bisfosfonatos contendo nitrogênio, especialmente aqueles administrados por via intravenosa para o tratamento do câncer (p. ex., zoledronato), parecem estar em maior risco de ORN do que os indivíduos que tomam bifosfonatos orais para a prevenção e tratamento da osteoporose. Em pacientes tratados para o câncer, a incidência varia de 2,5% a 5,4%.[121] A estimativa da incidência em pacientes que tomam bisfosfonatos orais para a osteoporose é mais difícil, parece variar de 0,007% a 0,04%.[118] Mesmo que esta seja uma subestimação do risco real para os indivíduos que tomam bisfosfonatos orais, a incidência parece ser baixa. O risco para os indivíduos tratados com bisfosfonatos orais, por um período de menos de 3 anos, parece ser mínimo ou nulo.[52] O uso regular de bifosfonatos orais, por um período superior a 3 anos, sugere um perfil de risco que aumenta com o tempo e período de uso.[52]

Tal como acontece com muitas doenças e condições multifatoriais, é provável que fatores além da terapia de bisfosfonato contribuam para o risco individual de ORN. Os possíveis fatores de risco incluem terapia sistêmica com corticosteroides, tabagismo, álcool, má higiene bucal, quimioterapia, radioterapia, diabetes e doenças hematológicas.[25] Fatores relatados para a ORN incluem exodontias, endodontias, infecções periodontais, cirurgia periodontal e cirurgia de implante.[54] Doença periodontal e tratamento (especialmente cirurgia), constituem um risco para os pacientes tratados com bisfosfonatos. O processo inflamatório induzido por bactérias da periodontite, que causa reabsorção óssea, pode levar à necrose óssea. Da mesma forma, o tratamento periodontal pode causar necrose óssea na presença de bisfosfonatos. É necessário ter precaução para todos os pacientes tratados com bisfosfonatos.

Os profissionais da saúde precisam avaliar cuidadosamente os pacientes, comunicarem-se com os médicos, informar aos pacientes e considerar cuidadosamente as opções de tratamento e os riscos. Um exame cuidadoso intraoral é prudente para todos os pacientes tratados com bisfosfonatos (por via intravenosa ou oral), para determinar se a exposição óssea existe e para avaliar as condições locais que possam predispor ao desenvolvimento da ORN. Um histórico médico completo deve ser analisado, avaliado e anotado com detalhes sobre tratamento com bisfosfonato, incluindo o tipo de medicação, a dose, a via de administração e a duração. É necessário considerar comorbidades como medicações anterior e atual, tratamentos e doença ou patologia existentes. As radiografias devem ser cuidadosamente avaliadas para sinais de toxicidade ao bisfosfonato.

Marx sugeriu que seja utilizado um exame de fragmento telopeptídeo terminal-C sérico do colágeno tipo I (CTX), para avaliar um risco individual de desenvolver ORN.[52] Marx reportou que menores valores CTX estão associados com maior risco. É importante reconhecer que estes são valores baseados em estudos retrospectivos, com osteonecrose de mandíbulas, e que os estudos prospectivos para validar essas descobertas não têm sido realizados. O teste laboratorial CTX é uma medida de um fragmento específico terminal-C de colágeno do tipo I, clivado por osteoclastos, e indica atividade de reabsorção óssea. No entanto, sua utilização como medida de risco para ORN é controversa e não confirmada por estudos prospectivos.

Saúde bucal e a periodontal ideais devem ser alcançadas e mantidas para todos os pacientes. Para os indivíduos tratados com bisfosfonatos por via intravenosa, deve-se evitar o tratamento invasivo, tais como exodontias, cirurgia periodontal, cirurgia de implante e procedimentos de aumento ósseo. Riscos devem ser ponderados antes do tratamento de indivíduos com histórico de utilização de bisfosfonatos orais há mais de 3 anos. Essa área de pesquisa continua a evoluir à medida que a fisiopatologia torna-se mais bem compreendida. Encoraja-se que os prestadores de serviço consultem outras fontes para atualizações sobre este importante tema.

IMPORTANTE

A terapia de bisfosfonato e um ou mais fatores de comorbidade contribuem com o risco individual de osteonecrose relacionada ao bifosfonato (ORN). Os possíveis fatores de risco incluem terapia sistêmica com corticosteroides, tabagismo, álcool, má higiene bucal, quimioterapia, radioterapia, diabetes e doenças hematológicas.

Anticoagulante ou Terapia Antiplaquetária

Muitos pacientes com uma variedade de condições são colocados em tratamento com anticoagulante ou medicamentos antiplaquetários para prevenir a trombose (i. e., coagulação do sangue) ou tromboembolismo. Pacientes de risco que podem estar em tratamento com anticoagulante ou terapia antiplaquetária incluem aqueles com substituições valvares cardíacas, alterações do ritmo cardíaco, defeitos cardíacos congênitos, ou com histórico ou risco de IM, AVC ou trombose venosa profunda. Esses medicamentos, embora efetivos na redução do risco de trombose, podem aumentar o risco de complicações hemorrágicas, especialmente em pacientes submetidos a procedimentos cirúrgicos.

A conduta tradicional dos pacientes tratados com anticoagulante ou terapia antiplaquetária era interromper a terapia cerca de 3 a 5 dias (terapia antiplaquetária) ou 7 a 10 dias (terapia anticoagulante) antes do planejado para os procedimentos cirúrgicos. Evidências e teorias sobre o cuidado de pacientes em terapia anticoagulante ou antiplaquetária sugerem que tratá-los (p. ex., cirurgia periodontal ou exodontias) sem alterar o seu tratamento anticoagulante ou medicações antiplaquetárias é seguro e não leva à hemorragia intraoperatória ou complicações pós-operatórias. O risco aumentado de morbidade e mortalidade para aqueles que interrompem o tratamento com anticoagulante ou terapia antiplaquetária pode ser significativo.

Estudos clínicos controlados demonstraram que o sangramento intraoperatório não é suscetível a problemas, em casos de exodontias simples ou cirurgia periodontal, se a terapia antiplaquetária (p. ex., ácido acetilsalicílico) for continuada.[6,50] Nesses estudos, não houve episódios de sangramento descontrolado, todo sangramento foi controlado com medidas locais, e não houve casos de problemas de sangramento no pós-operatório. Por outro lado, o risco de parar a terapia antiplaquetária pode ser grave. Em uma avaliação retrospectiva de 52 pacientes submetidos à cirurgia de catarata, 1 em cada 10 cuja terapia antiplaquetária foi interrompida ou reduzida sofreu um AVC.[85]

Os estudos clínicos de pacientes em terapia anticoagulante submetidos a exodontias e outros procedimentos cirúrgicos orais têm demonstrado mínimos problemas de sangramento quando o tratamento é continuado.[12,15,119,120,129] Em uma análise da bibliografia, Wahl et al.[120] relataram que apenas 12 (< 1,3%) de um total de 950 pacientes receberam terapia anticoagulante contínua necessária a mais comparadas às medidas locais para controlar hemorragia após procedimentos cirúrgicos orais menores (2.400 no total). A maioria dos 950 pacientes tinha níveis de anticoagulantes que estavam bem acima do que atualmente é recomendado como nível terapêutico. Apenas três pacientes apresentaram os níveis de anticoagulação (< 0,31%) dentro ou abaixo dos níveis terapêuticos atualmente recomendados. Por outro lado, cinco dos 526 (0,95%) pacientes que experimentaram 575 interrupções da terapia anticoagulante contínua sofreram complicações embólicas graves; quatro pacientes morreram.

Em um estudo prospectivo de 131 pacientes submetidos a 511 exodontias, aqueles cuja terapia anticoagulante oral foi reduzida 72 horas antes da cirurgia para atingir uma INR de 1,5 a 2 (meta de 1,8), apresentaram sangramento pós-operatório que justificou intervenção subsequente local em 10 casos (15,1%) de um total de 66 pacientes.[84] O sangramento pós-operatório ocorreu em apenas seis casos (9,2%) de um total de 65 pacientes que continuaram com a dosagem regular da terapia de anticoagulantes orais (INR média, 2,9).

Esses estudos sugerem que o risco de morbidade grave associada à interrupção da terapia anticoagulante ou antiplaquetária deve ser evitado e que o risco de sangramento mantendo esta terapia é mínimo.

Corticosteroides

Cerca de 5% dos adultos nos Estados Unidos habitualmente tomam corticosteroides para o tratamento de várias doenças, colocando-os potencialmente em risco de insuficiência adrenal secundária.[48] Os pacientes que habitualmente utilizam corticosteroides têm maior probabilidade de desenvolver hipertensão, osteoporose e doença de úlcera péptica. Cuidados devem ser tomados para minimizar o risco de resultados adversos nesses pacientes. A PA deve ser monitorada e devem ser evitados os medicamentos que podem exacerbar a ulceração péptica (p. ex., ácido acetilsalicílico, AINEs).

Situações estressantes como trauma, doença, cirurgia, chateações emocionais ou eventos atléticos normalmente aumentam os níveis de cortisol endógeno circulante através da estimulação do eixo HHA. A dor parece aumentar a exigência para a liberação de cortisol.[75] Há uma preocupação de que a liberação normal de cortisol em resposta a um evento estressante, como um procedimento dental, possa ser prejudicada em pacientes expostos à utilização habitual de corticosteroides. A preocupação é sobre se esses pacientes requerem suplementação transoperatória para procedimentos odontológicos. Historicamente, as recomendações basearam-se no tipo, na quantidade e na duração do uso de corticosteroides. No entanto, o pensamento atual sobre a necessidade de suplementação de corticosteroides transoperatórios tem sido ajustado.

Estudos investigando a resposta ao estresse a procedimentos cirúrgicos gerais menores e cirúrgicos orais concluíram que um aumento significativo no cortisol geralmente não foi visto até 1 a 5 horas após a cirurgia e pareceu estar mais associado à dor pós-operatória e perda de anestesia local do que com o estresse pré-operatório e intraoperatório do procedimento.[7,94,95] A administração de analgésicos adequados no pós-operatório pode diminuir a liberação (exigência) de cortisol.[7]

A maioria dos indivíduos com insuficiência adrenal pode receber tratamento odontológico de rotina, sem a necessidade de glicocorticoides suplementares.[13,48] Pacientes atualmente tomando corticosteroides têm geralmente cortisol exógeno e endógeno suficientes para lidar com os procedimentos de rotina se a dose habitual for tomada dentro de 2 horas do procedimento planejado. Assim, para a maioria dos pacientes, a administração suplementar de corticosteroides não é necessária para pequenos procedimentos cirúrgicos simples, incluindo cirurgias periodontais que são realizadas com anestesia local com ou sem sedação.[48] Os corticosteroides tópicos têm, em geral, um efeito HHA mínimo, e a suplementação de esteroides não é necessária para esses pacientes.

Nos indivíduos que podem estar em risco de crise adrenal, que requerem suplementação, incluindo aqueles passando por procedimentos cirúrgicos maiores e longos, e naqueles que têm função adrenal extremamente baixa, espera-se que haja perda significativa de sangue. A função adrenal baixa pode ser identificada com um teste de estimulação do ACTH. Para esses indivíduos, são indicadas consulta médica e suplementação de esteroides.

Imunossupressão e Quimioterapia

Pacientes imunodeprimidos têm a defesa do hospedeiro debilitada como resultado de uma imunodeficiência preexistente ou pelo uso de fármacos (principalmente relacionados ao transplante de órgãos ou quimioterapia para o câncer).[58,91] Como a quimioterapia é frequentemente citotóxica para a medula óssea, a destruição de plaquetas e glóbulos vermelhos e brancos resulta em trombocitopenia, anemia e leucopenia. Os indivíduos imunodeprimidos têm risco muito aumentado de infecção, e mesmo a menor infecção periodontal pode ser uma ameaça à vida se a imunossupressão for grave.[74,77] Pode haver manifestação de infecções bacterianas, virais e fúngicas na cavidade oral. Os pacientes que receberam transplante de medula óssea requerem atenção especial, pois recebem altas doses de quimioterapia e são particularmente suscetíveis à disseminação de infecções bucais.

O tratamento deve ser direcionado no sentido de prevenir complicações bucais que possam ser fatais. O maior potencial para a infecção ocorre durante períodos de extrema imunossupressão; o tratamento deve ser conservador e paliativo. É sempre preferível avaliar o paciente antes do início da quimioterapia.[58,91] Dentes com um prognóstico ruim devem ser extraídos com desbridamento completo dos dentes restantes para minimizar a contaminação microbiana. O cirurgião-dentista deve ensinar e enfatizar a importância de uma boa higiene bucal. Enxaguatórios antimicrobianos, tais como clorexidina, são recomendados, especialmente para pacientes com mucosite induzida por quimioterapia, para prevenir a infecção secundária.

A quimioterapia é geralmente realizada em ciclos; cada ciclo dura vários dias, seguido de intervalos de mielossupressão e recuperação. Se a terapia periodontal for necessária durante quimioterapia, o melhor é realizar no dia que *antecede* a quimioterapia, quando a contagem de leucócitos do sangue está relativamente elevada. Uma boa comunicação com o oncologista é crucial. O tratamento dentário deve ser feito quando a contagem de leucócitos estiver superior a 2.000/mm^3, com uma contagem absoluta de granulócitos de 1.000 a 1.500/mm^3.[55]

Radioterapia

O uso de radioterapia, isolada ou em conjunto à remoção cirúrgica, é comum no tratamento de tumores da cabeça e pescoço. Os efeitos colaterais da radiação ionizante incluem alterações peribucais dramáticas de grande interesse para a equipe de saúde bucal.[38,57,92] A extensão e a gravidade da mucosite, da dermatite, da xerostomia, da disfagia, da alteração do paladar, da cárie de radiação (Figura 39.3), das alterações vasculares, do trismo, da degeneração da articulação temporomandibular e das alterações periodontais dependem do tipo de radiação utilizada, do campo de irradiação, da forma e da aplicação, do tipo de tecido no campo e da dosagem.

Os pacientes programados para receber terapia de radiação de cabeça e pescoço necessitam de consulta odontológica *com a maior brevidade possível* para reduzir a morbidade dos conhecidos efeitos colaterais peribucais.[89] O tratamento da pré-irradiação depende do prognóstico, da colaboração e da dentição restante do paciente, além do campo, das formas de aplicação, da dosagem e da imediação da radioterapia. A primeira consulta deve incluir radiografias panorâmica e periapical, um exame clínico odontológico, uma avaliação periodontal e uma consulta médica. O médico deve ser questionado sobre a quantidade de radiação a ser administrada, a extensão e a localização da lesão, a natureza de quaisquer procedimentos cirúrgicos já realizados ou a serem executados, o número de porções irradiadas, os campos exatos a serem irradiados, o modo da radioterapia e o prognóstico do paciente (*i. e.*, a probabilidade de metástase). O tratamento pré-irradiação deve começar imediatamente após a consulta médica. A primeira decisão deve envolver possíveis exodontias, pois a radiação pode causar efeitos colaterais que interferem na cicatrização.

Para o carcinoma de células escamosas de cabeça e pescoço, a dose de radiação é geralmente 5.000 a 7.000 cGy (1 cGy = 1 rad) aplicada por um método fracionado (150 a 200 cGy/dia, durante um período de 6 a 7 semanas).[11,57] Este é considerado o processo completo do tratamento por irradiação, e o grau dos efeitos colaterais peribucais depende dos tecidos irradiados (*i. e.*, dos campos de radiação). Se a irradiação for administrada aos tecidos das glândulas salivares, ocorrerá a xerostomia. A parótida é a glândula salivar mais radiossensível; a saliva pode se tornar extremamente viscosa ou inexistente, dependendo da dose aplicada à glândula em particular. A xerostomia provoca uma diminuição dos mecanismos normais de limpeza, em sua capacidade tampão e no pH de fluidos bucais.[57] As populações bacterianas bucais mudam para formas preponderantemente cariogênicas (p. ex., *Streptococcus mutans*, *Actinomyces* spp., *Lactobacillus*

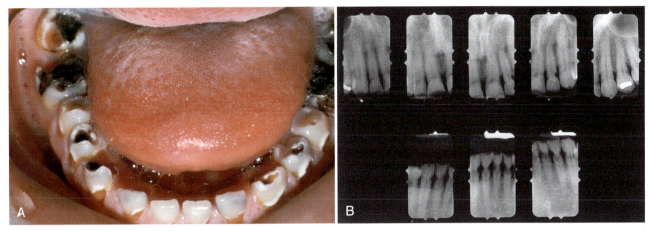

Figura 39.3 (A) Em uma vista clínica de um paciente com cárie de radiação, observe como a cárie afeta principalmente as superfícies lisas e as pontas de cúspides. (B) Radiografias dos dentes anteriores de um homem de 52 anos de idade com cárie pós-radiação. O paciente recebeu tratamento com 6.000 cGy de radiação na região posterior da mandíbula e base da língua para um carcinoma de células escamosas. A cárie de radiação se desenvolveu em 1 ano após o tratamento de radiação, afetando áreas cervicais e incisais dos dentes anteriores. (A, cortesia de Dr. Eric Sung, Hospital Dentistry, University of California Los Angeles.)

spp.). Cáries induzidas por radiação podem progredir rapidamente e atingem principalmente as superfícies dos dentes lisos (Figura 39.3).

Altas doses de radiação resultam em hipovascularização dos tecidos irradiados, com uma redução na capacidade de cicatrização das feridas.[66,116,117] A mais grave dentre as complicações orais resultantes é a osteorradionecrose (ORN). Uma diminuição na vascularização torna o osso menos capaz de se defender frente a um trauma ou uma infecção. Estes eventos podem causar acentuada destruição óssea. O risco de ORN continua por toda a vida do paciente e não diminui com o tempo.[53]

A doença periodontal pode ser um fator desencadeante da ORN.[16,31] A exodontia após radioterapia envolve um alto risco de desenvolvimento de ORN, e procedimentos cirúrgicos são geralmente desencorajados após a terapia de radiação. Por essas razões, é importante que o cirurgião-dentista trate a doença periodontal *antes* do início da radioterapia, quando possível. Dentes que não podem ser restaurados ou gravemente comprometidos pela doença periodontal devem ser extraídos, de preferência pelo menos duas semanas antes da terapia de radiação.[57] As exodontias devem ser realizadas de maneira que permitam a cicatrização por primeira intenção. Os retalhos mucoperiosteais devem ser delicadamente elevados; os dentes devem ser extraídos em segmentos; a alveolectomia deve ser realizada, evitando a permanência de qualquer espícula óssea irregular; e a sutura deve ser feita sem nenhuma tensão. É desnecessário extrair dentes que possam ser mantidos com tratamento restaurador conservador, endodontia ou terapia periodontal. No entanto, a prudência manda extrair dentes com prognóstico questionável, pois o tratamento periodontal após a irradiação deve ser limitado às formas de terapia não cirúrgicas. Cirurgias de retalho ou exodontias após a radiação podem levar à ORN. A conduta frente à ORN é muitas vezes difícil e dispendiosa, envolvendo tratamento progressivamente mais agressivo se o osso não responder ao tratamento conservador. A oxigenoterapia hiperbárica é onerosa e frequentemente necessária para a resolução completa.

Durante a radioterapia, os pacientes devem receber profilaxias semanais, instrução de higiene bucal e aplicação profissional de flúor, a menos que a mucosite impeça esse tipo de tratamento. Os pacientes devem ser orientados a escovar os dentes diariamente com gel de fluoreto estanhoso a 0,4% ou fluoreto de sódio a 1%. As moldeiras para flúor em gel permitem uma aplicação ideal.[116] Todos os dentes remanescentes devem receber minucioso desbridamento (*i. e.*, raspagem e alisamento radicular).

O acompanhamento pós-radiação consiste em tratamento paliativo, conforme indicado. Uma pomada de lidocaína pode ser prescrita para mucosite dolorida e substitutos salivares podem ser utilizados para a xerostomia. A aplicação tópica diária de flúor e a higiene bucal são os melhores meios de se evitar a cárie de radiação ao longo do tempo. A longo prazo, o ideal é um intervalo de 3 meses entre as consultas de retorno.

Prótese Articular

A principal consideração quanto ao tratamento para pacientes com prótese articular relaciona-se à necessidade potencial de profilaxia antibiótica antes da terapia periodontal. Não há evidência científica de que a profilaxia antibiótica previna infecções tardias em próteses articulares, que podem ocorrer a partir de bacteriemias transitórias induzidas pelo tratamento odontológico.[23,55,93] Embora a bacteriemia pudesse, em teoria, causar infecção na prótese articular, poucos trabalhos demonstram o tratamento odontológico como fonte de infecção articular, e nenhum deles realmente documenta a relação de causa e efeito.[19,81,112]

Os relatórios da American Dental Association (ADA), American Academy of Orthopedic Surgeons (AAOS), American Academy of Oral Medicine (AAOM) e British Society for Antimicrobial Chemotherapy (BSAC) concordam que a profilaxia antibiótica de rotina, antes do tratamento odontológico, não é indicada para a maioria dos pacientes com próteses articulares.[2,3,21,28,110] No entanto, a profilaxia antibiótica é indicada para quase todos os pacientes nos 2 primeiros anos após a cirurgia e para aqueles pacientes considerados de alto risco, incluindo os que tiveram infecção de prótese articular prévia, imunossupressão, artrite reumatoide, lúpus eritematoso sistêmico, diabetes tipo 1, hemofilia e desnutrição.[2] Muitos autores consideram pacientes com doença periodontal grave ou outros potenciais para infecções dentárias como sendo de alto risco, e a profilaxia antibiótica pode ser indicada para esses pacientes antes do tratamento odontológico.[6,110]

Entre 2009 e 2014, houve controvérsia e debates entre especialistas, com uma completa mudança em relação à profilaxia antibiótica antes do tratamento odontológico para todos os pacientes com próteses. Após outras análises das evidências e do consenso entre os especialistas, novas recomendações foram publicadas advertindo contra os antibióticos profiláticos para procedimentos odontológicos em pacientes com próteses para prevenir a infecção articular protética. Uma descrição histórica das mudanças que foram implantadas de 2009 a 2012 pode ser encontrada *online* (www.ada.org/en/member-center/oral-health-topics/antibiotic-prophylaxis).

Conselhos atuais para pacientes com próteses articulares reforçam a importância de se manter uma boa saúde e higiene bucal e de buscar atendimento e tratamento imediatos para infecções bucais quando elas ocorrem. Os procedimentos odontológicos não foram associados a um risco elevado de infecção de prótese articular, e o uso de antibióticos profiláticos antes dos procedimentos odontológicos não reduz o risco de infecção.[9,100,128] Dada a falta de evidências para apoiar a necessidade dessa terapia, AAOM, ADA, AAOS e BSAC aconselham contra o uso universal da profilaxia antibiótica antes de procedimentos odontológicos para a prevenção de infecções de próteses articulares.

Em 2013, a ADA e a AAOS publicaram em conjunto uma diretriz sobre a prevenção de infecções do implante ortopédico em pacientes submetidos a procedimentos odontológicos. A publicação declarou que não há evidências suficientes para recomendar o uso rotineiro de antibióticos profiláticos para pacientes com implantes ortopédicos.[123] Em 2015, o ADA Council on Scientific Affairs publicou uma diretriz de prática clínica para declarar com clareza os achados da diretriz conjunta da ADA e da AAOS de 2013. Essa diretriz afirma que os antibióticos profiláticos não são recomendados antes de procedimentos odontológicos para pacientes com implantes ortopédicos para prevenir infecções de prótese articular.[104]

IMPORTANTE

Em 2015, o American Dental Association (ADA) Council on Scientific Affairs publicou uma diretriz de prática clínica para declarar com clareza os achados da diretriz de 2013 da ADA em conjunto com a American Association of Orthopedic Surgeons (AAOS). Essa diretriz afirma que os antibióticos profiláticos *não* são recomendados antes de procedimentos odontológicos para pacientes com implantes ortopédicos para prevenir infecções de prótese articular.

 Acesse Caso Clínico em https://www.grupogen.com.br.

Referências Bibliográficas

 As referências bibliográficas deste capítulo estão disponibilizadas em https://www.grupogen.com.br.

CAPÍTULO 40

Distúrbios Respiratórios do Sono

Adrian K. Zacher | Michael J. McDevitt

SUMÁRIO DO CAPÍTULO

Envolvimento e o Novo Papel do Cirurgião-Dentista, 463
Distúrbios Respiratórios Relacionados a Sono e Periodonto, 463
Identificação Dentária dos Sinais e Sintomas, 463
Sono, Respiração e Apneia, 464
Diagnóstico da Apneia Obstrutiva do Sono, 465
Opções de Tratamento para Apneia Obstrutiva do Sono, 466
Dispositivos Orais para Reposicionamento Mandibular, 467
Conclusão, 470

Envolvimento e o Novo Papel do Cirurgião-Dentista

Todo mundo dorme e ninguém pensa muito sobre o sono até que algo de errado aconteça. Quando o sono não vai bem — e isso pode se dar de muitas maneiras —, os efeitos podem ser mais do que apenas sentir um pouco de cansaço pela manhã. Este capítulo explora o papel empolgante e evolutivo do dentista interessado em distúrbios respiratórios do sono (DRS) ajudando os pacientes a respirar, dormir e, em última análise, funcionar melhor a cada dia.

Ronco e apneia do sono (*i. e.*, interrupção da respiração) são pontos ao longo de um espectro que se estende desde o ronco benigno ou simples sem distúrbios do sono até apneia obstrutiva do sono (AOS) com sonolência diurna excessiva e suas consequências fisiológicas de asfixias recorrentes.[21] Ao longo dos anos, muitas afirmações dúbias têm surgido no que diz respeito ao tratamento e à cura do ronco. No entanto, o conhecimento se aprimorou bastante[13] e muito pode ser feito para gerenciar a AOS e suas consequências associadas. Por meio do fornecimento de dispositivos orais para AOS tem se desenvolvido o papel fundamental de dentistas adequadamente treinados.

Apneia do sono pode ser causada pela falta de um comando central para respirar. Posteriormente neste capítulo, serão revisados os seguintes tipos de apneia: central, misto e complexo.

O professor Colin Sullivan criou a terapia principal para a apneia do sono: terapia de pressão positiva nas vias aéreas (PPVA). Além disso, ele era um renomado líder e formador de opinião internacional conhecido e defendia[5] a participação de dentistas na equipe multidisciplinar, desempenhando um papel crítico em quatro áreas:
1. Tratar adultos com dispositivos orais para ronco e AOS de leve a moderada para retardar a progressão da doença
2. Identificar crianças e adultos de risco, examinando regularmente as vias aéreas superiores
3. Tratar crianças com expansão rápida da maxila e evitar tratamentos ortodônticos deletérios
4. Reconhecer a necessidade de osteotomia bimaxilar em adultos jovens que necessitam de correção maxilofacial

Distúrbios Respiratórios Relacionados a Sono e Periodonto

A prevalência de distúrbios respiratórios em pacientes que também são suscetíveis à doença periodontal e cuja periodontite pode ser afetada por um distúrbio respiratório relacionado ao sono é suficiente para fazer com que os dentistas e suas equipes desenvolvam estratégias de reconhecimento do problema.

Embora o diagnóstico de AOS seja responsabilidade de um médico qualificado, o dentista é capaz de identificar e diferenciar sinais clínicos de possíveis problemas nas vias aéreas, muitas vezes antes que o paciente desconfie do risco para a saúde. As informações compartilhadas pelo paciente com relação ao seu estado geral de saúde devem ser revisadas e correlacionadas com observações clínicas de sinais intraorais de tentativa de compensação pelo paciente de um grau significativo de obstrução ou resistência das vias aéreas.

O valor da identificação e intervenção precoces não pode ser relatado com exagero. Os efeitos deletérios dos distúrbios respiratórios relacionados ao sono e resultantes dos períodos de asfixia na saúde cardiovascular, função endócrina, função neurológica e integridade do sistema mastigatório aumentam a urgência dos dentistas em incluir protocolos de identificação durante avaliações iniciais e de retorno de seus pacientes. Uma abordagem de equipe multidisciplinar[25] que incorpore o respeito pelo papel profissional de cada membro da equipe é essencial para fazer um diagnóstico preciso e facilitar a implementação do tratamento mais adequado.

As seções a seguir discutem o sono, a apneia e o papel do dentista na oferta de dispositivos orais, que aumentam cada vez mais as opções de tratamento da AOS.

Identificação Dentária de Sinais e Sintomas

Revisão do Estado de Saúde e Sistemas

A frequência com que os dentistas veem seus pacientes os coloca em uma posição única para reconhecer os sintomas de AOS. No início de cada consulta odontológica, o dentista ou um membro da equipe deve realizar uma revisão efetiva do estado de saúde do paciente, registrando os achados. Além de abordar itens específicos que poderiam ter sido discutidos anteriormente, a inclusão de perguntas sobre questões respiratórias pode alertar o dentista a procurar indicadores clínicos de distúrbios respiratórios relacionados ao sono. A identificação de sinais clínicos pode reformular futuras discussões sobre a saúde geral do paciente prevenindo a possibilidade de negligenciar possíveis correlações a partir de observações e identificação desses sinais clínicos. Por exemplo, o ronco ou a respiração ofegante relatados sobre o paciente pelo seu(sua) parceiro(a) de cama podem estar correlacionados com a mobilidade inesperada dos dentes anteriores. Condições ou fatores importantes que podem ser relatados pelo paciente incluem o seguinte:

- Hipertensão
- Doença do refluxo gastroesofágico
- Sonolência diurna excessiva
- Doença cardiovascular, incluindo arritmias
- Diabetes tipo 2
- Hipotireoidismo
- Obesidade
- Início súbito de ronco
- Consciência do ronco ou de distúrbio respiratório relacionado ao sono
- Uso de um aparelho para ronco instalado por um dentista ou obtido de outra fonte

Sinais Dentários e Sintomas de Obstrução Respiratória

Nem os indicadores clínicos nem o estado de saúde ou respiração relatados pelo paciente podem definir o grau ou as implicações de um distúrbio respiratório relacionados ao sono para o dentista. O desenvolvimento de uma lista de observações para discutir com o paciente permite que ele ou ela confirme a possibilidade de um distúrbio respiratório e comunique os sinais ao médico para avaliação e diagnóstico adicionais.

Bruxismo do Sono

Embora os pacientes geralmente relatem DRS e bruxismo do sono, há apenas uma suspeita de associação, pois nenhum ensaio clínico baseado em evidências estabeleceu uma relação específica. Os padrões repetitivos do movimento mandibular do paciente portador de bruxismo são mediados principalmente pelo sistema nervoso central. Foi hipotetizado que o avanço da mandíbula abre a orofaringe, aliviando algumas das consequências dos DRS.[27,28]

Sinais e Sintomas Clínicos

- Padrões de desgaste nos incisivos podem sugerir que o paciente posicione a mandíbula anteriormente para abrir as vias aéreas.[42,43]
- A mobilidade dos dentes anteriores pode apresentar-se superior àquela estimada com base na saúde do paciente e na saúde das estruturas periodontais de suporte.
- No paciente suscetível à periodontite, a perda óssea progressiva pode estar localizada ou exagerada em locais de desgaste ou mobilidade incomuns.
- Crenulações na língua (i. e., bordas edentadas) sugerem que o paciente está projetando a língua para a frente contra os dentes inferiores regularmente para desobstrução da porção oral das vias aéreas.
- Desenvolvimento de uma relação de mordida aberta anterior ou lateral dentária possivelmente resultante da postura da língua.
- Bruxismo do sono pode se desenvolver ou aumentar.
- Erosão das cúspides e das superfícies linguais dos dentes pode indicar uma associação com refluxo gastroesofágico.
- Desenvolvimento de dor orofacial, sintomas de disfunção da articulação temporomandibular (ATM), fadiga muscular mastigatória

notada ao acordar ou cefaleia matinal podem estar relacionados a posicionamento mandibular para desobstrução da via aérea do paciente.
- Durante a avaliação da orofaringe, é possível observar amígdalas proeminentes, uma grande úvula ou uma via respiratória estreita ou obstruída pela língua. A idade do paciente pode contribuir para a perda do tônus dos músculos faríngeos.
- A respiração pela boca durante o sono pode se manifestar como ressecamento da superfície da gengiva.

Sono, Respiração e Apneia

Uma compreensão básica da fisiologia do sono, dos ciclos de sono normais e da variedade de distúrbios do sono pode fornecer ao dentista os meios para uma comunicação eficaz com os pacientes e seus médicos.

O sono é classicamente definido como uma perda de consciência cíclica, temporária e fisiológica que é facilmente, prontamente e completamente revertida com estímulos apropriados. Não ser capaz de respirar parece se qualificar como um estímulo apropriado, mas os indivíduos afetados raramente estão cientes de qualquer dificuldade. O sono normal progride por meio de diferentes estágios que são tipicamente retratados em uma polissonografia (Figura 40.1).

O ronco é um ruído vibratório que é gerado pela porção posterior da língua relaxada, faringe e palato mole. Além disso, perda de tônus ou estreitamento produz ronco mais alto e inspiração mais trabalhosa. Ainda, mais estreitamento pode causar colapso completo das vias aéreas. Essa obstrução é conhecida como *episódio apneico*.

Há um ponto em que o aumento do esforço inspiratório ou a dessaturação de oxigênio que pode acompanhar o episódio apneico é sentido pelo cérebro adormecido e uma excitação transitória é provocada. Ocorre um breve despertar para respirar antes que o indivíduo volte a dormir. Esses despertares podem ser vistos na Figura 40.2 como períodos de diminuição da duração e interrupções cada

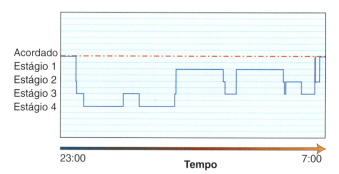

Figura 40.1 Hipnograma simplificado de um adulto com sono normal. *(Cortesia de Adrian Zacher, 2013. Snorer.com.)*

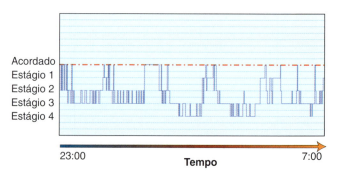

Figura 40.2 Hipnograma simplificado de um adulto com sono fragmentado. *(Cortesia de Adrian Zacher, 2013. Snorer.com.)*

vez mais frequentes na descida para um sono mais profundo e restaurador. Desconsiderando reclamações sobre o ruído do ronco, essas excitações repetidas ocorrem na maioria das vezes sem que o indivíduo esteja consciente, algumas vezes centenas de vezes por noite.

Cada episódio apneico pode durar de alguns segundos a aproximadamente 2 minutos. A descida do indivíduo para os estágios de sono mais profundos, de ondas amplas, e mais restauradores é interrompida porque a pessoa acorda parcialmente para restaurar a passagem de ar. O sono torna-se altamente fragmentado e a consequente sonolência diurna conhecida como hipersonolência aumenta o risco do indivíduo se envolver em acidentes em casa, no trabalho e na estrada.[50]

A AOS tem um impacto significativo na qualidade de vida de um indivíduo.[10] Se não for tratada, apresenta consequências neurológicas e fisiológicas,[37] incluindo aumento da morbidade e mortalidade[35] e, particularmente para os homens, função cardiovascular[51] e metabólica diminuída.[18]

Prevalência de Apneia Obstrutiva do Sono

A apneia do sono afeta um grande número de pessoas, mas continua pouco reconhecida. Estimativas sugerem que 24% dos homens e 9% das mulheres entre 30 e 60 anos de idade com índice de massa corporal (IMC) entre 25 e 28 kg/m² são afetados.[49] Quando considerado no contexto da disfunção metabólica concomitante (que se manifesta pela obesidade, doença cardiovascular[31,26] e diabetes tipo 2 em homens[12,40,39]), a prevalência de apneia do sono torna-se alarmante. A Federação Internacional de Diabetes recomenda que os profissionais de saúde garantam que uma pessoa diagnosticada com AOS seja avaliada para diabetes tipo 2 e vice-versa.[41]

Apneia Central, Mista e Complexa

Em contraste com a AOS, a apneia central ocorre sem obstrução física da via aérea; é causada por distúrbios caracterizados pela perda intermitente do movimento respiratório. A Figura 40.3 mostra a falta de movimento da parede torácica em um paciente com apneia central. As respirações Cheyne-Stokes, uma forma de apneia central, são mais frequentemente vistas em pacientes com insuficiência cardíaca. A apneia mista é uma combinação de apneia obstrutiva e apneia central. A apneia complexa ocorre quando os eventos de apneia central emergem em resposta à terapia com pressão positiva para AOS.[17]

Este capítulo limita-se à AOS porque esta é, de longe, a forma mais comum de apneia, e por meio da disponibilização de dispositivos orais para AOS — também conhecidos como dispositivos de reposicionamento mandibular (DRM) — o dentista devidamente treinado pode desempenhar o seu papel.[22]

Doença Crônica

A manutenção de uma abordagem separada do todo e a observação isolada de um aspecto da sintomatologia de um indivíduo podem ser consideradas um pensamento falho. A AOS isoladamente e como um componente potencial da síndrome metabólica (i. e., a síndrome Z[47]) requer uma abordagem multidisciplinar para o manejo de doenças crônicas. A Organização Mundial da Saúde[48] afirma que as doenças crônicas são as principais causas de incapacidade; se não forem prevenidas e gerenciadas com sucesso até 2020, elas se tornarão os problemas mais caros para o sistema de saúde.

Diagnóstico da Apneia Obstrutiva do Sono

O ronco é um sintoma de uma via aérea parcialmente obstruída, cujas paredes vibram à medida que o ar passa. A frequência com que as paredes das vias respiratórias vibram (i. e., ruído de ronco) ou colapsam (i. e., eventos de apneia de duração variável) indica a gravidade da AOS.

Uma abordagem de equipe multidisciplinar é necessária para o diagnóstico e o tratamento da AOS. Dentistas são especialistas quando se trata de boca e devem ser reconhecidos como tal. Para o tratamento da AOS, os dentistas precisam construir relacionamentos com os médicos para que possam fornecer uma solução dentária apropriada para uma condição médica. No entanto, é importante reconhecer que o diagnóstico de AOS não está dentro do escopo da odontologia.[7]

Os parâmetros mais próximos de prática internacionalmente aceitos, aqueles emitidos pela Academia Americana de Medicina do Sono (American Academy of Sleep Medicine),[14] afirmam que "é necessário determinar a presença ou a ausência e a gravidade da AOS antes de iniciar o tratamento". Na prática, isso significa que um dentista não deve iniciar o tratamento com um dispositivo oral a menos que o paciente tenha sido avaliado, diagnosticado clinicamente e então encaminhado ao dentista (Figura 40.4).

Se houver suspeita de AOS, um encaminhamento é feito para um estudo do sono. Isso pode envolver passar uma noite em uma clínica do sono ou em casa com um dispositivo de monitoramento eletrônico para usar durante o sono. Uma clínica do sono é essencialmente um quarto com equipamento de monitoramento do sono.

Em uma clínica do sono, o paciente é submetido à *polissonografia* (PSG), durante a qual vários parâmetros são monitorados enquanto o paciente está dormindo. Esses parâmetros incluem, mas não estão limitados a, som, vídeo, saturação de oxigênio, esforço respiratório,

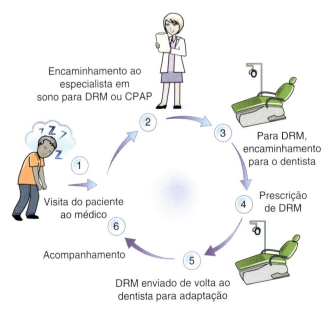

Figura 40.4 Caminho do diagnóstico e tratamento da apneia obstrutiva do sono. *CPAP*, pressão positiva do ar contínua (*continuous positive airway pressure*); DRM dispositivo de reposicionamento mandibular. (*Cortesia de ResMed, San Diego, CA, 2011.*)

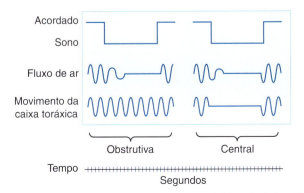

Figura 40.3 Apneia obstrutiva *versus* apneia central. (*Cortesia de Learning Center, Res Med, San Diego, CA.*)

eletrocardiograma, eletroencefalografia e posição do corpo. Executada durante a noite, a PSG é uma avaliação cara, e sua disponibilidade e acesso variam de acordo com a localização geográfica do paciente.

Vários protocolos de triagem foram propostos ao longo dos anos.[24,20] Em janeiro de 2012, a Associação Odontológica da Califórnia[8] determinou que era apropriado que os dentistas fizessem a triagem dos pacientes quanto aos sinais e sintomas dos DRS e trabalhassem com os médicos para diagnosticar e tratá-los. A associação também afirmou que os DRS representam uma condição médica e que seu diagnóstico está fora do escopo da prática da odontologia.

Contudo, tem sido questionado se o exame de PSG é essencial para diagnosticar AOS.[36] Desde 2009, no Reino Unido, um dentista clínico geral que trabalha como parte de uma equipe multidisciplinar (incluindo um especialista em medicina do sono) pode, em certas circunstâncias definidas, reconhecer a necessidade e iniciar o tratamento com um dispositivo de reposicionamento mandibular, sem um diagnóstico médico prévio.[45] Atualmente, nos Estados Unidos, os resultados da PSG e do monitoramento do sono feito em casa precisam ser interpretados por um médico.

O papel do monitoramento do sono em casa e quem deve interpretar os dados que este produz são pontos de discórdia que alimentam o debate em torno da PSG. A necessidade da obrigatoriedade da PSG pode ser questionada de acordo com os seguintes pontos:
- Equipamentos de avaliação do sono em casa estão cada vez mais válidos e com preço competitivo
- Aumento do número de pacientes que necessitam de avaliação
- Percepção de que a polissonografia é o ponto de contenção no processo de tratamento
- Compreensão de que os dispositivos orais são apropriados para formas mais leves de AOS e que os dentistas estão em posição privilegiada para fornecê-los, porque eles podem ver os pacientes com mais frequência do que os especialistas em medicina do sono.
- Compreensão de que um dentista treinado, como parte de uma equipe multidisciplinar, pode filtrar os encaminhamentos para o especialista em medicina do sono.

A principal função da clínica de sono é diagnosticar a AOS e depois oferecer tratamento aos que provavelmente se beneficiarão dele. Se os sintomas forem bastante incapacitantes e o diagnóstico for confirmado por um estudo do sono, a terapia com pressão positiva é oferecida rotineiramente. Cada vez mais, em todo o mundo, os dispositivos orais estão se tornando um tratamento de primeira linha para AOS de leve a moderada, quando podem ser prescritos e monitorados por uma equipe multidisciplinar. A Figura 40.5 fornece definições e critérios diagnósticos para o DRS.[44]

Opções de Tratamento para Apneia Obstrutiva do Sono

Otorrinolaringologia ou Cirurgia Bucomaxilofacial

Opções cirúrgicas para ronco e AOS estão, em grande parte, fora do escopo deste texto. No entanto, quando estão presentes obstruções físicas nas vias aéreas (p. ex., amígdalas, septo desviado, pólipos nasais), a correção cirúrgica pode melhorar a respiração. Por exemplo, se existe hipertrofia adenotonsilar, a correção na infância é considerada vantajosa.[30]

As evidências são limitadas para justificar cirurgia palatina em adultos, sendo conhecida como *uvulopalatofaringoplastia*; essa cirurgia deve ser considerada somente após a falha da terapia com pressão positiva nas vias aéreas.[6] A cirurgia ortognática maxilar ou bimaxilar é raramente considerada, enquanto a traqueostomia é uma opção efetiva de último recurso.

Pressão Positiva nas Vias Aéreas

A PPVA (Figura 40.6) é considerada o tratamento de primeira linha para AOS e é muito eficaz para ajudar o paciente a superar os sintomas de sono diurno. Indivíduos com apneia do sono grave se dão bem com essa terapia, apesar de apresentar uma aparência proibitiva. Possivelmente considerada uma terapia árdua, envolve a utilização de uma máscara sobre o nariz (e às vezes sobre a boca e o nariz) à noite enquanto estiver conectado a um soprador silencioso. Funciona pressionando levemente a via aérea superior, estendendo-a pneumaticamente e impedindo o colapso. A PPVA é particularmente útil quando há necessidade de um controle rápido da AOS.

A clínica de sono também pode sugerir que a terapia com dispositivos orais é apropriada. Isso depende da gravidade da AOS e da existência de outras comorbidades. Os dispositivos orais podem ser usados para fornecer terapia para apneia do sono de qualquer gravidade; entretanto, resultados efetivos são considerados menos certos quanto maior for a gravidade.[19] As terapias com PPVA e dispositivos de reposicionamento mandibular são complementares; em pacientes com AOS moderada, as duas modalidades em algumas circunstâncias podem ser consideradas igualmente apropriadas. A Figura 40.7 ilustra esse ponto em termos amplos. O tratamento da apneia do sono grave com um dispositivo oral requer cuidadoso monitoramento do paciente, porque algumas situações, tais como pequenas modificações no peso, podem anular o efeito.[34]

A tecnologia de PPVA e dispositivos orais estão em rápido desenvolvimento, com foco particular em melhorar a capacidade do paciente de tolerar seu uso e minimizar seus efeitos colaterais. O desenvolvimento da PPVA se concentra no melhor *design* da máscara,

Apneia	Cessação do fluxo de ar > 10 segundos
Hipopneia	> Redução de 50% do fluxo de ar por > 10 segundos
Índice de apneia e hipopneia (IAH)	Número de apneias e hipopneias por hora de sono
Gravidade	Normal: IHA < 5 Suave: IHA 5 a 15 Moderada: IHA 15 a 30 Severa: IHA > 30
Síndrome da apneia do sono (SAS)	IHA > 5 com sintomas
Respiração Cheyne-Stokes	> 3 ciclos consecutivos Mudanças crescentes e decrescentes na amplitude da respiração durante 10 minutos consecutivos e/ou um IHA > 5

Figura 40.5 Distúrbios relacionados ao sono em adultos: critérios de definição e diagnóstico.

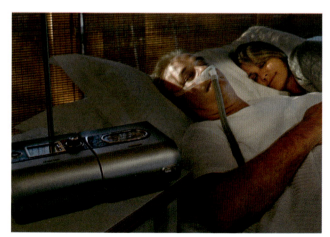

Figura 40.6 Terapia com pressão positiva do ar. *(Cortesia de ResMed, San Diego, CA, 2011.)*

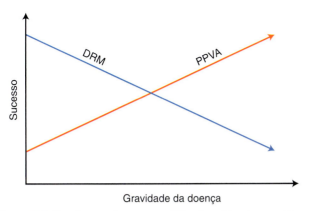

Figura 40.7 Terapias complementares. *DRM*, dispositivo de reposicionamento mandibular; *PPVA*, pressão positiva nas vias aéreas. *(Cortesia de Adrian Zacher, 2013. Snorer.com.)*

na inclusão de umidificadores de ar e na variação sensível e controlada eletronicamente da pressão do ar em resposta à inspiração e à expiração. Os dispositivos orais se tornaram cada vez mais ajustáveis e mais delicados, e podem ser projetados para minimizar alguns efeitos colaterais comuns, tais como hipersalivação e sensibilidade dos incisivos. No futuro, o desenvolvimento dos dispositivos orais deve se concentrar no monitoramento e na eficácia do tratamento.

Dispositivos Orais para Reposicionamento Mandibular

O crescente papel da odontologia na colocação de dispositivos orais para ronco e AOS tem gerado preocupações sobre treinamento e ressarcimento do profissional. Os dentistas podem ser solicitados a colocar dispositivos antirronco; consequentemente, conselhos estaduais de odontologia (e instituições de seguros) estão emitindo declarações de suas posições a respeito da competência da colocação desses dispositivos, se a mesma se enquadra na prática odontológica. Essas declarações determinarão se os dispositivos estão dentro do escopo da assistência normalmente fornecida.

Dentistas devem verificar com seus conselhos estaduais de odontologia e seguradoras para esclarecer a situação. A maioria das seguradoras sugere que os dentistas estão capacitados para construir dispositivos orais, desde que tenham treinamento apropriado para isso. Entretanto, o tratamento do ronco e da AOS não se enquadra rotineiramente na definição da prática odontológica e, portanto, ficaria fora do escopo da assistência normalmente fornecida pelas seguradoras.

Os dentistas devem passar por um curso de treinamento oficial de colocação de dispositivos antirronco, e este deve incluir treinamento em triagem apropriada para AOS. Os pacientes candidatos a usar dispositivos orais devem ser adequadamente avaliados quanto aos sinais e sintomas da AOS, de acordo com os padrões contemporâneos, e a avaliação deve ser documentada. Se o paciente apresentar sinais ou sintomas de AOS, deve ser encaminhado para fazer uma avaliação médica. Os pacientes devem ser informados sobre os riscos e benefícios dos dispositivos antirronco, incluindo o impacto potencial na oclusão, no periodonto e na ATM. Documentos contendo termo de consentimento devem ser mantidos. Quando a AOS existe, um dispositivo antirronco deve ser fornecido apenas como parte de um plano de tratamento integrado fornecido por uma equipe multidisciplinar que inclua o dentista.

Dispositivos da Competência do Dentista

Os dispositivos orais para tratamento do ronco e da AOS visam manter as vias aéreas superiores desobstruídas durante o sono. Dispositivos de contenção de língua e DRM fazem isso diretamente, agindo na língua e mantendo-a em uma posição avançada, ou indiretamente, por reposicionamento da mandíbula para a frente, o que mantém a desobstrução das vias aéreas superiores (Figura 40.8). Os DRM representam o tipo de dispositivo oral mais pesquisado para AOS e são o foco deste capítulo.

Dispositivos ajustáveis feitos sob medida geralmente estão associados a melhores resultados de tratamento,[46] em comparação com os DRM universais, que são aquecidos e o paciente oclui, modelando-o. DRM ajustáveis têm maior probabilidade de fornecer terapia bem-sucedida em pacientes com AOS de moderada à grave do que em DRM não ajustáveis.[29]

Dispositivos Preditores

Especialistas em medicina do sono responsáveis por cuidar de pacientes com AOS querem ter certeza de que o paciente foi efetivamente tratado. Isso representa historicamente uma preocupação legítima quando se considera um DRM para um paciente com AOS e resultou na restrição do uso de DRM para AOS de leve à moderada. Dispositivos preditores, às vezes conhecidos como *dispositivos de adaptação*,[11] destinam-se a fazer o seguinte:

- Estabelecer se o paciente pode tolerar um dispositivo intraoral e se o mesmo é subjetivamente eficaz
- Determinar objetivamente se o reposicionamento mandibular proporciona terapia adequada
- Fornecer posteriormente uma receita para a fabricação de MRD, se o resultado for positivo. O uso de dispositivos preditores é área de inovação tecnológica da DRM nos últimos anos. Neste papel, é importante que dispositivos preditores não sejam confundidos com dispositivos de tratamento universais termoplásticos. Os dispositivos preditores são expressamente projetados para uso por um número limitado de noites; seu uso é autolimitado e eles sacrificam a conveniência do paciente pela funcionalidade. A taxonomia básica para os dispositivos orais de DRM é mostrada na Figura 40.9.

Características de um Dispositivo Oral Ideal

Do ponto de vista do usuário individualmente, qualquer dispositivo intraoral é sentido como um objeto estranho e invasivo. O indivíduo pode procurar tratamento na grande maioria das vezes, para agradar seu(sua) parceiro(a) e pode ter pouca ou nenhuma percepção do

Vias aéreas normais Com apneia Com DRM

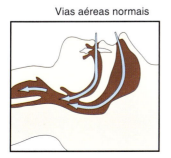 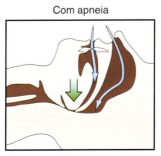 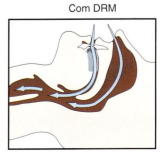

Figura 40.8 Situação das vias aéreas: saudável e apneico, com dispositivo de posicionamento mandibular (DRM). *(Cortesia de ResMed, San Diego, CA, 2011.)*

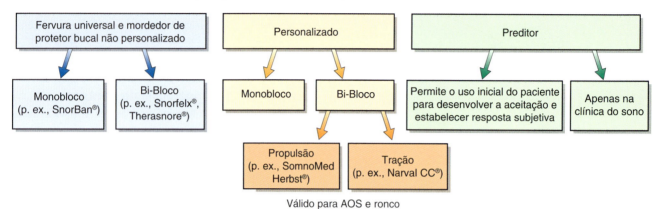

Figura 40.9 Taxonomia do dispositivo de reposicionamento mandibular. *(Cortesia de Adrian Zacher, 2013, Snorer.com.)*

benefício, pois os sintomas da hipersonolência têm pobre correlação com AOS.[10] Indivíduos afetados podem ter se esquecido de como se sentem quando estão totalmente acordados.

Os efeitos colaterais dos primeiros dispositivos incluíam boca seca ou hipersalivação quando em uso, sensibilidade dentária e, talvez, fechamento claustrofóbico das maxilas em uma posição protruída e dor pós-uso na ATM pela manhã. Por essas razões, os dispositivos orais iniciais exigiram desenvolvimento. Algumas fábricas de DRM reduziram ou eliminaram esses efeitos colaterais, mas não há um dispositivo perfeito no todo.[2] O conhecimento de uma gama de DRMs para atender indivíduos diferentes é necessário. As características do DRM ideal variam para cada paciente, e algumas características podem impedir outras. A Tabela 40.1 apresenta várias opções.

É importante reconhecer que uma criança pode se beneficiar de uma investigação dos distúrbios do sono. Os DRMs não são recomendados para crianças, a menos que estejam sob a supervisão de um ortodontista que esteja trabalhando como parte da equipe multidisciplinar.

Tabela 40.1 Características de um Dispositivo de Reposicionamento Mandibular Ideal.

Aceitação, Colaboração e Eficácia	Alívio dos Efeitos Colaterais	Considerações Práticas
Construído de duas partes separadas; para dar ao paciente tempo de aceitar o uso do dispositivo, uma metade é usada sozinha antes que o dispositivo completo seja usado	Sem metal; nenhuma peça que possa fatigar, fraturar e com risco de ser inalada ou ingerida, levando a uma reação galvânica com outras restaurações dentárias	Baixo custo
Possibilita a adaptação anteroposterior para tolerabilidade e efeito	Volume mínimo para menor impacto na função fonética e redução na hipersalivação	Fácil adaptação para o paciente e dentista
Permite a adaptação inicial a partir de protrusão zero, proporcionando conforto durante todo o processo de adaptação	Não determina o caminho protrusivo ou a posição protrusiva final das articulações temporomandibulares	Pode ser regulado no laboratório do sono sem acordar o paciente
Facilita o fechamento bucal e evita que a boca fique aberta durante o sono	Nenhum efeito ortodôntico indesejado (p. ex., inclinação dos incisivos)	Dispositivo instantâneo; sem moldagem ou necessidade de trabalho em laboratório
Permite o selamento labial e estimula a respiração nasal		Poucas consultas de acompanhamento
Permite a dosagem da abertura vertical (i. e., < 5 mm medidos nos incisivos) considerados ótimos para aceitação e colaboração[38]		Fácil de ser modificado
Fácil de limpar		Não necessita ser refeito caso houver necessidade de fazer uma restauração dentária
Permite movimento lateral onde está evidenciada uma parafunção		
Não invade o espaço da língua ou impede o movimento para a frente da língua		
Inclui monitoramento da efetividade		
Está desgastado e funciona?		

De Adrian Zacher, 2013. https://snorer.com/snorer-training-for-dentists-who-want-to-help-snorers/.

> **Quadro 40.1** Instruções para Casa.
>
> 1. A presença (e a gravidade) ou ausência de apneia obstrutiva do sono foi estabelecida?
> 2. O paciente é no mínimo parcialmente dentado? Há osso alveolar suficiente para suportar carga lateral?
> 3. Você está certo de que não há uma condição periodontal grave e que o dispositivo poderia agravar? O paciente é capaz de manter sua higiene oral?
> 4. Você está certo de que não há distúrbio temporomandibular?
> 5. Você está seguro de que não há refluxo de vômito pronunciado?
> 6. O paciente apresenta uma via aérea nasal competente?
> 7. O paciente está ciente dos custos da terapia?
> 8. As expectativas do paciente quanto à terapia foram gerenciadas adequadamente?

Comunicação

A comunicação efetiva entre a clínica do sono, o paciente e o clínico geral é essencial e deve começar antes que o paciente seja visto (Quadro 40.1).

Comunicação entre a Clínica do Sono e o Médico de Atenção Primária

É necessário confirmar o diagnóstico de AOS e a necessidade de reavaliação. Informações relevantes do histórico médico devem ser trocadas. A existência de apneia posicional (*i. e.*, apneia que piora quando o paciente dorme em posição supina) também deve ser registrada.

Comunicação do Paciente

É necessário obter o termo de consentimento livre e esclarecido para o tratamento (incluindo uma análise de risco-benefício, informações sobre os efeitos colaterais e as limitações da terapia) e a permissão para ter acesso aos registros odontológicos do dentista clínico geral.

Dentista Clínico Geral

Com referência aos registros dentários existentes do paciente, um odontograma recente é valioso.

Indicações Gerais e Contraindicações

Quando um paciente dianosticado com AOS é encaminhado a um dentista, a avaliação para determinar a adequação da terapia com DRM é baseada em uma análise individualizada de indicações e contraindicações. É essencial obter o termo de consentimento esclarecido válido e registros básicos e manter os modelos prévios à instalação do DRM. A epilepsia não controlada é uma contraindicação absoluta.

Todos os DRMs, também conhecidos como *dispositivos de avanço mandibular* (DAMs) ou *aparelhos orais*, projetam a mandíbula, mas cada DRM possui recursos únicos. Em 2010, Ahrens afirmou que "nenhum *design* de um DAM influencia mais efetivamente a percepção da eficácia do tratamento subjetivamente, mas a eficácia depende de muitos fatores, incluindo materiais e métodos utilizados para a fabricação, tipo de DAM (monobloco ou duplo [*twin-block*]) e o grau de protrusão".[1] Compreender as diferenças entre esses dispositivos permite ao dentista prescrever apropriadamente, com conhecimento das indicações, recursos e limitações, permitindo-lhe maximizar a eficácia do tratamento e minimizar os efeitos colaterais indesejados.

Disfunção da Articulação Temporomandibular

Disfunção severa da ATM, abertura limitada e relatos de travamento da mandíbula devem ser considerados contraindicações. Uma excursão protrusiva limitada (*i. e.*, < 5 mm) sugere uma baixa probabilidade de eficácia do tratamento da AOS com DRM.

Embora a avaliação básica de disfunção da ATM seja essencial, é necessário considerar a validade de certas teorias e ferramentas de diagnóstico da ATM. A manutenção completa de registros é recomendada. O encaminhamento a um dentista que tenha treinamento avançado no diagnóstico e tratamento da disfunção da ATM pode ser indicado se os sintomas forem identificados na avaliação inicial ou se desenvolverem a qualquer momento durante o tratamento. Relatos de sensibilidade difusa, congestão do canal auditivo, cliques, desvio significativo na abertura ou protrusão ou dor associada a esses movimentos exigem encaminhamento a um especialista.

Estado Dentário

O indivíduo deve ter dentes sadios. Pacientes sem dentes são incapazes de usar DRMs porque estes funcionam apoiando-se nos dentes, e este apoio possibilitará o reposicionamento mandibular anteriormente. Um número mínimo e distribuição dos dentes varia de acordo com o dispositivo. A colocação do mecanismo de ajuste rotineiramente precisa ser nos dentes e não em uma área desdentada. Para evitar carga unilateral excessiva, 8 a 10 dentes distribuídos em todo o arco servem como uma base geral. A forma e a inclinação dos dentes podem afetar a retenção do DRM e a habilidade do dentista para proporcionar uma terapia eficaz de DRM; ausência de dentes ou dentes muito soltos podem ser problemáticos. Dificuldade de obter moldagem, com reflexo de vômito pronunciado, sugere que o paciente terá dificuldade em se submeter à terapia com DRM.

Condição Periodontal e Mobilidade Dentária

Um periodonto saudável, com evidência de higiene bucal adequada, é essencial antes do início da terapia com DRM. Qualquer dispositivo utilizado na cavidade oral pode comprometer a higiene oral se não for mantido limpo.

Bruxismo

O manejo do bruxismo do sono é um papel importante para o dentista. O bruxismo não é necessariamente uma contraindicação à terapia com DRM. Recomenda-se uma avaliação da disfunção da ATM. O paciente portador de bruxismo deve ser informado de que sua parafunção limitará sua escolha de DRM e afetará negativamente a expectativa de duração do DRM.

Doença do Refluxo Gastroesofágico

A abrasão dentinária que resulta da doença do refluxo gastroesofágico pode ser um sintoma da AOS, e o dentista está capacitado para identificar.

Terapia de Reposicionamento Mandibular

Os problemas a longo prazo da terapia com DRM não são bem documentados. Dada a complexidade de determinar qual dispositivo é mais provável de se ter mais sucesso, o papel da adaptação e o gerenciamento das complicações, o dentista deve procurar treinamento avançado antes de fornecer DRMs.

A avaliação periodontal completa deve preceder a decisão de colocar um DRM no paciente. O manejo da inflamação pode ser mais difícil com o DRM, pois este dispositivo deve ser usado consistentemente durante o sono. É provável que a formação e a retenção de biofilme bacteriano nos tecidos e no dispositivo sejam facilitadas, sendo necessário que haja instruções adicionais e incentivo com relação à remoção efetiva do biofilme bacteriano. O monitoramento cuidadoso e frequente do estado periodontal com o uso contínuo do MRD é essencial para confirmar a saúde e a estabilidade dentária, reconhecer mudanças negativas e recomendar intervenção e considerar uma modalidade alternativa de tratamento.

Conclusão

Em todo o mundo, o futuro da medicina do sono tem sido debatido. Nos Estados Unidos, a Academia Americana de Medicina do Sono publicou um artigo em seu *website*.[4] O objetivo desta publicação foi criar "estruturas para prestação de cuidados de saúde, tais como recomendações para o lar com saúde centrada no paciente (PCHM; *patient-centered medical home*), registros dos pacientes e novas ferramentas para diagnóstico e tratamento de distúrbios do sono". Com o aumento da consciência de como obesidade, cardiologia, diabetes e AOS estão inter-relacionados, as clínicas do sono poderão evoluir futuramente para centros de metabolismo.

Em 1997, Loube e Strauss[32] concluíram que "é necessário promover futuros esforços para melhorar a cooperação entre dentistas e médicos especialistas em distúrbios do sono no tratamento de AOS com aparelhos orais, como um meio de padronizar o tratamento". Capacitar os membros da equipe com treinamentos devidos para desempenhar funções parece lógico, além de necessário, diante de uma epidemia e uma crise financeira global.

O papel da odontologia na medicina do sono está se desenvolvendo com maior ênfase na triagem, englobando a avaliação do paciente (p. ex., monitorando a extensão do DRM e a eficácia objetiva). Pode também incluir o monitoramento da pressão arterial e do peso, em um esforço para reconhecer o melhor momento para fazer a transição de um dispositivo oral para a PPVA.

A correlação de indicadores clínicos (p. ex., desgaste de incisivos, mobilidade dentária) como sinais de DRS com hipertensão do paciente, por exemplo, pode ajudar o médico a desenvolver uma estratégia ampla de intervenção. O papel da obstrução respiratória em suas várias formas no aumento do dano periodontal (Capítulo 55) e os distúrbios do sistema mastigatório (Capítulo 26) são abordados neste livro-texto.

A perspectiva é essencial e pode ser obtida por meio do trabalho como parte de uma equipe multidisciplinar. Movimento dentário que, isoladamente, pareça significativo pode ser considerado relativamente sem importância quando colocado no contexto de respiração e sono.

 Acesse Caso Clínico em https://www.grupogen.com.br.

Referências Bibliográficas

 As referências bibliográficas deste capítulo estão disponibilizadas em https://www.grupogen.com.br.

CAPÍTULO 41

Terapia Periodontal em Pacientes do Sexo Feminino

Joan Otomo-Corgel

SUMÁRIO DO CAPÍTULO

Puberdade, 471
Menstruação, 472

Gravidez, 473
Contraceptivos Orais, 479

Conclusão, 480

Ao longo da vida da mulher, influências hormonais afetam as decisões terapêuticas realizadas em periodontia. Historicamente, as terapias têm demonstrado um viés específico para o gênero. A pesquisa vem proporcionando melhor apreciação das influências sistêmicas únicas em tecidos oral, periodontal e em implantes. Profissionais da área da saúde bucal têm maior conscientização e podem lidar melhor com influências hormonais associadas ao processo reprodutivo. Respostas periodontais e respostas dos tecidos orais podem ser alteradas, criando dilemas diagnósticos e terapêuticos. O clínico deve reconhecer, personalizar e alterar adequadamente a terapia periodontal de acordo com as necessidades individuais da mulher, considerando o estágio de ciclo de vida dela.

Os esteroides sexuais exercem efeitos biológicos profundos na função imunológica e metabolismo ósseo.[137] O estrogênio pode afetar significativamente o periodonto, incluindo a maturação do epitélio gengival, diferenciação osteoblástica de células de inserção periodontais e formação óssea.[136]

Este capítulo revisa as fases do ciclo reprodutor da mulher desde a puberdade até a menopausa. São abordadas manifestações periodontais, efeitos sistêmicos e conduta clínica.

Puberdade

A puberdade acontece, em média, entre as idades de 11 e 14 na maioria das meninas. Há aumento na produção de hormônios sexuais (*i. e.*, estrogênio e progesterona) e então se mantém relativamente constante durante o restante da fase reprodutiva. A prevalência de gengivite aumenta, sem que o mesmo aconteça na quantidade de biofilme. Anaeróbios Gram-negativos, especialmente *Prevotella intermedia*, têm sido associados à gengivite na puberdade. Kornman e Loesche[69] postularam que este organismo anaeróbio pode usar hormônios ovarianos como um substituto de vitamina K como fator de crescimento. A exacerbação dos níveis de *Bacteroides* pigmentados de preto, especialmente *P. intermedia* (anteriormente conhecida como *Bacteroides intermedius*), parece aumentar com a elevação dos níveis de hormônios gonadotróficos na puberdade. Espécies de *Capnocytophaga* também aumentam em incidência e proporção. Esses organismos têm sido associados ao aumento da tendência ao sangramento observado durante a puberdade.

Estudos de gengivite na puberdade indicam números elevados de bastonetes móveis, espiroquetas e *P. intermedia*.[47,96] Aumentos estatisticamente significativos na inflamação gengival e na proporção de *P. intermedia* e *Prevotella nigrescens* foram observados na gengivite na puberdade.[100] Um estudo com adolescentes, com idades entre 11 e 17 anos, demonstrou níveis mais elevados de *Aggregatibacter actinomycetemcomitans* e *Fusobacterium nucleatum*, os quais estavam associados aos índices de sangramento, profundidade de sondagem e perda de inserção.[83]

Durante a puberdade, os tecidos periodontais podem ter uma resposta exagerada a fatores locais. A reação de hiperplasia da gengiva pode ocorrer em áreas em que restos alimentares, matéria alba, biofilme e cálculo são depositados. Os tecidos inflamados tornam-se eritematosos, lobulados e retráteis. O sangramento pode ocorrer facilmente com o desbridamento mecânico dos tecidos gengivais. Histologicamente, a aparência é consistente com hiperplasia inflamatória.

Durante os anos reprodutivos, as mulheres tendem a ter uma resposta imune mais vigorosa, incluindo concentrações elevadas de imunoglobulinas, respostas primárias e secundárias mais fortes, aumento da resistência à indução da tolerância imunológica e maior capacidade de rejeitar tumores e homoenxertos.[135] Sensibilidade, alergia e asma ocorrem mais frequentemente em homens jovens, mas, após a puberdade, as mulheres tornam-se mais suscetíveis do que os homens da mesma faixa etária.

IMPORTANTE

Os esteroides sexuais exercem efeitos biológicos profundos na função imunológica e no metabolismo ósseo. O estrogênio pode apresentar impacto significativo no periodonto, incluindo maturação do epitélio gengival, diferenciação osteoblástica de células de inserção periodontal e formação óssea. Durante a puberdade, os tecidos periodontais podem apresentar resposta exagerada aos fatores locais. Uma reação hiperplásica da gengiva pode ocorrer. Os tecidos inflamados podem tornar-se eritematosos, lobulados, retráteis e sangrar com facilidade. Histologicamente, a aparência é consistente com a hiperplasia inflamatória.

Conduta

Durante a puberdade, a educação dos pais ou responsáveis faz parte do sucesso da terapia periodontal. Cuidados preventivos, incluindo um elaborado programa de higiene bucal, também são vitais.[5] Casos mais brandos de gengivite respondem bem à raspagem e ao alisamento radicular, com reforço frequente de higiene bucal. Casos graves de gengivite podem exigir cultura microbiana, antissépticos bucais antimicrobianos e de ação tópica local ou antibioticoterapia. As consultas para manutenção periodontal podem apresentar necessidade de maior frequência quando uma instabilidade periodontal for identificada.

O clínico deve reconhecer as manifestações periodontais e lesões intraorais associadas às doenças sistêmicas (p. ex., diabetes).[23,106] Uma revisão completa do histórico médico do paciente e um encaminhamento médico devem ocorrer quando se julgar necessário. O clínico deve estar ciente dos efeitos da regurgitação crônica do conteúdo gástrico sobre os tecidos intraorais; essa faixa etária também é suscetível a distúrbios alimentares, denominados bulimia e anorexia nervosa.[15] A *perimólise* (erosão suave do esmalte e da dentina) normalmente consiste em superfícies linguais dos dentes anterossuperiores, e varia de acordo com a duração e a frequência desse comportamento.[17] O aumento das glândulas parótidas (ocasionalmente glândulas sublinguais) apresenta uma estimativa de ocorrência entre 10% e 50% dos pacientes que "se embebedam e vomitam".[88] Uma diminuição no fluxo salivar pode ser identificada, o que pode aumentar a sensibilidade da mucosa oral, o eritema gengival e a suscetibilidade à cárie.

Menstruação

Manifestações Periodontais

Durante os anos reprodutivos, o ciclo ovariano é controlado pela glândula hipofisária anterior. Os hormônios gonadotróficos folículo-estimulante (FSH) e luteinizante (LH) são produzidos a partir dessa glândula. A secreção das gonadotrofinas também depende do hipotálamo. Alterações na concentração de gonadotrofinas e hormônios ovarianos ocorrem durante o ciclo menstrual mensal (Figura 41.1). Sob a influência do FSH e do LH, estrogênio e progesterona são hormônios esteroides produzidos pelos ovários durante o ciclo menstrual. Durante o ciclo reprodutivo, a finalidade do estrogênio e da progesterona é preparar o útero para a implantação de um óvulo.

O ciclo reprodutivo mensal contém duas fases. A primeira é a *fase folicular*, na qual os níveis de FSH estão elevados e o estradiol (E2), a principal forma de estrogênio, é sintetizado pelo desenvolvimento do folículo, atingindo o pico máximo aproximadamente 2 dias antes da ovulação. O estrogênio estimula a movimentação do óvulo para baixo, nas trompas de Falópio (*i. e.,* ovulação), e a proliferação das células do estroma, dos vasos sanguíneos e das glândulas do endométrio.

Na segunda fase, denominada *fase lútea*, o desenvolvimento do corpo lúteo sintetiza tanto o estradiol quanto a progesterona.

O estrogênio tem seu pico máximo em 0,2 ng/mL e a progesterona em 10 ng/mL para completar a reconstrução do endométrio para a implantação de um óvulo fertilizado. Se o óvulo não for fertilizado, o corpo lúteo involui, os níveis de hormônios ovarianos se reduzem e inicia-se a menstruação. Tem sido postulado que os hormônios ovarianos podem aumentar a inflamação dos tecidos gengivais e exagerar a resposta aos irritantes locais. A inflamação gengival parece ser agravada por um desequilíbrio ou aumento nos hormônios sexuais.[55,56] A irregularidade do ciclo menstrual é um indicador de risco para doença periodontal antes da menopausa.[48] Numerosos estudos *in vitro* e *in vivo* têm demonstrado que os hormônios sexuais afetam e modificam as ações das células do sistema imune.

A evidência sugere que a interação entre estrogênio e células do sistema imune pode ter efeitos regulatórios não imunes.[7,22] Foram propostos possíveis mecanismos para o aumento da interação gengival hormonal no ciclo menstrual. O fator de necrose tumoral alfa (TNF-α), que oscila durante o ciclo menstrual;[13] a síntese elevada de prostaglandina E2 (PGE$_2$);[93] os fatores angiogênicos e os de crescimento endotelial e os receptores podem ser modulados pela progesterona e pelo estrogênio, contribuindo para o aumento da inflamação gengival durante certas fases do ciclo menstrual.[65]

A progesterona tem sido associada ao aumento da permeabilidade da microcirculação, alterando os índices e os padrões de produção do colágeno gengival,[84] aumentando o metabolismo do folato[111,149] e alterando a resposta imune. Durante a menstruação, a progesterona aumenta a partir da segunda semana, atinge seu pico em aproximadamente 10 dias e se reduz drasticamente antes da menstruação (com base em um ciclo de 28 dias; ciclos individuais variam). A progesterona desempenha um papel na estimulação da produção de prostaglandinas que medeiam a resposta do corpo à inflamação. A PGE$_2$ é um dos mais importantes produtos secretados pelos monócitos, e seu volume encontra-se aumentado na inflamação gengival. Miyagi et al.[92] verificaram que a quimiotaxia de leucócitos polimorfonucleares (PMNs) estava aumentada pela progesterona, mas reduzida pelo estradiol. A testosterona não tem efeito mensurável sobre a quimiotaxia dos PMNs. Os pesquisadores sugeriram que a alteração da quimiotaxia dos PMNs associada à inflamação gengival poderia ser causada pelos efeitos dos hormônios sexuais. Dados fisiológicos, experimentais e clínicos confirmam as diferenças da resposta imune entre os dois gêneros.[158]

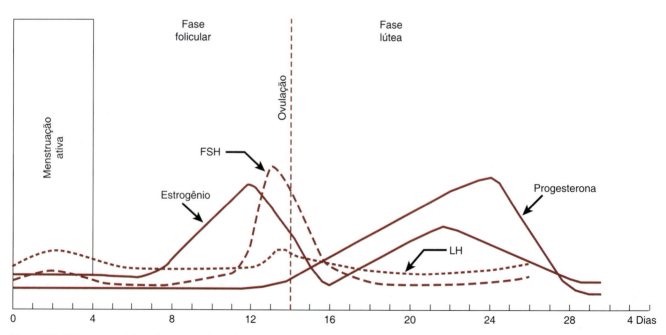

Figura 41.1 Ciclo menstrual da mulher mostrando os picos de progesterona e estrogênio comparados com o hormônio foliculoestimulante *(FSH)* e o hormônio luteinizante *(LH)*.

Os tecidos gengivais têm sido relatados como sendo mais edematosos durante a menstruação e eritematosos antes do início da menstruação em algumas mulheres. Um estudo relatou índices gengivais mais elevados durante a ovulação e antes da menstruação, apesar dos aumentos relatados nos sintomas orais durante a menstruação.[85] Um aumento no exsudato gengival foi observado durante o período menstrual e, por vezes, esse crescimento está associado a discreto aumento na mobilidade dentária.[43] A incidência de osteíte pós-extração também é maior durante o início da menstruação. Nenhum achado hematológico laboratorial é significativo, somente uma contagem de plaquetas ligeiramente reduzida e um pequeno aumento no tempo de coagulação.

Quando o nível de progesterona é mais elevado (durante a fase lútea do ciclo), úlceras aftosas recorrentes intraorais,[35] lesões de herpes labial e infecções por cândida ocorrem em algumas mulheres em um padrão cíclico. Pelo fato de o esfíncter esofágico ser relaxado pela progesterona, as mulheres podem estar mais suscetíveis à *doença do refluxo gastroesofágico* (DRGE) durante esse período do ciclo. Os sintomas da DRGE incluem azia, regurgitação e dor no peito; quando o refluxo é grave, algumas pacientes desenvolvem tosse sem causa aparente, rouquidão, dor de garganta, gengivite ou asma.[127]

Conduta

Durante o pico de progesterona (cerca de 7 a 10 dias antes da menstruação), também pode ocorrer a *síndrome pré-menstrual* (SPM). Parece não haver diferença significativa nos níveis de estrogênio e de progesterona entre mulheres com SPM e aquelas sem a síndrome. No entanto, mulheres com SPM parecem ter níveis mais baixos de neurotransmissores como encefalinas, endorfinas, ácido γ-aminobutírico (GABA) e serotonina. Depressão, irritabilidade, mudanças de humor, dificuldade com a memória e com a concentração são sintomas da redução de neurotransmissores. As pacientes são mais sensíveis e menos tolerantes aos procedimentos, têm mais náuseas e podem ter resposta exagerada à dor.

O aumento do sangramento gengival e a sensibilidade associada ao ciclo menstrual exigem um acompanhamento periodontal mais próximo. A manutenção periodontal deve ser direcionada às necessidades individuais da paciente; se a condição for problemática, recomenda-se um monitoramento com intervalos de 3 a 4 meses. Pode ser indicado um enxaguante bucal antimicrobiano antes da inflamação cíclica. Deve-se dar ênfase à instrução de higiene bucal. Para uma paciente com histórico de hemorragia pós-operatória ou fluxo menstrual excessivo, é aconselhável agendar as cirurgias para depois do ciclo menstrual. Anemia é comum e a consulta apropriada com médico e exames laboratoriais, quando indicados, devem ser mantidos.

Durante a SPM, muitas mulheres apresentam sintomas físicos que incluem fadiga, desejos de ingerir alimentos doces e salgados, inchaço abdominal, inchaço das mãos ou dos pés, dores de cabeça, sensibilidade nos seios, náuseas e desconforto gastrointestinal. A DRGE pode torná-la mais desconfortável na posição supina, especialmente após uma refeição, e pode haver maior sensibilidade ao refluxo do vômito. O clínico deve estar ciente de que anti-inflamatórios não esteroidais (AINEs), infecção e alimentos ácidos podem exacerbar a DRGE. Pacientes com DRGE podem utilizar antiácidos, antagonistas dos receptores H$_2$ (p. ex., cimetidina, famotidina, nizatidina, ranitidina), agentes pró-cinéticos (p. ex., cisaprida, metoclopramida) e os inibidores da bomba de prótons (p. ex., lansoprazol, omeprazol, pantoprazol ou abeprazol).[128] Esses medicamentos interagem com alguns antibióticos e antifúngicos e é necessária uma revisão de sua farmacologia. Realizar bochechos e utilizar moldeiras com flúor e desbridamento periodontal frequente, além de evitar utilizar enxaguantes com alto teor de álcool, podem reduzir as sequelas de cárie e problemas gengivais associados.

A SPM é muitas vezes tratada com antidepressivos. Os inibidores seletivos da recaptação da serotonina (ISRSs) são normalmente a primeira escolha, pois apresentam menos efeitos secundários em comparação aos outros antidepressivos, não requerem monitoramento sanguíneo e são seguros em casos de superdosagem. Mulheres com SPM tomando o ISRS fluoxetina apresentam taxa de resposta de 70%. A fluoxetina foi classificada como o quinto medicamento mais prescrito (i. e., novos e refis) nos Estados Unidos em 1998; no entanto, quando a patente foi suspensa, as vendas diminuíram. De maneira geral, contudo, os ISRSs ficaram em segundo lugar no total de vendas, em dólar, nos anos 2000. A sertralina foi classificada em décima segunda posição e é o fármaco de escolha para o tratamento da SPM.[166]

O clínico deve estar atento às pacientes que tomam fluoxetina no caso de apresentarem efeitos colaterais aumentados com medicamentos de alta ligação proteica (p. ex., ácido acetilsalicílico), além do possível aumento na meia-vida do diazepam e de outros depressores do sistema nervoso central (SNC). Os ISRSs comuns são fluvoxamina, paroxetina e citalopram. Outros antidepressivos prescritos incluem as serotoninas seletivas e inibidores da recaptação da norepinefrina (SNRIs), agentes tricíclicos, trazodona, mirtazapina, nefazodona e maprotilina.

> **IMPORTANTE**
>
> O sangramento gengival aumentado e a sensibilidade associada ao ciclo menstrual requerem monitoramento periodontal próximo. A manutenção periodontal deve ser ajustada às necessidades individuais da paciente. Se problemática, intervalos de 3 a 4 meses de recordação devem ser recomendados.

As pacientes com SPM podem apresentar maior dificuldade diante de tratamentos devido à sensibilidade emocional e fisiológica. O dentista deve tratar cuidadosamente os tecidos gengivais e a mucosa oral. Em pacientes com maior propensão ao desenvolvimento de aftas, devem-se utilizar compressas de gaze ou rolos de algodão umedecidos com um lubrificante, ou realizar bochecho com clorexidina ou água. Naquelas com maior predisposição a desenvolver aftas ou lesões herpéticas, deve-se ter cautela durante o afastamento dos lábios, bochechas e mucosa oral. Pelo fato de o limiar hipoglicêmico estar elevado, o clínico deve aconselhar a paciente a realizar um lanche leve antes da consulta. Das mulheres que menstruam, 70% possuem os sintomas da SPM, mas apenas 5% preenchem os rigorosos critérios diagnósticos.

Gravidez

Manifestações Periodontais

A ligação entre a gravidez e a inflamação periodontal é conhecida há muitos anos. Em 1778, Vermeeren discutiu "odontalgias" na gravidez. Em 1818, Pitcarin[118] descreveu a hiperplasia gengival na gravidez. Apesar da consciência com relação à gravidez e seu efeito sobre a doença periodontal, apenas recentemente evidências indicaram uma relação inversa à saúde sistêmica. A pesquisa confirma que a doença periodontal altera a saúde sistêmica da paciente e afeta negativamente o bem-estar do feto, elevando o risco de bebês prematuros com baixo peso ao nascer (PBPN).

Em 1877, Pinard[117] registrou o primeiro caso de gengivite na gravidez. Apenas recentemente a pesquisa periodontal começou a se concentrar em seus mecanismos causais. A gengivite na gravidez é extremamente comum, ocorrendo entre 30% e 100% das mulheres grávidas[50,74,82,132] e sendo caracterizada pela presença de eritema, edema, hiperplasia e aumento de sangramento. Histologicamente, a descrição é a mesma da gengivite. No entanto, os fatores etiológicos são diferentes, apesar das semelhanças clínicas e histológicas. Os casos variam de inflamação suave a severa (Figura 41.2), que pode evoluir para hiperplasia grave, dor e sangramento (Figuras. 41.3 e 41.4).

Outros crescimentos que se assemelham a granulomas da gravidez devem ser excluídos, como granulomas de células gigantes centrais

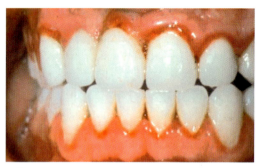
Figura 41.2 Forma moderada de gengivite da gravidez.

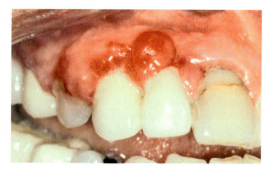
Figura 41.3 Granuloma piogênico da gravidez (*i. e.*, tumor da gravidez).

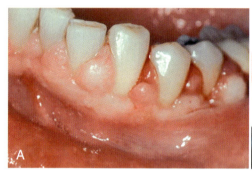
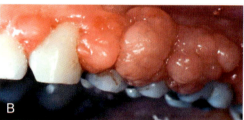
Figura 41.4 Gengivite severa da gravidez com hiperplasia pode ocorrer em pacientes com diabetes melito não dependente de insulina mal controlado. (A) Aumento gengival moderado. (B) Aumento gengival grave.

ou doenças sistêmicas subjacentes. A condição periodontal antes da gravidez pode influenciar a progressão ou a gravidade conforme os hormônios circulantes flutuam. A região anterior da cavidade bucal é mais afetada e áreas interproximais tendem a ser mais envolvidas.[27] O aumento do edema tecidual pode resultar em maior profundidade de bolsa e estar associado a um aumento transitório da mobilidade dentária.[120] A inflamação do sítio anterior da cavidade bucal pode ser exacerbada em pacientes que apresentam respiração bucal, principalmente no terceiro trimestre, advinda de uma rinite associada à gravidez. A gengiva é o local mais comumente afetado (aproximadamente 70% dos casos), seguida pela língua e pelos lábios, mucosa vestibular e palato.[132] Um aumento na perda de inserção pode representar infecção periodontal ativa acelerada pela gravidez.[75]

Granulomas piogênicos (*i. e.*, tumores da gravidez ou epúlides da gravidez) ocorrem em 0,2% a 9,6% das mulheres grávidas, sendo indistinguíveis clínica e histologicamente dos granulomas piogênicos que ocorrem em mulheres não grávidas ou em homens. Eles aparecem mais frequentemente durante o segundo ou terceiro mês de gravidez e, clinicamente, sangram facilmente e se tornam hiperplásicos e nodulares. Quando excisadas, as lesões geralmente não deixam um grande defeito. Podem ser sésseis ou pediculadas e ulceradas, variando na cor de vermelho-púrpura a azul-escuro, dependendo da vascularização da lesão e do grau de estase venosa.[10] A lesão classicamente ocorre em uma área de gengivite e está relacionada com higiene bucal precária e presença de cálculo. Perda óssea alveolar não está geralmente associada ao granuloma piogênico da gravidez.

Papel dos Hormônios da Gravidez

Composição do Biofilme Subgengival

Estudos epidemiológicos apontam uma relação entre o nível de cuidados caseiros e a gravidade da inflamação gengival. Parece que a relação entre os sinais da inflamação gengival e a quantidade de biofilme é maior após o parto do que durante a gravidez. Uma alteração na composição do biofilme subgengival ocorre durante a gravidez. Kornman e Loesche[70] observaram que, durante o segundo trimestre, a gengivite e o sangramento gengival aumentaram sem um crescimento da quantidade de biofilme. A proporção entre bactérias anaeróbicas e aeróbicas aumentou devido ao acréscimo da proporção de *Bacteroides melaninogenicus* e *P. intermedia* (2,2% a 10,1%). Os autores do estudo sugeriram que o estradiol ou a progesterona poderiam substituir a menadiona (vitamina K) como fator de crescimento essencial para a *P. intermedia*, mas não para *Porphyromonas gingivalis* ou *Eikenella corrodens*. Também houve aumento de *P. gingivalis* durante a 21ª e a 27ª semana de gestação, mas isso não foi estatisticamente significativo. O aumento relativo nos números de *P. intermedia* pode ser um indicador mais sensível de uma situação hormonal sistêmica alterada do que os parâmetros clínicos da gengivite.[140]

Um estudo concluiu que os níveis de bactérias subgengivais associadas à periodontite não se alteram. As contagens de *P. gingivalis* e *Tannerella forsythia* foram maiores e associadas a sangramento à sondagem na 12ª semana.[2] A ameaça bacteriana aos tecidos gengivais, quantitativamente (índice de placa) e qualitativamente (*P. gingivalis*), parece afetar o nível de inflamação gengival observada durante a gravidez.[18]

Doença Periodontal e Bebês Prematuros com Baixo Peso ao Nascer

Embora a maioria dos estudos admita uma relação causal sobre a hipótese de que a periodontite durante a gravidez representa risco aumentado de resultados adversos à gravidez, existem respostas conflitantes. Variações nos resultados dos estudos podem decorrer de fatores de confusão, efeitos modificadores, populações estudadas, tempo de intervenção ou de avaliação e gravidade da doença periodontal baseada em diferentes definições.

Várias revisões sistemáticas indicam que a doença periodontal[134,153,161,162] afeta negativamente os resultados da gravidez. Os ensaios de intervenção têm demonstrado um efeito positivo com a terapia periodontal e uma redução de resultados adversos na gravidez,[60,80,81,105,147] mas três grandes ensaios multicêntricos nos Estados Unidos não apoiaram essas conclusões.[90,102,141] Estudos indicam, ainda assim, que a terapia periodontal não cirúrgica de rotina, após o primeiro trimestre, não está associada aos resultados adversos na gravidez.[90]

Inicialmente, Offenbacher et al.[104] forneceram evidências de que a doença periodontal não tratada em gestantes poderia ser um fator de risco significativo para partos prematuros (menos de 37 semanas de gestação) ou bebês com baixo peso ao nascer (< 2.500 g). A relação entre infecção do trato geniturinário e bebês prematuros com baixo peso ao nascer está bem documentada em estudos realizados em humanos e em animais. Os pesquisadores periodontais, suspeitando da doença periodontal como outra fonte de infecção, constataram que mães de bebês prematuros com baixo peso ao nascer tinham maior quantidade de perda de inserção periodontal quando comparadas com as mães de bebês com peso normal no nascimento.

A opinião corrente é de que a correlação da doença periodontal com bebês prematuros com baixo peso ao nascer pode resultar de uma infecção e é mediada indiretamente, principalmente pela translocação de produtos bacterianos como endotoxinas (i. e., lipopolissacarídeo [LPS]) e, ainda, em decorrência de uma ação de mediadores inflamatórios produzida pela mãe.[38] Jared et al.[58] descobriram que a exposição do feto a patógenos orais no útero aumentou o risco de cuidados neonatais em unidade de terapia intensiva (UTI) e prolongou o tempo de permanência. As concentrações de moléculas biologicamente ativas, como PGE_2 e TNF-α, que normalmente estão envolvidas no parto normal, estão com seus gradientes artificialmente elevados pelo processo de infecção, o que pode favorecer o parto prematuro.[3]

Bactérias Gram-negativas na doença periodontal podem permitir seu crescimento seletivo ou invasão no trato geniturinário. Han et al.[49] documentaram uma propagação hematógena de bactérias orais no âmnio, e Madianos et al.[86] demonstraram que as bactérias orais atravessaram a barreira placentária e desencadearam uma resposta imunológica por parte do feto.

Os níveis de PGE_2 no fluido gengival (FG) foram positivamente associados aos níveis intra-amnióticos de PGE_2 ($p = 0,018$), sugerindo que a infecção periodontal Gram-negativa apresenta desafios sistêmicos suficientes para iniciar um trabalho de parto prematuro decorrente de LPS e/ou da estimulação de mediadores inflamatórios secundários, como PGE_2 e interleucina-1 beta (IL-1β).[24] Offenbacher et al.[103] sugeriram uma relação dose-resposta pelo aumento PGE_2 no FG como um marcador de atividade recente de doença periodontal e diminuição do peso ao nascimento.

Foram detectados quatro microrganismos associados à progressão da periodontite — T. forsythia, P. gingivalis, A. actinomycetemcomitans e Treponema denticola — em níveis mais elevados nas mães de bebês prematuros com baixo peso ao nascer quando comparadas com as mães do grupo controle. Apesar de a pesquisa defender a associação da doença periodontal a bebês prematuros com baixo peso ao nascer,[25,26] mais estudos com aperfeiçoamento de metodologias são necessários para avaliar a validade da associação.

IMPORTANTE

A opinião atual sugere uma possível associação entre a doença periodontal e os bebês prematuros com baixo peso ao nascer. Os eventos adversos na gravidez podem resultar de uma infecção que é mediada por um de dois caminhos principais: (1) diretamente por microrganismos orais ou (2) indiretamente, principalmente por meio da translocação de produtos bacterianos como endotoxina (i. e., lipopolissacarídeo) e da ação de mediadores inflamatórios produzidos maternalmente.

Pré-eclâmpsia

Uma revisão sistemática de pré-eclâmpsia e periodontite indicou um aumento do risco durante a gravidez. A pré-eclâmpsia é uma condição com risco de vida no final da gravidez que é caracterizada por pressão arterial elevada e excesso de proteína na urina. Altos níveis de proteína C-reativa também estão associados à pré-eclâmpsia nesta população.[130,138,152]

Resposta Imunológica Materna

Sugere-se que o sistema imune materno seja deprimido durante a gravidez. Essa resposta pode permitir que o feto sobreviva como um enxerto alógeno. Documentação de fatores imunossupressores no soro de mulheres grávidas mostra o aumento considerável dos monócitos (que, em grande número, podem inibir in vitro as respostas proliferativas aos mitógenos, células alogênicas e antígeno solúvel)[151] e glicoproteínas β1 específicas para gravidez, que contribuem para a diminuição da resposta dos linfócitos a mitógenos e antígenos.[11] A proporção de células T-helper periféricas para células T supressoras (CD4/CD8) diminui durante a gravidez.[121]

As alterações na imunorresposta materna sugerem aumento na suscetibilidade ao desenvolvimento de inflamação gengival. Em um estudo, o índice gengival foi maior, mas as porcentagens de T3 (CD3), T4 (CD4) e células B pareceram diminuir no sangue periférico e nos tecidos gengivais durante a gravidez em comparação com um grupo controle.[1] Outros estudos reportaram que a quimiotaxia dos PMNs (i. e., neutrófilos), a depressão da imunidade celular mediada, a fagocitose e a resposta de células T estão diminuídas com níveis hormonais ovarianos elevados, especialmente da progesterona.[119] Diminuição na resposta in vitro dos linfócitos do sangue periférico a diversos mitógenos e aumento de P. intermedia têm sido reportados.[12,79,109] A evidência sugere uma redução nos números absolutos de células CD4+ no sangue periférico durante a gravidez em comparação com pós-parto.[94,102]

Lapp et al.[73] sugeriram que os níveis elevados de progesterona durante a gravidez afetam o desenvolvimento da inflamação localizada, pois reduzem a produção de IL-6, deixando a gengiva menos eficiente ao resistir aos desafios inflamatórios produzidos pelas bactérias. Outro estudo indicou que o parto prematuro estava associado à diminuição dos níveis do anticorpo imunoglobulina G (IgG) a patógenos periodontais em mulheres com periodontite quando avaliado durante o segundo trimestre, mas não estava associado aos resultados do parto.[29]

O hormônio ovariano estimula a produção de prostaglandinas, particularmente, PGE_1 e PGE_2, que são potentes mediadores da resposta inflamatória. Com a prostaglandina agindo como um imunossupressor, a inflamação gengival pode aumentar quando o nível do mediador estiver alto.[32,107] Kinnby et al.[66] observaram que altos níveis de progesterona durante a gravidez influenciam o inibidor do ativador do plasminogênio do tipo 2 (PAI-2) e desequilibram o sistema fibrinolítico. O PAI-2 é um importante inibidor da proteólise tecidual, o que significa que os componentes do sistema fibrinolítico podem estar envolvidos no desenvolvimento da gengivite na gravidez.

Durante a gravidez, os níveis de hormônios sexuais aumentam dramaticamente (Quadro 41.1). A progesterona atinge níveis de 100 ng/mL, 10 vezes o pico da fase lútea da menstruação. O estradiol no plasma pode chegar a 30 vezes mais o seu nível se comparado ao ciclo reprodutivo. No início da gravidez e durante o ciclo ovariano normal, o corpo lúteo é a maior fonte de estrogênio e de progesterona. Durante a gravidez, a placenta inicia a produção de estrogênio e progesterona.

O estrogênio regula a proliferação celular, a diferenciação e a queratinização, enquanto a progesterona influencia a permeabilidade da microcirculação,[76,77] altera a taxa e o padrão de produção de colágeno e aumenta a degradação metabólica do folato (necessária para a manutenção dos tecidos).[164] As altas concentrações de hormônios sexuais nos tecidos gengivais, saliva, soro e FG também podem aumentar a resposta.

A regulação da maioria dos processos celulares por hormônios ocorre por meio da interação desses produtos com os receptores intracelulares. Os efeitos resultantes dependem da concentração do hormônio por meio da membrana celular. Vittek et al.[155] demonstraram a presença de receptores específicos de estrogênio e de progesterona

> **Quadro 41.1** Causas das Respostas Gengivais a Progesterona e Estrogênio Elevados durante a Gravidez.
>
> **Composição do Biofilme Subgengival**
> - Aumento da proporção anaeróbicos/aeróbicos
> - Concentrações elevadas de *Prevotella intermedia* (i. e., substitui hormônios sexuais pelo fator de crescimento da vitamina K)
> - Concentrações elevadas de *Bacteroides melaninogenicus*
> - Concentrações elevadas de *Porphyromonas gingivalis*
>
> **Imunorresposta Materna**
> - Depressão da imunidade mediada por células
> - Diminuição da quimiotaxia dos neutrófilos
> - Depressão de anticorpo e respostas de células T
> - Diminuição na proporção de células T *helper* periféricas e células T supressoras citotóxicas (i. e., proporção CD4/CD8)
> - Citotoxicidade direcionada contra os macrófagos e células B pode diminuir a resposta imune
> - Diminuição em números absolutos de células CD3+, CD4 + e CD19+ no sangue periférico durante a gravidez em comparação com o pós-parto
> - Estimulação da produção de prostaglandina
>
> **Concentração de Hormônios Sexuais**
> **Estrogênio**
> - Proliferação celular aumentada nos vasos sanguíneos (p. ex., no endométrio)
> - Queratinização diminuída enquanto aumenta o glicogênio epitelial
> - Receptores específicos são encontrados nos tecidos gengivais
>
> **Progesterona**
> - Dilatação vascular elevada e aumento da permeabilidade, resultando em edema e acúmulo de células inflamatórias
> - Aumento da proliferação de capilares neoformados nos tecidos gengivais (i. e., aumento da tendência ao sangramento)
> - Altera a proporção e o padrão da produção de colágeno
> - Aumenta a quebra metabólica do folato (i. e., deficiência de folato pode inibir o reparo tecidual)
> - Receptores específicos são encontrados nos tecidos gengivais
> - Diminuição do fator inibidor do ativador de plasminogênio tipo 2, que aumenta a proteólise tecidual
>
> **Estrogênio e Progesterona**
> - Afetam a substância fundamental do tecido conjuntivo pelo aumento da fluidez
> - Concentrações aumentam na saliva e no fluido gengival com concentrações aumentadas no soro

nos tecidos gengivais, fornecendo evidência bioquímica direta de que esse tecido funciona como um órgão-alvo dos hormônios sexuais. Muramatsu e Takaesu[98] observaram concentrações crescentes de hormônios sexuais na saliva no primeiro mês, atingindo seu pico máximo no nono mês de gestação, juntamente com porcentagens crescentes de *P. intermedia*. A profundidade de sondagem, o número de sítios gengivais com sangramento e a vermelhidão aumentaram até 1 mês após o parto. A evidência indica que a concentração do hormônio sexual no FG propicia um meio de cultura para o crescimento de patógenos periodontais.

Outras Manifestações Orais da Gravidez

A perimólise (i. e., erosão ácida dos dentes) pode ocorrer se o enjoo matinal ou refluxo esofágico for grave e envolver vômitos repetidos do conteúdo gástrico. O refluxo grave pode causar cicatrizes do esfíncter esofágico e a paciente pode se tornar suscetível a ter DRGE no decorrer de sua vida.

A *xerostomia* é uma queixa frequente entre as mulheres grávidas. Um estudo observou esta secura persistente em 44% das grávidas participantes.[30]

Um achado raro na gravidez é o *ptialismo* (i. e., sialorreia). A secreção excessiva de saliva começa geralmente na 2ª ou 3ª semana de gestação e pode diminuir no final do primeiro trimestre. A causa de ptialismo não foi identificada, mas pode ser resultado da incapacidade de uma mulher grávida nauseada de engolir quantidades normais de saliva, em vez de um verdadeiro aumento na produção de saliva.[21]

Pelo fato de a gravidez colocar a mulher em um estado de imunocomprometimento, o clínico deve estar alerta à saúde geral dela. Durante a gravidez, podem ocorrer diabetes gestacional, leucemia e outras condições médicas.

Conduta Clínica

Um histórico médico completo é um componente fundamental do exame periodontal, especialmente para a paciente grávida. Devido às alterações imunológicas, aumento do volume sanguíneo (i. e., descartando prolapso de válvula mitral e sopros cardíacos) e interações fetais, o clínico deve diligente e consistentemente monitorar a estabilidade médica e periodontal da paciente. A discussão do histórico médico deve incluir complicações na gravidez, abortos anteriores e as recentes histórias de cólicas, manchas ou vômitos. O obstetra da paciente deve ser contatado para discutir sua condição médica, periodontal ou as necessidades de tratamento odontológico, além do plano de tratamento proposto.

O estabelecimento de um ambiente bucal saudável e a manutenção de higiene bucal ideal são os objetivos primários para a paciente grávida. É necessário reforçar um programa periodontal preventivo, consistindo em aconselhamento nutricional e medidas de controle rigoroso de biofilme, tanto no consultório odontológico quanto em casa. As mulheres em idade fértil, especialmente aquelas tentando engravidar, devem ser informadas sobre o possível impacto da inflamação no feto em gestação.

Controle do Biofilme

A tendência aumentada para inflamação gengival durante a gravidez deve ser claramente explicada à paciente, de modo que as técnicas de higiene bucal possam ser ensinadas, reforçadas e monitoradas durante toda a gestação. Sempre que necessário, é possível realizar raspagem, polimento e alisamento radicular durante a gravidez. Alguns profissionais evitam o uso de soluções bucais com alto teor de álcool para mulheres grávidas e preferem utilizar aquelas sem base de álcool.

Fluoreto Pré-natal

A prescrição de suplementos de fluoreto pré-natal tem sido uma área de controvérsia. Apesar de dois estudos alegarem resultados benéficos,[39,40] outros sugerem que a eficácia clínica dos suplementos de fluoreto pré-natal é incerta e que o mecanismo pelo qual eles agem na cariostase não é claro.[139a] A American Dental Association (ADA) não recomenda o uso de fluoreto pré-natal, pois sua eficácia não tem sido demonstrada; a American Academy of Pediatric Dentistry também apoia esta posição; e a Academia Americana de Pediatria não tem uma posição sobre a prescrição de fluoreto pré-natal.

Tratamento

Tratamento Odontológico Eletivo

Além de um adequado controle do biofilme, é prudente evitar o tratamento odontológico eletivo, se possível, durante o primeiro trimestre e na última metade do terceiro trimestre. O primeiro trimestre é o período de organogênese, quando o feto é altamente suscetível às influências ambientais. Na última metade do terceiro trimestre, existe um risco de parto prematuro, pois o útero está muito sensível aos estímulos externos. Um tempo prolongado na cadeira odontológica deve ser evitado, pois a mulher apresenta mais desconforto nesta fase.

A *síndrome da hipotensão supina* pode ocorrer. Em uma posição semirreclinada ou supina, os grandes vasos, especialmente a veia cava inferior, são comprimidos pelo útero gravídico. Ao interferir no retorno venoso, esta compressão causa hipotensão arterial materna, diminuição do débito cardíaco e eventual perda de consciência. A síndrome da hipotensão supina geralmente pode ser revertida virando-se a paciente para o seu lado esquerdo, o que elimina a pressão sobre a veia cava e permite que o sangue retorne às extremidades inferiores e à área pélvica. Um calço preventivo macio de aproximadamente 15 cm (*i. e.*, toalha enrolada) deve ser colocado no lado direito da paciente quando ela estiver reclinada para atendimento clínico.

O início do segundo trimestre é o período mais seguro para a realização de atendimento odontológico de rotina. A ênfase neste momento é controlar doença ativa e eliminar problemas potenciais que possam surgir no final da gravidez. As cirurgias orais ou periodontais eletivas devem ser realizadas após o parto. Os tumores da gravidez que sejam dolorosos, que interfiram na mastigação ou continuem a sangrar ou supurar após o desbridamento mecânico podem necessitar de excisão e biópsia antes do parto.

É levantada a hipótese de que quando a cascata inflamatória é ativada durante a gravidez, as intervenções que têm como alvo este caminho podem não ser efetivas na redução da taxa de parto prematuro. O tratamento durante a gravidez pode ser muito tardio; é possível que o tratamento antes da gravidez (em mulheres nulíparas) ou no período entre gravidezes (para mulheres multíparas, especialmente aquelas com histórico de parto prematuro) podem produzir resultados mais promissores.[41]

A Academia Americana de Periodontia (American Academy of Periodontology, www.perio.org) desenvolveu uma discussão sobre a necessidade de se fornecer terapia periodontal adequada para pacientes grávidas (Figura 41.5). Como as pesquisas indicam um possível impacto sobre o feto, a presença de infecção aguda, abscessos ou outras fontes potenciais de disseminação de sepse pode justificar uma intervenção imediata, independentemente da fase da gravidez.[4]

Um relatório de consenso da Federação Europeia de Periodontia e da Academia Americana de Periodontia (Joint European Workshop of Periodontology e American Academy of Periodontology Workshop) indicou que, "embora a terapia periodontal tenha demonstrado ser segura e vantajosa para melhorias das condições periodontais em mulheres grávidas, a terapia periodontal relacionada com o caso, sem antibiótico sistêmico, não reduz as taxas totais de nascimento pré-termo e baixo peso ao nascer".[133]

> **CORRELAÇÃO CLÍNICA**
>
> É prudente evitar o cuidado odontológico eletivo durante o primeiro trimestre e a última metade do último trimestre. O primeiro trimestre é o período de organogênese e o feto está altamente suscetível às influências ambientais. Durante a última metade do terceiro trimestre, o feto está vulnerável ao parto prematuro. O útero está muito sensível aos estímulos externos. O começo do segundo trimestre é o período mais seguro para fornecer cuidado dental de rotina.

Radiografias Dentárias

A segurança das radiografias dentárias durante a gravidez tem sido bem estabelecida quando são utilizados filmes de alta velocidade, filtros, colimadores e aventais de chumbo. Contudo, é mais desejável que não haja *qualquer* irradiação durante a gravidez, especialmente durante o primeiro trimestre, porque o desenvolvimento do feto está particularmente suscetível a danos causados pela radiação.[78] Quando são necessárias radiografias para diagnóstico, o mais importante é que a paciente utilize o avental de chumbo para proteção. Estudos têm demonstrado que, quando o avental é utilizado durante a radiografia dentária contemporânea, a radiação gonadal e fetal é praticamente imensurável.[9]

Mesmo com a segurança óbvia das radiografias dentárias, os filmes radiográficos devem ser utilizados seletivamente durante a gravidez e apenas quando necessário e adequado para ajudar no diagnóstico e tratamento. Na maioria casos, são indicadas apenas as radiografias *bitewing*, panorâmicas ou periapicais.

Medicamentos

A terapia medicamentosa para a paciente grávida é controversa, pois os fármacos podem afetar o feto pela difusão através da placenta. As prescrições devem ser usadas apenas por um período absolutamente essencial para o bem-estar da paciente grávida e somente após cuidadosa consideração dos efeitos secundários potenciais. O sistema de classificação estabelecido pela Food and Drug Administration (FDA) dos Estados Unidos, em 1979, indexou os níveis de risco fetal associados a muitos medicamentos controlados, fornecendo orientações de segurança (Quadro 41.2). O profissional prudente deve consultar as referências como *Drugs in Pregnancy and Lactation*,[16] de Briggs et al., e *Drug Facts and Comparison*,[108] de Olin, para informações da FDA sobre os fatores de risco associados aos medicamentos prescritos para gestantes.

O ideal, na verdade, seria que nenhum fármaco fosse administrado durante a gravidez, especialmente no primeiro trimestre.[78] No entanto, às vezes é impossível aderir a essa regra. Felizmente, a maioria dos fármacos comuns na prática odontológica pode ser administrada durante a gravidez com relativa segurança, embora existam algumas exceções importantes. As Tabelas 41.1, 41.2 e 41.3 fornecem diretrizes gerais para anestésicos e analgésicos, antibióticos e medicamentos sedativo-hipnóticos, respectivamente.[122,150]

Os antibióticos são muito utilizados na terapia periodontal. O efeito de um determinado medicamento no feto depende do tipo de antimicrobiano, da dosagem, do trimestre e da duração da terapia.[110] Pesquisas sobre irrigação subgengival e liberação de ação local em relação ao feto em desenvolvimento são insuficientes.

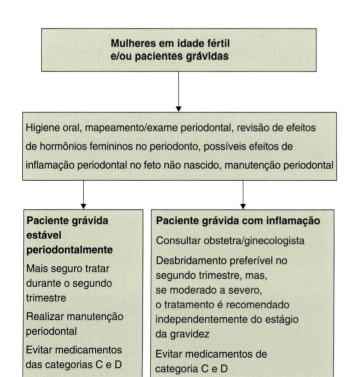

Figura 41.5 Algoritmo de tratamento para a paciente grávida.

Quadro 41.2 Sistema de Classificação de Fármacos da FDA com Base no Potencial de Causar Malformações Congênitas.

A: Estudos controlados com mulheres falharam em demonstrar o risco ao feto no primeiro trimestre (não existe evidência de risco nos outros trimestres), enquanto a possibilidade de danos ao feto parece ser remota.

B: Estudos de reprodução animal não demonstraram risco fetal, mas não existe estudo clínico controlado em gestantes, ou estudos de reprodução animal que tenham demonstrado um efeito adverso (outro além da diminuição da fertilidade) que não foi confirmado em estudos controlados em mulheres no primeiro trimestre (não há evidência de risco nos outros trimestres).

C: Estudos em animais têm demonstrado efeitos adversos no feto (i. e., teratogênico, embriogênico ou outros) e não existem estudos controlados em mulheres, ou estudos em mulheres e animais não estão disponíveis. Os fármacos devem ser prescritos somente se os benefícios justificarem o potencial risco ao feto.

D: Existe uma evidência positiva de risco fetal humano, mas os benefícios do uso por gestantes podem ser aceitos apesar dos riscos envolvidos (p. ex., uma medicação é necessária em uma situação de risco de morte ou para uma doença grave na qual fármacos mais seguros não podem ser utilizados ou são ineficientes).

X: Estudos em animais ou humanos têm demonstrado anormalidades fetais, ou existe uma evidência de risco fetal com base na experiência em humanos ou ambos, e o risco da utilização de fármaco em gestantes não resulta em benefício. O medicamento é contraindicado a mulheres que estão ou podem engravidar.

Tabela 41.1 Anestésico Local e Administração Analgésica durante a Gravidez.

Fármaco	Categoria FDA	Durante a Gravidez
Anestésicos Locais[a]		
Lidocaína	B	Sim
Mepivacaína	C	Usar com cuidado, consultar médico
Prilocaína	B	Sim
Bupivacaína	C	Usar com cuidado, consultar médico
Etidocaína	B	Sim
Procaína	C	Usar com cuidado, consultar médico
Articaína	B	Sim; sem bloqueios
Analgésicos		
Ácido acetilsalicílico	C/D, terceiro trimestre	Usar com cuidado; evitar no terceiro trimestre
Acetaminofeno	B	Sim
Ibuprofeno	B/D, terceiro trimestre	Usar com cuidado; evitar no terceiro trimestre
Codeína[b]	C	Usar com cuidado, consultar médico
Hidrocodona[b]	B	Usar com cuidado, consultar médico
Oxicodona[b]	B	Usar com cuidado, consultar médico
Propoxifeno	C	Usar com cuidado, consultar médico

[a]Pode utilizar vasoconstritores, se necessário.
[b]Evitar uso prolongado.
FDA, Food and Drug Administration.

Tabela 41.2 Administração de Antibióticos durante a Gravidez.

Fármacos	Categoria FDA	Durante a Gravidez	Riscos
Penicilinas	B	Sim	Diarreia
Eritromicina	B	Sim; evitar a forma estolato	Icterícia intra-hepática na mãe
Clindamicina	B	Sim, com cuidado	Concentração da substância em osso, baço, pulmão e fígado do feto
Cefalosporina	B	Sim	Informação limitada
Tetraciclina	D	Evitar	Depressão do crescimento ósseo, hipoplasia de esmalte, coloração de dentes marrom-acinzentada
Ciprofloxacina	C	Evitar	Possível desenvolvimento de erosão da cartilagem
Metronidazol	B	Evitar; controverso	Dados teóricos carcinogênicos em animais
Gentamicina	C	Cuidado; consultar médico	Informação limitada
Ototoxicidade			
Vancomicina	C	Cuidado; consultar médico	Informação limitada
Claritromicina	D	Evitar; usar somente se o potencial de benefício justificar o risco ao feto	Informação limitada Efeitos adversos na gravidez, desenvolvimento embrio/fetal em animais

FDA, U. S. Food and Drug Administration.

Tabela 41.3 Administração de Fármacos Sedativo-Hipnóticos durante a Gravidez.

Fármacos	Categoria FDA	Durante a Gravidez
Benzodiazepínicos	D	Evitar
Barbitúricos	D	Evitar
Óxido nitroso	Não comentado	Evitar no primeiro trimestre; do contrário, utilizar com cuidado; consultar o médico

FDA, U. S. Food and Drug Administration.

Amamentação

Em geral, existe o risco de a substância penetrar no leite materno e ser transferida ao bebê, no qual a exposição pode ter efeitos adversos (Tabelas 41.4 e 41.5). Infelizmente, há pouca informação conclusiva sobre a dosagem da medicação e os efeitos durante a amamentação. Apesar disso, estudos clínicos retrospectivos e observações empíricas associadas ao conhecimento do mecanismo de ação farmacológica permitem que sejam feitas recomendações.[78] A quantidade de fármaco excretado no leite materno geralmente não ultrapassa 1% a 2% da dose; portanto, é altamente improvável que a maioria dos medicamentos tenha qualquer significância farmacológica para o bebê.[160]

Tabela 41.4 Administração de Anestésicos Locais e Analgésicos durante a Amamentação.

Fármaco	Durante a Amamentação
Anestésico Local	
Lidocaína	Sim
Mepivacaína	Sim
Prilocaína	Sim
Bupivacaína	Sim
Etidocaína	Sim
Procaína	Sim
Analgésicos	
Ácido acetilsalicílico	Evitar
Acetaminofeno	Sim
Ibuprofeno	Sim
Codeína	Sim
Hidrocodona	Sem dados
Oxicodona	Sim
Propoxifeno	Sim

Tabela 41.5 Administração de Antibióticos e Sedativos-Hipnóticos durante a Amamentação.

Fármacos	Durante a Amamentação
Antibióticos[a]	
Penicilinas	Sim
Eritromicina	Sim
Clindamicina	Sim, com cuidado
Cefalosporina	Sim
Tetraciclina	Evitar
Ciprofloxacina	Evitar
Metronidazol	Evitar
Gentamicina	Evitar
Vancomicina	Evitar
Sedativo-Hipnótico	
Benzodiazepínicos	Evitar
Barbitúricos	Evitar
Óxido nitroso	Sim

[a]Antibióticos têm o risco de diarreia e sensibilização em mães e bebês.

A mãe deverá tomar os medicamentos prescritos logo após a amamentação e, em seguida, evitar amamentar pelas próximas 4 horas ou mais, se possível,[78,142] com o intuito de diminuir a concentração da substância no leite materno.

Contraceptivos Orais

As mulheres podem ter respostas aos contraceptivos orais semelhantes às observadas em pacientes grávidas. Mullally et al. observaram que usuárias de contraceptivos orais tinham pior saúde periodontal.[97] Uma resposta local exagerada às substâncias irritantes locais ocorre em tecidos gengivais. As variações de inflamação vão de edema e eritema leve até inflamação grave com hemorragia ou hiperplasia dos tecidos gengivais. Tem sido relatada a presença de um maior exsudato nos tecidos gengivais inflamados de mulheres usuárias de contraceptivos orais do que naqueles de gestantes.[139,165]

Pesquisadores têm sugerido vários mecanismos para o aumento da resposta dos tecidos gengivais. Kalkwarf[83] relatou que a resposta poderia ser decorrente de alteração da microcirculação, aumento da permeabilidade gengival e síntese elevada de prostaglandina. Os níveis de PGE, um potente mediador da inflamação,[33] parecem aumentar significativamente com o aumento dos hormônios sexuais. Jensen et al.[62] descreveram as dramáticas alterações microbianas encontradas nos grupos de mulheres grávidas e usuárias de contraceptivos orais em comparação com um grupo de não grávidas. Um aumento de 16 vezes da espécie *Bacteroides* foi visto no grupo contraceptivos orais *versus* o grupo não grávidas, apesar de não ter havido diferença estatisticamente significativa nas distinções clínicas em relação ao índice gengival ou fluxo FG. Os autores do estudo descobriram que a elevação dos níveis de hormônios sexuais femininos substituindo a necessidade de naftoquinona por determinadas espécies de *Bacteroides* seria o mais provável responsável por este aumento.

A inflamação gengival associada aos contraceptivos orais pode tornar-se crônica (*versus* a inflamação aguda da gravidez) devido ao longo período em que a mulher fica exposta a elevados níveis de estrogênio e progesterona.[68,113] Alguns autores têm reportado o aumento da inflamação com o uso prolongado de contraceptivos orais. Kalkwarf[83] não observou que a duração do uso de contraceptivos orais fizesse diferença significativa; mas as marcas utilizadas resultaram em diferentes respostas. Mais estudos são necessários para elucidar os efeitos de dosagem, duração e tipo de contraceptivos orais no periodonto. A concentração de hormônios sexuais femininos nos atuais contraceptivos orais é significativamente menor do que na década de 1970, enquanto fornece o mesmo nível de eficácia contraceptiva.

A composição salivar mudou notavelmente nas pacientes que utilizavam contraceptivos orais em estudos da década de 1970. As concentrações diminuídas de proteína, ácido siálico, fucose hexosamina, íons hidrogênio e eletrólitos totais têm sido relatadas. Os índices de fluxo salivar aumentaram em um estudo[87] e, em outro, diminuíram em 30% nos indivíduos.[31]

A literatura odontológica relata que mulheres que utilizam contraceptivos orais experimentam aumento de duas a três vezes na incidência de osteíte localizada após a extração dos terceiros molares inferiores.[144] A maior incidência de osteíte nessas pacientes pode ser atribuída aos efeitos dos contraceptivos orais (*i. e.*, estrógenos) sobre os fatores de coagulação. No entanto, muitos estudos refutam esses achados.[20] A evidência não é conclusiva no que diz respeito à osteíte após exodontia do terceiro molar e ao uso de contraceptivos orais. Uma pigmentação melanótica irregular na pele pode ocorrer com o uso de contraceptivos orais. Isso sugere uma relação entre o uso de contraceptivos orais e a ocorrência de melanose gengival,[52] especialmente em indivíduos de pele clara.

Conduta

O histórico médico deve incluir contraceptivos orais junto a outros medicamentos e um debate deve incluir perguntas relativas ao uso de contraceptivos orais com mulheres em idade fértil. A paciente deve ser informada sobre os efeitos colaterais orais e periodontais dos contraceptivos orais e a necessidade de cuidados domiciliares meticulosos do cumprimento da manutenção periodontal. O tratamento da inflamação gengival exacerbada pelos contraceptivos orais deve incluir o estabelecimento de um programa de higiene bucal e eliminação dos fatores locais predisponentes. Pode ser indicada uma cirurgia periodontal caso a resolução após terapia inicial (*i. e.*, raspagem e alisamento radicular) mostre-se inadequada. Pode ser aconselhável realizar exodontias (especialmente terceiros molares) nos dias não estrogênicos do ciclo de contraceptivos orais (dias 23 a 28), a fim de reduzir o risco de osteíte localizada pós-operatória;[36] no entanto, a evidência dessa associação é inconclusiva e necessita de mais investigações.

Embora os resultados de estudos em animais tenham demonstrado que a interferência antibiótica afeta adversamente os níveis hormonais sexuais dos contraceptivos orais, vários estudos em humanos não conseguiram suportar tal interação.[8,37,99,101] Essa questão é controversa e os antibióticos podem tornar os contraceptivos orais ineficazes na prevenção da gravidez. Em 1991, um relatório da ADA reportou que todas as mulheres em idade fértil deveriam ser informadas sobre a possível redução na eficácia dos esteroides dos contraceptivos orais durante o tratamento com antibiótico e serem, ainda, orientadas a utilizar formas adicionais de contracepção durante o tratamento com antibiótico de curto prazo.[6] Durante uma antibioticoterapia de longo prazo, as mulheres devem consultar seus médicos sobre o uso de altas doses de contraceptivos orais. Embora apenas pesquisa sobre manifestações orais atribuídas a contraceptivos orais tenha sido reportada na literatura, os mesmos efeitos poderiam ocorrer presumivelmente com o uso de implantes contraceptivos. Da mesma forma, a possibilidade remota de redução da eficácia dos implantes contraceptivos com o uso de antibióticos existe, e as mulheres podem seguir as mesmas precauções indicadas para o uso de contraceptivos orais.

Conclusão

A terapia periodontal clínica inclui uma compreensão do papel do clínico na saúde geral e bem-estar das pacientes. Os dentistas não tratam infecções localizadas sem afetar outros sistemas e o feto ou os lactentes. As dificuldades periodontais e sistêmicas das pacientes podem alterar a terapia convencional.

A natureza cíclica dos hormônios sexuais femininos muitas vezes se reflete nos tecidos gengivais, como sinais e sintomas iniciais. Históricos médicos e debates devem incluir uma investigação cuidadosa sobre problemas e necessidades individuais da paciente. O questionamento deve refletir a estabilidade hormonal e os medicamentos associados à sua regulação. As pacientes devem ser instruídas a respeito dos profundos efeitos que os hormônios sexuais têm nos tecidos periodontais e orais e acerca da necessidade consistente da remoção de irritantes locais, tanto em casa quanto no consultório.

Pesquisas sobre questões femininas e terapia médica/periodontal estão em andamento. Em um futuro próximo, informações sobre manejo específico e causas das infecções mediadas por hormônios sexuais reforçarão a capacidade dos dentistas de prestar cuidados de qualidade às suas pacientes.

 Acesse Caso Clínico em https://www.grupogen.com.br.

Referências Bibliográficas

 As referências bibliográficas deste capítulo estão disponibilizadas em https://www.grupogen.com.br.

CAPÍTULO 42

Tratamento Periodontal para Idosos

Sue S. Spackman | Janet G. Bauer

SUMÁRIO DO CAPÍTULO

Envelhecimento do Periodonto, 481
Doenças Periodontais em Idosos, 482

Planejamento do Tratamento Periodontal, 483
Conclusão, 484

Espera-se que o número de idosos abranja uma proporção maior da população do que no passado. O crescimento populacional entre idosos com longevidade contribui para este aumento mundial. Para a odontologia, isso significa que idosos estão mantendo mais seus dentes naturais. Quase 70% dos idosos nos Estados Unidos possuem dentes naturais.[30] No entanto, a manutenção dos dentes pode resultar em mais dentes com risco de doença periodontal, e a prevalência de doença periodontal pode ser associada ao envelhecimento. Esta associação foi abordada por Beck[23] no World Workshop on Periodontics, de 1996: "Pode ser que os fatores de risco sofram alterações à medida que as pessoas envelhecem ou, pelo menos, a importância relativa dos fatores de risco se altere". Este capítulo se concentra nas associações entre o envelhecimento e a saúde bucal, com ênfase na saúde periodontal.

Envelhecimento do Periodonto

O envelhecimento normal do periodonto é um resultado do envelhecimento celular, o qual é a base para as alterações intrínsecas vistas nos tecidos bucais ao longo do tempo. O processo de envelhecimento não afeta todos os tecidos da mesma maneira. Por exemplo, o tecido muscular e o tecido nervoso sofrem uma renovação mínima, enquanto o tecido epitelial, que é um dos componentes principais do periodonto, sempre se renova.

Alterações Intrínsecas

No epitélio, uma população de células progenitoras (*i. e.*, células-tronco) na camada basal fornece novas células. As células da camada basal são as menos diferenciadas do epitélio oral. Uma pequena subpopulação dessas células produz células basais e mantém o potencial proliferativo do tecido. Uma subpopulação maior dessas células (*i. e.*, células amplificadoras) produz células disponíveis para uma maturação subsequente. Essa população de células em maturação sofre continuamente um processo de diferenciação ou maturação.

Por definição, a célula diferenciada (*i. e.*, célula epitelial) não pode mais se dividir. Por outro lado, a célula basal permanece como uma parte da população progenitora de células, pronta para retornar ao ciclo mitótico e produzir novamente os dois tipos de células. Há uma fonte constante de renovação (Figura 42.1).

No processo de envelhecimento, a renovação celular ocorre em uma velocidade mais lenta e com menor número de células. O efeito é a desaceleração dos processos regenerativos. À medida que as células progenitoras se desgastam e morrem, há cada vez menos dessas células para substituir as mortas. Esse efeito é característico das alterações biológicas que ocorrem com o envelhecimento.

IMPORTANTE

Com o envelhecimento, as células-tronco sofrem exaustão que afeta o potencial regenerativo do organismo. As reduções no número de células-tronco e em suas respostas aos estímulos em seu ambiente local foram documentadas.

Por meio da ação dos gerontogenes ou da senescência replicativa (*i. e.*, limite de Hayflick e encurtamento do telômero), o número de células progenitoras diminui. Hayflick, um microbiologista americano, observou que as células fetais (*i. e*, fibroblastos) apresentaram um potencial de crescimento consistentemente maior (*i. e.*, aproximadamente 50 duplicações cumulativas da população) do que aquelas derivadas de tecidos adultos (*i. e.*, 20 a 30 duplicações cumulativas da população). O componente celular diminuído tem um efeito concomitante na diminuição tanto das reservas celulares quanto da síntese proteica. Isso causa a mudança do tecido do epitélio oral em fino (delgado) e com queratinização reduzida.

Alterações Estocásticas

As alterações estocásticas que ocorrem nas células também afetam o tecido (p. ex., a glicosilação e a ligação cruzada produzem alterações morfológicas e fisiológicas). As estruturas tornam-se mais rígidas, com perda de elasticidade e aumento da mineralização (*i. e.*, fossilização). Com a perda do poder regenerativo, as estruturas tornam-se menos solúveis e mais estáveis termicamente. As mutações somáticas levam à diminuição da síntese proteica e alteram estruturalmente as proteínas. Os radicais livres contribuem para o acúmulo de resíduos na célula.

Todas essas alterações diminuem os processos fisiológicos do tecido. A maioria das alterações é primariamente um resultado do envelhecimento, embora algumas resultem da deterioração fisiológica. Por exemplo, perda de elasticidade e aumento na resistência do tecido podem levar a diminuição da permeabilidade, diminuição do fluxo de nutrientes e acúmulo de resíduos na célula. A resistência vascular periférica (*i. e.*, redução do suprimento sanguíneo) pode, de forma secundária, diminuir a função celular.

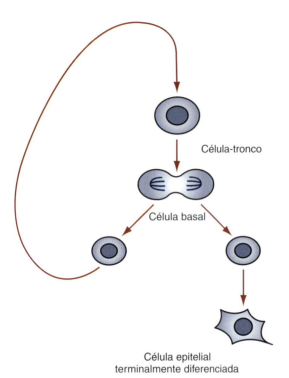

Figura 42.1 Ciclo de renovação celular, no qual uma célula basal produz célula epitelial e retorna para a população de células progenitoras.

Alterações Fisiológicas

No ligamento periodontal, uma diminuição no número de fibras colágenas leva à redução ou perda da elasticidade do tecido. A vascularização diminuída reduz a produção de mucopolissacarídeos.

Todos esses tipos de alterações são observados no osso alveolar. Com o envelhecimento, a densidade óssea alveolar diminui, a reabsorção óssea aumenta e a vascularização diminui. Em contrapartida, o cemento apresenta espessamento cementário.

Alterações Funcionais

Com o envelhecimento, as células do epitélio oral e do ligamento periodontal têm redução da atividade mitótica. Além disso, todas as células sofrem diminuição na taxa metabólica. Essas alterações também afetam o sistema imune e o periodonto devido à redução na capacidade e na taxa de cura. A inflamação se desenvolve mais rapidamente e é mais grave. Os indivíduos são altamente suscetíveis às infecções virais e fúngicas devido às anormalidades na função da célula T.

Alterações Clínicas

Alterações compensatórias que ocorrem durante o envelhecimento ou em resposta a doença manifestam-se clinicamente como condições periodontais ou odontológicas, tais como retração gengival e a redução na altura óssea. A atrição dentária, um tipo de desgaste dentário comumente visto como parte normal do envelhecimento, é uma alteração compensatória que atua como um estabilizador entre perda de suporte ósseo e carga excessiva advinda das forças oclusais impostas aos dentes.

Uma redução no *overjet* dos dentes manifesta-se como um aumento no contato topo a topo dos dentes anteriores. Tipicamente, isso está relacionado ao desgaste dos dentes posteriores. Observa-se um aumento na mesa oclusal, com perda dos canais, e na migração mesial.

Alterações funcionais são associadas à redução na eficiência mastigatória. Embora a efetividade mastigatória possa permanecer, a eficiência é reduzida em decorrência de perda dentária, dentes com mobilidade, próteses mal adaptadas ou não adesão do paciente, que pode se recusar a utilizar dispositivos protéticos.

> **IMPORTANTE**
> **Principais Mudanças Periodontais com o Envelhecimento**
> - Afinamento do epitélio oral e queratinização reduzida
> - Redução ou perda de elasticidade do tecido de ligamento periodontal
> - Retração gengival
> - Perda óssea ou de inserção
> - Espessamento do cemento

Doenças Periodontais em Idosos

Etiologia

A doença periodontal em idosos é frequentemente referida como uma *periodontite crônica*.[47,78] Por ser a periodontite uma doença crônica, muitos dos danos da doença detectados em idosos foram acumulados ao longo dos anos. Na população idosa, os estágios avançados da periodontite são menos prevalentes do que os estágios moderados.[27] Uma teoria é de que muitos sítios da doença periodontal avançada têm resultado em perda precoce do dente, sugerindo que idade avançada não é fator de risco para doença periodontal.[47,78]

As evidências são restritas se o fator de risco para doença periodontal variar com a idade.[23] Estado geral de saúde, estado imunológico, diabetes, nutrição, tabagismo, genética, medicações, estado de saúde mental, fluxo salivar, deficiência funcional e finanças podem modificar a relação entre doença periodontal e idade.[23,95]

Algumas medicações frequentemente prescritas para idosos podem alterar os tecidos gengivais. A *gengivite induzida por esteroides* tem sido associada a mulheres na pós-menopausa que recebem terapia com esteroides. A *hiperplasia gengival* pode ser induzida por medicações como ciclosporina, bloqueadores do canal de cálcio e anticonvulsivantes (p. ex., nifedipina, fenitoína) no contexto de higiene bucal inadequada. O crescimento gengival diminui ainda mais a capacidade do indivíduo em manter uma adequada higiene bucal.[47]

Relação com Doença Sistêmica

Padilha et al.,[67] utilizando dados de um estudo longitudinal sobre envelhecimento em Baltimore, concluíram que "o número de dentes é um indicador de risco significativo para mortalidade (...) e que a melhora na saúde oral e a prevenção à cárie podem melhorar substancialmente o estado de saúde oral da população e aumentar a longevidade".

Uma revisão da literatura realizada por Loesche e Lopatin[59] indica que uma saúde bucal inadequada tem sido associada a condições clínicas como pneumonia aspirativa e doença cardiovascular. Em particular, a doença periodontal pode estar associada a doença cardíaca coronariana e acidente vascular cerebral (AVC). O relatório do cirurgião-geral na saúde oral enfatiza que tanto os estudos com animais quanto os populacionais demonstraram associação entre doença periodontal e diabetes, doença cardiovascular e AVC.[82]

Investigações confirmam essas associações. Por exemplo, um exame periodontal pode auxiliar na avaliação do risco cardiovascular em pacientes hipertensos. Angeli et al.[11] reportaram uma associação entre doença periodontal e massa ventricular esquerda em pacientes não tratados com hipertensão essencial. Em outra investigação, os níveis de HbA1c no diabetes melito tipo 2 diminuíram com a terapia periodontal em um estudo abrangente realizado pelo Department of Veterans Affairs na Carolina do Sul, Estados Unidos.[61]

Pneumonia é uma causa comum de morbidade e mortalidade em idosos. Progressos nos cuidados bucais têm reduzido grandemente a incidência de pneumonia em pacientes idosos de casas de saúde. Embora o mecanismo esteja sob investigação, é sabido que o reflexo da tosse pode ser melhorado pela redução dos números de patógenos microbianos orofaríngeos.[87] Expandindo esses achados, estudos têm sido conduzidos na prevenção da pneumonia associada à ventilação. Promover terapia oral para pacientes com necessidades de cuidados intensivos, a fim de reduzir a colonização bacteriana na cavidade bucal e nos dentes, pode diminuir as taxas de mortalidade e morbidade em 42%.[45]

A presença e a extensão da doença periodontal podem estar relacionadas ao aumento do risco de perda de peso em idosos com boa funcionalidade. Essa associação é independente de tabagismo e diabetes melito. Alterações na ingestão de nutrientes podem estar relacionadas com doença periodontal e uma carga sistêmica mais elevada de inflamação.[92]

Planejamento do Tratamento Periodontal

A doença periodontal em idosos normalmente não tem rápida progressão, mas, em muitos casos, manifesta-se como uma doença crônica. Pelo fato de a doença periodontal ter períodos de exacerbação e remissão, a compreensão e a documentação de períodos da doença em atividade comparados com períodos de quiescência são essenciais para a formulação do plano de tratamento e prognóstico.[78]

A doença periodontal deve ser diagnosticada independentemente da idade. O objetivo do tratamento periodontal para pacientes jovens e para idosos é preservar a função e eliminar ou prevenir a progressão da doença inflamatória.[91]

A meta do manejo clínico da doença periodontal em idosos está baseada na assistência específica, individualizada. A ponderação principal é a de melhorar ou manter a função, com ênfase nas questões de qualidade de vida. A ênfase na assistência em detrimento da cura é o alicerce de qualquer plano de tratamento proposto. Prevenção, conforto, função, estética e facilidade de manutenção são os critérios para o cuidado satisfatório de um paciente idoso debilitado ou funcionalmente dependente.

Vários fatores devem ser considerados durante o planejamento do tratamento para indivíduos idosos.[78] É importante primeiramente relembrar que a cura periodontal e a recorrência da doença *não* são influenciadas pela idade.[23] Os fatores a serem considerados em pacientes idosos são estado médico e mental de saúde, medicações, estado funcional e comportamento de estilo de vida que influenciam o tratamento periodontal, o resultado ou a progressão da doença.[91] A gravidade da doença periodontal e a capacidade de realizar os procedimentos de higiene bucal e de tolerar o tratamento devem ser avaliadas durante o planejamento do tratamento. Devem ser considerados os riscos e benefícios das terapias cirúrgica e não cirúrgica.[59] Quantidade de suporte periodontal remanescente ou destruição periodontal pregressa, tipo de dente, número de contatos oclusais e referências individuais do paciente também são importantes.[91]

Os implantes dentários são uma reposição confiável para dentes perdidos em idosos,[96] não sendo a idade, isoladamente, uma contraindicação para a colocação de implante. Os fatores de risco para o sucesso do implante devem ser analisados. Embora o envelhecimento seja um fator na tomada de decisão, a maioria das falhas está associada a tabagismo, diabetes, radiação de cabeça e pescoço e terapia pós-menopausa com estrógeno.[65]

Para idosos, uma abordagem não cirúrgica é quase sempre a primeira escolha de tratamento. Dependendo da natureza e da extensão da doença periodontal, a terapia cirúrgica pode ser indicada. A técnica cirúrgica deve minimizar a quantidade de exposição adicional da raiz. Os indivíduos com melhor resposta à técnica cirúrgica são aqueles capazes de manter o resultado cirúrgico. A idade isoladamente não é contraindicação à cirurgia. Para indivíduos incapazes de cumprir o tratamento, que apresentam higiene bucal inadequada ou que são comprometidos mentalmente ou com medicamentos, ou debilitados funcionalmente, um cuidado periodontal paliativo em vez de um tratamento periodontal cirúrgico é muitas vezes a melhor abordagem.[59,76]

A Food and Drug Administration (FDA) aprovou o fluoreto de diamina de prata para reduzir a sensibilidade, e seu uso fora da indicação terapêutica pode deter a cárie radicular e reduzir a bactéria nas raízes, onde a cárie combinada com infecções periodontais é um problema e o tratamento odontológico tradicional não é ideal ou possível.[50]

O objetivo comum para todos os idosos é a diminuição bacteriana por meio da higiene bucal e desbridamento mecânico. Estudos clínicos envolvendo idosos demonstraram que o desenvolvimento ou a progressão da doença periodontal poderiam ser prevenidos ou monitorados pelo controle do biofilme. Para determinados pacientes, a terapia antibiótica tópica pode complementar a instrumentação subgengival repetitiva durante a assistência de suporte. A manutenção da higiene bucal deve também focar nas superfícies radiculares suscetíveis à cárie.[91] A tomada de decisão para idosos debilitados ou funcionalmente dependentes pode ser desafiadora para o cirurgião-dentista generalista. Por essa razão, cirurgiões-dentistas, outros profissionais de assistência à saúde e demais cientistas estão criando métodos de alta qualidade para o consultório no intuito de acessar programas de tomada de decisão com base em evidências e hospedar *sites* para auxiliar nas questões complicadas de assistência à saúde bucal.[4,77]

Prevenção da Doença e Manutenção da Saúde Periodontal em Idosos

Para pessoas jovens e para idosos, os fatores mais importantes que determinam um resultado satisfatório do tratamento periodontal são o controle do biofilme e a frequência do cuidado profissional. A idade avançada não diminui o controle do biofilme,[12] mas idosos podem ter dificuldade de realizar uma adequada higiene bucal devido a comprometimento da saúde, estado mental alterado, medicações ou mobilidade e destreza alteradas.[91] Idosos podem alterar os hábitos de escovação em virtude de incapacidades como hemiplegia decorrente de AVC, dificuldades visuais, demência ou artrite. A escova de dente elétrica, mais nova e mais leve, pode ser benéfica quando comparada à escova manual, especialmente para idosos com limitações físicas e sensoriais.

A proporção de pessoas que utilizam fio dental diminui após os 40 anos de idade.[90] Isso pode ser parcialmente causado pela diminuição nas habilidades motoras finas devido à doença ou lesão. Escovas interproximais, palitos de dente de madeira e dispositivos mecânicos interproximais podem ser, muitas vezes, utilizados em substituição ao tradicional fio dental, gerando resultados satisfatórios.

Estratégias multidisciplinares estão cada vez mais se tornando parte da promoção da saúde periodontal. Avaliações da saúde geral, estado funcional e educação do paciente são fundamentais para promover e manter uma ótima saúde periodontal. Idosos, seus familiares e cuidadores precisam ser informados e treinados por cirurgiões-dentistas sobre os dispositivos apropriados, agentes quimioterápicos e técnicas que forneçam autocuidado e manutenção de um estilo de vida saudável.[40]

Os resultados são úteis para o alcance de uma saúde geral, bucal e periodontal, autoestima, nutrição e qualidade de vida. As barreiras para o alcance desses benefícios são o acesso e o custo. Para idosos que estão enclausurados em casa ou institucionalizados, essas barreiras inibem o alcance e a manutenção de uma saúde bucal e periodontal ideal.

Agentes Quimioterápicos
Agentes Antiplaca

Pacientes incapazes de remover o biofilme adequadamente em função de doença ou incapacidade podem se beneficiar de agentes antiplaca como clorexidina, tetraciclina subantimicrobiana ou Listerine® ou seus genéricos correlatos.[63,78,91]

A *clorexidina* é uma bisguanina catiônica que tem sido utilizada na medicina desde os anos de 1950 como um antisséptico de amplo espectro. Na Europa, a clorexidina a 0,2% tem sido utilizada há anos como um agente preventivo e terapêutico.[59,90] A clorexidina é bacteriostática ou bactericida, dependendo da dose. Os seus efeitos adversos incluem aumento na formação de cálculo, disgesia (*i. e.*, alteração de paladar) e manchamento permanente dos dentes.[8] A clorexidina é um colutório para uso em curto prazo (< 6 meses); o uso a longo prazo (> 6 meses) ainda não foi extensivamente estudado.[90]

O American Dental Association (ADA) Council on Dental Therapeutics[6] aprovou a clorexidina para auxiliar na prevenção e na redução de biofilme supragengival e gengivite. Embora a clorexidina não tenha sido estudada em idosos, os resultados em indivíduos mais jovens, incluindo aqueles com incapacidades, sugerem que ela também seja efetiva em idosos. A clorexidina pode ser particularmente útil para idosos com dificuldades para remover o biofilme e para aqueles que utilizam fentoína, bloqueadores do canal de cálcio ou ciclosporina e que apresentam alto risco de hiperplasia gengival.[78,90]

A *tetraciclina subantimicrobiana* (Periostat®) é útil no tratamento de periodontite moderada a crônica. O ingrediente ativo no Periostat® é o *hiclato de doxiciclina*. Em combinação com a raspagem e o alisamento radicular, Mohammad et al.[63] demonstraram que esse tratamento é efetivo em idosos institucionalizados. O Periostat® é contraindicado para pacientes com alergia à tetraciclina.

O antisséptico Listerine® e seus genéricos correlatos são aprovados pelo Council on Dental Therapeutics da ADA[8] para prevenir e reduzir biofilme supragengival e gengivite. Os ingredientes ativos do Listerine® são salicilato de metila e três óleos essenciais (eucaliptol, timol e mentol). Listerine® foi efetivo na redução de biofilme e gengivite quando comparado aos colutórios placebo em adultos jovens saudáveis. Este antisséptico pode exacerbar a xerostomia em função de seu alto conteúdo de álcool, variando de 21,6% a 26,9%, sendo, em geral, contraindicado para pacientes sob tratamento para o alcoolismo que façam uso de dissulfiram (Antabuse®). Listerine® pode ser benéfico para pacientes que não toleram o sabor ou o manchamento da clorexidina ou que prefiram medicamentos sem prescrição que são mais baratos e de fácil obtenção.[78,90]

A terapia fotodinâmica antimicrobiana (aPDT) está sendo investigada para o tratamento de periodontite. Ao usar *lasers* de baixa potência e células tratadas com um medicamento para fazê-las suscetíveis a luz, é possível matar microrganismos específicos para doença periodontal.[35]

Fluoreto

O fluoreto, defensor natural contra a cavitação, é um agente efetivo na prevenção de cárie (ver Planejamento de Tratamento Periodontal). Os seus efeitos são os seguintes:[78,90]

1. Reduz a solubilidade do esmalte
2. Promove remineralização em lesões cariosas incipientes
3. É bactericida para o biofilme

Os fluoretos tópicos são recomendados para prevenção e tratamento da cárie dentária. Fluoretos sem prescrição incluem dentifrícios fluoretados, colutórios e géis que contêm concentrações de 230 a 1.500 partes por milhão (ppm) de íons fluoretos. A prescrição de géis de fluoreto de sódio neutro a 1,1% está disponível com concentração de flúor de 5.000 ppm de íons fluoreto. A aplicação tópica de flúor em gel, mousse ou verniz tem entre 9.050 e 22.600 ppm de íons fluoreto.[8]

Substitutos da Saliva

Substitutos da saliva, que se destinam a combinar traços químicos e físicos da saliva, estão disponíveis para aliviar os sintomas de boca seca. Sua composição varia, mas usualmente contém íons de cloreto de sódio, agente aromatizante, parabeno (um conservante), derivados de celulose ou mucina animal e fluoreto. O selo de provação da ADA tem sido concedido para alguns produtos salivares artificiais (p. ex., Saliva Substitute™, Salivart®).[8] A maioria dos substitutos da saliva pode ser utilizada como desejado pelos pacientes e é disponibilizada em aerossol, frascos de colutório ou aplicadores orais.[8,90] Produtos como dentifrícios para boca seca e géis estão disponíveis. Produtos da Biotene®, tais como Oral Balance®, são produzidos para aliviar os sintomas da xerostomia.

Pacientes com boca seca podem também se beneficiar de estimuladores de fluxo salivar com balas e gomas de mascar sem açúcar. A utilização de gomas de mascar com xilitol tem demonstrado propriedades anticariogênicas em crianças. Gomas de mascar com xilitol e clorexidina ou apenas xilitol têm benefícios adicionados na redução do biofilme e da gengivite em idosos que vivem em instituições de longa permanência.[9]

Os substitutos e estimulantes da saliva são efetivos somente em curto prazo. A estimulação nervosa transcutânea semelhante à acupuntura (Codetron®) tem sido estudada como um método para tratar a xerostomia causada por radiação. Ao contrário da tradicional terapia por acupuntura, o Codetron® não utiliza agulhas para alcançar a estimulação. Esse método ajuda o paciente a produzir sua própria saliva e reduz os sintomas da xerostomia por vários meses. A terapia por acupuntura tem demonstrado melhoras duradouras de até 3 anos.[98]

Conclusão

A tendência futura de assistência à saúde bucal incluirá números aumentados de idosos procurando por tratamento periodontal. Os cirurgiões-dentistas do século XXI devem estar confortáveis em promover um cuidado periodontal para esse segmento da população. Os pacientes odontológicos idosos apresentam condições particulares de saúde geral e bucal com as quais os cirurgiões-dentistas devem estar familiarizados para detectar, consultar e tratar. As doenças e condições médicas que ocorrem mais frequentemente com a idade podem requerer modificações nos instrumentos preventivos periodontais e no planejamento e nas fases do tratamento periodontal.

Acesse Caso Clínico em https://www.grupogen.com.br.

Referências Bibliográficas

As referências bibliográficas deste capítulo estão disponibilizadas em https://www.grupogen.com.br.

CAPÍTULO 43

Tratamento da Periodontite Agressiva e Formas Atípicas de Periodontite

Perry R. Klokkevold

SUMÁRIO DO CAPÍTULO

Periodontite Agressiva, 485
Periodontite Ulcerativa Necrosante, 493

Conclusão, 493

A maioria dos pacientes com formas comuns de doença periodontal responde previsivelmente bem à terapia convencional, incluindo instrução de higiene bucal, desbridamento não cirúrgico, cirurgia e manutenção periodontal de suporte. Contudo, pacientes diagnosticados com periodontite agressiva e algumas formas atípicas de doença periodontal muitas vezes não respondem como esperado ou de forma favorável ao tratamento convencional. Felizmente, somente uma pequena porcentagem de pacientes com doença periodontal é diagnosticada com periodontite agressiva. Pacientes diagnosticados com doença periodontal de qualquer tipo que é refratária ao tratamento apresentam-se em um número menor também. Menos pacientes ainda são diagnosticados com periodontite ulcerativa necrosante. Cada uma dessas entidades atípicas impõe um desafio significativo para o cirurgião-dentista, não apenas por serem pouco frequentes, mas por não responderem favoravelmente à terapia periodontal convencional.[24,40] Além disso, a perda severa de suporte periodontal associada a esses casos leva o clínico à incerteza sobre o resultado do tratamento e dificulta a tomada de decisão sobre a possibilidade de salvar os dentes afetados ou extraí-los.

Periodontite Agressiva

A periodontite agressiva, por definição, causa rápida destruição do aparelho de inserção periodontal e suporte ósseo alveolar (Capítulo 28). A capacidade de resposta da periodontite agressiva ao tratamento periodontal convencional é imprevisível, e o prognóstico para esses pacientes é pior do que para os pacientes com periodontite crônica. Como esses pacientes não respondem tipicamente aos métodos convencionais e o progresso da doença em geral é rápido, a questão lógica é saber se existem problemas associados a uma resposta imune prejudicada que possa contribuir para tal doença *diferente* e resultar em uma resposta *limitada* às medidas terapêuticas usuais. Existem relatos de defeitos na função dos leucócitos polimorfonucleares (*i. e.,* neutrófilos) em alguns pacientes com periodontite agressiva.[30,31] Além disso, em um pequeno número de casos, doenças sistêmicas, como a neutropenia, também podem ser identificadas, o que parece explicar a gravidade incomum da doença periodontal nesses indivíduos.[12,13] Na maioria dos pacientes com periodontite agressiva, contudo, esses fatores não podem ser identificados e, na verdade, esses pacientes geralmente são muito saudáveis. Numerosas tentativas de examinar o perfil imunológico de pacientes com periodontite agressiva falharam em identificar qualquer fator etiológico específico comum a todos os pacientes.

O prognóstico para pacientes com periodontite agressiva depende (1) se a doença é generalizada ou localizada, (2) do grau de destruição presente no momento do diagnóstico e (3) da capacidade para controlar a futura progressão. A periodontite agressiva *generalizada* raramente apresenta remissão espontânea, enquanto as formas *localizadas* da doença têm sido conhecidas por interromper-se espontaneamente.[29] Essa diminuição inexplicável da progressão da doença tem sido referida eventualmente como um "esgotamento" da doença. Parece que casos de periodontite agressiva localizada frequentemente têm um período limitado de rápida perda de inserção periodontal e perda óssea alveolar, seguido por uma fase crônica e mais lenta de progressão da doença. Em geral, pacientes com periodontite agressiva generalizada tendem a ter um prognóstico desfavorável, pois apresentam mais dentes afetados pela doença, sendo menos provável que haja interrupção espontânea da progressão da doença quando comparados com as formas localizadas da periodontite agressiva.

Modalidades Terapêuticas

A detecção precoce é extremamente importante no tratamento da periodontite agressiva (generalizada ou localizada) porque a prevenção de maior destruição é muitas vezes mais previsível do que a regeneração de tecidos de suporte perdidos. Portanto, no diagnóstico inicial, é válida a obtenção de quaisquer radiografias prévias para avaliar a taxa de progressão da doença. Em conjunto com as futuras radiografias, essa documentação facilita a avaliação do cirurgião-dentista em relação ao sucesso clínico e ao controle da doença.

O tratamento da periodontite agressiva deve ser realizado com uma abordagem lógica e controlada. Vários aspectos do tratamento devem ser considerados. Um dos aspectos mais importantes do sucesso do tratamento é educar o paciente no que diz respeito à doença, incluindo as causas e os fatores de risco e salientando a importância do papel do paciente no sucesso do tratamento.[50] Considerações terapêuticas essenciais para o cirurgião-dentista são o controle da infecção, a interrupção da progressão da doença, a correção de defeitos anatômicos, a reposição de dentes perdidos e, por fim, a colaboração do paciente na manutenção da saúde periodontal com frequente cuidado periodontal. Outro fator muito importante é educar os membros da família, pois a periodontite agressiva é conhecida por ter um padrão de agregação familiar. Os membros da família, especialmente irmãos mais jovens dos pacientes diagnosticados com periodontite agressiva, devem ser examinados para os sinais da doença, sendo educados sobre as medidas preventivas e monitorados de perto. É importante ressaltar que o diagnóstico precoce, a intervenção e, se possível, a prevenção da doença, são mais desejáveis do que a tentativa de reverter a destruição resultante da periodontite agressiva.

Terapia Periodontal Convencional

Como a periodontite agressiva é, primeiramente, uma infecção bacteriana, o tratamento inicial é comparável ao tratamento fornecido à periodontite crônica. A terapia periodontal convencional para periodontite agressiva consiste em educação do paciente, melhora da higiene bucal, raspagem e alisamento radicular, além de consultas regulares de manutenção (frequentes). Pode-se ou não incluir cirurgia periodontal a retalho.[3] No entanto, a resposta da periodontite agressiva à terapia convencional individual pode ser limitada e menos previsível. Pacientes precocemente diagnosticados com periodontite agressiva e que são capazes de entrar em tratamento podem ter melhor resultado do que aqueles diagnosticados em um estágio avançado de destruição. Em geral, quanto mais cedo a doença for diagnosticada, mais conservadora será a terapia e mais previsível o resultado.

Dentes com moderada à avançada perda óssea e de inserção periodontal frequentemente têm um prognóstico desfavorável e representam o desafio mais difícil. Dependendo da condição da dentição remanescente, o tratamento desses dentes oferece perspectiva limitada para melhora e pode até diminuir a taxa total de sucesso no tratamento. Evidentemente, alguns desses dentes devem ser extraídos; contudo, outros podem ser pilares para a estabilidade da dentição, passando a ser desejável a tentativa de manutenção deles. As opções de tratamento para dentes com bolsas periodontais profundas e perda óssea podem ou não ser cirúrgicas. A cirurgia pode ser puramente de ressecção, regenerativa ou uma combinação das duas abordagens.

> **IMPORTANTE**
>
> Os pacientes diagnosticados com periodontite agressiva em um estágio precoce e que estão aptos a começar o tratamento podem apresentar melhor resultado do que aqueles que são diagnosticados em um estágio avançado de destruição. Em geral, quanto mais cedo a doença é diagnosticada, mais conservadora a terapia e mais previsível o resultado. Os dentes com perda de inserção periodontal e destruição óssea avançadas frequentemente apresentam um prognóstico pobre e representam o maior desafio para o tratamento.

Terapia Cirúrgica de Ressecção

A cirurgia periodontal de ressecção pode ser efetiva na redução ou eliminação de bolsa profunda em pacientes com periodontite agressiva, mas pode ser de difícil execução se os dentes adjacentes não estiverem afetados. Se houver discrepância significativa de altura entre o suporte periodontal do dente afetado e o dente adjacente não afetado, a transição gengival (tecido mole acompanhando o osso) frequentemente resulta em sondagem profunda de bolsa ao redor do dente afetado que não pode ser eliminada. Um resultado menor do que o ideal deve ser considerado antes de se decidir como tratar cirurgicamente o aumento da profundidade de bolsa.

É importante perceber as limitações da terapia cirúrgica e considerar o possível risco que esta pode promover aos dentes comprometidos que estão com mobilidade devido à perda extensiva do periodonto de suporte. Por exemplo, em um paciente com perda óssea horizontal severa, a terapia de ressecção cirúrgica pode resultar em aumento na mobilidade difícil de administrar, e a abordagem não cirúrgica pode ser preferida. Em cada caso, é necessário realizar a avaliação cuidadosa dos riscos *versus* os benefícios da cirurgia.

Terapia Regenerativa

O conceito e a aplicação da regeneração periodontal têm sido estabelecidos em pacientes com formas crônicas de doença periodontal (Capítulo 63). Os materiais regenerativos, incluindo enxertos ósseos, membranas e agentes estimuladores da cicatrização são frequentemente empregados, e seus usos estão bem documentados. Defeitos intraósseos, particularmente os verticais com múltiplas paredes ósseas, muitas vezes são passíveis de regeneração com essas técnicas. A maioria dos casos de sucesso e previsibilidade da regeneração periodontal está entre os pacientes com periodontite crônica. Há bem menos evidência disponível em relação ao uso da regeneração periodontal em pacientes com periodontite agressiva.

Por meio de alguns relatos de casos clínicos, procedimentos periodontais regenerativos têm sido demonstrados com sucesso em pacientes com periodontite agressiva localizada. Dodson et al.[14] demonstraram o potencial regenerativo em um defeito ósseo severo localizado ao redor de um incisivo inferior, em um homem negro de 19 anos, saudável, diagnosticado com periodontite agressiva localizada. O paciente apresentava perda óssea localizada severa ao redor dos incisivos inferiores. Utilizando o desbridamento cirúrgico do retalho, um condicionamento da superfície radicular (solução de tetraciclina) e um enxerto ósseo alogênico reconstituído com solução salina e tetraciclina em pó, o cirurgião reduziu a profundidade da bolsa periodontal de 9 a 12 mm para 1 a 3 mm (foi observada uma retração de 3 mm); um preenchimento ósseo significativo do defeito foi relatado (aproximadamente 80%) (Figura 43.1). Esse caso ilustra o potencial de cicatrização de defeitos severos em pacientes com periodontite agressiva localizada, especialmente quando os fatores locais são controlados e os preceitos cirúrgicos básicos são seguidos. Os autores citaram que vários fatores contribuíram para o sucesso desse caso, incluindo uma possível transição da atividade da doença de agressiva para crônica, estabilização dentaria pré-cirúrgica, manejo cirúrgico dos tecidos duros e moles e adequados cuidados pós-operatórios.[14]

Embora o potencial para regeneração em pacientes com periodontite agressiva pareça ser bom, as expectativas são limitadas para pacientes com perda óssea grave. Isso é especialmente verdadeiro se a perda óssea for horizontal ou tiver progredido para envolver a furca.

> **IMPORTANTE**
>
> A regeneração periodontal tem sido demonstrada com sucesso em pacientes com periodontite agressiva localizada, ilustrando o potencial para cicatrização de defeitos graves nesses pacientes. Assim como na regeneração periodontal em formas não agressivas da periodontite, é importante controlar os fatores locais e seguir princípios cirúrgicos sólidos.

Terapia Antimicrobiana

A periodontite agressiva é uma doença com etiologia bacteriana. A presença de patógenos periodontais, especificamente *Aggregatibacter actinomycetemcomitans*, tem sido implicada como uma das razões para a periodontite agressiva não responder à terapia convencional isoladamente. Esses patógenos são conhecidos por permanecerem nos tecidos após a terapia e reinfectarem a bolsa.[9,58] Entre o final dos anos 1970 e início dos anos 1980, a identificação do *A. actinomycetemcomitans* como o maior culpado e a descoberta de que esse organismo penetra os tecidos ofereceram outra perspectiva sobre a patogênese da periodontite agressiva e uma nova esperança ao sucesso terapêutico, ou seja, antibióticos.[9] A utilização de antibióticos sistêmicos é considerada necessária para eliminar bactérias patogênicas (especialmente *A. actinomycetemcomitans*) dos tecidos. De fato, vários autores reportaram sucesso no tratamento da periodontite agressiva utilizando antibiótico como adjuntos à terapia padrão.[33-35,71]

Há evidências convincentes de que o tratamento antibiótico adjunto resulta frequentemente em uma resposta clínica mais favorável do que a terapia convencional isolada.[66] Em uma revisão

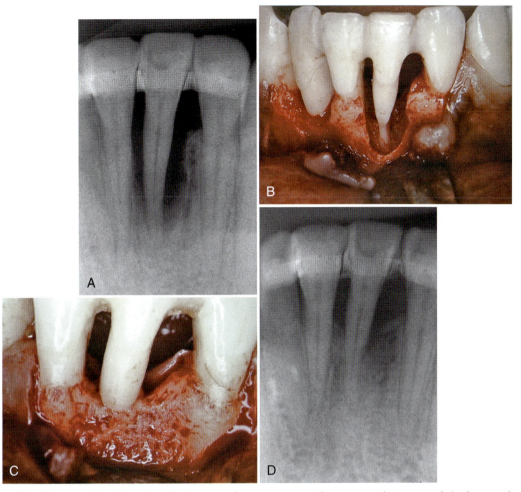

Figura 43.1 Fotografias clínicas e radiografias periapicais demonstrando sucesso regenerativo em um paciente com periodontite agressiva localizada. (A) Radiografia periapical do incisivo lateral direito no diagnóstico inicial. Observe a perda óssea vertical grave associada ao incisivo lateral direito. O dente foi unido aos dentes adjacentes para estabilidade. (B) Vista vestibular do defeito ósseo circunferencial ao redor do incisivo lateral inferior direito durante a cirurgia de retalho. Existe uma perda completa do osso vestibular, lingual, mesial e distal ao redor do incisivo lateral, com suporte ósseo mínimo limitado a poucos milímetros no ápice. (C) Vista vestibular do sítio cirúrgico após 1 ano do tratamento. O preenchimento ósseo ao redor de todas as superfícies demonstra o considerável potencial para regeneração de defeitos ósseos amplos em um paciente jovem com periodontite agressiva localizada. (D) Radiografia periapical realizada 1 ano após a terapia regenerativa. Perceba o aumento da radiopacidade e o preenchimento ósseo. *(De Dodson SA, Takei HH, Carranza FA Jr:* Clinical success in regeneration: report of a case. Int J Periodont Restor Dent *16:455, 1996.)*

sistemática, Herrera et al.[23] descobriram que antimicrobianos sistêmicos, em conjunto com raspagem e alisamento radicular, ofereceram benefícios maiores do que raspagem e alisamento isoladamente em termos de nível de inserção clínica, profundidade de sondagem de bolsa e risco reduzido de perda de inserção adicional. Em sua maioria, pacientes com bolsas mais profundas e progressivas pareciam beneficiar-se das prescrições de antibióticos sistêmicos adjuvantes. Muitos tipos diferentes de antibióticos e regimes foram revisados, mas, em função das limitações na comparação dos dados dos diferentes estudos, recomendações definitivas não são possíveis. Em uma metanálise da literatura (incluindo seis estudos clínicos aleatórios), Sgolastra et al.[60] observaram que o uso sistêmico da combinação de amoxicilina e metronidazol como adjuvante a raspagem e alisamento radicular, para tratamento da periodontite agressiva generalizada, resultou em um ganho de inserção clínica significativo ($P < 0,05$) e redução de bolsa ($P < 0,05$) comparado apenas a raspagem e alisamento radicular sozinhos.

A Figura 43.2 apresenta os resultados do tratamento em um caso de periodontite agressiva tratado com raspagem e alisamento radicular e terapia antibiótica, sem cirurgias. O paciente, um homem asiático de 34 anos, apresentava queixa de perda dentária e sangramento gengival e requisitou tratamento para salvar seus dentes. O tratamento consistiu em educação do paciente, incluindo instruções de higiene bucal, e terapia não cirúrgica com uso adjunto de antibióticos. Todos os dentes tiveram suas raízes cuidadosamente raspadas e alisadas, sob anestesia local, em mais de duas consultas, e o paciente foi tratado com amoxicilina sistêmica (500 mg, 3 vezes, diariamente, por 2 semanas) durante o período de tratamento. Todas as áreas responderam favoravelmente, com diminuição da profundidade de sondagem das bolsas de 3 a 13 mm para 2 a 5 mm. O sangramento à sondagem diminuiu de generalizado para poucas áreas isoladas. O paciente tem tido uma manutenção com bons resultados há mais de 5 anos.

Genco et al.[18] trataram a periodontite agressiva localizada com raspagem e alisamento radicular, além de administração sistêmica de tetraciclina (250 mg, 4 vezes ao dia, por 8 semanas). Os defeitos verticais foram medidos em intervalos de até 18 meses após o início da terapia. A perda óssea foi interrompida e um terço dos defeitos demonstrou aumento no nível ósseo, enquanto no grupo controle a perda óssea continuou.

488 PARTE 3 PERIODONTIA CLÍNICA

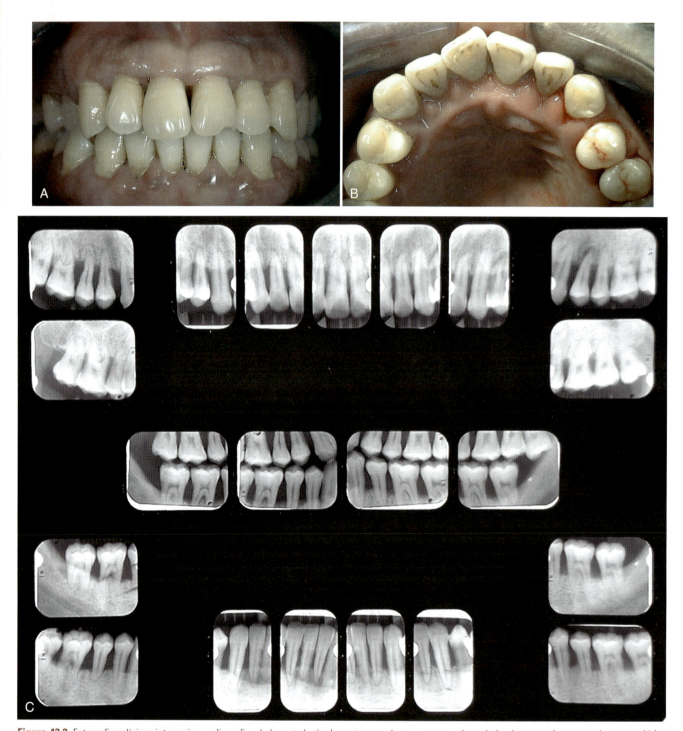

Figura 43.2 Fotografias clínicas intraorais e radiografias da boca toda tiradas antes e após o tratamento de periodontite agressiva em um homem asiático de 34 anos. (A e B) Fotografia clínica da condição periodontal pré-tratamento. Perceba o edema gengival, a inflamação e o sangramento. As profundidades de bolsa variavam em média de 3 a 13 mm com sangramento à sondagem generalizado e exsudato purulento. (C) Radiografias da boca toda pré-tratamento demonstram perda óssea horizontal generalizada grave. Perceba a radioluscência no ápice do pré-molar superior esquerdo indicando doença pulpar.

Liljenberg e Lindhe[33] trataram periodontite agressiva localizada com administração sistêmica de tetraciclina (250 mg, 4 vezes ao dia, por 2 semanas), retalho de Widman modificado e consultas periódicas de retorno (uma consulta por mês por 6 meses e, então, uma consulta a cada 3 meses). As lesões cicatrizaram mais rapidamente e de forma mais completa do que lesões similares de pacientes controle. Esses pesquisadores reavaliaram seus resultados após 5 anos e observaram que o grupo de tratamento continuou demonstrando resolução da inflamação gengival, ganho de inserção clínica e preenchimento ósseo de defeitos angulares.[34] As Figuras 43.3 e 43.4 apresentam radiografias de um caso com tratamento e resultado semelhantes.[4]

Numerosos estudos suportam a utilização da tetraciclina como adjunto ao desbridamento mecânico para tratamento do *A. actinomycetemcomitans* associado à periodontite agressiva (Quadro 43.1). Supondo um possível surgimento de resistência à tetraciclina do *A. actinomycetemcomitans*, existe uma preocupação de que a tetraciclina possa não ser efetiva. Nesses casos, a combinação de

CAPÍTULO 43 Tratamento da Periodontite Agressiva e Formas Atípicas de Periodontite

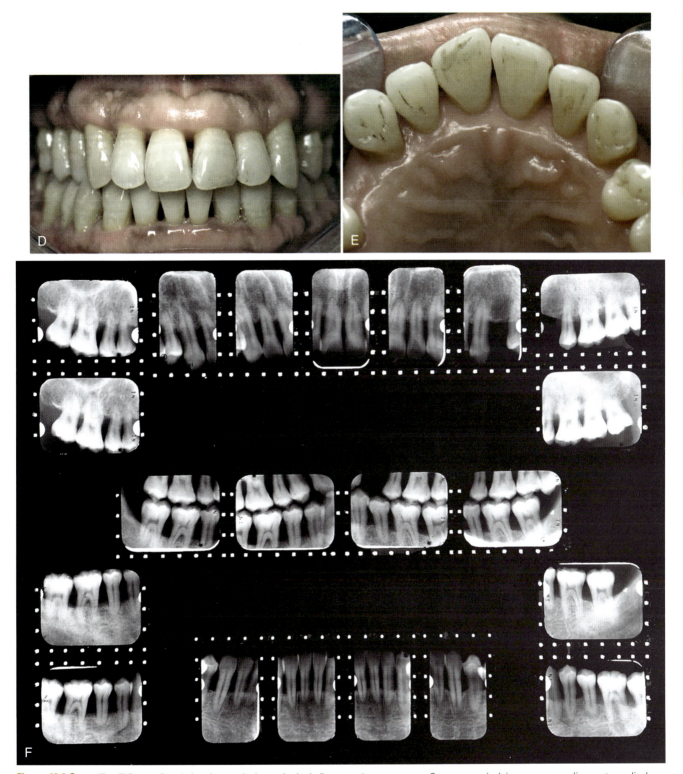

Figura 43.2 Cont. (D e E) Fotografias clínicas intraorais do resultado de 5 anos após o tratamento. O tratamento incluiu raspagens e alisamentos radiculares não cirúrgicos em conjunto com antibioticoterapia sistêmica (amoxicilina). O paciente melhorou sua higiene bucal e continuou a ser visto para manutenção profissional a cada 3 meses. A profundidade de sondagem da bolsa manteve-se na média de 2 a 5 mm com poucas áreas de sangramento à sondagem. (F) Radiografias da boca toda após 5 anos demonstram não haver perda óssea adicional. O pré-molar superior com envolvimento endodôntico foi extraído e substituído por uma prótese parcial removível.

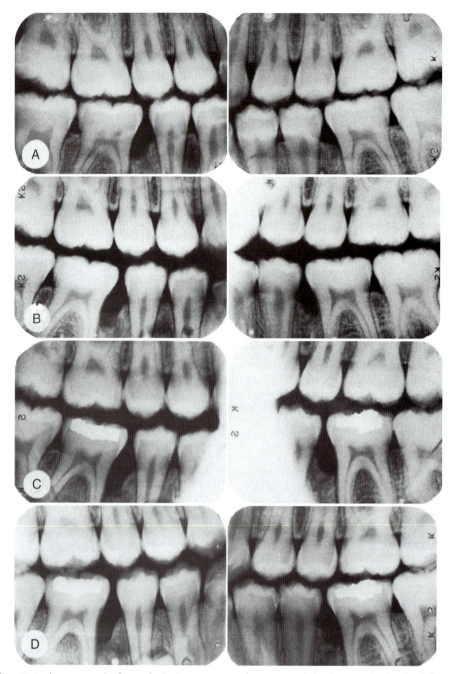

Figura 43.3 Radiografias retratando a progressão de uma lesão óssea em um paciente com periodontite agressiva localizada (anteriormente, "periodontite juvenil localizada"). (A) 29 de janeiro de 1979; (B) 16 de agosto de 1979; (C) 22 de fevereiro de 1980; (D) 15 de maio de 1981. Perceba a deterioração progressiva do nível ósseo. *(De Barnett ML, Baker RL:* The formation and healing of osseous lesions in a patient with localized juvenile periodontitis, case report. J Periodontol *54:148, 1983.)*

metronidazol e amoxicilina pode ser vantajosa. O uso desses dois antibióticos junto à terapia periodontal convencional[21,22] fornece melhor controle da doença e melhora clínica acentuada nos níveis de inserção em casos de periodontite de difícil manejo em comparação à terapia periodontal similar, sem antibiótico. Efeitos semelhantes foram vistos para uma variedade de tipos de antibióticos. Contudo, a falta de amostras com tamanhos suficientes entre os estudos torna difícil a oferta de uma recomendação específica sobre quais antibióticos são mais efetivos.[23]

O critério para seleção de antibióticos não é claro. Boas respostas clínicas e microbiológicas têm sido reportadas com vários antibióticos isolados e combinados (Tabela 43.1). É provável que o antibiótico ou a combinação ideal para qualquer infecção dependa do caso. As escolhas devem ser feitas com base nos fatores relatados pelos pacientes e relacionados à doença.

 CORRELAÇÃO CLÍNICA

O uso de amoxicilina e metronidazol como terapia adjunta para raspagem e alisamento radicular para o tratamento de periodontite agressiva demonstrou significativamente melhorar o ganho de inserção clínica e a redução da profundidade das bolsas, quando comparados com raspagem e alisamento radicular isoladamente. A periodontite agressiva é uma doença com etiologia bacteriana.

CAPÍTULO 43 Tratamento da Periodontite Agressiva e Formas Atípicas de Periodontite

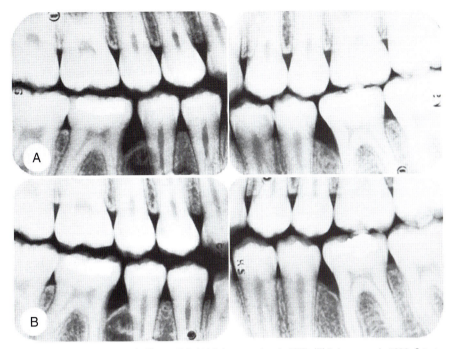

Figura 43.4 Radiografias pós-operatórias do paciente da Figura 43.3. (A) 6 de novembro de 1981; (B) 3 de março de 1982. O tratamento consistiu em instrução de higiene bucal, raspagem e alisamento radicular, concomitante a 1 g de tetraciclina por dia, por 2 semanas, e retalho modificado de Widman. *(De Barnett ML, Baker RL:* The formation and healing of osseous lesions in a patient with localized juvenile periodontitis, case report. J Periodontol *54:148, 1983.)*

Quadro 43.1 Tetraciclina Sistêmica no Tratamento da Periodontite Agressiva.

A tetraciclina sistêmica (250 mg de cloridrato de tetraciclina, 4 vezes ao dia, por no mínimo 1 semana) deve ser administrada em conjunto com a terapia mecânica local. Se a cirurgia for indicada, a tetraciclina sistêmica deve ser prescrita e o paciente deve ser instruído a tomá-la aproximadamente 1 hora antes da cirurgia. Doxiciclina, 100 mg/dia, pode ser utilizada em vez da tetraciclina. Bochechos à base de clorexidina devem ser prescritos por várias semanas para aumentar o controle do biofilme e facilitar a cicatrização.

Tabela 43.1 Terapia Antibiótica para Periodontite Agressiva.

Microbiota Associada	Antibiótico de Escolha
Organismos Gram-positivos	Amoxicilina-clavulanato de potássio (Clavulin®)[10,68]
Organismos Gram-negativos	Clindamicina[19,20,64,68]
Bastonetes facultativos Gram-negativos, não orais	Ciprofloxacina[36]
Pseudomonas, estafilococos	
Bactérias pigmentadas de preto e espiroquetas	Metronidazol[19,61]
Prevotella intermedia, Porphyromonas gingivalis	Tetraciclina[61]
Aggregatibacter actinomycetemcomitans	Metronidazol-amoxicilina[19,61]
	Metronidazol-ciprofloxacina Tetraciclina[48]
P. gingivalis	Azitromicina[49]

Ensaio Microbiológico

Alguns pesquisadores e clínicos defendem os ensaios microbiológicos para identificar os patógenos periodontais responsáveis pela doença e para selecionar um antibiótico apropriado com base na sensibilidade e resistência. Podem existir casos específicos nos quais a identificação bacteriana e o teste de sensibilidade antibiótica são de grande valor. Por exemplo, em alguns casos de periodontite agressiva localizada, há suspeita de espécies de *Actinobacillus* resistentes à tetraciclina. Se um teste de suscetibilidade antibiótica determinar que espécies resistentes à tetraciclina existem na lesão, o clínico deve estar atento para considerar outro antibiótico ou uma combinação de antibióticos, tais como amoxicilina e metronidazol.[15,51,62]

Na prática, antibióticos são utilizados empiricamente com frequência, sem testes microbiológicos. Um estudo avaliou e comparou os resultados do teste microbiológico oferecido por dois laboratórios independentes.[41,59] Duas culturas microbiológicas, obtidas simultaneamente dos mesmos sítios de 20 pacientes, foram submetidas separadamente para cada um dos dois laboratórios para identificação bacteriana e teste de sensibilidade antibiótica. A presença relatada de espécies bacterianas variou entre os dois laboratórios, assim como suas recomendações antimicrobianas. A combinação de amoxicilina e metronidazol apresentou o maior nível de concordância (80%), provavelmente devido à eficácia dessa combinação e à predisposição clínica favorável a um regime conhecido. Esses achados sugeriram que a utilidade dos testes microbiológicos pode ser limitada e levaram os autores a concluir que o uso empírico dos antibióticos, como a combinação de amoxicilina e metronidazol, pode ser mais confiável clínica e economicamente do que a realização da identificação bacteriana e o teste de sensibilidade antibiótica.[41,59]

No entanto, testes microbiológicos devem ser considerados sempre que um caso de periodontite agressiva não responder ou se a destruição continuar após os esforços terapêuticos.

Distribuição Local

A distribuição local para administração de antibióticos é uma nova abordagem ao manuseio das infecções periodontais localizadas.

A principal vantagem da terapia local é que dosagens muito menores de agentes tópicos podem ser liberadas dentro da bolsa, impedindo os efeitos colaterais dos agentes antibacterianos sistêmicos enquanto a exposição dos microrganismos-alvo às concentrações mais altas é aumentada e, portanto, com maiores níveis terapêuticos de medicação. Os agentes de distribuição local estão disponíveis em muitas formas diferentes, incluindo soluções, géis, fibras e pastilhas[16,17,27] (Capítulo 53).

Desinfecção Total da Boca

Outra abordagem para terapia antimicrobiana no controle da infecção associada à periodontite é a desinfecção total da boca. O conceito descrito por Quirynen et al.[52] consiste no desbridamento total da boca (remoção de todo biofilme e cálculo) em duas consultas no período de 24 horas. Além de raspagem e alisamento radicular, há escovação da língua com gel de clorexidina (1%) por 1 minuto, enxágue da boca com solução de clorexidina (0,2%) por 2 minutos e irrigação das bolsas periodontais com solução de clorexidina (1%).

Em um estudo clínico e microbiológico,[52] 10 pacientes com periodontite crônica foram aleatoriamente distribuídos em um grupo teste ou controle. Os pacientes do grupo teste foram tratados exatamente como descrito anteriormente, enquanto os pacientes do grupo controle receberam raspagem e alisamento radicular, por quadrante, ao longo de 2 semanas com instruções de higiene bucal. Após 1 e 2 semanas de tratamento, o grupo teste demonstrou redução significativa na profundidade de bolsa à sondagem, especialmente nas bolsas mais profundas (7 a 8 mm). Os pacientes do grupo teste também tiveram concentrações significativamente menores de microrganismos patogênicos após o tratamento em comparação ao grupo controle. Vários estudos de acompanhamento, realizados pelos mesmos pesquisadores, demonstraram resultados similares até 6 meses após a terapia.[5,6,63] Em outro estudo, os mesmos pesquisadores incluíram um grupo teste que *não* utilizou clorexidina como parte do primeiro estágio da desinfecção total da boca.[53] Os resultados para ambos os grupos testes (*i. e.*, com e sem clorexidina) foram similares e significativamente melhores do que os dos grupos controle. Os autores concluíram que os efeitos benéficos do primeiro estágio da desinfecção total da boca provavelmente resultaram do desbridamento dentro de 24 horas, em vez do tratamento adjunto com a clorexidina.

Algumas pesquisas têm incluído pacientes com periodontite agressiva (início precoce) em suas avaliações do primeiro estágio do protocolo da desinfecção total da boca.[11,45,54] Assim como em pacientes com periodontite crônica avançada, De Soete et al.[11] descobriram uma redução significativa na profundidade de bolsa à sondagem e ganho de inserção clínica em pacientes com periodontite agressiva em comparação aos grupos controle até 8 meses após o tratamento (raspagem e alisamento radicular por quadrante, em um intervalo de 2 semanas). Os autores também observaram reduções significativas nos patógenos periodontais até 8 meses após a terapia. *Porphyromonas gingivalis* e *Tannerella forsythia* foram reduzidos a níveis abaixo da detecção.

Modulação do Hospedeiro

Uma nova abordagem no tratamento de periodontite agressiva e formas de difícil controle da doença periodontal é a administração de agentes que modulam a resposta do hospedeiro. Vários agentes têm sido utilizados ou avaliados para modificar a resposta do hospedeiro à doença (Capítulo 54).

Plano de Tratamento e Considerações Restauradoras

O sucesso no manejo de periodontite agressiva deve incluir a substituição dentária como parte do plano de tratamento. Em alguns casos avançados, o sucesso global do tratamento para o paciente pode aumentar se os dentes gravemente comprometidos forem extraídos. O resultado do tratamento para esses dentes é limitado e, o mais importante, a retenção de dentes severamente doentes ao longo do tempo pode resultar em uma perda óssea adicional e em dentes mais comprometidos. O risco de mais perda óssea é uma preocupação ainda maior agora com o atual sucesso e a previsibilidade dos implantes dentários e o desejo de se preservar osso para a colocação dos implantes. Qualquer perda óssea adicional em uma área que já sofreu severa perda óssea pode comprometer a anatomia residual e prejudicar a oportunidade de substituição dentária com um implante dental. Isso é especialmente verdadeiro para certas áreas com baixa qualidade óssea ou volume ósseo limitado, como maxila posterior. Felizmente, a cicatrização de locais de extração é tipicamente rotineira em pacientes com periodontite agressiva, e aumento ósseo nos sítios dos defeitos é previsível.

No paciente com periodontite agressiva, a abordagem para o tratamento restaurador deve ser escolhida com base em uma única premissa: extração precoce de dentes severamente comprometidos e um plano de tratamento para acomodar futuras perdas dentárias. Os dentes com o melhor prognóstico devem ser identificados e considerados quando for realizado o planejamento do tratamento restaurador. Caninos e primeiros pré-molares inferiores são tipicamente os mais resistentes à perda, provavelmente devido à anatomia favorável (raiz única, sem furca) e os de mais fácil acesso para a higiene do paciente. Como regra, uma prótese fixa extensa deve ser evitada, e o planejamento de uma prótese parcial removível deve ser realizado no local de maneira que permita a adição de dentes.

Quando os dentes condenados são extraídos, é necessário repô-los. O desejo de reposição de dentes perdidos de uma forma permanente, sem preparo dos dentes adjacentes para uma prótese parcial fixa, tem motivado os clínicos a tentarem o transplante dentário de um local para o outro. O transplante de terceiros molares em desenvolvimento para alvéolos de primeiros molares tem sido tentado com sucesso limitado.[7,32,39] Agora, no entanto, o sucesso e a previsibilidade dos implantes dentários têm diminuído a necessidade de se transplantar dentes para locais edêntulos.

Uso de Implantes Dentários

Inicialmente, o uso de implantes dentários foi sugerido e implementado, com muita cautela, em pacientes com periodontite agressiva, devido ao medo infundado de perda óssea e perda do implante. Contudo, evidências parecem apoiar o uso dos implantes dentários nesses pacientes.[37,43,44,46,70] Portanto, é possível considerar o uso dos implantes dentários no plano de tratamento global para pacientes com periodontite agressiva.

Há pouca evidência que suporte o uso de procedimentos de aumento ósseo no preparo ou em combinação com a colocação de implante em pacientes com periodontite agressiva sendo tratados. Um relato de caso com acompanhamento em curto prazo sugeriu seu sucesso.[25] Um estudo prospectivo de 10 pacientes tratados com periodontite agressiva generalizada, submetidos à regeneração óssea guiada seguida por implante, demonstrou que a taxa de sucesso do implante foi de 100% após 3 anos.[42] No entanto, foi observada ligeira perda de inserção (0,65 mm) e óssea (1,78 mm) no grupo da periodontite agressiva em comparação aos 10 pacientes periodontalmente saudáveis que receberam implantes sem aumento ósseo.

CORRELAÇÃO CLÍNICA

Consideração especial deve ser dada ao risco de sobrecarga oclusal dos implantes colocados em substituição a uma dentição periodontalmente comprometida. Isso é especialmente verdade quando somente um ou poucos implantes forem utilizados para repor um número limitado de dentes com uma coroa ou uma prótese fixa implantossuportada em um paciente com dentição remanescente moderadamente móvel. A imobilidade dos implantes na dentição que não tem um ajuste oclusal vertical estável pode levar à sobrecarga do implante.

Manutenção Periodontal

Quando os pacientes com periodontite agressiva são transferidos para os cuidados de manutenção, sua condição periodontal deve ser estável (sem sinais clínicos de doença e sem patógenos periodontais). Cada visita (consulta) de manutenção consiste em revisão do histórico médico, questionamento sobre problemas periodontais recentes, avaliação dos fatores de risco, cuidadoso exame periodontal e bucal, desbridamento radicular completo e profilaxia, seguido pela revisão das instruções de higiene bucal. Se a higiene bucal não estiver adequada, os pacientes podem ser beneficiados com uma revisão das instruções de higiene bucal através da visualização do biofilme em suas próprias bocas antes do desbridamento e da profilaxia.

As frequentes visitas de manutenção parecem ser um dos fatores mais importantes no controle da doença e no sucesso do tratamento em pacientes com periodontite agressiva.[31,64] Um estudo com 25 indivíduos com periodontite agressiva seguido pela manutenção a cada 3 a 6 meses, por 5 anos, concluiu que esses pacientes podem ser efetivamente mantidos com melhora clínica e microbiológica após a terapia periodontal ativa.[26] As altas contagens bacterianas (especialmente *P. gingivalis* e *Treponema denticola*), quantidade de episódios agudos e de perdas dentárias, tabagismo e estresse pareceram ser fatores significativos na menor porcentagem de sítios que mostraram perdas ósseas progressivas. Um estudo com 5 anos de acompanhamento em 13 pacientes portadores de periodontite agressiva tratados com terapia mecânica, cirúrgica e antimicrobiana e manutenção periodontal de suporte a cada 3 a 4 meses demonstrou interrupção de 95% das lesões inicialmente afetadas dos casos de progressão da doença periodontal. Somente 2% a 5% dos casos demonstraram discretos episódios de perda de suporte periodontal.[8]

É necessário estabelecer um programa de manutenção destinado à detecção precoce e tratamento dos sítios que começam a perder inserção. O intervalo entre essas consultas de retorno é curto durante o primeiro período após a conclusão do tratamento do paciente, normalmente não mais longo do que 3 meses. Episódios agudos de inflamação gengival podem ser detectados e tratados precocemente quando o paciente está em um ciclo frequente de controle. O monitoramento em uma frequência de 3 a 4 semanas pode ser necessário quando se acredita que a doença está em atividade. Se os sinais de atividade e progressão da doença persistirem apesar dos esforços terapêuticos, das frequentes consultas e da adequada colaboração do paciente, podem ser indicados testes microbiológicos. A taxa de progressão da doença pode ser mais rápida em indivíduos mais jovens, e, portanto, o clínico deve monitorar tais pacientes com maior frequência. Ao longo do tempo, o intervalo de retorno para manutenção pode ser ajustado (para mais ou para menos) para adequar-se ao nível de higiene bucal do paciente e controle da doença, como determinado por cada exame.

Uma colaboração estreita entre membros de uma equipe — incluindo periodontista, clínico geral, higienista bucal e o médico do paciente — é requerida para dar continuidade aos cuidados e motivação e encorajamento ao paciente. É importante também monitorar e observar o estado físico geral do paciente, pois perda de peso, depressão e mal-estar têm sido reportados em pacientes com periodontite agressiva generalizada. Por fim, há necessidade constante de reforçar a educação do paciente no que diz respeito à etiologia da doença e a práticas preventivas (higiene bucal e controle dos fatores de risco).

Periodontite Ulcerativa Necrosante

A periodontite ulcerativa necrosante (PUN) é uma doença rara, especialmente em países desenvolvidos. Frequentemente, a PUN é diagnosticada em indivíduos com uma resposta imune do hospedeiro comprometida. A incidência da PUN em populações específicas, tais como pacientes com diagnóstico positivo para infecção com o vírus da imunodeficiência humana (HIV) ou já com a síndrome da imunodeficiência humana adquirida (AIDS), tem sido reportada entre 0% e 6%. A maioria dos pacientes diagnosticados com PUN apresenta doenças ou condições que prejudicam sua resposta imune do hospedeiro. Esses pacientes frequentemente têm um fator sistêmico de predisposição subjacente que os torna suscetíveis à doença PUN. Desse modo, os pacientes que apresentam PUN devem ser tratados em consulta com seu médico.

É necessário concluir uma avaliação médica completa e o diagnóstico de qualquer condição que possa contribuir para uma resposta imune do hospedeiro alterada. É importante também descartar doença hematológica (p. ex., leucemia) antes do início do tratamento de qualquer caso que tenha uma apresentação similar à PUN (Figuras 14.13 e 14.15, Capítulo 14).

O tratamento pode ser iniciado somente após a obtenção de histórico médico completo e exame para identificar a existência de quaisquer doenças sistêmicas. O tratamento para a PUN inclui desbridamento local das lesões com raspagem e alisamento radicular, lavagem e instruções para uma adequada higiene bucal. Pode ser necessário o uso de anestesia local durante o desbridamento, pois as lesões costumam ser dolorosas. O uso da instrumentação ultrassônica com irrigação profusa pode melhorar o desbridamento e a limpeza das lesões profundas. Também pode ser um desafio alcançar uma adequada higiene bucal até que as lesões e a dor associada sejam tratadas.

Os antimicrobianos adjuntos, como clorexidina, aliados ao regime de saúde bucal podem contribuir para a redução diária das cargas bacterianas. Os pacientes frequentemente queixam-se de dor. Antimicrobianos tópicos aplicados localmente e antibióticos sistêmicos, bem como analgésicos sistêmicos, devem ser utilizados como indicado pelos sinais e sintomas.

Pacientes com PUN frequentemente abrigam bactérias, fungos, vírus e outros microrganismos não orais, complicando a seleção da terapia antimicrobiana. A superinfecção ou supercrescimento de fungos e vírus pode ser propagada com a terapia antibiótica. Agentes antifúngicos e antivirais podem ser considerados contra essas infecções profilaticamente ou após o seu diagnóstico. Pelo fato de a higiene bucal desses pacientes estar complicada pelas lesões dolorosas, métodos alternativos devem ser encorajados. A irrigação com agentes de limpeza diluídos e agentes antimicrobianos pode ser benéfica.

Finalmente, o sucesso do tratamento de PUN pode depender da resolução ou do tratamento da condição sistêmica (p. ex., comprometimento imune) que predispõe o indivíduo à doença. A avaliação e o tratamento de pacientes com condições sistêmicas conhecidas, tal como infecção pelo HIV, devem ser coordenados em conjunto com o médico do paciente.

Conclusão

O tratamento das formas agressiva e atípica de doença periodontal é desafiador para clínicos, porque essas formas são raramente encontradas, podem se manifestar com perda óssea mais grave e não respondem de maneira tão previsível ou favorável à terapia convencional. Felizmente, apenas uma pequena porcentagem de pacientes é diagnosticada com essas formas de periodontite. Este capítulo discutiu as terapias e as justificativas para o tratamento desses casos desafiadores.

 Acesse Caso Clínico em https://www.grupogen.com.br.

Referências Bibliográficas

 As referências bibliográficas deste capítulo estão disponibilizadas em https://www.grupogen.com.br.

SEÇÃO III DIAGNÓSTICO E TRATAMENTO DE EMERGÊNCIAS PERIODONTAIS

CAPÍTULO 44

Tratamento da Doença Gengival Aguda

Perry R. Klokkevold | Fermin A. Carranza

SUMÁRIO DO CAPÍTULO

Gengivite Ulcerativa Necrosante, 494
Gengivoestomatite Herpética Primária, 497

Pericoronarite, 497
Conclusão, 498

O tratamento da doença gengival aguda requer o alívio dos sintomas agudos e a eliminação de todos os fatores etiológicos, incluindo as doenças periodontais, tanto crônicas quanto agudas, por toda a cavidade oral. O tratamento não estará completo se as alterações patológicas periodontais ou os fatores predisponentes capazes de provocá-las ainda estiverem presentes. Fatores de risco sistêmicos que aumentam a suscetibilidade a doenças gengivais agudas também precisam ser avaliados e eliminados ou, se possível, modificados.

Gengivite Ulcerativa Necrosante

A gengivite ulcerativa necrosante (GUN) resulta de uma deficiência na resposta do hospedeiro a uma microbiota potencialmente patogênica. Dependendo do grau de comprometimento do hospedeiro e de imunossupressão, a GUN pode ocorrer em uma boca praticamente isenta de outro envolvimento gengival ou ser superposta à doença gengival crônica ou doença periodontal subjacente. O tratamento deve incluir o alívio dos sintomas agudos e a correção da doença crônica gengival ou periodontal subjacente. A primeira é a parte mais simples do tratamento, enquanto a última exige procedimentos mais abrangentes, acompanhamento e educação do paciente.

O tratamento da GUN consiste em (1) alívio da inflamação aguda por meio da redução da carga microbiana e da remoção do tecido necrótico, (2) tratamento da doença subjacente ao envolvimento agudo ou em qualquer outro lugar da cavidade oral, (3) alívio dos sintomas generalizados como febre e mal-estar e (4) correção de condições ou fatores sistêmicos que contribuem para o início ou a progressão das alterações gengivais. O Capítulo 30 fornece mais informações sobre o manejo e o tratamento da GUN e da periodontite ulcerativa necrosante (PUN) nos pacientes com síndrome da imunodeficiência adquirida (AIDS).

O tratamento da GUN deve seguir uma sequência ordenada, de acordo com etapas específicas em três consultas clínicas.

Primeira Consulta

Na primeira consulta, o cirurgião-dentista deve fazer uma avaliação compreensiva do paciente, incluindo uma história médica abrangente com atenção especial a enfermidades recentes, condições de vida, hábitos alimentares, tabagismo, tipo de ocupação profissional, horas de repouso, fatores de risco para infecção pelo vírus da imunodeficiência humana (HIV) e parâmetros psicossociais (p. ex., estresse,

depressão). O paciente é questionado quanto à história de doença aguda, incluindo seu início e duração da seguinte forma:
- A doença é recorrente?
- As recorrências estão associadas a fatores específicos como menstruação, determinados alimentos, cansaço ou estresse mental?
- Foi feito algum tratamento prévio? Quando e durante quanto tempo?

O clínico também deve perguntar sobre o tipo de tratamento recebido e as impressões do paciente quanto à efetividade de tratamentos anteriores.

O exame físico inicial do paciente deve incluir uma avaliação da aparência geral, a presença de halitose e de lesões de pele, os sinais vitais (incluindo a temperatura) e a palpação quanto à existência de linfonodos aumentados, especialmente os submaxilares e submentonianos.

A cavidade oral é examinada quanto a lesão característica da GUN (Capítulo 20), sua distribuição e possível envolvimento da região orofaríngea. A higiene oral é avaliada, com especial atenção para a presença de capuz pericoronário, bolsas periodontais e fatores de risco locais (p. ex., restaurações com contorno inadequado ou com falhas de preenchimento, presença e distribuição de cálculo). A sondagem periodontal das lesões de GUN tende a ser muito dolorosa, não ajuda o diagnóstico primário e pode precisar ser adiada até a resolução das lesões agudas.

 IMPORTANTE

Os objetivos da terapia inicial da GUN são reduzir a carga microbiana e remover o tecido necrótico para facilitar a cicatrização, o reparo e a regeneração para que as barreiras de tecido normais possam ser restabelecidas.

Os objetivos da terapia inicial são reduzir a carga microbiana e remover o tecido necrótico até um ponto em que o reparo e a regeneração das barreiras de tecido normais possam ser restabelecidas. O tratamento durante a consulta inicial está confinado às áreas com envolvimento agudo, que são isoladas com rolos de algodão e secas. Um anestésico tópico é aplicado e após 2 ou 3 minutos as áreas são delicadamente esfregadas com uma bolinha de algodão umedecida para remover a pseudomembrana e restos superficiais não aderidos. O sangramento pode ser profuso. Cada bolinha de algodão é utilizada em uma pequena área e depois descartada. Os movimentos de limpeza em grandes áreas com uma única bolinha de algodão não são recomendados. Após a área ser limpa com água quente, o cálculo superficial é removido. Instrumentos ultrassônicos são muito úteis para esse propósito porque não provocam dor, e o jato d'água associado à cavitação ajuda na lavagem da área.

A raspagem e a curetagem subgengivais são contraindicadas nesse momento porque podem estender a infecção para tecidos mais profundos e também causar bacteremia. *A menos que exista uma emergência, procedimentos como extrações ou cirurgia periodontal são postergados até que o paciente se encontre livre dos sintomas por 4 semanas, a fim de minimizar a probabilidade de exacerbação dos sintomas agudos.*

Antibióticos são eficazes no tratamento de pacientes com GUN.[5] Os pacientes com GUN moderada a grave e linfadenopatia local ou outros sinais ou sintomas sistêmicos são colocados em regime antibiótico de amoxicilina 500 mg por via oral a cada 6 horas, durante 10 dias. Para os pacientes alérgicos à amoxicilina, são prescritos outros antibióticos, como eritromicina (500 mg a cada 6 horas) ou metronidazol (500 mg 2 vezes ao dia, durante 7 dias). As complicações sistêmicas devem diminuir em 1 a 3 dias. *Os antibióticos não são recomendados aos pacientes de GUN que não sejam portadores de complicações sistêmicas.*

Instruções para o Paciente

O paciente recebe alta com as seguintes instruções:
1. Evitar tabaco, álcool e condimentos.
2. Fazer enxágue com um copo cheio de uma mistura em partes iguais de 3% de peróxido de hidrogênio e água morna a cada 2 horas e/ou 2 vezes ao dia, com solução de clorexidina a 0,12%.
3. Repousar adequadamente; realizar as atividades habituais, mas evitar esforço físico exagerado ou exposição prolongada ao sol, em atividade como golfe, tênis, natação ou banho de sol.
4. Limitar a escovação dos dentes à remoção dos resíduos superficiais ou com um dentifrício suave ou apenas água e uma escova de cerdas ultramacias; a escovação exagerada e o uso de fio dental ou limpadores interdentais serão dolorosos. Os enxaguantes bucais com clorexidina também são úteis no controle do biofilme por toda a boca.
5. Um analgésico, como um anti-inflamatório não esteroidal (AINE) (p. ex., ibuprofeno), é apropriado para o alívio da dor.
6. Os pacientes com complicações sistêmicas, como febre alta, mal-estar, anorexia ou debilidade geral, recebem antibióticos e são instruídos a repousar e a tomar bastante líquido.

Os pacientes devem retornar ao consultório em 1 a 2 dias. Eles devem ser informados sobre a duração total do tratamento que a condição exige e advertidos de que o tratamento não está concluído quando a dor cessa. Além disso, devem estar cientes da presença de doença gengival ou periodontal crônica, a qual precisa ser eliminada para reduzir a probabilidade de recorrência dos sintomas agudos.

Uma grande variedade de medicamentos tem sido utilizada no tratamento da GUN.[3] No entanto, a terapia tópica medicamentosa é apenas uma medida auxiliar; nenhum medicamento, quando utilizado isoladamente, pode ser considerado uma terapia completa. Os antibióticos sistêmicos, quando usados, também reduzem a microbiota bacteriana oral e aliviam os sintomas orais,[12,13] mas são apenas auxiliares para completar o tratamento local que a doença exige. Nos pacientes tratados apenas com medicamentos ou antibióticos sistêmicos, os sintomas agudos dolorosos costumam recidivar após a interrupção do tratamento.

Segunda Consulta

Na segunda consulta, 1 ou 2 dias após a primeira, o paciente é avaliado quanto à melhora dos sinais e sintomas. A condição do paciente normalmente é melhor e a dor é menor ou não existe mais. As margens gengivais das áreas envolvidas estão eritematosas, mas sem a pseudomembrana superficial.

É feita a raspagem se esta for necessária e se a sensibilidade permitir. A contração da gengiva pode expor o cálculo anteriormente recoberto, que é delicadamente removido. As instruções para o paciente são as mesmas fornecidas anteriormente.

Terceira Consulta

Na próxima consulta, cerca de 5 dias após a anterior, o paciente é avaliado quanto à resolução dos sintomas e é formulado um plano abrangente para o manejo da sua condição periodontal. O paciente deve estar basicamente livre dos sintomas a essa altura, mas algum eritema ainda pode estar presente nas áreas envolvidas, e a gengiva ligeiramente dolorida durante a estimulação tátil (Figura 44.1A e B). O paciente é instruído quanto aos procedimentos de controle da placa (Capítulo 48), que são essenciais para o sucesso do tratamento e a manutenção da saúde periodontal. Além disso, é orientado sobre nutrição, cessação do tabagismo e outras condições ou hábitos associados a uma possível recorrência. Os bochechos com peróxido de hidrogênio são interrompidos, mas os com clorexidina são mantidos por 2 ou 3 semanas adicionais. A raspagem e o alisamento radicular são repetidos, se necessário. Infelizmente, os pacientes frequentemente interrompem o tratamento porque a condição aguda diminuiu; no entanto, é neste momento que deveria começar o tratamento abrangente do problema periodontal crônico. Os pacientes precisam ser instruídos sobre a importância do tratamento periodontal abrangente, além de serem encorajados a cumpri-lo.

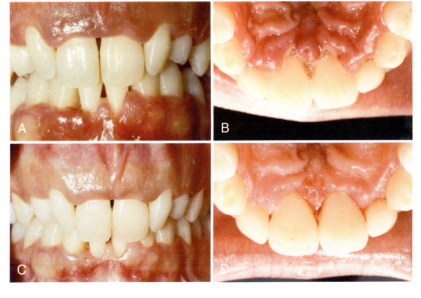

Figura 44.1 (A) Visualização inicial dos tecidos gengivais anteriores em uma mulher de 22 anos de idade, fumante, com gengivite ulcerativa necrosante. (B) Vista palatina da mesma paciente. (C) Vista vestibular da mesma paciente 2 dias após a raspagem inicial e cessação do tabagismo. (D) Vista palatina da mesma paciente 2 dias após a raspagem inicial e cessação do tabagismo. (*De Rose LF, Mealey BL, Genco RJ, Cohen DW: Periodontics: medicine, surgery and implants, Mosby, St. Louis, 2005.*)

Devem ser marcadas novas consultas para o tratamento da gengivite crônica, das bolsas periodontais e do capuz pericoronário, bem como para a eliminação de todas as formas de fatores de risco locais (Capítulo 13). O paciente deve ser reavaliado em aproximadamente 4 ou 6 semanas para determinar a cooperação com a higiene oral, hábitos de saúde, fatores psicossociais, possível necessidade de cirurgia reconstrutiva ou estética e o intervalo das visitas de acompanhamento subsequentes.

Alterações Gengivais com Cicatrização

A lesão característica da GUN sofre as seguintes mudanças durante o curso da cicatrização em resposta ao tratamento:

1. Remoção da pseudomembrana superficial expõe as depressões subjacentes eritematosas, hemorrágicas e similares a crateras na gengiva, indicando inflamação causada por necrose e infiltração microbiana do tecido que perdeu a função de barreira normal do epitélio.
2. No estágio seguinte, o volume e a vermelhidão das margens da cratera são menores, indicando redução na inflamação e reepitelização, mas a superfície permanece brilhante (Figura 44.1C e D).
3. Isso é seguido pelos primeiros sinais de restauração do contorno gengival normal e da cor, indicando o restabelecimento da função normal de barreira do epitélio, incluindo a queratinização e a maior redução da inflamação.
4. No estágio final, a cor, a consistência, a textura superficial e o contorno normal da gengiva podem estar restaurados. As partes da raiz expostas pela doença aguda devem estar recobertas por gengiva saudável (Figura 44.2).

Outras Considerações de Tratamento
Recontorno da Gengiva como Procedimento Auxiliar

Mesmo nos casos de necrose gengival grave, a cicatrização leva frequentemente à restauração do contorno gengival normal, embora a arquitetura normal da gengiva possa ser alcançada somente após várias semanas ou meses. No entanto, se houve perda de osso interdental, se os dentes estiverem desalinhados ou se a papila inteira for perdida, às vezes a cicatrização resulta na formação de uma margem gengival em prateleira, o que favorece a retenção do biofilme e a recorrência da inflamação gengival, além de ser um problema estético. Isso pode ser corrigido por uma tentativa de restaurar o tecido perdido por meio de procedimentos plásticos periodontais ou por remodelamento cirúrgico da gengiva (Figura 44.3). O controle eficaz do biofilme pelo paciente é particularmente importante para estabelecer e manter o contorno gengival normal nas áreas de irregularidade do dente.

Papel dos Medicamentos

Uma grande variedade de medicamentos tem sido utilizada no tratamento tópico da GUN, mas a terapia medicamentosa tópica é apenas uma medida secundária. *Nenhum medicamento, quando utilizado isoladamente, pode ser considerado um tratamento completo.*

Medicamentos cáusticos, como fenol, nitrato de prata, ácido crômico ou dicromato de potássio, não devem ser utilizados. Eles são agentes necrosantes que aliviam a dor destruindo as terminações nervosas da gengiva ulcerada, mas também destroem as células jovens necessárias para o reparo e atrasam a cicatrização. O uso repetido desses agentes resulta na perda de tecido gengival que não é restaurado quando a doença retrocede.[4]

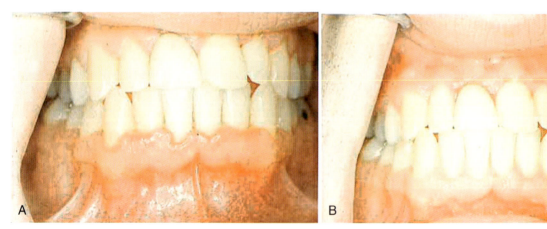

Figura 44.2 Tratamento da gengivite ulcerativa necrosante. (A) Antes do tratamento. Observe as lesões interdentais características. (B) Após o tratamento, exibindo restauração do contorno gengival saudável.

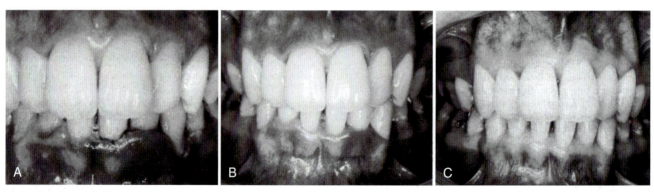

Figura 44.3 Remodelação da gengiva no tratamento da gengivite ulcerativa necrosante. (A) Antes do tratamento. A gengiva bulbosa e a necrose interdental estão presentes na área mandibular anterior. (B) Após o tratamento. Contornos gengivais ainda indesejáveis. (C) Resultado final. Contornos fisiológicos obtidos pela remodelação da gengiva.

IMPORTANTE

Nenhum remédio, quando utilizado sozinho, pode ser considerado como o tratamento completo para a resolução de doenças gengivais agudas (p. ex.: GUN). O tratamento local e a eliminação dos fatores de risco são essenciais para a resolução completa.

Casos Persistentes ou Recorrentes

O tratamento local adequado acompanhado dos devidos cuidados domiciliares resolveria a maioria dos casos de GUN. Se um caso de GUN persistir apesar da terapia ou se recidivar, o paciente deve ser reavaliado, com foco nos fatores que se seguem.

1. *Reavaliação do diagnóstico diferencial para excluir as doenças que se assemelhem à GUN.* Várias doenças e condições (p. ex.: gengivite descamativa) podem se manifestar inicialmente com uma aparência similar à da GUN. Uma nova pesquisa em busca de lesões cutâneas e outros sinais e sintomas deve ser feita com uma biópsia, se justificado (Capítulo 22).
2. *Doenças sistêmicas subjacentes que causam imunossupressão.* Em particular, a infecção pelo HIV pode manifestar-se com frequência com sintomas de GUN ou periodontite ulcerativa necrosante (PUN). O paciente deve ser reavaliado quanto aos fatores de risco e pode precisar de aconselhamento sobre o teste de HIV ou de outras doenças sistêmicas subjacentes suspeitas (p. ex., doença linfoproliferativa). É provável que o paciente seja encaminhado a um médico para posterior avaliação.
3. *Terapia local inadequada.* Com muita frequência, o tratamento é interrompido quando os sintomas diminuem, sem eliminar a doença gengival crônica e as bolsas periodontais que permanecem após o alívio da condição aguda superficial. Cálculo remanescente e outros fatores locais que predispõem à inflamação gengival podem contribuir com a recidiva. O envolvimento agudo recorrente na área anterior da mandíbula pode estar associado à inflamação pericoronariana persistente oriunda da erupção parcial e da inflamação pericoronária dos terceiros molares.[9] O envolvimento anterior é menos provável de recidivar após a correção da situação do terceiro molar.
4. *Comportamento inadequado.* Controle deficiente do biofilme, uso intenso de tabaco, manejo ineficaz do estresse e desnutrição permanente também podem contribuir para persistência ou recorrência de GUN. O cirurgião-dentista deve avaliar a qualidade e a consistência do controle da placa. Avaliação e aconselhamento posteriores sobre o uso de tabaco também vão determinar o papel do tabaco nesse paciente. Se o cirurgião-dentista perceber que os fatores psicossociais não foram resolvidos e estão complicando o comportamento pertinente à saúde e contribuindo para a imunossupressão, o paciente deve ser encaminhado para o profissional adequado. Uma reavaliação do estado nutricional do paciente, com a possível análise alimentar ou teste nutricional, pode ser necessária.[6,8]

CORRELAÇÃO CLÍNICA

Doença gengival aguda pode ser o sinal de uma condição sistêmica mais séria, como a síndrome da imunodeficiência adquirida (AIDS) ou outra condição que deixa o hospedeiro imunocomprometido.

Gengivoestomatite Herpética Primária

A infecção primária pelo herpes-vírus simples na cavidade oral resulta em uma condição conhecida como gengivoestomatite herpética aguda, que é uma infecção oral frequentemente acompanhada por sinais e sintomas sistêmicos (Capítulo 20). Essa infecção ocorre normalmente nas crianças, mas pode acometer os adultos também. Seu curso é de 7 a 10 dias e normalmente cicatriza sem deixar marcas. Um episódio herpético recorrente pode ser precipitado por meio de tratamento dentário,[14] infecções respiratórias, exposição à luz solar, febre, trauma, exposição a substâncias químicas e estresse emocional em indivíduos com um histórico de infecção por herpes-vírus.

O tratamento consiste no diagnóstico precoce e na iniciação imediata da terapia antiviral. Historicamente, a terapia para a gengivoestomatite herpética aguda consistia apenas em cuidados paliativos. Com o desenvolvimento da terapia antiviral, porém, o padrão de atendimento agora inclui o uso de medicamentos antivirais. Em um estudo randomizado duplo-cego controlado com placebo, Amir et al.[1] demonstraram que a terapia antiviral com 15 mg/kg de uma suspensão de aciclovir administrada 5 vezes ao dia por 7 dias alterou substancialmente o curso da doença sem efeitos colaterais importantes. O aciclovir reduziu a duração dos sintomas, incluindo a febre, de 3 dias para 1 dia; diminuiu as novas lesões extraorais de 5,5 dias para 0 dia, e reduziu a dificuldade de ingestão de 7 para 4 dias. Além disso, a secreção viral cessou em 1 dia no grupo aciclovir, mas persistiu até os 5 dias no grupo controle. No geral, as lesões orais estiveram presentes por apenas 4 dias no grupo aciclovir, mas por 10 dias no grupo controle. Apesar de nenhuma evidência clínica clara indicar que esse regime reduz as recidivas, os dados de pesquisa sugerem que um número maior de cópias latentes do vírus incorporadas aos gânglios vai aumentar a gravidade das recidivas.[1]

FLASHBACK

Como parte da infecção primária, o herpes-vírus simples (VHS) entra pelos nervos sensoriais e autonômicos, onde permanece latente nos gânglios neurais que inervam o local.

Em resumo, se a gengivoestomatite herpética aguda for diagnosticada dentro de 3 dias de sua manifestação, o aciclovir deve ser prescrito: 15 mg/kg, 5 vezes ao dia, por 7 dias. Se o diagnóstico acontecer após 3 dias em um paciente imunocompetente, a terapia com aciclovir pode ter valor limitado. Todos os pacientes, incluindo os que se apresentarem mais de 3 dias depois da manifestação da doença, podem receber cuidados paliativos, incluindo remoção do biofilme e resíduos alimentares. Um AINE (p. ex., ibuprofeno) pode ser administrado sistemicamente para reduzir a febre e a dor. Os pacientes podem usar suplementos nutricionais ou anestésicos tópicos (p. ex., lidocaína viscosa) antes das refeições para ajudar na nutrição adequada durante as fases iniciais da gengivoestomatite herpética aguda. A terapia periodontal deve ser postergada até o abrandamento dos sintomas agudos para evitar a possibilidade de exacerbação (Figura 44.4).

A aplicação local ou sistêmica de antibióticos às vezes é aconselhável para evitar a infecção bacteriana ou fúngica oportunista das ulcerações, especialmente no paciente imunocomprometido. Se a condição não se resolver dentro de 2 semanas, o paciente deve ser encaminhado a um médico para consulta.[7] O paciente deve ser informado de que a gengivoestomatite herpética é contagiosa em certos estágios, como acontece quando as vesículas estão presentes (título viral mais alto). Todos os indivíduos expostos a um paciente infectado devem tomar precauções. A infecção herpética do dedo de um cirurgião-dentista, o chamado *panarício herpético*, pode ocorrer se um cirurgião-dentista soronegativo for exposto e tornar-se infectado pelo herpes-vírus com as lesões herpéticas de um paciente.[10,11]

Pericoronarite

Como descrito no Capítulo 20, a pericoronarite refere-se à inflamação do excesso de capuz de tecido mole que se sobrepõe à coroa de um dente irrompido incompletamente. Ela é frequentemente

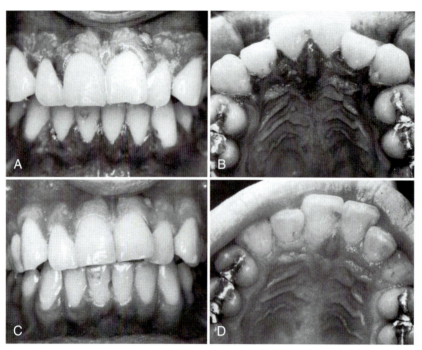

Figura 44.4 Tratamento de gengivoestomatite herpética aguda. (A) Antes do tratamento. Observe o eritema difuso e as vesículas superficiais. (B) Antes do tratamento. Vista palatina exibindo edema gengival e ruptura das vesículas no palato. (C) Um mês após o tratamento, exibindo restauração do contorno gengival normal e pontilhado. (D) Um mês após o tratamento, vista palatina.

associada aos terceiros molares mandibulares (Figura 20.10). O tratamento da pericoronarite depende de diversos fatores, incluindo a posição e a qualidade dos tecidos ao redor, a gravidade da inflamação, a presença e/ou o risco de complicações sistêmicas e a oportunidade de reter o dente envolvido. Todos os capuzes pericoronários, até mesmo na ausência de sintomas, devem ser vistos com desconfiança. É importante considerar a remoção de qualquer capuz pericoronal como medida preventiva contra envolvimento agudo subsequente.

O tratamento inicial da pericoronarite aguda consiste em: (1) lavar gentilmente a área com água morna para remover resíduos e exsudatos e (2) esfregar a área com antisséptico após o capuz pericoronal ter sido afastado do dente com o auxílio de um instrumento. Os resíduos subjacentes são removidos e a área é lavada com água morna. A oclusão é avaliada para determinar se um dente oposto está em contato com o capuz pericoronal. Pode ser necessário realizar a redução cirúrgica do tecido mole e/ou ajustar o dente oposto como medida paliativa para aliviar a dor. Antibióticos podem ser prescritos em casos graves e para pacientes que apresentam evidência clínica de infiltração microbiana difusa do tecido. Se o capuz pericoronal está edemaciado ou apresenta pus, uma incisão e um procedimento de drenagem podem ser indicados para estabelecer a drenagem e aliviar a pressão.

Uma vez que os sintomas tenham atenuado, o prognóstico do dente pode ser avaliado. A decisão é regida pelas chances de a erupção do dente permanecer em uma posição funcional ou pelo impacto e permanência dos fatores predisponentes da pericoronarite. Perda óssea na superfície distal do segundo molar é uma preocupação quando há impacto na superfície distal dos terceiros molares (Capítulo 60).[2] O problema é significativamente maior se os terceiros molares forem extraídos após a formação das raízes quando o paciente está mais velho (p. ex., em torno dos 20 anos de idade ou mais). Para reduzir o risco de perda óssea em torno dos segundos molares, os terceiros molares impactados ou parcialmente impactados devem ser extraídos assim que começarem a se desenvolver.

A qualidade do tecido mole e a quantidade de espaço e profundidade vestibular são fatores importantes para decidir quando manter ou extrair o dente. Se for decidido manter o dente, o capuz pericoronal deve ser reduzido cirurgicamente. É necessário reduzir e repor o tecido para a distal do aspecto coronal do dente, assim como remover o capuz pericoronal na superfície oclusal. Consulte o Capítulo 60 para uma descrição detalhada dos procedimentos cirúrgicos distais e o controle adequado dos tecidos posteriores aos molares mandibulares. A simples remoção da porção oclusão do capuz pericoronal sem cuidar do tecido distal cria uma bolsa periodontal profunda na superfície distal, o que pode levar à recorrência de envolvimento pericoronal agudo. É fundamental deixar o paciente com um sítio que possa ser higienizado e mantido. Como sempre, a educação do paciente e a instrução adequadas na manutenção da saúde periodontal são essenciais para o tratamento ser bem-sucedido.

Conclusão

O tratamento da doença gengival aguda requer avaliação e diagnóstico precisos do problema, o que inclui a identificação de fatores de risco. O objetivo do tratamento inicial é aliviar os sintomas agudos e eliminar todos os fatores locais e sistêmicos contribuintes. O tratamento não está completo se ainda existirem fatores predisponentes. Os fatores de risco sistêmicos que aumentam a suscetibilidade de doença gengival aguda devem ser eliminados ou reduzidos.

 Acesse Caso Clínico em https://www.grupogen.com.br.

Referências Bibliográficas

 As referências bibliográficas deste capítulo estão disponibilizadas em https://www.grupogen.com.br.

CAPÍTULO 45

Tratamento do Abscesso Periodontal

Philip R. Melnick | Henry H. Takei

SUMÁRIO DO CAPÍTULO

Classificação dos Abscessos, 499

Intervenções Terapêuticas Específicas, 502

Classificação dos Abscessos

O abscesso periodontal é uma inflamação purulenta localizada nos tecidos periodontais.[6,15,18,19] Ele foi classificado em três grupos diagnósticos: abscesso gengival, abscesso periodontal e abscesso pericoronário. O *abscesso gengival* envolve a gengiva marginal e os tecidos interdentais; o *abscesso periodontal* é uma infecção localizada contígua à bolsa periodontal e pode resultar na destruição do ligamento periodontal e do osso alveolar; e o *abscesso pericoronário* está associado à coroa de um dente parcialmente irrompido.[15,18,25]

QUADRO DE APRENDIZAGEM 45.1

Os abscessos periodontais foram classificados em três categorias: abscesso gengival, abscesso periodontal e abscesso pericoronal. Cada categoria é classificada de acordo com a localização e o tecido em torno dessa lesão localizada.

Abscesso Periodontal

Abscessos periodontais são tipicamente encontrados em pacientes com periodontite não tratada e em associação a bolsas periodontais moderadas a profundas.[5,15,18,19,28] Os abscessos periodontais com frequência surgem como uma exacerbação aguda de uma bolsa preexistente[6,15,18,19] (Figura 45.1). Relacionados principalmente com a remoção incompleta de cálculo, os abscessos periodontais foram associados a diversas situações clínicas.[8,15-19,27] Eles foram identificados em pacientes após cirurgia periodontal,[12] depois de manutenção preventiva (Figura 45.2),[7,10,20,24] após receber antibioticoterapia sistêmica[29] e como resultado de doença recorrente.[15-17] As condições em que o abscesso periodontal não está relacionado com a doença periodontal inflamatória incluem perfuração ou fratura dental[1,27] (Figura 45.3) e impacção de corpo estranho.[2,26] O diabetes melito mal controlado tem sido considerado um fator predisponente para a formação do abscesso periodontal[18,25] (Figura 45.4). A formação do abscesso periodontal foi relatada como uma das principais causas de perdas dentárias;[12-14,16,17,20-24] entretanto, com o tratamento adequado seguido de manutenção periodontal preventiva consistente, os dentes com perda óssea significativa podem ser mantidos por muitos anos[7] (Figura 45.10).

QUADRO DE APRENDIZAGEM 45.2

A maioria dos abscessos periodontais ocorre devido à remoção incompleta do cálculo gengival em uma bolsa periodontal.

Abscesso Gengival

O abscesso gengival é uma lesão inflamatória aguda localizada que pode surgir a partir de uma variedade de fatores, incluindo infecção pela placa microbiana, trauma e impacção de corpo estranho.[18,25] Os sinais clínicos incluem um edema eritematoso, liso, às vezes doloroso e frequentemente flutuante (Figura 45.5)[15.]

Abscesso Pericoronário

O abscesso pericoronário resulta da inflamação do opérculo do tecido mole, que recobre um dente parcialmente erupcionado. Esta situação é mais frequentemente observada em torno dos terceiros molares inferiores. Tal como acontece com o abscesso gengival, a lesão inflamatória pode ser causada por retenção de biofilme dental, impacção alimentar ou trauma.

Abscesso Agudo *versus* Crônico

Os abscessos são classificados em agudos ou crônicos. O abscesso agudo é frequentemente uma exacerbação de uma lesão periodontal inflamatória crônica. Os fatores que influenciam incluem o aumento do número e da virulência das bactérias presentes, combinado com a resistência tecidual reduzida e a falta de drenagem espontânea.[11,15,28] A drenagem pode ter sido impedida por uma morfologia de bolsa profunda e tortuosa, por detritos ou por epitélio de bolsa intimamente adaptado bloqueando o orifício da bolsa. Os abscessos agudos são caracterizados por edema ovoide dos tecidos gengivais acompanhado de dor, vermelhidão e lisura.[16,17,28] O exsudato pode ser eliminado com uma leve pressão; o dente pode ser sensível à percussão e dar a impressão de estar elevado no alvéolo (Figura 45.6). Febre e linfadenopatia regional são achados ocasionais.[25]

O *abscesso crônico* forma-se depois de a disseminação da infecção ter sido controlada por drenagem espontânea, resposta do hospedeiro ou terapia. Uma vez que a homeostase entre o hospedeiro e a infecção tenha sido atingida, o paciente pode ter pouco ou nenhum sintoma.[9] No entanto, uma dor entorpecedora pode estar associada aos achados clínicos de uma bolsa periodontal, inflamação e um trato fistuloso.[25]

O Quadro 45.1 compara os sinais e os sintomas dos abscessos agudo e crônico.

Abscesso Periodontal *versus* Pulpar

Para determinar a causa de um abscesso e, assim, estabelecer um plano de tratamento adequado, com frequência é necessário realizar um diagnóstico diferencial entre um abscesso periodontal e um abscesso pulpar[4] (Quadro 45.2 e Figuras 45.7 e 45.8). O Quadro 45.2 lista os diagnósticos diferenciais, comparando os sinais e sintomas das duas lesões. O diagnóstico correto para essas duas lesões pode ser confundido em alguns casos, mas uma avaliação cuidadosa e o questionamento do paciente são importantes para um diagnóstico preciso, pois o tratamento para essas lesões é completamente diferente.

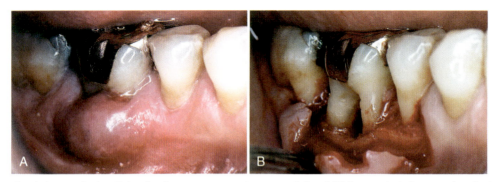

Figura 45.1 (A) Invasões de furca profundas são localizações comuns para o abscesso periodontal. (B) A anatomia da furca com frequência impede a remoção definitiva do cálculo e da placa microbiana.

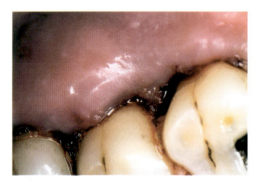

Figura 45.2 Abscesso periodontal pós-profilaxia resultante de cicatrização parcial de uma bolsa periodontal sobre cálculo residual.

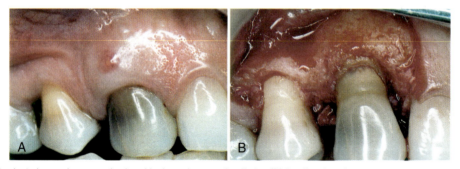

Figura 45.3 (A) Fístula é observada na gengiva inserida do canino superior direito. (B) Retalho elevado mostra que a causa é uma fratura radicular.

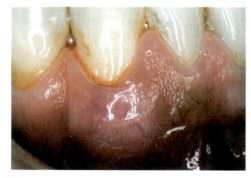

Figura 45.4 Abscesso periodontal localizado em canino inferior direito de paciente adulto do sexo masculino com diabetes melito do tipo 2 mal controlado. Para alguns pacientes, a formação do abscesso periodontal pode ser o primeiro sinal da doença.

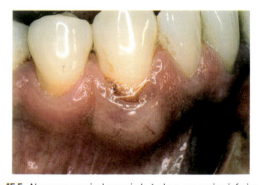

Figura 45.5 Abscesso gengival associado à placa em canino inferior direito.

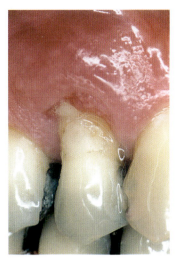

Figura 45.6 Paciente apresentando um abscesso agudo reclamou de dor entorpecedora e sensação de dente crescido no alvéolo. Os sinais de distensão tecidual e exsudação são evidentes.

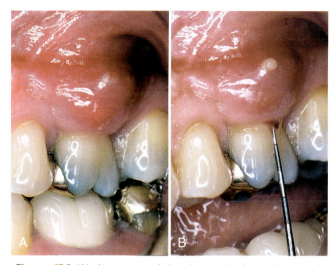

Figura 45.8 (A) Abscesso periodontal em primeiro molar superior esquerdo. (B) A sonda periodontal é usada para retrair suavemente a parede da bolsa.

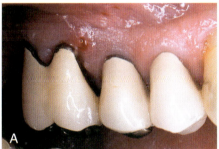
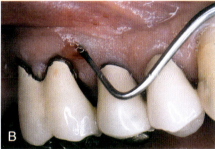
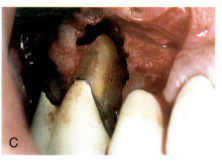

Figura 45.7 (A) Primeiro molar superior direito com fístula na gengiva inserida. (B) Após anestesia local, a sonda periodontal é introduzida através da fístula e angulada em direção ao ápice radicular. (C) Elevação de retalho cirúrgico demonstra tratamento endodôntico malsucedido e fratura dental como causa da fístula.

Quadro 45.1 Sinais e Sintomas de Abscesso Periodontal.

Abscesso Agudo
Desconforto leve a grave
Edema ovoide, localizado e eritematoso
Bolsa periodontal
Mobilidade
Elevação do dente no alvéolo
Sensibilidade à percussão ou mordida
Exsudação
Temperatura elevada[a]
Linfadenopatia regional[a]

Abscesso Crônico
Sem dor ou dor entorpecedora
Lesão inflamatória localizada
Leve elevação do dente
Exsudação intermitente
Trajeto fistuloso com frequência associado a uma bolsa profunda
Geralmente sem envolvimento sistêmico

[a]Pode indicar a necessidade de antibióticos sistêmicos.
Dados de Dahlen G: Microbiology and treatment of dental abscesses and periodontal-endodontic lesions. *Periodontol 2000* 28:206, 2002; Meng HX: Periodontal abscesso. *Ann Periodontol* 4:79, 1999; e Sanz M, Herrera D, van Winkelhoff AJ: The periodontal abscess. In Lindhe, J, editor: *Clinical periodontology*, Copenhagen, 2000, Munksgaard.

Quadro 45.2 Diagnóstico Diferencial de Abscessos Periodontal e Pulpar.

Abscesso Periodontal
Associado à bolsa periodontal preexistente
As radiografias mostram perda óssea periodontal angular e radiolucência na bifurcação
Testes mostram vitalidade pulpar
Edema geralmente inclui tecido gengival, com fístula ocasional
Dor geralmente entorpecedora e localizada
Sensibilidade à percussão pode ou não estar presente

Abscesso Pulpar
Dente afetado pode ter grande restauração
O dente pode não ter bolsa periodontal ou, se tiver, é um defeito raso
Testes mostram polpa não vital
Edema frequentemente localizado no ápice, com um trato fistuloso
Dor muitas vezes grave e difícil de localizar
Sensibilidade à percussão

Modificado de Corbet EF: Diagnosis of acute periodontal lesions. *Periodontol 2000* 34:204, 2004.

Intervenções Terapêuticas Específicas

O tratamento do abscesso periodontal inclui duas fases: resolução da lesão aguda seguida pelo tratamento da doença crônica resultante[15,18,27] (Quadro 45.3).

Abscesso Agudo

O abscesso agudo é tratado para aliviar os sintomas, controlar a disseminação da infecção e estabelecer a drenagem.[15,22] Antes do tratamento, a história médica do paciente, a história dental e a condição sistêmica são revisadas e avaliadas para auxiliar no diagnóstico e determinar a necessidade de antibióticos sistêmicos[3] (Quadros 45.4 e 45.5).

Drenagem através da Bolsa Periodontal

A sensibilidade da área periférica ao redor do abscesso é diminuída com anestésico tópico e local suficientes para garantir o conforto. A parede da bolsa é suavemente retraída com uma sonda periodontal ou uma cureta em uma tentativa de iniciar a drenagem através da entrada da bolsa (Figura 45.8). A pressão digital suave e a irrigação podem ser usadas para eliminar o exsudato e limpar a bolsa (Figura 45.9). Se a lesão for pequena e o acesso não for complicado, é possível realizar o desbridamento na forma de raspagem e alisamento radicular.

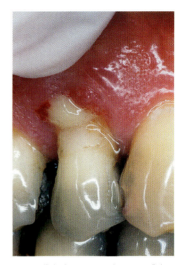

Figura 45.9 A pressão digital suave pode ser suficiente para eliminar a secreção purulenta.

Se a lesão for grande e a drenagem não puder ser estabelecida, o desbridamento por raspagem e alisamento radicular ou o acesso cirúrgico deve ser adiado até que os principais sinais clínicos tenham diminuído.[19,21] Nesses pacientes, é recomendado o uso de antibióticos sistêmicos adjuvantes[13,14,16,17,19] com regimes de altas doses e curto prazo[23] (Quadro 45.5). A terapia antibiótica por si só, sem subsequente drenagem e raspagem subgengival, é contraindicada.[14]

Drenagem por Meio de Incisão Externa

Para drenar o abscesso, a lesão é seca e isolada com compressas de gaze. O anestésico tópico é aplicado, seguido de anestésico local injetado perifericamente à lesão. Uma incisão vertical que passa pelo centro mais flutuante do abscesso é feita com uma lâmina cirúrgica número 15. O tecido lateral à incisão pode ser separado com uma cureta ou elevador periosteal. A matéria flutuante é eliminada e as bordas da ferida são aproximadas sob pressão digital leve com uma compressa de gaze úmida.

Em abscessos que apresentam grave edema e inflamação, a instrumentação mecânica agressiva deve ser adiada em favor da antibioticoterapia, de modo a evitar danos aos tecidos periodontais contíguos saudáveis.[27]

Uma vez que o sangramento e supuração tiverem cessado, o paciente pode ser liberado. Para os pacientes que não precisam de antibióticos sistêmicos, as instruções pós-tratamento incluem bochechos frequentes com água morna e sal (1 colher de sopa em 240 mL) e aplicação periódica de gluconato de clorexidina a 0,12%, na forma de bochechos ou aplicado localmente com um aplicador com ponta de algodão. O esforço físico reduzido e o aumento da ingestão de líquidos são frequentemente recomendados para os pacientes que apresentam comprometimento sistêmico, mas analgésicos também podem ser prescritos. No dia seguinte, os sinais e sintomas geralmente desaparecem; caso contrário, o paciente é instruído a continuar o regime recomendado anteriormente durante mais 24 horas, o que com frequência resulta em cura satisfatória, e a lesão pode ser tratada como um abscesso crônico.[28]

Abscesso Crônico

Assim como acontece com uma bolsa periodontal, o abscesso crônico é geralmente tratado com raspagem e alisamento radicular ou terapia cirúrgica. O tratamento cirúrgico é sugerido quando defeitos verticais profundos ou de bifurcação são encontrados e estão além das capacidades terapêuticas da instrumentação não cirúrgica (Figura 45.10). Acesso ao cálculo subgengival pode ser conseguido nas áreas de bolsas profundas. O paciente deve ser informado sobre as possíveis sequelas pós-operatórias geralmente associadas a procedimentos

---

Quadro 45.3 Opções de Tratamento para Abscesso Periodontal.

1. Drenagem mediante retração da bolsa ou incisão
2. Raspagem e alisamento radicular
3. Cirurgia periodontal
4. Antibióticos sistêmicos
5. Extração dental

Modificado de Sanz M, Herrera D, van Winkelhoff AJ: The periodontal abscess. In Lindhe, J, editor: *Clinical periodontology*, Copenhagen, 2000, Munksgaard.

Quadro 45.4 Indicações de Antibioticoterapia para Pacientes com Abscesso Agudo.

1. Celulite (infecção disseminada, não localizada)
2. Bolsa profunda, inacessível
3. Febre
4. Linfadenopatia regional
5. *Status* imunocomprometido

Quadro 45.5 Opções de Antibióticos para Infecções Periodontais.

Antibiótico de Escolha
Amoxicilina, 500 mg
- Dose inicial de 1 g, seguida de 500 mg, 3 vezes ao dia durante 3 dias
- Reavaliação após 3 dias para determinar a necessidade de uso de antibioticoterapia continuada ou ajustada

Alergia à Penicilina
Clindamicina
- Dose inicial de 600 mg, seguida de 300 mg, 4 vezes por dia durante 3 dias

Azitromicina (ou claritromicina)[a]
- Dose inicial de 1 g, seguida de 500 mg, 4 vezes por dia durante 3 dias

[a]Para ser usado com cuidado em pacientes com elevado risco cardiovascular basal. Dados de American Academy of Periodontology: Position paper: systemic antibiotics in periodontics. *J. Periodontol* 67:1553, 2004.

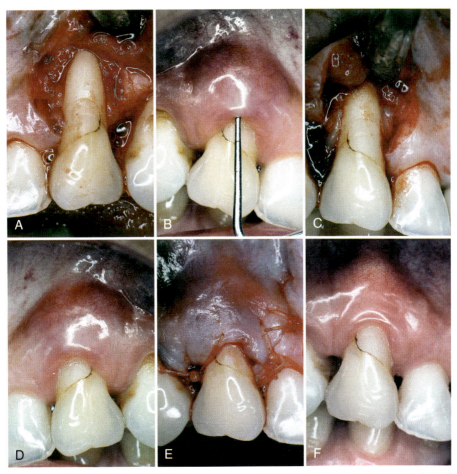

Figura 45.10 (A) Abscesso periodontal crônico em canino superior direito. (B) Após anestesia local, a sonda é inserida para determinar a gravidade da lesão. (C) Após as incisões verticais mesial e distal, um retalho de espessura total é elevado expondo deiscência óssea grave, uma restauração subgengival e cálculo radicular. (D) A superfície radicular foi aplainada, ficando sem cálculos, e as restaurações foram regularizadas. (E) O retalho de espessura total foi movido para sua posição original e suturado com fios absorvíveis. (F) Com 3 meses, os tecidos gengivais estão rosados, firmes e bem adaptados ao dente, com mínima profundidade de sondagem periodontal.

periodontais não cirúrgicos e cirúrgicos. Assim como acontece com o abscesso agudo, a antibioticoterapia pode ser indicada.[15,19,28]

QUADRO DE APRENDIZAGEM 45.3

O abscesso periodontal devido a bolsa periodontal profunda frequentemente requer retalho cirúrgico para acessar o cálculo subgengival. Isso também permite que o cirurgião-dentista reduza a bolsa no mesmo procedimento cirúrgico.

Abscesso Gengival

O tratamento do abscesso gengival destina-se à reversão da fase aguda e, quando aplicável, remoção imediata da causa. Para assegurar o conforto durante o procedimento, a anestesia tópica ou infiltrativa local é administrada. Quando possível, a raspagem e o alisamento radicular são concluídos para estabelecer a drenagem e a remoção de depósitos microbianos. Em situações mais agudas, a área flutuante é incisada com uma lâmina de bisturi número 15 e o exsudato pode ser eliminado por uma leve pressão digital. Qualquer material estranho (p. ex., fio dental, material de moldagem) é removido. A área é irrigada com água morna e coberta com gaze úmida sob leve pressão.

Uma vez cessado o sangramento, o paciente recebe alta com instruções para bochechar com água morna e sal a cada 2 horas pelo restante do dia. Após 24 horas a área é reavaliada e, se a resolução for suficiente, a raspagem não completada previamente é realizada. Se a lesão residual for grande ou pouco acessível, o acesso cirúrgico pode ser necessário.

Abscesso Pericoronário

Tal como acontece com os outros abscessos do periodonto, o tratamento do abscesso pericoronário destina-se à fase aguda, seguido por resolução da condição crônica. O abscesso pericoronário agudo é devidamente anestesiado para o conforto, e a drenagem é estabelecida levantando-se delicadamente o opérculo de tecido mole com uma sonda periodontal ou cureta. Se os detritos subjacentes forem facilmente acessíveis, eles podem ser removidos e, em seguida, irrigados suavemente com solução salina estéril. Se houver edema regional, linfadenopatia ou sinais sistêmicos, antibióticos sistêmicos podem ser prescritos.

O paciente recebe alta com instruções para bochechar com água morna e sal a cada 2 horas, e a área é reavaliada após 24 horas. Se o desconforto foi uma das queixas originais, analgésicos apropriados devem ser empregados. Uma vez que a fase aguda tenha sido controlada, o dente parcialmente irrompido pode ser definitivamente tratado com excisão cirúrgica do tecido sobrejacente ou extração do dente que causou o problema.

 Acesse Caso Clínico em https://www.grupogen.com.br.

Referências Bibliográficas

 As referências bibliográficas deste capítulo estão disponibilizadas em https://www.grupogen.com.br.

CAPÍTULO 46

Lesões Endoperiodontais: Considerações sobre Patogênese, Diagnóstico e Tratamento

Mo K. Kang | Kenneth C. Trabert | Shebli Mehrazarin

SUMÁRIO DO CAPÍTULO

Fatores que Iniciam as Doenças Pulpares e Apicais, 506
Classificação das Doenças Pulpares e Apicais, 507
Efeitos Biológicos da Infecção Pulpar sobre os
 Tecidos Periodontais, 508

Efeitos Biológicos da Infecção Periodontal sobre a
 Polpa Dentária, 509
Resumo, 511

Os espaços periodontais e pulpares representam os dois locais principais de infecção dentária que ocorre devido a bactérias orais. Esses dois espaços são separados por um revestimento duro de dentina, mas podem comunicar-se por meio de diversas vias, como o forâmen do canal radicular, túbulos dentinários e até mesmo trincas, pelos quais as bactérias e irritantes microbianos podem desencadear respostas inflamatórias nos tecidos ao redor. Em nível clínico, infecções dentoalveolares compostas que envolvem o periodonto e a polpa são comuns e apresentam desafios para diagnóstico e tratamento. Diariamente, ocorrem conversas entre periodontistas, endodontistas e clínicos gerais para tentar determinar se uma lesão em torno de um ou mais dentes é de origem periodontal ou endodôntica ou, possivelmente, uma verdadeira lesão combinada que afeta ambos os compartimentos e que exigirá tratamento endodôntico, bem como tratamento periodontal subsequente. O objetivo deste capítulo será discutir o diagnóstico adequado dessas várias condições e oferecer modalidades de tratamento para assegurar a retenção de dentes que, de outra forma, poderiam ser extraídos.

A infecção persistente no tecido pulpar leva à infecção secundária e destruição dos tecidos do periodonto. Por outro lado, a doença periodontal severa pode iniciar ou exacerbar alterações inflamatórias no tecido pulpar. Essa mutualidade de infecção entre polpa e periodonto é mediada por meio de rotas anatômicas, permitindo a comunicação entre as duas estruturas. A principal e mais óbvia via de comunicação é o forame apical. A pulpite avançada leva à necrose pulpar, que muitas vezes é acompanhada por uma reabsorção óssea inflamatória no ápice da raiz, como encontrada nos casos de periodontite apical ou em um abscesso apical (Figura 46.1). Esta também é conhecida como *periodontite retrógrada*, porque ela representa a destruição do tecido periodontal de apical para cervical e é o oposto da *periodontite ortógrada* que resulta de uma infecção sulcular. Esta condição é tipicamente identificada como uma radioluscência periapical (Figura 46.2). A periodontite retrógrada é o exemplo mais comum das doenças pulpares que levam à destruição periodontal secundária. A presença de evidentes foraminas apicais também pode levar a alterações inflamatórias pulpares secundárias a uma periodontite severa em casos em que o defeito periodontal atinge o forame apical.

Alternativamente, os canais laterais ou acessórios também podem ser a rota de comunicação periodontal e pulpar. A prevalência de canais radiculares acessórios em vários dentes humanos e sua contribuição com a complexidade do sistema de canais radiculares já foram bem estabelecidas. Os canais acessórios são encontrados ao longo do comprimento dos canais radiculares, ainda que em diferentes frequências, a depender de sua localização. Estudos anteriores, usando a "técnica de clareamento" para visualização de canal radicular transparente, mostraram que 59,5% dos segundos pré-molares superiores contêm canais laterais; 78,2% estão localizados nas regiões apicais dos canais radiculares.[105] Notavelmente, canais acessórios também foram encontrados nas regiões média e cervical da raiz, embora com frequências reduzidas em 16,2% e 4,0%, respectivamente. Um estudo subsequente mostrou que 28,4% dos molares permanentes exibem canais acessórios evidentes em regiões de furca,[27] sugerindo que esses canais permitem que exista uma comunicação pulpar e periodontal. As terapias endodônticas falham com frequência em molares superiores por causa dos segundos canais mesiovestibulares não identificados. Esses canais são encontrados em uma porcentagem surpreendentemente elevada (80,8%) dos dentes.[40] Claramente, os canais acessórios podem levar à periodontite apical assintomática resultante de doenças crônicas da polpa. Essa condição pode ser facilmente detectada em radiografias periapicais (Figura 46.3), e as lesões periodontais geralmente cicatrizam após a conclusão bem-sucedida da terapia endodôntica. Surgem também questões sobre a possibilidade de a pulpite se desenvolver a partir de infecções periodontais por meio de canais radiculares acessórios. Kirkham,[48] em 1975, relatou que apenas 2% dos dentes continham canais acessórios dentro das bolsas periodontais entre os dentes humanos permanentes extraídos devido à doença periodontal grave. Assim, é extremamente remota a probabilidade de que as infecções periodontais primárias irão atingir a polpa dentária por meio de canais acessórios.

A terceira via de comunicação entre o periodonto e a polpa é por meio dos túbulos dentinários. Tais túbulos mantêm uma estrutura afunilada ao longo do comprimento do complexo dentina-polpa (CDP) até a junção amelodentinária (JAD) com o diâmetro de 2,5 µm no CDP e 0,9 µm na JAD.[97] Portanto, é concebível que a dentina seja uma estrutura permeável, e que a permeabilidade mude em diferentes locais ao longo da superfície da raiz de acordo com o tamanho e a densidade dos túbulos dentinários. A colonização bacteriana nos túbulos de canais radiculares infectados foi bem documentada.[83] Além disso, a invasão bacteriana nos túbulos dentinários a partir da bolsa periodontal foi demonstrada,[23] sugerindo que os túbulos dentinários podem permitir a irritação pulpar a partir de infecções periodontais

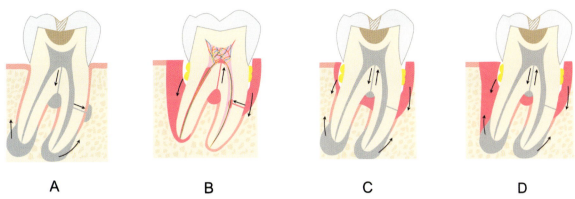

Figura 46.1 Classificação das lesões endoperiodontais. (A) A infecção pulpar primária pode levar à periodontite crônica perirradicular, por meio da qual uma radioluscência periapical pode desenvolver-se e migrar para cervical. Os molares inferiores também podem ter canais acessórios em orientação lateral ou na área de furca. Esses canais acessórios podem permitir a migração da infecção pulpar primária e causar a destruição secundária do periodonto em seus respectivos locais. (B) A infecção periodontal primária pode levar à extensa destruição da crista óssea alveolar, que migra da região cervical até o ápice. Nessas lesões, pode-se encontrar perda óssea generalizada em torno de um único dente ou, muitas vezes, é possível envolver vários dentes adjacentes. Por causa da continuidade pulpar-periodontal através do forame do canal principal ou através dos canais acessórios, a extensa infecção periodontal pode causar irritação nos tecidos pulpares. (C) Ambas as infecções, pulpar primária e periodontal primária, podem ocorrer simultaneamente em uma lesão endoperiodontal "independente", exibindo as respectivas características de cada. (D) As infecções pulpar primária e periodontal primária podem ocorrer extensivamente nesta lesão endoperiodontal "combinada".

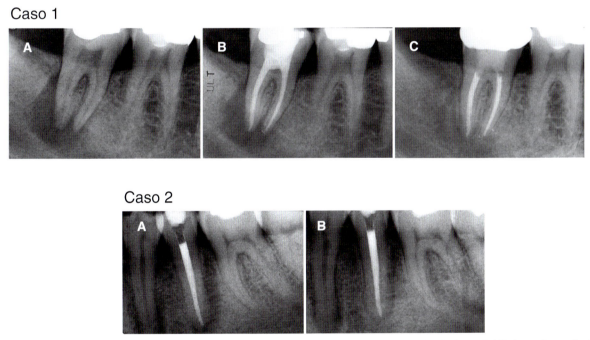

Figura 46.2 Periodontite retrógrada. Caso 1. (A) Grande lesão periapical estendendo-se em torno do periápice do dente 47. Não foram detectadas fraturas visíveis nas cristas marginais mesial ou distal. O dente não apresentou vitalidade pulpar positiva. Uma fístula era visível na gengiva vestibular. (B) A terapia endodôntica foi concluída em duas consultas e os canais foram obturados. (C) A cicatrização do osso perirradicular é evidente aos 6 meses, e uma coroa oferecendo cobertura completa foi colocada. Caso 2. (A) O dente 35 possuía uma extensa lesão perirradicular que se estendia do ápice à superfície distal da raiz, que parecia uma lesão em forma de J. O tratamento de canal convencional foi concluído. (B) Cicatrização da lesão óssea perirradicular no retorno após 6 meses. (*Caso 1, Cortesia de Dr. Thomas Rauth*).

crônicas. A penetração dos patógenos periodontais nos túbulos dentinários também pode ser a fonte de infecção periodontal permanente.[23]

A permeabilidade dentinária por meio dos túbulos dentinários é uma questão clinicamente importante. A permeabilidade pode ser medida por meio da condutividade hidráulica descrita anteriormente.[71] Posteriormente, os investigadores estudaram os efeitos de vários agentes e das tensões sobre a permeabilidade dentinária. Demonstrou-se que o alisamento radicular como parte da terapia periodontal de rotina, por exemplo, diminui a permeabilidade da dentina e resulta na formação de uma camada de esfregaço que é ácido lábil.[22] No entanto, a permeabilidade da dentina pode aumentar com a remoção da camada de esfregaço, resultando na penetração tubular de patógenos orais e irritação pulpar subsequente. Estudos adicionais são necessários para delinear o papel dos túbulos dentinários quando é causada infecção secundária, seja na polpa ou nos tecidos periodontais. Os clínicos precisam estar cientes do fato de que os túbulos dentinários abertos podem servir como condutos irritantes eficazes entre esses dois tecidos completamente distintos.

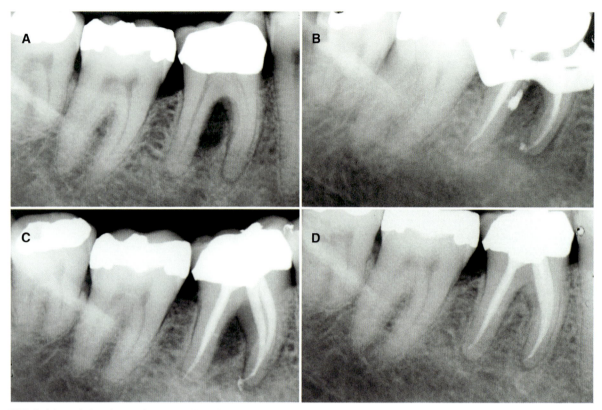

Figura 46.3 Defeito periodontal causado por canal lateral a partir de uma infecção endodôntica primária. (A) A perda óssea está presente na área de furca com fístula na mucosa vestibular. O dente 46 não apresentou vitalidade pulpar positiva. (B) Durante a condensação, uma grande quantidade de cimento obturador foi extravasada através de um grande canal lateral na raiz distal. (C) O cimento foi removido após a obturação, por meio de curetagem da furca e irrigação com solução anestésica através da fístula. (D) Cicatrização aos 12 meses demonstra o completo reparo do osso perirradicular. (*Cortesia de Dr. Thomas Rauth.*)

Além das rotas anteriores de comunicação anatômica entre os tecidos pulpares e periodontais, há casos em que se estabelece a comunicação entre a polpa e o periodonto por defeitos iatrogênicos, como fraturas radiculares verticais e perfurações dentárias. Ambas as situações representam comunicação não anatômica entre a polpa e o periodonto e resultam na disseminação da infecção de um compartimento para o outro.

Fatores que Iniciam as Doenças Pulpares e Apicais

As doenças pulpares e apicais são iniciadas por vários fatores externos que podem incluir microrganismos, trauma, calor excessivo, procedimentos restauradores, agentes de restauração e má oclusão. Tais agressões levam a alterações inflamatórias na polpa, começando com uma pulpite reversível ou irreversível, progredindo para a necrose pulpar e subsequente destruição do periodonto. A cárie dentária é uma causa importante da doença pulpar e a infecção bacteriana é a principal forma de insulto microbiano para a polpa. Uma revisão sistemática da literatura de 1966 a 2000 mostrou efeitos causadores do *Streptococcus mutans* e lactobacilos para a cárie dentária humana, ao passo que outras bactérias, como os *Streptococcus sanguinis*, *Streptococcus salivarius* ou *enterococci*, não puderam ser associadas à doença.[94] O entendimento recente no processo de cárie enfatizou a importância do equilíbrio homeostático no biofilme, que descreve o ecossistema microbiano nas superfícies dos dentes em vez de a virulência das espécies bacterianas individuais.[93] Independentemente, a infecção pulpar é polimicrobiana e com frequência começa a partir de cáries incipientes que causam inflamação pulpar localizada ou pulpite.

A invasão local das bactérias cariogênicas ou uma mudança no conteúdo bacteriano do biofilme pode conduzir a alterações inflamatórias na polpa dentária. Isso acontece com frequência na ausência de extensão da cárie para a câmara pulpar. Os subprodutos bacterianos relevantes para a pulpite incluem ácido láctico, amônia, ureia, lipopolissacarídeo e ácido lipoteicoico. É notável que a polpa dental é capaz de lidar com inúmeros insultos microbianos, por conta de seu extenso sistema linfático intrapulpar. Contudo, uma resposta inflamatória pulpar esmagadora pode ser induzida por meio de vários mecanismos e numerosos desafios microbianos. Os lipopolissacarídeos e os ácidos lipoteicoicos ligam-se aos receptores do tipo *toll*. Estes estão presentes na superfície de algumas células imunológicas na polpa e induzem à liberação de mediadores inflamatórios, como prostaglandinas, citocinas e quimiocinas.[38] Em particular, o fator de necrose tumoral alfa, a interleucina-1 (IL-1), a IL-8, a IL-12 e as quimiocinas CCL2 e CXCL2 estão bem descritas quanto ao seu papel na pulpite.[28] Sabe-se que a IL-1 é liberada a partir de macrófagos após a estimulação com lipopolissacarídeo e é responsável pela reabsorção óssea que conduz à periodontite apical.[34] Durante a pulpite aguda, os mediadores inflamatórios ativam a vasodilatação, o aumento transitório do fluxo sanguíneo pulpar, a infiltração de células inflamatórias, o aumento da pressão intrapulpar e, finalmente, a necrose isquêmica da polpa (Figura 46.4).

Em um abscesso apical agudo, as bactérias anaeróbias são predominantes em relação às cepas aeróbias; os microaerófilos predominaram em 82% dos casos estudados.[45] As bactérias mais frequentemente isoladas são *Fusobacterium nucleatum*, *Parvimonas micra* e *Porphyromonas endodontalis*.[86] Dependendo da virulência dos organismos e da resistência do hospedeiro, uma lesão que era crônica pode se agravar e tornar-se um abscesso apical agudo. A presença de espiroquetas também está bem documentada no abscesso apical assim como nos abscessos periodontais e foi estudada por várias técnicas de identificação.[16] As espiroquetas mais isoladas em infecções do canal radicular são *Treponema denticola* e *Treponema maltophilium*.[39,74] Ao comparar abscessos apicais crônicos e agudos, Baumgartner et al.[6] constataram que houve uma incidência significativamente maior de

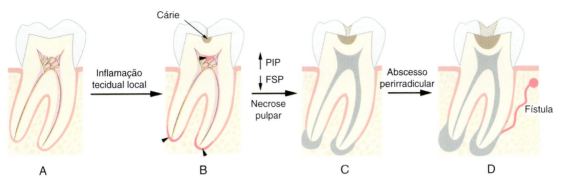

Figura 46.4 Progressão da doença pulpar e perirradicular. (A) O dente normal sem qualquer doença pulpar é ricamente vascularizado e inervado. (B) Com desafio microbiano, como a cárie, a inflamação tecidual local pode ocorrer na polpa adjacente ao sítio da lesão cariosa, bem como nas regiões apicais *(cabeças de seta)*. (C) A inflamação pulpar pode levar a uma diminuição no fluxo sanguíneo pulpar (*FSP*) decorrente de um aumento na pressão intrapulpar (*PIP*), causando necrose pulpar (mostrada *em cinza*). (D) A necrose pulpar, se não for tratada, pode causar inflamação crônica dos tecidos perirradiculares e formação de abscessos, levando a uma fístula que drena.

espiroquetas nos abscessos agudos ou celulite do que nos canais radiculares infectados assintomáticos. *Treponema socranskii* foi a espécie mais frequentemente encontrada.[6]

Os irritantes termomecânicos podem induzir a circulação pulpar alterada e o dano ao tecido pulpar. Estudos anteriores demonstraram que as mudanças térmicas provocadas por procedimentos dentários, como o preparo do dente, levaram a uma diminuição acentuada do fluxo sanguíneo pulpar e ao extravasamento do plasma, resultando em uma resposta inflamatória.[47,70] O calor extremo causado pelo preparo do dente a seco desencadeia estase vascular e hemorragia no plexo vascular subodontoblástico.[60] Observou-se que até mesmo um pequeno aumento na temperatura pulpar (5° a 6°C) é capaz de induzir modificações necróticas na polpa.[108] A necrose pulpar eventualmente conduz à periodontite apical. Da mesma forma, os irritantes químicos impõem mudanças mensuráveis no estado da polpa. Um estudo recente mostrou a citotoxicidade do material da resina dentária (2-hidroxietil metacrilato [HEMA]) em células estromais da polpa por meio da indução de morte celular apoptótica.[66] O condicionamento da superfície da dentina com elevado teor de ácido fosfórico produziu efeitos deletérios sobre a polpa dental.[79] Além disso, as resinas de união utilizadas como materiais de capeamento pulpar levaram à pulpite aguda e a vários graus de necrose nos dentes de seres humanos.[1] O preenchimento do canal radicular com guta-percha e outros cimentos invariavelmente causa reações inflamatórias graves nos tecidos apicais, embora os pacientes possam ser completamente assintomáticos.[72] Assim, os materiais dentários, com frequência, contêm irritantes químicos que afetam tanto os tecidos pulpares quanto os tecidos periodontais. Deve-se estar ciente, portanto, da doença endodôntica iatrogênica potencial associada ao seu uso indevido.

Classificação das Doenças Pulpares e Apicais

O diagnóstico das lesões endodônticas que podem com frequência ter um componente periodontal pode ser confuso. A terminologia de diagnóstico utilizada em várias escolas e livros didáticos odontológicos agrava ainda mais a confusão para os estudantes e os profissionais. Em uma tentativa de simplificar e unificar uma terminologia de diagnóstico padronizado, a Associação Americana de Endodontia (American Association of Endodontists [AAE]) estabeleceu uma nova terminologia diagnóstica endodôntica em 2009. O leitor é remetido a esta terminologia revisada, publicada no *Journal of Endodontics*, para uma discussão mais completa sobre este assunto. Ao longo deste capítulo faremos referência a esta nova terminologia, que também está resumida nas Tabelas 46.1 e 46.2.

Tabela 46.1 Classificação das Doenças Pulpares.[a]

Estado Pulpar	Sintoma	Vitalidade	Resposta ao Frio
Polpa normal	Assintomático	Vital	Dentro dos limites normais
Pulpite reversível	Sensível à pressão ou temperatura[b]	Vital	Hipersensível ao frio
Pulpite irreversível sintomática[c]	Dor espontânea, latejante	Vital	Hipersensível ao frio e resposta de longa duração
Pulpite irreversível assintomática[d]	Nenhum	Vital	Dentro dos limites normais
Necrose pulpar[e]	Assintomático[e]	Não vital	Sem resposta
Previamente tratada	Variável	Não vital	Sem resposta
Terapia previamente iniciada	Variável	Variável	Variável

[a]Diversas condições pulpares não podem ser diferenciadas por radiografias periapicais. Os sintomas e as respostas ao frio explicados aqui são os achados gerais, mas podem ocorrer exceções.
[b]A resposta dos pacientes à pressão pode ser decorrente da hiperoclusão em casos de pulpite reversível. Na ausência de tais fatores, as queixas do paciente refletem principalmente a sensibilidade térmica.
[c]A pulpite irreversível sintomática pode ser sintomática e dolorosa, conforme descrito, ou pode ser assintomática e não dolorosa.
[d]A pulpite irreversível assintomática é baseada na presença de inflamação pulpar, como, por exemplo, cáries extensas, hiperemia ou lesões traumáticas, na ausência de sintomas subjetivos do paciente.
[e]A polpa necrótica pode causar exacerbação do sintoma, incluindo dor latejante espontânea. No entanto, tal sensibilidade resulta de inflamação perirradicular.
A terminologia diagnóstica é baseada nas recomendações da American Association of Endodontists Consensus Conference, como mostrado em Glickman GN: AAE consensus conference on diagnostic terminology: background and perspectives. *J. Endod* 35:1634, 2009.

Para fazer um diagnóstico endodôntico adequado, o clínico deve avaliar os sintomas do paciente; os achados clínicos e radiográficos e a presença ou a ausência e a localização de qualquer edema ou drenagem. Dadas todas essas variáveis, é fácil entender por que a falta de clareza existe e os erros são cometidos para saber se a lesão é primariamente endodôntica ou periodontal ou uma verdadeira lesão combinada.

Tabela 46.2 Classificação das Doenças Perirradiculares.[a]

Estado Perirradicular	Sintoma	Estado Pulpar	Resposta à Percussão	Resposta à Palpação	Radioluscência Periapical	Fístula
Periápice normal	Nenhum	Varia[b]	Nenhuma	Nenhuma	Não presente	Não presente
Periodontite apical sintomática[c]	Dolorosa	Inflamado	Dolorosa	Varia[d]	Não presente	Não presente
Periodontite apical assintomática	Nenhum	Não vital	Nenhuma	Nenhuma	Presente	Não presente
Abscesso apical agudo[c]	Doloroso	Inflamado	Dolorosa	Dolorosa	Varia[e]	Não presente
Abscesso apical crônico	Nenhum	Não vital	Nenhuma	Nenhuma	Presente	Presente
Osteíte condensante	Nenhum/dor	Inflamado	Nenhuma	Nenhuma	Radiopaco	Não presente

[a]O sintoma e outras descrições da doença perirradicular individual são os achados gerais em relação aos quais podem ocorrer desvios.
[b]Periápice normal pode estar associado à polpa normal, inflamada ou necrótica.
[c]A diferença entre a periodontite perirradicular aguda e o abscesso perirradicular agudo é que a primeira está confinada ao dente envolvido e a última é mais generalizada e frequentemente apresenta-se como um edema maciço nos tecidos perirradiculares afetados.
[d]A palpação na periodontite perirradicular aguda pode provocar sensibilidade após a progressão da doença através da tábua cortical.
[e]A radioluscência cortical pode estar presente no abscesso perirradicular agudo avançado.
A terminologia diagnóstica é baseada nas recomendações da American Association of Endodontists Consensus Conference, como mostrado em Glickman GN: AAE consensus conference on diagnostic terminology: background and perspectives. *J. Endod* 35:1634, 2009.

A classificação das doenças da polpa dentária depende da extensão da lesão pulpar e de sua capacidade de reparar. Muitos fatores influenciam se um dente será classificado como normal, ou se desenvolverá uma pulpite reversível ou irreversível ou se vai se tornar necrótico.

Estudos anteriores encontraram pouca correlação entre as características histológicas da doença pulpar e os sintomas que o paciente experimentou antes do tratamento.[51,102] Uma revisão do diagnóstico da dor pulpar, realizada por Bender[7] em 2000, constatou que 80% dos pacientes que forneceram uma história prévia de dor odontogênica manifestaram evidência histopatológica de pulpite e necrose parcial na polpa dentária. Bender também concluiu que um clínico pode determinar o grau de doença da polpa perguntando aos pacientes sobre a sua história de dor anterior e os sintomas relacionados ao dente envolvido.[7] Contudo, ainda resta uma polêmica quanto ao grau de correlação entre os sintomas pulpares e as características histopatológicas dos tecidos pulpares, e estudos adicionais são necessários para confirmar a correlação entre os dois.

As patogêneses apicais de origem endodôntica são processos inflamatórios que ocorrem nos tecidos perirradiculares que circundam o ápice dos dentes. Elas são o resultado de vários agentes microbianos que se originam na infecção do canal radicular e criam uma série de respostas tanto inflamatórias quanto imunológicas. Esses agentes saem pelo forame apical, canais laterais ou túbulos dentinários.[48,68] Trata-se de um processo infeccioso causado por um grande número de espécies microbianas, ao contrário das doenças infecciosas clássicas que ocorrem em outras partes do corpo que podem ser causadas apenas por um ou dois organismos específicos. Essas espécies residem em comunidades ecologicamente equilibradas discutidas anteriormente e constituem o *biofilme*.[65] As características diferentes das lesões pulpares e periodontais estão resumidas na Tabela 46.3.

Efeitos Biológicos da Infecção Pulpar sobre os Tecidos Periodontais

Os efeitos da doença pulpar sobre os tecidos periodontais circundantes são amplamente aceitos por clínicos e pesquisadores e são estudados desde os anos 1960. As alterações inflamatórias iniciais na polpa exercem muito pouco efeito sobre o periodonto. Mesmo uma polpa que está significativamente inflamada pode ter pouco ou nenhum efeito sobre os tecidos periodontais circunjacentes. Pesquisadores acreditam que esta resposta inflamatória pulpar inicial é uma tentativa de evitar a disseminação da infecção para os tecidos periapicais.

Entretanto, quando a polpa se torna necrótica, ela produz uma resposta inflamatória significante envolvendo as reações inflamatórias e imunológicas extremamente complexas. Essa resposta pode atravessar o forame apical, a furca, os canais laterais, os túbulos dentinários e as áreas de tecido necrótico preso ao longo da superfície da raiz – que

Tabela 46.3 Diferentes Características das Lesões Pulpares e Periodontais.[a]

	Pulpar Primária	Periodontal Primária	Endodôntica Periodontal Independente	Endodôntica Periodontal Combinada
Sintomas do paciente	Varia[b]	Desconforto leve	Varia[b]	Varia[b]
Integridade da coroa	Comprometida	Intacta	Comprometida	Comprometida
Lesões radiográficas	Radioluscência periapical	Perda da crista óssea	Radioluscência periapical separada e lesões na crista	Lesões ósseas contínuas da crista alveolar até o ápice
Vitalidade	Não vital	Vital	Não vital	Não vital
Sondagem periodontal	Sondagem estreita até o ápice[c]	Perda óssea generalizada	Perda óssea generalizada	Perda óssea generalizada com sondagem estreita até o ápice

[a]Estes são resumos generalizados e podem ocorrer desvios.
[b]Os sintomas do paciente para lesões pulpares podem variar, dependendo do tipo de doença. As lesões crônicas podem ser completamente assintomáticas, enquanto os sintomas agudos sem quaisquer lesões radiográficas podem disparar a dor.
[c]As lesões pulpares primárias podem não estar presentes com qualquer defeito periodontal. A sondagem estreita nas lesões pulpares pode indicar fístula através do sulco.

se estende além do ligamento periodontal – e nos tecidos apicais circunjacentes.[82] Essa resposta inflamatória inicial da polpa e a subsequente necrose que permeia pelos inúmeros espaços do sistema de canais incluem várias cepas bacterianas, espiroquetas, fungos, leveduras e vírus.[61] A natureza e a extensão da destruição periodontal que se segue dependem da virulência dos patógenos no sistema de canais radiculares, da cronicidade da doença e dos mecanismos de defesa do hospedeiro.[13]

Em um estudo clássico de Kakehashi et al.,[41] as polpas infectadas de ratos livres de germes permaneceram vitais, enquanto as polpas infectadas de ratos normais que foram deixadas abertas para o meio bucal desenvolveram necrose pulpar com subsequente inflamação e formação de lesões periapicais. Essa foi a primeira evidência experimental a demonstrar a infecção microbiana como etiologia da patogênese pulpar e periapical. Do mesmo modo, a infecção bacteriana desempenha papel fundamental em lesões endodônticas-periodontais na forma do biofilme bacteriano, que é composto de um componente celular de 15% e um material de matriz que compreende os restantes 85%. A formação das comunidades do biofilme está sob o controle de sinais químicos complexos que tanto regulam e orientam a formação de colônias viscosas e canais de água.[14] Bactérias proteolíticas predominam nas infecções iniciais de canais radiculares e então mudam ao longo do tempo para uma microbiota que contém um número maior de anaeróbios.[21,90]

Vários irritantes não vivos também foram implicados no processo inflamatório. Estes incluem corpos estranhos, restos epiteliais, cristais de colesterol, corpúsculos de Russell, corpúsculos hialinos de Rushton e cristais de Charcot-Leyden. Além disso, esses irritantes podem ser responsáveis pela falta de reparação das lesões apicais em dentes que receberam tratamento endodôntico apropriado.[75] Se o crescimento das células epiteliais for estimulado por qualquer um desses patógenos vivos ou não vivos, então a integridade dos tecidos periodontais também pode ser afetada.

À medida que o grau de inflamação da polpa torna-se mais extenso, ocorre maior quantidade de destruição dos tecidos periodontais. Ocorre a extensão da infecção através do espaço do ligamento periodontal, do alvéolo dental e do osso circunjacente, provocando no paciente a sensação de um edema localizado ou difuso que pode resultar em celulite, que invade os vários espaços faciais. Todavia, mais frequentemente, a infecção irrompe da mucosa labial, vestibular ou lingual e resulta em uma fístula com drenagem. Nos casos em que o caminho de menor resistência para o processo infeccioso é ao longo da gengiva inserida, a infecção pode dissecar o espaço ligamento periodontal e resultar na formação de uma bolsa periodontal profunda, mas estreita. Esta bolsa normalmente se estende até o principal local da infecção (p. ex.: o ápice da raiz) quando sondada ou rastreada com um cone de guta-percha. Frequentemente ocorre confusão entre os clínicos gerais e os especialistas para saber se o defeito de sondagem é o resultado de um problema endodôntico ou periodontal ou o resultado de uma trinca vertical na raiz. Em geral, um defeito de sondagem estreito combinado com uma resposta pulpar não vital indica que o problema é geralmente de origem endodôntica em vez de periodontal. Além disso, um defeito de sondagem associado à uma fratura vertical da raiz geralmente estende-se ao nível da fratura, em oposição ao ápice radicular. A fratura vertical da raiz é geralmente detectada durante o acesso à câmara pulpar por meio de ampliações de alta potência ou pelo uso de um transiluminador. Se a fratura não for detectada, ela não deve ser descartada como causa potencial do defeito de sondagem.

Em poucas situações, os dentes adjacentes, as suas superfícies radiculares ou as áreas de furca podem também ter sondagem profunda. Deve-se ter cuidado para testar exaustivamente todos os dentes superiores e inferiores, a fim de se avaliar corretamente se o problema é endodôntico ou periodontal. Uma vez que o diagnóstico correto é feito, o plano de tratamento deve ser formulado e discutido com o paciente. Quando a terapia endodôntica é a principal causa do edema ou destruição do periodonto, o tratamento endodôntico bem-sucedido geralmente resulta na cicatrização de ambos os tecidos periapical e periodontal. Às vezes, no entanto, o trauma ao dente, a perda severa dos tecidos periodontais adjacentes, a contínua mobilidade dental e o trauma oclusal não fornecem um ambiente que permita a ocorrência da cicatrização apical. Nesses casos, uma contenção é por vezes necessária para ajudar a estabilizar o dente e permitir a reparação potencial dos tecidos apicais (Figura 46.5).

Se uma infecção endodôntica não for tratada, a progressão da doença periodontal continua. As infecções de origem endodôntica não tratadas e não resolvidas podem sustentar o crescimento de vários patógenos endodônticos que podem levar à formação de bolsas aumentadas e perda óssea, deposição de cálculo, atividade osteoclástica e subsequente reabsorção óssea e dental. Eles podem comprometer adicionalmente a cicatrização e agravar o desenvolvimento e a progressão do estado da doença periodontal.[20]

A capacidade de o periodonto regenerar e cicatrizar o aparato de inserção perdido é controversa. Isso é especialmente verdadeiro quando os dentes foram tratados endodonticamente e a camada de cemento não está mais presente.[44] Um estudo realizado por Sanders et al.[78] demonstrou uma taxa de regeneração óssea de 60% em dentes que não haviam sido submetidos a tratamento endodôntico em comparação com uma taxa de regeneração de apenas 33% em dentes que tiveram o tratamento endodôntico concluído. Um estudo comparou a perda de gengiva inserida e verificou que houve uma perda de tecido inserido 0,2 mm maior na presença de dentes com uma infecção do canal radicular e radioluscência periapical.[36] Esses mesmos pesquisadores em um estudo posterior encontraram uma perda de osso proximal marginal três vezes maior usando medidas radiográficas em dentes com infecções endodônticas em comparação com aqueles sem infecções endodônticas ou com envolvimento endodôntico diminuído.[35] Outros pesquisadores, no entanto, informaram que todos os tecidos periodontais têm a capacidade de se regenerar, independentemente de o dente ser vital, parcialmente tratado e medicado, parcialmente obturado ou com o tratamento endodôntico completado com êxito.[19] Pesquisas adicionais precisam ser concluídas para um melhor entendimento da relação entre a presença de infecção endodôntica e o aumento da perda de osso marginal e tecido inserido em pacientes propensos à doença periodontal.

É evidente que o endodonto e o periodonto estão intimamente relacionados da perspectiva estrutural, funcional e patogênica e que os microrganismos e irritantes não vivos desempenham papel importante na progressão das duas estruturas. Portanto, o diagnóstico correto das lesões endodônticas-periodontais é fundamental e vai ditar o curso apropriado do tratamento.

Efeitos Biológicos da Infecção Periodontal sobre a Polpa Dentária

Os efeitos da doença periodontal sobre a polpa dentária parecem ser mais controversos em comparação com os efeitos da doença pulpar sobre o periodonto.[8,81] Nem todos os estudos concordam sobre os efeitos da doença periodontal sobre a polpa. Apesar de a inflamação e a necrose pulpar localizada terem sido observadas próximas a canais laterais expostos por doença periodontal,[76,81,82] outras pesquisas não confirmaram uma correlação entre a doença periodontal e as mudanças dentro da polpa.[15,56,96] Langeland et al.[51] indicaram que, quando as alterações patológicas ocorrem na polpa de um dente como resultado da doença periodontal avançada, a polpa normalmente não sofre alterações degenerativas enquanto o canal principal não for envolvido. Se a vascularização da polpa permanecer vital, nenhuma reação inflamatória ocorre e nenhum sintoma de doença pulpar se desenvolve. Um estudo com animais conduzido por Bergenholtz e Lindhe[9] constatou que 70%

Caso 1

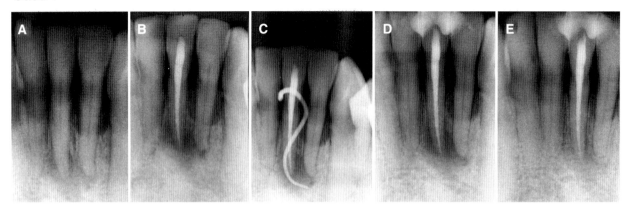

Caso 2

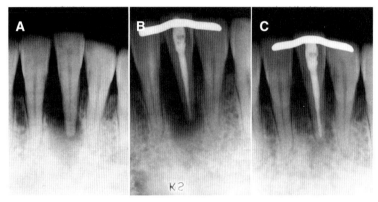

Figura 46.5 Caso 1. (A) Trauma prévio do dente 41 com queixa de dor ao morder e mastigar. O dente não apresentava vitalidade pulpar positiva e o dente 42 tinha 6 mm de profundidade de sondagem na face lingual. (B) Radiografia pós-operatória após a obturação do canal. O tratamento foi concluído em duas consultas com a utilização de hidróxido de cálcio entre as sessões. (C) Quatro meses mais tarde, o dente tinha mobilidade e uma fístula estava presente. (D) A oclusão foi ajustada e a resina composta foi colada nas superfícies mesial e distal para estabilizar tanto o dente 41 quanto o 42. (E) Cicatrização da lesão perirradicular é aparente após 13 meses e o dente 42 tinha apenas 4 mm de profundidade na sondagem. Caso 2. (A) Dente 41 previamente traumatizado. O dente possuía mobilidade classe III e não apresentava vitalidade pulpar positiva tanto para o teste de CO_2 quanto para o teste elétrico de vitalidade. (B) Após a obturação do dente com guta-percha, uma ferulização em ouro fundido foi realizada na superfície lingual para estabilizar o dente. (C) O retorno após 13 meses demonstra a reparação do osso perirradicular e nenhuma mobilidade como resultado da colocação da contenção e estabilização. (*Caso 1, Cortesia de Dr. Thomas Rauth.*)

dos espécimes animais não mostraram alterações patológicas mesmo quando 30% a 40% da inserção periodontal foi perdida. O restante mostrou apenas pequenas alterações inflamatórias, formação de dentina reparadora ou defeitos reabsortivos em que a raiz havia sido exposta.

Os pesquisadores e os clínicos, entretanto, observaram a disseminação de lesões periodontais avançadas que se estendem até o forame apical e resultam em necrose pulpar. Essa infecção retrógrada pode proliferar através de grandes canais acessórios nas superfícies laterais do dente, canais posicionados mais próximos ao forame apical e a área onde o canal principal deixa o ápice do dente.[76] Kobayashi et al.[49] compararam a microbiota dos canais radiculares e das bolsas periodontais de dentes sem cárie que estavam necróticos e testaram a ausência de vitalidade com um teste pulpar elétrico. A proporção de aeróbios/anaeróbios na bolsa periodontal foi de 0,23 em comparação com 0,0022 no canal radicular. Embora houvesse muito menos bactérias no canal radicular, ambas as áreas demonstraram cepas bacterianas semelhantes. A semelhança de cepas em ambas as áreas sugeriu que a bolsa periodontal pode ser a fonte de bactérias encontradas em infecções dentro do sistema de canais radiculares.

A proteção e a preservação do cemento e da dentina que circundam o dente também desempenham papel importante na preservação da saúde da polpa e impedem a penetração de patógenos periodontais. A presença de uma camada de cemento intacta é importante na proteção da polpa a partir da placa dentária e outros patógenos periodontais que migram ao longo da superfície radicular durante o desenvolvimento da doença periodontal avançada. Excessiva raspagem e alisamento radicular que removem o cemento e a dentina da superfície radicular estimulam o estreitamento dos canais pulpares. Acredita-se que esse processo seja reparador em vez de inflamatório.[8,52] Vários estudos também sugerem que a doença periodontal é degenerativa para os tecidos pulpares, resultando em contínua calcificação, fibrose, reabsorção de colágeno e inflamação.[51,53]

A espessura da dentina também contribui para a proteção da polpa. Stanley[89] afirmou que se uma espessura de 2 mm de dentina permanece entre a polpa e o estímulo irritante, há pouca chance de dano pulpar. Weine[106] resumiu as precauções que podem ser tomadas durante o decorrer da terapia periodontal como (1) evitar o uso de substâncias químicas irritantes na superfície da raiz, (2) minimizar o uso de raspadores ultrassônicos quando há menos de 2 mm de dentina remanescente e (3) permitir que irritações pulpares menores diminuam antes de completar procedimentos adicionais. Quando essas precauções não forem seguidas e a microvasculatura da polpa

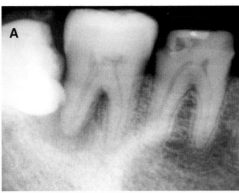
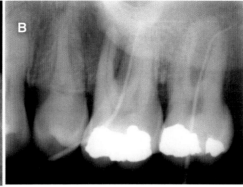

Figura 46.6 Defeitos periodontais primários causando lesões ósseas perirradiculares e irritação pulpar. (A) A lesão periodontal primária é evidente na superfície distal do dente 47. O defeito tinha 7 mm de profundidade de sondagem e o dente apresentava vitalidade pulpar positiva para ambos os testes térmico e elétrico. O defeito provavelmente foi resultado do terceiro molar impactado e da formação de um abscesso periodontal crônico. (B) Lesões periodontais primárias ambas com 12 mm de profundidade na área de furca. Os dentes 26 e 27 apresentavam vitalidade pulpar positiva nos testes térmico e elétrico. A queixa principal do paciente era desconforto ao frio, exemplificando assim pulpite secundária à infecção periodontal primária. (*B, Cortesia de Dr. Gregory Kolber.*)

for danificada durante os procedimentos periodontais que envolvem curetagem profunda ou esforços cirúrgicos periodontais para salvar o dente, pode ocorrer a necrose.[107]

As taxas de sucesso e de fracasso de cicatrização após a microcirurgia endodôntica foram estudadas em dentes que apresentavam lesões apenas de origem endodôntica em comparação com aqueles que apresentavam lesões de origem endodôntica e periodontal combinadas. As lesões de origem apenas endodôntica tiveram um resultado de sucesso de 95,2%, ao passo que dentes com lesões combinadas tiveram um resultado de sucesso de apenas 77,5%. Isso sugere que a cicatrização de osso e tecido periodontal é afetada negativamente após a cirurgia endodôntica para lesões de origem combinada.[46]

Parece, portanto, que ambos os compartimentos da polpa e do periodonto influenciam-se entre si. A doença periodontal, no entanto, parece ter menos influência sobre os tecidos da polpa em comparação com a influência da doença pulpar sobre o periodonto. Claramente, a doença periodontal avançada tem alguns efeitos biológicos sobre o estado pulpar (Figura 46.6). A menos que a microvasculatura pulpar seja comprometida durante os procedimentos periodontais agressivos ou a curetagem excessivamente profunda rompa os vasos apicais, a maioria das intervenções periodontais resulta apenas em uma resposta pulpar localizada e hipersensibilidade dentinária.[103]

Resumo

As inflamações induzidas por bactérias dos tecidos pulpar e periodontal, muitas vezes, ocorrem em conjunto. As lesões endodônticas têm mais probabilidade de se espalhar para os tecidos periodontais circundantes com subsequente destruição tecidual e óssea, em comparação com o envolvimento menos frequente de infecções periodontais nos tecidos pulpares, resultando em uma pulpite retrógrada.

O entendimento da etiologia e o diagnóstico de abscessos dentários têm como base o histórico do paciente e os achados clínicos e radiográficos. A doença pulpar muitas vezes resulta em dor significativa a estímulos térmicos ou edema tecidual, ou pode ser totalmente assintomática. A avaliação radiográfica pode demonstrar uma lesão periapical circunscrita quando o dente se apresenta como necrótico e a origem da lesão é pulpar. O teste de vitalidade pode detectar alterações da sensação causadas por inflamação e necrose pulpar. Se houver evidência de doença pulpar e a possibilidade de perda óssea periodontal associada, o tratamento endodôntico deve ser completado em primeiro lugar e então o paciente deve ser reavaliado. Em muitos casos, a doença periodontal aparente, incluindo perda óssea, supuração e profundidade da bolsa, resolve-se se houver uma lesão pulpar que foi tratada com sucesso.

Os problemas periodontais residuais podem ser tratados após a conclusão bem-sucedida do tratamento endodôntico e, em muitos casos, a regeneração bem-sucedida dos defeitos periodontais é possível em dentes tratados endodonticamente. O conhecimento dessas duas disciplinas faz-se necessário para um resultado de tratamento bem-sucedido.

 O Vídeo 46.1 contém um *slide show* que discute o tratamento de dentes fraturados. Acesse em https://www.grupogen.com.br.

 Acesse Caso Clínico em https://www.grupogen.com.br.

Referências Bibliográficas

 As referências bibliográficas deste capítulo estão disponibilizadas em https://www.grupogen.com.br.

SEÇÃO IV TRATAMENTOS NÃO CIRÚRGICOS

CAPÍTULO 47

Fase I da Terapia Periodontal

Henry H. Takei

SUMÁRIO DO CAPÍTULO

Fundamento Lógico, 512
Sessões de Tratamento, 512
Sequência de Procedimentos, 513
Resultados, 514

Cicatrização, 514
Decisão sobre a Indicação de Tratamento Especializado, 515
Conclusão, 516

A fase I da terapia ou terapia relacionada à causa[10] é a primeira na sequência cronológica dos procedimentos que constituem o tratamento periodontal. O objetivo da fase I é alterar ou eliminar o máximo possível a etiologia microbiana e os fatores que contribuem para as doenças gengival e periodontal, interrompendo, portanto, a progressão da doença e retornando a dentição ao estado de saúde e conforto.[5] A fase I da terapia é conhecida por uma série de nomes, incluindo *terapia inicial*,[5,10] *terapia periodontal não cirúrgica*[18] e *terapia relacionada à causa*.[10] Todos os termos se referem aos procedimentos realizados para tratar infecções gengivais e periodontais até a reavaliação tecidual, momento em que se determina como será conduzido o tratamento.

Fundamento Lógico

A fase I da terapia é definida pelas diretrizes práticas[5] baseadas em evidência da American Association of Periodontology (AAP), com o início de um abrangente regime diário de controle da placa bacteriana, monitoramento das inter-relações periodontais sistêmicas, conforme a necessidade, por meio da remoção do biofilme bacteriano supra e subgengival e do cálculo, de agentes quimioterápicos, se necessário, e eliminação dos fatores locais,[1-4,6] como restaurações defeituosas e tratamento das lesões cariosas.[7,9,15,16,20] Esses procedimentos são uma parte necessária da terapia periodontal, independentemente do grau da extensão da doença presente. Em muitos casos, apenas a fase I será necessária para restaurar a saúde periodontal ou será a fase preparatória para a terapia cirúrgica. As Figuras 47.1 e 47.2 mostram os resultados da fase I da terapia em dois pacientes com periodontite crônica. O objetivo da terapia periodontal relacionada à causa foi declarado de maneira sucinta como a abordagem *voltada para a remoção dos biofilmes patogênicos, toxinas e cálculos e o restabelecimento de uma superfície radicular biologicamente aceitável*.[10]

A fase I da terapia é um aspecto crítico do tratamento periodontal. Dados provenientes da pesquisa clínica indicam que o sucesso a longo prazo do tratamento periodontal cirúrgico depende da manutenção dos resultados do controle do biofilme bacteriano alcançados na fase I da terapia. Na verdade, os pacientes que não têm um controle adequado do biofilme vão continuar a perder inserção, independentemente de quais procedimentos cirúrgicos sejam realizados.[12] Além disso, a fase I da terapia proporciona uma oportunidade para o cirurgião-dentista avaliar a resposta do tecido e reforçar o cuidado domiciliar, com os dois sendo elementos cruciais para o sucesso global do tratamento.

Com base no conhecimento de que a placa microbiana ou o biofilme é o principal agente etiológico na inflamação gengival, um objetivo específico da fase I da terapia para qualquer paciente é a *remoção domiciliar diária eficaz da placa ou do biofilme bacteriano*. Esses procedimentos domiciliares podem ser complexos, demorados e frequentemente exigem a mudança de hábitos antigos. A boa higiene oral é obtida com mais facilidade se as superfícies dentárias não contiverem depósitos de cálculo e outras irregularidades para que sejam acessadas com mais facilidade. O manejo de todos os fatores locais que contribuem para o biofilme é necessário na fase I da terapia:

1. Educação do paciente e instrução sobre higiene oral
2. Remoção completa do cálculo (Capítulos 50 e 51)
3. Correção ou substituição de restaurações e próteses mal adaptadas (Capítulo 70)
4. Restauração definitiva ou temporária em dentes com lesões cariosas
5. Movimentação ortodôntica (Capítulo 56)
6. Tratamento das áreas de impactação alimentar
7. Tratamento do trauma oclusal (Capítulo 55)
8. Extração dos dentes condenados
9. Possível uso de agentes antimicrobianos, incluindo, se necessário, coleta do biofilme e realização de testes de sensibilidade (Capítulos 8 e 52)

Sessões de Tratamento

Após análise e diagnóstico cuidadosos da doença periodontal específica presente, o cirurgião-dentista precisa desenvolver um plano de tratamento que inclua todos os procedimentos necessários para tratar o envolvimento periodontal, estimando a quantidade de consultas necessárias para concluir a fase I. Na maioria dos casos, os pacientes necessitam de várias sessões de tratamento para o desbridamento completo das superfícies dentárias. Todas as condições a seguir precisam ser consideradas durante a determinação do plano de tratamento da fase I:[18]

- Saúde geral e tolerância ao tratamento
- Quantidade de dentes presentes
- Quantidade de cálculo subgengival
- Profundidade de sondagem das bolsas
- Perda de inserção
- Envolvimento de furca
- Alinhamento dos dentes

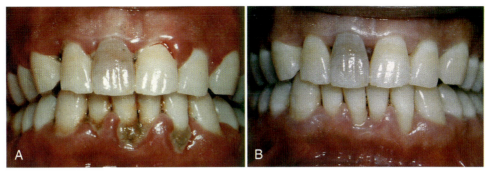

Figura 47.1 Resultados da fase I da terapia; periodontite crônica grave. (A) Paciente de 45 anos de idade com grandes profundidades de sondagem, perda óssea, edema grave e tecidos gengivais eritematosos. (B) Resultado 3 semanas após a conclusão da fase I da terapia. Observe que o tecido gengival voltou para o seu contorno normal, com o eritema e o edema radicalmente reduzidos.

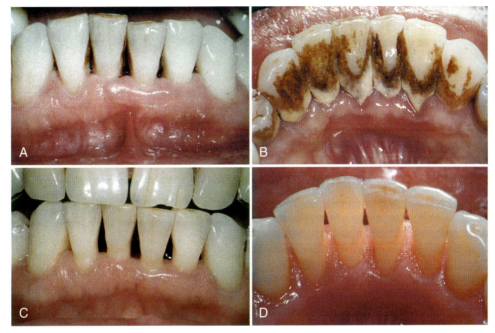

Figura 47.2 Resultados da fase I da terapia; periodontite crônica moderada. (A) Um paciente de 52 anos de idade com perda de inserção moderada e profundidades de sondagem variando de 4 a 6 mm. Observe que a gengiva parece rósea porque está fibrótica. A inflamação está presente nas bolsas periodontais, mas disfarçadas pelo tecido fibrótico. Ocorre sangramento à sondagem. (B) Vista lingual do paciente com inflamação mais visível e grandes depósitos de cálculo. (C) e (D) Dezoito meses após a fase I da terapia, as mesmas áreas exibem melhora importante na saúde gengival. O paciente voltou para consultas de manutenção regular em intervalos de 4 meses.

- Margens das restaurações
- Anomalias do desenvolvimento
- Barreiras físicas ao acesso (*i. e.*, abertura limitada ou tendência para ânsia de vômito)
- Cooperação e sensibilidade do paciente (exigindo o uso de anestesia ou analgesia)

Sequência de Procedimentos

Etapa 1: Instruções de Controle da Placa ou Biofilme

O controle da placa ou biofilme é o componente essencial para a terapia periodontal bem-sucedida, e as instruções devem começar na primeira consulta do tratamento. Antes de receber a instrução sobre higiene oral, o paciente deve entender a razão pela qual ele precisa participar ativamente do tratamento. A explicação da etiologia da doença deve ser apresentada ao paciente. Uma vez que o paciente entenda a natureza da doença periodontal e sua etiologia, será mais fácil ensinar a higiene que deve ser praticada. Deve-se instruir a técnica correta para remover a placa ou o biofilme ao paciente; ou seja, deve-se focar em passar as cerdas no terço gengival das coroas clínicas, onde o dente encontra a margem gengival. Essa técnica é chamada, às vezes, de *higiene oral direcionada* (Takei H: Personal communication, 2009) e é o sinônimo da técnica de Bass. Também se iniciam instruções sobre limpeza interdental com fio dental e escovas interdentais. A abordagem de várias consultas para a fase I da terapia é aprovada por muitos cirurgiões-dentistas, pois permite o uso de várias consultas para que o cirurgião-dentista avalie, reforce e aperfeiçoe as habilidades de higiene oral do paciente (para mais detalhes sobre as opções de controle de placa ou biofilme, ver Capítulo 48).

Etapa 2: Remoção do Biofilme das Placas Supragengival e Subgengival e do Cálculo

A remoção do cálculo é feita com o uso de cinzéis, curetas, instrumentação ultrassônica ou combinações desses dispositivos durante uma ou mais consultas. A evidência sugere que os resultados do tratamento da periodontite crônica são similares com todos os instrumentos.[12,13] A maioria dos cirurgiões-dentistas defendem a combinação de instrumentos manuais (cinzéis, curetas) e dispositivos ultrassônicos. Além da remoção do cálculo e da placa ou do biofilme, o cemento exposto ao ambiente da bolsa deve ser removido. Houve uma época em que se acreditava que a remoção de todo cemento era necessária para se obter uma superfície vítrea dura. O fundamento para isso era que o cemento ficava necrótico em decorrência da penetração de endotoxinas lipopolissacarídeas do biofilme microbiano e interferiria na cicatrização. Estudos atuais indicaram que as endotoxinas não penetram o cemento de forma tão profunda quanto se acreditava, e a remoção completa do cemento não é sempre necessária. No entanto, a remoção da placa ou do biofilme e do cálculo é absolutamente necessária. Em uma situação clínica, é difícil saber se a remoção completa ou parcial do cemento é alcançada.

O tratamento com *laser* também tem sido defendido por alguns cirurgiões-dentistas para a terapia periodontal.[8] No entanto, análises sugerem que são necessários outros estudos bem concebidos para confirmar os resultados. Além disso, a curetagem gengival – remoção sistemática do revestimento de tecido mole das bolsas – não se mostrou capaz de melhorar os resultados do tratamento. Por meio da remoção da placa ou do biofilme e de uma excelente terapia radicular, é possível converter um tecido gengival mole, edematoso e inflamado em um estado mais saudável sem a remoção desse tecido por meio da curetagem intencional de tecido mole. Desse modo, a curetagem da parede da bolsa do tecido mole na fase I não é mais defendida.

A terapia fotodinâmica também tem sido postulada como um complemento para raspagem e alisamento radicular. Essa terapia usa *lasers* em comprimentos de onda específicos para "tratar os microrganismos-alvo com um fotossensibilizador". Estudos não constataram a utilidade dessa intervenção como uma alternativa para raspagem e alisamento radicular ou para melhorar os resultados do tratamento, sendo necessárias mais pesquisas para averiguar a eficácia desse tratamento.[12]

Outra abordagem interessante para a remoção de cálculo e desbridamento é a desinfecção completa da boca (*full mouth desinfection*). A técnica consiste em realizar o tratamento da boca inteira em uma sessão, ou em várias sessões em um mesmo dia. Desinfetantes são utilizados após o tratamento, com a intenção de impedir a reinfecção dos sítios tratados a partir dos sítios não tratados.[14,17,19,22] Essa abordagem também pode ser utilizada na fase I da terapia, mas não se mostrou superior a qualquer outro plano de tratamento da fase I.[11,12,21]

Existem várias abordagens para planejar e executar a fase I da terapia não cirúrgica. As decisões pertinentes a como proceder devem ser discutidas e acordadas entre o paciente e o cirurgião-dentista com base na quantidade de doença presente e no conforto desse paciente.[11] A terapia em estágios traz a vantagem de avaliar e reforçar os cuidados de higiene oral, mas as terapias com uma ou duas consultas podem ser mais eficientes na redução do número de consultas às quais o paciente precisa comparecer.

Etapa 3: Recontorno das Restaurações e Coroas Defeituosas

As correções das restaurações defeituosas, que são armadilhas para a placa bacteriana, podem ser feitas alisando-se as superfícies e saliências com brocas ou instrumentos manuais ou substituindo-se as restaurações. Todos esses passos são importantes para remover os fatores de risco que perpetuam o processo inflamatório. Esses procedimentos podem ser realizados simultaneamente com outros procedimentos da fase I.

Etapa 4: Manejo das Lesões Cariosas

A remoção do tecido cariado e a colocação de restaurações temporárias ou permanentes são indicadas na fase I da terapia devido à natureza infecciosa do processo de cárie. A cicatrização dos tecidos periodontais será maximizada pela remoção dos reservatórios de bactérias nessas lesões para que não repovoem a placa microbiana.

Etapa 5: Reavaliação Tecidual

Após raspagem, alisamento radicular e outros procedimentos da fase I, os tecidos periodontais necessitam de aproximadamente 4 semanas para cicatrizar, de modo que os tecidos conjuntivos tenham tempo para cicatrizar e para que as profundidades de sondagem possam ser medidas com exatidão. Os pacientes também precisam da oportunidade para melhorar suas habilidades de cuidados domiciliares, necessárias para reduzir a inflamação, e adotar novos hábitos que garantam o sucesso do tratamento. Na consulta de reavaliação, os tecidos periodontais são sondados e todas as condições anatômicas relacionadas são cuidadosamente avaliadas para determinar se há indicação de tratamento posterior, incluindo a cirurgia periodontal. Melhoras adicionais decorrentes dos procedimentos cirúrgicos periodontais podem ser esperadas apenas se a fase I da terapia resultar em uma gengiva isenta de inflamação evidente e se o paciente tiver adotado procedimentos diários eficazes de controle da placa ou biofilme.

Resultados

A terapia de raspagem e alisamento radicular tem sido intensamente estudada para avaliar seus efeitos na doença periodontal. Muitos estudos indicaram que esse tratamento é eficaz e confiável. Estudos variando de 1 mês a 2 anos de duração demonstraram redução de até 80% no sangramento à sondagem e reduções médias na profundidade de sondagem de 2 a 3 mm. Outros estudos mostraram que a porcentagem de bolsas periodontais de 4 mm ou mais de profundidade sofreu redução em mais de 50% e, em muitos casos, de 80%.[9] As Figuras 47.1 e 47.2 mostram exemplos da eficácia da fase I da terapia.

Também é importante reconhecer que as profundidades de sondagem maiores representam desafios de instrumentação maiores para o cirurgião-dentista devido à complexidade da anatomia radicular e à dificuldade de acesso. Badersten et al.[7] mostraram, nos anos 1980, que bolsas mais profundas apresentavam mais cálculos residuais em até 44% das superfícies. Outros estudos confirmaram esses achados, incluindo os que comparam o uso de instrumentos manuais com os instrumentos de raspagem elétricos.[12]

Tratamentos individuais adicionais, como o controle das cáries e a correção de restaurações mal adaptadas, aumentam claramente a cicatrização adquirida mediante o bom controle do biofilme e o desbridamento, tornando as superfícies dentárias mais acessíveis aos procedimentos de limpeza. A Figura 47.3 demonstra os efeitos na inflamação gengival provocados por uma restauração de amálgama com excesso em um periodonto que seria saudável. A cicatrização máxima decorrente da fase I do tratamento não é possível quando as condições locais retêm o biofilme e proporcionam reservatórios para o repovoamento dos patógenos periodontais.

Cicatrização

A cicatrização do epitélio gengival consiste na formação de um longo epitélio juncional em vez de nova inserção do tecido conjuntivo nas superfícies radiculares. O epitélio de inserção reaparece em aproximadamente 1 semana após a terapia. As reduções graduais na população de células inflamatórias, no fluxo de fluido gengival e no reparo do tecido conjuntivo resultam em diminuição dos sinais clínicos de inflamação, incluindo menos eritema e edema. Um ou dois milímetros de retração costumam ser aparentes em consequência do encolhimento tecidual.[9] As fibras do tecido conjuntivo são rompidas e sofrem lise pelo processo da doença e também pela reação inflamatória ao tratamento. Esses tecidos necessitam de 4 semanas ou mais para se reorganizarem e cicatrizarem, com a cicatrização completa podendo levar meses.

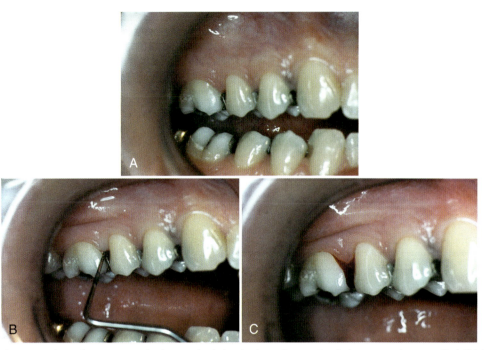

Figura 47.3 Efeitos do excesso de amálgama na gengiva interproximal do primeiro molar superior direito em uma boca saudável. (A) Aparência clínica do amálgama bruto, irregular e com contorno excessivo. (B) Sondagem delicada da bolsa interproximal. (C) Grande sangramento provocado pela sondagem delicada, indicando inflamação grave na área.

A sensibilidade radicular temporária acompanha frequentemente o processo de cicatrização. Embora a evidência sugira que relativamente poucos dentes em alguns pacientes fiquem altamente sensíveis, esse desenvolvimento é comum e pode ser perturbador para os pacientes. A extensão da sensibilidade pode ser reduzida pela boa remoção do biofilme, mas isso pode levar de várias semanas a meses.[23] Advertir os pacientes sobre os possíveis resultados dos dentes parecerem mais longos devido ao encolhimento dos tecidos periodontais e à sensibilidade da raiz do dente no início do tratamento evitará surpresas se essas mudanças ocorrerem. O conhecimento dessas mudanças antes do tratamento prevenirá a possibilidade de reclamações do paciente, caso essas mudanças ocorram. Consequências inesperadas e possivelmente desconfortáveis do tratamento podem resultar em desconfiança e perda de motivação para a continuação da terapia.

Decisão sobre a Indicação de Tratamento Especializado

Felizmente, muitos casos de envolvimento periodontal não requerem tratamentos além da fase I. Portanto, esses pacientes podem ser consultados por dentistas clínicos gerais para manutenção rotineira do tratamento. No entanto, os casos avançados ou complicados beneficiam-se do cuidado especializado. Foi demonstrado por Heitz-Mayfield e Lang[12] que o tratamento cirúrgico nas bolsas profundas, maiores que 6 mm, proporcionou um ganho de mais 0,6 mm de redução na profundidade de sondagem e 0,2 mm a mais de ganho de inserção clínica quando em comparação com bolsas profundas que foram tratadas apenas com raspagem e alisamento radicular. Esse estudo também confirmou que, nas bolsas de 4 a 6 mm de profundidade de sondagem, a raspagem e o alisamento radicular resultaram em 0,4 mm a mais de ganho de inserção do que os procedimentos cirúrgicos, e as bolsas rasas, de 1 a 3 mm, tinham 0,5 mm a menos de perda de inserção em comparação com os resultados cirúrgicos.[12] É fundamental ter experiência para determinar quais pacientes seriam beneficiados pelo tratamento com especialistas e que deveriam, portanto, ser encaminhados.

O conceito de *profundidade crítica de sondagem* de 5,4 mm foi promovido para auxiliar na tomada de decisão de realizar uma intervenção cirúrgica. Essa é a medida acima da qual a terapia vai resultar em ganho de inserção clínica e abaixo da qual resultará em perda de inserção clínica. Essa determinação se baseou na análise estatística dos dados de resultados cirúrgicos.[12] Um *padrão similar de 5 mm* tem sido utilizado com frequência como diretriz para identificar os candidatos ao encaminhamento cirúrgico com base no entendimento de que o comprimento típico da raiz é de aproximadamente 13 mm e a crista do osso alveolar está em um nível aproximadamente 2 mm apical ao fundo da bolsa. Quando há 5 mm de perda de inserção clínica, a crista do osso está aproximadamente 7 mm apical à junção cemento-esmalte; portanto, resta apenas a metade do suporte ósseo para o dente. A cirurgia periodontal pode ajudar a melhorar o suporte dos dentes nesses casos por meio de procedimentos de redução da bolsa, aumento ósseo e regeneração. A Figura 47.4 retrata a relação da perda de inserção clínica com o suporte do dente.

Além da consideração das profundidades de sondagem de 5 mm, outros fatores também precisam ser ponderados na decisão de encaminhar o paciente:

1. *Extensão da doença e envolvimento profundo generalizado ou localizado.* A ampla perda óssea, mesmo em áreas localizadas, sugere a necessidade de técnicas cirúrgicas especializadas.
2. *Comprimento da raiz.* As raízes curtas são mais gravemente ameaçadas do que as raízes longas devido à perda de inserção clínica de 5 mm.
3. *Mobilidade acentuada.* A mobilidade excessiva do dente sugere fatores contribuintes e um prognóstico mais reservado. A extensão da mobilidade pode significar que o prognóstico do dente será pobre.
4. *Dificuldade para raspagem e alisamento radicular.* A presença de bolsas profundas e o envolvimento de furca tornam a instrumentação mais difícil e, muitas vezes, os resultados podem ser melhorados com o acesso cirúrgico.
5. *Capacidade de restauração e importância de determinados dentes para a reconstrução.* O prognóstico a longo prazo de cada dente é importante quando um trabalho restaurador extenso é considerado.

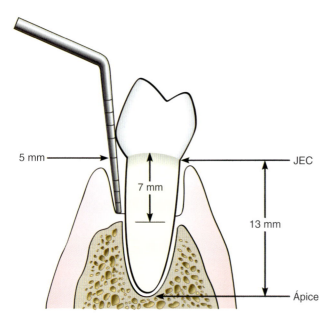

Figura 47.4 O padrão de 5 mm para encaminhamento para um periodontista baseia-se no comprimento da raiz, profundidade de sondagem e perda de inserção clínica. O padrão serve como uma diretriz razoável para analisar se o caso deve ser encaminhado para o atendimento especializado. *JEC*, junção cemento-esmalte. *(Redesenhado com a permissão de Armitage G, editor: Periodontal maintenance therapy, Berkeley, Calif, 1974, Praxis.)*

6. *Idade do paciente.* Os pacientes mais jovens com grandes perdas de inserção são mais propensos a terem as formas agressivas da doença que exigem uma terapia mais extensa.
7. *Falta de resolução da inflamação após remoção da placa ou do biofilme e excelente raspagem e alisamento radicular.* Se a inflamação e a profundidade de sondagem das bolsas persistirem, frequentemente é necessária uma terapia posterior para obter resultados mais positivos. Esses casos requerem uma compreensão da etiologia para determinar a melhor opção de tratamento.

Cada paciente é único e o processo de decisão para cada um é complexo. As considerações apresentadas neste capítulo devem fornecer orientações para o entendimento da importância da fase I da terapia e para as tomadas de decisão pertinentes ao encaminhamento para o tratamento especializado.

Conclusão

O objetivo principal da fase I da terapia é controlar os fatores responsáveis pela inflamação periodontal; isso envolve a orientação aos pacientes sobre a remoção dos biofilmes bacterianos subgengivais e o subsequente controle da placa ou biofilme. A fase I da terapia deve ser abrangente e incluir também a raspagem e o alisamento radicular, além de instruções sobre higiene oral e outras terapias, como controle das cáries, substituição de restaurações defeituosas, terapia oclusal, movimento dentário ortodôntico e cessação dos hábitos como o tabagismo. Uma reavaliação abrangente após a fase I é essencial para determinar as opções de tratamento e estimar o prognóstico. Muitos pacientes podem ter sua doença periodontal controlada apenas com a fase I da terapia e não precisar de intervenção cirúrgica posterior. Para aqueles que necessitam de intervenção cirúrgica, a fase I da terapia é um elemento vantajoso do tratamento, pois permite a cicatrização do tecido, melhorando assim o procedimento cirúrgico e a resposta de cicatrização dos tecidos.

A intervenção cirúrgica periodontal deve ser considerada para os pacientes com bolsas criticamente profundas e para aqueles com 5 mm ou mais de perda de inserção ainda presente após a fase I da terapia. Os periodontistas podem fornecer um tratamento melhor para preservar os dentes desses pacientes com doença avançada. Além disso, é importante observar que os pacientes que não demonstram a habilidade para controlar com sucesso o biofilme diariamente em casa são maus candidatos para os resultados cirúrgicos exitosos e devem ser monitorados atentamente em um programa de manutenção, a não ser que as condições mudem.

Referências Bibliográficas

 As referências bibliográficas deste capítulo estão disponibilizadas em https://www.grupogen.com.br.

CAPÍTULO 48

Controle de Placa no Paciente Periodontal

Dorothy A. Perry | *Henry H. Takei* | *Jonathan H. Do*

SUMÁRIO DO CAPÍTULO

A Escova de Dente, 518
Escovas Dentais Elétricas, 519
Dentifrícios, 520
Métodos de Escovação, 520

Auxiliares de Limpeza Interdental, 522
Massagem Gengival, 525
Conclusão, 526

O controle da placa microbiana, também chamado de autocuidado periodontal,[32] é uma maneira eficaz de tratar e prevenir a gengivite, sendo uma parte essencial de todos os procedimentos envolvidos no tratamento e prevenção das doenças periodontais.[50] É um elemento crítico para o sucesso a longo prazo de todo tratamento periodontal e odontológico.[3] Em 1965, Löe et al.[89] realizaram o estudo clássico, demonstrando a relação entre o acúmulo de biofilme da placa bacteriana e o desenvolvimento da gengivite experimental em seres humanos. Os indivíduos no estudo interromperam a escovação e outros procedimentos de controle da placa, resultando no desenvolvimento da gengivite em todas as pessoas em um prazo de 7 a 21 dias. A composição das bactérias do biofilme também mudou, de modo que predominaram organismos Gram-negativos mais virulentos, e essas mudanças mostraram-se reversíveis em um prazo de 7 dias. O bom controle do biofilme supragengival também mostrou-se capaz de afetar o crescimento e a composição da placa subgengival, a ponto de favorecer uma microbiota mais saudável e reduzir a formação de cálculo.[121] O controle diário de placa, executado de forma meticulosa em domicílio, combinado com a remoção profissional da placa e de cálculo, reduz a quantidade de biofilme supragengival, além de diminuir a quantidade total de microrganismos nas bolsas moderadamente profundas, incluindo as áreas de bifurcação, e reduzir bastante a quantidade de patógenos periodontais.[29,61] Revisões dos procedimentos de cuidado domiciliar em 2011 e 2013 confirmaram os efeitos positivos da remoção diária da placa, mas advertiram que esses ganhos parecem pequenos e que os melhores resultados exigem cuidados de manutenção profissionais.[32,107]

O crescimento do biofilme microbiano ocorre em um intervalo de horas e precisa ser removido completamente pelo menos uma vez a cada 48 horas no contexto experimental com indivíduos periodontalmente saudáveis para impedir a inflamação.[120] A American Dental Association (ADA) recomenda que os indivíduos façam a escovação duas vezes ao dia e usem fio dental ou outros limpadores interdentais uma vez ao dia para remover de maneira eficaz a placa bacteriana e prevenir a gengivite.[3] Eles recomendam a escovação duas vezes ao dia porque a maioria dos indivíduos não remove adequadamente os biofilmes microbianos em uma única escovação, e a repetição da escovação melhora os resultados.

As lesões periodontais são encontradas predominantemente em locais interdentais e, assim, apenas a escovação não é suficiente para controlar as doenças gengivais e periodontais.[75] Foi demonstrado em indivíduos saudáveis que a formação da placa começa nas superfícies interproximais, onde a escovação não alcança. As massas de biofilme se desenvolvem primeiro nas áreas molares e pré-molares, seguidas pelas superfícies proximais dos dentes anteriores e as superfícies vestibulares dos molares e pré-molares. As superfícies linguais acumulam a menor quantidade de biofilme. Os pacientes costumam deixar mais placa nos dentes posteriores do que nos dentes anteriores, com as superfícies interproximais retendo as maiores quantidades de biofilme, exatamente os locais nos quais as infecções periodontais e as lesões cariosas iniciam.[120] Além disso, os pacientes periodontais tendem a ter maior suscetibilidade à doença[123] devido a defeitos complexos na arquitetura gengival e longas superfícies radiculares expostas para limpar, agravando a dificuldade de realizar um trabalho de limpeza completo.

CORRELAÇÃO CLÍNICA

As práticas diárias de controle da placa resultam em melhora na saúde periodontal e gengival. As práticas de cessação do controle da placa por 7 a 21 dias resultam em:
- Acúmulo de placa espessa nas superfícies dos dentes
- Gengiva avermelhada que sangra com facilidade
- Alternância para uma microbiota Gram-negativa mais virulenta
- Alterações que são completamente revertidas em cerca de 7 dias quando as práticas do controle da placa são retomadas

Os inibidores químicos da placa e do cálculo, incorporados aos enxaguatórios bucais ou aos dentifrícios, também exercem papéis importantes no controle de biofilmes microbianos.[32] Os fluoretos fornecidos por meio de dentifrícios e enxaguatórios bucais são essenciais para o controle de cáries.[38] Muitos produtos estão disponíveis como agentes adjuvantes das técnicas mecânicas. Esses medicamentos, assim como com qualquer fármaco, devem ser recomendados e prescritos de acordo com as necessidades de cada paciente. Observe também que o interesse na suplementação dos procedimentos de higiene oral com produtos naturais tem aumentado em nossa sociedade. No entanto, a base de evidências que apoia o uso desses produtos atualmente não possui estudos válidos para determinar sua eficácia.[22]

O controle diário da placa permite que cada paciente assuma a responsabilidade por sua própria saúde oral. Sem isso, a saúde oral ideal, por meio do tratamento periodontal, não pode ser alcançada ou preservada. Os elementos do controle do biofilme incluem a limpeza mecânica e os adjuvantes químicos.

A Escova de Dente

As escovas de dente variam em tamanho e desenho, como também em comprimento, rigidez e disposição das cerdas[115] (Figura 48.1). Alguns fabricantes de escovas de dente declaram uma superioridade do desenho quanto a fatores como pequenas modificações no posicionamento das cerdas, comprimento e rigidez. Essas reivindicações têm como base principalmente a remoção da placa que, segundo eles, é muito superior em relação às demais escovas do mercado em estudos clínicos de curto prazo. No entanto, a pesquisa não mostra diferenças importantes nos graus de gengivite e nos índices de sangramento, que são os indicadores mais importantes de uma melhor saúde gengival. Na verdade, pelo menos um estudo comparou quatro escovas de dente comercialmente disponíveis quanto à remoção total da placa em uma única escovação. Todas as quatro escovas removeram a placa igualmente e os autores concluíram que nenhum modelo era superior aos outros.[25] Além disso, uma revisão sistemática de vários estudos não identificou um modelo que seja superior.[32]

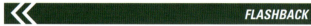

FLASHBACK

As primeiras escovas de dente eram feitas principalmente de cerdas de crina e eram muito rígidas e duras. Escovas de cerdas duras demonstraram desgastar as superfícies do dente e arranhar a gengiva. Poucas restaram no mercado, mas, em geral, esse tipo de escova de dente deve ser evitado.

Com relação a recomendar uma determinada escova de dente, as considerações importantes são a facilidade de uso e a percepção do paciente de que a escova funciona bem. A eficácia e o potencial de lesão dos diferentes tipos de escovas dependem em grande parte de como elas são utilizadas. Dados provenientes de estudos *in vitro* sobre a abrasão por diferentes escovas manuais sugerem que os desenhos das escovas que permitem que as cerdas carreguem mais dentifrício durante a escovação contribuem mais para a abrasão do que as próprias cerdas da escova.[33] No entanto, foi demonstrado que vários fatores contribuem com o problema de abrasão: (1) o uso de escovas duras, (2) a escovação horizontal vigorosa e (3) o uso de dentifrícios extremamente abrasivos; todos esses fatores podem contribuir e levar a abrasões cervicais dos dentes e retração gengival.[74]

Desenho da Escova de Dente

As cerdas da escova de dente são agrupadas em tufos dispostos normalmente em três ou quatro fileiras. As extremidades arredondadas das cerdas provocam menos arranhões na gengiva do que as cerdas de corte reto com extremidades afiadas[28,115] (Figura 48.1). Dois tipos de materiais de cerda são utilizados nas escovas: cerdas naturais de crinas e filamentos artificiais de náilon. Ambos os materiais removem a placa bacteriana, mas as escovas de cerdas de náilon predominam no mercado. A rigidez das cerdas é proporcional ao quadrado do diâmetro e inversamente proporcional

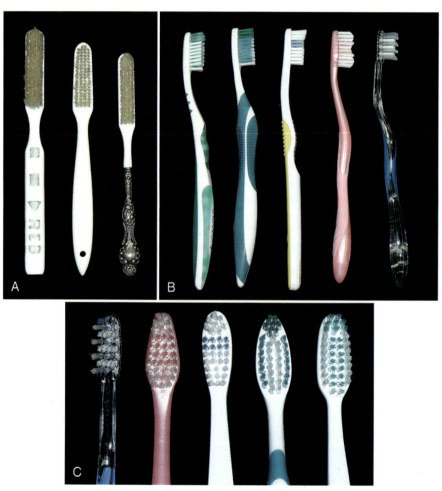

Figura 48.1 Escovas dentais manuais. (A) Escovas dentais dos séculos XIX e XX, uma com cabo de marfim de aproximadamente 1890 *(esquerda)*, uma com cabo composto dos anos 1950 *(centro)* e uma com cabo de prata do início do século XX *(direita)*. A escova de cabo de marfim pertenceu a um aluno de odontologia que utilizava o cabo para realizar preparos cavitários e os preenchia com amálgama ou lâmina de ouro. (B) Existem vários tipos de escovas de dente; observe a variação na cabeça da escova e no modelo do cabo. (C) Cabeças de escova exibindo várias configurações de cerdas. *(Escovas antigas, cortesia de Dean John D.B. Featherstone, University of California, San Francisco School of Dentistry Historical Collecrtion, San Francisco.)*

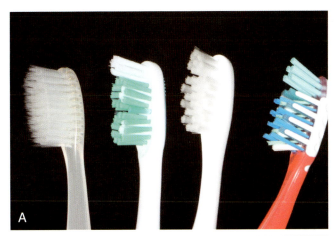

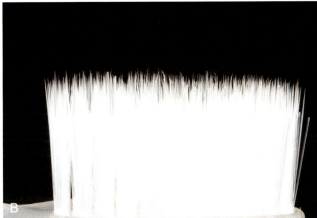

Figura 48.2 (A) Escovas dentais de diferentes modelos e configurações de cerdas. (B) A escova na *extrema esquerda* em (A) é a mais apropriada das quatro escovas exibidas para remoção de placa bacteriana.

ao quadrado do comprimento da cerda.[56] Os diâmetros das cerdas comuns variam de 0,2 mm nas cerdas macias a 0,3 mm nas cerdas médias e 0,4 mm nas cerdas duras.[63] As escovas de cerdas macias do tipo descrito por Bass[11] ganharam muita aceitação (Figura 48.2). As características dos modelos de cabos são inteiramente uma questão de preferência pessoal.

As cerdas mais macias são mais flexíveis, limpam ligeiramente abaixo da margem gengival quando utilizadas com uma técnica de escovação sulcular[12] e chegam mais longe nas superfícies proximais[45] (Figura 48.2). Como indicado anteriormente, o uso de escovas de cerdas duras está associado a maior retração gengival.[74] No entanto, a maneira que uma escova é utilizada e a abrasividade do dentifrício afetam a abrasão em um maior grau do que a própria dureza da cerda.[93] A dureza da cerda não afeta significativamente o desgaste das superfícies de esmalte.[108]

A quantidade de força utilizada para escovar não é fundamental para a remoção eficaz da placa.[125] A escovação vigorosa não é necessária e pode levar à retração gengival, aos defeitos em forma de cunha na área cervical das superfícies radiculares[109] e à ulceração dolorosa da gengiva.[101]

As escovas de dente também precisam ser substituídas periodicamente, embora a quantidade de desgaste visível das cerdas não pareça afetar a remoção da placa por até 9 semanas.[27] A maioria dos clínicos recomenda que as escovas de dente sejam substituídas a cada 3 a 4 meses.

CAPÍTULO 48 · Controle de Placa no Paciente Periodontal · 519

> **IMPORTANTE**
>
> Ao recomendar escovas de dente, tenha estas recomendações gerais em mente:
> - As escovas com cerdas de náilon limpam de maneira eficaz quando usadas corretamente e não tendem a traumatizar a gengiva nem as superfícies radiculares.
> - As escovas desgastam-se devido ao uso e devem ser substituídas a cada 3 a 4 meses.
> - Se os pacientes notarem benefício de um determinado modelo de escova de dente, eles devem usá-la, contanto que não seja muito rígida ou dura.

Escovas Dentais Elétricas

As escovas de dente elétricas, projetadas para imitar as técnicas de escovação usando movimentos para trás e para frente, foram inventadas em 1939. Os modelos subsequentes apresentavam movimentos circulares ou elípticos e alguns deles tinham combinações dos movimentos. Atualmente, as escovas de dente elétricas têm movimentos oscilatórios e rotatórios (Figura 48.3) e algumas delas usam energia acústica de baixa frequência para aumentar a capacidade de limpeza. As escovas de dente elétricas baseiam-se principalmente no contato mecânico entre as cerdas e o dente para remover a placa. A adição de energia acústica de baixa frequência gera movimento fluido dinâmico e proporciona limpeza em áreas ligeiramente afastadas das pontas das cerdas.[13] As vibrações também se mostraram capazes de interferir na adesão bacteriana às superfícies orais. Nem a vibração sônica e nem o movimento mecânico das escovas elétricas demonstraram capacidade para afetar a viabilidade celular bacteriana.[91] As forças hidrodinâmicas de cisalhamento criadas por essas escovas rompem os biofilmes a uma curta distância das pontas das cerdas, explicando assim a remoção adicional do biofilme interproximal.[67]

Comumente, estudos comparativos das escovas elétricas, escovas manuais e outros dispositivos elétricos demonstram uma remoção de placa ligeiramente melhor no dispositivo de interesse nos ensaios clínicos de curto prazo.[95,106] Uma recente revisão da Cochrane relatou que as escovas elétricas com movimentos oscilatórios e rotatórios reduziram 11% da placa bacteriana e demonstraram 6% a mais de redução no sangramento gengival do que a escovação manual. Essas melhoras mantiveram-se ao longo de 3 meses. Embora os benefícios

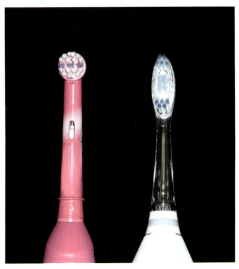

Figura 48.3 Os modelos de escovas elétricas oferecem opções de formato e tamanho da cabeça.

a longo prazo não tenham sido estabelecidos, esse estilo particular de escova mecânica resultou em maior redução da placa microbiana e da gengivite em uma série de estudos bem controlados.[32,58]

A aceitação do paciente quanto às escovas elétricas é boa. Um estudo relatou que 88,9% dos pacientes apresentados à escovação motorizada continuariam a utilizá-la.[127] No entanto, os pacientes também relataram o abandono das escovas elétricas após cerca de 5 ou 6 meses, presumivelmente quando a novidade já havia passado. As escovas de dente elétricas mostraram-se capazes de melhorar a saúde oral nas (1) crianças e adolescentes, (2) crianças com deficiências físicas ou mentais, (3) pacientes hospitalizados, incluindo os idosos que precisam de cuidadores para limpar seus dentes e (4) pacientes com aparelhos ortodônticos fixos. As escovas elétricas não demonstraram benefícios rotineiros para os pacientes com artrite reumatoide, crianças motivadas ou pacientes com periodontite crônica.[60]

IMPORTANTE

Ao recomendar escovas de dente elétricas, tenha em mente que:
- As escovas de dente elétricas com movimentos oscilatórios e rotatórios removem o biofilme da placa e reduzem o sangramento gengival ligeiramente melhor que as escovas manuais.
- Os pacientes que desejam usar escovas elétricas devem ser estimulados a fazê-lo.
- Os pacientes precisam ser instruídos quanto ao uso adequado dos dispositivos elétricos.
- Os pacientes sem destreza, crianças e os cuidadores podem se beneficiar especialmente do uso das escovas elétricas.

Dentifrícios

Os dentifrícios ajudam a limpar e polir as superfícies dentárias. Eles são utilizados principalmente na forma de pastas, embora também existam os pós e géis dentários. Os dentifrícios são feitos de abrasivos (p. ex., óxidos de silício, óxidos de alumínio e cloretos polivinílicos granulares), água, umectantes, sabão ou detergente, agentes aromatizantes e adoçantes, agentes terapêuticos (p. ex., fluoretos, pirofosfatos), corantes e conservantes.[57,119] Os abrasivos são sais inorgânicos insolúveis que aumentam a ação abrasiva da escovação em até 40 vezes e compõem de 20% a 40% dos dentifrícios.[93] Os pós dentários são muito mais abrasivos que as pastas e contém aproximadamente 95% de materiais abrasivos. A qualidade abrasiva dos dentifrícios afeta o esmalte apenas ligeiramente, sendo uma preocupação muito maior para os pacientes com raízes expostas. A dentina é raspada 25 vezes mais rápido e o cemento, 35 vezes mais rápido que o esmalte, de forma que as superfícies radiculares são facilmente desgastadas, levando à abrasão e à hipersensibilidade dentária.[119] Pode-se concluir que os procedimentos de higiene oral causam principalmente danos aos tecidos duros em decorrência dos dentifrícios abrasivos, embora as lesões gengivais também possam ser produzidas[101,108] (Figura 48.4). Os dentifrícios são muito úteis para administrar agentes terapêuticos nos dentes e na gengiva. O efeito acentuado dos *fluoretos* incorporados aos dentifrícios na prevenção de cáries se provou inquestionável.[118] O íon fluoreto precisa estar disponível na quantidade de 1.000 a 1.100 partes por milhão (ppm) para alcançar os efeitos de redução de cáries. Os dentifrícios que foram testados pela ADA e que contêm íons fluoreto na quantidade adequada carregam o selo de aprovação da ADA para proporcionar proteção contra as cáries.[5]

Os "dentifrícios para controle de cálculo", também chamados "dentifrícios para controle do tártaro", contêm *pirofosfatos* e mostraram-se capazes de reduzir o depósito de novos cálculos nos dentes.

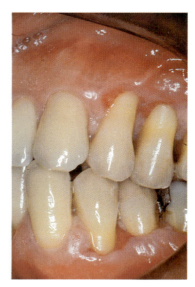

Figura 48.4 A escovação vigorosa com um dentifrício abrasivo pode resultar em trauma na gengiva e desgaste das superfícies dentárias, especialmente as superfícies radiculares, podendo contribuir para a retração gengival.

Esses ingredientes interferem na formação de cristais no cálculo, mas não afetam os íons fluoreto na pasta ou aumentam a sensibilidade dentária. O dentifrício com pirofosfatos mostrou-se capaz de reduzir a formação de novos cálculos supragengivais em 30% ou mais.[70,92,131] Os dentifrícios contendo pirofosfatos não afetam a formação de cálculo subgengival ou a inflamação gengival. Os efeitos inibidores reduzem a deposição de novos cálculos supragengivais, mas não afetam os depósitos de cálculo existentes. Para obter o maior efeito do dentifrício para controle de cálculo, os dentes dos pacientes precisam estar limpos e completamente isentos de cálculo supragengival quando esses produtos forem adicionados ao regime de cuidado domiciliar diário.

IMPORTANTE

Considerando os dentifrícios, tenha em mente que:
- Os dentifrícios aumentam a eficácia da escovação.
- Os produtos que contêm fluoretos e agentes antimicrobianos proporcionam benefícios adicionais para controlar cáries e gengivite.
- Os pacientes que formam quantidades significantes de cálculo supragengival beneficiam-se do uso de um dentifrício para controle do cálculo, mas lembre-se que a formação do cálculo está diretamente relacionada ao acúmulo do biofilme bacteriano.

Métodos de Escovação

Muitos métodos para escovar os dentes foram descritos e promovidos como eficientes e eficazes. Tais métodos podem ser categorizados principalmente quanto ao padrão de movimento durante a escovação e são principalmente de interesse histórico, como segue:[68]
Rolo: técnica de Roll[2] ou técnica de Stillman modificada[64]
Vibratório: técnicas de Stillman,[117] Charters[21] e Bass[12]
Circular: técnica de Fones[42]
Vertical: técnica de Leonard[82]
Horizontal: técnica de Scrub[103]

Os pacientes com doença periodontal são instruídos com mais frequência na utilização da técnica de escovação sulcular, usando um movimento vibratório para melhorar o acesso às áreas da margem gengival. É importante que os pacientes compreendam que a

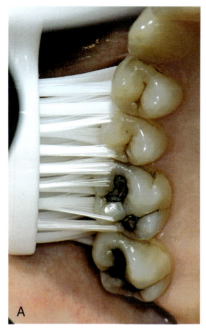
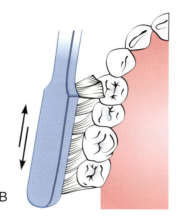

Figura 48.5 Método de Bass. (A) Posicione a escova de dente de modo que as cerdas fiquem em um ângulo aproximado de 45 graus com as superfícies dentárias. (B) Comece no dente mais distal na arcada e use um movimento vibratório de vai e vem da escova.

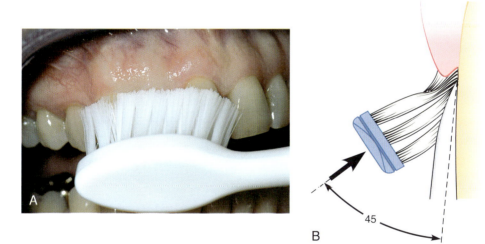

Figura 48.6 Método de Bass. (A) O posicionamento adequado da escova na boca direciona a ponta da cerda para a margem gengival. (B) O diagrama mostra o posicionamento ideal, que permite uma ligeira penetração subgengival das pontas das cerdas.

remoção da placa na junção dentogengival é necessária para prevenir cáries e também doença periodontal. Essa ênfase para limpar a área dentogengival é denominada *higiene direcionada* (Takei H.: Personal communication, 2009). O método mais recomendado é a *técnica de Bass*, porque enfatiza o posicionamento das cerdas nessa área mais importante. Esse posicionamento sulcular das cerdas e a adaptação das pontas das cerdas na margem gengival para alcançar o biofilme da placa supragengival e acessar parte do biofilme subgengival podem ser os aspectos mais importantes da higiene direcionada. Um movimento vibratório controlado é empregado para desalojar a placa bacteriana e evitar o trauma. A escova é posicionada sistematicamente em todos os dentes nas duas arcadas. As Figuras 48.5 e 48.6 ilustram essa técnica de escovação. Quase todo mundo escova os dentes, mas alguns indivíduos podem ter problemas periodontais ou de cáries. Os pacientes devem entender por que, onde e como praticar a remoção significativa da placa de maneira adequada na área direcionada para prevenir doenças bucais.

Técnica de Bass

1. Coloque a cabeça de uma escova macia paralela ao plano oclusal, com a cabeça da escova cobrindo de três a quatro dentes, começando no dente mais distal na arcada e prosseguindo sistematicamente em sentido mesial.[11]
2. Posicione as cerdas na margem gengival, apontando em um ângulo de 45 graus com o eixo longitudinal dos dentes.
3. Exerça uma pressão vibratória suave, usando movimentos curtos para a frente e para trás, sem desalojar as pontas das cerdas. Esse movimento força as pontas das cerdas na área do sulco gengival (Figura 48.5), assim como parcialmente nas ameias interproximais. A pressão deve ser firme o bastante para empalidecer a gengiva.

Escovação com Escovas Elétricas

Os vários movimentos mecânicos incorporados às escovas elétricas não exigem técnicas especiais. O paciente precisa apenas posicionar a cabeça da escova perto dos dentes na margem gengival, como a

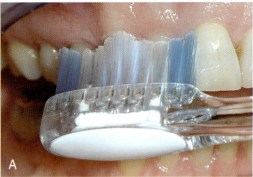 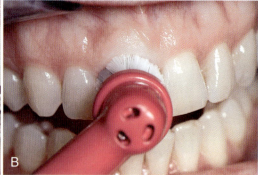

Figura 48.7 Posicionar a cabeça e as pontas das cerdas da escova elétrica para que alcancem a margem gengival é essencial para obter os resultados de limpeza mais eficazes. (A) Posicionamento da cabeça reta. (B) Posicionamento da cabeça redonda.

posição da escovação manual. Esta é a área de higiene direcionada, e depois é só seguir sistematicamente pela dentição.[124] Como indicado anteriormente, trata-se de um método rotineiro de escovação descrito para a escovação manual, exceto que é realizado com uma escova elétrica (Figura 48.7).

> **IMPORTANTE**
>
> Ao recomendar técnicas de escovação, lembre-se o que a pesquisa nos ensinou:
> - A higiene direcionada[121] concentra os esforços da escovação nas porções cervicais e interproximais dos dentes, onde a placa bacteriana acumula-se primeiro.
> - A escovação com uma escova manual ou motorizada exige uma rotina sistemática para ser eficaz.[95]
> - Os pacientes vão modificar qualquer técnica de acordo com suas necessidades, mas deve ser enfatizada a escovação de todas as superfícies do dente de modo eficaz.

Auxiliares de Limpeza Interdental

Qualquer escova de dente, independentemente do método de escovação utilizado, não remove completamente os biofilmes interdentais. Isso vale para todas as pessoas, mesmo os pacientes periodontais com ameias proximais bem abertas.[47,111] A remoção diária da placa interdental é crucial para aumentar os efeitos da escovação, pois a maioria das doenças dentais e periodontais surge nas áreas interproximais.[1]

A destruição tecidual associada à doença periodontal costuma deixar grandes espaços abertos entre os dentes e superfícies radiculares expostas com concavidades anatômicas e bifurcações. Esses defeitos também ocorrem após a cirurgia periodontal ressectiva. O melhor exemplo de uma concavidade radicular anatômica é a superfície radicular mesial do primeiro pré-molar superior. Com a perda de inserção, a concavidade localizada nessa superfície mesial fica exposta onde o biofilme irá acumular. Essas áreas abrigam a placa e são difíceis para os pacientes limparem apenas com a escova de dente.[75] Além disso, o fio dental não alcança essas superfícies côncavas (Figura 48.16). Os pacientes precisam compreender que a finalidade da limpeza interdental é remover a placa bacteriana e não apenas remover o alimento alojado entre os dentes. Existem muitos instrumentos disponíveis para a limpeza interproximal, e eles devem ser recomendados com base no tamanho dos espaços interdentais, na presença de bifurcações, no alinhamento dos dentes e na presença de aparelhos ortodônticos ou próteses fixas. Além disso, a facilidade de uso e a cooperação do paciente são considerações importantes. Os produtos comuns são o fio dental e os limpadores interdentais, como os palitos de madeira ou plástico, e as escovas interdentais.

Fio Dental

O fio dental é a ferramenta mais recomendada para remover o biofilme das superfícies dentárias proximais.[46] O fio é feito de filamentos de náilon ou monofilamentos plásticos, sendo encontrados nas variedades encerado, não encerado, espesso, delgado e aromatizado. Algumas pessoas preferem os fios de monofilamentos feitos de material não aderente porque são lisos e não desfiam. A pesquisa clínica não demonstrou quaisquer diferenças importantes na capacidade dos vários tipos de fios para remover o biofilme da placa dentária; todos eles funcionam igualmente bem.[40,62,72,73] Acreditava-se que o fio dental encerado deixava uma película cerosa nas superfícies proximais, contribuindo assim para o acúmulo de biofilme e para a gengivite. No entanto, demonstrou-se que a cera não fica depositada nas superfícies dentárias[102] e que a melhora na saúde gengival não está relacionada ao tipo de fio dental utilizado.[40] Os fatores que influenciam a escolha do fio dental incluem a justaposição dos contatos dentários, a rugosidades das superfícies proximais e a destreza manual do paciente, não a superioridade de qualquer produto. Portanto, as recomendações sobre o tipo de fio dental devem se basear na facilidade de uso e na preferência pessoal. Como indicado anteriormente, as limitações do fio dental também devem ser explicadas ao paciente, e métodos alternativos devem ser demonstrados.

> **FLASHBACK**
>
> Recomendado por Bass nos anos 1930, e popularizado na década de 1960, o fio dental não encerado ainda é recomendado como superior às versões enceradas. A justificativa é que ele não deixa uma película cerosa nos dentes, que poderia causar mais deposição da placa nas superfícies interproximais dos dentes. Nenhuma evidência apoia isso. Dado que o fio dental encerado é mais fácil para algumas pessoas utilizarem, os pacientes devem usar o modelo que preferirem. O importante é que eles adotem o hábito de usar o fio dental.

Técnica para Uso do Fio Dental

O fio dental precisa manter contato com a superfície proximal de ângulo reto a ângulo reto para limpar de maneira eficaz. Ele também precisa limpar a superfície proximal inteira, incluindo as áreas subgengivais acessíveis. A técnica de aplicação do fio dental é a seguinte:

1. Comece com um pedaço de fio dental suficientemente longo para segurar com firmeza; normalmente, basta um comprimento de 30 a 45 centímetros. Ele deve ser enrolado em volta dos dedos ou as extremidades podem ser unidas em um laço.
2. Estique bem o fio entre o polegar e o indicador (Figura 48.8) ou entre os dois indicadores e passe-o suavemente através de cada área de contato com um movimento firme de vai e vem. Não pres-

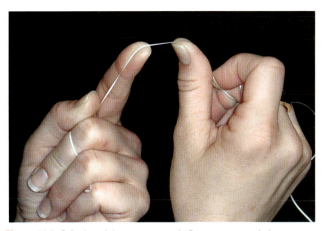

Figura 48.8 O fio dental deve ser segurado firmemente nos dedos ou amarrado em um laço.

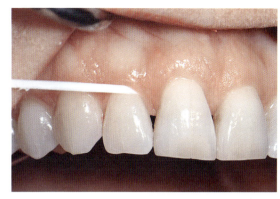

Figura 48.9 Técnica do fio dental. O fio é deslizado entre a área de contato dos dentes (neste caso, os dentes 12 e 11), contorna a superfície proximal e remove a placa usando vários movimentos para cima e para baixo. O processo deve ser repetido na superfície distal do dente número 11.

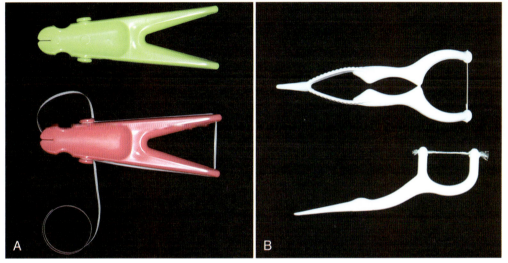

Figura 48.10 Os suportes de fio dental simplificam a manipulação do fio. (A) Os dispositivos de fio dental reutilizáveis exigem a amarração do fio por meio de uma série de protuberâncias e sulcos, a fim de prendê-lo. (B) Dispositivos de fio dental descartáveis têm um fio pré-montado e são fáceis de usar, mas o fio pode desfiar e quebrar, necessitando de vários dispositivos para completar a limpeza dos dentes.

sione o fio dental após a área de contato, porque isso pode lesionar a gengiva interdental. Na verdade, a pressão exagerada do fio através das áreas de contato cria sulcos proximais na gengiva.
3. Depois que o fio estiver apical à área de contato entre os dentes, envolva o fio na superfície proximal de um dente e deslize sob a gengiva marginal. Mova o fio com firmeza ao longo do dente até a área de contato e suavemente para baixo no sulco, repetindo duas ou três vezes esse percurso de cima para baixo (Figura 48.9). Depois, mova o fio através da gengiva interdental e repita o procedimento na superfície proximal do dente adjacente.
4. Continue por toda a dentição, incluindo a superfície distal do último dente em cada quadrante. Quando a porção de trabalho do fio esgarçar ou ficar suja, passe para uma parte nova do fio.

A aplicação do fio dental pode ser facilitada por um *suporte de fio dental* (Figura 48.10A). Os suportes de fio dental são úteis para os pacientes sem destreza manual e para os cuidadores que auxiliam os pacientes na limpeza de seus dentes. Um suporte de fio dental deve ser suficientemente rígido para manter o fio tenso durante a sua penetração nas áreas de contato e deve ser simples para colocação do fio. A desvantagem é que essas ferramentas para aplicação do fio dental consomem tempo, pois precisam ser realimentadas frequentemente quando o fio esgarça.

Também existem suportes de fio dental descartáveis em que o fio já vem pré-montado. Estudos clínicos de curto prazo sugerem que a redução da placa e a melhora na gengivite são similares nos pacientes que usam dispositivos descartáveis e nos pacientes que seguram o fio com os dedos.[19,116] (Figura 48.10B).

Dispositivos elétricos para aplicação do fio dental também estão disponíveis (Figura 48.11). Os dispositivos são seguros e eficazes, mas não são melhores na remoção da placa do que a aplicação do fio dental segurado com os dedos.[26,51]

É difícil estabelecer um hábito vitalício de utilização do fio dental, tanto para os pacientes quanto para os dentistas, independentemente do fato de utilizarmos uma ferramenta ou o fio dental preso aos dedos. Na verdade, o uso diário do fio dental é universalmente baixo. Foi relatado que apenas 8%, aproximadamente, dos adolescentes na Grã-Bretanha utilizavam o fio dental diariamente,[90] com porcentagens similares relatadas em outros países.[75] Foi sugerido que entrevistas motivacionais e técnicas instrucionais são úteis para encorajar esse hábito.[44] Não há informações disponíveis sobre a instituição de hábitos a longo prazo na utilização de fio dental comparando os vários dispositivos com o uso dos dedos. No entanto, os dispositivos podem ser úteis para auxiliar alguns indivíduos a começarem a utilizar o fio dental ou para possibilitar essa utilização pelos pacientes com pouca destreza.

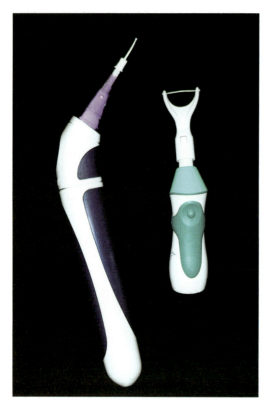

Figura 48.11 Os dispositivos elétricos de aplicação do fio dental podem ser mais fáceis de usar para alguns pacientes do que os fios manuais. A ponta é inserida no espaço proximal, uma cerda ou bastão sai da ponta e se movimenta circularmente quando o dispositivo é ligado *(esquerda)*. De modo alternativo, o dispositivo move o fio pré-montado em movimentos curtos para proporcionar limpeza interproximal *(direita)*.

 IMPORTANTE

Os benefícios da limpeza interproximal para a saúde gengival são indiscutíveis:
- O fio dental é uma ferramenta simples e pronta para limpar onde a escova de dente não alcança. A remoção total da placa bacteriana das superfícies interdentais dos dentes é a etapa mais importante da higiene no tratamento da doença periodontal.
- As ferramentas de aplicação do fio dental funcionam tão bem quanto o método tradicional.
- O hábito de utilizar o fio dental é difícil de ser estabelecido e exige reforço positivo durante as consultas odontológicas.

Escovas Interdentais

É provável que o método de remoção de placa bacteriana mais eficaz para as áreas interdentais, onde a papila não preenche completamente o espaço, seja o uso de escovas interdentais. Como indicado anteriormente, as superfícies radiculares côncavas, como a porção mesial do primeiro pré-molar superior e áreas de bifurcação, não são bem limpas apenas com o fio dental. Um estudo comparativo do fio dental com as escovas interdentais utilizados por pacientes com doença periodontal de moderada a grave mostrou que as escovas interproximais removiam uma quantidade maior de placa interproximal e que os indivíduos achavam mais fácil utilizá-las do que usar o fio dental. No entanto, não foram observadas diferenças nas reduções de profundidade de sondagem ou nos índices de sangramento.[23] Portanto, os auxiliares de limpeza interproximal, como as escovas interdentais e o fio dental, são excelentes para a limpeza interproximal dos dentes quando os espaços interdentais permitem seu acesso.[75]

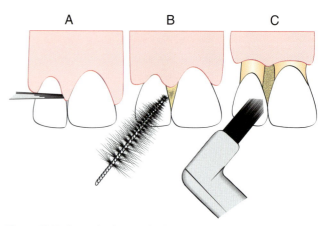

Figura 48.12 As ameias interproximais variam bastante nos pacientes com doença periodontal. (A) Em geral, as ameias sem retração gengival são limpas adequadamente usando fio dental. (B) Os espaços maiores com superfícies radiculares expostas exigem o uso de uma escova interproximal. (C) As escovas unitufo limpam eficientemente nos espaços interproximais sem papilas.

As ameias interdentárias variam bastante em tamanho e formato. A Figura 48.12 fornece uma representação do tamanho e da anatomia de três tipos de ameias e do tipo de limpador interdental recomendado com frequência para cada tipo de ameia. Como regra geral, quanto maior o espaço, maior o dispositivo necessário para limpá-lo adequadamente.

Técnica

As escovas interdentais de qualquer estilo são inseridas nos espaços interproximais com movimentos de vai e vem entre os dentes com golpes curtos. O diâmetro da escova deve ser ligeiramente maior que as ameias gengivais a serem limpas. Esse tamanho permite que as cerdas exerçam pressão em ambas as superfícies dentárias proximais, atuando, dessa forma, nas cavidades das raízes. As cerdas da escova também devem alcançar a margem gengival interdental.

As escovas de tufo único proporcionam acesso às áreas de bifurcação ou às áreas isoladas de retração profunda e funcionam bem nas superfícies linguais dos molares e pré-molares inferiores. Essas áreas, em geral, costumam ser negligenciadas usando-se apenas uma escova de dente e fio dental.

Outros Dispositivos de Limpeza Interdental: Pontas de Borracha, Palitos de Madeira e Escovas Unitufo

Existem outros dispositivos de limpeza interdental disponíveis para remoção da placa bacteriana entre os dentes (Figura 48.13). Pontas de borracha cônicas, palitos de madeira arredondados ou triangulares na secção transversal e escovas unitufo são úteis na manutenção da higiene interdental. Muitos dispositivos interdentais têm suportes e hastes contornadas para facilitar a manipulação ao redor dos dentes e nas áreas posteriores. A pesquisa clínica tem indicado que todos esses dispositivos são eficazes para as superfícies lingual e vestibular do dente, assim como para superfícies proximais.[75,111]

Os palitos de dente de madeira são utilizados com ou sem um suporte (Figura 8.13A e B). O acesso é mais fácil a partir das superfícies vestibulares para as pontas sem suportes, mas se limita principalmente às áreas anteriores e de pré-molares. Os palitos de dente de madeira utilizados em suportes proporcionam acesso a todas as áreas e mostraram-se tão eficazes quanto o fio dental na redução da placa e nos índices de sangramento em indivíduos com gengivite.[84] As pontas de madeira triangulares também estão disponíveis; esse modelo é mais útil nas áreas anteriores quando utilizado a partir das superfícies vestibulares dos dentes.

Pontas de borracha são cônicas e montadas em suportes de madeira ou nas extremidades das escovas de dente. São reutilizáveis e podem ser adaptadas facilmente a todas as superfícies proximais da boca. As pontas de borracha que são montadas em suportes com uma alça curva, como nas curetas, são excelentes não apenas para limpar os espaços interdentais como também para demonstrar ao paciente o local da placa bacteriana durante as instruções sobre higiene oral. Para fins de higiene, a ponta de borracha deve ser colocada dentro da ameia, repousando na gengiva, e usada com movimentos circulares. Pode ser aplicada nos espaços interproximais e em outros defeitos por toda a cavidade bucal; é facilmente adaptável às superfícies linguais. As pontas plásticas que lembram as pontas de madeira ou borracha também estão disponíveis, sendo utilizadas da mesma maneira.

Técnica

Os palitos de dente são dispositivos comuns e facilmente encontrados na maioria das residências. Eles podem ser utilizados em volta de todas as superfícies dos dentes quando presos a suportes (Figura 48.13B). Uma vez montado no suporte, o palito é quebrado para que fique com apenas 5 ou 6 mm de comprimento. A ponta do palito é utilizada para percorrer a margem gengival e dentro das áreas proximais da superfície vestibular e lingual de cada dente (Figura 48.14). Os palitos montados em suportes são eficientes para limpar a margem gengival,[46] podem penetrar nas bolsas periodontais e bifurcações e permitem que os pacientes direcionem a sua higiene para a margem gengival (Takei H: Personal communication, 2009).

Os palitos de madeira macia triangulares ou os palitos de plástico são colocados no espaço interdental com a base do triângulo sobre a gengiva e os lados em contato com as superfícies proximais do dente (Figura 48.15). Depois, o palito é movimentado repetidamente, para dentro e para fora da ameia para remover o biofilme. A desvantagem das pontas de madeira ou plástico triangulares é que elas não alcançam bem as áreas posteriores ou as superfícies linguais.

> **IMPORTANTE**
>
> Os pacientes periodontais geralmente têm grandes espaços interdentais para limpar, portanto, é extremamente importante encontrar um dispositivo interdental que seja de fácil manipulação e que o paciente utilize regularmente.
> - Os pacientes necessitam tentar vários dispositivos disponíveis antes de descobrir um que satisfaça suas necessidades.
> - Em geral, a escova maior ou o dispositivo que caiba em um espaço vai limpar com mais eficiência (Figura 48.16).

Massagem Gengival

Massagear a gengiva com uma escova de dente ou um dispositivo de limpeza interdental produz espessamento epitelial, maior queratinização e maior atividade mitótica no epitélio e no tecido conjuntivo.[17,20,49]

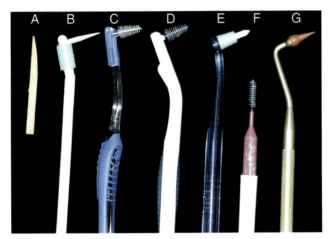

Figura 48.13 Os dispositivos de limpeza interproximal incluem os palitos de madeira (A e B), as escovas interproximais (C a F) e os estimuladores de ponta de borracha (G).

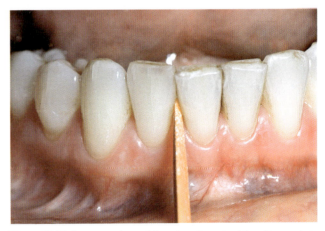

Figura 48.15 As pontas de madeira triangulares também são populares entre os pacientes. A ponta é inserida entre os dentes, com a porção triangular repousando sobre a papila gengival. A ponta é movimentada para dentro e para fora, a fim de remover a placa; no entanto, é muito difícil de usar nos dentes posteriores e na porção lingual de todos os dentes.

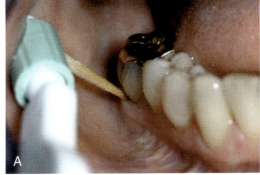
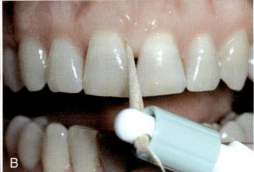

Figura 48.14 Palito de dente de madeira. (A) A ponta é um palito de madeira quebrado e preso a um cabo. Utiliza-se para limpar subgengivalmente e alcançar as bolsas periodontais. (B) A ponta também pode ser utilizada para limpar as margens gengivais dos dentes e passar por baixo da gengiva.

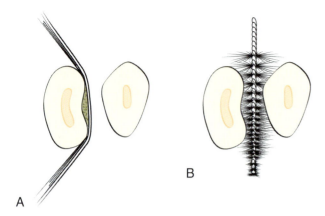

Figura 48.16 Limpeza das superfícies dentárias proximais côncavas ou irregulares. O fio dental (A) pode ser menos eficaz que uma escova interdental (B) nas superfícies radiculares longas com concavidades.

A maior queratinização ocorre apenas na gengiva voltada para a cavidade oral (epitélio oral) e não nas áreas mais vulneráveis ao ataque microbiano, que são o epitélio sulcular e as áreas interdentais onde existe o col gengival. O espessamento epitelial, a maior queratinização e a maior circulação sanguínea não se mostraram benéficos para restaurar a saúde gengival.[48] A melhora na saúde gengival associada à estimulação interdental é o resultado da remoção inadvertida da placa bacteriana em vez dos efeitos da massagem gengival. Nenhuma evidência clínica indica que massagear a gengiva é essencial ou necessário para manter a saúde gengival.

Conclusão

- Após orientação minuciosa do paciente a respeito da doença e da etiologia, a técnica de higiene é iniciada com a demonstração do procedimento na boca do próprio paciente. A ponta de borracha é um excelente instrumento para demonstrar a placa bacteriana. Todos os pacientes precisam utilizar regularmente uma escova de dente, seja ela manual ou elétrica, pelo menos uma vez ao dia. O método de escovação deve enfatizar o acesso às margens gengivais (junção dentogengival) de todas as superfícies dentárias acessíveis. Deve-se enfatizar a importância da chamada *higiene direcionada*, e se estender o máximo possível nas superfícies proximais.
- O fio dental deve ser utilizado em todos os espaços interdentais preenchidos com gengiva.
- Os auxiliares interdentais, tais como escovas interproximais, pontas de borracha, palitos de madeira ou palitos de dente, devem ser utilizados em todas as áreas onde as técnicas de escovação e aplicação do fio dental não conseguem remover adequadamente o biofilme. Isso inclui os espaços grandes das ameias e áreas de bifurcação, bem como a superfície mesial do primeiro pré-molar superior, que apresenta uma concavidade na superfície radicular perto da junção cemento-esmalte.
- A irrigação subgengival domiciliar diária é útil para a redução da inflamação e manutenção dos pacientes com bolsas residuais profundas e para os que lutam com dispositivos mecânicos de limpeza interproximal. A eficácia da irrigação e lavagem é aumentada com a adição de clorexidina ou óleo essencial como irrigante.
- O controle de cáries demanda o uso diário de um dentifrício com baixa concentração de flúor. Os enxaguatórios orais e os géis tópicos com altas concentrações de flúor devem ser utilizados se o paciente demonstrar risco de cárie.
- Os agentes químicos antimicrobianos, como a clorexidina e os óleos essenciais, podem ser utilizados para desinfecção de boca dos pacientes e controle de infecção. Esses enxaguatórios orais podem ser utilizados indefinidamente. A coloração dos dentes e a alteração do paladar são efeitos colaterais que podem limitar o uso desses produtos.
- O reforço das práticas diárias de controle da placa e as consultas de rotina no consultório odontológico são essenciais para o controle bem-sucedido da placa e para o sucesso da terapia a longo prazo.

O sucesso na prevenção, no tratamento e na manutenção na terapia periodontal tem como base o conhecimento científico da etiologia, dos fatores de risco e da resistência do hospedeiro envolvido na doença periodontal. A importância da compreensão do paciente sobre a etiologia e sua participação ativa junto com o terapeuta para prevenir e tratar a doença periodontal é bem aceita no âmbito da terapia periodontal.

 Acesse Caso Clínico em https://www.grupogen.com.br.

Referências Bibliográficas

 As referências bibliográficas deste capítulo estão disponibilizadas em https://www.grupogen.com.br.

CAPÍTULO 49

Halitose

Marc Quirynen | Isabelle Laleman | Sophie De Geest | Charlotte De Hous | Christel Dekeyser | Wim Teughels

SUMÁRIO DO CAPÍTULO

Semântica e Classificação, 527
Etiologia, 527
Diagnóstico de Halitose, 530
Tratamento da Halitose, 534
Conclusão, 536

Semântica e Classificação

Hálito pode ser definido como a percepção subjetiva depois de cheirar o odor da respiração de alguém. Ele pode ser agradável, desagradável ou até mesmo perturbador, se não repulsivo. Se for desagradável, os termos *mau hálito, halitose* ou *odor fétido* podem ser aplicados. Mau hálito é uma queixa na população em geral. Uma em quatro pessoas tem mau hálito em um determinado momento de sua vida. Isso tem significante impacto socioeconômico, mas, infelizmente, foi negligenciado por pesquisadores e clínicos até recentemente, e ainda é dificilmente apresentado em um currículo médico. A halitose pode levar a desconforto pessoal e constrangimento social, e continua sendo um dos maiores tabus da sociedade.

Existem três categorias principais de halitose: halitose genuína, pseudo-halitose e halitofobia. A *halitose genuína* é o termo usado quando o mau hálito realmente existe e pode ser diagnosticada organolepticamente ou por medição dos compostos responsáveis. Deve ser feita uma distinção entre a halitose fisiológica e a patológica (Figura 49.1).

O odor perturbador transitório causado pela ingestão de alimentos (p. ex., alho, cebola e certos temperos), pelo tabagismo ou por medicação (p. ex., metronidazol) não revela um problema de saúde; são exemplos comuns de halitose fisiológica. O mesmo é verdadeiro para o mau hálito "matinal", como habitualmente sentido ao despertar. Este mau hálito, causado por um fluxo salivar diminuído e pelo aumento da putrefação durante a noite, desaparece espontaneamente após o café da manhã ou após medidas de higiene oral. Um mau hálito persistente, por definição, reflete alguma patologia (halitose patológica) – as causas serão discutidas mais adiante neste capítulo. Quando a origem da halitose patológica pode ser encontrada na cavidade bucal, isso é chamado de *mau hálito oral*. Quando um forte mau hálito não pode ser percebido, mas o paciente está convencido de que sofre disso, ele é chamado de *pseudo-halitose*. Se o paciente ainda acreditar que há mau hálito após o tratamento da halitose genuína ou diagnóstico de pseudo-halitose, considera-se halitofobia, que é uma condição psiquiátrica reconhecida.[167]

Termos Importantes para o Diagnóstico de Mau Hálito

Halitose genuína	Mau odor que pode ser verificado objetivamente
Halitose fisiológica	Mau odor que é transitório e causado por fatores fisiológicos, como ingestão de alimentos e tabagismo
Mau hálito oral ou halitose intraoral	Mau odor intenso originário da cavidade bucal
Halitose extraoral	Mau odor originário de condições patológicas fora da cavidade bucal
Pseudo-halitose	Mau odor que não pode ser percebido objetivamente mesmo que o paciente se queixe de sua existência. Essa condição pode ser melhorada por orientação e aconselhamento sobre a higiene oral
Halitofobia	Não há sinal perceptível de mau odor após o tratamento de halitose ou pseudo-halitose, mesmo que o paciente insista em acreditar que a condição existe

Um estudo recente em grande escala, incluindo 2.000 pacientes com queixas de halitose, mostrou que, para aqueles cujo mau hálito poderia ser objetivamente detectado, a causa foi encontrada principalmente na cavidade oral (90%). A saburra lingual (51%), a gengivite/periodontite (13%) ou uma combinação (22%) foram responsáveis pela maioria dos casos.[107] Como uma grande parte da população tem saburra lingual ou gengivite/periodontite, há risco de que uma condição intraoral seja muito facilmente considerada como a causa, enquanto patologias mais importantes são negligenciadas. De fato, para uma minoria dos pacientes (4% no mesmo estudo), causas extrabucais puderam ser identificadas, incluindo patologias otorrinolaringológicas, doenças sistêmicas (p. ex., diabetes), alterações metabólicas ou hormonais, insuficiência hepática ou renal, doenças brônquicas e pulmonares ou patologias gastrointestinais.[27,86,102,107,152]

Causas Intraorais

Saburra lingual, higiene oral ruim, gengivite e periodontite são os fatores causais predominantes.[107,130] Nesses casos, o termo *halitose* se aplica. É o resultado da degradação de substratos orgânicos por

Etiologia

Na maioria dos casos, o mau hálito origina-se da cavidade oral. A saburra lingual é a principal causa de mau hálito. Ademais, doenças periodontais (gengivite, periodontite) são o segundo fator causal predominante.[27,97,98,107,168,169]

bactérias anaeróbicas. Durante o processo de putrefação bacteriana, os peptídeos e as proteínas presentes na saliva, restos de alimentos, fluido gengival, placa interdentária, células epiteliais descamadas, gotejamento pós-nasal e sangue são hidrolisados para aminoácidos contendo ou não sulfetos, que ainda poderiam ser metabolizados. A degradação proteolítica dos aminoácidos que contêm enxofre (cisteína, cistina e metionina) por bactérias Gram-negativas produz gases contendo enxofre, como sulfeto de hidrogênio (H_2S) e metil-mercaptana (CH_3SH).[162]

As bactérias envolvidas com mais frequência são *Porphyromonas gingivalis, Prevotella intermedia, Prevotella nigrescens, Aggregatibacter actinomycetemcomitans, Campylobacter rectus, Fusobacterium nucleatum, Peptostreptococcus micros, Tannerella forsythia, Eubacterium* spp. e espiroquetas. Um estudo por Niles e Gaffar[88] deixou claro que essas espécies Gram-negativas, em particular, apresentam odor desagradável pela produção de compostos de enxofre. No entanto, como uma grande diversidade microbiana é encontrada nos pacientes com halitose, sugere-se que o mau hálito seja resultado de interações complexas dentre as diversas espécies bacterianas. Um estudo indicou que alguns microrganismos Gram-positivos, como o *Streptococcus salivaris*, também contribuem com a produção de halitose ao deglicosilar glicoproteínas salivares, expondo assim seu núcleo proteico para mais degradação por microrganismos Gram-negativos.[139] Mais recentemente, a presença de *Solobacterium moorei*, uma bactéria Gram-positiva, também foi relacionada à halitose.[49,50,58]

Desse modo, para a halitose, o odor desagradável do hálito origina-se, principalmente, de compostos sulfurados voláteis (CSV), sobretudo sulfeto de hidrogênio, metilmercaptana e (menos significativo) dimetilsulfureto ($(CH_3)_2S$), como descoberto por Tonzetich.[149] Outros compostos, como as diaminas indol e escatol, as poliaminas putrescina e cadaverina, e os ácidos carboxílicos acético, butírico e proprionico também são formados por degradação proteolítica dos aminoácidos que não contêm enxofre por microrganismos orais.[42]

Língua e Saburra Lingual

A mucosa do dorso da língua, com uma área de 25 cm³, mostra uma topografia de superfície muito irregular.[19,129] As inúmeras depressões na superfície da língua são nichos ideais para a adesão e o crescimento bacteriano ao abrigo das ações de limpeza.[25,168] Além disso, as células descamadas e os restos de comida também permanecem presos nesses locais de retenção e, consequentemente, podem ser putrefeitos pelas bactérias.[8] Uma língua fissurada (fissuras profundas no dorso, também chamada de *língua escrotal* ou *língua plicata*) e uma língua pilosa (língua vilosa) têm uma superfície ainda mais áspera (Figura 49.2).

O acúmulo de resíduos alimentares misturados com as células esfoliadas e as bactérias forma um revestimento sobre o dorso da língua. Este não pode ser facilmente removido por causa da retenção oferecida pela superfície irregular do dorso da língua (Figura 49.2). Como tal, os dois fatores essenciais para a putrefação estão unidos. Vários pesquisadores identificaram a superfície dorsal posterior da língua como a principal fonte de mau hálito.[8,18,25,118] Na realidade, altas correlações foram relatadas entre a saburra lingual e a formação de odor.[8,21,78,168]

Tanto em indivíduos saudáveis quanto em pacientes com periodontite com ou sem queixas de halitose oral, foi encontrada uma correlação positiva e significativa entre a presença ou a quantidade de saburra lingual e os níveis de CSV[78,108] e/ou escores organolépticos do odor da boca.[25] Em um grupo de 2.000 pacientes visitantes de uma clínica de halitose multidisciplinar,[107,159] foram encontradas correlações significativas entre os escores organolépticos e a saburra lingual ($R = 0,52$; $P < 0,001$). Em outro estudo,[92] observou-se que a quantidade de saburra lingual era significativamente maior no grupo de halitose positiva em comparação com o grupo de halitose negativa. Morita e Wang[80] constataram que o volume de saburra lingual e o percentual de locais com sangramento à sondagem foram significativamente associados ao mau hálito.[80] Em 1992, Yaegaki e Sanada[168,169] demonstraram que, mesmo em pacientes com doença periodontal, 60% dos CSV foram produzidos a partir da saburra lingual.[168,169]

Uma pesquisa recente revelou que o determinante mais forte para a presença de saburra lingual é a higiene oral abaixo do ideal. Outros fatores que influenciam foram: estado periodontal, presença de próteses, tabagismo e hábitos alimentares.[158]

Infecções Periodontais

Foi demonstrada uma relação entre a periodontite e a halitose. Entretanto, pacientes periodontalmente saudáveis podem sofrer de halitose, nem todos os pacientes com gengivite e/ou periodontite queixam-se de mau hálito, e há algumas discordâncias na bibliografia com relação ao tamanho da relação entre a halitose e a doença periodontal.[8,119,136] As bactérias associadas à gengivite e à periodontite são, de fato, capazes de produzir CSV.[61,84,88,97,98,149]

Vários estudos demonstraram que os níveis de CSV na boca correlacionam-se positivamente com a profundidade das bolsas periodontais (quanto mais profunda a bolsa, mais bactérias, particularmente espécies anaeróbicas) e que a quantidade de CSV na respiração aumenta com o número, a profundidade e a tendência de sangramento das bolsas periodontais.[18,96,107,169] Os CSV agravam o processo

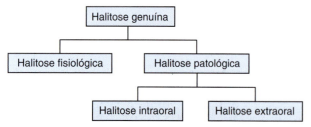

Figura 49.1 Halitose genuína: classificação.

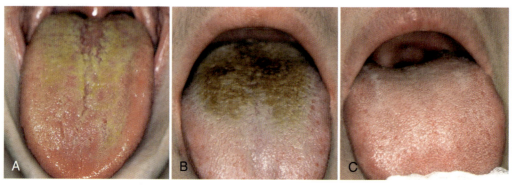

Figura 49.2 (A) a (C) Fotos clínicas de línguas saburrosas.

de periodontite, por exemplo, aumentando a permeabilidade da bolsa e do epitélio da mucosa e, consequentemente, expondo o tecido conjuntivo subjacente do periodonto aos metabólitos bacterianos. Além disso, a metilmercaptana intensifica a produção de colagenase intersticial, a produção de interleucina-1 pelas células mononucleares e a produção de catepsina B, mediando assim mais destruição de tecido conjuntivo.[70,112] Também foi mostrado que os fibroblastos gengivais humanos desenvolveram um citoesqueleto afetado quando expostos a metilmercaptana.[10,112] Além disso, a reação do sulfeto de hidrogênio com colágeno pode alterar a estrutura da proteína, tornando assim o ligamento periodontal e o colágeno ósseo mais suscetíveis à destruição por proteases.[87] Pesquisadores demonstraram, em casos de gengivite e periodontite, uma diminuição no conteúdo de ácido solúvel e colágeno total nos tecidos afetados.[128] Esses achados sugerem que o aumento da produção de CSV pode acelerar a progressão da doença periodontal. Os CSV tóxicos são capazes de danificar os tecidos periodontais e criar ainda mais perda de inserção. Ocorre um reforço mútuo da perda de inserção periodontal e produção de CSV, o que resulta em um ciclo vicioso.

Alguns estudos, no entanto, mostraram que, quando a presença de saburra lingual é levada em consideração, a correlação entre a periodontite e a halitose é muito menor, o que indica que a saburra lingual continua a ser um fator-chave para a halitose. A prevalência de saburra lingual é seis vezes mais alta em pacientes com periodontite, e as mesmas espécies de bactérias associadas à doença periodontal também podem ser encontradas em grandes quantidades no dorso da língua, particularmente quando a saburra lingual está presente.[168] A associação relatada entre a periodontite e a halitose pode, assim, ser principalmente decorrente dos efeitos da doença periodontal sobre a saburra lingual e pode explicar por que outros artigos não encontraram uma correlação.[8,136]

Outras manifestações patológicas de mau odor relevantes do periodonto são as pericoronarites (o "capuz" de tecido mole é retentivo para microrganismos e detritos), as ulcerações orais recorrentes do tipo major, a gengivite herpética e a gengivite/periodontite necrosante. As observações microbiológicas indicam que as úlceras infectadas com anaeróbios Gram-negativos (*i. e.*, espécies de *Prevotella* e *Porphyromonas*) são significativamente mais malcheirosas do que as úlceras não infectadas.[9]

PONTO DE VISTA CLÍNICO

Qual é a influência do mau hálito em pacientes com periodontite?

O aumento da produção de compostos sulfurados voláteis em pessoas com mau hálito pode acelerar a progressão da doença periodontal. Por exemplo, sabe-se que a metilmercaptana e o sulfeto de hidrogênio podem afetar adversamente a estrutura do colágeno e dos fibroblastos gengivais.

Disfunções Dentárias

As possíveis causas dentro da dentição são lesões de cárie profundas com impacção e putrefação de alimentos, feridas de extração preenchidas com coágulo sanguíneo e secreção purulenta levando a uma putrefação importante. O mesmo se aplica à impacção interdental de alimentos em grandes áreas interdentais e o apinhamento dos dentes, que favorecem o aprisionamento de alimentos e o acúmulo de detritos. As próteses acrílicas, especialmente quando mantidas continuamente na boca durante a noite ou não limpas regularmente, podem levar a infecções (p. ex., candidíase), que produzem um odor típico. A superfície da dentadura voltada para a gengiva é porosa e retentiva para as bactérias, fungos e resíduos, que são fatores necessários para a putrefação.

Boca Seca

A saliva tem importante função de limpeza na cavidade oral. Os pacientes com xerostomia apresentam frequentemente grandes quantidades de placa bacteriana nos dentes e extensa saburra lingual. O aumento da carga microbiana e o escape de CSV quando a saliva está diminuída explicam o forte mau hálito.[61] Vários estudos relacionam o estresse aos níveis de CSV, mas não está claro se isso pode ou não ser explicado simplesmente pela redução do fluxo salivar.[67,104] Outras causas da xerostomia são medicação,[79] uso abusivo de álcool,[36] síndrome de Sjögren (uma doença reumática autoimune comum)[74] e diabetes.[160]

Causas Extraorais

Para uma minoria de pacientes, as causas extraorais podem ser identificadas, incluindo patologias de ouvido, nariz e garganta, doença sistêmica (p. ex., diabetes ou doença hepática), alterações metabólicas ou hormonais, insuficiência hepática ou renal, doenças brônquicas e pulmonares, ou distúrbios gastroenterológicos.[4,5] Ademais, inúmeras causas podem estar presentes ao mesmo tempo e podem mudar no decorrer da etiologia.

A halitose extraoral pode ser subdividida em dois tipos: halitose *non-blood-borne* e halitose *blood-borne*.[147] A halitose *non-blood-borne* é incomum e a maioria das informações vem de relatos de casos. Abrange, por exemplo, infecções na garganta, infecções nasais, infecções do sistema respiratório, doenças pulmonares e distúrbios estomacais.

A halitose *blood-borne* é o resultado dos metabólitos do mau hálito que podem ser formados ou absorvidos em qualquer lugar do corpo (p. ex., no fígado, no intestino) e transportados pela corrente sanguínea até os pulmões. A exalação desses voláteis no ar alveolar causa halitose, pelo menos quando as concentrações dos metabólitos do mau hálito estão suficientemente altas. O fluido gengival reflete as moléculas circulantes no sangue e pode, desse modo, também desempenhar um papel importante, porém em função da pequena quantidade, provavelmente não tão dominante.

As causas extraorais são bem mais difíceis de detectar, embora às vezes possam ser reconhecidas por um odor típico. Diabetes melito não controlado pode ser associado a um odor doce de cetonas, a doença hepática pode ser revelada por um odor de enxofre e a insuficiência renal pode ser caracterizada por um odor que lembra peixe devido à presença de dimetilamina e trimetilamina.[102]

PONTO DE VISTA CLÍNICO

Qual é a causa mais importante da halitose?

A saburra lingual é a causa mais importante da halitose. As inúmeras depressões na superfície da língua são nichos ideais para a adesão e o crescimento de bactérias. Além disso, as células descamadas e os restos de comida também permanecem aprisionados nesses locais de retenção. A degradação de substratos orgânicos pelas bactérias anaeróbicas resulta na produção de uma variedade de compostos voláteis malcheirosos.

Pseudo-halitose ou Halitofobia

Se um paciente apresenta queixas, mas não tem halitose objetiva detectável, isso é chamado de pseudo-halitose ou *mau hálito imaginário*, que pode levar à *halitofobia*.[94] Esta ocorre quando, mesmo após um diagnóstico repetido de ausência de mau hálito, o paciente não aceita a ausência de halitose. Essa condição foi associada a um transtorno obsessivo-compulsivo e à hipocondria. Questionários de transtorno de personalidade bem estabelecidos (p. ex., Symptom Checklist 90) permitem que o clínico avalie a tendência do paciente para mau hálito ilusório.[28,29,31] Ter um psicólogo ou psiquiatra em uma consulta de halitose pode ser especialmente útil para esses pacientes.

Devido à complexidade desse transtorno, uma consulta de halitose é preferencialmente multidisciplinar, combinando o conhecimento de um periodontista ou dentista, um otorrinolaringologista, um internista (se necessário) e um psicólogo ou psiquiatra. Em um estudo com 2.000 pacientes, 16% foram diagnosticados com pseudo-halitose ou halitofobia.[107]

IMPORTANTE

Apenas em alguns casos a causa do mau hálito é encontrada fora da cavidade bucal. Dessa forma, os dentistas desempenham papel importante no diagnóstico e no tratamento da halitose.

Diagnóstico de Halitose

Abordagem antes da Consulta

Uma abordagem diagnóstica adequada começa com o fornecimento das informações corretas ao paciente antes da consulta. Recomenda-se que 2 dias antes da consulta o paciente evite a ingestão de alimentos picantes, alho e cebola; eles causam mau hálito e odor corporal que podem durar de várias horas a 2 dias.[48] Para remover odores confusos, o paciente também é instruído a evitar o consumo de álcool, café e tabaco por 12 horas antes da consulta. Pelo mesmo motivo, é aconselhável não mascar chicletes, comer balas de menta ou usar enxaguatórios bucais durante as 8 horas que antecedem a consulta, tanto pelo paciente quanto pelo avaliador da halitose. No dia da consulta, o uso de qualquer fragrância, xampu e hidratante corporal também devem ser evitados, para não atrapalhar as avaliações organolépticas. Na maioria das consultas de halitose, pede-se que o paciente não coma nem beba na manhã do exame. No entanto, se o café da manhã for consumido, o mau hálito matinal pode ser excluído.

Etapas de uma Consulta de Halitose
Informações ao paciente antes da consulta
Anamnese
Exame organoléptico
Exame do hálito com monitor portátil de compostos sulfurados voláteis
Exame da orofaringe
Explicação da halitose e instruções para higiene oral
Se necessário, explicação da terapia adicional.

O paciente deve ser incentivado a trazer um confidente às consultas que possa identificar se o odor percebido é o que era anteriormente observado. Algumas dessas diretrizes são cruciais não apenas para a avaliação organoléptica, mas também para uma correta interpretação dos resultados obtidos com certos bafômetros (ver adiante).

Anamnese

Cada consulta deve começar com um questionamento abrangente sobre o mau hálito, os hábitos alimentares e o histórico médico e odontológico. Isso pode ser feito com um questionário que o paciente preenche na sala de espera e/ou oralmente no início da consulta, dependendo das preferências do examinador e das possibilidades práticas. Para começar, deve-se questionar o paciente sobre a frequência da halitose (p. ex., constantemente, todos os dias), o tempo de aparecimento durante o dia (p. ex., após as refeições, pode indicar uma hérnia de estômago), quando o problema apareceu pela primeira vez e se os outros problemas foram ou não identificados (para excluir hálito imaginário). Além disso, o histórico médico tem que ser registrado, com ênfase na medicação e em doenças sistêmicas dos pulmões, fígado, rins, estômago e pâncreas. Quanto ao histórico otorrinolaringológico, deve-se dar atenção à presença de obstrução nasal, respiração bucal, gotejamento pós-nasal, alergia, amidalite, disfagia e consultas otorrinolaringológicas anteriores. O histórico odontológico inclui perguntas que avaliam a frequência de visitas ao dentista, o uso de enxaguatórios bucais, a presença e a manutenção de uma prótese dentária, bem como a frequência e os instrumentos utilizados para a escovação dos dentes, limpeza interdental, escovação lingual e raspagem. Por fim, pergunta-se ao paciente sobre seus hábitos alimentares e de tabagismo e sobre o consumo de bebidas alcoólicas.

Exames

Após obter uma anamnese minuciosa, o clínico verifica se um odor desagradável pode ser percebido e inspeciona a boca para detectar as possíveis causas do mau hálito. Há diferentes maneiras de examinar o hálito. A maneira mais fácil e econômica é cheirar o hálito; contudo, há diversos dispositivos no mercado que detectam, principalmente, os CSV.

Avaliação Organoléptica

Mesmo que os dispositivos estejam disponíveis, a avaliação organoléptica por um avaliador ainda é o padrão de excelência no exame de mau hálito. É o método mais fácil e mais utilizado porque fornece um reflexo da situação de todos os dias quando a halitose é observada. Além disso, o nariz humano pode sentir o cheiro de 10.000 odores diferentes, muito mais do que qualquer dispositivo no mercado.[48,51] Em uma avaliação organoléptica, um "juiz" treinado e de preferência calibrado cheira o ar expirado e avalia se é desagradável usando uma classificação de intensidade.[124] A atribuição de escore é feita normalmente de acordo com a escala de intensidade de Rosenberg, em que 0 representa ausência de odor, 1 é atribuído para odor quase imperceptível, 2 para ligeiro mau hálito, 3 para mau hálito moderado, 4 para mau hálito forte e 5 para mau hálito grave.[124] Neste sistema de seis pontos, 0 indica uma concentração de odor abaixo de um limiar, de 1 a 4 estão aumentando a ocupação dos locais de ligação dos receptores e 5 é assumido como sendo próximo da saturação.[43,44] Para evitar predisposições, é aconselhável que a avaliação organoléptica anteceda todas as outras medições.

Em uma avaliação organoléptica, o juiz cheira uma série de diferentes amostras de ar (Figura 49.3), da seguinte maneira:

1. *Odor da respiração nasal:* o indivíduo expira pelo nariz, mantendo a boca fechada. Quando a expiração nasal possui odor desagradável, mas o ar expirado pela boca não, pode-se suspeitar de uma causa nasal/paranasal.
2. *Odor da cavidade oral:* o indivíduo abre a boca e prende a respiração enquanto o juiz coloca seu nariz próximo à abertura bucal (aproximadamente a 10 cm da boca do paciente).
3. *Odor da cavidade oral:* o indivíduo conta até 10. Isso revela o mesmo descrito anteriormente, porém favorece a halitose devido à secura da mucosa palatina e lingual.
4. *Saburra lingual:* o juiz cheira um esfregaço da parte posterior da língua, obtido com uma colher de plástico inodora ou um raspador lingual, a uma distância de aproximadamente 5 cm de seu nariz. Esse odor assemelha-se ao que emana do dorso da língua.

Embora a avaliação organoléptica ainda seja o padrão de excelência para o diagnóstico da halitose, o método também tem algumas desvantagens importantes. A avaliação pode, por exemplo, ser influenciada por diversos aspectos, tais como a posição da cabeça, a fome e a experiência do juiz. Os juízes de odor também devem descansar seus narizes por vários minutos entre os testes para evitar a habituação. Contudo, a desvantagem mais importante do método é que ele tem claramente um grau de subjetividade. Os pesquisadores estão tentando melhorar a confiabilidade e a reprodutibilidade do método organoléptico.[44] Ao utilizar uma comissão de juízes do odor em vez de um juiz, já se considera que a confiabilidade aumenta.[167]

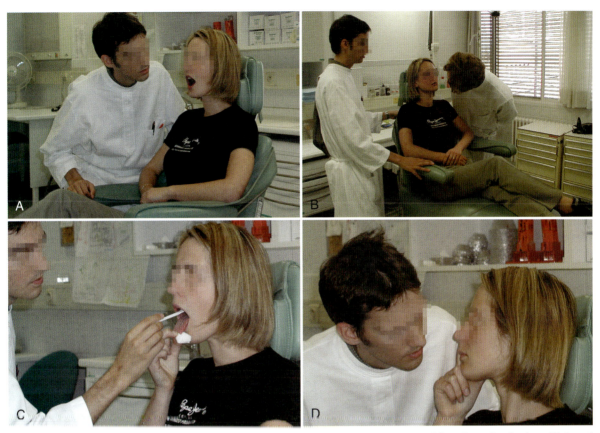

Figura 49.3 (A) Avaliação organoléptica do odor da cavidade oral enquanto o paciente prende a respiração. (B) Avaliação do odor da cavidade oral quando o paciente conta até 10 em voz alta. (C) Uma amostra da saburra é obtida para sentir o odor posterior. (D) O odor nasal é avaliado.

Além disso, a concordância entre os juízes pode ser melhorada pela padronização do sentido do olfato usando um *kit* de solução de odor para medir a resposta olfativa.[173] O treinamento também é considerado para reduzir os erros dos juízes de odor.[82]

Monitor Portátil de Compostos Sulfurados Voláteis

O Halimeter (Interscan, Chatsworth, CA) é um dispositivo eletrônico que detecta, na respiração, a presença de CSV como o sulfeto de hidrogênio e a metilmercaptana. O instrumento não pode discriminar entre os diferentes compostos de enxofre. A sensibilidade para metilmercaptana é cinco vezes inferior à do sulfeto de hidrogênio e o dispositivo é quase insensível ao sulfeto de dimetila.[37] Além disso, o etanol e outros compostos podem perturbar as medições.

Para permitir um aumento na concentração de CSV, o paciente deve manter a boca fechada por 2 a 3 minutos antes da avaliação. O ar da boca é aspirado inserindo-se um canudinho fixado em um tubo flexível do instrumento (Figura 49.4). O canudo é mantido dentro da boca, de preferência acima da parte posterior do dorso da língua, não tocando na mucosa oral, nem na língua, enquanto o indivíduo mantém a boca ligeiramente aberta e respira pelo nariz. O medidor de enxofre utiliza um sensor voltamétrico que gera um sinal quando exposto aos gases que contêm enxofre. Usando um gravador ou um programa de computador específico, uma apresentação gráfica pode ser obtida, um *haligrama* (Figura 49.5), que dá a resposta em função do tempo. Para resultados mais ideais, o fabricante recomenda realizar três medições e usar o valor médio. Entre as medições é importante permitir que o medidor reestabilize antes da repetição. O monitor necessita de calibração regular e substituição do sensor semestralmente.

O Halimeter é fácil de usar como um teste na cadeira e é relativamente barato. Os pacientes geralmente ficam menos envergonhados e a ausência de odor no caso de halitofobia pode ser comprovada de

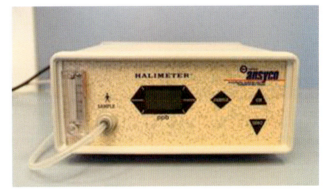

Figura 49.4 Halimeter.

forma mais convincente do que por uma avaliação organoléptica. Vários estudos mostraram boas correlações entre a medição organoléptica e o Halimeter.[122,125] Uma desvantagem do dispositivo é que ele detecta apenas os compostos de enxofre e, portanto, é útil apenas para as causas intraorais da halitose. A ausência de CSV não prova que nenhum mau hálito está presente.

Foi proposta uma ampla gama de limites de limiar para a halitose. Yaegaki e Sanade[168] recomendaram um valor de 75 ppb como o limite para a aceitação social, ao passo que o fabricante do Halimeter propõe 150 ppb. Seguindo essa recomendação, a sensibilidade e a especificidade do dispositivo para o escore organoléptico foram calculadas como 63% e 98%, respectivamente. Estudos anteriores de nosso grupo mostraram que uma redução deste limiar para 120 ppb melhora a sensibilidade do dispositivo sem prejuízo da sua especificidade.[159] Em pacientes com mau hálito, as concentrações dos CSV facilmente alcançam 300 a 400 ppb.

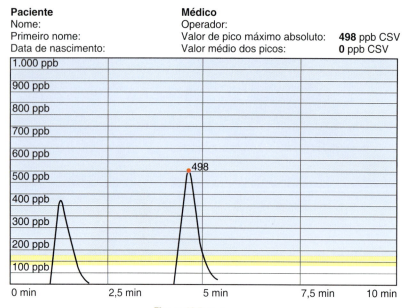

Figura 49.5 Haligrama.

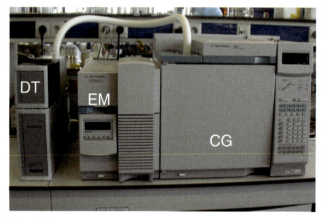

Figura 49.6 Máquina de cromatografia gasosa, incluindo dessorção térmica (DT), para liberar as moléculas presas em coletores especiais; cromatografia gasosa (CG), para a separação de moléculas; e espectrômetro de massa (EM), para a identificação de moléculas.

Cromatografia Gasosa

Um cromatógrafo gasoso pode analisar o ar, a saliva ou o fluido gengival (Figura 49.6). Cerca de 100 compostos foram isolados a partir do espaço superior de saliva e saburra lingual, de cetonas a alcanos, de compostos que contêm enxofre a compostos de fenil.[17] No ar expirado de uma pessoa, aproximadamente 150 compostos podem ser encontrados.[100,155-157] A vantagem dessa técnica é que, quando acoplado com a espectrometria de massa, ela pode detectar praticamente qualquer composto ao utilizar materiais e condições adequadas. Além disso, ela tem sensibilidade e especificidade muito elevadas.

A cromatografia gasosa elaborada está disponível apenas em centros especializados, mas é útil principalmente para identificar causas não orais.[54,99,142,154] Além disso, tem alto custo e requer pessoal habilitado.

Um pequeno "cromatógrafo gasoso" portátil (OralChroma, Nissha FIS Inc., Japão) foi introduzido, o que torna esta técnica disponível para clínicas de periodontia (Figura 49.7). Mais recentemente, foi introduzida a segunda geração desse cromatógrafo gasoso: o

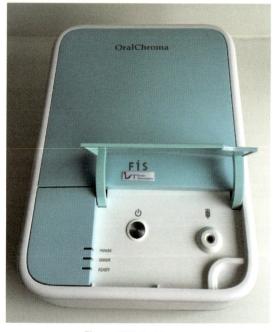

Figura 49.7 OralChroma.

OralChroma CHM-2. O CHM-2 é um pouco menor que o OralChroma de primeira geração, as medições levam metade do tempo e acompanha um *software* otimizado. A coleta de amostras ocorre pela utilização de uma seringa descartável, que tem de ser inserida dois terços na cavidade oral do paciente. Os pacientes têm que fechar suas bocas durante 30 segundos antes da coleta da amostra e, depois, a amostra é injetada no cromatógrafo de gás.

A análise é iniciada automaticamente. Há um pacote de programa de computador disponível, OralChroma Data Manager, que coleta os dados do OralChroma e apresenta graficamente as respostas de sensores em uma tela. Após 4 minutos, o processo é completado, e a concentração dos três gases é exibida em ng/10 mL ou em ppb (nmol/mol) (Figura 49.8). O programa de computador que acompanha dá uma visão clara da medida de CSV, mas algumas vezes esses gráficos não estão corretos por causa de uma atribuição errada do lugar dos CSV no cromatograma. Este último pode ser corrigido por meio da análise no cromatógrafo.[146,148]

O OralChroma tem a capacidade de medir a concentração dos três principais compostos de enxofre (sulfeto de hidrogênio, metil-mercaptana e sulfeto de dimetila) separadamente. Isso pode ser útil para um diagnóstico diferencial. Uma alta concentração de metilmercaptana comparada com o sulfeto de hidrogênio indica, por exemplo, periodontite.[169] Se apenas o sulfeto de hidrogênio estiver aumentado, pode haver um problema com a higiene oral. O sulfeto de dimetila pode estar presente em algumas causas extraorais.[145] Assim como o Halimeter, o OralChroma não consegue detectar além dos compostos de enxofre, e algumas causas intraorais e extraorais podem, assim, ser negligenciadas. O aparelho necessita de calibração, e o sensor e a coluna precisam ser substituídos a cada 2 anos.[159]

Halimeter versus OralChroma	
Halimeter	**OralChroma**
Fácil de manusear	Fácil de manusear
Econômico	Dispendioso
Exibe os resultados imediatamente	Demora 4 minutos (CHM-2) ou 8 minutos (CHM-1) antes de exibir as medições
Não consegue discriminar entre diferentes gases	Consegue discriminar entre sulfeto de hidrogênio, metilmercaptana e sulfeto de dimetila
Necessita de manutenção	Necessita de manutenção

Microscopia de Campo Escuro ou de Contraste de Fase

A halitose está associada a maior incidência de organismos móveis e espiroquetas, então as mudanças nessas proporções permitem o monitoramento do progresso terapêutico. Outra vantagem da microscopia direta é que o paciente se torna consciente das bactérias que estão presentes na placa bacteriana, na saburra lingual e na saliva. Muitas vezes, os pacientes confundem placa com restos de comida.

Exame da Orofaringe

O exame da orofaringe inclui inspeção de lesões de cárie profundas, impacção interdental de alimentos, feridas, sangramento das gengivas, bolsas periodontais, saburra lingual, boca seca, amídalas e faringe (para amidalite e faringite).

A saburra lingual pode ser pontuada de acordo com sua espessura e superfície. Vários métodos foram propostos para a espessura, Gross et al., em 1975,[47] propuseram um índice, variando de 0 (sem revestimento) a 3 (muito revestimento). Miyazaki[78] (Figura 49.9A) avaliou a situação da saburra lingual de acordo com a área: escore 0 = nenhuma visível, escore 1 = menos de um terço do dorso da língua coberto, escore 2 = menos de dois terços e escore 3 = mais de dois terços.

Winkel et al.[165] consideraram tanto a extensão quanto a espessura da saburra lingual. O dorso da língua está dividido em seis áreas, ou seja, três na parte posterior e três na parte anterior da língua (Figura 49.9B). Em cada sextante é atribuído um escore para a saburra lingual da seguinte maneira: 0 = sem revestimento, 1 = camada fina e 2 = camada grossa. O escore 1 é atribuído quando a cor-de-rosa por baixo do revestimento ainda é visível; quando este não é o caso, um escore 2 é atribuído.

Deve ser dada atenção à morfologia da língua. Por exemplo, deve-se notar se a língua parece normal ou áspera ou se apresenta um sulco profundo ou papilas circunvaladas grandes.[165]

Autoexame

Cheirar o próprio hálito expirando nas mãos mantidas em frente da boca não é relevante, porque o nariz se acostuma com o odor,[141] e o cheiro da pele e dos sabonetes usados para a lavagem das mãos pode interferir. Além disso, estudos demonstraram que a autoavaliação do mau hálito é notoriamente pouco confiável e é necessário cuidado com as informações obtidas do paciente.[6,30]

> **PONTO DE VISTA CLÍNICO**
>
> Quando um de seus pacientes se queixa de mau hálito e está periodontalmente saudável, embora apresente uma saburra lingual espessa, o que é possível fazer?
>
> Você dá ao paciente instruções sobre higiene oral e salienta a importância do uso de um raspador lingual. Opcionalmente, um enxaguatório bucal pode ser aconselhado, com ingredientes ativos de eficácia comprovada como clorexidina, cloreto de cetilpiridínio ou uma formulação de zinco.

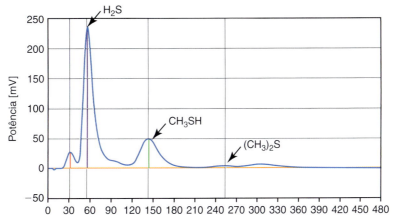

Figura 49.8 Gráfico do OralChroma. O primeiro pico indica o nível de sulfeto de hidrogênio *(SH)*; o segundo, de metil-mercaptana *(CHSH)*; e o terceiro, de sulfeto de dimetil *([CH]S)*.[2332]

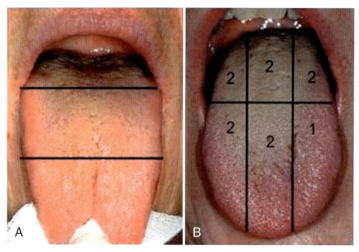

Figura 49.9 (A) Índice de Miyazaki de saburra lingual. Escore 0 = nenhuma visível, escore 1 = menos de um terço do dorso da língua coberto, escore 2 = menos de dois terços e escore 3 = mais de dois terços; aqui, o escore 2 aplica-se desde que menos de dois terços do dorso da língua estejam cobertos. (B) Índice de saburra lingual de Winkel. O dorso da língua é dividido em seis áreas (três na parte posterior e três na parte anterior da língua). A saburra lingual em cada sextante recebe os escores 0 = sem revestimento, 1 = camada fina e 2 = camada grossa.

Tratamento da Halitose

O tratamento da halitose (portanto, de origem intraoral) deve ser, de preferência, relacionado a uma causa. Como o mau hálito é provocado pela degradação metabólica das proteínas disponíveis em gases malcheirosos por certos microrganismos orais, as seguintes estratégias gerais de tratamento podem ser aplicadas:
- Redução mecânica de nutrientes intraorais (substratos) e microrganismos
- Redução química da carga microbiana oral
- Transformar os gases fétidos em gases não voláteis
- Mascarar o mau hálito

O tratamento deve ser centrado na redução da carga bacteriana e dos micronutrientes por procedimentos mecânicos eficazes de higiene oral, incluindo a raspagem da língua. A doença periodontal deve ser tratada e controlada, e, como uma ajuda auxiliar, soluções de bochechos contendo clorexidina e outros ingredientes podem reduzir ainda mais o mau hálito. Se o mau hálito persistir após essas abordagens, é necessário investigar outras fontes do mau hálito, como amídalas, doença pulmonar, doença gastrointestinal e anormalidades metabólicas (p. ex., diabetes).

Redução Mecânica de Nutrientes e Microrganismos Intraorais

Devido ao grande acúmulo de bactérias no dorso da língua, sua limpeza deve ser enfatizada.[15,126,168] As investigações anteriores demonstraram que a limpeza da língua reduz tanto a quantidade da saburra lingual (e assim dos nutrientes bacterianos) quanto o número de bactérias, melhorando o mau hálito de modo eficaz.[25,40,41,47,111] Outros relatos indicaram que a redução da carga microbiana sobre a língua após a limpeza é insignificante e que a redução do mau hálito provavelmente resulta da redução dos nutrientes bacterianos.[76,106]

A limpeza da língua pode ser realizada com uma escova de dentes normal, mas de preferência com um raspador de língua se a saburra estiver estabelecida.[93,95] A limpeza da língua usando um raspador de língua reduz os níveis de halitose em 75% após 1 semana.[95] Esta deve ser uma limpeza suave para evitar danos aos tecidos moles. É melhor limpar o mais posteriormente quanto possível; a parte posterior da língua tem a maior parte da saburra.[123] A limpeza da língua deve ser repetida até que quase nenhum material possa ser removido.[16] Os reflexos de ânsia muitas vezes são provocados, especialmente quando se usam escovas;[106] a prática ajuda a evitar isso.[14] Também pode ser útil puxar a língua para fora com uma compressa de gaze. A limpeza da língua tem a vantagem adicional de melhorar a sensação do paladar.[106,166]

A escovação e a limpeza interdental são meios mecânicos essenciais de controle de placa dental. Ambos removem as partículas de alimentos residuais e os organismos que causam a putrefação. Estudos clínicos demonstraram que a ação mecânica da escovação não tem qualquer influência apreciável sobre a concentração de CSV.[143] Em uma análise de curto prazo, Tonzetich[150] mostrou o efeito no mau hálito depois de escovar com um creme dental contendo monofluorfosfato de sódio. No entanto, o efeito foi metade daquele observado quando combinado com a escovação da língua (redução de 73% e 30% dos CSV, respectivamente).[150]

Quando a halitose crônica surge como consequência da presença de periodontite, é necessária a terapia periodontal profissional.[8,18,96,169] Uma desinfecção da boca toda em uma só fase combinada com raspagem e alisamento radicular com a aplicação de clorexidina reduziu os níveis organolépticos de mau hálito até 90% em um estudo.[108] Em outro estudo realizado pelos mesmos pesquisadores, a terapia periodontal inicial teve apenas impacto fraco sobre os níveis de CSV, exceto quando combinada com enxaguatório bucal contendo clorexidina.[109]

As gomas de mascar podem controlar o mau hálito temporariamente porque estimulam o fluxo salivar.[114] O próprio fluxo salivar também tem uma capacidade de limpeza mecânica. Não surpreende, portanto, que os indivíduos com taxas de fluxo salivar extremamente baixas tenham classificações de CSV e pontuações de saburra lingual mais elevadas do que aqueles com a produção de saliva normal.[64] Waler[161] mostrou que mascar uma goma sem qualquer ingrediente ativo pode reduzir modestamente a halitose.

Redução Química da Carga Microbiana Oral

Juntamente com a escovação, o uso de enxaguatórios bucais tornou-se uma prática de higiene oral comum.[38] As formulações foram modificadas para transportar os agentes antimicrobianos e oxidantes com impacto no processo de formação de mau hálito. Os ingredientes ativos normalmente incluem agentes antimicrobianos como clorexidina, cloreto de cetilpiridínio (CPC), óleos essenciais, dióxido de cloro, triclosan, fluoreto de amina e fluoreto estanhoso, peróxido de hidrogênio e bicarbonato de sódio. Alguns destes agentes têm efeito apenas temporário sobre o número total de microrganismos presentes na cavidade oral.

Clorexidina

A clorexidina é considerada o agente antiplaca e antigengivite mais eficaz.[1-3,5,56] Sua ação antibacteriana pode ser explicada pela ruptura da membrana celular bacteriana pelas moléculas de clorexidina, aumentando a sua permeabilidade e resultando em lise e morte celulares.[56,68] Devido aos seus fortes efeitos antibacterianos e sua superior substantividade na cavidade oral, os bochechos com clorexidina proporcionam uma redução significativa nos níveis de CSV e nas avaliações organolépticas.[12,120,122,153,171]

Infelizmente, como mencionado em alguns ensaios, a clorexidina em uma concentração de 0,2% ou superior também tem algumas desvantagens, como o aumento da coloração de dentes e língua, gosto ruim e alguma redução temporária na sensação de paladar.[32]

Óleos Essenciais

Estudos anteriores avaliaram o efeito de curto prazo (3 horas) de um bochecho com Listerine® (que contém óleos essenciais) em comparação a um bochecho placebo.[101] Encontrou-se que o Listerine® foi apenas moderadamente eficaz contra o mau hálito (redução de ± 25% vs. 10% para o placebo de CSV após 30 minutos) e causou uma redução sustentada dos níveis de bactérias odorigênicas. Foram encontradas reduções similares de CSV após o bochecho durante 4 dias.[12]

Dióxido de Cloro

O dióxido de cloro (ClO_2) é um poderoso agente oxidante que pode eliminar o mau hálito pela oxidação do sulfeto de hidrogênio, da metilmercaptana e dos aminoácidos, metionina e cisteína. Estudos demonstraram que uma única utilização de uma solução de enxaguatório bucal contendo ClO_2 reduz ligeiramente o odor da boca.[31,33]

Enxaguatório Bifásico | Água e Óleo

Rosenberg et al.[120] projetaram uma solução para bochecho de óleo e água de duas fases contendo CPC. Acredita-se que a eficácia das formulações de óleo e água e CPC resulte da adesão de uma alta proporção de microrganismos orais às gotículas de óleo, o que é ainda mais intensificado pelo CPC. Um bochecho duas vezes ao dia com este produto (antes de dormir e pela manhã) mostrou reduções tanto nos níveis de CSV quanto nas avaliações organolépticas. Essas reduções foram superiores ao Listerine® e significativamente superiores a um placebo.[65,120]

Triclosan

Descobriu-se que o triclosan, um agente de amplo espectro antibacteriano, é eficaz contra a maioria das bactérias orais e tem boa compatibilidade com outros compostos utilizados para o cuidado bucal caseiro. Um estudo piloto demonstrou que uma solução experimental para bochecho contendo 0,15% de triclosan e 0,84% de zinco (Zn^{++}) produziu uma redução mais forte e ainda mais prolongada do hálito bucal do que um bochecho com Listerine®.[113] Contudo, o efeito anti-CSV do triclosan parece ser fortemente dependente dos agentes de solubilização.[170] Óleos aromatizantes ou detergentes aniônicos e copolímeros são adicionados para aumentar a retenção oral e diminuir a taxa de libertação em formulações de dentifrícios que contêm triclosan. O efeito dessas formulações sobre o mau hálito tem sido ilustrado em vários estudos.[53,89,90,132,133] Foram observadas reduções significativas dos escores de hálito após uma única utilização, assim como depois de 1 semana (28% e > 50%, respectivamente), com um efeito semelhante sobre os níveis de CSV (57% de redução após 1 semana de utilização da pasta).

Fluoreto de Amina ou Fluoreto Estanhoso

A associação de amina fluoretada com fluoreto de estanho (AmF/SnF_2) resultou em reduções encorajadoras do mau hálito matinal, mesmo quando a higiene oral era insuficiente.[105] Recentemente, novas evidências suportando o uso deste enxaguatório tornaram-se disponíveis. A formulação mostrou um efeito a curto e a longo prazos sobre os indicadores de halitose em pacientes com mau hálito intenso.[22]

O fluoreto de estanho também foi eficaz no tratamento do mau hálito como componente de um creme dental, reduzindo ambos os escores organolépticos (OLS) e os níveis de CSV.[39] Um benefício superior a curto prazo e durante a noite de um creme dental contendo estanho *versus* um creme dental de controle sobre o hálito matinal foi recentemente demonstrado em uma metanálise.[33]

Peróxido de Hidrogênio

Suarez et al.[143] relataram que o bochecho com peróxido de hidrogênio (H_2O_2) a 3% produziu reduções impressionantes (± 90%) nos gases de enxofre que persistiram durante 8 horas.

Pastilhas Oxidantes

Greenstein et al.[46] relataram que chupar uma pastilha com propriedades oxidantes reduz o mau hálito no dorso da língua durante 3 horas. Esse efeito pode ser causado pela atividade do ácido desidroascórbico, que é gerada pela oxidação mediada por peróxido de ascorbato presente nas pastilhas.

Bicarbonato de Sódio

Os dentifrícios com bicarbonato de sódio conferiram um benefício significativo na redução de odor por períodos de tempo de até 3 horas.[11,88] Os mecanismos pelos quais o bicarbonato de sódio produz sua inibição do mau hálito estão relacionados com seus efeitos bactericidas.[167]

Conversão de Compostos Sulfurados Voláteis

Soluções de Sais Metálicos

Íons metálicos com afinidade pelo enxofre são eficientes na captura de gases que contêm esse elemento. O zinco é um íon com duas cargas positivas (Zn^{++}), que vai se ligar aos radicais de enxofre com duas cargas negativas e, desta forma, pode reduzir a expressão dos CSV. O mesmo se aplica aos outros íons metálicos, como estanho, mercúrio e cobre. Clinicamente, o efeito inibitório de CSV foi cloreto de cobre > fluoreto estanhoso > cloreto de zinco ($CuCl_2 > SnF_2 > ZnCl_2$). *In vitro*, o efeito inibitório foi cloreto de mercúrio = cloreto de cobre = cloreto de cádmio > cloreto de zinco > fluoreto estanhoso > cloreto de estanho > cloreto de chumbo ($HgCl_2 = CuCl_2 = CdCl_2 > ZnCl_2 > SnF_2 > SnCl_2 > PbCl_2$).[172]

Quando comparado a outros íons metálicos, o Zn^{++} é relativamente atóxico, não cumulativo e não fornece nenhuma alteração de coloração visível. Assim, o Zn^{++} tem sido um dos ingredientes mais estudados para o controle do mau hálito.[161,172] Schmidt e Tarbet[127] já relataram que uma solução de enxaguatório bucal contendo cloreto de zinco era notavelmente mais eficaz do que um bochecho com solução salina (ou nenhum tratamento) na redução dos níveis de CSV (± 80%) e pontuações organolépticas (± 40% de redução) por 3 horas.

Conforme mencionado, Halita® – uma solução para bochecho contendo 0,05% de clorexidina, 0,05% de CPC e 0,14% de lactato de zinco – foi ainda mais eficiente do que uma formulação de clorexidina a 0,2% na redução dos níveis de CSV e taxas organolépticas.[110,153] O efeito especial da Halita® pode resultar da capacidade de conversão de CSV do zinco, além da sua ação antimicrobiana. A combinação de Zn^{++} e clorexidina parece agir sinergicamente.[171]

Observações semelhantes foram relatadas para um enxaguatório bucal sem clorexidina. A adição de íons de zinco a uma formulação básica contendo fluoreto de amina e fluoreto estanhoso causou uma redução a curto e a longo prazos dos indicadores de mau hálito em voluntários com mau hálito matinal,[163,164] bem como nos voluntários com halitose óbvia.[22]

Em um estudo realizado por Hoshi e van Steenberghe,[52] um dentifrício com nitrato de zinco e triclosan aplicado no dorso da língua pareceu controlar o mau hálito matinal durante 4 horas. Se o óleo do aroma fosse removido, no entanto, a eficácia dos ingredientes ativos diminuiria. Outro estudo clínico relatou até 41% de redução nos níveis de CSV após 7 dias de uso de um dentifrício contendo triclosan e um copolímero, mas o benefício em comparação com um placebo era relativamente pequeno (redução de 17%).[90] Reduções semelhantes também foram encontradas em outros dois estudos mais recentes.[53,89]

A goma de mascar pode ser formulada com agentes antibacterianos, como flúor ou clorexidina, contribuindo para reduzir o mau hálito por meio de ambas as abordagens: química e mecânica. Tsunoda et al.[151] investigaram o efeito benéfico de gomas de mascar contendo extratos de chá para o seu mecanismo de desodorização. A *epigalocatequina* é o principal agente de desodorização dentre as catequinas do chá. A reação química entre epigalocatequina e metilmercaptana resulta em um produto não volátil. Waler[161] comparou diferentes concentrações de zinco em uma goma de mascar e descobriu que a que continha 2 mg de acetato de zinco permaneceu na boca por 5 minutos e resultou em redução imediata nos níveis de CSV de até 45%, mas o efeito a longo prazo não foi mencionado.

Mascarando o Mau Hálito

Os tratamentos com bochechos, *sprays* bucais e pastilhas contendo substâncias voláteis com um odor agradável têm efeito apenas de curto prazo.[114,115] Exemplos típicos são as pastilhas de hortelã e o aroma presente em soluções para bochechos sem componentes antibacterianos.[22]

Outra via é a aumentar a solubilidade de compostos com mau cheiro na saliva através do aumento da secreção de saliva; um volume maior permite a retenção de volumes maiores de CSV solúveis.[62] O último pode também ser conseguido assegurando-se uma ingestão adequada de líquido ou por meio do uso de goma de mascar; a mastigação desencadeia o reflexo periodontal-parótida, pelo menos quando os (pré-)molares inferiores ainda estão presentes.

Conclusão

O mau hálito tem consequências socioeconômicas significativas e pode revelar doenças de grande importância. Um diagnóstico e a determinação da etiologia apropriados permitem o início do tratamento etiológico adequado. Apesar de a saburra lingual, a periodontite (menos frequentemente) e a gengivite serem, de longe, as causas mais comuns do mau hálito, um clínico não pode correr o risco de negligenciar outras doenças mais desafiadoras. Isso pode ser feito por uma consulta multidisciplinar ou, se não for possível, uma terapia experimental para lidar rapidamente com as causas intraorais (p. ex., a desinfecção da boca toda em um estágio único, incluindo o uso dos enxaguatórios bucais apropriados, raspadores de língua e dentifrícios). Para informações mais detalhadas, o leitor é convidado a consultar os artigos de análise.[45,69,131]

 Acesse Caso Clínico em https://www.grupogen.com.br.

Referências Bibliográficas

 As referências bibliográficas deste capítulo estão disponibilizadas em https://www.grupogen.com.br.

CAPÍTULO 50

Raspagem e Alisamento Radicular*

Anna M. Pattison | Gordon L. Pattison

SUMÁRIO DO CAPÍTULO

Classificação dos Instrumentos Periodontais, 537

Os instrumentos periodontais são projetados para finalidades específicas, como a remoção de cálculo, remoção de placa e alisamento das superfícies radiculares. Em uma primeira análise, a variedade de instrumentos disponíveis para propósitos similares parece confusa. Entretanto, com a devida experiência, os cirurgiões-dentistas selecionam um conjunto de instrumentos relativamente pequeno que atende às suas necessidades.

Classificação dos Instrumentos Periodontais

Os instrumentos periodontais são classificados de acordo com os propósitos a que se destinam:

1. As *sondas periodontais* são utilizadas para localizar, mensurar e marcar bolsas periodontais, bem como para determinar o seu curso em cada superfície dentária.
2. Os *exploradores* são utilizados para localizar depósitos de cálculo e cáries.
3. Os *instrumentos de raspagem, alisamento radicular e curetagem* são utilizados para a remoção de placa e dos depósitos calcificados na coroa e na raiz de um dente, remoção do cemento alterado da superfície radicular subgengival e desbridamento do revestimento de tecido mole da bolsa. Os instrumentos de raspagem e curetagem são classificados da seguinte forma:
   - *Foices* são instrumentos brutos utilizados para remover cálculo supragengival.
   - *Curetas* são instrumentos delicados utilizados para raspagem subgengival, alisamento radicular e remoção do revestimento de tecido mole da bolsa.
   - *Enxadas, cinzéis e limas* são utilizados para remover cálculo gengival firme e cemento alterado. Seu uso é limitado em comparação com o das curetas.
   - Os instrumentos de implantes são raspadores e curetas de plástico ou de titânio concebidos para utilização em implantes e restaurações de implantes.
   - *Instrumentos sônicos e ultrassônicos* são utilizados para raspagem e limpeza das superfícies dentárias e curetagem da parede de tecido mole da bolsa periodontal.[42,43,66]
4. Os *endoscópios periodontais* são utilizados para visualizar o fundo das bolsas subgengivais e as bifurcações, permitindo a detecção de depósitos.
5. Os *instrumentos de limpeza e polimento*, como as taças de borracha, escovas e fita dental, são utilizados para limpar e polir as superfícies dentárias. Também existem sistemas abrasivos à base de ar e pó para a limpeza supragengival e subgengival e polimento dos dentes, raízes e superfícies de implantes.

Foram testadas as qualidades de desgaste e corte de alguns tipos de aço usados nos instrumentos periodontais,[88,89,157] mas as especificações variam entre os fabricantes.[157] Na maioria das vezes, utiliza-se aço inoxidável na fabricação do instrumento. Também existem instrumentos de aço com alto teor de carbono que são considerados superiores por alguns clínicos. Processos de fabricação patenteada avançados mais recentes para o tratamento térmico e a temperagem criogênica do aço inoxidável estão produzindo lâminas que são mais afiadas e têm uma duração maior do que antes. Além disso, outros processos produzem instrumentos de aço inoxidável com nitreto de titânio ou outros revestimentos de superfície que não são incorporados ou difundidos no material-base. Suas bordas cortantes são afiadas quando novas, porém esses revestimentos desgastam durante a utilização normal e não podem ser afiados novamente. Cada grupo de instrumentos tem recursos característicos; cada terapeuta desenvolve variações com as quais operam com mais eficácia. Os instrumentos pequenos são recomendados por encaixarem nas bolsas periodontais sem lesionar os tecidos moles.[116,118,119,174]

As partes de cada instrumento são classificadas como parte ou lâmina ativa, haste e cabo (Figura 50.1).

Sondas Periodontais

As sondas periodontais são utilizadas para medir a profundidade das bolsas e determinar a sua configuração. A sonda típica é um instrumento afilado de forma cilíndrica, calibrado em milímetros e com uma ponta arredondada e cega (Figura 50.2). Existem diversos modelos com várias calibrações em milímetros (Figura 50.3). A sonda da Organização Mundial da Saúde tem marcações em milímetros e uma pequena esfera na ponta (Figura 50.3E). Em condições ideais, essas sondas são finas e a haste é angulada para permitir a fácil inserção na bolsa. As áreas de bifurcação podem ser mais bem avaliadas com a sonda de Nabers – curva e romba (Figura 50.4).

QUADRO DE APRENDIZAGEM 50.1

As sondas periodontais são usadas para medir a profundidade das bolsas e para determinar sua configuração.

Durante a medição de uma bolsa, a sonda é inserida com uma pressão firme e suave até o fundo da bolsa. A haste deve estar alinhada com o eixo longitudinal da superfície do dente a ser sondado. São feitas várias medições para determinar o nível de inserção ao longo da superfície do dente.

---

*O material deste capítulo foi derivado de Pattison A, Pattison G, Matsuda S: *Periodontal instrumentation*, ed. 3 Nova York, 2018, Pearson Education.

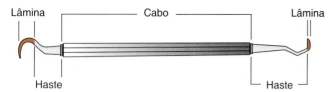

Figura 50.1 Partes de um instrumento periodontal típico.

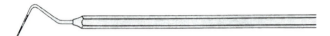

Figura 50.2 A sonda periodontal é composta por cabo, haste e extremidade de trabalho calibrada.

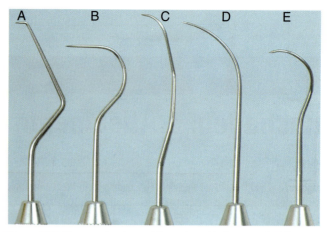

Figura 50.5 Cinco exploradores típicos. A, nº 17; B, nº 23; C, EXD 11-12; D, nº 3; E, Pigtail ("rabo de porco") nº 3CH.

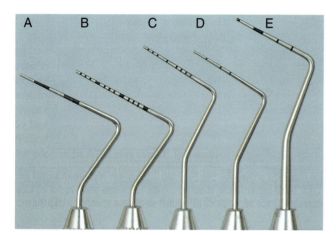

Figura 50.3 Tipos de sondas periodontais. A, Sonda com marcas coloridas. As calibrações estão em secções de 3 mm. B, Sonda da Universidade da Carolina do Norte (UNC-15), uma sonda de 15 mm com marcações em cada milímetro e codificação por cor no quinto, décimo e décimo quinto milímetros. C, Sonda "O" da Universidade de Michigan, com marcações de Williams (em 1, 2, 3, 5, 7, 8, 9 e 10 mm). D, Sonda "O" da Universidade de Michigan com marcações em 3, 6 e 8 mm. E, Sonda da Organização Mundial da Saúde (OMS), que tem uma esfera de 0,5 mm na ponta e marcações em milímetros em 3,5, 8,5 e 11,5 mm e codificação por cor de 3,5 a 5,5 mm.

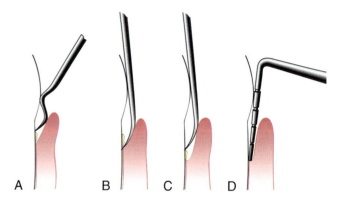

Figura 50.6 Inserção de dois tipos de exploradores e uma sonda periodontal em uma bolsa para detecção de cálculo. (A) As limitações do explorador *pigtail* ("rabo de porco") em uma bolsa profunda. (B) Inserção do explorador nº 3. (C) Limitações do explorador nº 3. (D) Inserção da sonda periodontal.

Exploradores

Os exploradores são utilizados a fim de localizar depósitos subgengivais e áreas cariadas, além de serem usados para verificar a lisura das superfícies radiculares após o alisamento radicular. Os exploradores são projetados com formas e ângulos diferentes, com usos variados (Figura 50.5) e também com limitações (Figura 50.6). A sonda periodontal ainda pode ser útil na detecção dos depósitos subgengivais (Figura 50.6D).

> **QUADRO DE APRENDIZAGEM 50.2**
>
> Os exploradores são utilizados a fim de localizar depósitos subgengivais e áreas cariadas, além de serem usados para verificar a lisura das superfícies radiculares após o alisamento radicular.

Instrumentos de Raspagem e Curetagem

Os instrumentos de raspagem e curetagem estão ilustrados na Figura 50.7.

Foices

As foices têm uma superfície plana e duas bordas cortantes que convergem para uma ponta bem afiada. A forma do instrumento torna a ponta forte para que não quebre durante o uso (Figura 50.8). A foice é utilizada principalmente para remover cálculo supragengival (Figura 50.9). Por causa do desenho desse instrumento, é difícil

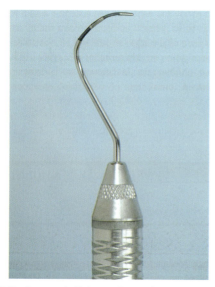

Figura 50.4 Sonda curva de Nabers nº 2 para detecção de áreas de furca, com marcações codificadas por cor em 3, 6, 9 e 12 mm.

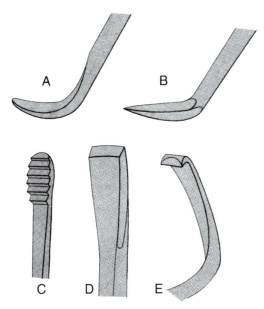

Figura 50.7 Os cinco instrumentos básicos de raspagem. (A) Cureta; (B) foice; (C) lima; (D) cinzel; (E) enxada.

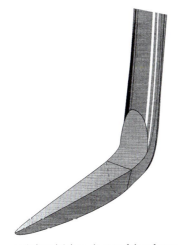

Figura 50.8 Características básicas de uma foice: forma triangular, dupla borda cortante e extremidade pontiaguda.

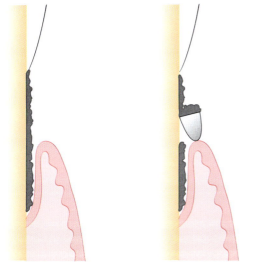

Figura 50.9 Uso de uma foice para remoção de cálculo supragengival.

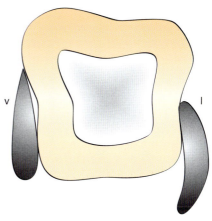

Figura 50.10 A adaptação subgengival ao redor da raiz é melhor com a cureta do que com a foice; *v*, vestibular; *l*, lingual.

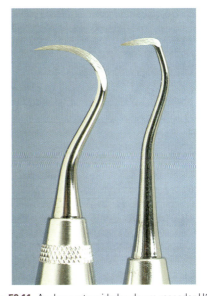

Figura 50.11 As duas extremidades de um raspador U15/30.

inserir uma lâmina grande da foice por baixo da gengiva sem danificar os tecidos gengivais circundantes (Figura 50.10). As lâminas curvas e pequenas das foices, como a 204SD, podem ser inseridas sob o rebordo do cálculo, vários milímetros abaixo da gengiva. As foices são utilizadas com um movimento de tração.

É importante observar que podem ser obtidas foices com o mesmo desenho básico, mas com lâminas de tamanhos e tipos de haste diferentes para se adaptarem a usos específicos. As foices U15/30 (Figura 50.11), Ball e da Universidade de Indiana são grandes. As foices Jaquette n°s 1, 2 e 3 contêm lâminas de tamanho médio. As foices curvas posteriores 204 estão disponíveis com lâminas de tamanho grande, médio ou pequeno (Figura 50.12). A foice Montana Jack e as foices posteriores curvas Nevi 2, Nevi 3 e Nevi 4 são suficientemente finas para serem inseridas vários milímetros abaixo da gengiva para a remoção de saliências moderadas de cálculo. A escolha desses instrumentos deve se basear na área a ser raspada. As foices com hastes retas são projetadas para utilização nos dentes anteriores e pré-molares. As foices com hastes anguladas adaptam-se aos dentes posteriores.

Curetas

A cureta é o instrumento de escolha para remoção do cálculo subgengival profundo, alisamento radicular do cemento alterado e remoção do revestimento de tecido mole da bolsa periodontal (Figura 50.13).

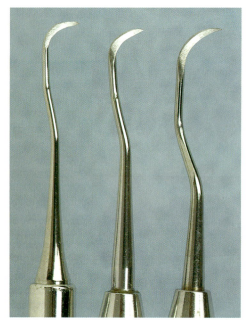

Figura 50.12 Três tamanhos diferentes de foices 204.

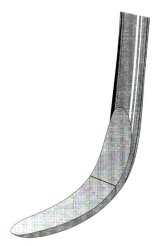

Figura 50.14 Características básicas de uma cureta: lâmina em formato de colher e ponta arredondada.

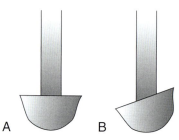

Figura 50.15 Principais tipos de curetas vistas a partir da ponta do instrumento. (A) Cureta universal. (B) Cureta de Gracey. Repare na angulação da lâmina compensada da cureta de Gracey.

Como mostrado na Figura 50.10, a lâmina curva e a ponta arredondada da cureta permitem que a lâmina se adapte melhor à superfície radicular, ao contrário do desenho reto e da ponta afiada da foice, que podem provocar laceração e trauma tecidual. Existem dois tipos básicos de curetas: universal e área-específica.

Curetas Universais

As curetas universais têm bordas cortantes que podem ser inseridas na maioria das áreas da dentição, alterando-se e adaptando apoio do dedo, fulcro e posição da mão do operador. O tamanho da lâmina e o ângulo e o comprimento da haste podem variar, mas a face da lâmina de toda cureta universal está em um ângulo de 90° (perpendicular) em relação à haste quando visualizada em corte transversal a partir da ponta (Figura 50.15A) A lâmina da cureta universal é curva em uma direção da cabeça da lâmina até a ponta da mesma. As curetas Barnhart n°s 1-2 e 5-6 e as curetas Columbia n°s 13-14, 2R-2L e 4R-4L (Figuras 50.16 e 50.17A) são exemplos de curetas universais. Outras curetas universais populares são a Younger-Good nº 7-8, McCall nº 17-18 e Universidade de Indiana nº 17-18 (Figura 50.17B).

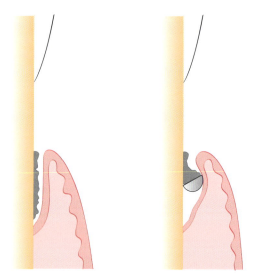

Figura 50.13 A cureta é o instrumento preferido para a raspagem subgengival e alisamento radicular.

Cada extremidade ativa contém uma borda cortante em ambos os lados da lâmina e uma ponta arredondada. A cureta é mais fina que as foices e não possui pontas ou cantos afiados, a não ser nas bordas cortantes da lâmina (Figura 50.14). Portanto, as curetas podem ser adaptadas para proporcionar um bom acesso às bolsas profundas, com mínimo trauma aos tecidos moles (Figura 50.10). No corte transversal, a lâmina parece semicircular com uma base convexa. A borda lateral da base convexa forma uma borda cortante com a face da lâmina semicircular. Existem bordas cortantes em ambos os lados da lâmina. É possível obter curetas de extremidade única ou dupla, dependendo da preferência do operador.

QUADRO DE APRENDIZAGEM 50.3

A cureta é o instrumento de escolha para remoção do cálculo subgengival profundo, alisamento radicular do cemento alterado e remoção do revestimento de tecido mole da bolsa periodontal.

QUADRO DE APRENDIZAGEM 50.4

As curetas universais têm bordas cortantes que podem ser inseridas na maioria das áreas da dentição, alterando e adaptando apoio do dedo, fulcro e posição da mão do operador.

Curetas Área-Específicas

Curetas de Gracey. As curetas de Gracey são representativas das curetas área-específicas, ou seja, um conjunto de vários instrumentos concebidos e angulados para se adaptarem a áreas anatômicas específicas da dentição (Figura 50.18). Essas curetas e suas modificações

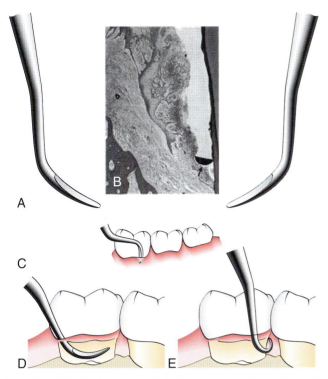

Figura 50.16 (A) Cureta de extremidade dupla para remoção de cálculo subgengival. (B) Corte transversal da lâmina da cureta *(seta)* contra a parede de cimento de uma bolsa periodontal profunda. (C) Cureta inserida em uma bolsa com a ponta direcionada de forma apical. (D) Cureta posicionada na base de uma bolsa periodontal na superfície vestibular de um molar inferior. (E) Cureta posicionada na base de uma bolsa na superfície distal do molar inferior.

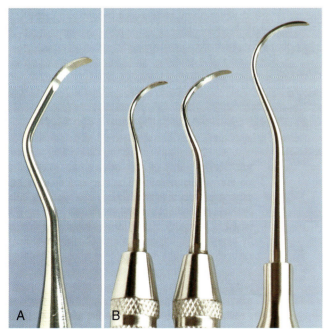

Figura 50.17 (A) Cureta universal Columbia nº 4R-4L. (B) Curetas universais: Younger-Good nº 7-8, McCall nº 17-18 e Indiana University nº 17-18.

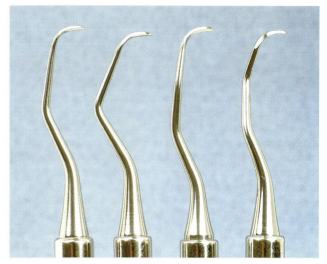

Figura 50.18 Conjunto reduzido de curetas de Gracey. *Da esquerda para a direita*, nº 5-6, nº 7-8, nº 11-12 e nº 13-14.

provavelmente são os melhores instrumentos para a raspagem subgengival e o alisamento radicular, pois proporcionam a melhor adaptação à complexa anatomia radicular.

QUADRO DE APRENDIZAGEM 50.5

As curetas de Gracey são representativas das curetas área-específicas, ou seja, um conjunto de vários instrumentos concebidos e angulados para se adaptarem a áreas anatômicas específicas da dentição.

As curetas de Gracey de extremidade dupla vêm nos seguintes pares:
Gracey nºˢ 1-2 e 3-4: dentes anteriores
Gracey nº 5-6: dentes anteriores e pré-molares
Gracey nºˢ 7-8 e 9-10: dentes posteriores vestibulares e linguais
Gracey nº 11-12: dentes posteriores – mesiais (Figura 50.19)
Gracey nº 13-14: dentes posteriores – distais (Figura 50.20)

As curetas de Gracey de extremidade simples também podem ser obtidas; um conjunto dessas curetas consiste em 14 instrumentos. Embora essas curetas sejam projetadas para utilização em áreas específicas, um operador experiente pode adaptar cada instrumento para o uso em diversas áreas diferentes, alterando a posição da sua mão e a posição do paciente.

As curetas de Gracey também são diferentes das curetas universais quanto ao fato de a lâmina não fazer um ângulo de 90 graus com a haste inferior. O termo *lâmina compensada* é empregado para descrever as curetas de Gracey, pois elas têm um ângulo aproximado de 60 a 70 graus em relação à haste inferior (Figura 50.15B). Essa angulação única permite que a lâmina seja inserida na posição precisa necessária para a raspagem subgengival e alisamento radicular, contanto que a haste inferior fique paralela ao eixo longitudinal da superfície do dente a ser raspado.

QUADRO DE APRENDIZAGEM 50.6

As curetas de Gracey também são diferentes das curetas universais quanto ao fato de a lâmina não fazer um ângulo de 90 graus com a haste inferior.

As curetas específicas para a área também têm uma lâmina curva. Enquanto a lâmina da cureta universal é curva em uma direção (Figura 50.21A), a lâmina Gracey é curva da cabeça aos pés e também ao longo da lateral da borda cortante (Figura 50.21B). A Tabela 50.1 apresenta algumas diferenças entre as curetas de Gracey e as curetas universais.

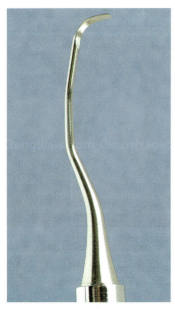

Figura 50.19 Cureta de Gracey nº 11-12. Para as superfícies mesiais.

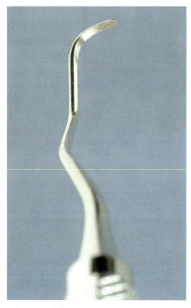

Figura 50.20 Cureta de Gracey nº 13-14. Para as superfícies distais.

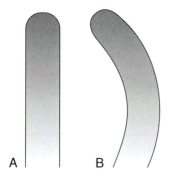

Figura 50.21 (A) Cureta universal vista com a face da lâmina paralela ao chão. Repare que a lâmina é reta. (B) Cureta de Gracey vista com a face da lâmina paralela ao chão. A lâmina é curva; apenas a borda cortante convexa é utilizada.

Tabela 50.1 Comparação entre Curetas Área-Específicas (Gracey) e Curetas Universais.

	Cureta Gracey	**Cureta Universal**
Área de uso	Conjunto com várias curetas projetadas para áreas e superfícies específicas	Uma cureta projetada para todas as áreas e superfícies
Borda Cortante		
Uso	Uma borda cortante é utilizada; funciona apenas com a borda externa	As duas bordas cortantes são utilizadas; funciona com a borda externa ou interna
Curvatura	Curva nos dois planos; a lâmina se curva para cima e para o lado	Curva em um plano; a lâmina se curva para cima, mas não para o lado
Ângulo da lâmina	Lâmina compensada; a face da lâmina é biselada a 60 graus com a haste	Lâmina não compensada; a face da lâmina é biselada a 90 graus com a haste

Modificada de Pattison G, Pattison A: *Periodontal instrumentation*, ed 2, Norwalk, CT, 1992, Appleton & Lange.

As curetas de Gracey estão disponíveis com haste do tipo "rígida" ou "de acabamento". A Gracey rígida tem uma haste e lâmina maior, mais forte e menos flexível que a Gracey de acabamento padrão. A haste rígida permite a remoção do cálculo de moderado a pesado sem usar um conjunto diferente de raspadores pesados, como as enxadas e foices. Embora alguns clínicos prefiram uma maior sensibilidade tátil do que a haste da Gracey de acabamento proporciona, os dois tipos de curetas de Gracey são adequados para o alisamento radicular.

Os recentes acréscimos ao conjunto de curetas de Gracey foram a Gracey nº 15-16 e nº 17-18. A Gracey 15-16 é uma modificação da 11-12 padrão, sendo concebida para as superfícies mesiais dos dentes posteriores (Figura 50.22). Ela consiste em uma lâmina Gracey nº 11-12 combinada com a haste nº 13-14 mais angulada. Quando o clínico está usando um apoio de dedo intraoral, muitas vezes é difícil posicionar a haste inferior da Gracey nº11-12 para que fique paralela às superfícies mesiais dos dentes posteriores, especialmente nos molares inferiores. A nova angulação da haste da Gracey nº 15-16 permite melhor adaptação às superfícies mesiais posteriores a partir de uma posição frontal com apoios intraorais. Se forem utilizados fulcros alternativos, como os apoios extraorais ou de arcada oposta, a Gracey nº 11-12 funciona bem e a nova Gracey nº 15-16 não é essencial. A Gracey nº 17-18 é uma modificação da Gracey nº 13-14. Ela apresenta uma haste terminal alongada em 3 mm e uma angulação mais acentuada dessa haste para proporcionar limpeza oclusal completa e melhor acesso a todas as superfícies distais posteriores. A posição horizontal do cabo minimiza a interferência das arcadas opostas e permite uma posição mais relaxada da mão durante a raspagem das superfícies distais. Além disso, a lâmina é 1 mm mais curta para permitir melhor adaptação às superfícies dos dentes distais.

Curetas com Haste Estendida. As curetas com haste estendida, como as curetas After Five (Hu-Friedy, Chicago, IL), são modificações da cureta de Gracey-padrão. A haste terminal é 3 mm mais comprida, permitindo alcançar as bolsas periodontais mais profundas, de 5 mm ou mais (Figuras 50.23 e 50.24). Outras características da cureta After Five incluem uma lâmina afinada para a inserção subgengival mais suave e a menor distensão tecidual, com uma haste afunilada e de diâmetro maior. Todos os números Gracey-padrão, exceto o 9-10 (isto é, nºs 1-2, 3-4, 5-6, 7-8, 11-12 ou 13-14), estão

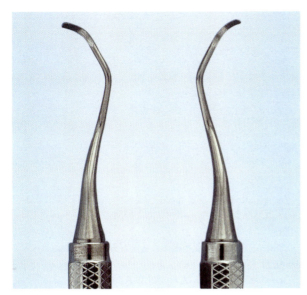

Figura 50.22 Cureta de Gracey nº 15-16. A nova cureta de Gracey concebida para as superfícies mesioposteriores combina uma lâmina de Gracey nº 11-12 com uma haste de Gracey nº 13-14. (Copyright A. Pattison)

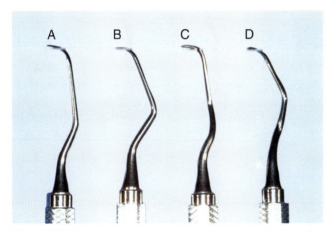

Figura 50.23 Cureta After Five. Repare nos 3 mm extras na haste terminal da cureta After Five em comparação com a cureta de Gracey-padrão. *A*, nº 5-6; *B*, nº 7-8; *C*, nº 11-12; *D*, nº 13-14. (Copyright A. Pattison)

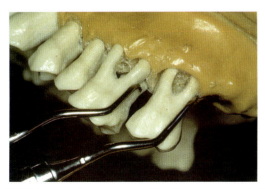

Figura 50.24 Comparação entre a cureta After Five com a cureta de Gracey-padrão. Gracey nº 13-14 rígida adaptada à superfície distal do primeiro molar e After Five nº 13-14 rígida adaptada à superfície distal do segundo molar. Repare na haste extralonga da cureta After Five, que permite inserção mais profunda e melhor acesso. (Copyright A. Pattison)

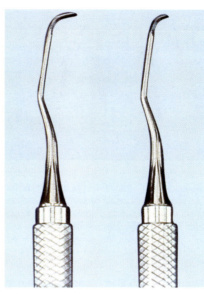

Figura 50.25 Comparação da cureta After Five e da cureta Mini Five. A lâmina mais curta da Mini Five (metade do comprimento) permite maior acesso e trauma tecidual reduzido.

disponíveis na série After Five. As curetas After Five estão disponíveis nos modelos de acabamento e rígido. Para a remoção de cálculo pesado ou firme, é preciso utilizar as curetas After Five rígidas. Para a raspagem leve ou retirada de placa em um paciente periodontal em manutenção, as curetas After Five mais finas e de acabamento podem ser inseridas subgengivalmente com mais facilidade.

QUADRO DE APRENDIZAGEM 50.7

As curetas com haste estendida, como as curetas After Five (Hu-Friedy, Chicago, IL), são modificações da cureta de Gracey-padrão.

Curetas com minilâminas. As curetas com minilâminas, como as curetas Mini Five da Hu-Friedy, são modificações das curetas After Five. As curetas Mini Five apresentam lâminas que têm a metade do comprimento das existentes nas curetas After Five ou Gracey-padrão (Figura 50.25). A lâmina mais curta permite a inserção e a adaptação mais fácil nas bolsas profundas e estreitas; nas bifurcações; nos sulcos de desenvolvimento; linhas angulares; e nas bolsas profundas e estreitas vestibulares, linguais ou palatinas. Em qualquer área em que a morfologia da raiz ou o tecido apertado impeça a inserção total da lâmina da Gracey-padrão ou After Five, as curetas Mini Five podem ser utilizadas com movimentos verticais, menor distensão tecidual e sem trauma tecidual (Figura 50.26).

QUADRO DE APRENDIZAGEM 50.8

As curetas Mini Five (Hu-Friedy, Chicago, IL) apresentam lâminas que têm a metade do comprimento das existentes nas curetas After Five ou Gracey-padrão. A lâmina mais curta permite a inserção e a adaptação mais fácil nas bolsas profundas e estreitas; nas bifurcações; nos sulcos de desenvolvimento; linhas angulares; e nas bolsas profundas e estreitas vestibulares, linguais ou palatinas.

No passado, a única solução na maioria dessas áreas de difícil acesso era usar as curetas de Gracey em um movimento horizontal com a extremidade ativa para baixo. As curetas Mini Five, junto com os instrumentos de lâmina curta, introduzidos relativamente há pouco tempo, abrem um novo capítulo na história da instrumentação

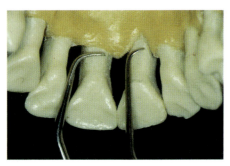

Figura 50.26 Comparação entre a cureta de Gracey nº 5-6 rígida com a Mini Five nº 5-6 rígida nas superfícies palatinas dos incisivos centrais superiores. A cureta Mini Five pode ser inserida até a base das bolsas anteriores estreitas e utilizada com um movimento vertical em linha reta. A cureta de Gracey-padrão ou a cureta After Five normalmente não podem ser inseridas verticalmente nessa área porque a lâmina é longa demais. (Copyright A. Pattison)

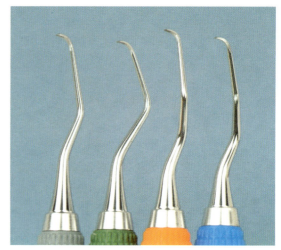

Figura 50.27 Curetas Micro Mini Five de Gracey. Da esquerda para a direita, nº 1-2, nº 7-8, nº 11-12, nº 13-14. (Copyright A. Pattison)

radicular, permitindo acesso a áreas que antes eram extremamente difíceis ou impossíveis de alcançar com os instrumentos-padrão. As curetas Mini Five estão disponíveis nos modelos rígido e de acabamento. As curetas Mini Five rígidas são recomendadas para a remoção de cálculo. As curetas Mini Five com haste mais flexível são apropriadas para a raspagem leve e a remoção de placa nos pacientes periodontais em manutenção com bolsas apertadas. Assim como a série After Five, as curetas Mini Five estão disponíveis em todos os números Gracey-padrão, exceto o nº 9-10.

As curetas de Gracey *Micro Mini Five* (Hu-Friedy) lançadas recentemente contêm lâminas que são 20% mais finas e menores que as curetas Mini Five (Figuras 50.27 e 50.28). Essas são as menores de todas as curetas e proporcionam acesso e adaptação excepcionais às bolsas apertadas, profundas ou estreitas; bifurcações estreitas; depressões de desenvolvimento; linhas angulares; e bolsas profundas nas superfícies vestibular, lingual ou palatina. Nas áreas em que a morfologia radicular ou o tecido apertado e fino impede a inserção fácil das outras curetas com minilâminas, as curetas Micro Mini Five podem ser utilizadas com movimentos verticais sem provocar distensão ou trauma tecidual.

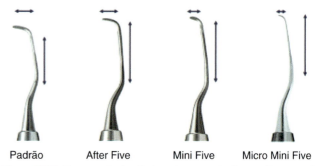

Figura 50.28 Comparação das lâminas da cureta de Gracey. *Da esquerda para a direita,* Padrão nº 1-2, After Five nº 1-2, Mini Fice nº 1-2, Micro Mini Five nº 1-2. (*Cortesia de* Hu-Friedy, Chicago, IL.)

QUADRO DE APRENDIZAGEM 50.9

As curetas de Gracey *Micro Mini Five* (Hu-Friedy, Chicago, IL) contêm lâminas que são 20% mais finas e menores que as curetas Mini Five. Essas são as menores de todas as curetas e proporcionam acesso e adaptação excepcionais às bolsas apertadas, profundas ou estreitas; bifurcações estreitas; depressões de desenvolvimento; linhas angulares; e bolsas profundas nas superfícies vestibular, lingual ou palatina.

As *curvetas de Gracey* são outro conjunto de quatro curetas com minilâminas; a Sub-0 e a nº 1-2 são utilizadas nos dentes anteriores e nos pré-molares, a 11-12 é utilizada nas superfícies mesiais posteriores e a 13-14 nas superfícies distais posteriores. O comprimento da lâmina desses instrumentos é 50% menor que o da cureta de Gracey convencional e a lâmina foi curvada ligeiramente para cima (Figura 50.29). Essa curvatura permite que as curvetas de Gracey se adaptem melhor à superfície do dente do que quaisquer outras curetas, especialmente nos dentes anteriores e nas linhas angulares (Figura 50.30). Entretanto, essa curvatura também traz o perigo de riscar as superfícies radiculares nas superfícies proximais dos dentes posteriores quando se utiliza a curveta de Gracey 11-12 ou 13-14. Outras características que representam melhoras nas curvetas de Gracey-padrão são: a ponta da lâmina com precisão balanceada no alinhamento direto, uma ponta da lâmina perpendicular ao cabo e uma haste quase paralela ao cabo.

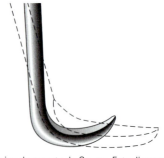

Figura 50.29 Lâmina da curveta de Gracey. Este diagrama mostra a lâmina 50% mais curta da curveta de Gracey superposta na lâmina da cureta de Gracey-padrão *(linhas tracejadas).* Repare na curvatura para cima da lâmina da curveta e na ponta da lâmina. (*Redesenhado de Pattison G, Pattison, A: Periodontal Instrumentation, ed. 2, Norwalk, CT, 1992, Appleton & Lange.*)

Por muitos anos, o *raspador de Morse*, uma foice em miniatura, foi o único instrumento disponível com minilâminas. Entretanto, as curetas de minilâminas substituíram em grande escala esse instrumento (Figura 50.31).

Curetas de Manutenção Periodontal. A mais recente inovação em curetas de Gracey é a categoria chamada curetas de Gracey de manutenção periodontal, introduzidas em novembro de 2015. Esses instrumentos são projetados especificamente para pacientes com tecido apertado, recessão e profundidade residual da bolsa

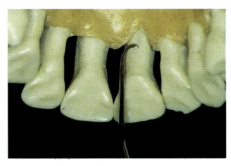

Figura 50.30 Curveta de Gracey Sub-0 na superfície palatina de um incisivo central superior. A haste longa e a ponta cega, curta e fina tornam esse instrumento superior para as bolsas profundas anteriores. Essa cureta promove uma excelente adaptação da lâmina às curvaturas radiculares estreitas dos dentes anteriores superiores e inferiores. (Copyright A. Pattison)

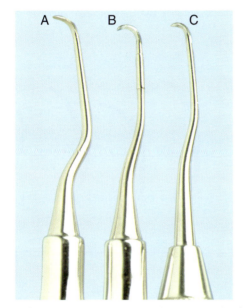

Figura 50.31 Comparação de três diferentes instrumentos de minilâminas projetados para uso nos dentes anteriores superiores e inferiores. *A,* Mini Five n° 5-6 da Hu-Friedy; *B,* Curveta Sub-0 da Hu-Friedy; *C,* Hartzell Sub-0. (Copyright A. Pattison)

acompanhada por terapia ou cirurgia periodontal. Eles também podem ser usados em pacientes em manutenção com tecido apertado mais saudável sem perda de inserção ou recessão. Em ambos os casos, os pacientes precisam de uma lâmina pequena e fina para facilitar a inserção subgengival (Figura 50.32).

QUADRO DE APRENDIZAGEM 50.10

A mais recente inovação em curetas de Gracey é a categoria chamada curetas de Gracey de manutenção periodontal, introduzidas em novembro de 2015. Esses instrumentos são projetados especificamente para pacientes com tecido apertado, retração e profundidade residual da bolsa, após a terapia periodontal inicial ou cirurgia periodontal.

Essa nova lâmina é 1 mm mais curta e 20% mais fina, e sua face é compensada a partir da haste terminal a 60 graus em oposição a todos os outros modelos da Gracey, que são compensadas a 70 graus. Essa ligeira modificação no ângulo lâmina-haste e a lâmina estreita mais fina permitem inserção mais fácil e melhor acesso às superfícies radiculares

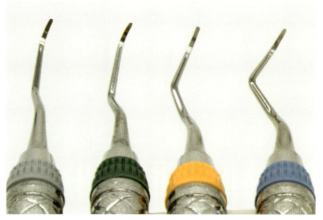

Figura 50.32 Curetas de Gracey de manutenção periodontal (Hu-Friedy). Curetas de Gracey mais curtas, mais finas, com tamanho de três quartos com hastes rígidas modificadas. *Da esquerda para a direita,* Pattison Gracey Lite n° 1-2, Pattison Gracey Lite n° 7-8, Pattison Gracey Lite n° 11-12, Pattison Gracey Lite n° 13-14. (Copyright A. Pattison)

com tecido apertado e perda de inserção. A angulação de trabalho pode ser obtida sem tanta distensão do tecido, aumentando assim o conforto do paciente. A extensão de três quartos da lâmina desse novo tipo de cureta Gracey fica entre as extensões da lâmina das curetas de Gracey-padrão e com minilâminas. A lâmina mais curta adapta-se mais facilmente à anatomia radicular e às áreas de bifurcação, e auxilia a prevenir espaçamento entre as depressões radiculares.

A extensão da haste é 2 mm mais longa do que a da cureta de Gracey-padrão, porém 1 mm mais curta que a da cureta de Gracey com haste estendida. Esse comprimento possibilita melhor acesso às áreas molares com perda de inserção, mas ainda permite facilidade de uso nas áreas anteriores em que uma haste muito longa é necessária. O ângulo da haste da nova Gracey 11-12 fica entre a Gracey 11-12 regular e a Gracey 15-16, e o ângulo da haste da nova Gracey 13-14 fica entre a Gracey 13-14 regular e a Gracey 17-18. Essas modificações no ângulo da haste foram desenvolvidas para aumentar o acesso às superfícies mesial e distal dos dentes posteriores.

As hastes desses instrumentos mais novos são rígidas para que eles possam suportar a pressão firme quando a remoção do cálculo polido residual é necessária. O cirurgião-dentista deve ter em mente que a lâmina do instrumento está em um ângulo ligeiramente mais próximo do que a cureta de Gracey tradicional; portanto, se um cálculo mais substancial ou firme for encontrado, ele deve abrir ligeiramente a angulação da lâmina, ou trocar por uma cureta de Gracey-padrão rígida, ou ainda utilizar um instrumento manual ou ultrassônico diferente.

Curetas Langer e Mini-Langer. As curetas Langer e Mini-Langer são um conjunto de três curetas que combinam o projeto da haste da cureta de Gracey-padrão 5-6, 11-12 e 13-14 com uma lâmina universal angulada a 90° em vez da lâmina compensada da cureta de Gracey. Esse casamento dos projetos da cureta de Gracey e da cureta universal permite que as vantagens da haste específica sejam combinadas com a versatilidade da lâmina da cureta universal. A cureta de Langer 5-6 adapta-se às superfícies mesial e distal dos dentes anteriores; a cureta Langer 1-2 (haste de Gracey 11-12) adapta-se às superfícies mesiais e distais dos dentes inferiores posteriores; e a cureta Langer 3-4 (haste de Gracey 13-14) adapta-se às superfícies mesial e distal dos dentes superiores posteriores (Figura 50.33). Esses instrumentos podem ser adaptados às superfícies dentárias mesial e distal sem ter que mudar de instrumento. As hastes das curetas Langer padrão são mais pesadas que as de uma Gracey de acabamento,

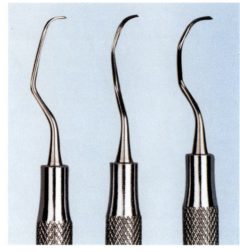

Figura 50.33 As curetas de Langer combinam hastes tipo Gracey com lâminas de curetas universais. *Da esquerda para a direita*, nº 5-6, nº 1-2 e nº 3-4. (Copyright A. Pattison)

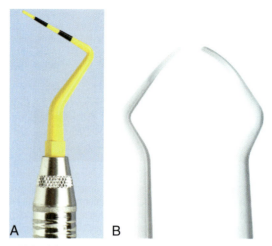

Figura 50.35 (A) Sonda de plástico: Colorvue. (B) Novas pontas plásticas para curetas com encaixe cônico Implacare II Barnhart nº 5-6 que aparafusam em uma haste de aço inoxidável para autoclave *(Cortesia de Hu-Friedy, Chicago, IL.)*.

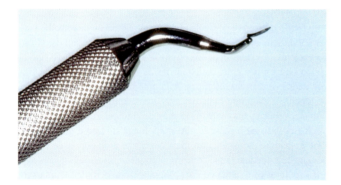

Figura 50.34 Ponta quebrada de um instrumento presa à ponta magnética do captor periodontal de Schwartz. (Daness Dental Distributors, Nyack, NY). *(De Pattison G, Pattison A:* Instrument periodontal, *ed 2, Norwalk, CT, 1992, Appleton & Lange.)*

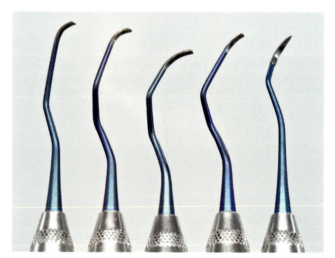

Figura 50.36 Novos instrumentos de titânio Mini (Hu-Friedy, Chicago). *Da esquerda para a direita*, Mini Five Gracey nº 1-2, Mini Five Gracey nº 11-12, Langer nº 1-2, Mini Five Gracey nº 13-14, Foice 204SD.

mas menos rígidas que a Gracey rígida. As curetas Langer também estão disponíveis com hastes rígidas ou de acabamento, podendo ser obtidas nas versões de haste estendida (After Five) e com minilâminas (Mini Five).

Captores Periodontais de Schwartz

Os captores periodontais de Schwartz são um conjunto de instrumentos altamente magnetizados, de dupla extremidade, projetados para a recuperação de pontas fraturadas de instrumentos na bolsa periodontal (Figuras 50.34). Eles são indispensáveis quando o clínico tem uma ponta de cureta quebrada em uma bifurcação ou bolsa profunda.[148]

Instrumentos Plásticos e de Titânio para Implantes

Várias empresas diferentes estão fabricando instrumentos plásticos e de titânio para utilização em titânio e outros materiais de conexão com implantes. É importante que os instrumentos de plástico ou titânio sejam utilizados para evitar marcas ou danos permanentes nos implantes* (Figuras 50.35 a 50.37).

Os instrumentos de titânio com minilâminas para implantes agora estão disponíveis nos modelos de cureta universal e Gracey (Figura 50.37B) Embora as lâminas desses instrumentos sejam grandes, as curetas de titânio com minilâminas mais recentes inserem com mais facilidade sob o tecido apertado e adaptam-se com mais facilidade em torno dos implantes e restaurações de implantes. Elas podem ser usadas para manutenção do implante com movimentos de tração cuidadosos e de pressão leve para remoção de placa e de cálculo leve. Os movimentos de tração com pressão moderada ou intensa devem ser evitados para não arranhar ou deformar as superfícies do implante. Esses instrumentos não são desenvolvidos para remoção de cálculo pesado ou cemento. Estes depósitos são muitas vezes encontrados em casos de peri-implantite com perda óssea moderada a avançada e exposição das roscas do implante. A remoção de depósitos firmes exige outras formas de instrumentação e tratamento cirúrgico do implante. (Ver Capítulo 85 para informações sobre o tratamento de peri-implantite.)

QUADRO DE APRENDIZAGEM 50.11

Várias empresas diferentes estão fabricando instrumentos plásticos e de titânio para utilização em titânio e outros materiais de conexão com implantes. É importante que os instrumentos de plástico ou titânio sejam utilizados para evitar marcas ou danos permanentes aos implantes.

---

*Referências 23, 39, 43, 48, 57, 96, 142.

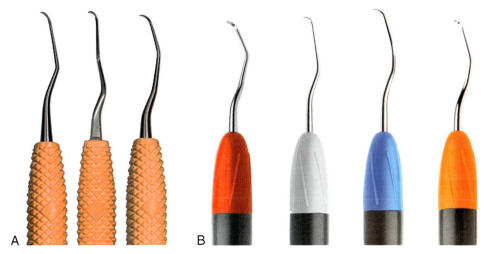

Figura 50.37 (A) Curetas de titânio Micro Mini para implantes (Paradise Dental Technologies, Missoula, MT). *Da esquerda para a direita*, Gracey nº 1-2 Micro Mini, Gracey nº 11-12 Micro Mini, Gracey nº 13-14. (B) Curetas de titânio com minilâminas para implantes (LM Instruments, Parainen, Finlândia): cureta universal Mini, Mini Gracey nº 1-2, Mini Gracey nº 13-14, Mini Gracey nº 11-12.

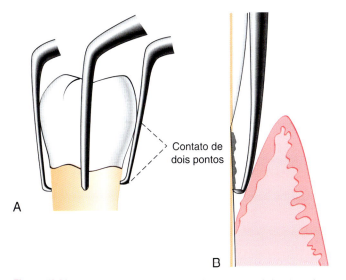

Figura 50.38 (A) Enxadas projetadas para diferentes superfícies dentárias, exibindo contato de "dois pontos". (B) Enxada em uma bolsa periodontal. O dorso da lâmina é arredondado para facilitar o acesso. O instrumento entra em contato com o dente em dois pontos visando à estabilidade.

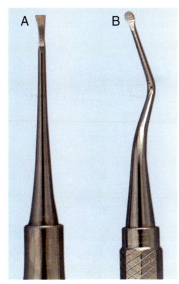

Figura 50.39 (A) Cinzel e (B) lima.

Enxadas

As enxadas são utilizadas para a remoção de saliências ou anéis de cálculo (Figura 50.38). A lâmina é inclinada em um ângulo de 99 graus; a borda cortante é formada pela junção da superfície terminal plana com a porção interna da lâmina. A borda cortante é biselada em 45 graus. A lâmina é curvada de modo a manter contato constante com dois pontos de uma superfície convexa. A parte posterior da lâmina é arredondada e a lâmina é reduzida à espessura mínima para permitir o acesso às raízes sem a interferência dos tecidos adjacentes.

As enxadas são utilizadas da seguinte maneira:
1. A lâmina é inserida na base da bolsa periodontal, de modo a fazer contato em dois pontos com o dente (Figura 50.38). Isso estabiliza o instrumento e previne ranhuras na raiz.
2. O instrumento é ativado com um firme movimento de tração na direção da coroa, com todo esforço sendo feito para preservar o contato de dois pontos com o dente.

As enxadas McCall nºˢ 3, 4, 5, 6, 7 e 8 são um conjunto de seis enxadas projetadas para proporcionar acesso a todas as superfícies dentárias. Cada instrumento tem um ângulo diferente entre a haste e o cabo.

Limas

As limas têm uma série de lâminas em uma base (Figura 50.39). Sua função primária é fraturar ou esmagar grandes depósitos de cálculo firme ou placas polidas de cálculo. As limas podem escavar e tornar rugosas facilmente as superfícies radiculares quando utilizadas de modo inadequado. Portanto, elas não são adequadas para a raspagem delicada e alisamento radicular. As curetas com minilâminas atualmente são as preferidas para a raspagem fina nas áreas em que as limas eram utilizadas. Às vezes as limas são utilizadas para remover margens salientes das restaurações dentais.

QUADRO DE APRENDIZAGEM 50.12

As limas têm uma série de lâminas em uma base. Sua função primária é fraturar ou esmagar grandes depósitos de cálculo firme ou placas polidas de cálculo.

Cinzéis

O cinzel, projetado para as superfícies proximais dos dentes com um espaçamento pequeno demais para permitir o uso de outros raspadores, é utilizado na região anterior da boca. É um instrumento de dupla extremidade com uma haste curva em uma extremidade e uma haste reta na outra (Figura 50.39); as lâminas são ligeiramente curvas e têm uma borda cortante reta angulada em 45 graus.

O cinzel é inserido a partir da superfície vestibular. A leve curva da lâmina possibilita a estabilização contra a superfície proximal, enquanto a borda cortante envolve o cálculo sem arranhar o dente. O instrumento é ativado com um movimento de empurrar, enquanto a lateral da lâmina é mantida firmemente contra a raiz.

Curetas de Furca de Quétin

As curetas de furca de Quétin são, na verdade, enxadas com um pequeno raio em meia-lua que se encaixa no teto ou no assoalho da furca. A curvatura da ponta também se encaixa nas depressões de desenvolvimento ou na porção interna das raízes. As hastes são ligeiramente curvas para um melhor acesso e as pontas estão disponíveis em duas larguras (Figura 50.40). Os instrumentos BL1 (*vestibular-lingual*) e MD1 (*mesial-distal*) são pequenos e finos, com uma lâmina de 0,9 mm de largura. Os instrumentos BL2 e MD2 são maiores e mais largos, com uma lâmina de 1,3 mm de largura.

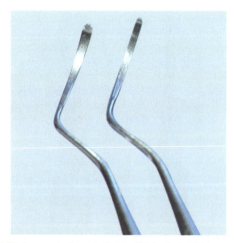

Figura 50.40 Curetas de furca de Quétin: BL2 (maior) e BL1 (menor). (Copyright A. Pattison)

Esses instrumentos removem cálculo polido das reentrâncias da furca, onde as curetas, mesmo as com minilâminas, frequentemente são grandes demais para alcançar. As curvetas na raiz ou no assoalho da furca podem criar inadvertidamente ranhuras ou sulcos. No entanto, os instrumentos de Quétin são apropriados para essa área e reduzem a probabilidade de dano radicular.

Limas Diamantadas

As limas diamantadas são instrumentos únicos utilizados para o acabamento final das superfícies radiculares. Essas limas não possuem bordas cortantes; em vez disso, são revestidas com diamante de baixíssima granulação (Figura 50.41). As limas diamantadas mais comuns são os instrumentos vestibulares linguais, que são utilizados nas bifurcações e também se adaptam bem a muitas outras superfícies radiculares.

As novas limas diamantadas são bastante abrasivas e devem ser utilizadas com uma pressão leve e uniforme contra a superfície radicular para evitar ranhuras ou sulcos. Durante a visualização da superfície radicular com o endoscópio dental após a retirada de todos os depósitos palpáveis, podemos observar pequenos resquícios de cálculo na superfície radicular. As limas diamantadas são utilizadas de modo similar a uma lixa para remover esses resquícios minúsculos da raiz, criando uma superfície isenta de todo e qualquer depósito visível. As limas diamantadas conseguem produzir uma superfície radicular lisa, uniforme, limpa e altamente polida.

As limas diamantadas precisam ser usadas com cuidado, pois podem causar excesso de instrumentação da superfície radicular. Elas vão remover estrutura radicular em excesso se forem usadas por tempo demais no mesmo local.

As limas diamantadas são particularmente eficazes quando utilizadas com o endoscópio dental, que revela depósitos residuais e direciona o clínico para a área de instrumentação exata.

Instrumentos Ultrassônicos e Sônicos

Os instrumentos ultrassônicos podem ser utilizados para remoção de placa, raspagem, curetagem e remoção de manchas (Capítulo 51).

Endoscópio Dental

Um endoscópio dental foi introduzido para utilização subgengival no diagnóstico e tratamento da doença periodontal (Figura 50.42). O sistema *Perioscópio* (Perioscopy, Inc., Oakland, CA) consiste em um endoscópio de fibra óptica reutilizável de 0,99 mm de diâmetro, sobre o qual é encaixada uma bainha descartável estéril. O endoscópio de fibra óptica encaixa-se nas sondas periodontais e nos instrumentos

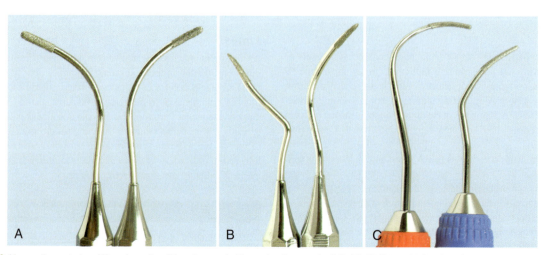

Figura 50.41 Limas diamantadas. (A) nº 1, nº 2 e (B) nº 3 e nº 4. (Brasseler, Savannah, GA); (C) SDCN 7, SDCM/D 7. (Hu-Friedy, Chicago) (Copyright A. Pattison)

CAPÍTULO 50 Raspagem e Alisamento Radicular

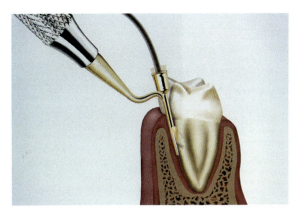

Figura 50.44 A instrumentação periscópica permite a visualização subgengival profunda nas bolsas e furcas. *(Cortesia de Perioscopy, Inc., Oakland, CA.)*

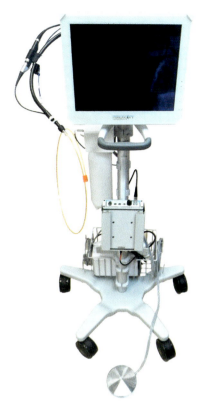

Figura 50.42 Sistema Perioscópio, endoscópio dental. *(Cortesia de Perioscopy Inc., Oakland, CA.)*

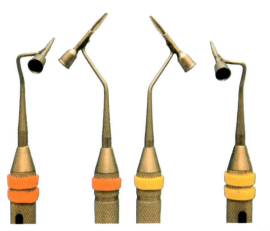

Figura 50.43 Visualização dos exploradores periodontais (visualização esquerda/direita/completa) para o sistema Perioscopy. *(Cortesia de Perioscopy, Inc., Oakland, CA.)*

ultrassônicos que foram projetados para aceitá-lo (Figura 50.43). A bainha proporciona irrigação com água que lava a bolsa enquanto o endoscópio está sendo utilizado, mantendo o campo limpo. O endoscópio de fibra óptica prende-se a uma câmera de vídeo com sensor e a uma fonte luminosa que produzem, juntos, uma imagem em um monitor de tela plana para visualização durante a exploração e instrumentação subgengival. Esse dispositivo permite a visualização clara e profunda das bolsas subgengivais e das bifurcações (Figura 50.44). Ele permite que os operadores detectem a presença e a localização dos depósitos subgengivais. A ampliação varia de 24 a 48 vezes, permitindo a visualização até mesmo de depósitos de placa ou cálculo minúsculos. Usando esse dispositivo, os operadores conseguem alcançar níveis de desbridamento e limpeza radiculares que são muito mais difíceis ou impossíveis de serem produzidos sem ele.[160,161,179,180] O sistema Perioscópio também pode ser utilizado para avaliar as áreas subgengivais em busca de cáries, restaurações defeituosas, fraturas radiculares e reabsorção.

> **QUADRO DE APRENDIZAGEM 50.13**
>
> Usando esse dispositivo, os operadores conseguem alcançar níveis de desbridamento e limpeza radiculares que são muito mais difíceis ou impossíveis de serem produzidos sem ele. O sistema Perioscópio (Perioscopy, Inc., Oakland, CA) também pode ser utilizado para avaliar as áreas subgengivais em busca de cáries, restaurações defeituosas, fraturas radiculares e reabsorção.

Instrumentos de Limpeza e Polimento

Taças de Borracha

As taças de borracha consistem em uma concha de borracha com ou sem estrias em seu interior oco (Figura 50.45). Elas são utilizadas em peças de mão com um contra-ângulo especial de profilaxia. A peça de mão, o contra-ângulo de profilaxia e a taça de borracha devem ser esterilizados após o uso em cada paciente ou também pode-se utilizar um contra-ângulo de profilaxia feito de plástico e uma taça de borracha descartáveis (Figura 50.46). Uma boa pasta de limpeza e polimento que contenha flúor deve ser utilizada e mantida úmida para minimizar o calor de fricção gerado à medida que a taça gira. As pastas de polimento estão disponíveis na granulação fina, média ou grossa, sendo embaladas em recipientes pequenos, convenientes, de uso único. O uso agressivo da taça de borracha com qualquer abrasivo pode remover a camada de cemento, que é fina na área cervical.

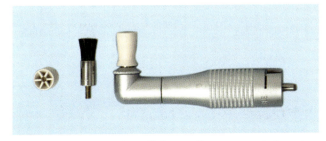

Figura 50.45 Contra-ângulo profilático metálico com taça de borracha e escova.

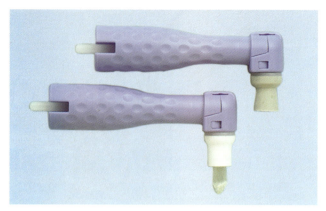

Figura 50.46 Contra-ângulo profilático plástico descartável com taça de borracha e escova.

Escovas de Cerdas

As escovas de cerdas estão disponíveis nas formas de roda e taça (Figura 50.45). A escova é utilizada no contra-ângulo de profilaxia com uma pasta de polimento. Como as cerdas são rígidas, o uso da escova deve limitar-se à coroa para evitar lesões no cemento e na gengiva.

Fita Dental

A fita dental com pasta de polimento é utilizada para polir as superfícies proximais inacessíveis a outros instrumentos de polimento. A fita é passada na direção interproximal, enquanto é mantida em um ângulo reto com o longo eixo do dente e ativada com um movimento firme vestibulolingual. Deve-se ter cuidado especial para evitar lesões à gengiva. A área deve ser limpa com água morna para remover todos os resquícios de pasta.

Polimento com Jato de Ar

A primeira peça de mão, projetada especialmente para fornecer uma suspensão de água morna e bicarbonato de sódio impulsionados por um jato de ar, para polimento, foi introduzida no início dos anos 1980. Esse dispositivo, chamado *Prophy-Jet* (Dentsply International, York, PA) é muito eficaz na remoção das manchas extrínsecas e depósitos moles (Figura 50.47). A suspensão remove as manchas rapidamente e de maneira eficiente por meio da abrasão mecânica, além de fornecer água morna para irrigação e lavagem. A taxa de vazão do pó abrasivo de limpeza pode ser ajustada para aumentar a quantidade de pó na remoção de manchas difíceis. Atualmente, muitos fabricantes

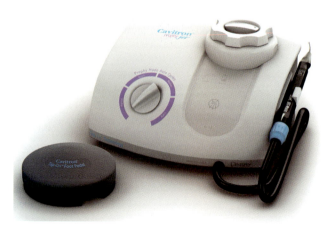

Figura 50.47 Dispositivo de polimento a jato de ar Cavitron Prophyjet. *(Cortesia de Dentsply International, York, PA.)*

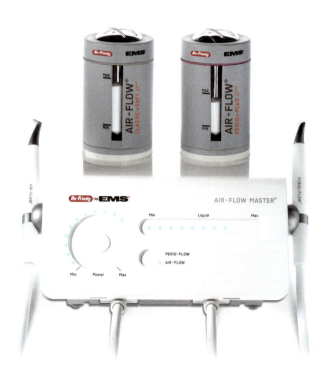

Figura 50.48 Dispositivo de polimento a jato de ar Hu-Friedy EMS Air Flow Master com as peças perio e padrão e pontas para polimento com jato de ar supragengival e subgengival. *(Cortesia de Hu-Friedy, Chicago, IL.)*

produzem sistemas de polimento com jato de ar que usam várias fórmulas de pó (Figura 50.48).

Os resultados dos estudos sobre o efeito abrasivo dos dispositivos de polimento com jato de ar, utilizando bicarbonato de sódio e tri-hidróxido de alumínio no cemento e na dentina, mostram que uma quantidade significativa de substância dentária pode ser perdida.[2,20,117,125] O dano ao tecido gengival é temporário e clinicamente insignificante, mas as restaurações de amálgama, as resinas compostas, os cimentos e outros materiais não metálicos podem ser arranhados.[13,44,72,94,172] Os pós de polimento contendo glicina ou eritritol em vez de bicarbonato de sódio são comumente usados na Europa para a remoção do biofilme subgengival das superfícies radiculares.[103,124]

Os pós de polimento com jato de ar supragengival e subgengival contendo glicina ou eritritol são seguros e muito eficazes para remover o biofilme das superfícies dos implantes de titânio e de materiais restauradores[79,96,136] (Figura 50.49).

> **QUADRO DE APRENDIZAGEM 50.14**
>
> Os pós de polimento com jato de ar supragengival e subgengival contendo glicina ou eritritol são seguros e muito eficazes para remover o biofilme das superfícies dos implantes de titânio e de materiais restauradores.

Não ocorre abrasão no tecido mole, e em profundidades de sondagem de 1 mm ou maiores que 5 mm, o uso dos pós com glicina ou eritritol em um dispositivo de polimento a jato de ar com um bocal subgengival (Figura 50.50) é mais eficiente para a remoção da placa subgengival do que o uso de instrumentos manuais ou ultrassônicos.[*]

---

[*]Referências 14, 46, 47, 63, 64, 102, 109, 126, 128, 129, 149, 175.

CAPÍTULO 50 Raspagem e Alisamento Radicular 551

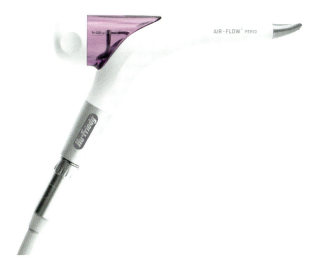

Figura 50.49 Dispositivo de polimento a jato de ar menor da Hu-Friedy EMS Air Flow Perio Handy com ponta de polimento a ar para pós de glicina ou eritritol. *(Cortesia de Hu-Friedy, Chicago, IL.)*

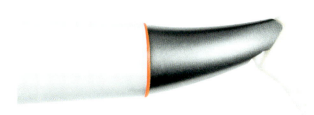

Figura 50.50 Ponta de plástico descartável Hu-Friedy EMS Perio Flow Tip com marcações de milímetro para polimento a jato de ar subgengival de implantes ou bolsas profundas com pó de glicina ou eritritol. *(Cortesia de Hu-Friedy, Chicago, IL.)*

QUADRO DE APRENDIZAGEM 50.15

O uso dos pós com glicina ou eritritol em um dispositivo de polimento a jato de ar com um bocal subgengival é mais eficiente para a remoção da placa subgengival do que o uso de instrumentos manuais ou ultrassônicos.

Os pacientes com histórico médico de doenças respiratórias e hemodiálise não são candidatos ao uso do dispositivo de polimento com jato abrasivo.[156,177] Os pós contendo bicarbonato de sódio não devem ser usados nos pacientes com histórias de hipertensão, dietas com restrição de sódio ou que façam uso de medicamentos que afetem o equilíbrio eletrolítico.[135] Os pacientes com doenças infecciosas não devem ser tratados com esse dispositivo devido à grande quantidade de aerossol criada. Um bochecho prévio ao procedimento com gluconato de clorexidina a 0,12% deve ser usado para minimizar o conteúdo microbiano do aerossol.[18] Um sugador de alta potência deve ser utilizado para eliminar o máximo possível de aerossol.[61]

Resumo

Diversos instrumentos e dispositivos periodontais são projetados especificamente para o exame do periodonto, a remoção de cálculo e biofilme do dente e superfícies do implante, e o alisamento radicular.

 Acesse Caso Clínico em https://www.grupogen.com.br.

Referências Bibliográficas

 As referências bibliográficas deste capítulo estão disponibilizadas em https://www.grupogen.com.br.

CAPÍTULO 51

Instrumentação Sônica, Ultrassônica e Irrigação

Carol A. Jahn

SUMÁRIO DO CAPÍTULO

Instrumentos Elétricos: Visão Geral, 552
Mecanismo de Ação dos Raspadores Elétricos, 552
Tipo e Benefício dos Instrumentos Elétricos, 552
Resultados Clínicos dos Instrumentos Elétricos, 554
Princípios de Instrumentação, 555
Irrigador Caseiro/Autoaplicado, 556
Mecanismo de Ação da Irrigação, 556
Resultados Clínicos da Irrigação, 558
Indivíduos com Considerações Especiais, 558
Ação de Limpeza em torno de um Implante com uma Ponta com Filamentos, 560
Conclusão, 560

Raspagem e alisamento radicular são considerados os tratamentos não cirúrgicos iniciais de escolha para a periodontite crônica.[60] Os profissionais estão em constante busca por maneiras de melhorar e prolongar os resultados da raspagem e do alisamento radicular. No consultório, os avanços tecnológicos e os novos modelos de instrumentos ultrassônicos e sônicos transformaram o papel dos instrumentos elétricos oscilatórios na terapia periodontal. Com relação aos cuidados domiciliares, o jato de água pulsante mostrou-se clinicamente capaz de ajudar os pacientes a manter a saúde periodontal, removendo o biofilme supragengival e subgengival, além de reduzir a inflamação.

Instrumentos Elétricos: Visão Geral

Os instrumentos elétricos são os pilares atuais da terapia e manutenção periodontal. Eles podem ser usados sozinhos ou em combinação com instrumentos manuais. Evidências indicam que os instrumentos elétricos proporcionam resultados clínicos semelhantes aos dos instrumentos manuais.[49,50,64,68] A instrumentação elétrica tem o potencial de tornar a raspagem menos exigente e mais rápida.[11,64] Os possíveis riscos advindos da utilização de dispositivos elétricos incluem superfícies radiculares ásperas, produção de bioaerossóis e interferência em marca-passos cardíacos.[40,63]

CORRELAÇÃO CLÍNICA

Os instrumentos elétricos são ferramentas úteis que podem ser usadas sozinhas ou em combinação com instrumentos manuais. Evidências indicam que os instrumentos elétricos e manuais proporcionam resultados clínicos semelhantes. Embora os instrumentos elétricos possam tornar a raspagem menos exigente, o desbridamento completo leva tempo, independentemente do tipo de instrumento utilizado.

Mecanismo de Ação dos Raspadores Elétricos

Vários fatores físicos desempenham um papel no mecanismo de ação dos raspadores elétricos. Esses fatores incluem a frequência, o impacto da ponta e o fluxo de água. Além da taxa de vazão, os efeitos fisiológicos da água podem contribuir para a eficácia dos instrumentos elétricos.

A água contribui para três efeitos fisiológicos que exercem papel importante na eficácia. Estes são a transmissão acústica, a turbulência acústica e a cavitação. A transmissão acústica é o fluxo unidirecional do fluido provocado pelas ondas ultrassônicas. A turbulência acústica é criada quando o movimento da ponta provoca a aceleração do fluido resfriador, produzindo um efeito de turbilhão. Essa turbulência continua até que ocorra a cavitação. Cavitação é a formação, dentro da água, de bolhas, um fenômeno causado pela alta turbulência. As bolhas implodem e produzem ondas de choque no líquido, criando ainda mais ondas de choque por toda a água.[40,66] *In vitro*, as combinações da transmissão acústica, turbulência acústica e cavitação mostraram-se capazes de romper o biofilme.[36,67]

Tipo e Benefício dos Instrumentos Elétricos

As unidades *sônicas* funcionam em uma frequência de 2.000 a 6.500 ciclos por segundo e usam uma fonte de ar comprimido de alta ou baixa velocidade da unidade odontológica. A água é fornecida pela mesma tubulação utilizada para levar a água para as peças de mão odontológicas. As pontas dos raspadores sônicos são largas e universais em seu desenho. Uma ponta de um raspador sônico movimenta-se em um padrão elíptico ou orbital. Esse padrão de deslocamento permite que o instrumento seja adaptado a todas as superfícies dentárias. O Quadro 51.1 descreve as vantagens e desvantagens dos instrumentos mecanizados em comparação aos instrumentos manuais.

Os dispositivos ultrassônicos magnetoestritores funcionam em um intervalo de frequência de 18.000 a 50.000 ciclos por segundo (Figuras 51.1 e 51.2). Lâminas metálicas mudam de dimensão quando a energia elétrica é aplicada, alimentando a tecnologia magnetoestritora. As vibrações saem da lâmina metálica para um corpo de ligação que provoca a vibração da ponta de trabalho. As pontas se movem em um padrão de movimento elíptico ou orbital. Isso permite que a ponta tenha quatro superfícies ativas de trabalho (Figura 51.3).

As unidades ultrassônicas piezoelétricas funcionam em um intervalo de frequência de 18.000 a 50.000 ciclos por segundo (Figura 51.4). Há discos cerâmicos no interior da peça de mão piezoelétrica e mudam de dimensão à medida que a energia elétrica é aplicada à ponta. As pontas piezoelétricas movem-se em um padrão linear, proporcionando duas superfícies ativas (Figura 51.5). Existem vários modelos e formatos de pontas disponíveis para utilização.

Quadro 51.1 Vantagens e Desvantagens dos Instrumentos Mecanizados em Comparação com os Instrumentos Manuais.

Vantagens
Maior eficiência
  Múltiplas superfícies da ponta são capazes de remover os depósitos
  Não necessita ser afiado
  Menor chance de lesão por esforço repetitivo
  Peça de mão em tamanho maior
  Menor pressão lateral
  Menor distensão tecidual
  Água
  Lavagem
  Irrigação
  Microtransmissão acústica

Desvantagens
Mais precauções e limitações
  Conforto do cliente (*spray* de água)
  Produção de aerossol
  Desvios auditivos temporários
  Ruído
  Menor sensação táctil
  Menor visibilidade

De Darby ML, Walsh MM: *Dental hygiene*, ed 3. Saunders, St Louis, 2010.

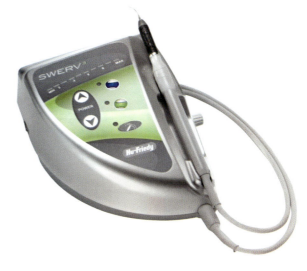

Figura 51.2 Aparelho ultrassônico magnetoestritor. *(Cortesia de Hu-Friedy, Chicago, IL.)*

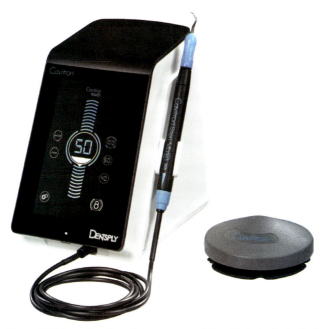

Figura 51.1 Aparelho ultrassônico magnetoestritor. *(Cortesia de Dentsply International, York, PA.)*

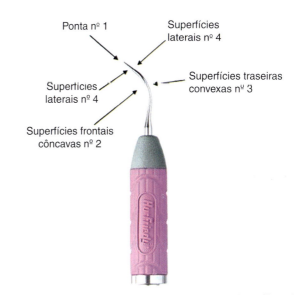

Figura 51.3 Lados de trabalho de uma ponta magnetoestritora. *(Cortesia de Hu-Friedy, Chicago, IL.)*

Eficiência

Pontas com desenhos modificados permitem melhor acesso a diversas áreas, incluindo áreas de furca. Modelos mais novos e mais finos operam de modo eficiente em potências mais baixas, aumentando, assim, o conforto do paciente. As pontas planas (retangulares na seção transversal) ou os modelos com lâminas parecem alcançar os depósitos e removê-los com mais eficácia do que as pontas cônicas (na seção transversal).

Modelos de Pontas

Existem pontas projetadas para remoção do cálculo supragengival pesado ou para serem usadas no desbridamento definitivo das bolsas periodontais. As pontas de maior diâmetro são criadas em um modelo universal e são indicadas para a remoção de depósitos grandes e duros. Em geral, recomenda-se uma configuração em média a média-alta potência. As pontas de diâmetro mais fino podem ter um modelo específico para o local. O modelo de ponta reta é ideal para tratar pacientes com gengivite e remover placas de pacientes em manutenção[51] (Figura 51.6). As pontas anguladas direita e esquerda permitem melhor acesso e adaptação à morfologia da raiz. Esses aparelhos são concebidos para trabalhar em um contexto de baixa potência e podem ser utilizados para exploração. A quantidade de água liberada para a lavagem pode ser ajustada entre um fluxo regular ou um fluxo que converge para a ponta. Os modelos com pontas anguladas e com empunhaduras maiores e ergonômicas aumentam o conforto e a ergonomia (Figuras 51.7 e 51.8).

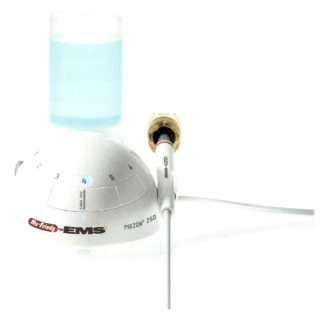

Figura 51.4 Aparelho ultrassônico piezoelétrico. *(Cortesia de Hu-Friedy, Chicago, IL.)*

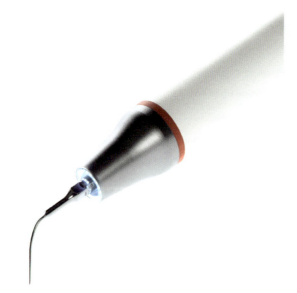

Figura 51.5 Faces de trabalho de uma ponta piezoelétrica. *(Cortesia de Hu-Friedy, Chicago, IL.)*

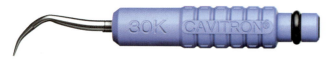

Figura 51.6 Uma ponta ultrassônica de modelo universal. *(Cortesia de Dentsply Sirona, York, PA.)*

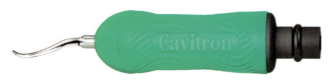

Figura 51.7 Ponta ultrassônica de modelo sítio-específico. *(Cortesia de Dentsply Sirona, York, PA.)*

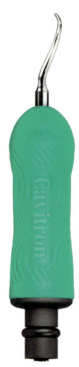

Figura 51.8 Ponta ultrassônica de modelo sítio-específico. *(Cortesia de Dentsply Sirona, York, PA.)*

Resultados Clínicos dos Instrumentos Elétricos

Muitos resultados clínicos foram avaliados a partir do uso de instrumentos elétricos. Análises da bibliografia não encontraram diferenças na eficácia do desbridamento subgengival com raspadores sônicos ou ultrassônicos em relação aos instrumentos manuais.[2,50,64,68]

Está bem estabelecido que os instrumentos elétricos removem o biofilme bacteriano e o cálculo por meio da ação mecânica.[26,32,39,58,62] Com o advento de novos modelos e pontas mais finas, a remoção do biofilme dental das superfícies radiculares pode ser feita eficazmente pelos raspadores elétricos.[51] Os instrumentos elétricos mostraram-se eficazes na remoção do cálculo de modo semelhante aos instrumentos manuais.[39,58] Os instrumentos ultrassônicos, por meio da sua ação em alta velocidade, produzem uma atividade de cavitação e microtransmissão acústica que alguns acreditam que isso pode ajudar a romper as bactérias nos biofilmes subgengivais.

> **IMPORTANTE**
>
> Os instrumentos elétricos não são indicados apenas para a remoção de cálculo pesado. Dependendo do modelo e do tamanho da ponta, eles são benéficos para a remoção de cálculo supragengival, desbridamento subgengival e remoção de placa em geral.

Os principais resultados clínicos esperados da raspagem e alisamento radicular são uma redução no sangramento e na profundidade da sondagem, além de um ganho na inserção clínica.[60] Ao comparar os raspadores elétricos com os instrumentos manuais, os dois tipos demonstram resultados semelhantes quanto às reduções no sangramento à sondagem, na profundidade de sondagem e ganhos na inserção clínica.[16,43,49] Como a abertura de uma furca é mais estreita do que com instrumentos manuais convencionais, os raspadores elétricos podem ser recomendados como meios para melhorar o acesso durante a raspagem desse tipo de defeito.[3]

Considerações Especiais

Os instrumentos elétricos devem ser usados com cautela. Eles podem deixar as raízes mais ásperas após a raspagem do que os instrumentos manuais. Devido à produção de aerossol, procedimentos adequados para controle de infecção devem ser implantados. Os instrumentos elétricos podem ser contraindicados para pessoas com marca-passos.

Aspereza da Superfície Radicular

Os dados são divididos entre se os instrumentos elétricos causam mais aspereza à superfície radicular do que os instrumentos manuais ou não.[38,40,41,59] Embora possa ser assumido que utilizar o dispositivo em uma potência mais alta possa causar mais aspereza, isso ainda não foi comprovado.[39] Também não se sabe quanto a aspereza da superfície radicular afeta o processo de cicatrização.[40] Os instrumentos elétricos podem aumentar a aspereza dos materiais restauradores de resina ou ionômero de vidro; portanto, recomenda-se um novo polimento após a raspagem.[20]

Produção de Aerossol

Os dispositivos elétricos produzem bioaerossóis e *splatter*, que podem contaminar o operador e permanecer no ar por até 30 minutos.[65] As boas práticas de controle de infecção podem minimizar o perigo. Os dados mostram que o enxágue antes do procedimento feito com clorexidina a 0,12% e sugador de alta potência são as maneiras mais eficientes de reduzir os bioaerossóis.[46]

> **IMPORTANTE**
>
> Os bioaerossóis dos dispositivos elétricos podem permanecer no ar por até 30 minutos. Se a máscara do operador umedecer durante o procedimento, ela deve ser trocada. Um escudo facial pode ser necessário. Para ajudar a minimizar os bioaerossóis, um enxágue antes do procedimento e um sugador de alta potência têm se mostrado eficazes.

Marca-Passos Cardíacos

O uso de dispositivos ultrassônicos em pacientes com marca-passos é um tanto controverso.[63] Os modelos mais recentes de marca-passo cardíaco costumam ter isolamento bipolar de titânio que, acredita-se, torna os instrumentos ultrassônicos e sônicos geralmente seguros para utilização. Um estudo *in vivo* apoia isso; 12 pacientes foram submetidos ao monitoramento contínuo do eletrocardiograma durante a raspagem ultrassônica pizoelétrica e não apresentaram nenhuma função anormal do marca-passo.[45] Em contrapartida, um estudo *in vitro* descobriu que os raspadores ultrassônicos interferiram na atividade de marca-passos de dupla câmara.[52] Se houver dúvidas, consulte o médico a respeito de quaisquer precauções ou avisos do fabricante sobre o produto. O Quadro 51.2 destaca as indicações, precauções e contraindicações do uso da instrumentação motorizada.

Princípios de Instrumentação

A técnica ultrassônica é diferente da instrumentação com raspadores manuais. Para a instrumentação ultrassônica, a empunhadura em caneta modificada é usada junto com um apoio extraoral (Figura 51.9). O propósito desse apoio é possibilitar ao operador manter uma empunhadura leve e um acesso mais fácil, tanto no sentido físico quanto no visual, à cavidade oral. Apoios de arco cruzado ou arco oposto são alternativas aceitáveis.

Quadro 51.2 Indicações, Precauções e Contraindicações para o Uso de Instrumentos Mecanizados.

Indicações
- Desbridamento supragengival do cálculo dentário e manchas extrínsecas
- Desbridamento subgengival do cálculo, biofilme oral, constituintes da superfície radicular e patógenos periodontais
- Remoção do cemento ortodôntico
- Condições e doenças gengivais e periodontais
- Intervenções cirúrgicas
- Correção de margens de restauração (reduz os excessos de amálgama)

Precauções
- Marca-passos não blindados
- Doenças infecciosas: vírus da imunodeficiência humana, hepatite, tuberculose (estágios ativos)
- Superfície dentária desmineralizada
- Dentina exposta (especialmente associada com sensibilidade)
- Materiais restauradores (porcelana, amálgama, ouro, resinas)
- Conectores de implantes de titânio, a menos que sejam utilizados dispositivos especiais (p. ex., Quixonic, SofTip, Prophy Tips)
- Crianças (dentição decídua)
- Imunossupressão por doença ou quimioterapia
- Diabetes melito não controlado

Contraindicações
- Doença pulmonar crônica: asma, enfisema, fibrose cística, pneumonia
- Doença cardiovascular com doença pulmonar secundária
- Dificuldade de deglutição (disfagia)

De Darby ML, Walsh MM: *Dental hygiene*, ed 3. Saunders, St Louis, 2010.

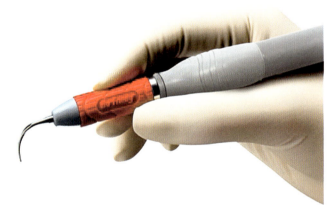

Figura 51.9 Empunhadura da ponta em caneta modificada. *(Cortesia de Hu-Friedy, Chicago, IL.)*

> **CORRELAÇÃO CLÍNICA**
>
> A instrumentação com o dispositivo ultrassônico é diferente da instrumentação manual. A empunhadura em caneta com uma leve pressão é preferida, assim como o uso de um apoio extraoral. Os depósitos são removidos de coronal a apicalmente. Para os depósitos na área da ameia, um movimento de tração horizontal ou transversal é recomendado.

É necessário aplicar uma pressão leve com um instrumento elétrico. A ponta trabalha em uma frequência estabelecida, seguindo um padrão também estabelecido. O aumento da pressão (pelo clínico) na ponta do instrumento provoca diminuição na eficácia clínica.

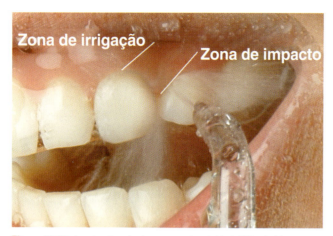

Figura 51.10 A pulsação cria duas zonas de atividade hidrocinética: a zona de impacto e a zona de irrigação. *(Cortesia de Water Pik, Inc., Fort Collins, CO.)*

A instrumentação sônica ou ultrassônica requer a remoção dos depósitos de coronal até apical. Esse tipo de abordagem permite que a ponta trabalhe com impacto e frequência ideais para a remoção rápida e eficaz do depósito. Para os depósitos coronais localizados na área da ameia, recomenda-se uma orientação horizontal ou transversal da ponta. Uma abordagem que vise apenas à remoção de placa deve ser utilizada quando o foco for a remoção do biofilme e dos resíduos moles para a resolução da inflamação gengival. Essa abordagem implica em acessar cada milímetro quadrado da superfície do dente durante a remoção ultrassônica da placa como um resultado da dispersão lateral limitada da irrigação subgengival (Vídeos 51.1 e 51.2).

Irrigador Caseiro/Autoaplicado

O irrigador oral (também chamado de irrigador dental) foi introduzido em 1962. Contrariando os mitos e a falta de compreensão, as evidências sobre esse dispositivo mostram consistentemente que ele melhora com segurança e eficácia a saúde periodontal.[33,35] Novas evidências indicam que o irrigador dental remove de maneira eficaz o biofilme[28,29] e é tão eficiente quanto um fio dental quando utilizado juntamente à escovação dos dentes.[4,44,54,57]

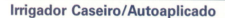

FLASHBACK

O irrigador oral já teve muitos nomes ao longo dos anos, dentre eles irrigador dental. Sua denominação é apoiada por evidências clínicas e demonstrou ter sido útil em ajudar os pacientes a compreender seus benefícios.

Mecanismo de Ação da Irrigação

O mecanismo de ação da irrigação ocorre por meio de pulsação ou de pressão.[5,7,55] A pulsação cria uma fase de descompressão que permite que a água ou a solução penetre na área subgengival. É acompanhado por uma fase de compressão que expele as bactérias e os restos da bolsa (Figura 51.10). Fisiologicamente, a pulsação, junto com a pressão e a velocidade da água, cria forças hidráulicas de cisalhamento que são capazes de remover o biofilme bacteriano das áreas tratadas.[28] Descobriu-se a eficácia clínica da irrigação domiciliar para unidades de 1.200 a 1.400 pulsações por minuto definidas a um mínimo de 60 psi.[33] O irrigador oral é seguro para ser usado com configurações de pressão mais alta.[5,7,55] Muitos tipos de irrigadores orais

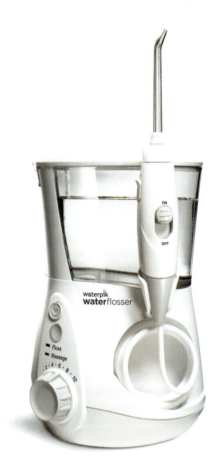

Figura 51.11 Um irrigador dental com 1.200 ppm e uma configuração de pressão que varia de 20 a 90 psi. *(Cortesia de Water Pik, Inc., Fort Collins, CO.)*

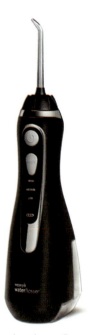

Figura 51.12 Um irrigador dental sem fio que também tem 1.200 ppm. *(Cortesia de Water Pik, Inc., Fort Collins, CO.)*

estão disponíveis no mercado; no entanto, assim como em outros produtos de cuidado pessoal, a pesquisa de uma marca do produto não deve ser extrapolada para outras marcas, pois elas podem ter utilizado uma configuração diferente de pressão e taxa de pulsação. (Figuras 51.11 e 51.12).

> **IMPORTANTE**
>
> A pulsação e a pressão criam uma fase de compressão-descompressão que permite tanto a penetração do agente no sulco ou na bolsa quanto a expulsão de bactérias e restos. Diferentemente do enxágue simples, a pulsação, a pressão e a velocidade da água criam forças hidráulicas de cisalhamento capazes de remover o biofilme.

Uma variedade de pontas pode ser usada com um irrigador oral. Um tipo de ponta é colocado na direção supragengival a um ângulo de 90 graus, e a outra é colocada ligeiramente na direção subgengival. As pontas colocadas acima da margem gengival resultam em uma penetração da bolsa de 50%, em média[19] (Figura 51.13). A ponta subgengival macia, específica do local (ponta de irrigação subgengival Pik Pocket, Water Pik, Inc., Fort Collins, CO) (Figura 51.14) penetra em cerca de 90% da profundidade das bolsas que têm 6 mm ou menos e 64% das bolsas que têm 7 mm ou mais[8] (Vídeos 51.3 e 51.4).

As pontas colocadas na direção supragengival são recomendadas para irrigação ou enxágue completos da boca. Essas pontas incluem uma ponta de jato tradicional juntamente com pontas de jato dessa configuração que foram melhoradas com cerdas ou filamentos para auxiliar na remoção do biofilme[54,57] (Figuras 51.15 e 51.16). A ponta subgengival geralmente é utilizada após a limpeza completa da boca para a irrigação localizada de um local específico difícil de acessar, como uma bolsa profunda, furca, implante ou coroa e ponte (Figura 51.17).

Segurança

A irrigação oral é apoiada por inúmeras evidências científicas e tem sido utilizada pela população desde os anos 1960.[35] Estudos clínicos sobre a irrigação oral avaliaram a ocorrência de eventos adversos e nenhum foi relatado. Apesar das evidências científicas, ainda existem os mitos sobre danos aos tecidos moles, penetração de bactérias na bolsa, aumento da profundidade da bolsa e taxas de bacteremia.

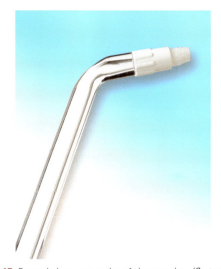

Figura 51.15 Ponta do jato com cerdas cônicas macias. *(Cortesia de Water Pik, Inc., Fort Collins, CO.)*

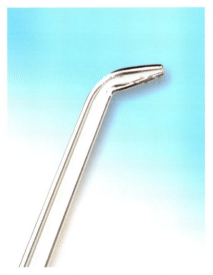

Figura 51.13 Ponta do jato. *(Cortesia de Water Pik, Inc., Fort Collins, CO.)*

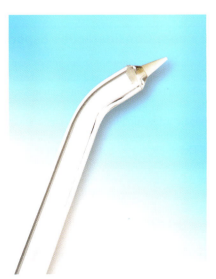

Figura 51.14 Ponta do jato sítio-específica. *(Cortesia de Water Pik, Inc., Fort Collins, CO.)*

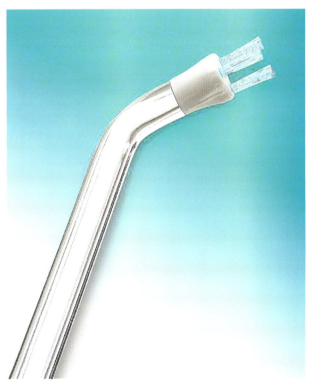

Figura 51.16 Ponta do jato com filamentos macios. *(Cortesia de Water Pik, Inc., Fort Collins, CO.)*

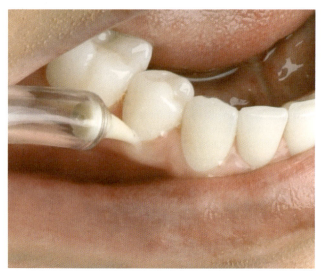

Figura 51.17 A ponta Pik Pocket colocada gentilmente no espaço subgengival. *(Cortesia de Water Pik, Inc., Fort Collins, CO.)*

 IMPORTANTE

O uso de um irrigador oral é seguro e eficaz. "Histórias" sobre danos aos tecidos moles, penetração de bactérias na bolsa e aumento da profundidade da bolsa não são apoiadas por evidências clínicas. O dispositivo tem sido recomendado por profissionais da área e utilizados pela população geral desde os anos 1960.

Os danos aos tecidos moles e a penetração de bactérias foram avaliados em um estudo que utilizou microscopia eletrônica de varredura para analisar as diferenças entre as bolsas periodontais crônicas não tratadas irrigadas e não irrigadas. O exame com microscopia eletrônica de varredura não demonstrou diferenças observáveis entre o tecido da bolsa irrigada e da não irrigada com relação às características e aspectos físicos do epitélio. Os pesquisadores também descobriram que as bolsas irrigadas tinham significativamente menos bactérias até 6 mm, em comparação com as bolsas não irrigadas.[15] Esses achados são apoiados por outras investigações. Estudos histológicos mostraram que o tecido irrigado tem menos inflamação.[12,37] Os pesquisadores que observaram a redução das bactérias concordam que a irrigação diminui o número de patógenos e que a irrigação feita por um período de 3 a 6 meses resulta em menos bactérias periodontais.[13,23,48]

A profundidade da bolsa na sondagem foi avaliada em diversos estudos.[a] Nenhum descobriu que o uso de um irrigador oral aumenta a profundidade da bolsa. Os achados mostram consistentemente pequenas melhoras na profundidade da sondagem.[b]

Uma suposição há muito mantida é de que o uso de um irrigador oral irá resultar em uma incidência maior de bacteremia se comparado ao fio dental. No entanto, os dados mostram que a incidência de bacteremia pode variar de 7% em pessoas com gengivite[53] a 50% naqueles com periodontite.[21] Outros pesquisadores descobriram resultados semelhantes com um estudo incapaz de descobrir alguma incidência de bacteremia[61] após a irrigação e outro estudo observando uma taxa de 27%.[6] Em comparação, a incidência de bacteremia com o uso do fio dental mostrou ser de 40% em pessoas com periodontite e 41% em indivíduos periodontalmente saudáveis.[17]

---

[a] Referências 1, 10, 14, 18, 24, 25, 27, 34, 47.
[b] Referências 1, 10, 14, 18, 24, 25, 27, 34, 47.

Resultados Clínicos da Irrigação

A Tabela 51.1 destaca as evidências sobre o irrigador dental. Os resultados avaliados incluem a remoção do biofilme bacteriano e as reduções de cálculo, gengivite, sangramento à sondagem, profundidade de sondagem, patógenos periodontais e mediadores inflamatórios.[c] A irrigação domiciliar tem sido estudada e foi constatado que é segura e eficaz para as pessoas com gengivite,[d] implantes,[22,44] coroas e próteses fixas,[37] aparelhos ortodônticos[10,57] e diabetes,[1] assim como para os pacientes em manutenção periodontal.[18,23,24,27,35,47]

Novas evidências indicam que o uso de um irrigador oral pode levar a melhoras da saúde bucal em comparação ao visto com o uso de fio dental.[4,29,44,54,57] Quando um irrigador oral é acrescentado à escova de dentes manual ou elétrica e comparado à escovação manual e ao uso de fio dental, os indivíduos que fizeram essa escolha, independentemente do tipo de escova de dente que utilizam, tiveram reduções significativamente melhores no sangramento e na gengivite.[4] Esse achado é apoiado por outros estudos que descobriram que o irrigador oral é mais eficaz do que o fio dental na redução do sangramento.[44,54,57]

CORRELAÇÃO CLÍNICA

Quase 70 estudos foram realizados sobre o irrigador oral. Resultados clínicos consistentes demonstram reduções no biofilme, patógenos periodontais, sangramento à sondagem, gengivite e profundidade da sondagem. O dispositivo foi testado em pessoas em manutenção periodontal e naqueles com gengivite, aparelhos ortodônticos, implantes, coroas, próteses fixas e diabetes.

No início dos anos 1960, foi demonstrado que a irrigação oral com água, além da escovação dos dentes, reduzia a gengivite em 52% se comparada a uma redução de 30% da escovação dos dentes isoladamente.[42] Ao longo dos anos, outros pesquisadores encontraram resultados semelhantes com o uso de água pura.[e] O uso de um agente antimicrobiano, como a clorexidina diluída (Tabela 51.2) ou de um óleo essencial geralmente intensifica as reduções na gengivite e no sangramento.[9,13,14,22-25,35]

O irrigador oral demonstrou remover o biofilme.[f] A combinação de pulsação, pressão e velocidade da água cria forças hidráulicas de cisalhamento que podem remover significativamente o biofilme. Os pesquisadores que avaliaram a ação do irrigador oral com microscopia eletrônica de varredura descobriram que uma aplicação de 3 segundos com pressão média removeu 99,9% do biofilme das áreas tratadas[28] (Figuras 51.18 e 51.19).

Indivíduos com Considerações Especiais

Alguns ensaios clínicos concentraram-se em grupos com necessidades bucais ou médicas especiais. Crianças e adultos submetidos à terapia ortodôntica exibiram benefícios importantes advindos do uso de um irrigador dental.[10,57] Uma nova ponta com a forma de uma pequena escova que limpa e irriga simultaneamente conseguiu remover 3,76 vezes mais placa do que a escovação e o uso do fio com um passador de fio dental.[57] Descobriu-se que nos indivíduos com implantes, uma ponta de jato modificada com filamentos é segura e eficaz. Os pacientes que usaram o irrigador oral a 60 psi com água morna tiveram uma redução duas vezes maior no sangramento em torno dos implantes em comparação aos pacientes que usaram fio dental. Nenhum evento

---

[c] Referências 1, 4, 9, 10, 13, 14, 18, 22, 23, 25, 27, 30, 31, 34, 37, 42, 44, 47, 54, 56, 57.
[d] Referências 4, 9, 13, 14, 25, 30, 31, 42, 54, 57.
[e] Referências 1, 4, 13, 18, 25, 27, 30, 31, 42, 44, 47, 54, 56, 57.
[f] Referências 1, 4, 18, 28-31, 54, 56, 57.

Tabela 51.1 Redução da Inflamação e do Biofilme da Placa.

Estudo	Duração	N	Agente Utilizado	% Redução no Sangramento	% Redução na Gengivite	% Redução no Biofilme da Placa
Al-Mubarak et al.[1]	3 meses	50	Água	43,8	66,9	64,9
Barnes et al.[4]	4 semanas	105	Água	36,2-59,2	10,8-15,1	8,8-17,3
Brownstein et al.[9]	8 semanas	44	CHX (0,06%) Água	52-59 NR	25,4-31,1[a]	14,3-19[a] NR
Burch et al.[10]	2 meses	47	Água	57,1-76,6	NR	52-55,7
Chaves et al.[13]	6 meses	105	CHX (0,04%) Água	54 50	26 26	35 16
Ciancio et al.[14]	6 semanas	61	Óleos essenciais[b] Água e álcool 5%	27,6 13,6-31,2	54-55,7 59,8-61,9	23-24 9/6-13,3
Cutler et al.[18]	2 semanas	52	Água	56	50	40
Flemming et al.[25]	6 meses	175	CHX (0,06%) Água	35,4 24	42,5 23,1	53,2 0,1
Flemming et al[24]	6 meses	60	Ácido acetilsalicílico 3% Água	 50	8,9 29,2	55,6 0
Felo et al.[22]	3 meses	24	CHX (0,06%)	62	45	29
Fine et al.[23]	6 semanas	50	Óleos essenciais[b] Água	14,8-21,7 7,5-10,6	NR NR	36,8-37,7 15,5-18,4
Genovesi et al.[27]	30 dias	30	Água Cloridrato de monociclina, 1 mg por bolsa no consultório/1 vez	81% 75%	NR NR	45% 61%
Jolkovsky et al.[35]	3 meses	58	CHX (0,4%) Água	NR NR	33,1 18,6	51,6 25,6
Lobene et al.[42]	5 meses	155	Água	NR	52,9	7,9
Magnuson et al.[44]	30 dias	44 implantes	Água	82%	NR	NR
Newman et al[47]	6 meses	155	Água Água e sulfato de zinco (0,57%)	22,8 8,8	17,8 6,5	6,1 9,2
Rosema et al.[54]	30 dias	104	Água	17%	NR	?
Sharma et al.[57]	4 semanas	128	Água	84,5	NR	38,9

[a]As porcentagens foram relatadas para diferenças entre os grupos de irrigação com CHX e água.
[b]Relataram o intervalo para os grupos *prophy* e *não prophy*.
CHX, Clorexidina; *NR*, não relatado.

Tabela 51.2 Diluições de Clorexidina (com Base na Concentração de 0,12%) Mostrando Eficácia em Ensaios Clínicos.

Concentrações	Quantidade de Água	Quantidade de Clorexidina
0,04%[13,35]	3 partes	1 parte
0,06%[9,22,25,48]	1 parte	1 parte

adverso foi relatado.[44] A ponta subgengival específica do local também mostrou ser segura e eficaz para uso em implantes.[22] Também foi descoberto que o irrigador oral melhorou a saúde periodontal em pessoas com diabetes tipo 1 ou 2.[1] Para os pacientes que preferem produtos naturais, aqueles que utilizaram o irrigador oral por 30 dias após a raspagem e o alisamento radicular reduziram os parâmetros clínicos da periodontite e de bactérias periodontais semelhantes à raspagem e alisamento radicular seguidos pela colocação de 1 mg de cloridrato de minociclina. Quaisquer diferenças entre as duas terapias não foram estatisticamente significativas (Vídeos 51.5 e 51.6).[27]

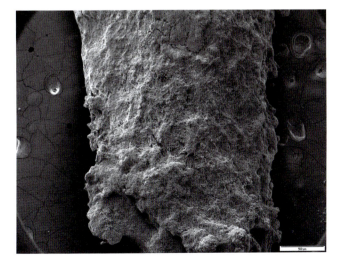

Figura 51.18 Dente controle sem irrigação. *(Cortesia de Water Pik, Inc., Fort Collins, CO.)*

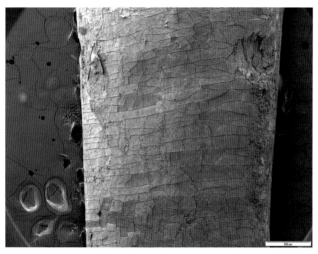

Figura 51.19 Dente após uma lavagem pulsátil de 3 segundos com uma ponta de jato em pressão média. *(Cortesia de Water Pik, Inc., Fort Collins, CO.)*

Ação de Limpeza em torno de um Implante com uma Ponta com Filamentos

 O Vídeo 51.7 mostra a ação da ponta específica do local em uma bolsa periodontal.

Conclusão

Os raspadores elétricos passaram de complementos da remoção de cálculo supragengival pesado para uma ferramenta que pode ser utilizada em todos os aspectos da raspagem: remoção de placa, raspagem supragengival e raspagem subgengival. Os resultados clínicos alcançados são mais parecidos com os da instrumentação manual. As vantagens obtidas com o uso de instrumentos elétricos envolvem maior acesso à área subgengival e às áreas de furca, além de maior eficiência no tempo necessário para a raspagem.

A irrigação domiciliar é segura e eficaz para uma ampla variedade de pacientes, incluindo os que estão em manutenção periodontal; aqueles com maior formação de acúmulo de cálculo, gengivite, aparelhos ortodônticos, fixação maxilar, coroas e próteses fixas, implantes e diabetes; e para os pacientes não colaboradores com o uso do fio dental. Os resultados clínicos incluem redução de placa, cálculo, gengivite, sangramento à sondagem, profundidade de sondagem, patógenos periodontais e mediadores inflamatórios.

 Acesse Caso Clínico em https://www.grupogen.com.br.

Referências Bibliográficas

 As referências bibliográficas deste capítulo estão disponibilizadas em https://www.grupogen.com.br.

CAPÍTULO 52

Terapia Anti-Infecciosa Sistêmica para Doenças Periodontais

Sebastian G. Ciancio | Angelo J. Mariotti

SUMÁRIO DO CAPÍTULO

Definições, 562
Administração Sistêmica de Antibióticos, 562
Antibioticoterapia Seriada e Combinada, 567
Conclusão, 569

> **Objetivos de Aprendizagem**
> - Avaliar a lógica para o uso de agentes anti-infecciosos como complementos à terapia periodontal.
> - Listar as indicações clínicas para o uso de agentes anti-infecciosos.
> - Avaliar a farmacologia dos agentes anti-infecciosos indicados como complementos à terapia periodontal.

Está comprovado que várias doenças periodontais são causadas por infecções bacterianas. As bactérias começam a aderir nas superfícies dentárias tão logo os dentes sejam limpos e iniciam a formação de um *biofilme*. Ao longo do tempo, este biofilme de placa supragengival torna-se mais complexo, o que leva a uma sucessão de bactérias que são mais patogênicas. As bactérias crescem em uma direção apical e tornam-se subgengivais. Por fim, conforme o osso é destruído, uma bolsa periodontal é formada e, nela, as bactérias formam um biofilme altamente estruturado e complexo. Como este processo continua, o biofilme bacteriano se estende até o nível subgengival, local que o paciente não consegue alcançar durante os esforços de higiene bucal. Além disso, este complexo biofilme pode oferecer agora alguma proteção contra os mecanismos imunológicos do hospedeiro na bolsa periodontal, bem como a antibióticos utilizados para o tratamento. Foi sugerido que uma potência antibiótica 500 vezes maior que a dose terapêutica usual pode ser necessária para ser eficaz contra bactérias que se organizaram em biofilmes.[26]

> **Administração Sistêmica de Antibióticos**
> Tetraciclinas
> Metronidazol
> Penicilinas
> Cefalosporinas
> Clindamicina
> Ciprofloxacino
> Macrolídeos

Portanto, é lógico tratar as bolsas periodontais pela remoção mecânica de fatores locais (inclusive o cálculo que abriga as bactérias) e pelo rompimento do biofilme da placa subgengival em si. A remoção mecânica inclui a instrumentação manual (p. ex., raspagem e alisamento radicular) e elétrica (p. ex., raspadores com ultrassom). Esses procedimentos podem ser considerados uma "terapia anti-infecciosa". Muitos agentes quimioterápicos estão agora disponíveis para os clínicos que tratam de doenças periodontais. A terapia anti-infecciosa *sistêmica* (antibióticos orais) e a terapia anti-infecciosa *local* (colocar os agentes anti-infecciosos diretamente na bolsa periodontal) podem reduzir o desafio bacteriano para o periodonto. Também é possível que os agentes anti-inflamatórios não esteroidais administrados sistemicamente possam desempenhar um papel na terapia adjuvante futura.[42,58]

As bactérias e seus produtos tóxicos podem causar perdas de inserção e de osso. Em última análise, entretanto, uma resposta imunológica do próprio hospedeiro para esta infecção bacteriana pode causar ainda mais destruição óssea (*i. e.*, a perda óssea indireta) do que a causada por bactérias patogênicas e os seus subprodutos. Esta resposta imunológica pode ser influenciada por fatores de risco ambientais (p. ex., consumo de tabaco), adquiridos (p. ex., doença sistêmica) ou genéticos.[49] Os agentes quimioterápicos podem modular a resposta imunológica do hospedeiro para bactérias e diminuir a resposta imunológica autodestrutiva do hospedeiro para patógenos bacterianos, reduzindo assim a perda óssea.[45-47] Cabe também aos profissionais de saúde aconselhar os pacientes sobre os efeitos prejudiciais dos fatores sistêmicos, incluindo os medicamentos, o estresse e o consumo de tabaco.[26]

Este capítulo revisa as indicações e os protocolos para otimizar o uso de agentes anti-infecciosos sistemicamente administrados durante o tratamento de doenças periodontais. É importante observar que houve um trabalho significativo com a utilização de uma *abordagem baseada em evidências* sistemática para avaliar várias terapias anti-infecciosas e de modulação do hospedeiro.[64] Uma metanálise de estudos de pesquisa semelhantes fortaleceu a análise estatística para avaliar agentes quimioterápicos anti-infecciosos para o tratamento de doença periodontal. Infelizmente, um protocolo de pesquisa padronizado ainda não foi implementado. Como resultado, alguns estudos, embora relevantes, não foram utilizados na abordagem baseada em evidências por conta de seu projeto de estudo. Pesquisas adicionais baseadas em evidências e semelhantes são necessárias para definir os protocolos mais precisamente na utilização de agentes anti-infecciosos no tratamento de várias doenças periodontais.

Tabela 52.1 Antibióticos Utilizados para Tratar Doenças Periodontais.

Categoria	Agente	Características Principais
Penicilina[a]	Amoxicilina	Espectro ampliado de atividade antimicrobiana; absorção oral excelente; utilizada sistemicamente
	Clavulin®[b]	Efetiva contra microrganismos produtores de penicilinase; utilizada sistemicamente
Tetraciclinas	Minociclina	Efetiva contra um amplo espectro de microrganismos; utilizada sistemicamente e aplicada localmente (subgengivalmente)
	Doxiciclina	
	Tetraciclina	Efetiva contra um amplo espectro de microrganismos; utilizada sistemicamente e aplicada localmente (subgengivalmente)
		Quimioterapeuticamente utilizada em doses subantimicrobianas para a modulação do hospedeiro (Periostat®)
		Efetiva contra um amplo espectro de microrganismos
Quinolona	Ciprofloxacino	Efetivo contra bastonetes Gram-negativos; promove a microbiota associada à saúde
Macrolídeos	Azitromicina	Concentra-se nos sítios de inflamação; utilizada sistemicamente
Derivado de lincomicina	Clindamicina	Utilizada em pacientes alérgicos à penicilina; efetiva contra bactérias anaeróbias; utilizada sistemicamente
Nitroimidazol[c]	Metronidazol	Efetivo contra bactérias anaeróbias; utilizado sistemicamente e aplicado localmente (subgengivalmente) como gel

[a]Indicações: periodontite agressiva localizada, periodontite agressiva generalizada, periodontite relacionada à situação médica e periodontite refratária.
[b]Amoxicilina e clavulanato de potássio.
[c]Indicações: periodontite agressiva localizada, periodontite agressiva generalizada, periodontite relacionada à situação médica, periodontite refratária e periodontite ulcerativa necrosante.

IMPORTANTE

Antibiótico Bacteriostático *versus* Bactericida

Os agentes farmacológicos que previnem o crescimento das bactérias são antibióticos bacteriostáticos, enquanto agentes farmacológicos que de fato matam as bactérias são antibióticos bactericidas. Exemplos de antibióticos bacteriostáticos incluem tetraciclina e clindamicina, penicilina e metronidazol são bons exemplos de antibióticos bactericidas.

Definições

Um agente anti-infeccioso é um *agente quimioter*ápico que atua por meio da redução do número de bactérias presentes. Um antibiótico é um tipo de agente infeccioso encontrado naturalmente, sintético ou semissintético, que destrói ou inibe o crescimento de microrganismos selecionados, geralmente em baixas concentrações. Um antisséptico é um agente antimicrobiano químico que pode ser aplicado tópica ou subgengivalmente em membranas mucosas, feridas ou superfícies dérmicas intactas, a fim de destruir os microrganismos e inibir a sua reprodução ou o seu metabolismo. Em odontologia, os antissépticos são amplamente utilizados como o ingrediente ativo nos enxaguatórios bucais e dentifrícios antiplaca e antigengivite. Os desinfetantes (uma subcategoria dos antissépticos) são agentes antimicrobianos geralmente aplicados em superfícies inanimadas para destruírem microrganismos.[13]

Quando os agentes anti-infecciosos são administrados oralmente, muitos deles podem ser encontrados no fluido gengival (FG). A finalidade de uma administração sistêmica de antibióticos é reduzir o número de bactérias presentes na bolsa periodontal doente, isso é frequentemente um complemento necessário para o controle da infecção bacteriana, porque as bactérias podem invadir os tecidos periodontais, tornando, assim, a terapia mecânica sozinha algumas vezes ineficaz.[2,11,12,21,48]

Um único agente quimioterápico também pode ter um duplo mecanismo de ação. Por exemplo, as tetraciclinas (especialmente a doxiciclina) são agentes quimioterápicos que podem reduzir a destruição óssea e de colágeno por meio da capacidade para inibir a enzima colagenase. Como agentes antibióticos, eles também podem reduzir os patógenos periodontais nos tecidos periodontais.[12]

Administração Sistêmica de Antibióticos

Contexto e Fundamento Lógico

O tratamento de doenças periodontais baseia-se na sua natureza infecciosa (Tabela 52.1). Idealmente, os microrganismos causadores devem ser identificados e o agente mais eficaz deve ser selecionado por meio da utilização de testes de sensibilidade aos antibióticos. Embora isso pareça simples, a dificuldade reside principalmente na identificação dos microrganismos etiológicos específicos em vez de microrganismos que estão simplesmente associados a vários distúrbios periodontais.[12]

Um antibiótico ideal para utilização na prevenção e no tratamento de doença periodontal deve ser específico para patógenos periodontais, alogênico e não tóxico; ter substantividade; não ser de uso geral para o tratamento de outras doenças e ser acessível.[22] Todavia, não existe atualmente um antibiótico ideal para o tratamento de doença periodontal.[32] Embora as bactérias orais sejam suscetíveis a muitos antibióticos, nenhum antibiótico único nas concentrações atingidas nos fluidos corporais inibe todos os supostos patógenos periodontais.[61] De fato, uma combinação de antibióticos pode ser necessária para eliminar todos os supostos patógenos putativos de algumas bolsas periodontais[43] (Tabela 52.2).

Como sempre, o clínico, em conjunto com o paciente, deve tomar a decisão final sobre qualquer tratamento. Assim, o tratamento de um paciente individualmente deve ser baseado em seu estado clínico, na natureza das bactérias colonizadoras, na capacidade do agente para atingir o sítio da infecção e nos riscos e benefícios associados ao plano de tratamento proposto. O clínico é responsável pela escolha do agente antimicrobiano correto. Algumas reações adversas incluem reações alérgicas ou anafiláticas, superinfecções de bactérias oportunistas, desenvolvimento de bactérias resistentes, interações com outros medicamentos, transtorno estomacal, náuseas e vômitos.[3] A maioria das reações adversas assume a forma de desconforto gastrointestinal.[32] Outras preocupações incluem o custo da medicação e a vontade e a capacidade do paciente de sujeitar-se à terapia proposta.

Não existe consenso quanto à magnitude do risco para o desenvolvimento de resistência bacteriana. O uso comum e indiscriminado de antibióticos em todo o mundo tem contribuído para os números crescentes de cepas bacterianas resistentes desde o final dos anos 1990, e essa tendência deverá continuar, dada a utilização generalizada de antibióticos.[10,18,62] O uso excessivo e errôneo e a aplicação profilática generalizada de medicamentos anti-infecciosos são alguns dos fatores que levaram ao surgimento de microrganismos resistentes. Os níveis crescentes de resistência da microbiota subgengival aos antibióticos foram correlacionados com o uso aumentado de antibióticos em países específicos.[10,57] No entanto, os pesquisadores notaram que a microbiota subgengival tende a reverter a proporções semelhantes de isolados resistentes a antibióticos 3 meses após a terapia.[20,28]

Tetraciclinas

As tetraciclinas têm sido amplamente utilizadas para o tratamento de doenças periodontais. Elas têm sido frequentemente usadas para tratar periodontite refratária e *periodontite agressiva localizada* (PAL)[31,63] (Tabela 52.1). As tetraciclinas têm a capacidade de concentrar-se nos tecidos periodontais e inibir o crescimento de *Aggregatibacter actinomycetemcomitans*. Além disso, as tetraciclinas exercem um efeito anticolagenase que pode inibir a destruição tecidual e ajudar na regeneração óssea.[9,37,60]

Farmacologia

As tetraciclinas consistem em um grupo de antibióticos produzidos naturalmente a partir de certas espécies de *Streptomyces* ou derivados semissinteticamente. Esses antibióticos são bacteriostáticos e são eficazes contra as bactérias que se multiplicam rapidamente. Eles são geralmente mais eficazes contra as bactérias Gram-positivas do que contra as bactérias Gram-negativas. As tetraciclinas são eficazes para o tratamento de doenças periodontais, em parte, porque a sua concentração no sulco gengival é de 2 a 10 vezes àquela encontrada no soro.[1,4,24] Isso permite que uma elevada concentração do medicamento chegue às bolsas periodontais. Além disso, vários estudos demonstraram que as tetraciclinas, em uma baixa concentração no FG (i. e., de 2 µg/mL a 4 µg/mL), são bastante eficazes contra muitos patógenos periodontais.[5,6]

Uso Clínico

As tetraciclinas foram investigadas como adjuntos para o tratamento de PAL.[31,51] O *A. actinomycetemcomitans* é um microrganismo que frequentemente está associado à PAL e invade tecidos. Portanto, a remoção mecânica de cálculo e placa das superfícies radiculares não pode eliminar essa bactéria dos tecidos periodontais. A tetraciclina sistêmica pode eliminar as bactérias dos tecidos e mostrou que pode interromper a perda óssea e suprimir os níveis de *A. actinomycetemcomitans* em conjunto com a raspagem e o alisamento radicular.[50] Essa terapia de combinação permite a remoção mecânica de depósitos da superfície da raiz e a eliminação de bactérias patogênicas do interior dos tecidos.[53] Os níveis aumentados de osso pós-tratamento foram observados com a utilização deste método (Figuras 52.1 a 52.4).

Como resultado do aumento da resistência às tetraciclinas, demonstrou-se que o metronidazol ou a amoxicilina com metronidazol são mais eficazes para o tratamento de periodontite agressiva em crianças e jovens adultos. Alguns pesquisadores acreditam que o metronidazol, em combinação com amoxicilina e ácido clavulânico, é o antibiótico preferido.[59]

O uso prolongado de baixas doses antibacterianas de tetraciclinas foi defendido no passado. Um estudo de longo prazo em pacientes que tomaram doses baixas de tetraciclina (i. e., 250 mg/dia por 2 a 7 anos) demonstrou a persistência de bolsas profundas que não sangravam

Tabela 52.2 Regimes de Antibióticos Comuns Utilizados para Tratar Doenças Periodontais.[a]

	Regime	Dosagem/Duração
Agente Único		
Amoxicilina	500 mg	Três vezes ao dia, por 8 dias
Azitromicina	500 mg	Uma vez ao dia, por 4 a 7 dias
Ciprofloxacino	500 mg	Duas vezes ao dia, por 8 dias
Clindamicina	300 mg	Três vezes ao dia, por 10 dias
Doxiciclina ou minociclina	100 mg a 200 mg	Uma vez ao dia, por 21 dias
Metronidazol	500 mg	Três vezes ao dia, por 8 dias
Terapia de Combinação		
Metronidazol + amoxicilina	250 mg de cada	Três vezes ao dia, por 8 dias
Metronidazol + ciprofloxacino	500 mg de cada	Duas vezes ao dia, por 8 dias

[a]Tais regimes são prescritos após uma revisão da história médica do paciente, do diagnóstico periodontal e do exame de antimicrobianos. Os profissionais devem consultar as referências farmacológicas como *Mosby's GenRx*[41] ou as orientações do fabricante para cuidados, contraindicações e precauções.
Dados de Jorgensen MG, Slots J: Practical antimicrobial periodontal therapy. *Compend Contin Educ Dent* 21:111, 2000.

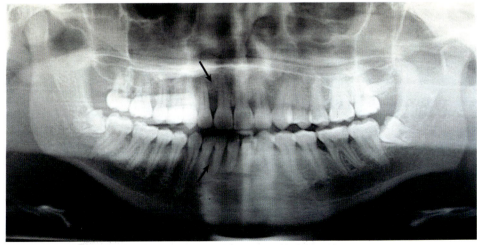

Figura 52.1 Imagem panorâmica de um homem afro-americano de 17 anos de idade, exibindo sinais de periodontite agressiva localizada. (*Foto cortesia de Dr. Sasi Sunkari.*)

564 PARTE 3 PERIODONTIA CLÍNICA

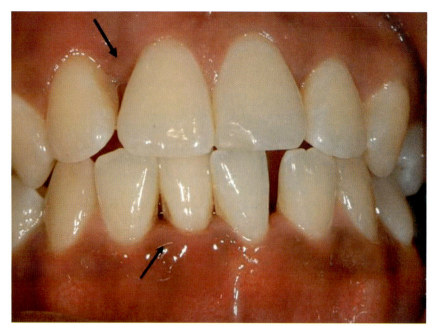

Figura 52.2 Imagem de dentição anterior de um homem afro-americano de 17 anos de idade com periodontite agressiva localizada. (*Foto cortesia de Dr. Sasi Sunkari.*)

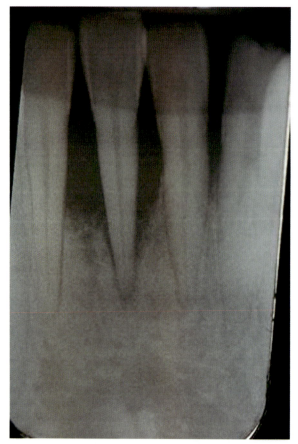

Figura 52.3 Radiografia pré-operatória da mandíbula anterior de um paciente com periodontite agressiva localizada (*Foto cortesia de Dr. Sasi Sunkari.*)

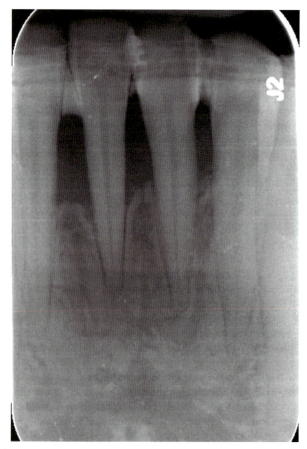

Figura 52.4 Radiografia pós-operatória da mandíbula anterior de paciente com periodontite agressiva localizada, tratado com uma combinação de terapia antibiótica, raspagem e alisamento radicular e intervenção cirúrgica. (*Foto cortesia de Dr. Sasi Sunkari.*)

após a sondagem. Esses sítios continham altas proporções de bastonetes Gram-negativos resistentes à tetraciclina (*Fusobacterium nucleatum*). Após o antibiótico ter sido descontinuado, a microbiota era característica de sítios com doença.[32] Portanto, não é aconselhável prescrever um regime de longo prazo de tetraciclinas devido à possibilidade de desenvolvimento de cepas bacterianas resistentes.[34] Apesar de as tetraciclinas terem sido empregadas com frequência no passado como agentes anti-infecciosos, especialmente para PAL e outros tipos de periodontite agressiva, elas agora são frequentemente substituídas por combinações antibióticas mais eficazes.[32]

Agentes Específicos

A tetraciclina, a minociclina e a doxiciclina são membros semissintéticos do grupo das tetraciclinas que têm sido utilizados em terapia periodontal.

Tetraciclina

O tratamento com cloridrato de tetraciclina requer a administração de 250 mg quatro vezes ao dia. Ela é acessível, mas a complacência pode ser reduzida pela necessidade de tomar a medicação com muita frequência. Os efeitos colaterais incluem distúrbios gastrointestinais, fotossensibilidade, hipersensibilidade, aumento dos níveis de ureia sanguínea, discrasias sanguíneas, tontura e dor de cabeça. Além disso, a alteração da coloração dos dentes ocorre quando a medicação é administrada em crianças com 12 anos de idade ou menos.

> **IMPORTANTE**
>
> **Tetraciclina e Descoloração do Dente**
> A tetraciclina tem a habilidade de quelar com cálcio e, portanto, é depositada em tecidos mineralizados, tais como osso ou dentes durante o processo de mineralização, resultando em uma descoloração amarelada ou marrom dos dentes.

Minociclina

A minociclina é eficaz contra um amplo espectro de microrganismos. Em pacientes com periodontite crônica, ela suprime espiroquetas e bastonetes móveis tão eficazmente quanto a raspagem e o alisamento radicular, com supressão evidente até 3 meses após a terapia. A minociclina pode ser administrada duas vezes por dia, facilitando, assim, a complacência em comparação com a tetraciclina. Apesar de estar associada com menos fototoxicidade e toxicidade renal do que a tetraciclina, a minociclina pode causar vertigem reversível. A minociclina administrada em uma dose de 200 mg/dia durante 1 semana resulta em uma redução das contagens bacterianas totais, na eliminação completa de espiroquetas por até 2 meses e na melhora de todos os parâmetros clínicos.[13,14]

Os efeitos colaterais são semelhantes aos da tetraciclina; no entanto, há um aumento da incidência de vertigem. É a única tetraciclina que pode alterar de modo permanente a coloração de dentes irrompidos e do tecido gengival quando administrada por via oral.

Doxiciclina

A doxiciclina apresenta o mesmo espectro de atividade da minociclina e pode ser igualmente eficaz.[12] Como a doxiciclina pode ser administrada apenas uma vez por dia, os pacientes podem ser mais complacentes. A complacência também é melhorada porque a sua absorção a partir do trato gastrointestinal é apenas ligeiramente alterada por cálcio, íons metálicos ou antiácidos, como é a absorção de outras tetraciclinas. Os efeitos colaterais são semelhantes aos de cloridrato de tetraciclina; contudo, é o agente mais fotossensibilizador na categoria de tetraciclina.

A dosagem recomendada quando a doxiciclina é utilizada como um agente anti-infeccioso é de 100 mg duas vezes por dia no primeiro dia, que é então reduzida para 100 mg por dia. Para reduzir o desconforto gastrointestinal, 50 mg podem ser tomados duas vezes ao dia após a dose inicial. Quando administrada como uma dose subantimicrobiana (para inibir a colagenase), recomenda-se 20 mg de doxiciclina duas vezes por dia.[9,16]

Metronidazol

Farmacologia

O metronidazol é um composto nitroimidazólico que foi desenvolvido na França para tratar infecções por protozoários. Ele é um bactericida para os organismos anaeróbios e acredita-se que interrompa a síntese de DNA bacteriano em condições com um baixo potencial de redução. O metronidazol não é a medicação de escolha para o tratamento de infecções por *A. actinomycetemcomitans*. No entanto, o metronidazol é eficaz contra *A. actinomycetemcomitans* quando usado em combinação com outros antibióticos.[43,44] O metronidazol também é eficaz contra anaeróbios como *Porphyromonas gingivalis* e *Prevotella intermedia*.[25]

Uso Clínico

O metronidazol tem sido utilizado com sucesso para tratar gengivite ulcerativa necrosante aguda, mas também é usado para tratar a periodontite crônica e a periodontite agressiva. Já foi utilizado como monoterapia e também em combinação com alisamento radicular e cirurgia ou associado a outros antibióticos.[39]

Estudos em seres humanos demonstraram a eficácia de metronidazol para o tratamento da periodontite.[38] Uma única dose de metronidazol (250 mg por via oral) aparece tanto no soro quanto no FG em quantidades suficientes para inibir uma vasta gama de suspeitos patógenos periodontais. Quando ele é administrado sistemicamente (*i. e.*, 750 mg/dia a 1.000 mg/dia durante 2 semanas), reduz o crescimento da microbiota anaeróbia, incluindo espiroquetas, e diminui os sinais clínicos e histopatológicos de periodontite.[38] O esquema mais comum é 250 mg três vezes por dia, durante 7 dias.[39] Atualmente, o nível crítico de espiroquetas necessário para o diagnóstico de uma infecção anaeróbia, o tempo apropriado para administrar o metronidazol e a dosagem ou a duração ideais do tratamento são desconhecidos.[25] Como monoterapia (*i. e.*, sem alisamento radicular concomitante), o metronidazol é inferior ou, na melhor das hipóteses, apenas equivalente ao alisamento radicular. Portanto, não deve ser administrado como monoterapia.

Soder et al.[52] demonstraram que o metronidazol foi mais eficaz que o placebo para o tratamento de sítios que não respondiam ao alisamento radicular. Não obstante, muitos pacientes ainda tinham sítios que sangravam à sondagem, apesar da terapia com metronidazol. A existência de periodontite refratária como uma consideração diagnóstica indica que alguns pacientes não respondem à terapia convencional, que pode incluir alisamento radicular, cirurgia ou ambos.

Estudos sugeriram que, quando combinado com amoxicilina ou amoxicilina e clavulanato de potássio (Clavulin®), o metronidazol pode ser valioso para o tratamento de pacientes com PAL ou periodontite refratária. Isso será discutido com mais detalhes adiante.

Efeitos Colaterais

O metronidazol tem um efeito antabuse* quando o álcool é ingerido. A resposta é geralmente proporcional à quantidade ingerida e pode resultar em graves cãibras, náuseas e vômitos. Os produtos que contêm álcool devem ser evitados durante o tratamento e por pelo menos 1 dia após o tratamento ser descontinuado. O metronidazol também inibe o metabolismo da varfarina. Os pacientes submetidos à

---

*Nota da Revisão Científica: Efeito antabuse é a aversão que o medicamento causa propositalmente quando o paciente ingere bebida alcoólica após fazer uso da medicação.

terapia anticoagulante devem evitar o metronidazol, pois ele prolonga o tempo de protrombina.[39] Ele também deve ser evitado em pacientes que estão tomando lítio. Esta medicação produz um gosto metálico na boca, que pode afetar a complacência.

Penicilinas

Farmacologia
Penicilinas são os medicamentos de escolha para o tratamento de muitas infecções graves em seres humanos e são os antibióticos mais amplamente utilizados. São derivadas naturais e semissintéticas de culturas de caldo do fungo *Penicillium*; inibem a produção da parede celular bacteriana e, portanto, são bactericidas.

Uso Clínico
Outras penicilinas, além da amoxicilina e da amoxicilina com clavulanato de potássio (Clavulin®), não mostraram aumentar os níveis de inserção periodontal, e seu uso em terapia periodontal não parece ser justificado.

Efeitos Colaterais
As penicilinas podem induzir reações alérgicas e resistência bacteriana.

 IMPORTANTE

Alergia à Penicilina
Até 10% dos pacientes podem ser alérgicos à penicilina. As reações à ingestão de penicilina ou seus derivados, tais como amoxicilina, em pacientes alérgicos pode variar de erupção cutânea à anafilaxia com risco de vida.

Amoxicilina
A amoxicilina é uma penicilina semissintética com um espectro anti-infeccioso estendido que inclui bactérias Gram-positivas e Gram-negativas. Ela demonstra excelente absorção após a administração oral. A amoxicilina é suscetível à penicilinase, que é uma β-lactamase, produzida por bactérias, que rompe a estrutura de anel da penicilina, tornando-a, assim, ineficaz.

A amoxicilina pode ser útil para o tratamento de pacientes com periodontite agressiva em ambas as formas: localizada e generalizada. A dose recomendada é de 500 mg três vezes ao dia, durante 8 dias.[32,33]

Amoxicilina e Clavulanato de Potássio
A combinação de amoxicilina com clavulanato de potássio torna este agente anti-infeccioso resistente às enzimas penicilinases produzidas por algumas bactérias. A amoxicilina com clavulanato (Clavulin®) pode ser útil para o tratamento de pacientes com PAL ou periodontite refratária.[42] Bueno et al.[8] relataram que o Clavulin® deteve a perda óssea alveolar em pacientes com doença periodontal refratária ao tratamento com outros antibióticos, incluindo tetraciclina, metronidazol e clindamicina.

Cefalosporinas

Farmacologia
A família de β-lactâmicos, conhecidos como cefalosporinas, é semelhante em ação e estrutura às penicilinas. Esses medicamentos são frequentemente utilizados em medicina e são resistentes a uma série de β-lactamases normalmente ativas contra a penicilina.

Uso Clínico
As cefalosporinas não são geralmente utilizadas para tratar infecções relacionadas aos dentes. As penicilinas são superiores às cefalosporinas no que diz respeito à sua amplitude de ação contra bactérias patogênicas periodontais.

Efeitos Colaterais
Os pacientes alérgicos a penicilinas devem ser considerados alérgicos a todos os produtos β-lactâmicos. Mais especificamente, até 10% dos pacientes que apresentam alergia à penicilina também podem apresentar uma reação adversa à cefalosporina. Erupções cutâneas, urticárias, febre e indisposição gastrointestinal foram todas associadas às cefalosporinas.[62]

Clindamicina

Farmacologia
A clindamicina é eficaz contra as bactérias anaeróbias e apresenta forte afinidade pelo tecido ósseo.[56] Ela é eficaz em situações em que o paciente é alérgico à penicilina.

Uso Clínico
A clindamicina demonstrou eficácia em pacientes com periodontite refratária à terapia com tetraciclina. Walker et al.[62] mostraram que a clindamicina auxiliou na estabilização de pacientes refratários; a dosagem utilizada foi de 150 mg quatro vezes por dia, durante 10 dias. Jorgensen e Slots[33] recomendam um regime de 300 mg duas vezes ao dia, durante 8 dias.

Efeitos Colaterais
A clindamicina tem sido associada à colite pseudomembranosa, mas a incidência é maior com cefalosporinas e ampicilina. Todavia, quando necessário, a clindamicina pode ser usada com cautela, embora não seja indicada para pacientes com uma história de colite. A diarreia ou as cólicas que se desenvolvem durante a terapia com clindamicina podem ser indicativas da colite e ela deve ser interrompida. Se os sintomas persistirem, o paciente deve consultar um médico.

Ciprofloxacino

Farmacologia
O ciprofloxacino é uma quinolona ativa contra bastonetes Gram-negativos, incluindo todos os facultativos e alguns dos supostos patógenos periodontais anaeróbios.[41]

Uso Clínico
Como ele demonstra um efeito mínimo sobre as espécies de *Streptococcus*, que estão associados à saúde periodontal, a terapia com ciprofloxacino pode facilitar o estabelecimento de uma microbiota que está associada à saúde periodontal. No momento, é o único antibiótico na terapia periodontal ao qual todas as cepas de *A. actinomycetemcomitans* são suscetíveis. Ele também tem sido utilizado em combinação com o metronidazol.[43]

Efeitos Colaterais
Náusea, dor de cabeça, gosto metálico na boca e desconforto abdominal foram associados ao ciprofloxacino. As quinolonas inibem o metabolismo da teofilina e da cafeína e a administração concomitante pode produzir toxicidade. Também foi relatado que as quinolonas aumentam os efeitos da varfarina e de outros anticoagulantes.[62]

Macrolídeos

Farmacologia
Os antibióticos macrolídeos contêm um anel de lactona de muitos membros ao qual um ou mais açúcares desoxi estão ligados. Eles inibem a síntese de proteínas pela ligação às subunidades ribossomais 50S de microrganismos sensíveis. Os macrolídeos podem ser bacteriostáticos ou bactericidas, dependendo da concentração da medicação e da natureza do microrganismo. Os antibióticos macrolídeos usados para o tratamento periodontal incluem eritromicina, espiramicina e azitromicina.

Uso Clínico

A eritromicina não se concentra no FG e não é eficaz contra a maioria dos supostos patógenos periodontais. Por estas razões, a eritromicina não é recomendada como adjuvante da terapia periodontal.

A espiramicina é ativa contra organismos Gram-positivos; ela é excretada em concentrações elevadas na saliva. É usada como um adjuvante no tratamento periodontal no Canadá e na Europa, mas não está disponível nos Estados Unidos. A espiramicina tem um efeito mínimo sobre o nível de inserção.

A azitromicina é um membro da classe dos macrolídeos azalídeos. Ela é eficaz contra os bacilos Gram-negativos e os anaeróbios. Após uma dose oral de 500 mg quatro vezes por dia, durante 3 dias, níveis significativos de azitromicina puderam ser detectados na maioria dos tecidos por 7 a 10 dias.[7,30] A concentração de azitromicina nos tecidos de amostras de lesões periodontais é significativamente mais elevada do que aquela da gengiva normal.[40] Foi proposto que a azitromicina penetra os fibroblastos e os fagócitos em concentrações que são de 100 a 200 vezes maiores que aquelas do compartimento extracelular. A azitromicina é ativamente transportada para os sítios de inflamação por fagócitos, onde é liberada diretamente conforme os fagócitos rompem durante a fagocitose.[23] O uso terapêutico requer uma dose única de 250 mg/dia durante 5 dias após uma dose de carga inicial de 500 mg.[62]

Os dados sugeriram que a azitromicina pode ser uma terapia adjuvante eficaz para aumentar os níveis de inserção em pacientes com periodontite agressiva,[27] bem como para reduzir o grau de crescimento gengival.[15] Esses dados têm de ser cuidadosamente considerados, uma vez que foram obtidos a partir de pequenas populações de indivíduos. Atualmente, a literatura apresenta relatos conflitantes sobre a eficácia deste antibiótico como adjuvante na terapia periodontal. Um estudo concluiu que a azitromicina adjuvante não proporciona nenhum benefício adicional em relação ao tratamento periodontal não cirúrgico para os parâmetros investigados em pacientes com periodontite crônica generalizada grave. Além disso, um estudo adicional relatou que houve aumento no número de mortes por motivos cardiovasculares entre os pacientes que tomavam azitromicina; este aumento foi mais pronunciado entre os pacientes com um elevado risco de base de doença cardiovascular. Como resultado deste estudo, a Food and Drug Administration (FDA) dos Estados Unidos publicou uma notificação dizendo que o medicamento pode alterar a atividade elétrica do coração, podendo levar a um ritmo cardíaco potencialmente fatal conhecido como *intervalo QT prolongado*. Este ritmo faz com que o tempo de contrações do coração torne-se irregular. A notificação afirmava que os médicos devem ser prudentes ao prescrever o antibiótico para pacientes que têm essa condição ou que correm o risco de problemas cardiovasculares.

Para verificar a eficácia da azitromicina no tratamento das doenças periodontais, estudos futuros serão necessários para aumentar o número de indivíduos, melhorar os métodos e as ferramentas de diagnóstico e determinar a dosagem, a duração e a frequência adequadas da terapia.

Antibioticoterapia Seriada e Combinada

Fundamento Lógico

Como as infecções periodontais podem conter grande variedade de bactérias, nenhum antibiótico isoladamente é eficaz contra todos os supostos patógenos. Na verdade, existem diferenças na microbiota associadas às várias formas de doenças periodontais.[63] Essas infecções "mistas" podem incluir uma variedade de bactérias aeróbias, microaerófilas e anaeróbias, que podem ser tanto Gram-negativas quanto Gram-positivas. Nesses casos, pode ser necessário usar mais de um antibiótico, seja de modo serial, seja em combinação.[44] Entretanto, antes que as combinações de antibióticos sejam usadas, os patógenos periodontais que estão sendo tratados deveriam ser identificados e os testes de suscetibilidade aos antibióticos, realizados.[65]

Uso Clínico

Os antibióticos bacteriostáticos (p. ex., tetraciclina) geralmente requerem microrganismos que se dividem rapidamente para serem eficazes. Eles não funcionam bem se um antibiótico bactericida (p. ex., amoxicilina) for administrado simultaneamente. *Quando são necessários ambos os tipos de medicamentos, é melhor que eles sejam administrados em série em vez de em combinação.*

Rams e Slots[44] revisaram a terapia de combinação envolvendo o uso de metronidazol sistêmico juntamente com amoxicilina, amoxicilina-clavulanato (Clavulin®) ou ciprofloxacino. As combinações de metronidazol e amoxicilina e metronidazol-Clavulin® ofereceram excelente eliminação de muitos organismos em adultos com PAL que foram tratados sem sucesso com tetraciclinas e desbridamento mecânico. Essas medicações têm um efeito aditivo que envolve a supressão de *A. actinomycetemcomitans*. Tinoco et al.[55] descobriram que o metronidazol e a amoxicilina são clinicamente eficazes para o tratamento de PAL, embora 50% dos pacientes que foram tratados com este regime apresentassem *A. actinomycetemcomitans* 1 ano mais tarde. A combinação de metronidazol e ciprofloxacino é eficaz contra *A. actinomycetemcomitans*; o metronidazol tem como alvo os anaeróbios obrigatórios e o ciprofloxacino tem como alvo os anaeróbios facultativos. Esta é uma combinação poderosa contra infecções mistas. Os estudos desta combinação de medicações para o tratamento da periodontite refratária documentaram melhora clínica marcante. Tal combinação pode proporcionar benefício terapêutico, reduzindo ou eliminando os organismos patogênicos, além de benefício profilático, dando origem a uma microbiota predominantemente estreptocócica.[43]

A antibioticoterapia sistêmica em combinação com a terapia mecânica parece ser valiosa para o tratamento de infecções periodontais recorrentes e infecções de PAL que envolvem o *A. actinomycetemcomitans*. O tratamento com antibióticos deve ser reservado para subconjuntos específicos de pacientes com doença periodontal que não respondem à terapia convencional. A seleção de agentes específicos deve ser guiada pelos resultados de culturas e testes de sensibilidade para microrganismos da placa bacteriana subgengival.

Implicações Farmacológicas

Os princípios da antibioticoterapia para a seleção adequada de um antibiótico requerem minimamente a identificação do organismo causador, a determinação da sensibilidade a antibiótico e um método eficaz de administração.[29] O uso de antibióticos para tratar as doenças gengivais é contraindicado porque esta é uma infecção local que pode ser facilmente tratada com raspagem e cuidado domiciliar adequado realizado pelo paciente.[54] No que diz respeito a doenças periodontais destrutivas, não há dados suficientes para apoiar o uso de antibioticoterapia sistêmica. Embora as infecções bacterianas do periodonto sejam consideradas importantes para o início da doença, atualmente, nenhum microrganismo ou um grupo de microrganismos foi evidenciado como a causa das doenças periodontais. Portanto, não é surpreendente que os antibióticos sistêmicos tivessem apenas um efeito modesto no tratamento das doenças periodontais. Neste momento, os antibióticos sistêmicos para o tratamento de doenças periodontais são indicados principalmente para uso adjuvante no tratamento de doenças periodontais agressivas[26,28] (Tabela 52.3).

As diretrizes para o uso de antibióticos em terapia periodontal incluem:

1. O diagnóstico clínico e a situação ditam a necessidade de uma eventual antibioticoterapia como um complemento para o controle de doença periodontal ativa (Figura 52.5). O diagnóstico do paciente pode mudar ao longo do tempo. Por exemplo, um paciente

Tabela 52.3 Usos Terapêuticos de Agentes Antimicrobianos Sistêmicos para Várias Doenças Periodontais.

Doença	Agentes Antimicrobianos Sistêmicos	Terapia Adjunta ou Isolada
Doenças gengivais	Uso de antibiótico não recomendado	Não se aplica
Gengivite ulcerativa necrosante	Uso de antibiótico não recomendado, a menos que haja complicações sistêmicas (p. ex., febre, linfonodos inchados)	Como um adjunto quando necessário
Periodontite crônica	Benefício limitado; uso de antibiótico não recomendado	Não se aplica
Periodontite agressiva	Uso de antibiótico recomendado; para maior benefício, os níveis terapêuticos de antibióticos devem ser atingidos no momento em que a raspagem e o alisamento radicular tiverem sido concluídos (toda a remoção de resíduos deve ser completada dentro de uma semana); o tipo, a dosagem, a frequência e a duração de antibiótico ótimos não foram identificados	Como um adjunto
Periodontite ulcerativa necrosante	Uso de antibiótico dependente da condição sistêmica do paciente	Como um adjunto quando necessário
Periodontite como uma manifestação de doença sistêmica	Uso de antibiótico dependente da condição sistêmica do paciente	Como um adjunto quando necessário
Abscesso periodontal	Uso de antibiótico não recomendado	Não se aplica

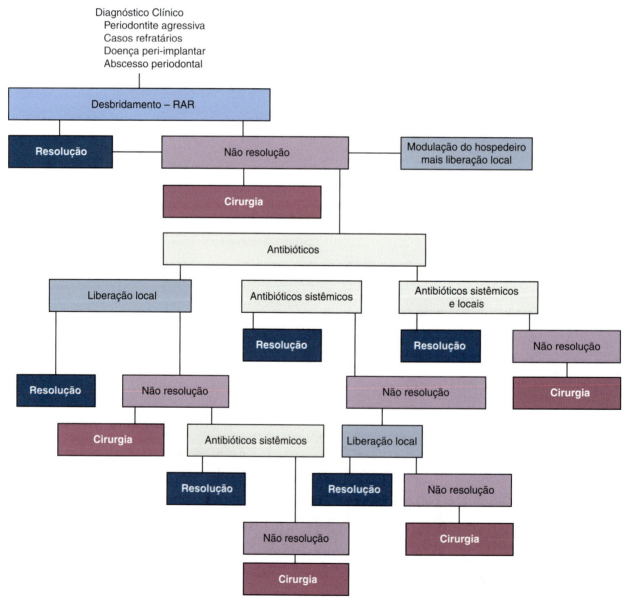

Figura 52.5 Uma árvore de decisão para a seleção de antibioticoterapia.

que apresenta periodontite crônica generalizada leve pode retornar para um diagnóstico de saúde periodontal após a terapia inicial. No entanto, se o paciente tiver sido tratado e continuar a ter a doença ativa, o diagnóstico pode mudar para periodontite crônica generalizada grave.

2. A atividade da doença, medida pela contínua perda de inserção, pelo exsudato purulento e pelo sangramento à sondagem,[35,36] pode ser uma indicação para intervenção periodontal e possível análise microbiana por meio de amostragem da placa.

3. Quando utilizados para tratar a doença periodontal, os antibióticos são selecionados com base na situação médica e dentária do paciente, nas suas medicações atuais[32] e nos resultados da análise microbiológica, se esta for realizada.

4. A amostragem da placa microbiológica pode ser realizada de acordo com as instruções do laboratório de referência. As amostras são normalmente obtidas no início de uma consulta antes da instrumentação da bolsa. A placa supragengival é removida e um cone de papel endodôntico é inserido subgengivalmente nas bolsas mais profundas para absorver as bactérias frouxamente associadas à placa. Este cone endodôntico é colocado no fluido de transferência reduzido ou em um tubo de transferência estéril e enviado ao laboratório. O laboratório, então, enviará ao dentista um relatório que inclui os patógenos que estão presentes e qual o regime antibiótico apropriado. Neste momento, existem poucos dados para sugerir que a identificação microbiana a partir de uma amostra da placa pode ser utilizada para melhorar clinicamente a condição periodontal do paciente.

5. As metanálises de ensaios clínicos randomizados e os estudos quase experimentais mostraram que os antibióticos sistêmicos podem melhorar os níveis de inserção quando usados como coadjuvantes na raspagem e alisamento radicular. Os mesmos benefícios não puderam ser demonstrados quando os antibióticos foram utilizados como uma terapia isolada.[28]

6. Quando os antibióticos sistêmicos foram utilizados como coadjuvantes na raspagem e alisamento radicular, as melhoras foram observadas nos níveis de inserção dos pacientes com periodontite crônica e agressiva, embora os pacientes com periodontite agressiva tenham experimentado benefícios maiores.[28] A alteração média do nível de inserção dependeu do antibiótico utilizado e variou de 0,09 a 1,10 mm.[28]

7. A identificação de quais antibióticos foram mais eficazes para o tratamento de doenças periodontais destrutivas foi limitada pelos tamanhos insuficientes das amostras encontradas nos ensaios clínicos randomizados utilizados como parte de uma revisão sistemática.[28] Uma metanálise avaliando oito antibióticos diferentes ou combinações de antibióticos mostrou que apenas a tetraciclina e o metronidazol melhoraram significativamente os níveis de inserção quando usados como adjuvantes a raspagem e alisamento radicular para pacientes com doenças periodontais destrutivas.[28]

8. O desbridamento das superfícies radiculares, a higiene bucal ótima e a terapia de manutenção periodontal frequente são partes importantes da terapia periodontal abrangente. Como mencionado anteriormente, uma potência antibiótica que é 500 vezes maior que a dose terapêutica sistêmica pode ser necessária para ser eficaz contra as bactérias que foram dispostas em biofilmes. Portanto, é importante romper fisicamente o biofilme, de modo que os agentes antibióticos possam ter acesso aos patógenos periodontais.[26]

9. Embora existam dados suficientes para sugerir que os antibióticos sistêmicos podem ser benéficos para o tratamento de doenças periodontais destrutivas, há poucos dados disponíveis para identificar quais antibióticos são adequados para qual infecção; a dosagem, a frequência e a duração ideais da antibioticoterapia; quando o regime deve ser introduzido durante o esquema de tratamento; os resultados a longo prazo do uso de antibióticos; os perigos potenciais desses agentes (p. ex., resistência a antibióticos, alterações na microbiota bucal);[28] e as ramificações econômicas desse tipo de intervenção farmacológica.

A seleção de um antibiótico deve ser feita com base em outros fatores que não as decisões empíricas feitas pelo clínico. Infelizmente, não há uma escolha melhor de antibiótico no presente (i. e., não existe uma "pílula mágica"). Portanto, o profissional deve integrar a história da doença do paciente, os sinais e sintomas clínicos, os resultados dos exames radiográficos e, possivelmente, da amostragem microbiológica para determinar o curso do tratamento periodontal. O clínico deve obter uma história médica completa, incluindo os medicamentos atuais e os possíveis efeitos adversos da combinação desses medicamentos antes de prescrever qualquer antibioticoterapia. O clínico deve tomar a decisão final com o paciente. Os riscos e os benefícios relativos aos antibióticos como coadjuvantes da terapia periodontal devem ser discutidos com o paciente antes que os antibióticos sejam usados.

Conclusão

A raspagem e o alisamento radicular apenas são eficazes para reduzir as profundidades de bolsa, proporcionar aumentos nos níveis de inserção periodontal e diminuir os sinais de inflamação (i. e., sangramento à sondagem). Quando os antibióticos sistêmicos são usados como coadjuvantes à raspagem e alisamento radicular, as evidências indicam que alguns antibióticos sistêmicos (p. ex., metronidazol, tetraciclina) proporcionam melhoras adicionais aos níveis de inserção (0,35 mm para metronidazol; 0,40 mm para tetraciclina).[28] O uso do tratamento quimioterápico adjuvante anti-infeccioso não resulta em efeitos adversos significativos para os pacientes.

A decisão sobre quando usar antibióticos sistêmicos deve ser feita com base na análise do clínico dos achados clínicos, na história médica e odontológica do paciente,[17,19] nas preferências do paciente e nos potenciais benefícios da terapia adjuvante com esses agentes.

DESTAQUES DO CAPÍTULO

- A *administração sistêmica* de antibióticos pode ser um complemento necessário para o controle da infecção bacteriana, porque as bactérias podem invadir os tecidos periodontais, tornando a terapia mecânica isolada ocasionalmente ineficaz.
- Embora as bactérias orais sejam suscetíveis a muitos antibióticos, nenhum antibiótico sozinho nas concentrações alcançadas em fluidos corporais inibe todos os patógenos periodontais putativos.
- O protocolo para uso de agentes anti-infecciosos depende do mecanismo de ação, da condição de saúde do paciente e da apresentação clínica.

Acesse Caso Clínico em https://www.grupogen.com.br.

Referências Bibliográficas

As referências bibliográficas deste capítulo estão disponibilizadas em https://www.grupogen.com.br.

CAPÍTULO 53

Antimicrobianos de Ação Local e Liberação Controlada

Richard D. Finkelman | Hector L. Sarmiento | Alan M. Polson

SUMÁRIO DO CAPÍTULO

Histórico e Objetivos, 570
Desenvolvimento de Medicamentos e Registro, 577
Uso Clínico, 595

Indicação Clínica, 606
Conclusão, 606

Histórico e Objetivos

A periodontite crônica é uma infecção bacteriana. O foco de quase todo o tratamento periodontal não cirúrgico, incluindo a terapia mecânica de raspagem e alisamento radicular (RAR), está direcionado para combater essa infecção. As estratégias antibacterianas químicas incluem agentes de administração sistêmica, enxaguatórios bucais ou dentifrícios e dispositivos de irrigação, porém nenhuma dessas terapias parece ter apresentado algum benefício clínico significativo na redução dos sinais da periodontite crônica.

Nas últimas duas décadas, uma nova estratégia de tratamento surgiu. Vários sistemas de administração de liberação controlada foram desenvolvidos para dispensar agentes antimicrobianos diretamente na bolsa periodontal e para manter concentrações eficazes dessa medicação durante um período prolongado. Estes agentes têm sido extensivamente estudados e têm se mostrado seguros e eficazes para o tratamento da periodontite crônica, em alguns casos na forma de monoterapia e, em outros, administrados de forma adjuvante à RAR, que é geralmente considerada pela comunidade profissional como a melhor abordagem.

A prática baseada em evidências, que proporciona tratamento odontológico com base em resultados de pesquisas, propicia um cuidado mais apurado para o maior número de pacientes.[123,124] Existe uma base considerável de dados relacionada aos antimicrobianos de ação local e liberação controlada, talvez o conjunto de dados mais robusto que exista atualmente, em relação a qualquer terapia periodontal. Este capítulo considera dados clínicos disponíveis que apoiam o uso desses agentes para o tratamento da periodontite crônica e proporciona uma orientação baseada em evidências para o seu uso. Nesta discussão, os antimicrobianos de ação local e liberação controlada são apresentados como uma classe de fármacos, em vez de mostrados individualmente.

Uma vez que não foram realizados ensaios comparativos adequados, não há dados suficientes para embasar qualquer comparação entre os agentes ou para considerar indicações diferenciais para a sua utilização. As indicações para o uso de cada produto só podem ser baseadas nas indicações descritas nas respectivas informações da prescrição. Além disso, alguns comentários são fornecidos com relação a esses agentes e sobre as pesquisas que estão disponíveis para possíveis novas indicações que ainda não foram avaliadas pela Food and Drug Administration (FDA) (Quadro 53.1).

Antimicrobianos de Ação Local e Liberação Controlada Disponíveis nos Estados Unidos

Atualmente, estão disponíveis três antimicrobianos de ação local e liberação controlada para uso odontológico nos Estados Unidos (Tabela 53.1): um *chip* contendo clorexidina* (PerioChip®), um gel de doxiciclina (Atridox®) e microesferas de minociclina (Arestin®). Um quarto produto, de fibra de copolímero de acetato de etileno/vinil contendo o antibiótico tetraciclina (Actisite®; 12,7 mg em um filamento de 22,86 cm), foi o primeiro produto introduzido no mercado norte-americano no início dos anos 1990 e foi o protótipo dos sistemas. A fibra de tetraciclina não está mais comercialmente disponível nos Estados Unidos, e o seu uso clínico não pode ser considerado. No entanto, a fibra está incluída neste capítulo porque os dados gerados a partir dos estudos clínicos desse produto são pertinentes para uma discussão sobre os efeitos gerais dos antimicrobianos de ação local e liberação controlada.

Chip de Clorexidina

O *chip* de clorexidina é um pequeno *chip* (4 × 5 × 0,35 mm) que contém 2,5 mg do princípio ativo gluconato de clorexidina em uma matriz absorvível, biodegradável de gelatina hidrolisada, ligado com glutaraldeído, acondicionado individualmente (Figura 53.1A). O *chip* é armazenado em temperatura de 20° a 25°C, com variações permitidas entre 15° e 30°C. O *chip* de clorexidina é colocado diretamente na bolsa após a retirada da embalagem de alumínio com a utilização de uma pinça (Figura 53.1B).

Este *chip* é indicado como auxiliar nos procedimentos de RAR para a redução da profundidade da bolsa em pacientes com periodontite crônica e pode ser utilizado como parte de um programa de manutenção periodontal, que inclui uma boa higiene oral e RAR.[145] Após a colocação na bolsa, vem sendo relatado que o *chip* libera clorexidina no fluido gengival (FG) durante 7 a 10 dias.[184] A clorexidina é ativa contra uma ampla gama de microrganismos, rompendo a membrana celular e causando a precipitação do citoplasma, o que resulta na morte celular. Não foram observadas alterações adversas na microbiota oral ou crescimento excessivo de microrganismos oportunistas.[145] O *chip* é biodegradável e não requer a remoção, mas o fio dental deve ser evitado por 10 dias para não causar a retirada do *chip*.

---

*Nota da Revisão Científica: dispositivos indisponíveis no Brasil.

CAPÍTULO 53 Antimicrobianos de Ação Local e Liberação Controlada

Quadro 53.1 Terapia Adjuvante.

- A terapia adjuvante torna a técnica de raspagem e alisamento radicular (RAR) mais eficiente.
- Como a maioria das bolsas está em quiescência, as médias das alterações são discretas quando todas as bolsas são incluídas.
- Significativamente mais pacientes apresentam maior redução na profundidade de bolsa com a terapia adjuvante.
- As respostas clínicas são evidentes somente após um tempo e com medições clínicas da bolsa.
- Há probabilidade de maior benefício clínico quando os agentes adjuvantes são incluídos rotineiramente como parte dos procedimentos de RAR e em programa de manutenção periodontal de longo prazo.

Tabela 53.1 Antimicrobianos de Ação Local e Liberação Controlada Desenvolvidos para Uso Odontológico (nos Estados Unidos).

Produto	Agente Antimicrobiano
Actisite®[a]	Tetraciclina
PerioChip®	Clorexidina
Arestin®	Minociclina
Atridox®	Doxiciclina

[a]Não está mais disponível comercialmente nos Estados Unidos.

Gel de doxiciclina

O gel de doxiciclina é um produto de liberação controlada, subgengival, composto por um sistema de mistura de duas seringas (Figura 53.2A). A seringa A contém 450 mg de uma formulação polimérica bioabsorvível de 36,7% de poli(D, L,-lactídeo) dissolvida em 63,3% de *N*-metil-2-pirrolidona. A seringa B contém 50 mg de hiclato de doxiciclina, equivalente a 42,5 mg de doxiciclina. As duas seringas são armazenadas em uma temperatura entre 2°C e 30°C. Quando misturado, o produto é um líquido viscoso de 500 mg, que contém 50 mg (10%) de hiclato de doxiciclina.

O gel de doxiciclina é indicado para o tratamento da periodontite crônica de adultos, a fim de promover o ganho de inserção clínica, redução na profundidade de sondagem e redução de sangramento à sondagem.[17] A doxiciclina é uma tetraciclina semissintética de amplo espectro, bacteriostática, que inibe a biossíntese de proteínas bacterianas, interferindo no RNA de transferência (RNAt) e no RNA mensageiro (RNAm) no ribossomo. Não foi observado crescimento excessivo de microrganismos oportunistas após a utilização do gel de doxiciclina.[17]

Tem sido relatado que o gel libera doxiciclina dentro do FG por mais de 7 dias.[192] O gel de doxiciclina é biodegradável e não requer remoção. Se não for utilizado imediatamente, o conteúdo misturado na seringa A pode ser armazenado à temperatura ambiente, durante um período máximo de 3 dias, em um recipiente hermeticamente fechado. O gel de doxiciclina apresenta-se como o conteúdo das duas seringas misturado e injetado diretamente na bolsa (Figura 53.2B). O conteúdo da bolsa é então coberto com um cimento cirúrgico ou um adesivo dentário de cianoacrilato.

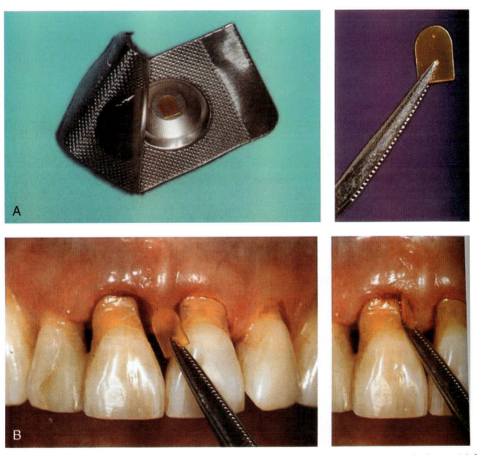

Figura 53.1 *Chip* de gluconato de clorexidina (Periochip®). (A) O *chip* é acondicionado em uma embalagem de alumínio *(esquerda)*. O *chip* é removido da embalagem individual com uma pinça adequada *(direita)*. (B) O *chip* é inserido na bolsa, primeiramente pela extremidade curva *(esquerda)*. Após a inserção, o *chip* é pressionado apicalmente em direção à base da bolsa *(direita)*. *(Reimpresso de Wolf HF, Hassell TM: Color atlas of dental hygiene: periodontology, ed 1, Stuttgart, Alemanha, 2006, Thieme, com permissão.)*

Microesferas de minociclina

As microesferas de minociclina constituem um sistema de liberação controlada subgengival que contém o antibiótico cloridrato de minociclina incorporado a um polímero poli (glicosídeo-co-D, L-lactídeo) bioabsorvível em cartuchos de dose unitária (Figura 53.3). Cada cartucho proporciona o equivalente a 1 mg de base livre de cloridrato de minociclina. As microesferas de minociclina são indicadas como adjuvantes da RAR para a redução de PS em pacientes com periodontite crônica e como parte de um programa de manutenção periodontal que inclui uma boa higiene oral e RAR.[16]

A minociclina é um antibiótico que pertence à classe da tetraciclina e apresenta amplo espectro de atividade. A sua atividade antimicrobiana bacteriostática é resultante da inibição da biossíntese proteica. Não foi observado nenhum crescimento excessivo de microrganismos oportunistas durante os estudos clínicos. Não foi detectada nenhuma alteração relacionada à presença de bactérias minociclina-resistentes,

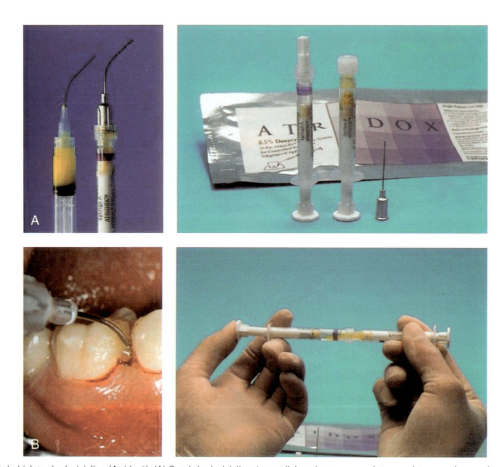

Figura 53.2 Gel de hiclato de doxiciclina (Atridox®). (A) O gel de doxiciclina é acondicionado como um sistema misto com duas seringas *(direita)*. Após a mistura do gel, uma cânula é inserida para a injeção *(esquerda)*. (B) As duas seringas são acopladas, e o conteúdo líquido da seringa A é injetado no pó que está dentro da seringa B; os conteúdos são misturados dentro das duas seringas durante 100 ciclos (um ciclo por segundo) e em seguida depositados dentro da seringa A *(direita)*. A solução misturada é injetada na bolsa por meio da cânula inserida à seringa A, até que a bolsa esteja completamente preenchida *(esquerda)*. O conteúdo é coberto com um cimento cirúrgico ou um adesivo de cianoacrilato. *(Reimpresso de Wolf HF, Hassell TM: Color atlas of dental hygiene: periodontology, ed 1, Stuttgart, Alemanha, 2006, Thieme, com permissão.)*

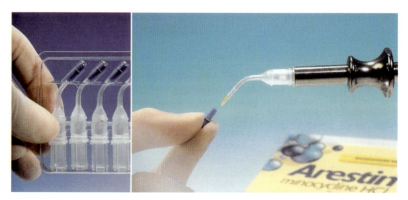

Figura 53.3 Microesferas de cloridrato de minociclina (Arestin®). As microesferas de minociclina são acondicionadas em cartuchos de dose unitária *(esquerda)*. As microesferas são utilizadas por meio de injeção do conteúdo do cartucho diretamente com uma seringa para dentro da bolsa periodontal *(direita)*. *(Reimpresso de Wolf HF, Hassell TM: Color atlas of dental hygiene: periodontology, ed 1, Stuttgart, Alemanha, 2006, Thieme, com permissão.)*

Candida albicans ou *Staphylococcus aureus*, no trato gastrointestinal no final de um estudo de 56 dias, embora tenha havido ligeiro aumento no número de bactérias resistentes à minociclina em amostras da placa da bolsa periodontal após 9 meses.[16] O significado clínico das alterações é desconhecido.

Os pacientes tratados devem evitar alimentos duros ou pegajosos por 1 semana e dispositivos de limpeza interproximal por cerca de 10 dias. A formulação das microesferas de minociclina é biodegradável e não requer remoção. Os cartuchos são armazenados em temperatura entre 20 e 25°C, com variações permitidas entre 15 e 30°C. O calor excessivo deve ser evitado. As microesferas de minociclina são utilizadas por meio de injeção do conteúdo de um cartucho de dose unitária dentro da bolsa. Não é necessário nenhum cimento cirúrgico ou adesivo.

Para obter detalhes completos sobre o uso de produtos antimicrobianos de ação local e liberação controlada, além de ter acesso a uma discussão sobre os perfis de segurança, o leitor deve ler as informações sobre a prescrição de cada produto na bula.[16,17,145]

Antimicrobianos de Ação Local e Liberação Controlada Não Disponíveis nos Estados Unidos

Após aprovação pela FDA dos antimicrobianos de ação local e liberação controlada para uso clínico nos Estados Unidos, diversos produtos foram aprovados para uso em outros países. Esses produtos costumam usar agentes antimicrobianos que foram discutidos anteriormente para os produtos disponíveis nos Estados Unidos.

Produtos à Base de Clorexidina

Perio-Col-CG

Perio-Col-CG é um *chip* pequeno de 10 mg (4 × 5 × 0,25-0,32 mm) projetado como uma matriz de colágeno na qual o gluconato de clorexidina (2,5 mg) é incorporado de uma solução de clorexidina a 20% que é seu ingrediente ativo. O *chip* é projetado para ser inserido na bolsa periodontal e ser reabsorvido após 30 dias, porém sua borda coronal se degrada dentro de 10 dias.[14,34] Ele libera clorexidina *in vitro* a uma taxa de aproximadamente 40% a 45% nas primeiras 24 horas, seguido por uma liberação linear por 7 a 8 dias, e tem vida útil de 2 anos.[14,68]

Chlo-Site

Chlo-Site é um gel xantana que consiste em um polímero de sacarídeo como uma malha tridimensional contendo 1,5% de clorexidina em 0,5 mL de gel, que é injetado na bolsa periodontal (Figura 53.4). O produto em gel é esterilizado por radiação gama a 2,5 Mrad e é acondicionado individualmente para distribuição em seringas pré-preenchidas de 0,25 mL equipadas com uma agulha romba de saída lateral.[12,34,44]

O gel contém dois tipos de clorexidina: um digluconato de clorexidina de liberação lenta (0,5%) e um dicloridrato de clorexidina de liberação rápida (1,0%).[12] O gel é retido na bolsa e não é facilmente deslocado pelo FG ou pela saliva. O gel desaparece da bolsa em 10 a 30 dias e, de acordo com relatos, atinge uma concentração de clorexidina no FG de mais de 100 mg/mL por uma média de 6 a 9 dias, além de manter uma concentração eficaz por pelo menos 15 dias.[34,69]

Produtos à Base de Tetraciclina

PerioCol-TC

Como relatado pelo fabricante,[48] cada frasco de PerioCol-TC contém colágeno de peixe tipo 1 (aproximadamente 25 mg) impregnado com cerca de 2,0 mg de cloridrato de tetraciclina, que é esterilizado por radiação gama (Figura 53.4). O PerioCol-TC libera tetraciclina *in vitro* por 8 a 10 dias. Um curativo periodontal deve ser colocado para evitar o deslocamento das fibras.

O PerioCol-TC é indicado para o tratamento da periodontite adulta como um adjuvante à RAR para bolsas com profundidade superior a 5 mm, e pode ser administrado a cada 3 meses. As fibras

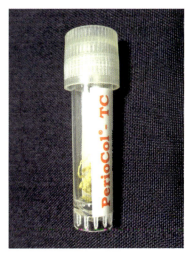

Figura 53.5 As fibras de PerioCol-TC são acondicionadas em um frasco individual. *(Cortesia de Eucare Pharmaceuticals, Ltd., Chennai, Índia. http://www.eucare.in/dental-regeneration-concepts.html.)*

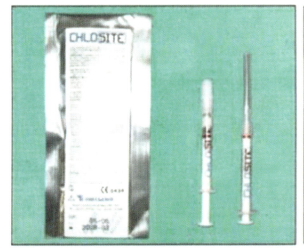
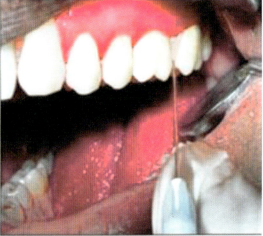

Figura 53.4 O acondicionamento do gel Chlo-Site é mostrado *(esquerda)*. O gel xantana com clorexidina é inserido na bolsa periodontal *(direita)*. *(Reimpresso de Gill, et al.: Nonsurgical management of chronic periodontitis with two local drug delivery agents–a comparative study.* J Clin Exp Dent *3:e424-e429, 2011.)*

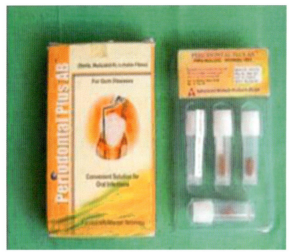
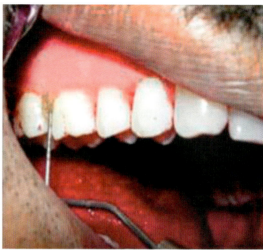

Figura 53.6 Acondicionamento do Periodontal Plus AB (*esquerda*). As fibras são inseridas na bolsa periodontal (*direita*). *(Reimpresso de Gill, et al.: J Clin Exp Dent 3:e424-e429, 2011.)*

são umedecidas com soro fisiológico e colocadas na bolsa periodontal na profundidade da base da bolsa; elas são biodegradáveis e não precisam ser removidas. PerioCol-TC é armazenado em local seco entre 5 e 25°C e tem vida útil de 2 anos com armazenamento adequado.

Periodontal Plus AB

Periodontal Plus AB é uma fibra de tetraciclina biorreabsorvível. Tem 25 mg de puro colágeno fibrilar impregnado uniformemente com cerca de 2 mg de cloridrato de tetraciclina (Figura 53.6).[174] As fibras são acondicionadas como uma fita contendo quatro invólucros de produto estéril separáveis e acondicionados individualmente. A fibra se biodegrada na bolsa periodontal dentro de 7 dias.[34] Além disso, a fibra deve ser retida com um curativo periodontal ou coberta com um adesivo dental por 10 dias.

Produtos à Base de Doxiciclina

Ligosan Slow Release (liberação lenta)

Ligosan Slow Release é um gel reabsorvível a 14% (peso por peso) para aplicação periodontal disposto em uma bolsa laminada e armazenado sob refrigeração. Contém 1, 2, 4, 8, 10 ou 16 cartuchos cilíndricos de aplicação única, cada um contendo 260 mg de Ligosan Slow Release (Figura 53.7).[107]

O produto é usado ao inserir o cartucho na pistola de calafetagem, abrindo o bocal do *spray* e descarregando o gel no fundo da bolsa. O perfil de liberação da doxiciclina foi estudado em 20 pacientes.[107] O valor máximo no FG dentro das primeiras 5 horas foi de 19,97 ± 5,58 mg/mL; após 3 dias, a concentração era de 577,1 ± 127,3 mg/mL. As concentrações no FG mantiveram-se acima dos 16 mg/mL por pelo menos 12 dias. A higiene mecânica na área deve ser evitada por 7 dias.

Justificativa das Medicações Locais de Liberação Controlada

A periodontite crônica do adulto é uma doença multifatorial (Figura 53.8). O primeiro requisito não modificável é um hospedeiro suscetível, em grande parte devido à genética. Outro fator de risco não modificável é a idade. Outros componentes de risco da doença, que podem ser modificáveis, incluem microrganismos patogênicos da placa dental e fatores de risco ambientais e comportamentais, como o uso do tabaco. A mediação da patogênese por meio de elementos derivados do hospedeiro, incluindo resposta imune e inflamatória, pode afetar o metabolismo do tecido mole e duro e reforçar uma resposta positiva da microbiota patogênica.

Sob uma perspectiva mais básica, as doenças periodontais são infecções bacterianas; o requisito para as bactérias iniciarem a lesão periodontal é bem reconhecido. O efeito antibacteriano da RAR ou outra terapia mecânica geralmente deve-se à redução da carga bacteriana ou à alteração da composição da microbiota bacteriana no periodonto, mas o efeito antibacteriano do tratamento mecânico individualmente é incompleto, o que justifica a tentativa de potencializar quimicamente o efeito antibacteriano da terapia mecânica.

Várias estratégias têm sido utilizadas para tentar liberar agentes antimicrobianos na bolsa periodontal em doses eficazes, a fim de impactar a microbiota bacteriana, incluindo a administração via sistêmica ou local, por meio de irrigação de formulações fluidas ou colocação de vários géis ou pomadas. Nenhuma dessas estratégias provou ser tão eficaz como a de liberação controlada.

Um dos inconvenientes dos antimicrobianos liberados na bolsa de outra forma que não por meio das formulações de liberação controlada provém da dinâmica do FG. O FG preenche o espaço da bolsa periodontal, mas há um fluxo abundante do conteúdo do FG que se movimenta para fora da bolsa continuamente em direção à cavidade bucal.[57,65] A velocidade do fluxo pode estar bastante aumentada na presença de inflamação. Dessa forma, os agentes antimicrobianos liberados na bolsa são rapidamente lavados para fora dela pelo FG, reduzindo rapidamente a concentração do fármaco no local para níveis subantimicrobianos (Figuras 53.9 e 53.10). A concentração do fármaco dentro do FG pode até precisar ser elevada acima dos níveis antimicrobianos habituais porque os microrganismos dentro da bolsa podem existir dentro de uma estrutura na forma de biofilme protetor no ecossistema periodontal[38,187] (para análises da microbiologia periodontal e biofilmes, consulte Palmer,[134] Teughels et al.[194] ou Kuboniwa e Lamont[105]). O biofilme bacteriano pode ser altamente resistente à penetração de fluidos,[47] proporcionando ainda mais evidências para a necessidade crítica de altas concentrações de antimicrobianos ativos no FG, concentrações só alcançáveis com agentes de liberação local controlada (consulte Farmacocinética), mas não é possível com antimicrobianos de liberação local em formulações de liberação não controlada ou por via sistêmica. Drisko[45] sugeriu que concentrações elevadas de agentes antimicrobianos no FG como resultado da liberação local podem ajudar a alcançar locais infectados dentro da raiz ou tecidos.

As concentrações de fármacos dos antimicrobianos liberados sistemicamente no FG são ordens de grandeza menor do que aquelas alcançáveis por meio da liberação local controlada e não proporciona uma terapia alternativa equivalente.[175,192] A medicação transferida do compartimento plasmático para o FG dentro da bolsa periodontal é

CAPÍTULO 53 Antimicrobianos de Ação Local e Liberação Controlada

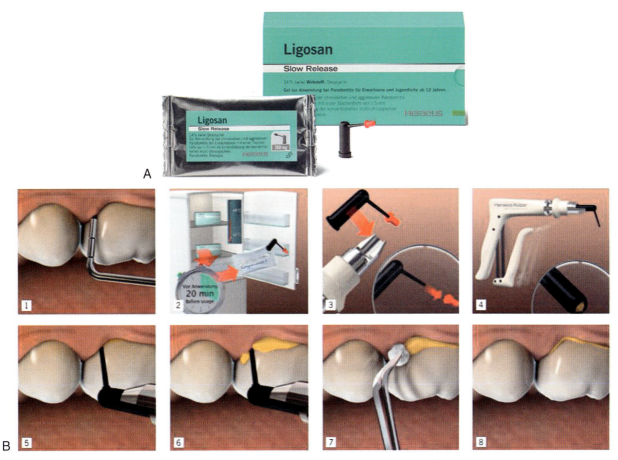

Figura 53.7 (A) Ligosan Slow Release; caixa, bolsa laminada e ponta da pistola de calafetagem. *(De http://www.zm-online.de/Market/heraeus-kulser/produkte/Ligosan-Slow-Release-in-Einer-Packung_69583.html).* (B) Etapas 1 a 8 – procedimento de colocação. *(De http://heraeus-kulser.de/media/webmedia_local/downloads_new/ligosan_4/Ligosan_Produktinformation_DE.pdf.)*

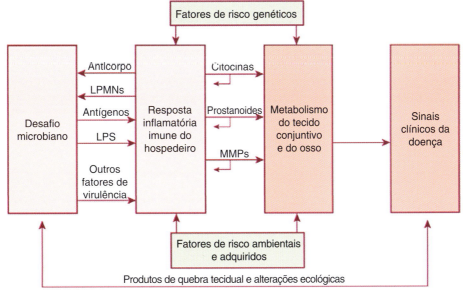

Figura 53.8 Representação esquemática da patogênese das doenças periodontais e possíveis caminhos para a prevenção ou tratamento. Por meio de inúmeros fatores de virulência, incluindo antígenos ou lipopolissacarídeos *(LPS)*, os microrganismos patogênicos estimulam uma resposta imune inflamatória no hospedeiro. Elementos imunes, que incluem leucócitos polimorfonucleares *(LPMNs)* e anticorpos, podem ser ativados para inibir os microrganismos agressores, enquanto várias citocinas, prostanoides ou enzimas podem afetar o tecido conjuntivo e o metabolismo ósseo, o que por fim resulta nos sinais clínicos iniciais do início da periodontite. Fatores genéticos ou fatores adquiridos/ambientais podem influenciar separadamente o risco da doença. As principais vias de intervenção incluem raspagem e alisamento radicular e uso de agentes antimicrobianos para inibir os microrganismos da bolsa (isto é, impacto sobre o desafio microbiano), agentes anti-inflamatórios não esteroidais (ou outros) para inibir citocinas e/ou prostanoides (isto é, impacto sobre a resposta imune inflamatória do hospedeiro), agentes antirreabsorção (p. ex., bisfosfonatos) para inibir reabsorção óssea osteoclástica e terapia de modulação do hospedeiro (p. ex., uma dose baixa de doxiciclina) para inibir atividade de metaloproteinase da matriz *(MMP)* (isto é, impacto sobre o tecido conjuntivo e o metabolismo ósseo). *(Modificado de Page RC, Kornman KS: The pathogenesis of human periodontitis: an introduction.* Periodontal *2000 14:9-11, 1997.)*

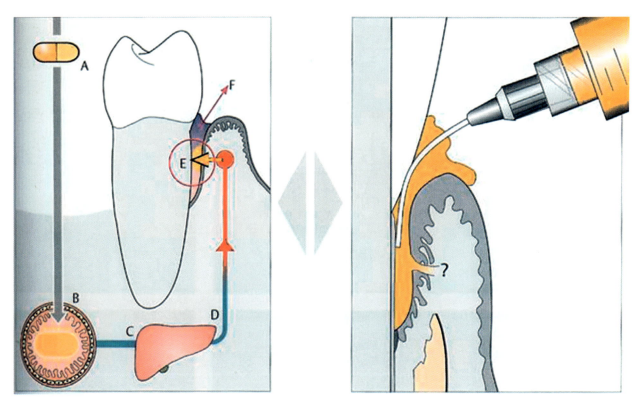

Figura 53.9 Representação esquemática da incapacidade de atingir concentrações terapeuticamente suficientes no interior da bolsa periodontal por período suficiente com agentes antimicrobianos, liberados sistemicamente ou de modo local, mas não em formulações de liberação controlada. *Esquerda,* O fármaco administrado via oral *(A)* é absorvido no trato gastrointestinal *(B)*, transportado para o fígado *(C)* e, por fim, entra no sistema circulatório *(D)*, de onde atinge a bolsa periodontal por meio da vascularização *(E)*. O fármaco é rapidamente eliminado da bolsa para dentro da cavidade oral pelo fluxo abundante do fluido gengival (FG) *(F)*. Fármacos administrados de maneira local, não em formulações de liberação controlada, apresentam a mesma limitação. *Direita,* O antimicrobiano de ação local e liberação controlada é administrado na bolsa periodontal, onde permanece até que se degrade, liberando continuamente o fármaco no FG ao longo do tempo. O antimicrobiano pode ser ativo contra a placa bacteriana que pode ter invadido os tecidos periodontais circundantes. *(Reimpresso de Wolf HF, Hassell TM: Color atlas of dental hygiene: periodontology, ed 1, Stuttgart, Alemanha, 2006, Thieme, com permissão.)*

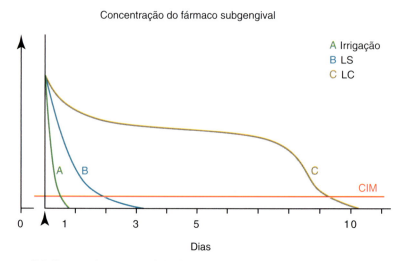

Figura 53.10 O gráfico mostra o perfil de liberação de agentes antimicrobianos de liberação local via irrigação, liberação sustentada ou liberação controlada. A concentração do fármaco no fluido gengival (FG) diminui rapidamente após a irrigação *(A)*. A concentração do fármaco pode ser prolongada por vários dias com a medicação administrada em uma formulação modificada de liberação sustentada *(B)*. A concentração do fármaco no FG pode ser mantida em concentrações terapêuticas relevantes durante o máximo de 10 dias, com as formulações de liberação controlada *(C)*. A área sob a curva, mas acima da linha da concentração inibitória mínima *(CIM)*, representa a concentração do fármaco dentro do FG maior do que os valores da CIM. A CIM para bactérias da placa subgengival pode ser substancialmente maior que o valor da CIM bacteriana normalmente relatada, devido ao efeito potencialmente protetor da formação de um biofilme subgengival. *LC*, liberação controlada; *LS*, liberação sustentada; *ponta da seta*, administração do agente de liberação local. *(Adaptada de Wolf HF, Hassell TM: Color atlas of dental hygiene: periodontology, ed 1, Stuttgart, Alemanha, 2006, Thieme, com permissão.)*

rapidamente lavada pelo fluxo do FG (Figura 53.9). Acreditava-se, anteriormente, que a liberação sistêmica de tetraciclinas marcadamente concentradas dentro do FG fosse comparável à do plasma,[62,143] mas essa hipótese não foi sustentada por estudos posteriores.[175,192] Vários autores têm sugerido que as terapias sistêmicas, em vez de agentes de liberação local, devem ser consideradas quando existem vários locais de bolsas, tanto por conveniência quanto para diminuir os custos;[64,167] no entanto, se concentrações elevadas de uma medicação antimicrobiana dentro da bolsa periodontal são desejadas, a administração sistêmica não é o tratamento apropriado, independentemente do número de locais de bolsas. Outros possíveis benefícios dos antimicrobianos de liberação local e controlada podem incluir a diminuição dos efeitos sistêmicos (e fora do local-alvo) ou a diminuição do risco de promover resistência microbiana.

Farmacocinética

Os princípios de farmacocinética da liberação local controlada estão ilustrados na Figura 53.10. O fármaco administrado localmente na bolsa periodontal, mas não em uma formulação de liberação controlada (p. ex., por meio de irrigação), é levado para fora da bolsa pelo fluxo do FG, o que reduz rapidamente a concentração da medicação dentro do FG.[57] Os antimicrobianos de liberação local e controlada foram projetados para manter concentrações altas e clinicamente relevantes do fármaco dentro do FG por um período mais longo. A farmacocinética do *chip* de clorexidina, do gel de doxiciclina e das microesferas de minociclina tem sido estudada em ensaios clínicos.

CORRELAÇÃO CLÍNICA

Os agentes de liberação controlada mantêm as concentrações do antimicrobiano clinicamente eficazes dentro da bolsa durante um período prolongado.

Chip de clorexidina

O perfil de liberação do *chip* de clorexidina foi avaliado em um único centro, em um ensaio clínico de 10 dias em 19 pacientes com periodontite crônica.[184] Cada paciente recebeu um único *chip* posicionado em cada um dos quatro locais de bolsa, e a concentração de clorexidina foi determinada no FG, plasma e urina em vários momentos após a dosagem. As concentrações de pico do FG foram atingidas 2 horas após a dose (2.007 ± 422 mg/mL), com concentração no FG mantida entre cerca de 1.300 e 1.900 mg/mL por 4 dias após a dose. As médias das concentrações de clorexidina em seguida diminuíram de forma constante para 57 ± 13 mg/mL em 9 dias. A clorexidina ficou abaixo dos limites detectáveis no plasma e na urina em todos os momentos. Sob essa perspectiva, Wilson et al.[208] relataram que a clorexidina (125 mg/mL) eliminou 99,9% de bactérias cultiváveis e amostras de placa provenientes de pacientes com periodontite crônica dentro de 15 minutos.

Gel de Doxiciclina

O perfil de liberação do gel doxiciclina foi avaliado em um único centro, em um ensaio clínico com duração de 28 dias em 32 pacientes com periodontite do adulto e comparado à doxiciclina oral.[192] Em todos os pacientes que foram designados para receber o gel de doxiciclina, este foi administrado em todos os locais de bolsa cuja profundidade de sondagem foi de 5 mm ou mais e que sangraram à sondagem; o fármaco permaneceu retido após a colocação de um cimento cirúrgico sem eugenol (NE) ($n = 13$) ou 2-octil cianoacrilato (2-O; $n = 13$). As concentrações médias de pico no FG atingiram seu máximo em 2 horas após a administração (1.473 ± 328 mg/mL, NE; 1.986 ± 445 mg/mL, 2-O). No dia 7, as concentrações médias foram de 309 ± 127 mg/mL (NE) e 148 ± 49 mg/mL (2-O). As concentrações salivares médias de pico aconteceram em 2 horas (4,05 ± 1,24 mg/mL, NE; 8,78 ± 1,48 mg/mL, 2-O) e foram ≤ 2 mg/mL em 24 horas. As concentrações séricas seguintes à administração local permaneceram ≤ 0,1 mg/mL.

Com relação à doxiciclina oral (200 mg no dia 0, seguido por 100 mg/dia durante 7 dias, $n = 6$), as concentrações-pico no FG aconteceram 12 horas pós-dose (2,53 ± 1,56 mg/mL), e as concentrações séricas variaram entre 0,91 e 2,26 mg/mL nos 8 dias de coleta de dados. As concentrações salivares nunca excederam 0,11 mg/mL.

Microesferas de Minociclina

O perfil de liberação de microesferas de minociclina foi estudado em 18 pacientes com periodontite crônica de moderada a avançada.[15,16] As microesferas de minociclina (dose média: 46,2 mg; 25-112 doses unitárias) foram administradas a sítios de bolsas periodontais elegíveis ou com mais de 5 mm de profundidade de sondagem (isto é, mínimo de 30 sítios em pelo menos oito dentes; 1 mg por local de tratamento) após RAR. Amostras de soro e saliva foram recolhidas pré-dose e em vários momentos pós-dose durante 14 dias. A área de dose média-saliva normalizada sob a curva e a concentração máxima ($C_{máx}$) média foram de cerca de 125 e 1.000 vezes mais altas do que os parâmetros séricos, respectivamente. Na minociclina da saliva, a $C_{máx}$ foi de 254 ± 139,3 mg/mL a 0,75 ± 0,56 horas após a dose com uma meia-vida de 44,7 ± 19,2 horas.[15] No soro, a concentração média de minociclina atingiu um pico de 4,8 ± 1,8 horas após a dose ($C_{máx}$: 216,4 ± 122,9 mg/mL) e foi indetectável aos 7 dias. As concentrações de minociclina na saliva e no FG foram suficientes (definida como > 1 mg/mL) para eliminar as bactérias associadas à doença periodontal *in vitro*.[15] Essas concentrações foram evidentes por até 14 dias sem exposição sistêmica significativa.[15]

Desenvolvimento de Medicamentos e Registro

Um medicamento sob investigação normalmente é estudado em diversos ensaios clínicos antes de poder ser aprovado para uso clínico; os antimicrobianos de liberação local controlada não são exceção. Estes produtos têm sido rigorosamente estudados em vários ensaios a fim de confirmar a sua segurança e eficácia para indicação do uso na periodontite crônica. Além da discussão sobre sua eficácia nas seções a seguir, este capítulo fornece mais adiante outras informações sobre o desenvolvimento de medicamentos e seu registro, avaliação da segurança, consentimento informado e modelo do estudo, além de informações especialmente relevantes para estudos periodontais.

Antimicrobianos de Ação Local e Liberação Controlada: Magnitude do Efeito

Para considerar os resultados dos testes clínicos dos antimicrobianos de liberação local e controlada, uma pesquisa bibliográfica sobre ensaios publicados foi realizada no Ovid Medline® entre 1990-2012 utilizando os termos de busca (1), clorexidina, minociclina, doxiciclina ou tetraciclina; (2) ensaio clínico, preparos de ação retardada/tetraciclina/sistemas de distribuição de fármacos/doenças periodontais/periodontite/minociclina/liberação local, métodos duplo-cego/placebo, de grupos paralelos, fármacos ou preparações farmacêuticas de liberação local/sistemas de distribuição de fármacos/polímeros/preparações de ação prolongada/transportadores de fármacos; e (3) periodontite/periodontite crônica, doenças gengival/periodontal/raspagem dentária/inserção dentária/perda óssea alveolar/bolsa periodontal, alisamento, fluido gengival, índice periodontal, tratamento periodontal ou placa dentária. Foi identificado um total de 1.216 artigos; destes, 186 foram revisados como potencialmente relevantes. A visão geral dos resultados dos testes sobre gel doxiciclina, microesferas de minociclina ou *chip* clorexidina utilizados juntamente ou como monoterapia são apresentados nas Tabelas 53.2, 53,3 e 53.4.

Tabela 53.2 Testes Clínicos de Antimicrobianos de Ação Local e Liberação Controlada ($N \geq 60$ por Grupo de Tratamento).

Fármaco	Modelo do Estudo	Critérios de Inclusão	Grupos de Tratamento	Tratamento	Duração do Estudo	RESULTADOS DE PS (MÉDIA) Redução Absoluta a Partir do Baseline (mm)	Diferença de Redução Absoluta entre os Grupos (mm)	Alteração Percentual entre os Grupos	REDUÇÃO DE PS ≥ 2 mm A PARTIR DO BASELINE (%)	RESULTADOS DE NI (MÉDIA) Ganho Absoluto a Partir do Baseline (mm)	Diferença de Ganho Absoluto entre os Grupos (mm)	Alteração Percentual entre os Grupos
DOX[173]	Randomizado, multicêntrico (10 centros), grupos paralelos, simples-cego, monoterapia	Periodontite de mod-grave em ≥ 2 quads. Cada quad tem ≥ 4 bolsas com PS ≥ 5 mm com SS. Dois locais com ≥ 7 mm	DOX (1) Não tabagistas N = 52 (2) Ex-tabagistas N = 65 (3) Tabagistas N = 60 RAR (1) Não tabagistas N = 48 (2) Ex-tabagistas N = 72 (3) Tabagistas N = 61	Todos os pts receberam OH. RAR pts de RAR receberam RAR em 2 quads tratados, repetida em 4 meses (RAR até duro e liso; anestesia local PRN; sem tempo de restrição). DOX e veh na aferição do valor de referência e 4 meses aplicada em todas as bolsas qualificadas	9 meses	DOX (1) 1,12 ± 0,11 (2) 1,33 ± 0,09 (3) 1,21 ± 0,10 RAR (1) 1,43 ± 0,11 (2) 1,05 ± 0,09 (3) 1,02 ± 0,10	(1) 0,31 $P < 0,04$ (2) 0,28, $P < 0,03$ (3) 0,19 P = ns	(1) 27% (2) 27% (3) 18%	NR	DOX (1) 0,69 ± 0,12 (2) 0,88 ± 0,11 (3) 0,83 ± 0,11 RAR (1) 1,00 ± 0,12 (2) 0,60 ± 0,10 (3) 0,76 ± 0,11	(1) 0,31, P = ns (2) 0,28, $P < 0,05$ (3) 0,07 P = ns	(1) 45% (2) 47% (3) 9%
DOX[25]	Randomizado, multicêntrico (3 centros), grupos paralelos, simples-cego, adjuvante	≥ 15 dentes naturais, ≥ 4 semanas com PS ≥ 5 mm, previamente tratado para periodontite crônica moderada/ crônica avançada, programas de retorno para TPS ≥ 1 ano	(1) TPS somente, N = 65 (2) TPS + DOX, N = 63	RAR no baseline, sem limite de tempo, anestesia se necessário. No grupo (2), DOX em todos os locais com PS ≥ 5 mm. Enxaguante de clorexidina 0,1% por 1 mês. Retorno clínico para TPS q 6 meses. Em 1 e 2 anos, DOX em locais com PS ≥ 5 mm	3 anos	(1) 1,1 (2) 1,2 [aos 3 meses: (1) 0,7; (2) 0,9]	0,1, P = NS [aos 3 meses, 0,2, $P < 0,001$]	9,1% [aos 3 meses, 28,6%]	NR	(1) 0,7 (2) 0,9 [aos 3 meses: (1) 0,5; (2) 0,8]	0,2, P = ns [aos 3 meses, 0,3, $P < 0,01$]	28,6% [aos 3 meses, 60%]

Continua

TET[46]	Randomizado, multicêntrico (3 centros), grupos de boca dividida, simples-cego, terapia adjuvante e monoterapia	≥ 1 local em cada um dos 4 quads com PS ≥ 5 mm com SS	(1) somente RAR (2) somente TET (3) somente TET administrado 2 vezes, 10 dias apart (4) RAR + TET N = 122	Raspagem supragengival 2 semanas antes do *baseline*. RAR com anestesia por 5 min/dente. Raspagem até 10 dias para remover qualquer cálculo residual	12 meses, período de manutenção	Locais < 7 mm: 1,01–1,15 mm, Locais ≥ 7 mm: 1,63–2,39 mm	0,17–0,29 mm. Algumas diferenças significativas entre os grupos em alguns momentos, mas não consideradas clinicamente significativas	NR	Locais < 7 mm: 0,98–1,14 mm Locais ≥ 7 mm: 0,89–1,51 mm	NR. Nenhuma diferença significativa entre os grupos	NR
TET[125]	Multicêntrico (7 consultórios particulares) randomizado, boca dividida, simples-cego, adjuvante	Pts em manutenção recebendo TPS regular em consultório privado. Dois locais não adjacentes em quadrantes separados com PS 5–8 mm + SS	(1) Somente RAR (2) RAR + fibra TET N = 113	RAR boca toda (sem mais informação RAR). TET colocada no dente em teste	6 meses	(SD 6 meses) (1) 1,08 ± 0,121 (2) 1,81 ± 0,12	0,73 mm P < 0,01	68%	(1) 1,08 ± 0,145 (2) 1,56 ± 0,145	0,48 P < 0,05	26%
TET[58]	Multicêntrico (5 centros) randomizado, boca dividida, simples-cego, monoterapia	4 dentes não adjacentes com PS 6–10 mm com SS	N = 113 (1) TET (2) plc (3) RAR (4) Sem tx	Profi pré-valor de referência; RAR para cada dente ≥ 5 min, anestesia local 10 dias, remoção da fibra	60 dias	(1) 1,05 ± 0,1 (2) 0,63 ± 0,1 (3) 0,74 ± 0,1 (4) 0,45 ± 0,09	1 vs 2: 0,42, P = 0,0001 1 vs 4: 0,6, P = 0,0001 1 vs 3: 0,31, P = 0,0002 2 vs 4: 0,18, P = 0,2003 2 vs 3: 0,11, P = 0,8711 3 vs 4: 0,29, P = 0,1496	1 vs 2: 67% 1 vs 4: 133% 1 vs 3: 42% 2 vs 4: 15% 2 vs 3: 17% 3 vs 4: 64%	(1) 0,66 ± 0,13 (2) 0,49 ± 0,12 (3) 0,41 ± 0,12 (4) 0,37 ± 0,12	1 vs 2: 0,17, p = 0,0456 1 vs 4: 0,29, 0,0150 1 vs 3: 0,25, p = 0,0111 2 vs 4: 0,12, 0,6606 2 vs 3: 0,08, p = 0,5795 3 vs 4: 0,04, p = 0,9072	1 vs 2: 35% 1 vs 4: 78% 1 vs 3: 61% 2 vs 4: 32% 2 vs 3: 20% 3 vs 4: 11%
MIN[107]	Grupos paralelos; duplo-cego; terapia adjuvante; multicêntrico (18 ctrs)	Periodontite ADA tipo III (mod) ou tipo IV (sev); ≥ 4 dentes com PS 6–9 mm com SS	(1) Somente RAR, N = 250; (2) RAR + veículo, N = 249; (3) RAR + MIN, N = 249; Todos os locais ≥ 5 mm receberam fármaco ou o veículo para *baseline*, 3 e 6 meses	RAR em boca toda para *baseline*; nenhum limite: tempo ou anestesia local	9 meses	9 meses: (1) 1,08 (0,04) mm (2) 1,00 (0,04) (3) 1,32 (0,04)	1 vs 2: 0,08, P = ns 1 vs 3: 0,24, P < 0,001 2 vs 3: 0,32, P < 0,001	Redução 22% maior vs somente RAR Redução 32% maior vs RAR + veículo (ambos P < 0,001)	(1) 32,87%; (2) 28,98%; (3) 40,02%* *Diferença de outros 2 grupos P < 0,001	NR	NA

Continua

Tabela 53.2 Testes Clínicos de Antimicrobianos de Ação Local e Liberação Controlada ($N \geq 60$ por Grupo de Tratamento) — Continuação.

Fármaco	Modelo do Estudo	Critérios de Inclusão	Grupos de Tratamento	Tratamento	Duração do Estudo	RESULTADOS DE PS (MÉDIA)				REDUÇÃO DE PS ≥ 2 mm A PARTIR DO BASELINE (%)	RESULTADOS DE NI (MÉDIA)		
						Redução Absoluta a Partir do Baseline (mm)	Diferença de Redução Absoluta entre os Grupos (mm)	Alteração Percentual entre os Grupos		Ganho Absoluto a Partir do Baseline (mm)	Diferença de Ganho Absoluto entre os Grupos (mm)	Alteração Percentual entre os Grupos
CHX[136]	Boca dividida; simples-cego; terapia adjuvante; multicêntrico (4 ctrs)	Dois locais por pt; PS ≥ 5 mm; SS	(1) somente RAR (1 local); (2) RAR + chip CHX (1 local) N = 116	Duas sessões de 2 horas dentro de 48 horas; com anestesia local; profi boca total subgengival em 3 meses	6 meses	Est. da figura 3 meses (1) 1,2 (2) 1,5 6 meses (1) 1,0 (2) 1,5	0,30 mm ($P < 0,01$) em 3 meses; 0,55 mm ($P < 0,001$) em 6 meses vs RAR sozinha	Aumento de 113% vs RAR sozinha ($P < 0,01$) em 6 meses	NR	Est. da figura 3 meses (1) 0,6 (2) 0,9 6 meses (1) 0,5 (2) 1,1	0,28 mm aos 3 meses; 0,64 mm em 6 meses vs somente RAR	128,6% vs somente RAR
CHX[185]	Randomizado, simples-cego, multicêntrico (3 ctrs). terapia adjuvante, boca dividida	≥ 1 bolsa, PS 5–8 mm, com SS, em cada quadrante máximo	(1) somente RAR; N = 118 pts; 485 bolsas (2) RAR + chip CHX N = 118 pts; 474 bolsas	RAR em boca toda (tx com tempo limitado a 1 hora). Em 3 meses, profi supragengival em boca total profi por necessidade clínica. CHX inserido se PS 5–8 mm	6 meses	(1) 0,70 ± 0,056 (2) 1,16 ± 0,058	0,46 $P \leq 0,0001$	65,7%	(1) 21,3% ± 2,0 (2) 35,4% ± 2,1 Ambos $P \leq 0,0001$	(1) 0,31 ± 0,06 (2) 0,47 ± 0,06	0,16 $P < 0,05$	51,6%
CHX[92]	Dois multicêntricos, randomizados, duplo-cego, grupos paralelos, terapia adjuvante (5 ctrs cada)	≥ 10 dentes, ≥ 4 dentes com PS ≥ 5 mm, SS. Estratificado por estado de tabagismo	Grupo 1 pts (chip ativo) RAR + chip CHX (Tx 1). RAR sozinha, N = 225 Grupos 2 pts (chip placebo) RAR + placebo (2 Tx); RAR sozinha (Tx 3). N = 222	Profi supragengival por 1 hora. RAR por 1 hora para todos os dentes. Chips nos locais testes para valores de referência, em 3 e 6 meses se PS ainda ≥ 5 mm. Profi em 9 meses	9 meses	(1) 0,95 ± 0,05 (2) 0,69 ± 0,05 (3) 0,65 ± 0,05	1–3 0,26 ± 0,08, $P = 0,00056$ 1–2 0,30 ± 0,07 $P = 0,00001$	Redução 46% maior vs RAR sozinha ($P = 0,00001$) Redução 38% maior vs RAR + veículo ($P = 0,00056$)	Aumento de 139% vs RAR sozinha ($P < 0,0001$) Aumento de 48% vs RAR + veículo ($P = 0,039$)	(1) 0,75 ± 0,06 (2) 0,55 ± 0,06 (3) 0,58 ± 0,06	1–3 0,16 ± 0,08 $P = 0,05$ 1–2 0,20 ± 0,068 $P = 0,012$	Ganho de 29% vs RAR sozinha; Ganho de 34% vs RAR + veículo

Continua

DOX[52] Estudo 1	Randomizado, multicêntrico (10 ctrs), grupos paralelos, simples-cego, monoterapia	Periodontite mod-sev em ≥ 2 quads. Cada quad com ≥ 4 locais de bolsa com PS ≥ 5 mm com SS. Dois locais com ≥ 7 mm.	(1) DOX, N = 95 (2) Veh, N = 94 (3) OH, N = 95 (4) RAR, N = 99	Todos os pts receberam OH. RAR pts receberam RAR nos 2 quads tratados, repetida em 4 meses (RAR até duro e liso; anestesia local PRN; sem restrições no momento). DOX e veh no baseline e aos 4 meses aplicada em todas as bolsas qualificadas	9 meses	(1) 1,1 ± 0,1 (2) 0,8 ± 0,1 (3) 0,5 ± 0,1 (4) 0,9 ± 0,1	1 vs 2: 0,3, P = 0,001; 1 vs 3: 0,6, P < 0,001; 1 vs 4: 0,2, P = 0,050	1 vs 2: 37,5% 1 vs 3: 120% 1 vs 4: 22,2%	NR	(1) 0,8 ± 0,1 (2) 0,1 ± 0,1 (3) 0,3 ± 0,1 (4) 0,7 ± 0,1	1 vs 2: 0,7, P < 0,001 1 vs 3: 0,5, P = 0,001 1 vs 4: 0,1, P = 0,294	1 vs 2: 700% 1 vs 3: 166% 1 vs 4: 14,3%
DOX[52] Estudo 2	Randomizado, multicêntrico (10 ctrs), grupos paralelos, simples-cego, monoterapia	Periodontite mod-sev em ≥ 2 quads. Cada quad com ≥ 4 locais de bolsa com PS ≥ 5 mm com SS. Dois locais podendo ser de ≥ 7 mm.	(1) DOX, N = 95; (2) Veh N = 94 (3) OH N = 95 (4) RAR N = 99	Todos os pts receberam OH. RAR pts receberam RAR em 2 quads tratados, repetido em 4 meses (RAR em duro e liso; anestesia local PRN; sem restrição). DOX e veh no baseline e 4 meses aplicado em todas as bolsas qualificadas	9 meses	(1) 1,3 ± 0,1 (2) 1,0 ± 0,1 (3) 0,9 ± 0,1 (4) 1,3 ± 0,1	1 vs 2: 0,3, P = 0,001; 1 vs 3: 0,4, P < 0,001; 1 vs 4: 0,0, P = 0,765	1 vs 2: 30% 1 vs 3: 44,4% 1 vs 4: 0%	NR	(1) 0,8 ± 0,1 (2) 0,5 ± 0,1 (3) 0,5 ± 0,1 (4) 0,9 ± 0,1	1 vs 2: 0,3, P = 0,002 1 vs 3: 0,3, P = 0,012 1 vs 4: 0,1, P = 0,665	1 vs 2: 60% 1 vs 3: 60% 1 vs 4: 12,5%
CHX[186]	"Open-label", 8 consultórios odontológicos, fase IV	≥ 30 anos de idade; bolsas com PS ≥ 5 mm; sem sx perio ou RAR por periodontista dentro de 2 anos de entrada	Grupo RAR Grupo sem RAR (já em RPMT ativa) N = 835 inscritos; 595 completados em 24 meses	RAR (grupo de RAR somente) 1 mês antes do baseline. RPMT aos 3 meses. Todos locais receberam chip CHX no baseline CHX e novamente aos 3 meses se PS ≥ 5 mm	2 anos	12 meses, 4,98 ± 1,01 24 meses, 4,77 ± 1,05	NA	NA	NR	≥ 1 local 12 meses, 42,88 24 meses, 51,26 ≥ 2 locais 12 meses, 17,93 24 meses, 23,19		

Continua

Tabela 53.2 Testes Clínicos de Antimicrobianos de Ação Local e Liberação Controlada (N ≥ 60 por Grupo de Tratamento) — Continuação.

Fármaco	Modelo do Estudo	Critérios de Inclusão	Grupos de Tratamento	Tratamento	Duração do Estudo	RESULTADOS DE PS (MÉDIA)			REDUÇÃO DE PS ≥ 2 mm A PARTIR DO BASELINE (%)	RESULTADOS DE NI (MÉDIA)		
						Redução Absoluta a Partir do Baseline (mm)	Diferença de Redução Absoluta entre os Grupos (mm)	Alteração Percentual entre os Grupos		Ganho Absoluto a Partir do Baseline (mm)	Diferença de Ganho Absoluto entre os Grupos (mm)	Alteração do Percentual entre os Grupos
MIN[24,59]	Multicêntrico, simples-cego, randomizado, grupos paralelos, fase IV	30-65 anos de idade; ≥ 16 dentes; 5 locais com PS ≥ 5 mm em 5 espaços interproximais não adjacentes (excluindo distal do dente terminal); sem tx perio ou antibióticos dentro de 3 meses	(1) RAR somente, N = 65 (2) RAR + MIN, N = 62	RAR em boca toda em ≤ 2 visitas ≤ 10 dias com instrumentos manuais e ultrassônicos e anestesia local permitida. MIN administrado para grupo 2 para locais com PS ≥ 5 mm	30 dias	(1) 1,01 (2) 1,38	0,37 P = 0,00004	37%	(1) 31,2% (2) 46,6%	(1) 0,80 (2) 1,16	0,36 P = 0,00004	45%

CHX, chip de clorexidina; cir, cirurgia; ctr, centro; DOX, gel de hiclato de doxiciclina; est, estimado; MIN, microesferas de minociclina; mod, moderado; NA, não aplicável; NI, nível de inserção; NR, não relatado; perio, periodontal; profi, profilaxia; PS, profundidade da sondagem; pt, paciente; q, cada; quad, quadrante; RAR, raspagem e alisamento radicular; SS, sangramento à sondagem; TET, tetraciclina; TPS, terapia periodontal de suporte; tx, tratamento; veh, veículo; vs, versus.

Tabela 53.3 Ensaios Clínicos de Antimicrobianos de Ação Local e Liberação Controlada (N = 20-59 por Grupo de Tratamento).

Fármaco	Modelo do Estudo	Critérios de Inclusão	Grupos de Tratamento	Tratamento	Duração do Estudo	RESULTADOS DE PS (MÉDIA) — Redução Absoluta a Partir do Baseline (mm)	Diferença na Redução Absoluta entre os Grupos (mm)	Alteração do Percentual entre os Grupos	Redução de PS ≥ 2,00 mm a partir do Baseline (%)	RESULTADOS DE NI (MÉDIA) — Ganho Absoluto a Partir do Baseline (mm)	Diferença de Ganho Absoluto entre os Grupos (mm)	Alteração do Percentual entre os Grupos
TET, MIN, MET[100]	Randomizado, simples-cego, grupos paralelos, unicêntrico, terapia adjuvante	≥ 4 dentes não adjacentes com PS ≥ 5 mm com SS ou supuração	(1) somente RAR. N = 20 (2) RAR + MIN. N = 21 (3) RAR + TET. N = 19 (4) RAR + MET. N = 19	RAR da boca toda com anestesia local (dente-alvo por cerca de 5 min) MIN ou MET aplicada no baseline e em 2 e 4 semanas. Fibra TET colocada por 10 dias	6 meses após último tx	(1) 1,711 ± 0,188 (2) 1,102 ± 0,159 (3) 1,380 ± 0,166 (4) 0,929 ± 0,196	1 vs 2: 0,609 1 vs 3: 0,331 1 vs 4: 0,782 2 vs 3: 0,278 2 vs 4: 0,173 3 vs 4: 0,451 1 vs 3: P = 0,008; Todos os outros = ns	1 vs 2: 55,3% 1 vs 3: 24,0% 1 vs 4: 84,2% 2 vs 3: 25,2% 2 vs 4: 18,6% 3 vs 4: 48,5%	NR	(1) 0,537 ± 0,143 (2) 0,573 ± 0,109 (3) 0,687 ± 0,138 (4) 0,541 ± 0,214	1 vs 2: 0,036 1 vs 3: 0,15 1 vs 4: 0,004 2 vs 3: 0,114 2 vs 4: 0,032 3 vs 4: 0,146 Todas as diferenças: ns	1 vs 2: 6,7% 1 vs 3: 27,9% 1 vs 4: 7,4% 2 vs 3: 5,6% 2 vs 4: 5,9% 3 vs 4: 27,0%
DOX, SAN[147]	Randomizado, duplo-cego, grupos paralelos, multicêntrico, monoterapia	≥ 2 quads com ≥ 4 bolsas com PS ≥ 5 mm com SS (≥ 2-7 + mm)	(1) SAN N = 54 (2) DOX N = 56 (3) veh N = 53	Gel colocado no baseline e aos 4 meses	9 meses	(1) 1,1 ± 0,1 (2) 1,8 ± 0,1 (3) 1,2 ± 0,1	1 vs 2 0,7, P < 0,001 1 vs 3 0,1, P = 0,6 2 vs 3 0,6, P < 0,001	1 vs 2: 63,6% 1 vs 3: 9% 2 vs 3: 50%	NR	(1) 0,5 ± 0,1 (2) 1,0 ± 0,1 (3) 0,6 ± 0,1	1 vs 2: 0,5 P = 0,0062 1 vs 3: 0,1 P = 0,002 2 vs 3: 0,4 P = 0,029	1 vs 2: 100% 1 vs 3: 20% 2 vs 3: 67%
DOX[195]	Randomizado, simples-cego, grupos paralelos, multicêntrico, terapia adjuvante	≥ 8 locais perio com PS ≥ 5 mm, estratificação por estado de tabagismo	Tabagistas (1) RAR n = 20 (2) RAR + DOX N = 22 Não tabagistas (3) RAR n = 32 (4) RAR + DOX n = 29	No baseline, único episódio de desbridamento ultrassônico da boca toda supra e subgeng. Locais testes receberam gel DOX	3 meses	(95% CI) (1) 1,09 (0,25) (2) 1,35 (0,3) (3) 1,48 (0,25) (4) 1,62 (0,2) CI (somente) est, da figura. Valor P para efeito de tratamento = 0,019 P para efeito de tabagismo = 0,001 P para efeito de baseline PS = 0,000	1 vs 2: 0,26 1 vs 3: 0,39 1 vs 4: 0,53 2 vs 3: 0,13 2 vs 4: 0,27 3 vs 4: 0,14	1 vs 2: 23,9% 1 vs 3: 35,8% 1 vs 4: 48,6% 2 vs 3: 9,6% 2 vs 4: 20,0% 3 vs 4: 9,5%	NR	(95% CI) (1) 0,46 (0,25) (2) 0,84 (0,25) (3) 0,75 (0,2) (4) 0,90 (0,25) CI (somente) est da figura Valor de P para efeito do tratamento 0,024 Valor de P para efeito do baseline PS = 0,007	1 vs 2: 0,38 1 vs 3: 0,29 1 vs 4: 0,44 2 vs 3: 0,09 2 vs 4: 0,06 3 vs 4: 0,14	1 vs 2: 82,6% 1 vs 3: 63,0% 1 vs 4: 95,7% 2 vs 3: 12,0% 2 vs 4: 7,1% 3 vs 4: 18,7%

Continua

Tabela 53.3 Ensaios Clínicos de Antimicrobianos de Ação Local e Liberação Controlada (N = 20-59 por Grupo de Tratamento) — Continuação.

Fármaco	Modelo do Estudo	Critérios de Inclusão	Grupos de Tratamento	Tratamento	Duração do Estudo	RESULTADOS DE PS (MÉDIA) Redução Absoluta a Partir do Baseline (mm)	Diferença na Redução Absoluta entre os Grupos (mm)	Alteração do Percentual entre os Grupos	Redução de PS ≥ 2,00 mm a partir do Baseline (%)	RESULTADOS DE NI (MÉDIA) Ganho Absoluto a Partir do Baseline (mm)	Diferença de Ganho Absoluto entre os Grupos (mm)	Alteração do Percentual entre os Grupos
CHX[72]	Boca dividida, simples-cego, controlado, randomizado, unicêntrico, terapia adjuvante	Periodontite crônica, ≥ 10 dentes sem coroa, ≥ 1 bolsa por quad com PS ≥ 5 mm com SS; fase não cirúrgica de tx completo ≥ 3 meses antes da aferição do valor de referência; 80% força para detectar uma diferença de 0,5 mm	(1) RAR 1 chip CHX (2) somente RAR N = 26. Chips colocados no baseline, nenhuma outra CHX colocada independentemente da profundidade da bolsa	Raspagem e profilaxia ultrassônica supragem de todos os dentes; todos locais alvos com raízes alisadas por máx 5 min por dente	6 meses	(1) 0,78 ± 0,12 (2) 0,45 ± 0,13	0,33 P = 0,06	73,3%	NR	(1) 0,43 ± 0,01 (2) 0,15 ± 0,09	0,28 P = 0,048	186%
CHX[168]	Randomizado, grupo paralelo, simples-cego, unicêntrico	Periodontite crônica, RAR 3 meses antes do baseline, pelo menos 1 local com PS 5–8 mm e SS	(1) RAR sozinha N = 21 completado (2) RAR + chip CHX N = 21 completado (N = 56 total iniciado)	RAR no baseline, com anestesia local, limpeza. CHX para (2)	6 meses	6 meses (1) 2,2 (2) 2,8	0,6 P = ns	27,3%	(1) 75,9% (2) 85,2% P = ns	6 meses (1) 2,1 (2) 2,2	0,1 P = ns	4,8%
DOX[108]	Grupos paralelos; unicêntrico, cego; terapia adjuvante; número de centros não declarado	≥ 4 locais com PS ≥ 5 mm e SS; ≥ 10 cigarros/dia por ≥ 5 anos; somente dente anteriores	(1) RAR + gel DOX N = 22 (completado) (2) RAR + irrigação salina N = 21 (completado)	RAR no baseline e aos 12 meses; dentes alisados e limpos	24 meses	(1) 12 meses 1,63 ± 1,09 24 meses 2,29 ± 1,14 (2) 12 meses 1,76 ± 0,63 24 meses 2,19 ± 0,76	12 meses 0,13 24 meses 0,10 P = ns entre grupos	12 meses, 8,0% (locais) 24 meses, 4,6%	(1) 65% (2) 46,5% P = 0,01	(1) 12 meses 1,31 ± 0,95 24 meses 1,58 ± 0,73* (2) 12 meses 0,99 ± 0,85 24 meses 0,70 ± 0,94 *P < 0,05 entre grupos	12 meses 0,32 24 meses 0,88* *P < 0,05 entre grupos	12 meses 24,4% 24 meses 125,7%

Continua

CHX[110]	Grupos paralelos; unicêntrico; duplo-cego	≥ 2 dentes com PS 5-9 mm; SS em ≥ 1 dente; perda óssea radiográfica	(1) RAR + chip CHX, N = 30; (2) RAR + chip flurbiprofeno, N = 30	RAR boca toda 2 sem antes da colocação do chip (reinserção do chip em 1, 2, 3, 5 e 7 semanas)	2 meses	(1) 2,08 ± 0,13; P < 0,0001 do baseline; (2) 2,27 ± 0,15; P < 0,0001 a partir do baseline	0,19, P = ns	(1) 72% (2) 73%$	(1) 1,66, P < 0,0001 a partir do baseline; (2) 1,95, P < 0,0001 a partir do baseline	0,29, P = ns	17,5%
CHX[29]	Randomizado, boca dividida, simples-cego; unicêntrico	2 locais não molares, PS ≥ 5 mm com SS e perda NI ≥ 2 mm; ≤ 1 mm mobilidade horizontal	(1) somente RAR (2) RAR + chips CHX N = 28 inscrito. Análise de força: 80% de força em α = 0,05, n necessário = 26 para mostrar efeito moderado	RAR boca toda com instrumentos manuais e ultrassônicos, sem anestesia local limite de tempo. Tratamento de suporte periodontal em 3, 6, 9 meses. Chip CHX em 3 e 6 meses se PS ≥ 5 mm	9 meses	(1) 1,1 (2) 1,2	0,1, P = ns	9,1%	(1) 0,7 (2) 1,1	0,4, P ≤ 0,05	57%
MIN[212]	Randomizado, duplo cego, centro único, boca dividida	Pts da perio de retorno, ≥ 20 dentes naturais, 4 locais PS de 6-9 mm com SS	(1) RAR sozinha (2) RAR + MIN N = 25	RAR (até amolecimento) ± MIN Em 1 mês, HO Em 3 meses, HO RAR	6 meses	3 meses: (1) 1,95 (2) 1,19 6 meses: (1) 1,80 (2) 1,64	3 meses: 0,05 6 meses: 0,16	3 meses: 0,03% menos redução, RAR + MIN 6 meses: 10% menos redução, RAR + MIN. Ambos P = ns	NR	NR	NR
TET[60]	Randomizado, multicêntrico, grupo paralelo, simples-cego	Pts da perio, ≥ 15 dentes naturais, ≥ 4 dentes com PS de > 5 mm, ≥ 8 dentes com NI de > 3 mm	(1) RAR sozinha n = 23 (2) RAR + TET N = 26	RAR em consultas mensais; enxaguante bucal com CHX no período da RAR; TET nos locais com PS ≥ 5 mm, removida após 7 dias; HO verificada aos 3, 6, 12, 18, 24 meses, RAR a cs 12 meses nos locais com PS ≥ 5 mm + SS	24 meses	(1) 1,81 ± 0,23 (2) 2,11 ± 0,14	0,30	14% P = ns	(1) 0,92 ± 0,21 (2) 1,42 ± 0,22	0,5	54% P = ns

CHX, chip de clorexidina; CI, intervalo de confiança; DOX, gel de hiclato de doxiciclina; est, estimativa; H?, higiene oral; MET, metronidazol; MIN, microesferas de minociclina; NR, não relatado; ns, não significativo; NI, nível de inserção; perio, periodontal; PS, profundidade de sondagem; pt, paciente; quad, quadrante; RAR, raspagem e alisamento radicular; SAN, sanguinarium chloride; SS, sangramento à sondagem; subgeng, subgengival; suprageng, supragengival; TET, tetraciclina; tx, tratamento; veh, veículo; vs, versus.

Tabela 53.4 Ensaios Clínicos de Antimicrobianos de Ação Local e Liberação Controlada ($N \leq 19$ por Grupo de Tratamento).

Fármaco	Modelo do Estudo	Critérios de Inclusão	Grupos de Tratamento	Tratamento	Duração do Estudo	RESULTADOS DE PS (MÉDIA)				RESULTADOS DE NI (MÉDIA)		
						Redução Absouta a Partir do *Baseline* (mm)	Redução Absoluta entre os Grupos (mm)	Alteração do Percentual entre os Grupos	Redução de PS ≥ 2,0 mm a Partir do *Baseline* (%)	Ganho Absoluto a Partir do *Baseline* (mm)	Diferença de Ganho Absoluto entre os Grupos (mm)	Alteração do Percentual entre os Grupos
CHX[99]	Randomizado, simples-cego, grupos paralelos, unicêntrico, terapia adjuvante	≥ 12 dentes com PS ≥ 5 mm com SS	(1) RAR + *chip* placebo. N = 12 (2) RAR + CHX. N = 12	2 raspagem suprageng. nos dias 7 e 14. CHX ou placebo colocados (máx 2 *chips*/dente se > 1 local/dente com PS ≥ 5 mm. No dia 24, RAR no dente teste e no dente com PS > 3 mm com SS em 1 consulta por 1 hora. Novo *chip* colocado por randomização	6 meses	Somente estimada da figura. (1) 1,1 (2) 1,2	Somente estimada da figura. 0,1 P = ns	9,1% (est)	NR	(1) 0,79 (2) 1,17	0,37 P = ns	46,8%
CHX[118]	Randomizado, simples-cego, grupos paralelos, unicêntrico, terapia adjuvante	≥ 15 dentes naturais, ≥ 2 locais com PS ≥ 5 mm, perda óssea radiográfica	(1) RAR sozinha. N = 17 (2) RAR + CHX. N = 17	Raspagem suprageng ≥ 2 semanas antes do estudo. RAR no *baseline* (métodos NR). Grupo 2, CHX no *baseline* e em 3 meses se PS ≥ 5 mm	6 meses	(1) 2,35 (2) 3,82	1,47 P < 0,05	62,6%	NR	(1) 1,64 (2) 2,82	1,18 P < 0,05	72,0%

Continua

MIN[56]	Randomizado, simples-cego, grupos paralelos, unicêntrico, terapia adjuvante e monoterapia	≥ 2 locais em dentes diferentes com PS ≥ 7 mm em 1 quad com cultura de ≥ 1 de *Porphyromonas gingivalis*, *Prevotella intermedia* ou *Aggregatibacter actinomycetemcomitans*. Exclusão se ≥ mobilidade classe II ou perda óssea intensa	(1) Sem tx. N = 10 (2) RAR sozinha. N = 6 (3) RAR + MIN. N = 11 (4) MIN somente. N = 12	RAR (métodos NR) no estudo quad. MIN somente no *baseline*	6 meses	Somente estimada da figura, (1) 0,75 (2) 0,85 (3) 1,12 (4) 0,95	Somente estimada da figura, 1 vs 2: 0,10 1 vs 3: 0,37 1 vs 4: 0,20 2 vs 3: 0,27 2 vs 4: 0,10 3 vs 4: 0,17 Todos os ns, 3 diferente de 1 e 2 em 3 meses *p* < 0,05	1 vs 2: 13,3% 1 vs 3: 49,3% 1 vs 4: 26,7% 2 vs 3: 31,8% 2 vs 4: 11,8% 3 vs 4: 15,2% (estimado)	(1) 7,2 vs 8,3% (2) NR (3) 21,2–27,0% (4) NR 1–3, *P* < 0,02	Somente estimada da figura, (1) 0,09 (2) 0,58 (3) 0,38 (4) 0,11	Somente estimada da figura, 1 vs 2: 0,49 1 vs 3: 0,29 1 vs 4: 0,02 2 vs 3: 0,20 2 vs 4: 0,47 3 vs 4: 0,27 2 diferente de 1 e 4, *P* < 0,05	1 vs 2: 544% 1 vs 3: 322% 1 vs 4: 22,2% 2 vs 3: 34,55 2 vs 4: 81,0% 3 vs 4: 71,0%
TET, MIN, MET[86]	Randomizado, simples-cego, grupos paralelos, unicêntrico, adjuvante	≥ 4 dentes não adjacentes com PS ≥ 5 mm com SS ou supuração	(1) RAR sozinha. N = 13 (2) RAR + MIN. N = 14 (3) RAR + TET. N = 13 (4) RAR + MET. N = 14	RAR de boca tota com anestesia local (dente-alvo por cerca de 5 min) MIN ou MET aplicada na aferição do valor de referência. em 2 e 4 semanas. Fibra TET colocada por 10 dias	6 semanas após último tratamento	(1) 0,60 ± 0,14 (2) 0,87 ± 0,13 (3) 1,35 ± 0,17 (4) 0,95 ± 0,16	1 vs 2: 0,27 1 vs 3: 0,75 1 vs 4: 0,35 2 vs 3: 0,48 2 vs 4: 0,08 3 vs 4: 0,40 Diferença significativa entre 1 e 3, Todos os outros: ns	1 vs 2: 45% 1 vs 3: 125% 1 vs 4: 58,3% 2 vs 3: 55,2% 2 vs 4: 9,2% 3 vs 4: 29,6%	NR	(1) 0,26 ± 0,11 (2) 0,45 ± 0,14 (3) 0,75 ± 0,12 (4) 0,57 ± 0,15	1 vs 2: 0,19 1 vs 3: 0,49 1 vs 4: 0,21 2 vs 3: 0,30 2 vs 4: 0,12 3 vs 4: 0,18 Nenhuma diferença significativa entre os grupos	1 vs 2: 73,1% 1 vs 3: 188,4% 1 vs 4: 80,8% 2 vs 3: 66,7% 2 vs 4: 26,7% 3 vs 4: 24%
DOX[158]	Randomizado, controlado, simples-cego, grupos paralelos; unicêntrico, terapia adjuvante	Periodontite mod a adv. ≥ 20 dentes. ≥ 10 com PS ≥ 5 mm com SS. Sem instrumentação subgeng dentro de 12 meses a partir da aferição do valor de referência	(1) Ultrassônico + gel DOX N = 19 (2) Ultrassônico N = 14	Debridamento ultrassônico de boca total 3 meses antes do *baseline*. Exame de referência. Reinstrumentação com ultrassom (sem tempo limite). Analgesia local se necessário. Controle de placa supragene em 1 e 3 meses	9 meses	(95% CI) (1) 1,0 (0,9–1,3) (2) 1,1 (0,8–1,4)	0,1 *P* = ns	10%	9 meses (1) 36 (29–43) (2) 36 (28–44) *P* = ns	(95% CI) (1) 0,8 (0,5–1,0) (2) 0,9 (0,5–1,3)	0,1 *P* = ns	12,5%

Continua

Tabela 53.4 Ensaios Clínicos de Antimicrobianos de Ação Local e Liberação Controlada ($N \leq 19$ por Grupo de Tratamento) — Continuação.

Fármaco	Modelo do Estudo	Critérios de Inclusão	Grupos de Tratamento	Tratamento	Duração do Estudo	RESULTADOS DE PS (MÉDIA)			RESULTADOS DE NI (MÉDIA)		
						Redução Absoluta a Partir do *Baseline* (mm)	Redução Absoluta entre os Grupos (mm)	Alteração do Percentual entre os Grupos	Redução de PS ≥ 2,0 mm a Partir do *Baseline* (%)	Ganho Absoluto a Partir do *Baseline* (mm)	Diferença de Ganho Absoluto entre os Grupos (mm)	Alteração do Percentual entre os Grupos
TET[195]	Unicêntrico, boca dividida	≥ 20 dentes. Em cada quad, 2-3 locais interprox com PS ≥ 6 mm e SS	(1) não tratado (2) somente TET (3) somente RAR (4) RAR + TET $N = 10$	Antes da triagem: OHI, remoção de calc suprageng, polimento. Tx 1 na aferição do valor de referência: RAR subgeng. Tx 2 em 10 dias: RAR novamente para os grupos 3 e 4. TET novamente para 2 e 4. Enxaguante de CHX 0,2%. O 2 semanas, OHI e limpeza suprageng	62 dias	(1) −0,02 ± 0,39 (2) 1,98 ± 0,86 (3) 1,78 ± 0,75 (4) 2,15 ± 1,31	1 vs 2: 1,96 1 vs 3: 1,76 1 vs 4: 2,13 2 vs 3: 0,20 2 vs 4: 0,17 3 vs 4: 0,27 Valores P 1 vs 2: 0,00002 1 vs 3: 0,0001 1 vs 4 0,00001 2 vs 3: 0,62 2 vs 4: 1,0 3 vs 4: 0,37	1 vs 2: 9.800% 1 vs 3: 8.800% 1 vs 4: 10.650% 2 vs 3: 11,2% 2 vs 4: 8,6% 3 vs 4: 15,9%	NR	NR	NA	NA
CHX[74]	Boca dividida, unicêntrico; simples-cego	1 dente por grupo de tratamento, PS 6–7 mm	(1) RAR + *chip* CHX; (2) RAR sozinha; $N = 13$	RAR com anestesia por ≥ 10 min por dente	1 mês	NR[a]	NA	NA	NR	NR	NA	NA
CHX[40]	Boca dividida; unicêntrico; simples-cego	≥ 4 dentes com PS 4–5 mm e SS. Sem envolvimento da furca, terceiros molares ou incisivos	(1) RAR + fibra TET (2) RAR sozinha $N = 19$	RAR com anestesia. Tempo NR. Fibra colocada, e depois adesivo de cianoacrilato. Enxaguante de CHX por 10 dias. Raspagem de manutenção em 3, 6 e 9 meses.	12 meses	(1) 6 meses, 2,24; 12 meses, 2,06 (2) 6 meses, 1,48; 12 meses, 1,21	6 meses, 0,76 ($P = 0,0006$); 12 meses, 0,85 ($P = 0,0004$)	6 meses, 51,4%; 12 meses, 70,2%	NR	(1) 6 meses, 2,05; 12 meses, 1,76 (2) 6 meses, 1,16; 12 meses, 0,53	6 meses, 0,89 ($P = 0,0035$); 12 meses, 1,23 ($P = 0,00025$)	6 meses, 76,7%; 12 meses, 232,1%

Continua

CHX, MET[176]	Grupos paralelos; unicêntrico; simples-cego	≥ 2 dentes com PS ≥ 5 mm e SS	(1) Chip CHX, N = 15; (2) gel DOX, N = 16 (3) MET gel, N = 16	RAR 2–4 meses antes do baseline Fármaco colocado no baseline	4 meses	(1) 0,27 ± 0,10; P = 0,21 a partir do baseline (2) 0,33 ± 0,08, P = 0,001 a partir do baseline (3) 0,25 ± 0,10 P = 0,018 a partir do baseline	1 vs 2: 0,06 1 vs 3: 0,02 2 vs 3: 0,08	(1) 6% (2) 5% (3) 10%	(1) 0,16 ± 0,12 (2) 0,33 ± 0,08 (3) 0,03 ± 0,10	1 vs 2: 0,17 1 vs 3: 0,13 2 vs 3: 0,30	1 vs 2: 22,2% 1 vs 3: 7,4% 2 vs 3: 24,2%	1 vs 2: 106% 1 vs 3: 433% 2 vs 3: 1.000%
CHX[6]	Randomizado, simples-cego, desenho de grupos paralelos. Número de centros não relatado	≥ 4 bolsas, PS ≥ 5 mm, SS	(1) RAR sozinha N = 9 (2) RAR + chip CHX, N = 10	RAR no baseline com anestesia local. Em 3 e 6 meses, Todos os locais com PS ≥ 5 mm receberam retratamento subgengival. Grupo teste recebeu um novo chip CHX. Profilaxia supragengival de boca toda mensalmente em ambos os grupos até o término do estudo	9 meses	(1) 2,8 (2) 3,0	0,2, P = ns	7,1%	(1) 1,0 ± 0,4 (2) 0,6 ± 0,7	0,4 P = 0,07, ns	57,1%
MIN[37]	Duplo-cego, randomizado, unicêntrico, terapia adjuvante	Periodontite crônica não tratada, não tabagista, 2 locais (não molar) de cada pt com PS ≥ 6 mm (sem envolvimento da furca)	(1) RAR + MIN, N = 13 (2) RAR + veh, N = 13	Anestesia local, e então RAR de boca toda (supragengival e subgengival) + MIN ou veh no baseline e novamente em 90, 180, e ≥70 dias	24 meses	(1) 12 meses: 3,58; 24 meses: 2,27 (2) 12 meses: 2,53; 24 meses: 1,8	12 meses: 1,05, P = ns; 24 meses: 0,47, P = ns	12 meses: 41,5% 24 meses: 26,1%	NR	NA	NA
TET[66]	Não randomizado, unicêntrico, terapia adjuvante e monoterapia	Manutenção periodontal com ≥ 1 local com PS ≥ 4,0 mm e SS	(1) somente TET, N = 16 (2) RAR + TET, N = 6	RAR com anestesia local, 5 min/dente. Fibra de TET colocado	6 meses	(1) 1,5 ± 0,38 (2) 1,3 ± 0,51	0,2 ± 0,64 P = ns	15%	NR	NA	NA

Continua

Tabela 53.4 Ensaios Clínicos de Antimicrobianos de Ação Local e Liberação Controlada ($N \leq 19$ por Grupo de Tratamento) — Continuação.

Fármaco	Modelo do Estudo	Critérios de Inclusão	Grupos de Tratamento	Tratamento	Duração do Estudo	RESULTADOS DE PS (MÉDIA)			RESULTADOS DE NI (MÉDIA)		
						Redução Absoluta a Partir do Baseline (mm)	Redução Absoluta entre os Grupos (mm)	Alteração do Percentual entre os Grupos	Redução de PS ≥ 2,0 mm a Partir do Baseline (%)	Ganho Absoluto a Partir do Baseline (mm)	Diferença de Ganho Absoluto entre os Grupos (mm)	Alteração do Percentual entre os Grupos
TET[31]	Unicêntrico, simples-cego, randomizado, terapia adjuvante, boca dividida	Doença perio de mod a adv; ≥ 2 locais em cada quad com PS 5 mm + SS	(1) RAR sozinha (2) RAR + TET N = 17	RAR, então TET para grupo 2 dentes-alvo	7 semanas	(1) 1,04 ± 0,148 (2) 1,45 ± 0,14	0,41 P = 0,047	39%	NR	(1) 0,75 ± 0,158 (2) 0,95 ± 0,132	0,2	P = ns
MIN[210]	Unicêntrico, simples-cego, randomizado, adjuvante, boca dividida	Periodontite crônica de mod a sev; 2 pares de dentes adjacentes sem locais opostos da boca com locais interproximais adjacentes de PS 6–9 mm, superfícies lisas somente com ≥ 3 mm de perda de inserção; sem antibióticos por 3 meses ou tx perio por 6 meses	(1) RAR sozinha (adjacente a local MIN) (2) RAR sozinha (local oposto a local MIN) (3) RAR + MIN N = 15	RAR de boca toda com instrumentos sônicos/ultrassônicos com instrumentos manuais ou anestesia local quando necessário, então administração de MIN	6 meses	(1) 5,2 ± 1,7 (2) 5,2 ± 1,2 (3) 4,3 ± 1,4 Todos diferentes do baseline, P < 0,01	1 vs 2: 0,0 1 vs 3: 0,9 2 vs 3: 0,9 Todos P = ns	1 vs 2: 0% 1 vs 3: 21% 2 vs 3: 21%	(1) 40% (2) 53% (3) 73%	(1) 1,3 ± 1,3 (2) 1,4 ± 1,4 (3) 2,1 ± 1,5	1 vs 2: 0,1 1 vs 3: 0,8 2 vs 3: 0,7	(1) vs (2) 7,7% (1) vs (3) 61,5% (2) vs (3) 50%
DOX[4]	Centro único, grupo paralelo	Periodontite crônica; ≥ 5 bolsas não adjacentes com PS ≥ 5 mm	(1) RAR sozinha, N = 6 (30 locais); (2) RAR + DOX, N = 6 (30 locais); Todos os locais tinham 6-7 mm	RAR completa, depois ± DOX	6 meses	(1) 0,8 (2) 1,9	1,1	138%; P < 0,04	NR	(1) 0,36 ± 0,4 (2) 1,00 ± 0,7	0,64	178%; P < 0,5

[a]Sem relato de diferenças microbiológicas entre dois grupos em 1 mês.

CHX, chip de clorexidina; DOX, gel de hiclato de doxiciclina; MET, metronidazol; MIN, microesferas de minociclina; mod, moderado; NI, nível de inserção; NR, não relatado; NS, não significativo; perio, periodontal; PS, profundidade de sondagem; pt, paciente; quad, quadrante; RAR, raspagem e alisamento radicular; sev, severa; subgeng, subgengival; suprageng, supragengival; SS, sangramento à sondagem; TET, tetraciclina; tx, tratamento; veh, veículo; vs, versus.

> **IMPORTANTE**
>
> Os ensaios clínicos de fase III são o padrão-ouro para a tomada de decisão com base em evidências. As práticas com base em evidências levam a um maior benefício clínico para o maior número de pacientes. Os antimicrobianos de ação local e liberação controlada foram estudados em vários ensaios clínicos de fase III adequados e bem controlados.

Embora um tanto arbitrários, os ensaios foram organizados em três tabelas com base no número de pacientes em cada grupo de tratamento, $n \geq 60$ (Tabela 53.2), $n = 20$ a 59 (Tabela 53.3), ou $n \leq 19$ (Tabela 53.4). Esta separação foi uma tentativa de agrupar os estudos com base no tamanho e, portanto, aproximá-los pela robustez a fim de facilitar as considerações. Uma revisão desses estudos mostra uma ampla variação de padrões. Muitos carecem nas características do desenho do ensaio, que diminuem a robustez dos dados, incluindo amostras relativamente pequenas, falta de desenhos cegos e de boca dividida.

Os resultados dos testes com grupo de $n \geq 60$ e em grande parte desenhados de forma semelhante à fase III são apresentados na Tabela 53.2. Como observado anteriormente, as decisões reguladoras, em geral, são baseadas nos resultados clínicos desses tipos de testes, e estes, em geral, são os resultados nos quais as decisões de tratamento devem ser baseadas. Como pode ser observado na Tabela 53.2, os resultados de estudos publicados com finalização do período de tratamento e com o agente antimicrobiano administrado de acordo com os ensaios para registro e informação de prescrição completa, consistentemente, mostram que os resultados obtidos com RAR, que inclui a utilização de um adjuvante antimicrobiano de liberação local e controlada, são significativamente melhores quando comparados à terapia mecânica isolada.

A média de diferenças de redução de profundidade de sondagem a partir da medição do valor de referência utilizada nos testes de comparação do uso de um antimicrobiano de ação local e liberação controlada com o uso da RAR isolada é de cerca de 0,20 mm até de 0,70 mm. Os benefícios clínicos que potencialmente poderiam ser realizados como resultado dessas mudanças serão discutidos mais adiante neste capítulo. É importante ressaltar que as alterações foram significativas; os testes atingiram os seus objetivos primários. Os testes projetados para avaliar a monoterapia têm mostrado um resultado de liberação local pelo menos equivalente à RAR.

Os resultados dos testes menores são apresentados nas Tabelas 53.3 e 53.4. Por conseguinte, os resultados destes ensaios estão misturados. Alguns mostraram maiores benefícios com o uso da terapia adjuvante em comparação com o uso de somente RAR, enquanto outros não demonstraram nenhuma melhora. É evidente que muitos destes ensaios carecem de características no modelo do estudo, o que os torna menos robustos do que aqueles apresentados na Tabela 53.2 e, por isso, não podem fornecer conclusões que sustentem as decisões de tratamento. Estes ensaios, em sua maior parte, devem ser considerados como geradores de hipóteses. Por outro lado, muitos dos experimentos relatados na Tabela 53.2 podem ser considerados como testes de hipóteses e atingiram resultados conclusivos que apoiaram aprovações reguladoras e podem sustentar a tomada de decisão de tratamento; os resultados desses ensaios foram que os resultados clínicos após RAR e o uso adjuvante de um antimicrobiano de ação local e liberação controlada foram significativamente melhores em relação aos resultados da utilização somente da RAR.[71]

Significado Estatístico *versus* Clínico

Pelo menos seis ensaios multicêntricos, randomizados, fase III[82,125,136,185,207] mostraram que a RAR acrescida do tratamento adjuvante resultou em uma redução significativamente maior da profundidade de sondagem em comparação com a RAR sozinha. Acredita-se que a profundidade de sondagem seja um ponto clinicamente significativo para ensaios sobre a periodontite,[140,146] uma medida de resultados adequada de inflamação,[92,140] além de uma forma preditiva de progressão da doença,[166] embora a progressão da periodontite possa ser significativamente mais bem mensurada pela perda de inserção ou de osso alveolar.[10,42,132,162,170] A melhora na redução da profundidade de sondagem por meio de RAR, acompanhada pela terapia adjuvante em relação à RAR sozinha, é estatisticamente expressiva; a questão mais relevante pode ser se a diferença é clinicamente significativa – e se significativa para beneficiar o paciente.

As diferenças médias nos ensaios clínicos entre a redução da profundidade de sondagem do valor base de referência entre os grupos tratados (RAR mais agente adjuvante) e os grupos controle (isto é, RAR mais placebo ou somente RAR) foram descritas como cerca de 0,2 a 0,7 mm.[82,125,136,185,207] As alterações numericamente parecem pequenas e de pouco significado clínico, mas elas precisam ser observadas sob várias perspectivas. Por exemplo, acredita-se que, em geral, apenas uma pequena porcentagem de locais de periodontite esteja ativa há qualquer momento (isto é, evidencia-se a ruptura ativa do tecido) e que a maioria dos locais é relativamente estável e inativa.[61,70,132,182] Como a maioria dos locais pode estar estável na maior parte do tempo, a menos que um ensaio clínico seja enriquecido com locais ativos, parece provável que não haja muita diferença entre o grupo de tratamento e os grupos controle na maioria dos pacientes. Muitos dos conjuntos de dados utilizados para definir a diferença média podem ser pequenos ou próximos de zero (isto é, nenhuma diferença em relação ao controle). Para aumentar a magnitude das alterações médias em um ensaio clínico, o ensaio precisaria ser enriquecido para os locais ativos, e ao nosso conhecimento nenhum ensaio foi relado.

Os ensaios clínicos para registro na FDA normalmente são realizados por meio de uma análise de intenção de tratar. Os dados de todos os pacientes inseridos são incluídos na análise, independentemente do fato de terem completado o estudo; assim, as pequenas alterações médias antecipadas podem estar ainda mais diluídas pelos dados registrados antes do término planejado. Os pequenos resultados médios esperados destacam a importância das análises estatísticas. Os antimicrobianos de liberação local e controlada têm mostrado consistentemente esse benefício estatístico em vários estudos clínicos tipo fase III bem planejados. Por exemplo, a redução de profundidade de sondagem média melhorou em todos os locais testados introduzidos, incluindo aqueles pacientes com tratamento incompleto, em um número de ensaios de cerca de 22% a 68% comparados ao controle (Tabela 53.2), constituindo uma magnitude de mudança que parece clinicamente significativa.

Uma alteração significativa média de percentualidade *versus* controle indica que a curva de resposta está expressivamente deslocada em direção ao aumento do benefício na população sob estudo. A eficácia de adjuntos locais foi posteriormente apoiada no Workshop em Ciência Contemporânea na Periodontia Clínica – 2003 (Workshop on Contemporary Science in Clinical Periodontics), que também concluiu que o resultado clínico obtido após RAR, que inclui o uso adjuvante de um antimicrobiano de ação local e liberação controlada, é significativamente melhor em comparação à RAR isolada.[71]

A média de redução da profundidade de sondagem de 2 mm ou mais, a partir da linha de referência base, é comumente considerada como evidência clínica significativa.[82,156,207] O uso de agentes antimicrobianos de ação local e liberação controlada resultou em uma porcentagem significativamente maior de pacientes ou de locais com redução de profundidade de sondagem de 2 mm ou mais quando comparados a RAR isolado nesses mesmos testes adequados e bem controlados (Tabela 53.2). Este nível de redução pode traduzir-se em última análise como um resultado clínico de menor número de perda dentária, mas esta hipótese ainda precisa ser testada em estudos clínicos que tenham a perda dentária como objetivo principal de pesquisa, em vez de parâmetros de substituição.[78]

Os dados disponíveis demonstram que a terapia adjuvante não é apenas estatisticamente significativa, mas também clinicamente expressiva. O significado clínico do benefício adjuvante também foi reconhecido em um simpósio, patrocinado pelo Grupo de Pesquisa Periodontal (Periodontal Research Group) no Encontro Anual da Associação Americana para Pesquisa Dentária (Annual Meeting of the American Association for Dental Research [AADR]), em 1998, quando consideraram os agentes quimioterápicos de liberação local no tratamento periodontal.[95] Uma análise posterior confirmou que as evidências disponíveis do ensaio apoiaram o uso adjuvante dos antimicrobianos de ação local e liberação controlada, porém comentou que os dados devem ser interpretados com cautela.[120]

> **! CORRELAÇÃO CLÍNICA**
>
> Significativamente mais pacientes mostraram redução de 2 mm ou mais após RAR com terapia adjuvante em relação somente à RAR.[82,87]

Considerando os resultados sob outra perspectiva, a cirurgia é um tratamento comum em pacientes com periodontite crônica, mas as diferenças médias na redução de profundidade de sondagem entre os locais tratados cirurgicamente e os locais tratados somente com RAR também têm mostrado diferenças de vários décimos de milímetros.[75,133] A diferença média de redução de profundidade de sondagem como um resultado da RAR acrescida de terapia adjuvante em relação somente à RAR é semelhante à diferença média da redução de profundidade de sondagem como resultado de procedimentos cirúrgicos em relação à RAR. O significado clínico da terapia adjuvante é comparável ao da cirurgia periodontal. O Workshop Mundial em Periodontia (World Workshop in Periodontics), de 1996, concluiu que "os resultados [tanto após o tratamento cirúrgico quanto não cirúrgico] após vários anos são geralmente semelhantes".[209] Assim como foi apontado no simpósio da AADR, de 2001, que discutiu o significado clínico dos antimicrobianos de liberação local, "o resultado é mais forte na liberação local do que na cirurgia".[98] A discussão sobre o uso potencial dos antimicrobianos de ação local e liberação controlada no contexto cirúrgico é apresentada posteriormente.

Um exemplo da literatura médica ilustra ainda mais o valor das alterações percentuais de exame, em vez de apenas se concentrar em alterações absolutas. A osteoporose é uma grande preocupação de saúde pública, e a morbidade e a mortalidade que resultam das fraturas osteoporóticas são substanciais. Os bisfosfonatos têm sido, de longa data, um pilar do tratamento farmacológico para a osteoporose. Boonen et al.[27] relataram que a taxa de novas fraturas vertebrais morfométricas foi de 1,6% com o tratamento realizado com ácido zoledrônico *versus* 4,9% com placebo, durante 24 meses. Embora o percentual absoluto de fraturas tenha sido baixo, a variação percentual representa redução de 67% do risco em função da terapia (risco relativo, 0,33; 95% de intervalo de confiança 0,16-0,70, $P = 0,002$).

Os dados atualmente disponíveis demonstram que a terapia adjuvante não é apenas estatisticamente significativa, mas clinicamente também. Quando usada de modo rotineiro, os profissionais podem esperar um resultado clínico médio reforçado. Ensaios clínicos adicionais são necessários para ampliar o conhecimento sobre outras possíveis indicações dos antimicrobianos de liberação local e controlada.

> **CORRELAÇÃO CLÍNICA**
>
> Os dados atuais apoiam que a terapia adjuvante é clinicamente significativa, bem como estatisticamente significativa.[71]

Fases de Desenvolvimento dos Fármacos

O fármaco investigacional típico que é estudado em muitos ensaios clínicos antes da aplicação (isto é, desenvolvimento de um novo fármaco [NDA; *new drug application*]) pode ser enviado à FDA para liberação da comercialização nos Estados Unidos. Os ensaios clínicos antes do registro são muitas vezes realizados em três fases. Os ensaios de fase I costumam inscrever pequenos números de voluntários saudáveis para determinar a segurança e a dosagem preliminares. Os ensaios de fase II inscrevem números maiores de pacientes para caracterizar a segurança preliminar nos indivíduos e determinar a dosagem que é avaliada em ensaios posteriores. Os grandes ensaios de fase III geralmente são chamados de ensaios pivotais ou de registro e normalmente são estudos multicêntricos, cegos e randomizados que inscrevem números suficientemente grandes de pacientes para fornecer evidências conclusivas sobre a segurança e a eficácia que apoiam o envio de um NDA para a FDA para registro para uso comercial.

Após o registro na FDA, os ensaios de fase IV podem ser realizados para providenciar informações adicionais sobre os fármacos, incluindo segurança e eficácia a longo prazo em um número mais amplo de pacientes ou em âmbitos de práticas alternativas. Os objetivos das fases da pesquisa clínica como descrito pelos National Institutes of Health (NIH)[202] são mostrados na Tabela 53.5. As fases comuns do desenvolvimento de fármacos parecem menos distintas quando os ensaios são considerados em estágios exploratórios ou confirmatórios.[201] Os ensaios especializados de farmacologia clínica podem ser realizados em qualquer fase para fornecer informações específicas como farmacocinética ou para abordar as condições de tratamento, como em populações específicas de pacientes (p. ex., pacientes geriátricos ou pediátricos, pacientes com comprometimento hepático ou renal) ou o efeito do fármaco na eletrofisiologia cardíaca (p. ex., prolongação do QT). O processo de desenvolvimento de fármacos foi analisado por Tonkens[199] e por Mathieu e Milne.[113] A FDA oferece uma visão geral do processo de análise do fármaco para garantir que tais fármacos sejam seguros e eficazes (https://www.fda.gov/Drugs/ResourcesForYou/Consumers/ucm143534.htm).

Tabela 53.5 Fases da Pesquisa Clínica.

Fase	Descrição
I	Os pesquisadores testam um novo fármaco ou tratamento em um pequeno grupo de pessoas pela primeira vez para avaliar sua segurança, determinar o intervalo de dosagem seguro e identificar os efeitos colaterais.
II	O fármaco ou tratamento é administrado a um grupo maior de pessoas para ver se é eficaz e para avaliar mais uma vez sua segurança.
III	O fármaco ou tratamento é administrado a grupos maiores de pessoas para confirmar sua eficácia, monitorar os efeitos colaterais, compará-lo aos tratamentos utilizados comumente e coletar informações que permitirão que o fármaco ou tratamento seja usado com segurança.
IV	Os estudos são realizados após o fármaco ou tratamento ter sido comercializado para reunir informações sobre o seu efeito em diversas populações e os efeitos colaterais associados ao uso a longo prazo.

De U.S. National Library of Medicine, National Institutes of Health: FAQ Clinicaltrials.gov-clinical trial phases. https://www.nih.gov/health-information/nih-clinical-reasearch-trials-you/basics.

IMPORTANTE

Liberação Regulatória para os Antimicrobianos de Liberação Controlada

- Os fármacos investigacionais são normalmente estudados em muitos ensaios clínicos antes de serem liberados para comercialização. Os dados de ensaios clínicos adequados e bem controlados (p. ex., fase III) são necessários para a tomada de decisão regulatória.
- Os fármacos devem mostrar que são seguros e eficazes antes de serem comercializados.
- Os rótulos da FDA fornecem informações completas para o uso adequado dos antimicrobianos de ação local e liberação controlada.

Considerações sobre o Modelo do Ensaio

As decisões regulatórias dependem dos dados produzidos por ensaios clínicos adequados de fase III e bem controlados fornecendo evidências de que o fármaco é seguro e eficaz quando usado como pretendido. Esses ensaios geralmente são grandes e realizados em muitos centros investigacionais para inscrever um número suficiente de pacientes para fornecer a potência estatística adequada e para concluir o ensaio dentro de um período razoável. Os ensaios multicêntricos são incrivelmente dispendiosos e difíceis de serem realizados. Os ensaios clínicos devem ser projetados da maneira correta para testar as hipóteses. Algumas características importantes do modelo dos ensaios que são considerados adequados e bem controlados são listadas na Tabela 53.6 e discutidas nas seções a seguir.

Controle da Taxa de Erro Tipo I

Um erro tipo I ocorre quando um investigador rejeita a hipótese nula quando ela é verdadeira (isto é, rejeitar a hipótese nula de que não há efeito do tratamento ou do fármaco em questão e concluir que há um efeito). A probabilidade de um erro tipo I é o nível de significância do teste estatístico da hipótese e é denotado por *alfa*. Esse erro contrasta com um erro tipo II, quando a hipótese alternativa (isto é, falha em rejeitar a hipótese nula) é rejeitada apesar de a hipótese alternativa ser mesmo verdadeira. Um ensaio clínico deve ser projetado da maneira correta para que o nível *alfa* seja definido como $P \leq 0,05$, o valor que é mais utilizado como o corte para a significância estatística.

Declaração dos Objetivos Propostos e Reais

Os objetivos primários e secundários do ensaio devem ser claramente definidos no protocolo no início do estudo. Os objetivos declarados devem abordar de maneira adequada as hipóteses do estudo. Os objetivos exploratórios também podem ser incluídos no protocolo do ensaio, porém são normalmente considerados como objetivos geradores de hipóteses, e não como objetivos testadores de hipóteses. Análises não predefinidas e geradas durante o andamento do estudo ou avaliadas ao final do estudo normalmente são denotadas como análises *post hoc* e não costumam ser apropriadas para avaliação ou decisão regulatória.

Análise no Protocolo, Plano Estatístico e Relatórios

Os métodos estatísticos planejados para a análise dos dados do ensaio devem ser pré-especificados no protocolo e, talvez, expandidos em um plano de análise estatística, preferencialmente antes do início do estudo, mas, pelo menos, antes de guardar os dados do estudo. Desse modo, todos os métodos são predefinidos e não são sujeitos ao viés como um resultado dos resultados do ensaio. Manuscritos ou relatórios advindos do ensaio devem descrever adequadamente os métodos analíticos de modo que os leitores possam considerar e interpretar da maneira correta os resultados do ensaio.

Seleção e Atribuição do Paciente

O protocolo deve incluir métodos para inscrever os pacientes da maneira apropriada para garantir que a população do estudo represente a população mais ampla e que os resultados do estudo possam ser generalizados para uma população mais ampla de pacientes similares. Ensaios multicêntricos (em comparação a um único centro ou a alguns centros) aumentam a heterogeneidade da população do estudo e tornam os resultados do estudo mais generalizáveis. Deve haver procedimentos adequados para garantir que os pacientes sejam incluídos aleatoriamente e não selecionados especificamente, o que pode distorcer os resultados do estudo.

Os pacientes devem ser atribuídos aleatoriamente a grupos de tratamento para minimizar as chances de diferenças sistemáticas entre os grupos. Os grupos de tratamento devem ser os mais comparáveis possíveis para que quaisquer diferenças nos resultados do estudo entre os grupos possam ser confidencialmente atribuídas ao tratamento do estudo. As atribuições do tratamento devem ser sequenciais e geradas por esquemas de randomização apropriados (normalmente gerados por computador) para eliminar o potencial para viés na seleção do tratamento por investigadores ou patrocinadores. Para determinadas características de interesse (p. ex., tabagismo para ensaios periodontais), as atribuições do tratamento podem ser estratificadas para garantir uma distribuição igual das características dentre todos os grupos de tratamento.

Os estudos odontológicos geralmente usam dentes randomizados para diferentes atribuições de tratamento no mesmo paciente (isto é, modelos de boca dividida), com pacientes como seus próprios controles. Esse tipo de atribuição deve ser desencorajado porque as unidades da análise estatística não são mais independentes. Com esse modelo intrapaciente, há preocupações consideráveis de que o tratamento para um ou mais dentes (isto é, bolsas periodontais) em um grupo de tratamento pode afetar os outros locais de tratamento no mesmo paciente ou de que todos os grupos de tratamento podem ser afetados por fatores hospedeiros de maneira igual ou diferenciada. O modelo de grupo paralelo é preferível porque a unidade estatística é o paciente, garantindo que os locais em um grupo de tratamento sejam completamente independentes e não fiquem sujeitos a serem confundidos por outros grupos de tratamento.

Como Minimizar o Viés para Pacientes, Investigadores e Analistas de Dados

Os ensaios pivotais são tipicamente duplo-cego ou triplo-cego para prevenir que pacientes, investigadores e analistas estatísticos fiquem cientes das atribuições do tratamento. Desse modo, nenhum paciente, investigador, membro da equipe do estudo ou aquele que analisa os dados pode influenciar consciente e inadvertidamente o resultado do estudo.

Tabela 53.6 Características dos Modelos do Ensaio Clínico Adequado e Bem Controlado (Fase III).

1. Controle da frequência do erro tipo I
2. Esclarecer declaração dos objetivos propostos e reais
3. Métodos de análise no protocolo, plano de análise estatística e relatórios
4. Métodos de garantia adequada das seleções de pacientes
5. Designações dos pacientes que minimizem o viés e a comparabilidade entre grupos
6. Métodos para minimizar o viés para todos os pacientes: pacientes, investigadores e analistas de dados
7. Desfechos bem definidos que abordam a hipótese primária
8. Análise de resultados que permita a interpretação dos efeitos do fármaco de estudo

Modificada de U.S. Food and Drug Administration: Electronic Code of Federal Regulations. §314.126 https://www.ecfr.gov/cgi-bin/text-idx?SID=6d23d836424edd2eeb76d932e75aca7b&mc=true&node=se21.5.314_1126&rgn=div8.

Desfechos Bem Definidos que Abordam a Hipótese Primária

O protocolo do estudo deve descrever claramente todos os desfechos que serão abordados e os métodos de avaliação. Ensaios pivotais podem incluir inúmeros locais de estudo, e há um risco considerável de diferenças sistemáticas dentre investigadores diferentes. Os protocolos devem padronizar os métodos do estudo o máximo possível dentre os locais do estudo para que todos os tratamentos e procedimentos sejam realizados e todos os desfechos sejam avaliados da mesma maneira em todos os centros de estudo. Os desfechos escolhidos devem ser relevantes aos objetivos do estudo.

Os modelos atuais dos ensaios clínicos para avaliar os resultados periodontais normalmente são limitados à avaliação de desfechos substitutos (p. ex., profundidade da sondagem, nível de inserção) e não de desfechos diretos e mais clinicamente relevantes, como sobrevida do dente. Um desfecho da sobrevida do dente, embora discutivelmente melhor, não é prático para um ensaio clínico realizado em um período razoável ou com um número de pacientes razoáveis. As variáveis substitutas são consideradas desfechos aceitáveis em ensaios clínicos periodontais e relevantes para a retenção do dente,[63,79] embora resultados substitutos tenham fraquezas inerentes.[78] A discordância entre os desfechos periodontais substitutos[116] destaca ainda mais a necessidade de dados a longo prazo de ensaios clínicos com a sobrevida do dente como o principal objetivo.

Análise dos Efeitos do Fármaco do Estudo

A análise estatística dos resultados permite a diferenciação dos efeitos do fármaco do estudo, dos grupos de tratamento ou dos vieses dos participantes em qualquer aspecto do ensaio. O objetivo de um ensaio clínico é responder a uma determinada questão da pesquisa. O pior resultado possível é a conclusão do ensaio ser feita sem a capacidade de interpretar o resultado do ensaio com confiança, um não resultado que necessitaria de uma repetição do ensaio. Os diversos elementos do modelo do estudo contribuem com o grau de confiança com o qual os investigadores podem considerar o resultado do ensaio e a interpretação dos resultados.

Os ensaios pivotais para o *chip* de clorexidina[82] e as microesferas de minociclina[207] são exemplos de modelos de fase III para o estudo dos antimicrobianos adjuvantes de ação local e liberação controlada para o tratamento da periodontite. As populações representantes dos pacientes com periodontite crônica foram inscritas em ensaios clínicos multicêntricos duplo-cego e foram atribuídas aleatoriamente aos grupos de tratamento. Os sítios-alvo da bolsa receberam RAR no início do estudo com ou sem um fármaco adjuvante, de acordo com o protocolo de randomização. Aos 3 e 6 meses, os locais randomizados para o fármaco receberam outro fármaco apenas se a profundidade da sondagem tivesse permanecido com 5 mm ou mais. Os resultados finais mostraram redução da profundidade da sondagem do início do estudo em 9 meses como esperado em todos os grupos, porém o grupo de tratamento (isto é, RAR mais terapia adjuvante) mostrou redução significativamente maior do início do estudo em comparação ao grupo controle (isto é, RAR sozinha ou RAR mais placebo).

Se a terapia adjuvante não tivesse efeito, a tendência seria que a profundidade da sondagem nesses locais seguisse o início do estudo como no caso dos locais de RAR sozinha (ou RAR mais placebo). A observação de que a profundidade da sondagem permaneceu reduzida demonstrou que o fármaco foi eficaz. Para os ensaios do *chip* de clorexidina,[82] as medições no início do estudo foram obtidas após raspagem supragengival. Como uma raspagem supragengival pode resultar em uma redução média da profundidade da sondagem de aproximadamente 0,3 a 0,4 mm,[46] a interpretação das mudanças absolutas na profundidade da sondagem como resultado do tratamento deve considerar essa possível mudança antes do início do estudo.

Foi suposto que os resultados desses testes poderiam ter sido diferentes caso os grupos controles também tivessem recebido o tratamento repetido (isto é, RAR repetida).[8] No entanto, se o grupo controle tivesse recebido RAR repetida, o grupo tratado com terapia adjuvante também teria que ter recebido instrumentação repetida para manter o equilíbrio do modelo. Não pode ser assumido que os resultados possam ter sido diferentes apenas para o grupo controle. Os antimicrobianos de ação local e distribuição controlada também podem ser eficazes no âmbito do cálculo[85] ou com quantidades reduzidas de instrumentação.[206] A instrumentação adicional teria dificultado a interpretação dos dados, e os diversos tratamentos feitos inúmeras vezes dificultam a separação dos efeitos do tratamento de maneira significativa. Em outro apoio da falta de impacto da instrumentação adicional no resultado, uma diferença similarmente significativa foi relatada quando ambos os braços de tratamento receberam RAR no início do estudo e uma profilaxia supragengival aos 3 meses.[136]

Ao considerar os antimicrobianos de ação local e liberação controlada como uma terapia adjuvante ou monoterapia, o consenso geral da comunidade profissional parece ser de que o melhor uso para esses produtos esteja no âmbito adjuvante. Dados consideráveis, no entanto, apoiam a eficácia no âmbito da monoterapia,[52] e Garrett et al.[51] sugeriram que a monoterapia era igualmente tão eficaz quanto a instrumentação mecânica para a manutenção periodontal de suporte. Contudo, os investigadores alertaram que outros estudos são necessários para validar esse regime de tratamento, e enfatizaram a importância da conformidade, incluindo consultas para manutenção profissional de suporte.

Avaliando a Segurança e a Eficácia

Para aprovar um fármaco para comercialização nos Estados Unidos, a FDA exige evidências conclusivas de que ele é seguro e eficaz para seu uso pretendido. Os dados de pelo menos dois ensaios pivotais de fase III normalmente são necessários para as decisões regulatórias, embora em algumas circunstâncias (p. ex., doença potencialmente fatal, como o câncer) apenas um ensaio pode ser necessário, como quando seria antiético reter um tratamento eficaz de seus pacientes e realizar um segundo ensaio. A preocupação é que os resultados de um ensaio podem representar uma ocorrência casual e devem ser confirmados por um segundo ensaio. Ensaios anteriores (isto é, fases I e II) não podem fornecer dados sobre os quais basear decisões regulatórias ou clínicas. A FDA afirma que cada um dos ensaios pivotais deve ser "adequado e bem controlado" e descrever características comuns de modelos que são considerados estudos adequados e bem controlados (Tabela 53.6).[201] Os comentários sobre o modelo do ensaio, sobretudo os ensaios de fase III, e sobre essas características foram fornecidos anteriormente neste capítulo.

CORRELAÇÃO CLÍNICA

Os fármacos devem se mostrar seguros e eficazes antes que possam ser comercializados.

Consentimento Informado e Considerações Legais

As preocupações sobre o litígio de negligência médica e os aspectos legais da odontologia são realidades da prática odontológica. Em geral, no centro dos problemas de negligência médica, encontra-se o conceito de consentimento informado, e a terapia adjuvante pode ter um lugar nessa estrutura legal.

O consentimento informado é o padrão para a prática odontológica. Os cirurgiões-dentistas devem tratar todos os pacientes sob os princípios do consentimento informado, e todos os pacientes devem fornecer seu consentimento para o tratamento. Para a pesquisa clínica, a FDA [adaptado de 21CFR 50.25(a)[200]] descreve oito elementos de

Tabela 53.7 Elementos do Consentimento Informado.

1. Descrição do tratamento planejado
2. Descrição de riscos ou desconfortos relativamente previsíveis
3. Descrição de quaisquer benefícios relativamente esperados
4. Divulgação de tratamento alternativo adequado
5. Descrição dos procedimentos para manter a confidencialidade
6. Divulgação de custos ou pagamentos associados
7. Resposta a todas as perguntas do paciente
8. Divulgação de que todo tratamento ou participação no estudo é voluntário

Modificada de U.S. Food and Drug Administration: 21CFR50.25, revisado em 1º de abril de 2017. https://www.accessdata.fda.gov/scripts/cdrh/cfdocs/cfcfr/cfrsearch.cfm?550.25.

consentimento informado (Tabela 53.7). Tais elementos também se aplicam à prática clínica. O tratamento apropriado que satisfaz os princípios do consentimento informado inclui o tratamento no qual a evidência é baseada; é apoiado pelos dados apropriados da pesquisa. Como os antimicrobianos de ação local e liberação controlada como adjuvantes foram mostrados consistentemente em ensaios clínicos adequados e bem controlados para melhorar a eficácia da RAR e fornecer um benefício adicional,[71] realizar a RAR, mas não oferecer pelo menos um agente adjuvante, parece violar os princípios do consentimento informado.

A periodontite não diagnosticada ou não tratada é uma grande fonte de litígio de negligência médica no tratamento odontológico.[213] Como os procedimentos da RAR são comumente considerados o padrão de tratamento para a terapia periodontal não cirúrgica[11,26] e os dados disponíveis confirmam que os antimicrobianos de ação local e liberação controlada aumentam a eficácia da RAR,[71] a RAR, em conjunto com a terapia adjuvante, pode potencialmente ser considerada um novo padrão. Outros investigadores apoiaram a relevância clínica dos antimicrobianos de ação local e liberação controlada[*a] e a RAR sem a terapia adjuvante pode ser considerada com menos do que o máximo de eficácia. Em um litígio de negligência médica do suposto tratamento inadequado da periodontite, pode ser afirmado que o paciente não recebeu a terapia com o máximo da eficácia (isto é, RAR com um agente adjuvante).

Uso Clínico

Possíveis Novas Indicações

Indicações odontológicas adicionais para os antimicrobianos de ação local e liberação controlada podem ser consideradas, embora tais indicações não tenham sido avaliadas pela FDA. Os exemplos incluem terapia de adjuvante combinada e auxiliares da terapia cirúrgica ou peri-implantite. Alguns dados preliminares relativos a essas indicações estão disponíveis e são discutidos nas seções a seguir.

Terapia Adjuvante Combinada

Muitas terapias adjuvantes locais e sistêmicas estão disponíveis com dados de suporte sobre seu uso em pacientes. Nenhuma é rotulada para uso na terapia combinada. Parece provável, entretanto, que alguns profissionais já possam oferecer a terapia adjuvante combinada *off-label* para seus pacientes, mesmo que os dados apropriados não existam.

Os antimicrobianos de ação local e liberação controlada aumentam a eficácia clínica da RAR. De forma semelhante, a terapia sistêmica adjuvante com doxiciclina de baixa dose (20 mg), administrada via oral duas vezes ao dia como um agente modulador do hospedeiro (posteriormente relatado como uma formulação de liberação modificada uma vez ao dia[157]), também pode aumentar a eficácia clínica da RAR.[30,35,156] Reddy et al.[163] e Ryan e Golub[172] revisaram a modulação da metaloproteinases de matriz como uma estratégia de tratamento. A questão é se uma combinação da terapia antimicrobiana local e a terapia adjuvante moduladora do hospedeiro pode proporcionar maior benefício clínico do que se o agente adjuvante for usado isoladamente.

Em um ensaio clínico de 6 meses, as terapias adjuvantes combinadas resultaram em melhorias significativamente maiores da profundidade da bolsa e da inserção clínica em comparação à RAR sozinha.[127] Mais locais mostraram redução da profundidade da bolsa de 2,0 mm ou mais, e menos locais tiveram uma profundidade da bolsa residual de 5,0 mm ou mais.[127] Um único caso clínico desse ensaio foi publicado.[148] Como os grupos controle apropriados (isto é, RAR mais terapia adjuvante única) não foram incluídos no ensaio, as conclusões definitivas a respeito do aumento do benefício da terapia adjuvante combinada *versus* a terapia adjuvante única não podem ser feitas. O potencial para a terapia adjuvante combinada em melhorar o benefício clínico é promissor e garante mais pesquisas.

O foco deste capítulo consiste nos antimicrobianos de ação local e liberação controlada. Os dados apoiam a eficácia desses agentes,[71] sustentando a conclusão de que a RAR, em conjunto com a terapia adjuvante, pode ser considerada como um novo padrão para a terapia periodontal. Os dados disponíveis também apoiam a eficácia adjuvante da doxiciclina oral de baixa dose sistêmica[30,35,157] a uma medida que é numericamente semelhante àquela relatada para os antimicrobianos de ação local e liberação controlada. Como os dados comparativos não estão disponíveis, as comparações dessas terapias não são apropriadas, e nenhuma conclusão pode ser obtida com relação à abordagem mais eficaz para a terapia adjuvante, a terapia adjuvante local ou sistêmica, ou com os agentes únicos ou combinados.

Além da possibilidade da terapia adjuvante combinada com um agente de liberação local e a terapia modulatória do hospedeiro com a doxiciclina oral de baixa dose, Goodson e tal.[60] relataram resultados de um ensaio randomizado com 231 pacientes que consideram a RAR sozinha e diversas combinações de RAR, antimicrobianos sistêmicos e cirurgia usando um modelo fatorial $2 \times 2 \times 2$. Os pacientes foram acompanhados por 24 meses. As reduções máximas na profundidade da sondagem e os ganhos no nível de inserção foram observados em 6 meses, que foram mantidos em 24 meses em todos os grupos de tratamento. Aos 24 meses, os ganhos na inserção foram aumentados pelos antimicrobianos sistêmicos (0,50 mm), e as reduções da profundidade de sondagem foram aumentadas ainda mais pelos mesmos agentes (0,51 mm) e pelo tratamento cirúrgico (0,36 mm). Ambos os tipos de melhorias foram reduzidos pelo tabagismo.

Terapia Cirúrgica

Os locais da bolsa que não parecem responder adequadamente à terapia não cirúrgica e evidenciam profundidade da bolsa residual com inflamação são muitas vezes tratados com terapia cirúrgica de acompanhamento. Uma questão é se os antimicrobianos de ação local e liberação controlada podem aumentar os resultados cirúrgicos. Essa hipótese foi testada em um estudo piloto de Hellström et al.[76] com microesferas de minociclina em todos os sítios com 5 mm ou mais. Sessenta pacientes com pelo menos um sítio de bolsa não molar com uma profundidade de sondagem com 6 mm ou mais em cada um dos dois quadrantes foram tratados com (1) microesferas no início do estudo e imediatamente após cada um dos dois procedimentos cirúrgicos nas semanas 2 e 3 e, novamente, na semana 5 ou (2) terapia cirúrgica padrão. A profundidade de sondagem média foi reduzida em ambos os grupos de tratamento, porém a redução foi significativamente maior no grupo teste do que nos controles em 25 semanas ($2,51 \pm 0,10$ mm *versus* $2,158 \pm 0,10$ mm, $P = 0,27$). Por outro

---

[*a]Referências 36, 41, 45, 80, 84, 94-99, 104, 111, 131, 139, 141, 142, 144, 168, 171, 183, 197, 203–205.

lado, a redução da profundidade de sondagem após RAR com uma abordagem cirúrgica limitada usando microesferas de minociclina adjuvante não foi significativamente diferente em comparação à RAR em um ensaio piloto menor.[212]

Um procedimento cirúrgico periodontal especializado, a cirurgia regenerativa tornou-se um procedimento padrão na prática periodontal. Foi sugerido verbalmente no início de 1993 (Killoy WJ, comunicação pessoal, 2002) e por impresso em 1998[94,99] que os antimicrobianos de ação local e liberação controlada poderiam melhorar os resultados após a cirurgia periodontal regenerativa. Em um ensaio piloto, o uso adjuvante do *chip* de clorexidina com a cirurgia regenerativa resultou em uma melhora média mais de 100% maior do início do estudo na altura do osso e da massa 9 meses após o tratamento cirúrgico em comparação à RAR sozinha e à cirurgia.[164] Ambos os grupos também receberam tratamento antimicrobiano sistêmico profilático antes da cirurgia, mas a adição de um antimicrobiano de liberação local resultou em um benefício significativo em comparação ao braço de controle.

Outros relatos apoiam a falta de eficácia dos antimicrobianos sistêmicos[117] e o benefício de antimicrobianos de liberação local[211] como tratamentos adjuvantes no âmbito regenerativo. Uma justificativa microbiológica para o uso de antimicrobianos de liberação local (isto é, fibra de tetraciclina) no âmbito regenerativo também foi apoiada por Sbordone et al.[177] Aichelmann-Reidy et al.[5] sugeriram que os procedimentos cirúrgicos regenerativos deveriam incluir um agente antimicrobiano adjuvante de ação local e liberação controlada para fornecer um benefício clínico mais consistente.

Esses relatórios preliminares propuseram que o uso adjuvante de antimicrobianos de ação local e liberação controlada pode melhorar os resultados clínicos após a cirurgia periodontal. Essas hipóteses exigem testes em ensaios prospectivos, adequados e bem controlados. Nenhum dos três agentes disponíveis é aprovado como auxiliar para a cirurgia.

Peri-implantite

Semelhante à periodontite, a peri-implantite é um processo de doença inflamatória que é iniciado por microrganismos locais e que afeta os tecidos que circundam um implante. Há uma oportunidade de tratar quimicamente o implante doente ao se concentrar na microbiota local. Há uma possível justificativa para o uso de antimicrobianos de ação local e liberação controlada para o tratamento de peri-implantite. Embora o tratamento da peri-implantite seja um uso *off-label*, parece provável que alguns cirurgiões-dentistas tenham tentado a administração local nesse âmbito.

Renvert et al.[165] estudaram 32 pacientes com pelo menos um sítio de implante com uma profundidade de sondagem de 4 mm ou mais, além de sangramento ou exsudato na sondagem. Os pacientes foram tratados com desbridamento acompanhado por microesferas de minociclina (17 pacientes, 57 implantes) ou uma formulação com gel de clorexidina (15 pacientes, 38 implantes). Os tratamentos foram repetidos em 30 e 90 dias. Os exames de acompanhamento foram realizados em 10 dias e 1, 3, 6, 9 e 12 meses. Houve reduções significativas na profundidade da sondagem em comparação com a clorexidina em 1, 3 e 6 meses e reduções acentuadas em microrganismos indicadores em ambos os grupos de tratamento. Os autores do estudo concluíram que as microesferas de minociclina adjuvantes podem ter valor no tratamento de lesões peri-implantares.

Buchter et al.[28] estudaram 28 pacientes com um total de 48 defeitos de peri-implantares. Duas a 18 semanas antes das medições no início do estudo, os pacientes foram tratados para peri-implantite (incluindo raspagem com um instrumento plástico). Eles então continuaram a receber esse tratamento isoladamente ou com uso adjuvante adicional do gel de doxiciclina. Em 18 semanas, o grupo teste evidenciou redução significativa na profundidade média da sondagem e um ganho significativo nos níveis médios de inserção em comparação aos controles.

Schar et al.[178] e Bassetti et al.[21] estudaram 40 pacientes com peri-implantite que tinham profundidades da sondagem de 4 a 6 mm e menos de 2 mm de perda óssea radiográfica que foi tratada com desbridamento mecânico e jato de ar e terapia adjuvante com microesferas de minociclina locais ou terapia fotodinâmica por 12 meses. Uma redução significativa na profundidade da sondagem dos valores de início do estudo foi observada em locais fotodinâmicos em até 9 meses e em locais de minociclina em até 12 meses. As reduções nas concentrações de *Porphyromonas gingivalis* e *Tannerella forsythia* e nos níveis no FG de IL-1β foram vistas em ambos os grupos. Não houve diferenças significativas entre os grupos, e nenhuma conclusão pode ser tirada sobre a terapia comparada terapia mecânica sozinha porque um grupo controle apropriado não foi incluído.

Os rótulos para os antimicrobianos de ação local e liberação controlada não incluem uma indicação para peri-implantite. Seu potencial de tratamento da peri-implantite, no entanto, é uma possibilidade animadora que garante outras pesquisas. Os ensaios de fase III são necessários para testar a hipótese de que os antimicrobianos de ação local e liberação controlada oferecem benefício clínico como parte de um regime de tratamento para tratar a peri-implantite.

Tabagismo

O tabagismo é um fator de risco conhecido para o desenvolvimento ou para a progressão da periodontite e pode limitar a eficácia do tratamento periodontal.[23,81,87,155] O uso adjuvante de antimicrobianos de ação local e liberação controlada pode aumentar a eficácia da RAR em tabagistas. Em 3 meses de estudo, a RAR mais gel de doxiciclina adjuvante resultou em uma redução significativamente maior da profundidade de sondagem e ganho de inserção clínica em relação ao uso de somente RAR, figurando praticamente de modo igual em tabagistas e não tabagistas.[196] Este resultado foi consistente com um estudo multicêntrico que analisou subgrupos de atuais tabagistas, ex-tabagistas e não tabagistas entre 2 e 9 meses, em relação ao uso do gel de doxiciclina[173] e entre tabagistas *versus* não tabagistas em estudos com microesferas de minociclina.[207] A análise do subgrupo das microesferas de minociclina mostrou que os resultados para os tabagistas foram consistentes e semelhantes a resultados de vários estudos.[130,138]

Resultados consistentes também foram observados em um ensaio clínico posterior de microesferas de minociclina.[67] Alterações microbiológicas periodontais adicionais sugeridas como alterações benéficas em locais tratados com adjuvante em comparação com RAR também foram relatadas nas pesquisas sobre gel doxiciclina e microesferas de minociclina (Figura 53.11).[67,109,179] Um estudo de 2 anos com gel de doxiciclina em um pequeno número de pacientes fornecerem evidências mais favoráveis sobre a eficácia clínica.[108]

Em um ensaio piloto para testar a utilização de microesferas de minociclina adjuvante em um contexto cirúrgico, foi observada melhora clínica de forma semelhante tanto em tabagistas como em não tabagistas.[76] O tratamento adjuvante pode tanto diminuir o impacto adverso do tabagismo sobre o periodonto como melhorar os resultados do tratamento em pacientes que fumam. Uma análise sistemática recente sobre microesferas de minociclina e gel de doxiciclina observou que os dados disponíveis são insuficientes para concluir que a terapia adjuvante melhora significativamente a RAR especificamente em tabagistas e sugere que estudos clínicos adicionais (isto é, ensaios adequados e bem controlados) são necessários para avaliar os resultados em tabagistas.[9]

Efeitos Adversos e Cuidados para Uso

Uma lista completa de cuidados para uso e possíveis efeitos adversos, conforme listado nos rótulos da FDA para estes antimicrobianos de ação local e liberação controlada está além do escopo deste capítulo, porém os detalhes completos sobre o uso desses produtos e seus perfis de segurança estão disponíveis nas informações completas de prescrição.[16,17,145]

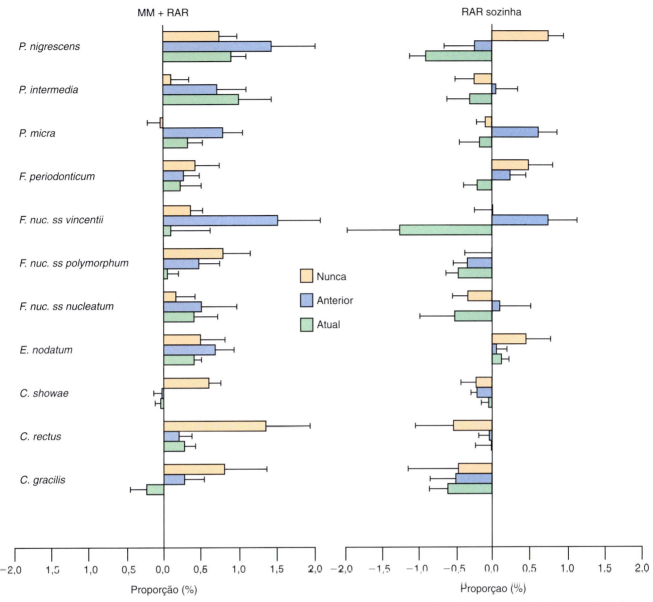

Figura 53.11 Efeitos microbiológicos após a administração adjuvante de microesferas de minociclina *(MM)* em fumantes e não fumantes. Alterações na proporção de bactérias do complexo laranja após o tratamento. As alterações positivas representam efeitos antibacterianos como reduções nas proporções. As alterações negativas representam aumentos proporcionais ou proliferação de grupos bacterianos. *F. nuc.*, *Fusobacterium nucleatum*; *RAR*, raspagem e alisamento radicular. *(Reimpressa de Grossi SG, Goodson JM, Gunsolley JC, et al.: Mechanical therapy with adjunctive minocycline microspheres reduxces red-complex bactéria in smokers.* J Periodontol *78:1741, 2007, com permissão da American Academy of Periodontology.)*

Os cirurgiões-dentistas são alertados sobre os efeitos adversos dessa classe de fármacos:
- Potencial para reações de hipersensibilidade (isto é, não devem ser usados em pacientes com sensibilidade conhecida a qualquer ingrediente)
- Potencial para crescimento excessivo de microrganismos não suscetíveis, incluindo fungos
- Uso na gravidez
- Potencial para descoloração durante o desenvolvimento dos dentes (isto é, apenas com a tetraciclina)
- Uso em uma bolsa periodontal com um abscesso agudo ou em defeitos periodontais extremamente graves com pouco periodonto remanescente
- Uso de procedimentos de higiene oral mecânica local (p. ex., escovação, dispositivos de limpeza interdental) por aproximadamente 7 a 10 dias após a administração.

As reações adversas mais relatadas nos ensaios clínicos, sem mencionar a causalidade, incluem dor de cabeça, infecção (incluindo infecção do trato respiratório superior), síndrome da gripe, dor, distúrbio do dente e dor de dente, e diversos sinais e sintomas orais. A dor de dente foi a única reação adversa que foi significativamente mais alta ($p = 0,042$) no grupo *chip* de clorexidina em comparação ao placebo.[145]

Custos e Resultados

Os antimicrobianos de ação local e liberação controlada implicam custos. O tratamento concomitante com esses produtos acrescenta um custo para o paciente, além da RAR, dependendo de taxas cobradas pela prática de tal tratamento. A preocupação relacionada aos custos e à custo-eficácia desses agentes de liberação local tem provado ser um impedimento para o uso clínico de rotina. Embora uma análise completa da custo-eficácia esteja além do escopo deste capítulo, a incorporação da terapia adjuvante na prática clínica garante alguma avaliação dos custos e resultados.

Em qualquer avaliação econômica sobre a terapia adjuvante, a questão relevante a ser considerada é o custo adicional associado ao tratamento *versus* os benefícios adicionais obtidos. Como todas as terapias implicam custos e muito poucos tratamentos podem realmente resultar em uma economia, a questão então se traduz em se considerar o valor do benefício adicional obtido. Uma verdadeira análise sobre o benefício adicional obtido pela terapia periodontal adjuvante em relação aos custos adicionais é um desafio e não é facilmente resolvida.

Um estudo clínico com mais de 450 pacientes para avaliar os custos associados ao *chip* de clorexidina descreveu que o tratamento adjuvante aumentou o custo total do tratamento em cerca de 50%, mas reduziu a probabilidade de tratamento cirúrgico em cerca de 50% em comparação aos pacientes tratados com cuidado padrão.[77] Houve redução suficiente no outro tratamento odontológico para compensar cerca de metade dos custos da aquisição do *chip*. O resultado foi consistente com uma avaliação publicada previamente.[39] Após 12 meses, os periodontistas recomendaram novas cirurgias em quantidade similar para ambos os grupos.[77] No entanto, nenhuma informação foi disponibilizada em relação a qualquer outra progressão da doença ou mortalidade dentária ou se os pacientes receberam qualquer outro cuidado cirúrgico. Além disso, não havia informações disponíveis desses pacientes em relação a quaisquer resultados diferenciais, tanto em relação ao cuidado cirúrgico quanto sobre a manutenção não cirúrgica contínua com RAR e terapia adjuvante.

A comparação de custo-efetividade de três agentes antimicrobianos de ação local e liberação controlada foi realizada por Niederman et al.[126] com base em uma revisão de dados publicados. As medidas utilizadas para a análise incluíram um número necessário para tratar (isto é, o número de dentes ou locais tratados para produzir um local com uma redução de profundidade de sondagem ≥ 2 mm) e os custos totais do tratamento. A análise concluiu uma relação custo-eficácia na seguinte ordem: fibras de tetraciclina > *chips* de clorexidina > microesferas de minociclina. O uso de um número necessário para a análise tratar foi revisado;[114] a mensagem fundamental é a inadequação deste método para uma comparação de diferentes terapias avaliadas em diferentes populações ao longo de diferentes épocas, talvez com diferentes valores de base de referência da doença ou diferentes pesquisadores.

Quais podem ser os resultados se agentes antimicrobianos de ação local e liberação controlada forem incluídos em um programa de manutenção periodontal de longo prazo? Os ensaios pivotais de fase III têm fornecido evidências relacionadas à segurança e eficácia desses agentes em melhorar os sinais clínicos da periodontite (p. ex., profundidade de sondagem, nível de inserção) em função da duração dos estudos (isto é, 6 a 9 meses). Ensaios clínicos a longo prazo, incluindo estudos sobre as microesferas minociclina, gel de doxiciclina e *chip* de clorexidina, têm fornecido evidências para a segurança e eficácia dos antimicrobianos de ação local e liberação controlada para manutenção periodontal.* Os dados são sugestivos de um benefício em melhorar a retenção do dente, mas estudos clínicos adequados e bem controlados de longo prazo são necessários para fornecer dados conclusivos sobre se a terapia adjuvante reduz a mortalidade do dente. Outros resultados potenciais poderiam incluir aumento na terapia periodontal não cirúrgica, com correspondente redução na terapia cirúrgica.

Em uma metanálise sobre os efeitos da terapia de associação de clorexidina, metronidazol, minociclina ou tetraciclina com RAR, Bonito et al.[26] concluíram que o benefício em favor da terapia adjuvante em relação a mudanças na inserção clínica foi significativo para todos os antimicrobianos avaliados. Exemplos de resultados clínicos são mostrados nas Figuras 53.12 e 53.13, incluindo dados como exemplos de efeitos microbiológicos adicionais dos antimicrobianos de ação local e liberação controlada adjuvante *versus* somente RAR.[59] Para obter detalhes sobre a microbiologia das doenças periodontais, consulte o Capítulo 8.[194]

Há pouca informação disponível sobre o efeito da terapia adjuvante nos níveis do osso alveolar. Em um estudo clínico fase III sobre o *chip* de clorexidina foi evidenciado que, em um subgrupo de pacientes,[82] alguns que receberam somente RAR tiveram redução do osso alveolar ao longo de 9 meses, sendo a medida por subtração radiográfica, mas nenhum paciente tratado com terapia adjuvante mostrou qualquer evidência radiográfica de perda óssea.[83] Em outro pequeno estudo envolvendo pacientes com periodontite tratada com terapia adjuvante com outra formulação de um *chip* de clorexidina (isto é, PerioCol-CG), Grover et al.[68] relataram que, embora a maioria dos sítios não tenha apresentado mudanças na altura do osso alveolar, 5% dos sítios tratados somente com RAR mostraram perda óssea, enquanto 21% dos sítios mostraram ganho ósseo. Em contraste, 47% dos sítios tratados com RAR e *chip* de clorexidina apresentaram ganho ósseo, enquanto nenhum sítio evidenciou perda de osso alveolar.

O tratamento com RAR em conjunto com as microesferas de minociclina de forma adjuvante resultou em uma redução significativa dos marcadores associados à reabsorção óssea (isto é, piridinolina interligada ao telopeptídeo carboxiterminal de colágeno tipo I [ICTP] e interleucina 1-beta [IL-1b]) no FG de locais com profundidade de sondagem com 5 mm ou mais em comparação com RAR sozinha em 1 mês.[129] Os níveis de ICTP e IL-1β no FG estavam significativamente aumentados nos pacientes com periodontite *versus* controles saudáveis.[129] RAR mais *chip* com clorexidina reduziram os níveis de atividade da metaloproteinase-8[18] e da prostaglandina E_2 (PGE_2)[118] no FG em comparação com RAR sozinha. Ensaios clínicos adequados e bem controlados são necessários para testar a hipótese de que os agentes antimicrobianos adjuvantes de ação local e liberação controlada podem reduzir a perda óssea alveolar.

A consideração dos custos incrementais da terapia adjuvante também requer a estimativa da custo-eficácia da RAR unicamente *versus* nenhum tratamento. Os dados reportados por Antczak-Bouckoms e Weinstein,[13] talvez a primeira análise de custo-eficácia da terapia periodontal, sustentam que todo o tratamento implica custos, mas que a adição de antimicrobianos pode prover benefício superior com custo incremental adicional. Assim como o verdadeiro benefício da RAR geralmente parece derivar do tratamento de manutenção continuada e repetida instrumentação por toda a vida, parece provável que os verdadeiros benefícios dos antimicrobianos de ação local e liberação controlada derivarão da sua incorporação à rotina como auxiliares dos procedimentos de RAR e como parte de um programa de manutenção periodontal.

Para uma análise mais detalhada sobre a custo-eficácia dos antimicrobianos de ação local e liberação controlada na terapia periodontal, o leitor é remetido a Heasman et al.[73] No entanto, os autores enfatizam a necessidade de estudos de longo prazo para avaliar os efeitos sobre a mortalidade do dente ou outros resultados relatados pelo paciente.

Estudos Clínicos de Agentes Não Disponíveis dos Estados Unidos

Ensaios clínicos publicados sobre agentes não disponíveis nos Estados Unidos acessíveis *on-line* e em inglês são mostrados na Tabela 53.8. Tais estudos não foram incluídos na análise da literatura apresentada anteriormente sobre os antimicrobianos de ação local e liberação controlada disponíveis nos Estados Unidos. Os estudos são listados em ordem decrescente, com base no número de pacientes

---

*Referências 25, 37, 41, 72, 112, 115, 168, 176, 186, 190, 191, 198.

CAPÍTULO 53   Antimicrobianos de Ação Local e Liberação Controlada   599

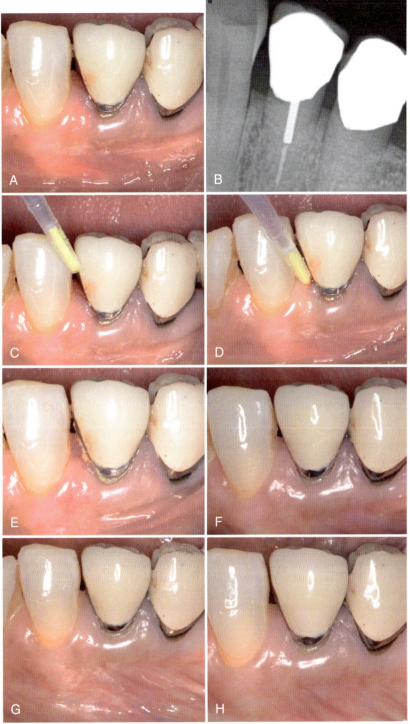

Figura 53.12 Uso clínico de antimicrobianos de liberação local controlada. A paciente era uma mulher 75 anos de idade, afrodescendente, que apresentava periodontite crônica. Uma bolsa com 5 mm de profundidade de sondagem foi associada à superfície mesiovestibular do dente 21; o local apresentava sinais de inflamação, incluindo sangramento à sondagem e desconforto. Raspagem e alisamento radicular (RAR) foram realizados no local, além da colocação de microesferas de minociclina como uma terapia adjuvante. As figuras exibem as condições clínicas e radiográficas antes do tratamento e fotografias clínicas durante e após a administração: (A) *Baseline* clínico. (B) *Baseline* radiográfico. (C) Seringa próxima ao local, pronta para administração. (D) Seringa no local da bolsa para a administração. (E) Imediatamente após a aplicação, as instruções pós-operatórias foram realizadas. (F) Uma semana após a aplicação, foi observada melhora clínica substancial. (G) Duas semanas após a aplicação, com acompanhamento do estado clínico. (H) Quatro semanas após a aplicação, é mantido o estado clínico. A paciente relatou a falta de sangramento durante a higiene bucal domiciliar, ao contrário da condição pré-tratamento. Não foi realizada a sondagem para determinar a profundidade de sondagem a fim de permitir a continuidade da cicatrização pós-operatória. Embora alterações no local pós-tratamento possam ser monitoradas clinicamente (p. ex., resolução da inflamação, mudanças na profundidade de sondagem), há uma incapacidade geral para determinar qualquer benefício adjuvante adicional clinicamente. Os benefícios adicionais esperados com o tratamento adjuvante podem ser avaliados apenas com ensaios clínicos adequados e bem controlados.

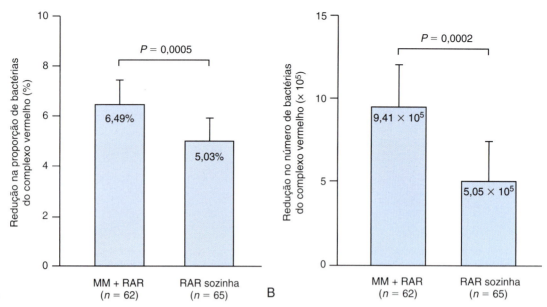

Figura 53.13 Os gráficos mostram os efeitos microbiológicos após a administração adjuvante de microesferas de minociclina (MM).[59] (A) A redução percentual média na proporção de bactérias do complexo vermelho (BCV) (isto é, soma de *Porphyromonas gingivalis*, *Tannerella forsythia* e *Treponema denticola*) do *baseline* até o dia 30. As barras representam o erro padrão (EP) (0,88% e 1% para o MM + raspagem e alisamento radicular [RAR] e grupos de RAR sozinha, respectivamente). (B) A redução média do número de BCV (isto é, soma de *P. gingivalis*, *T. forsythia* e *T. denticola*) do *baseline* até o dia 30. As barras representam o EP (ambos 2,43 × 10^5). (Reimpressa de Goodson JM et al: Minocycline HCl microspheres reduce red-complex bactéria in periodontal disease therapy. J Periodontol 78:1568, 2007, com permissão da American Academy of Periodontology.)

inscritos. Uma grande variedade de modelos é evidente. A Tabela 53.5 inclui estudos que relataram os efeitos na profundidade de sondagem ou nos níveis de inserção. No geral, os dados relatados para esses produtos podem ser considerados menos completos se comparados aos dados relatados para os agentes disponíveis nos Estados Unidos. Uma metanálise do efeito da administração local do fármaco para a periodontite crônica, que incluiu quatro agentes (isto é, *chip* de clorexidina [PerioChip], gel de doxiciclina [Atridox], microesferas de minociclina [Arestin] e fibras de tetraciclina [Periodontal Plus AB]), concluiu que a administração local adjuvante do fármaco proporcionou mais redução na profundidade da sondagem em comparação à RAR sozinha.[88] Foram relatados outros efeitos microbiológicos destes produtos não disponíveis nos Estados Unidos com a terapia adjuvante, que potencialmente forneceu um benefício clínico adicional em comparação à RAR sozinha.[1,2]

Considerações para Pesquisas Futuras

Outras pesquisas são garantidas para os antimicrobianos de ação local e liberação controlada para a terapia periodontal. Por exemplo, a pesquisa pode incluir ensaios de maior extensão, ou registros para avaliar os resultados com a terapia de manutenção a longo prazo. A pesquisa é necessária para explorar novas indicações ou questões de custo-eficácia, juntamente com as sugestões feitas por todo este capítulo para os agentes atuais. Outras pesquisas a respeito das estratégias de tratamento com administração local para a periodontite (p. ex., com foco na bolsa periodontal) podem incluir regimes de tratamento diferentes utilizando os agentes disponíveis atualmente. Por exemplo, já foi concluído um ensaio clínico de fase III (ClinicalTrials.gov NCT01249846) para estudar a administração mais frequente de um *chip* de clorexidina.

Outras classes de agentes, como os fatores de crescimento de agentes anti-inflamatórios, podem ser desenvolvidas para a administração local em bolsas periodontais. Um ensaio clínico multicêntrico randomizado forneceu evidências de que administração do fator de crescimento derivado de plaquetas humanas recombinantes (fator BB) em combinação com um fosfato betatricálcio (β-TCP) resultou em maior preenchimento ósseo e ganho de inserção após o tratamento de defeitos ósseos periodontais em comparação ao β-TCP como um controle ativo;[121] os ganhos foram continuados em um estudo de extensão de 36 meses.[122] Esse produto combinado foi aprovado para uso comercial.[53]

Foi publicado um ensaio de fase II sobre o fator de crescimento de fibroblastos 2 (FCF2) em um veículo de hidroxipropilcelulose.[101] Os ensaios de fase II e III (NCT00199290, NCT00734708, NCT00514657, NCT01015404) do FGF humano básico recombinante (isto é, trafermin) foram concluídos. Outro fator de crescimento, o fator estimulante da colônia de granulócitos-macrófagos (sargramostim), foi estudado em um ensaio de fase I (NCT00689143).

Um exemplo de administração local de agentes anti-inflamatórios é o anti-inflamatório não esteroidal (AINE) flurbiprofeno. Um ensaio de fase II (NCT00425451) de uma combinação entre *chip* de clorexidina com flurbiprofeno foi concluído, e o *chip* de flurbiprofeno foi comparado a um *chip* de clorexidina em outro ensaio de fase II concluído (NCT01040286).[110] Outros AINEs (p. ex., cetoprofeno,[193] meloxicam[90]) foram estudados.

Um sistema de liberação controlada para a administração contínua de um quimioatrativo para linfócitos reguladores oferece uma alternativa estimulante. A administração local em modelos caninos e murinos pré-clínicos levou à redução da reabsorção óssea alveolar e a uma redução nas medidas clínicas de inflamação.[55] Gamal e Kumper[50] relataram o uso de uma membrana biodegradável carregada com doxiciclina em um ensaio randomizado de procedimentos cirúrgicos regenerativos com ou sem condicionamento da superfície radicular com EDTA.

Muitos outros agentes foram estudados como possíveis tratamentos locais para a periodontite. Os agentes com valor potencial como tratamentos de liberação local para periodontite incluem óxido nítrico,[19] filmes de pentoxifilina,[106] gel de catequina com chá verde,[33] sinvastina,[151,152,159] metformina,[153,160] alendronato[150,154,180] e antimicrobianos como azitromicina,[90,149] géis de minociclina,[90] clindamicina em micropartículas com base em quitosana,[93] claritromicina[3,20,91] e metronidazol e filmes e microesferas de doxiciclina.[106,161,193] Todos esses

Tabela 53.8 Ensaios Clínicos de Antimicrobianos de ação Local e Liberação Controlada (Produtos Não Disponíveis nos Estados Unidos).

Fármaco	Modelo do Estudo	Critérios de Inclusão	Grupos de Tratamento	Tratamento	Duração do Estudo	RESULTADOS DE PS (MÉDIA)					RESULTADOS DE NI (MÉDIA)			
						Redução Absoluta a Partir do Baseline (mm)	Redução Absoluta entre os Grupos (mm)	Alteração Percentual entre os Grupos	Redução de PS ≥ 2,0 mm a Partir do Baseline (%)	Ganho Absoluto a Partir do Baseline (mm)	Diferença de Ganho Absoluto entre os Grupos (mm)	Alteração Percentual entre os Grupos
DOX (Ligosan Slow Release)[198]	Randomizado, simples-cego, multicêntrico, modelo adaptativo sequencial de 2 estágios	Regular pts em manutenção; periodontite recorrente ou persistente, tratamento de apoio de ≥ 6 meses; ≥ 4 dentes com PS ≥ 5 mm + SS	(1) Tx mech (sônico/ ultrassônico) sozinho (2) Tx mech + DOX	12 meses	3 meses (1) 0,48 – 1,73 (2) 0,53 – 2,30 6 meses: (1) 0,55 – 2,40 (2) 0,55 – 2,11 12 meses: (1) 0,57 – 2,23 (2) 0,58 – 2,09	NR	3 meses: Significativo apenas para ≥ 5 mm baseline 6 meses: Significativo apenas para 6 mm baseline 12 meses: P = ns	NR	NR	NR	3 meses: 0,14 em favor de MIN, P = 0,03 6 e 12 meses P = ns	NR
CHL[137]	Randomizado, multicêntrico, boca dividida, adjuvante	Periodontite moderada a avançada, ≥ 10 dentes. 2 dentes com PS 5 mm e SS em 2 quad opostos e contralaterais: diferença em PS ≤ 2 mm. Nenhum tx antimicrobiano ou anti-inflamatório dentro de 3 meses; nenhum tx perio dentro de 6 meses	(1) RAR sozinha (2) RAR + CHL N = 98	Raspagem supragengival de boca inteira 2 semanas antes do baseline, esta com a RAR de boca inteira com anestesia local (2 consul´-as com 48 horas de diferença, sessão de 2 horas cada). RAR com cureta e Gracey 5 min por local experimental. CHL nos locais de teste. Aos 3 meses, uma segunda profilaxia supragengival de acordo com a necessidade	6 meses	(1) 4,0 (2) 4,7	0,83 P ≤ 0,01	18%	(1) 49,0 (2) 78,6 P = 0,004	(1) 5,5 (2) 6,2	0,90 P ≤ 0,001	13%

Continua

Tabela 53.8 Ensaios Clínicos de Antimicrobianos de ação Local e Liberação Controlada (Produtos Não Disponíveis nos Estados Unidos) — Continuação.

Fármaco	Modelo do Estudo	Critérios de Inclusão	Grupos de Tratamento	Tratamento	Duração do Estudo	RESULTADOS DE PS (MÉDIA) Redução Absoluta a Partir do Baseline (mm)	Redução Absoluta entre os Grupos (mm)	Alteração Percentual entre os Grupos	Redução de PS ≥ 2,0 mm a Partir do Baseline (%)	RESULTADOS DE NI (MÉDIA) Ganho Absoluto a Partir do Baseline (mm)	Diferença de Ganho Absoluto entre os Grupos (mm)	Alteração Percentual entre os Grupos
CHL[43]	Randomizado, boca dividida, adjuvante	Periodontite, PS 5 mm, quads opostos na mesma arcada	(1) RAR + gel de clorexidina (PlakOut) (2) RAR + CHL N = 51	Desinfecção em um estágio de boca inteira. Administração de gel de clorexidina ou CHL. Enxágue bucal com 0,2% de clorexidina por 4 semanas	4 semanas	(1) NR (2) 3,65	(2) mais favorável vs (1)	NR	NR	(2) mais favorável vs (1)	NR	NR
CHL[205]	Randomizado, unicêntrico, boca dividida, adjuvante	Periodontite crônica moderada a avançada, 30-65 anos, ≥ 2 locais interproximais não adjacentes com PS 5-8 mm. Nenhum tx perio definitivo ou antibióticos em 6 meses. NSm	(1) RAR sozinha (2) RAR + CHL N = 46	RAR supra e subgengival. Em 1 mês, CHL nos locais selecionados, sem uso de fio dental ou auxiliares interdentais por 10 dias	3 meses	Baseline para 3 meses: (1) 1,22 ± 0,73 (2) 2,15 ± 0,92 Ambos P < 0,001 a 3 meses: (1) 0,35 ± 0,67 (2) 1,24 ± 0,82	Baseline para 3 meses: 0,93 ± 0,16 P = s 1-3 meses: 1,11 P < 0,001	Baseline para 3 meses: 76% 1-3 meses: 317%	NR	Baseline para 3 meses: (1) 0,89 ± 0,64 (2) 1,52 ± 0,72 Ambos P < 0,001 1-3 meses: (1) 0,22 ± 0,42 (2) 0,85 ± 0,63	1-3 meses: 0,63 P < 0,001	1-3 meses: 286%
PCOL-C[68]	Randomizado, unicêntrico, grupo paralelo, adjuvante	PS 5-8 mm em um ou em ambos os lados da boca	(1) RAR sozinha N = 20 (2) RAR + PCOL-C N = 20	Raspagem supragengival de boca inteira 1 semana antes do baseline. No baseline, RAR subgengival com instrumentos manuais, em seguida, colocação de chip para o grupo 2. Sem uso de fio dental por 10 dias nos locais selecionados ou se uso de nenhum enxaguante bucal quimioterapêutico ou dispositivos de irrigação oral	3 meses	(1) 0,42 ± 0,77 P = ns (2) 1,26 ± 1,19 P = 0,001	0,84 Significativo	200%	NR	(1) 0,47 ± 1,26 P = ns (2) 1,58 ± 1,30 P = 0,001	1,11 Significativo	236%

Continua

	Desenho do estudo	Grupos	Condição / critérios	Intervenção	Tempo	Profundidade de sondagem (mm)	NIC (mm)	N	Placa (%)	Sangramento
PCOL-C[14]	Randomizado, unicêntrico, grupo paralelo, adjuvante	(1) RAR sozinha N = 20 (2) RAR + PCOL-C N = 20	Periodontite adulta leve a moderada, PS 5-8 mm	1 semana antes do baseline, raspagem supragengival de boca inteira. RAR com instrumentos manuais; chip colocado para o grupo (2). Sem uso de fio dental por 10 dias nos locais selecionados e adjacentes	3 meses	(1) 0,42 ± 0,77 0,84 P = s (2) 1,26 ± 1,19 P = 0,001 (vs baseline)	(1) 0,47 ± 1,26 0,69 P = s P = ns (2) 1,16 ± 1,30 P = 0,001 vs baseline	147	200	NR
PPAB[174]	Randomizado, unicêntrico, boca dividida, adjuvante	(1) RAR + PPAB (2) RAR sozinha N = 35	2 dentes não adjacentes ≥ 1 dente de diferença com PS ≥ 5 mm com SS. Nenhum tx perio dentro de 6 meses; sem envolvimento da furca	RAR, em seguida, tx adjuvante por randomização, adesivo de cianoacrilato nos locais de PPAB	3 meses	(1) 2,69 ± 0,71 1,12 P < 0,05 (2) 1,57 ± 0,65 Ambos P = 0,001 vs baseline	(1) 1,89 ± 0,63 0,86, (2) 1,03 ± 0,51 P < 0,001 Ambos P = 0,001 vs baseline	83,5%	71,3%	NR
PPAB[135]	Unicêntrico, boca dividida, adjuvante	(1) RAR sozinha (2) RAR + PPAB N = 30	Periodontite crônica com PS de 5 mm em 2 quads	RAR, em seguida, fibras de PPAE. Sem escovação ou uso de fio dental nas áreas tratadas; enxaguar com clorexidina duas vezes ao dia	3 meses	(1) 3,28 (2) 3,93 0,65 P = hs	NR	NR	16%	NR
DOX; CHL[69]	Randomizado, unicêntrico, boca dividida, adjuvante	(1) RAR + DOX (2) RAR + CHL (3) RAR sozinha N = 30	Periodontite crônica moderadamente avançada. Sem sx perio dentro de 24 meses. ≥ 3 dentes ≥ 1 dente de diferença, PS 5-8 mm com SS	RAR supra e subgengival de boca inteira com dispositivo ultrassônico e curetas. Sem tx nos locais tratados por 7 dias	3 meses	(1) 2,75 ± 1,33 1 vs 2: 0,04, (2) 2,76 ± 1,25 P = 0,46 (3) 1,73 ± 0,94 1 vs 3: 1,00, Todos P = 0,01 P = 0,001 vs baseline 2 vs 3: 1,04, P = 0,02	(1) 1,73 ± 0,90 1 vs 2: 0,30, (2) 2,03 ± 1,12 P = 0,54 (3) 0,86 ± 0,68 1 vs 3: 0,87, P = 0,001 2 vs 3: 1,17, P = 0,02	(1) 83,3% (2) 83,3% (3) 66,7%	1 vs 2: 1,46% 1 vs 3: redução 57,8% maior vs 3 2 vs 3: redução 60,1% maior vs 3	1 vs 2: 17,3% 1 vs 3: 101,2% 2 vs 3: 136,0%

Continua

Tabela 53.8 Ensaios Clínicos de Antimicrobianos de ação Local e Liberação Controlada (Produtos Não Disponíveis nos Estados Unidos) — Continuação.

Fármaco	Modelo do Estudo	Critérios de Inclusão	Grupos de Tratamento	Tratamento	Duração do Estudo	RESULTADOS DE PS (MÉDIA) Redução Absoluta a Partir do Baseline (mm)	Redução Absoluta entre os Grupos (mm)	Alteração Percentual entre os Grupos	RESULTADOS DE NI (MÉDIA) Redução de PS ≥ 2,0 mm a Partir do Baseline (%)	Ganho Absoluto a Partir do Baseline (mm)	Diferença de Ganho Absoluto entre os Grupos (mm)	Alteração Percentual entre os Grupos
PPAB; CHL[54]	Randomizado, unicêntrico, boca dividida, adjuvante	Periodontite crônica generalizada. 2 locais com PS > 5 mm em quads simétricos. Sem tx perio dentro de 6 meses	(1) RAR + PPAB (2) RAR + CHL N = 30	RAR, em seguida, tx adjuvante por randomização, curativo perio nos locais de PPAB por 10 dias	3 meses	(1) 1,90 ± 0,55 (2) 1,45 ± 0,60 Ambos $P < 0,0001$ vs baseline	0,45 $P < 0,05$	31,0%	NR	(1) 1,62 ± 0,71 (2) 1,12 ± 0,50 Ambos $P < 0,001$ vs baseline	0,50, $P < 0,05$	44,6%
PCOL-C[102]	Unicêntrico, boca dividida, adjuvante	Periodontite crônica, 2 locais posteriores com PS ≥ 5 mm. Nenhum antibiótico ou tx perio dentro de 6 meses	(1) RAR sozinha (2) RAR + PCOL-C N = 20	Raspagem supragengival de boca inteira. Baseline: RAR, em seguida, PCOL-C nos locais de teste. Nenhuma limpeza interdental por 10 dias. Aos 3 meses, raspagem supragengival, em seguida, PCOL-C para o grupo (2)	6 meses	(1) 2,8 ± 1,0 (2) 3,2 ± 0,6	0,4 $P = 0,07$	14%	NR	(1) 2,7 ± 1,0 (2) 3,2 ± 0,9	0,5 $P = 0,05$	19%
PPAB[119]	Unicêntrico, boca dividida, adjuvante, randomizado	Periodontite generalizada crônica com PS ≤ 5 mm, ≥ 2 locais com PS ≥ 5 mm em 1 quad	(1) RAR sozinha (2) RAR + PPAB N = 20	RAR, PPAB nos locais de teste, embalagem perio removida após 10 dias	3 meses	NR						
CHL[7]	Unicêntrico, boca dividida, ± randomização NR	Periodontite adulta crônica moderada a grave. Nenhum tx antimicrobiano por 6 meses; nenhum tx perio antes do estudo	(1) RAR (2) RAR + CHL razão 1:2, respectivamente N = 15	RAR, em seguida, 1 lado recebeu aplicação de CHL na baseline e em 3, 6, 9 e 12 meses	12 meses	Melhoria vs baseline em ambos os grupos. Alteração NR	Pequena diferença. Alteração NR	NR	NR	Melhoria vs baseline em ambos os grupos. Alteração NR	Pequena diferença. Alteração NR	NR

Continua

COL, PPAB[189]	Unicêntrico, boca dividida (todos os 3 tx por paciente), adjuvante	Periodontite crônica generalizada, locais da bolsa com PS 5-8 mm + SS em diferentes quads, nenhum tx perio ou antibióticos em 6 meses ou com enxágue antimicrobiano em 2 meses	(1) RAR + PCOL-C (15 locais) (2) RAR + PPAB (15 locais) (3) RAR sozinha N = 14 (45 locais com PS 5-8 mm + SS)	RAR, agentes adjuvantes colocados, embalagem perio colocada (removida após 7 dias). Sem escovação ou uso de fio dental no local tratado ou alimentos ácidos e pegajosos por 7 dias	3 meses	(1) 3,4 ± 1,0 (2) 2,8 ± 1,2 (3) 1,4 ± 0,8 Todos P < 0,01 vs baseline	1 vs 2: 1,6, P = 0,007 1 vs 3: 2,0, P < 0,001 2 vs 3: 1,4, P = NR	1 vs 2: 57% 1 vs 3: 143% 2 vs 3: 100%	NR	(1) 4,2 ± 1,2 (2) 3,3 ± 0,8 (3) 2,3 ± 1,0 Todos P < 0,01 vs baseline	1 vs 2: 0,9, P = 0,046 1 vs 3: 1,9, P = 0,001 2 vs 3: 1,0, P = NR	1 vs 2: 27% 1 vs 3: 58% 2 vs 3: 43%
CHL[103]	Unicêntrico, boca dividida, randomizado, triplo-cego, adjuvante	≥ 4 dentes com PS 5-8 mm, nenhum tx perio ou antibióticos por 6 meses	N = 10 pacientes (30 dentes cada, controle e experimental) (1) RAR + CHL (2) RAR + gel placebo	Profilaxia supragengival antes do baseline. RAR no baseline, em seguida CHL ou gel placebo colocado na região subgengival	6 meses	(1) 3,11 ± 0,47 0,67 (2) 2,44 ± 0,55 P < 0,0001 Ambos P < 0,00001 vs baseline		27%	NR	(1) 3,11 ± 0,65 0,67 (2) 2,44 ± 0,98 P = 0,004 Ambos P < 0,001 vs baseline		27%
CHL[169]	Boca dividida, randomizado, adjuvante	Periodontite crônica com PS > 5 mm, não fumante ou fumante leve; 28 dentes em quadrantes opostos no mesmo arco	(1) RAR + gel de clorexidina (PlakOut) (2) RAR + CHL N = 8	Desinfecção de boca inteira em um estágio. Administração de gel de clorexidina ou CHL. Enxágue bucal com clorexidina 0,2% por 4 semanas	4 semanas	(1) 2,38 ± 1,77 P = 0,026 (2) 4,00 ± 2,45 P = 0,012	1,62 P = ns	68%	NR	(1) 1,50 ± 3,34 P = ns (2) 2,75 ± 2,76 P = 0,027	1,25 P = ns	83%
CHL[32]	Unicêntrico, boca dividida, randomizado, adjuvante	Periodontite generalizada crônica. Bolsas com PS 5-7 mm em quads diferentes e sinais de perda óssea	N = 6 pacientes [3 NSm, 3 Sm] Grupos randomizados por local da bolsa (141 locais) (1) RAR sozinha (46 locais; 21 NSm, 25 Sm) (2) RAR + CHL (49 locais; 25 NSm, 24 Sm) (3) CHL sozinha (46 locais; 21 NSm, 25 Sm)	RAR detalhada NR. Locais lavados com água destilada e secos com pontas de papel antes da aplicação de CHL	3 meses	NR		NR	NR	(1) NSm, 2,4; Sm, 2,3 (2) NSm, 2,0; Sm, 2,2 (3) NSm, 2,1; Sm, 2,0. P = hs para todos do baseline	1 vs 2: NSm, 0,4; Sm, 0,1 1 vs 3: NSm, 0,3; Sm, 0,3 2 vs 3: NSm, 0,1, Sm, 0,2 Todos: P = ns	1 vs 2: NSm, 20%; Sm, 4,5% 1 vs 3: NSm, 14%; Sm, 15% 2 vs 3: NSm, 5%; Sm, 10%

CHL, (Chlo-Site) gel de clorexidina xantana; *DOX*, gel de doxiciclina (Atridox); *hs*, altamente significativo; *HO*, higiene oral; *Mech*, mecânico; *mn*, minutos; *N*, número de pacientes; *NI*, nível de inserção; *NR*, não relatado; *ns*, não significativo; *NSm*, não fumantes; *perio*, periodontal; *PPAB*, (Periodontal Plus AB) fibra de tetraciclina; *PCOL-C*, (PerioCol-CG) chip de clorexidina; *PS*, profundidade da sondagem; *quad*, quadrantes); *RAR*, raspagem e alisamento radicular; *s*, significativo; *Sm*, fumantes; *SS*, sangramento à sondagem; *sx*, cirurgia; *tx*, tratamento; *vs*, *versus*.

agentes exigem desenvolvimento clínico em sistemas apropriados de administração de liberação controlada.

Estão em andamento consideráveis pesquisas a respeito da administração local, que podem disponibilizar novas estratégias de tratamento de administração local para o tratamento da periodontite. Ensaios clínicos adequados e bem controlados são necessários para estabelecer a segurança e a eficácia para todos os novos agentes ou regimes de tratamento.

Indicação Clínica

As indicações para o uso de antimicrobianos de ação local e liberação controlada na prática clínica são detalhadas nas informações completas de prescrição para cada produto. As indicações incluem o uso potencial como parte do tratamento periodontal não cirúrgico como terapia adjuvante ou monoterapia. Os exemplos do uso clínico destes produtos como parte da terapia periodontal não cirúrgica são mostrados nas Figuras 53.14 e 53.15.

Conclusão

Há, sem dúvida, evidências que indicam que antimicrobianos adjuvantes de ação local e liberação controlada tornam a RAR significativamente mais eficaz com um perfil de segurança conhecido. RAR sem tratamento adjuvante em locais apropriadamente elegíveis (isto é, profundidade de sondagem ≥ 5 mm) pode ser menos eficaz. Não é apropriado determinar isso tendo como base exclusivamente a avaliação clínica. O profissional deve observar as evidências e sugerir um tratamento que tenha a maior probabilidade de sucesso e benefício para o paciente, tendo em vista os dados atuais.

Spielman e Wolff[88] comentaram sobre a tendência infeliz de muitos dentistas em realizar o tratamento com base em experiência pessoal e não em evidências; eles destacam que o cuidado ideal é baseado em considerações publicadas. Como exemplo do cuidado abaixo do ideal que pode resultar da falta de incorporação de evidências disponíveis para a prática clínica, O'Donnell et al.[128] recentemente fizeram um relato sobre a subutilização de selantes de fissuras

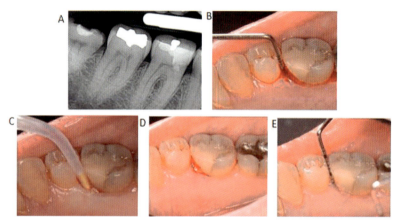

Figura 53.14 Os antimicrobianos de ação local e liberação controlada podem ser usados como parte da terapia periodontal não cirúrgica. A avaliação do paciente revelou uma profundidade da bolsa (PB) de mais de 5 mm e sangramento na sondagem (SS) no dente 46, superfície mesiolingual (ML). Uma combinação de raspagem e alisamento radicular (RAR) com a administração de microesferas de minociclina foi realizada para o dente 46. (A) Radiografia inicial. (B) PB de mais de 5 mm com SS. O paciente recebeu RAR localizada porque esse foi o único local que mostrou uma PB de mais de 5 mm. (C) A administração local é alcançada ao inserir a seringa antes de dispensar as microesferas na bolsa periodontal. (D) As microesferas de minociclina são inseridas na bolsa periodontal. (E) Dez semanas após o procedimento, o paciente tinha uma PB de 3 mm e nenhum SS na superfície ML no dente 46. Não há sinais de inflamação clínica.

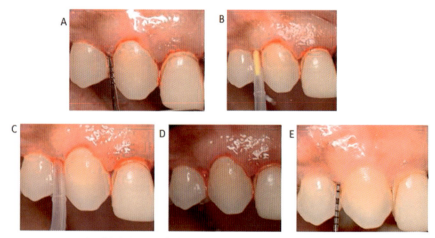

Figura 53.15 O paciente apresentava uma profundidade da bolsa (PB) de 6 mm no dente 15 na superfície mesiovestibular (MV). A terapia incluiu uma combinação de raspagem e alisamento radicular (RAR) e administração local de microesferas de minociclina. O acompanhamento em 12 semanas mostrou ausência de sangramento à sondagem (SS) ou outros sinais de inflamação clínica e uma PB reduzida. (A) A superfície MV do dente 15 foi tratada com RAR quadrante em combinação com microesferas de minociclina. A PB inicial na MV do dente 15 era de 6 mm. (B) Microesferas de minociclina foram inseridas no dente 15 MV. (C) Microesferas de minociclina foram depositadas completamente na base da bolsa periodontal. (D) Imediatamente após a aplicação, remanescentes de microesferas de minociclina podem ser vistos no nível da margem livre da gengiva. (E) O exame pós-operatório de 12 semanas revelou uma PB de 3 mm e nenhum SS.

na prática dental, apesar das recomendações publicadas pela ADA.[22] Os dados disponíveis sustentam que o uso adjuvante de antimicrobianos de ação local e liberação controlada proporciona um benefício clínico médio adicional significativo.

Procedimentos de RAR eram anteriormente considerados o padrão de cuidado não cirúrgico.[26] As evidências suportam que o uso de antimicrobianos de ação local e liberação controlada tornam a RAR mais eficaz[71] e com um perfil de segurança conhecido. Com base nas informações atualmente disponíveis, quando esses agentes são utilizados rotineiramente como auxiliares da RAR, conforme indicado, quer como parte do tratamento periodontal inicial ou terapia de manutenção, os clínicos podem esperar um resultado melhorado, mensurado por uma redução média significativamente maior da profundidade de sondagem, em comparação com o uso da RAR sozinha. RAR mais a terapia adjuvante, utilizadas de uma forma consistente com a informação de prescrição aprovada, podem ser consideradas um novo padrão de tratamento periodontal não cirúrgico para o tratamento da periodontite crônica.[49]

CORRELAÇÃO CLÍNICA

RAR associada à terapia adjuvante pode ser considerada um novo padrão de tratamento periodontal não cirúrgico.

Uma série de estudos-piloto sugeriram potenciais indicações adicionais para os antimicrobianos de ação local e liberação controlada. Mais pesquisas são necessárias para testar essas hipóteses adicionais antes de mais observações clínicas poderem ser realizadas.

Acesse Caso Clínico em https://www.grupogen.com.br.

Referências Bibliográficas

As referências bibliográficas deste capítulo estão disponibilizadas em https://www.grupogen.com.br.

CAPÍTULO 54

Modulação do Hospedeiro

Maria Emanuel Ryan | Ying Gu

SUMÁRIO DO CAPÍTULO

Introdução, 608
Agentes Administrados
 Sistemicamente, 609
Agentes Administrados Localmente, 610

Modulação do Hospedeiro e Manejo
 Periodontal Completo, 611
Doxiciclina em Dose Subantimicrobiana, 612
Resumo, 617

Introdução

O termo "modulação do hospedeiro" foi incorporado ao jargão odontológico, mas não foi bem definido. O *hospedeiro* pode ser definido como o organismo do qual um parasita obtém nutrientes ou, no transplante de tecidos, como o indivíduo que recebe o enxerto. A *modulação* é a alteração de função ou de condição de algo em resposta a um estímulo ou a uma alteração química ou física no ambiente.

Nas doenças do periodonto iniciadas por bactérias, o hospedeiro é claramente o indivíduo que abriga os patógenos, mas, durante muitos anos, não ficou claro se era possível modular a resposta do hospedeiro a esses patógenos e a outros estímulos que levam à destruição do aparato de inserção. A modulação do hospedeiro com agentes quimioterápicos ou medicamentos é a mais recente opção terapêutica adjuvante para o manejo das doenças periodontais.

O conceito de modulação do hospedeiro é bem recente no campo da odontologia, mas é conhecido universalmente pela maioria dos médicos que aplicam rotineiramente os princípios de modulação do hospedeiro no manejo de transtornos crônicos progressivos, como a artrite e a osteoporose. O conceito de modulação do hospedeiro foi introduzido na odontologia por Williams[113] e Golub et al.,[42] sendo depois expandido por muitos outros acadêmicos de odontologia. Em 1990, Williams concluiu que "existem dados convincentes, provenientes de estudos com animais e ensaios com seres humanos, indicando que os agentes farmacológicos que modulam as respostas do hospedeiro envolvidas na patogênese da destruição periodontal podem ser eficazes no retardo da progressão da periodontite".[113] Em 1992, Golub et al. discutiram a modulação do hospedeiro com tetraciclinas e seus análogos modificados quimicamente.[42] O futuro que esses pesquisadores descreveram chegou, e para compreender melhor essa nova era no manejo da doença periodontal consideramos primeiro sua patogênese.

Muitos clínicos pensavam que a doença periodontal era uma consequência inevitável do envelhecimento e que estava distribuída uniformemente pela população. Eles acreditavam ainda que a gravidade da doença se relacionava diretamente com os níveis de placa (*i. e.*, quanto pior a higiene oral, pior a doença periodontal) e que a progressão da doença ocorria de maneira linear, contínua, durante toda a vida. Como resultado de dados epidemiológicos mais precisos, tem ocorrido uma mudança de paradigma em relação a como os clínicos e cientistas encaram a prevalência e a progressão dessa doença comum. Foi estabelecido que a doença periodontal não é uma consequência natural do envelhecimento e que sua gravidade não está necessariamente relacionada com os níveis de placa. As teorias sobre a patogênese da periodontite evoluíram de uma doença puramente associada à placa até hipóteses que dão considerável ênfase à resposta do hospedeiro às bactérias.[13]

O Surgeon General's report em *Oral Health in America*, publicado em 2000, reconheceu a importância da saúde dental na saúde global e no bem-estar do paciente.[104] Descobertas de pesquisas indicam possíveis associações entre infecções orais crônicas, como a periodontite, e transtornos sistêmicos, como o diabetes, as doenças cardiovasculares e pulmonares, o AVC, a osteoporose e a artrite reumatoide. O Surgeon General's report avalia essas associações emergentes e explora os fatores que podem estar por trás da ligação entre as doenças orais e as doenças sistêmicas. Junto a essas descobertas e ao surgimento da disciplina de medicina periodontal, tem havido muitos progressos nas abordagens terapêuticas para o tratamento da periodontite. O desenvolvimento da abordagem quimioterápica conhecida como modulação do hospedeiro exigiu compreensão total da resposta do hospedeiro e do impacto de uma série de fatores de risco.

Casos clínicos identificaram pacientes com depósitos abundantes de placa e cálculo, que se manifestam como gengivite e formação de bolsas rasas. Por outro lado, há pacientes que, embora mantenham um alto padrão de controle de placa, sucumbem às formas agressivas de periodontite, com formação de bolsas profundas, mobilidade dentária e perda dentária precoce. O primeiro grupo é *resistente à doença periodontal*, enquanto o segundo é *suscetível à doença periodontal*. A resposta dos tecidos periodontais à placa é diferente nesses dois tipos de paciente, e alguns sofrem destruição periodontal avançada apesar de manterem um alto padrão de higiene oral.

Essas observações levaram os pesquisadores a perceber que a resposta do hospedeiro ao desafio bacteriano pela placa subgengival é o determinante mais importante da gravidade da doença, de sua progressão e da resposta à terapia. Embora as bactérias da placa sejam capazes de causar danos diretos aos tecidos periodontais (p. ex., pela liberação de sulfeto de hidrogênio, ácido butírico e outras enzimas e mediadores), a maioria dos eventos destrutivos nos tecidos periodontais resulta da ativação de processos destrutivos que ocorrem como parte integrante da resposta imunoinflamatória do hospedeiro às bactérias da placa. A resposta do hospedeiro é basicamente protetora, mas, paradoxalmente, também pode resultar em dano tecidual importante, incluindo a destruição das fibras de tecido conjuntivo no ligamento periodontal e reabsorção de osso alveolar.

CAPÍTULO 54 Modulação do Hospedeiro

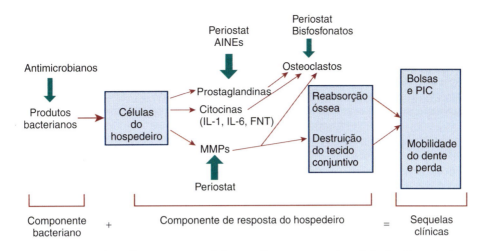

Figura 54.1 Possíveis abordagens terapêuticas adjuvantes e pontos de intervenção no tratamento da periodontite são mostrados no contexto de cascata de eventos patológicos. *PIC*, perda de inserção clínica; *IL*, interleucina; *MMPs*, metaloproteinase da matriz; *AINEs*, anti-inflamatórios não estereoidais; *FNT*, fator de necrose tumoral.

A TMH é *um meio de tratar a parte do hospedeiro na interação entre as bactérias e o hospedeiro*. A resposta do hospedeiro é responsável pela maior parte da destruição tecidual e leva aos sinais clínicos de periodontite (i. e., perda de inserção do tecido conjuntivo e perda óssea). As TMHs oferecem a oportunidade de modular ou reduzir essa destruição, tratando os aspectos da resposta inflamatória crônica. As TMHs não bloqueiam os mecanismos de defesa normais ou a inflamação. Em vez disso, elas aliviam os processos inflamatórios excessivos ou patologicamente elevados para aumentar as oportunidades de cicatrização da ferida e a estabilidade periodontal.

A TMH pode ser utilizada para reduzir os níveis excessivos de enzimas, citocinas e prostanoides, não devendo reduzi-los a valores inferiores aos valores constitutivos. As TMHs também podem modular os osteoclastos e sua função (Figura 54.1), mas não devem afetar a renovação tecidual normal. A TMH é fundamental para abordar muitos dos fatores de risco que têm efeitos adversos na resposta do hospedeiro que não são manejados facilmente (p. ex., tabagismo, diabetes) ou que não podem ser modificados (p. ex., suscetibilidade genética). Os agentes moduladores do hospedeiro podem ser utilizados para aumentar os níveis dos mediadores protetores ou anti-inflamatórios do indivíduo. O uso das TMHs sistêmicas no tratamento da condição periodontal de um paciente também pode trazer benefícios em relação a outros transtornos inflamatórios, tais como artrite, doença cardiovascular, condições dermatológicas, diabetes, artrite reumatoide e osteoporose. Os pacientes que fazem uso de agentes moduladores do hospedeiro, como anti-inflamatórios não esteroidais (AINEs), bisfosfonatos ou tetraciclinas, e agentes mais novos que visam a citocinas específicas para o manejo das condições médicas, experimentam benefícios periodontais decorrentes das medicações sistêmicas, originalmente prescritas para o manejo de outras condições inflamatórias crônicas.

Agentes Administrados Sistemicamente

Diversas classes de medicamentos têm sido avaliadas como agentes moduladores do hospedeiro, incluindo AINEs, bisfosfonatos, tetraciclinas, proteínas derivadas da matriz de esmalte, fatores de crescimento e proteínas morfogenéticas ósseas. Os agentes quimioterápicos foram pesquisados como tratamentos adjuvantes para periodontite na prática clínica e as TMHs ainda estão evoluindo.

Anti-Inflamatórios Não Esteroides

Os AINEs inibem as prostaglandinas, incluindo a PGE_2, que é produzida por neutrófilos, macrófagos, fibroblastos e células epiteliais gengivais em resposta ao LPS, um componente da parede celular das bactérias Gram negativas. Por suprarregular a reabsorção óssea pelos osteoclastos, a PGE_2 tem sido intensamente estudada na doença periodontal.[44,55,79] Os níveis de PGE_2 são elevados em pacientes com doença periodontal, em comparação com pacientes saudáveis.[45,79] A PGE_2 também inibe a função dos fibroblastos e tem efeitos inibidores e moduladores na resposta imune.[46]

Os AINEs inibem a síntese de prostaglandina e, portanto, reduzem a inflamação tecidual. Eles são usados no tratamento de dor, inflamação aguda e uma série de condições inflamatórias crônicas. Os AINEs incluem os salicilatos (p. ex., ácido acetilsalicílico), a indometacina e os derivados do ácido propiônico (p. ex., ibuprofeno, flurbiprofeno, naproxeno). A capacidade dos AINEs de bloquear a produção de PGE_2, reduzindo com isso a inflamação e inibindo a atividade osteoclástica nos tecidos periodontais, tem sido investigada nos pacientes com periodontite. A administração a curto prazo de AINEs reduziu os níveis de MMP-8 do fluido gengival (FG), mas não foram observadas diferenças estatisticamente significativas nos níveis de inserção clínica (NICs).[11] Os estudos também sugeriram que a dose baixa de ácido acetilsalicílico como terapia periodontal adjunta era benéfica na redução de perda de inserção periodontal.[27,29]

Estudos mostraram que AINEs sistêmicos, como a indometacina,[114] o flurbiprofeno[115] e o naproxeno,[54] administrados diariamente durante 3 anos, retardam significativamente a taxa de perda óssea alveolar, em comparação com placebo. No entanto, os AINEs apresentam sérias desvantagens quando considerados para TMH em pacientes com periodontite. É necessária a administração diária por períodos prolongados para que os benefícios periodontais sejam aparentes, e os AINEs estão associados a efeitos colaterais importantes, incluindo distúrbios gastrointestinais, hemorragia (decorrente da menor agregação plaquetária) e insuficiências renal e hepática. As pesquisas mostram que os benefícios periodontais advindos da administração de AINEs em longo prazo se perdem quando os pacientes param de tomar os medicamentos, com retorno ou uma exacerbação da perda óssea observada antes da terapia com AINEs, o que é frequentemente chamado de "efeito rebote".[116] Assim, o uso prolongado dos AINEs como tratamento adjuvante na periodontite nunca foi além das pesquisas.

Os inibidores seletivos da ciclo-oxigenase 2 (COX-2) podem ser promissores como tratamento adjuvante da periodontite. A enzima ciclo-oxigenase, que converte o ácido araquidônico em prostaglandinas, existe em duas isoformas funcionalmente distintas: COX-1 e COX-2. A COX-1 é expressa constitutivamente e desempenha funções antitrombogênicas e citoprotetoras. A inibição da COX-1 pelos AINEs não seletivos, portanto, tem efeitos colaterais como ulceração gastrointestinal e deficiência na homeostase.

A COX-2 é induzida após a estimulação por citocinas, fatores de crescimento e LPS, resultando na produção de quantidades elevadas de prostaglandinas. A inibição da COX-2 pelos inibidores seletivos da COX-2 reduz a inflamação. Pesquisadores pensaram que o uso dos inibidores seletivos da COX-2 poderia reduzir a inflamação periodontal sem os efeitos colaterais caracteristicamente após a terapia prolongada (não seletiva) com AINEs, e estudos preliminares descobriram que os inibidores seletivos da COX-2 retardavam a perda óssea alveolar em modelos animais[5,53] e modificavam a produção de prostaglandinas nos tecidos periodontais humanos.[107] Entretanto, os inibidores seletivos da COX-2 foram posteriormente associados a efeitos adversos importantes e potencialmente fatais (p. ex., infarto do miocárdio), o que resultou na retirada de alguns medicamentos do mercado. Os AINEs, incluindo os inibidores seletivos da COX-2, são contraindicados como TMH adjuvante no tratamento da doença periodontal.

Bisfosfonatos

Os bisfosfonatos são agentes com afinidade pelo osso e inibem a reabsorção óssea, perturbando a atividade osteoclástica. Seu exato mecanismo de ação não é claro, mas pesquisas demonstraram que os bisfosfonatos interferem no metabolismo osteoblástico e na secreção das enzimas lisossômicas.[112] Evidências sugerem que os bisfosfonatos também apresentam propriedades anticolagenase.[74]

A capacidade dos bisfosfonatos de modular a atividade osteoclástica pode ser útil no tratamento da periodontite. A pesquisa demonstrou que, na periodontite de ocorrência natural em cães da raça *Beagle*, o tratamento com o bisfosfonato alendronato aumentou significativamente a densidade óssea em comparação com o placebo.[90] Na periodontite induzida experimentalmente em modelos animais, os bisfosfonatos reduziram a reabsorção óssea alveolar.[98,112] Nos estudos com seres humanos, esses agentes resultaram na melhora da condição e da densidade óssea alveolar.[7,21,92]

Alguns bisfosfonatos têm como efeitos indesejados a inibição da calcificação óssea e a alteração na contagem de leucócitos. Relatos de necrose avascular das mandíbulas após terapia com bisfosfonatos destacam o risco de necrose óssea após as extrações dentárias.[14] Relatos de osteonecrose mandibular relacionada com bisfosfonatos, embora basicamente associados à administração intravenosa, em vez de oral, vêm impedindo o uso dos bisfosfonatos como TMH no manejo da periodontite. Assim como com os AINEs, não há medicamentos com bisfosfonatos aprovados e indicados para o tratamento de doença periodontal.

FLASHBACK

A infrarregulação dos elementos destrutivos da resposta imunológica do hospedeiro pode adicionar às opções de tratamento no futuro. No entanto, agentes como fármacos anti-inflamatórios não esteroidais sistêmicos (p. ex., ibuprofeno) podem causar efeitos colaterais significativos com o uso a longo prazo e não são aconselhados. Os agentes antiosteoporóticos (p. ex., bisfosfonatos) apresentam efeito mínimo na perda de osso periodontal, mas carregam riscos como necrose óssea localizada.

Doxiciclina em Dose Subantimicrobiana

A doxiciclina em dose subantimicrobiana (DDS) é administrada na dose de 20 mg (Periostat®), aprovada e indicada como adjuvante da RAR no tratamento da periodontite crônica (Figura 54.4). A DDS é administrada duas vezes ao dia por 3 meses – até um máximo de 9 meses de dose contínua. A DDS de 20 mg exerce seu efeito terapêutico pela inibição de enzimas, citocinas e osteoclastos, e não por meio de qualquer efeito antibiótico. Pesquisas não detectaram efeitos antimicrobianos na microbiota oral, ou na microbiota bacteriana em outras regiões do corpo, tendo identificado benefícios clínicos quando a doxiciclina é utilizada como adjuvante da RAR.

A DDS (Periostat®) é a única TMH aprovada pela U.S. Food and Drug Administration (FDA) e aceita pela American Dental Association (ADA) para administração sistêmica no tratamento da periodontite crônica. Em estudos conduzidos por Preshaw et al.,[89] comparando o uso dessa mesma DDS de liberação modificada como adjuvante da RAR com um placebo em 266 pessoas com periodontite RAR, foram demonstrados benefícios clínicos muito maiores do que apenas a RAR. Um artigo de revisão sobre o tratamento não cirúrgico de periodontite crônica por meio de RAR com ou sem terapias adjuntas mostrou que as melhoras clínicas apenas com RAR resultaram em um ganho médio de 0,35 mm em NCIs, enquanto a terapia adjunta com DDS resultou em um ganho adicional de 0,35 mm em NCIs além do visto na terapia mecânica isolada, representando melhora de 70% em NCIs.[99]

Uma DDS de liberação modificada (isto é, Oracea®) foi aprovada pela FDA para o tratamento de um distúrbio comum de pele, rosácea, e é rotineiramente prescrita dentro da comunidade de dermatologia. Será interessante constatar quais serão os benefícios a longo prazo para a saúde oral nos pacientes de rosácea para os quais foi prescrita a DDS de formulação de liberação prolongada. Tem havido um uso não autorizado considerável desse medicamento no tratamento das doenças periodontais, com base no entendimento de que a administração uma vez ao dia pode aumentar o nível de cooperação do paciente comparada com administração oral duas vezes ao dia. Preshaw et al. demonstraram que essa DDS de liberação modificada resultou em benefícios clínicos significativamente melhorados no tratamento de periodontite.[89]

CORRELAÇÃO CLÍNICA

- Terapia modulatória do hospedeiro (TMH) é uma opção emergente para o tratamento de periodontite.
- Uma forma promissora de TMH é o uso de tetraciclinas modificadas quimicamente.
- Um agente aprovado pela FDA para tratamento modulador do hospedeiro da doença periodontal é a doxiciclina em dose subantimicrobiana (DDS) em 20 mg, duas vezes ao dia.
- A DDS é a única TMH aprovada administrada sistemicamente, e é indicada como um adjuvante à raspagem e alisamento radicular (RAR) para o tratamento de periodontite.
- Os testes clínicos demonstraram um claro benefício para a DDS comparada à RAR apenas.

Agentes Administrados Localmente

Anti-Inflamatórios Não Esteroidais

Os AINEs tópicos mostraram benefícios no tratamento da periodontite. Um estudo com 55 pacientes com periodontite crônica que receberam enxaguante bucal de cetorolaco tópico relatou que os níveis de PGE_2 no fluido gengival (FG) foram reduzidos aproximadamente à metade ao longo de 6 meses e a perda óssea foi interrompida.[57] O cetoprofeno administrado localmente também foi investigado. Os AINEs aplicados topicamente não foram aprovados como TMH local para tratamento da periodontite.

Proteínas Derivadas da Matriz de Esmalte, Fatores de Crescimento e Proteínas Morfogenéticas Ósseas

Diversas TMHs locais têm sido investigadas para uso como adjuvante nos procedimentos cirúrgicos, para melhorar a cicatrização da ferida e estimular a regeneração do osso perdido, do ligamento periodontal e do cemento, restaurando o conjunto de inserção periodontal completo. Incluem as proteínas derivadas da matriz de esmalte, as proteínas morfogenéticas ósseas (p. ex., BMP-2, BMP-7), os fatores de crescimento (p. ex., fator de crescimento derivado de plaquetas, fator de crescimento insulínico) e as tetraciclinas. As TMHs aplicadas localmente e aprovadas pela FDA para uso adjuvante durante cirurgia são as proteínas derivadas da matriz de esmalte (Emdogain®), o fator BB recombinante humanoide de crescimento derivado de plaquetas recombinante humano (GEM 21S®) e a BMP-2 (rhBMP-2 [Infuse®]), abordados mais extensivamente no Capítulo 63.

Emdogain® foi o primeiro agente local modulador do hospedeiro aprovado pela FDA para uso adjuvante durante cirurgia, como auxiliar no ganho de inserção clínica e na cicatrização da ferida. Ele foi seguido pelo fator de crescimento derivado de plaquetas combinado com uma matriz óssea sintética reabsorvível (GEM 21S®), cujo uso foi aprovado pela FDA para auxiliar nos procedimentos regenerativos, e pela rhBMP-2 (Infuse®) embebida em esponja de colágeno reabsorvível, para auxiliar no aumento da crista e do seio. A tecnologia da GEM 21® também foi aprovada e comercializada para uso na cicatrização de feridas, particularmente nos pacientes com diabetes, e o Infuse® tem sido utilizado há algum tempo pela comunidade ortopédica para cicatrização de fraturas. No entanto, eventos adversos associados à administração de BMPs foram relatados, incluindo osteólise, seroma ou hematoma, infecção, aracnoidite, disfagia, déficits neurológicos aumentados e câncer.[26] O restante deste capítulo se concentra em dois pontos: a utilidade clínica da modulação do hospedeiro em procedimentos não cirúrgicos na prática clínica; e o uso de DDS (Periostat®) na prática clínica.

Modulação do Hospedeiro e Manejo Periodontal Completo

O termo *manejo periodontal* sugere um conceito de atendimento periodontal muito mais amplo do que o termo *tratamento periodontal*. Esse conceito é extremamente importante e considera a natureza crônica da doença. O manejo inclui: histórico e exames médico e odontológico completos (ou seja, mapeamentos clínico e radiográfico); avaliação dos fatores de risco; diagnóstico; desenvolvimento de uma estratégia de tratamento; planejamentos inicial e definitivo do tratamento; análise e reavaliação dos resultados do tratamento; terapia periodontal de suporte a longo prazo (ou seja, atendimento de manutenção); e avaliação do prognóstico.

À medida que continuam a surgir novos dados pertinentes às avaliações bioquímicas da atividade da doença (isto é, mensuração dos níveis de mediadores pró-inflamatórios, dos produtos de destruição óssea e do tecido conjuntivo em FG, saliva e tecidos da cavidade oral), novos exames de diagnóstico e prognóstico podem vir a fazer parte dos protocolos estabelecidos para o manejo abrangente da doença periodontal. Contudo, o controle das bactérias que causam infecções periodontais continua a ser o foco principal do tratamento periodontal eficaz. Atualmente, a compreensão tanto da importância da resposta do hospedeiro quanto do impacto dos fatores de risco permite que os clínicos ofereçam estratégias de tratamento complementares e simultâneas a seus pacientes (Figura 54.2).

Os pacientes mais propensos a necessitar de TMH incluem aqueles com fatores de risco que não podem ser modificados ou que não podem ser modificados com facilidade. Se for tomada a decisão de usar a TMH, isso deve ser discutido com o paciente, explicando-se detalhadamente a fundamentação lógica do tratamento. Isso leva tempo, mas é um tempo bem gasto: os pacientes ficam cada vez mais interessados em sua condição periodontal e se tornam mais propensos a assumir o controle de seu manejo, aumentando a adesão a todos os aspectos do atendimento, incluindo o controle de placa, a redução dos riscos e os protocolos de tratamento. A adesão à TMH é muito mais fácil se a fundamentação lógica para sua aplicação for explicada de maneira clara.

A necessidade de adesão ao regime medicamentoso prescrito é importante, porque com a DDS, por exemplo, devem-se tomar dois comprimidos ao dia (um pela manhã e um à noite), não se devendo fazer uso concomitante de suplementos de cálcio. A adesão pode ser melhorada pela administração de uma cápsula de DDS de liberação modificada, ingerida apenas uma vez ao dia. É preciso enfatizar para o paciente que a TMH não substitui um controle de placa ótimo (assim como não substitui um trabalho ótimo de desbridamento e instrumentação da superfície radicular pelo clínico que estiver tratando o paciente). Para alcançar os melhores resultados, o paciente precisa estar interessado no tratamento e bem informado a respeito de sua condição, para que a adesão seja maximizada. Os pacientes também precisam estar convencidos de que consultas de retorno abrangentes e frequentes são necessárias na fase de manutenção dessa doença crônica e frequentemente progressiva, que pode ser muito bem controlada com o acompanhamento adequado.

Além da motivação do paciente, de orientações sobre higiene oral e de RAR para reduzir o desafio bacteriano, uma estratégia de tratamento fundamental no manejo da periodontite é a *modificação*

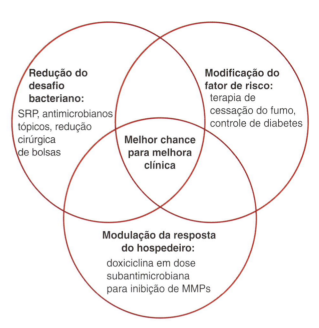

Figura 54.2 As maiores chances de melhora clínica podem vir da implementação de estratégias complementares de tratamento para periodontite visando a diferentes aspectos do equilíbrio periodontal. A redução da carga bacteriana pela técnica de raspagem e alisamento radicular *(RAR)* é a pedra angular do tratamento e pode ser ampliada com o uso de antimicrobianos tópicos o terapia cirúrgica da bolsa. Além desse tratamento antimicrobiano, a resposta do hospedeiro pode ser tratada com terapia de modulação do hospedeiro, como a doxiciclina em dose subantimicrobiana, para inibição das MMPs (metaloproteinases da matriz). A avaliação e a modificação dos fatores de risco, incluindo aconselhamento para cessação do tabagismo, precisam ser parte fundamental de qualquer estratégia de tratamento periodontal. Essas estratégias diferentes podem ser utilizadas conjuntamente, como parte integrante de uma abordagem de manejo abrangente.

dos fatores de risco. Os efeitos nocivos do tabagismo nos tecidos periodontais estão bem documentados,[60] e uma terapia bem-sucedida de cessação do tabagismo poderá ser benefício importante para os pacientes com periodontite. O aconselhamento sobre a cessação do tabagismo pode ser feito no consultório odontológico (se a equipe for corretamente treinada) ou por meio de colaboração com o médico do paciente ou com clínicas especializadas. Dadas as evidências de que os fumantes têm quadros mais graves de doença periodontal do que os não fumantes[100,117] e de que a magnitude e a previsibilidade da melhora clínica após o tratamento são significativamente menores nos fumantes,[1,85] o aconselhamento sobre a cessação do tabagismo deve ser parte importante do tratamento dos fumantes com periodontite.

Os pacientes com diabetes mal controlado também correm maior risco de desenvolver periodontite,[69] e a terapia periodontal pode ter impacto no controle do diabetes.[46] Assim, a colaboração com colegas da área médica durante o tratamento de pacientes com diabetes e portadores de periodontite se justifica para garantir o controle do diabetes.[31]

Outros riscos possíveis para o desenvolvimento de periodontite incluem fatores que não podem ser modificados, como genética, gênero e raça. Uma vez que a relevância dos fatores de risco é estabelecida por meio de pesquisas epidemiológicas, os clínicos precisam estar a par de sua responsabilidade de informar e tentar modificar o comportamento dos pacientes em relação aos riscos modificáveis. O manejo dos pacientes com periodontite pode envolver as seguintes estratégias complementares de tratamento:

- Orientação e motivação do paciente, incluindo: informações sobre higiene oral, uso de escovas de dente elétricas, enxaguantes antissépticos, dentifrícios e irrigação e explicação da fundamentação lógica de quaisquer tratamentos adjuvantes
- Redução da carga bacteriana por meio de uma RAR de alta qualidade
- Tratamento antibacteriano sítio-específico, com sistemas de liberação local ou terapia antimicrobiana sistêmica em casos selecionados
- Modulação da resposta do hospedeiro pela TMH
- Modificação dos fatores de risco e estratégias de redução de riscos
- Cirurgia periodontal com ou sem TMH

O dentista é responsável por personalizar o plano de tratamento de cada paciente, escolhendo e fornecendo os tratamentos corretos, após discutir o caso com o paciente, para que este possa tomar decisões bem informadas. A boa comunicação e a demonstração de interesse pela condição do paciente são essenciais para maximizar a adesão e modificar os fatores de risco. As maiores chances de melhora clínica podem vir de uma combinação de abordagens de tratamento específica para cada paciente (Figura 54.2). Novak et al. relataram resultados impressionantes de redução da profundidade de sondagem e de ganho de inserção clínica em um estudo randomizado, multicêntrico, com examinador cego e controle placebo, com duração de 6 meses, que mostrou que a terapia combinada de TMH (*i. e.*, DDS) com antimicrobiano de liberação local (gel de hiclato de doxiciclina) e RAR promoveu melhoras ideais nos parâmetros clínicos, comparados com a RAR isoladamente, no tratamento da periodontite de moderada a grave.[76]

Doxiciclina em Dose Subantimicrobiana

A DDS é a única TMH aprovada pela FDA para administração sistêmica para o tratamento da periodontite. A DDS é utilizada como adjuvante da RAR, não devendo ser usada como terapia única (isto é, monoterapia). Como a DDS – chamada anteriormente de "doxiciclina em baixa dosagem" e atualmente comercializada sob o nome de Periostat® – se baseia em dose subantimicrobiana de doxiciclina, um membro da família dos compostos de tetraciclina, o uso das tetraciclinas no manejo das doenças periodontais precisa ser colocado em perspectiva.

Nenhuma classe de medicamentos teve mais impacto na terapia periodontal do que as tetraciclinas. Elas vêm sendo utilizadas em conjunto com a RAR, o padrão-ouro em terapia não cirúrgica, e com os procedimentos cirúrgicos de ressecção e regeneração. As tetraciclinas têm sido utilizadas localmente e sistemicamente como agentes antimicrobianos e como agentes de modulação do hospedeiro (ou seja, DDS). As tetraciclinas têm sido prescritas para tratar a periodontite crônica e para manejar tipos específicos e frequentemente mais agressivos de periodontite.

As tetraciclinas vêm sendo defendidas no tratamento de pacientes com doenças sistêmicas, como o diabetes, a artrite reumatoide e a rosácea (isto é, tratado com Oracea®). A doxiciclina tem levado à melhora na saúde periodontal dos pacientes diabéticos e nos marcadores a longo prazo do controle glicêmico (isto é, hemoglobina glicosilada).[47] Como adjuvante das terapias mecânicas, o objetivo da terapia com tetraciclina tem sido aumentar a reinserção ou estimular novas inserções do conjunto de suporte e a formação óssea. As seguintes seções concentram-se no uso de compostos pleiotrópicos para modulação da resposta do hospedeiro no tratamento da periodontite.

Mecanismos de Ação

Além das propriedades antibióticas, a doxiciclina (e outros membros da família das tetraciclinas) tem a capacidade de infrarregular as MMPs, uma família de enzimas dependentes de zinco que podem degradar as moléculas da matriz extracelular, incluindo o colágeno.[8,95] As MMPs são secretadas pelos principais tipos de célula nos tecidos periodontais (p. ex., fibroblastos, queratinócitos, macrófagos, PMNs, células endoteliais) e exercem papel fundamental na periodontite. Quantidades excessivas de MMPs são liberadas nos tecidos periodontais inflamados, provocando destruição da matriz de tecido conjuntivo. As MMPs predominantes na periodontite, particularmente a MMP-8 e a MMP-9, são derivadas de PMNs[41] e são extremamente eficazes na degradação do colágeno tipo I, o mais abundante na gengiva e no ligamento periodontal.[67] Os níveis de MMP tipo PMN aumentam com a gravidade da doença periodontal, e diminuem após a terapia.[34,41] Essa liberação de grandes quantidades de MMPs no periodonto leva a uma perturbação anatômica significativa e à destruição dos tecidos conjuntivos, contribuindo para os sinais clínicos de periodontite.

O uso da DDS como TMH no tratamento da periodontite tem sua fundamentação lógica no fato de que a doxiciclina infrarregula a atividade das MMPs por meio de uma série de mecanismos sinergéticos, incluindo a redução nos níveis de citocina, e estimula a atividade osteoblástica e a formação de osso novo ao suprarregular a produção de colágeno (Figura 54.3).

Dados de Pesquisa Clínica sobre Populações Distintas de Pacientes

As tetraciclinas funcionam bem como agentes de modulação do hospedeiro por causa de seus efeitos pleiotrópicos nos múltiplos componentes da resposta do hospedeiro (Figura 54.1). Os únicos inibidores de enzima (MMP) aprovados para uso clínico e testados no tratamento da periodontite são membros da família dos compostos de tetraciclina. Nos primeiros estudos que investigaram o uso de diferentes tetraciclinas disponíveis comercialmente, Golub et al.[43] relataram que o composto de doxiciclina semissintético era mais eficaz do que o composto de origem na tetraciclina na redução da atividade excessiva da colagenase no FG de pacientes com periodontite crônica. Como a doxiciclina era um inibidor de colagenase mais eficaz do que a minociclina ou a tetraciclina,[11,35] e devido a seu perfil de segurança, suas propriedades farmacocinéticas e sua pronta reabsorção sistêmica, ensaios clínicos têm se concentrado nesse composto.

Em um esforço para eliminar os efeitos colaterais da terapia prolongada com a tetraciclina, especialmente o surgimento de organismos resistentes a ela, foram desenvolvidas e testadas cápsulas de

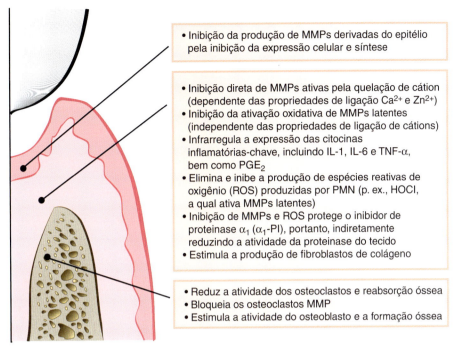

Figura 54.3 Desenho esquemático de uma bolsa periodontal mostra os mecanismos pleiotrópicos pelos quais a doxiciclina inibe a destruição de tecido conjuntivo. A infrarregulação pela doxiciclina dos eventos destrutivos que ocorrem nos tecidos periodontais resulta da modulação de uma série de vias pró-inflamatórias. *IL*, interleucina; *MMPs*, metaloproteinases da matriz; *PGE₂*, prostaglandina E₂; *PMNs*, leucócitos polimorfonucleares; *FNT*, fator de necrose tumoral. *(De Golub LM, Lee HM, Ryan ME, et al: Tetracyclines inhibit connective tissue breakdown by multiple non-antimicrobial mechanisms. Adv Dent Res. 12:12, 1998.)*

DDS.[41] Cada cápsula continha 20 mg de doxiciclina, comparada com as cápsulas de 50 mg e 100 mg disponíveis comercialmente e eficazes em termos antimicrobianos. Vários estudos clínicos com a doxiciclina em dose subantimicrobiana não observaram diferenças na composição ou no nível de resistência da microbiota oral.[102,111] Estudos posteriores não demonstraram diferenças perceptíveis nas amostras de microbiota fecal ou vaginal.[109] Esses estudos não mostraram crescimento excessivo de patógenos oportunistas, como a *Candida*, na cavidade oral ou nos sistemas gastrointestinal e geniturinário.

Em um estudo sobre a inibição da MMP, Golub et al.[34] relataram que um regime de duas semanas de DDS reduziu a colagenase no FG e nos tecidos gengivais adjacentes que foram excisados cirurgicamente para fins terapêuticos. Estudos subsequentes utilizando a terapia com DDS como complemento da raspagem e profilaxia de rotina indicaram redução permanente nos níveis excessivos de colagenase no FG após 1 mês de tratamento. Contudo, após a cessação da administração da DDS, houve rápida recidiva da atividade da colagenase, que retornaram aos níveis observados com placebo, sugerindo que um regime de tratamento de um mês de duração com esse agente de modulação do hospedeiro pode ser insuficiente para produzir benefícios a longo prazo.[3] Durante o mesmo estudo, um regime de 3 meses de duração produziu um efeito medicamentoso prolongado, sem retorno da colagenase aos níveis basais durante a fase do estudo sem tratamento. Os níveis médios de colagenase no FG foram significativamente reduzidos (*i. e.*, 47,3% em relação aos níveis basais) no grupo de DDS, comparados com o grupo placebo, que recebeu apenas raspagem e profilaxia (*i. e.*, redução de 29,1% em relação aos níveis basais). Ganhos relativos nos níveis de inserção acompanharam a redução nos níveis de colagenase no grupo de DDS.[3,40]

Um estudo de revisão relatou que a terapia adjunta com RAR e DDS resultou em melhora de 70% no nível clínico de inserção.[99] A terapia medicamentosa contínua, durante vários meses, parece ser necessária para manter os níveis de colagenase próximos do normal por períodos prolongados. É razoável especular que os níveis de MMP vão acabar aumentando novamente nos pacientes mais suscetíveis após a cessação da medicação e que aqueles indivíduos com os maiores fatores de risco e com maior desafio microbiano vão exigir uma TMH mais frequente que os demais pacientes.

Populações Gerais de Pacientes

Os dados dos ensaios clínicos com DDS estão resumidos na Tabela 54.1. Uma série de estudos duplo-cegos controlados por placebo, com 3, 6 e 9 meses de duração, demonstrou a eficácia clínica da DDS, com base nos parâmetros de redução da profundidade de sondagem, ganho de inserção clínica e sua eficácia bioquímica com base na inibição da atividade da colagenase e na proteção da α₁-antitripsina sérica (um mediador protetor de ocorrência natural) contra o ataque da colagenase na bolsa periodontal.[18,35,62] Golub et al.[37] mostraram que um regime de DDS com 2 meses de duração diminuiu significativamente os níveis de produtos de destruição do colágeno ósseo (*i. e.*, telopeptídeo carboxiterminal do colágeno tipo I [TPCI], um peptídeo de ligação cruzada do colágeno tipo I contendo piridinolina) e os níveis enzimáticos de MMP-8 e MMP-13 (*i. e.*, colagenase neutrofílica e colagenase óssea) em indivíduos com periodontite crônica (Figura 54.4).

Pacientes de Alto Risco: Fumantes

Os efeitos danosos do consumo de cigarros e a menor resposta ao tratamento periodontal nos fumantes, em comparação com os não fumantes, estão bem estabelecidos.[60] Uma metanálise de ensaios clínicos randomizados com a DDS utilizada como adjuvante da RAR relevou benefícios quando a DDS é administrada em fumantes com periodontite[75,87] (ver Tabela 54.1). Uma resposta hierárquica ao tratamento foi observada; os não fumantes que receberam DDS demonstraram maior melhora clínica, enquanto os fumantes que receberam placebo tiveram a pior resposta ao tratamento. As respostas dos fumantes que receberam DDS e dos não fumantes que receberam placebo foram intermediárias em relação aos dois extremos e, em grande parte, idênticas. Isso sugere que mesmo os pacientes tradicionalmente considerados resistentes ao tratamento periodontal

Tabela 54.1 Resumo dos Dados de Ensaios Clínicos com Doxiciclina em Dose Subantimicrobiana (DDS).[86]

Estudo (Ano)	Duração	Grupos de Estudo (n)	VARIAÇÃO MÉDIA NO NIC (mm) Bolsas de 4-6 mm	Bolsas > 7 mm	REDUÇÃO MÉDIA NA PS (mm) Bolsas de 4-6 mm	Bolsas > 7 mm	% DE SÍTIOS COM GANHO DE NIC[a] ≥ 2 mm	≥ 3 mm	% SÍTIOS COM REDUÇÃO DA PS[b] ≥ 2 mm	≥ 3 mm
Caton et al. (2000)[15]	Estudo: 9 meses (medicamento: 9 meses)	RAR + DDS (90)	1,03[c]	1,55[c]	0,95[b]	1,68[b]	46	22	47[c]	22[c]
		RAR + placebo (93)	0,86	1,17	0,69	1,20	38	16	35	13
Novak et al. (2002)[77]	Estudo: 9 meses (medicamento: 6 meses)	RAR + DDS (10)	1,00	1,78	1,20	3,02	29	15	48	26
		RAR + placebo (10)	0,56	1,24	0,97	1,42	21	11	21	6
Emingil et al. (2004)[23]	Estudo: 12 meses (medicamento: 3 meses)	RAR + DDS (10)	0,21 (todos os sítios)	1,59[c] (todos os sítios)	—	—	—	—	—	—
		RAR + placebo (10)	0,05 (todos os sítios)	1,32 (todos os sítios)	—	—	—	—	—	—
Preshaw et al. (2004)[88]	Estudo: 9 meses (medicamento: 9 meses)	RAR + DDS (107)	1,27[b]	2,09[c]	1,29[b]	2,31[b]	58[c]	33[b]	62[b]	37[b]
		RAR + placebo (102)	0,94	1,60	0,96	1,77	44	20	45	21
Lee et al. (2004)[63]	Estudo: 9 meses (medicamento: 9 meses)	RAR + DDS (240)	1,56[c] (todos os sítios)	1,63[c] (todos os sítios)	—	—	—	—	—	—
		RAR + placebo (17)	0,80 (todos os sítios)	1,19 (todos os sítios)	—	—	—	—	—	—
Choi et al. (2004)[16]	Estudo: 4 meses (medicamento: 4 meses)	RAR + DDS (15)	2,2[c] (sítios de teste)	1,6[c] (sítios de teste)	—	—	—	—	—	—
		RAR + placebo (17)	0,6 (sítios de teste)	1,1 (sítios de teste)	—	—	—	—	—	—
Gurkan et al. (2005)[51]	Estudo: 6 meses (medicamento: 3 meses)	RAR + DDS (13)	1,12	2,15	1,80	3,38	—	—	—	—
		RAR + placebo (13)	0,78	1,76	1,46	2,57	—	—	—	—
Preshaw et al. (2005)[87,e]	Estudo: 9 meses (medicamento: 9 meses)	RAR + DDS[#] (116)	1,23[c]	1,89[b]	1,22[c]	2,16[c]	59[b]	33[b]	63[d]	37
		RAR + placebo[#] (135)	0,96	1,43	0,88	1,53	43	19	44	18
		RAR + DDS[##] (81)	1,03	1,71	1,01	1,80	44	21	45[b]	20
		RAR + placebo[##] (60)	0,85	1,58	0,80	1,62	37	15	31	13
Mohammad et al. (2005)[73]	Estudo: 9 meses (medicamento: 9 meses)	RAR + DDS (12)	2,14[d]	3,18[c]	1,57[d]	3,22[d]	—	—	—	—
		RAR + placebo (12)	0,02	0,25	0,63	0,98	—	—	—	—
Górska e Nedzi-Góra (2006)[33]	Estudo: 3 meses (medicamento: 3 meses)	RAR + DDS (33)	0,33[c] (todos os sítios)	0,29[c] (todos os sítios)	—	—	—	—	—	—
		RAR + placebo (33)	0,04 (todos os sítios)	0,08 (todos os sítios)	—	—	—	—	—	—
Needleman et al. (2007)[75]	Estudo: 6 meses (medicamento: 3 meses)	RAR + DDS[##] (18)	0,65 (todos os sítios)	1,40 (todos os sítios)	—	—	—	—	—	—
		RAR + placebo[##] (16)	0,40 (todos os sítios)	0,98 (todos os sítios)	—	—	—	—	—	—

[a]Porcentagem de sítios com ganho de NIC e redução da PS ≥ 2 mm e ≥ 3 mm, respectivamente, calculada para todos os sítios que tinham valor basal de PS > 6 mm.
[b]P< 0,01 comparado com placebo.
[c]P< 0,05 comparado com placebo.
[d]P< 0,001 comparado com placebo.
[e]Mesma população de estudo como em Preshaw et al. (2004),[88] que foi estratificada pela condição de tabagismo: não fumantes (#), fumantes (##).
DDS, doxiciclina em dose subantimicrobiana; NIC, nível de inserção clínica (ganho NIC ou perda NIC); n, número de indivíduos; PS, profundidade de sondagem; RAR, raspagem e alisamento radicular.
Dados do resumo de Preshaw PM: Host response modulation in periodontics. Periodontol 2000 48:92, 2008.

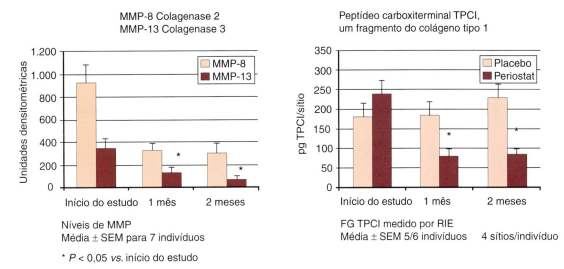

Figura 54.4 Efeitos são mostrados para doxiciclina em dose subantimicrobiana *(DDS)* sobre colagenase *(MMP-8, MMP-13)* e telopeptídeo carboxiterminal do colágeno tipo *(TPCI)* no fluido gengival *(FG)*. Um regime de DDS com 2 meses de duração diminui de maneira significativa os níveis de metaloproteinases da matriz (tipo neutrofílica *[MMP -8]* e tipo óssea *[MMP-13]*) e de TPCI, em comparação com o placebo, nas amostras de pacientes adultos com periodontite. Os níveis menores de produtos de destruição da colagenase óssea (ou seja, TPCI, um peptídeo de ligação cruzada do colágeno tipo I contendo piridinolina) no grupo da DDS *vs.* placebo fornecem evidências bioquímicas de redução na reabsorção óssea. *MMPs,* metaloproteinase da matriz; *RIE,* radioimunoensaio. (De Golub LM, Lee HM, Greenwald RA, et al: A matrix metalloproteinase inhibitor reduces bone-type collagen degradation fragments and specific collagenases in gengival crevicular fluid during adult periodontitis. Inflamm Res. 46:310, 1997.)

(*i. e.*, fumantes) podem se beneficiar da DDS, com uma resposta ao tratamento similar à esperada quando se trata um não fumante apenas com RAR.

Populações de Pacientes Especiais

Estudos de fase IV mais recentes (isto é, após a autorização para comercialização) revelaram êxito no uso da DDS em determinadas populações de indivíduos suscetíveis. O interesse se concentrou na suscetibilidade genética à doença periodontal, particularmente na possibilidade de uma variação específica nos genes que regulam a citocina IL-1 conferir maior suscetibilidade à doença periodontal. Esse polimorfismo é conhecido como *genótipo associado à periodontite*, o que pode ser verificado usando o Teste Genético PST (Interleukin Genetics, Waltham, MA). A investigação dos pacientes que apresentam esses polimorfismos (isto é, dois polimorfismos de nucleotídeos únicos na região promotora IL-1A e gene IL-1B) tem sido impulsionada pelo pressuposto de que existem diferenças fenotípicas locais associadas a esse genótipo (p. ex., os pacientes com genótipo positivo associado à periodontite produziriam mais citocinas IL-1 para um determinado desafio bacteriano, o que resultaria em maior dano tecidual e doença periodontal mais abrangente). Os níveis de IL-1β nas bolsas periodontais rasas são mais altos nos pacientes com esse genótipo positivo do que nos pacientes sem o genótipo.[25]

Os estudos que investigaram a associação entre o genótipo positivo associado à periodontite e a condição da doença periodontal geraram dados conflitantes.[101] Um pressuposto razoável é que existe associação genética entre os polimorfismos no grupo de genes da IL-1 e a doença periodontal, mas resultados inequívocos não foram observados devido à heterogeneidade da doença ou aos vários modelos dos estudos. Cullinan et al. concluíram que o genótipo da IL-1 contribui para a progressão da doença periodontal.[19] Apesar da controvérsia acerca da aceitação desse genótipo como um fator de risco, as companhias de seguro estão usando o teste como um determinante do tratamento coberto.[9]

Uma investigação preliminar de 5 meses de duração, feita por Ryan et al.,[94] foi concebida para avaliar o impacto do tratamento sobre os níveis de IL-1β e MMP em pacientes com genótipo positivo associado à periodontite (*i. e.*, genótipo associado à periodontite) que apresentavam níveis elevados desses marcadores bioquímicos em seu FG. Inicialmente, os pacientes foram tratados com RAR, o que não produziu mudanças nos níveis dos marcadores bioquímicos após 1 mês. Al-Shammari et al.[2] relataram achados similares, sem mudanças nos níveis de IL-1β e TPCI no FG antes e depois de RAR em pacientes que não haviam sido genotipados. Quando os pacientes com genótipo positivo receberam DDS e os marcadores bioquímicos foram monitorados após 2 e 4 meses, foi encontrada uma redução importante (50% para 61%) nos níveis de IL-1β e MMP-9 após o tratamento com DDS. Também foram observados ganho na inserção clínica e redução nas profundidades de sondagem. O estudo concluiu que a doxiciclina em dose subantimicrobiana poderia proporcionar aos pacientes PST-positivos uma estratégia terapêutica que trata especificamente de sua resposta de hospedeiro exagerada.

Outro estudo envolvendo pacientes suscetíveis com periodontite generalizada grave observou a modulação do hospedeiro (*i. e.*, DDS) como adjuvante do desbridamento subgengival repetido.[77] Setenta por cento dos pacientes que concluíram o estudo – duplo-cego, controlado por placebo e com 9 meses de duração – eram fumantes. Apenas 1 mês depois, a DDS como adjuvante da terapia mecânica, comparada com a terapia mecânica isoladamente, resultou em reduções médias de profundidade de sondagem significativamente maiores nas bolsas que tinham 7 mm ou mais no exame basal (2,52 *vs.* 1,25 mm). As melhoras no grupo da DDS, comparadas àquelas com o grupo que recebeu terapia mecânica, foram mantidas durante 5,25 meses de terapia (2,85 *vs.* 1,48 mm), e até mesmo 3 meses após a interrupção da terapia medicamentosa (3,02 *vs.* 1,41 mm), demonstrando que não ocorreu nenhum efeito rebote. Devido aos efeitos benéficos da TMH nos pacientes suscetíveis, estudos multicêntricos estão usando a DDS em outras populações suscetíveis, incluindo diabéticos, indivíduos com osteoporose, pacientes geriátricos internados e fumantes.

Usos Sugeridos e Outras Considerações

Até pouco tempo, as opções de tratamento para doença periodontal se concentravam somente na redução do desafio bacteriano, por meio de terapia não cirúrgica, de cirurgia e de terapia antimicrobiana sistêmica ou local. O desenvolvimento da DDS como TMH, impulsionado pela pesquisa da patogênese da doença periodontal, é um ótimo exemplo de como a pesquisa translacional pode levar a novos tratamentos. Com a maior compreensão dos processos bioquímicos que são importantes na doença periodontal, tem sido utilizado um princípio farmacológico (*i. e.*, a doxiciclina infrarregula a atividade da MMP) no desenvolvimento de uma nova terapia medicamentosa. Os dados pelas pesquisas mostram os benefícios clínicos da DDS adjuvante, e a ciência por trás da DDS tem sido transferida para a prática clínica. Os dentistas têm atualmente a oportunidade de usar a DDS no atendimento ao paciente, com o objetivo de melhorar a resposta ao tratamento com terapia convencional.

Pacientes Candidatos

Ao decidir utilizar a DDS como adjuvante da RAR, o dentista deve primeiro considerar a motivação do paciente para o atendimento periodontal, o histórico médico e a disposição desse paciente para cumprir um tratamento medicamentoso sistêmico. A DDS é contraindicada a qualquer paciente com história de alergia ou hipersensibilidade às tetraciclinas. Elas não devem ser administradas a gestantes ou lactantes nem a crianças com menos de 12 anos, devido ao potencial de descoloração da dentição em desenvolvimento. Como a doxiciclina pode reduzir a eficácia dos contraceptivos orais, devem ser discutidas formas alternativas de contracepção, caso necessário. Há risco de aumento da sensibilidade à luz solar (que se manifesta por queimaduras solares exageradas), o que é observado com altas doses de doxiciclina, mas isso não foi relatado em ensaios clínicos que utilizam doses subantimicrobianas.

A fundamentação lógica para usar DDS precisa ser explicada claramente ao paciente. Ao discutir a causa da doença periodontal, as opções de tratamento disponíveis e os resultados previstos, os pacientes ficam mais interessados no manejo periodontal, mais propensos a seguir o tratamento e assumem mais responsabilidade no manejo de sua doença. A cooperação prevista e o provável comprometimento com o tratamento também precisam ser avaliados quando se considera a terapia com DDS. Os pacientes que mostram pouco entusiasmo em cumprir o plano de tratamento ou em aderir às práticas de higiene oral são menos propensos a ser bons candidatos à terapia medicamentosa sistêmica.

Condições Periodontais Tratáveis

A DDS é indicada no manejo da periodontite crônica, e os estudos se concentraram nas formas crônicas e agressivas da periodontite.[15,23,77,88] A DDS não deve ser administrada em condições como gengivite e abscessos periodontais, ou quando é indicado o uso de antibiótico. A DDS pode ser utilizada nos pacientes com periodontite agressiva que estejam sendo tratados não cirurgicamente. Estudos têm apoiado a eficácia da DDS como adjuvante da cirurgia periodontal.[28] A DDS também pode ser útil nos casos refratários ao tratamento, em pacientes com fatores de risco como tabagismo, diabetes, osteoporose ou osteopenia, e suscetibilidade genética e naqueles cuja resposta ao tratamento é limitada.

Efeitos Colaterais

A doxiciclina em doses antibióticas (≥ 100 mg) está associada a efeitos adversos, incluindo fotossensibilidade, reações de hipersensibilidade, náuseas, vômito e irritação esofágica. No entanto, em ensaios clínicos com DDS usando uma dose de 20 mg o medicamento foi bem tolerado e o perfil dos efeitos indesejados foi praticamente idêntico nos grupos da DDS e placebo.[15,23,77,88] Os tipos de evento adverso não foram muito diferentes entre os grupos de tratamento, e os efeitos colaterais típicos da classe tetraciclina de medicamentos não foram observados indicando que os eventos adversos estão relacionados à dose.[15,88] Não houve evidências de eventos adversos que pudessem ser atribuídos a efeitos antimicrobianos do tratamento, nem de desenvolvimento de resistência a antibióticos da microbiota após 2 anos de uso contínuo.[15,102,103,110,111] O medicamento parece ser bem tolerado, com incidência muito baixa de efeitos adversos.

Sequência de Prescrição no Tratamento Periodontal

A DDS é indicada como adjuvante da terapia periodontal mecânica, não devendo ser utilizada como tratamento independente ou monoterapia. A DDS deve ser prescrita de modo a coincidir com a primeira consulta de RAR, sendo prescrita por 3 meses, até um máximo de 9 a 24 meses de dose contínua, dependendo do risco do paciente. A modificação dos fatores de risco, como tabagismo, má alimentação, estresse, uso de medicações, restaurações falhas, má higiene oral e controle diabético deficiente, deve ser abordada nesse momento. A recusa ou a incapacidade do paciente para modificar os fatores de risco é uma consideração importante no planejamento do tratamento e na avaliação das respostas terapêuticas.

Combinação com Cirurgia Periodontal ou Sistemas de Liberação Local

A maior parte das pesquisas clínicas se concentrou em usar a DDS como adjuvante do tratamento periodontal não cirúrgico. No entanto, dados dos estudos nos quais a DDS foi utilizada como adjuvante da cirurgia de retalho para acesso em 24 pacientes revelaram maior redução na profundidade de sondagem (> 6 mm) nos sítios tratados cirurgicamente, em comparação com os sítios tratados cirurgicamente em pacientes que receberam placebo.[28] O grupo DDS demonstrou maior redução no TPCI, um produto da quebra do colágeno, do que o grupo placebo, indicando que a atividade colagenolítica foi reduzida nos pacientes em que foi administrada a DDS.

O tratamento com DDS também pode ser combinado com a liberação local de antibióticos na bolsa periodontal por meio de sistemas de liberação prolongada. As duas abordagens de tratamento visam a aspectos diferentes do processo patogênico: os sistemas de liberação local liberam concentrações antimicrobianas de um agente antibacteriano diretamente no sítio da bolsa, enquanto a DDS é um modulador sistêmico da resposta do hospedeiro. A combinação dessas duas estratégias complementares de tratamento é outro exemplo de como a terapia antibacteriana (*i. e.*, RAR + antibióticos locais) pode ser combinada com a TMH (*i. e.*, DDS) para maximizar os benefícios clínicos para os pacientes. Resultados preliminares de um ensaio clínico de 6 meses de duração com 180 pacientes, concebido para avaliar a segurança e a eficácia da DDS combinada com um antimicrobiano aplicado localmente (Atridox®) e RAR comparada com RAR isoladamente, demonstraram que os pacientes que receberam tratamentos combinados tiveram melhora acima de 2 mm nos ganhos de inserção médios e redução na profundidade de sondagem ($p < 0,0001$) em comparação com RAR isoladamente.[76]

Monitoramento dos Benefícios da Terapia

Para aumentar a capacidade dos dentistas de tomar decisões de tratamento corretas na doença periodontal, eles precisam de acesso aos tipos de exames diagnósticos disponíveis para seus colegas médicos. Os exames poderiam ser utilizados, por exemplo, para distinguir lesões ativas e inativas. Estudos demonstraram que a RAR isoladamente, embora eficaz na melhora de parâmetros clínicos como, por exemplo, as profundidades de sondagem, pode não ser suficiente para diminuir os níveis excessivos de muitos mediadores destrutivos subjacentes, particularmente nos pacientes mais suscetíveis.

Seria valioso monitorar os níveis dos mediadores inflamatórios à medida que o tratamento avança. A DDS resulta na infrarregulação da atividade da MMP nos tecidos periodontais inflamados.[34,37] Em teoria, os níveis de MMP poderiam ser monitorados antes, durante e depois do tratamento com RAR acrescido de DDS. Os dados publicados sustentam a ocorrência concomitante de redução nos níveis de MMP no FG[16,23] e melhora nos parâmetros clínicos com DDS e RAR combinadas.[23] Embora os testes de MMP realizados no consultório tenham se desenvolvido,[66] eles não são amplamente utilizados devido a preocupações com sua especificidade e sensibilidade.

Na ausência de novos exames que possam ser feitos no consultório ou de instalações de diagnóstico centralizadas para monitorar o estado inflamatório dos tecidos, os dentistas precisam contar com o monitoramento periodontal clínico para avaliar os resultados do tratamento. Além da redução nas profundidades de sondagem e dos ganhos de inserção observados após RAR associada à DDS, a qualidade dos tecidos periodontais tende a melhorar depois do tratamento com DDS com reduções significativas nos índices gengivais e sangramento a sondagem. Técnicas radiográficas mais sensíveis e avaliações da densidade óssea e de alterações na altura óssea, utilizadas no passado apenas em ensaios clínicos, podem ser possíveis na prática clínica futura. Enquanto essas técnicas de diagnóstico não estiverem amplamente difundidas, é preciso contar com o julgamento clínico para determinar o curso mais apropriado da terapia.

Resumo

Os patógenos periodontais e as respostas destrutivas do hospedeiro estão envolvidos no início e na progressão da periodontite. O manejo bem-sucedido pode exigir uma estratégia de tratamento integrada que aborde ambos os componentes etiológicos. As evidências quanto aos papéis de MMPs, citocinas e outros mediadores na patogênese da doença periodontal os distinguem como alvos da abordagem quimioterápica. A introdução de novas terapias adjuvantes, como a modulação do hospedeiro, para aumentar a eficácia dos procedimentos mecânicos pode contribuir favoravelmente para uma abordagem integrada de manejo clínico da periodontite a longo prazo.

As TMHs são um conceito de tratamento emergente no manejo da periodontite. O uso da TMH como adjuvante pode ser particularmente útil em pacientes suscetíveis de alto risco nos quais uma resposta de hospedeiro excessiva e prolongada às bactérias promova a atividade das MMPs e dos osteoclastos.

A DDS é a única TMH administrada sistemicamente aprovada e indicada como adjuvante da RAR no tratamento da periodontite. Ensaios clínicos demonstraram um claro benefício para o uso de DDS comparado com RAR isoladamente. A DDS deve ser usada como parte de uma estratégia de terapia abrangente, que inclua tratamentos antibacterianos (*i. e.*, RAR, controle de placa, orientações de higiene oral, antimicrobianos locais e cirurgia periodontal), modulação da resposta do hospedeiro (*i. e.*, DDS) e avaliação e manejo dos fatores de risco periodontais.

No futuro, diversas TMHs, visando a diferentes aspectos da cascata de eventos de destruição nos tecidos periodontais, tendem a ser desenvolvidas para tratamento adjuvante na periodontite. O desenvolvimento desses agentes vai permitir que os dentistas tratem aspectos específicos da bioquímica subjacente à doença periodontal. O objetivo é maximizar e tornar mais previsível a resposta ao tratamento, a partir da redução da inflamação e da inibição dos processos destrutivos nos tecidos, resultando em mais estabilidade periodontal após os tratamentos periodontais convencionais, como RAR e cirurgia. Atualmente, o dentista está em uma posição interessante de ser capaz de combinar estratégias de tratamento estabelecidas com novos tratamentos medicamentosos, locais ou sistêmicos dessa doença crônica comum.

O uso da TMH para o melhor manejo da doença periodontal crônica pode ter aplicações em outras doenças sistêmicas crônicas, tais como artrite, diabetes, osteoporose e DCV. Os estudos com antimicrobianos aplicados localmente como parte integrante de uma terapia periodontal intensiva relataram resultados promissores. Estudos futuros poderão demonstrar que, além das terapias-padrão atuais, a terapia periodontal intensiva, com antibióticos adjuvantes e com modulação do hospedeiro adjuvante para o manejo da doença periodontal, pode ter profundos efeitos positivos no estado de saúde global dos pacientes de alto risco. O manejo correto da infecção local e da inflamação (*i. e.*, periodontite) terá impacto significativo na saúde geral da população.

IMPORTANTE

As terapias moduladoras do hospedeiro direcionadas aos diversos aspectos da cascata de eventos de destruição em tecidos periodontais estão sendo desenvolvidas como tratamentos adjuvantes da periodontite. Esses agentes têm como alvo aspectos específicos da bioquímica subjacente de doença periodontal. O objetivo é melhorar a resposta à terapia e alcançar a estabilidade periodontal.

Referências Bibliográficas

 As referências bibliográficas deste capítulo estão disponibilizadas em https://www.grupogen.com.br.

CAPÍTULO 55

Avaliação e Terapia Oclusal

Michael J. McDevitt

SUMÁRIO DO CAPÍTULO

Patogênese, 618
Tomada de Decisão Baseada em
  Evidências, 618
Terminologia, 619
Função e Disfunção Oclusal, 620
Parafunção, 620
Exame Clínico, 621
Terapia Oclusal, 623
Conclusão, 625

Dentre os numerosos fatores locais e sistêmicos com o potencial de influenciar a progressão da periodontite, a oclusão do paciente continua a ser uma variável que requer um diagnóstico. Todas as disciplinas de odontologia incluem a análise abrangente das relações oclusais para a determinação dos cuidados adequados.

As exigências funcionais da oclusão podem se encaixar ou exceder substancialmente as tolerâncias e a adaptabilidade do periodonto do paciente e de seu sistema mastigatório. O conjunto completo dos conhecimentos e das habilidades necessário para analisar todos os aspectos da anatomia e as funções oclusais está além do escopo deste capítulo, que apresenta orientações práticas para a avaliação e o manuseio da oclusão específicos para a suscetibilidade individual de um paciente com periodontite.

Patogênese

A resposta inflamatória (induzida pelo hospedeiro) de cada paciente a um biofilme bacteriano patogênico[39] é tão específica, de modo que o paciente é a única referência para interpretação dos possíveis fatores que contribuem para a perda progressiva do osso de suporte. Os eventos destrutivos podem ser episódicos e são sítio-específicos.

A responsabilidade diagnóstica do dentista inclui mensuração cuidadosa de estruturas periodontais em toda a circunferência de cada dente, a documentação precisa e a oportuna reavaliação. A deterioração periodontal que ocorre rapidamente ou que é excessiva para a idade de uma pessoa deve impulsionar o clínico a investigar todas as variáveis que possam amplificar a periodontite daquele paciente. Se um fator local como uma relação oclusal pode influenciar o curso da doença, a sua análise deve ser tão precisa quanto a de qualquer outro aspecto do exame periodontal.

Tomada de Decisão Baseada em Evidências

Em um mundo perfeito, todas as decisões diagnósticas e terapêuticas refletiriam evidência de múltiplos ensaios clínicos prospectivos que tenham sido submetidos à revisão sistemática. As investigações prospectivas de trauma oclusal em seres humanos são consideradas antiéticas, e a periodontia luta conscienciosamente para chegar a um consenso amplo sobre a interação da oclusão de um paciente com a sua condição periodontal.[15] Para ser clinicamente aplicável, a metodologia da investigação deve estar paralela ao diagnóstico clínico e ao tratamento de indivíduo com periodontite.[17]

Historicamente, o gerenciamento de dados e a metodologia e a credibilidade estatísticas nos estudos retrospectivos limitaram a capacidade de pesquisadores dedicados interpretarem o papel da oclusão na experiência individual de periodontite.[19,38,44] O agrupamento de pontos de dados, especialmente para o estudo de grandes populações, afasta a sítio-especificidade que o diagnóstico periodontal requer. Se o trauma oclusal está afetando um dente, o efeito sobre o periodonto é sítio-específico apenas para aquele dente. O tratamento para um paciente com periodontite nunca seria fundamentado em uma média de referências diagnósticas, mas sim em sua suscetibilidade, anatomia, oclusão e história únicas.

QUADRO DE APRENDIZAGEM 55.1

O papel do trauma oclusal e de sua possível influência na progressão da periodontite é específico por dente.

Em 2001, Nunn e Harrell[34] reportaram os resultados retrospectivos para um grupo de pacientes com periodontite. A análise foi baseada na mensuração da perda de inserção de cada dente e na presença ou ausência de interferências oclusais. Este estudo e uma investigação similar[4] confirmaram que o trauma de oclusão ampliou a perda de inserção. Harrell e Nunn[18] também relataram que a eliminação de interferências oclusais teve influência positiva sobre o resultado do tratamento quando se constatou que o trauma de oclusão era um fator local contribuinte. A influência positiva do ajuste oclusal no resultado de terapias periodontais cirúrgicas e não cirúrgicas também foi descrita por Burgett.[6] As evidências apoiam a possibilidade de que o trauma de oclusão pode amplificar a lesão em um periodonto inflamado.

QUADRO DE APRENDIZAGEM 55.2

O trauma oclusal pode amplificar (não causar) a perda de inserção localizada decorrente de um dano ósseo inflamatório.

Embora os estudos animais não suportem o peso hierárquico baseado em evidências dos ensaios clínicos idealmente estruturados, vários estudos mais recentes parecem apoiar o potencial das forças oclusais excessivas em amplificar o dano gerado pela periodontite inflamatória. Em dois estudos usando um modelo de periodontite induzida em ratos, o trauma oclusal resultou em mudanças prontamente identificáveis no ligamento periodontal do grupo experimental, comparado aos controles. Maiores números de osteoclastos, talvez relacionados à expressão aumentada do ligante do receptor ativador do fator nuclear Kappa B (RANKL), apoiam a observação de maior perda de osso alveolar no grupo inflamação mais trauma. Esse grupo também demonstrou números aumentados de complexos imunológicos, o que pode ser um produto da maior permeabilidade das fibras colágenas do ligamento periodontal danificado.[31,49] Um estudo *in vitro* de fibroblastos humanos do ligamento periodontal de indivíduos saudáveis e pacientes com periodontite crônica também apoiou a observação de diferenças significativas nos fibroblastos do ligamento periodontal de indivíduos saudáveis e doentes quando sujeitos à compressão. Diversas metaloproteínas de matriz, interleucinas-16 e -21 e outras proteínas associadas à inflamação foram expressas pelos fibroblastos doentes e comprimidos comparados aos fibroblastos saudáveis, sugerindo que os fibroblastos doentes podem produzir dano adicional ao periodonto de pacientes com periodontite crônica.[12]

O interesse na oclusão na disciplina de periodontia parece estar aumentando, especialmente com o rápido crescimento da substituição de dentes perdidos por implantes. Apesar de alguns relatos conflitantes na literatura, existe uma base comum para um consenso, conforme mostrado na Figura 55.1.

A força oclusal tem um efeito sobre o periodonto (Capítulos 24 e 25), e a suscetibilidade à periodontite é única para cada paciente. As forças oclusais ocorrem por meio de um espectro amplo. Ausência ou mínimo contato oclusal sobre um dente resulta em atrofia do periodonto por desuso, o que pode ocasionar a instabilidade deste dente. Uma força oclusal harmoniosa em um dente estimula a disposição fisiológica de fibras de inserção periodontal e arquitetura óssea, além de incentivar estabilidade. As forças que excedem a tolerância do periodonto resultam na reabsorção óssea e no rompimento da inserção.[21,30,33] Na pessoa saudável, o periodonto ao redor dos dentes que estão sujeitos à força oclusal excessiva passa por adaptação e reparo ou remodelamento, sem perda de inserção, o que ocorre com frequência na ortodontia.

Para o paciente que está perdendo osso como resultado da periodontite, a combinação da doença inflamatória em andamento com a força oclusal excessiva pode amplificar a destruição e os danos ao periodonto dos dentes afetados.[34] Se essa conclusão for válida, o clínico tem a responsabilidade de correlacionar a condição periodontal de cada dente com as suas responsabilidades e possíveis excessos oclusais.

Terminologia

A seguir está uma lista de palavras-chave, conforme usadas neste capítulo, e suas definições:

Contato inicial em relação cêntrica: O primeiro contato oclusal em relação cêntrica no fechamento do arco.

Desoclusão: Separação de certos dentes causada pela guia fornecida por outros dentes durante uma excursão. Quando a guia anterior proporciona a separação dos dentes posteriores durante uma excursão, a desoclusão posterior é obtida.

Excursão Lateral: Movimento lateral da mandíbula para a direita ou para a esquerda a partir da máxima intercuspidação.

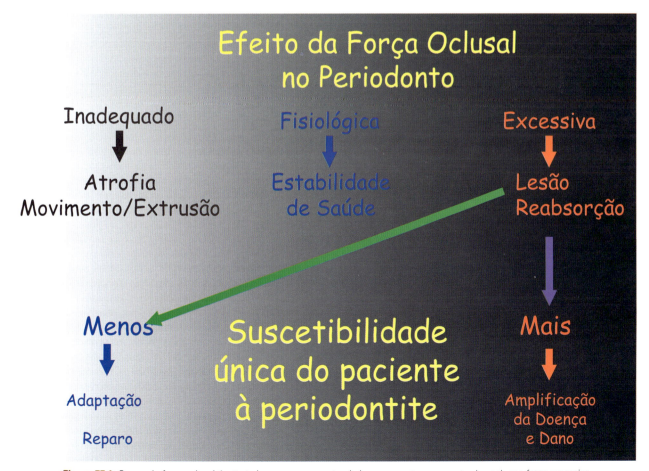

Figura 55.1 O grau de força oclusal é retratado como um espectro de branco a preto, representando nenhuma força excessiva.

Guia: Padrão de contato do dente oposto durante os movimentos excursivos da mandíbula.

Interferência: Qualquer contato oclusal em relação cêntrica no fechamento do arco ou em qualquer excursão que impeça que as superfícies oclusais remanescentes consigam contato estável ou, harmoniosamente funcionem ou que incentive a desarmonia do sistema mastigatório; também chamada de *discrepância oclusal*.

Lado de não trabalho: O lado de qualquer arco que corresponde ao lado da mandíbula que se movimenta em direção à linha média durante uma excursão lateral; também chamado *lado de balanceio*.

Lado de trabalho: O lado de qualquer arco dentário que corresponde ao lado da mandíbula que se afasta da linha média durante uma excursão lateral.

Máxima intercuspidação: Posição da mandíbula quando há máxima interdigitação e contatos oclusais entre os dentes superiores e inferiores; também chamada de *oclusão cêntrica* e *posição intercuspidal*.

Movimento excursivo: Qualquer movimento da mandíbula fora da máxima intercuspidação.

Protrusão: Movimento da mandíbula para anterior a partir da máxima intercuspidação.

Relação cêntrica: Posição da mandíbula quando ambos os conjuntos côndilo-disco estão em suas posições mais superiores em suas respectivas fossas glenoides e contra a inclinação das eminências articulares de cada osso temporal, respectivamente.

Retrusão: Movimento da mandíbula para posterior em relação a uma posição mais anterior.

Função e Disfunção Oclusal

Excelentes fontes para um entendimento abrangente da anatomia e da função dental incluem livros de Ash e Nelson,[3] McNeill[28] e Dawson.[9,10] O trauma de oclusão é determinado se a composição de todas as forças oclusais sobre um dente específico exceder a tolerância ou a adaptabilidade de seu periodonto. A identificação das desarmonias do sistema mastigatório começa com uma apreciação das normas fisiológicas; isso permite ao clínico reconhecer as relações não funcionais, que podem influenciar a precisão do diagnóstico.[10,33,35]

Relação cêntrica é um termo usado para descrever a posição de ambos os côndilos quando eles estão completamente assentados nas fossas das suas respectivas articulações temporomandibulares (ATMs). A rotação da mandíbula em torno de um eixo que passa por ambos os côndilos é chamada de *arco de fechamento na relação cêntrica* (Capítulo 26). Esta é uma relação estritamente esquelética até que ocorra o contato dental. A máxima intercuspidação ocorre quando os dentes opostos fazem contato, com ótima interdigitação, no ponto final mais estável do fechamento mandibular. A estabilidade é intensificada pelo contato bilateral simultâneo de múltiplos dentes posteriores com as forças oclusais no longo eixo da maioria dos dentes posteriores. Se o contato dental inicial no arco de fechamento na relação cêntrica ocorrer simultaneamente com a máxima intercuspidação, os dentes não deslocam os côndilos. Ao contrário, se os dentes estiverem firmes e ocorrer qualquer contato antes da máxima intercuspidação, as relações das vertentes de superfícies oclusais opostas guiam a mandíbula para uma posição intercuspidal, exigindo assim que um ou ambos os côndilos se desloquem de suas fossas.[10,34] Se os dentes tiverem mobilidade e contatarem primeiro no arco de fechamento em relação cêntrica, então *eles podem se afastar dos dentes opostos em vez de causar o deslocamento condilar*.

As relações cúspide e fossa ou cúspide e crista marginal dos dentes posteriores proporcionam resistência à carga vertical e estabilidade funcional para a dentição do paciente. Quando as forças oclusais carregam os dentes em seu longo eixo, o periodonto é o suporte mais resistente.[9,10] Os dentes anteriores podem ser estáveis com pouca carga oclusal em oclusão cêntrica se estiverem favoravelmente influenciados pela musculatura oral. Se eles estiverem em contato em máxima intercuspidação, estão interligados.

O movimento da mandíbula a partir da oclusão cêntrica é chamado de *excursão*. O movimento para a frente é chamado de *excursão protrusiva*, e o movimento para cada um dos lados é chamado de *excursão lateral*. Se a mandíbula pode se movimentar para posterior, isso é chamado de *retrusão*. Há evidências de que o contato dos dentes posteriores nos movimentos excursivos pode sobrecarregar esses dentes, o que resulta em consequências negativas dentais, periodontais, musculares e na ATM.[1,7,10,35,50-52] A relação ideal pode ser um leve encaixe dos dentes anteriores em oclusão cêntrica com separação imediata (*i. e., desoclusão*) de todos os dentes posteriores em todas as excursões.[51]

Durante uma excursão lateral, os dentes posteriores que fazem contato no mesmo lado que a direção do movimento mandibular são descritos como tendo um contato de trabalho. Os dentes posteriores que fazem contato no lado oposto à direção da excursão lateral são descritos como tendo um contato de balanceio (ou não trabalho). Embora os contatos de balanceio estejam classicamente associados a consequências negativas,[52] a análise dos contatos de trabalho e a função dos dentes anteriores são extremamente importantes. Os contatos que são prejudiciais para o movimento mandibular ou individualmente estressantes para os dentes são chamados de *interferências* ou *discrepâncias oclusais*. A capacidade do dentista de analisar a oclusão para identificar contatos que podem ampliar a periodontite de um paciente, afetando certos dentes, é estratégica para a realização do diagnóstico correto.

A inflamação desorganiza a integridade do aparato de inserção, o que resulta em menor resistência à força dos dentes opostos. Quando ocorre a perda óssea, menor área de superfície radicular está suportada[2,20] e há menos fibras sensoriais no ligamento periodontal, o que limita a modulação muscular protetora das forças oclusais.[41] O clínico deve diferenciar entre a intolerância causada pela inflamação às forças oclusais, as forças normais nos dentes com suporte periodontal reduzido, as forças oclusais excessivas e as forças bem toleradas em dentes afetados pela periodontite.

Parafunção

O bruxismo pode fazer com que as forças oclusais sobre os dentes que são suscetíveis à periodontite aumentem em intensidade ou frequência, agravando o potencial de amplificação de danos.[8,23,24,47] A parafunção oclusal durante o dia ou acordado é limitada ao apertamento dos dentes durante os incidentes que requerem esforço focado ou a concentração mental de uma pessoa. Os pacientes podem ser engajados na identificação do apertamento diurno dos dentes, como foi o caso de um estudo de bruxismo do sono e dor miofascial. O apertamento acordado foi relatado por 58 de 60 participantes.[42] Os critérios de seleção para um estudo devem ser bem exigentes porque os autorrelatos de bruxismo do sono pelos pacientes não são normalmente confiáveis.[40] A identificação dos pacientes de sua parafunção pode ajudá-los a entender sua importância, e apoiar a experiência clínica que o apertamento diurno pode ser um contribuidor frequente para uma suscetibilidade aumentada dos pacientes para perda óssea em sítios com periodontite inflamatória.

O bruxismo noturno ou do sono pode ocorrer com o ranger dos dentes durante os movimentos excursivos ou com o apertamento dos dentes. O bruxismo do sono provavelmente é uma extensão da atividade muscular mastigatória rítmica que também é observada em pessoas sem bruxismo. Ainda não está claro o motivo pelo qual os núcleos do tronco cerebral permitem que o bruxismo ocorra em alguns indivíduos, enquanto outros são poupados.[8,23,24]

O bruxismo está associado à maior frequência e persistência da disfunção da ATM, dor orofacial e, possivelmente, perda de inserção periodontal.[47] A absorção sensorial dos dentes que estão sujeitos ao bruxismo provavelmente está amortecida, o que pode interferir no diagnóstico e no tratamento.[37] Parece haver uma influência limitada nas tendências do bruxismo a partir de interferências oclusais.[25] Uma exceção foi descoberta em um estudo clínico com 30 bruxômanos e 30 não bruxômanos; houve diferença significante em interferências em balanceio na população bruxômana comparada com a ausência no grupo não bruxômano.[43] Quando essas descobertas são vistas junto com as relatadas por Youdelis e Mann décadas atrás, a correlação entre bruxismo e dano ósseo inflamatório sítio-específico parece significativa.[52]

Geber e Lynd estudaram distúrbios de movimento induzidos por inibidores da recaptação seletiva de serotonina.[14] Eles descobriram que os inibidores de recaptação seletiva de serotonina, tais como Prozac®, encorajaram bruxismo.

Há evidências emergentes de que os distúrbios respiratórios do sono podem influenciar ou estar associados a doenças inflamatórias, tais como periodontite.[5,11,16] Embora uma relação causal entre a apneia obstrutiva do sono e o bruxismo do sono não tenha sido firmemente estabelecida, os dados e as observações relatados suportam uma associação definitiva.[36,45,46] Um paciente com periodontite e evidências clínicas de trauma oclusal pode estar sofrendo as consequências de distúrbios respiratórios do sono. O Capítulo 40 fornece uma visão geral de distúrbios respiratórios do sono, oferecendo uma referência ao dentista que está procurando desenvolver aptidão no reconhecimento de sinais bucais de distúrbios respiratórios do sono para complementar as suas habilidades de diagnóstico, na avaliação da oclusão de um paciente. Se um aparelho oclusal está sendo considerado para direcionar as implicações periodontais da força oclusal excessiva experimentada por um paciente suscetível à periodontite, o *compliance* pode ser problemático para uma pessoa com distúrbios respiratórios do sono, porque o aparelho pode contribuir para a obstrução das vias aéreas.[13]

Exame Clínico

Antes da avaliação clínica, uma conversa com o paciente pode ajudar na obtenção de um diagnóstico mais completo. Com sintomas mínimos, um paciente pode não associar dentes perdidos ou com desgaste significativo com disfunção da ATM ou dor orofacial e função ou parafunção oclusal. A lista de questões no Capítulo 26 e os questionamentos específicos para a condição dos dentes do paciente podem ajudar o clínico a abrir as linhas de comunicação e definir o tom para a educação do paciente durante o exame clínico. A avaliação abrangente da anatomia e das relações oclusais é realizada pela análise de muitos fatores no ambiente clínico e nos modelos de diagnóstico montados.

A avaliação clínica da oclusão é sequenciada para suportar a aprendizagem do paciente. Ela sempre deve incluir uma avaliação clínica da função do sistema mastigatório e a identificação de quaisquer desarmonias.

Avaliação e Triagem de Distúrbios Temporomandibulares

A avaliação completa do sistema mastigatório e a identificação de distúrbios temporomandibulares são descritas no Capítulo 26 e devem fazer parte de um exame inicial completo do paciente. A avaliação clínica e a triagem de distúrbios temporomandibulares tornam-se parte dos exames subsequentes.

A amplitude de movimentos do paciente é observada, a abertura máxima e as excursões laterais e protrusivas são medidas e qualquer desvio a partir da linha média durante a abertura e o fechamento é

> **Quadro 55.1** Avaliação de Triagem de Distúrbio Temporomandibular.
>
> 1. Abertura interincisiva máxima (variação de 40 a 50 mm)
> 2. Via de abertura ou fechamento
> 3. Alcance dos movimentos excursivos laterais e protrusivos (7 a 9 mm)
> 4. Auscultação de sons da articulação temporomandibular
> 5. Palpação para sensibilidade da articulação temporomandibular ou deslocamento tecidual
> 6. Palpação para sensibilidade muscular
> 7. Teste de carga das articulações temporomandibulares do paciente

definido. A leve pressão digital aplicada sobre cada ATM pode detectar a deflexão do tecido enquanto o paciente abre e fecha a boca; a deflexão sugere a descoordenação de côndilo e disco. A sensibilidade à palpação pode indicar capsulite da ATM. Auscultar a articulação com um estetoscópio ou um instrumento Doppler durante a abertura e o fechamento pode detectar sons que são consistentes com as relações descoordenadas de côndilo e disco, alterações artríticas e outros sons diagnósticos.[10]

A palpação dos músculos da mastigação e da musculatura relacionada à cabeça e ao pescoço pode revelar tensão ou espasmo muscular associados à compensação por desarmonias oclusais ou da ATM.[10,35] O teste de carga da ATM é descrito no Capítulo 26. As descobertas significativas reveladas durante o exame de triagem resumidas no Quadro 55.1 devem levar o clínico a completar a avaliação abrangente.

Teste de Mobilidade dos Dentes

Dois métodos básicos são usados para avaliar a firmeza ou a mobilidades de um dente. Classicamente, um instrumento dentário é utilizado para exercer uma pressão no sentido vestibular ou lingual, e o dentista coloca o seu dedo no lado oposto do dente para sentir e para ver se ocorre o movimento (ver Capítulo 32). O registro de um valor numérico (faixa, 0 a 3) para o grau de mobilidade permite ao clínico controlar as alterações que podem ocorrer em resposta à terapia.

Outro método é testar o movimento dos dentes que são submetidos a pressões geradas pelo paciente. Frêmito, vibração ou micromovimento de um dente podem ser sentidos quando os pacientes tocam seus dentes juntos. Quando o paciente imita o apertamento dos dentes e tenta movimentar a mandíbula em movimentos excursivos, a movimentação dentária pode ser observada. O paciente, colocando um dedo onde o cirurgião-dentista sentiu o movimento do dente, o ajuda a sentir a mobilidade de seus próprios dentes (Figura 55.2).

Se a mobilidade dos dentes exceder o que é esperado com base na perda de suporte ou no nível de inflamação observada, o trauma de oclusão é incluído no diagnóstico. A assimilação de todas as referências diagnósticas oclusais e periodontais pode levar o clínico a concluir que, mesmo sem mobilidade, pode haver evidências de danos periodontais amplificados como resultado de forças oclusais desfavoráveis.

> **QUADRO DE APRENDIZAGEM 55.3**
>
> Um periodonto inflamado frequentemente contribui para a mobilidade do dente.

Avaliação da Relação Cêntrica

A manipulação bimanual da mandíbula no eixo de rotação dos côndilos em suas respectivas fossas glenoides tornou-se um método padrão de avaliação da relação cêntrica.[3,9,10,35] Este método é ilustrado na Figura 55.3 e envolve a orientação suave em vez do posicionamento forçado da mandíbula. Esta técnica é essencial para o teste de

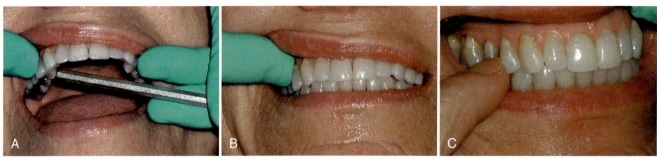

Figura 55.2 (A) Teste táctil e visual de mobilidade é feito com instrumento odontológico. (B) Teste táctil e visual de mobilidade é feito com a paciente apertando e enquanto começa a excursão lateral. (C) A paciente sente o movimento de seus dentes quando tenta a excursão lateral enquanto os dentes estão cerrados.

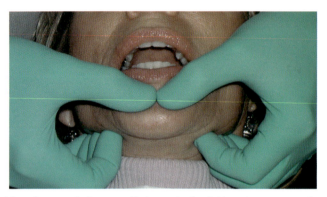

Figura 55.3 Manipulação bimanual é usada para articular a mandíbula na relação cêntrica e testar a carga das articulações temporomandibulares.

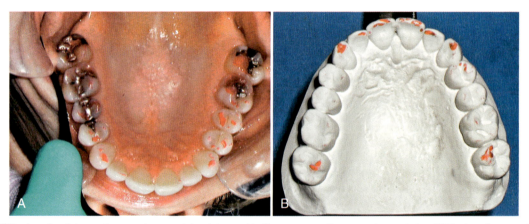

Figura 55.4 (A) Dentes são clinicamente marcados em máxima intercuspidação e em excursões enquanto apertados. (B) Dentes são marcados em relação cêntrica e máxima intercuspidação, em um modelo de diagnóstico montado em relação cêntrica. Marcas apenas nos segundos molares indicam que eles estavam com mobilidade e que se movimentavam para permitir o contato dos outros dentes.

carga das ATMs e é eficaz para gerar registros em relação cêntrica para a montagem de modelos diagnósticos. Dizer ao paciente que ele ou ela vai sentir uma pequena pressão de levantamento nas bordas inferiores da mandíbula e uma leve força na região mentual permite uma articulação relativamente livre e confortável da mandíbula.[9,10] Se o movimento articular é desconfortável ou não repetível, a desprogramação muscular (Capítulo 26) pode ser benéfica. Outros métodos para guiar os côndilos em direção a uma posição assentada (p. ex., folhas calibradoras e *stops* de mordida anterior) podem ser eficazes.[10]

Pedir ao paciente para identificar o primeiro dente a tocar no arco de fechamento em relação cêntrica pode indicar que existem interferências para fechamento em máxima intercuspidação. Solicitar a ele para fechar ainda mais pode demonstrar um deslizamento da relação cêntrica para a oclusão cêntrica, porque os dentes estão firmes o suficiente para deslocar um ou ambos os côndilos.[35] Secar as superfícies oclusais, posicionando o papel de marcação e orientando o paciente para o contato inicial em relação cêntrica, permite a marcação dos pontos de contato oclusais, identificando assim qualquer interferência. Pedir ao paciente para fechar em máxima intercuspidação marca os pontos ou as superfícies que entram em contato durante o deslizamento. Um contato oclusal precoce em relação cêntrica antes do fechamento em oclusão cêntrica, que é obtido sem causar um deslizamento, pode indicar que o contato precoce ocorre nos dentes que têm mobilidade suficiente para se movimentar, permitindo que a máxima intercuspidação seja obtida sem a acomodação condilar (Figura 55.4). Para confirmar a intercuspidação permissiva, deve-se comparar a marcação clínica dos dentes com as marcas obtidas nos modelos de diagnósticos montados, o que vai demonstrar que os dentes com mobilidade podem sair do caminho para permitir que outros entrem em contato.

Avaliação das Excursões

A marcação dos dentes em todas as excursões revela as vias de contato de superfícies oclusais ou incisais que se opõem durante a função e pode identificar as interferências na função harmoniosa.[3,10,28] O movimento de qualquer dente durante a marcação pode diminuir a intensidade das marcas e prejudicar a avaliação da gravidade das forças sobre os dentes afetados.

Os vetores de força e a inclinação das vertentes opostas são estudados para determinar se a força é excessiva. Interpretar os contatos com base em um dente a dente pode sugerir ou negar o trauma oclusal como um fator que contribui para a perda de inserção de cada dente afetado. Quando os pacientes estão envolvidos na avaliação da sua oclusão, pode-se dar a eles sugestões para observar certos hábitos, como o apertamento dos dentes durante o dia ou dormir com pressão sobre sua mandíbula. Conforme eles contribuem para o seu próprio diagnóstico, tornam-se mais preparados para fazer as escolhas informadas sobre as opções de tratamento.

Modelos Diagnósticos Articulados

Quando o modelo diagnóstico superior está montado em um articulador com a técnica de transferência de arco facial, as superfícies oclusais tornam-se orientadas para o eixo de rotação dos côndilos do paciente. O registro de transferência de relação cêntrica orienta os dentes inferiores para os dentes superiores em relação cêntrica.[9,10] O estudo dos modelos de diagnóstico cuidadosamente montados pode revelar discrepâncias oclusais entre o contato inicial no arco de fechamento em relação cêntrica e a máxima intercuspidação e as desarmonias oclusais em excursões. Os dentes com mobilidade podem produzir marca em um modelo sólido, mas pouca ou nenhuma marca na boca do paciente durante a avaliação clínica. A precisão das observações feitas nos modelos deve ser clinicamente confirmada em qualquer grau possível.

Terapia Oclusal

A terapia não cirúrgica eficaz geralmente reduz a inflamação no periodonto e resulta em alguma cicatrização,[32] que muitas vezes transforma dentes com mobilidade em dentes mais estáveis. Se o clínico concluir que a inflamação foi controlada e que as forças oclusais em dentes individuais ainda excedem a tolerância do periodonto, a base para a intervenção é estabelecida.

A função harmoniosa tanto da ATM quanto de seus músculos associados é necessária para a estabilidade oclusal. Quando houver evidências suficientes de forças oclusais excessivas sobre os dentes do paciente, ou existir desarmonia do sistema mastigatório e o paciente desejar uma oclusão mais estável, uma placa oclusal deve ser prescrita.

O Capítulo 26 revisa a anatomia da ATM. Isso pode fornecer uma melhor compreensão da terapia.

QUADRO DE APRENDIZAGEM 55.4

A ótima resolução da inflamação é necessária para interpretar precisamente a mobilidade do dente.

Terapia de Placa Oclusal

Uma placa bem projetada e precisamente adaptada pode beneficiar a função do sistema mastigatório enquanto auxilia os dentes com mobilidade em ambas as arcadas a se firmarem, conforme o periodonto de sustentação cicatriza. O contato bilateral simultâneo de todos os dentes posteriores opostos em relação cêntrica, a guia anterior rasa e a desoclusão imediata de todos os dentes posteriores em cada movimento excursivo são elementos essenciais das placas oclusais superior e inferior (Figuras 55.5 e 55.6).

Os dentes que estão opostos à placa devem receber a carga o mais próximo possível de seu longo eixo. As placas superiores envolvem uma parte do palato duro, o que proporciona um escoramento substancial dos dentes e resistência às forças verticais e laterais. Uma placa superior em forma de ferradura depende de outros dentes, possivelmente comprometidos, para tentar proteger aqueles com maior mobilidade. As placas flexíveis ou parciais são contraindicadas para a proteção e estabilização em longo prazo.[32] McGuire,[27] em um estudo de 8 anos, abordou o papel protetor das placas oclusais. Não se espera que as placas oclusais curem o bruxismo,[26] mas elas são frequentemente prescritas para pacientes com parafunção habitual como uma intervenção compensatória ou de proteção para limitar a desarmonia do sistema mastigatório, os danos aos dentes e a sobrecarga dos implantes.[22]

Ajuste Oclusal

Conforme os dentes ficam mais firmes devido ao uso consistente da placa, as interferências oclusais podem se tornar mais evidentes, e é possível observar maior discrepância entre o contato dental inicial e a máxima intercuspidação. As interferências no movimento excursivo harmonioso da mandíbula podem também ficar mais evidentes. Quando o clínico confirma que as interferências se correlacionam com uma perda de inserção maior do que a esperada, a intervenção direta na oclusão do paciente é considerada. Com a compreensão completa do paciente e seu pleno consentimento, o ajuste oclusal ou a remodelagem seletiva das superfícies oclusais dos dentes pode reduzir a magnitude das interferências oclusais ou direcionar as forças para serem mais compatíveis com os longos eixos dos dentes afetados.

A análise clínica da oclusão deve ser combinada com o detalhamento dos modelos diagnósticos montados em relação cêntrica em um articulador ajustável. Os modelos duplicados montados com precisão podem ser utilizados para realizar um ensaio de ajuste oclusal para determinar a segurança e a eficácia para um paciente.[10,28] Agendar os pacientes de modo que eles usem suas placas durante a noite e fiquem com elas até que estejam sentados na cadeira odontológica permite a avaliação dos seus dentes com a firmeza máxima, quando as interferências são mais prontamente identificáveis. Os dentes costumam firmar-se progressivamente com o uso contínuo da placa e com repetidos ajustes oclusais cuidadosos.

Outros métodos que podem ser empregados para alterar as relações oclusais incluem ortodontia e odontologia restauradora. A restauração provisória dos dentes é outro método para melhorar os contatos oclusais e a estabilidade e com frequência simplifica o processo de ajuste oclusal e restauração final.

Estabilidade Oclusal para a Odontologia Restauradora

Uma oclusão estável é considerada um pré-requisito para qualquer terapia restauradora (Quadro 55.2). Os implantes para substituírem os dentes de um paciente parcialmente dentado somam-se às

Quadro 55.2 Exigências para a Estabilidade Oclusal.

1. Forças sobre um dente individual que não excedam o suporte e a resistência do periodonto desse dente e que são orientadas verticalmente ao longo do eixo de cada dente o máximo possível
2. Contato simultâneo e uniforme de todos os dentes posteriores no fechamento em relação cêntrica ou em máxima intercuspidação, com diferença mínima entre as duas
3. Pouco ou nenhum contato dos dentes anteriores em oclusão cêntrica, apesar de tal contato estar prontamente disponível para fornecer a guia em excursão e para produzir a desoclusão posterior
4. Movimento excursivo harmonioso da mandíbula dentro do invólucro de função do paciente e com completa ausência de interferência oclusal

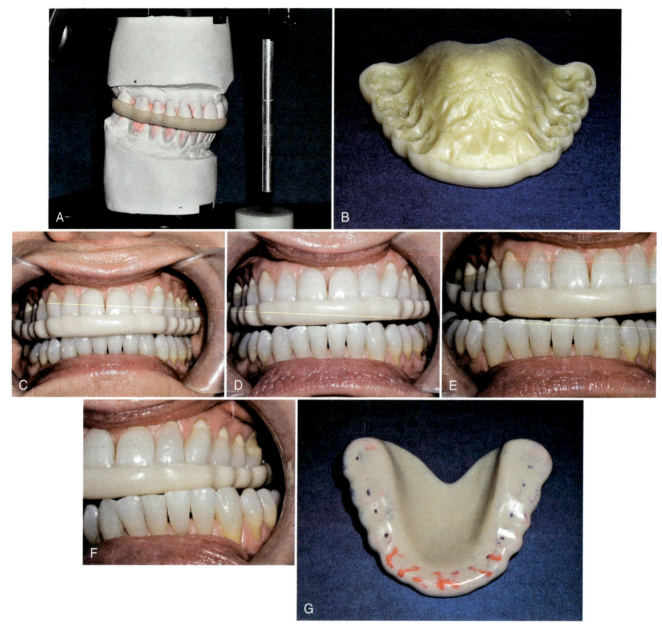

Figura 55.5 (A) Placa oclusal é produzida sobre modelos de diagnósticos cuidadosamente montados. (B) Toda a superfície dental e palatina foi cuidadosamente revestida para promover ótima influência na estabilização dos dentes com mobilidade. (C) Há contato simultâneo bilateral dos caninos e de todos os dentes posteriores em relação cêntrica, produzido para intensificar a carga axial dos dentes inferiores opostos. (D) Há guia anterior lisa, relativamente plana com desoclusão imediata e mantida de todos os dentes posteriores em protrusão. (E) Há guia anterior lisa, relativamente plana com desoclusão imediata e mantida de todos os dentes posteriores em excursões laterais direitas. (F) Há extrema excursão lateral esquerda com transições lisas e harmoniosas pelos dentes anteriores para manter a desoclusão de todos os dentes posteriores. (G) Marcas criadas pela dentição oposta demonstram o contato simultâneo bilateral em relação cêntrica e a desoclusão imediata dos dentes posteriores opostos em todas as excursões.

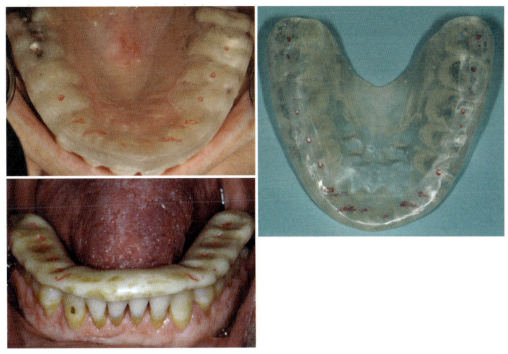

Figura 55.6 Placa oclusal inferior é produzida após cirurgia para fornecer influência estabilizadora aos incisivos, em particular, e para demonstrar atributos oclusais similares aos da placa superior.

considerações de oclusão. A osseointegração dos implantes elimina o micromovimento, o que pode permitir que os dentes acomodem as forças oclusais. A extensão e o momento da carga oclusal e a necessidade de guia para cada dente e para cada implante devem ser cuidadosamente harmonizados (Capítulo 74). Isso é especialmente crítico se qualquer um dos dentes tiver mobilidade ou se o paciente tiver bruxismo em qualquer grau significativo.[48] Caso se suspeite de bruxismo ou se considerem as forças funcionais excessivas, a placa de oclusão descrita pode ser um aparelho valioso.[22,29]

Conclusão

A confirmação da adequação da terapia oclusal é o produto de uma avaliação abrangente da oclusão do paciente e de seu sistema mastigatório. A sequência do tratamento oclusal começa com a terapia anti-inflamatória e progride por meio da terapia reversível com aparelhos antes de qualquer uma das opções irreversíveis serem consideradas. Isso proporciona ao clínico a abordagem mais cuidadosa para avaliar e tratar a oclusão de um paciente com periodontite.

 Acesse Caso Clínico em https://www.grupogen.com.br.

Referências Bibliográficas

 As referências bibliográficas deste capítulo estão disponibilizadas em https://www.grupogen.com.br.

CAPÍTULO 56

Ortodontia: Terapia Interdisciplinar Periodontal e Implantes

CAPÍTULO 56A

Papel Auxiliar da Terapia Ortodôntica

[†]Vincent G. Kokich

SUMÁRIO DO CAPÍTULO

Benefícios da Terapia Ortodôntica, 626
Conclusão, 627

O movimento ortodôntico do dente pode trazer benefícios substanciais para o paciente adulto com necessidade de tratamentos periodontal e restaurador. Muitos adultos que procuram por uma odontologia restauradora de rotina têm problemas com o mau posicionamento dentário, o que compromete a sua capacidade para limpar e manter sua dentição. Se esses indivíduos também forem suscetíveis à doença periodontal, o mau posicionamento dos dentes pode ser um fator exacerbador que poderia causar a perda prematura de dentes específicos.

Os aparelhos ortodônticos tornaram-se menores, menos perceptíveis e mais fáceis de serem mantidos durante a terapia ortodôntica. Muitos adultos estão aproveitando a oportunidade para alinhar seus dentes com a finalidade de melhorar a estética de seu sorriso. Defeitos periodontais gengivais ou ósseos subjacentes podem ser melhorados durante a terapia ortodôntica se o ortodontista estiver consciente da situação e planejar o movimento dentário apropriado. Além disso, os implantes tornaram-se uma parte importante do plano de tratamento para muitos adultos com dentes perdidos. Se os dentes adjacentes estiverem deslocados para os espaços edêntulos, muitas vezes a terapia ortodôntica poderá ser útil para proporcionar a quantidade de espaço ideal para os implantes e as restaurações subsequentes. Este capítulo mostra as maneiras como a terapia ortodôntica auxiliar pode melhorar a saúde periodontal e a capacidade de restauração dos dentes e apresenta o papel dos implantes tanto na periodontia quanto na ortodontia.

Benefícios da Terapia Ortodôntica

A terapia ortodôntica pode proporcionar vários benefícios aos pacientes periodontais adultos. Os sete fatores a seguir podem ser considerados:
1. O alinhamento dos dentes anteriores superiores ou inferiores apinhados ou malposicionados permite que os pacientes adultos tenham um acesso melhor para limpar todas as superfícies de seus dentes. Isso pode representar uma enorme vantagem para os pacientes suscetíveis à doença periodontal ou que não tenham destreza para manter a higiene oral.
2. O reposicionamento ortodôntico vertical do dente pode melhorar certos tipos de defeitos ósseos nos pacientes periodontais. Muitas vezes, mover os dentes elimina a necessidade de cirurgia óssea ressectiva.
3. O tratamento ortodôntico pode melhorar a relação estética dos níveis das margens gengivais superiores antes da odontologia restauradora. O alinhamento ortodôntico das margens gengivais evita o recontorno gengival, o que também poderia implicar remoção óssea e exposição das raízes dos dentes.
4. A terapia ortodôntica também beneficia o paciente com uma fratura grave de um dente anterior superior que exige a erupção forçada para permitir a restauração adequada da raiz. A extrusão radicular permite a preparação da coroa a fim de se ter uma forma resistente e retenção suficiente para a restauração final.
5. O tratamento ortodôntico permite que as ameias gengivais abertas sejam corrigidas para recuperar a papila perdida. Se as ameias gengivais abertas estiverem situadas na região anterior superior, elas podem apresentar-se como problema estético. Na maioria dos pacientes, essas áreas podem ser corrigidas com uma combinação de movimento ortodôntico radicular, remodelamento dentário e restauração.
6. O tratamento ortodôntico poderia melhorar o posicionamento do dente adjacente antes da colocação do implante ou substituição do dente. Isso é especialmente verdadeiro no paciente edêntulo há vários anos e com deslocamento e inclinação da dentição adjacente.
7. Um problema comum de mau posicionamento do dente que resulta em bolsas periodontais é o molar mesialmente inclinado. A verticalização ortodôntica dos molares inclinados corrige os contornos gengivais profundos e elimina ou reduz a bolsa periodontal mesial.

[†]Falecido.

> **QUADRO DE APRENDIZAGEM 56A.1**
>
> A terapia ortodôntica pode contribuir em muitas maneiras para ajudar os pacientes com problemas periodontais. Em casos selecionados, o reposicionamento ortodôntico vertical do dente pode melhorar certos tipos de defeitos ósseos para eliminar a necessidade de cirurgia periodontal ressectiva. Muitos pacientes apresentam dentes anteriores inferiores ou superiores malposicionados, mal-alinhados e apinhados. O alinhamento ortodôntico dos dentes apinhados ajudará os pacientes a manter o controle melhorado do biofilme. A incorporação de terapia ortodôntica no tratamento desses problemas clínicos periodontais é uma grande ajuda ao clínico e ao paciente.

Conclusão

Existem muitos benefícios na integração da ortodontia e da periodontia no gerenciamento dos pacientes adultos com defeitos periodontais subjacentes. A chave para tratar esses pacientes é a comunicação e o diagnóstico correto antes da terapia ortodôntica, bem como um diálogo contínuo durante o tratamento. Nem todos os problemas periodontais são tratados da mesma maneira. Este capítulo fornece uma estrutura para a integração da ortodontia na solução dos problemas periodontais.

 Acesse Casos Clínicos em https://www.grupogen.com.br.

Referências Bibliográficas

 As referências bibliográficas deste capítulo estão disponibilizadas em https://www.grupogen.com.br.

CAPÍTULO 56B

Ortodontia, Implantes e Interações Periodontais

Frank Celenza

SUMÁRIO DO CAPÍTULO

Introdução, 627
Conclusão, 627

Introdução

Embora as inter-relações entre as disciplinas de ortodontia e implantodontia não pareçam próximas para o observador casual, são, na verdade, bastante íntimas. Além disso, a integração da periodontia com a ortodontia e os implantes representa uma combinação ainda mais interessante e importante. O paciente ortodôntico convencional pode ser de natureza muito diferente do paciente periodontal, mas há muitas interações importantes e interessantes entre as disciplinas que podem e devem ser controladas para a obtenção dos melhores resultados terapêuticos. Isso acontece principalmente no planejamento terapêutico atual, em que os implantes são usados como âncoras para movimentação dos dentes.

O paciente ortodôntico convencional pode ser caracterizado como adolescente ou adulto jovem, geralmente com dentição saudável, embora nem sempre completa. Este paciente normalmente não apresenta histórico médico ou odontológico significativo. Por outro lado, o paciente periodontal tende a apresentar histórico médico significativo e uma longa lista de problemas odontológicos, que geralmente inclui complicações com restaurações. Além disso, o periodonto está comprometido e precisa de tratamento, comumente em preparação à intervenção ortodôntica. Em geral, também há considerações sobre a substituição de dentes na sequência do tratamento. Nesta situação, os implantes podem ser parte do tratamento. De que modo, então, esses dois tipos divergentes de pacientes devem ser tratados por meio da combinação de modalidades terapêuticas dessas três disciplinas?

Esta seção delineia algumas das inter-relações que podem ser utilizadas para melhora dos resultados terapêuticos. O clínico que entende o aparato periodontal de sustentação do dente e aplica o conhecimento da fisiologia da movimentação dentária pode utilizar as capacidades de reparação e remodelamento do corpo para efetuar as alterações periodontais decorrentes do movimento dos dentes. Além disso, o avanço das modalidades de implantes aumentou a demanda pelo posicionamento dentário preciso. Ademais, como mais pacientes adultos têm buscado tratamentos ortodônticos e implantes, o entendimento da necessidade de manutenção da saúde periodontal e dos métodos utilizados com este fim antes e durante o tratamento ortodôntico e a colocação de implantes passa a ser essencial. Consequentemente, as relações íntimas entre estas três disciplinas odontológicas distintas se tornam aparentes no planejamento terapêutico e nas fases de execução do tratamento. Esse tópico pode ser realmente considerado *odontologia interdisciplinar*.

Conclusão

Há interações fascinantes e significativas entre as práticas da ortodontia e da periodontia, que também inclui a implantodontia. As relações recíprocas podem ser controladas por meio do sequenciamento adequado dos tratamentos para melhora dos resultados. A utilização de diversos implantes pode facilitar a mecanoterapia ortodôntica, agilizar o tratamento, eliminar a dependência da adesão terapêutica, melhorar a previsibilidade e até mesmo introduzir novas opções terapêuticas. Por outro lado, o preparo ortodôntico antes da colocação do implante pode gerar um ambiente mais favorável por meio do desenvolvimento de um sítio induzido, que permite o aumento e o remodelamento de tecidos duros e moles. Além disso, o manejo espacial dos sítios de implante e das posições dentárias adjacentes é geralmente essencial para sua localização ideal.

De modo geral, o tratamento periodontal preparatório para o tratamento ortodôntico é necessário para eliminação da inflamação e sustentação das estruturas dentárias investidas, permitindo a boa movimentação do dente sem maior perda de aderência. Da mesma maneira, as modalidades ortodônticas podem ser empregadas no remodelamento de tecidos duros e moles do periodonto para resolução de diversas situações, como a erradicação de defeitos.

Consequentemente, há muitos casos em que as interações interdisciplinares podem facilitar o tratamento e essas interações podem ser consideradas bidirecionais. Assim, a utilização de implantes pode, às vezes, melhorar os resultados ortodônticos, assim como, ocasionalmente, o tratamento ortodôntico deve ser empregado para melhorar os resultados do implante. As possibilidades bidirecionais entre a ortodontia e a periodontia são praticamente as mesmas. Este capítulo ilustrou tais conceitos e enfatizou a importância do sequenciamento adequado da terapia para maximizar essas possibilidades.

 Acesse Casos Clínicos em https://www.grupogen.com.br.

Referências Bibliográficas

 As referências bibliográficas deste capítulo estão disponibilizadas em https://www.grupogen.com.br.

SEÇÃO V TRATAMENTO CIRÚRGICO

CAPÍTULO 57

Fase II da Terapia Periodontal

Henry H. Takei

SUMÁRIO DO CAPÍTULO

Objetivos da Fase Cirúrgica, 629
Eliminação da Bolsa *versus* Manutenção da Bolsa, 631
Reavaliação após a Terapia de Fase I, 631
Zonas Críticas na Cirurgia da Bolsa, 631

Indicações para a Cirurgia Periodontal, 632
Métodos de Terapia da Bolsa, 632
Conclusão, 633

A terapia para a doença periodontal, que abrange muitas técnicas e procedimentos, depende do *status* da doença e do objetivo do resultado final. Os problemas precoces podem ser corrigidos com uma terapia de fase I bem-sucedida, consistindo em remoção do biofilme pelo paciente diariamente, descamação e alisamento radicular quando necessário.

Muitos casos moderados a avançados não podem ser resolvidos sem acesso cirúrgico à superfície radicular para alisamento radicular e redução ou eliminação da profundidade da bolsa para permitir que o paciente remova o biofilme. A fase cirúrgica da terapia é também referida como terapia de fase II. Este capítulo descreve as técnicas cirúrgicas utilizadas para os seguintes fins:
* Controlar ou eliminar a doença periodontal
* Corrigir condições anatômicas que possam favorecer a doença periodontal, prejudicar a estética ou impedir a colocação correta das próteses
* Colocar implantes para substituir os dentes perdidos e melhorar o ambiente para sua colocação e funcionamento

Muitos casos são tratados e mantidos com sucesso pela terapia de fase I. Os capítulos da Seção V discutem as técnicas e conceitos usados para tratar doenças periodontais que requerem abordagem cirúrgica para reduzir ou eliminar bolsas e obter acesso à superfície da raiz para remover acreções.

Objetivos da Fase Cirúrgica

A fase cirúrgica da terapia periodontal tem os seguintes objetivos:
1. Melhorar o prognóstico dos dentes e seus substitutos
2. Melhorar a estética

As técnicas cirúrgicas são usadas na terapia da bolsa e na correção dos problemas morfológicos relacionados (isto é, defeitos gengivais). Em muitos casos, os procedimentos são combinados de modo que uma intervenção cirúrgica atenda aos dois objetivos.

As técnicas cirúrgicas (1) aumentam a acessibilidade à superfície radicular, permitindo a remoção de todos os irritantes; (2) reduzem ou eliminam a profundidade da bolsa, possibilitando ao paciente manter as superfícies radiculares isentas de placa; e (3) remodelam os tecidos moles e duros para obter uma topografia harmoniosa. A cirurgia de ressecção ou regeneração, ou ambas, é usada para diminuição da profundidade da bolsa (Quadro 57.1) (Capítulos 60 e 61).

O segundo objetivo da terapia de fase II é a correção dos defeitos anatômicos que favorecem o acúmulo de placa ou biofilme e a recorrência das bolsas ou prejudicam a estética. O objetivo de corrigir problemas anatômicos é alterar defeitos dos tecidos gengivais e mucosas que predispõem essas áreas a doenças. Três tipos de técnicas são realizados em tecidos não inflamados e na ausência de bolsas periodontais (Quadro 57.1):
* *Técnicas de cirurgia plástica* são utilizadas para criar ou aumentar faixa de gengiva inserida queratinizada por meio da colocação de enxertos de vários tipos.
* Técnicas de cirurgia estética são utilizadas para cobrir superfícies de raízes desnudas resultantes de retração e recriar papilas perdidas.
* *Técnicas pré-protéticas* são utilizadas para modificar os tecidos periodontais e vizinhos para receber as substituições protéticas, que incluem aumento de coroa, aumento de rebordo e aprofundamento do vestíbulo.

A Figura 57.1 fornece uma classificação de três níveis dos procedimentos cirúrgicos usados em periodontia: cirurgia de redução de bolsa, cirurgia plástica periodontal e cirurgia pré-protética. A cirurgia de redução de bolsa consiste em procedimentos ressectivos e regenerativos, e a cirurgia plástica periodontal inclui procedimentos estéticos e de aumento gengival (anatômico). Os procedimentos de aumento de coroa, aumento do rebordo e procedimentos com implantes são listados em cirurgia pré-protética. Técnicas de cirurgia plástica e estética são exploradas no Capítulo 65, e técnicas pré-protéticas são discutidas no Capítulo 69.

Também estão disponíveis procedimentos cirúrgicos periodontais para a colocação de implantes dentários. Eles incluem técnicas de colocação de implantes e uma variedade de procedimentos cirúrgicos para modificar os tecidos vizinhos para a colocação de implantes. O aumento ósseo do assoalho do seio ou de uma crista edêntula estreita são exemplos (Quadro 57.1). Estes tópicos são discutidos nos Capítulos 79 e 80.

Terapia Cirúrgica da Bolsa

A terapia cirúrgica da bolsa pode ser usada para obter acesso à superfície radicular doente para assegurar a remoção do cálculo localizado na região subgengival antes da cirurgia e para eliminar ou reduzir a profundidade da bolsa periodontal.

Quadro 57.1 Cirurgia Periodontal.

Cirurgia de Redução de Bolsa
- Ressectiva (p. ex., gengivectomia, retalho deslocado apicalmente e retalho não deslocado, com ou sem ressecção óssea)
- Regenerativa (p. ex., retalhos com enxertos, membranas)

Correção de Defeitos Anatômicos ou Morfológicos
- Técnicas de cirurgia plástica para aumentar a gengiva inserida (p. ex., enxertos gengivais livres)
- Cirurgia estética (p. ex., recobrimento radicular, criação das papilas gengivais)
- Técnicas pré-protéticas (p. ex., aumento de coroa, aumento de rebordo e aprofundamento de vestíbulo)
- Colocação de implantes dentários, incluindo técnicas para desenvolvimento do sítio visando a implantes (p. ex., regeneração óssea guiada, enxertos sinusais)

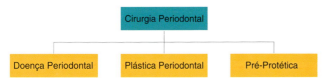

Figura 57.1 Classificação das cirurgias periodontais. Os procedimentos cirúrgicos realizados em periodontia são organizados como cirurgia de redução de bolsa, cirurgia plástica periodontal e cirurgia pré-protética.

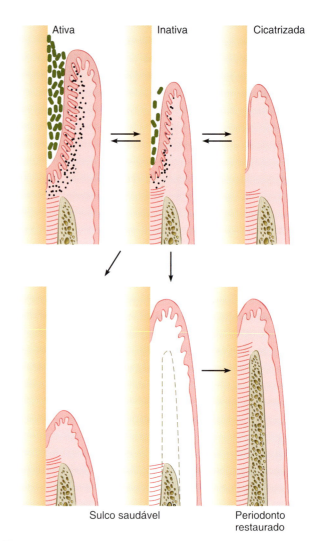

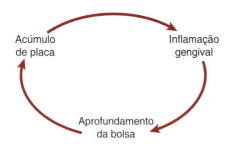

Figura 57.2 O acúmulo de placa leva à inflamação gengival e ao aprofundamento da bolsa, o que por sua vez aumenta a área de acúmulo de placa.

Figura 57.3 São mostrados os possíveis resultados da terapia de bolsa. Uma bolsa ativa pode tornar-se inativa e cicatrizar por meio de um epitélio juncional longo. A terapia cirúrgica da bolsa pode resultar em um sulco saudável, com ou sem ganho de inserção. Inserção gengival aumentada promove a restauração da altura do osso, com a neoformação das fibras do ligamento periodontal e das camadas de cemento.

Uma terapia periodontal bem-sucedida elimina completamente o cálculo, a placa ou biofilme e o cemento doente da superfície dentária. Muitas investigações mostraram que a dificuldade dessa tarefa aumenta conforme a bolsa fica mais profunda.[2,5] As irregularidades e as concavidades na superfície radicular também aumentam a dificuldade do procedimento, o que se soma à dificuldade de instrumentar as superfícies radiculares.[11,15] A presença de bifurcações também cria problemas para raspagem e alisamento radicular nessas áreas[4] (Capítulo 50). A maioria desses problemas pode ser remediada por ressecção ou deslocamento da parede de tecido mole da bolsa, aumentando com isso a visibilidade e a acessibilidade da superfície radicular.[3] A técnica do retalho cirúrgico permite ao cirurgião-dentista superar esses problemas de acesso à superfície radicular.

A eliminação da bolsa é outra consideração importante, que consiste em reduzir a profundidade das bolsas periodontais à mesma do sulco fisiológico para permitir a limpeza pelo paciente. Por meio da escolha adequada, tanto as técnicas de ressecção quanto as de regeneração podem ser utilizadas para atingir esse objetivo. A bolsa torna impossível a remoção do biofilme pelo paciente, o que é parte do círculo vicioso retratado na Figura 57.2.

Resultados da Terapia da Bolsa

Uma bolsa periodontal pode estar em estado ativo ou em período de inatividade ou quiescência. Em uma bolsa ativa, o osso subjacente está sendo perdido (Figura 57.3, *imagem superior esquerda*). Muitas vezes isso pode ser diagnosticado clinicamente pelo sangramento que ocorre espontaneamente ou em resposta à sondagem. Após a terapia de fase I, as alterações inflamatórias na parede da bolsa recuam, tornando-a inativa e reduzindo a sua profundidade (Figura 57.3, *imagem superior central*). O grau dessa redução depende da profundidade antes do tratamento e de até que ponto a profundidade é o resultado do componente edematoso e inflamatório da parede da bolsa (*i. e.*, pseudobolsa).

Se a bolsa permanece ou não inativa depende da profundidade, das características individuais dos componentes da placa ou biofilme e da resposta do hospedeiro. A recorrência da atividade inicial é provável.

As bolsas inativas às vezes podem cicatrizar com um epitélio juncional longo (Figura 57.3, *imagem superior direita*). Essa condição pode ser instável, e a chance de recorrência e reformação da bolsa original permanece porque a união epitelial com o dente é fraca. Apesar disso, um estudo em macacos mostrou que a união epitelial juncional longa pode ser tão resistente à infecção por biofilme como uma adesão de tecido conjuntivo normal.[9]

Diversos estudos mostraram que as bolsas inativas podem ser mantidas por longos períodos com pouca perda de inserção por meio de terapias frequentes[6,10,12] e pela excelente remoção da placa ou biofilme pelo paciente diariamente. Um resultado mais confiável e estável é obtido pela transformação da bolsa em um sulco saudável. O fundo do sulco saudável pode estar situado no fundo da bolsa em que estava localizado ou coronal a ele. No primeiro caso (Figura 57.3, *imagem inferior esquerda*), não há ganho de inserção e a área da raiz que antes era a parede dentária da bolsa fica exposta. Em vez de causar retração, o tratamento periodontal revela a retração anteriormente causada por doença.

O sulco saudável pode estar situado coronal ao fundo da bolsa preexistente (Figura 57.3, *imagem inferior central e direita*). Isso é propício para um periodonto marginal restaurado, cujo resultado é um sulco de profundidade normal com ganho de inserção. A criação de um sulco saudável e um periodonto restaurado implica uma restauração total da condição que existia antes de a doença periodontal começar, que é o resultado ideal do tratamento. O diagrama de regeneração óssea na Figura 57.3 *(imagem inferior central e direita)* é apenas para fins ilustrativos, porque a regeneração óssea sem uma parede óssea é raramente alcançada (Capítulo 24).

Eliminação da Bolsa *versus* Manutenção da Bolsa

A eliminação da bolsa (redução da profundidade aos níveis do sulco gengival) tem sido tradicionalmente considerada como um tipo de terapia periodontal. Ela foi considerada vital devido à necessidade de melhorar a acessibilidade às superfícies radiculares para o terapeuta durante o tratamento e para o paciente após a recuperação. A opinião prevalente considera que a presença de bolsas profundas após a terapia representa maior risco de progressão da doença que os sítios rasos. As profundidades de sondagem individuais não são bons indicadores de perda de inserção clínica futura. A ausência de bolsas profundas nos pacientes tratados, por outro lado, é um excelente indicador de um periodonto estável.[5]

Estudos longitudinais de diferentes modalidades terapêuticas ao longo dos últimos 30 anos forneceram resultados conflitantes,[7,16] provavelmente devido aos problemas inerentes criados pelo conceito de "boca dividida". Após a terapia cirúrgica, as bolsas que recuperam uma profundidade pequena ou moderada podem ser mantidas em um estado saudável e sem evidências radiográficas de perda óssea avançada pelas consultas de manutenção que consistem em raspagem e alisamento radicular, com reforço da higiene oral, realizadas em intervalos regulares de 3 meses ou menos. Nesses pacientes, a bolsa residual pode ser examinada com uma sonda periodontal fina, sem dor, exsudato ou sangramento. Isso indica que o biofilme não se formou nas superfícies radiculares subgengivais.

Esses achados não alteram as indicações e a necessidade para cirurgia periodontal porque os resultados são baseados na exposição cirúrgica das superfícies radiculares para a eliminação completa dos irritantes. No entanto, os achados também enfatizam a importância da fase de manutenção e do monitoramento do nível de inserção e da profundidade da bolsa, junto com as outras variáveis clínicas (sangramento, exsudação e mobilidade dentária). *A transformação da profundidade inicial da bolsa inicial em uma bolsa mais rasa, inativa e passível de manutenção requer alguma forma de terapia definitiva da bolsa e a supervisão constante a partir desse ponto.*

A profundidade da bolsa é uma determinação clínica extremamente útil e amplamente empregada, mas precisa ser avaliada junto com o nível de inserção e a presença de sangramento, exsudação e dor. A variável mais importante para avaliar se uma bolsa está progredindo é o *nível de inserção*, que é medido em milímetros a partir da junção cemento-esmalte. O deslocamento apical do nível de inserção coloca o dente em risco, e não o aumento na profundidade da bolsa, que pode ser causado pelo deslocamento coronal da margem gengival.

A profundidade da bolsa continua a ser uma variável clínica importante para as decisões sobre o tratamento. Lindhe et al.[8] compararam o efeito do alisamento radicular isoladamente ou usando um retalho de Widman modificado no nível de inserção resultante e em relação à profundidade inicial da bolsa. Eles relataram que a raspagem e o alisamento radicular induzem a perda de inserção se forem realizados em bolsas mais rasas que 2,9 mm, enquanto o ganho de inserção ocorre nas bolsas mais profundas. O retalho de Widman modificado induz a perda de inserção se for feito em bolsas mais rasas que 4,2 mm, mas resulta em maior ganho de inserção que o alisamento radicular nas bolsas com mais de 4,2 mm de profundidade. A perda, na verdade, é de inserção do tecido conjuntivo, enquanto o ganho pode ser considerado falso devido à menor penetrabilidade do tecido conjuntivo apical no fundo da bolsa após o tratamento.[9,17]

As profundidades de sondagem estabelecidas aproximadamente 6 meses após a terapia ativa e a cicatrização podem ser mantidas ou reduzidas ainda mais durante o período de manutenção envolvendo cuidadosa reavaliação, remoção da placa ou biofilme e terapia radicular, conforme necessário, a cada 3 meses.[8]

Ramjford[12] e Rosling[13] et al. mostraram que, independentemente da técnica cirúrgica utilizada na terapia da bolsa, certa profundidade de bolsa recorre. *A manutenção dessa profundidade sem qualquer perda de inserção adicional passa a ser o objetivo.*

Reavaliação após a Terapia de Fase I

Estudos longitudinais mostraram que todos os pacientes devem ser tratados inicialmente com raspagem, alisamento radicular e controle de placa ou biofilme e que a decisão final sobre a necessidade de cirurgia periodontal deve ser tomada somente depois de uma avaliação completa dos efeitos da terapia de fase I.[5] A avaliação é feita geralmente não menos de 1 a 3 meses, e às vezes até 9 meses, após a conclusão da terapia de fase I.[1] Essa reavaliação da condição periodontal inclui a ressondagem da boca toda. A presença de cálculo, cáries radiculares, restaurações defeituosas e sinais de inflamação persistente também deve ser avaliada.

Zonas Críticas na Cirurgia da Bolsa

Os critérios para a seleção de uma técnica cirúrgica para o tratamento da bolsa baseiam-se nos achados clínicos na parede de tecido mole da bolsa, na superfície dentária, no osso subjacente e na gengiva inserida.

Zona 1: Parede de Tecido Mole da Bolsa

O cirurgião-dentista deve determinar as características morfológicas, a espessura e a topografia do tecido mole da parede da bolsa e a persistência de alterações inflamatórias nessa parede.

Zona 2: Superfície Dentária

O cirurgião-dentista deve identificar a presença de depósitos e alterações na superfície do cemento e determinar a acessibilidade da instrumentação à superfície radicular. A terapia de fase I deve solucionar muitos problemas, se não todos, na superfície dentária. A avaliação dos resultados da fase I pode determinar a necessidade de mais terapia e o método a ser utilizado.

Zona 3: Osso Subjacente

O cirurgião-dentista deve estabelecer a forma e a altura do osso alveolar próximo à parede da bolsa por meio da sondagem cuidadosa e dos exames clínico e radiográfico. O número de paredes ósseas – uma, duas ou três – ajuda a determinar se a terapia ressectiva ou regenerativa pode ser usada (ver Capítulo 24). Crateras ósseas, perdas ósseas horizontais ou angulares e outras deformidades ósseas também são critérios importantes na seleção da técnica de tratamento.

Zona 4: Gengiva Inserida

O cirurgião-dentista deve considerar a presença ou a ausência de uma faixa adequada de gengiva inserida queratinizada quando selecionar o método de tratamento da bolsa. As técnicas de diagnóstico para problemas mucogengivais são descritas no Capítulo 65. Uma gengiva inserida inadequada pode ser provocada por inserção alta do freio, retração gengival acentuada ou uma bolsa profunda que chegue ao nível da junção mucogengival. Todas essas condições devem ser exploradas, e suas influências na terapia da bolsa devem ser consideradas.

Indicações para a Cirurgia Periodontal

Os seguintes achados podem indicar a necessidade de uma fase cirúrgica da terapia:

1. Áreas com contornos ósseos irregulares, crateras profundas e outros defeitos normalmente exigem uma abordagem cirúrgica.
2. Bolsas ao redor dos dentes em que o acesso à superfície radicular para remoção completa dos irritantes não é clinicamente possível são indicações para cirurgia, e isso ocorre frequentemente nas áreas de molares e pré-molares.
3. Nos casos de envolvimento de grau II ou III de bifurcação, uma abordagem cirúrgica assegura a remoção de irritantes ao redor das superfícies das raízes. A ressecção ou hemissecção radicular também requer intervenção cirúrgica.
4. As bolsas intraósseas nas áreas distais dos últimos molares, frequentemente complicadas por problemas mucogengivais, muitas vezes requerem cirurgia.
5. A inflamação persistente em áreas já tratadas e que têm bolsas moderadas a profundas pode exigir uma abordagem cirúrgica. Em geral, são áreas em que todo o cálculo subgengival não pode ser removido. Casos com bolsas rasas e boa higiene, mas com sangramento à sondagem, podem ser causados por problemas mucogengivais em áreas em que não há tecido queratinizado. O trauma nessas áreas pode causar sangramento.

Métodos de Terapia da Bolsa

Os métodos de terapia da bolsa podem ser classificados em três categorias:

1. *Novas técnicas de inserção* oferecem o resultado ideal porque eliminam a profundidade da bolsa reinserindo a gengiva ao dente em uma posição coronal ao fundo da bolsa preexistente. A nova inserção envolve regeneração do osso, tecido conjuntivo, ligamento periodontal e cemento.
2. *A remoção da parede da bolsa* é o método mais comum. A parede da bolsa consiste em tecido mole e pode incluir osso no caso das bolsas intraósseas. Ela pode ser removida pelos seguintes métodos:
   - Retração ou encolhimento, no qual a remoção de placa ou biofilme pelo paciente e os procedimentos de raspagem e alisamento radicular resolvem o processo inflamatório. O tecido gengival encolhe, reduzindo a profundidade da bolsa.
   - Remoção cirúrgica da bolsa realizada pela técnica de gengivectomia ou por meio de um retalho não deslocado.
   - Deslocamento apical com um retalho deslocado apicalmente.
3. *Remoção da parede dentária da bolsa*, que é feita pela extração completa ou parcial do dente no caso de envolvimento de bifurcação (hemissecção ou ressecção radicular).

As técnicas, o que elas fazem e os fatores que governam a sua escolha são discutidos nos Capítulos 60 a 63.

Critérios para Escolha do Método de Terapia Cirúrgica

Os critérios científicos para estabelecer as indicações para o uso de cada técnica são difíceis de determinar. Os critérios são baseados em estudos longitudinais que acompanham um número significativo de casos ao longo de muitos anos, padronizando vários fatores e experiências clínicas de longo prazo. A escolha de uma técnica para o tratamento de uma determinada lesão periodontal baseia-se nas seguintes considerações:

1. Características da bolsa: profundidade, relação com o osso e configuração.
2. Acessibilidade à instrumentação, incluindo a presença de envolvimentos de bifurcação.
3. Existência de problemas mucogengivais.
4. Resposta à terapia de fase I.
5. Cooperação do paciente, incluindo a capacidade para realizar a higiene oral eficaz e abandonar o hábito de fumar.
6. Idade e saúde geral do paciente.
7. Diagnóstico global do caso: vários tipos de aumento gengival e vários tipos de periodontite (p. ex., periodontite marginal crônica, periodontite agressiva localizada, periodontite agressiva generalizada).
8. Considerações estéticas.
9. Tratamentos periodontais prévios.

Cada uma dessas variáveis é analisada em relação às técnicas de terapia de bolsa disponíveis, e uma técnica específica é então selecionada. Entre as muitas técnicas, deve ser escolhida a que solucionar com mais sucesso os problemas provocando a menor quantidade de efeitos indesejáveis. Os clínicos que adotam uma técnica para solucionar todos os problemas não utilizam o amplo repertório de técnicas à sua disposição em proveito do paciente.

Abordagens para Problemas Específicos da Bolsa

Terapia das Bolsas Gengivais

As bolsas gengivais não têm um componente ósseo (isto é, nenhuma perda de inserção) e geralmente têm tecido gengival edematoso ou fibrótico. Dois fatores são levados em consideração: o caráter da parede da bolsa e a acessibilidade da bolsa.

A parede da bolsa pode ser edematosa ou fibrótica. O *tecido edematoso* se retrai após a eliminação dos fatores locais, reduzindo ou eliminando totalmente a profundidade da bolsa. Portanto, a raspagem e o alisamento radicular são as técnicas preferidas nesses casos.

As bolsas com uma *parede fibrótica* não são consideravelmente reduzidas em termos de profundidade após a raspagem e o alisamento radicular. Essas bolsas são eliminadas ou reduzidas cirurgicamente. No passado, a gengivectomia era frequentemente utilizada para reduzir essas bolsas. O problema era solucionado, mas, nos casos de aumento gengival acentuado (p. ex., crescimento gengival grave por fenitoína), o tratamento poderia deixar uma grande ferida aberta e o paciente tinha que passar por um processo de cicatrização doloroso e prolongado. Atualmente, uma técnica de retalho modificado pode solucionar adequadamente o problema com menos problemas pós-operatórios associados à cicatrização da ferida (Capítulo 61). Alguns dentistas defendem o uso de terapia a *laser* para controlar o crescimento gengival (Capítulo 68),

Terapia para Periodontite Leve

Em paciente com periodontite leve ou incipiente com pouca perda de inserção e perda óssea, a profundidade das bolsas é rasa ou moderada. Nesses pacientes, a abordagem conservadora com boa higiene oral, raspagem e alisamento radicular quando necessário geralmente é suficiente para controlar a doença. A periodontite incipiente que recorre nos sítios previamente tratados com boa higiene pode exigir análise completa das causas da recidiva, que pode ser determinada por remanescentes de cálculo que foram perdidos durante o tratamento anterior ou outros fatores, como margens abertas de uma restauração localizada subgengivalmente. Em alguns casos, uma abordagem cirúrgica pode ser necessária para corrigir esses problemas.

Terapia para a Periodontite de Moderada a Grave na Região Anterior

Os dentes anteriores superiores são importantes em termos estéticos, portanto, deve-se considerar a técnica que provoca a menor quantidade de exposição visual da raiz. No entanto, cada paciente tem expectativas diferentes em relação ao resultado final da terapia. O cirurgião-dentista deve explicar que a terapia pode ser um compromisso entre a eliminação completa da bolsa e a obtenção de um resultado estético aceitável para o paciente, que deve estar ciente antes da terapia de que o resultado pode ser algum grau de retração gengival e alguma perda da papila interdental (Capítulo 65).

Os dentes anteriores oferecem duas vantagens para o uso de uma abordagem conservadora (não cirúrgica): (1) eles têm uma única raiz e são facilmente acessíveis para a raspagem subgengival e alisamento radicular, e (2) a adesão e eficácia do paciente no controle da placa ou biofilme podem ser mais fáceis de se conseguir. *Portanto, a terapia não cirúrgica é a técnica preferida para a dentição superior anterior.*

Em algumas situações, a terapia cirúrgica pode ser necessária para melhorar a acessibilidade para o alisamento radicular ou a terapia regenerativa pode ser possível. Os Capítulos 59, 60 e 63 discutem os aspectos cirúrgicos em detalhes. O retalho de preservação da papila ou o retalho modificado de preservação da papila podem ser utilizados para ambos os fins e também oferecem um resultado pós-operatório melhor, com menor retração e menor formação interproximal de crateras nos tecidos moles.[14]

Quando o espaço interdental é mínimo, a técnica de preservação da papila pode não ser viável. Em vez disso, uma técnica que divide a papila e retém o máximo possível da papila é a técnica cirúrgica apropriada.

Quando o resultado estético não é a consideração primária e um procedimento de retalho é necessário para o acesso à superfície radicular, a opção pode ser o *retalho de Widman modificado*, técnica que usa uma incisão em bisel interno a aproximadamente 1 a 2 mm da margem gengival sem adelgaçar o retalho. Esse procedimento pode resultar em alguma retração de pouca importância do tecido gengival circundante.

Nos casos com envolvimento ósseo avançado, o contorno ósseo pode ser necessário, apesar da exposição radicular resultante. A técnica preferida é o *retalho deslocado apicalmente com contorno ósseo*. O cirurgião-dentista deve instruir o paciente antes da terapia sobre a possibilidade de dificuldades estéticas devido à retração esperada do tecido gengival.

Terapia para a Periodontite de Moderada a Grave na Área Posterior

O tratamento dos pré-molares e molares superiores e inferiores geralmente não costuma apresentar um problema estético, mas envolve com frequência uma dificuldade de acesso para a terapia radicular. Os defeitos ósseos ocorrem, na maioria das vezes, no setor posterior, e não no anterior, com muitas áreas com lesões infraósseas profundas e problemas anatômicos radiculares com concavidades, como a superfície mesial do primeiro pré-molar superior. Um problema difícil encontrado na área posterior é a lesão de bifurcação. Como essa área pode apresentar problemas incomensuráveis para instrumentação, a menos que um retalho seja refletido, a cirurgia é frequentemente indicada.

A cirurgia na região posterior é indicada para melhorar a acessibilidade à superfície radicular ou pela necessidade de redução da bolsa, exigindo cirurgia óssea. A acessibilidade pode ser obtida pelo retalho não deslocado ou deslocado apicalmente (Capítulo 60).

A maioria dos pacientes com periodontite de moderada a grave desenvolveu defeitos ósseos que exigem algum grau de remodelamento ou reconstrução óssea. Quando os defeitos ósseos são propícios à reconstrução, o *retalho de preservação da papila* ou o *retalho modificado de preservação da papila* são as técnicas preferidas porque protegem melhor as áreas interproximais onde frequentemente há defeitos. A segunda e a terceira opções são o *retalho sulcular* e o *retalho de Widman modificado*, mantendo o máximo possível da papila.

Para defeitos ósseos sem possibilidade de terapia reconstrutiva, como as crateras interdentárias, a técnica de escolha é um retalho não deslocado ou apicalmente deslocado com contorno ósseo. Todos os procedimentos de retalhos cirúrgicos são discutidos nos Capítulos 57, 59 e 60.

Técnicas Cirúrgicas para Correção de Defeitos Morfológicos

Os objetivos e a fundamentação das técnicas realizadas para corrigir defeitos morfológicos (mucogengivais, estéticos e pré-protéticos) são descritos nos Capítulos 60 e 62.

Técnicas Cirúrgicas para Colocação de Implante e Problemas Relacionados

Os objetivos e a fundamentação das técnicas realizadas para colocação de implante e problemas relacionados são descritos nos Capítulos 78 a 80.

Conclusão

Muitas etapas são necessárias para alcançar e manter um quadro periodontal saudável. Após o término da terapia de fase I, que consiste na instrução do paciente, controle do biofilme e terapia completa da raiz, as áreas periodontais envolvidas são reavaliadas. A necessidade da terapia de fase II, que é a fase cirúrgica do tratamento, depende do sucesso da fase inicial e da gravidade da condição periodontal. A cirurgia periodontal, que inclui procedimentos plásticos, estéticos, ressectivos e regenerativos, torna-se necessária quando o acesso à terapia radicular é necessário ou a correção de defeitos anatômicos ou morfológicos é necessária. A colocação de implantes dentários pode fazer parte desta terapia.

Referências Bibliográficas

 As referências bibliográficas deste capítulo estão disponibilizadas em https://www.grupogen.com.br.

CAPÍTULO 58

Anatomia Cirúrgica Periodontal e Peri-Implantar

Perry R. Klokkevold | Fermin A. Carranza

SUMÁRIO DO CAPÍTULO

Mandíbula, 634
Maxila, 636
Exostoses, 639

Músculos, 639
Espaços Anatômicos, 639
Conclusão, 642

Um conhecimento sólido da anatomia do periodonto e das estruturas duras e moles circundantes é essencial para determinar o escopo e as possibilidades dos procedimentos cirúrgicos periodontais e implantares e para minimizar os seus riscos. A relação espacial dos ossos, músculos, vasos sanguíneos e nervos e também os espaços anatômicos situados nas proximidades do campo cirúrgico periodontal ou implantar são particularmente importantes. Somente algumas características de relevância para a cirurgia periodontal e implantar são mencionadas neste capítulo; o leitor deve procurar os livros sobre anatomia oral para obter uma descrição mais detalhada dessas estruturas.[4,6]

Mandíbula

A mandíbula é um osso em formato de ferradura conectado ao crânio pelas articulações temporomandibulares. Ela apresenta diversos pontos anatômicos de grande importância cirúrgica tanto para os procedimentos cirúrgicos periodontais quanto para os implantares.

O *canal mandibular*, que é ocupado pelo feixe vasculonervoso alveolar inferior, começa no forame mandibular, na superfície medial do ramo mandibular, e se curva para baixo e para a frente até ficar horizontal abaixo dos ápices dos molares (Figura 58.1). A distância do canal aos ápices dos dentes é mais curta na área do terceiro molar. Uma pequena porcentagem (1%) dos canais mandibulares bifurca no corpo da mandíbula, resultando em dois canais e dois forames mentonianos.[5,10] Na região de pré-molares, o canal mandibular se divide em dois ramos, com um deles saindo da mandíbula e o outro continuando na direção anterior: o *canal incisivo*, que continua horizontalmente até a linha média, e o *canal mentoniano*, que vira para cima e se abre no forame mentoniano.

O *forame mentoniano*, de onde emerge o feixe vasculonervoso mental, está localizado na superfície vestibular da mandíbula, abaixo dos ápices dos pré-molares, algumas vezes mais próximo do segundo pré-molar e normalmente a meio caminho entre a borda mais inferior da mandíbula e a margem alveolar (Figura 58.2). Frequentemente, mas nem sempre, ele é visível nas radiografias convencionais. A abertura do forame mentoniano, que pode ser oval ou arredondada, normalmente está voltada para cima e na direção distal, com a sua borda posterossuperior inclinando-se gradualmente para a superfície óssea. Uma "alça anterior" do forame mentoniano foi descrita, mediante dissecção cadavérica, como uma curva invertida e voltando para o nervo mentoniano dentro do corpo da mandíbula antes de sair do forame mentoniano com extensões que variam de 0,5 a 5,0 mm.[10] Uma avaliação mais recente da alça anterior do nervo mentoniano envolvendo o uso de imagens de feixe cônico e dissecção cadavérica mostrou que a extensão dessa alça é de 0,0 a 9,0 mm.[22,23] A alça anterior do nervo mentoniano tem alta prevalência (88%), ocorrência simétrica e um comprimento médio de 4,13 ± 1,08 mm.[18] À medida que emerge, o *nervo mentoniano* se divide em três ramos. Um ramo do nervo vira para a frente e para baixo para suprir a pele do queixo. Os outros dois ramos seguem na direção anterior e para cima, a fim de suprir a pele e a membrana mucosa do lábio inferior e a mucosa da superfície alveolar labial.

O trauma cirúrgico (p. ex., pressão, manipulação, edema pós-cirúrgico) no nervo mentoniano pode produzir parestesia do lábio, a qual se recupera lentamente. O corte parcial ou completo do nervo pode resultar em parestesia permanente, disestesia ou ambos. A familiaridade com a localização e a aparência do nervo mentoniano reduz a probabilidade de lesão (Figura 58.3).

> **IMPORTANTE**
>
> O trauma cirúrgico, incluindo pressão, manipulação ou edema pós-cirúrgico no nervo mentoniano, pode resultar em parestesia transiente do lábio. O corte parcial ou completo do nervo pode resultar em parestesia permanente, disestesia ou ambos.

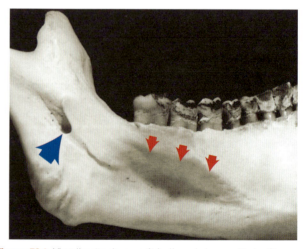

Figura 58.1 Visualização da superfície lingual da mandíbula. Observe o forame lingual ou mandibular *(seta azul)*, onde o nervo alveolar inferior penetra no canal mandibular, e a linha milo-hióidea *(setas vermelhas)*.

Nas mandíbulas parcial ou totalmente edêntulas, o desaparecimento da porção alveolar da mandíbula traz o canal mandibular e o forame mentoniano para mais perto da borda superior (Figuras 58.4 e 58.5). Quando esses pacientes são avaliados quanto à colocação de implantes, a distância entre o canal e a superfície superior do osso e também a localização do forame mentoniano precisam ser cuidadosamente determinadas para evitar lesão cirúrgica ao nervo (Capítulo 76).

A extensão anterior do nervo alveolar inferior ou do nervo incisivo tem sido medida com o uso de radiografias convencionais, tomografias computadorizadas (TC), dissecções cadavéricas e imagens de feixe cônico.[3,10,22,23] Esse nervo, que é menos evidente nas radiografias convencionais e frequentemente não percebido, estende-se para além da alça anterior do forame mentoniano em direção horizontal rumo à linha média. O comprimento do canal incisivo tem sido relatado em até 21,45 mm, a partir da porção mesial do forame mentoniano, terminando a apenas 4 mm da linha média.[3]

O *nervo lingual*, junto com o nervo alveolar inferior, é um ramo da divisão posterior do nervo mandibular. Ele desce ao longo do ramo mandibular medial e na frente do nervo alveolar inferior. O nervo lingual está mais próximo da superfície da mucosa oral na área do terceiro molar e se aprofunda à medida que avança (Figura 58.6). Ele pode ser danificado durante a anestesia e durante os procedimentos de cirurgia oral (p. ex., extrações dos terceiros molares).[14] Com menos frequência, o nervo lingual pode ser lesionado quando o retalho periodontal de espessura parcial é elevado na região do terceiro molar ou quando são feitas incisões relaxantes na área.

O *processo alveolar*, que fornece o osso de suporte para os dentes, tem uma curvatura distal mais estreita que o corpo da mandíbula (Figura 58.7), criando uma superfície plana na área posterior entre os dentes e a borda anterior do ramo. Isso resulta na formação da *linha oblíqua externa*, que segue para baixo e para a frente até a região do segundo ou primeiro molar (Figura 58.8), gerando um platô ósseo. A terapia óssea ressectiva pode ser difícil ou impossível nessa área devido à quantidade de osso que precisa ser removida distalmente na direção do ramo para fazer a ressecção de um defeito ósseo periodontal na porção distal do segundo ou terceiro molar inferior.

Distal ao terceiro molar, a linha oblíqua externa circunscreve o *triângulo retromolar* (Figura 58.8). Essa região é ocupada pelo tecido glandular e adiposo e recoberta por uma mucosa não aderida e não queratinizada. Se houver espaço suficiente distal ao último molar, pode haver uma faixa de gengiva inserida; somente em um caso como esse pode ser realizado com eficácia um procedimento de cunha distal (Capítulo 60).

O lado medial do corpo da mandíbula é atravessado obliquamente pela *linha milo-hióidea*, que começa perto da margem alveolar na área do terceiro molar e continua anteriormente em uma direção

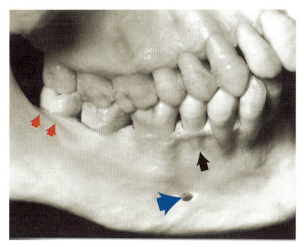

Figura 58.2 Visualização da superfície vestibular da mandíbula. Observe a localização do forame mentoniano *(seta azul)*, que é ligeiramente distal e apical ao ápice do segundo pré-molar, e a área em forma de platô na região dos molares *(setas vermelhas)* que é criada pela linha oblíqua externa. Note também a fenestração presente no segundo pré-molar *(seta preta)*.

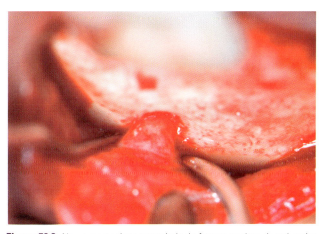

Figura 58.3 Nervo mentoniano emergindo do forame na área do pré-molar.

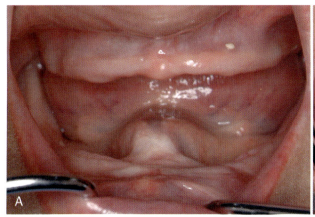
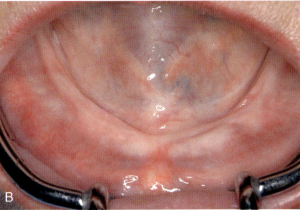

Figura 58.4 A perda da crista alveolar em um paciente edêntulo traz o forame mentoniano e o canal do nervo alveolar inferior para mais perto da superfície, o que pode levar a desconforto para o paciente. (A) Vista anterior demonstrando perda grave de altura da crista alveolar vertical. (B) Vista oclusal do mesmo paciente demonstrando uma perda de profundidade vestibular com perda óssea alveolar.

apical, aumentando a sua distância da margem óssea à medida que avança (Figura 58.9). O *músculo milo-hióideo* insere-se ao longo dessa linha e separa o *espaço sublingual*, que está situado acima ou mais anteriormente e superiormente, do espaço submandibular, que está localizado abaixo ou mais posteriormente e inferiormente.

Maxila

A maxila é um osso pareado que contém cavidades chamadas seios maxilares e a cavidade nasal. A maxila tem os quatro processos a seguir:
- O *processo alveolar* contém os alvéolos que sustentam os dentes superiores.
- O *processo palatino* estende-se horizontalmente a partir do processo alveolar para encontrar a sua contraparte da maxila oposta na sutura intermaxilar da linha média e se estende posteriormente com o platô horizontal do osso palatino, formando o palato duro.

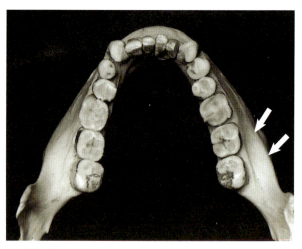

Figura 58.7 Vista oclusal da mandíbula. Observe o platô que é criado na área vestibular dos molares pela linha oblíqua externa. As *setas* mostram a inserção do músculo bucinador.

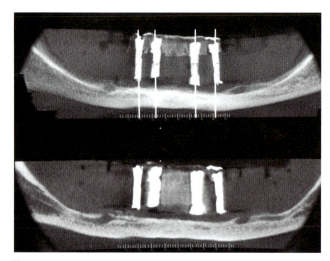

Figura 58.5 Radiografia panorâmica de um paciente edêntulo com uma perda de altura do osso alveolar. Isso resulta na saída do forame mentoniano da mandíbula na porção superior do osso remanescente (crista do rebordo), que é a superfície que apoia a prótese. A pressão da prótese removível sobre essa área causa dor.

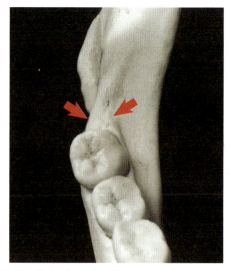

Figura 58.8 Mandíbula; vista oclusal do ramo e dos molares. Observe a área triangular retromolar distal ao terceiro molar *(setas)*.

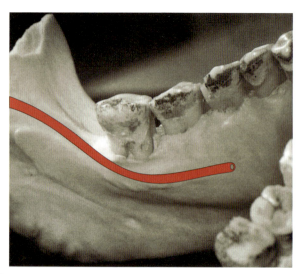

Figura 58.6 Vista lingual da mandíbula mostrando o trajeto do nervo lingual *(vermelho)*, que corre perto da gengiva na área do terceiro molar e depois continua avançando, aprofundando-se na direção medial.

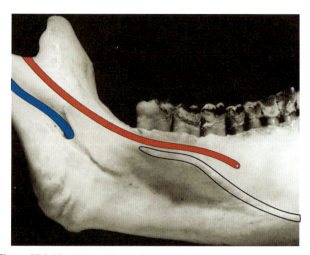

Figura 58.9 Vista lingual da mandíbula mostrando o nervo alveolar inferior entrando no canal mandibular *(azul)*, o nervo lingual atravessando próximo à superfície lingual do terceiro molar *(vermelho)* e a inserção inferior do músculo milo-hióideo *(contorno)*.

- O *processo zigomático* estende-se lateralmente da área acima do primeiro molar e determina a profundidade do fórnice vestibular na porção lateral da maxila.
- O *processo frontal* estende-se em uma direção ascendente e articula com o osso frontal na sutura frontomaxilar.

Os ramos terminais do feixe vasculonervoso nasopalatino passam pelo canal incisivo, que se abre na área anterior da linha média do palato (Figura 58.10). A mucosa sobrejacente ao canal incisivo apresenta uma ligeira protuberância chamada *papila incisiva*. Os vasos que emergem do canal incisivo são de pequeno calibre, e sua interferência cirúrgica é de pouca importância.

O *forame palatino maior* abre-se 3 a 4 mm anteriores à borda posterior do palato duro (Figura 58.11). O feixe vasculonervoso palatino maior emerge desse forame e segue anteriormente na submucosa do palato, entre os processos palatino e alveolar (Figura 58.12). Os retalhos palatinos e os sítios doadores para enxertos gengivais e de tecido conjuntivo devem ser cuidadosamente selecionados e executados para evitar invasão dessas áreas, pois pode ocorrer uma hemorragia profusa, particularmente se vasos forem danificados no forame palatino maior. As incisões verticais na região molar devem ser evitadas.

A membrana mucosa que recobre o palato duro está firmemente aderida ao osso subjacente. A camada submucosa do palato posterior aos primeiros molares contém as *glândulas palatinas*, que são mais compactas no palato mole e se estendem anteriormente, preenchendo a lacuna entre o tecido conjuntivo mucoso e o periósteo e protegendo os vasos e o nervo subjacentes (Figura 58.22, adiante).

A área distal ao último molar, chamada *tuberosidade maxilar*, consiste no ângulo posteroinferior da superfície infratemporal da maxila. Medialmente, ela se articula com o processo piramidal do osso palatino, sendo coberta por tecido conjuntivo denso e fibroso e contendo os ramos terminais dos nervos palatinos médio e posterior. A excisão da área para cirurgia de retalho distal pode alcançar medialmente o músculo tensor do palato. O músculo tensor do palato vem da asa maior do osso esfenoide e termina em um tendão que forma a aponeurose palatina, que se expande em forma de leque para aderir à borda posterior do palato duro.

O corpo da maxila é ocupado pelo *seio maxilar*, que é o maior dos seios paranasais. É uma cavidade cheia de ar situada na maxila posterior acima dos dentes. A parede lateral da cavidade nasal margeia o seio medialmente; sua borda superior é constituída pelo assoalho da órbita e lateralmente pela parede lateral da maxila, pelo processo alveolar e pelo arco zigomático (Figura 58.13). Sua forma é piramidal, com seu ápice no arco zigomático e sua base na parede lateral da cavidade nasal. O tamanho do seio maxilar varia de um indivíduo para o outro (dependendo do indivíduo e de sua idade) e vai de muito pequeno e estreito até bem grande e expansivo.

O seio maxilar é frequentemente subdividido (incompletamente) em áreas por um ou mais septos. Os septos do seio maxilar variam em tamanho e localização. Exames clínico e radiográfico sugerem

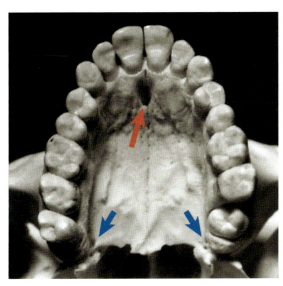

Figura 58.10 Vista oclusal da maxila e do osso palatino. Observe a abertura do canal incisivo ou forame palatino anterior *(seta vermelha)* e o forame palatino maior *(setas azuis)*.

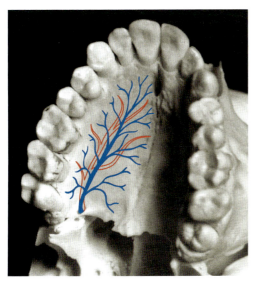

Figura 58.11 Vista oclusal lateral do palato mostrando os nervos *(vermelho)* e os vasos *(azul)* emergindo do forame palatino maior e continuando anteriormente no palato.

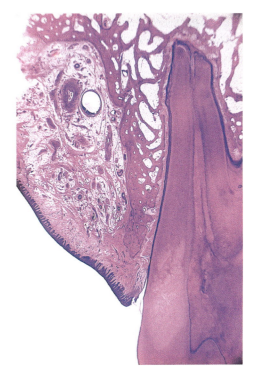

Figura 58.12 Corte histológico frontal de um palato humano ao nível do primeiro molar mostrando a localização dos vasos e do nervo, circundados por tecido adiposo e glandular.

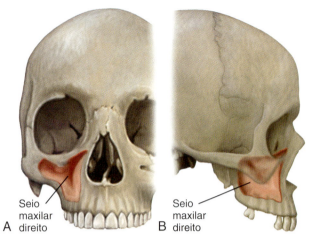

Figura 58.13 Localização e anatomia do seio maxilar. (A) Vista frontal. (B) Vista lateral.

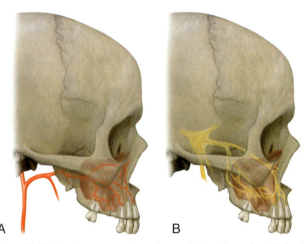

Figura 58.14 Suprimento sanguíneo e inervação do seio maxilar. (A) Suprimento sanguíneo arterial. (B) Inervação do seio maxilar.

que os septos estão frequentemente presentes (≤ 39% dos seios).[8,13,25] A TC é o método preferido para detectar os septos, pois as radiografias panorâmicas não são confiáveis (i. e., 26,5% de falsos-positivos quanto à presença ou ausência de septos).[13,15] Os septos são encontrados nas porções anterior (24%), média (41%) e posterior (35%) do seio maxilar, com a localização mais comum sendo entre o segundo pré-molar e o primeiro molar.[12,25] A altura dos septos varia também de 0 a 20,6 mm.[25] Apenas 0,5% dos septos forma uma separação completa dos espaços dos seios em câmeras distintas.[16]

O seio maxilar inteiro é revestido com uma fina membrana mucosa chamada *membrana schneideriana*. Essa estrutura especializada da membrana mucosa respiratória, com seus cílios dotados de motilidade e rico suprimento sanguíneo, é bem adaptada para purificar, umedecer e aquecer o ar, a fim de proteger os pulmões. A entrada do seio maxilar, pelo orifício ou ducto maxilar, está situada na porção medial superior da cavidade. O orifício é relativamente pequeno, medindo apenas 3 a 6 mm de comprimento e diâmetro. Uma abertura acessória é encontrada algumas vezes inferior e posterior à abertura principal. O seio maxilar drena para o meato médio da cavidade nasal pelo ducto maxilar, que passa as secreções medialmente para o hiato semilunar. Quantidades normais de secreção são extraídas do seio pelo padrão espiral de batimento dos cílios que circundam o orifício. Se o seio maxilar ficar infectado ou cronicamente inflamado, o edema da mucosa ao redor do orifício prejudica a drenagem. O assoalho do seio maxilar estende-se abaixo do nível da cavidade nasal e para dentro do processo alveolar.

As raízes do primeiro e segundo molares frequentemente estão próximas do assoalho do seio. Com menos frequência, as raízes dos pré-molares e terceiros molares podem projetar-se no assoalho do seio. Com o avanço da idade, o seio maxilar se expande, ficando cada vez mais pneumatizado em volta das raízes dos dentes superiores, resultando algumas vezes na exposição das raízes através do assoalho ósseo para dentro do seio, com apenas a fina membrana mucosa cobrindo a superfície radicular. A capacidade para realizar a cirurgia óssea periodontal na maxila posterior pode ser limitada quando os seios estão gravemente pneumatizados. A extração de dentes com raízes expostas dentro do seio maxilar (i. e., sem osso para manter a integridade do assoalho do seio maxilar) pode resultar em comunicação oroantral.

O suprimento sanguíneo para o seio maxilar surge dos ramos alveolares superiores (anterior, médio e posterior) da artéria maxilar (Figura 58.14A).[24] A artéria maxilar, que é um grande ramo terminal da artéria carótida externa, emite muitos ramos para abastecer o seio maxilar, incluindo a artéria infraorbital, que segue superior e anteriormente e origina a artéria alveolar anterossuperior.[9] Os ramos da artéria palatina maior contribuem em menor grau. O sangue venoso drena pelo plexo pterigóideo. Grande parte da vasculatura segue pelos canais nas paredes ósseas do seio maxilar, com muitos ramos se anastomosando com a membrana schneideriana altamente vascularizada. A inervação do seio maxilar é feita pelos nervos alveolares superiores (anterior, médio e posterior) e pelos ramos do nervo maxilar (Figura 58.14B).

O conhecimento do suprimento sanguíneo arterial é particularmente importante quando consideramos uma abordagem de janela lateral para a elevação do assoalho do seio e o aumento ósseo. Solar et al.[19] encontraram um ramo intraósseo da artéria alveolar posterossuperior anastomosando-se com a artéria infraorbital em 100% de suas amostras de cadáveres humanos (134 seios, todos masculinos). Em média, o vaso estava situado a 18,9 mm da crista alveolar. Ao estudar 50 TCs de 625 pacientes (tanto homens quanto mulheres) submetidos à cirurgia de levantamento de seio, Elian et al.[7] constataram que o vaso era radiograficamente evidente em 52,9% dos seios. O vaso estava situado, em média, a 16,4 mm da crista alveolar, uma distância ligeiramente menor, mas coerente com o estudo anterior. A dissecação cadavérica humana e as avaliações por TC dos vasos que passam pela parede lateral do seio maxilar revelaram que os vasos intraósseos estão presentes nos dois terços inferiores da parede anterolateral em aproximadamente 10,5% dos casos (Figura 58.15).[9] Em 57,1% dos casos (aproximadamente 6% de todos os seios), o diâmetro do vaso variou em tamanho de 1 a 2,5 mm. A localização da artéria quanto à posição da janela lateral para o levantamento de seio apresenta risco de complicações decorrentes de sangramento em 10% a 20% dos casos.[7,9]

A parede inferior do seio maxilar frequentemente está separada dos ápices e raízes dos dentes maxilares posteriores por uma fina placa óssea (Figura 58.16). Nas áreas posteriores edêntulas, a parede óssea do seio maxilar pode ser apenas uma fina placa em contato íntimo com a mucosa alveolar (Figura 58.17). A determinação adequada da extensão do seio maxilar para dentro do sítio cirúrgico é importante para evitar a criação de uma comunicação oroantral, particularmente em relação à redução óssea na cirurgia periodontal ou procedimentos cirúrgicos para aumento ósseo ou à colocação de implantes nas áreas edêntulas. A determinação da quantidade de osso disponível na área anterior, abaixo do assoalho da cavidade nasal, também é crítica para a colocação dos implantes (Capítulo 76).

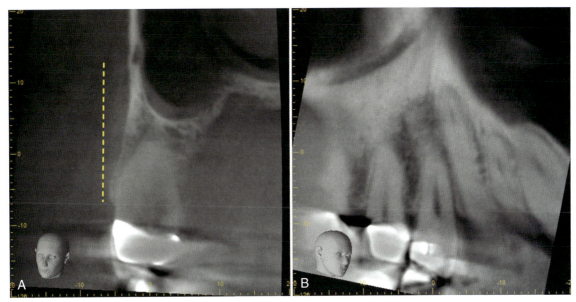

Figura 58.15 (A) Imagem em corte transversal de uma tomografia computadorizada de feixe cônico do seio maxilar demonstrando a presença de um vaso intraósseo na parede lateral, aproximadamente a 20 mm da crista alveolar. (B) Corte sagital através do seio maxilar no mesmo paciente demonstrando um vaso intraósseo se estendendo pelo seio maxilar. O diâmetro do canal intraósseo é de 2 mm.

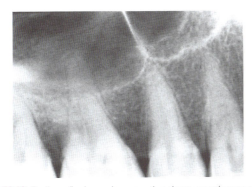

Figura 58.16 Radiografia dos molares e pré-molares superiores com o seio maxilar aparentemente perto dos ápices.

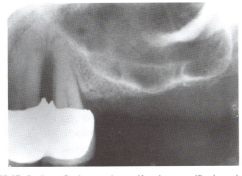

Figura 58.17 Radiografia de uma área edêntula na região de molares superiores demonstrando pneumatização grave do seio maxilar. Existe apenas uma fina camada de osso cortical separando o seio da cavidade oral.

Exostoses

Tanto a maxila quanto a mandíbula têm exostoses ou saliências que são consideradas dentro da faixa normal de variação anatômica. Algumas vezes essas estruturas podem atrapalhar a remoção da placa pelo paciente e podem precisar de remoção para melhorar o prognóstico dos dentes vizinhos. Outras indicações para a remoção das exostoses incluem a incapacidade de usar confortavelmente as próteses removíveis sobre essas áreas. A localização mais comum de um tórus mandibular é a área lingual dos caninos e dos pré-molares, acima do músculo milo-hióideo (Figura 58.18). Os tórus mandibulares também podem ser encontrados nas superfícies vestibulares dos dentes inferiores. Os tórus maxilares normalmente estão situados na linha média do palato duro (Figura 58.19). Pequenos tórus podem ser observados sobre as raízes palatinas dos molares maxilares, na área acima do forame palatino maior (Figura 58.19), ou nas superfícies vestibulares dos dentes superiores (Figura 58.20).

Músculos

Vários músculos podem ser encontrados durante a realização de uma cirurgia a retalho periodontal e implantar, particularmente durante a cirurgia mucogengival e os procedimentos de aumento ósseo. Esses músculos são o mentoniano, incisivo do lábio inferior, depressor do lábio inferior, depressor do ângulo da boca (triangular), incisivo do lábio superior e bucinador, cujas inserções ósseas são exibidas na Figura 58.21. Esses músculos proporcionam mobilidade para os lábios e bochechas.

Espaços Anatômicos

Vários espaços ou *compartimentos* anatômicos são encontrados perto do campo operatório dos sítios de cirurgia periodontal e implantar. Esses espaços contêm tecido conjuntivo frouxo, mas podem ser facilmente distendidos por hemorragia, fluido inflamatório e infecção.

A invasão cirúrgica dessas áreas pode resultar em hemorragia (intraoperatória) ou infecções (pós-operatórias) perigosas, devendo ser evitada atentamente. Alguns desses espaços são descritos abreviadamente nos próximos parágrafos. Para obter mais informações, o leitor deve procurar outras fontes.[2,11,20,21]

A *fossa canina* contém quantidades variáveis de tecido conjuntivo e gordura. Ela é margeada superiormente pelo músculo quadrado do lábio superior, anteriormente pelo orbicular da boca e posteriormente

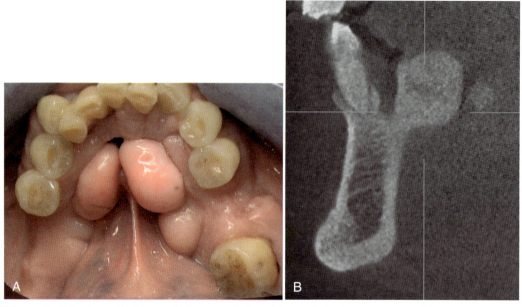

Figura 58.18 (A) Fotografia clínica de grande tórus mandibular na porção lingual da mandíbula de ambos os lados. (B) Imagem em corte transversal de um tórus mandibular na área de pré-molar no mesmo paciente.

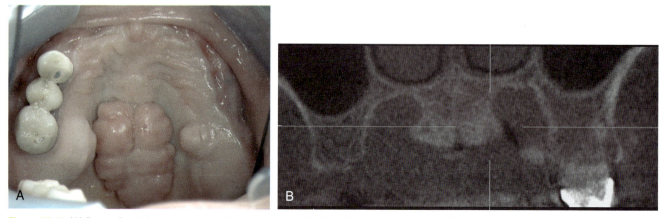

Figura 58.19 (A) Fotografia clínica de um grande tórus palatino localizado na linha média do palato. Observe os grandes tórus na porção palatina da crista alveolar maxilar. (B) Imagem em corte transversal do tórus na linha média maxilar no mesmo paciente. Observe o tórus situado na porção palatina da crista alveolar.

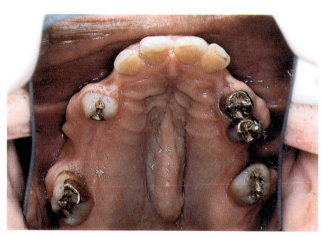

Figura 58.20 Fotografia clínica de grande exostose vestibular no arco superior. O paciente também tem um grande tórus na linha média palatina.

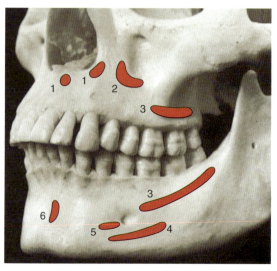

Figura 58.21 Inserções musculares que podem ser encontradas na cirurgia mucogengival. *1*, Nasal; *2*, elevador do ângulo da boca; *3*, bucinador; *4*, depressor do ângulo da boca; *5*, depressor do lábio inferior; *6*, mentoniano.

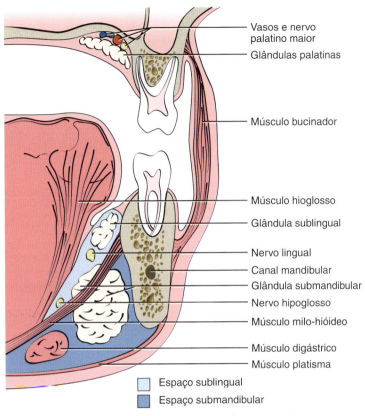

Figura 58.22 Diagrama de um corte frontal da cabeça humana no nível dos primeiros molares retratando as estruturas mais importantes em relação à cirurgia periodontal. Observe a localização do espaço sublingual, do espaço submandibular e nervo e vasos palatino maior.

pelo bucinador. A infecção dessa área resulta em edema do lábio superior, obliterando a prega nasolabial, e das pálpebras superiores e inferiores, fechando os olhos.

O *espaço bucal* está situado entre os músculos bucinador e masseter. A infecção dessa área resulta em edema da bochecha que pode se estender para o espaço temporal ou para o espaço submandibular com o qual o espaço bucal se comunica.

O *espaço mentoniano* está situado na região da sínfise mentoniana, em que os músculos mentoniano, depressor do lábio inferior e depressor do canto da boca estão inseridos. A infecção dessa área resulta em um grande edema do queixo que se estende para baixo.

O *espaço mastigatório* contém o músculo masseter, os músculos pterigoides, o tendão de inserção do músculo temporal, o ramo mandibular e a parte posterior do corpo da mandíbula. A infecção dessa área resulta em edema da face e em trismo e dor graves. Se o abscesso ocupar a parte mais profunda desse compartimento, o edema facial pode não ser óbvio, mas o paciente pode se queixar de dor e trismo. Os pacientes também podem sentir dificuldade e desconforto quando moverem a língua e deglutirem.

O *espaço sublingual* está situado abaixo da mucosa oral, na parte anterior do assoalho da boca. Ele contém a glândula sublingual e seu ducto excretório, o ducto submandibular ou de Wharton, que é atravessado pelo nervo e vasos linguais e pelo nervo hipoglosso (Figura 58.22). Seus limites são os músculos gênio-hióideo e genioglosso medialmente, a superfície lingual da mandíbula abaixo e o músculo milo-hióideo lateralmente e anteriormente (Figura 58.23). A infecção dessa área eleva o assoalho da boca e desloca a língua, resultando em dor e dificuldade de deglutição, mas pouco edema facial.

O *espaço submentoniano* encontra-se entre o músculo milo-hióideo superiormente e o platisma inferiormente, sendo margeado

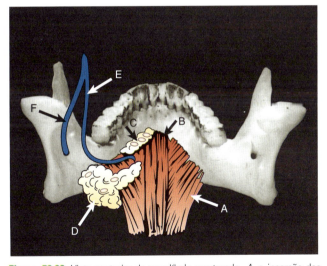

Figura 58.23 Vista posterior da mandíbula mostrando, *A*, a inserção dos músculos milo-hióideos; *B*, os músculos gênio-hióideos; *C*, a glândula sublingual; *D*, a glândula submandibular, que se estende abaixo e também até certo ponto acima do músculo milo-hióideo; *E*, o nervo sublingual; e *F*, o nervo alveolar inferior.

lateralmente pela mandíbula e posteriormente pelo osso hioide e atravessado pelo ventre anterior do músculo digástrico. As infecções dessa área surgem da região dos dentes anteriores inferiores e resultam em edema da região submentoniana; as infecções ficam mais perigosas à medida que avançam posteriormente.

O *espaço submandibular* encontra-se externo ao espaço sublingual, abaixo do músculo milo-hióideo e do músculo hioglosso

(Figuras 58.22 e 58.23). Esse espaço contém a glândula submandibular, que se estende parcialmente acima do músculo milo-hióideo, comunicando-se assim com o espaço sublingual e com vários linfonodos. As infecções dessa área originam-se na área molar ou pré-molar e resultam em edema que oblitera a linha submandibular e em dor ao deglutir. A angina de Ludwig é uma forma grave de infecção do espaço submandibular que pode se estender para os espaços sublingual e submentoniano, resultando no enrijecimento do assoalho da boca, o que pode levar à asfixia por edema do pescoço e da glote. Embora a bacteriologia dessas infecções não tenha sido completamente determinada, presumivelmente são infecções mistas com um componente anaeróbio importante.[1,17]

> **FLASHBACK**
>
> A angina de Ludwig é uma infecção do espaço fascial com risco de vida que envolve os espaços submandibular, sublingual e submentual. É caracterizada por edema extraoral e edema da parte inferior da face e pescoço com inchaço intraoral, que eleva o assoalho da boca e da língua. Se não for tratada com urgência, pode levar à obstrução das vias aéreas, exigindo traqueostomia. A infecção pode se espalhar para outros espaços fasciais da cabeça e do pescoço, incluindo o espaço retroesternal.

Conclusão

O profundo conhecimento das estruturas anatômicas do periodonto e dos tecidos duros e moles adjacentes é essencial para procedimentos cirúrgicos periodontais e de implante. O conhecimento da anatomia e da função é importante para a execução adequada dos procedimentos cirúrgicos, bem como para a minimização do risco de lesões e complicações. A relação espacial dos ossos, músculos, vasos sanguíneos e nervos, bem como os espaços anatômicos localizados nas proximidades do campo cirúrgico periodontal ou do implante, é particularmente importante. Este capítulo descreve características anatômicas que são importantes para os cirurgiões que realizam terapia cirúrgica periodontal e de implante.

 Acesse Caso Clínico em https://www.grupogen.com.br.

Referências Bibliográficas

 As referências bibliográficas deste capítulo estão disponibilizadas em https://www.grupogen.com.br.

CAPÍTULO 59

Princípios Gerais da Cirurgia Periodontal

Perry R. Klokkevold | Henry H. Takei | Fermin A. Carranza

SUMÁRIO DO CAPÍTULO

Cirurgia Ambulatorial, 643
Cirurgia Periodontal Hospitalar, 644

Instrumentos Cirúrgicos, 649
Conclusão, 651

Todos os procedimentos cirúrgicos precisam ser cuidadosamente planejados. O paciente deve estar adequadamente preparado em termos médicos, psicológicos e praticamente todos os aspectos da intervenção. Este capítulo cobre a preparação do paciente e as considerações gerais que são comuns a todas as técnicas cirúrgicas periodontais. As complicações que podem ocorrer durante ou após a cirurgia também são discutidas.

Cirurgia Ambulatorial

Preparação do Paciente

Reavaliação após a Fase I da Terapia

Quase todo paciente submete-se à chamada fase inicial ou preparatória, que consiste basicamente na raspagem completa e alisamento radicular e na remoção de todos os agentes irritantes responsáveis pela inflamação periodontal. Quando esses procedimentos são bem executados e aliados à educação do paciente, os resultados irão: (1) eliminar inteiramente algumas lesões; (2) deixar os tecidos mais firmes e consistentes, permitindo uma cirurgia mais precisa e minimamente invasiva; e (3) familiarizar o paciente com o consultório, o cirurgião e seus assistentes, diminuindo-lhe a apreensão e o medo.

> **QUADRO DE APRENDIZAGEM 59.1**
>
> A fase I do tratamento e a reavaliação são importantes para minimizar a necessidade da cirurgia periodontal. Quando há excelente remoção do biofilme pelo paciente e raspagem e alisamento radicular, diversos casos podem não requerer tratamento cirúrgico ou, se ele ainda é necessário, o tratamento cirúrgico pode ser mínimo.

A fase de reavaliação consiste em nova sondagem e reexame de todos os resultados pertinentes que antes indicaram a necessidade do procedimento cirúrgico. A persistência desses achados confirma a indicação para a cirurgia. O número de procedimentos cirúrgicos, o resultado esperado e os cuidados pós-operatórios necessários são determinados antes da terapia e são discutidos com o paciente. Após todas as informações importantes em relação à cirurgia serem discutidas, é tomada uma decisão final que incorpora quaisquer ajustes necessários ao plano de tratamento original.

Pré-Medicação

Para os pacientes que não são sistemicamente comprometidos, o valor da administração rotineira de antibióticos para a cirurgia periodontal não foi claramente demonstrado.[29] No entanto, alguns estudos relataram menos complicações pós-operatórias, incluindo menos dor e edema, quando os antibióticos são administrados antes da cirurgia periodontal e continuados pelos 4 a 7 dias subsequentes.[4,12,21,32]

O uso profilático dos antibióticos em pacientes saudáveis tem sido defendido para os procedimentos de enxertos ósseos e pretensamente aumentam as chances de nova inserção. Embora o embasamento para esse uso pareça lógico, não existe evidência científica que o apoie. De qualquer forma, os riscos inerentes à administração de antibióticos devem ser avaliados junto com os benefícios potenciais. Outras medicações pré-cirúrgicas que podem ser administradas incluem um medicamento anti-inflamatório não esteroidal (AINE), como o ibuprofeno (p. ex., Advil®), 1 hora antes do procedimento, bem como o uso de um enxaguatório bucal com gluconato de clorexidina a 0,12% (p. ex., PerioGard®).[38]

As precauções a serem adotadas com os pacientes comprometidos em termos médicos são discutidas no Capítulo 39.

Tabagismo

O efeito deletério do tabagismo na cicatrização das feridas periodontais tem sido amplamente documentado[20,33,43] (Capítulo 12). Os pacientes devem ser claramente informados a respeito desse fato e solicitados a pararem de fumar completamente ou pelo menos interromper o tabagismo por um mínimo de 3 a 4 semanas após o procedimento. Para os pacientes relutantes em seguir esse conselho, deve ser considerado um plano de tratamento alternativo que não inclua técnicas mais complicadas (p. ex., regenerativas, mucogengivais, estéticas).

Consentimento Informado

Na consulta inicial, o paciente deve ser informado sobre diagnóstico, prognóstico e opções de tratamento recomendadas, incluindo explicações sobre os resultados esperados. Os prós e os contras de cada abordagem devem ser discutidos e o paciente deve ser encorajado a tirar suas dúvidas. No momento da cirurgia, ele deve ser informado novamente, verbalmente e por escrito, sobre o procedimento a ser executado, incluindo os riscos e os resultados esperados. Os pacientes devem ter a oportunidade de fazer qualquer pergunta adicional e, uma vez que suas dúvidas forem respondidas, eles devem indicar a sua concordância em se submeter ao procedimento assinando um consentimento prévio.

Equipamento de Emergência

O cirurgião, todos os assistentes e o pessoal do consultório devem ser treinados para lidar com todas as emergências possíveis. Medicamentos e equipamentos de emergência devem estar facilmente disponíveis a todo o momento.

A emergência mais comum é a síncope, que é a perda temporária da consciência causada por uma redução no fluxo sanguíneo cerebral. A síncope, cujas causas mais comuns são o medo e a ansiedade, normalmente é precedida por uma sensação de fraqueza e, depois, o paciente desenvolve palidez, sudorese, resfriamento das extremidades, vertigem e desaceleração do pulso. O paciente deve ser colocado em decúbito dorsal com as pernas elevadas; as roupas, se apertadas, devem ser afrouxadas, e é preciso garantir uma via área desobstruída. A administração de oxigênio deve ser iniciada. A inconsciência pode persistir por alguns minutos. Uma história de ataques prévios de síncope durante as consultas odontológicas deve ser explorada antes de se iniciar o tratamento; se esses ataques forem relatados, deverão ser feitos todos os esforços para aliviar o medo e a ansiedade do paciente, assim como considerar o uso de sedativos orais. O leitor é encaminhado para outros textos para uma análise completa desse importante tópico.[3]

Medidas para Prevenir a Transmissão de Infecções

O perigo da transmissão de infecções para a equipe odontológica ou para outros pacientes é uma precaução importante que deve fazer parte de toda consulta no consultório odontológico, especialmente com a ameaça da infecção com a síndrome da imunodeficiência adquirida (AIDS) e do vírus da hepatite B. As precauções universais (p. ex., roupas de proteção) e as técnicas de barreira devem ser incorporadas no protocolo cirúrgico de todos os procedimentos. Essas precauções e técnicas incluem o uso de luvas estéreis descartáveis, máscaras cirúrgicas e óculos de proteção. Todas as superfícies que possam ser contaminadas com sangue ou saliva e que não possam ser esterilizadas (p. ex., alças do refletor, seringas do equipo) precisam ser cobertas com papel alumínio ou plástico esterilizados. Os dispositivos que produzem aerossol (p. ex., curetas ultrassônicas) não devem ser utilizados nos pacientes com suspeita de infecção, e seu uso deve ser restringido ao nível mínimo em todos os outros pacientes. Deve-se ter cuidado especial quanto ao uso e descarte de itens perfurocortantes, como agulhas e lâminas de bisturi.

Sedação e Anestesia

É importante realizar o controle da dor na cirurgia periodontal. A maioria dos procedimentos deve ser indolor ou com menos dor possível. O paciente deve ser tranquilizado quanto a isso no início e durante todo o procedimento. O meio mais confiável para proporcionar uma cirurgia indolor é a administração eficaz de anestesia local. A área a ser tratada deve ser completamente anestesiada por meio do bloqueio regional e da infiltração local. As injeções diretamente nas papilas interdentais também podem ser úteis.

Os pacientes mais preocupados e ansiosos podem exigir um manejo especial com agentes ansiolíticos ou hipnóticos/sedativos. As modalidades de administração desses agentes incluem inalação e as vias oral, intramuscular e intravenosa. Os agentes específicos e a modalidade de administração se baseiam no nível de sedação desejado, na duração prevista para o procedimento e na condição global do paciente. Especificamente, a história médica do paciente e o estado físico e emocional devem ser considerados ao determinar a necessidade do uso de sedativos, agentes específicos e técnicas a serem aplicadas. Veja o Capítulo 38 para uma descrição detalhada de métodos de sedação conscientes.

Cirurgia Periodontal Hospitalar

Na maioria dos casos, os procedimentos cirúrgicos periodontais são bem gerenciados no consultório odontológico com o uso de anestesia local ou alguma outra forma de sedação e são realizados em quadrantes ou sextantes, normalmente em intervalos quinzenais ou mais longos. No entanto, alguns pacientes e procedimentos requerem que o tratamento seja realizado na sala cirúrgica do hospital com anestesia geral. Esses casos incluem pacientes que não estão bem o suficiente para serem tratados no consultório odontológico e procedimentos que são mais longos e difíceis para o paciente suportar.

Manipulação Tecidual

1. *Opere suave e cuidadosamente.* Além de ser um fator importante para o paciente, essa também é a maneira mais eficaz de operar. A manipulação tecidual deve ser precisa, cuidadosa e delicada. É essencial ser meticuloso, mas a instrumentação traumática deve ser evitada, já que produz lesões teciduais excessivas, provocando desconforto pós-operatório e atrasando a cicatrização.
2. *Observe o paciente o tempo todo.* É essencial prestar atenção às reações do paciente. Expressões faciais, palidez e sudorese são sinais marcantes que podem indicar dor, ansiedade ou medo. A capacidade de resposta do cirurgião a esses sinais pode ser a diferença entre o sucesso e o fracasso.
3. *Certifique-se de que os instrumentos estejam afiados.* Os instrumentos precisam estar afiados para serem eficazes; o tratamento bem-sucedido não é possível sem instrumentos afiados. Os instrumentos cegos infligem trauma desnecessário em consequência do corte deficiente e da força excessiva aplicada para compensar a sua ineficácia. Uma pedra de afiar estéril deve estar disponível na mesa de cirurgia o tempo todo.

Raspagem e Alisamento Radicular

Apesar de a raspagem e de o alisamento radicular terem sido realizados previamente na fase I da terapia, todas as superfícies radiculares expostas devem ser exploradas atentamente e alisadas conforme a necessidade como parte integrante do procedimento cirúrgico. Em particular, as áreas de difícil acesso (p. ex., bifurcações, bolsas infraósseas profundas) costumam ter áreas rugosas ou até mesmo cálculos que não foram detectados durante as sessões preparatórias. O assistente que está afastando os tecidos e usando o sugador também deve verificar a presença de cálculo e a lisura de cada superfície a partir de um ângulo diferente.

QUADRO DE APRENDIZAGEM 59.2

O objetivo principal da cirurgia de redução da bolsa periodontal é ganhar acesso à superfície radicular para a raspagem e o alisamento radicular. A exposição obtida às superfícies radiculares subgengivais quando o retalho é refletido não só permite o acesso para o tratamento radicular, mas também dá a oportunidade de alterar os defeitos ósseos que podem existir.

Hemostasia

A hemostasia é um aspecto importante da cirurgia periodontal, pois um bom controle intraoperatório do sangramento permite uma visualização precisa da extensão da doença, do padrão de destruição óssea e da anatomia e condição das superfícies radiculares. Ela proporciona ao cirurgião uma visão clara do sítio cirúrgico, que é essencial para o desbridamento da ferida e para a raspagem e o alisamento radicular. Além disso, a boa hemostasia também previne a perda sanguínea excessiva na boca, orofaringe e estômago.

A cirurgia periodontal pode produzir sangramento profuso, especialmente durante as incisões iniciais e o levantamento do retalho. Após o levantamento do retalho e a remoção do tecido de granulação, o sangramento desaparece ou é consideravelmente reduzido. Normalmente, o controle do sangramento intraoperatório pode ser gerenciado com aspiração. A aspiração contínua do sítio cirúrgico com um sugador é indispensável durante a cirurgia periodontal. A aplicação de pressão na ferida cirúrgica com gaze úmida pode ser um complemento útil para controlar o sangramento em locais específicos.

O sangramento intraoperatório que não é controlado com esses métodos simples pode indicar um problema mais grave e exigir outras medidas de controle.

A hemorragia excessiva após as incisões iniciais e o levantamento do retalho pode ser causada pela laceração das vênulas, arteríolas ou vasos maiores. Felizmente, a laceração dos vasos médios ou grandes é rara porque as incisões próximas às áreas anatômicas altamente vascularizadas (p. ex., mandíbula posterior [as artérias lingual e alveolar inferior], as regiões mesiopalatinas posteriores [artéria palatina maior]) são evitadas pelos procedimentos de incisão e retalho. A forma apropriada do retalho, que leva em consideração essas áreas, ajudará a evitar acidentes (Capítulo 58). No entanto, mesmo quando são tomadas todas as precauções anatômicas, é possível provocar sangramento de vasos médios e grandes, pois ocorrem variações anatômicas que podem resultar em laceração inadvertida. Se um vaso médio ou grande for lacerado, pode ser necessária uma sutura ao redor do local do sangramento para controlar a hemorragia. A pressão deve ser aplicada pelo tecido para determinar a localização que vai interromper o fluxo sanguíneo no vaso afetado. Depois, uma sutura pode ser passada pelo tecido e amarrada para restringir o fluxo sanguíneo. O sangramento excessivo de uma ferida cirúrgica também pode resultar de incisões realizadas sobre um plexo capilar. O sangramento persistente dos capilares em áreas menores pode ser estancado aplicando-se pressão fria ao sítio com gaze úmida por vários minutos.

Um anestésico local com vasoconstritor (epinefrina) também pode ser útil para controlar pequenos sangramentos do retalho periodontal. Esses dois métodos agem por meio da vasoconstrição, reduzindo com isso o fluxo sanguíneo nos pequenos vasos e capilares incisados. Essa ação tem uma vida relativamente curta e não deve ser considerada para a hemostasia de longo prazo. É importante evitar o uso de vasoconstritores para controlar o sangramento antes de encaminhar o paciente para casa. Se existir um problema de sangramento mais grave ou se um coágulo sanguíneo firme não for instituído, o sangramento tende a recorrer quando o vasoconstritor for metabolizado e o paciente não estiver mais no consultório.

QUADRO DE APRENDIZAGEM 59.3

Assim como os procedimentos usuais que ajudam a controlar a hemorragia durante a cirurgia (p. ex., pressão, irrigação com água gelada e esterilizada, remoção do tecido de granulação), anestesia local com epinefrina também é útil. É importante lembrar que essa ação é efetiva por um curto período de tempo e não deve ser utilizada no fim do procedimento cirúrgico. Quando o paciente é liberado da consulta e o efeito da vasoconstrição já tiver passado, podem ocorrer sangramentos quando o paciente voltar para casa.

Para um fluxo sanguíneo lento, constante e gotejante, a hemostasia pode ser alcançada com agentes hemostáticos. Uma esponja de gelatina absorvível (Gelfoam®), celulose oxidada (Oxicel®), celulose oxidada regenerada (Hemostático Absorvível Surgicell®) e hemostático de colágeno microfibrilar (Avitene®, CollaCote®, CollaTape®, CollaPlug®) são agentes hemostáticos úteis para controlar o sangramento nos capilares, pequenos vasos sanguíneos e feridas profundas (Tabela 59.1).

A *esponja de gelatina absorvível* é uma matriz porosa preparada a partir da pele do porco que ajuda a estabilizar um coágulo sanguíneo normal. A esponja pode ser cortada nas dimensões desejadas e suturada ou posicionada dentro da ferida (p. ex., um alvéolo de extração), sendo absorvida em 4 a 6 semanas.

A *celulose oxidada* é uma forma quimicamente modificada da gaze cirúrgica que forma um coágulo artificial. O material é friável e pode ser difícil de manter no lugar, sendo absorvido em 1 a 6 semanas.

Tabela 59.1 Agentes Hemostáticos Absorvíveis.

Genérico (Marca)	Orientações	Efeitos Adversos	Precauções
Esponja de gelatina absorvível (Gelfoam®)	Pode ser cortada em vários tamanhos e aplicada nas superfícies que estão sangrando	Pode formar nichos para infecção ou abscesso	Não deve ser colocada no sítio de extração ou na ferida – pode interferir na cicatrização
Celulose oxidada (Oxycel®)	Mais eficaz quando aplicada à ferida seca em vez de úmida	Pode causar reação de corpo estranho	Extremamente friável e difícil de colocar; não deve ser usada adjacente ao osso – prejudica a regeneração óssea; não deve ser usada como cimento cirúrgico superficial – inibe a epitelização
Celulose regenerada oxidada (Hemostático Absorvível Surgicel®)	Pode ser cortada em várias formas e posicionada sobre os sítios de sangramento; não devem ser usadas quantidades espessas ou excessivas	Encapsulamento, formação de cistos e possível reação de corpo estranho	Não deve ser colocada em feridas profundas – pode interferir fisicamente na cicatrização da ferida e na formação óssea
Hemostático microfibrilar de colágeno (Avitene® CollaCote®, CollaTape®, CollaPlug®)	Pode ser cortado na forma e aplicado à superfície do sangramento	Pode potencializar a formação de abscesso, hematoma e deiscência da ferida; possível reação alérgica ou reação de corpo estranho	Pode interferir na cicatrização da ferida; a colocação nos alvéolos de extração tem sido associada a aumento da dor
Trombina (Thrombostat®)	Pode ser aplicada topicamente na superfície do sangramento	Pode ocorrer reação alérgica nos pacientes com sensibilidade conhecida a materiais de origem bovina	Não deve ser injetada nos tecidos ou na vasculatura – pode causar coagulação grave (e possivelmente fatal)

A *celulose oxidada regenerada* é preparada a partir da celulose com uma reação com álcali, formando uma estrutura quimicamente pura e mais uniforme que a celulose oxidada. O material é preparado em forma de tecido ou gaze fina que pode ser cortada no tamanho desejado e suturada ou aplicada em camadas na superfície que está sangrando. Pode ser utilizada como um cimento cirúrgico superficial porque não prejudica a epitelização e é bactericida contra muitos microrganismos Gram-negativos e Gram-positivos que são aeróbios ou anaeróbios. É preciso ter cautela quando as feridas estiverem infectadas ou tiverem um maior potencial para se infectarem (p. ex., pacientes imunocomprometidos), pois os agentes hemostáticos absorvíveis podem servir como um nicho para infecções.

O *hemostático de colágeno microfibrilar* é um colágeno tipo I derivado da pele bovina. Normalmente, ele é distribuído em forma de pó, mas também pode vir em forma de cápsulas. Ele se liga às superfícies sanguíneas e causa a agregação plaquetária, funcionando, portanto, até quando a área não está seca. Além de suas propriedades de ligação como colágeno, ele também ativa as plaquetas.

A *trombina* é um fármaco capaz de apressar o processo de coagulação sanguínea. Ela se destina apenas ao uso tópico e é aplicada nas apresentações líquida ou em pó. A trombina nunca deve ser injetada nos tecidos, pois pode provocar coagulação intravascular grave ou até mesmo ser fatal. Além disso, como a trombina é um material de origem bovina, é preciso ter cuidado com qualquer paciente portador de reação alérgica conhecida aos produtos dessa mesma origem.

Finalmente, é imperativo reconhecer que o sangramento excessivo pode ser causado por transtornos sistêmicos, incluindo (mas, não limitado a) deficiências plaquetárias, defeitos de coagulação, medicações e hipertensão. Como precaução, todos os pacientes cirúrgicos devem ser inquiridos a respeito de quaisquer medicações atuais que possam contribuir para o sangramento, qualquer história familiar de distúrbios hemorrágicos e qualquer hipertensão. Todos os pacientes, independentemente da história de saúde, devem ter sua pressão arterial avaliada antes da cirurgia, e qualquer um que seja diagnosticado com hipertensão precisa ser aconselhado a procurar um médico antes da cirurgia. Os pacientes com deficiências ou transtornos de sangramento conhecidos ou suspeitos precisam ser avaliados cuidadosamente antes de qualquer procedimento cirúrgico. Recomenda-se uma consulta ao médico do paciente, além da realização de exames laboratoriais para avaliar o risco de sangramento. Pode ser necessário encaminhar o paciente para um hematologista para realizar uma propedêutica abrangente.

QUADRO DE APRENDIZAGEM 59.4

A trombina é um fármaco muito efetivo para auxiliar na coagulação do sangue e é aplicada topicamente. Nunca deve ser injetada nos tecidos, pois pode causar um caso sério, ou até mesmo fatal, de coagulação intravascular. Além disso, a trombina é derivada de bovinos. Por isso, deve-se tomar cuidado com pacientes alérgicos a produtos bovinos.

Cimentos Cirúrgicos Periodontais

Após o término dos procedimentos cirúrgicos periodontais, o cirurgião-dentista pode decidir cobrir a área com um cimento cirúrgico. Em geral, os cimentos cirúrgicos não têm propriedades curativas; eles ajudam na cicatrização, protegendo o tecido em vez de fornecer "fatores de cicatrização". O cimento cirúrgico minimiza a probabilidade de infecção pós-operatória, facilita a cicatrização, prevenindo o trauma superficial durante a mastigação, e protege o paciente contra a dor induzida pelo contato da ferida com alimentos ou com a língua durante a mastigação. (Para obter uma análise completa da literatura sobre esse assunto, ver o artigo escrito por Sachs et al.[37])

Cimentos de Óxido de Zinco e Eugenol

Os cimentos à base de óxido de zinco e eugenol incluem o Wonder Pak®, que foi desenvolvido por Ward[46] em 1923, e vários outros cimentos que usam formas modificadas da fórmula original de Ward. A adição de aceleradores, como o acetato de zinco, confere ao cimento um maior tempo de funcionamento.

Os cimentos de óxido de zinco-eugenol são fornecidos nas formas líquida e em pó que são misturadas antes de usar. O eugenol nesse tipo de embalagem pode induzir uma reação alérgica que produz rubor da área e dor em queimação em alguns pacientes.

Cimento Cirúrgico sem Eugenol

A reação entre um óxido metálico e ácidos graxos é a base do Coe-Pak®, que é o cimento cirúrgico mais utilizado nos Estados Unidos. Ele é fornecido em dois tubos, cujo conteúdo é misturado imediatamente antes do uso até atingir uma cor uniforme. Um tubo contém óxido de zinco, um óleo (para plasticidade), uma goma (para coesão) e lorotidol (um fungicida).

O outro tubo contém ácidos graxos líquidos de coco espessados com resina de colofônia e clorotimol (um agente bacteriostático).[37,40] Esse cimento não contém asbesto ou eugenol, evitando com isso os problemas associados a essas substâncias.

Outros cimentos cirúrgicos sem eugenol incluem os cianoacrilatos[6,19,24] e os condicionadores de tecido (géis de metacrilato),[2] no entanto, eles não são frequentemente utilizados.

Retenção dos Cimentos Cirúrgicos

Os cimentos cirúrgicos periodontais normalmente são mantidos no lugar por meios mecânicos, pelo encaixe nos espaços interdentais e juntando as partes lingual e vestibular do cimento. Nos dentes isolados ou quando faltam vários dentes em uma arcada, a retenção do cimento cirúrgico pode ser difícil. Foram descritos muitos reforços e contenções para essa finalidade.[17,18,47] A colocação de um fio dental frouxamente amarrado ao redor dos dentes aumenta a retenção do cimento cirúrgico.

Propriedades Antibacterianas dos Cimentos Cirúrgicos

A melhor cicatrização e o conforto do paciente com menos odor e gosto[6] foram obtidos pela incorporação de antibióticos ao cimento cirúrgico. A bacitracina,[5] a oxitetraciclina (terramicina),[13] a neomicina e a nitrofurazona têm sido experimentadas. Deve-se tomar cuidado quando produtos antibióticos são utilizados, pois eles podem produzir reações de hipersensibilidade. O surgimento de organismos resistentes e de infecções oportunistas têm sido relatado.[35] A incorporação do pó de tetraciclina no Coe-Pak® geralmente é recomendada, particularmente quando são feitas cirurgias longas e traumáticas.

Alergia

Alergias de contato ao eugenol e à resina foram relatadas.[34]

Preparação e Aplicação do Cimento Cirúrgico

Os cimentos cirúrgicos de óxido de zinco são misturados a líquidos com eugenol e sem eugenol em uma almofada de papel de cera com uma espátula de madeira. O pó é incorporado gradualmente ao líquido até se formar uma pasta espessa.

O Coe-Pak® é preparado misturando-se partes iguais do conteúdo dos dois tubos que contêm o acelerador, e a base até a pasta resultante ter uma cor uniforme (Figura 59.1A a C). Uma cápsula de tetraciclina em pó pode ser adicionada nesse momento e, depois, o cimento cirúrgico é colocado em um copo de água em temperatura ambiente (Figura 59.1D). Após 2 a 3 minutos, a pasta perde a sua aderência e pode ser manipulada e moldada. O cimento misturado permanece manuseável por 15 a 20 minutos. O tempo de trabalho pode ser encurtado pela adição de uma pequena quantidade de óxido de zinco ao acelerador (pasta rosa) antes da espatulação.

CAPÍTULO 59   Princípios Gerais da Cirurgia Periodontal   647

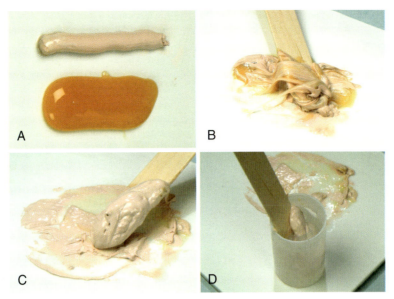

Figura 59.1 Preparação do cimento cirúrgico (Coe-Pak®). (A) Quantidades iguais das duas pastas são colocadas em uma superfície de papel. (B) As pastas são misturadas com uma espátula de madeira por 2 a 3 minutos até (C) a pasta perder a sua aderência. (D) A pasta misturada é colocada em um copo de papel com água em temperatura ambiente. Com os dedos lubrificados, ela é enrolada em cilindros e colocada na ferida cirúrgica.

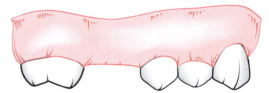

Figura 59.3 Cimento cirúrgico contínuo cobrindo o espaço edêntulo.

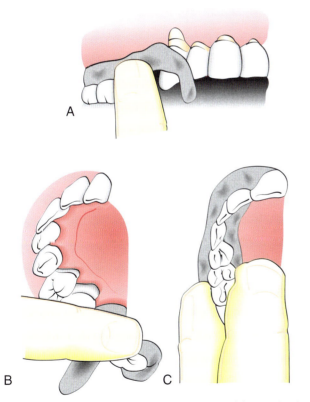

Figura 59.2 Inserindo o cimento cirúrgico periodontal. (A) Uma tira de cimento é presa ao redor do último molar e pressionada no local na direção anterior. (B) O cimento lingual é unido à tira vestibular na face distal do último molar e ajustado anteriormente. (C) Uma suave pressão nas superfícies vestibular e lingual ajusta o cimento interproximalmente.

Depois, o cimento é enrolado em duas tiras com aproximadamente o comprimento da área tratada. O final de uma tira é curvado em forma de gancho e encaixado em volta da superfície distal do último dente para aproximá-lo da superfície distal (Figura 59.2A). O restante da tira é trazido para a frente ao longo da superfície vestibular até a linha média e pressionado delicadamente no lugar ao longo da margem gengival e na direção interproximal. A segunda tira é aplicada a partir da superfície lingual. Ela é unida ao cimento na superfície distal do último dente e depois avançada ao longo da margem gengival até a linha média (Figura 59.2B). As tiras são unidas na direção interproximal aplicando-se uma pressão suave às superfícies vestibular e lingual do cimento (Figura 59.2C). Para dentes isolados e separados por espaços edêntulos, o cimento cirúrgico deve ser feito de forma contínua, de dente a dente, para cobrir a área edêntula (Figura 59.3).

Quando forem feitos retalhos de espessura parcial, a área deve ser coberta com papel alumínio para proteger as suturas antes da colocação do cimento.

O cimento cirúrgico deve cobrir a gengiva, mas a sobre-extensão para a mucosa não envolvida deve ser evitada. *O excesso de cimento cirúrgico irrita a prega mucovestibular e o assoalho da boca e interfere na língua.* A sobre-extensão também prejudica o remanescente do cimento, pois o excesso tende a quebrá-lo e removê-lo da área operada. *O cimento cirúrgico que interfere na oclusão deve ser aparado antes de o paciente ser liberado* (Figura 59.4). Sem isso, o paciente sente desconforto e prejudica a retenção do cimento cirúrgico.

O cirurgião deve pedir ao paciente para mover a língua vigorosamente para fora e para cada lado, e a bochecha e os lábios devem ser deslocados em todas as direções para moldar o cimento enquanto ainda estiver mole. Após a colocação do cimento, ele deve ser aparado para eliminar todo o excesso.

Como regra geral, o cimento cirúrgico é mantido por uma semana após a cirurgia. Essa orientação baseia-se no tempo usual de cicatrização e na experiência clínica. Não é uma exigência rígida; o período pode ser ampliado ou a área pode receber um novo cimento cirúrgico por mais 1 semana.

Fragmentos da superfície do cimento cirúrgico podem sair durante a semana, mas isso não representa um problema. Se uma parte do cimento cirúrgico for perdida e o paciente estiver desconfortável,

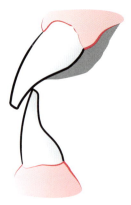

Figura 59.4 O cimento cirúrgico não deve interferir na oclusão.

geralmente é melhor colocar novo cimento cirúrgico na área. O clínico deve remover o cimento remanescente, lavar a área com água morna e aplicar um anestésico tópico antes de substituir o cimento cirúrgico, que depois é mantido por uma semana. O excesso do cimento deve ser aparado, tomando-se cuidado para garantir que a nova margem não fique áspera, antes que o paciente seja liberado.

Instruções Pós-Operatórias

Após a colocação do cimento cirúrgico são fornecidas instruções impressas para o paciente antes de sair da cadeira.

Primeira Semana de Pós-Operatório

Quando realizada adequadamente, a cirurgia periodontal não apresenta problemas pós-operatórios graves. Os pacientes devem ser instruídos a enxaguar com gluconato de clorexidina a 0,12% (Perio-Gard®) imediatamente após o procedimento cirúrgico e duas vezes ao dia a partir de então, até poder ser retomada a técnica normal de controle do biofilme.[30,38,45] As seguintes complicações podem surgir durante a primeira semana de pós-operatório, embora sejam a exceção, e não a regra:

1. *Sangramento persistente após a cirurgia:* o cimento cirúrgico é removido, e pode ser necessário o uso de anestesia local antes de os sangramentos serem localizados. O sangramento é interrompido com pressão ou, se necessário, a área pode ser anestesiada para realizar a ressutura. Após o sangramento ter cessado, a área recebe um novo cimento cirúrgico.
2. *Sensibilidade à percussão:* a extensão da inflamação no ligamento periodontal pode provocar sensibilidade à percussão. O paciente deve ser questionado quanto ao progresso dos sintomas. A diminuição gradual da gravidade é um sinal favorável. O cimento cirúrgico deve ser removido e a gengiva, examinada quanto à presença de áreas localizadas de infecção ou irritação, as quais devem ser limpas ou incisadas para proporcionar drenagem se há presença de áreas de exsudato. As partículas de cálculo que podem ter passado despercebidas devem ser removidas. Normalmente é útil aliviar a oclusão. A sensibilidade à percussão também pode ser causada pelo excesso de cimento cirúrgico, que interfere na oclusão. A remoção do excesso normalmente corrige a condição.
3. *Edema:* durante os dois primeiros dias de pós-operatório alguns pacientes podem relatar um edema macio e indolor da bochecha na área cirúrgica. Podem ocorrer hipertrofia dos linfonodos e ligeira elevação da temperatura. A área de cirurgia em si normalmente é isenta de sintomas. Esse tipo de envolvimento resulta de uma reação inflamatória localizada decorrente do procedimento. Em geral, há regressão no quarto dia de pós-operatório, sem precisar da remoção do cimento cirúrgico. Se o edema persistir, piorar ou for associado a aumento da dor, amoxicilina (500 mg) deve ser administrada a cada 8 horas durante 1 semana, e o paciente também deve ser instruído a aplicar calor úmido intermitentemente sobre a área.
4. *Sensação de fraqueza:* algumas vezes os pacientes dizem ter sofrido uma sensação de exaustão, de fraqueza, por aproximadamente 24 horas após a cirurgia. Isso representa uma reação sistêmica à bacteriemia transitória induzida pelo procedimento, a qual é evitada pela pré-medicação com amoxicilina (500 mg) a cada 8 horas, com início 24 horas antes do próximo procedimento e continuando por 5 dias no pós-operatório.

Remoção do Cimento Cirúrgico e Consulta de Retorno

Quando o paciente retorna após 1 semana, o cimento cirúrgico periodontal é retirado inserindo-se uma enxada cirúrgica ao longo da margem e exercendo-se uma pressão lateral suave. Pedaços do cimento cirúrgico retidos na porção interproximal e partículas aderidas às superfícies dentárias são removidos com raspadores. As partículas de cimento e resíduos podem ser capturadas pela superfície cirúrgica e precisam ser pinçadas cuidadosamente com finas pinças de algodão. A área inteira é enxaguada com peróxido para remover resíduos superficiais.

Achados na Remoção do Cimento Cirúrgico

Os achados a seguir são comuns durante a remoção do cimento cirúrgico.

- Se uma *gengivectomia* foi realizada, a superfície estará coberta com uma malha friável de novo epitélio, que não deve ser perturbada. Se o cálculo não tiver sido completamente removido, vão persistir protuberâncias eritematosas de tecido de granulação similares a esferas. O tecido de granulação precisa ser removido com uma cureta para expor o cálculo de modo que a raiz seja alisada. A granulação do tecido voltará a ocorrer se o cálculo residual não for completamente removido.
- Após uma *cirurgia de retalho*, as áreas que correspondem às incisões estão epitelizadas, mas podem sangrar imediatamente quando irritadas; elas não devem ser perturbadas, nem sondadas.
- As mucosas vestibular e lingual podem estar cobertas por uma camada granular amarela-acinzentada ou branca de resíduos alimentares que se infiltraram sob o cimento cirúrgico. Essa camada é facilmente removida com um cotonete úmido. As superfícies radiculares podem estar sensíveis a uma sonda ou a variações térmicas. Deve-se assegurar ao paciente que essas mudanças desaparecerão com o tempo (de 4 a 6 semanas). A dentição que estava abaixo do cimento pode ficar manchada de uma cor amarronzada ou amarelada que pode ser removida com um polimento em uma data posterior.
- *Os fragmentos de cálculo retardam a cicatrização*. Cada superfície radicular deve ser examinada novamente para garantir que nenhum cálculo foi ignorado durante a cirurgia. Os sulcos nas superfícies radiculares proximais e nas bifurcações são áreas nas quais o cálculo tende a passar despercebido.

Troca do Cimento Cirúrgico

Após a remoção do cimento, normalmente não é preciso substituí-lo, no entanto a troca do cimento por mais 1 semana é aconselhável nos seguintes tipos de pacientes: (1) aqueles com baixo limiar de dor e que se sentem particularmente desconfortáveis quando o cimento cirúrgico é removido; (2) aqueles com superfícies radiculares sensíveis após a cirurgia; ou (3) aqueles que apresentam um ferimento aberto com retalhos necrosados. O julgamento clínico ajuda na decisão de trocar ou não o cimento cirúrgico da área ou deixar o cimento inicial por mais 1 semana.

> **QUADRO DE APRENDIZAGEM 59.5**
>
> Os cimentos periodontais não apresentam propriedades medicinais, mas ajudam na cicatrização, protegendo o tecido em vez de fornecer "fatores curativos". O cimento facilita a cicatrização, prevenindo trauma na superfície durante a mastigação e protege o paciente da dor induzida pelo contato do ferimento com a comida ou com a língua durante a mastigação.

Mobilidade Dentária

A mobilidade dentária aumenta imediatamente após a cirurgia.[8] Isso é o resultado de edemas no espaço do ligamento periodontal devido à inflamação que ocorre após a cirurgia. A mobilidade diminui para um nível inferior ao do pré-tratamento por volta da quarta semana.[25] Deve-se assegurar ao paciente que a mobilidade é temporária.

Cuidados Orais entre os Procedimentos

O cuidado oral realizado pelo paciente entre tratamentos e também após a cirurgia é extremamente importante.[48] Essas medidas devem começar após a remoção do cimento cirúrgico da primeira cirurgia. O paciente recebeu instruções sobre higiene oral antes do tratamento cirúrgico, mas deve recebê-las novamente após o tratamento cirúrgico. A remoção de placa ou biofilme após a cirurgia é diferente daquela que é realizada antes na higienização pré-cirúgica, pois a área ainda está em cicatrização.

A escovação vigorosa é inviável durante a primeira semana após a remoção do cimento cirúrgico, no entanto o paciente é informado de que o acúmulo de biofilme e alimentos prejudica a cicatrização, sendo aconselhado a tentar manter a área o mais limpa possível com o uso de escovas de cerdas macias e leve irrigação com água. O enxágue com clorexidina ou a aplicação tópica de um enxaguatório com cotonetes são indicados nas primeiras semanas do pós-operatório. A escovação é introduzida quando a cicatrização dos tecidos o permitir e o regime de higiene global é aumentado à medida que a cicatrização avança. Os pacientes devem ser comunicados que (1) ocorrerá mais sangramento gengival quando as áreas machucadas forem limpas delicadamente; (2) que esse sangramento é perfeitamente normal e irá regredir com o avanço da cicatrização; e (3) que isso não deve impedir o seguimento do regime de higiene oral.

Manejo da Dor Pós-Operatória

Seguindo-se os princípios básicos aqui descritos, a cirurgia periodontal causará apenas leve dor e pequeno desconforto.[41] Um estudo de 304 intervenções cirúrgicas periodontais consecutivas revelou que 51,3% dos pacientes relataram pouca ou nenhuma dor pós-operatória e apenas 4,6% dor grave. Entre esses, apenas 20,1% tomaram cinco ou mais doses de analgésico.[11] O mesmo estudo mostrou que os procedimentos mucogengivais resultam em seis vezes mais desconforto e que a cirurgia óssea é três vezes e meia mais desconfortável que a cirurgia plástica gengival. Nos poucos pacientes passíveis de dor grave, o seu controle torna-se uma parte importante do manejo.[29]

Como indicado anteriormente, uma fonte comum de dor pós-operatória é o excesso de cimento cirúrgico periodontal sobre o tecido mole além da junção mucogengival ou sobre o freio. A sobre-extensão do cimento cirúrgico provoca áreas localizadas de edema que normalmente são notadas 1 a 2 dias após a cirurgia. A remoção do excesso de cimento cirúrgico é seguida pela resolução em aproximadamente 24 horas. A exposição óssea ampla e excessivamente prolongada com pouco enxágue durante a cirurgia induz uma dor maior. Na maioria dos pacientes saudáveis, uma dose pré-operatória de ibuprofeno (600 a 800 mg) seguida de um comprimido a cada 8 horas durante 24 a 48 horas é muito eficaz para reduzir o desconforto após a terapia periodontal. Os pacientes são aconselhados a continuar tomando ibuprofeno ou a mudar para acetaminofeno a partir de então, caso seja necessário. Se a dor persistir, o acetaminofeno mais codeína (Tylex®) podem ser prescritos. É preciso ter cautela quando prescrever ou fornecer ibuprofeno para os pacientes com hipertensão controlada por medicamentos, pois ele pode interferir na eficácia da medicação. Quando houver dor pós-operatória grave, o paciente deve comparecer ao consultório em uma consulta de emergência. A área deve ser anestesiada topicamente ou por infiltração, e o cimento cirúrgico deve ser removido para permitir que a área dolorida seja examinada. A dor pós-operatória relacionada com a infecção é acompanhada por linfadenopatia localizada e uma ligeira elevação na temperatura.[31] Esse tipo de dor deve ser tratado com antibióticos sistêmicos e analgésicos.

Hipersensibilidade Dentinária (Radicular)

A hipersensibilidade dentinária ou radicular é um problema relativamente comum na prática periodontal. Pode ocorrer espontaneamente quando a raiz se torna exposta como resultado de uma retração gengival ou formação de bolsa, ou pode aparecer após a raspagem e alisamento radiculares e outros procedimentos cirúrgicos periodontais.

Instrumentos Cirúrgicos

A cirurgia periodontal é feita com muitos instrumentos. A Figura 59.5 mostra um conjunto cirúrgico típico. Os instrumentos cirúrgicos periodontais são classificados da seguinte forma:
1. Instrumentos de excisão e incisão
2. Curetas e foices cirúrgicas
3. Elevadores periosteais
4. Cinzéis cirúrgicos
5. Limas cirúrgicas
6. Tesouras
7. Pinças de tecidos e pinças hemostáticas

Instrumentos de Excisão e Incisão

Bisturis Periodontais (Gengivótomos)

O bisturi de Kirkland é representativo dos bisturis que são usados normalmente na gengivectomia, os quais podem ter extremidade dupla ou única. Toda a periferia desses bisturis (em formato de rim) consiste na borda cortante (Figura 59.6A).

Bisturis Interdentais

O bisturi de Orban (n° 1 e 2) (Figura 59.6B) e o bisturi de Merrifield (n° 1 a 4) são exemplos de bisturis usados em áreas interdentais. Esses bisturis contêm bordas cortantes em ambos os lados da lâmina e são projetados com extremidade única ou dupla.

Lâminas Cirúrgicas

As lâminas de bisturi de diferentes formas e tamanhos são utilizadas na cirurgia periodontal, sendo as mais comuns a 12D, a 15 e a 15C (Figura 59.7). A lâmina 12D tem a forma de um bico, com bordas de corte em ambos os lados, permitindo ao cirurgião penetrar em áreas estreitas e restritas, com movimentos de corte de vaivém. A lâmina n° 15 é utilizada para afinar retalhos e para finalidades gerais. A lâmina 15C, que é uma versão mais estreita da de n° 15, é útil para fazer a incisão inicial. O formato pequeno dessa lâmina permite incisões dentro da porção interdental estreita do retalho. Todas essas lâminas são descartadas após o uso.

Técnicas de Eletrocirurgia (Radiocirurgia) e Instrumentação

Os termos *eletrocirurgia* e *radiocirurgia*[39] são atualmente utilizados para identificar as técnicas cirúrgicas executadas no tecido mole com o uso de correntes elétricas controladas de alta frequência (rádio) na faixa de 1,5 a 7,5 milhões de ciclos por segundo (megahertz). Existem três classes de eletrodos ativos: os eletrodos de fio único para incisão

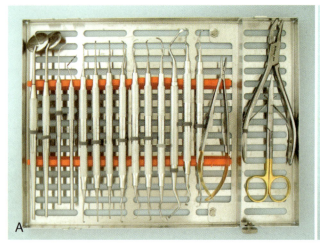
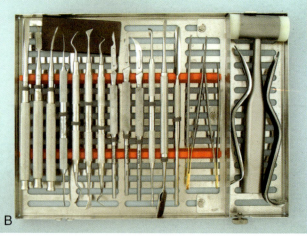

Figura 59.5 Série típica de instrumentos periodontais divididos em dois conjuntos. (A) *A partir da esquerda,* espelhos, explorador, sonda, série de curetas, porta-agulhas, alveolótomo e tesoura. (B) *A partir da esquerda,* série de cinzéis, bisturi de Kirkland, bisturi de Orban, cabos de bisturi com lâminas cirúrgicas (n° 15C, 15 e 12D), elevadores de periósteo, espátula, pinças para tecido, afastadores de bochecha, martelo e pedra de afiar. (*A, Cortesia de Hu-Friedy, Chicago, IL. B, Cortesia de G. Hartzell & Son, Concord, CA.*)

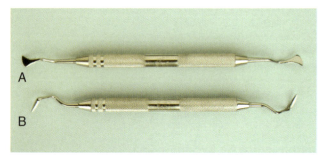

Figura 59.6 Bisturis para gengivectomia. (A) Bisturi de Kirkland. (B) Bisturi interdental de Orban.

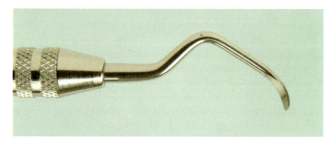

Figura 59.8 Cureta cirúrgica de Prichard. As curetas utilizadas em cirurgia têm lâminas mais largas que as usadas na raspagem e alisamento radicular convencional.

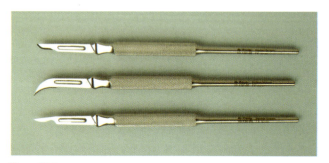

Figura 59.7 Lâminas cirúrgicas. *De cima para baixo,* n° 15, 12D e 15C. Estas lâminas são descartáveis.

ou excisão, os eletrodos em alça para alisamento tecidual e os eletrodos mais pesados e volumosos para procedimentos de coagulação.[16,28]

Os quatro tipos básicos de técnicas de eletrocirurgia são eletrossecção, eletrocoagulação, eletrofulguração e eletrodissecção.

A *eletrossecção,* que também é chamada *eletrotomia* ou *acussecção,* é utilizada para incisões, excisões e alisamento tecidual. As incisões e excisões são feitas com eletrodos ativos de fio único que podem ser entortados ou adaptados para realizar qualquer tipo de procedimento de corte.

A *eletrocoagulação* proporciona ampla variação de controle da coagulação ou hemorragia usando a corrente de eletrocoagulação. A eletrocoagulação pode evitar o sangramento ou hemorragia na incisão inicial do tecido mole, mas não consegue parar o sangramento após a presença do sangue. Todas as formas de hemorragia precisam ser interrompidas primeiramente por alguma forma de pressão direta (p. ex., ar, compressão, hemostasia). Após o sangramento cessar temporariamente, pode ser feito o selamento final dos capilares ou grandes vasos com uma aplicação breve da corrente de eletrocoagulação. Os eletrodos ativos utilizados na coagulação são muito mais volumosos do que o fio fino de tungstênio utilizado na eletrossecção. A eletrossecção e a eletrocoagulação são os procedimentos mais utilizados em todas as áreas da odontologia. As duas técnicas monoterminais – eletrofulguração e eletrodissecção – não são de uso geral em odontologia.

A regra básica mais importante da eletrocirurgia é: *mantenha sempre a extremidade em movimento.* A aplicação prolongada ou repetida da corrente no tecido induz acúmulo de calor e destruição tecidual indesejada, enquanto a aplicação intermitente em intervalos adequados ao resfriamento do tecido (5 a 10 segundos) reduz ou elimina o acúmulo de calor. A eletrocirurgia não visa destruir o tecido; ela é um meio controlável de esculpir ou modificar o tecido mole oral com pouco desconforto e pouca hemorragia. A eletrocirurgia é contraindicada para os pacientes com marca-passos cardíacos incompatíveis ou mal blindados.

Curetas e Foices Cirúrgicas

Curetas e foices maiores e mais pesadas frequentemente são necessárias durante a cirurgia para a remoção de tecido de granulação, tecidos interdentais fibrosos e depósitos subgengivais mais duros.

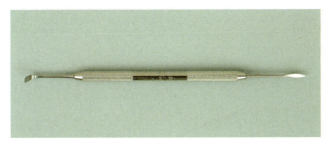

Figura 59.9 Elevador periosteal de Woodson.

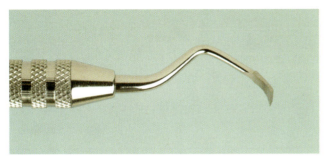

Figura 59.10 Cinzel de ação reversa.

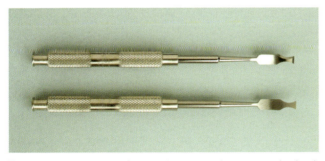

Figura 59.11 Os cinzéis de Ochsenbein são pareados, com suas bordas de corte em direções opostas.

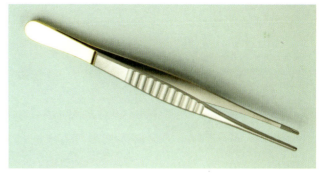

Figura 59.12 Pinça para tecido de DeBakey.

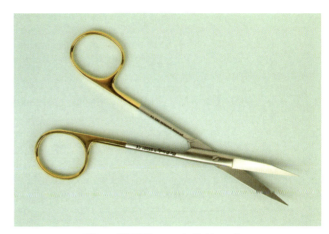

Figura 59.13 Tesoura de Goldman-Fox.

A cureta Prichard (Figura 59.8) e os instrumentos cirúrgicos de Kirkland são curetas pesadas, enquanto o raspador de Ball (n° B2 e B3) é uma foice pesada popular. As lâminas mais largas e pesadas desses instrumentos os tornam adequados para os procedimentos cirúrgicos que requerem a remoção de tecidos resistentes e cálculo.

Elevadores Periosteais

Os elevadores periosteais são necessários para levantar e mover o retalho após a incisão da cirurgia de retalho. Os elevadores de Woodson e Prichard são instrumentos periosteais bem projetados (Figura 59.9).

Cinzéis Cirúrgicos

O cinzel de ação reversa é utilizado com um movimento de tração (Figura 59.10), enquanto o cinzel reto (p. ex., Wedelstaedt, Ochsenbein [n°s 1 e 2]) é utilizado com um movimento de pressão (Figura 59.11). O cinzel Ochsenbein é útil, com um recorte semicircular em ambos os lados da haste que permite que o instrumento contorne o dente e penetre na área interdental. O cinzel de Rhodes de ação reversa também é popular.

Pinças para Tecido

As pinças para tecido são utilizadas para segurar o retalho durante a sutura. Elas também são usadas para posicionar e deslocar o retalho após seu descolamento. A pinça DeBakey é um instrumento extremamente útil (Figura 59.12).

Tesouras e Pinças

As tesouras e pinças são utilizadas na cirurgia periodontal para remover abas de tecido durante a gengivectomia, para aparar margens dos retalhos, para aumentar incisões nos abcessos periodontais e para remover inserções musculares na cirurgia mucogengival. Existem muitos tipos, e a preferência individual determina a escolha. A tesoura Goldman-Fox n° 16 tem uma lâmina curva e chanfrada com dentes (Figura 59.13).

Porta-agulhas

Os porta-agulhas são utilizados para suturar o retalho na posição desejada após o término do procedimento cirúrgico. Além dos tipos comuns (Figura 59.14A), o porta-agulhas de Castroviejo é utilizado nas técnicas delicadas e precisas que exigem uma pegada fácil e rápida e a liberação da sutura (Figura 59.14B).

Conclusão

A maioria dos procedimentos cirúrgicos periodontais pode ser executada somente com a aplicação de anestesia local. Os clínicos têm a obrigação de assegurar uma abordagem centrada no paciente que inclua a sedação oral, intravenosa e por inalação em seu espectro de serviços disponíveis para os seus pacientes.

O manejo eficiente, preciso e minimamente traumático dos tecidos é necessário para obter o resultado mais previsível e confortável para o paciente. A maioria dos pacientes precisa de suporte analgésico oral e deve receber as medicações necessárias para o alívio da dor para que um nível de analgesia eficaz esteja presente durante o período pós-cirúrgico imediato e, a partir de então, conforme a necessidade.

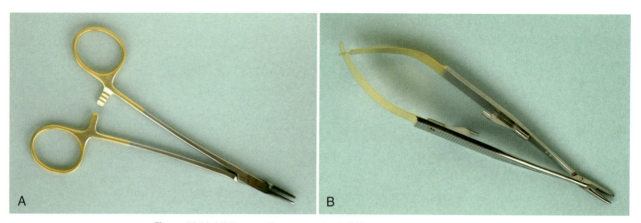

Figura 59.14 (A) Porta-agulhas convencional. (B) Porta-agulhas de Castroviejo.

O uso de agentes anestésicos locais de liberação prolongada (p. ex., bupivacaína) e cimentos cirúrgicos periodontais de proteção também ajuda a reduzir a dor pós-cirúrgica.

Durante as semanas imediatamente após a cirurgia, o controle de biofilme e a cicatrização são aumentados pelo uso de enxaguatórios bucais antimicrobianos, como a clorexidina. A sensibilidade radicular pós-operatória é bem controlada, assegurando que o controle de biofilme seja o melhor possível, com os agentes dessensibilizantes sendo empregados apenas ocasionalmente.

 Acesse Caso Clínico em https://www.grupogen.com.br.

Referências Bibliográficas

 As referências bibliográficas deste capítulo estão disponibilizadas em https://www.grupogen.com.br.

CAPÍTULO 60

Terapia Cirúrgica Periodontal

Jonathan H. Do | Henry H. Takei | Michael Whang | Kitetsu Shin

SUMÁRIO DO CAPÍTULO

Justificativa para Cirurgia de Acesso Periodontal, 653
Fundamentos da Cirurgia Periodontal, 653

Técnicas Cirúrgicas Periodontais, 658
Conclusão, 670

Justificativa para Cirurgia de Acesso Periodontal

Em casos moderados a avançados e naqueles com invasão da furca e defeitos infraósseos, pode ser difícil e até mesmo impossível resolver completamente a inflamação periodontal apenas com a terapia não cirúrgica. A cirurgia adjunta de acesso periodontal é necessária em muitos destes casos para realizar o tratamento definitivo da doença periodontal, criar uma anatomia que possa ser mantida a longo prazo pelo paciente e pelo clínico e, quando possível, reconstruir as estruturas periodontais perdidas. A cirurgia de acesso periodontal aumenta o acesso para a instrumentação radicular e permite a redução das bolsas periodontais e a correção dos defeitos ósseos. No entanto, a cirurgia de acesso periodontal frequentemente provoca retração gengival e perda da papila interdental.

Na área anterior da maxila, onde a estética é de alta prioridade, a retração e a perda da papila interdental podem representar os principais problemas estéticos que são de tratamento difícil e imprevisível. Assim, em áreas anteriores estéticas, a doença periodontal é tratada principalmente de maneira não cirúrgica e a cirurgia de acesso periodontal é reservada para os casos em que o acesso cirúrgico seja absolutamente necessário. Felizmente, a localização anterior desses dentes e suas anatomias com superfície radicular única e convexa facilitam a instrumentação radicular não cirúrgica. A utilização de instrumentos especializados, como as minicuretas de Gracey e as curvetas Vision®, que são usadas em conjunto com a iluminação e magnificação, aumenta o acesso a essas bolsas periodontais e, assim, a terapia periodontal não cirúrgica pode ser muito eficaz.

Nos sextantes posteriores, o acesso por instrumentação radicular definitiva é muito mais restrito por diversos fatores anatômicos, principalmente ao redor de dentes com múltiplas raízes. As superfícies proximais amplas, os sulcos e as concavidades radiculares, as furcas, a angulação e a proximidade das raízes, a profundidade da bolsa periodontal, a bochecha, a língua e a dentição oposta podem prejudicar a remoção do biofilme subgengival e do cálculo nestes dentes. Felizmente, de modo geral, a recessão gengival e a perda da papila interdental não são problemas estéticos para a maioria dos pacientes. Muitos pacientes e clínicos estão dispostos a aceitar a retração e a sensibilidade radicular transiente associada e a impacção alimentar em troca de saúde periodontal. Assim, a cirurgia de acesso periodontal é uma modalidade terapêutica essencial e frequentemente usada no tratamento da doença periodontal em área não estética.

A cirurgia de acesso periodontal é um adjunto à terapia periodontal não cirúrgica e deve ocorrer apenas depois que o paciente demonstrou controle eficaz do biofilme. O objetivo *primário* da cirurgia de acesso periodontal é a obtenção de acesso para instrumentação radicular visando à remoção meticulosa do biofilme bacteriano e do cálculo crescente nessas superfícies. O objetivo *secundário* da cirurgia de acesso periodontal é a redução da bolsa por meio da ressecção de tecidos moles e duros ou a regeneração periodontal para facilitar o cuidado domiciliar e a manutenção profissional a longo prazo. Tais objetivos são conseguidos pelas duas modalidades principais de cirurgia de acesso periodontal, a gengivectomia e a cirurgia a retalho periodontal. A gengivectomia e a cirurgia a retalho permitem o acesso para a instrumentação radicular. A redução da bolsa é feita somente por ressecção da bolsa supraóssea de tecido mole na gengivectomia e, na cirurgia a retalho periodontal, a redução da bolsa é conseguida por ressecção de tecido mole, ressecção óssea ou regeneração periodontal.

QUADRO DE APRENDIZAGEM 60.1

O objetivo primário da cirurgia de acesso periodontal é o acesso por instrumentação radicular. O objetivo secundário da cirurgia de acesso periodontal é a redução da bolsa por ressecção de tecidos duros ou moles ou regeneração periodontal.

Fundamentos da Cirurgia Periodontal

Incisões

A cirurgia periodontal utiliza incisões horizontais (mesiais-distais) e verticais (oclusais-apicais). As lâminas cirúrgicas nº 15 ou nº 15C são as mais usadas para fazer essas incisões.

Incisões Horizontais

As incisões horizontais são feitas na gengiva em direção mesial ou distal. Os retalhos podem ser rebatidos apenas com a incisão horizontal se o acesso obtido desta maneira for suficiente e caso o deslocamento apical, lateral ou coronal do retalho não seja esperado. Na ausência de incisões verticais, o retalho é chamado *retalho em envelope.*

Incisões Retas e Recortadas

A incisão horizontal que segue a morfologia curva da arquitetura gengival é chamada incisão recortada, diferentemente da incisão reta, que segue uma linha reta (Figura 60.1). A incisão recortada tem a vantagem de preservar a arquitetura interdental na gengivectomia e criar uma papila cirúrgica e preservar o tecido mole sobre as áreas

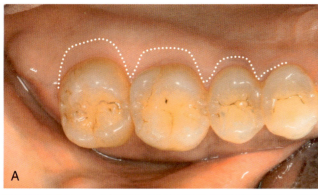
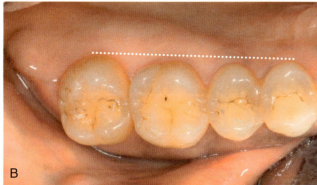

Figura 60.1 (A) Incisão recortada. (B) Incisão reta.

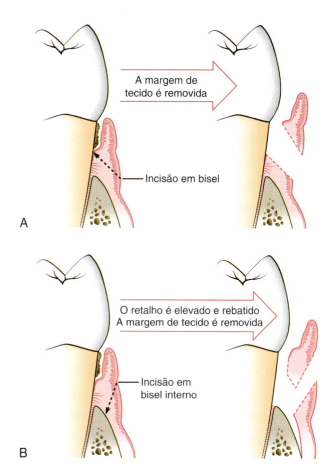

Figura 60.2 (A) Incisão em bisel. (B) Incisão em bisel interno.

interdentais para permitir a cobertura do osso interdental na cirurgia a retalho. Historicamente, as incisões horizontais foram usadas na gengivectomia e na cirurgia a retalho para eliminação do tecido interdental, onde a doença periodontal e as bolsas periodontais tendem a ocorrer. O *procedimento de desnudação interdental* usava incisões horizontais de bisel interno para remoção da papila gengival e desnudação dos espaços interdentais.[3,4,25,29] Essa técnica elimina completamente o tecido interdental inflamado. A cicatrização é por segunda intenção e resulta em um excelente contorno gengival e baixas profundidades de sondagem. No entanto, a cicatrização inicial é lenta e desconfortável devido à exposição e à necrose do osso interdental. Por este motivo, o procedimento de desnudação interdental tem aplicação clínica muito limitada. O uso de incisões recortadas na cirurgia a retalho permite a cobertura do osso interdental após a coaptação do retalho. Isto aumenta o conforto dos pacientes e acelera o fechamento da ferida.

A incisão recortada é feita do ângulo mesial ao ângulo distal para maximizar a largura da papila cirúrgica e permitir a boa adaptação do retalho às raízes depois de sua coaptação. Nas áreas interdentais, a incisão deve ser próxima ao sulco para maximizar a cobertura do osso interdental. A incisão curva deve considerar a anatomia radicular para otimizar o fechamento primário. Por exemplo, a dimensão palatina mesiodistal de um molar superior diminui a partir da junção esmalte-cemento em direção à raiz palatina como a transição de tronco radicular para uma raiz única. A incisão recortada abrupta pode deixar o osso ao redor da raiz palatina de um molar superior exposto.

Incisões de Bisel Externo e Interno

A incisão de bisel externo começa na superfície da gengiva apical à bolsa periodontal e segue em direção coronal pela porção apical do dente até o fundo da bolsa periodontal. A incisão de bisel externo ou simplesmente incisão de bisel é usada principalmente na gengivectomia e pode ser feita com bisturi. A incisão de bisel interno, também chamada incisão de bisel invertido, é o oposto da incisão de bisel externo (Figura 60.2). A incisão de bisel interno[28] começa na superfície da gengiva e segue em direção apical até a crista óssea. É a incisão usada para refletir o retalho e expor o osso e a raiz subjacentes. A incisão de bisel interno tem três objetivos importantes: (1) remover o revestimento da bolsa; (2) conservar a superfície externa da gengiva relativamente não envolvida que, se posicionada apicalmente, fica aderida; e (3) produzir um retalho com margem fina e afilada para adaptação à junção entre osso e dente. A incisão de bisel interno é básica na maioria dos procedimentos de retalho periodontal. Essas duas incisões podem ser retas ou recortadas.

Incisões Sulculares, Crestais e Submarginais

A incisão sulcular é também chamada incisão intrasulcular. Começa no sulco gengival e é direcionada apicalmente através do epitélio juncional e inserção de tecido conjuntivo até o osso (Figura 60.3). A incisão crestal é também chamada incisão marginal ou no topo da crista. Começa na superfície da gengiva na margem gengival e segue em direção apical pelo epitélio e tecido conjuntivo até o osso. As incisões sulcular e crestal são incisões de bisel interno. A incisão submarginal começa na superfície da gengiva apical e vai até a margem gengival; pode ser uma incisão de bisel externo ou interno. Na cirurgia a retalho, a incisão submarginal é uma incisão de bisel interno e, na gengivectomia, é uma incisão de bisel externo.

O uso da incisão sulcular, crestal ou submarginal de bisel interno na cirurgia a retalho periodontal depende dos objetivos do procedimento e da anatomia da área. A incisão sulcular é frequentemente utilizada na cirurgia periodontal regenerativa para reter todo o tecido gengival e, assim, maximizar o suprimento sanguíneo e obter o fechamento primário da ferida. A incisão sulcular também é a incisão de escolha para evitar a ocorrência de retração. A maxila anterior é uma área onde a retração e a perda da papila interdental podem

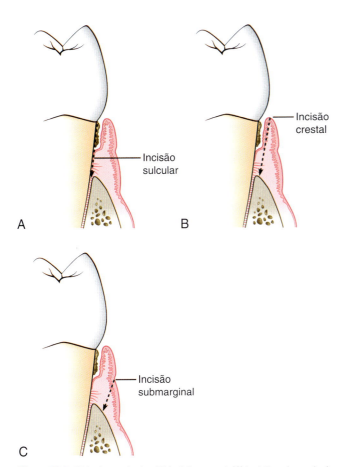

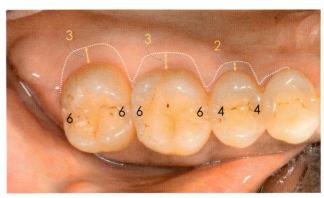

Figura 60.4 A incisão recortada submarginal é feita a uma distância de metade a dois terços da profundidade da sondagem transgengival interdental a partir da superfície dentária.

Figura 60.3 (A) Incisão sulcular. (B) Incisão crestal. (C) Incisão submarginal.

comprometer a estética. Na cirurgia a retalho na maxila anterior, a incisão sulcular é recomendada. Na cirurgia periodontal de ressecção, as incisões recortadas crestais e submarginais são frequentemente usadas para criação de retalhos com margens finas, deixando um colar de tecido ao redor do dente que contém o epitélio de revestimento da bolsa e o tecido de granulação adjacente. Este colar de tecido é descartado depois da elevação do retalho. A incisão crestal maximiza o tecido queratinizado remanescente, enquanto a incisão recortada submarginal permite a ressecção mais agressiva do tecido mole e a redução da bolsa periodontal.

Ao usar a incisão recortada submarginal, *qual deve ser sua profundidade?* A realização da incisão submarginal sempre depende de dois de três fatores, conforme a localização: (1) a profundidade de sondagem transgengival interdental, (2) a junção mucogengival e (3) a profundidade do palato.

QUADRO DE APRENDIZAGEM 60.2

O local de realização da incisão curva submarginal depende (1) da profundidade de sondagem transgengival interdental, (2) da junção mucogengival e (3) da profundidade do palato.

A profundidade de sondagem transgengival interdental orienta a localização da incisão recortada submarginal. Esta profundidade é a distância entre a margem gengival e o osso. É medida por meio da colocação da sonda no sulco gengival, através do aparato de inserção, até o osso. A sondagem transgengival também é chamada *sondagem óssea*. A incisão recortada submarginal é feita à distância de metade a dois terços da profundidade de sondagem transgengival interdental em relação à superfície dentária (Figura 60.4). Por exemplo, se as profundidades de sondagem interdentais mesial e distal forem de 6 mm, então a incisão recortada submarginal será colocada 3 mm apicalmente à margem gengival na superfície mesiovestibular e mesiolingual do dente. *Por que a profundidade de sondagem transgengival interdental é usada para orientar o local de realização da incisão recortada submarginal na cirurgia periodontal de ressecção?* A doença periodontal ocorre mais comumente nas áreas interdentais devido à remoção inadequada do biofilme abaixo do contato proximal interdental. A inserção interdental e a perda óssea resultam em uma arquitetura óssea reversa/negativa. Para restabelecimento da arquitetura positiva, o osso radicular é ressectado apical ao osso interdental, que é mantido. Portanto, a profundidade da sonda interdental transgengival orienta o local de realização da incisão submarginal.

Embora o tecido queratinizado não seja necessário à saúde periodontal, sua presença facilita a higiene oral. Portanto, o local de realização da incisão recortada submarginal depende da junção mucogengival para preservação de 3 mm ou mais de tecido queratinizado. Se o tecido queratinizado for estreito, a incisão recortada submarginal deve ser mais próxima à margem gengival. A incisão marginal deve ser usada ao invés da incisão submarginal se o tecido queratinizado tiver menos de 3 mm de largura. Se o tecido queratinizado for largo, o local de realização da incisão recortada submarginal é baseado na profundidade da sondagem transgengival interdental (Figura 60.5).

Na *palatina*, onde a ausência de tecido queratinizado não é um problema, o local de realização da incisão recortada submarginal deve considerar a profundidade do palato (Figura 60.6). O palato alto permite que a incisão submarginal seja feita entre metade e dois terços da profundidade da sondagem transgengival interdental. Nos palatos rasos, quanto mais submarginal for a incisão, mais próxima à linha média e mais distante será da superfície dentária. Uma incisão submarginal colocada em um palato raso com base na profundidade da sondagem transgengival pode resultar em um retalho palatino muito curto para propiciar cobertura completa do osso alveolar e fechamento primário após a coaptação. Portanto, quanto mais plano o palato, mais próxima a incisão submarginal deve ser da margem gengival. Se o retalho palatino for muito longo ao ser coaptado, sempre pode ser recortado.

Nas áreas com junção mucogengival, como a vestibular da maxila e a vestibular ou lingual da mandíbula, a ressecção de tecido mole com incisão recortada submarginal de bisel interno não é a única forma de reduzir a bolsa. A incisão marginal pode ser usada para maximizar o tecido queratinizado remanescente, e a redução da altura

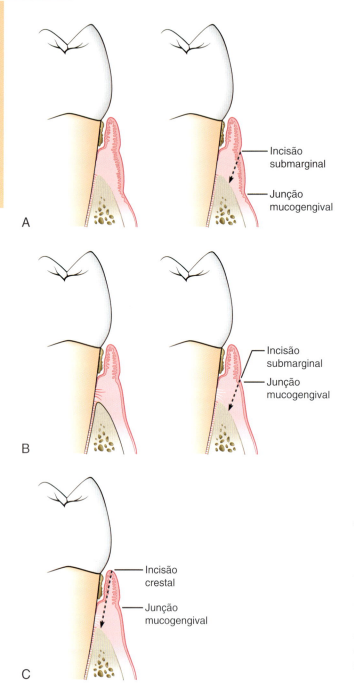

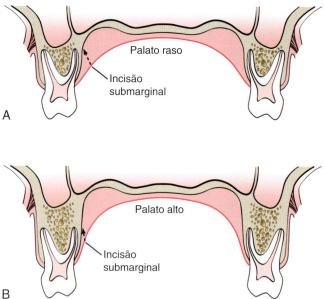

Figura 60.5 (A) A incisão submarginal pode ser usada quando há abundância de tecido queratinizado. (B) Quando o tecido queratinizado é limitado, a incisão submarginal elimina o tecido queratinizado que deve ser mantido. (C) A incisão crestal maximiza a retenção do tecido queratinizado.

Figura 60.6 (A) Em um palato raso, quanto mais submarginal uma incisão, mais próxima da linha média e mais distante da superfície dentária. (B) Em um palato alto, a incisão submarginal continua próxima ao dente e permite o fechamento primário do retalho.

do tecido mole pode ser obtida pelo reposicionamento apical do retalho ao nível da crista alveolar. A única área da boca em que a incisão submarginal deve ser usada para diminuição da altura do tecido mole é o palato, onde não é possível reposicionar o tecido mole em sentido apical devido à ausência de uma junção mucogengival.

QUADRO DE APRENDIZAGEM 60.3

A altura do tecido mole pode ser reduzida com a incisão recortada submarginal ou a combinação de incisão marginal recortada e deslocamento apical do retalho.

Incisões Verticais

As incisões verticais ou oblíquas de liberação podem ser usadas em uma ou ambas as extremidades da incisão horizontal, dependendo do formato e do objetivo do retalho. As incisões verticais nas duas extremidades podem ser necessárias caso o retalho deva ser deslocado em sentido apical. As incisões verticais devem se estender além da junção mucogengival para chegarem à mucosa alveolar; isso permite a liberação do retalho a ser deslocado.

De modo geral, as incisões verticais nas áreas linguais e palatinas são evitadas. As incisões verticais vestibulares não devem ser feitas no centro de uma papila interdental ou na superfície radicular de um dente. As incisões devem ser feitas em ângulos a partir do dente de modo a incluir papila no retalho ou evitá-la por completo. A incisão vertical também deve ser feita de modo a evitar retalhos longos (coronoapicais) e estreitos (mesiodistais) e retalhos com base mais estreita do que a margem, já que isso pode prejudicar o suprimento sanguíneo do tecido (Figura 60.7).

Manejo da Papila

A papila pode ser adelgaçada, preservada ou dividida abaixo do ponto de contato. O manejo da papila depende da dimensão do espaço interdental, da estética e do objetivo secundário da cirurgia, que pode ser a ressecção ou a regeneração. Na cirurgia de ressecção, a incisão recortada cria a papila cirúrgica para recobrir o osso interdental. A papila cirúrgica pode ou não incluir a papila original, dependendo da localização da incisão recortada submarginal. A papila cirúrgica é adelgaçada para ficar na mesma espessura que o restante do retalho e permitir a adaptação íntima da papila e do retalho com o osso após a coaptação. Na terapia regenerativa e em casos estéticos, a *técnica de preservação da papila*[35] (Figura 60.8), que retém toda a estrutura, é favorecida quando o espaço interdental é adequado para permitir que a papila intacta seja rebatida com o retalho vestibular ou lingual-palatino. Quando o espaço interdental é estreito e não é possível refletir a papila intacta, a papila interdental é dividida abaixo do ponto de contato dos dois dentes próximos para permitir que os retalhos vestibulares e linguais sejam rebatidos. Nestes casos, a papila não é adelgaçada para minimizar o encolhimento do tecido.

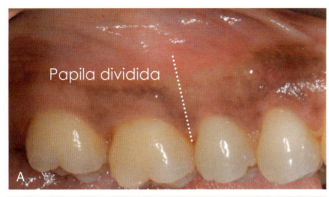

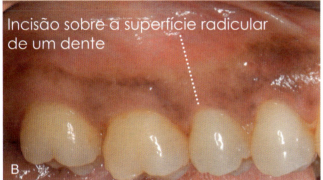

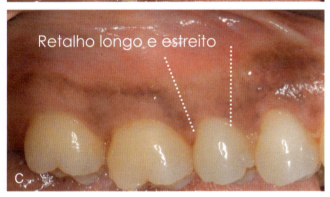

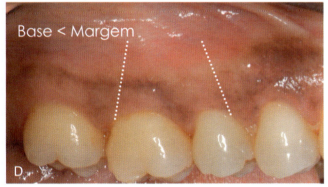

Figura 60.7 As incisões verticais não devem (A) dividir a papila ou (B) ser colocadas sobre uma proeminência radicular. Ao usar duas incisões verticais, (C) o comprimento do retalho não deve ser maior do que sua largura, e (D) a base do retalho não deve ser mais estreita do que sua margem.

Elevação do Retalho

O retalho periodontal pode ser elevado em espessura total ou espessura parcial (Figura 60.9).

Em um *retalho em espessura total*, todo o tecido mole, inclusive o periósteo, é rebatido para exposição do osso subjacente. Esta exposição completa e o acesso ao osso subjacente são indicados em

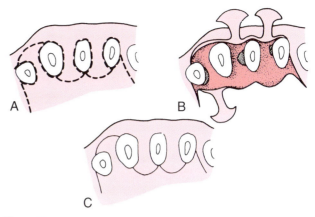

Figura 60.8 Desenho do retalho com preservação da papila. **(A)** As incisões para obtenção deste tipo de retalho são mostradas como linhas interrompidas. A papila preservada pode ser incorporada no retalho vestibular ou no lingual-palatino. (B) O retalho rebatido expõe o osso subjacente. Diversos defeitos ósseos são observados. (C) O retalho voltou à sua posição original, onde cobre todos os espaços interdentais.

casos de cirurgia óssea de ressecção ou regeneração. Este tipo de retalho também é chamado retalho mucoperiósteo. A elevação de um retalho em espessura total requer uma incisão de bisel interno para penetração do periósteo, o último tecido a recobrir o osso. Após a incisão completa do periósteo junto ao comprimento do retalho, um retalho em espessura total é rebatido por meio da elevação do periósteo do osso por meio de uma dissecção romba. Um elevador de periósteo ou cureta é usado para separação do periósteo do osso por movimentação mesial, distal e apical até que o retalho seja rebatido da maneira desejada, geralmente um milímetro apical à junção mucogengival. A elevação do periósteo do osso deve ser realizada com facilidade, até mesmo com gaze. A dificuldade na elevação do retalho em espessura total geralmente se deve à incisão incompleta e não contígua do tecido conjuntivo e do periósteo ao longo do comprimento do retalho.

O *retalho em espessura parcial* inclui apenas o epitélio e uma camada do tecido conjuntivo subjacente. O osso continua recoberto pela camada de tecido conjuntivo que inclui o periósteo. Este tipo de retalho também é chamado *retalho em espessura dividida*. O retalho em espessura parcial é indicado para o posicionamento apical ou quando a exposição óssea não é desejada. A elevação de um retalho em espessura parcial é completada pela dissecção afiada com bisturi (nº 15). Se o tecido for delgado, o retalho pode ser elevado em espessura total ligeiramente depois da junção mucogengival e em espessura parcial apical à junção mucogengival. A combinação de retalhos em espessura total e parcial reduz o risco de perfuração do retalho na junção mucogengival, onde o tecido tende a ser mais fino. Esta combinação também permite o acesso ao osso ao redor dos dentes e preserva o tecido sobre o osso apical à junção mucogengival, que pode ser usado para ajudar a estabilizar o retalho em caso de deslocamento apical.

Os dados acerca da conveniência da ausência de cobertura do osso quando não é realmente necessária são conflitantes. A retirada do periósteo provoca perda de osso marginal, a qual é prevenida pela manutenção do periósteo.[7] Embora isso geralmente não tenha importância clínica,[14] a diferença pode ser significativa em alguns casos. O retalho em espessura parcial pode ser necessário caso a margem óssea crestal seja fina ou na presença de deiscências ou fenestrações. O retalho em deslocamento apical pode ser estabilizado por suturas no periósteo intacto.

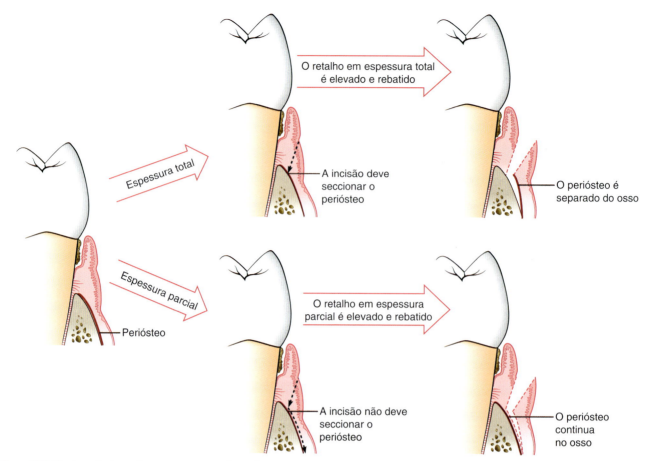

Figura 60.9 Na elevação do retalho em espessura total, o periósteo é separado do osso por dissecção romba. Na elevação do retalho em espessura parcial, o retalho é dividido por dissecção afiada para deixar o periósteo e o tecido conjuntivo intacto sobre o osso.

QUADRO DE APRENDIZAGEM 60.4

Quando o tecido for fino, o retalho pode ser elevado em espessura total logo após a junção mucogengival e em espessura parcial apical a essa estrutura para reduzir a perfuração neste local e aproveitar as vantagens de cada técnica.

Coaptação do Retalho

Para a coaptação após a cirurgia, os retalhos são classificados em (1) *retalhos não deslocados,* quando o retalho é colocado e suturado em sua posição original, ou (2) *retalhos deslocados,* que são colocados apical, coronal ou lateralmente à sua posição original (Figura 60.10). Os retalhos em espessura total e parcial podem ser deslocados. No deslocamento do retalho em espessura total, a gengiva aderida deve ser completamente separada do osso subjacente e o retalho deve ser elevado apical à junção mucogengival, o que permite sua mobilidade. A mobilidade do retalho também pode exigir o uso de incisões verticais e a liberação do periósteo, principalmente nos retalhos em espessura total. Embora o periósteo tenha apenas algumas células em espessura, não é elástico. O periósteo pode ser dobrado sobre si mesmo para permitir seu deslocamento apical. No entanto, não estica, e o deslocamento coronal do retalho requer a incisão do periósteo pelo comprimento do retalho. Os retalhos palatinos não podem ser deslocados devido à ausência da junção mucogengival e de tecido elástico móvel.

Os retalhos com deslocamento apical têm a importante vantagem de preservar a porção externa da parede da bolsa e transformá-la em gengiva inserida. Portanto, esses retalhos têm o objetivo duplo de eliminar a bolsa e aumentar a largura da gengiva inserida. O retalho com deslocamento apical também permite a redução da bolsa nos casos com tecido queratinizado limitado, e a incisão de bisel interno deve ser bastante próxima à margem gengival.

Nos locais com abundância de tecido queratinizado e necessidade de redução da bolsa, como o palato, um retalho não deslocado (reposicionado) é criado com uma incisão recortada submarginal para eliminação do tecido marginal.

Técnicas Cirúrgicas Periodontais

A cirurgia periodontal limitada apenas aos tecidos gengivais, sem o uso de retalhos periodontais, pode ser classificada como *curetagem gengival* e *gengivectomia*. O entendimento atual da etiologia da doença e seu tratamento limita o uso das duas técnicas, mas seu papel na terapia cirúrgica é essencial.

A cirurgia a retalho periodontal é um dos procedimentos mais comumente empregados, em especial em bolsas moderadas e profundas em áreas posteriores. A cirurgia de retalho periodontal permite o acesso para instrumentação radicular e redução da bolsa por ressecção gengival, ressecção óssea e regeneração periodontal.

Cirurgia Gengival
Gengivectomia

A palavra *gengivectomia* significa "excisão da gengiva". Ao remover a parede da bolsa, a gengivectomia dá visibilidade e acessibilidade para a completa remoção do cálculo e um meticuloso alisamento radicular. Isso cria um ambiente favorável para a cicatrização gengival e o restauro do contorno gengival fisiológico.

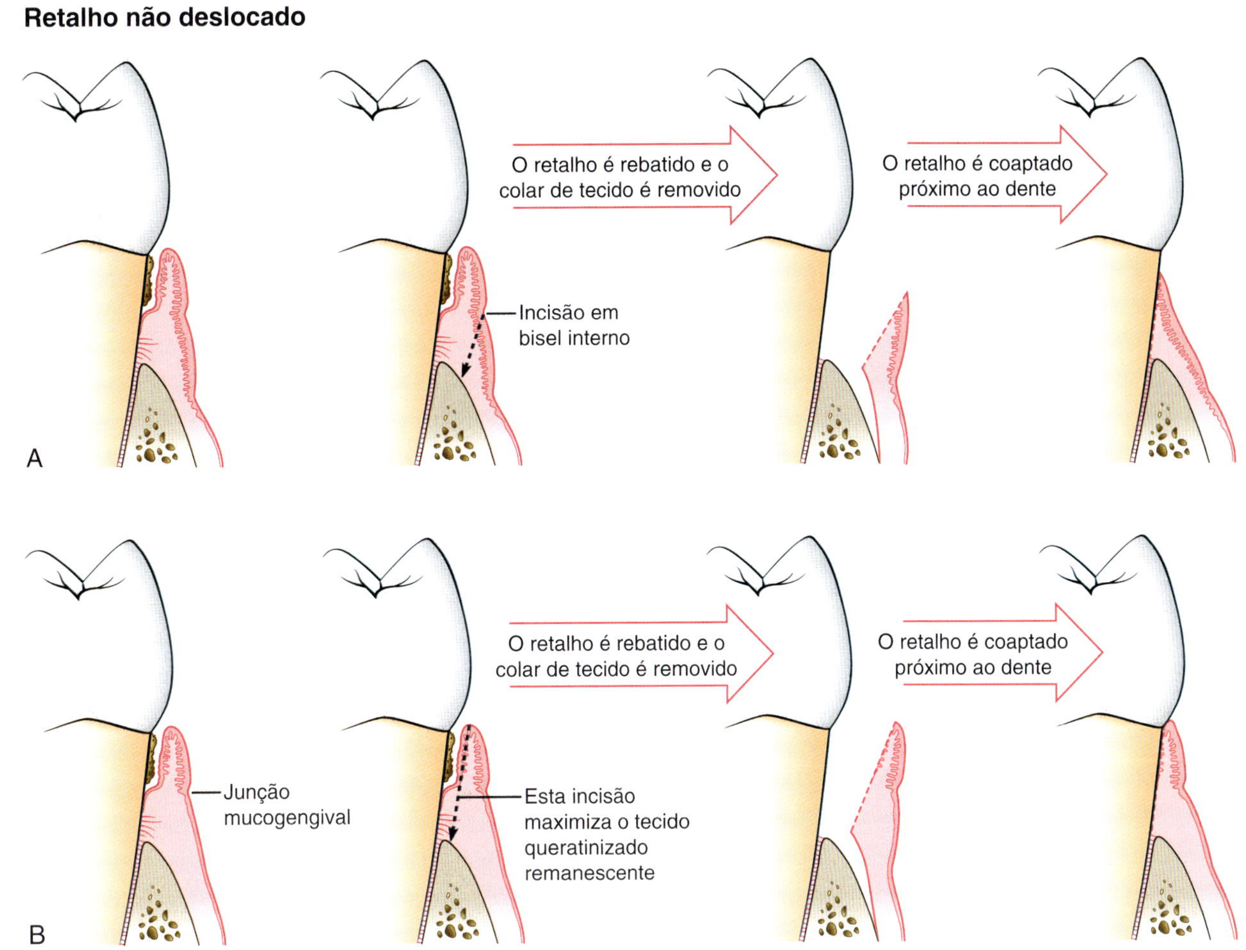

Figura 60.10 (A) Na presença de tecido queratinizado abundante, a redução na altura do tecido mole é obtida com uma incisão recortada submarginal. (B) A incisão marginal é usada para maximizar o tecido queratinizado remanescente. No retalho sem deslocamento, a camada de tecido mole é espessa. Isto é desejável em uma área estética onde a retração precise ser minimizada.

Embora a gengivectomia tenha sido extensamente usada no passado, o melhor entendimento da cicatrização e o desenvolvimento de técnicas sofisticadas de retalhos a relegaram a um papel menor na cirurgia periodontal. No entanto, continua a ser uma forma eficaz de tratamento quando indicada (Figura 60.11).

A gengivectomia pode ser realizada com as seguintes indicações:[11]
1. Eliminação de bolsas supraósseas com parede fibrosa e firme
2. Eliminação de aumentos gengivais

As contraindicações da gengivectomia são:
1. Necessidade de acesso ao osso
2. Zona estreita de tecido queratinizado
3. Estética
4. Pacientes com alto risco de sangramento pós-operatório

A técnica passo a passo para realização da gengivectomia é:

Passo 1: A bolsa periodontal é mapeada na superfície gengival externa por meio da inserção da sonda no fundo da bolsa e punção da superfície externa da gengiva na profundidade de penetração da sonda (Figuras 60.11C e D; Figuras 60.12 e 60.13).

Passo 2: Bisturis periodontais (p. ex., Kirkland) são usados para fazer as incisões nas superfícies vestibulares e linguais. Bisturis periodontais de Orban são usados nas incisões interdentais (Figura 60.11E a G). Bisturis de Bard-Parker (nº 12 e nº 15) e tesouras são utilizados como instrumentos auxiliares.

A incisão de bisel externo é iniciada apical aos pontos que marcam as bolsas[30,36] e segue em direção coronal até o ponto entre a base da bolsa e a crista óssea. A incisão deve ser feita o mais próximo possível do osso sem expô-lo para remoção do tecido mole coronal a ele. A exposição do osso é indesejada. Caso ocorra, a cicatrização geralmente apresenta complicações mínimas se a área for adequadamente coberta pelo cimento cirúrgico.

As incisões podem ser interrompidas ou contínuas. A incisão deve ser feita aproximadamente 45 graus à superfície dentária e deve recriar o padrão festonado normal da gengiva. Falha em biselar a incisão deixará um platô fibroso que retardará o desenvolvimento de um contorno fisiológico.

Passo 3: Remoção da parede excisada da bolsa, irrigação da área e exame da superfície da raiz.
Passo 4: Raspagem e o alisamento radicular.
Passo 5: Recobrimento da área com um cimento cirúrgico (Figura 60.11I e Capítulo 59).

Gengivoplastia

A gengivoplastia é o *recontorno da gengiva* na ausência de bolsas.[12] Pode ser realizada com bisturi periodontal, uma lâmina de bisturi ou brocas diamantadas em alta rotação.[24]

Cicatrização Após a Gengivectomia

A *resposta inicial* após a gengivectomia é a formação de um coágulo sanguíneo protetor superficial. O tecido subjacente apresenta inflamação aguda e necrose. O coágulo é, então, substituído por tecido de granulação. Em 24 horas, há aumento das novas

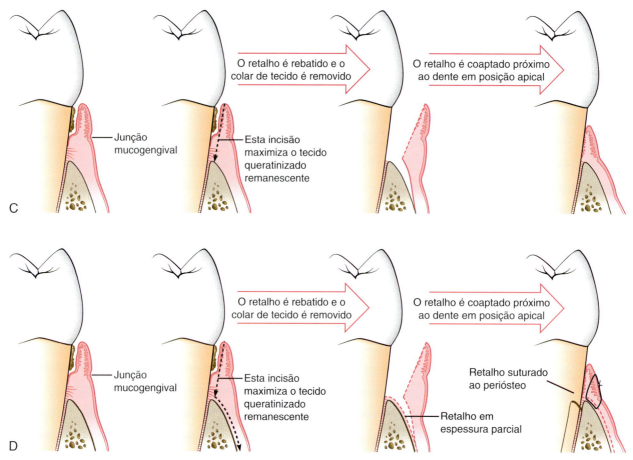

Figura 60.10, continuação (C) Uma incisão marginal, para maximizar o tecido queratinizado, é combinada a um retalho com deslocamento apical para redução da altura do tecido mole. (D) Um retalho em espessura parcial é usado para permitir a estabilização do retalho em posição apical com uma sutura periosteal.

células do tecido conjuntivo, principalmente angioblastos abaixo da camada superficial de inflamação e tecido necrótico. No terceiro dia, numerosos fibroblastos jovens são observados na área.[27] O tecido de granulação altamente vascular cresce em sentido coronal e cria um novo sulco e uma margem gengival livre.[23] Os capilares derivados dos vasos sanguíneos do ligamento periodontal migram para o tecido de granulação e, em 2 semanas, se conectam aos vasos gengivais.[37]

Após 12 a 24 horas, as células epiteliais nas margens da ferida começam a migrar para o tecido de granulação, separando-o da camada superficial contaminada do coágulo. A atividade epitelial nas margens é máxima após 24 a 36 horas.[10]

As novas células epiteliais são originárias da camada basal e da camada espinhosa mais profunda da borda da ferida e migram sobre a camada de fibrina da lesão que, mais tarde, é reabsorvida e substituída por um leito de tecido conjuntivo.[15] As células epiteliais avançam de forma desordenada e se fixam ao substrato por hemidesmossomos e uma nova lâmina basal.[13,16]

Após 5 a 14 dias, a epitelização da superfície geralmente está completa (Figura 60.11J). Durante as 4 primeiras semanas após a gengivectomia, a queratinização é menor do que era antes da cirurgia. O reparo epitelial completo leva cerca de 1 mês.[34] A vasodilatação e a vascularidade começam a diminuir após o quarto dia de cicatrização e parecem quase normais depois de 16 dias.[21] O reparo completo do tecido conjuntivo leva cerca de 7 semanas.[34]

A princípio, o fluxo de fluido gengival em humanos aumenta após a gengivectomia e diminui durante a cicatrização.[2,32] O fluxo máximo é atingido em 1 semana, o que coincide com o momento de inflamação máxima.

Embora as alterações teciduais durante a cicatrização pós-gengivectomia sejam as mesmas em todos os indivíduos, o tempo necessário para a cicatrização completa varia consideravelmente entre sítios e indivíduos. Em pacientes com melanose gengival fisiológica, a pigmentação é menor na gengiva cicatrizada.

Cirurgia a Retalho

Os retalhos periodontais são usados em terapia cirúrgica periodontal para:
1. Acesso para instrumentação radicular
2. Ressecção gengival
3. Ressecção óssea
4. Regeneração periodontal

Para tanto, cinco diferentes técnicas de retalho são usadas: (1) o retalho modificado de Widman,[28] (2) o retalho não deslocado, (3) o retalho com deslocamento apical, (4) o retalho com preservação da papila[8,35] e (5) o retalho para cunha distal.

O retalho modificado de Widman facilita a instrumentação radicular. Não tenta reduzir a profundidade da bolsa, mas elimina seu revestimento. Os objetivos dos retalhos não deslocados e com deslocamento apical são o acesso à superfície radicular e a redução

CAPÍTULO 60   Terapia Cirúrgica Periodontal   661

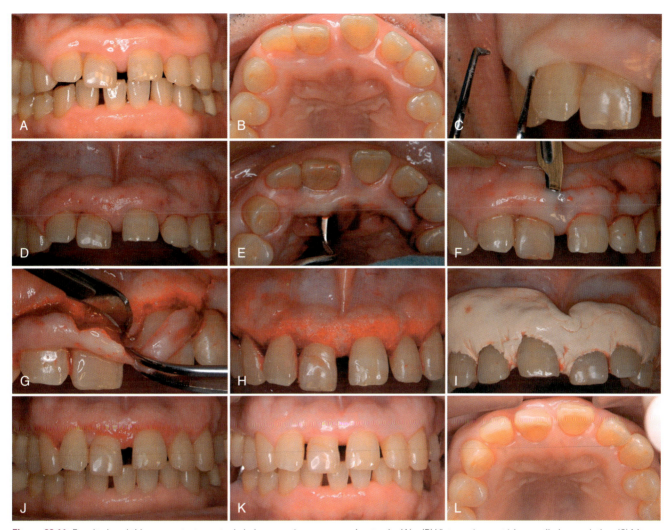

Figura 60.11 Resultados obtidos com o tratamento da bolsa supraóssea por gengivectomia. (A) e (B) Vistas pré-operatórias vestibular e palatina. (C) Marcação da profundidade da bolsa supraóssea. (D) Os fundos das bolsas são indicados pelas marcas. (E) Uma incisão palatina biselada com bisturi de Orban. (F) Uma incisão vestibular biselada com bisturi de Bard-Parker nº 15 estende-se apical às perfurações feitas pelo marcador da bolsa. Note que a incisão biselada também pode ser feita com o bisturi de Kirkland. (G) Incisão interdental e excisão da parede da bolsa com bisturi de Bard-Parker nº 12. (H) Gengivectomia finalizada. (I) O sítio cirúrgico coberto com o cimento cirúrgico. (J) Uma semana após a cicatrização. (K) e (L) Resultados 22 meses após a cirurgia. *(Cortesia do Dr. Kitetsu Shin, Saitama, Japão.)*

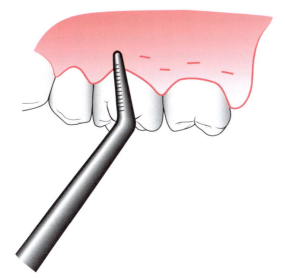

Figura 60.12 O marcador de bolsa faz pequenas perfurações que indicam a profundidade dela.

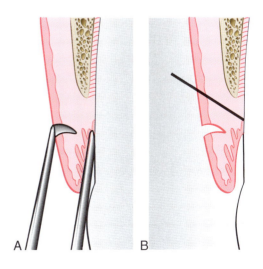

Figura 60.13 Marcação da profundidade de uma bolsa supraóssea. (A) O marcador de bolsa em posição. (B) A incisão em bisel estende-se apical à perfuração feita pelo marcador de bolsa.

da profundidade de sondagem. A escolha do procedimento a usar depende de dois importantes pontos de referência anatômica: a profundidade de sondagem transgengival e a localização da junção mucogengival. Esses pontos de referência estabelecem a presença e a largura da gengiva inserida, que baseiam a decisão. O retalho com preservação da papila é utilizado, quando possível, em casos regenerativos e estéticos para minimizar a retração e a perda de papila interdental. A cunha distal é usada no tratamento de bolsas e defeitos ósseos na superfície distal dos molares superiores e inferiores terminais.

Retalho Modificado de Widman

O retalho original de Widman[38] usava duas incisões verticais de liberação conectadas por uma incisão recortada submarginal de bisel interno para demarcação da área de cirurgia. Um retalho em espessura total era rebatido, e o colar marginal de tecido era removido para conseguir acesso para a instrumentação radicular e o recontorno ósseo. Em 1974, Ramfjord e Nissle[28] publicaram o "retalho modificado de Widman" (Figura 60.14), que utilizava apenas incisões horizontais. Essa técnica permite o estabelecimento de uma adaptação pós-operatória íntima do tecido conjuntivo colagenoso saudável nas superfícies do dente[5,18,26,28] e o acesso para instrumentação adequada das superfícies radiculares e fechamento imediato da área.

A técnica passo a passo para realização do retalho modificado de Widman é:

Passo 1: A primeira incisão (Figura 60.15A) paralela ao eixo longo do dente é uma incisão recortada de bisel interno na crista alveolar, começando 0,5 a 1 mm de distância da margem gengival

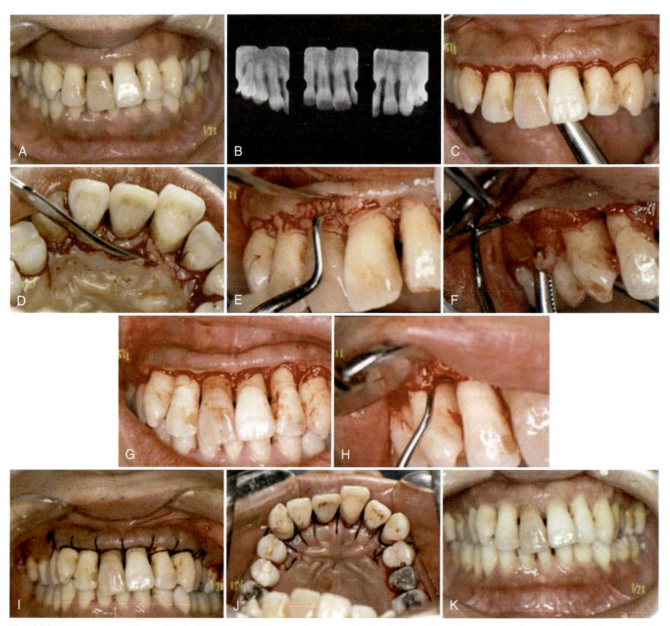

Figura 60.14 Técnica do retalho modificado de Widman. (A) Vista vestibular antes da cirurgia. A sondagem das bolsas revelou profundidades interproximais entre 4 e 8 mm e profundidades vestibular e palatina de 2 a 5 mm. (B) Análise radiográfica da área. Note a perda óssea horizontal generalizada. (C) Incisão vestibular em bisel interno. (D) Incisão palatina. (E) Elevação do retalho, deixando uma borda de tecido aderida à sua base. (F) Remoção do tecido. (G) Tecido removido e área pronta para raspagem e alisamento radicular. (H) Raspagem e alisamento radicular das superfícies expostas da raiz. (I) Sutura suspensória independente e contínua da parte vestibular da cirurgia. (J) Sutura suspensória independente e contínua da parte palatina da cirurgia. (K) Resultado pós-cirúrgico. *(Cortesia do Dr. Kitetsu Shin, Saitama, Japão.)*

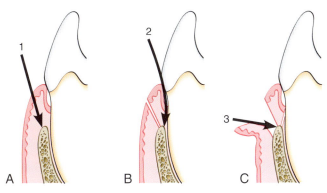

Figura 60.15 As três incisões necessárias na cirurgia de retalho. (A) Primeira incisão (bisel interno); (B) segunda incisão (sulcular); e (C) terceira incisão (interdental).

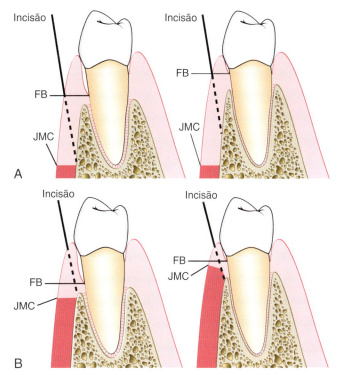

Figura 60.16 (A) e (B) A localização de duas diferentes áreas onde a incisão em bisel interno é feita em um retalho não deslocado. A incisão é feita à altura da bolsa para descartar o tecido coronal a ela caso haja uma quantidade suficiente de gengiva inserida remanescente. *FB*, Fundo da bolsa; *JMC*, junção mucogengival.

(Figura 60.14C). As papilas são dissecadas e adelgaçadas para que tenham espessura similar aos retalhos remanescentes.

Passo 2: Os retalhos em espessura total são rebatidos 2 a 3 mm da crista alveolar (Figura 60.14D).

Passo 3: Uma segunda incisão sulcular (Figura 60.15B) é feita no sulco gengival para separar o aparato de inserção da raiz.

Passo 4: O tecido interdental e o colar gengival são separados do osso por uma terceira incisão (Figura 60.15C; Figura 60.14E e F).

Passo 5: O colar gengival e o tecido de granulação são removidos com curetas. As superfícies radiculares são raspadas e alisadas (Figura 60.14G e H). As fibras periodontais residuais aderidas à superfície dentária não devem ser manipuladas.

Passo 6: A arquitetura óssea não é corrigida, a não ser que impeça a adaptação íntima do retalho. Todo o possível é feito para adaptar o tecido interdental vestibular e lingual, de modo que nenhuma parte do osso interdental continue exposta no momento da sutura. Os retalhos podem ser adelgaçados para permitir a boa adaptação da gengiva ao redor de toda a circunferência do dente.

Passo 7: Os retalhos são estabilizados com suturas (Figura 60.14I e J) e cobertos com um cimento cirúrgico.

Ramfjord[26] realizou um estudo longitudinal extenso que comparou o procedimento modificado de Widman com a técnica de curetagem e os métodos de eliminação da bolsa (gengivectomia e cirurgia óssea). Os pacientes foram aleatoriamente submetidos a uma das técnicas, e os resultados foram analisados uma vez ao ano por até 7 anos após a terapia. Os pesquisadores relataram resultados similares com os três métodos testados. A princípio, a profundidade da bolsa foi similar em todos os métodos, mas foi mantida em menores níveis com o retalho modificado de Widman; o nível de inserção continuou elevado com o retalho modificado de Widman.

Retalho Não Deslocado

Atualmente, o retalho não deslocado pode ser o tipo de cirurgia periodontal mais frequentemente realizado. No retalho não deslocado, a incisão recortada submarginal em bisel interno é iniciada em uma distância do dente entre metade e dois terços da profundidade de sondagem transgengival interdental. Esta incisão pode ser feita somente se houver gengiva inserida suficiente na região apical a ela. Portanto, é necessário considerar os dois pontos de referência anatômica, a profundidade de sondagem transgengival interdental e a junção mucogengival para avaliar a quantidade de gengiva inserida remanescente após cirurgia. A incisão em bisel interno deve ser recortada para criação das papilas cirúrgicas, que são essenciais para recobrir o osso interdental (Figura 60.4). Se o tecido for muito espesso, a margem do retalho deve ser adelgaçada com a primeira incisão. A colocação adequada da margem do retalho na crista alveolar durante o fechamento é importante para impedir a recidiva da bolsa ou a exposição do osso.

A técnica passo a passo para realização do retalho não deslocado é:

Passo 1: A sonda periodontal é inserida no sulco gengival e penetra o epitélio juncional e o tecido conjuntivo até o osso.

Passo 2: A junção mucogengival é avaliada para determinar a quantidade de tecido queratinizado.

Passo 3: O local inicial de realização da incisão recortada submarginal em bisel interno é baseado na profundidade de sondagem transgengival interdental e na junção mucogengival (Figura 60.16). A incisão é paralela ao eixo longo do dente e direcionada ao osso alveolar. A angulação da incisão pode ser alterada dependendo da espessura da gengiva, assim como o local inicial da incisão curva submarginal, para produção da margem fina do retalho. Quanto mais espesso o tecido, mais apical a incisão (Figura 60.16). Uma incisão vertical mesial curta pode ser empregada para permitir a liberação do retalho do palato ou evitar a extensão da incisão horizontal na área estética.

Passo 4: Os retalhos em espessura total são rebatidos 1 mm apical à junção mucogengival.

Passo 5: A incisão sulcular é feita no sulco gengival para separar o aparato de inserção da raiz.

Passo 6: O colar gengival e o tecido de granulação são removidos com curetas. As superfícies radiculares são raspadas e alisadas.

Passo 7: O recontorno ósseo é feito para eliminar os defeitos e restabelecer a arquitetura positiva.

Passo 8: Os retalhos são coaptados na crista alveolar com sua margem bem adaptada às raízes. Os retalhos podem ser seccionados e redimensionados, se necessário.

Passo 9: Os retalhos são estabilizados com suturas e cobertos com um cimento cirúrgico.

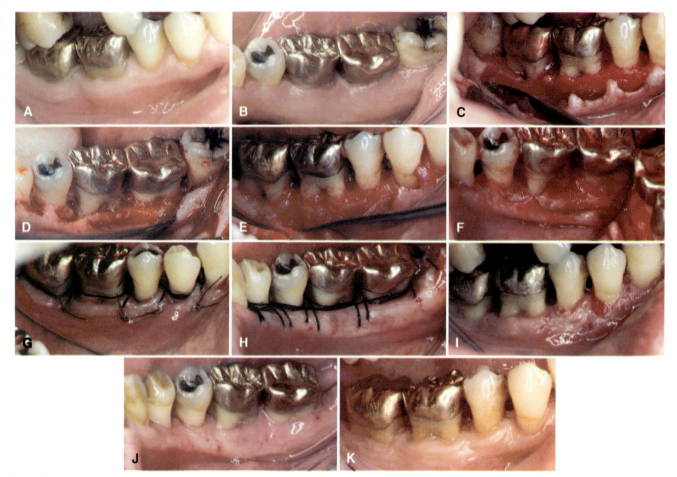

Figura 60.17 Um retalho com deslocamento apical. (A) e (B) Vistas pré-operatórias vestibular e lingual. (C) e (D) Os retalhos vestibular e lingual foram elevados. (E) e (F) Após o desbridamento das áreas. (G) e (H) Suturas realizadas. (I) e (J) Cicatrização após 1 semana. (K) Cicatrização após 2 meses. Note a preservação da gengiva inserida deslocada em posição mais apical. *(Cortesia do Dr. Thomas Han, Los Angeles, CA.)*

Retalho com Deslocamento Apical

O retalho com deslocamento apical é escolhido nos casos com a quantidade mínima (< 3 mm) de gengiva inserida. Por isso, a incisão em bisel interno deve ser feita o mais próximo possível do dente (*i. e.*, 0,5 a 1,0 mm). No retalho com deslocamento apical, não há necessidade de determinar onde está o fundo da bolsa em relação à incisão, como no retalho não deslocado. O retalho é colocado na junção entre o dente e o osso por meio de seu deslocamento apical. Sua posição final não é determinada pelo local de realização da primeira incisão.

Com algumas variantes, o retalho com deslocamento apical pode ser usado na erradicação da bolsa e/ou ampliação da zona de gengiva aderida. Dependendo do objetivo, o retalho com deslocamento apical pode ser de espessura total ou parcial. O retalho de espessura parcial requer mais precisão e delicadeza, assim como a gengiva espessa o suficiente para ser dividida. O retalho de espessura parcial pode ser posicionado de maneira mais precisa e suturado em uma posição apical com o uso da técnica de sutura periosteal.

A técnica passo a passo para realização do retalho com deslocamento apical é:

Passo 1: Uma incisão recortada marginal de bisel interno, paralela ao eixo longo do dente, é feita abaixo da crista do osso (Figura 60.17).

Passo 2: Se usadas, as incisões verticais se estendem além da junção mucogengival. É importante que as incisões verticais — e, portanto, a elevação do retalho — ultrapassem a junção mucogengival para dar a mobilidade adequada ao retalho para seu deslocamento apical.

Passo 3: O retalho é rebatido em espessura total ou espessura parcial, dependendo da espessura da gengiva e do objetivo da cirurgia.

Passo 4: As incisões sulculares e interdentais são feitas, e o colar marginal de tecido é removido.

Passo 5: Após a remoção do tecido de granulação, a raspagem e o alisamento radicular e, se necessária, a cirurgia óssea, o retalho é deslocado em sentido apical.

Passo 6: No retalho em espessura total, uma sutura suspensória independente posiciona a margem do retalho na crista alveolar, e um cimento cirúrgico pode impedir sua movimentação coronal. O retalho em espessura parcial pode ser deslocado em sentido apical com uma sutura suspensória independente e estabilizado com suturas periosteais. Um cimento periodontal pode impedir sua movimentação coronal.

Após 1 semana, os curativos e as suturas são removidos. Um novo cimento cirúrgico é geralmente mantido por outra semana e, a seguir, o paciente deve usar uma escova macia na margem gengival e escovas interdentais na região interproximal.

Retalho para Cunha Distal

O tratamento das bolsas periodontais na superfície distal dos molares terminais é geralmente complicado pela presença de tecido fibroso bulboso sobre a tuberosidade maxilar ou coxins proeminentes na mandíbula. Algumas dessas lesões ósseas podem ser causadas pelo reparo incompleto após a extração de terceiros molares impactados (Figura 60.18).

O acesso a essas áreas distais pode ser obtido por uma única incisão horizontal, duas incisões horizontais convergentes ou duas incisões paralelas de extensão distal pela superfície distal do molar terminal até a junção mucogengival distal à tuberosidade ou à papila piriforme. A incisão horizontal distal se conecta à incisão sulcular na superfície distal do molar terminal, que encontra mesialmente as incisões recortadas vestibulares e linguais ou palatinas. Se o objetivo secundário da cirurgia for regenerativo ou a largura vestibulolingual do tecido queratinizado distal for limitada, uma única incisão horizontal é feita no tecido queratinizado. Se o objetivo secundário da cirurgia for a ressecção e houver quantidade adequada de tecido queratinizado vestibulolingual, duas incisões horizontais distais são feitas no tecido queratinizado. A técnica de duas incisões horizontais foi descrita por Robinson[31] e Braden[5] e modificada por diversos outros pesquisadores. Essas técnicas são chamadas *cunha distal* e *cunha distal modificada*.

A técnica de cunha distal emprega duas incisões horizontais que começam na superfície distal do molar terminal e *convergem* distalmente até a junção mucogengival distal à tuberosidade ou ao coxim retromolar. A técnica de cunha distal modificada emprega duas incisões horizontais *paralelas* que se estendem distalmente da superfície distal do molar terminal e são conectadas por uma incisão transversal distal à junção mucogengival distal até a tuberosidade ou coxim retromolar. Nas duas técnicas, a distância vestibulolingual entre as duas incisões horizontais depende da profundidade de sondagem transgengival e da quantidade de tecido fibroso envolvido. Após afinar os retalhos e remover o tecido entre as duas incisões, as duas bordas devem se aproximar na nova posição apical sem sobreposição (Figura 60.19). De modo geral, a distância entre as duas incisões paralelas é cerca de metade a dois terços da profundidade da sondagem transgengival distal e nunca deve ser maior que a distância entre as linhas do ângulo bucal e lingual do dente.

Para assegurar o fechamento primário dos retalhos distais, principalmente na tuberosidade, é melhor usar uma incisão horizontal ou duas incisões horizontais próximas, e não distantes. Os retalhos que se sobrepõem ao serem coaptados podem ser facilmente aparados ao colocar um sobre o outro, pegar o retalho superficial com uma pinça hemostática e cortar o tecido sobreposto com bisturi ou tesouras afiadas.

Na terapia regenerativa, os retalhos distais não são afinados; são rebatidos em espessura total. Na terapia de ressecção, antes do rebatimento completo, os retalhos são afinados com uma lâmina nº 15. É mais fácil afinar o retalho antes de ser completamente rebatido e mobilizado. Os retalhos são, então, rebatidos em espessura total.

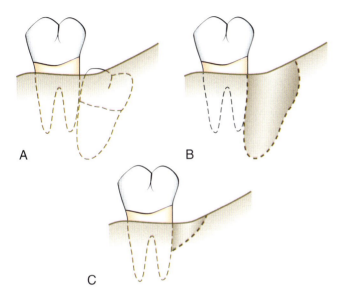

Figura 60.18 (A) Impacção de um terceiro molar distal a um segundo molar com pouca quantidade ou ausência de osso entre os dois dentes. (B) A remoção do terceiro molar cria uma bolsa com quantidade pequena ou nula de osso distal ao segundo molar. (C) Isso geralmente provoca um defeito ósseo vertical distal ao segundo molar.

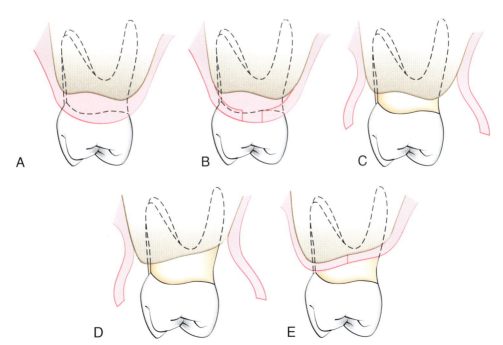

Figura 60.19 (A) Vista coronal de trás de um segundo molar superior com defeito ósseo. (B) Cirurgia a retalho terminal distal com duas incisões horizontais; os retalhos vestibular e lingual são afinados. (C) Os retalhos vestibular e lingual são elevados, e a "cunha" de tecido é removida. (D) O osso é inclinado para o lado palatino para eliminação do defeito ósseo. (E) Os retalhos são coaptados no osso em posição apical.

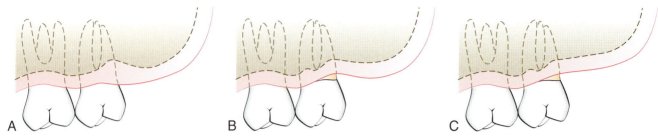

Figura 60.20 (A) Vista sagital de um defeito distal no segundo molar superior. (B) O tratamento com cunha distal forma um ângulo agudo entre a tuberosidade e a superfície distal do segundo molar. (C) O tratamento com a cunha distal modificada gera um ângulo maior entre a tuberosidade e a superfície distal do segundo molar, que é mais acessível para a higienização.

Molares Superiores

O tratamento das bolsas distais na maxila é geralmente menos desafiador do que na mandíbula. A tuberosidade apresenta maior quantidade de gengiva inserida fibrosa do que o coxim retromolar. O uso da cunha distal com duas incisões convergentes faz com que o tecido próximo ao dente seja deslocado mais apicalmente do que o tecido longe do dente. Consequentemente, a cicatrização da cunha distal na maxila gera um ângulo agudo entre a superfície distal dentária e a tuberosidade, que retém biofilme e é difícil de limpar (Figura 60.20B). Por outro lado, o uso da cunha distal modificada com duas incisões paralelas distais permite que o tecido mole de todo o comprimento do retalho distal seja deslocado em sentido apical de maneira uniforme (Figura 60.20C). Isso é uma vantagem na maxila, pois mantém um ângulo amplo entre o dente e a tuberosidade que é muito mais fácil de limpar. Portanto, a cunha distal modificada é preferida na maxila. As duas incisões paralelas são geralmente feitas na linha média da tuberosidade, onde o tecido é mais espesso, ou ligeiramente voltadas para o lado palatino para maximizar o tecido queratinizado vestibular e facilitar o acesso para fechamento do retalho (Figura 60.21).

> **QUADRO DE APRENDIZAGEM 60.5**
>
> As duas incisões horizontais paralelas distais na tuberosidade maxilar permitem que o tecido mole de todo o comprimento do retalho distal seja deslocado de maneira uniforme. Isso gera um ângulo amplo entre o dente e a tuberosidade que é muito mais fácil de limpar.

Molares Inferiores

Incisões distais na mandíbula diferem daquelas na tuberosidade devido às diferenças na anatomia da área. O coxim retromolar geralmente tem uma quantidade limitada de gengiva inserida e profundidade vestibular. A gengiva inserida, se presente, não é diretamente distal ao molar. A maior quantidade pode ser distolingual ou distovestibular e não estar sobre a crista óssea. O ramo ascendente da mandíbula também pode criar uma área horizontal curta distal ao molar terminal ou eliminá-la por completo (Figura 60.22). Quanto mais curta esta área, mais difícil é o tratamento de qualquer lesão distal profunda ao redor do molar terminal. A anatomia da mandíbula posterior é discutida no Capítulo 58.

O tecido retromolar mandibular ascende em sentido distal e se funde ao ramo ascendente. Esta anatomia favorece a técnica da cunha distal na mandíbula, embora as incisões distais paralelas e a incisão horizontal única possam ser usadas. As duas incisões distais devem acompanhar a área com a maior quantidade de gengiva inserida e são feitas sobre o osso (Figura 60.23). Portanto, as incisões podem ser feitas em sentido distal ou distovestibular, dependendo da área com mais gengiva inserida. As incisões distolinguais devem ser evitadas devido à possível presença do nervo lingual.

Retalho com Preservação da Papila

Na terapia regenerativa atual, os enxertos ósseos combinados ou não a membranas são usados com ou sem outros materiais biológicos (Capítulo 63). O desenho do retalho deve maximizar a retenção de tecido gengival e papila para recobrir o material colocado no defeito ósseo. Na área estética, quando a cirurgia é necessária, o projeto do retalho deve minimizar a retração e a perda da papila interdental. Assim, a incisão sulcular é a incisão de escolha na área estética anterior e na terapia regenerativa. A papila interdental é mantida com a técnica de preservação da papila se o espaço interdental for adequado ao rebatimento da estrutura intacta; caso contrário, é dividida abaixo do ponto de contato dos dois dentes próximos. O retalho é elevado em espessura total sem afinamento do retalho ou da papila.

A técnica passo a passo para realização do retalho com preservação da papila (Figura 60.8; Figura 60.24) é:

Passo 1: Uma incisão sulcular é feita ao redor de cada dente, sem incisões na papila interdental.

Passo 2: A papila preservada pode ser incorporada no retalho vestibular (técnica original de preservação da papila[35]) ou no retalho lingual-palatino (técnica modificada de preservação da papila[8]). Se a papila preservada for rebatida com o retalho vestibular, a incisão semilunar na base da papila é feita no lado lingual-palatino do espaço interdental. Se a papila preservada for rebatida com o retalho lingual-palatino, a incisão semilunar na base da papila é feita no lado vestibular do espaço interdental. Essa incisão semilunar segue em direção apical pelos ângulos do dente para que fique a pelo menos 5 mm da crista da papila.

Passo 3: A papila é, então, elevada com um bisturi de Orban ou curetas e rebatida intacta com o retalho.

Passo 4: O retalho é rebatido sem afinamento do tecido.

Cicatrização após a Cirurgia de Retalho

Imediatamente após a sutura (≤ 24 horas), uma conexão entre o retalho e a superfície dentária ou óssea é estabelecida por um coágulo de sangue, composto por um retículo de fibrina com muitos leucócitos polimorfonucleares, hemácias, *debris* de células danificadas e capilares na borda da ferida.[6] Também há bactérias e um exsudato ou transudato devido à lesão tecidual.

Um a 3 dias após a cirurgia de retalho, o espaço entre o retalho e o dente ou o osso é menor. As células epiteliais migram pela borda do retalho e, de modo geral, entram em contato com o dente. Quando o retalho está bem adaptado ao processo alveolar, a resposta inflamatória é mínima.[6]

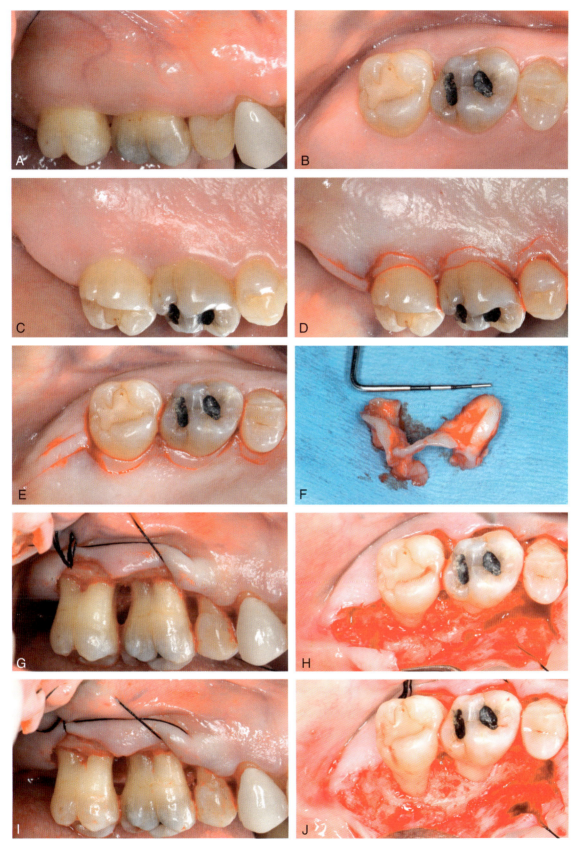

Figura 60.21 (A) a (C) Vistas pré-cirúrgicas. (D) e (E) Incisão recortada submarginal palatina e incisões horizontais paralelas distais. (F) "Cunha" distal de tecido removida. (G) Osso vestibular e (H) palatino antes do recontorno ósseo. (I) Osso vestibular e (J) palatino após o recontorno ósseo.

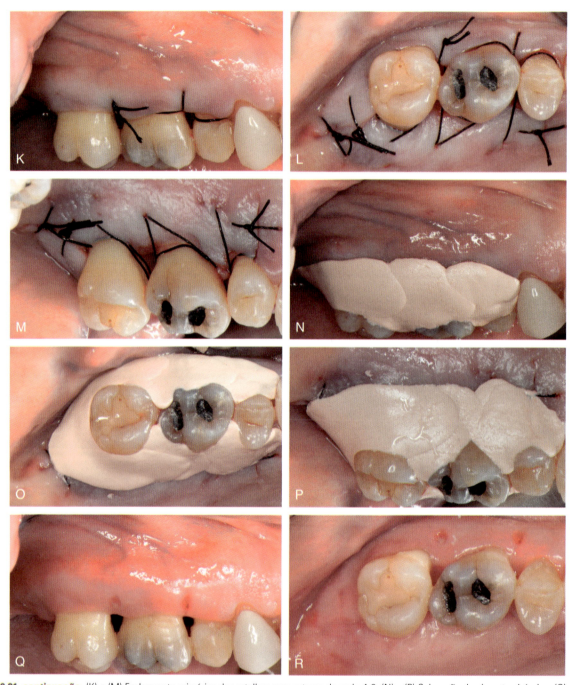

Figura 60.21, continuação (K) a (M) Fechamento primários dos retalhos com suturas de seda 4-0. (N) a (P) Colocação do cimento cirúrgico. (Q) a (S) Cicatrização pós-operatória em 2 semanas.

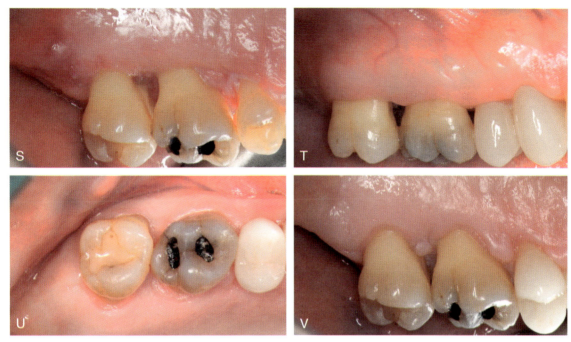

Figura 60.21, continuação (T) a (V) Cicatrização pós-operatória aos 8 meses. (Copyright Jonathan H. Do, DDS. Todos os direitos reservados.)

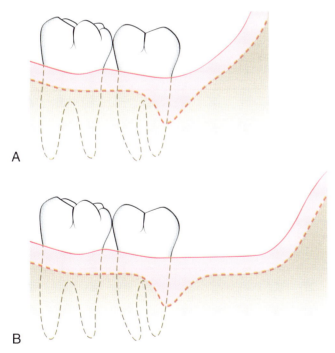

Figura 60.22 (A) A erradicação da bolsa distal ao segundo molar inferior com quantidade mínima de gengiva inserida e ramo ascendente próximo é anatomicamente difícil. (B) Nos procedimentos cirúrgicos distais ao segundo molar inferior, o ideal é ter uma quantidade abundante de gengiva inserida e espaço distal.

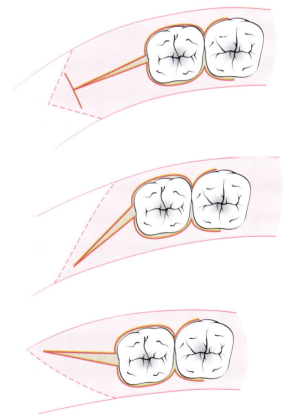

Figura 60.23 Desenhos das incisões para procedimentos cirúrgicos distais ao segundo molar inferior. A incisão deve seguir as áreas com maior quantidade de gengiva inserida e osso subjacente.

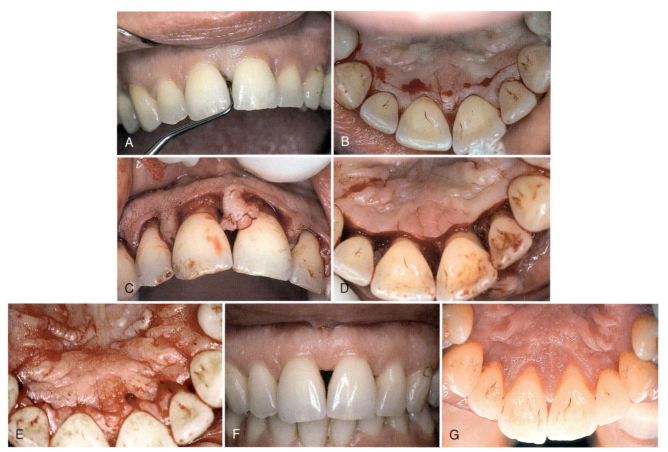

Figura 60.24 Retalho com preservação da papila. (A) Vista vestibular após a realização das incisões sulculares. (B) Incisão em linha reta na área palatina a cerca de 3 mm das margens gengivais. Esta incisão é, então, conectada às margens com incisões verticais na porção medial de cada dente. (C) As papilas são rebatidas com o retalho vestibular. (D) Vista lingual após o rebatimento do retalho. (E) Vista lingual depois que o retalho volta à sua posição original. O retalho é, então, suturado com pontos independentes. (F) Vista vestibular após a cicatrização. (G) Vista palatina após a cicatrização. *(Cortesia do Dr. Thomas Han, Los Angeles, CA, Estados Unidos.)*

Uma semana após a cirurgia, a aderência epitelial à raiz foi estabelecida por hemidesmossomos e pela lâmina basal. O coágulo de sangue é substituído pelo tecido de granulação derivado do tecido conjuntivo gengival, da medula óssea e do ligamento periodontal.

Duas semanas após a cirurgia, as fibras de colágeno começam a surgir paralelamente à superfície dentária.[6] A união do retalho ao dente ainda é fraca devido à presença de fibras imaturas de colágeno, embora o aspecto clínico possa ser quase normal.

Um mês após a cirurgia, há um sulco gengival completamente epitelizado com inserção epitelial bem-definida. As fibras supracrestais começam a se dispor de maneira funcional.

Os **retalhos em espessura total**, que desnudam o osso, causam necrose óssea superficial depois de 1 a 3 dias. A seguir, há reabsorção osteoclástica, que atinge seu pico em 4 a 6 dias e, então, diminui.[33] Isso provoca uma perda óssea de cerca de 1 mm^3; a perda óssea é maior se o osso for fino.[39,40]

A **osteoplastia** com o uso de brocas diamantadas gera áreas de necrose óssea com redução na altura do osso, que, mais tarde, é remodelado pela nova formação óssea. O formato final da crista é determinado mais pelo remodelamento ósseo do que pelo remodelamento cirúrgico.[17] Portanto, a cirurgia óssea ao redor das áreas crestais deve ser feita com cuidado.

Isso pode não ocorrer quando o remodelamento ósseo não inclui afinamento excessivo do osso radicular.[19] O reparo ósseo é máximo após 3 a 4 semanas.[40]

A perda óssea ocorre durante os primeiros estágios de cicatrização no osso radicular e nas áreas ósseas interdentais. No entanto, nas áreas interdentais com osso esponjoso, o estágio subsequente de reparo provoca restituição total sem qualquer perda óssea; no osso radicular (principalmente se delgado e não sustentado por osso esponjoso), o reparo provoca a perda de osso marginal.[40]

Conclusão

A cirurgia de acesso periodontal é um adjunto da terapia periodontal não cirúrgica e deve ser realizada somente depois que o paciente demonstrar o controle eficaz do biofilme. O objetivo primário da cirurgia de acesso periodontal é o acesso para a instrumentação radicular. O objetivo secundário da cirurgia de acesso periodontal é a redução da bolsa por meio da ressecção de tecido mole, ressecção óssea ou regeneração periodontal. O clínico também deve considerar a estética; em algumas áreas, como a maxila anterior, a doença periodontal deve ser tratada de maneira não cirúrgica e a cirurgia de acesso periodontal é feita apenas quando absolutamente necessária.

A terapia cirúrgica periodontal tem longa história e evolução. Começou com a curetagem subgengival e a eliminação da bolsa por gengivectomia. O entendimento da cicatrização, o desenvolvimento de técnicas sofisticadas de retalho periodontal e as demandas estéticas tornaram a curetagem gengival obsoleta e relegaram a gengivectomia a casos limitados de aumento de volume gengival ou situações em que a cirurgia de retalho não é possível.

A cirurgia a retalho periodontal é o procedimento cirúrgico mais empregado no tratamento da bolsa periodontal. Os retalhos periodontais têm vantagens e são versáteis, visto que permitem o acesso não apenas para a instrumentação radicular, mas também para a cirurgia óssea e a regeneração periodontal. A cirurgia a retalho também permite o fechamento primário, o que aumenta a cicatrização da ferida e minimiza o desconforto dos pacientes. As técnicas de preservação da papila são importantes na terapia regenerativa e, além disso, minimizam a retração e a perda da papila interdental na área estética.

Embora a incisão recortada submarginal seja utilizada na redução das bolsas periodontais, deve ser feita com cuidado. A realização de uma incisão recortada submarginal sem considerar a junção mucogengival e a largura do tecido queratinizado pode causar um problema mucogengival. A única área na boca em que a incisão recortada submarginal é necessária é a maxila palatina. Nos locais com junção mucogengival, as incisões marginais e os retalhos de deslocamento apical podem substituir as incisões recortadas submarginais para maximizar o tecido queratinizado remanescente e reduzir a altura do tecido mole. A maxila palatina é o único local em que todo o tecido é queratinizado, aderido e imóvel. A redução da bolsa deve ser feita por ressecção do tecido. O local preciso de realização da incisão recortada submarginal na maxila palatina é essencial para a adaptação íntima do retalho e o fechamento primário.

Embora o procedimento de "cunha distal" seja popular e amplamente praticado, talvez seja um dos procedimentos mais difíceis de serem bem feitos devido à localização do sítio cirúrgico e aos desafios apresentados pela anatomia do coxim retromolar mandibular e da tuberosidade da maxila. O procedimento de cunha distal não é a simples remoção de uma "borda de tecido" distal ao molar terminal para redução ou eliminação da bolsa. A cirurgia molar distal terminal bem-executada requer que os retalhos se aproximem de maneira íntima para permitir o fechamento primário e em uma posição apical para redução da bolsa. A execução da cirurgia de retalho molar distal terminal requer a compreensão da anatomia e do comportamento do tecido, além de precisão cirúrgica.

O sucesso em curto e longo prazo da cirurgia de acesso periodontal depende do controle do biofilme e da manutenção contínua. O paciente deve entender a etiologia da doença periodontal e sua prevenção. Na ausência de bom controle do biofilme e manutenção, a cirurgia não é eficaz e há recidiva da doença.

Referências Bibliográficas

 As referências bibliográficas deste capítulo estão disponibilizadas em https://www.grupogen.com.br.

CAPÍTULO 61

Tratamento do Crescimento Gengival

Paulo M. Camargo | Flavia Q. Pirih | Henry H. Takei | Fermin A. Carranza

SUMÁRIO DO CAPÍTULO

Crescimento Inflamatório Crônico, 672
Abscessos Periodontais e Gengivais, 672
Crescimento Gengival Induzido por Medicamentos, 672

Crescimento Gengival Leucêmico, 676
Crescimento Gengival durante a Gravidez, 679
Crescimento Gengival durante a Puberdade, 679

O tratamento do crescimento gengival baseia-se na compreensão da causa e das mudanças patológicas subjacentes a essa condição (Capítulo 19). Os crescimentos gengivais são de especial interesse do paciente e do cirurgião-dentista porque geram problemas que incluem o controle do biofilme, função deficiente (incluindo mastigação, erupção dentária e fala) e estética. Como os crescimentos gengivais têm diferentes etiologias, o tratamento de cada tipo deve ser considerado individualmente.

Crescimento Inflamatório Crônico

Os crescimentos inflamatórios crônicos, que são caracterizados por tecidos gengivais macios e com cor alterada, normalmente são causados por edema e infiltração celular. O tratamento típico consiste em raspagem e alisamento radicular, contanto que o seu tamanho não interfira na remoção completa dos depósitos das superfícies dentárias envolvidas.

Quando os crescimentos gengivais inflamatórios crônicos incluem um componente fibrótico significativo que não sofre contração após a raspagem e alisamento radicular, ou são de um tamanho tal que o acesso aos depósitos nas superfícies dentárias seja impossível, a remoção cirúrgica é o tratamento de escolha. Existem duas técnicas para esse fim: a gengivectomia e a cirurgia a retalho. Antes de dar início a um tratamento cirúrgico, o controle do biofilme, a raspagem e o alisamento radicular devem sempre ser completados e deve-se dar tempo o suficiente para que ocorra a cicatrização antes de reavaliar a condição periodontal. É importante que a decisão de implementar um tratamento cirúrgico seja feita após a reavaliação.

Uma vez que se decide que o tratamento cirúrgico é necessário, a escolha da técnica adequada depende do tamanho do crescimento e da condição tecidual. Quando a gengiva aumentada continua macia e friável mesmo depois da raspagem e do alisamento radicular, uma gengivectomia é preferível, pois o retalho periodontal pode ser tecnicamente difícil nos tecidos friáveis. Se o tecido gengival é firme e fibrótico, a preferência é dada à cirurgia a retalho, que sempre é uma escolha favorável, pois a cicatrização é por primeira intenção e o tecido queratinizado é melhor preservado. Portanto, a conservação da gengiva inserida queratinizada deve ser considerada, assim como a remoção do tecido gengival em excesso.

Os crescimentos inflamatórios semelhantes a tumores (Figura 61.1) podem ser tratados por gengivectomia, como se segue. Com o paciente submetido à anestesia local, as superfícies dentárias abaixo da massa são raspadas para remover o cálculo e outros detritos. A lesão é separada da mucosa em sua base usando-se uma lâmina cirúrgica. Se ela estender-se para região interproximal, a gengiva interdental é incluída na incisão para garantir a exposição dos depósitos radiculares irritantes. Após a remoção da lesão, as superfícies dentárias envolvidas são raspadas e alisadas e a área é limpa com uma solução salina. Um cimento cirúrgico é aplicado, mas, em alguns casos, dependendo da extensão da cirurgia, a consulta pós-operatória deve ser agendada em 2 semanas para permitir maior cicatrização. Nesse momento, é importante que se inicie um controle adequado do biofilme.

Para obter mais informações sobre técnicas cirúrgicas, veja os Capítulos 59 e 60.

Abscessos Periodontais e Gengivais

Os abscessos periodontais e gengivais ocorrem em áreas de aumento gengival. No entanto, o aumento que ocorre devido aos abscessos normalmente se localiza na área da lesão. O conteúdo da área de aumento gengival é composto de material purulento, que deve ser drenado. A área também deve ser curetada.

O leitor é encaminhado ao Capítulo 45 para uma discussão completa acerca do tratamento dos abscessos.

Crescimento Gengival Induzido por Medicamentos

O crescimento gengival tem sido associado basicamente à administração de três tipos diferentes de medicamentos: anticonvulsivantes, bloqueadores dos canais de cálcio (BCC) e imunossupressor ciclosporina. O Capítulo 16 fornece uma análise abrangente das características clínicas e microscópicas e da patogênese do crescimento gengival induzido por esses medicamentos. Embora a apresentação clínica do crescimento gengival induzido por três categorias de medicamentos listada aqui possa ser parecida, há evidências que sugerem que seus mecanismos celulares e moleculares possam ser diferentes.[29] Existem evidências limitadas de que outros medicamentos também possam induzir crescimento gengival, embora com menor prevalência e gravidade.[5]

O exame dos casos de crescimento gengival medicamentoso revela que os tecidos que cresceram demais têm dois componentes: fibrótico, que é o resultado da ação do medicamento no *turnover* fisiológico do colágeno gengival, e inflamatório, que é induzido pelo biofilme. Embora os componentes fibróticos e inflamatórios presentes na gengiva aumentada sejam o resultado de processos patológicos distintos, quase sempre eles são observados como crescimento gengival induzido pela combinação de medicamentos e biofilme. O

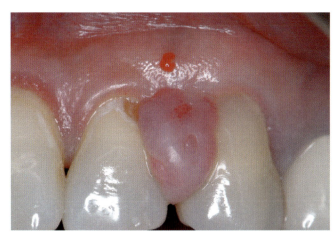

Figura 61.1 Crescimento localizado e fibrótico semelhante a um tumor em uma jovem mulher adulta. Essa lesão pode ser tratada por meio de gengivectomia.

papel do biofilme bacteriano na patogênese geral do crescimento gengival medicamentoso não está claro. Alguns estudos indicam que o biofilme é um pré-requisito para o crescimento gengival,[13] enquanto outros sugerem que a presença do biofilme é uma consequência do seu acúmulo provocado pela gengiva aumentada. Em pacientes que tomavam bloqueadores de canais de cálcio, a interrupção ou substituição do remédio por um medicamento de outra classe resultou em uma diminuição significativa no crescimento gengival; nenhuma diferença foi observada entre pacientes com boa ou má higiene oral.[11] Esses estudos sugerem que o processo de crescimento gengival é independente da inflamação relacionada ao biofilme.

QUADRO DE APRENDIAGEM 61.1

Os componentes inflamatórios presentes na gengiva aumentada são resultado do acúmulo do biofilme abaixo da gengiva, e a porção fibrótica pode ser induzida por medicamentos. A gengiva aumentada é quase sempre resultado da combinação do biofilme e do medicamento.

Opções de Tratamento

O tratamento do crescimento gengival induzido por medicamentos deve ter como base a medicação que está sendo utilizada e as características clínicas do caso.

Primeiro, deve-se considerar a possibilidade de interrupção[10,14] ou substituição do medicamento. Isso pode ser examinado conjuntamente com o médico do paciente. A simples interrupção do medicamento irritante normalmente não é prática, mas a sua substituição por outro pode ser uma opção. Se qualquer substituição de medicamento for tentada, é importante aguardar um período de 6 a 12 meses entre a suspensão do medicamento e a substituição por um medicamento alternativo. As mudanças iniciadas com o medicamento devem sempre ser combinadas a instruções sobre higiene oral, raspagem e alisamento radicular. A reavaliação do crescimento gengival após a alteração do tratamento medicamentoso é necessária antes que um tratamento cirúrgico seja planejado.

As medicações alternativas ao anticonvulsivante fenitoína incluem a carbamazepina[2,9] e o ácido valproico, ambos tendo sido relatados como indutores, em menor grau, do crescimento gengival. Um estudo sugeriu que a lovastatina pode atenuar o início do crescimento gengival induzido por fenitoína.[2] São necessárias mais pesquisas para confirmar o valor terapêutico da lovastatina.

Para os pacientes que tomam nifedipina, que tem uma prevalência relatada de aumento gengival de até 86%, outros BCCs, como o diltiazem ou verapamil, podem ser alternativas viáveis; suas prevalências reportadas de indução do crescimento gengival são de 20% para o diltiazem e 4% para o verapamil.[4,12,19] Além disso, é preciso considerar o uso de outra classe de medicamentos anti-hipertensivos em vez dos BCCs, pois nenhum desses medicamentos, segundo se sabe, induz o crescimento gengival.

As substituições medicamentosas para a ciclosporina são mais limitadas. A incidência do crescimento gengival nos pacientes que recebem terapia com tacrolimo, um imunossupressor que tem sido utilizado nos receptores de transplante de órgãos,[26] é aproximadamente 65% menor que a que ocorre nos indivíduos que recebem ciclosporina.[1] Ensaios clínicos também mostraram que a substituição da ciclosporina por tacrolimo resulta em diminuição importante na gravidade do crescimento gengival em comparação com os pacientes mantidos em terapia com ciclosporina.[15,24,30] Em outro estudo,[17] a mesma substituição medicamentosa resultou em forte diminuição ou resolução completa do crescimento gengival em mais de 70% dos pacientes que apresentaram inicialmente crescimento gengival induzido por ciclosporina. Portanto, o profissional de odontologia deve consultar o médico que trata do transplante para investigar a possibilidade de uma mudança na terapia imunossupressora como uma das etapas do tratamento do crescimento gengival induzido por ciclosporina. Os pacientes que tomam ciclosporina combinada com um BCC tendem a apresentar prevalência geral mais baixa e menos grave de crescimento gengival se o medicamento anti-hipertensivo for a anlodipina em comparação com a nifedipina.[16]

QUADRO DE APRENDIZAGEM 61.2

Prescrever um medicamento substituto pode ajudar a reduzir o crescimento gengival. O medicamento tacrolimo, outro fármaco imunossupressor, reduz o crescimento gengival em quase 65% quando usado como substituto.

A administração do antibiótico azitromicina mostrou-se capaz de diminuir a gravidade do crescimento gengival induzido pela administração de ciclosporina. Um regime com azitromicina sistêmica por 3 dias diminuiu significativamente o crescimento gengival e o efeito foi observado em 7 a 30 dias após o início da terapia antibiótica.[28] O uso de azitromicina para diminuir o crescimento gengival induzido por ciclosporina resultou em mudanças muito maiores que as observadas com uma melhora na higiene oral.[22] A administração tópica da azitromicina na forma de um dentifrício também diminuiu a gravidade do crescimento gengival induzido por ciclosporina.[1]

QUADRO DE APRENDIZAGEM 61.3

A diminuição do crescimento gengival com administração de antibióticos indica a associação de biofilme (bactérias) como uma das causas do crescimento gengival, assim como medicamentos como a ciclosporina.

Em segundo lugar, o clínico deve enfatizar o controle do biofilme como a primeira etapa no tratamento do crescimento gengival medicamentoso. Embora o papel exato exercido pelo biofilme bacteriano não esteja bem compreendido, as evidências sugerem que boa higiene oral, agentes quimioterápicos[25] e remoção profissional frequente da placa diminuem o grau de crescimento gengival e melhoram a saúde gengival geral.[10,13,27] A presença do crescimento gengival induzido por medicamentos está associada à formação de pseudobolsas, frequentemente com o acúmulo abundante de biofilme, o que pode levar ao desenvolvimento de periodontite; portanto, o controle meticuloso do biofilme auxiliaria na manutenção dos níveis de inserção e, adicionalmente, na prevenção da recorrência do crescimento gengival nos casos tratados cirurgicamente.

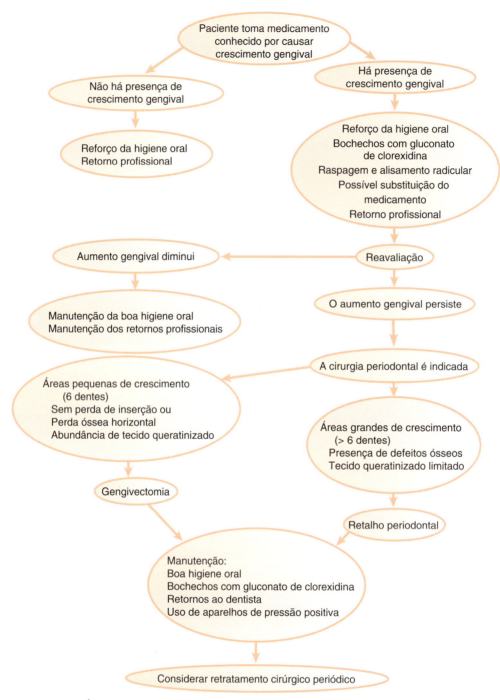

Figura 61.2 Árvore de decisão para o tratamento dos crescimentos gengivais induzidos por medicamentos.

Em terceiro lugar, em alguns pacientes o crescimento gengival persiste após uma cuidadosa consideração das abordagens prévias. Deve-se considerar uma remoção cirúrgica da gengiva aumentada.

A Figura 61.2 apresenta uma árvore de decisão que descreve a sequência de eventos e opções para o tratamento do crescimento gengival induzido por medicamentos.

Gengivectomia

As vantagens da gengivectomia são a simplicidade e facilidade do procedimento, mas apresenta as desvantagens de maior desconforto pós-operatório e mais chance de sangramento pós-operatório, além de sacrificar o tecido queratinizado e não permitir o recontorno ósseo. A cirurgia a retalho, por outro lado, exige mais técnica, mas tende a causar menos desconforto e sangramento pós-operatório, além de preservar o tecido queratinizado. A decisão do clínico entre as duas técnicas cirúrgicas disponíveis precisa considerar a extensão da área a ser operada, a gravidade do crescimento gengival, a presença de periodontite e defeitos ósseos e a localização da base das bolsas em relação à junção mucogengival.

QUADRO DE APRENDIZAGEM 61.4

A gengivectomia é um procedimento cirúrgico simples para remover a gengiva aumentada, mas o pós-operatório pode apresentar problemas, como sangramentos ou dor. O fechamento primário da ferida não é possível e a cicatrização ocorre por segunda intenção.

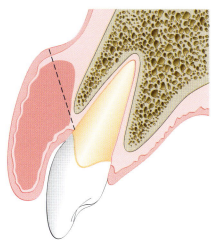

Figura 61.3 Técnica de gengivectomia utilizada para tratar os pacientes portadores de crescimento gengival induzido por medicamentos. A *linha tracejada* representa a incisão em bisel externo e a *área sombreada* corresponde ao tecido que será excisado. A incisão da gengivectomia pode não remover todo o tecido aumentado *(área sombreada)*, podendo deixar uma ferida ampla de tecido conjuntivo exposto.

Em geral, áreas pequenas (*i. e.*, até seis dentes) de crescimento gengival induzido por medicamentos, sem evidências de perda de inserção (portanto, sem previsão de necessidade de cirurgia óssea) podem ser tratadas eficazmente com a técnica da gengivectomia. Uma consideração importante é a quantidade de tecido queratinizado presente. A remoção excessiva da gengiva queratinizada causará um problema mucogengival.

Os Capítulos 59 e 60 descrevem a técnica da gengivectomia em detalhes. A Figura 61.3 retrata o procedimento em forma de diagrama e a Figura 61.4 ilustra um caso de crescimento gengival induzido por ciclosporina tratado com gengivectomia.

A gengivectomia ou gengivoplastia também pode ser realizada com eletrocirurgia ou por meio de um dispositivo a *laser*[8] (Capítulo 60). Existe alguma evidência preliminar de que a recorrência do crescimento gengival medicamentoso é mais lenta nos pacientes tratados com *laser* em comparação com a gengivectomia convencional ou cirurgia a retalho.[18]

Cirurgia a Retalho

Para áreas maiores de crescimento gengival (*i. e.*, mais de seis dentes) ou as áreas onde a perda de inserção e os defeitos ósseos estão presentes, a cirurgia a retalho é recomendada.

A técnica do retalho periodontal utilizada no tratamento dos crescimentos gengivais é uma variação simples da técnica utilizada para tratar a periodontite, que é descrita nos Capítulos 59 e 60. A Figura 61.5 descreve as etapas cirúrgicas básicas da técnica a retalho.

A técnica cirúrgica de retalho é mostrada a seguir:

1. Após anestesiar a área, é feita a sondagem do osso alveolar subjacente com uma sonda periodontal para determinar a presença e a extensão de defeitos ósseos.
2. Nas porções vestibular e lingual, com uma lâmina cirúrgica nº 15, é feita a incisão inicial recortada em bisel interno no mínimo 3 mm coronários à junção mucogengival, que inclui a criação de novas papilas interdentárias em cada espaço interproximal.
3. A mesma lâmina é utilizada para afinar os tecidos gengivais em direção vestibulolingual até a junção mucogengival. Nesse ponto, a lâmina estabelece contato com o osso alveolar e um retalho de espessura total ou parcial é elevado.
4. Na porção palatina, é feita uma incisão recortada em bisel interno ao nível da margem gengival pós-operatória pretendida, que normalmente é na linha cemento-esmalte ou mais apical em casos em que há presença de periodontite combinada ao crescimento gengival. A extensão total do retalho palatino é afinada o quanto for necessário na direção apical. A base do retalho é então descolada até o osso e elevada.
5. Com o uso de um bisturi de Orban, a base de cada papila que conecta as incisões vestibular e lingual é liberada.
6. Incisões intrassulculares são realizadas nas áreas vestibular, lingual e palatina, que estão sendo tratadas para liberar o tecido.
7. Os tecidos marginal e interdental excisados são removidos com curetas.
8. As abas de tecido são removidas, as raízes são completamente raspadas e alisadas e o osso é remodelado, conforme a necessidade.
9. O retalho é reposicionado ou deslocado apicalmente e, se necessário, aparado para alcançar exatamente a junção osso-dente. Depois, os retalhos são suturados com a técnica de sutura em colchoeiro contínua ou interrompida e a área é protegida com cimento cirúrgico.

As suturas e o cimento cirúrgico são removidos após 1 ou 2 semanas, dependendo da extensão da cirurgia, e o paciente é instruído a iniciar os métodos de controle da placa. Normalmente, é conveniente para o paciente usar enxaguatórios à base de clorexidina uma ou duas vezes ao dia durante 2 a 4 semanas.

A Figura 61.6 mostra um receptor de transplante de rim que estava recebendo ciclosporina e nifedipina e foi tratado com a técnica a retalho. A Figura 61.7 mostra o tratamento de um receptor de transplante renal de nove anos, cujos dentes anteriores superiores não podiam passar pelos tecidos gengivais aumentados devido ao crescimento tecidual excessivo, que foi induzido pela terapia com ciclosporina. O tratamento com a cirurgia a retalho permitiu a exposição das coroas anatômicas e a manutenção do tecido queratinizado, que poderiam ter sido completamente eliminados caso tivessem sido tratados com gengivectomia.

A recorrência do crescimento gengival medicamentoso é uma realidade nos casos tratados cirurgicamente.[23] A principal causa da recorrência de crescimento gengival é a dificuldade com a higiene oral pós-operatória. O cuidado domiciliar meticuloso,[7,20] o uso de uma escova pós-cirúrgica e os bochechos com gluconato de clorexidina[27] são indicados. Limpezas profissionais feitas com frequência também podem ajudar a reduzir o grau de recorrência. Uma placa de mordida noturna, feita de borracha, dura e ajustada, também pode ajudar a controlar a recidiva.[3,31]

Embora a abordagem do retalho periodontal possa ser tecnicamente mais difícil que o procedimento de gengivectomia, conforme indicado anteriormente, a cicatrização pós-cirúrgica da técnica a retalho apresenta menos desconforto e minimiza as chances de sangramento pós-operatório. O fechamento primário do sítio cirúrgico com o procedimento a retalho é uma grande vantagem sobre a ferida secundária aberta que resulta da técnica de gengivectomia. Além disso, o cuidado domiciliar pós-cirúrgico pode ser instituído mais precocemente com o retalho periodontal.[6]

A recidiva pode acontecer tão cedo quanto 3 a 6 meses após o tratamento cirúrgico, mas, em geral, os resultados cirúrgicos são mantidos por no mínimo 12 meses. Em um estudo, a cicatrização da cirurgia a retalho foi comparada àquela de uma gengivectomia após 6 meses em um exame pós-operatório. Esse estudo comparativo da recidiva de crescimento gengival induzido por ciclosporina após a cirurgia a retalho em comparação ao da gengivectomia determinou que o retorno das profundidades de bolsa foi mais lento com a cirurgia a retalho.[21]

QUADRO DE APRENDIZAGEM 61.5

O uso da cirurgia a retalho para reduzir o crescimento gengival é preferido à gengivectomia. Ao utilizar a cirurgia a retalho, a recidiva do tecido gengival é minimizada tanto na quantidade de tecido quanto no tempo de recidiva.

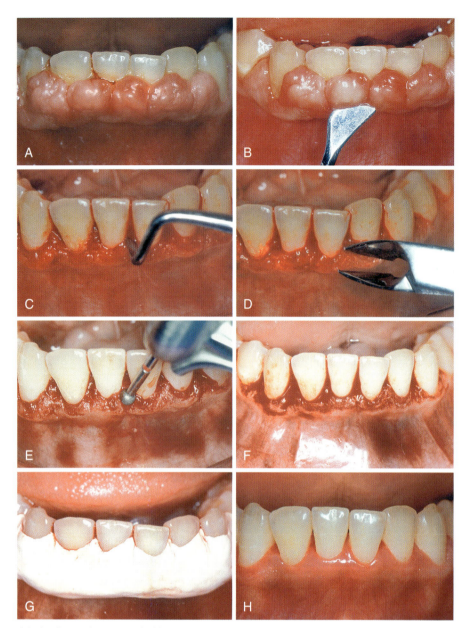

Figura 61.4 Tratamento cirúrgico do crescimento gengival induzido por ciclosporina com o uso da técnica de gengivectomia em uma menina de 16 anos de idade que recebeu um aloenxerto renal 2 anos antes. (A) Tecidos gengivais aumentados e formação de pseudobolsas. Sem perda de inserção ou evidência de perda óssea vertical. (B) Incisão inicial em bisel externo realizada com um bisturi de Kirkland. (C) Liberação do tecido interproximal feita com um bisturi de Orban. (D) e (E) Gengivoplastia realizada com pinças de tecido e uma broca esférica diamantada em alta rotação e com abundante refrigeração. (F) Aspecto da ferida cirúrgica na conclusão do procedimento cirúrgico. (G) Colocação do cimento cirúrgico sem eugenol. (H) A área cirúrgica com 3 meses de pós-operatório. Repare na eliminação bem-sucedida do tecido gengival aumentado, na restauração de um contorno gengival fisiológico e na manutenção de uma adequada faixa de tecido queratinizado.

Crescimento Gengival Leucêmico

O crescimento gengival leucêmico ocorre com a leucemia aguda ou subaguda (Figura 61.8), sendo incomum entre os pacientes no estado leucêmico crônico. Os tempos de sangramento e de coagulação, assim como a contagem de plaquetas do paciente, devem ser verificados antes do tratamento e o hematologista deve ser consultado antes que o tratamento periodontal seja instituído (Capítulos 19 e 39). O sangramento gengival, às vezes espontâneo, é frequentemente associado ao crescimento gengival leucêmico.

O tratamento das condições periodontais em pacientes com leucemia é descrito nos Capítulos 19 e 30. Após a cessação dos sintomas agudos, a atenção é dirigida para a correção do crescimento gengival.

A fundamentação lógica é a remoção dos fatores irritantes locais para controlar o componente inflamatório do aumento e isso é conseguido por meio de raspagem e alisamento radicular. O tratamento inicial consiste na remoção delicada de todos os detritos soltos com bolas de algodão, executando a raspagem superficial e instruindo o paciente quanto à higiene oral para o controle do biofilme; essa higiene deve incluir, pelo menos inicialmente, o uso diário de enxaguatórios bucais com clorexidina. Os procedimentos de higiene oral são extremamente importantes para esses pacientes e, se necessário, podem requerer a ajuda de profissional de enfermagem.

A técnica de raspagem e alisamento radicular é executada nas consultas subsequentes, utilizando anestesia local. As sessões de tratamento são confinadas a pequenas áreas da boca se a hemostasia

CAPÍTULO 61 Tratamento do Crescimento Gengival 677

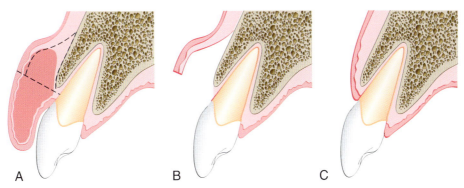

Figura 61.5 Tratamento com retalho periodontal para aumento gengival medicamentoso. (A) Incisão inicial em bisel invertido seguida pelo afinamento do tecido gengival aumentado; as linhas tracejadas representam as incisões e a área sombreada representa a porção de tecido a ser excisada. (B) Após a elevação do retalho, a porção aumentada do tecido gengival é removida. (C) O retalho é colocado em cima do osso alveolar e suturado.

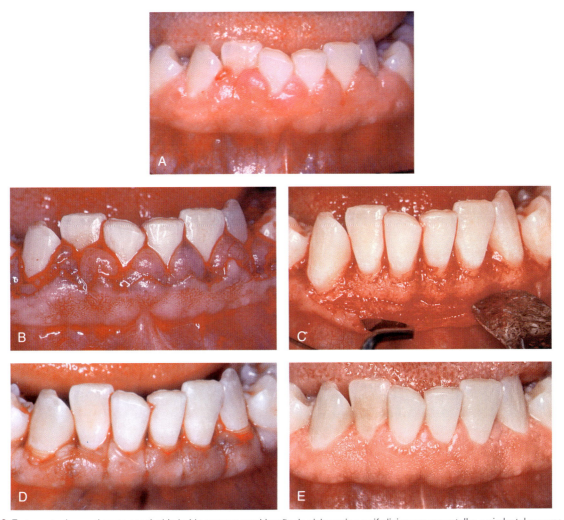

Figura 61.6 Tratamento do crescimento gengival induzido por uma combinação de ciclosporina e nifedipina com um retalho periodontal em uma mulher de 35 anos de idade que recebeu um aloenxerto renal 3 anos antes. (A) Aspecto clínico pré-cirúrgico dos dentes anteriores inferiores, exibindo aumento gengival grave. (B) Delimitação inicial da incisão em bisel invertido, incluindo a manutenção do tecido queratinizado e a criação de papilas cirúrgicas. (C) Elevação de um retalho de espessura total e remoção da porção interna do tecido gengival previamente afinado. Após a raspagem e alisamento radicular, o recontorno ósseo pode ser realizado, se necessário. (D) O retalho é posicionado no topo da crista alveolar. (E) Aspecto pós-cirúrgico da área tratada aos 12 meses. Repare na redução de volume do tecido aumentado e na saúde gengival aceitável.

678 PARTE 3 PERIODONTIA CLÍNICA

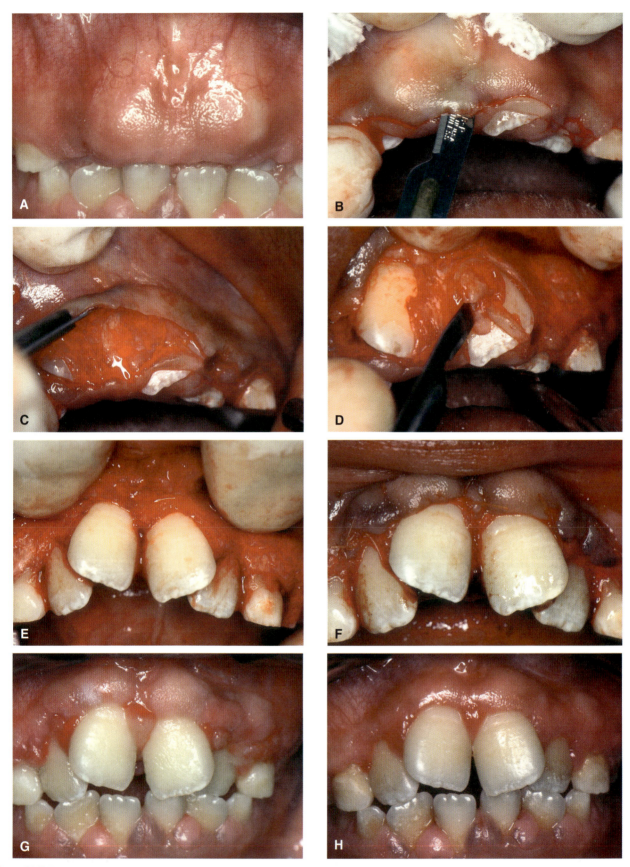

Figura 61.7 Tratamento de um receptor de transplante de rim, de 9 anos, tratado com ciclosporina A e nifedipina por 2 anos e meio. O tratamento cirúrgico foi feito com um retalho posicionado apicalmente. (A) Os incisivos superiores estavam em uma posição de oclusão, mas não perfuraram os tecidos gengivais aumentados. (B) Incisão crestal em bisel reverso, mantendo a maior parte do tecido queratinizado. (C) Diminuição do retalho por meio de dissecção da espessura parcial. (D) Remoção do excesso de tecido conjuntivo gengival nas superfícies vestibulares dos dentes anteriores e espaços interproximais. (E) Coroas clínicas completamente expostas, periósteo preservado sobre o osso alveolar. (F) O retalho foi posicionado apicalmente e suturado ao periósteo com suturas esterilizadas. (G) Cicatrização aos 14 dias após a cirurgia. (H) Cicatrização aos 3 meses após a cirurgia, com saúde gengival aceitável e presença de tecido vestibular queratinizado aceitável.

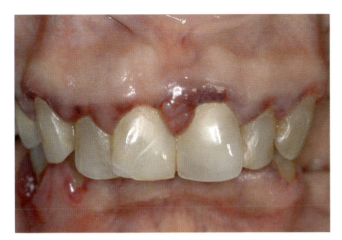

Figura 61.8 Paciente de 74 anos de idade com leucemia aguda. O crescimento gengival é observado, juntamente com uma aparência hemorrágica, que, às vezes, causa sangramento espontâneo.

mostrar-se um desafio. Os antibióticos são administrados sistemicamente na noite anterior e por 1 semana após cada tratamento para reduzir o risco de infecção.

Crescimento Gengival durante a Gravidez

O tratamento requer a eliminação de todos os irritantes locais que possam ser responsáveis por acelerar as alterações gengivais que ocorrem durante a gravidez. A eliminação dos irritantes locais logo no início da gravidez é uma medida preventiva contra a doença gengival, e essa prevenção é preferível ao tratamento do crescimento gengival depois de sua ocorrência. As inflamações gengival marginal e interdental, além do crescimento, são tratadas por raspagem e alisamento radicular (Capítulos 48, 50 e 51). O tratamento dos crescimentos gengivais semelhantes a tumores consiste na excisão cirúrgica e na raspagem e alisamento das superfícies do dente adjacentes à lesão. O aumento poderá recidivar, a menos que todos os irritantes sejam removidos. A impacção alimentar costuma ser um fator estimulador.

As lesões gengivais durante a gravidez devem ser tratadas tão logo sejam detectadas, embora não necessariamente por meios cirúrgicos.

Os procedimentos de raspagem e alisamento radicular e medidas adequadas de higiene oral podem reduzir o tamanho do crescimento. Os crescimentos gengivais diminuem após a gravidez, mas normalmente não desaparecem. Após a gravidez a condição periodontal inteira da paciente deve ser reavaliada e um tratamento completo deve ser realizado.

As lesões devem ser removidas cirurgicamente durante a gravidez somente se interferirem na mastigação ou produzirem desfiguração estética que incomode a paciente.

Durante a gravidez, a ênfase deve estar em: (1) prevenir a doença gengival antes que ela ocorra e (2) tratar a doença gengival existente antes que piore. Todas as pacientes devem ser atendidas o mais breve possível após ficarem grávidas. As que não tiverem doença gengival devem ser avaliadas quanto às possíveis fontes de irritação local e instruídas com relação aos procedimentos meticulosos de higiene oral. Além disso, as pacientes que já apresentarem sinais e sintomas de doença periodontal, devem ser tratadas imediatamente, antes que o efeito condicionador da gravidez na gengiva torne-se aparente. O Capítulo 41 apesenta as precauções necessárias para o tratamento periodontal de gestantes.

Toda paciente grávida deve ser agendada para consultas odontológicas periódicas de manutenção. A importância dessas consultas para a prevenção de transtornos periodontais graves deve ser enfatizada.

Crescimento Gengival durante a Puberdade

O crescimento gengival durante a puberdade é tratado por raspagem e alisamento radicular, removendo-se todas as fontes de irritação e controlando-se o biofilme, embora a remoção cirúrgica possa ser necessária nos casos graves. O principal problema nesses pacientes é a recidiva. Por isso, o tratamento de manutenção é recomendado.

 Acesse Caso Clínico em https://www.grupogen.com.br.

Referências Bibliográficas

 As referências bibliográficas deste capítulo estão disponibilizadas em https://www.grupogen.com.br.

CAPÍTULO 62

Cirurgia Óssea Ressectiva

Thomas N. Sims | Henry H. Takei

SUMÁRIO DO CAPÍTULO

Seleção da Técnica de Tratamento, 680
Fundamentação Lógica, 680
Morfologia Normal do Osso Alveolar, 681
Terminologia, 682

Fatores na Seleção da Cirurgia Óssea Ressectiva, 682
Exame e Plano de Tratamento, 683
Métodos de Cirurgia Óssea Ressectiva, 684
Conclusão, 685

As sequelas resultantes da doença periodontal manifestam-se sob diferentes formas de destruição do osso de suporte do dente. Em geral, as deformidades ósseas não são uniformes; elas não são indicativas da morfologia do alvéolo dentário antes do processo da doença e não refletem a arquitetura gengival que o reveste. A perda óssea é classificada como "horizontal" ou "vertical", mas, na maioria das vezes, é uma combinação de perdas horizontais e verticais. A perda óssea horizontal geralmente resulta em um espessamento relativo do osso alveolar marginal porque o osso torna-se mais delgado à medida que se aproxima de sua margem mais coronária.

Os efeitos desse espessamento e o desenvolvimento de defeitos verticais deixam o osso alveolar com inúmeras combinações de contornos ósseos. Se essas várias alterações topográficas precisarem ser modificadas para promoverem um contorno ósseo mais fisiológico, deve ser seguido um método de remodelação do contorno ósseo.

A *cirurgia óssea* pode ser definida como o procedimento pelo qual as alterações no osso alveolar podem ser realizadas para eliminar deformidades induzidas pelo processo da doença periodontal ou outros fatores relacionados, como a exostose e a supererupção dentária.

A cirurgia óssea pode ter natureza aditiva ou subtrativa. A *cirurgia óssea aditiva* inclui procedimentos direcionados para a restauração do osso alveolar ao seu nível original, enquanto a *cirurgia óssea subtrativa* é desenhada para restaurar a forma do osso alveolar preexistente no nível presente no momento da cirurgia ou ligeiramente mais apical a esse nível (Figura 62.1).

A cirurgia óssea aditiva traz o resultado ideal da terapia periodontal; ela implica na regeneração do osso perdido e o restabelecimento do ligamento periodontal, das fibras gengivais e do epitélio juncional em um nível mais coronário. Esse tipo de cirurgia óssea é discutido no Capítulo 63.

Os procedimentos de cirurgia óssea subtrativa proporcionam uma alternativa aos métodos aditivos e devem ser utilizados quando os procedimentos aditivos não forem viáveis.[4] Esses procedimentos subtrativos são discutidos neste capítulo.

Seleção da Técnica de Tratamento

A morfologia do defeito ósseo determina em grande parte a técnica de tratamento a ser utilizada. Os *defeitos angulares de uma parede* geralmente devem ser recontornados cirurgicamente. Os *defeitos de três paredes*, particularmente se forem estreitos e profundos, podem ser tratados com sucesso utilizando-se técnicas que buscam a nova inserção e a regeneração óssea. Os *defeitos angulares de duas paredes* podem ser tratados com qualquer um dos métodos, dependendo de sua profundidade, largura e configuração geral. Portanto, com exceção dos defeitos de uma parede, defeitos rasos e largos de duas paredes e crateras interdentais, os defeitos ósseos são tratados com o objetivo de obter a reparação por meio de processos de cicatrização natural.

Fundamentação Lógica

A cirurgia óssea ressectiva precisa seguir uma série de diretrizes rigorosas para a determinação do contorno apropriado do osso alveolar e o subsequente manuseio dos tecidos moles gengivais de recobrimento. As especificações dessas técnicas são discutidas mais adiante neste capítulo. As técnicas discutidas aqui para a cirurgia óssea ressectiva têm aplicabilidade limitada nos defeitos intraósseos profundos ou nos defeitos hemisseptais, que poderiam ser tratados com uma abordagem cirúrgica diferente (Capítulo 63). A cirurgia óssea proporciona o método mais puro e seguro para reduzir as bolsas com discrepâncias ósseas que não sejam excessivamente verticais e também continua a ser uma das principais modalidades periodontais devido à sua previsibilidade e ao seu sucesso no longo prazo.

A cirurgia óssea ressectiva é a técnica mais previsível para redução da bolsa periodontal.[10-12] No entanto, mais do que qualquer outra técnica cirúrgica, a cirurgia óssea ressectiva é feita à custa de tecido ósseo e do nível de inserção.[1,2,8] Desse modo, seu valor como abordagem cirúrgica é limitado pela presença, quantidade e forma dos tecidos ósseos e pela quantidade de perda de inserção que seja aceitável.

O principal fundamento lógico para a cirurgia óssea ressectiva baseia-se no princípio de que as discrepâncias no nível e nas formas do osso e da gengiva predispõem os pacientes à recorrência pós-cirúrgica de profundidade da bolsa.[6] Embora esse conceito não seja universalmente aceito,[3,5] e o procedimento induza perda de osso radicular na fase de cicatrização, o recontorno ósseo é a única opção lógica de tratamento em alguns casos. O objetivo da terapia óssea ressectiva é esculpir o osso marginal para torná-lo semelhante ao processo alveolar não comprometido pela doença periodontal. A técnica é executada em combinação com os retalhos posicionados apicalmente, eliminando a bolsa periodontal e promovendo uma morfologia tecidual que crie condições para uma manutenção mais fácil.[4] Os méritos relativos dos procedimentos de redução da bolsa são discutidos no Capítulo 60; este capítulo discute a técnica óssea ressectiva e como e onde ela pode ser realizada.

CAPÍTULO 62 Cirurgia Óssea Ressectiva

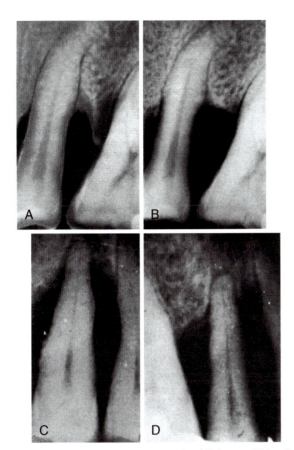

Figura 62.1 Cirurgia óssea aditiva e subtrativa. (A) Antes e (B) imediatamente após a cirurgia óssea subtrativa; a parede óssea de duas bolsas infraósseas adjacentes foi removida. (C) Antes e (D) 1 ano após a cirurgia óssea aditiva; a área foi aberta por meio de um retalho e completamente instrumentada, resultando na reconstrução do osso interdental e periapical. (*Cortesia de Drs. E.A. Albano e B.O. Barletta, Buenos Aires, Argentina*).

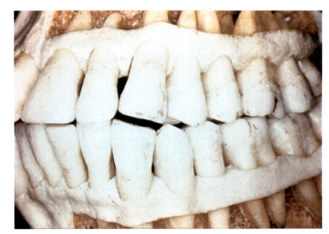

Figura 62.2 Fotografia de um crânio com periodonto ósseo saudável. Apesar de uma pequena quantidade de inserção ter sido perdida, esse crânio demonstra as características da forma normal.

 IMPORTANTE

O osso dita a forma da gengiva e determina grande parte da profundidade da bolsa residual.

Propõe-se que a conversão da bolsa periodontal para um sulco gengival raso melhora a habilidade do paciente em remover a placa e os resíduos bucais. Do mesmo modo, a capacidade dos profissionais de odontologia para manter o periodonto em um estado livre de gengivite e periodontite é mais previsível na presença de sulcos rasos. Quanto mais eficaz a terapia de manutenção periodontal, maior a estabilidade longitudinal do resultado cirúrgico. A eficácia da cirurgia óssea, portanto, depende de sua capacidade de alterar a profundidade das bolsas e promover a manutenção periodontal.[11,22,23] Os méritos da ressecção *versus* outros procedimentos de tratamento são discutidos no Capítulo 63.

Morfologia Normal do Osso Alveolar

O conhecimento da morfologia óssea do periodonto saudável é necessário para realizar corretamente a cirurgia óssea ressectiva (Figura 62.2). As características de uma forma óssea normal são:

1. O osso interproximal tem uma posição mais coronária que o osso vestibular ou lingual-palatino e possui forma piramidal.
2. A forma do osso interdental é uma função da forma do dente e da largura da ameia. Quanto mais cônica for a raiz, mais piramidal será a forma óssea. Quanto mais larga a ameia, mais achatado o osso interdental, tanto no sentido mesiodistal quanto no vestibulolingual.
3. A posição da margem óssea imita os contornos da junção esmalte-cemento. A distância da margem óssea vestibular do dente até a crista óssea interproximal é mais nivelada nas áreas posteriores do que nas anteriores. Esse "festonamento" do osso nas superfícies vestibulares e nas superfícies linguais-palatinas está relacionado com a forma do dente e da raiz, bem como com a posição do dente dentro do alvéolo. Os dentes com raízes proeminentes ou os dentes deslocados para o lado vestibular ou lingual também podem ter fenestrações ou deiscências (Figura 62.3). Os dentes molares têm menos festonamentos e um perfil mais nivelado do que os pré-molares e incisivos.

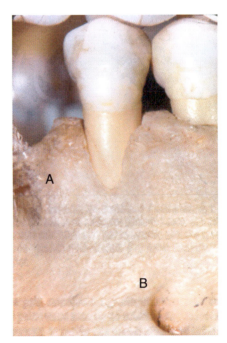

Figura 62.3 Efeitos da posição dentária nos contornos ósseos vestibulares. Deiscência óssea *(A)* e fenestração óssea *(B)*. Essas deformidades podem e devem ser detectadas por palpação, sondagem e sondagem transgengival antes da cirurgia de retalho.

Embora essas observações gerais apliquem-se a todos os pacientes, a arquitetura óssea pode variar de um paciente para outro no que diz respeito ao grau de contorno, configuração e espessura. Essas variações podem ser normais e saudáveis.

Terminologia

Muitos termos têm sido desenvolvidos para descrever a topografia do processo alveolar, os procedimentos para sua remoção e a correção resultante. Esses termos devem ser definidos claramente.

Os procedimentos utilizados para corrigir defeitos ósseos foram classificados em dois grupos: osteoplastia e osteotomia.[7] *Osteoplastia* refere-se ao recontorno do osso sem remoção do osso de suporte do dente. *Osteotomia*, ou *ostectomia*, inclui a remoção do osso de suporte do dente. Um desses procedimentos (ou ambos) pode ser necessário para produzir o resultado desejado.

Os termos que descrevem a forma do osso após a remodelação podem se referir às características morfológicas ou a particularidades das alterações executadas. Os exemplos de termos descritivos da morfologia incluem *negativa, positiva, nivelada* ou *ideal*. Todos esses termos estão relacionados com um padrão preconcebido de forma óssea ideal.

Arquitetura positiva e *arquitetura negativa* referem-se à posição relativa do osso interdental em relação ao osso radicular (Figura 62.4). A arquitetura é "positiva" se o osso radicular estiver apical ao osso interdental. O osso terá uma arquitetura "negativa" se o osso interdental for mais apical que o osso radicular. *Arquitetura nivelada* é a redução do osso interdental à mesma altura do osso radicular.

A forma óssea é considerada "ideal" quando o osso é consistentemente mais coronário nas superfícies interproximais do que nas superfícies vestibulares e linguais. A forma ideal do osso marginal tem altura interdental semelhante, com declines graduais e curvos entre os picos interdentais (Figura 62.5).

Os termos relacionados às particularidades das técnicas de remodelação óssea incluem "definitivo" e "comprometido". A *remodelação óssea definitiva* implica que outra remodelação óssea não vai melhorar o resultado global. A *remodelação óssea comprometida* indica um padrão ósseo que não pode ser melhorado sem remoção óssea significativa, o que seria prejudicial para o resultado global. As referências às arquiteturas ósseas comprometidas e definitivas podem ser úteis para o cirurgião-dentista, não como a descrição de uma característica morfológica, mas como termos que expressam o resultado terapêutico esperado.

Fatores na Seleção da Cirurgia Óssea Ressectiva

A relação entre a profundidade e configuração das lesões ósseas ou lesões com morfologia radicular e os dentes adjacentes determina o grau em que o osso e a inserção são removidos durante a ressecção. As lesões ósseas têm sido classificadas de acordo com a sua configuração e o número de paredes ósseas.[9] A técnica de osteotomia é mais bem aplicada aos pacientes com perda óssea de inicial a moderada (2 a 3 mm), com troncos radiculares de comprimento moderado[18] com defeitos ósseos com uma ou duas paredes. Esses defeitos ósseos de rasos a moderados podem ser tratados com eficácia por osteoplastia e osteotomia. Os pacientes com perda de inserção avançada e defeitos infraósseos profundos não são candidatos à ressecção para produzir um contorno positivo. Para simular uma forma arquitetural normal, muito osso teria que ser removido, podendo comprometer a sobrevivência do dente.

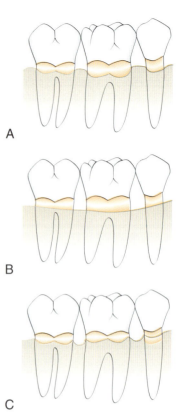

Figura 62.4 Diagrama dos tipos de arquitetura óssea. (A) Arquitetura óssea positiva. (B) Arquitetura óssea nivelada. (C) Arquitetura óssea reversa ou negativa.

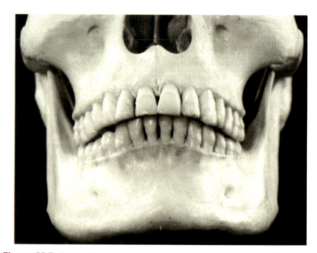

Figura 62.5 Fotografia de um crânio com periodonto saudável. Observe a forma do encaixe ósseo alveolar. Esse osso é considerado como tendo forma ideal. Ele é mais coronário nas áreas interproximais, com uma inclinação gradual ao redor e para longe do dente.

Os defeitos de duas paredes, ou crateras, ocorrem à custa do osso interproximal. Consequentemente, eles têm paredes vestibulares e linguais-palatinas que se estendem de um dente até o dente adjacente. A perda óssea interdental expõe os aspectos proximais dos dois dentes adjacentes. O contorno interproximal vestibulolingual resultante é oposto ao contorno da junção esmalte-cemento dos dentes (Figura 62.6A e B). *Os defeitos ósseos de duas paredes (crateras) são os mais encontrados nos pacientes com periodontite*.[14,20] Se as

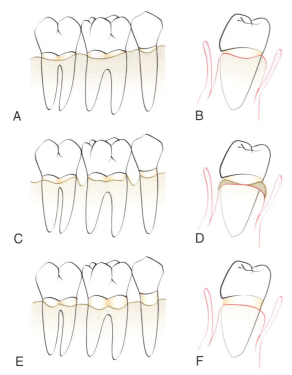

Figura 62.6 Efeito da correção de crateras. (A) e (B) Diagrama dos contornos ósseos vestibular e interproximal após o rebatimento do retalho. Observe a perda de parte do osso interproximal e a formação de crateras. (C) e (D) Linhas anguladas; somente a osteoplastia resultou em uma arquitetura reversa. (E) e (F) Osteotomia no osso vestibular e lingual e remoção das espículas ósseas ("picos de viúva") residuais para produzir uma arquitetura óssea positiva.

tábuas ósseas vestibular e lingual forem ressectadas, o contorno interproximal resultante ficará mais nivelado ou ovalado (Figura 62.6C e D). No entanto, confinar a ressecção apenas às bordas e às lesões interproximais resulta em uma forma óssea vestibular e lingual em que o osso interproximal está situado mais apicalmente do que o osso nas faces vestibular ou lingual do dente. Essa forma anatômica resultante é uma arquitetura reversa ou negativa[17,18,22] (Figura 62.6C e D).

Embora a produção de uma arquitetura reversa minimize a quantidade de osteotomia realizada, isso não ocorre sem consequências.[5] Picos ósseos costumam permanecer nos ângulos vestibular e lingual-palatino dos dentes (conhecidos como *picos de viúva*). Durante a cicatrização, o tecido mole tende a unir a ameia da altura óssea mais coronária de um dente, até as alturas mais coronárias dos dentes adjacentes, portanto, o resultado é a tendência para replicar o contorno de fixação do dente. Os tecidos moles interproximais recobrem esses picos ósseos, que podem subsequentemente reabsorver, com uma tendência a se recuperarem sem ganho de inserção ao longo do tempo. A profundidade da bolsa interproximal pode recidivar.[22,24]

A osteotomia para uma arquitetura positiva requer a remoção das inconsistências angulares (*picos de viúva*), bem como parte do osso vestibular, lingual-palatino e interproximal. O resultado é uma perda de alguma inserção nas superfícies radiculares vestibular e lingual, mas uma topografia mais parecida com a forma óssea normal antes da doença (Figura 62.6, E e F). Os defensores da ressecção óssea para criar um contorno positivo acreditam que essa arquitetura, destituída de ângulos agudos e espículas, é propensa à formação de uma dimensão de tecido mole mais uniforme e reduzido no pós-operatório.[17,21] O resultado terapêutico consiste em menor profundidade da bolsa e maior facilidade de manutenção periodontal pelo paciente, higienista dental ou cirurgião-dentista.

A quantidade de inserção perdida em consequência do uso da osteotomia varia com a profundidade e a configuração dos defeitos ósseos tratados. A ressecção óssea aplicada aos defeitos intraósseos de duas paredes (crateras), que são os defeitos ósseos mais comuns, resulta em perda de inserção nas linhas anguladas proximais e nas faces vestibulares e linguais dos dentes afetados, sem afetar a base da bolsa. O grau de perda de inserção durante a ressecção para uma arquitetura positiva foi medido. Quando a técnica é corretamente aplicada nos pacientes indicados, a redução média na inserção, em torno da circunferência do dente, foi determinada em 0,6 mm nos seis sítios de sondagem.[22] Em termos práticos, isso significa que a técnica é mais bem aplicada às lesões interproximais de 1 a 3 mm de profundidade em pacientes com troncos radiculares moderados a longos.[17] Os pacientes com defeitos profundos de várias paredes não são candidatos à cirurgia óssea ressectiva. Eles são mais bem tratados com terapias regenerativas ou combinando a osteoplastia, para reduzir as saliências ósseas e facilitar o fechamento do retalho, com procedimentos de nova inserção e regeneração.

> **IMPORTANTE**
>
> Cirurgias ósseas ressectivas nunca devem comprometer o prognóstico do dente.

Exame e Plano de Tratamento

O possível uso da cirurgia óssea ressectiva normalmente é identificado durante um exame periodontal detalhado. Os pacientes adequados exibem sinais e sintomas de periodontite (Capítulo 32). A gengiva pode estar inflamada e também pode haver depósitos de placa, cálculo e resíduos orais. Pode ser detectado um fluxo maior de fluido gengival, com a frequente observação de sangramento à sondagem e exsudação.

A sondagem periodontal e a exploração são aspectos fundamentais do exame. A sondagem cuidadosa revela a presença de: (1) profundidade de bolsa maior que a profundidade de um sulco gengival normal, (2) a localização da base da bolsa em relação à junção mucogengival e ao nível de inserção nos dentes adjacentes, (3) o número de paredes ósseas e (4) a presença de defeitos de furca. A sondagem transgengival sob anestesia local confirma o grau e a configuração do componente intraósseo da bolsa e dos defeitos de furca.[6,16]

As radiografias dentárias de rotina não identificam a presença de periodontite nem documentam com precisão a extensão dos defeitos ósseos. As radiografias não conseguem documentar com precisão o número de paredes ósseas e a presença ou a extensão de lesões ósseas nas paredes vestibulares ou linguais-palatinas. As radiografias benfeitas fornecem informações úteis sobre a extensão da perda óssea interproximal, a presença de perda óssea angular, cáries, comprimento do tronco radicular e morfologia radicular. Os filmes também facilitam a identificação de outras condições dentárias que exigem tratamento. Além disso, um levantamento radiográfico serve como um meio para avaliar o sucesso da terapia e documentar a estabilidade longitudinal do paciente.[19]

O planejamento do tratamento deve proporcionar soluções para as doenças periodontais ativas e correções das deformidades que resultam da periodontite. O planejamento também deve facilitar a execução de outros procedimentos dentários incluídos em um plano de tratamento abrangente. A extensão de envolvimento periodontal pode variar bastante de dente para dente no mesmo paciente. A resposta à terapia de um paciente para outro também pode variar, assim como os objetivos de tratamento para os pacientes; portanto, um plano de tratamento pode abranger uma série de etapas e combinações de procedimentos na mesma área cirúrgica.

Após a instrução de higiene oral, a raspagem e o alisamento radicular, além de outros procedimentos de controle da doença, a resposta do paciente a esses procedimentos de tratamento é avaliada pelo reexame e registro das mudanças no periodonto. Como o grau de envolvimento periodontal pode variar significativamente de dente para dente no mesmo paciente, a resposta local à terapia também é variável. A resolução da inflamação e a diminuição do edema podem resultar no retorno à profundidade normal e à configuração de algumas bolsas, podendo não ser necessário outro tratamento além da manutenção periódica.

O paciente com periodontite moderada a avançada e defeitos ósseos pode mostrar uma persistência de profundidades de bolsa com sangramento à sondagem e supuração, embora os sinais evidentes de periodontite possam ser reduzidos. Esses sinais podem indicar a presença de placa e cálculo residual, atribuíveis à dificuldade de realizar a instrumentação nessas bolsas profundas ou à incapacidade ou indisposição do paciente para realizar a higiene oral adequada nesses locais. Os pacientes com higiene oral inadequada não são bons candidatos à cirurgia periodontal. Se o controle da placa supragengival for satisfatório e as profundidades residuais das bolsas forem de 5 mm ou mais, esses pacientes podem ser candidatos à cirurgia periodontal.[13]

A cirurgia óssea ressectiva também é utilizada para facilitar certos procedimentos dentários restauradores e protéticos. As cáries dentárias podem ser expostas para restauração; as raízes fraturadas dos dentes de apoio podem ser expostas para remoção; e as exostoses ósseas e deformidades da crista podem ter o contorno alterado para melhorar o desempenho das próteses removíveis ou fixas (Figura 62.7). Os dentes gravemente cariados ou aqueles com coroas anatômicas curtas podem ser alongados por ressecção ou por uma combinação de extrusão ortodôntica do dente e ressecção óssea. Esses procedimentos permitem que o cirurgião-dentista exponha mais dente para restauração, impedem a invasão do espaço biológico e criam uma inserção periodontal de dimensões normais.[8,15] A ressecção também pode proporcionar um meio de produzir o comprimento ideal da coroa para fins estéticos.

> **CORRELAÇÃO CLÍNICA**
>
> Alguns dentes não podem ser restaurados sem a ajuda da cirurgia ressectiva óssea.

Métodos de Cirurgia Óssea Ressectiva

O processo de remodelação é fundamentalmente uma tentativa de nivelar o osso suficientemente, permitindo que as estruturas de tecido mole acompanhem o contorno desse osso. O tecido mole previsivelmente adere ao osso dentro de certas dimensões específicas. O tamanho e a qualidade do tecido conjuntivo e do epitélio juncional que são formados no sítio cirúrgico dependem de muitos fatores, incluindo a saúde do tecido, a condição e a topografia da superfície radicular e a proximidade do osso que circunda o dente. Cada um desses fatores precisa ser controlado de acordo com a capacidade do cirurgião-dentista para obter o resultado ideal, tornando a cirurgia óssea ressectiva uma técnica extremamente precisa.

Neste capítulo, assumiu-se que o tecido gengival foi rebatido pelo retalho posicionado apicalmente descrito no Capítulo 60. A remodelação óssea pode necessitar de alterações seletivas na altura gengival. Tais alterações precisam ser calculadas e levadas em consideração no desenho inicial do retalho e, por essa razão, é importante que o cirurgião-dentista conheça o tecido ósseo subjacente antes do levantamento do retalho. O cirurgião-dentista precisa adquirir o máximo possível de conhecimento indireto pela palpação do tecido mole, avaliação radiográfica e sondagem transgengival.

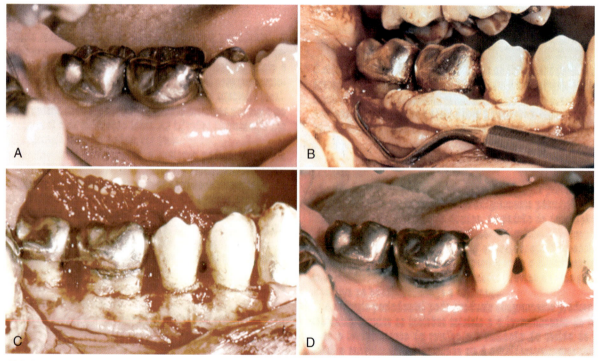

Figura 62.7 Redução das saliências ósseas e exposição das cáries por meio da osteoplastia. (A) Fotografia vestibular pré-operatória exibindo duas coroas, exostoses e cáries. (B) Retalho rebatido para revelar cáries em ambos os molares nas margens das restaurações, formação de crateras interdentais e uma exostose vestibular. (C) Após a cirurgia óssea; a maior parte da remoção óssea foi feita por osteoplastia, com uma pequena osteotomia entre os dois molares. As cáries agora estão expostas e as coroas, alongadas para restauração. (D) Fotografia pós-operatória em 6 semanas. O controle de placa é deficiente, mas os dentes devem ser prontamente restauráveis nesse momento. (*Cortesia do Dr. Joseph Schwartz, Portland, OR.*)

O exame radiográfico pode revelar a existência de perda óssea angular nos espaços interdentais; essas áreas normalmente coincidem com bolsas intraósseas. A radiografia não mostra o número de paredes ósseas do defeito ou documenta com qualquer precisão a presença de defeitos angulares nas superfícies vestibulares ou linguais. O exame clínico e a sondagem são utilizados para determinar a presença e a profundidade das bolsas periodontais em qualquer superfície de qualquer dente e também podem proporcionar uma noção geral de topografia óssea, embora as bolsas intraósseas também possam ser detectadas por sondagem. Tanto o exame clínico quanto o radiográfico podem indicar a presença de bolsas intraósseas quando o cirurgião-dentista encontra: (1) perda óssea angular, (2) perda óssea irregular ou (3) bolsas de profundidade irregular nas áreas adjacentes do mesmo dente ou dos dentes adjacentes.

O cirurgião-dentista experiente pode usar a sondagem transgengival para prever muitas características da topografia óssea subjacente. Desse modo, a informação obtida pode mudar o plano de tratamento. Por exemplo, em uma área que tenha sido selecionada para a cirurgia óssea ressectiva, pode ser constatado um defeito estreito que passou despercebido na sondagem inicial e na avaliação radiográfica e que é ideal para os procedimentos de aumento. Esses achados podem mudar – e mudam – o desenho do retalho, o procedimento ósseo e os resultados esperados da intervenção cirúrgica. A sondagem transgengival é extremamente útil imediatamente antes do levantamento do retalho. É preciso anestesiar o tecido antes de inserir a sonda, que deve "caminhar" ao longo da interface tecido-dente para que o cirurgião possa sentir a topografia óssea. A sonda também pode ser passada horizontalmente pelo tecido para fornecer informações tridimensionais relativas aos contornos ósseos (i. e., espessura, altura e forma da base subjacente), porém é preciso lembrar que essa informação ainda é "cega" e que, embora seja indubitavelmente melhor que a sondagem isoladamente, tem limitações importantes. Essa etapa, contudo, é recomendada imediatamente antes da intervenção cirúrgica.

As situações que podem ser encontradas após o levantamento do retalho periodontal variam bastante. Quando todo o tecido mole é removido ao redor do dente, pode haver exostoses maiores, saliências, canais, crateras, defeitos verticais ou combinações desses defeitos. Portanto, cada situação óssea apresenta problemas exclusivamente desafiadores, especialmente se a remodelação até o nível ideal for desejável.

Conclusão

Embora as técnicas cirúrgicas ósseas não possam ser aplicadas a cada anomalia óssea ou modificação topográfica, foi demonstrado claramente que a cirurgia óssea utilizada corretamente consegue eliminar e modificar defeitos, bem como nivelar as saliências ósseas excessivas, o osso alveolar irregular, o envolvimento inicial da furca, a exostose óssea excessiva e os defeitos circunferenciais. Quando executada corretamente, a cirurgia óssea ressectiva consegue uma arquitetura fisiológica do osso alveolar marginal propensa à adaptação do retalho gengival com mínima profundidade de sondagem. As vantagens dessa modalidade cirúrgica incluem uma quantidade previsível de redução da bolsa que pode melhorar a higiene oral e a manutenção periódica. Ela também preserva a largura do tecido inserido, removendo ao mesmo tempo o tecido de granulação e proporcionando acesso para o desbridamento das superfícies radiculares. Além disso, a técnica de ressecção óssea permite a remodelação do contorno das anomalias ósseas, incluindo os defeitos hemisseptais, os toros e as saliências. Seus benefícios substanciais incluem a avaliação adequada para os procedimentos restauradores (p. ex., aumento da coroa) e avaliação das saliências restauradoras e anomalias dentárias (p. ex., projeções de esmalte, pérolas de esmalte, perfurações, fraturas). Consequentemente, a cirurgia óssea ressectiva pode ser uma técnica importante no arsenal necessário para promover um periodonto passível de manutenção para os pacientes periodontais.

 Acesse Caso Clínico em https://www.grupogen.com.br.

Referências Bibliográficas

 As referências bibliográficas deste capítulo estão disponibilizadas em https://www.grupogen.com.br.

CAPÍTULO 63

Regeneração Periodontal e Cirurgia Reconstrutiva

Richard T. Kao | Henry H. Takei | David L. Cochran

SUMÁRIO DO CAPÍTULO

Avaliação da Cicatrização da Ferida Periodontal, 686
Técnicas Cirúrgicas Reconstrutivas, 686
Fatores que Influenciam o Sucesso Terapêutico, 694

Direções Futuras para Regeneração Periodontal, 694
Conclusão, 696

Lesões intraósseas e de furca são sequelas das doenças periodontais. Idealmente, essas lesões são gerenciadas em tempo hábil através da regeneração periodontal. No passado, os resultados da terapia regenerativa eram incoerentes e imprevisíveis. A atual situação da terapia regenerativa mudou drasticamente e melhorou devido à pesquisa e a uma melhor compreensão da biologia dos tecidos que compõem o periodonto de inserção. As várias abordagens cirúrgicas, incluindo enxertos de substituição óssea, regeneração tecidual guiada (RTG) e um melhor entendimento dos mediadores biológicos e da engenharia de tecidos, melhoraram a previsibilidade da regeneração como outra opção terapêutica. Este capítulo analisa as estratégias atuais e a tomada de decisão clínica para otimizar o sucesso regenerativo.

Quando o periodonto é avariado por inflamação ou em consequência de tratamento cirúrgico, o defeito cicatriza por meio de regeneração ou reparação periodontal.[*] Na regeneração periodontal, a cicatrização ocorre mediante a reconstituição de um novo periodonto, que envolve a formação de osso alveolar, ligamento periodontal funcionalmente alinhado e novo cemento. Por outro lado, a reparação decorrente da cicatrização por substituição com tecido epitelial e/ou conjuntivo que amadurecem em vários tipos de tecido cicatricial não funcional chama-se *nova inserção*. Em termos histológicos, os padrões de reparação incluem o epitélio juncional longo, a anquilose e/ou a nova inserção (Capítulo 3). Embora a estabilidade do reparo periodontal não esteja clara, o objetivo ideal da terapia cirúrgica é a regeneração periodontal.

Atualmente, várias abordagens regenerativas altamente reprodutíveis são usadas, como evidenciado pelo ganho de inserção clínica, diminuição da profundidade de sondagem, evidência radiográfica consistente com preenchimento ósseo e melhoras gerais na saúde periodontal. Tais melhoras clínicas podem ser mantidas por longos períodos (> 10 anos).[2,9,136,243]

Avaliação da Cicatrização da Ferida Periodontal

Às vezes, nas situações clínicas e experimentais, é difícil determinar se ocorreu regeneração ou nova inserção e em que extensão ela ocorreu. Embora existam vários tipos de evidências de reconstrução, a *prova de princípio* para o tipo de cicatrização é determinada por estudos histológicos. Uma vez definida, a evidência encontrada subsequentemente por meio de achados clínicos, radiográficos e cirurgias de reentrada está implícita.[36,37,168] Todos esses métodos têm vantagens e deficiências que devem ser bem compreendidas e consideradas em cada caso e durante a avaliação crítica da literatura. Uma análise comparativa das abordagens regenerativas é detalhada na Tabela 63.1.

QUADRO DE APRENDIZAGEM 63.1

É difícil a obtenção de uma *prova de princípio* para a regeneração periodontal com a bioética de hoje, devido às exigências histológicas *humanas* para a regeneração de novo osso, cemento e ligamento periodontal. Existe uma necessidade de redefinir a regeneração periodontal com uma base mais ampla para a aceitação da *prova de princípio*. Isso pode incluir provas através de modelos animais.

Técnicas Cirúrgicas Reconstrutivas

As técnicas cirúrgicas reconstrutivas podem ser subdivididas em três abordagens terapêuticas principais: nova inserção e regeneração não associadas a enxerto ósseo, associadas a enxerto ósseo e associadas a mediadores biológicos. Na prática clínica, é comum a combinação dessas várias abordagens.[†]

Todas as técnicas recomendadas incluem a seleção cuidadosa dos casos e a remoção completa de todos os irritantes na superfície radicular. Embora isso possa ser feito em alguns casos como um procedimento fechado, na maioria das vezes isso deveria ser feito após a exposição da área com um retalho.[5,6] O desenho do retalho e das incisões deve seguir a descrição fornecida no Capítulo 60 para os retalhos utilizados na cirurgia reconstrutiva. O trauma decorrente de oclusão, bem como outros fatores, pode prejudicar a cicatrização pós-tratamento dos tecidos periodontais de suporte, reduzindo assim a probabilidade de nova inserção. Portanto, o ajuste oclusal ou contenção, se necessário, é indicado.

Os antibióticos sistêmicos são utilizados geralmente após a terapia periodontal reconstrutiva, embora a informação definitiva sobre a conveniência dessa medida ainda não exista. Relatos de caso têm demonstrado ampla reconstrução das lesões periodontais após

---

[*]Referências 66, 84, 176, 195, 202, 217, 232, 242.

[†]Referências 9, 84, 104, 136, 164, 242, 243.

CAPÍTULO 63 Regeneração Periodontal e Cirurgia Reconstrutiva

Tabela 63.1 Análise Comparativa das Abordagens Regenerativas.

Material de Enxerto	Ganho de NIC (mm)	Preenchimento do Defeito (% ou mm)	Avaliação Histológica	Comentários
Autólogo				
Extraoral (crista ilíaca)	3,3-4,2[259] • 2,60 mm em 0 parede • 3,75 mm em 1 parede • 4,16 mm em 2 paredes	—	33 de 39 defeitos exibiram evidências de regeneração[49]	Evidência de regeneração somente em 0 parede e regeneração supracrestal
Autólogo intraoral	2,88-3,44 mm[36,73, 79,117]	73%[47]	0,7 mm de regeneração[49,55]	Somente um estudo controlado com 2,98 mm de ganho ósseo vs. 0,66 mm com desbridamento.[47] Nenhuma diferença significativa em um estudo.[54]
Aloenxerto (vital)				
Vital humano	3,6 mm em média[259] • 3,6 mm em 1, 2 e 3 paredes • 2,1 mm em 0 parede	—	Evidência de regeneração[49]	Potencial risco de transmissão de doença
Aloenxerto (Não vital)				
FDBA	2,0 mm em média[174,180,256,277]	60% a 68% de 1.401 defeitos tiveram ≥ 50% de preenchimento[61-64]	Nenhuma disponível	Somente estudos controlados usando defeitos em pares não exibem diferença entre FDBA versus desbridamento[65] Nenhum estudo histológico do padrão de cicatrização A adição do coágulo ósseo autólogo melhora a cicatrização
Estudos Comparativos				
FDBA vs. FDBA + enxerto autólogo	—	63% a 67% tiveram ≥ 50% de preenchimento 78% a 80% tiveram ≥ 50% preenchimento[62]		
Aloenxerto (Não vital)				
DFDBA vs. desbridamento	2,3-2,9 mm vs. 0,3-1,3 mm[177,217]	65% vs. 11%[72,73,78]	1,21 mm de regeneração periodontal[70,71]	
Estudos Comparativos				
DFDBA vs. FDBA	1,7 vs. 2,4 mm[252]	59% vs. 66%[79]		
Componentes Cerâmicos				
HA vs. desbridamento	1,3-2,8 mm vs. 0,5-0,9 mm[171,329,330]	67% vs. 10%[92]	Nenhuma inserção periodontal, osteogênese ou cementogênese[98]	
HAP vs. desbridamento	3,6 mm vs. 1,2 mm[139]	55%-60% vs. 23% tiveram ≥ 50% de preenchimento[91,93,94]	Formação óssea nos poros e na periferia do implante. Nenhuma nova inserção. Redução da bolsa pelo epitélio juncional longo.[104-106]	
TCP	2,3-2,7 mm[33,141,288]	24 mm vs. 9 mm[100] 58 mm vs. 22 mm[101] 67%[107]	Encapsulamento fibroso seguido pela rápida reabsorção. Nenhuma evidência de nova inserção. Cicatrização por EJ longo.[112]	
Carbonatos de Cálcio				
NCS vs. desbridamento	2,3 mm vs. 0,7 mm	67% vs. 26%[121]		NCS é superior ao desbridamento
RTG				
ePTFE	2,0-5,3 mm[47,93,314]		0,5-1,7 mm de nova inserção	
Barreira reabsorvível de poliglactina-910 vs. ePTFE	4,0 mm vs. 3,5 mm[42,43]	77,5% vs. 70,7%[165,169]		

Continua

Tabela 63.1 Análise Comparativa das Abordagens Regenerativas — Continuação.

Material de Enxerto	Ganho de NIC (mm)	Preenchimento do Defeito (% ou mm)	Avaliação Histológica	Comentários
Estudos Comparativos				
ePTFE + DFDBA + condicionamento radicular com ácido cítrico	4,7 mm[263]			Série clínica sugere resultados melhores com DFDBA + condicionamento radicular com ácido cítrico
ePTFE vs. ePTFE + HA-enxerto de colágeno vs. HA-enxerto de colágeno vs. desbridamento	3,70 mm[140] 3,80 mm 2,60 mm 2,1 mm	1,50 mm[140] 1,55 mm 0,85 mm 0,60 mm		Membranas ePTFE ± HA-colágeno foi melhor que HA-colágeno ou desbridamento
EMDs				
EMD vs. controle de placebo ou desbridamento	2,2 mm vs. 1,7mm[113] 4,28 mm vs. 2,65 mm[75]	— 74% vs. 22,7%[196]	Análise histológica de dois casos. Os dois casos tiveram nova inserção e cemento, mas apenas um teve novo osso[191,192]	Sugere que o EMD consegue estimular nova inserção
Estudos Comparativos				
EMD vs. RTG (avaliar após 24 e 48 meses)	3,0 mm vs. 2,9 mm[266] 2,9 mm vs. 3,1 mm[225]	—		As duas técnicas melhoram o nível de inserção clínica; os resultados são comparáveis e parecem estáveis ao longo de 4 anos
EMD vs. DFDBA	3,2 mm vs. 3 mm[97]	—		Melhores resultados em relação aos resultados de desbridamento publicados, mas nenhuma diferença entre as modalidades de tratamento
EMD + osso anorgânico vs. EMD + cola de fibrina	2,89 mm vs. 2,83mm[161]	—		
rhPDGF + β-TCP				
rhPDGF+ β-TCP vs. placebo (ensaio-piloto com dados de 6 meses)	3,8 mm vs. 3,3 mm[204]	57% vs. 18% LBF: 2,6 mm vs. 0,9 mm		
rhPDGF + β-TCP vs. placebo (ensaio-piloto com dados de 36 meses)	4,3 mm vs. 3,2 mm[203]	60,5% vs. 32,6% LBF 2,88 mm vs. 1,42 mm		Regeneração máxima observada com 0,3 mg/mL de rhPDGF na marca de 1 ano e os resultados foram estáveis

NIC, Nível de inserção clínica; *DFDBA*, aloenxerto ósseo liofilizado desmineralizado; *EMD*, derivado da matriz de esmalte; *ePTFE*, politetrafluoretileno expandido; *FDBA*, aloenxerto ósseo liofilizado; *RTG*, regeneração tecidual guiada; *HA*, hidroxiapatita; *EJ*, epitélio juncional; *LBF*, preenchimento ósseo linear; *NCS*, carbonatos de cálcio; *HAP*, hidroxiapatita porosa; *rhPDGF*, fator de crescimento recombinante humano derivado de plaqueta; *TCP*, fosfato tricálcico.

raspagem, alisamento radicular e curetagem, com o tratamento local e sistêmico usando penicilina ou tetraciclina em combinação com outras formas de terapia.[32,197]

Procedimentos Reconstrutivos não Associados a Enxerto

As seções a seguir discutem a fundamentação lógica e as técnicas que precisam ser consideradas para um resultado bem-sucedido na obtenção de nova inserção ou na regeneração óssea periodontal em resposta à terapia cirúrgica reconstrutiva não associada a enxerto. Essa abordagem é usada na Europa e na Ásia, onde o enxerto ósseo humano não está disponível devido a restrições regulatórias. Entre esses procedimentos, a RTG é o principal procedimento utilizado na prática clínica. Evidências mais recentes sugerem que o procedimento de nova inserção assistida por *laser* (LANAP; do inglês, *laser-assisted new attachment procedure*) também pode resultar em nova inserção e em regeneração, mas são necessários mais ensaios clínicos para testar a sua eficácia e os parâmetros de sucesso. Além disso, diversos procedimentos são de interesse histórico: (1) remoção do epitélio juncional e epitélio da bolsa; (2) prevenção de sua migração para a área de cicatrização após a terapia; (3) estabilização do coágulo, proteção da ferida e criação de espaço; e (4) biomodificação das superfícies radiculares. Embora esses procedimentos não sejam utilizados individualmente como abordagens reconstrutivas, algumas dessas estratégias estão atualmente incorporadas à cirurgia reconstrutiva como adjuntos.

Regeneração Tecidual Guiada

A RTG é utilizada na prevenção da migração epitelial ao longo da parede cementária da bolsa e na manutenção do espaço para a estabilização do coágulo. Derivada dos estudos clássicos de Nyman, Lindhe, Karring e Gottlow, esse método baseia-se no pressuposto de que o ligamento periodontal e as células perivasculares têm potencial para regeneração do aparato de inserção do dente.[‡] A RTG consiste em colocar barreiras de diferentes tipos (membranas) para cobrir o osso e o ligamento periodontal, separando-os temporariamente do epitélio gengival e do tecido conjuntivo. Excluir o epitélio e o tecido conjuntivo gengival da superfície radicular durante a fase de cicatrização pós-cirúrgica não só impede a migração epitelial para a ferida, mas também favorece o repovoamento da área pelas células do ligamento periodontal e do osso[38] (Capítulo 3). Nos Estados Unidos, a RTG costuma ser realizada com algum tipo de enxerto ósseo como agente que atua como um arcabouço, portanto, é uma terapia combinada. Como mencionado anteriormente, na Europa e em outras partes do mundo, por restrições regulatórias e religiosas, os materiais humanos para enxerto não estão disponíveis, por isso, é executada como um procedimento tradicional de RTG e ocasionalmente pode ser utilizada em conjunto com outros materiais de enxerto como uma terapia combinada.

Experimentos iniciais em animais usando filtros Millipore® (Millipore Sigma, Burlington, MA) e membranas de Teflon® resultaram na regeneração do cemento e do osso alveolar, além de um ligamento periodontal funcional.[32,33,38,129] Relatos de casos clínicos indicam que a RTG resulta em um ganho no nível de inserção.[15,16] Estudos histológicos em humanos forneceram evidências de reconstrução periodontal na maioria dos casos, mesmo com a perda óssea horizontal.[93,294,296]

O uso de membranas de politetrafluoretileno (PTFE) foi testado em estudos clínicos controlados nas furcas de molares inferiores e foram demonstradas diminuições estatisticamente significantes nas profundidades das bolsas e melhora nos níveis de inserção após 6 meses, mas as medições dos níveis ósseos foram inconclusivas.[162,227] Um estudo das furcas de molares superiores não resultou em ganho significativo nos níveis de inserção ou ósseos.[186]

Com o sucesso regenerativo associado ao uso da membrana não reabsorvível, as vantagens e desvantagens dessa abordagem tornaram-se evidentes. Particularmente, os problemas como a exposição das membranas, que deram origem a uma regeneração limitada ou nenhuma regeneração, e a necessidade de um procedimento secundário para a remoção cirúrgica resultaram no desenvolvimento das membranas biodegradáveis.[277] Atualmente, na prática clínica, a maioria dos procedimentos de RTG usa membranas biodegradáveis, enquanto as membranas não reabsorvíveis, especialmente as com estruturas de reforço de titânio, são utilizadas para a regeneração de grandes defeitos intraósseos e no desenvolvimento dos sítios de implante. Contudo, as pesquisas históricas usando membranas não reabsorvíveis e o desenvolvimento de vários tipos de membranas biodegradáveis são valiosas.

Procedimento de Nova Inserção Assistida por Laser

O papel do *laser* na terapia periodontal ainda é controverso (Capítulo 68). Todavia, o uso do neodymium:yttrium-aluminium-garnet (Nd:YAG) para realizar LANAPs cirúrgicos foi aplicado no tratamento da periodontite crônica[139,191] e pode resultar em nova inserção e regeneração periodontal (Capítulo 68).[210,334]

Ainda restam muitas perguntas sobre LANAP. A primeira refere-se ao mecanismo exato e os parâmetros pelos quais ocorre a cicatrização por nova inserção *versus* regeneração com a terapia LANAP. A frequência, a consistência e a extensão da regeneração não foram definidas, nem esta abordagem foi comparada com outras terapias regenerativas estabelecidas. Esta comparação, juntamente com outros ensaios clínicos randomizados controlados, será necessária à metanálise para determinar se o LANAP é equivalente ou superior a outras terapias convencionais. Assim como acontece com toda a terapia periodontal, a estabilidade a longo prazo da regeneração também precisa ser explorada.

Materiais e Procedimentos de Enxerto

Muitas modalidades de enxerto terapêutico para restaurar defeitos ósseos periodontais têm sido pesquisadas. A reconstrução periodontal pode ser feita sem o uso de enxertos ósseos nos defeitos de três paredes meticulosamente tratados (defeitos intraósseos) e nos abscessos periodontais e endodônticos.[32,117,138,232] A nova inserção é mais propensa a ocorrer quando o processo destrutivo ocorreu rapidamente, como após o tratamento de bolsas complicadas pelos abscessos periodontais agudos e após o tratamento de lesões ulcerativas necrotizantes.[204] O uso de materiais de enxerto nesse momento destinou-se a promover o efeito indutivo da regeneração, mas deve ser encarado principalmente como uma forma de proporcionar um arcabouço para a cicatrização.

É importante que as seguintes classificações de material de enxerto ósseo sejam observadas. Os enxertos são categorizados por sua origem ou por sua função durante a cicatrização. A categorização por origem inclui os seguintes: (1) *autoenxertos* consistem em osso obtido do mesmo indivíduo; (2) *aloenxertos* consistem em osso obtido de um indivíduo diferente, porém da mesma espécie; e (3) *xenoenxertos* consistem em osso proveniente de uma espécie diferente. Os materiais de enxerto ósseo também são avaliados com base em seu potencial osteogênico, de osteoindução ou de osteocondução. *Osteogênese* se refere à formação ou ao desenvolvimento de novo osso pelas células contidas no enxerto. *Osteoindução* é um processo químico pelo qual as moléculas contidas no enxerto (p. ex., proteínas ósseas morfogênicas) convertem as células vizinhas em osteoblastos, que, por sua vez, formam osso. *Osteocondução* é um efeito físico pelo qual a matriz do enxerto forma um arcabouço que favorece às células do lado de fora a penetração do enxerto e a formação do novo osso.

Os defeitos periodontais como sítios para transplante diferem de cavidades ósseas circundadas por paredes ósseas. A saliva e as bactérias podem penetrar com facilidade a superfície redicular, e as células epiteliais podem proliferar no defeito, resultando, então, na contaminação e na possível esfoliação dos enxertos. Portanto, os princípios estabelecidos para governar o transplante de osso ou de outros materiais para as cavidades ósseas fechadas não são totalmente aplicáveis ao transplante ósseo nos defeitos periodontais.[64]

Schallhorn[263] definiu da seguinte maneira as considerações que governam a escolha de um material: aceitabilidade biológica, previsibilidade, viabilidade clínica, riscos operatórios mínimos, sequelas pós-operatórias mínimas e aceitação do paciente. É difícil encontrar um material com todas essas características e, até o momento, não existe material ou técnica ideal.

Os materiais de enxerto têm sido desenvolvidos e experimentados de muitas formas. Para familiarizar o leitor com os vários tipos de material de enxerto, conforme definidos pela técnica ou material utilizado, fornecemos uma breve discussão sobre cada um deles.

Todas as técnicas de enxerto requerem raspagem pré-cirúrgica, ajuste oclusal conforme a necessidade e exposição do defeito com um retalho de espessura total. A técnica de retalho mais adequada para fins de enxerto é o *retalho de preservação papilar*, que proporciona a cobertura completa da área interdental após a sutura (Capítulo 60). Em geral, é recomendado o uso de antibióticos após o procedimento.

[‡]Referências 47, 64, 92-94, 187, 213, 214, 294.

Enxertos Ósseos Autógenos

Historicamente, sítios extraorais para coleta de osso eram provenientes da crista ilíaca, mas essa abordagem raramente é realizada devido a preocupações médicas e legais. Os sítios intraorais podem ser eficazes, especialmente quando sítios doadores adjacentes aos defeitos estão disponíveis. Apesar da popularidade do uso de aloenxerto, isso deve ser sempre considerado, especialmente quando se analisa o desenvolvimento histórico do uso de autoenxertos de sítios intraorais.

Aloenxertos Ósseos

Para obter material doador para fins de autoenxerto, é necessário infligir trauma cirúrgico em outra parte do corpo do paciente. Obviamente, seria melhor para o paciente e para o profissional se um substituto adequado pudesse ser utilizado para fins de enxerto, oferecendo um potencial similar para a reparação e não exigindo a remoção cirúrgica adicional do material doador do próprio paciente. No entanto, os aloenxertos e os xenoenxertos são estranhos para o paciente e, portanto, têm potencial para provocar uma resposta imune. Têm sido feitas tentativas para suprimir o potencial antigênico dos aloenxertos e xenoenxertos por radiação, congelamento e tratamento químico.[24]

Os aloenxertos ósseos são comercialmente disponíveis em bancos de tecidos. Eles são obtidos do osso cortical em um intervalo de 12 horas a partir da morte do doador, desengordurados, cortados em pedaços, lavados com álcool absoluto e congelados. O material pode ser desmineralizado e subsequentemente triturado e peneirado para um tamanho de partícula de 250 a 750 μm e, então, liofilizado. Finalmente, é selado a vácuo em frascos de vidro.

Muitas etapas também são realizadas para eliminar a possibilidade de contaminação viral. Entre essas etapas temos a exclusão dos doadores de grupos reconhecidamente de risco e vários testes nos tecidos cadavéricos para excluir os indivíduos com possibilidade de contaminação viral, qualquer tipo de infecção ou doença maligna. Depois, o material é tratado com agentes químicos ou ácidos fortes para inativar o vírus, se ainda estiver presente. O risco de infecção com vírus da imunodeficiência humana (HIV) foi calculado em 1 em 1 a 8 milhões e, portanto, é caracterizado como altamente remoto.[184]

Aloenxerto Ósseo Liofilizado

Vários estudos clínicos realizados por Mellonig, Bowers et al. relataram preenchimento ósseo acima de 50% em 67% dos defeitos enxertados com aloenxerto ósseo liofilizado (FDBA) e em 78% dos defeitos enxertados com FDBA em combinação com o osso autógeno.[21,182,203,257,278] No entanto, o FDBA é considerado um material de osteocondução, enquanto o FDBA desmineralizado (DFDBA) é considerado um material de osteoindução. Estudos laboratoriais constataram que o DFDBA tem um potencial osteogênico maior do que o FDBA e, portanto, é preferível.[178,180,181]

Aloenxerto Ósseo Liofilizado Desmineralizado

Experimentos realizados por Urist[312-315] estabeleceram o potencial osteogênico do DFDBA. A desmineralização em ácido clorídrico diluído frio expõe os componentes da matriz óssea, que estão intimamente associados às fibrilas de colágeno e foram denominados proteínas morfogenéticas ósseas (BMP; do inglês, *bone morphogenetic protein*).[40,315]

Em 1975, Libin et al.[163] relataram três pacientes com 4 a 10 mm de regeneração óssea nos defeitos ósseos periodontais. Estudos clínicos subsequentes foram feitos com DFDBA esponjoso e DFDBA cortical.[221,230,233] Esses estudos com DFDBA cortical mostraram resultados mais desejáveis (2,4 mm *vs.* 1,38 mm de preenchimento ósseo).

Bowers et al.,[22] em um estudo histológico realizado em seres humanos, mostraram nova inserção e regeneração periodontal nos defeitos enxertados com DFDBA. Mellonig et al.[180,181,183] testaram o DFDBA contra os materiais autógenos na calvária de cobaias e mostraram que ele tem potencial osteogênico similar.

Esses estudos forneceram evidências fortes de que o DFDBA nos defeitos periodontais resulta em significativa redução da profundidade de sondagem, além de ganhos no nível de inserção e regeneração óssea. A combinação de DFDBA e RTG também se provou muito bem-sucedida;[264] entretanto, as limitações do uso de DFDBA incluem o potencial, embora remoto, de transferência de doença proveniente do cadáver.

Uma proteína de indução óssea isolada da matriz extracelular de ossos humanos, chamada *osteogenina* ou *BMP-3*, tem sido testada nos defeitos periodontais humanos e parece aumentar a regeneração óssea.[23] Essa proteína de indução óssea é discutida mais adiante neste capítulo.

Xenoenxertos

Os produtos ósseos de outras espécies têm uma longa história de uso na terapia periodontal. Um pouco desses produtos de xenoenxertos é mencionado aqui para fins históricos, mas não são mais utilizados nos dias de hoje. O osso de origem bovina (Bio-Oss®, Geistlich Pharma,) é utilizado em combinação com a RTG para a regeneração periodontal. Esse material também é utilizado em combinação com osso autólogo para aumento do rebordo.

O osso de vitela (Boplant®), tratado por extração com detergente, esterilizado e liofilizado, foi utilizado no tratamento de defeitos ósseos.[8,259] O osso Kiel é osso de bezerro ou boi desnaturado com peróxido de hidrogênio a 20%, seco com acetona e esterilizado com óxido de etileno. O osso anorgânico é osso de boi do qual foi extraído material orgânico por meio de etilenodiamina; depois ele é esterilizado por autoclavagem.[177] Esses materiais foram testados e descartados por várias razões.

Atualmente, um osso anorgânico de origem bovina, comercializado com o nome de Bio-Oss® (Geistlich Pharma) tem sido utilizado com êxito nos defeitos periodontais e na cirurgia implantar. Trata-se de uma matriz óssea mineral porosa osteocondutiva derivada do osso esponjoso ou cortical bovino. Os componentes orgânicos do osso são removidos, mas a arquitetura trabecular e a porosidade são preservadas.[30,176] As características físicas permitem a estabilização do coágulo e a revascularização visando à migração dos osteoblastos e levando à osteogênese. O Bio-Oss® é biocompatível com os tecidos adjacentes e não provoca qualquer resposta imune.

QUADRO DE APRENDIZAGEM 63.2

Devido à natureza osteocondutora e a lenta taxa de reabsorção do enxerto ósseo anorgânico derivado-bovino, ele atua como um material de enxerto bioexclusivo, pois exclui a migração de células mesenquimais epiteliais para o sítio de regeneração. A lenta taxa de reabsorção também é vantajosa para enxerto em sítios cirúrgicos de implante, pois pode ser corretiva para defeitos de tecido mole e permanecer razoavelmente estável. No entanto, o uso deste material em sítios de colocação de implantes deve ser cauteloso, pois a hipercompactação desse material pode resultar em um volume muito baixo de osso nativo e não proporcionará um nível adequado de osseointegração para a estabilidade do implante.

Vários estudos relataram sucesso na regeneração óssea e nova inserção com o Bio-Oss® nos defeitos periodontais,[30,179] bem como regeneração em volta de implantes e levantamento de seios (Capítulo 80).

Em termos periodontais, o Bio-Oss® tem sido utilizado como material de enxerto coberto com uma membrana reabsorvível (Geistlich Bio-Gide®, Geistlich Pharma®). A membrana impede a migração dos fibroblastos e tecidos conjuntivos para os poros e entre os grânulos do enxerto. Estudos histológicos dessa técnica mostraram regeneração óssea e formação de cemento significativas.

Yukna et al.[336] usaram o Bio-Oss® em combinação com um polipeptídeo de ligação celular (P-15) que é um análogo sintético de uma sequência de 15 aminoácidos do colágeno tipo I, comercializado

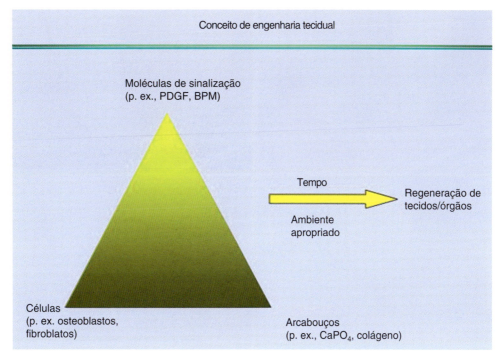

Figura 63.1 Engenharia tecidual é a manipulação de um ou mais de três elementos: moléculas de sinalização, arcabouços ou células. *BMP*, proteína morfogenética óssea; *CaPO₄*, fosfato de cálcio; *PDGF*, fator de crescimento derivado de plaquetas. (*Cortesia do Dr. Samuel Lynch.*)

como PepGen P-15® (Dentsply Sirona, York, PA); essa combinação parece melhorar os resultados da regeneração óssea da matriz sozinha nos defeitos periodontais.

Procedimentos Reconstrutivos Associados a Enxerto de Interesse Histórico

Além dos materiais de enxerto ósseo, muitos materiais de enxerto não ósseos têm sido utilizados em uma tentativa para restaurar o periodonto. Esses materiais incluem esclera, dura, cartilagem, cemento, dentina, gesso Paris, materiais plásticos, materiais cerâmicos e materiais derivados de coral.[26,158,159] Nenhum deles oferece um substituto confiável para materiais de enxerto ósseo, alguns desses materiais são apresentados resumidamente aqui para oferecer um quadro completo das muitas tentativas que têm sido feitas para solucionar o problema crítico da regeneração periodontal.

Engenharia Tecidual com Mediadores Biológicos

Na cicatrização de feridas, o processo natural normalmente resulta em cicatrização ou reparo tecidual. Usando-se a engenharia tecidual, o processo de cicatrização da ferida é manipulado para que ocorra a regeneração do tecido.[95] Essa manipulação envolve normalmente um ou mais de três elementos-chave: as moléculas de sinalização, arcabouços ou matrizes de suporte e células (Figura 63.1). O uso da engenharia tecidual para a regeneração periodontal e preparo do sítio de implante dentário foi analisado.[86,135,137] Os primeiros exemplos clínicos envolvendo princípios de engenharia tecidual incluem o uso de aloenxertos ósseos e plasma autólogo rico em plaquetas (PRP). As investigações indicaram que as taxas de sucesso com esses materiais foram inconsistentes. Com o desenvolvimento dos fatores de crescimento recombinantes e morfogênicos e com o uso de arcabouços sintéticos, o nível de sucesso foi maior. Antes considerada experimental, hoje a engenharia tecidual é aplicável clinicamente com dois sistemas de engenharia tecidual disponíveis comercialmente para a regeneração periodontal, que envolvem o uso de derivados da matriz de esmalte (EMDs) e de um fator de crescimento BB derivado de plaquetas (PDGF-BB; *platelet-derived growth factor*) e beta-TCP (β-TCP).[136]

A capacidade da esponja de colágeno BMP tipo I para melhorar a regeneração periodontal foi estudada, mas os resultados mistos e a preocupação com a anquilose relegaram esse fator de diferenciação a ser utilizado principalmente no desenvolvimento do sítio implantar. O desenvolvimento de um quarto sistema promissor usando fator de crescimento de fibroblasto (FGF-2) completa os ensaios clínicos multicêntricos.

Como as abordagens de engenharia tecidual tendem a melhorar os resultados clínicos, os profissionais precisam compreender a biologia, os parâmetros e as limitações clínicas dessas técnicas. Nas próximas seções será analisado cada um dos três elementos-chave da engenharia tecidual e como eles são aplicados ao espectro de procedimentos periodontais e a outros procedimentos de cirurgia orofacial.

Derivado da Matriz de Esmalte para Regeneração Periodontal

O EMD tem sido eficaz no tratamento dos defeitos infraósseos (Figura 63.2). A evidência histológica da regeneração periodontal induzida por EMD foi confirmada em um relato de caso clínico.[114,115] Um incisivo lateral inferior destinado à extração ortodôntica foi tratado com condicionamento ácido e EMD. Após 4 meses, o dente foi extraído e examinado histologicamente. O cemento regenerado cobriu 73% do defeito e o osso alveolar regenerado cobriu 65%. Esse achado histológico foi confirmado posteriormente em outros relatos de caso,[268,338] enquanto a inserção de novo tecido conjuntivo foi relatada em outra série de casos em que o EMD foi utilizado em combinação com um xenoenxerto de origem bovina.[275]

O EMD tem se mostrado seguro para o uso clínico.[110,339] A evidência de eficácia clínica foi relatada pela primeira vez em um estudo multicêntrico consistindo em 33 pacientes com pelo menos dois defeitos que foram tratados com um desenho de boca dividida. O sítio experimental foi tratado com condicionamento ácido e EMD, enquanto o sítio controle foi tratado com um placebo.[114] Os pacientes foram examinados 8, 16 e 36 meses após a cirurgia. Foi observado maior preenchimento do defeito ósseo ao longo do tempo em 25 (93%) dos 27 dentes tratados com EMD, mas nenhum

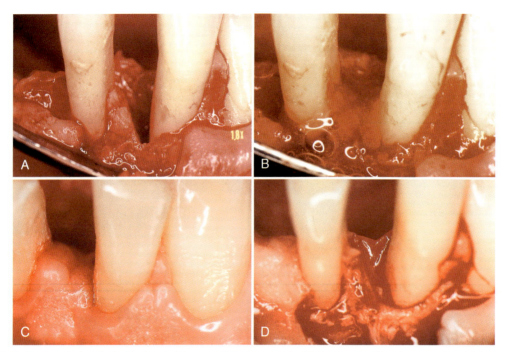

Figura 63.2 (A) Perda óssea vertical profunda distal ao incisivo central inferior esquerdo. (B) Retalho rebatido, raiz preparada e defeito preenchido com proteína da matriz do esmalte (Emdogain®, Straumann, Andover, Mass.). (C) Fotografia pós-operatória 6 meses mais tarde. (D) Cirurgia de reentrada exibindo amplo preenchimento ósseo. (*Cortesia do Dr. Marco Orsini, Aquila, Itália.*)

preenchimento foi detectado nos controles. O preenchimento ósseo médio detectado por meios radiográficos foi maior nos defeitos tratados com EMD em comparação com os sítios controle tratados com desbridamento a retalho aberto (2,7 mm *vs.* 0,7 mm, respectivamente). Melhorias estatisticamente significantes também foram observadas nos sítios tratados com EMD em comparação aos sítios-controle quanto à redução média da bolsa (3,1 mm *vs.* 2,3 mm, respectivamente) e ganho médio de inserção clínica (2,2 mm *vs.* 1,7 mm, respectivamente). Esses achados clínicos foram sustentados por outros estudos.¶ Contudo, um ensaio clínico randomizado, duplo-cego e controlado por placebo não conseguiu mostrar diferenças significantes nas medições clínica e radiográfica entre o EMD e o controle.[251] A estabilidade da terapia regenerativa com EMD a longo prazo foi relatada em uma série de casos que acompanhou 106 defeitos tratados com EMD em 90 pacientes.[112] Os dados sugerem que o nível ósseo radiográfico, o ganho no nível de inserção clínica e a redução da profundidade da bolsa alcançaram uma resposta quase máxima após 1 ano e que os resultados permaneceram estáveis ao longo de 5 anos. Outros estudos de longo prazo confirmaram esses achados.[72,237,270,271]

Vários estudos foram comparados ao uso do EMD isoladamente ou em conjunto com outras abordagens regenerativas. Quando o tratamento com EMD foi comparado com a RTG usando membranas biorreabsorvíveis, os resultados clínicos foram comparáveis e estáveis ao longo de um período de até 10 anos.[59,179,270,271,273,284,287] Em um estudo comparando EMD, RTG e EMD em combinação com RTG com o desbridamento de retalho aberto, os três obtiveram resultados superiores aos da cirurgia de retalho aberto sem melhora adicional quando o EMD foi utilizado juntamente com RTG.[274] Outras investigações confirmaram essa constatação.[188,269,287]

O uso do EMD em combinação com outros materiais de enxerto é controverso. Quando o EMD é utilizado em conjunto com osso autógeno, DFDBA, xenoenxerto e vidro bioativo, observam-se mais melhoras nos parâmetros clínicos em comparação com o uso do EMD ou DFDBA isoladamente.# No entanto, outros estudos não conseguiram demonstrar melhora clínica quando o EMD foi utilizado junto com o TCP ou o vidro bioativo.[20,127,159]

O EMD continua a ser um mediador biológico muito intrigante.[136,205] À medida que entendemos melhor o mecanismo de ação da miscelânea de proteínas e fatores de crescimento, a fundamentação biológica para o uso clínico desse material é reforçada. A preocupação permanece quanto a se os lotes comerciais de EMD serão consistentes e promoverão resultados clínicos comparáveis em todos os casos. Talvez a mensagem seja que a obtenção da resposta regenerativa máxima vai exigir uma mistura de mediadores biológicos. Com a maior caracterização do EMD, é possível desenvolver melhor uma mistura sinergética que vai promover o resultado ideal.

Fator de Crescimento Derivado de Plaquetas Recombinante Humano para a Regeneração Periodontal

O PDGF é um dos primeiros fatores de crescimento estudados pelo seu efeito na cicatrização da ferida por ser um potente fator mitogênico e quimiotático para as células mesenquimatosas na cultura celular. A evidência histológica da regeneração periodontal foi relatada pela primeira vez em defeitos experimentais em cães da raça beagle.[163,167] Durante o desenvolvimento do PDGF para uso clínico, o PDGF recombinante humano (rhPDGF) foi utilizado em conjunto com osso alogênico para corrigir defeitos de furca classe II e defeitos intraósseos proximais em dentes condenados.[29,207] A evidência histológica de regeneração periodontal na lesão furcal tem sido observada com excelente preenchimento.

Um ensaio clínico em humanos foi realizado usando-se rhPDGF e fator de crescimento insulínico tipo 1 recombinante humano (rhIGF-1).[121] Utilizando-se um desenho de boca dividida, os defeitos foram tratados com baixas (50 mg/mL) ou altas doses (150 mg/mL)

¶Referências 75, 80, 81, 99, 112, 214, 216, 228, 274, 304, 342, 343.

#Referências 99, 100, 136, 154, 272, 318, 330.

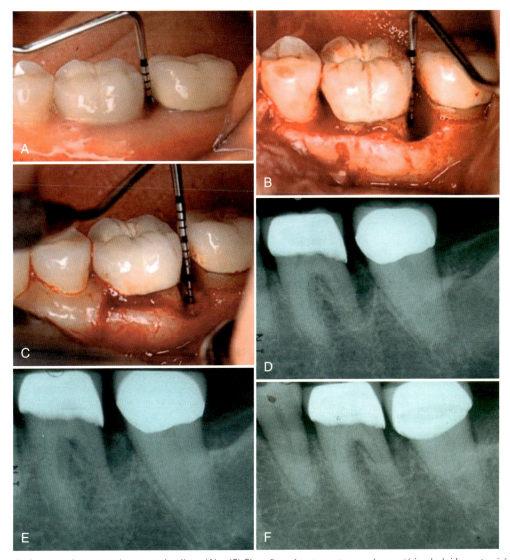

Figura 63.3 Exemplo de um paciente tratado no ensaio-piloto. (A) a (C) Situação pré-tratamento no pré-operatório, desbridamento cirúrgico e reentrada pós-cirúrgica. (D) a (F) Aparência radiográfica após 12, 24 e 60 meses. Reentrada cirúrgica após 12 meses indicando bom preenchimento ósseo do defeito intraósseo circunferencial (C). A profundidade clínica da bolsa era de 3 mm após 5 anos.

de rhPDGF–rhIGF-1. Após 9 meses, altas doses de rhPDGF–rhIGF-1 induziram 2,08 mm de osso novo e 43,2% de preenchimento do defeito, em comparação com 0,75 mm de altura óssea vertical e 18,5% de preenchimento ósseo nos controles. Os resultados das baixas doses de rhPDGF–rhIGF-1 foram estatisticamente similares aos controles. Além disso, esse estudo demonstrou que não houve reação adversa de natureza imunológica ou clínica devido ao uso desses agentes. Um estudo em primatas examinou os efeitos regenerativos do PDGF–IGF-1 individualmente e de modo combinado.[166] Foi constatado que o PDGF isoladamente é tão eficaz quanto a combinação PDGF–IGF-1 na produção de nova inserção após 3 meses. Nenhum efeito importante foi constatado quando o IGF foi utilizado isoladamente. Esse estudo sugere que o IGF pode não ser importante na dosagem testada.

Subsequentemente, a eficácia de 0,3 mg/mL de rhPDGF em combinação com β-TCP para melhorar o ganho no nível de inserção, nível ósseo e volume ósseo, significativamente comparado com o β-TCP isoladamente, foi demonstrada após 6 meses em um ensaio clínico multicêntrico.[208] Um subconjunto desses pacientes foi acompanhado por 24 meses, e uma série de casos representativos reportou estabilidade, com aumento no preenchimento ósseo radiográfico comparado com os resultados finais aos 6 meses (Figura 63.3).[174] Uma revisão desses casos indicou que os resultados foram estáveis depois de 3 e 5 anos.[134,209] Outra série de casos sugeriu que rhPDGF com aloenxerto de osso congelado liofilizado pode ser combinado para obtenção de excelentes resultados nos defeitos periodontais infraósseos severos.[29] Esses achados foram confirmados por um outro ensaio clínico randomizado controlado.[126]

A combinação de rhPDGF com um carreador de β-TCP está disponível atualmente (GEM 21S, Osteohealth, Shirley, NY). Estes estudos preliminares usando rhPDGF-TCP sugerem que é fácil de usar, não requer barreiras membranas e tem resultados comparáveis ou superiores aos de outros materiais de enxertos regenerativos. O potencial uso de rhPDGF para regeneração de defeitos de furca e preparação de sítios de implantes ainda necessita ser avaliado. Além disso, um considerável interesse clínico tem sido expresso em combinação rhPDGF-BB com outros enxertos de substituição óssea, particularmente os aloenxertos e xenoenxertos ósseos.

QUADRO DE APRENDIZAGEM 63.3

Observe que o uso de agentes biológicos, como o derivado da matriz de esmalte e o fator de crescimento derivado de plaquetas, é um conceito relativamente recente para a regeneração periodontal. O processo pode ser prosseguido mesmo com a curta meia-vida biológica desses materiais; isso significa que muitas vezes não está presente nos últimos estágios de desenvolvimento. Os leitores devem perceber que essas células estimuladas podem, de alguma forma, organizar-se para se diferenciarem e, em tempo hábil, tornarem-se três estruturas histológicas: novo osso, cemento e ligamento periodontal. Além disso, é fantástico que essas três estruturas histológicas se "entrelacem" umas com as outras e estimulem a regeneração usando um mecanismo diferente do princípio da bioexclusão, como demonstrado com o uso de membranas de RTG. Finalmente, estudos controlados randomizados indicam que a adição de membranas de RTG não confere vantagens. Todos esses fatores indicam que o uso de agentes biológicos pode estimular as células-tronco a serem recrutadas para o local de defeito intraósseo ou de furca, proliferarem e se diferenciarem em um aparato periodontal recentemente regenerado. Também é interessante que isso ocorra de maneira muito rápida, mais rápida que a migração das células epiteliais e mesenquimais.

Técnicas Combinadas

A nova inserção periodontal e a reconstrução óssea têm sido um desafio para os cirurgiões-dentistas em toda a história da terapia periodontal. Para tirar proveito dos diferentes materiais de enxerto ósseo e mediadores biológicos, os cirurgiões-dentistas combinaram esses materiais de enxerto com o uso de membranas na tentativa de encontrar uma técnica previsível para regenerar o osso.

Vários clínicos propuseram uma combinação das técnicas descritas anteriormente em uma tentativa de melhorar seus resultados.[11,104,160,177] Um artigo clássico publicado por Schallhorn e McClain[264] em 1988 descreveu uma técnica combinada usando material de enxerto, condicionamento radicular com ácido cítrico e cobertura com uma membrana não reabsorvível (a única disponível na época). Mais recentemente, com o advento dos agentes osteopromotores, como EMD (Emdogain®, Straumann, Andover, MA) e o osso anorgânico osteocondutor de origem bovina (Bio-Oss®), outras técnicas combinadas foram defendidas.[158] O uso combinado desses produtos, juntamente com osso autógeno e cobertura de membrana reabsorvível, resultou em maior porcentagem de casos com sucesso na nova inserção e reconstrução periodontal. Muitas dessas técnicas combinadas foram analisadas nas seções anteriores deste capítulo. Embora o uso da técnica combinada possa parecer atraente, é importante os cirurgiões-dentistas lembrarem que esses materiais adicionados costumam aumentar o custo do procedimento e devem ser ponderados com a qualidade e a estabilidade em longo prazo dos resultados clínicos.

Fatores que Influenciam o Sucesso Terapêutico

Os fatores que afetam de maneira adversa a regeneração periodontal foram analisados no Workshop Mundial em Periodontia de 1996 e nos trabalhos de 1997 do Segundo Workshop Europeu em Periodontia.[217,232] Alguns dos fatores terapêuticos que foram implicados ou mostraram ter influência adversa na terapia regenerativa periodontal incluíam (1) seleção da técnica cirúrgica apropriada, avaliação precisa do defeito periodontal e experiência clínica do profissional (Figura 63.4); (2) importância do dente no plano de tratamento geral restaurador; e (3) seleção do paciente das opções regenerativas.

Diretrizes Clínicas para Orientar os Cirurgiões-dentistas em seu Gerenciamento de Pacientes

As diretrizes clínicas para o controle de pacientes com doença periodontal estão descritas na Figura 63.4.[136] O controle ideal dos defeitos periodontais consiste no diagnóstico precoce e no endereçamento adequado do defeito (Figura 63.4A). Quando os defeitos são detectados precocemente, antes da formação de lesões intraósseas e de furca, um resultado previsível pode ser obtido com raspagem, aplainamento radicular e cirurgia óssea convencional (Figura 63.4B). Até mesmo defeitos intraósseos estreitos (< 3 mm) e de furca podem ser combinados com o contorno ósseo adjacente. Quando os defeitos intraósseos e de furca forem > 3 mm, a regeneração periodontal deve ser considerada (Figura 63.4C). A avaliação do defeito morfológico e dos determinantes clínicos e sistêmicos-comportamentais do paciente é fundamental para o sucesso regenerativo. A consideração dessas questões, além dos desejos do paciente, definirá a seleção de abordagem regenerativa a ser usada (Figura 63.4D). A estabilidade a longo prazo é possível, mas o resultado individual é influenciado pelas considerações relacionadas ao paciente, como tabagismo e *compliance* com a manutenção e monitoramento periodontal. Se os determinantes clínicos ou relacionados ao paciente forem desfavoráveis à regeneração periodontal, deve-se selecionar uma terapia apropriada em substituição à regeneração, que pode consistir em manutenção a longo prazo ou remoção do dente e substituição por uma prótese, como um implante dentário ou outra forma de prótese (Figura 63.4E).[133]

Antes da terapia regenerativa, é importante realizar uma avaliação endodôntica, para eliminar a possibilidade de que o defeito seja o resultado de uma lesão endodôntica-periodontal. Se for este o caso, o tratamento endodôntico pode resolver a parte do defeito atribuída à lesão endodôntica. Se um defeito residual ainda persistir, a terapia periodontal deve ser iniciada.

Um erro comum é a terapia regenerativa terminar com uma avaliação pós-operatória poucos meses após o tratamento. A maioria das abordagens terapêuticas obtém resultados máximos de cicatrização após 12 meses; assim o monitoramento pós-operatório deve ocorrer no mínimo por 12 meses depois. Além disso, essas áreas regeneradas devem ser monitoradas em todas as consultas de retorno, pois a falta de higiene, a incorrigível anatomia dos dentes e problemas endodônticos não diagnosticados farão com que essas áreas reincidam. Se forem determinadas falhas decorrentes dessas causas, pode ser considerada adequada a extração estratégica.[133]

A terapia periodontal ativa deve terminar com um nível de inserção periodontal estável, ausência de inflamação ou sangramento e um ambiente anatômico periodontal favorável para que o paciente e o clínico mantenham excelente higiene bucal. A longo prazo, um resultado periodontal de sucesso também depende de um paciente em conformidade com as visitas de manutenção.

Direções Futuras para Regeneração Periodontal

Na cicatrização de feridas, o processo natural normalmente resulta em cicatrização ou reparo tecidual. Usando-se a engenharia tecidual, o processo de cicatrização da ferida é manipulado para que ocorra a regeneração tecidual.[87,165] Essa manipulação envolve normalmente um ou mais dos três elementos fundamentais: (1) as moléculas de sinalização, (2) as matrizes de arcabouço ou suporte e (3) as células (Figura 63.1). As respostas celulares a esses mediadores biológicos *in vitro* foram estudadas e estão resumidas na Tabela 63.2. Alguns desses mediadores biológicos estão disponíveis comercialmente (proteína morfogenética recombinante humana [rhBMP], rhPDGF, EMD). O potencial da engenharia tecidual na regeneração periodontal foi revisado.[164,246]

CAPÍTULO 63 Regeneração Periodontal e Cirurgia Reconstrutiva 695

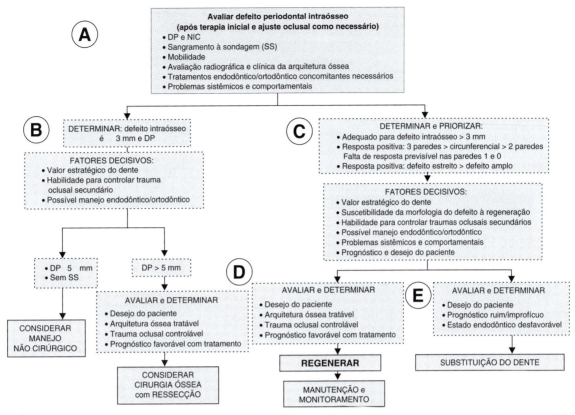

Figura 63.4 Árvore de decisão clínica para o manejo dos defeitos periodontais avançados. A a E são explicados no texto na seção intitulada "Diretrizes clínicas para orientar os cirurgiões-dentistas em seu gerenciamento de pacientes". *NIC*, nível de inserção clínica; *DP*, defeito periodontal. (*De American Academy of Periodontology: J Periodontol 86[Suppl]:S77, 2015.*)

Tabela 63.2 Efeitos *in vitro* dos Fatores de Crescimento nas Células do Ligamento Periodontal e nos Osteoblastos.

	PDGF	FGF-2	BMP	EMD	TGF-α	IGF-1 e IGF-2
Células do LP						
Proliferação Celular	++	+++	++	++	–	+
Quimiotaxia	++	+++	+	++	0	++
Síntese de colágeno	+	–	+	+	+	+
Síntese proteica	+	+	+	+	+	+
Expressão gênica da matriz	++	++/–	?	+	+	+
Cementoblastos						
Proliferação celular	+++	?	–	++	++	++
Quimiotaxia	++	?	?	?	?	?
Síntese de colágeno	+	?	++	++	+	+
Síntese proteica	+	?	++	++	+	+
Expressão gênica da matriz	±	?	++	++/–	±	±
Osteoblastos						
Proliferação celular	++	+++	0	++	+++	++
Quimiotaxia	+++	+++	+	++	+++	+
Síntese de colágeno	0	++	0	+	+	+
Síntese proteica	0	+	ND	+	±	0
Expressão gênica da matriz	±	++/–	++	++/–	++	++
Síntese da fosfatase alcalina	0	–	++	++	±	0

(–) inibição; (0) sem efeito; (+) efeito; (?) efeito desconhecido; *BMP*, proteína óssea morfogenética; *EMD*, derivado da matriz de esmalte; *FGF*, fator de crescimento fibroblástico; *IGF*, fator de crescimento insulínico; *PDGF*, fator de crescimento derivado de plaqueta; *LP*, ligamento periodontal; *TGF-α*, fator de crescimento transformador alfa.
Adaptado e atualizado de Kao RT, Murakami S, Beirne OR: The use of biologic mediators and tissue engineering in dentistry. *Periodontol 2000* 20:127, 2009.

Conclusão

Desde os anos 1980, a literatura periodontal tem sido preenchida com muitos relatos relacionados à regeneração periodontal. Esse objetivo terapêutico, embora ideal, é difícil de alcançar. Vários materiais de enxerto e estratégias regenerativas estão atualmente disponíveis; no entanto, todos têm limitações. O procedimento cirúrgico pode ser tecnicamente exigente e, quando o sucesso é alcançado, a manutenção dos resultados positivos é altamente dependente dos hábitos de higiene oral do paciente e do *compliance* da manutenção periodontal. Apesar dessas dificuldades, a regeneração periodontal é uma possibilidade clínica que pode ser oferecida aos pacientes. O cirurgião-dentista precisa avaliar cuidadosamente as várias abordagens regenerativas e reparatórias e decidir qual técnica pode resultar no melhor resultado clínico. Com o advento das novas abordagens regenerativas, tais como os modificadores biológicos como o EMD e fatores de crescimento, é necessário avaliar criticamente como eles podem aumentar a nossa capacidade para regenerar os defeitos periodontais.

O planejamento do tratamento em periodontia também mudou radicalmente devido à aceitação dos implantes dentários como opções viáveis de longo prazo para substituir os dentes ausentes. Com a maior previsibilidade dos implantes, algumas questões vão surgindo como quando tratar os defeitos periodontais graves com procedimentos regenerativos e quanto realizar a extração estratégica na preparação para a colocação do implante. Às vezes, o melhor tratamento de um defeito periodontal pode ser a extração, em vez da regeneração periodontal, quando todos os esforços regenerativos fracassaram. A extração minimizaria a perda óssea adicional e promoveria o volume ósseo máximo no futuro sítio de cicatrização para o implante. Essa mudança de paradigma complicou as nossas opiniões sobre a regeneração. Com os implantes dentários como alternativas viáveis, precisamos redefinir o prognóstico periodontal e considerar a extração estratégica com mais frequência. Por outro lado, os procedimentos regenerativos heroicos seriam contraindicados.

A regeneração periodontal continua a ser uma das principais abordagens terapêuticas para o manejo dos defeitos periodontais. Embora a evidência sugira que as técnicas regenerativas atuais possam levar à regeneração periodontal, o uso da RTG e dos modificadores biológicos pode melhorar esses resultados. O desafio crucial para o clínico é avaliar de maneira crítica se um defeito periodontal pode ser corrigido com uma abordagem regenerativa ou se ele seria mais bem administrado com a ressecção óssea para o defeito periodontal leve e com a extração estratégica no estado de doença avançado. Nessa avaliação, o cirurgião-dentista deve tentar diferenciar entre as técnicas que foram estudadas em profundidade e com resultados aceitáveis e as que ainda são experimentais e promissoras. Artigos de pesquisa precisam ser avaliados criticamente quanto à adequação dos controles, escolha dos casos, métodos de avaliação e resultados pós-operatórios de longo prazo. Além disso, o cirurgião-dentista deve lembrar que tratamos os pacientes com base no sucesso "clínico", e não no sucesso "estatístico". Um ganho de inserção clínica resultante de meio milímetro pode ser um sucesso "estatístico", mas é insignificante para os pacientes que tratamos a longo prazo.

 Acesse Casos Clínicos em https://www.grupogen.com.br.

Referências Bibliográficas

 As referências bibliográficas deste capítulo estão disponibilizadas em https://www.grupogen.com.br.

CAPÍTULO 64

Furca: Envolvimento e Tratamento

Thomas N. Sims | Henry H. Takei

SUMÁRIO DO CAPÍTULO

Fatores Etiológicos, 697
Diagnóstico e Classificação dos Defeitos de Furca, 697
Fatores Anatômicos Locais, 697
Anatomia das Lesões Ósseas, 699
Graus de Envolvimento de Furca, 699
Tratamento, 700
Terapia não Cirúrgica, 701
Terapia Cirúrgica, 702
Prognóstico, 702

A progressão da doença periodontal inflamatória, se não for tratada, acaba resultando em perda de inserção clínica suficiente para afetar a bifurcação ou a trifurcação de dentes multirradiculares. A furca é uma área de morfologia anatômica complexa[5,6,11] que pode dificultar ou impossibilitar a limpeza pela instrumentação periodontal de rotina.[29,36] Os métodos de cuidados domiciliares de rotina podem não conseguir manter a área da furca livre de placa[17,23] (Vídeo 64.1).

A presença de envolvimento de furca é um achado clínico que pode levar a um diagnóstico de periodontite avançada e, possivelmente, a um prognóstico menos favorável para o dente ou dentes afetados. Portanto, o envolvimento de furca apresenta dilemas diagnósticos e terapêuticos.

Fatores Etiológicos

O fator etiológico primário no desenvolvimento dos defeitos de furca é a *placa bacteriana* e as consequências inflamatórias que resultam de sua presença a longo prazo. O grau de perda de inserção necessário para produzir um defeito de furca é variável e está relacionado com fatores anatômicos locais (p. ex., comprimento do tronco radicular e morfologia radicular)[13,27] e anomalias locais do desenvolvimento (p. ex., projeções cervicais do esmalte).[22,27] Os fatores locais podem afetar a taxa de deposição de placa ou dificultar a realização dos procedimentos de higiene oral, contribuindo para o desenvolvimento da periodontite e da perda clínica de inserção. Estudos indicam que a prevalência e a gravidade do envolvimento de furca aumentam com a idade.[21,22,36] As cáries dentárias e a morte pulpar também podem afetar um dente com envolvimento de furca ou até mesmo a área de furca. Todos esses fatores devem ser considerados durante o diagnóstico, o planejamento do tratamento e a terapia do paciente com defeitos de furca.

Diagnóstico e Classificação dos Defeitos de Furca

Um exame clínico completo é fundamental para o diagnóstico e o planejamento do tratamento. A sondagem cuidadosa é necessária para determinar a presença e o grau de envolvimento de furca, a posição da inserção relativa à furca e a extensão e a configuração do defeito de furca.[38] A sonda de Nabors pode ser útil para localizar e mensurar as áreas de furca difíceis de serem acessadas (Figura 64.1). A sondagem transgengival pode definir ainda melhor a anatomia do defeito de furca.[29] Os objetivos desse exame são identificar e classificar o grau de envolvimento de furca e apontar fatores que possam ter contribuído para o progresso desse defeito ou que poderiam afetar o resultado do tratamento. Esses fatores incluem (1) a morfologia do dente afetado, (2) a posição do dente em relação aos dentes adjacentes, (3) a anatomia local do osso alveolar, (4) a configuração de quaisquer defeitos ósseos e (5) a presença e a extensão de outras doenças dentais (p. ex., cáries e necrose pulpar).

A dimensão da entrada da furca é variável, mas geralmente é bem pequena; 81% das furcas têm um orifício de 1 mm ou menos, e 58% têm 0,75 mm ou menos.[5,6] O clínico deve considerar essas dimensões e a anatomia local da área de furca[11-13] quando escolher os instrumentos de sondagem. Uma sonda de dimensão transversal pequena é necessária se o clínico quiser detectar envolvimento precoce da furca.

Fatores Anatômicos Locais

O exame do paciente deve permitir que o clínico identifique não só os defeitos de furca, mas também muitos dos fatores anatômicos locais que podem afetar o resultado da terapia (prognóstico). Radiografias dentárias benfeitas, embora não permitam uma classificação do envolvimento de furca, fornecem informações adicionais vitais para o planejamento do tratamento (Figura 64.2). Os fatores locais importantes incluem características anatômicas dos dentes afetados, como descrito a seguir.

Comprimento do Tronco Radicular

Um fator fundamental no progresso e no tratamento do envolvimento de furca é o comprimento do tronco radicular. A distância da junção esmalte-cemento até a entrada da furca pode variar amplamente, os dentes podem ter troncos radiculares muito curtos, de tamanho moderado ou raízes que podem fundir-se em um ponto perto do ápice (Figura 64.3). A combinação do comprimento do tronco radicular com o número e a configuração das raízes afeta a facilidade e o acesso da terapia. Quanto mais curto o tronco radicular, menos inserção precisa ser perdida antes de envolver a furca. Depois que a furca estiver exposta, os dentes com troncos radiculares curtos podem ser mais acessíveis aos procedimentos de manutenção e os troncos radiculares mais curtos podem facilitar alguns procedimentos cirúrgicos. De modo alternativo, os dentes com troncos radiculares normalmente longos ou raízes fundidas podem não ser candidatos adequados para o tratamento depois que a furca foi afetada.

Comprimento Radicular

O comprimento radicular está diretamente relacionado com a quantidade de inserção que suporta o dente. Os dentes com troncos radiculares longos e raízes curtas podem ter perdido a maior parte do seu suporte no momento em que a furca foi afetada.[12,20] Os dentes com raízes longas e comprimento do tronco radicular curto a moderado são tratados com mais facilidade porque permanece uma inserção suficiente para satisfazer às demandas funcionais.

Forma Radicular

A raiz mesial do primeiro e segundo molares inferiores e a raiz mesiovestibular do primeiro molar superior normalmente são curvas para o lado distal no terço apical. Além disso, a porção distal dessa raiz normalmente é bastante estriada. A curvatura e o estriamento podem aumentar o potencial para perfuração da raiz durante a terapia endodôntica ou complicar a colocação de um pino durante a restauração.[1,25] Essas características anatômicas também podem resultar em maior incidência e fratura radicular vertical. O tamanho da polpa radicular mesial pode ocasionar a remoção da maioria dessa porção do dente durante a preparação.

Dimensão Intrarradicular

O grau de separação das raízes também é um fator importante no planejamento do tratamento. As raízes muito próximas ou fusionadas podem impedir a instrumentação adequada durante a raspagem, o alisamento radicular e a cirurgia. Os dentes com raízes muito separadas apresentam mais opções de tratamento e são cuidados com mais facilidade.

Anatomia da Furca

A anatomia da furca é complexa. A presença de pontes de bifurcação, uma concavidade no teto da furca[11] e possíveis canais acessórios[16] complica não só a raspagem, o alisamento radicular e a terapia cirúrgica,[28] mas também a manutenção periodontal. A odontoplastia para reduzir ou eliminar essas pontes pode ser necessária durante a terapia cirúrgica para a obtenção de um resultado ideal.

Projeções Cervicais do Esmalte

As projeções cervicais do esmalte (PCEs) ocorrem, segundo relatos, em 8,6% a 28,6% dos molares.[26,27,35] A prevalência é mais alta nos segundos molares inferiores e superiores. A extensão das PCEs foi classificada por Masters e Hoskins[27] em 1964 (Quadro 64.1). A Figura 64.4 fornece um exemplo de PCE de grau III. Essas projeções podem afetar a remoção da placa, complicar a raspagem e o alisamento radicular e ser um fator local no desenvolvimento de gengivite e periodontite. As PCEs devem ser removidas para facilitar a manutenção.

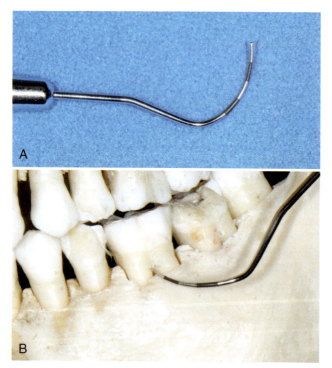

Figura 64.1 (A) A sonda de Nabors é projetada para sondar dentro da furca. (B) Sonda colocada em uma furca classe II em um crânio seco.

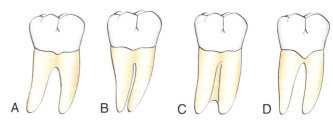

Figura 64.3 Diferentes características anatômicas que podem ser importantes no prognóstico e no tratamento do envolvimento de furca. (A) Raízes bem separadas. (B) Raízes separadas, porém próximas. (C) Raízes fusionadas e separadas apenas na sua porção apical. (D) Presença de projeção de esmalte que pode levar ao envolvimento inicial da furca.

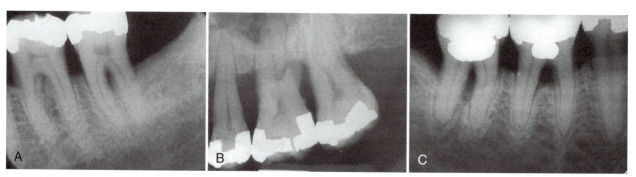

Figura 64.2 Diferentes graus de envolvimento de furca nas radiografias. (A) Furca grau I no primeiro molar inferior e furca grau III no segundo molar inferior. A proximidade entre as raízes do segundo molar pode ser suficiente para impedir a sondagem precisa desse defeito. (B) Vários defeitos de furca em um primeiro molar superior. Envolvimento grau I da furca vestibular e grau II nas furcas mesiopalatina e distopalatina. Sulcos de desenvolvimento profundos no segundo molar superior simulam um envolvimento de furca neste molar com raízes fusionadas. (C) Furcas graus III e IV nos molares inferiores.

CAPÍTULO 64 Furca: Envolvimento e Tratamento

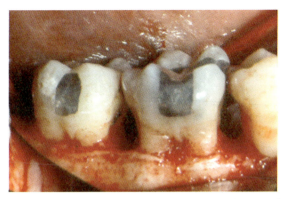

Figura 64.4 Envolvimento de furca relacionado à presença de uma projeção cervical de esmalte de grau III.

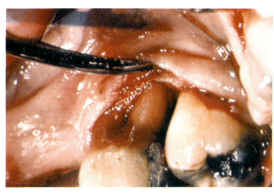

Figura 64.5 Perda óssea avançada, envolvimento de furca e proximidade radicular. Observe a furca vestibular, que se comunica com a furca distal de um primeiro molar superior e que também exibe perda de inserção avançada na raiz distal e proximidade com a raiz mesial do segundo molar superior. O paciente com tais dentes pode se beneficiar da ressecção radicular da raiz distovestibular do primeiro molar ou da extração desse molar.

Quadro 64.1 Classificação das Projeções Cervicais de Esmalte.

Grau I: A projeção de esmalte estende-se da junção esmalte-cemento na direção da entrada da furca.
Grau II: A projeção de esmalte aproxima-se da entrada da furca – sem entrar; portanto, não há componente horizontal.
Grau III: A projeção de esmalte estende-se horizontalmente para dentro da furca.

De Masters DH, Hoskins SW: Projection of cervical enamel into molar furcations. *J Periodontol* 35:49, 1964.

Anatomia das Lesões Ósseas

Padrão de Perda de Inserção

A forma das lesões ósseas associadas à furca pode variar significativamente. A perda óssea horizontal pode expor a furca como finas tábuas ósseas vestibulares ou linguais que podem ser totalmente perdidas durante a reabsorção óssea. De modo alternativo, as áreas com corticais ósseas espessas podem persistir e predispor ao desenvolvimento de furcas com componentes verticais profundos. O padrão de perda óssea nas superfícies externas do dente afetado e dos dentes adjacentes também precisa ser considerado durante o planejamento da terapia. A resposta ao tratamento nos defeitos ósseos profundos e de várias paredes é diferente da resposta nas áreas de perda óssea horizontal. Os defeitos complexos de várias paredes com componentes verticais inter-radiculares profundos podem ser candidatos às terapias regenerativas. De modo alternativo, os molares com perda de inserção avançada em apenas um dente podem ser tratados por procedimentos ressectivos.

Outros Achados Dentais

A condição dental e periodontal dos dentes adjacentes precisa ser considerada durante o planejamento da terapia do envolvimento de furca. A combinação de envolvimento de furca e proximidade radicular com um dente adjacente representa o mesmo problema que existe nas furcas sem adequada separação radicular. Um achado como esse pode ditar a remoção do dente mais gravemente afetado ou a remoção de uma ou mais raízes (Figura 64.5).

A presença de uma faixa adequada de gengiva e um vestíbulo de moderado a profundo vai facilitar a execução de um procedimento cirúrgico, se indicado.

Graus de Envolvimento de Furca

O grau e a configuração do defeito de furca são fatores importantes no diagnóstico e no planejamento do tratamento. Isso levou à elaboração de uma série de índices para registrar o envolvimento da furca. Esses índices baseiam-se na mensuração da perda de inserção horizontal na furca,[14,17] em uma combinação de mensurações horizontais e verticais,[37] ou uma combinação desses achados com a configuração local da deformidade óssea.[10] Glickman[14] classificou o envolvimento de furca em quatro graus (Figura 64.6).

Grau I

Um envolvimento de furca grau I é o estágio incipiente ou precoce (Figura 64.6A). A bolsa é supraóssea e afeta basicamente os tecidos moles. A perda óssea inicial pode ter ocorrido com um aumento na profundidade de sondagem, mas normalmente não são encontradas alterações radiográficas.

Grau II

Um envolvimento grau II pode afetar uma ou mais furcas do mesmo dente. A lesão de furca é basicamente um "beco sem saída" Figura 64.6B) com um componente horizontal definido. Se múltiplos defeitos estiverem presentes, eles não se comunicam uns com os outros porque uma parte do osso alveolar permanece aderida ao dente. O grau de sondagem horizontal da furca determina se o defeito é inicial ou avançado. A perda óssea vertical pode estar presente e representa uma complicação terapêutica. As radiografias podem ou não evidenciar o envolvimento de furca, particularmente nos molares superiores devido à sobreposição radiográfica das raízes. Em algumas imagens, porém, a presença de "setas" de furca indica possível envolvimento de furca (Capítulo 33).

Grau III

Nos envolvimentos grau III, o osso não está inserido na região do teto da furca. No envolvimento grau III inicial, a abertura pode estar preenchida com tecido mole e não ser visível. O clínico pode nem ser capaz de passar uma sonda periodontal completamente através da furca devido à interferência, como as pontes de bifurcação ou as margens ósseas vestibulares/linguais. No entanto, se o clínico somar as dimensões de sondagem obtidas nas faces vestibulares e linguais isoladamente, obterá a medida acumulada da sondagem igual ou maior

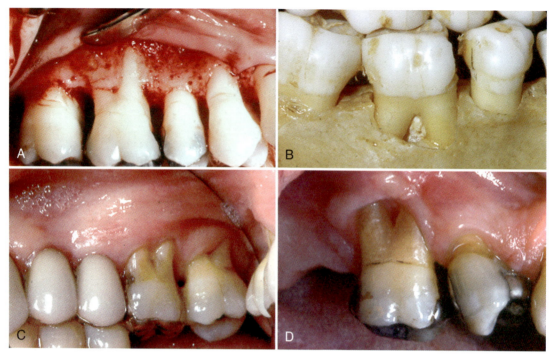

Figura 64.6 Classificação de Glickman dos envolvimentos de furca. (A) Envolvimento de furca grau I. Embora um espaço seja visível na entrada da furca, nenhum componente horizontal da furca é evidente na sondagem. (B) Furca grau II em um crânio seco. Observe os componentes horizontal e vertical desse "beco sem saída". (C) Furcas grau III em molares superiores. A sondagem confirma que a furca vestibular conecta-se com a distal em ambos os molares; contudo, a furca está preenchida com tecido mole. (D) Furca grau IV. Os tecidos moles sofreram retração suficiente para permitir a visualização direta do interior da furca desse molar superior.

à dimensão vestibular/lingual do dente na região da furca, o que leva à constatação da existência de uma furca de grau III (Figura 64.6C). As radiografias corretamente expostas e anguladas das furcas iniciais de classe III exibem o defeito como uma área radiolúcida na área de furca do dente (Capítulo 33).

Grau IV

Nas furcas grau IV, o osso interdental é destruído e os tecidos moles retraíram apicalmente, de modo que a abertura da furca encontra-se clinicamente visível. Portanto, há um túnel entre as raízes de um dente afetado. Assim, a sonda periodontal passa facilmente de um lado do dente para o outro (Figura 64.6D).

> **IMPORTANTE**
>
> Apesar das valiosas informações encontradas no exame clínico, radiografias são essenciais para um diagnóstico completo e detalhado do envolvimento da furca.

Outras Classificações

Hamp et al.[17] modificaram um sistema de classificação em três estágios acoplando uma medição em milímetros para separar o grau de envolvimento horizontal. Easley e Drennan[10] e Tarnow e Fletcher[37] descreveram sistemas de classificação que consideram a perda de inserção horizontal e vertical na classificação do grau de envolvimento da furca. O artigo de Tarnow e Fletcher utiliza uma subclassificação que mensura a provável profundidade vertical a partir do teto da furca na direção apical. As subclasses propostas são: A, B e C. "A" indica profundidade vertical sondável de 1 a 3 mm, "B" indica 4 a 6 mm e "C" indica 7 ou mais mm de profundidade sondável a partir do teto da furca na direção apical. Desse modo, as furcas seriam classificadas como IA, IB e IC; IIA, IIB e IIC; e IIIA, IIIB e IIIC.

Considerações sobre a configuração do defeito e de seu componente vertical fornecem informações adicionais que são úteis no planejamento da terapia.

> **IMPORTANTE**
>
> As funções de sistemas classificatórios servem para auxiliar a comunicação entre terapeutas e fornecer estrutura para o tratamento.

Tratamento

Os objetivos da terapia de furca são (1) facilitar a manutenção, (2) impedir perda de inserção adicional e (3) fechar os defeitos de furca como um problema de manutenção periodontal. A seleção do modo terapêutico varia de acordo com a classe de envolvimento da furca, o grau e a configuração da perda óssea e outros fatores anatômicos.

Classes Terapêuticas dos Defeitos de Furca

Classe I: Defeitos Iniciais

Os defeitos de furca incipientes ou iniciais (classe I) são passíveis de terapia periodontal conservadora.[15] Como a bolsa é supraóssea e não houve penetração na furca, a higiene oral, a raspagem e o alisamento radicular são eficazes.[16] Quaisquer margens salientes de restaurações, sulcos vestibulares ou PCEs devem ser eliminadas por odontoplastia, remodelação do contorno ou substituição. A resolução da inflamação e o subsequente reparo do ligamento periodontal e do osso normalmente são suficientes para restabelecer a saúde periodontal.

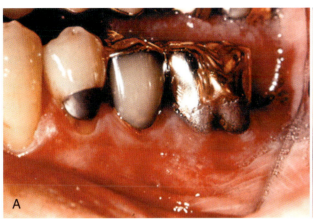
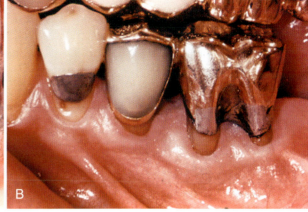

Figura 64.7 Tratamento de uma furca grau II por osteoplastia e odontoplastia. (A) Este primeiro molar inferior foi tratado endodonticamente e teve uma cárie na região da furca restaurada. Uma furca classe II está presente. (B) Resultados 5 anos após a cirurgia a retalho para desbridamento, osteoplastia e rigorosa odontoplastia. Observe a adaptação da gengiva no interior da furca. (*Cortesia de Dr. Ronald Rott, Sacramento, CA.*)

Classe II

Após se ter desenvolvido um componente horizontal de furca (classe II), a terapia fica mais complicada. O envolvimento horizontal raso sem perda óssea vertical significativa normalmente responde de maneira favorável aos procedimentos a retalho localizados com odontoplastia, osteoplastia e osteotomia. As furcas classe II profundas e isoladas podem responder aos procedimentos de retalho com osteoplastia e odontoplastia (Figura 64.7). Isso reduz o teto da furca e altera os contornos gengivais para facilitar a remoção de placa pelo paciente.

Classes II a IV: Defeitos Avançados

O desenvolvimento de um componente horizontal significativo em uma ou mais furcas de um dente multirradiculado (classe II, III ou IV[12]) ou o desenvolvimento de um componente vertical profundo na furca apresenta outros problemas adicionais. O tratamento não cirúrgico geralmente é ineficaz porque a capacidade para instrumentar as superfícies dentárias adequadamente está comprometida.[31,40] A cirurgia periodontal, a terapia endodôntica e a restauração do dente podem ser necessárias para a preservação deste.

Terapia não Cirúrgica

Procedimentos de Higiene Oral

O manejo da furca, na melhor das hipóteses, é difícil. As modalidades terapêuticas para tratamento e manutenção das furcas há muito têm sido um dilema entre periodontistas e dentistas restauradores. A terapia não cirúrgica é um jeito muito eficaz de produzir resultados estáveis e satisfatórios. Os resultados ideais com as furcas são impossíveis de serem obtidos. Uma vez iniciado o defeito de furca, sempre há um resultado um pouco comprometido em termos clínicos. As terapias cirúrgicas e não cirúrgicas mostraram eficácia ao longo do tempo. A terapia não cirúrgica – uma combinação de instruções de higiene oral, raspagem e alisamento radicular – tem proporcionado excelentes resultados em alguns pacientes. Quanto mais cedo for detectado e tratado o envolvimento da furca, mais provável será a obtenção de um bom resultado de longo prazo. Contudo, até mesmo as lesões de furca avançadas podem ter um tratamento duradouro bem-sucedido.[34] Vários procedimentos de higiene oral têm sido utilizados ao longo do tempo. Todos incluem o acesso à furca. Obter acesso à furca exige uma combinação de conscientização do envolvimento da furca pelo paciente e uma ferramenta de higiene oral que facilite o acesso. Muitas ferramentas, incluindo as pontas de borracha; acessórios periodontais; escovas de dente específicas e gerais; e outros acessórios têm sido utilizados ao longo do tempo para promover o acesso do paciente (Figura 64.8).

Raspagem e Alisamento Radicular

A manutenção não cirúrgica pelo clínico também melhorou com o tempo e à medida que a instrumentação foi aperfeiçoada. Nas últimas décadas, outros instrumentos além das curetas têm sido utilizados para instrumentar as furcas. A frustração da instrumentação da furca foi lindamente ilustrada por Bower em 1979 em seus artigos,[5,6] mostrando que apenas 58% das furcas poderiam ser adentradas utilizando curetas (Capítulo 35). Subsequentemente, outros instrumentos evoluíram, incluindo as curetas DeMarco, limas diamantadas, curetas de furca de Quétin e curetas de Gracey do tipo Mini Five. Consulte o Capítulo 50 para uma discussão mais detalhada sobre esse assunto.

Svärdström e Wennström[34] ilustraram que, a longo prazo, as furcas poderiam ser mantidas usando técnicas não agressivas durante um período de 10 anos nos pacientes participantes de uma manutenção consistente. Outros estudos também ilustram que a terapia de manutenção é útil para os pacientes, a fim de facilitar a limpeza das furcas. A quimioterapia mostrou-se desapontadora. Ribeiro et al.[32] constataram que a terapia não cirúrgica pode tratar de maneira eficaz os envolvimentos de furca classe II, mas o uso de iodopovidona não proporcionou benefícios adicionais para a instrumentação subgengival.

 IMPORTANTE

A manutenção de um dente envolvido em furca é difícil e requer atenção e cuidado especiais. Isso é especificamente verdadeiro para os casos das Classes III e IV.

A área mais crítica no gerenciamento da furca é a manutenção de um estado relativamente livre de placa. Neste contexto, é um problema obter acesso, mas com os instrumentos anteriormente mencionados e uma abordagem não cirúrgica eficaz, muito pode ser conseguido. O componente mais crítico da manutenção de um dente multirradicular é sempre a redução ou a eliminação bem-sucedida das áreas de retenção de placa existentes na área de furca; higiene oral meticulosa realizada pelo paciente e uma terapia não cirúrgica eficaz podem desempenhar papel importante no cumprimento desse objetivo.[21,33]

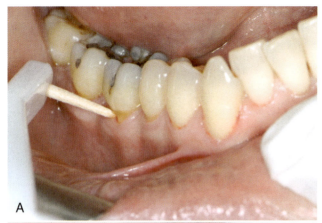
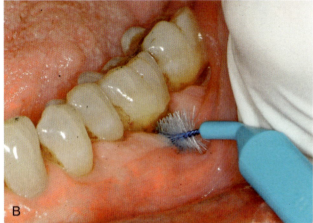

Figura 64.8 (A) A utilização de um Perio-Aid® dentro da furca para remoção de placa. (B) Escova interdental utilizada para remoção de placa dentro da lesão de furca. (*Cortesia de Karen DeYoung, RDH, e Janet Shikegawa, RDH.*)

Terapia Cirúrgica

Ressecção Óssea

A terapia cirúrgica óssea pode ser dividida em ressectiva e regenerativa. Isso também se aplica às áreas de furca quando é contemplada a terapia cirúrgica. Durante muitos anos a osteoplastia e osteotomia têm sido utilizadas para possibilitar a limpeza das áreas de furca. Nos casos avançados, foram utilizadas técnicas para abrir as furcas de classe II ou III, transformando-as em furcas de classe IV. Isso permitiria a higiene mais fácil nas áreas de furca, realizada pelo próprio paciente. Essas técnicas têm utilidade limitada nos dias de hoje, mas no indivíduo comprometido, cujos dentes não podem ser extraídos ou no qual a terapia conservadora fracassou, essas técnicas cirúrgicas ainda têm sido utilizadas. O objetivo imediato dessas abordagens cirúrgicas é criar acesso para o paciente, a fim de manter boa higiene oral.

Regeneração

Nas lesões de furca, a regeneração óssea muitas vezes é considerada inútil. A literatura periodontal documentou bem os esforços terapêuticos, concebidos para induzir nova inserção e reconstrução nos molares com defeitos de furca. Muitos procedimentos cirúrgicos usando uma série de materiais de enxerto têm sido testados nos dentes com diferentes classes de envolvimento de furca. Alguns pesquisadores relataram sucesso clínico,[24] enquanto outros sugeriram que o uso desses materiais nas furcas de classe II, III ou IV oferece poucas vantagens em comparação aos controles cirúrgicos.[3,9,30]

Os defeitos de furca com componentes profundos de duas ou três paredes podem ser adequados para os procedimentos de reconstrução.

Essas deformidades ósseas verticais respondem favoravelmente a uma variedade de procedimentos cirúrgicos, incluindo o desbridamento com ou sem membranas e enxertos ósseos. O Capítulo 63 aborda essas terapias concebidas para induzir nova inserção e reinserção.

Tsao et al.[39] mostraram que o defeito de furca é uma lesão enxertável. Eles constataram que as lesões enxertadas tinham mais preenchimento vertical do que as tratadas apenas com desbridamento a retalho aberto. Bowers et al.[7] mostraram que o enxerto ósseo da furca usando várias membranas pode melhorar o estado clínico dessas lesões. Todavia, esse enxerto continua a ser um objetivo distante com resultados variáveis nas lesões de furca.

Outra área de interesse tem sido a tecnologia de barreiras com membranas. A análise dos estudos publicados demonstrou uma grande variabilidade nos resultados clínicos nas furcas mandibulares de grau II tratadas com diferentes tipos de membranas não bioabsorvíveis e bioabsorvíveis. Embora muitos estudos sobre barreiras com membranas exibam leve melhora clínica após o tratamento nas furcas superiores e inferiores, os resultados geralmente são inconsistentes.

Extração

A extração dos dentes com defeitos totais de furca (classes III e IV) e perda de inserção avançada pode ser a terapia mais indicada para alguns pacientes. Isso é particularmente verdadeiro para os indivíduos que não conseguem ou não vão fazer o controle adequado da placa, que apresentam alto nível de atividade de cárie, que não vão se comprometer com um programa de manutenção correto ou que têm fatores socioeconômicos que podem impedir as terapias mais complexas. Alguns pacientes relutam em aceitar a cirurgia periodontal ou até mesmo em permitir a remoção de um dente com envolvimento de furca avançado, embora o prognóstico de longo prazo seja ruim. O paciente pode optar por se submeter à terapia, por tratar a área com raspagem e alisamento radicular ou terapias antibacterianas específicas, e postergar a extração até o dente tornar-se sintomático. Embora possa ocorrer perda de inserção adicional, esses dentes podem sobreviver por um número considerável de anos.[21,33]

Implantes Dentários

O advento dos implantes dentários osteointegrados como um pilar alternativo teve impacto importante na retenção de dentes com problemas avançados de furca. O alto nível de previsibilidade da osteointegração pode motivar o profissional e o paciente a considerarem a remoção dos dentes com um prognóstico reservado ou ruim a buscarem um plano de tratamento com próteses implantossuportadas. Portanto, a avaliação cuidadosa do prognóstico periodontal, endodôntico e restaurador de longo prazo deve ser considerada antes de empreender uma terapia cirúrgica invasiva para salvar um dente com lesão de furca avançada (Figura 64.9).

Prognóstico

Durante muitos anos, a presença de um envolvimento de furca significativo dava ao dente um prognóstico desfavorável a longo prazo. No entanto, a pesquisa clínica tem indicado que os problemas de furca não são uma complicação tão grave quanto se suspeitava, se pudermos evitar o desenvolvimento de cáries na região de furca. A terapia periodontal relativamente simples é suficiente para manter esses dentes funcionando por longos períodos de tempo.[21,33] Outros pesquisadores definiram as razões para o fracasso clínico dos dentes que receberam ressecção radicular ou hemissecção.[2,25] Esses dados indicam que a recorrência da doença periodontal não é uma causa importante de fracasso desses dentes. As investigações dos dentes com ressecção radicular ou hemissecção mostrou que estes podem funcionar com êxito por longos períodos de tempo.[2,8,25] A chave para o sucesso a longo prazo parece ser (1) o diagnóstico completo, (2) a escolha

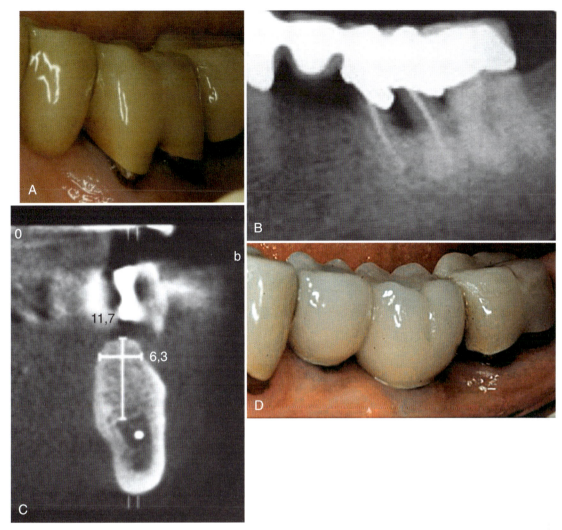

Figura 64.9 (A) Quadro clínico de um envolvimento de furca classe III. (B) A aparência radiográfica é muito mais grave que a aparência clínica. (C) Após a remoção do dente, uma imagem de tomografia computadorizada é realizada para planejar o tratamento visando à colocação do implante. (D) O implante restaurado. (*Cortesia de Dra. Sarvenaz Angha, Los Angeles, CA.*)

dos pacientes com boa higiene oral, (3) a excelência da terapia não cirúrgica e (4) a realização cuidadosa dos procedimentos cirúrgicos e restauradores.

Nota dos Editores: Uma animação (*slide show*) foi adicionada pelos editores de forma complementar ao capítulo. Foi produzida por My Dental Hub como uma ferramenta educacional para o paciente e aborda os elementos básicos de uma maneira conceitual. A intenção não é ser um guia de procedimento para dentistas profissionais.

 Acesse Caso Clínico em https://www.grupogen.com.br.

Referências Bibliográficas

 As referências bibliográficas deste capítulo estão disponibilizadas em https://www.grupogen.com.br.

CAPÍTULO 65

Cirurgia Periodontal Plástica e Estética

Henry H. Takei | E. Todd Scheyer | Robert R. Azzi | Edward P. Allen | Thomas J. Han

SUMÁRIO DO CAPÍTULO

Terminologia, 704
Objetivos, 704
Causa da Retração Tecidual Marginal, 705

Fatores que Afetam o Resultado Cirúrgico, 706
Critérios para Escolha das Técnicas, 707
Conclusão, 707

Terminologia

O termo *cirurgia mucogengival* foi introduzido inicialmente na literatura por Friedman[38] para descrever os procedimentos cirúrgicos para a correção das relações entre a gengiva e a mucosa oral com referência a três áreas específicas de problema: gengiva inserida, vestíbulos rasos e freio interferindo na gengiva marginal. Com o progresso das técnicas cirúrgicas periodontais, o escopo dos procedimentos cirúrgicos não voltados para as bolsas aumentou, abrangendo agora muitas áreas que não eram abordadas no passado. Reconhecendo isso, o World Workshop in Clinical Periodontics de 1996 renomeou a cirurgia mucogengival como *cirurgia plástica periodontal*,[4] um termo proposto originalmente por Miller, em 1993, e ampliado para incluir as seguintes áreas:[3,4]

- Correções periodontais-protéticas
- Aumento de coroa
- Aumento da crista
- Correções cirúrgicas estéticas
- Recobrimento da superfície radicular exposta
- Reconstrução das papilas
- Correção cirúrgica estética ao redor dos implantes
- Exposição cirúrgica dos dentes não irrompidos para tratamento ortodôntico.

A cirurgia plástica periodontal é definida como os procedimentos cirúrgicos realizados para corrigir ou eliminar deformidades anatômicas, de desenvolvimento ou traumáticas da gengiva ou da mucosa alveolar.[3,4] Terapia mucogengival é um termo mais amplo que inclui procedimentos não cirúrgicos como a reconstrução papilar por meio de terapia ortodôntica ou restauradora. A cirurgia plástica periodontal inclui apenas os procedimentos cirúrgicos da terapia mucogengival (Vídeo 65.1).

As técnicas cirúrgicas plásticas periodontais incluídas na definição tradicional de cirurgia mucogengival são: (1) aumento de gengiva inserida, (2) aprofundamento dos vestíbulos rasos e (3) ressecção de freios anormais. Além disso, a terapia cirúrgica estética ao redor da dentição natural e a engenharia tecidual (*i. e.*, mediadores biológicos) estão incluídas neste capítulo. Outros aspectos da cirurgia plástica periodontal, como a cirurgia periodontal-protética, cirurgia estética ao redor dos implantes e exposição cirúrgica dos dentes para terapia ortodôntica, são abordados nos Capítulos 56, 69 e 81.

Um sistema de classificação para a cirurgia periodontal é mostrado na Figura 65.1. Ele indica a categoria da cirurgia plástica periodontal em procedimentos cirúrgicos que são usados na terapia periodontal.

Objetivos

Os cinco objetivos da cirurgia plástica periodontal abordados neste capítulo são:
1. Problemas associados à gengiva inserida
2. Problemas associados ao vestíbulo raso
3. Problemas associados a um freio anormal
4. Terapia cirúrgica estética
5. Engenharia tecidual

Problemas Associados à Gengiva Inserida

O objetivo final dos procedimentos cirúrgicos mucogengivais é a criação ou o aumento da gengiva inserida ao redor dos dentes e implantes.[4] A largura da gengiva inserida varia de acordo com o indivíduo e de um dente para outro no mesmo indivíduo (Capítulo 3). Gengiva inserida não é o mesmo que gengiva queratinizada, pois essa última inclui a margem gengival livre. A largura da gengiva inserida é determinada subtraindo a profundidade do sulco ou bolsa da distância entre a crista da margem gengival e a junção mucogengival.

A fundamentação lógica original da cirurgia mucogengival baseou-se no pressuposto de que uma largura mínima de gengiva inserida era necessária para manter a saúde gengival ideal. No entanto, vários estudos desafiaram a opinião de que uma gengiva inserida larga protege mais contra o acúmulo de placa do que uma zona estreita ou inexistente. Nenhuma largura mínima de gengiva inserida foi estabelecida como padrão necessário para a saúde gengival. As pessoas que praticam higiene oral boa e atraumática podem manter saúde gengival excelente com praticamente nenhuma gengiva inserida.

No entanto, os indivíduos cujas práticas de higiene oral são aquém do ideal podem ser ajudados pela presença de gengiva queratinizada e profundidade vestibular. A profundidade vestibular promove espaço para a colocação mais fácil da escova de dente e impede a escovação no tecido mucoso. Para melhorar a estética, o objetivo é o recobrimento da superfície radicular exposta. A área anterossuperior, especialmente a porção vestibular do canino, costuma apresentar ampla retração gengival. Nesses casos, a cobertura da superfície radicular exposta não só aumenta a zona de gengiva inserida como também cria um resultado estético melhor. Essa retração e a superfície radicular exposta resultantes são uma preocupação estética especial para os indivíduos com uma linha de sorriso alta. Uma zona maior de gengiva inserida também é necessária em volta dos dentes que servem como pilares para próteses fixas ou removíveis, bem como nas áreas de crista que suportam a prótese. Os dentes com restaurações

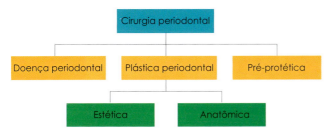

Figura 65.1 Classificação da cirurgia periodontal.

subgengivais e zonas estreitas de gengiva queratinizada têm índices de inflamação gengival maiores do que os dentes com restaurações similares e zonas amplas de gengiva inserida.[96,97] Portanto, nesses casos, as técnicas para ampliação da gengiva inserida são consideradas procedimentos cirúrgicos periodontais pré-protéticos. O Capítulo 69 discute esse assunto mais detalhadamente.

A ampliação da gengiva inserida cumpre os quatro objetivos seguintes:
1. Melhora a remoção da placa ao redor da margem gengival
2. Melhora a estética
3. Reduz a inflamação em torno dos dentes restaurados
4. Permite que a margem gengival ligue-se melhor ao redor dos dentes e implantes com gengiva inserida

Problemas Associados a Vestíbulos Rasos

Outro objetivo da cirurgia plástica periodontal é a criação de profundidade vestibular quando esta não existe. A retração gengival desloca a margem gengival apicalmente, reduzindo, assim, a profundidade vestibular, que é medida da margem gengival até o fundo do vestíbulo. Conforme indicado anteriormente, com profundidade vestibular mínima, os procedimentos de higiene corretos ficam comprometidos. A técnica de escovação sulcular (i. e., técnica de Bass) requer a colocação da escova de dente na margem gengival, o que pode não ser possível com a profundidade vestibular reduzida.

A gengiva inserida mínima com profundidade vestibular adequada pode não necessitar de correção cirúrgica se praticada a higiene atraumática correta com uma escova macia. Quantidades mínimas de gengiva inserida queratinizada sem profundidade vestibular beneficiam-se da correção mucogengival. A profundidade vestibular adequada também é necessária para a colocação correta das próteses removíveis.

QUADRO DE APRENDIZAGEM 65.1

A retração gengival pode ser um problema funcional e estético, e a placa é um problema de higiene oral porque a retração da margem gengival reduz a profundidade vestibular. A colocação adequada da escova de dente (i. e., técnica de Bass) na margem gengival pode ser difícil ou impossível sem o espaço criado pela profundidade vestibular.

Problemas Associados ao Freio Anormal

Um objetivo importante da cirurgia plástica periodontal é corrigir as inserções musculares ou de freios que podem estender-se coronais à junção mucogengival. Se houver gengiva queratinizada inserida em quantidade suficiente e coronal ao freio, pode não ser necessário remover o freio. Um freio que invade os limites da margem da gengiva pode interferir na remoção da placa, e a tensão no freio pode tender a abrir um sulco. Nesses casos é indicada a remoção cirúrgica do freio.

Terapia Cirúrgica Estética

A retração da margem gengival vestibular vai alterar a simetria correta da gengiva e resultar em um problema estético. A presença da papila interdental também é importante para satisfazer os objetivos estéticos do paciente. Uma papila ausente cria um espaço que muitos chamam de *buraco negro*. A regeneração da papila perdida ou reduzida é um dos objetivos mais difíceis na cirurgia plástica estética periodontal.

Outra área de preocupação é o paciente que apresenta uma quantidade excessiva de gengiva na área visível. Essa condição costuma ser tratada como um *sorriso gengival* e pode ser corrigida cirurgicamente pelo aumento de coroa. A correção desses defeitos anatômicos tornou-se uma parte importante da cirurgia plástica periodontal.

Engenharia Tecidual

O futuro da cirurgia plástica periodontal vai abranger o uso dos produtos da engenharia tecidual em um local receptor para reduzir a morbidade do local doador. Resultados de muitos estudos clínicos e laboratoriais permitem que o cirurgião-dentista use essa abordagem minimamente invasiva para a cirurgia plástica periodontal.

Causas da Retração Tecidual Marginal

A causa mais comum de retração gengival e da perda de gengiva inserida são os hábitos de escovação abrasivos e traumáticos. A anatomia do osso e do tecido mole da superfície vestibular radicular da dentição normalmente é fina, especialmente em volta da área anterior. Os dentes posicionados vestibularmente podem ter osso e gengiva ainda mais finos. Em muitos casos, essas áreas podem ter ausência completa de osso por baixo do tecido gengival delgado sobrejacente. Esse tipo de defeito no osso chama-se *deiscência*. Essa condição anatômica combinada com o trauma externo da escovação exagerada pode levar à perda de tecido gengival. A retração do tecido gengival e do osso expõe a superfície cementária da raiz, resultando na abrasão e criação de um canal na superfície cementária, apical à junção cemento-esmalte (JCE). O cemento é mais macio que o esmalte e será destruído antes da superfície de esmalte da coroa.

QUADRO DE APRENDIZAGEM 65.2

A seleção e o uso diário do tipo correto de escova de dente são importantes. O uso diário de uma escova dura, com modelo inadequado, é um instrumento ruim para a remoção da placa e uma grande causa de retração gengival.

Outra causa de retração gengival é a doença periodontal e a inflamação marginal crônica. A perda de inserção causada pela inflamação é seguida pela perda óssea e gengival. O envolvimento periodontal avançado nas áreas de gengiva inserida mínima resulta na base da bolsa estendendo-se próxima (ou apical) à junção mucogengival. A terapia periodontal dessas áreas também resulta em retração gengival causada pela perda de gengiva e osso.

As inserções frenais e musculares que invadem a gengiva marginal podem distender o sulco gengival, criando um ambiente para acúmulo de placa. Essa condição aumenta a taxa de retração periodontal e vai contribuir para a recorrência da retração, mesmo após o tratamento (Figura 65.2). Esses problemas são mais comuns nas superfícies faciais, mas também podem ocorrer na superfície lingual.[11]

O movimento dentário ortodôntico por meio de uma fina placa óssea vestibular pode levar a uma deiscência por baixo de uma gengiva fina. Isso também pode levar à retração da gengiva[46,117] (Figura 65.3).

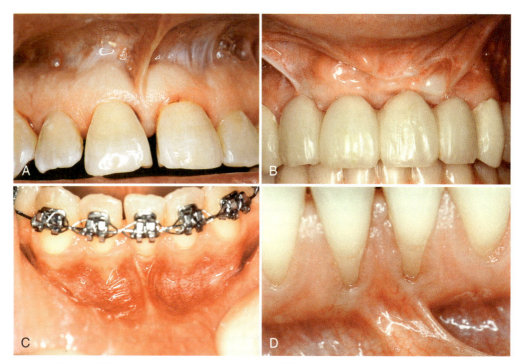

Figura 65.2 Inserções altas do freio. (A) Freio entre os incisivos centrais superiores. (B) Freio inserido na superfície vestibular dos incisivos laterais superiores. (C) Freio inserido na superfície vestibular do incisivo inferior. (D) Freio inserido na superfície vestibular de um incisivo.

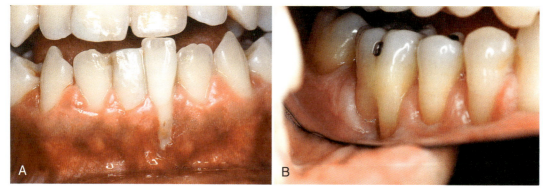

Figura 65.3 (A) Retração gengival e inflamação extrema ao redor de um incisivo central inferior. (B) Retração avançada na raiz mesial de um primeiro molar inferior.

Fatores que Afetam o Resultado Cirúrgico

Irregularidade dos Dentes

O alinhamento dentário anormal é uma causa importante das deformidades gengivais que exigem cirurgia corretiva e também pode ser um fator importante na determinação do resultado do tratamento. A localização da margem gengival, a largura da gengiva inserida e a altura e espessura do osso alveolar são afetados pelo alinhamento dentário. Nos dentes inclinados ou girovertidos na direção vestibular, a placa óssea vestibular é mais fina e situada mais apicalmente do que nos dentes adjacentes; portanto, a gengiva é recuada de modo que a raiz fique exposta.[117] Na superfície lingual desses dentes, a gengiva é bulbosa e as margens ósseas são mais próximas da JCE. O nível de adesão gengival nas superfícies radiculares e a largura da gengiva inserida após a cirurgia mucogengival são afetados tanto pelo alinhamento dentário quanto pelas variações nos procedimentos de tratamento.

A correção ortodôntica é indicada previamente à cirurgia mucogengival nos dentes malposicionados em uma tentativa de aumentar a gengiva inserida ou restaurar a gengiva sobre as raízes expostas. Se o tratamento ortodôntico não for viável, o dente proeminente deve ser reduzido para dentro dos limites do osso alveolar, tomando-se um cuidado especial para evitar lesão pulpar.

As raízes cobertas com finas placas ósseas apresentam um risco na cirurgia mucogengival. Mesmo o tipo de retalho mais protetor, um retalho de espessura parcial, cria o risco de reabsorção óssea na superfície periosteal.[49] A reabsorção em quantidades que normalmente não são importantes pode causar perda de altura óssea quando a placa óssea for fina ou afunilada na crista.

QUADRO DE APRENDIZAGEM 65.3

Um dente vestibularmente malposicionado e uma escovação traumática com uma escova de dente de cerdas duras são fatores importantes na retração gengival.

Linha Mucogengival

Normalmente, a linha mucogengival (i. e., junção) nas áreas dos incisivos e caninos está situada a aproximadamente 3 mm apical em relação à crista do osso alveolar nas superfícies radiculares, e a 5 mm na direção interdental.[98] Na doença periodontal e em dentes malposicionados, a margem óssea está situada mais apicalmente e pode estender-se além da linha mucogengival. A distância entre a linha mucogengival e a JCE antes e depois da cirurgia periodontal não é necessariamente constante. Após a inflamação ser eliminada, o tecido tende a contrair e a levar a linha mucogengival na direção da coroa.[31]

Critérios para Escolha das Técnicas

São apresentadas diferentes técnicas para solucionar os problemas mucogengivais descritos neste capítulo. A escolha correta das muitas técnicas precisa basear-se na previsibilidade do sucesso que, por sua vez, baseia-se em critérios específicos.

Os seguintes critérios são usados para escolha das técnicas mucogengivais:
1. Sítio cirúrgico livre de placa, cálculo e inflamação
2. Suprimento sanguíneo adequado para o tecido doador
3. Anatomia dos sítios receptores e doadores
4. Estabilidade do tecido enxertado no sítio receptor
5. Trauma mínimo no local cirúrgico

Sítio Cirúrgico Livre de Placa, Cálculo e Inflamação

Os procedimentos de cirurgia plástica periodontal devem ser executados em um ambiente livre de placa e inflamação para permitir que o clínico manipule um tecido gengival firme. As incisões meticulosas e o rebatimento do retalho não podem ser feitos quando o tecido está inflamado ou edemaciado. A raspagem e o alisamento radicular completo, bem como a remoção detalhada de placa pelo paciente, precisam ser feitos antes de qualquer procedimento cirúrgico.

Suprimento Sanguíneo Adequado

Para obter a quantidade máxima de suprimento sanguíneo para o tecido doador, o aumento gengival apical à área de retração proporciona um suprimento sanguíneo melhor que o aumento coronal, uma vez que o local receptor consiste inteiramente em tecido periosteal. Os procedimentos de cobertura radicular envolvem uma porção do sítio receptor (i. e., superfície radicular exposta) sem suprimento sanguíneo. Portanto, se a estética não for um fator, o aumento gengival apical à retração pode ser mais previsível. Um retalho pediculado deslocado tem um suprimento sanguíneo melhor que um enxerto livre, com a base do retalho intacta. No recobrimento radicular, portanto, se a anatomia for favorável, o retalho pediculado ou qualquer uma de suas variações pode ser o melhor procedimento.

O enxerto de tecido conjuntivo subepitelial (Langer) e as técnicas de envelope e túnel usam um retalho dividido com o tecido conjuntivo interposto entre os retalhos. Esse modelo de retalho maximiza o suprimento sanguíneo para o tecido doador. Se grandes áreas necessitarem de recobrimento radicular, esses sítios receptores em sanduíche proporcionam o melhor modelo de retalho para obter suprimento sanguíneo.

Anatomia dos Sítios Receptores e Doadores

A presença ou a ausência de profundidade vestibular é um critério anatômico importante no sítio receptor para o aumento gengival. Se for indicado o aumento gengival apical à área de retração, deve haver profundidade vestibular adequada apical à margem gengival retraída para proporcionar espaço para um enxerto livre ou pediculado. Se for necessário um vestíbulo, somente um enxerto livre pode cumprir esse objetivo apical à retração.

As técnicas mucogengivais, como os enxertos gengivais livres e os enxertos de tecido conjuntivo livre, podem ser utilizadas para criar profundidade vestibular e ampliar a zona de gengiva inserida. Outras técnicas exigem profundidade vestibular antes da cirurgia, incluindo os enxertos pediculados (i. e., laterais e coronais), o enxerto de tecido conjuntivo subepitelial (Langer) e os procedimentos de envelope e túnel.

A disponibilidade do tecido doador é outro fator anatômico que precisa ser considerado. O deslocamento pediculado do tecido necessita da presença de um sítio doador adjacente que apresente espessura e largura gengival. A espessura de tecido palatino também é necessária no enxerto autógeno de tecido conjuntivo. A espessura gengival é necessária no sítio receptor para as técnicas que usam retalhos de espessura parcial, retalhos do tipo sanduíche ou para as técnicas de envelope e túnel.

Estabilidade do Tecido Enxertado no Sítio Receptor

A boa comunicação dos vasos sanguíneos do tecido doador enxertado com o local receptor exige um ambiente estável. Isso necessita de suturas que estabilizem o tecido doador firmemente contra o local receptor. A menor quantidade de suturas e a estabilidade máxima precisam ser alcançadas.

Trauma Mínimo no Sítio Cirúrgico

Assim como em todos os procedimentos cirúrgicos, a cirurgia plástica periodontal baseia-se no manejo meticuloso, delicado e preciso dos tecidos orais. O trauma tecidual desnecessário causado por incisões malfeitas, perfurações de retalho, lacerações ou colocação traumática e excessiva de suturas pode levar à necrose do tecido. A escolha dos instrumentos, agulhas e suturas corretos é obrigatória para minimizar o trauma tecidual. Lâminas com contornos afiados, agulhas de diâmetro menor e suturas reabsorvíveis de filamento único são fatores importantes para uma cirurgia atraumática.

Conclusão

A cirurgia plástica periodontal refere-se às relações e manipulações dos tecidos moles. Em todos esses procedimentos, o suprimento sanguíneo é a preocupação mais importante e deve ser a questão subjacente a todas as decisões pertinentes ao procedimento cirúrgico individual. Um grande fator complicador é a superfície radicular avascular, e muitas modificações nas técnicas existentes são utilizadas para contornar isso. A difusão dos fluidos dá-se em curto prazo e o benefício torna-se limitado à medida que o tamanho do tecido aumenta. A formação de uma circulação por meio de anastomose e angiogênese é crucial para a sobrevivência desses procedimentos terapêuticos.

A formação de vascularidade baseia-se nos fatores de crescimento, como o fator de crescimento endotelial vascular (VEGF; *vascular endothelial growth factor*) e na migração, proliferação e diferenciação celular. Com o aperfeiçoamento das técnicas de engenharia tecidual, o sucesso e a previsibilidade da cirurgia mucogengival devem aumentar radicalmente. No entanto, sem dúvida, todos os avanços terão circulação e suprimento sanguíneo adequados como base.

Novas técnicas estão sendo permanentemente desenvolvidas e lentamente incorporadas à prática periodontal. O profissional deve estar a par de que, às vezes, novos métodos são publicados sem pesquisa clínica adequada para assegurar a previsibilidade dos resultados e o grau em que as técnicas podem beneficiar o paciente. A análise crítica das técnicas recém-apresentadas deve guiar a nossa evolução constante na busca de métodos clínicos melhores.

 Acesse Caso Clínico em https://www.grupogen.com.br.

Referências Bibliográficas

 As referências bibliográficas deste capítulo estão disponibilizadas em https://www.grupogen.com.br.

CAPÍTULO 66

Fibrina Rica em Leucócitos e Plaquetas: Propriedades Biológicas e Aplicações

Nelson R. Pinto | Andy Temmerman | Ana B. Castro | Simone Cortellini | Wim Teughels | Marc Quirynen

SUMÁRIO DO CAPÍTULO

Introdução, 708
Características Gerais das
    Membranas de L-PRF, 711
L-PRF no Tratamento de Defeitos
    Ósseos Periodontais, 713
L-PRF na Preservação de Papilas, 714
L-PRF na Cirurgia Mucogengival
    Periodontal, 716
Conclusão, 717

Introdução

A cicatrização da ferida foi e continua a ser um tópico importante na odontologia e em outros campos médicos. Os biomateriais são comprovadamente benéficos no processo de cicatrização da ferida.[10] Estes materiais podem ser naturais ou sintetizados em laboratório por meio de diversas abordagens químicas. Incontáveis esforços tentaram encontrar aditivos bioativos novos e específicos para promoção e aceleração da cicatrização, regulação da inflamação e melhora da regeneração. O impacto dos concentrados de plaquetas para obtenção desses objetivos foi explorado na medicina esportiva e na ortopedia.[26] Ao facilitar o recrutamento, a proliferação e a maturação das células que participam da regeneração, os concentrados de plaquetas claramente melhoram a cicatrização da ferida.[14]

Os adesivos de tecido (colas de fibrina) foram os precursores dos concentrados de plaquetas. A seguir, diferentes tipos de concentrados de plaquetas foram desenvolvidos. Com base no teor de leucócitos e na estrutura da fibrina, os concentrados de plaquetas podem ser classificados em quatro principais categorias:[26]

- Plasma puro rico em plaquetas (P-PRP) sem leucócitos e com rede de fibrina de baixa densidade após a ativação
- Plasma rico em leucócitos e plaquetas (L-PRP) com leucócitos e rede de fibrina de baixa densidade após a ativação
- Fibrina pura rica em plaquetas (P-PRF) sem leucócitos e com rede de fibrina de alta densidade
- Fibrina rica em leucócitos e plaquetas (L-PRF) com leucócitos e rede de fibrina de alta densidade

A literatura é, às vezes, contraditória quanto aos benefícios destes concentrados de plaquetas, e a interpretação dos dados geralmente é difícil. Este capítulo enfoca o uso de L-PRF como concentrado de plaquetas para regeneração tecidual.

Dos Selantes de Fibrina aos Concentrados de Plaquetas

Os selantes de fibrina foram um dos primeiros adjuvantes biológicos em cirurgia. Foram usados nos anos 1970 para estimular a cicatrização da ferida em ratos.[65] Esses selantes são derivados de plasma humano e mimetizam as últimas etapas no processo de coagulação do sangue para a formação de um coágulo de fibrina. Os selantes de fibrina são divididos em dois grupos:

- Selantes homólogos de fibrina: produtos de uma combinação de fibronectina, fibrinogênio, fator VIII e concentrado de trombina em cloreto de cálcio
- Selantes autólogos de fibrina: produtos do plasma em que a polimerização da fibrina é desencadeada pela adição de trombina de origem animal

A ação principal desses selantes de fibrina é a estimulação da angiogênese local, a minimização da formação de edema ou hematoma e a redução da dor pós-operatória. A matriz de fibrina é o principal componente desses selantes. As propriedades desta matriz são determinadas pelas interações entre o fibrinogênio circulante, a agregação plaquetária e as moléculas produzidas pelas plaquetas.

Outras pesquisas geraram uma versão aperfeiçoada dos selantes, chamada de fator de cicatrização da ferida derivado de plaquetas (PDWHF; *platelet-derived wound healing factor*). Este grupo de selantes contém uma concentração significativa de plaquetas para fortalecer o gel de fibrina e, simultaneamente, promover a cicatrização. A adição de outros componentes do sangue forma um produto mais natural. Os resultados em cirurgia geral, neurocirurgia e oftalmologia são encorajadores.

A Primeira Geração de Concentrados de Plaquetas: Plasma Rico em Plaquetas

Whitman, Berry e Green em 1997[90] e Marx et al., em 1998,[63] foram os primeiros a promover o uso de PRP na cirurgia oral e maxilofacial. Em essência, o PRP consiste em uma maior concentração de plaquetas autólogas em uma pequena quantidade de plasma que é obtida após a centrifugação. O preparo é bastante complexo (Figura 66.1). Em resumo, 27 mL de sangue são coletados em uma seringa de 30 mL com 3 mL de anticoagulante adenosina-citrato-dextrose ácida (ACD-A). O conteúdo da seringa é transferido para um tubo de separação de 30 mL e centrifugado em força centrífuga relativa (RCF) de 1.900 g por 15 minutos em temperatura ambiente. Após a remoção do plasma, a camada leucoplaquetária é ressuspensa no plasma restante por agitação do tubo por 30 segundos. Uma segunda seringa com 1 mL de ACD-A é usada na coleta de mais 11 mL de sangue, que são transferidos para um tubo descartável Clotalyst® (Biomet Inc., Dietikon, Suíça) com 4 mL de trombina. Após a agitação suave, o tubo

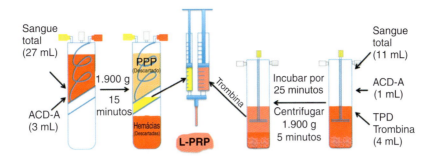

Figura 66.1 Protocolo de centrifugação do L-PRP (plasma rico em leucócitos e plaquetas) de acordo com o fabricante (Biomet Inc., Dietikon, Suíça). *ACD-A*, Anticoagulante adenosinacitrato-dextrose ácida; *PPP*, plasma pobre em plaquetas; *TPD*, dispositivo de processamento de trombina (Thermogenesis Corp., Rancho Cordova, CA, Estados Unidos). *(De Schär MO, Diaz-Romero J, Kohl S, Zumstein MA, Nesic D: Platelet-rich concentrates differentially release growth factors and induce cell migration in vitro.* Clin Orthop Relat Res *473:1635-1643, 2015.)*

é colocado em seu aquecedor por 25 minutos. Subsequentemente, a mistura é centrifugada por 5 minutos a 1.900 g. A coagulação é realizada com o uso de uma seringa dupla (aplicador de *spray*) que permite a mistura uniforme dos dois componentes e leva à formação de um coágulo. O tempo entre a centrifugação e o uso clínico é de aproximadamente 45 minutos.

Os benefícios do uso de PRP em medicina foram extensamente estudados. As revisões são, em sua maioria, no campo da ortopedia e da medicina esportiva. De acordo com uma metanálise,[16] a injeção intra-articular de PRP em pacientes com osteoartrite do joelho é benéfica. No entanto, os resultados não são conclusivos.[55] Na cirurgia oral e maxilofacial, o PRP é utilizado principalmente após extração de terceiros molares,[9] no tratamento de defeitos intraósseos periodontais,[34,71] em técnicas de elevação sinusal[53] e no aumento de tecidos duros ou moles.[69] O objetivo do uso de PRP nesses tipos de cirurgias foi acelerar a vascularização do enxerto, melhorar a cicatrização do tecido mole e a regeneração óssea e reduzir a morbidade pós-operatória. No entanto, os resultados continuam inconclusivos.

Para melhorar sua eficácia, o protocolo de preparo deste concentrado de plaquetas foi alterado e adaptado diversas vezes ao longo dos anos. Um exemplo bem conhecido é o fator de crescimento rico em plaquetas (PRGF), descrito pela primeira vez por Anitua et al.[4] O PRGF difere de outros concentrados de plaquetas por sua versatilidade. Dependendo do grau de coagulação e ativação do sangue, quatro diferentes tipos de preparados com diferentes potenciais terapêuticos foram obtidos (p. ex., estrutura de PRGF como substância líquida ou fibrina elástica densa). As pesquisas mostraram que o PRGF pode ser usado como modalidade terapêutica na osteoartrite, no tratamento de úlceras, na engenharia de tecidos e em aplicações cirúrgicas orais. No entanto, os resultados devem ser interpretados com certa cautela.[5] De modo geral, podemos dizer que há escassez de dados científicos críticos acerca dos efeitos positivos do PRP em procedimentos clínicos. Há grande variabilidade nos delineamentos experimentais (p. ex., grupos pequenos de pacientes, ausência de grupos-controles) e também nos protocolos de preparo (p. ex., sem classificação clara), o que dificulta a comparação. Além disso, o uso de PRP tem diversas desvantagens significativas: o protocolo de preparo é caro, complicado e muito dependente do cirurgião e a necessidade de trombina animal como coagulante é associada a problemas legais em alguns países.[51]

A Segunda Geração de Concentrados de Plaquetas: Fibrina Rica em Plaquetas

Novas técnicas foram investigadas para solucionar as desvantagens do PRP (Tabela 66.1). Isto levou ao desenvolvimento da

Tabela 66.1 Principais Diferenças entre o Plasma Rico em Plaquetas (PRP) e a Fibrina Rica em Leucócitos e Plaquetas (L-PRF).

Hemoderivados	PRF (2004)	PRP (1998)
Protocolo	Fácil	Muito complexo
Velocidade	Rápida	Lenta
Reprodutibilidade	Sem viés	Possível viés
Uso de anticoagulantes	Não	Sim
Quantidade obtida	Boa	Suficiente
Custo do protocolo	Baixo	Moderado
Quantidade obtida de fibrina	Alta	Baixa
Velocidade de formação de fibrina	Fisiológica	Alta
Morfologia da fibrina	Trimolecular	Tetramolecular
Quantidade de leucócitos	65%	0-50%
Propriedades imunomoduladoras	Sim	Baixas
Potencial neoangiogênico	+++++	+
Potencial osteocondutor (estrutural)	Alto	Baixo
Propriedades mecânicas (membrana sol-gel)	Boas	Suficientes
Presença de MSC	Sim	Sim

MSC, Células-tronco mesenquimatosas.
De Giannini S, Cielo A, Bonanome L, et al.: Comparison between PRP, PRGF and PRF: lights and shadows in three similar but different protocols. *Eur Rev Med Pharmacol Sci* 19:927-930, 2015.

PRF por Choukroun et al. em 2001.[22] A PRF pode ser considerada um biomaterial autólogo composto por uma matriz de fibrina que contém:[41]
- A maior concentração de plaquetas
- A maior concentração de fatores de crescimento, como o fator de crescimento derivado de plaquetas (PDGF), o fator de crescimento endotelial vascular (VEGF) e o fator de crescimento transformador (TGF)
- Uma concentração representativa de fibrina, fibronectina, vitronectina e trombospondina
- Uma concentração de leucócitos de aproximadamente 65%

Atualmente, a PRF pode ser considerada a forma mais barata e direta de produção do concentrado de plaquetas. A PRF é classificada de acordo com seu teor de leucócitos como L-PRF ou P-PRF.

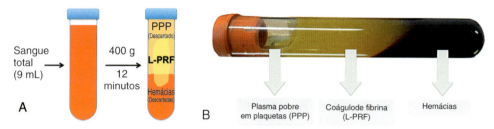

Figura 66.2 (A) Tubo de L-PRF após a centrifugação, com seus três compartimentos. (B) Fotografia de tubo após o preparo de L-PRF. *PPP*, plasma pobre em plaquetas. (A, *de Schär MO, Diaz-Romero J, Kohl S, Zumstein MA, Nesic D: Platelet-rich concentrates differentially release growth factors and induce cell migration in vitro.* Clin Orthop Relat Res *473:1635-1643, 2015.*)

A L-PRF contém até 90% das plaquetas e pelo menos 75% dos leucócitos presentes no sangue do paciente. Este capítulo discute apenas a L-PRF.

Preparo de L-PRF

As amostras de sangue (9 a 10 mL) são coletadas em tubos estéreis de vidro ou plástico. Os tubos são colocados aos pares e centrifugados a 400 g RCF por 12 minutos na centrífuga Intraspin® (Intra-Lock International, Boca Raton, FL, Estados Unidos); 400 g RCF equivalem a 2.700 rpm. A centrífuga Intraspin® é aprovada pela Food and Drug Administration dos Estados Unidos e possui certificado da Comunidade Europeia (CE) de nível 2. É muito importante que a coleta de sangue e a colocação dos tubos na centrífuga ocorram o mais rapidamente possível, antes do início do processo de coagulação espontânea. O ideal é que os tubos sejam centrifugados 60 segundos após o início da punção venosa. Isso geralmente requer a colocação de dois a dois tubos ou um a um tubo por vez na centrífuga. Neste último caso, um tubo com a mesma quantidade de glicerina ou soro fisiológico deve ser usado para equilibrar a centrifugação.

Não há manipulação do sangue; os tubos não contêm anticoagulantes e, assim, não há necessidade de trombina animal e cloreto de cálcio para polimerização da fibrina. Os tubos plásticos são recobertos com sílica e silício para ativação da coagulação. A ausência de anticoagulantes permite a ativação das plaquetas em contato com as paredes internas do tubo. Depois de alguns minutos, a cascata da coagulação é iniciada. A princípio, o fibrinogênio é posicionado na parte superior do tubo. No entanto, após a centrifugação, devido à ativação da trombina autóloga, é convertido em fibrina e um coágulo de fibrina é criado. Após a centrifugação, o tubo apresenta três camadas distintas (Figura 66.2): hemácias no fundo, plasma pobre em plaquetas (PPP) no topo e o coágulo de fibrina (com a maioria dos leucócitos e plaquetas) no meio do tubo.

O coágulo de L-PRF pode ser removido do tubo com pinças cirúrgicas. Com um instrumento similar a uma espátula, a fração de hemácias pode ser delicadamente separada do coágulo de fibrina. O coágulo em si apresenta uma grande quantidade de exsudato, que é rico em fatores de crescimento. Este exsudato pode ser expresso por meio da compressão gentil do coágulo (cerca de 5 minutos) para obtenção de membranas de L-PRF mais fortes. Uma caixa especializada pode ser usada nesta compressão. A caixa contém uma placa de pressão projetada para expressão do soro do coágulo de L-PRF de maneira controlada. Forma membranas padronizadas de L-PRF com 1 mm de espessura (Quadro 66.1 e Figura 66.3). As membranas continuam estáveis em temperatura ambiente por várias horas.

Essas membranas autólogas, com rede densa de fibrina, são fortes (uma membrana pode suportar uma carga de aproximadamente 400 g antes da ruptura) e têm excelentes propriedades biológicas (ricas em plaquetas, fatores de crescimento e citocinas), o que gera muitas novas possibilidades clínicas. A L-PRF forma uma estrutura composta por fibrina que promove a migração celular, um aspecto fundamental no processo de regeneração.[62] As membranas de L-PRF permanecem sólidas e intactas *in vitro* e liberam continuamente grandes quantidades de fatores de crescimento por 7 a 14 dias.

 IMPORTANTE

Os tubos de sangue devem ser colocados na centrífuga até 60 segundos após o início da punção venosa e são centrifugados a 400 g RCF por pelo menos 12 minutos.

Quadro 66.1 Abordagem Passo a Passo para o Preparo de L-PRF (Procedimento Simples Realizado no Consultório).

Protocolos para o Preparo do Coágulo de L-PRF:
- Punção venosa: colete entre quatro e oito tubos de 9 mL de sangue (Figura 66.3A, B).
- Os tubos devem ser colocados na centrífuga em 60 segundos. *(De modo geral, os tubos são colocados na centrífuga de maneira gradual, dois por vez; a centrifugação é realizada entre as coletas de novos tubos.)*
- Centrifugue a 400 g RCF (2.700 rpm) na centrífuga IntraSpin® (Intra-Lock International, Boca Raton, FL, Estados Unidos) por pelo menos 12 minutos (Figura 66.3C). *(Comece a contar o tempo após colocar os dois últimos tubos na centrífuga.)*
- Depois de pelo menos 12 minutos de centrifugação (nos pacientes tratados com anticoagulantes, recomenda-se 15 a 18 minutos), os coágulos de L-PRF estão prontos (Figura 66.3D).
- Tire os coágulos dos tubos e separe-os das hemácias (Figura 66.3E, F).

Protocolo para o Preparo de Membranas de L-PRF:
- Coloque os coágulos no *kit* Xpression® (Intra-Lock) para compressão gentil por gravidade (p. ex., com uma placa metálica leve) (Figura 66.3G, H).
- Cinco minutos depois, as membranas de L-PRF estão prontas para uso (Figura 66.3I).
- As membranas podem ser usadas durante pelo menos as 2 próximas horas, mas não devem ficar ressecadas.

Protocolo para o Preparo de Tampões de L-PRF:
- Coloque os coágulos no pequeno cilindro da caixa metálica do *kit* Xpression®.
- Use o pistão para cuidadosamente comprimir o coágulo.
- Os tampões podem ser usados durante pelo menos as 2 próximas horas, mas não devem ficar ressecados.

CAPÍTULO 66 Fibrina Rica em Leucócitos e Plaquetas: Propriedades Biológicas e Aplicações

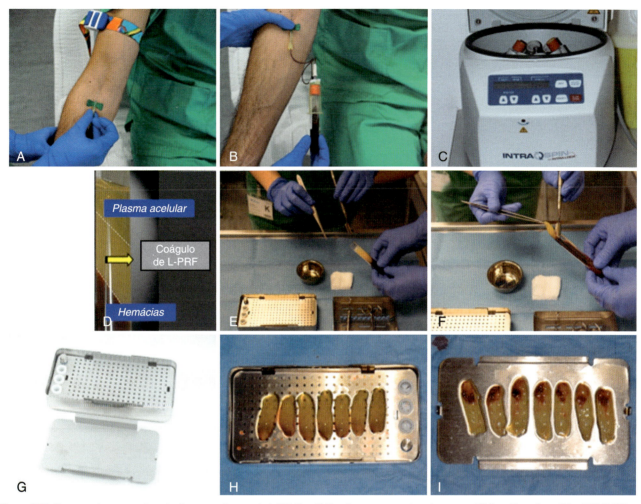

Figura 66.3 Processo de preparo de coágulos e membranas de L-PRF. (A e B) Punção venosa e coleta de sangue. (C) Centrifugação a 400 g RCF (2.700 rpm) com a centrífuga IntraSpin® (Intra-Lock International, Boca Raton, FL, Estados Unidos). (D) Coágulo de L-PRF no tubo, mostrando a clara separação: hemácias no fundo, PPP (plasma pobre em plaquetas) no topo e coágulo de fibrina (L-PRF) no meio. (E e F) Remoção do coágulo do tubo e separação do coágulo de hemácias. (G) Um *kit* especial (Xpression® box; Intra-Lock International) é usado para compressão dos coágulos de L-PRF em membranas de L-PRF com espessura consistente de 1 mm. Um conjunto de pistão e cilindro *(lado esquerdo do* kit*)* pode ser usado para criação de tampões de L-PRF, que são adequados para o preenchimento de alvéolos de extração. (H) Coágulos de L-PRF antes da compressão. (I) Membranas de L-PRF após a compressão delicada, a área vermelha da membrana representa o lado facial, onde a maioria dos leucócitos e das plaquetas está concentrada.

Características Gerais das Membranas de L-PRF

Plaquetas na L-PRF

Após a centrifugação, pelo menos 90% das plaquetas derivadas da amostra de sangue estão no coágulo de fibrina. As plaquetas ficam principalmente na porção inferior do coágulo, na borda entre as hemácias e o coágulo em si. Consequentemente, a porção inferior do coágulo, também chamada *face*, é considerada a de maior atividade biológica. O citoplasma das plaquetas contém diversos grânulos. O conteúdo é liberado no momento da ativação. Esses grânulos possuem muitas citocinas e substâncias ativas, como serotonina, fator de von Willebrand, fator V, osteonectina e proteínas antimicrobianas. As plaquetas são ativadas ao entrarem em contato com o colágeno de um vaso sanguíneo lesionado. Esta ativação é necessária para a agregação das plaquetas e, assim, começa e mantém a hemostasia. A ativação das plaquetas envolve a degranulação e a liberação sequencial de diversas citocinas. Essas moléculas estimulam a migração e a proliferação celular na matriz de fibrina. O papel principal das plaquetas é a manutenção da homeostasia; no entanto, são capazes de se ligar, agregar e internalizar microrganismos, o que aumenta a eliminação principal de patógenos da corrente sanguínea. As plaquetas participam da citotoxicidade celular dependente de anticorpos para morte de protozoários e liberação de diversos peptídeos antimicrobianos potentes.[12,83]

> **IMPORTANTE**
>
> Após a centrifugação, pelo menos 90% das plaquetas derivadas da amostra de sangue estão no coágulo de fibrina. As plaquetas ficam principalmente na porção inferior do coágulo, na borda entre as hemácias e o coágulo em si. Consequentemente, a porção inferior do coágulo, também chamada face, é considerada a de maior atividade biológica.

Leucócitos na L-PRF

Dohan et al.[32] analisaram o teor celular de membranas de L-PRF e concluíram que mais de 50% dos leucócitos estão concentrados na matriz de fibrina. A contagem celular realizada no KU Leuven

Tabela 66.2 Teor Celular da Membrana de L-PRF ou do Exsudato de L-PRF com base na Análise de 15 Pacientes.

Células	Exsudato de L-PRF (%)	Membrana de L-PRF (%)
Hemácias	1,1 ± 0,9	42,8 ± 17,7
Plaquetas	1,0 ± 0,8	96,9 ± 2,0
Leucócitos	3,5 ± 2,3	74,3 ± 8,9
Neutrófilos	1,5 ± 2,2	62,9 ± 13,1
Linfócitos	4,9 ± 3,9	82,1 ± 21,9
Monócitos	1,9 ± 2,5	93,3 ± 4,5
Eosinófilos	1,6 ± 1,7	36,0 ± 29,9
Basófilos	1,9 ± 2,8	84,4 ± 10,6

L-PRF, Fibrina rica em leucócitos e plaquetas.
Adaptada de Castro AB, Meschi N, Temmerman A, et al.: Regenerative potential of leucocyte and platelet-rich fibrin (L-PRF). Part B: sinus floor elevation, alveolar ridge preservation, and implant therapy. A systematic review. *J Clin Periodontol* 44:225-234, 2017b.

(Laboratório de Periodontologia e Microbiologia Oral) mostra que mais de 75% dos leucócitos permanecem na membrana de L-PRF (Tabela 66.2), enquanto a concentração no exsudato de L-PRF é muito baixa. Este último, porém, apresenta alta concentração de fatores de crescimento.

A presença de leucócitos em concentrados de plaquetas é muito importante. Os leucócitos apresentam características antibacterianas, mas também podem regular a proliferação e a diferenciação celular. Além disso, são as células básicas responsáveis pelo processo de cicatrização da ferida e as primeiras células a começar a neoangiogênese. Na verdade, contêm VEGF, que age como um potente fator de crescimento vascular. Os leucócitos também são uma fonte de produção dos fatores de crescimento já mencionados.

Os neutrófilos são recrutados no sítio de lesão minutos após o trauma e são a principal característica da inflamação aguda. Essas células migram para o sítio da lesão e ficam presas à rede de fibrina, formando uma barreira densa contra os patógenos e impedindo a infecção. Sua principal função é a produção de citocinas inflamatórias e fatores de crescimento.[4]

Os monócitos são o maior tipo de leucócito e podem se diferenciar em macrófagos, desempenhando um papel central na cicatrização. Apresentam funções imunológicas como células apresentadoras de antígenos e fagócitos.

Os macrófagos foram implicados nos processos inflamatórios. No entanto, também desempenham papel essencial no reparo ósseo. O papel de monócitos e macrófagos no reparo ósseo é uma área de grande interesse. Aparentemente, os macrófagos direcionam os sinais das células osteogênicas e promovem a mineralização em estudos *in vitro*.[20] Durante a lesão óssea, os monócitos e os macrófagos modulam a resposta inflamatória aguda, produzem fatores de crescimento, como a proteína morfogenética óssea 2 (BMP-2) e PDGF-BB e induzem a osteogênese em células-tronco mesenquimais.[19,91,92,93] Os macrófagos secretam colagenase, que promove a limpeza da ferida. Além disso, são uma fonte de fatores de crescimento, como TGF, que estimula os queratinócitos, e PDGF, que desempenha importante papel na angiogênese. Os granulócitos e os macrófagos promovem a produção de mediadores inflamatórios, como leucotrieno B4 e fator ativador de plaquetas, que estimulam a expansão e o aumento de permeabilidade dos vasos sanguíneos, bem como a produção de citocinas inflamatórias e enzimas proteolíticas. Esses fatores também agem nas células endoteliais dos vasos sanguíneos, estimulando a adesão dos neutrófilos e linfócitos e sua migração dos vasos sanguíneos para os tecidos.[4]

Apesar da liberação de espécies reativas de oxigênio (radicais livres) pelos leucócitos durante a fagocitose e o processo de isquemia e reperfusão, parece que a inclusão de leucócitos em hemoderivados, como a L-PRF, pode ser benéfica.[38]

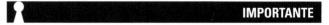

IMPORTANTE

Mais de 75% dos leucócitos permanecem na membrana de L-PRF. A presença de leucócitos em concentrados de plaquetas é importante. Essas células podem regular a proliferação e a diferenciação celular. Os leucócitos são as células básicas responsáveis pelo processo de cicatrização da ferida e as primeiras células a começar a neoangiogênese. Contêm fator de crescimento endotelial vascular (VEGF), que age como um potente fator de crescimento vascular.

Fatores de Crescimento na L-PRF

As plaquetas têm importante função na liberação de fatores de crescimento. Os alfagrânulos das plaquetas contêm PDGF, fator de crescimento similar à insulina 1 (IGF-1), fator de crescimento epidérmicoo (EGF), VEGF e TGF-β, que iniciam a cicatrização da ferida ao atraírem e ativarem macrófagos, fibroblastos e células endoteliais. As membranas de L-PRF liberam continuamente (≥ 7 dias) uma grande quantidade de fatores de crescimento. Uma parte significativa destes fatores é produzida pelas plaquetas (Figura 66.4). Esses fatores de crescimento também são encontrados no gel de PRP. No entanto, sua liberação ocorre especificamente nas primeiras horas e os fatores são completamente dissolvidos no meio depois de 3 dias devido à ativação química do conteúdo das plaquetas. Essa diferença pode ser explicada pelas divergências na arquitetura da fibrina entre as famílias de PRF. A PRF apresenta polimerização natural com a rede de fator de crescimento intrínseco, enquanto as famílias de PRP em gel têm polimerização artificial provocada por rede de fator de crescimento extrínseco, o que leva à sua liberação imediata e uso ou destruição.[28,74]

Fibrina na L-PRF

A fibrina é uma proteína coagulante insolúvel que é muito importante na agregação das plaquetas durante a hemostasia e a cicatrização da ferida. O fibrinogênio, o precursor da fibrina, é convertido pela trombina em fibrina, que forma longas fitas não solúveis que unem as plaquetas. Presente em concentrações fisiológicas, a trombina permite a formação de uma matriz de fibrina de maneira lenta e fisiológica. Os fios de fibrina tendem a polimerizar e formar uma estrutura bioquímica com junções trimoleculares ou equilaterais, formando uma rede fina e flexível de fibrina que favorece o aprisionamento de citocinas e a migração celular (Figura 66.5). Esta rede tridimensional tem uma importante função como matriz, promovendo a invasão de diversos tipos de células inflamatórias, endoteliais e outras. Esta matriz também é capaz de capturar glicosaminoglicanas (originárias das plaquetas do sangue). Essas glicosaminoglicanas têm alta afinidade pelos peptídeos circulantes (p. ex., citocinas) e grande capacidade de sustentação dos processos de migração celular e cicatrização.[28]

Células-Tronco na L-PRF

Dohan et al.[33] mostraram uma estimulação significativa das células-tronco mesenquimais ósseas humanas em contato com L-PRF. Este efeito foi dose-dependente nas primeiras semanas em condições normais e durante todo o experimento em condições de diferenciação. As culturas sem L-PRF em condições de diferenciação não atingiram um grau de diferenciação superior às culturas em condições normais com L-PRF até o 14º e o 28º dia, respectivamente. A análise da cultura à microscopia eletrônica (ME) no 14º dia mostrou nódulos de mineralização mais numerosos e mais estruturados nos grupos com L-PRF em comparação aos grupos controle.

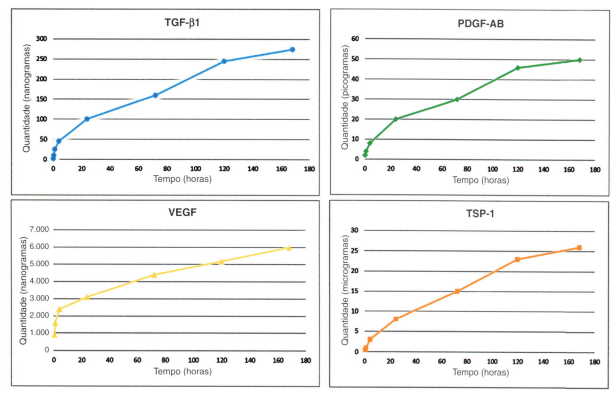

Figura 66.4 Liberação lenta de TGF-β1, PDGF-AB, VEGF e trombospondina 1 de uma membrana de L-PRF por 7 dias. Os valores são expressos como quantidade cumulativa média de moléculas em 20 minutos, 1 hora, 4 horas, 24 horas, 72 horas (3 dias), 120 horas (5 dias) e 168 horas (7 dias). *PDGF*, Fator de crescimento derivado de plaquetas; *TGF*, fator crescimento transformador; *TSP*, trombospondina; *VEGF*, fator de crescimento endotelial vascular. *(De Dohan DM, de Peppo GM, Doglioli P, Sammartino G: Slow release of growth factors and thrombospondin-1 in Choukroun's platelet-rich fibrin (PRF): a gold standard to achieve for all surgical platelet concentrates technologies.* Growth Factors *27:63-69, 2009.)*

L-PRF no Tratamento de Defeitos Ósseos Periodontais

O uso de L-PRF no tratamento de defeitos periodontais ou ósseos pode ser descrito como regeneração tecidual natural e regeneração óssea natural, análoga à regeneração tecidual guiada e à regeneração óssea guiada.[23] O defeito é preenchido com L-PRF (opcionalmente, combinada a um biomaterial para prevenção de colabamento) e selado com membranas de L-PRF.

Essas membranas têm uma função protetora (indução do periósteo) e atuam como barreiras competitivas (Figura 66.6 e Quadro 66.2). O epitélio e o tecido conjuntivo são mantidos fora da cratera intraóssea e, assim, as células do ligamento periodontal ou do periósteo têm tempo para regenerar o cemento, o osso e o ligamento. Essas células também podem migrar pelas membranas, o que causa rápida neoangiogênese. A L-PRF também promove a proliferação e a diferenciação de osteoblastos e das células do estroma da medula óssea *in vitro*.[31] Essa estimulação parece ser dose-dependente, com importante participação dos leucócitos.

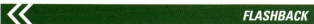

FLASHBACK

A regeneração tecidual guiada usa uma barreira de membrana para separar os tecidos. Isso permite que as células do ligamento periodontal e do periósteo, que se movimentam de forma mais lenta, ocupem a ferida, facilitando a regeneração periodontal, ao mesmo tempo em que retarda a entrada das células do epitélio e do tecido conjuntivo, de movimentação rápida, no sítio.

Uma série de estudos clínicos avaliou os benefícios da aplicação apenas de L-PRF durante o debridamento do retalho aberto (Tabela 66.3). Uma revisão sistemática e uma metanálise sobre o uso adjunto

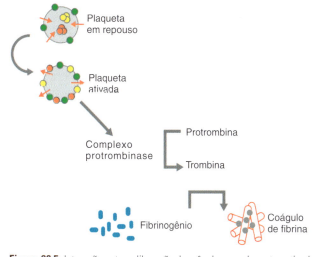

Figura 66.5 Interação entre a liberação de grânulos por plaquetas ativadas e a conversão de protrombina em trombina que, sozinha, regula a conversão de fibrinogênio em coágulo de fibrina. Este princípio também é usado no preparo do PRF-Block®. A ativação das plaquetas ocorre durante a centrifugação.

de L-PRF em procedimentos regenerativos relataram melhora em parâmetros como a redução da profundidade de sondagem da bolsa (redução extra de 1,1 ± 0,5 mm), nível de inserção clínica (ganho extra de 1,2 ± 0,6 mm) e preenchimento do defeito ósseo (preenchimento ósseo extra de 1,5 ± 0,3 mm ou 46% ± 12,8%).[17] Em alguns estudos, a L-PRF foi combinada a um substituto ósseo e, mesmo assim, um benefício adicional pôde ser observado. Em comparação ao derivado de matriz de esmalte, a L-PRF resultou em melhoras similares (Tabela 66.3).

L-PRF na Preservação de Papilas

Após a extração do dente e a perda do osso do processo alveolar, a crista alveolar sofre um processo de remodelamento em direção vertical e horizontal. Este processo geralmente complica a colocação de implantes em posição ideal. Muitas técnicas cirúrgicas foram desenvolvidas para prevenir ou pelo menos minimizar essa reabsorção óssea. Diferentes enxertos ósseos ou substitutos ósseos foram desenvolvidos para uso nos alvéolos de extração, com ou sem a adição de um enxerto de tecido mole ou substituto de tecido mole para selar o alvéolo. No entanto, uma revisão sistemática[89] concluiu que, atualmente, não há uma orientação clara sobre a técnica a ser usada com este fim. Outra abordagem sugere a manutenção da parte vestibular da raiz do dente no alvéolo de extração, com o implante inserido atrás deste escudo de dentina.[47] O uso de L-PRF em um alvéolo de extração pode ser a alternativa terapêutica mais barata, simples

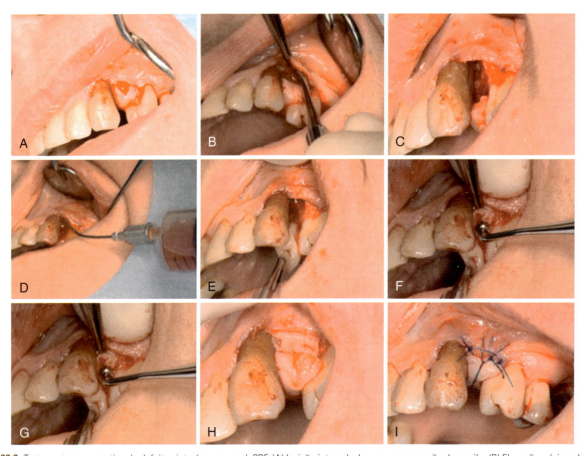

Figura 66.6 Tratamento regenerativo de defeitos intraósseos com L-PRF. (A) Incisão intrasulcular com preservação da papila. (B) Elevação mínima do retalho (com pedúnculo palatino). (C) Defeito após o alisamento radicular. (D) Enxágue do defeito intraósseo com exsudato de L-PRF. (E e F) Aplicação de membrana cortada de L-PRF no defeito (preferencialmente no lado facial). (G e H) Cobertura do defeito ósseo com pelo menos duas camadas de membranas de L-PRF. (I) Sutura do retalho, preferencialmente com fechamento primário da papila interdental, na ausência de tensão.

Quadro 66.2 Abordagem Passo a Passo para o Uso de L-PRF durante o Debridamento em Retalho Aberto.

Protocolo para Uso de L-PRF como Biomaterial Único para Regeneração do Defeito Intraósseo durante o Debridamento em Retalho Aberto (Figura 66.9):
- Incisão intrasulcular com preservação máxima do complexo gengival (Figura 66.6A).
- Elevação mínima do retalho e desgranulação dos defeitos intraósseos (Figura 66.6B).
- Alisamento radicular ideal (Figura 66.6C).
- Enxágue do defeito com fluido de L-PRF (Figura 66.6D). *(O fluido é coletado no fundo do kit Xpression® [Intra-Lock International, Boca Raton, FL, Estados Unidos] após a compressão dos coágulos.)*
- Aplique a membrana de L-PRF (ou parte dela) no defeito (preferencialmente com a parte facial da membrana voltada para o osso) (Figura 66.6E, F).
- Cubra o defeito ósseo com pelo menos duas camadas de membranas de L-PRF, ultrapassando pelo menos 2 mm as bordas ósseas sob o periósteo, para selar o alvéolo e forçar os tecidos moles a crescerem sobre as membranas e não abaixo delas (Figura 66.6G, H).
- Suture o retalho e tente realizar o fechamento primário da papila interdental na ausência de tensão (Figura 66.6I).

Cuidado Pós-operatório:
- Ingestão de alimentos macios; não morder a área tratada; não realizar a limpeza mecânica da área tratada.
- Uso de enxaguante bucal de clorexidina a 0,12% duas vezes ao dia por 1 minuto por pelo menos 3 semanas.
- Analgésicos.

Tabela 66.3 RCTs e CCTs mais Importantes e Relevantes sobre o Uso de L-PRF em Defeitos Periodontais.

Artigo	Tipo	Pacientes	Grupos	Conclusão
Thorat et al. 2011[86]	RCT	32 defeitos	teste: L-PRF + OFD controle: OFD	OFD + L-PRF: - Maior redução de PPD, ganho de NIC e preenchimento do defeito
Sharma & Pradeep, 2011b[77]	RCT	56 defeitos	teste: L-PRF + OFD controle: OFD	OFD + L-PRF: - Maior redução de PPD, ganho de NIC e preenchimento do defeito
Sharma & Pradeep, 2011a[76]	RCT boca dividida	36 mandíbulas com furca de classe 2	teste: L-PRF + OFD controle: OFD	OFD + L-PRF: - Melhora significativa de parâmetros clínicos e radiológicos
Lekovic et al. 2012[57]	CCT boca dividida	17	teste: L-PRF + DBBM controle: L-PRF	L-PRF melhorou os parâmetros clínicos L-PRF + DBBM: maior preenchimento do defeito e maior redução de PPD
Pradeep et al. 2012[70]	RCT	57	teste 1: L-PRF + OFD teste 2: L-PRF + HA + OFD controle: OFD	As duas condições de teste geraram maior redução de PPD, maior ganho de NIC e maior preenchimento dos defeitos intraósseos.
Rosamma Joseph et al. 2012[72]	RCT boca dividida	15	teste: OFD + L-PRF controle: OFD	OFD + L-PRF: - Mais eficaz que o OFD sozinho no tratamento de defeitos periodontais intraósseos
Bansal & Bharti, 2013[8]	RCT boca dividida	10	teste: L-PRF + DFDBA controle: DFDBA	OFD + L-PRF: - Maior redução de PPD e ganho de CAL
Gupta et al. 2014[44]	RCT	44 defeitos	teste: L-PRF controle: EMD	Resultados similares nos dois grupos; o EMD foi superior no preenchimento dos defeitos.
Rosamma Joseph et al. 2014[73]	CCT boca dividida	15	t1: L-PRF em gel + OFD t2: L-PRF + OFD controle: OFD	L-PRF em qualquer forma foi mais eficaz na redução de PPD e ganho de NIC do que o OFD sozinho.
Agarwal et al. 2015[1]	RCT boca dividida	30	teste: L-PRF + DFDBA controle: DFDBA	DFDBA combinado à L-PRF gerou vantagens significativas na redução de PPD, ganho de NIC e aumento da densidade óssea.
Ajwani et al. 2015[2]	RCT boca dividida	20	teste: L-PRF + OFD controle: OFD	OFD + L-PRF: - Maior preenchimento do defeito
Elgendy & Abo Shady, 2015[35]	RCT boca dividida	20	teste: L-PRF + HA controle: HA	HA combinada à L-PRF gerou maior redução de PPD, ganho de NIC e aumento da densidade óssea.
Mathur et al. 2015[64]	RCT	38	teste: OFD + L-PRF controle: OFD + ABG	Os dois grupos apresentaram redução de PPD e ganho de NIC e foram eficazes no tratamento de defeitos intraósseos.
Shah et al. 2015[75]	RCT boca dividida	20	teste: L-PRF + OFD controle: OFD + DFDBA	Resultados similares nos dois grupos

ABG, Enxerto ósseo autólogo; NIC, nível de inserção clínica; CCT, ensaio clínico controlado; DBBM, mineral ósseo bovino desproteinizado; DFDBA, aloenxerto ósseo congelado desmineralizado; EMD, derivado de matriz de esmalte; HA, hidroxiapatita; L-PRF, fibrina rica em leucócitos e plaquetas; OFD, debridamento de retalho aberto; PPD, profundidade de sondagem da bolsa; RCT, ensaio controlado randomizado.

e eficaz (Figura 66.7 e Quadro 66.3), mas o protocolo precisa ser padronizado para obtenção de resultados reprodutíveis. O uso de coágulos ou membranas suficientes de L-PRF parece ser crucial para o efeito ideal.[18]

Hauser et al.[46] realizaram um ensaio controlado randomizado com o delineamento chamado boca dividida para determinar a preservação da crista alveolar após a extração do dente. Os pesquisadores concluíram que a aplicação de L-PRF levou à melhor preservação da largura da crista alveolar e melhor qualidade intrínseca do osso (medida por biópsias ósseas com microtomografia computadorizada). A comparação da boca dividida[84] entre a cicatrização natural dos alvéolos de extração e os alvéolos preenchidos com L-PRF (de 22 pacientes) confirmou os benefícios já mencionados com reabsorção horizontal e vertical significativamente menor, maior preenchimento do alvéolo, maior qualidade do osso e cicatrização mais rápida do osso e do tecido mole. Isto foi relatado até mesmo em sítios com deiscências ósseas. A redução observada na reabsorção óssea foi comparável aos melhores procedimentos clínicos com substitutos ósseos em combinação com enxertos de tecidos conjuntivos e/ou colocação de membrana, similar à descrita por Anwandter et al.[6] Esses estudos, no entanto, contradizem um artigo de Suttapreyasri e Leepong,[80] que não registraram tais diferenças significativas (Tabela 66.4).

Diversos trabalhos sobre extrações de terceiros molares indicaram que a L-PRF como material de preenchimento tem efeito benéfico sobre a dor pós-operatória e a cicatrização do tecido mole.[37,59]

O coágulo de L-PRF permite a rápida neoangiogênese e compensa o trauma ósseo causado pela extração com regeneração óssea estimulada por fatores de crescimento.

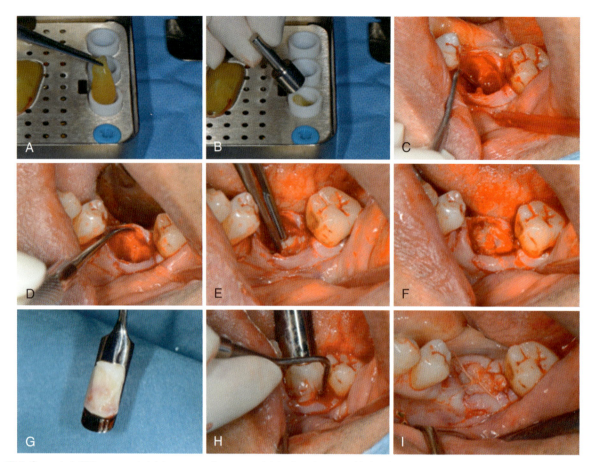

Figura 66.7 O uso de L-PRF como material de restauração em um alvéolo dental, com o objetivo de manutenção das dimensões do osso alveolar. (A e B) Preparo de tampões de L-PRF com o *kit* Xpression® (Intra-Lock International, Boca Raton, FL, Estados Unidos). (C) Remoção precisa de toda a inflamação e do tecido de granulação. (D) Preparo de envelope (com aproximadamente 2 mm de largura) entre as bordas ósseas do alvéolo e os tecidos moles adjacentes; isso é necessário para deslizar as membranas de L-PRF até a ponta para impedir o rápido crescimento do tecido conjuntivo e forçar o epitélio a crescer sobre as membranas. (E e F) Colocação, um por um, de três a cinco tampões de L-PRF no alvéolo e compressão vigorosa. (G e H) Cobertura do alvéolo com pelo menos uma camada dupla de membranas de L-PRF, deslizando as bordas das membranas no envelope preparado. (I) Sutura sem tensão com, por exemplo, técnica acolchoada interna ou externa modificada; o fechamento primário não é necessário.

Quadro 66.3 Abordagem Passo a Passo para a Preservação de Papila com L-PRF.

Protocolo para a Preservação de Papila com L-PRF (Figura 66.10):

- Extração dentária atraumática com máxima preservação de osso alveolar.
- Remoção precisa da inflamação e do tecido de granulação (com broca, se necessário) (Figura 66.7C).
- Preparo do envelope (aproximadamente 2 mm de largura) entre as bordas ósseas do alvéolo e dos tecidos moles adjacentes. Isto permite a inserção de parte das membranas de L-PRF entre o periósteo e o retalho, para selar o alvéolo e forçar os tecidos moles a crescerem sobre as membranas e não abaixo delas (Figura 66.7D).
- Se aplicável, use o exsudato de L-PRF (aspirado na seringa), obtido após a compressão dos coágulos, para irrigação e limpeza do alvéolo.
- Coloque três a cinco tampões de L-PRF, um por um, no alvéolo, comprimindo-os vigorosamente com condensador de amálgama e absorção do soro supérfluo com gaze (Figura 66.7E, F).
- Cubra o alvéolo com pelo menos uma camada dupla de membranas de L-PRF e deslize duas margens entre os tecidos moles e duros ao redor do alvéolo (envelope) para selá-lo e impedir a infiltração epitelial (Figura 66.7G, H).
- Suture com, por exemplo, técnica acolchoada interna ou externa, não com a intenção de fechar a ferida, mas de manter o posicionamento das membranas sem tração (Figura 66.7I).

Cuidado Pós-operatório:

- Não usar clorexidina nos primeiros 2 dias, para não atrapalhar a cicatrização inicial do tecido mole.

L-PRF na Cirurgia Mucogengival Periodontal

Diversos procedimentos foram desenvolvidos para recobrir a superfície radicular exposta. Esses procedimentos clínicos resolvem os problemas estéticos e de hipersensibilidade, mas, biologicamente, levam a um nível importante de inserção clínica, aumento da quantidade de mucosa queratinizada e aumento da espessura da gengiva. É possível dividir as opções terapêuticas em enxerto gengival livre, retalho de avanço coronal (CAF), CAF modificado, técnica de túnel (*coronally advanced tunnel technique*) e combinações destas técnicas com enxerto autólogo (geralmente um enxerto de tecido conjuntivo) ou enxerto não autólogo entre o retalho e a superfície da raiz. Opcionalmente, até mesmo o derivado de matriz de esmalte pode ser usado.

CAPÍTULO 66 Fibrina Rica em Leucócitos e Plaquetas: Propriedades Biológicas e Aplicações

Tabela 66.4 RCTs e CCTs mais Relevantes sobre o Uso de L-PRF para Preservação de Papila.

Artigo	Delineamento Experimental	Pacientes	Preenchimento do Alvéolo	Conclusão
Hauser et al. 2013[46]	RCT	23 pacientes	controle: coágulo de sangue (8) teste 1: L-PRF (9) teste 2: L-PRF + retalho (6)	L-PRF sozinho: - Melhora da cicatrização óssea com melhora da microarquitetura e da qualidade - Melhor preservação do osso alveolar L-PRF + retalho: - O preparo do retalho influenciou negativamente os benefícios da L-PRF
Suttapreyasri & Leepong 2013[80]	RCT boca dividida	8 pacientes	controle: coágulo de sangue (10) teste: L-PRF (10)	L-PRF: - Melhor preservação da papilar alveolar - Menor perda óssea vestibular/lingual - Não aumenta a formação óssea
Marenzi et al. 2015[59]	RCT boca dividida	26 pacientes	2-8 alvéolos/paciente controle: coágulo de sangue teste: L-PRF	L-PRF (até 21 dias): - Redução da dor pós-operatória - Melhora da cicatrização de tecidos moles
Eshghpour et al. 2014[37]	RCT boca dividida	78 pacientes	controle: coágulo de sangue (78) teste: L-PRF (7)8	L-PRF: - Redução do risco de osteíte alveolar após a extração de terceiro molar mandibular
Anwandter et al. 2016[6]	coorte prospectiva	18 pacientes	1 alvéolo/paciente teste: L-PRF (18)	L-PRF: - Reabsorção horizontal média de 1,2 ± 2.4 mm na crista, 1,2 ± 2 mm e 0,8 ± 2,0 mm a 2 e 4 mm em sentido apical
Temmerman et al. 2016[84]	RCT boca dividida	22 pacientes	2 alvéolos/paciente controle: coágulo de sangue (22) teste: L-PRF (22)	L-PRF: - Menor reabsorção óssea bucal - Melhor preservação do osso alveolar

CCT, Ensaio clínico controlado; L-PRF, fibrina rica em leucócitos e plaquetas; RCT, ensaio controlado randomizado.

A L-PRF pode auxiliar a cirurgia mucogengival devido à sua forte rede tridimensional de fibrina, o que permite seu uso não apenas como membrana, mas também como um enxerto de tecido mole. A L-PRF lentamente libera fatores de crescimento e proteínas de matriz que estimulam a cicatrização por mais de 7 dias. Essa liberação promove dois mecanismos biológicos:

- *Impregnação:* A superfície da raiz é impregnada com proteínas do sangue, que são o primeiro elo biológico entre a superfície e a nova inserção.
- *Indução:* A liberação de fatores de crescimento dura o suficiente para desencadear a indução celular – os fatores de crescimento estimulam a proliferação de células periósteas, novos vasos sanguíneos se desenvolvem na matriz de fibrina, fibroblastos gengivais migram pela matriz de fibrina para realização do lento remodelamento e a superfície da membrana induz a epitelialização.

Esses processos permitem o rápido fechamento e a cicatrização da ferida e, em prazo maior, podem levar à cobertura mais estável da retração e ao aumento da espessura da gengiva. As possíveis vantagens desta técnica geraram pesquisas (Tabela 66.5) em que a L-PRF foi adicionada durante a cirurgia plástica periodontal ou membranas de L-PRF foram usadas para substituição dos enxertos de tecido conjuntivo (Figura 66.8 e Quadro 66.4). Até agora, a maioria dos estudos examinou o uso de L-PRF em combinação com a técnica de CAF.

Em geral, é possível concluir que a L-PRF pode ser um bom substituto ao enxerto de tecido conjuntivo, com, obviamente, menor morbidade devido à ausência de um sítio doador (Tabela 66.5). No entanto, estudos mais longos são necessários para verificar a estabilidade dos resultados. A aplicação de CAF durante o uso de L-PRF gerou outras vantagens em comparação com CAF sem L-PRF.[17]

Um estudo examinou os benefícios da L-PRF na cobertura do sítio doador após a coleta de um enxerto gengival livre.[39] Os resultados foram a cicatrização mais rápida do sítio doador e a menor dor pós-operatória com o uso de L-PRF em comparação com a cicatrização espontânea.

CORRELAÇÃO CLÍNICA

A L-PRF pode auxiliar a cirurgia mucogengival devido à sua forte rede tridimensional de fibrina, que possibilita seu uso como membrana, mas permite sua utilização (sozinha) como enxerto de tecido mole. A L-PRF lentamente libera fatores de crescimento e proteínas de matriz que estimulam a cicatrização por mais de 7 dias.

Conclusão

Os benefícios do uso dos concentrados de plaquetas de primeira geração foram muito controversos; no entanto, o concentrado de plaquetas de segunda geração (L-PRF) parece gerar resultados mais consistentes e previsíveis. As vantagens da utilização de L-PRF são sua natureza autóloga, coleta simples, facilidade de preparo em consultório e aplicação clínica simples, sem os riscos associados a produtos alogênicos. Portanto, parece adequada na clínica especializada ou geral. A textura especial da L-PRF permite seu uso clínico na forma amorfa (coágulo), mas, principalmente, na forma membranosa (obtida após a compressão leve). As membranas podem ser usadas para recobrir e proteger feridas, como um enxerto tecidual. As propriedades biológicas da L-PRF claramente apresentam versatilidade cirúrgica interessante e todas as características que podem acelerar a regeneração tecidual e gerar resultados clínicos de alta qualidade. A L-PRF é capaz de estimular a osteogênese e a angiogênese e forma uma estrutura que permite a

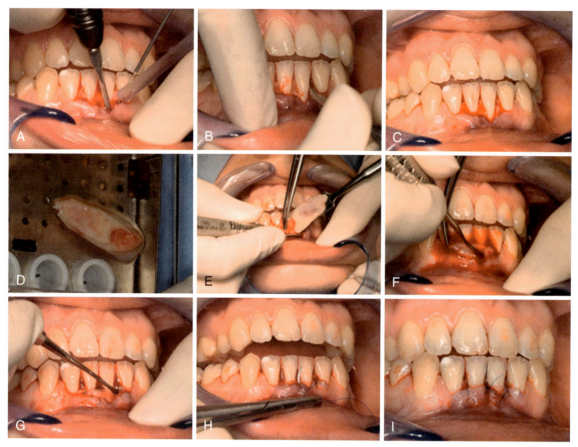

Figura 66.8 Cobertura da retração gengival com o procedimento de retalho de avanço coronal (CAF) e membranas de L-PRF. (A) Preparo do sítio receptor de espessura parcial. (B e C) Desepitelização da papila. (D) Fixação de três ou mais membranas de L-PRF com as dimensões do leito receptor. (E a G) Colocação de enxerto de L-PRF no tecido conjuntivo exposto (leito receptor) e sobre a retração. (H e I) Sutura com avanço coronal do retalho para cobertura do enxerto.

Tabela 66.5 RCTs e CCTs mais Relevantes sobre o Uso de L-PRF na Cirurgia Mucogengival.

Artigo	Delineamento Experimental	Pacientes	Grupos	Conclusão
Aroca et al. 2009[7]	CCT	20	teste: CAF + L-PRF controle: CAF	CAF + L-PRF: - Maior GTH após 6 meses
Aleksic et al. 2010[3]	RCT boca dividida	19	teste: CAF + L-PRF controle: CAF + CTG	Não há diferença entre os grupos Melhor cicatrização e menor dor pós-operatória no grupo CAF + L-PRF
Jankovic et al. 2010[48]	RCT boca dividida	20	teste: CAF + L-PRF controle: CAF + EMD	Não há diferença entre os grupos Maior GTH com CAF + L-PRF
Jankovic et al. 2012[49]	RCT	15	teste: CAF + L-PRF controle: CAF + CTG	Maior largura de KM com CAF + CTG Melhora da ferida cicatrização no grupo CAF + L-PRF
Eren & Atilla 2014[36]	RCT boca dividida	22	teste: CAF + L-PRF controle: CAF + CTG	Não há diferença em % de cobertura, GTH ou KM entre os grupos A L-PRF é mais fácil e não requer sítio doador
Gupta et al. 2015[43]	RCT	23	teste: CAF + L-PRF controle: CAF	Não há diferença entre os grupos GTH maior no grupo CAF + L-PRF
Keceli et al. 2015[52]	RCT	40	teste: CAF + CTG + L-PRF controle: CAF + CTG	Não há diferença entre os grupos; maior GTH com CAF + L-PRF
Thamaraiselvan et al. 2015[85]	RCT	20	teste: CAF + L-PRF controle: CAF	Não há diferença entre os grupos Maior GTH no grupo CAF + L-PRF
Tunali et al. 2015[88]	RCT	44 recessões	teste: CAF + L-PRF controle: CAF + CTG	Não há diferença entre os grupos após 12 meses

CAF, Retalho de avanço coronal; CCT, ensaio clínico controlado; CTG, enxerto de tecido conjuntivo; GTH, espessura da gengiva; KM, mucosa queratinizada; L-PRF, fibrina rica em leucócitos e plaquetas; RCT, ensaio controlado randomizado.

CAPÍTULO 66   Fibrina Rica em Leucócitos e Plaquetas: Propriedades Biológicas e Aplicações   719

Quadro 66.4 Abordagem Passo a Passo para Cobertura da Retração Gengival.

Protocolo para Cobertura da Retração Gengival com Procedimento de Retalho de Avanço Coronal (CAF) Usando L-PRF como Material de Enxerto (Figura 66.11)

- Crie uma incisão (segundo o protocolo da técnica cirúrgica) e prepare o leito receptor em espessura parcial ou total (Figura 66.8A).
- Realize a desepitelialização da papila (Figura 66.8B, C).
- Fixe pelo menos três membranas de L-PRF (com as dimensões corretas) com suturas reabsorvíveis 6-0 (Figura 66.8D).
- Coloque o enxerto de L-PRF on tecido conjuntivo exposto (leito receptor) e sobre a retração e fixe-o ao periósteo (Figura 66.8E, F, G).
- Suture com um avanço coronal do retalho para cobertura do enxerto (Figura 66.8H, I).

Cuidado Pós-operatório

- Não aplique pressão ou forças no sítio do enxerto por pelo menos 6 meses.
- Ingestão de alimentos macios; não morder a área tratada. Não realizar a limpeza mecânica da área tratada. Uso moderado da boca.
- Clorexidina a 0,12% (a partir do 3º dia) três vezes por dia, por 1 minuto, por pelo menos 3 semanas.
- Prescreva os analgésicos suficientes.

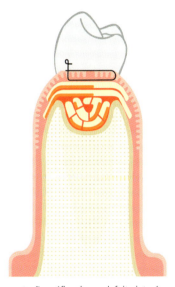

Figura 66.9 Representação gráfica de um defeito intraósseo preenchido com partes seccionadas da membrana de L-PRF (preferencialmente da parte facial) e recoberto com membranas de L-PRF (pelo menos duas camadas com o lado facial virado para o defeito ósseo e sobre as bordas ósseas bucais e linguais). O fechamento primário não é obrigatório.

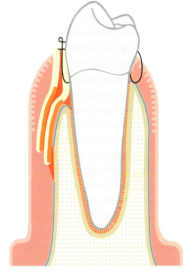

Figura 66.11 Representação gráfica da situação final após a cobertura da retração gengival com um retalho de avanço coronal (CAF) e membranas de L-PRF. Diversas membranas de L-PRF (≥ 3) são colocadas no leito receptor e sobre a retração. A sutura é feita para avançar o retalho em sentido coronal sobre a retração. (O periósteo [linha azul] foi seccionado para permitir o avanço coronal do retalho.)

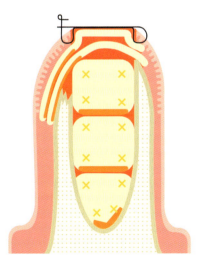

Figura 66.10 Representação gráfica de um alvéolo de extração preenchido com L-PRF. Diversos tampões ou membranas de L-PRF (≥ 3) são condensados no fundo (face voltada para o osso) e o alvéolo é selado com pelo menos duas camadas de membranas de L-PRF. Essas membranas deslizam sob o periósteo nas bordas do alvéolo ósseo (no envelope criado entre o periósteo e as bordas ósseas; 2 mm de cobertura são suficientes). A sutura é feita sem qualquer tentativa de fechamento da ferida (cicatrização por segunda intenção).

migração celular. Estes certamente são os aspectos fundamentais do processo de regeneração óssea. Todas essas características apoiam a conclusão de que a L-PRF tem numerosas vantagens em comparação a outros hemoderivados similares; além disso, a L-PRF demonstrou aumentar a cicatrização natural de tecidos moles e duros.

O uso de L-PRF já foi investigado em muitos tratamentos periodontais, inclusive na colocação de implantes. No entanto, algumas áreas ainda são inexploradas e são necessários estudos clínicos bem projetados. Obviamente, a chegada da L-PRF não significa que toda forma de pensar e agir na cirurgia oral deve mudar. Ainda assim, em muitas indicações, a L-PRF pode ser usada em vez de substitutos ósseos ou membranas. O fato de que sua origem autógena torna a L-PRF 100% segura também é muito relevante.

 Acesse Caso Clínico em https://www.grupogen.com.br.

Referências Bibliográficas

 As referências bibliográficas deste capítulo estão disponibilizadas em https://www.grupogen.com.br.

CAPÍTULO 67

Microcirurgia Periodontal

Dennis A. Shanelec | Leonard S. Tibbetts | Adriana McGregor | J. David Cross[*]

SUMÁRIO DO CAPÍTULO

Filosofia da Microcirurgia Periodontal, 720

Vantagens da Microcirurgia, 722
Sistemas de Ampliação, 724

Suturas Microcirúrgicas, 728
Conclusão, 730

A microcirurgia é uma cirurgia realizada sob uma ampliação de 10 vezes ou mais que é possível apenas pelo uso de um microscópio cirúrgico.[5] As características marcantes da microcirurgia são a acuidade visual e a maior destreza manual.[17] Quando a visibilidade aumenta em 10 vezes, a precisão do movimento motor eleva-se de 1 mm para 10 μm.[3] Esse é o tamanho aproximado de uma célula epitelial,[12] portanto as grandes incisões para obter visibilidade são desnecessárias.

Pequenos instrumentos cirúrgicos são utilizados para aproveitar o campo cirúrgico reduzido (Figura 67.1). Essa filosofia minimamente invasiva resulta em menos lesão, menor morbidade e cicatrização rápida.[9,12] Lâminas microcirúrgicas afiadas são usadas para criar incisões em um nível praticamente celular (Figura 67.2). Essas incisões são fechadas com aposição meticulosa para eliminar hiatos e deslocamentos nas bordas da ferida, permitindo que a cicatrização por primeira intenção comece poucas horas após o fechamento microcirúrgico. Isso evita a necessidade de um estágio mitótico secundário extenso de cicatrização da ferida para preencher os hiatos da ferida e os vazios cirúrgicos.

Filosofia da Microcirurgia Periodontal

A filosofia da microcirurgia inclui três valores centrais. O primeiro é a maior habilidade motora para um melhor desempenho cirúrgico, o que é obtido por meio da maior acuidade visual e do uso de uma apreensão precisa para aumentar a acurácia e reduzir o tremor (Figura 67.3). O segundo é o trauma tecidual mínimo, que é obtido mediante incisões e campos cirúrgicos menores (Figura 67.4). O terceiro valor é o fechamento passivo primário da ferida,[18] que é obtido pela microssutura para eliminar falhas e espaços abertos na borda da ferida (Figura 67.5).

A periodontia avançada tem uma necessidade crescente de procedimentos clínicos que exigem habilidades cirúrgicas complexas. Os procedimentos regenerativos, a cirurgia plástica periodontal e os implantes dentários são alguns dos procedimentos cirúrgicos que

---

[*]Também contribuíram para este capítulo: Bryan S. Pearson, Scott O. Kissel, Leslie Broline e Robert Henshaw.

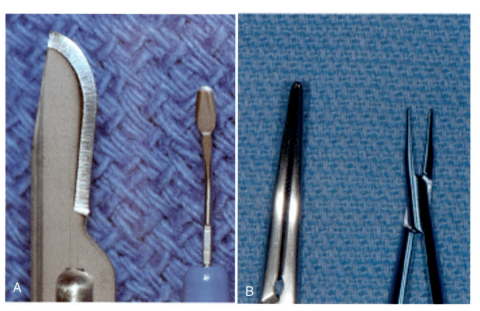

Figura 67.1 Comparação dimensional lado a lado dos instrumentos comumente utilizados *versus* microcirúrgicos. (A) Lâmina nº 15 *versus* uma lâmina oftálmica. (B) Ponta ativa de um suporte de agulha convencional *versus* um microporta-agulhas de McGregor.

CAPÍTULO 67 Microcirurgia Periodontal 721

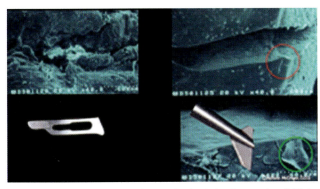

Figura 67.2 Comparação com microscopia eletrônica de varredura (ME) das incisões feitas com uma lâmina nº 15 *(superior esquerda)* e uma lâmina microcirúrgica oftálmica *(superior direita e inferior direita)*. O *círculo vermelho* na imagem superior direita mostra a área ampliada na imagem inferior direita. O *círculo verde* mostra o rompimento de apenas uma célula epitelial. (Fotografias ME por cortesia de Masana Susuki, DDS, Tóquio, Japão.)

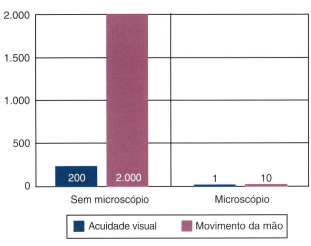

Figura 67.3 Gráfico mostra a correlação entre a melhor acuidade visual por meio da ampliação e a redução radical no movimento mínimo da mão. *(De Shanelec DA: Periodontal microsurgery.* Esthet Restor Dent *15:402-407, 2003.)*

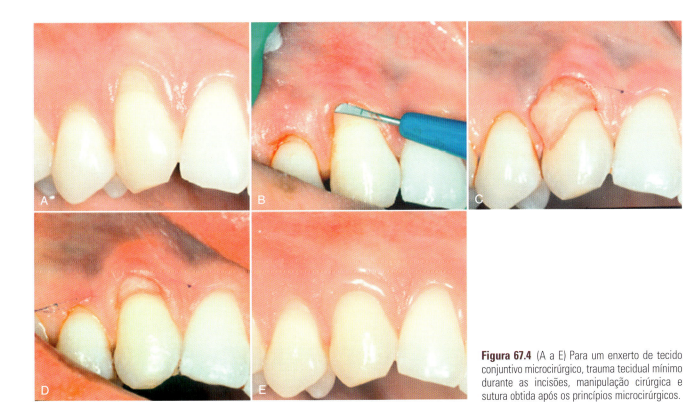

Figura 67.4 (A a E) Para um enxerto de tecido conjuntivo microcirúrgico, trauma tecidual mínimo durante as incisões, manipulação cirúrgica e sutura obtida após os princípios microcirúrgicos.

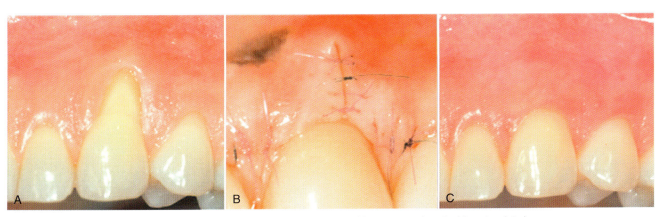

Figura 67.5 (A a C) Fechamento primário da ferida é obtido com o uso dos princípios microcirúrgicos.

exigem um desempenho clínico que desafia frequentemente as habilidades dos cirurgiões periodontais, além do leque de possibilidades com uma visão comum. A microcirurgia estabelece uma abordagem cirúrgica minimamente invasiva para a periodontia, exemplificada por menos incisões verticais e sítios cirúrgicos menores. Cada campo da microcirurgia tem reconhecido que quanto menor o tamanho da incisão e menor a retração, menor a morbidade pós-operatória e mais rápida é a cicatrização[2] (Figura 67.6).

Além do uso da ampliação e da dependência de uma técnica atraumática, a microcirurgia requer instrumentos construídos especialmente e concebidos especificamente para minimizar o trauma. Uma característica importante dos instrumentos microcirúrgicos é a sua capacidade para criar incisões limpas que preparam as feridas para a cicatrização por primeira intenção. As incisões microcirúrgicas são feitas em um ângulo de 90 graus com a superfície usando bisturis microcirúrgicos oftálmicos (Figura 67.7).

O microscópio permite a identificação fácil das bordas de ferida irregulares a serem aparadas e renovadas. Para o fechamento primário da ferida são necessárias microssuturas na faixa de 6-0 a 9-0 para aproximar as bordas com precisão (Figura 67.8). A aposição da ferida microcirúrgica minimiza hiatos ou vazios nas bordas e estimula a cicatrização rápida com menos inflamação e dor pós-operatória. As Figuras 67.9 e 67.10 ilustram casos de cirurgia periodontal usando técnicas microcirúrgicas.

Vantagens da Microcirurgia

A microcirurgia periodontal eleva o nível do tratamento de muitas formas. A tomada de decisão cirúrgica é aprimorada porque a qualidade e a quantidade de dados visuais que chegam ao córtex cerebral são aumentadas em uma quantidade equivalente ao quadrado do nível de ampliação. Também ocorrem vantagens ergonômicas e posturais

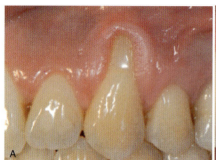
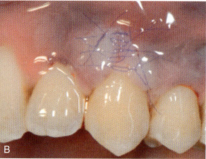
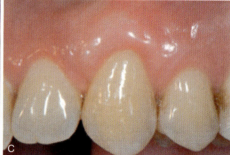

Figura 67.6 Antes (A), durante (B) e 8 semanas após (C) a cicatrização do enxerto de um tecido conjuntivo microcirúrgico.

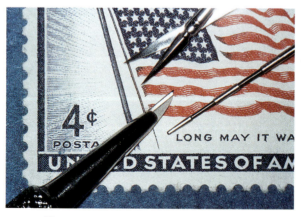

Figura 67.7 Bisturi microcirúrgico de Castroviejo.

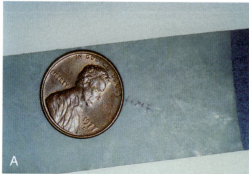
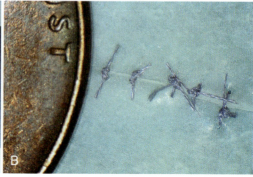

Figura 67.8 (A e B) Sutura microcirúrgica.

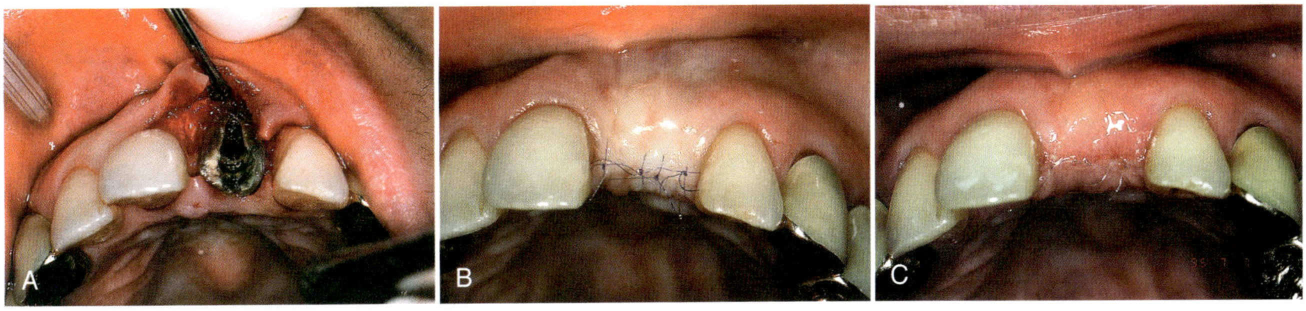

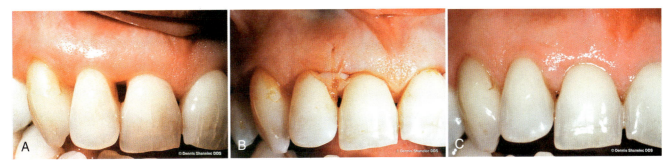

Figura 67.9 Extração microcirúrgica. (A) Antes da cirurgia. (B) Visualização microcirúrgica. (C) 1 semana após a cirurgia.

Figura 67.10 Reconstrução papilar. (A) Antes da cirurgia. (B) Visualização microcirúrgica. (C) Após a cirurgia.

quando se utiliza o microscópio cirurgico[1] (Figura 67.11). Problemas como a fadiga neuromuscular e a patologia esquelética ocupacional são menores. O conforto ao sentar, a boa postura corporal, o apoio de braço e a respiração controlada são inerentes ao uso correto do microscópio. As habilidades motoras são aperfeiçoadas por meio de instrumentos projetados para uma empunhadura precisa. Os instrumentos de titânio são utilizados para força e leveza e são feitos com cabos redondos para permitir a rotação precisa (Figura 67.12); isso reduz a fadiga manual e o tremor, visando ao movimento cirúrgico preciso. O benefício ergonômico é um dos aspectos significativos do uso do microscópio em periodontia.

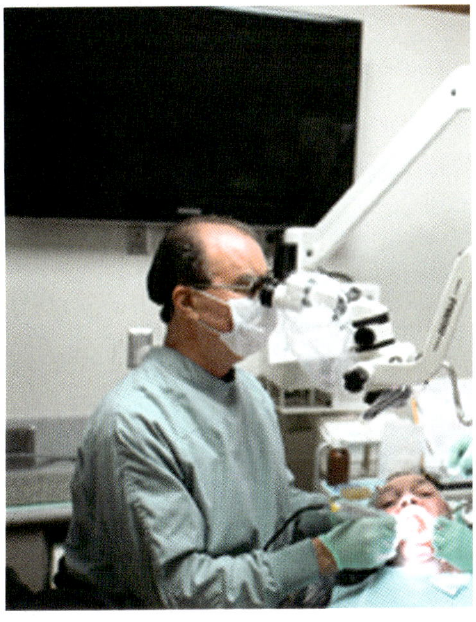

Um aspecto importante da microcirurgia periodontal é o aprimoramento técnico no desempenho cirúrgico. Níveis de qualificação mais altos foram demonstrados em muitas disciplinas cirúrgicas e podem ser plenamente apreciados quando um cirurgião tenta usar a sua mão sob o microscópio. Visualizar a cirurgia sob o microscópio impressiona um cirurgião com a rudeza da manipulação cirúrgica convencional (Figura 67.13). O que a olho nu parece uma cirurgia delicada revela-se sob o microscópio um esmagamento grosseiro e laceração de tecidos delicados. Há muito a periodontia defende a cirurgia atraumática, mas os limites da visão normal tornaram esse objetivo inatingível.

A orientação proprioceptiva tem pouco valor no nível microcirúrgico. A orientação visual é utilizada para a correção dos bisturis e instrumentos no meio do percurso a fim de atingir o melhor nível de habilidade e destreza.[4,9] As incisões podem ser mapeadas com precisão,

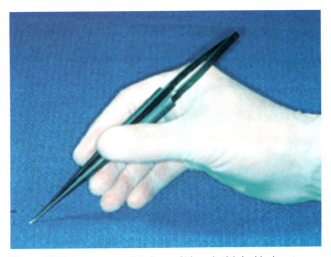

Figura 67.11 A distensão muscular e as possíveis lesões profissionais podem ser evitadas por meio de uma posição mais ergonômica, facilitada pelo uso adequado de um microscópio.

Figura 67.12 Instrumentos cirúrgicos esféricos de titânio, idealmente com 9 mm de diâmetro, reduzem a fadiga muscular e facilitam os movimentos giratórios precisos da mão.

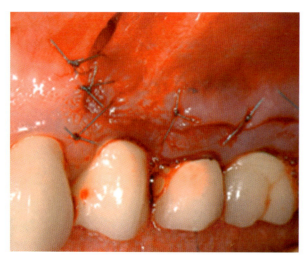

Figura 67.13 A rudeza da cirurgia periodontal convencional é óbvia sob a ampliação microscópica.

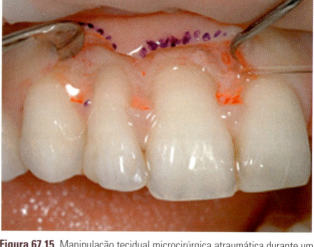

Figura 67.15 Manipulação tecidual microcirúrgica atraumática durante um procedimento microcirúrgico de aumento de coroa.

os retalhos elevados com danos mínimos e as feridas fechadas precisamente sem tensão (Figura 67.14). A microcirurgia periodontal é uma progressão natural dos princípios cirúrgicos convencionais para uma ética cirúrgica em que o microscópio cirúrgico é empregado na manipulação mais precisa e atraumática do tecido (Figura 67.15).

A aparência final da microcirurgia é superior à da cirurgia convencional. A diferença é muitas vezes surpreendente (Figuras 67.16 a 67.18). Por mais que o bom senso e o conhecimento desempenhem algum papel na cirurgia, ao final, ela é uma arte. Os cirurgiões apreciam isso, especialmente quando a microcirurgia eleva o seu trabalho ao nível de expressão artística. A gratificação pessoal na realização de uma cirurgia melhor leva à aceitação da microcirurgia periodontal pelos cirurgiões motivados a melhorar a qualidade do seu trabalho.

A microcirurgia oferece outra vantagem na área de preparação radicular. A importância do desbridamento radicular é reconhecida universalmente como um componente essencial da terapia periodontal.[10,17] A pesquisa em odontologia clínica mostrou que a visão aumentada pelo microscópio atinge com mais facilidade os objetivos clínicos estabelecidos da odontologia endodôntica e restauradora. Em periodontia, estudos demonstraram que o desbridamento radicular feito sem ampliação era incompleto. Quando as raízes desbridadas foram examinadas com a ajuda de um microscópio, permaneceram depósitos substanciais. Mesmo na ausência de estudos clínicos, podemos inferir que a visão aumentada pelo microscópio na periodontia permite um desbridamento radicular mais definitivo.

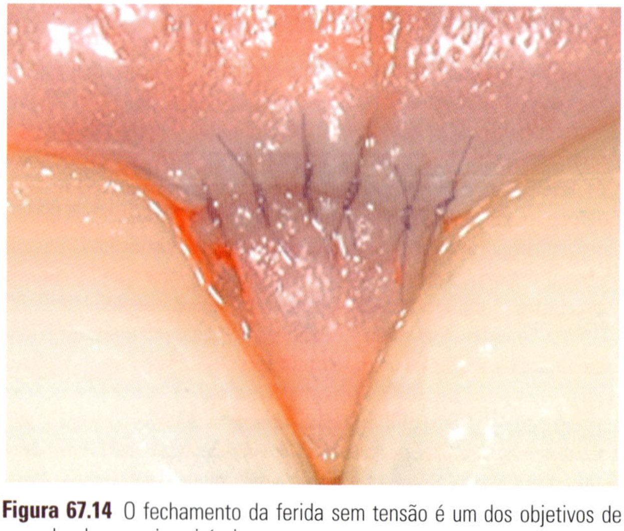

Os objetivos primários da cirurgia periodontal incluem o acesso visual à superfície radicular para remoção de placa e cálculo e para remoção de estruturas dentárias alteradas patologicamente. A ampliação melhora muito a capacidade do cirurgião para criar uma superfície radicular limpa e lisa (Figura 67.19). A superfície radicular representa uma borda oposta da ferida periodontal, portanto, o alisamento radicular é análogo a estabelecer uma incisão limpa no tecido mole. A ampliação permite a preparação das superfícies das feridas no tecido duro e no tecido mole para que possam ser unidas de acordo com o princípio microcirúrgico aceito da aproximação por superposição. Isso estimula a cicatrização primária da ferida e melhora a reconstrução periodontal. Estudos de cicatrização de feridas mostram anastomose epitelial das feridas cirúrgicas unidas por microcirurgia em animais dentro de 48 horas.[4,16] Com o treinamento, o microcirurgião periodontal consegue produzir de modo consistente um trabalho mais elaborado do que o cirurgião convencional mais talentoso (Figura 67.20).

Sistemas de Ampliação

Sistemas de ampliação simples e complexos estão disponíveis para dentistas. Eles variam de lupas simples a lupas telescópicas prismáticas e microscópios cirúrgicos. Cada sistema de ampliação tem vantagens e limitações específicas. Embora a ampliação aumente a precisão das habilidades clínicas e diagnósticas, ela exige uma compreensão dos princípios ópticos que governam todos os sistemas de ampliação. O pressuposto de que "quanto mais ampliação, melhor" sempre precisa ser ponderado com a diminuição do campo de visão e da profundidade de foco que pode ocorrer com a ampliação, o que é um problema mais comum com as lupas odontológicas do que com os microscópios cirúrgicos.

Lupas de Ampliação

As lupas odontológicas são o sistema de ampliação óptica mais comumente utilizado em periodontia. As lupas são fundamentalmente telescópios monoculares duplos com lentes emparelhadas e convergentes para um foco no campo operatório. A imagem ampliada formada tem propriedades estereoscópicas em virtude de sua convergência. Um sistema óptico de lentes convergentes chama-se *sistema óptico Kepleriano*.

Figura 67.14 O fechamento da ferida sem tensão é um dos objetivos de uma abordagem microcirúrgica.

CAPÍTULO 67 Microcirurgia Periodontal 725

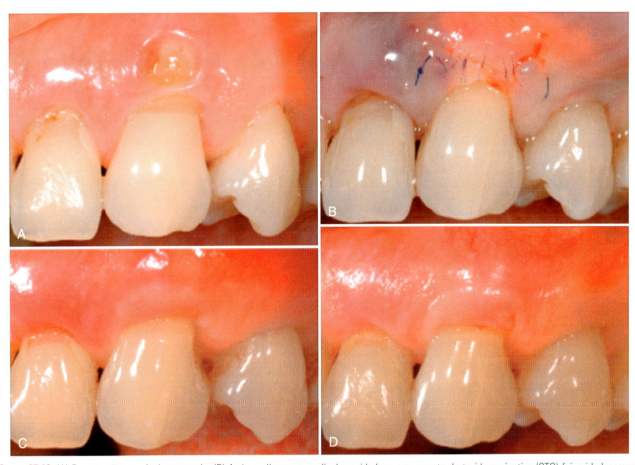

Figura 67.16 (A) Fenestração gengival supurando. (B) Após o alisamento radicular cuidadoso, um enxerto de tecido conjuntivo (CTG) foi cuidadosamente suturado sob o retalho em envelope. (C) Cicatrização do pós-operatório em 3 semanas. (D) Acompanhamento pós-operatório em 1 ano.

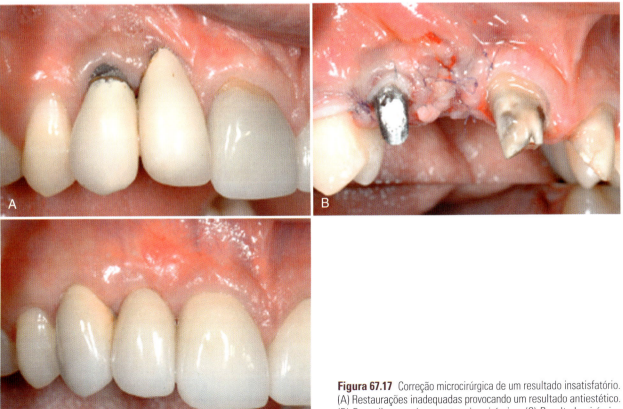

Figura 67.17 Correção microcirúrgica de um resultado insatisfatório. (A) Restaurações inadequadas provocando um resultado antiestético. (B) Procedimento de enxerto microcirúrgico. (C) Resultado cirúrgico final após a confecção de novas coroas.

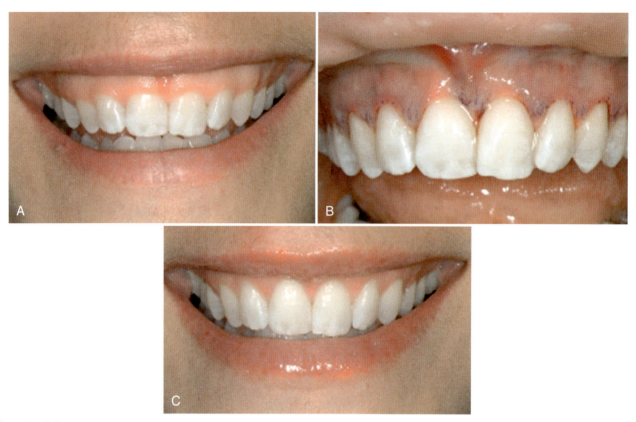

Figura 67.18 Procedimento microcirúrgico de aumento de coroa. (A) Erupção passiva alterada cobrindo as coroas dentárias. (B) Resultado microcirúrgico pós-operatório imediato. (C) Cicatrização de pós-operatório em 3 semanas.

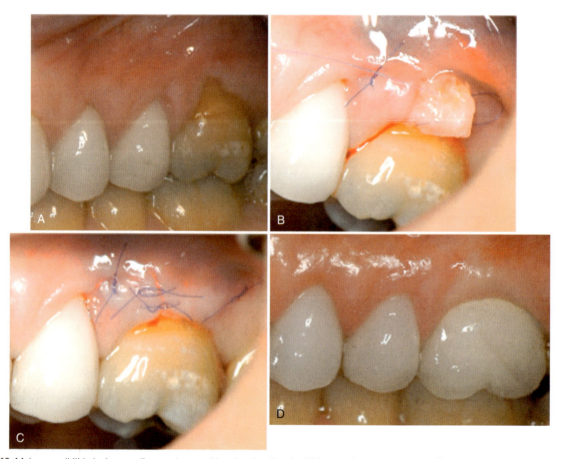

Figura 67.19 Maior acessibilidade do procedimento é promovida pela microcirurgia. (A) Enxerto de tecido conjuntivo (CTG) em um molar superior. (B) Antes da cirurgia. (C) Durante a cirurgia. (D) Sete semanas de pós-operatório.

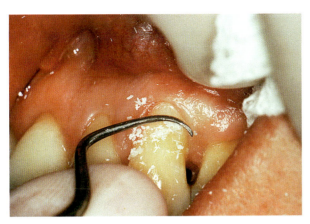

Figura 67.20 Alisamento radicular ampliado.

Embora as lupas odontológicas sejam amplamente utilizadas, elas têm desvantagens em comparação com o microscópio. Os olhos do cirurgião precisam convergir para visualizar o campo operatório. Isso pode resultar em vista cansada, fadiga e alterações patológicas na visão, especialmente após o uso prolongado.

Três tipos de lupas keplerianas costumam ser utilizadas em periodontia: lupas simples ou de um único elemento, lupas compostas e lupas telescópicas prismáticas. Cada tipo pode diferir amplamente quanto à sofisticação óptica e ao projeto individual.

Lupas Simples

As lupas simples, que são ampliadores primitivos com capacidades limitadas, consistem em um par de lentes côncavo-convexas simples (Figura 67.21). Cada lente é limitada a apenas duas superfícies refratoras. Sua ampliação pode aumentar apenas com o aumento do diâmetro e da espessura da lente. As limitações de tamanho e peso tornam as lupas simples de pouca aplicação para ampliações maiores do que 1,5 vez. Outra desvantagem das lupas simples é que elas são muito afetadas por alterações esféricas e cromáticas, o que distorce a forma da imagem e a cor dos objetos que estão sendo visualizados.

Lupas Compostas

As lupas compostas utilizam lentes de vários elementos com espaços de ar interpostos para obter mais superfícies refratárias (Figura 67.22). Isso permite uma ampliação maior, com distância de trabalho e profundidade de campo mais favorável. A ampliação das lupas compostas pode ser aumentada alongando-se a distância entre as lentes, evitando com isso o tamanho e o peso excessivo das mesmas.

Além de oferecer mais desempenho óptico, as lentes compostas podem ser *acromáticas*, o que é uma característica óptica que os cirurgiões-dentistas sempre devem escolher quando selecionarem lentes de aumento. As lentes acromáticas consistem em duas lentes de vidro unidas com resina transparente. A densidade específica de cada lente compensa a aberração cromática de suas lentes pareadas para produzir uma imagem com correção de cor. No entanto, as lentes compostas de vários elementos tornam-se opticamente ineficientes nas ampliações acima de 3 vezes.

Lupas Telescópicas Prismáticas

A ampliação óptica mais avançada atualmente disponível em uma lupa é a lupa telescópica prismática. Essas lupas empregam prismas de Schmidt para alongar a trajetória da luz por meio de uma série de espelhos entre as lentes. Esse arranjo dobra a luz de modo que o cilindro de lupas pode ser encurtado. As lupas prismáticas produzem mais ampliação, profundidades de campo maiores, distâncias de trabalho mais longas e maiores campos de visão do que os outros tipos de lupa. Os cilindros das lupas prismáticas são suficientemente curtos para serem montados em armações de óculos (Figura 67.23) ou tiras de cabeça. No entanto, o maior peso das lentes telescópicas prismáticas com ampliação acima de 4 vezes torna a montagem na tira de cabeça mais confortável e estável do que a montagem na armação dos óculos. Inovações nas lupas telescópicas prismáticas incluem iluminação coaxial em fibra óptica incorporada nos elementos da lente para aumentar a iluminação (Figura 67.24).

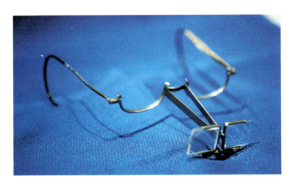

Figura 67.21 Lupas simples.

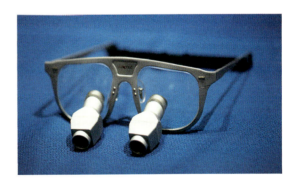

Figura 67.23 Lupas prismáticas montadas em armação de óculos.

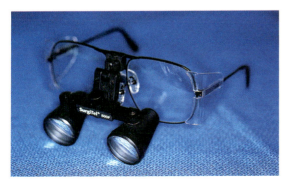

Figura 67.22 Lupas compostas.

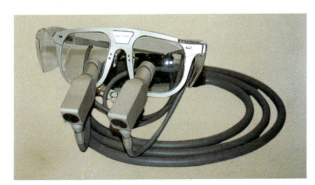

Figura 67.24 Lupas prismáticas com iluminação coaxial.

Faixa de Ampliação das Lupas Cirúrgicas

As lupas odontológicas proporcionam uma gama limitada de ampliação: 1,5 vez a 6 vezes. As lupas com ampliação inferior a 3 vezes normalmente são inadequadas para a acuidade visual necessária na periodontia clínica. As lupas cirúrgicas que proporcionam ampliação de mais de 4 vezes não são práticas devido a seu pequeno campo de visão, pouca profundidade de foco e peso excessivo. As lupas excessivamente pesadas podem dificultar a manutenção de um campo visual estável.

Em alguns procedimentos periodontais, as lupas telescópicas prismáticas com ampliação de 4 vezes fornecem uma combinação adequada de ampliação, campo de visão e profundidade de foco. No entanto, o microscópio cirúrgico oferece ampliação muito maior e óptica superior em comparação com qualquer um dos sistemas ópticos de lupa mencionados.

Microscópio Cirúrgico

O microscópio cirúrgico oferece mais visibilidade do que as lupas odontológicas, promovendo uma gama de ampliação com desempenho óptico superior. Um microscópio cirúrgico pode durar uma carreira inteira, tornando viável o seu investimento no longo prazo. O uso proficiente do microscópio exige treinamento e prática. Os microscópios cirúrgicos projetados para odontologia empregam a óptica galileana, que tem óculos binoculares unidos por prismas compensados para estabelecer um eixo óptico paralelo e permitir a visão estereoscópica sem convergência ocular ou fadiga visual. Outro óculo binocular pode ajudar o assistente da cirurgia (Figura 67.25).

Os microscópios cirúrgicos contêm lentes acromáticas revestidas, alta resolução óptica e um elemento rotativo de variação de ampliação que permite ao microcirurgião mudar facilmente a ampliação, de forma a atender às necessidades cirúrgicas (Figura 67.26). Como os elementos ópticos dos microscópios cirúrgicos são mais avançados que os das lupas, as características da profundidade de foco e o campo de visão são muito melhores. Os microscópios cirúrgicos têm lentes objetivas com várias distâncias de trabalho. Uma faixa útil na odontologia é 250 a 350 mm.

Para uso prático, um microscópio cirúrgico precisa ter manobrabilidade e estabilidade. Existem opções de montagem no teto, parede ou solo. Os óculos de inclinação ajustável melhoram a flexibilidade postural para vários procedimentos (Figura 67.27). Essa capacidade de manobra proporciona acesso visual a todas as áreas da boca e é um fator importante ao se optar pelo uso de um microscópio cirúrgico.

A iluminação do campo microcirúrgico também é uma consideração importante. Os dentistas estão acostumados a trabalhar com iluminação lateral proveniente de luzes odontológicas montadas nas laterais ou com iluminação proveniente de lâmpadas de cabeça. A

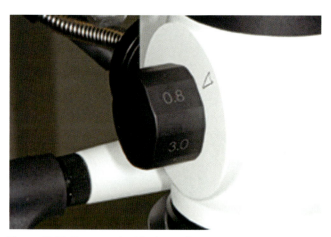

Figura 67.26 Elemento giratório de ampliação com um campo de visão variando da boca inteira até aproximadamente 3 cm quando se utiliza uma lente objetiva de 250 mm.

iluminação coaxial em fibra óptica é uma grande vantagem porque foca a luz paralelamente ao eixo óptico do microscópio, eliminando as sombras. Os cirurgiões podem visualizar os trechos mais profundos da cavidade oral, incluindo as bolsas subgengivais e os defeitos ósseos angulares. É possível a visualização definitiva da superfície radicular para detectar depósitos e irregularidades. Os cirurgiões conseguem visualizar a anatomia para tomar decisões clínicas baseadas na avaliação precisa da patologia em vez de palpites cegos.

A documentação é importante para a compreensão do paciente e do profissional e por motivos legais. O microscópio cirúrgico é uma plataforma ideal para documentar a patologia periodontal e os procedimentos clínicos. Imagens digitais podem ser capturadas por meio de um divisor de feixes e um acessório de câmera. Um interruptor controlado pelo pé permite que o cirurgião grave, com o desdobramento do procedimento, sem interromper a cirurgia. Essas imagens representam o campo cirúrgico exatamente como o cirurgião o vê, ao contrário da visão da câmera sobre o ombro do cirurgião. As câmeras de vídeo de alta definição capturam imagens estáticas e em vídeo simultaneamente, permitindo a documentação dos procedimentos periodontais para fins instrucionais (Figura 67.28).

Suturas Microcirúrgicas

Para obter o fechamento microcirúrgico ideal da ferida, um cirurgião depende de como as incisões foram planejadas e executadas, de como a cirurgia foi realizada e da técnica de sutura. A escolha das agulhas de sutura corretas e dos materiais é essencial para o êxito no fechamento microcirúrgico da ferida. A escolha do tamanho da sutura e da agulha é fundamental para a passagem atraumática da sutura no tecido. O material da sutura precisa manter o fechamento da ferida até a cicatrização estar suficientemente avançada para suportar o estresse funcional.

As suturas são classificadas, de acordo com sua estrutura, como monofilamento ou trançada; de acordo com a superfície, como revestida ou não revestida; e de acordo com suas propriedades biológicas, como absorvível ou não absorvível.[2] A sutura preferida na microcirurgia é um material monofilamento como o polipropileno ou polidioxanona. Esses materiais são bacteriostáticos e não inflamatórios, seguram um nó extremamente bem e são removidos facilmente. O propósito das suturas é proporcionar um suporte inicial da ferida. Eles são escolhidos para as feridas apropriadas com base na fragilidade do tecido. A menor sutura capaz de suportar a ferida produz o menor trauma tecidual e a menor interrupção do suprimento sanguíneo.

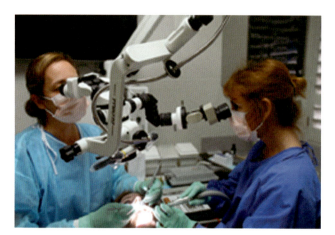

Figura 67.25 O módulo binocular acessório permite que o assistente forneça um suporte melhor ao cirurgião durante o procedimento.

CAPÍTULO 67   Microcirurgia Periodontal   729

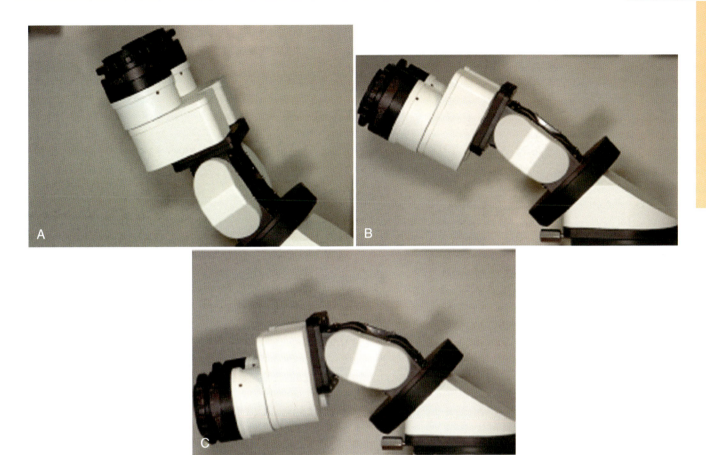

Figura 67.27 (A a C) As oculares ajustáveis inclináveis têm maior gama de movimentos.

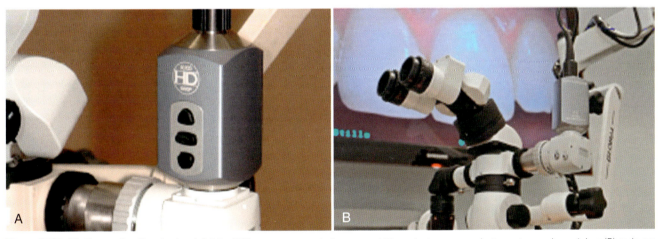

Figura 67.28 (A) Câmera de vídeo de alta definição (HD) e com captura de imagens estáticas ajusta-se convenientemente ao microscópio e (B) pode ser visualizada em tempo real em um monitor HD. (*Cortesia de Optronics Microcast HD Studio, Optronics Medical Grade HD Microimaging Systems, Goleta, CA.*)

Na microcirurgia periodontal, o tamanho da sutura varia de 6-0 (*i. e.*, diâmetro de um cabelo humano) a 9-0 (Figura 64-29). O tamanho e a forma da agulha utilizada são essenciais para a passagem atraumática da sutura. O diâmetro ideal da agulha é ligeiramente maior que o tamanho da sutura. As suturas utilizadas em microcirurgia são soldadas, tornando a agulha e a sutura contínuas[1] (Figura 67.30). A penetração e a passagem da agulha dependem do ângulo de entrada da ponta da agulha. Agulhas cortantes passam com facilidade pelo tecido gengival, mas podem lacerar o tecido. Agulhas cônicas são menos traumáticas e menos propensas a lacerar o tecido.

Um componente importante do projeto da agulha é a distância da corda (Figura 67.30). A corda de uma agulha é o comprimento de uma linha desenhada entre a ponta cortante e a extremidade soldada.[1] O raio de uma agulha é o arco de sua circunferência. Uma agulha redonda em semicircunferência tem um arco de 180 graus. A corda determina a facilidade de passagem da sutura entre os dentes adjacentes. O arco determina o tamanho da perfuração e o ângulo de entrada adotado pela agulha. Essas dimensões da agulha são importantes quando escolhemos as suturas para a microcirurgia periodontal.[4]

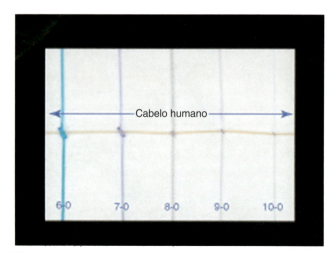

Figura 67.29 Comparação do tamanho das microssuturas em relação à dimensão de um cabelo humano.

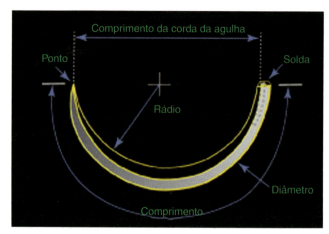

Figura 67.30 Anatomia de uma agulha. As microssuturas são inseridas manualmente na extremidade soldada a *laser* da agulha, formando uma unidade contígua sem junção.

Conclusão

À medida que a medicina e a odontologia continuam a buscar um tratamento minimamente invasivo, a microcirurgia e seus princípios emergem como a metodologia para satisfazer as demandas profissionais e públicas.[14] O microscópio proporciona uma excelente plataforma, a partir da qual o clínico microcirúrgico pode reunir e observar quantidades detalhadas e precisas de informação para o diagnóstico e tratamento dos pacientes com habilidade e precisão.[6] A microcirurgia leva à melhora estética, cicatrização rápida, menor morbidade e maior aceitação por parte do paciente.[3,15,16]

Referências Bibliográficas

 As referências bibliográficas deste capítulo estão disponibilizadas em https://www.grupogen.com.br.

CAPÍTULO 68

Laser na Terapia Periodontal e Peri-Implantar

Perry R. Klokkevold | Bobby Butler | Richard T. Kao

SUMÁRIO DO CAPÍTULO

Interações Físicas e Biológicas do *Laser*, 731
Aplicações do *Laser* na Periodontia, 734

Complicações e Riscos da Laserterapia, 737
Conclusão, 738

O primeiro trabalho sobre *laser* foi feito em 1960 por Theodore H. Maiman no Hughes Research Laboratories, uma subdivisão do Hughes Aircraft em Malibu, Califórnia.[68] Maiman criou o *laser* bombeando energia muito alta de um tubo de *flash* para um meio de rubi em estado sólido, o qual emitiu um feixe monocromático de luz vermelha visível profunda com um comprimento de onda de 694,3 nm. Quase imediatamente depois, os pesquisadores começaram a investigar o uso do *laser* com aplicações odontológicas.[47,76,94,115] Os estudos iniciais foram focados na remoção de tecidos duros e cárie, mas esses aparelhos de *laser* ofereciam poucos benefícios em comparação com os instrumentos rotatórios. Consequentemente, os interesses no uso dos aparelhos de *laser* na odontologia desapareceram. As atividades do *laser* com fins odontológicos ficaram esquecidas até os anos 1990, quando os avanços nos novos comprimentos de onda, unidades de liberação e potências maiores mudaram o foco para utilização em tecidos moles, assim como para alguns procedimentos em tecidos duros (Tabela 68.1).[39,66] Mais recentemente, houve aumento no interesse do uso do *laser* na terapia periodontal, incluindo tanto aplicações cirúrgicas como não cirúrgicas. Além da sua função como um instrumento de corte, o *laser* também tem sido recomendado na terapia fotodinâmica antimicrobiana para o rompimento do biofilme, com redução e eliminação dos patógenos da bolsa periodontal. Outra aplicação potencial do *laser* na periodontia é o uso do *laser* de baixa potência (LLLT) para estimular a atividade celular e aumentar a cicatrização e a regeneração tecidual.

Assim como a introdução da maioria das novas tecnologias, o uso da terapia com *laser* na periodontia espera substituir ou melhorar as terapias convencionais. É importante reconhecer que a determinação de que uma nova tecnologia deva ser incorporada na nossa prática requer evidências de estudos clínicos que demonstrem equivalência ou superioridade em relação às terapias convencionais. O tamanho da amostra necessária para um teste ser estatisticamente superior geralmente é muito maior do que tem sido testado em estudos clínicos avaliando os *lasers* até o momento. Assim, as únicas conclusões razoáveis afirmarão que os *lasers* são equivalentes, se não melhores, quando comparados às terapias convencionais. O número limitado de ensaios clínicos e estudos de coorte para cada tipo de *laser*, aliado ao fato dos diferentes ajustes de exposição e dos vários protocolos usados nesses estudos, justifica a dificuldade em se implementar essa nova tecnologia para aplicação periodontal. Estudos publicados até o momento são escassos e heterogêneos para se chegar a uma conclusão definitiva. No entanto, se uma nova terapia é considerada equivalente, embora não seja superior à terapia convencional, podem existir outras razões como segurança, custo ou facilidade que garantam a utilização da nova tecnologia.[48] Revisões sistemáticas e metanálises de relatos disponíveis tentaram definir em quais situações o *laser* produz benefícios adicionais nas aplicações periodontais.[111-113,115] Infelizmente, existe uma falta de ensaios clínicos bem desenhados, randomizados, controlados (RCTs), que representam o tipo excelente de estudo necessário para realização de metanálises, e, além disso, os estudos que existem geralmente são heterogêneos em relação ao tipo de *laser*, ajustes e exposições. Logo, as conclusões devem ser interpretadas com cautela. Este capítulo descreve algumas das aplicações clínicas do *laser* na terapia periodontal e discute a literatura atualmente disponível.

> ### ❗ CORRELAÇÃO CLÍNICA
>
> A energia do *laser* liberada para atingir os tecidos-alvo irá variar de acordo com tipo de *laser* (comprimento de onda), ajustes (potência) e exposição (tempo). É difícil comparar os resultados de vários estudos, a menos que o mesmo tipo de *laser* tenha sido utilizado com ajustes e tempo de exposição idênticos.

Interações Físicas e Biológicas do *Laser*

Laser é um acrônimo para "*light amplification by stimulated emission of radiation*" (amplificação de luz por emissão de radiação estimulada). Os *lasers* funcionam estimulando a emissão de energia luminosa de um determinado meio em um raio de luz monocromático focalizado e colimado. O feixe de energia reage com um tecido-alvo sendo absorvido, refletido ou espalhado dependendo do comprimento de onda e das características de absorção (Figura 68.1). Alguns tipos de *laser* (p. ex., Nd:Yag) podem ser transmitidos através da superfície dos tecidos para interagir com os tecidos mais profundos. Quando o *laser* é bem absorvido, a energia explode as células do tecido-alvo e a matriz extracelular, em um processo denominado *ablação*.[93] A eficiência da ablação está relacionada ao comprimento de onda e à afinidade do feixe de *laser* pelo tecido-alvo. Os feixes de *laser* também podem ser refletidos ou ricocheteados para fora do tecido-alvo (p. ex. refletidos para uma superfície metálica) sem interação. Isso é um efeito tipicamente indesejável, uma vez que não há efeito no tecido-alvo e o feixe refletido pode interagir com outros alvos não intencionais. Se o comprimento de onda não for bem absorvido, pode haver espalhamento e uma reação térmica nos tecidos vizinhos com carbonização e aquecimento. Os clínicos devem entender que essa energia afeta não só os tecidos-alvo, mas também os circunvizinhos.

A produção de *laser* requer um meio, um tubo de *laser* ou uma câmara óptica e uma fonte de energia externamente aplicada para criar e emitir um feixe de energia monocromático (Figura 68.2). Quando a

Tabela 68.1 Tipos de *Lasers* Atualmente Utilizados em Odontologia.

Tipo de *Laser*	Comprimento de onda (nm)	Usos odontológicos
Argônio	488-514	Clareamento dentário e luzes de cura avançadas
Diodo	655-980	Gengivectomia/gengivoplastia, uso de medicamentos orais (terapia de úlceras aftosas, biópsias, dessensibilização dentinária), exposição ao implante de segundo estágio, curetagem periodontal (defendida, mas não baseada em evidências)
Neodímio:ítrio-alumínio-granada (Nd:YAG)	1.064	Gengivectomia/gengivoplastia, uso de medicamentos orais (terapia de úlceras aftosas, biópsias, dessensibilização dentinária), exposição ao implante de segundo estágio, curetagem periodontal (defendida, mas não baseada em evidências)
Érbio, cromo:ítrio-escândio-granada-gálio (Er,Cr:YSGG)	2.780	Gengivectomia/gengivoplastia, uso de medicamentos orais (terapia de úlceras aftosas, biópsias, dessensibilização dentinária), exposição ao implante de segundo estágio, curetagem periodontal (defendida, mas não baseada em evidências), corte de tecido duro (dentina e ósseo)
Érbio:ítrio-alumínio-granada (Er:YAG)	2.940	Gengivectomia/gengivoplastia, uso de medicamentos orais (terapia de úlceras aftosas, biópsias, dessensibilização dentinária), exposição ao implante de segundo estágio, curetagem periodontal (defendida, mas não baseada em evidências), corte de tecido duro (dentina e ósseo)
Dióxido de carbono (CO_2)	10.600	Gengivectomia/gengivoplastia, exposição ao implante de segundo estágio, curetagem periodontal (defendida, mas não baseada em evidências)

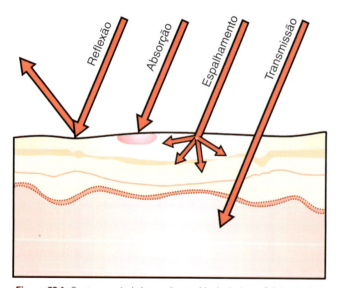

Figura 68.1 Quatro possíveis interações teciduais do *laser*. O feixe de *laser* pode ser refletido, absorvido, espalhado ou transmitido. (*De Convissar RA: Principles and practice of laser dentistry, ed 2, St. Louis, 2016, Mosby.*)

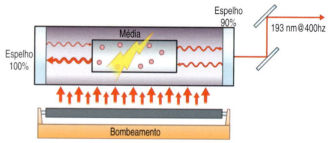

Figura 68.2 Apresentação diagramática dos componentes principais de dispositivo a *laser*. O *laser* requer um meio, uma câmara óptica ou um tubo de *laser* e uma fonte de energia externamente aplicada para criar e emitir um feixe de energia monocromática. (*De Spaeth GL, Danesh-Meyer H, Goldberg I, et al: Ophthalmic surgery: principles and practice, ed 4, Edinburgh, 2012, Saunders.*)

> **IMPORTANTE**
>
> Os *lasers* funcionam pela estimulação da emissão de energia luminosa a partir de um meio em um raio de luz monocromático, colimado e focado. O feixe de energia reage com o tecido-alvo sendo absorvido, refletido ou espalhado, de acordo com o comprimento de onda e características de absorção.

energia é aplicada ao meio, os elétrons são "excitados" a uma órbita de energia mais alta. Quando eles retornam à órbita normal, um fóton (partícula de luz) é emitido. Como os fótons estão no mesmo comprimento de onda, o feixe de luz é considerado "coerente". O meio, que pode ser um gás, um sólido ou um semicondutor, determina o comprimento de onda do *laser*. Os *lasers* recebem o nome de acordo com seu(s) elemento(s) ativo(s) que, quando estimulado(s), gera(m) um feixe de energia. Os *lasers* típicos utilizados na odontologia incluem: argônio, GaAs (diodo), Nd:YAG, Er:YAG; Er,Cr:YSGG e *lasers* de CO_2. Os comprimentos de onda são entregues de forma contínua, pulsada ou em forma de onda pulsátil.[27] Os *lasers* de argônio tem comprimentos de onda na faixa ultravioleta e luz visível com aplicação primária na odontologia na colocação de resinas, adesão dentinária e de esmalte, terapias preventivas e procedimentos endodônticos.[57] Aplicações periodontais dos outros *lasers* incluem incisão de tecidos moles, ablação, despigmentação, curetagem subgengival, raspagem radicular, remoção de cálculo, morte bacteriana, osteoplastia e osteotomia.

Cada *laser* tem um espectro de comprimento de onda único resultando em características de absorção específicas que podem ser entendidas e apreciadas de acordo com o objetivo (Figuras 68.3 e 68.4). Quando aplicado a vários tecidos periodontais como gengiva, ligamento periodontal, cemento, dentina e osso, as interações biológicas serão únicas para aquele comprimento de onda. Os tecidos são estruturas compostas de elementos orgânicos e inorgânicos com vários constituintes. A gengiva é composta por tecido conjuntivo fibroso, componentes da matriz extracelular (incluindo pigmentação melânica) e 70% de água. O osso é composto de 67% de minerais inorgânicos (hidroxiapatita de cálcio) e 33% de elementos orgânicos (colágeno, proteínas não colagenosas e água). Outros fatores a serem considerados são texturas, composições e densidades dessas estruturas. Por exemplo, as porcentagens variáveis de vasos sanguíneos, estruturas mineralizadas e fluido encontrados no osso cortical em

CAPÍTULO 68 Laser na Terapia Periodontal e Peri-Implantar

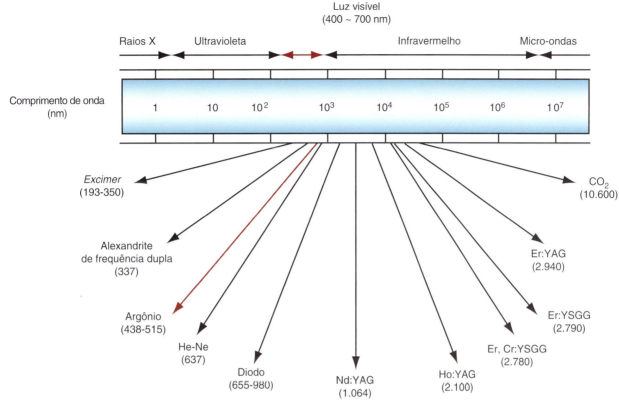

Figura 68.3 Comprimentos de onda. Cada *laser* tem um espectro de comprimento de onda único, resultando em características de absorção específicas. O comprimento de onda da maioria dos *lasers* utilizados na odontologia/periodontia está no espectro vermelho e próximo ao infravermelho.

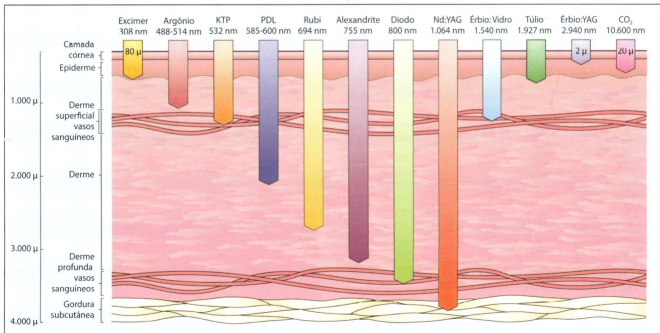

Figura 68.4 Profundidade de penetração óptica de vários *lasers*. A penetração tecidual é uma função do comprimento de onda e das características de absorção do *laser*. Deve-se observar que a profundidade de tratamento pode exceder em muito a profundidade de penetração óptica para os *lasers* que fazem ablação. Na face, a gordura pode estar presente 2 a 3 mm de profundidade. Por exemplo, a profundidade de penetração óptica dos *lasers* de CO_2 é de apenas aproximadamente 20 mícron, mas os *lasers* de CO_2 fracionados podem vaporizar quase a espessura total dos microcanais através da derme. KTP, potássio fosfato de titanilo; Nd, neodímio; PDL, *laser* pulsado; YAG, ítrio alumínio granada. (*De Bolognia JL, Jorizzo JL, Schaffer JV: Dermatology, two-volume set, ed 3, Philadelphia, 2012, Saunders.*)

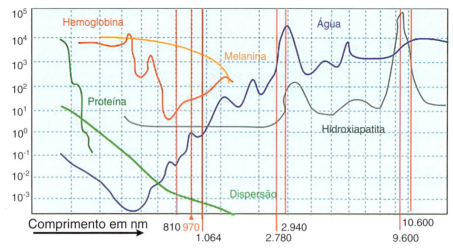

Figura 68.5 Coeficiente de absorção do *laser* de vários constituintes teciduais como função do comprimento de onda.

comparação com o osso esponjoso resultarão em um feixe de energia do *laser* encontrando diferentes flutuações na absorção e espalhamento, independentemente do comprimento de onda, devido a essas diferenças. O sangue contém 55% de plasma (água) e 45% de células, incluindo hemácias com hemoglobina, leucócitos e plaquetas. Logo, quando se considera o uso de *laser* para uma determinada indicação, é importante observar não só o tipo de *laser* que está sendo usado e o tecido-alvo, mas também a composição daquele tecido.

A afinidade do comprimento de onda pelo tecido-alvo (coeficiente de absorção) é crítica para a efetividade do procedimento (Figura 68.5). Os comprimentos de onda relativamente pequenos do diodo (655 a 980 nm) e Nd:YAG (1.064 nm) são bem absorvidos por pigmentos e são mais bem indicados para procedimentos em tecidos moles do que em tecidos duros. O *laser* de CO_2, que apresenta comprimento de onda muito grande (10.600 nm), tem afinidade por água e é mais bem utilizado para procedimentos de tecidos moles. Os comprimentos de onda de diodo e Nd:YAG não são absorvidos pela hidroxiapatita e, portanto, não são eficazes para tecidos duros, como cemento, dentina e osso. Os comprimentos dos *lasers* de Er:YAG (2.940 nm) e Er,Cr: YSGG (2.780 nm) têm afinidade positiva tanto para água como para hidroxiapatita. A especificidade para hidroxiapatita permite que o *laser* de érbio corte tecidos duros, incluindo osso, dentina e esmalte.[14,15,18-20] A absorção seletiva pela água também torna os *lasers* de érbio eficazes para procedimentos em tecidos moles.

A seleção do tipo de *laser* é baseada principalmente na quantidade de energia transmitida para o tecido durante um procedimento. A energia fototérmica é medida em watts (W = joules/segundos) e hertz (Hz = ciclos/segundo). A energia pode ser entregue de forma contínua ou pulsátil. O *laser* contínuo transmite mais energia que o *laser* pulsado, pois no último há interrupções momentâneas ou períodos de resfriamento. Quando se compara os resultados de terapias com *laser*, é imperativo que se leve em consideração o tipo de *laser*, o comprimento de onda e a quantidade de energia liberada nos tecidos, incluindo watts, hertz e tempo total de exposição.

Deve-se tomar cuidado para evitar a transmissão de calor excessivo para aos tecidos-alvo e circunvizinhos. A quantidade de energia liberada é crítica para o resultado esperado. Embora a quantidade ideal de energia liberada aos tecidos seja extremamente vantajosa, a energia excessiva pode acabar totalmente com os benefícios potenciais. Considere um estudo que comparou a cicatrização tecidual de incisões feitas com um bisturi *versus* o *laser* de Nd:YAG com dois diferentes ajustes de potência. A cicatrização foi melhor após a incisão com o *laser* aplicado na regulagem de 1,75 W, 20 Hz. No entanto, a cicatrização foi atrasada quando a energia foi aumentada para 3 W, 20 Hz. A cicatrização da incisão feita com bisturi foi melhor do que a feita por *laser* com ajuste de energia aumentado.[97] O estudo demonstra que diferenças no nível de energia liberado aos tecidos a partir do mesmo *laser* pode ter resultados significativamente diferentes. Ele também mostra o dilema encarado quando se tenta comparar os resultados de um estudo com outro, ao menos que ambos os estudos usem o mesmo *laser* com a mesma regulagem de energia e a mesma quantidade de energia liberada. Infelizmente, a literatura está cheia de relatos de casos de vários tipos de aplicação utilizando-se diferentes *lasers*, com diversas regulagens e com vários tipos de protocolo.

IMPORTANTE

É importante que os clínicos reconheçam não só o tipo de tecido (*i. e.*, tecido duro ou tecido mole), mas também a qualidade da constituição do tecido-alvo quando utilizam a laserterapia. Por exemplo, as porcentagens variadas de estruturas mineralizadas, vasos sanguíneos e fluidos encontradas no osso cortical são diferentes daquelas observadas no osso esponjoso, o que faz com que o feixe de energia do *laser* encontre diferentes flutuações na absorção e dispersão, independentemente do comprimento de onda.

Aplicações do *Laser* na Periodontia

Atualmente, os *lasers* são utilizados na terapia periodontal para (1) procedimentos cirúrgicos estéticos, tais como gengivectomia, aumento de coroa clínica e despigmentação; (2) terapia não cirúrgica, (3) terapia antimicrobiana e de descontaminação e (4) biomodulação.

Aplicações Cirúrgicas Estéticas e Pré-protéticas

Vários tipos de comprimento de onda têm sido utilizados para procedimentos cirúrgicos de tecidos moles.[11,72,73] O uso apropriado dos *lasers* já foi documentado para procedimentos em tecidos moles tais como frenectomia, gengivectomia/gengivoplastia, remodelamento de crescimento gengival medicamentoso, exposição de coroas curtas associada à erupção passiva alterada ou atrasada e manejo de excesso de tecido mole, como nas pericoronarites na distal dos segundos molares inferiores.[7,13,44,56] Alguns dos aspectos positivos da terapia a *laser* são a boa visibilidade do campo durante o procedimento cirúrgico, devido à coagulação, hemostasia e quantidade ínfima de tecido danificado ao redor da ferida cirúrgica. Além disso, a laserterapia pode oferecer extrema precisão e pode ser mais fácil de ser utilizada do que um bisturi convencional.

Aplicações estéticas para procedimentos como gengivoplastia e gengivectomia permitem o recontorno delicado do tecido. O *laser* é eficaz na remoção da pigmentação dos tecidos gengivais, o que pode melhorar significativamente a estética das áreas altamente pigmentadas. Para a remoção das pigmentações, já foram utilizados o *laser* de CO_2, de diodo, Nd:YAG, Er:YAG e Er,Cr:YSGG.[8,34,40,45,63,79]

Alguns clínicos recomendam o uso de *lasers* para procedimentos de aumento de coroa clínica. Para os aumentos de coroa clínica que requerem a remoção apenas de tecido mole, uma ampla variedade de *lasers* pode ser utilizada. Já naqueles aumentos que necessitam de ressecção óssea, devem-se utilizar apenas os *lasers* com comprimento de onda que tenha afinidade por hidroxiapatita. Os *lasers* de érbio (p. ex., Er:YAG e Er,Cr:YSGG), que apresentam afinidade tanto por água como por hidroxiapatita, têm sido escolhidos para o aumento de coroa clínica sem rebatimento do retalho gengival.[42,43,59,118,126-129] O *laser* de Er,Cr:YSGG pode ser utilizado para cortar osso de forma segura sem queimar ou alterar a proporção cálcio/fósforo no osso irradiado.[59,127] Este tipo de intervenção tem sido descrito em relatos de caso e séries de caso, porém não existem estudos longitudinais controlados ou estudos de coorte corroborando o uso de *lasers* para aumento de coroa clínica utilizando-se a técnica de retalho fechado. O uso de *lasers* para aumento de coroa clínica sem retalho mas com contorno ósseo permanece controverso.

Tomar a decisão de usar o *laser* para realizar o aumento de coroa clínica em uma abordagem aberta ou fechada baseia-se no biotipo ósseo.[60] Na abordagem fechada, a utilização dos *lasers* de Er,Cr:YSGG ou Er:YAG só é viável em casos de biotipo médio, com crista óssea que tenha aproximadamente 1 mm de espessura e possa ser limitada às situações em que a remoção óssea de apenas 1 a 2 mm é necessária. Nesta técnica, a sondagem feita no osso circundante é utilizada após a gengivectomia externa, para determinar a espessura do biotipo do osso e a quantidade necessária a ser removida. A ponta do *laser* é alinhada de forma paralela à superfície radicular em contato com o osso e irradiada por 1 a 2 segundos. Deve-se deslizar a ponta do *laser* ao redor do dente, irradiando de forma intermitente durante o contato com o osso até que a redução óssea desejada seja alcançada. A remoção do osso deve ser verificada pela sondagem, e o refinamento deve ser concluído com um cinzel pequeno (Figura 68.6). Esta técnica pode ser cirurgicamente conservadora e resultar em níveis gengivais simétricos em zona estética.[11,65,72]

A seleção de casos baseada nos biotipos ósseos é crítica para o sucesso dessa abordagem fechada de aumento de coroa. Em um biotipo espesso, o *laser* irá criar um defeito intraósseo ou passar pelo osso. Nos casos em que essa remoção inadequada ocorra, o tecido mole frequentemente se recupera após o procedimento. Uma abordagem aberta com visão direta do osso é indicada para os casos de biotipo ósseo espesso, para que o contorno ósseo definitivo possa ser realizado. Os aumentos de coroa clínica fechados ou sem retalho devem ser absolutamente evitados em todos os casos de biotipos finos. A utilização de laserterapia no modo de ablação para a remoção óssea nesses casos com o biotipo representa um alto risco de superaquecimento dos tecidos e afeta de forma adversa a resposta de cicatrização, levando a resultados clínicos possivelmente desfavoráveis ou desastrosos.

Outras questões preocupantes incluem a capacidade limitada de avaliar a adequação do recontorno e a incapacidade de se evitar ou detectar danos às superfícies radiculares.[27] Essas preocupações e a possível necessidade de retratamento devido ao repuxamento do tecido ou cicatrização inadequada sugerem que essa técnica não é nem superior nem equivalente às técnicas tradicionais de aumento de coroa clínica que requerem recontorno ósseo.

Terapia Periodontal não Cirúrgica

Uma das aplicações mais relevantes dos *lasers* na periodontia é o tratamento não cirúrgico da periodontite crônica moderada à severa.

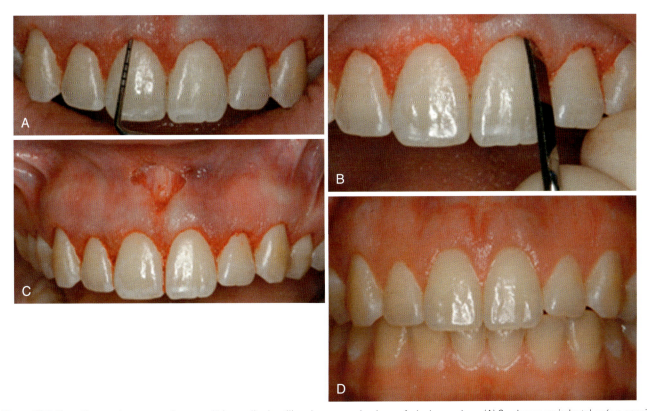

Figura 68.6 Procedimento de aumento de coroa clínica realizado utilizando-se uma abordagem fechada com *laser*. (A) Sondagem periodontal após a gengivectomia inicial, que indica a necessidade de contorno ósseo para que se alcance o espaço biológico. (B) O contorno ósseo foi feito via acesso intrassulcular. A sondagem confirma 3 mm a partir da gengiva até a crista óssea. Pequenos fragmentos finais de osso são identificados e removidos com um cinzel pequeno. (C) A fotografia cirúrgica final mostra sangramento mínimo sem necessidade de sutura. Uma frenectomia também foi realizada no momento da cirurgia. (D) Sorriso aos 3 meses pós-cirurgia. (*Cortesia de Dr. Bobby Butler, Seattle, Washington.*)

Os *lasers* têm sido utilizados como tratamento único ou de forma coadjuvante na raspagem e alisamento radicular. Os benefícios propostos pelos *lasers* para a terapia periodontal não cirúrgica incluem a curetagem subgengival, acesso minimamente invasivo para raspagem e alisamento radicular e remoção de cálculo, assim como desintoxicação e morte dos patógenos periodontais subgengivais.[49,102,114,131]

Nas situações clínicas, as bactérias periodontais patogênicas existem dentro de um biofilme protetor em uma bolsa periodontal. Consequentemente, por meio de terapias periodontais convencionais, a sua remoção completa é difícil. A laserterapia é proposta para melhorar o acesso a áreas de difícil alcance dos instrumentais e para facilitar a morte das bactérias. Além disso, os *lasers* com diferentes comprimentos de onda têm se mostrado eficientes na morte de patógenos periodontais.[20,50] Leia a seção de Terapia Fotodinâmica.

Quando se avalia a eficácia de qualquer tipo de *laser* particular utilizado para a terapia periodontal não cirúrgica, várias questões precisam ser consideradas, como aquelas listadas no Quadro 68.1.

CORRELAÇÃO CLÍNICA

A terapia com *laser* utilizada para tratar a periodontite crônica moderada à avançada é uma das aplicações mais relevantes dessa tecnologia. Os benefícios propostos dos *lasers* para terapia periodontal não cirúrgica incluem acesso minimamente invasivo para a raspagem e alisamento radicular, remoção de cálculo, desintoxicação e morte dos patógenos periodontais subgengivais. Essa terapia pode alcançar áreas de difícil acesso de forma mais eficaz do que os tratamentos convencionais.

Terapia Fotodinâmica

A terapia fotodinâmica (PDT) envolve o uso de um fotossensibilizante (corante fotoativo) que é ativado pela exposição a um comprimento de luz específico na presença de oxigênio. O fotossensibilizante ativado é ativado para um estado excitado e subsequentemente reage com o oxigênio para criar um oxigênio singleto e radicais livres, que são danosos para as proteínas, lipídeos, ácidos nucleicos e outros elementos vitais, levando à destruição dos tecidos alvo. No caso dos patógenos periodontais e do biofilme, a terapia fotodinâmica antimicrobiana (aPDT), *aparentemente*, pode oferecer um efeito adicional na morte de bactérias-alvo. A PDT pode ser um meio eficaz de rompimento do biofilme.[96] A maioria dos estudos que avalia a terapia fotodinâmica foi conduzida na Europa. A Food and Drug Administration dos Estados Unidos ainda não aprovou a PDT.

O uso de *lasers* na terapia fotodinâmica foi revisto.[30,88,119] A terapia fotodinâmica antimicrobiana para a periodontite utiliza um fotossensibilizante que tem como alvo microrganismos específicos e é ativado

pelo *laser* de baixa potência. A ativação do fotossensibilizante pode ser atingida pela exposição da energia de baixa potência a partir de várias fontes de luz de *laser* incluindo, mas não limitanda a, argônio, Nd:YAG e diodo. A introdução do fotossensibilizador pode aumentar muito a habilidade bactericida de um *laser*.[19,20,22,29,92,117] Existe um estudo *in vitro* que suporta esse conceito e que foi feito com azul de metileno e um *laser* de diodo para destruir bactérias pigmentadas de preto (*P. gingivalis* e *P. intermedia*);[117] 99% a 100% das bactérias foram eliminadas. No entanto, é importante reconhecer que bactérias patogênicas no interior de um biofilme protetor que existe *in vivo* podem não ser mortas no mesmo grau que o observado nos estudos *in vitro*. A análise laboratorial das propriedades bactericidas do *laser* não é clinicamente relevante, uma vez que essas bactérias não existem em suspensão ou em uma camada única *in vivo*.

IMPORTANTE

A terapia fotodinâmica utiliza um fotossensibilizante (corante não tóxico), com microrganismos especificamente-alvo e é ativada pela luz do *laser* de baixa potência. A introdução de um fotossensibilizante pode aumentar muito a habilidade bactericida do *laser*.

Até o momento, os resultados dos estudos clínicos que avaliam a eficácia da aPDT são conflitantes e não convincentes.[116] Uma revisão sistemática incluindo 17 estudos clínicos mostrou quatro estudos que reduziram de forma significativa as bactérias, por meio da PDT; enquanto 13 estudos mostraram eficácia equivalente quando comparados com a terapia periodontal básica feita isoladamente.[2] Os autores concluíram que a eficácia da aPDT como um adjunto à terapia periodontal básica no controle de patógenos periodontais permanece discutível. A eliminação incompleta dos patógenos periodontais e a natureza protetora do ambiente do biofilme podem ser responsáveis pela persistência observada e recolonização de patógenos microbianos neste micronicho. Vários estudos clínicos individuais foram publicados utilizando-se a aPDT como adjunta à terapia periodontal básica. A maioria desses estudos relata melhora clínica e microbiológica quando se utiliza a PDT associada à terapia periodontal básica, em comparação com a terapia básica sozinha.[4,18,19,20,22,23,128] Um estudo considerou que os resultados eram equivalentes.[30] Uma avaliação clínica e microbiológica da eficácia da PDT no tratamento não cirúrgico da periodontite agressiva, utilizando-se um desenho de boca dividida (PDT + terapia periodontal básica *versus* terapia periodontal básica sozinha) não encontrou benefícios adicionais no grupo que havia feito também a PDT.[21] Uma metanálise avaliando a eficácia da aPDT como um adjunto à terapia periodontal básica em pacientes com diabetes incluiu quatro RCTs relatando parâmetros metabólicos e clínicos.[1] Embora a aPDT em associação com a terapia periodontal básica tenha se mostrado eficaz no tratamento da periodontite crônica, nenhuma diferença foi observada entre os o grupo-teste (aPDT + raspagem) e o grupo-controle (só raspagem). Os autores concluíram que a aPDT não trazia benefícios adicionais. Mais estudos experimentais são necessários antes da implementação clínica.

Laserterapia de Baixa Potência

O uso de *laser* de baixa potência (LLLT) para biomodulação é frequente na medicina. Logo depois do descobrimento dos *lasers* em 1960, reconheceu-se que a "luz" da laserterapia tinha o potencial de reduzir a dor, a inflamação, o edema e acelerar a cicatrização.[24,70,71] O termo *laserterapia de baixa potência* refere-se à aplicação terapêutica de luz aos tecidos com o objetivo de reduzir a dor ou estimular a cicatrização. Os comprimentos de luz utilizados para a LLLT variam do vermelho ao infravermelho (600-1.070 nm). Utiliza-se a expressão "baixa potência" porque a densidade da energia luminosa é baixa quando comparada com os outros *lasers*, que são utilizados para ablação, corte e aquecimento térmico do tecido. O poder da luz de baixa

---

Quadro 68.1 Questões a serem consideradas ao avaliar a eficácia da terapia a *laser*.

1. Os estudos *in vivo* demonstram redução das bactérias patogênicas em comparação com a terapia convencional (p. ex., raspagem e alisamento radicular [RAR])?
2. As alterações microbianas positivas que ocorrem são permanentes, ou os patógenos periodontais retornam e recolonizam os sítios?
3. Existem diferenças nos parâmetros clínicos após a terapia assistida por *laser* comparada à terapia periodontal convencional? Ao avaliar a terapia periodontal não cirúrgica, o ganho nos níveis de inserção clínica (NIC) representa o padrão-ouro. A profundidade das bolsas e os níveis de microrganismos subgengivais são importantes porque se correlacionam com as mudanças no NIC.[26,99]
4. Existem modificações na condição da superfície radicular baseadas nos estudos *in vitro* ou *in vivo*?

potência (energia) varia tipicamente de 1 a 1.000 mW.[24] Acredita-se que a LLLT promova a cicatrização da ferida pela redução da inflamação, aumento da formação de tecido de granulação, aceleração da formação de epitélio, proliferação de fibroblastos e síntese de matriz, assim como neovascularização.[28,124,125]

Embora a LLLT seja amplamente utilizada na medicina, ela continua sendo controversa pelo fato do seu mecanismo biológico não ser compreendido e pelo fato de os parâmetros de uso não estarem ainda definidos (*i. e.*, comprimento de onda, potência, pulso, tempo e duração de exposição). Assim como nas outras investigações do *laser*, existe uma heterogeneidade nos protocolos experimentais, parâmetros utilizados e resultados relatados. Alguns relatos publicados são positivos, enquanto outros são negativos. No caso da LLLT, talvez mais do que nas outras formas de *laser*, a eficácia terapêutica depende muito dos parâmetros ótimos aplicados, e tais detalhes ainda não foram definidos.

Já foi demonstrado que a LLLT reduz a inflamação e melhora o tratamento periodontal não cirúrgico em indivíduos saudáveis, assim como nos diabéticos.[9,82] Em uma metanálise de oito publicações (sete RCTs) que avaliavam a eficácia da LLLT como um adjunto da terapia periodontal não cirúrgica, foram demonstradas melhoras em curto prazo (1 a 2 meses) nas profundidades de sondagem das bolsas e nos níveis de IL-1β detectados no fluido gengival.[95] No entanto, a LLLT falhou em mostrar melhoras a médio prazo (3 a 6 meses) em relação aos parâmetros clínicos.

Relatos de casos e séries de casos controladas sugeriram que a LLLT *pode* melhorar o efeito de procedimentos regenerativos periodontais.[17,35,36] Um estudo clínico avaliou a eficácia de um derivado da matriz de esmalte (EMD, Emdogain) com e sem a aplicação de *laser* de baixa potência.[83] Os sítios com EMD e LLLT cicatrizaram com menos retração gengival, menos edema e menores escores na escala analógica visual de dor em comparação com os sítios que receberam apenas EMD. Mais pesquisas, de preferência com ensaios clínicos randomizados, controlados e mais bem desenhados, são necessárias para avaliar a eficácia da LLLT na terapia periodontal.

Complicações e Riscos da Laserterapia

A principal desvantagem da laserterapia é o dano ao tecido que não seja alvo, uma vez que os *lasers* podem gerar, facilmente, temperaturas excessivas. A exposição do osso a temperaturas ≥ 47 °C pode induzir danos celulares e reabsorção óssea.[39] Níveis extremos de temperatura ≥ 60 °C resultam em necrose tecidual.[66]

A superexposição à energia do *laser* tem sido a base para complicações, relatos de danos teciduais e destruição do periodonto. Profissionais inexperientes, assim como profissionais experientes e "de ponta", podem encontrar resultados desastrosos nos seus tratamentos iniciais (Figura 68.7). Para se evitar resultados negativos, o conhecimento dos mecanismos do *laser* e da técnica é essencial para

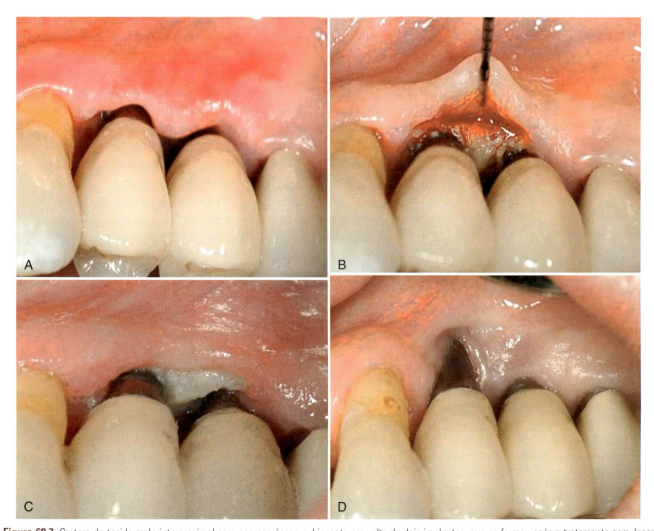

Figura 68.7 Cratera de tecido mole interproximal com necrose óssea subjacente em volta de dois implantes, que se formou após o tratamento com *laser* de periimplantite, utilizando-se densidade de energia e duração da exposição inapropriadas. Fotos em sequência: (A-B) Um mês após o tratamento com *laser*. (C) Sequestro do osso necrótico interproximal e vestibular 2 meses após o tratamento. (D) Cicatrização 3 meses após o tratamento. (*Cortesia de Dr. Charles Cobb, University of Missouri, Kansas City.*)

minimizar o dano tecidual. Uma vez que o domínio da informação tenha sido atingido, é fundamental que se identifique a aplicação do *laser* desejada e o modo no qual ele será usado.

Conclusão

Existem muitas vantagens potenciais na utilização do *laser*, incluindo uma melhor visualização do corte, aceitação do paciente, desintoxicação da ferida, acesso cirúrgico menos invasivo e menor contração da ferida, com menor formação de cicatriz.[11,54,72] Embora a aplicação de *laser* seja promissora, são necessários estudos mais bem desenhados e controlados para validar a sua eficácia.[55]

A literatura mostra vários estudos positivos para a utilização dos *lasers* no manejo da doença periodontal e da peri-implantite. Tais estudos são, em sua maioria, relatos de caso e séries de casos. Existem poucos ensaios clínicos randomizados controlados e bem desenhados. Além disso, há vários números de diferentes *lasers* em uso e uma variedade de protocolos e ajustes sendo testados para cada *laser*. A ausência de consistência de um estudo para outro faz com que a especialidade sem um *laser* que tenha sido pesquisado não seja o suficiente para propiciar previsibilidade em relação aos parâmetros clínicos. Logo, o uso de *lasers* para o tratamento da doença periodontal ou peri-implantar continua tendo muitos desconhecimentos.

Como em todas as profissões, a tecnologia está constantemente avançando com novas pesquisas para fornecer ao clínico melhores equipamentos, medicamentos e técnicas para melhorar o tratamento oferecido aos pacientes. Os *lasers* podem se tornar uma parte integral da terapia periodontal, porém, no momento atual, estudos adicionais sobre os parâmetros para eficácia clínica e bases biológicas são necessários. Os clínicos que consideram incorporar o *laser* à sua rotina devem se familiarizar com o que já é conhecido, entendendo os parâmetros apropriados de uso e recebendo treinamento adequado ao aparelho de interesse.

 Acesse Caso Clínico em https://www.grupogen.com.br.

Referências Bibliográficas

 As referências bibliográficas deste capítulo estão disponibilizadas em https://www.grupogen.com.br.

SEÇÃO VI INTER-RELACIONAMENTOS PERIODONTAL-RESTAURATIVOS

CAPÍTULO 69

Preparo do Periodonto para a Odontologia Restauradora

Philip R. Melnick | Henry H. Takei

SUMÁRIO DO CAPÍTULO

Fundamentos da Terapia, 739
Sequência do Tratamento, 739

Controle da Doença Ativa, 740
Conclusão, 741

A saúde periodontal é um pré-requisito "absoluto" da odontologia abrangente bem-sucedida.[25] Para atingir as metas terapêuticas a longo prazo, como o conforto, a boa função, a previsibilidade do tratamento, a longevidade e a facilidade do cuidado restaurador e de manutenção, a infecção periodontal ativa precisa ser tratada e controlada antes do início da odontologia restauradora, estética e implantar. Além disso, os efeitos residuais da doença periodontal ou das alterações anatômicas incoerentes com a percepção e manutenção da estabilidade de longo prazo precisam ser tratados. Essa fase do tratamento inclui técnicas executadas antes da odontologia estética ou de implantes, como o aumento de coroa clínica, o recobrimento de raízes expostas, a manutenção ou o aumento do processo alveolar e o preparo do sítio implantar (Vídeo 69.1).

Fundamentos da Terapia

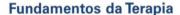

As muitas razões para estabelecer a saúde periodontal antes de executar a odontologia restauradora incluem:[52]

1. O tratamento periodontal é feito para garantir o estabelecimento de margens gengivais estáveis antes do preparo do dente. Os tecidos saudáveis, não inflamados, são menos propensos a mudar (p. ex., retrair) em consequência do tratamento restaurador subgengival ou do cuidado periodontal pós-restauração.[28,29] Além disso, os tecidos que não sangram durante a manipulação restauradora permitem um resultado restaurador estético mais previsível.[22,23]
2. Certos procedimentos periodontais são concebidos para proporcionar o comprimento dentário adequado para a retenção, acesso para o preparo do dente, moldagem, preparo do dente e acabamento das margens restauradoras antes da odontologia restauradora.[22,47] A não conclusão desses procedimentos antes do cuidado restaurador pode aumentar a complexidade do tratamento e introduzir um risco de fracasso desnecessário.[22]
3. A terapia periodontal antecede o cuidado restaurador porque a resolução da inflamação pode resultar no reposicionamento dos dentes[46] ou em alterações nos tecidos moles e mucosos.[20,48] A não antecipação dessas mudanças pode interferir nos projetos protéticos planejados ou construídos antes do tratamento periodontal.
4. Forças traumáticas colocadas nos dentes com periodontite em progressão podem aumentar a mobilidade dentária, o desconforto e, possivelmente, a taxa de perda de inserção.[9] As restaurações realizadas nos dentes sem inflamação periodontal, em sincronia com uma oclusão funcionalmente correta, são mais compatíveis com a estabilidade e o conforto periodontal de longo prazo (Capítulos 18 e 55).
5. A qualidade, a quantidade e a topografia do periodonto podem exercer papéis importantes como fatores de defesa estruturais na manutenção da saúde periodontal. O movimento ortodôntico do dente e as restaurações feitas sem o benefício do tratamento periodontal concebido para essa finalidade podem estar sujeitos a mudanças negativas que complicam a construção e a manutenção futura.[55]
6. Os procedimentos estéticos e implantares bem-sucedidos podem ser difíceis ou impossíveis sem os procedimentos periodontais especializados desenvolvidos para esse fim.

QUADRO DE APRENDIZAGEM 69.1

O tratamento periodontal é realizado para garantir o estabelecimento de margens gengivais estáveis antes da preparação do dente. Tecidos não inflamados e saudáveis são menos propensos a mudar (p. ex., encolher) como resultado de um tratamento restaurador subgengival ou cuidado periodontal pós-restauração. Além disso, tecidos que não sangram durante a manipulação restaurativa permitem um resultado restaurador e estético mais previsível.

Sequência do Tratamento

A sequência do tratamento deve ser a partir de metodologias lógicas e baseadas em evidência, levando em conta não só a condição de doença encontrada, mas também as preocupações psicológicas e estéticas do paciente. Como a terapia periodontal e restauradora é situacional e específica para cada paciente, um plano precisa ser adaptável para mudar dependendo das variáveis encontradas durante o curso do tratamento. Por exemplo, os dentes determinados inicialmente como passíveis de serem mantidos podem ser considerados "condenados", alterando assim o esquema de tratamento estabelecido.[20,48]

Em geral, o preparo do periodonto para a odontologia restauradora pode ser dividido em duas fases: (1) controle da inflamação periodontal com abordagens não cirúrgicas e cirúrgicas e (2) cirurgia periodontal pré-protética (Quadro 69.1).

Controle da Doença Ativa

Quando o clínico é apresentado a um paciente com diferentes estágios de envolvimento periodontal, esta condição deve ser tratada antes que se possa contemplar quaisquer odontologias restauradoras. Esse passo é a parte mais importante da preparação do periodonto para a odontologia restauradora. O estado inflamatório dos tecidos de suporte deve ser eliminado ou controlado através da remoção do biofilme, raspagem, aplainamento radicular e, se necessário, cirurgia periodontal.

A terapia periodontal destina-se a controlar a doença ativa (Capítulos 47 a 57). Além da remoção dos depósitos na superfície radicular, que são agentes etiológicos primários, é necessário controlar os fatores locais secundários, como as margens salientes retentoras de placa e as cáries não tratadas.[14,19]

Tratamento de Emergência

O tratamento de emergência é feito para aliviar os sintomas e estabilizar a infecção aguda. Isso inclui as condições endodônticas e as periodontais (Capítulos 45 e 46). Para o paciente, o controle da dor aguda, especialmente endodôntica, é a razão mais importante para a busca de tratamento odontológico. Portanto, este aspecto da terapia deve ser adequadamente abordado antes que qualquer outra terapia seja instituída.

Extração dos Dentes Condenados

A extração dos dentes condenados é seguida por próteses fixas ou removíveis provisórias. A retenção dos dentes condenados sem tratamento periodontal pode resultar em perda óssea nos dentes adjacentes.[32] Também é importante considerar a extração do dente com um prognóstico pobre quando a reposição do implante tornou-se uma alternativa previsível para manter e tentar a terapia periodontal.

Quadro 69.1 Sequência de Tratamento no Preparo do Periodonto para a Odontologia Restauradora.

Controle da Doença Ativa
Tratamento de emergência
Extração de dentes condenados
Instruções de higiene oral
Raspagem e alisamento radicular
Reavaliação
Cirurgia periodontal
Terapia ortodôntica adjuvante

Cirurgia Pré-protética
Manejo dos problemas mucogengivais
Preservação da morfologia da crista após a extração dentária
Procedimentos de aumento de coroa
Reconstrução da crista alveolar

Medidas de Higiene Oral

Conforme indicado anteriormente, as medidas de higiene oral, quando aplicadas adequadamente, mostraram-se capazes de reduzir os índices de placa e a inflamação gengival[30,51] (Capítulo 48). No entanto, nos pacientes com bolsas periodontais profundas (> 5 mm), apenas as medidas de controle de placa não são suficientes para resolver a infecção e a inflamação subgengival.[5,30] A higiene por si só não permite que a escova alcance a área profunda da bolsa para remover nem perturbar o biofilme da placa.

Raspagem e Alisamento Radicular

A raspagem e o alisamento radicular combinados com as medidas de higiene oral mostram-se capazes de reduzir significativamente a inflamação gengival e a taxa de progressão da periodontite[3,4,31] (Capítulo 50). Isso se aplica até mesmo aos pacientes com bolsas periodontais profundas[5,15] (Figura 69.1).

QUADRO DE APRENDIZAGEM 69.2

Quando o clínico é apresentado a um paciente em qualquer estágio de envolvimento periodontal, esta condição deve ser tratada antes que quaisquer odontologias restauradoras sejam contempladas.

Reavaliação

Após 4 semanas, os tecidos gengivais são avaliados para determinar a adequação da higiene oral, a resposta dos tecidos moles e a profundidade da bolsa (Capítulo 47). Isso permite tempo suficiente para cicatrização, redução da inflamação e das profundidades das bolsas e ganho nos níveis de inserção clínica. Nas bolsas mais profundas (> 5 mm), no entanto, a remoção de placa e cálculo muitas vezes é incompleta,[2,54] com o risco de destruição futura[8,49] (Figura 69.2). Em consequência, a cirurgia periodontal para acessar as superfícies radiculares para instrumentação e redução de profundidade de bolsa periodontal precisa ser considerada antes de se prosseguir com o cuidado restaurador.

Cirurgia Periodontal

A cirurgia periodontal pode ser necessária para alguns pacientes (Capítulos 60, 62 e 63). Isso deve ser feito com futura odontologia restauradora e implantar em mente. Alguns procedimentos destinam-se a tratar com êxito a doença ativa,[12,37] e outros visam ao preparo da boca para a terapia restauradora ou protética.[55] O aumento da coroa é um exemplo dessa cirurgia. Ambos os tipos de cirurgia servem para preparar o periodonto para odontologia restauradora.

Terapia Ortodôntica Adjuvante

O tratamento ortodôntico se mostrou um adjuvante útil para a terapia periodontal[6,17,18,24,34] (Capítulo 56). Ele deve ser feito apenas após a doença periodontal ativa ter sido controlada. Se o tratamento não

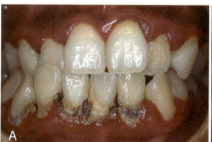 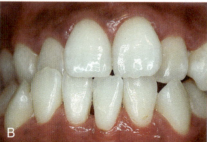 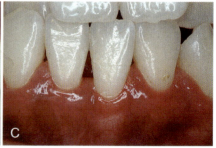

Figura 69.1 A Técnica de raspagem e alisamento radicular resolveu a inflamação gengival deste paciente.

CAPÍTULO 69 Preparo do Periodonto para a Odontologia Restauradora 741

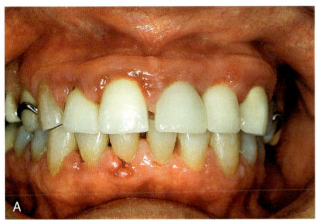

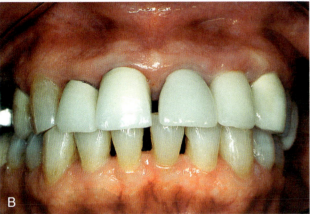

Figura 69.2 (A) Antes do tratamento. (B) Quatro semanas depois, instruções de higiene oral e raspagem e alisamento radicular melhoraram a condição periodontal desse paciente. No entanto, a inflamação associada às bolsas com profundidade maior do que 5 mm sugere a necessidade de cirurgia periodontal.

cirúrgico for suficiente, a terapia definitiva da bolsa periodontal pode ser postergada até depois da conclusão do movimento dentário ortodôntico. Isso permite a vantagem de alterações ósseas positivas que a terapia ortodôntica pode proporcionar. No entanto, as bolsas profundas e as invasões de furca podem exigir acesso cirúrgico para a instrumentação radicular antes do movimento dentário ortodôntico. Não controlar a periodontite crônica pode resultar em exacerbações agudas e perda óssea durante o movimento dentário.[10] Contanto que estejam periodontalmente saudáveis, os dentes com perda óssea preexistente podem ser movimentados ortodonticamente sem incorrer em mais perda de inserção.[39,40]

Se os dentes a serem movidos ortodonticamente não tiverem gengiva inserida queratinizada, os procedimentos de enxerto de tecido mole costumam ser indicados antes da terapia ortodôntica. O procedimento é necessário para aumentar a dimensão do tecido aderido para evitar a possibilidade de retração da margem gengival.[34,55]

QUADRO DE APRENDIZAGEM 69.3

A cirurgia periodontal é realizada para o tratamento da doença periodontal ativa, bem como para a preparação pré-protética do periodonto. Alguns procedimentos destinam-se a tratar a doença ativa com sucesso, e outros destinam-se a preparar a boca para cuidado restaurador ou protético.

Conclusão

Conforme descrito nesta e em outras seções desta obra, os objetivos terapêuticos de conforto do paciente, função, estética, previsibilidade, longevidade e facilidade na terapia restauradora e de manutenção são atingidos somente mediante uma abordagem interdisciplinar construída cuidadosamente, com diagnóstico preciso e planejamento abrangente do tratamento atuando como pedras angulares. A interação complexa entre a terapia periodontal e a odontologia restauradora bem-sucedida serve apenas para enfatizar essa premissa.

 Acesse Casos Clínicos em https://www.grupogen.com.br.

Referências Bibliográficas

 As referências bibliográficas deste capítulo estão disponibilizadas em https://www.grupogen.com.br.

CAPÍTULO 70

Inter-Relações Restauradoras

Frank M. Spear | Todd R. Schoenbaum | Joseph P. Cooney

SUMÁRIO DO CAPÍTULO

Considerações Biológicas, 742
Manejo Estético do Tecido, 745

Considerações Oclusais na Terapia Restauradora, 747

A relação entre a saúde periodontal e a restauração dos dentes é íntima e inseparável. Para que as restaurações sobrevivam a longo prazo, o periodonto precisa continuar saudável para que os dentes perdurem um longo período. Para o periodonto continuar saudável, as restaurações precisam ser realizadas de maneira criteriosa para que fiquem em harmonia com os tecidos periodontais circundantes. Para manter ou melhorar a aparência estética do paciente, a interface dente-tecido precisa apresentar um aspecto natural saudável, com os tecidos gengivais emoldurando os dentes restaurados de maneira harmoniosa. Este capítulo discorre sobre as áreas principais do tratamento restaurador necessário para otimizar a saúde periodontal, com um foco na estética e função das restaurações.

Considerações Biológicas

Posicionamento da Margem e Espaço Biológico

Um dos aspectos mais importantes na compreensão da relação periodontal-restauradora é a localização da margem da restauração em relação ao tecido gengival adjacente. Os cirurgiões-dentistas restauradores precisam compreender o papel do espaço biológico na preservação dos tecidos gengivais saudáveis e no controle da forma gengival ao redor das restaurações. Eles também precisam aplicar essa informação no posicionamento das margens das restaurações, especialmente na zona estética, pois o objetivo principal do tratamento é disfarçar a junção da margem com o dente.

Um cirurgião-dentista é apresentado a três opções de posicionamento da margem: supragengival, ao nível da gengiva e subgengival.[69] A *margem supragengival* tem o menor impacto no periodonto. Classicamente, essa posição da margem tem sido aplicada nas áreas antiestéticas devido ao contraste acentuado de cor e opacidade dos materiais restauradores tradicionais em relação ao dente. Com o advento dos materiais restauradores mais transparentes, da odontologia adesiva e dos cimentos resinados, a capacidade para posicionar margens supragengivais nas áreas estéticas hoje é uma realidade (Figuras 70.1 e 70.2). Portanto, sempre que possível, essas restaurações devem ser escolhidas não somente pelas suas vantagens estéticas, mas também por seu impacto periodontal favorável.

O uso de *margens ao nível gengival* tradicionalmente não era desejável, porque acreditava-se que elas retinham mais placas que as margens supra ou subgengivais e, portanto, resultavam em mais inflamação gengival. Também havia a preocupação de que qualquer pequena retração gengival criaria uma margem visualmente desagradável. Essas preocupações não são válidas atualmente, não somente porque as margens das restaurações podem ser misturadas esteticamente com o dente, mas também porque as restaurações podem ser acabadas facilmente para proporcionar uma interface lisa e polida na margem gengival. Do ponto de vista periodontal, as margens supra e ao nível gengival são bem toleradas.

O maior risco biológico ocorre durante o posicionamento das *margens subgengivais*.[42] Essas margens não são tão acessíveis quanto as supra ou ao nível gengival para os procedimentos de acabamento. Além disso, se a margem for colocada excessivamente abaixo da crista de tecido gengival, ela viola o aparelho de inserção gengival.

Conforme descrito no Capítulo 3, a dimensão do espaço que os tecidos gengivais saudáveis ocupam entre a base do sulco e o osso alveolar subjacente é composta pela adesão do epitélio juncional e pela inserção de tecido conjuntivo. O espaço de adesão combinado é identificado hoje como *espaço biológico*. A maioria dos autores atribui ao estudo de cadáveres realizado em 1961 por Gargiulo, Wentz e Orban[18] a primeira pesquisa a estabelecer as dimensões do espaço necessário para os tecidos gengivais. Eles descobriram que no ser humano médio a adesão de tecido conjuntivo ocupa 1,07 mm de espaço acima da crista do osso alveolar e que a adesão de epitélio juncional abaixo da base do sulco gengival ocupa 0,97 mm de espaço acima da adesão de tecido conjuntivo. A combinação dessas duas medições, com 1 mm cada uma em média, constitui o espaço biológico (Figura 70.3). Clinicamente, essa informação é aplicada para diagnosticar violações do espaço biológico quando a margem de restauração está posicionada a 2 mm ou menos de distância do osso alveolar e os tecidos gengivais estão inflamados sem nenhum outro fator etiológico evidente.

As considerações restauradoras ditam frequentemente o posicionamento das margens das restaurações por baixo da crista de tecido gengival. As restaurações podem precisar ser estendidas na direção gengival para (1) criar resistência adequada e forma de retenção no preparo, (2) criar alterações de contorno importantes devido a cáries ou outras deficiências dentárias, (3) disfarçar a interface dente-restauração situando-a subgengivalmente ou (4) alongar o dente por razões estéticas. Quando a margem da restauração é posicionada muito abaixo da crista de tecido gengival, ela incide sobre o aparelho de inserção gengival e cria uma violação do espaço biológico.[49] Podem ser observadas duas respostas diferentes dos tecidos gengivais envolvidos (Figura 70.4).

Uma possibilidade é que ocorra perda óssea de natureza imprevisível e retração do tecido gengival à medida que o corpo tenta recriar espaço entre o osso alveolar e a margem para deixar espaço para a reinserção do tecido. É mais provável que isso ocorra nas áreas em que o osso alveolar que circunda o dente for muito fino.

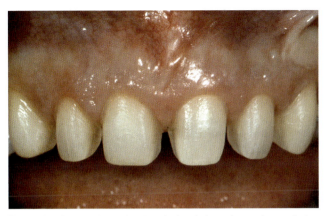

Figura 70.1 Com o advento da odontologia adesiva e dos vernizes cerâmicos ultrafinos, hoje é possível preparar restaurações ao nível da margem gengival sem as bordas visíveis. São exibidos os preparos de seis facetas de porcelana com as margens posicionadas no nível do tecido.

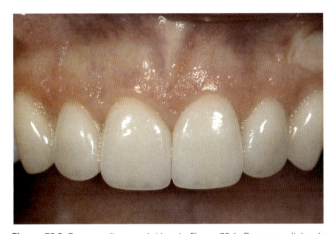

Figura 70.2 Restaurações concluídas da Figura 70.1. Repare na linha de acabamento gengival invisível, embora a margem não tenha sido levada abaixo do tecido.

O trauma decorrente dos procedimentos restauradores pode desempenhar papel importante na retração desse tecido frágil. Outros fatores que podem impactar a probabilidade de retração incluem (1) se a gengiva é espessa e fibrótica ou fina e frágil e (2) se o periodonto é altamente recortado ou nivelado em sua forma gengival. Foi constatado que a gengiva altamente recortada e delgada é mais propensa à retração do que um periodonto nivelado e com tecido fibrótico espesso.[47]

 IMPORTANTE

Gengiva fina e papilas altamente recortadas são muito mais propensas à retração após procedimentos restauradores normais.

A constatação mais comum com o posicionamento profundo da margem é que o nível ósseo aparenta se manter inalterado, mas a inflamação gengival desenvolve-se e persiste. Para restaurar a saúde do tecido gengival, é necessário estabelecer clinicamente o espaço entre o osso alveolar e a margem. Isso pode ser feito por cirurgia para alterar o nível ósseo ou por extrusão ortodôntica para afastar mais a margem da restauração do nível ósseo.

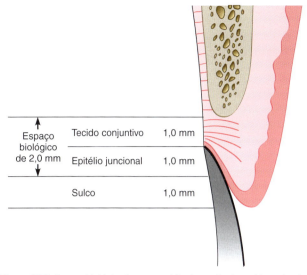

Figura 70.3 Espaço biológico humano médio: inserção de tecido conjuntivo com 1 mm de altura; aderência do epitélio juncional com 1 mm de altura; profundidade do sulco de aproximadamente 1 mm. As inserções de tecido conjuntivo e de epitélio juncional combinadas, ou espaço biológico, são iguais a 2 mm.

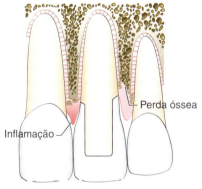

Figura 70.4 Ramificações de uma violação do espaço biológico se uma margem de restauração for colocada dentro da zona de inserção. Na superfície mesial do incisivo central esquerdo, não houve perda óssea, mas ocorre inflamação gengival. Na superfície distal do incisivo central esquerdo, houve perda óssea e o espaço biológico normal foi restabelecido.

Avaliação do Espaço Biológico

A interpretação radiográfica pode identificar violações interproximais do espaço biológico. No entanto, como os locais mais comuns são os ângulos de linha mesiovestibulares e distovestibulares dos dentes, as radiografias não têm função diagnóstica devido à sobreposição do dente. Se um paciente sofrer desconforto no tecido quando os níveis das margens de restauração estiverem sendo avaliados com uma sonda periodontal, isso é boa indicação de que a margem estende-se para a inserção e ocorreu uma violação do espaço biológico.

Uma avaliação mais positiva pode ser feita clinicamente medindo a distância entre o osso e a margem da restauração usando uma sonda periodontal estéril. A sonda é inserida através dos tecidos de inserção anestesiados, a partir do sulco até o osso subjacente. Se essa distância for menor que 2 mm em um ou mais locais, pode ser confirmado um diagnóstico de violação do espaço biológico. Essa avaliação é feita percorrendo uma circunferência ao redor do dente para avaliar a extensão do problema. No entanto, as violações do espaço biológico podem ocorrer em alguns pacientes nos quais as margens estão

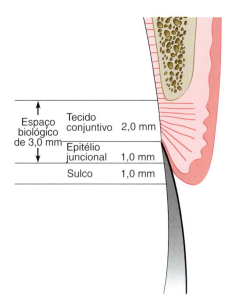

Figura 70.5 Possíveis variações existem no espaço biológico. As inserções de tecido conjuntivo e de epitélio juncional podem variar. Neste exemplo, a inserção de tecido conjuntivo tem 2 mm de altura, a de epitélio juncional tem 1 mm de altura e a profundidade do sulco é de 1 mm, com altura tecidual total combinada de 4 mm acima do osso. No entanto, o espaço biológico é de 3 mm. Isso é apenas uma variação que pode ocorrer em relação à média retratada na Figura 70.3.

situadas mais de 2 mm acima do nível do osso alveolar.[22] Em 1994, Vacek et al.[70] também investigaram o fenômeno do espaço biológico. Embora tenham constatado um espaço médio de 2 mm, igual ao apresentado anteriormente por Gargiulo et al.,[18] eles também relataram uma gama de espaços biológicos diferentes e específicos para cada paciente. Eles reportaram espaços biológicos tão estreitos quanto 0,75 mm em alguns indivíduos, enquanto outros tinham espaços biológicos tão grandes quanto 4,3 mm (Figura 70.5).

Essa informação dita que a avaliação específica do espaço biológico deve ser feita para cada paciente a fim de determinar se o paciente precisa de mais espaço biológico, além de 2 mm, para que as restaurações fiquem em harmonia com os tecidos gengivais. O espaço biológico, ou de inserção, pode ser identificado para cada paciente sondando até o nível ósseo (conhecida como "sondagem até o osso") e subtraindo a profundidade do sulco da medição resultante. Essa medição precisa ser feita nos dentes com tecidos gengivais saudáveis e deve ser repetida em mais de um dente para garantir uma avaliação precisa. A técnica permite que as variações nas profundidades de sulco encontradas em cada paciente sejam analisadas e levadas em consideração na avaliação diagnóstica. A informação obtida é utilizada no diagnóstico definitivo das violações do espaço biológico, do grau de correção necessário e dos parâmetros para realização de futuras restaurações.

Diretrizes para o Posicionamento da Margem

Durante a determinação do posicionamento das margens restauradoras em relação à inserção periodontal, é recomendado que a profundidade sulcular do paciente seja utilizada como diretriz na avaliação do requisito de espaço biológico do paciente. A base do sulco pode ser visualizada como o topo da inserção e, portanto, o cirurgião-dentista levará em conta as variações na altura da inserção assegurando que a margem seja colocada no sulco e não na inserção.[4,36,37,56] As variações na profundidade de sondagem sulcular são utilizadas para prever a que profundidade abaixo da crista gengival a margem pode ser posicionada com segurança. Com as profundidades de sondagem rasas (1 a 1,5 mm), estender o preparo mais de 0,5 mm subgengivalmente traz o risco de violar a inserção. Isso presume que a sonda periodontal deve penetrar uma média de 0,5 mm na adesão de epitélio juncional na gengiva saudável. Com as profundidades de sondagem rasas, a retração futura é improvável porque a margem gengival livre estará situada perto do topo da inserção. As profundidades de sondagem sulcular maiores proporcionam mais liberdade para posicionar as margens das restaurações bem mais abaixo da crista gengival. Na maioria das circunstâncias, porém, quanto mais profundo o sulco gengival, maior é o risco de retração gengival. A localização da margem restauradora profunda subgengivalmente deve ser evitada, conforme ela aumenta a dificuldade da realização de uma impressão precisa, do acabamento das margens de restauração e aumenta a probabilidade de inflamação e retração.

Restaurações Provisórias

Três áreas críticas precisam ser manejadas eficazmente para produzir uma resposta biológica favorável para as restaurações provisórias.[3,74] O encaixe marginal, o contorno da coroa e o acabamento da superfície das restaurações provisórias precisam ser adequados para manter a saúde e a posição dos tecidos gengivais durante o período até que as restaurações finais sejam entregues. As restaurações provisórias mal adaptadas nas margens, que são super ou subcontornadas, e que têm superfícies ásperas ou porosas, podem provocar inflamação, crescimento gengival ou retração dos tecidos gengivais. O resultado pode ser imprevisível e as alterações desfavoráveis na arquitetura do tecido podem comprometer o sucesso da restauração final.

Adaptação Marginal

A adaptação marginal claramente está relacionada à produção de uma resposta inflamatória no periodonto. Foi demonstrado que o nível de inflamação gengival pode aumentar de acordo com o nível de abertura marginal.[15] As margens significativamente abertas (vários décimos de milímetro) são capazes de abrigar grandes quantidades de bactérias e podem ser responsáveis pela resposta inflamatória observada. No entanto, a qualidade do acabamento marginal e a localização da margem em relação à inserção são muito mais críticas para o periodonto do que a diferença entre uma adaptação de 20 µm e uma adaptação de 100 µm.[42,46,59]

Contorno da Coroa

O contorno da restauração foi descrito como extremamente importante para a manutenção da saúde periodontal.[26,75] O contorno ideal promove acesso para a higiene, tem plenitude para criar a forma gengival desejada e apresenta um visual agradável do contorno dentário nas áreas estéticas. A evidência dos estudos realizados em humanos e animais demonstra claramente uma relação entre o excesso de contorno e a inflamação gengival, enquanto a deficiência de contorno não produz efeito periodontal adverso.[48,51] A causa mais frequente das restaurações protéticas mal contornadas é o preparo inadequado do dente pelo dentista, o que obriga o protético a produzir uma restauração volumosa para proporcionar espaço ao material restaurador. Nas áreas da boca em que as considerações estéticas não são críticas, um contorno mais nivelado sempre é desejável.

Detritos Subgengivais

Deixar detritos embaixo do tecido durante os procedimentos restauradores pode criar uma resposta periodontal adversa. A causa pode ser o fio de retração, o material de moldagem, o material provisório ou um cimento temporário ou permanente.[55] O diagnóstico de detritos como causa da inflamação gengival pode ser confirmado examinando o sulco ao redor da restauração com um explorador, removendo quaisquer corpos estranhos e depois monitorando a resposta do tecido. Pode ser necessário anestesiar o tecido para proporcionar conforto ao paciente durante o procedimento.

Hipersensibilidade aos Materiais Dentários

As respostas inflamatórias gengivais têm sido relacionadas ao uso de ligas não preciosas nas restaurações dentárias.[52] Em geral, as respostas ocorrem com ligas contendo níquel, embora a frequência dessas ocorrências seja controversa.[50] As respostas de hipersensibilidade às ligas preciosas são extremamente raras e essas ligas proporcionam uma solução fácil para os problemas encontrados com as ligas não preciosas. Sobretudo, os tecidos respondem mais às diferenças na rugosidade superficial do material do que à composição do material.[1,66] Quanto mais rugosa a superfície da restauração na porção subgengival, maiores são o acúmulo de placa e a inflamação gengival. Na pesquisa clínica, a porcelana, o ouro altamente polido e a resina altamente polida mostram acúmulo de placa similar. Independentemente do material restaurador selecionado, uma superfície lisa é essencial em todos os materiais na região subgengival.

Manejo Estético do Tecido

Manejo das Ameias Interproximais

A terapia restauradora e periodontal atual precisa considerar um bom resultado estético, especialmente na "zona estética". Conforme foi discutido nos Capítulos 58 e 65, a papila interproximal é uma parte importante na criação desse resultado estético. A ameia interproximal criada pelas restaurações e a forma da papila interdental têm uma relação única e íntima.[61,62] A ameia interproximal ideal deve abrigar a papila gengival sem incidir sobre a mesma, e também deve estender o contato dentário interproximal até o topo da papila para que não haja espaço excessivo para aprisionar alimentos e ser esteticamente desagradável.

A altura papilar é estabelecida pelo nível do osso, pelo espaço biológico e pela forma da ameia gengival. As mudanças na forma da ameia podem impactar a altura e a forma da papila. A ponta da papila comporta-se de maneira diferente da margem gengival livre na face vestibular do dente. Enquanto a margem gengival livre está 3 mm acima, em média, do osso vestibular subjacente, a ponta da papila está, em média, 4,5 a 5 mm acima do osso interproximal (Figura 70.6). Isso significa que se a papila estiver mais acima do osso do que o tecido vestibular, mas tiver o mesmo espaço biológico, a área interproximal terá um sulco de 1 a 1,5 mm mais profundo do que o encontrado na superfície vestibular.

CORRELAÇÃO CLÍNICA

Se você criar restaurações com não mais que 5 mm do contato ao osso, ameias gengivais abertas podem ser evitadas. A desvantagem para esta abordagem é que os dentes parecerão quadrados ou "blocos". No entanto, alguns pacientes podem/conseguem suportar uma papila de 7 mm. As restaurações provisórias benfeitas permitem a determinação precisa do comprimento de fato da papila.

Van der Veldon[72] removeu completamente as papilas saudáveis até o nível ósseo e constatou que elas regeneram rotineiramente de 4 a 4,5 mm do tecido total acima do osso, com uma profundidade média do sulco de 2 a 2,5 mm. A altura acima do osso que a papila se esforça para manter foi confirmada indiretamente por Tarnow et al.,[67] que estudaram a relação da papila entre o contato interproximal e o osso subjacente. Quando a distância do osso interproximal ao contato interproximal dos dentes media 5 mm ou menos, 98% desses sítios apresentavam preenchimento de papila. Quando a distância era de 6 mm a partir do osso, apenas 56% dos locais apresentavam preenchimento completo de papila. Quando a distância era de 7 mm a partir do osso, somente 27% dos locais apresentavam preenchimento completo de papila (Figura 70.7).

Devido à existência de uma variabilidade individual ao espaço biológico necessário, essa informação relativa à papila é aplicada localizando o ponto mais baixo do contato interproximal em relação ao topo da aderência epitelial. O contato ideal deve estar a 2-3 mm coronal à inserção, coincidindo com a profundidade do sulco interproximal médio. Na avaliação dos tecidos moles para determinar a localização da margem, é imperativo que o tecido esteja saudável e maduro. A realização de análise em tecidos inflamados ou imaturos resultará em margens supragengivais quando os tecidos cicatrizam. Se o sulco papilar medir mais de 3 mm, há algum risco de retração com os procedimentos restauradores. Ajustes críticos à margem e às posições do tecido mole devem ultimamente ser diagnosticados com o uso de restaurações provisórias bem projetadas e adaptadas. Isso permitirá que o tratamento seja precisamente projetado com base no espaço biológico único do indivíduo.

O cirurgião-dentista frequentemente se confronta com um sulco normal ou raso com uma papila que parece curta demais em vez de uma papila alta com um sulco profundo. O manejo dessa situação é mais bem conduzido pela visualização da papila como um balão de

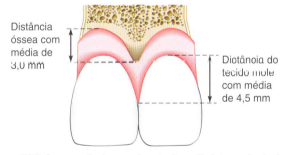

Figura 70.6 Comparação do comprimento da papila interproximal relativo ao osso e da margem gengival livre relativa ao osso. Há uma distância de 3 mm a partir do osso vestibular até o osso interproximal. No entanto existe, em média, 4,5 a 5 mm de comprimento gengival entre a altura do tecido vestibular e a altura da papila interproximal. Esse comprimento extra de 1,5 a 2 mm de gengiva em comparação com o osso é o resultado da altura extra do tecido mole acima da inserção na porção interproximal.

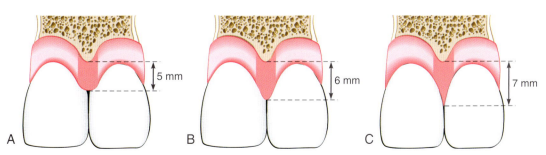

Figura 70.7 Probabilidade de preenchimento completo da ameia gengival pela papila. (A) Com 5 mm da crista do osso ao ponto de contato apical, há 98% de chance de preenchimento completo do espaço. (B) Em 6 mm da crista ao contato, a chance de ameia preenchida cai para 56%. (C) Em 7 mm da crista ao contato, a chance de preenchimento completo cai para 27%.

certo volume situado na inserção. Esse balão de tecido tem uma forma e altura ditadas pela ameia gengival dos dentes. Com uma ameia larga demais, o balão achata, assume uma forma embotada e tem um sulco raso (Figura 70.8).

Se a ameia tiver a largura ideal, a papila assume uma forma pontiaguda, tem um sulco de 2,5 a 3 mm e é saudável. Se a ameia for estreita demais, a papila pode crescer na direção vestibular e lingual, formar uma passagem e ficar inflamada. Essa informação é aplicada durante a avaliação de uma papila com uma ameia aberta. A papila em questão é comparada com as papilas adjacentes. Se todas as papilas tiverem o mesmo nível e se as outras áreas não tiverem ameias abertas, o problema é da forma da ameia gengival. Entretanto, se a papila na área de interesse for apical às papilas adjacentes, o cirurgião-dentista deve avaliar os níveis ósseos interproximais. Se o osso sob a papila for apical aos níveis ósseos adjacentes, o problema é provocado por perda óssea. Se o osso estiver no mesmo nível, a ameia aberta é provocada pela forma da ameia dos dentes e não é um problema periodontal com a papila. As papilas na maxila anterior têm em média 4 mm de comprimento e são da mesma altura dos lados mesial e distal do dente. Por fim, as papilas deficientes e as ameias gengivais abertas são mais previsivelmente corrigidas com restaurações para fechar o espaço.

Desenho do Pôntico

Classicamente, existem quatro opções a considerar na avaliação do desenho do pôntico: higiênico, em sela, em sela modificado e ovalado (Figura 70.9). Independentemente do desenho, o pôntico deve proporcionar uma superfície oclusal que estabilize os dentes opostos, permita a mastigação normal e não sobrecarregue os dentes de apoio. A área do pôntico fazendo a interface com a gengiva pode ser porcelana, metal, zircônia, dissilicato de lítio ou algum outro material sem variação na resposta biológica do tecido, desde que tenha um acabamento liso na superfície.[25,53,63]

As diferenças fundamentais entre os quatro desenhos de pôntico estão relacionadas com a estética e o acesso para os procedimentos de higiene. O método principal para limpeza da superfície inferior dos pônticos é passar o fio dental no sentido mesiodistal ao longo dessa superfície inferior. A forma da superfície inferior determina a facilidade com que a placa e os detritos alimentares podem ser removidos no processo. Os pônticos higiênicos e ovais têm superfícies inferiores convexas, o que os torna mais fáceis para limpar. Os desenhos em sela e sela modificada têm superfícies côncavas, que são mais difíceis de acessar com o fio dental. Embora o desenho de pôntico higiênico promova o acesso mais fácil para os procedimentos de higiene, ele é muito menos estético e censurável por alguns pacientes.

O pôntico ovalado é a forma ideal, particularmente em áreas de preocupação estética.[61] Esse pôntico é criado formando um sítio receptor na crista edêntula com uma broca diamantada ou eletrocirurgia, pressão ou cicatrização de ferida. O sítio é moldado para criar um contorno plano ou côncavo para que, quando o pôntico for criado para se adaptar ao sítio, ele venha a ter um contorno plano ou convexo. A profundidade do sítio receptor depende dos requisitos estéticos do pôntico. Nas áreas altamente estéticas, como a região anterossuperior, é necessário criar uma área receptora 1 a 1,5 mm abaixo do tecido na porção vestibular. Isso cria a aparência de uma margem gengival livre e produz uma estética ideal (Figura 70.10). Esse sítio pode ser afunilado até a altura do tecido palatino para facilitar o acesso visando à higiene a partir do lado palatino. Nas áreas posteriores, um sítio receptor profundo pode complicar o acesso visando à higiene. Nessas situações, o sítio ideal tem a porção vestibular do ponto no mesmo nível da crista e depois o sítio é criado como uma linha reta até o lado lingual do pôntico. Isso remove a convexidade da crista e produz uma superfície tecidual plana e fácil higienização do pôntico (Figura 70.11).

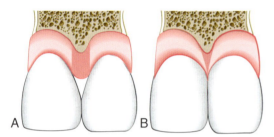

Figura 70.8 Relação entre o volume da ameia gengival e a forma papilar. (A) A ameia gengival dos dentes é excessivamente grande em consequência de uma forma dentária afunilada. Devido ao formato grande da ameia, o volume de tecido situado no topo da inserção não é moldado na forma de uma papila normal, mas possui formato de romba e um sulco mais raso. (B) Forma dentária ideal, na qual o mesmo volume de tecido situa-se no topo da inserção como na parte A. No entanto, devido à forma de ameia mais fechada dos dentes na parte B, a papila preenche completamente a ameia e tem um sulco mais profundo, com 2,5 a 3 mm, em média. Repare que a posição ideal do contato é 3 mm coronários à inserção.

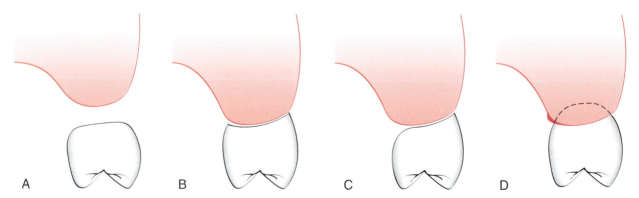

Figura 70.9 Quatro opções para projetar a forma de um pôntico. (A) Pôntico higiênico. A superfície tecidual do pôntico está a 3 mm da crista subjacente. (B) Pôntico em forma de sela. A superfície tecidual do pôntico atravessa a crista como uma sela. A superfície tecidual inteira do pôntico em sela é convexa e muito difícil de limpar. (C) Pôntico em sela modificado. A superfície tecidual na porção vestibular é côncava, acompanhando a crista. No entanto, a porção lingual da sela foi removida para permitir acesso visando à higiene oral. (D) Pôntico ovalado. A forma do pôntico encaixa-se em um sítio receptor dentro da crista. Isso permite que a superfície tecidual do pôntico seja convexa e também otimiza a estética.

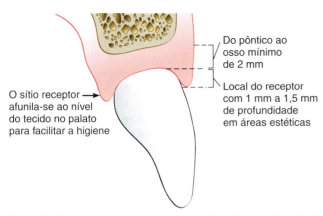

Figura 70.10 Forma ideal de um pôntico ovalado na área estética. O sítio receptor foi criado 1 a 1,5 mm apical à margem gengival livre na porção vestibular. Isso cria a ilusão do pôntico irrompendo do tecido. No lado palatino, o pôntico é afunilado para que o sítio receptor não se estenda abaixo do tecido; isso permite o acesso mais fácil para a higiene oral. Repare que, quando o sítio receptor é criado, o osso precisa estar a um mínimo de 2 mm da porção mais apical do pôntico.

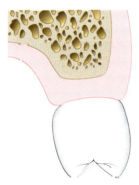

Figura 70.11 Opção para criar um sítio receptor do pôntico ovalado nas áreas menos estéticas da boca. Em vez de criar o sítio receptor para que o pôntico se estenda na crista, é possível criar um sítio receptor nivelado no qual o pôntico fique nivelado com a crista. Isso facilita a higiene oral.

Considerações Oclusais na Terapia Restauradora

> **IMPORTANTE**
>
> Uma oclusão mutuamente protetora é criada quando todos os dentes encostam-se ao mesmo tempo em um arco de fechamento normal, mas quando a mandíbula move, todos os contatos são nos dentes anteriores.

O Capítulo 55 apresenta detalhes sobre a biologia da oclusão e os procedimentos de avaliação clínica relacionados. A importância do trauma oclusal como um fator na doença periodontal e seu papel na dor orovestibular têm sido minimizados em muitos artigos.[8,14,34,35,44,45,54,65,71] No entanto, o papel que a oclusão exerce na odontologia restauradora tem sido reforçado. O maior uso dos implantes dentários e das restaurações cosméticas não metálicas resultou em uma maior preocupação com o manejo da força. Alguns desses materiais são mais sensíveis ao trauma oclusal e às fraturas resultantes do que as restaurações metálicas. Consequentemente, para o clínico que deseja um alto grau de previsibilidade, é fundamental compreender a oclusão. O cirurgião-dentista precisa saber como criar uma oclusão, com as seguintes diretrizes como meta:

1. Deve haver contatos uniformes simultâneos em todos os dentes em posição de máxima intercuspidação (MIC). Isso distribui a força da oclusão por todos os dentes, em vez de ocorrer em poucos dentes que podem tocar primeiro.
2. Quando a mandíbula se move da posição de máxima intercuspidação (MIC), alguma forma de guia canina ou anterior é desejável, sem contatos nos dentes posteriores. Essa oclusão protetiva mútua reduz a capacidade e a força dos músculos da mastigação, enquanto distribui mais uniformemente as forças. Foi demonstrado que, em consequência da ação de alavanca classe III, os dentes anteriores recebem aproximadamente um nono da força de um segundo molar.[24,60]
3. A orientação anterior precisa estar em harmonia com o invólucro de função do paciente. A harmonia dessa relação é demonstrada por uma ausência de frêmito e mobilidade nos dentes anteriores, pela capacidade do paciente para falar claramente e de modo confortável, e pela sensação de conforto geral do paciente com a mordida profunda, sobremordida e guias criadas durante a mastigação e quando segura a cabeça em posição ereta.
4. A oclusão deve ser criada em uma dimensão vertical oclusal (DVO) estável para o paciente. Em geral, aceita-se que a dimensão vertical atual do paciente tenha um equilíbrio entre as forças eruptivas dos dentes e o comprimento contraído repetitivo dos músculos elevadores. Foi demonstrado que a dimensão vertical pode ser alterada sem nenhuma sensação de dor dos músculos e articulações.[8,10,21,29] No entanto, se essa alteração alongar a alça pterigomassetérica além da sua capacidade de adaptação, o paciente não manterá a mudança vertical e fechará a dimensão vertical oclusal de volta intruindo os dentes.[11,33,39-41]
5. Durante o manejo de uma oclusão patológica ou ao reabilitar uma oclusão completa, o cirurgião-dentista precisa trabalhar com uma posição de referência condilar que possa ser repetida. A relação cêntrica, definida como a posição condilar mais superior, proporciona um ponto de partida.[20] A relação cêntrica deve se mostrar reproduzível ao longo de várias consultas, permitindo que o cirurgião-dentista crie a oclusão indiretamente em um articulador e volte para a mesma posição de referência na boca.[13,38,43,73] É a única posição que se mostrou capaz de impedir a contração lateral do músculo pterigoide.[19] Devido à sua posição de borda, qualquer movimento mandibular vai resultar no côndilo se movendo inferiormente. Portanto, a relação cêntrica é a posição mais previsível a partir da qual pode ser criada uma oclusão livre de interferência.

Para o manejo da oclusão conforme foi descrito anteriormente, o cirurgião-dentista precisa ser capaz de fazer modelos de gesso precisos, usar um arco de transferência e criar registros de relação cêntrica para que a informação possa ser transferida para um articulador adequado. Embora os detalhes desses procedimentos estejam além do escopo deste capítulo, eles são parte rotineira de qualquer plano de tratamento restaurador e precisam ser dominados pelo cirurgião-dentista para alcançar um sucesso restaurador previsível a longo prazo. O leitor é encaminhado para o Capítulo 55 para uma visão global abrangente da avaliação e da terapia oclusal.

 Acesse Casos Clínicos em https://www.grupogen.com.br.

Referências Bibliográficas

 As referências bibliográficas deste capítulo estão disponibilizadas em https://www.grupogen.com.br.

CAPÍTULO 71

Abordagens Multidisciplinar *versus* Interdisciplinar para os Problemas Dentais e Periodontais

Dennis P. Tarnow | Mitchell J. Bloom

SUMÁRIO DO CAPÍTULO

Tendências Educacionais para a Formação de Especialistas Multidisciplinares na Terapia de Implante, 756
O Futuro, 756

Tradicionalmente, o tratamento periodontal tem sido feito por meio de um modelo de terapia *interdisciplinar*, com dentistas clínicos gerais e especialistas oferecendo seus respectivos cuidados aos mesmos pacientes de acordo com um único plano de tratamento (Figuras 71.1 a 71.22). Por outro lado, uma abordagem *multidisciplinar* é centrada em um único provedor de atendimento em uma série de áreas da odontologia. Esse profissional pode ser um dentista generalista ou um especialista, já que os modos tradicionais de prática evoluíram e, em alguns aspectos, parecem bem diferentes do modelo clássico. O sistema interdisciplinar tem funcionado bem devido aos benefícios ao paciente decorrentes da melhor combinação de talentos de uma "equipe" de cirurgiões-dentistas. Independentemente de se utilizar uma abordagem interdisciplinar ou multidisciplinar, é fundamental para os prestadores de serviços principais ter uma compreensão completa dos sinais, sintomas, fatores de risco locais e sistêmicos e fisiopatologia dos processos de doença conforme eles se relacionam à terapia de implante dental e periodontal. Além disso, eles precisam ter um profundo conhecimento de trabalho sobre a gama de opções de tratamento disponíveis junto às suas respectivas indicações, contraindicações, benefícios e responsabilidades para formularem de modo eficaz um plano de tratamento conveniente. Nesse ponto, o dentista então decide se possui conhecimento, especialização e experiência suficientes para satisfazer às necessidades do paciente para proceder em uma maneira multidisciplinar ou se deve encaminhá-lo a um especialista para que seja cuidado em um nível mais avançado.

Muitos dos primeiros inovadores no campo da implantodontia eram dentistas clínicos gerais. Subsequentemente, suas primeiras realizações basearam-se no uso de protocolos protéticos e cirúrgicos rígida e estreitamente definidos cuja eficácia e previsibilidade eram apoiados por pesquisas de longo prazo bem documentadas desenvolvidas pelo Dr. P.I. Brånemark. O desenho de seu implante (de mesmo nome), quando usado corretamente conforme indicado em relação ao tipo de caso e à seleção dos pacientes, protocolos cirúrgicos rígidos, arsenal odontológico especializado e uma gama restrita de opções de tratamento, possibilitou que os generalistas alcançassem resultados de tratamento altamente previsíveis. A oferta de treinamento inicial no método Brånemark foi limitada apenas aos protesistas e cirurgiões orais, com o primeiro grupo centrado no aspecto restaurador dos cuidados e o último grupo na fase cirúrgica da terapia. No entanto, à medida que a implantodontia continuava a evoluir, os periodontistas tornaram-se cada vez mais ativos na área, acabando por compartilhar o mesmo papel e posição de seus colegas cirurgiões. O mesmo aconteceu com os muitos dentistas generalistas no que diz respeito aos seus colegas protesistas em relação ao tratamento restaurador de implantes.

A variedade de indicações para o uso de implantes dentários cresceu além dos casos limitados de arco total mandibular, inicialmente ensinado por Brånemark, para incluir edentulismo parcial, implantes unitários e até mesmo aplicações ortodônticas e maxilofaciais. Técnicas regenerativas também foram desenvolvidas para tratar das deficiências de tecidos duros e moles que, para muitos pacientes, foram anteriormente consideradas inadequadas para a terapia com implante dental. O enxerto autógeno intraoral em bloco, a regeneração óssea guiada, o levantamento do seio maxilar, a transposição do nervo alveolar inferior, a divisão de crista e a distração osteogênica estão entre as muitas estratégias que surgiram para superar as limitações em sítios não tão favoráveis.

Os primeiros modelos e materiais de implante eram sujeitos a limitações e até mesmo propensos a apresentar problemas. Os implantes com superfícies usinadas sofriam uma taxa de falha muito alta nos sítios de má qualidade óssea, enquanto aqueles com superfícies ásperas, além de outras falhas de projeto, eram propensos a falhas posteriores resultantes de doença inflamatória peri-implantar ou complicações protéticas. Com todas essas variáveis em jogo e surgindo

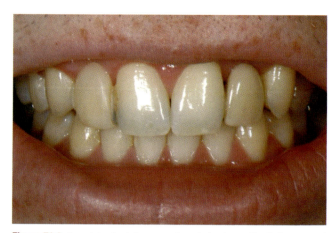

Figura 71.1 Caso interdisciplinar complexo de implante. Condição extraoral pré-operatória. O comprometimento estético é evidente nesse cenário de tratamento desafiador no qual há uma significativa desarmonia gengival.

CAPÍTULO 71 Abordagens Multidisciplinar *versus* Interdisciplinar para os Problemas Dentais e Periodontais

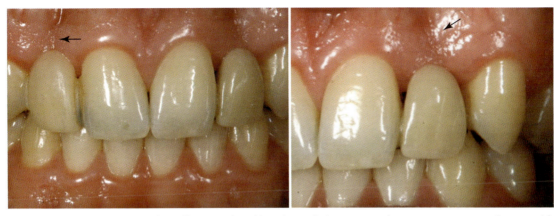

Figura 71.2 Condição intraoral pré-operatória. Um perfil côncavo de tecido mole contribui para uma sombra escura, e o comprometimento estético é evidente bilateralmente *(setas)*.

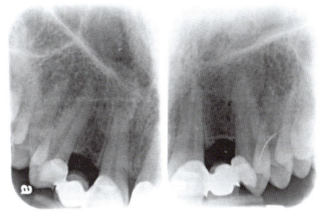

Figura 71.3 Radiografias pré-operatórias. As raízes do dente adjacente não convergem a ponto de interferir na orientação adequada das posições dos implantes dentais planejados; no entanto, há um espaço limitado entre as raízes do dente adjacente.

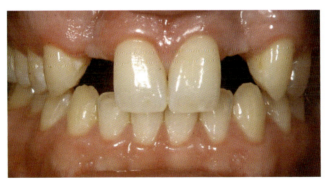

Figura 71.4 Imagem clínica intraoral de pré-operatório. Contornos de tecido mole observados com as restaurações removidas.

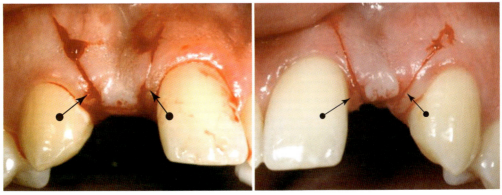

Figura 71.5 Cirurgia de implante. Incisões iniciais por meio de uma técnica de preservação papilar para minimizar a perturbação à inserção supracrestal saudável nas superfícies dos dentes adjacentes.

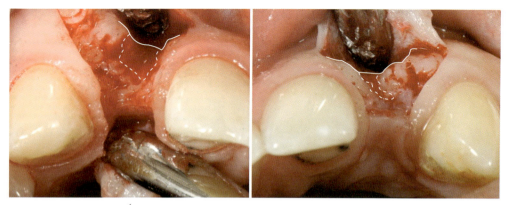

Figura 71.6 Imagem clínica intraoperatória. Áreas de tratamento edêntulas direita e esquerda exibindo defeitos ósseos côncavos na porção vestibular.

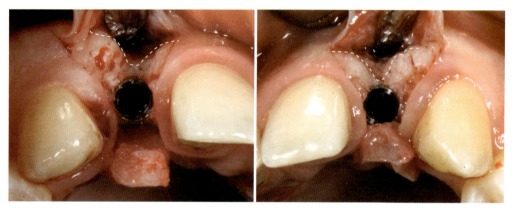

Figura 71.7 Imagem clínica intraoperatória. Implantes colocados em uma orientação determinada proteticamente que é palatina à depressão vestibular.

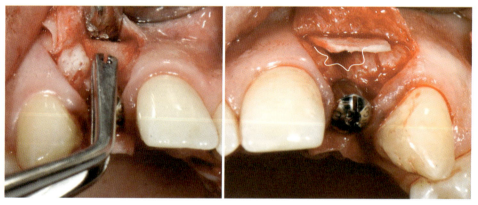

Figura 71.8 Imagem clínica intraoperatória. Correção de defeitos ósseos por meio da técnica de regeneração óssea guiada. Membranas reabsorvíveis são exibidas em posição após serem cortadas de forma adequada e posicionadas.

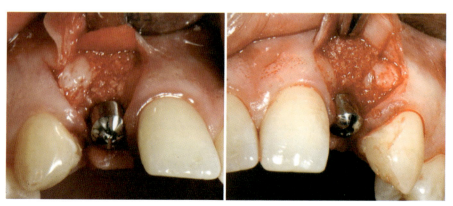

Figura 71.9 Imagem clínica intraoperatória. Um material de enxerto ósseo particulado é colocado e moldado para preencher a depressão óssea sob a membrana previamente posicionada.

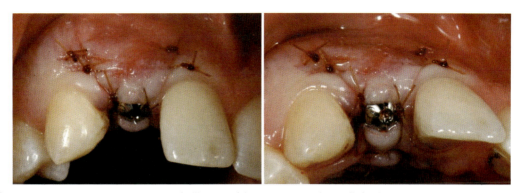

Figura 71.10 Cicatrizadores de implante, que agem para facilitar o posicionamento coronal e vestibular do retalho de tecido mole, foram colocados previamente. Isso trabalhará em conjunto com o procedimento de aumento para corrigir a concavidade de tecido mole pré-operatória.

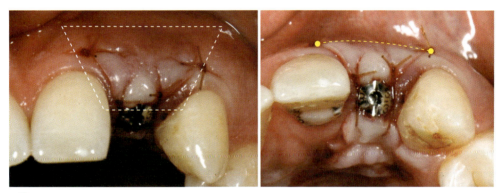

Figura 71.11 Crista em forma convexa após o aumento exibida depois da conclusão do procedimento cirúrgico.

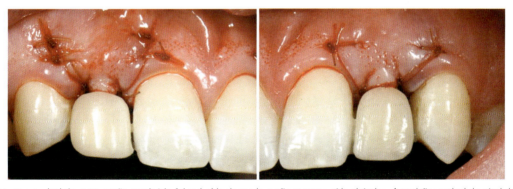

Figura 71.12 O terço gengival da restauração provisória foi reduzido de modo a não tocar no sítio cirúrgico. A posição vertical do nível de tecido mole ao final da cirurgia é favorável em comparação com a dos dentes naturais adjacentes.

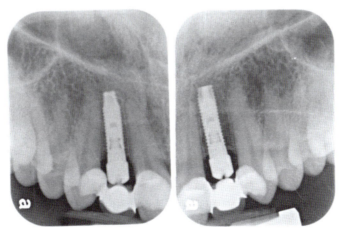

Figura 71.13 Radiografia pós-operatória. Os implantes dentários estão em boa posição. Dada a quantidade de espaço disponível entre as raízes do dente adjacente, foi escolhido um implante de diâmetro mais estreito como parte do plano de tratamento para produzir um resultado favorável em termos tanto biológicos quanto protéticos.

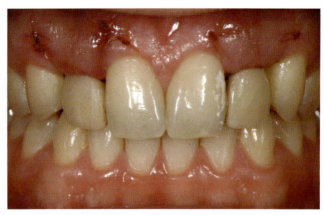

Figura 71.14 Imagem clínica pós-operatória uma semana após a cirurgia. O tecido mole apresenta cicatrização adequada. Observe a resposta favorável do tecido mole, em que as papilas foram preservadas usando-se um modelo de incisão conservador.

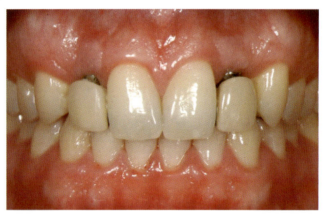

Figura 71.15 Imagem clínica pós-operatória 3 meses após a cirurgia. Os tecidos moles cicatrizaram favoravelmente com a manutenção da posição da margem gengival livre, resultando em uma coroa protética clínica de tamanho adequado.

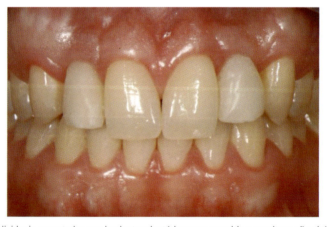

Figura 71.16 Coroas provisórias individuais conectadas aos implantes dentários para permitir a escultura não cirúrgica do tecido mole peri-implantar.

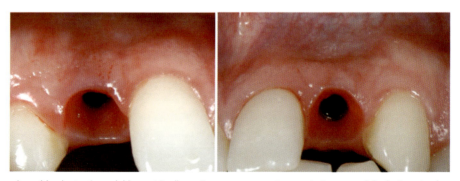

Figura 71.17 O tecido mole peri-implantar é esculpido em três dimensões para representar o corte transversal do dente natural que está sendo substituído a fim de criar uma aparência mais natural na restauração final do que seria possível com os pilares de cicatrização redondos pré-fabricados.

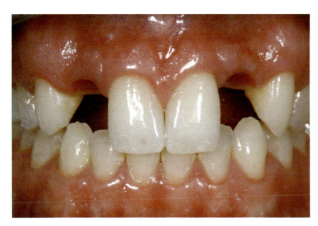

Figura 71.18 Tecido mole peri-implantar após a escultura cirúrgica. Observe os estágios iniciais de formação de papilas nos espaços entre os dentes naturais e os implantes dentários.

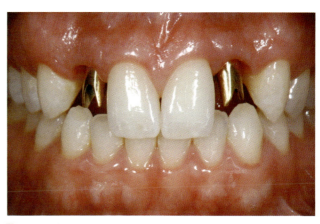

Figura 71.19 Pilares personalizados posicionados nos implantes dentários. O revestimento em ouro dos pilares customizados foi feito para conferir um matiz no sulco peri-implantar e no tecido mole para otimizar o resultado estético.

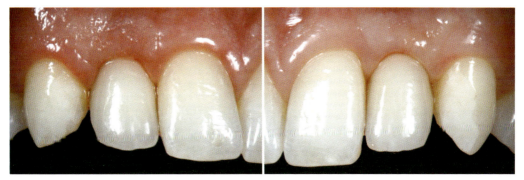

Figura 71.20 As coroas finais são observadas no dia de sua instalação. Os contornos das coroas ditam os contornos gengivais.

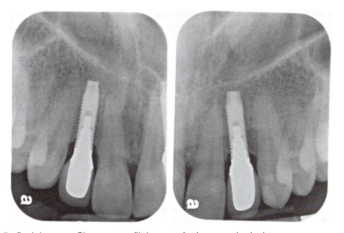

Figura 71.21 Radiografia após inserção final da coroa. Observe o perfil de emergência customizado dos componentes protéticos sobre os implantes dentários.

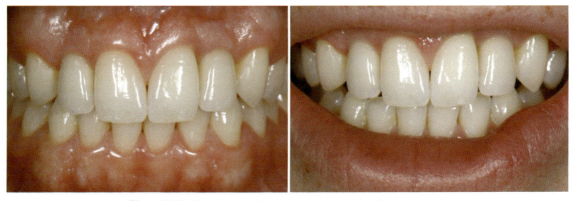

Figura 71.22 O resultado estético final pelas perspectivas intra e extraoral.

com tanta rapidez durante os anos de formação, a implantodontia foi relegada em grande parte à esfera do atendimento especializado. Através de modelos inovadores de implantes, avanços no conhecimento de materiais, oportunidades para técnicas cirúrgicas simplificadas, planejamento digital e tecnologias de produção, protocolos de tratamento sistemáticos e melhores dados para apreciação de fatores de sucesso e de risco, os resultados previsíveis tornaram-se facilmente atingíveis. A ampla emergência e a aceitação da implantodontia e o fato de ser uma modalidade tanto cirúrgica quanto protética colocam-na no centro de muitas das tendências que transformam os modelos tradicionais de prática.

A Periodontologia, como outras especialidades, evoluiu para abranger uma visão mais global de cuidado do paciente. Sugere-se que, além de aprender todos os procedimentos periodontais padrão do passado, o periodontista contemporâneo também deva ser capaz de *restaurar* casos de implante simples, como os situados fora da zona estética (Figuras 71.23 a 71.32). Os periodontistas continuarão sendo treinados para manejar tecidos duros e moles e realizar todos os procedimentos de cirurgia plástica periodontal mais recentes para preservar e reconstruir a arquitetura gengival agradável na zona estética até o nível mais elevado de sofisticação e complexidade. No entanto, como a definição do que se considera um resultado bem-sucedido continua a evoluir e a barra para definição é levantada, o cirurgião deve estar bem ciente dos aspectos restauradores do atendimento e também dos avanços a eles associados. Em outras palavras, tornou-se essencial que os periodontistas não limitem seus conhecimentos e cuidados apenas ao tratamento da doença periodontal.

Os especialistas em cirurgia (*i.e.,* periodontistas) que são treinados de acordo com uma abordagem multidisciplinar devem proporcionar benefícios ainda maiores aos seus pacientes em decorrência dessa filosofia. Considere o caso para colocação de implante dentário imediato junto à confecção e colocação simultânea de uma restauração provisória no momento da extração do dente. Esse tratamento tem uma série de passos que integra tanto a área cirúrgica quanto a restauradora da odontologia. Assim, uma profundidade adequada de conhecimento em todas as fases é necessária para permitir o diagnóstico apropriado, a seleção de caso e a realização clínica de cuidados para resultados previsíveis e para produzir a ampla variedade de benefícios que esse tratamento oferece para o paciente e o clínico. Mesmo quando o papel dos implantodontistas é limitado à fase cirúrgica de terapia, o alcance de resultados melhores e mais previsíveis requer que eles tenham uma compreensão total das realidades e complicações relacionadas com a confecção e a instalação da prótese planejada. Esse conhecimento "restaurador", assim como a experiência, ajudará o cirurgião a colocar os implantes em uma posição mais próxima da ideal em todas as três dimensões espaciais e a evitar erros comuns, como a angulação excessiva do implante por meio do conhecimento dos desafios protéticos reabilitadores que podem ocorrer de outra forma. Além disso, o periodontista versátil e com bom entendimento estará mais apto a comunicar-se efetivamente com os protesistas com os quais trabalha e poderá até servir como recurso para guiar e educar aqueles que poderiam ter menos familiaridade com o assunto quando uma abordagem interdisciplinar é utilizada.

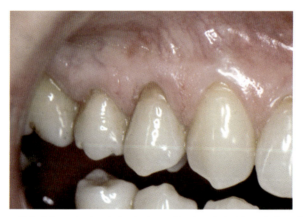

Figura 71.23 Situação de um tratamento multidisciplinar simples de implante: parâmetros de tecido mole favoráveis combinados com uma baixa linha de sorriso. Visualização pré-operatória do primeiro pré-molar superior direito. Com a exceção de um pequeno grau de retração gengival, todos os demais aspectos do periodonto circundante estão intactos.

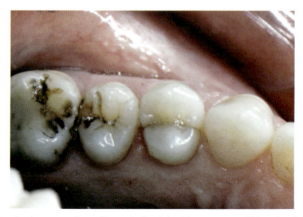

Figura 71.24 Uma fratura estendendo-se em orientação mesiodistal é evidente na superfície oclusal do primeiro pré-molar superior.

CAPÍTULO 71   Abordagens Multidisciplinar *versus* Interdisciplinar para os Problemas Dentais e Periodontais

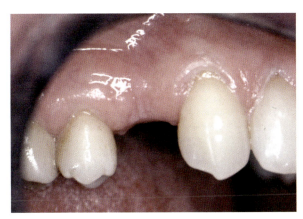

Figura 71.25 Crista cicatrizada 3 meses após a extração dentária. Observe a ampla zona de tecido queratinizado presente e a manutenção favorável da altura das papilas interdentais adjacentes.

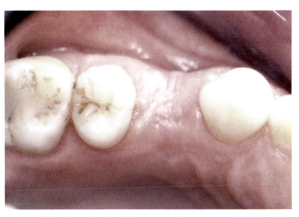

Figura 71.26 A crista cicatrizada demonstra dimensão vestibulolingual favorável e qualidade dos tecidos moles. Com base em avaliações clínica e radiográfica pré-operatórias, podemos prever a colocação de um implante dentário de modo descomplicado.

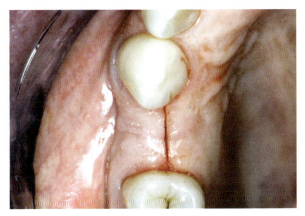

Figura 71.27 Acesso cirúrgico do implante dentário por meio de uma incisão horizontal que se estende intrassulcularmente até as linhas de ângulo vestibulares e palatinas mais próximas dos dentes adjacentes.

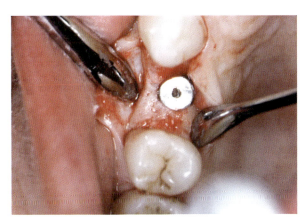

Figura 71.28 O implante endósseo é adequadamente posicionado para facilitar um resultado protético ideal na restauração final.

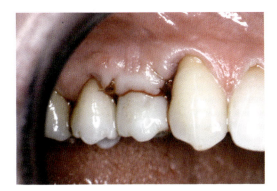

Figura 71.29 Após um período de cicatrização no qual o implante esteve submerso, passou-se ao segundo estágio da cirurgia para expô-lo. Nesse cenário, uma restauração fixa provisória foi adaptada ao implante para servir como matriz e começar a esculpir um perfil de tecido mole em vez de utilizar um pilar de cicatrização redondo não anatômico convencional. Observe a posição da margem do retalho na coroa protética. Ele está em posição oclusal à localização esperada da junção cemento-esmalte (JCE) para que a cicatrização e remodelação previstas do tecido mole produzam um resultado estético favorável.

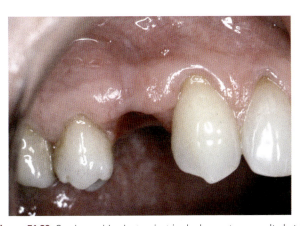

Figura 71.30 O sulco peri-implantar cicatrizado demonstra o resultado tridimensional gerado pelo uso de uma coroa provisória para esculpir o tecido mole. Observe a recriação da papila interdental, o resultado de uma relação favorável entre a altura óssea interproximal dos dentes adjacentes e o restabelecimento das áreas de contato entre os dentes naturais e a restauração provisória.

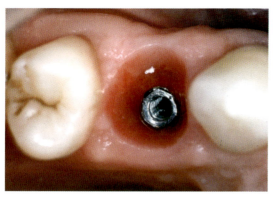

Figura 71.31 Vista oclusal do sulco anatômico peri-implantar formado pelo contorno da restauração provisória subgengivalmente.

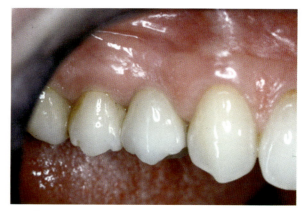

Figura 71.32 Restauração final suportada pelo implante.

Tendências Educacionais para a Formação de Especialistas Multidisciplinares na Terapia de Implante

Para que o modelo de prática multidisciplinar seja capaz de fornecer o atendimento através de um modelo interdisciplinar, o profissional (dentista clínico geral ou especialista) precisa ser treinado de modo mais abrangente, com um escopo mais amplo de especialização do que as normas contemporâneas frequentemente proporcionam. Isso é refletido nas diversas maneiras e oportunidades no treinamento de pós-graduação e educação continuada, particularmente aqueles centrados nos aspectos cirúrgicos da terapia de implante dentário.

A educação continuada oferece uma ampla gama. Algumas são limitadas ao ensino didático com simulação em laboratório, enquanto outras assumem a forma de programas clínicos que incluem um componente de atendimento ao paciente de um ou mais anos de duração. Assim, alguns dentistas generalistas e protesistas treinados tradicionalmente que buscaram treinamento avançado de pós-graduação poderiam acrescentar alguns aspectos do atendimento cirúrgico (proporcionais ao escopo e ao nível de seu respectivo treinamento) à variedade de serviços que prestam pessoalmente. Por outro lado, os membros de especialidades cirúrgicas (p. ex., periodontistas e cirurgiões orais) receberiam um nível de treinamento que os capacitaria a recomendar, orientar e, se necessário, realizar vários tratamentos de restauração. Na realidade, os padrões de credenciamento rigorosamente definidos de algumas especialidades de pós-graduação já foram revisados e refletem essa tendência para incentivar o treinamento multidisciplinar. Os programas tradicionais de treinamento restaurador não cirúrgico agora incluem treinamento cirúrgico básico de implante em seus currículos. Os programas de aperfeiçoamento em prótese dentária, entre outros tópicos, incluem hoje um tempo maior de aprendizagem em seus currículos didáticos e clínicos na área de diagnóstico, bem como um treinamento de competência com relação aos implantes unitários sobre cristas ósseas cicatrizadas com dimensões favoráveis e em sítios fora da área estética.

O Futuro

Já se tornou uma norma aceita que nem toda cirurgia será realizada por um periodontista ou cirurgião oral, nem é provável que todo o trabalho de restauração seja feito por um dentista clínico geral ou protesista. Em vez disso, os casos simples que requeiram cirurgia e restauração provavelmente serão executados inteiramente por um dentista clínico geral bem treinado ou por um especialista. Na verdade, muitos periodontistas já começaram a trabalhar com colegas protesistas realizando a moldagem final ou, ainda, a impressão do implante no momento da cirurgia e encaminhando-lhes essas informações. Nesse cenário, o protesista pode precisar apenas instalar a prótese final quando ela voltar do laboratório, acelerando com isso o tratamento e melhorando a experiência tanto para o paciente quanto para o próprio dentista. Embora seja concebível que os casos de implante simples sejam mais provavelmente tratados de modo multidisciplinar, uma abordagem interdisciplinar ainda existirá e será utilizada para pacientes que necessitem de tratamentos avançados, particularmente quando há deficiência de tecidos moles e/ou duros.

Os periodontistas do futuro terão abordagens multidisciplinares no atendimento ao paciente e continuarão a prestar todos os serviços especializados que os periodontistas treinados de modo "clássico" têm feito há décadas, entretanto também estarão aptos a fornecer um suporte melhor aos seus colegas protesistas.

SEÇÃO VII TRATAMENTO DE SUPORTE E RESULTADOS DO TRATAMENTO PERIODONTAL

CAPÍTULO 72

Tratamento Periodontal de Suporte

Robert L. Merin

SUMÁRIO DO CAPÍTULO

Fundamento Lógico do Tratamento Periodontal de Suporte, 757
Programa de Manutenção, 758
Classificação dos Pacientes Pós-Tratamento e Avaliação de Risco, 764

Encaminhamento dos Pacientes para o Periodontista, 765
Testes de Atividade da Doença, 766
Conclusão, 766

A preservação da saúde periodontal do paciente tratado exige um programa de suporte tão importante quanto a terapia usada para tratar a doença periodontal. Após o término da Fase I da terapia, os pacientes são inseridos em um programa de consultas periódicas para manutenção a fim de impedir a recorrência da doença (Figuras 72.1 e 72.2).

QUADRO DE APRENDIZAGEM 72.1

A preservação da dentição a longo prazo está intimamente associada à frequência e qualidade das consultas de retorno para manutenção.

A transferência do paciente de uma condição de tratamento ativo para um programa de manutenção é uma etapa definitiva no atendimento total do paciente que requer tempo e esforço do dentista e sua equipe. Os pacientes precisam compreender o propósito do programa de manutenção, e o dentista deve enfatizar que a preservação dos dentes depende da terapia de manutenção.[5] Os pacientes que não são mantidos em um programa de consultas supervisionadas subsequentes ao tratamento ativo exibem sinais óbvios de periodontite recorrente (p. ex., maior profundidade de bolsa, perda óssea e perda dentária).[6,7,11,12,16,17,37] Quanto mais os pacientes comparecem ao tratamento periodontal de suporte (TPS), menor a possibilidade de perderem seus dentes.[17,28,34,37,40,54,61] Um estudo constatou que os pacientes tratados que não voltam para as consultas regulares correm um risco 5,6 vezes maior de perda dentária do que os pacientes colaboradores.[12] Outro estudo mostrou que os pacientes em TPS inadequada após a terapia regenerativa bem-sucedida têm um aumento de mais de 50 vezes no risco de perda de inserção em comparação com os que comparecem regularmente às consultas.[15]

QUADRO DE APRENDIZAGEM 72.2

Os pacientes que não retornam para a TPS têm uma probabilidade cinco a seis vezes maior de perderem dentes do que os pacientes que comparecem.

As técnicas motivacionais e o reforço da importância da fase de manutenção do tratamento devem ser considerados antes de se realizar a cirurgia periodontal definitiva.[7] Estudos mostram que poucos pacientes exibem uma colaboração adequada em relação aos cronogramas de manutenção recomendados[1,33,34,38,39,59,61] (Figura 72.3). *Não faz sentido simplesmente informar aos pacientes que eles devem retornar para consultas periódicas sem explicar claramente a importância dessas consultas e descrever o que se espera deles entre os atendimentos.*

A fase de manutenção do tratamento periodontal começa imediatamente após a conclusão da Fase I da terapia (Figuras 72.1 e 72.2). Enquanto o paciente está na fase de manutenção, os procedimentos cirúrgicos e protéticos necessários são realizados. Isso assegura que todas as áreas da cavidade bucal retenham o grau de saúde alcançado após a Fase I da terapia.

Fundamento Lógico do Tratamento Periodontal de Suporte

Estudos mostram que mesmo com a terapia periodontal adequada é possível haver algum grau de progressão da doença.[23,25,41,44,46,53,62] Uma provável explicação para a recorrência da doença periodontal é a remoção incompleta da placa/biofilme e do cálculo subgengival.[56,62] Se a placa subgengival não for removida durante a raspagem, ela se desenvolverá novamente dentro da bolsa. O aumento da placa subgengival é um processo lento em comparação com o da placa supragengival. Durante esse período (meses, talvez), a placa subgengival pode não induzir reações inflamatórias que possam ser observadas na margem gengival. O diagnóstico clínico pode ser ainda mais confuso pela introdução do controle adequado da placa supragengival, pois as reações inflamatórias causadas pela placa na parede de tecido mole da bolsa não tendem a se manifestar clinicamente como gengivite.[18] Desse modo, o controle inadequado da placa subgengival pode levar à perda continuada de inserção óssea, mesmo sem a presença de inflamação gengival clínica. A raspagem e o alisamento radicular não costumam ser eficazes nos locais com profundidades da sondagem de 6 mm ou mais.[5]

As bactérias estão presentes nos tecidos gengivais nos casos de periodontite crônica e agressiva.[9,14,19,43] A erradicação dos microrganismos intra-gengivais pode ser necessária para a obtenção de um resultado periodontal estável.[19] A raspagem, o alisamento radicular e até mesmo a cirurgia a retalho podem não eliminar as bactérias intragengivais em algumas áreas.[9] Elas podem recolonizar a bolsa e provocar doença recorrente.

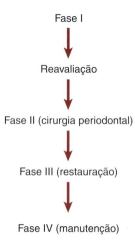

Figura 72.1 Sequência incorreta das fases do tratamento periodontal. A fase de manutenção deve ser iniciada imediatamente após a reavaliação da Fase I da terapia.

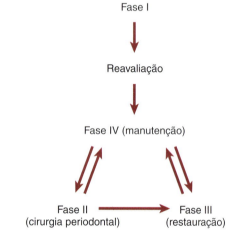

Figura 72.2 Sequência correta das fases do tratamento periodontal.

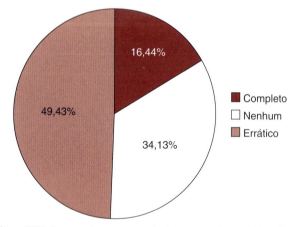

Figura 72.3 Cooperação com a terapia de manutenção em 961 pacientes estudados por 1 a 8 anos. *(Modificada de Wilson TG Jr, Glover ME, Schoen J, et al: Compliance with maintenance therapy in a private periodontal practice.* J Periodontol 55:468, 1984.)

As bactérias associadas à periodontite podem ser transmitidas entre casais e outros membros da família.[2,55] Os pacientes que aparentam ter sido tratados com êxito podem ser infectados ou reinfectados com patógenos potenciais. Isso é particularmente comum nos pacientes com bolsas remanescentes.

Outra explicação possível para a recorrência da doença periodontal é a natureza microscópica da cicatrização da unidade dentogengival após o tratamento periodontal. Estudos histológicos mostraram que, após os procedimentos periodontais, os tecidos normalmente cicatrizam pela formação de um epitélio juncional longo em vez da nova inserção de tecido conjuntivo às superfícies radiculares.[10,49,50] Especula-se que esse tipo de unidade dentogengival pode ser mais fraca e que a inflamação pode separar rapidamente o epitélio juncional longo do dente. Assim, os pacientes periodontalmente tratados podem ser predispostos à formação recorrente de bolsa se os cuidados de manutenção não forem ideais.

A raspagem subgengival altera a microbiota das bolsas periodontais.[35,42,47] Em um estudo, uma única sessão de raspagem e alisamento radicular nos pacientes com periodontite crônica resultou em alterações importantes na microbiota subgengival.[35] As alterações relatadas incluíram uma diminuição na proporção dos bastonetes móveis por 1 semana, elevação acentuada na proporção de cocos por 21 dias e redução acentuada na proporção de espiroquetas por 7 semanas.

Embora o desbridamento da bolsa suprima os componentes da microbiota subgengival associados à periodontite, os patógenos periodontais podem voltar aos níveis basais em dias ou meses.[3,46] O retorno dos patógenos aos níveis pré-tratamento ocorre geralmente em cerca de 9 a 11 semanas, mas pode variar radicalmente entre os pacientes.[3]

QUADRO DE APRENDIZAGEM 72.3

A raspagem e o alisamento radicular não costumam ser eficazes nos sítios com profundidades de sondagem de 6 mm ou mais.

O desbridamento mecânico executado pelo terapeuta e o ambiente motivacional proporcionado pela consulta parecem necessários para os bons resultados da manutenção. Os pacientes tendem a diminuir seus esforços de higiene oral entre as consultas.[4,61] Saber que a sua higiene será avaliada os motiva a executá-la melhor antes da consulta.

Em um estudo, a proporção de espiroquetas obtidas nas amostras basais da microbiota subgengival estava altamente correlacionada à deterioração clínica periodontal ao longo de 1 ano.[31] No entanto, relatos subsequentes no mesmo estudo longitudinal concluíram que a atribuição arbitrária dos pacientes com periodontite tratados a intervalos de manutenção trimestrais parece ser tão eficaz na prevenção das recorrências da periodontite quanto a atribuição de intervalos de retorno com base no monitoramento microscópico da microbiota subgengival.[30,31] Constatou-se que o monitoramento microscópico não era um indicador confiável da destruição periodontal futura nos pacientes em programas de retorno de 3 meses, presumivelmente devido à alteração da microbiota subgengival produzida pela instrumentação subgengival.

Dessa forma, pode-se dizer que existe uma base científica sólida para a manutenção, já que a raspagem subgengival altera a microbiota da bolsa por períodos de tempo variáveis, porém relativamente longos.

Programa de Manutenção

As consultas de retorno periódicas formam a base de um programa significativo de prevenção em longo prazo. O intervalo entre as consultas é definido inicialmente em 3 meses, mas pode variar de acordo com as necessidades do paciente.[5,20,26,27]

O atendimento periodontal em cada consulta de retorno compreende três partes (Quadro 72.1). A primeira parte envolve o exame e a avaliação da saúde oral do paciente no momento. A segunda parte inclui o tratamento de manutenção necessário e o reforço de higiene oral. A terceira parte envolve o agendamento do paciente para a próxima consulta de retorno, outros tratamentos periodontais ou procedimentos de restauração dentária. O tempo necessário para uma consulta de retorno dos pacientes com vários dentes nas duas arcadas é de aproximadamente 1 hora.[45]

> **Quadro 72.1** Procedimentos de Manutenção nas Consultas de Retorno.
>
> **Parte I: Exame**
> (Tempo aproximado: 14 minutos)
> Cumprimento ao paciente
> Mudanças no histórico clínico
> Exame patológico oral
> Condição da higiene oral
> Alterações gengivais
> Alterações na profundidade de bolsas
> Alterações de mobilidade
> Alterações oclusais
> Cáries dentárias
> Condições das restaurações, próteses e implantes
>
> **Parte II: Tratamento**
> (Tempo aproximado: 36 minutos)
> Reforço da higiene oral
> Raspagem
> Polimento
> Irrigação química ou colocação de antimicrobiano sítio-específico
>
> **Parte III: Relatório, Limpeza e Agendamento**
> (Tempo aproximado: 10 minutos)
> Atualizar a ficha
> Discutir o relatório com o paciente
> Limpeza e desinfecção
> Agendar a próxima consulta
> Agendar tratamento periodontal posterior
> Agendar ou encaminhar para tratamento restaurador ou protético

> **QUADRO DE APRENDIZAGEM 72.4**
>
> Há três partes em uma consulta de TPS: (1) exame; (2) tratamento; e (3) relato, limpeza e agendamento.

Exame e Avaliação

A consulta de retorno é similar à avaliação inicial do paciente (Capítulo 32). No entanto, como o paciente não é novo no consultório, o dentista examina principalmente as mudanças que ocorreram desde a última avaliação. A análise da condição atual da higiene oral do paciente é essencial. A atualização das mudanças no histórico clínico do paciente e a avaliação das restaurações, cáries, próteses, oclusão, mobilidade dentária, condição gengival e profundidades de sondagem periodontal e peri-implantar são partes importantes da consulta de retorno. A mucosa oral deve ser inspecionada atentamente quanto às suas condições patológicas (Figuras 72.4 a 72.9).

O exame radiográfico precisa ser individualizado,[22] dependendo da gravidade inicial do caso e dos achados na consulta de retorno (Tabela 72.1). Esses dados são comparados com os achados nas radiografias iniciais para verificar a altura óssea e procurar por reparos de defeitos ósseos, sinais de trauma oclusal, alterações patológicas periapicais e cáries.

Averiguação do Controle de Placa/Biofilme

Para avaliar a eficácia do seu controle de placa, os pacientes devem executar o seu regime de higiene imediatamente antes da consulta de retorno. O controle de placa/biofilme precisa ser analisado e corrigido até o paciente demonstrar a proficiência necessária, mesmo se forem necessárias outras sessões de instrução. Uma técnica de entrevista motivacional pode ajudar a produzir resultados positivos.[57] Os pacientes que recebem orientação de controle de placa têm menos

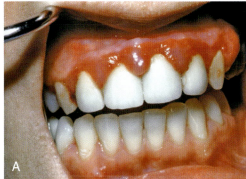
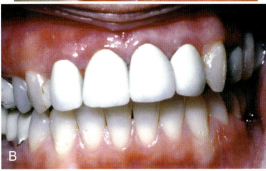

Figura 72.4 (A) Gengivite hiperplásica relacionada às margens das coroas e ao acúmulo de placa em uma mulher de 27 anos de idade. (B) Quatro meses após o tratamento, há uma melhora importante. No entanto, ainda existe algum grau de inflamação ao redor das margens das coroas, que não pode ser resolvida sem substituir essas coroas.

Tabela 72.1 Exame Radiográfico dos Pacientes de Retorno para Tratamento Periodontal de Suporte.

Condição/ Situação do Paciente	Tipo de Exame
Cáries clínicas ou fatores de alto risco para cárie	Radiografias interproximais posteriores (*Bite-Wing*) a intervalos de 6 a 18 meses
Nenhuma cárie clínica e nenhum fator de alto risco para cárie	Radiografias interproximais posteriores (*Bite-Wing*) a intervalos de 24 a 36 meses
Doença periodontal sem um bom controle	Radiografias periapicais ou interproximais verticais (*Bite-Wing*) das áreas problemáticas a cada 12 a 24 meses
Histórico do tratamento periodontal com doença sob um bom controle	Exame interproximal (*Bite-Wing*) a cada 24 a 36 meses
Implantes dentários	Radiografias periapicais ou interproximais verticais (*Bite-Wing*) após a colocação da prótese e aos 12 e 24 meses. Depois, a cada 24 a 36 meses, a menos que surjam problemas clínicos
Transferência dos pacientes de manutenção periodontal ou peri-implantar	Série completa da boca se não houver um conjunto atual disponível. Se a série completa da boca foi obtida em até 24 meses, as radiografias dos implantes e das áreas com problemas periodontais devem ser obtidas

As radiografias devem ser feitas quando provavelmente afetarem o diagnóstico e o tratamento do paciente. As recomendações nesta tabela estão sujeitas ao julgamento clínico e podem não se aplicar a todos os pacientes.
Adaptada do *Guide to Patient Selection and Limiting Radiation Exposure*. Site da American Dental Association (ADA). http://ada.org/2760/aspx, 2013.

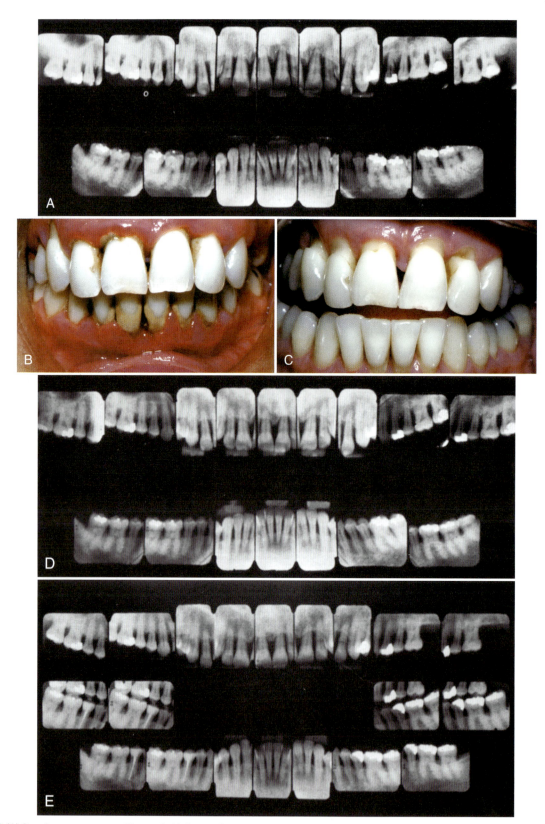

Figura 72.5 (A) O paciente apresentava 38 anos de idade quando essas radiografias originais foram obtidas e foi tratado com uma combinação de terapia cirúrgica e não cirúrgica. Esse indivíduo é um paciente clássico de manutenção Classe C. (B) Fotografia pré-tratamento. Observe a inflamação e os grandes depósitos de cálculo. (C) Fotografia tirada 10 anos após o tratamento. (D) Radiografias obtidas 5 anos após o tratamento. (E) Radiografias obtidas 10 anos após o tratamento. O aspecto radiográfico é tão adequado quanto o previsto em um caso grave como esse. Os dentes 27 e 38 foram extraídos 8 anos após o tratamento.

CAPÍTULO 72 Tratamento Periodontal de Suporte 761

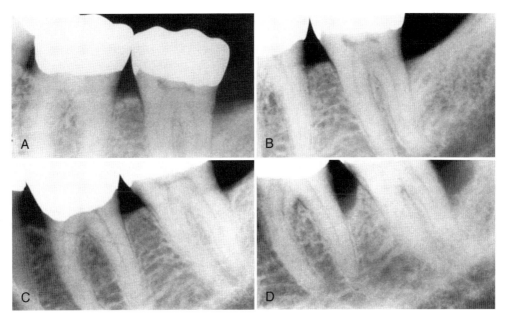

Figura 72.6 Esta série de radiografias mostra claramente a importância da terapia de manutenção. (A) Radiografia original de um homem de 58 anos de idade. Repare na perda óssea profunda na distal do dente 37 e na lesão moderada na distal do dente 36. O tratamento cirúrgico incluiu enxerto ósseo. (B) Radiografia 14 meses após a terapia cirúrgica. O paciente teve a manutenção realizada a cada 3 a 4 meses. (C) Aparência 3 anos após a cirurgia, com consultas de retorno regulares a cada 3 a 4 meses. (D) Aparência após 2 anos sem consultas de retorno (7 anos após a cirurgia). Repare na progressão da doença nas superfícies distais dos dentes 37 e 36.

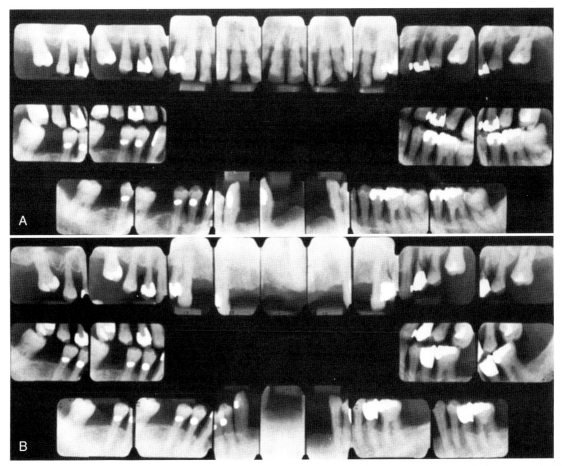

Figura 72.7 Os casos avançados por vezes apresentam melhora superior à prevista quando o paciente coopera com a terapia de manutenção. (A) Radiografias iniciais mostrando um caso avançado. A arcada superior sofreu tratamento não cirúrgico e extrações. Uma prótese parcial foi colocada, e era esperada uma progressão para prótese total dentro de poucos anos. A arcada inferior foi tratada com cirurgia periodontal e recebeu uma prótese parcial removível de metal e acrílico. (B) Radiografias obtidas 8 anos depois. O paciente realizou uma boa higiene oral e retornou para as consultas de manutenção a cada 3 meses. Os dentes 24 e 27 precisaram de extração.

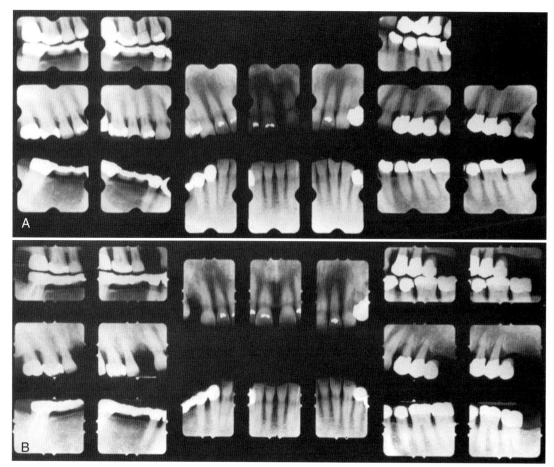

Figura 72.8 (A) Radiografias iniciais. O paciente foi aconselhado a fazer cirurgia periodontal em áreas localizadas e consultas de retorno para manutenção periodontal a cada 3 meses. No entanto, não observou esse prazo e fez apenas limpezas dentárias uma ou duas vezes ao ano. (B) Radiografias 4 anos mais tarde. Repare na perda dos dentes 14 e 27 e no aumento da perda óssea de vários pré-molares e molares.

biofilme e gengivite do que os pacientes não orientados,[6,51,52] e como a quantidade de biofilme supragengival é menor, há uma redução no número de organismos anaeróbios subgengivais.[10,48]

Tratamento

Após a consulta, exame, consulta e instruções sobre higiene oral, a raspagem e o alisamento radicular necessários são realizados (Capítulo 50). Deve-se ter cuidado para não instrumentar os locais saudáveis com sulcos rasos (1 a 3 mm de profundidade), pois os estudos demonstraram que a raspagem e o alisamento radicular subgengival repetidos nos locais periodontais inicialmente saudáveis resultam em perda de inserção importante e retração gengival, que afetarão a estética.[29] A irrigação com agentes antimicrobianos ou a colocação de dispositivos antimicrobianos específicos no local é feita nos pacientes de manutenção com bolsas remanescentes.[3,24,32]

Recorrência da Doença Periodontal

Algumas vezes podem recorrer lesões, o que pode ser associado frequentemente ao controle inadequado de placa/biofilme por parte do paciente ou a uma não cooperação com os programas de TPS recomendados. No entanto, é preciso compreender que é responsabilidade do dentista ensinar, motivar e controlar a técnica de higiene oral do paciente e que o fracasso do paciente é o fracasso do dentista. A cirurgia não deve ser feita, a menos que o paciente participe da prevenção da doença e demonstre proficiência no controle de placa/biofilme.[7,53,60]

Outras causas para a recorrência incluem:

1. Tratamento inadequado ou insuficiente que não conseguiu remover todos os fatores potenciais que favorecem o acúmulo de placa (Figura 72.4). A remoção incompleta do cálculo nas áreas de difícil acesso é uma fonte comum de problemas.
2. Restaurações inadequadas colocadas após a conclusão do tratamento periodontal.
3. Falha do paciente nos retornos periódicos de cuidados de manutenção (Figura 72.6). Isso pode ser uma consequência da decisão consciente ou inconsciente do paciente para continuar o tratamento ou do fato de o dentista e a equipe não enfatizarem a necessidade da terapia periódica de suporte.
4. A presença de algumas doenças sistêmicas que possam afetar a resistência do hospedeiro aos níveis de placa previamente aceitáveis.

Um caso fracassado pode ser reconhecido por:

1. Inflamação recorrente revelada por alterações gengivais e sangramento do sulco durante a sondagem.
2. Profundidade aumentada dos sulcos, levando à recorrência da formação de bolsas.
3. Aumentos graduais na perda óssea, conforme determinado pelas radiografias.
4. Aumentos graduais na mobilidade dentária, conforme averiguado pelo exame clínico.

A decisão de retratar um paciente periodontal não deve ser tomada na consulta de manutenção preventiva, mas deve ser postergada por 1 a 2 semanas.[11] Frequentemente a cavidade bucal aparenta melhora nesse momento devido à resolução do edema e à melhora resultante na cor da gengiva. A Tabela 72.2 resume os sinais da recorrência da doença periodontal e suas prováveis causas.

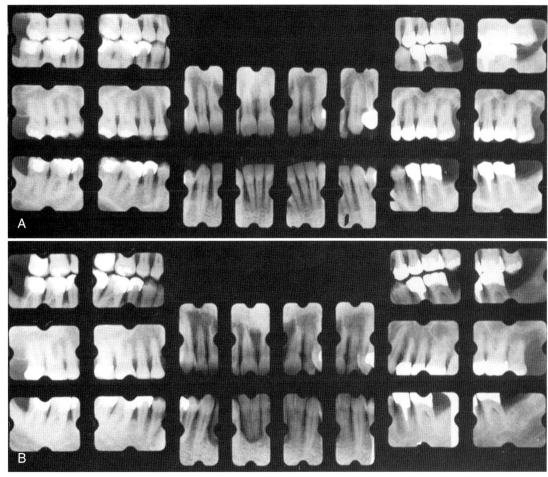

Figura 72.9 (A) Radiografias iniciais. O paciente foi aconselhado a fazer cirurgia periodontal em áreas localizadas e consultas de retorno para manutenção periodontal a cada 3 meses. No entanto, não observou esse prazo e não fez qualquer tratamento, exceto o atendimento emergencial e limpezas dentárias ocasionais. (B) Radiografias 7 anos mais tarde. Repare na perda óssea avançada e nas cáries em muitos dentes.

Tabela 72.2 Sintomas e Causas da Recorrência da Doença.

Sintoma	Possíveis Causas	Sintoma	Possíveis Causas
Mobilidade aumentada	Maior inflamação Higiene oral deficiente Cálculo subgengival Restaurações inadequadas Próteses deterioradas ou mal confeccionadas Doença sistêmica modificando a resposta do hospedeiro à placa	Profundidade de bolsa aumentada sem alteração radiográfica	Higiene oral deficiente Consultas de retorno irregulares Cálculo subgengival Prótese parcial mal ajustada Inclinação mesial no espaço edêntulo Falha na cirurgia para nova inserção Dentes fissurados Concavidades nos dentes Nova doença periodontal Crescimento gengival provocado por medicação
Retração gengival	Abrasão por escovação Gengiva queratinizada inadequada Tracionamento de freios Terapia ortodôntica		
Mobilidade aumentada sem alterações na profundidade de bolsa e sem alterações radiográficas	Trauma oclusal provocado por interferência oclusal lateral, bruxismo, restauração alta Próteses desgastadas ou mal planejadas Relação coroa-raiz pobre	Profundidade de bolsa aumentada com perda óssea radiográfica aumentada	Higiene oral deficiente Cálculo subgengival Consultas de retorno irregulares Restaurações inadequadas ou deterioradas Próteses mal projetadas Cirurgia inadequada Doença sistêmica modificando a resposta do hospedeiro à placa Dentes fissurados Concavidades nos dentes Nova doença periodontal

Classificação dos Pacientes Pós-Tratamento e Avaliação de Risco

O primeiro ano após a terapia periodontal é importante em termos de doutrinar o paciente em um padrão de retorno e reforçar as técnicas de higiene oral. Além disso, podem ser necessários vários meses para se avaliar com precisão os resultados de alguns procedimentos cirúrgicos periodontais. Consequentemente, algumas áreas podem precisar de retratamento porque os resultados podem não ser os ideais. Além disso, o paciente de primeiro ano costuma ter fatores etiológicos que podem ter passado despercebidos e que podem ser mais passíveis de tratamento nesse estágio inicial. Por essas razões, o intervalo de retorno dos pacientes de primeiro ano não deve ser maior que 3 meses.

Os pacientes que se encontram em um programa de retorno periodontal formam um grupo variado. A Tabela 72.3 apresenta várias categorias de pacientes de manutenção e um intervalo de retorno sugerido para cada uma delas. Os pacientes podem melhorar ou ser rebaixados para uma classificação diferente, com redução ou exacerbação da doença periodontal. Quando uma arcada dentária está mais envolvida do que a outra, a doença periodontal do paciente é classificada pela arcada com a pior condição.

A Tabela 72.3 representa um método tradicional de atribuição do risco de recorrência de uma destruição periodontal. Um profissional usa os fatores de risco listados e seu próprio diagnóstico e prognóstico estabelecidos para atribuir uma categoria de risco e um programa de manutenção. Novas ferramentas de avaliação do fator de risco para a prevenção da destruição periodontal foram desenvolvidas.[21,26,27,36] A maioria dos estudos tem documentado a capacidade de predizer a progressão da periodontite e a perda dentária com a Avaliação do Risco Periodontal (Periodontal Risk Assessment – PRA) (Figura 72.10) e com a Calculadora do Risco Periodontal (Periodontal Risk Calculator – PRC).[26] A PRC é comercializada pela PreViser Corporation e oferece um sistema *online* para a análise de risco e o prognóstico periodontal.[21] A PRA é oferecida gratuitamente pela Clinical Research Foundation e pela University of Bern em http://www.perio-tools.com/PRA/en/index.asp. Os dados do paciente são inseridos no formulário *online*, e o programa calcula automaticamente se o paciente está em

Tabela 72.3 Intervalos de Retorno para Várias Classes de Pacientes.

Classificação Merin	Características	Intervalo de Retorno
Primeiro ano	Paciente de primeiro ano: terapia de rotina e cicatrização sem ocorrências especiais	3 meses
	Paciente de primeiro ano: caso difícil com prótese complicada, envolvimento de furca, relação coroa-raiz desfavorável ou cooperação do paciente questionável	1-2 meses
Classe A	Resultados excelentes mantidos por 1 ano ou mais O paciente exibe boa higiene oral, cálculo mínimo, sem problema oclusal, sem prótese complicada, sem bolsas remanescentes e nenhum dente com menos de 50% de osso alveolar remanescente	6 meses a 1 ano
Classe B	Resultados geralmente bons e mantidos razoavelmente por 1 ano ou mais, porém o paciente exibe alguns dos seguintes fatores: 1. Higiene oral ruim ou irregular 2. Grande formação de cálculo 3. Doença sistêmica que predispõe à destruição periodontal 4. Algumas bolsas remanescentes 5. Problemas oclusais 6. Próteses complicadas 7. Terapia ortodôntica em andamento 8. Cáries dentárias recorrentes 9. Alguns dentes com menos de 50% de suporte ósseo alveolar 10. Tabagismo 11. Histórico familiar ou teste genético positivo 12. Mais de 20% das bolsas sangram à sondagem	3-4 meses (decisão sobre o intervalo de retorno com base no número e na gravidade de fatores negativos)
Classe C	Resultados geralmente ruins após a terapia periodontal e/ou vários fatores negativos da seguinte lista: 1. Higiene oral irregular ou ruim 2. Grande formação de cálculo 3. Doença sistêmica que predispõe à destruição periodontal 4. Muitas bolsas remanescentes 5. Problemas oclusais 6. Próteses complicadas 7. Cáries dentárias recorrentes 8. Cirurgia periodontal indicada, mas não realizada por razões médicas, psicológicas ou financeiras 9. Muitos dentes com menos de 50% de suporte ósseo alveolar 10. Condição avançada demais para melhorar por meio de cirurgia periodontal 11. Tabagismo 12. Histórico familiar ou teste genético positivo 13. Mais de 20% das bolsas sangram à sondagem	1-3 meses (decisão sobre o intervalo de retorno com base no número e na gravidade de fatores negativos; considerar o retratamento de algumas áreas ou a extração dos dentes gravemente envolvidos)

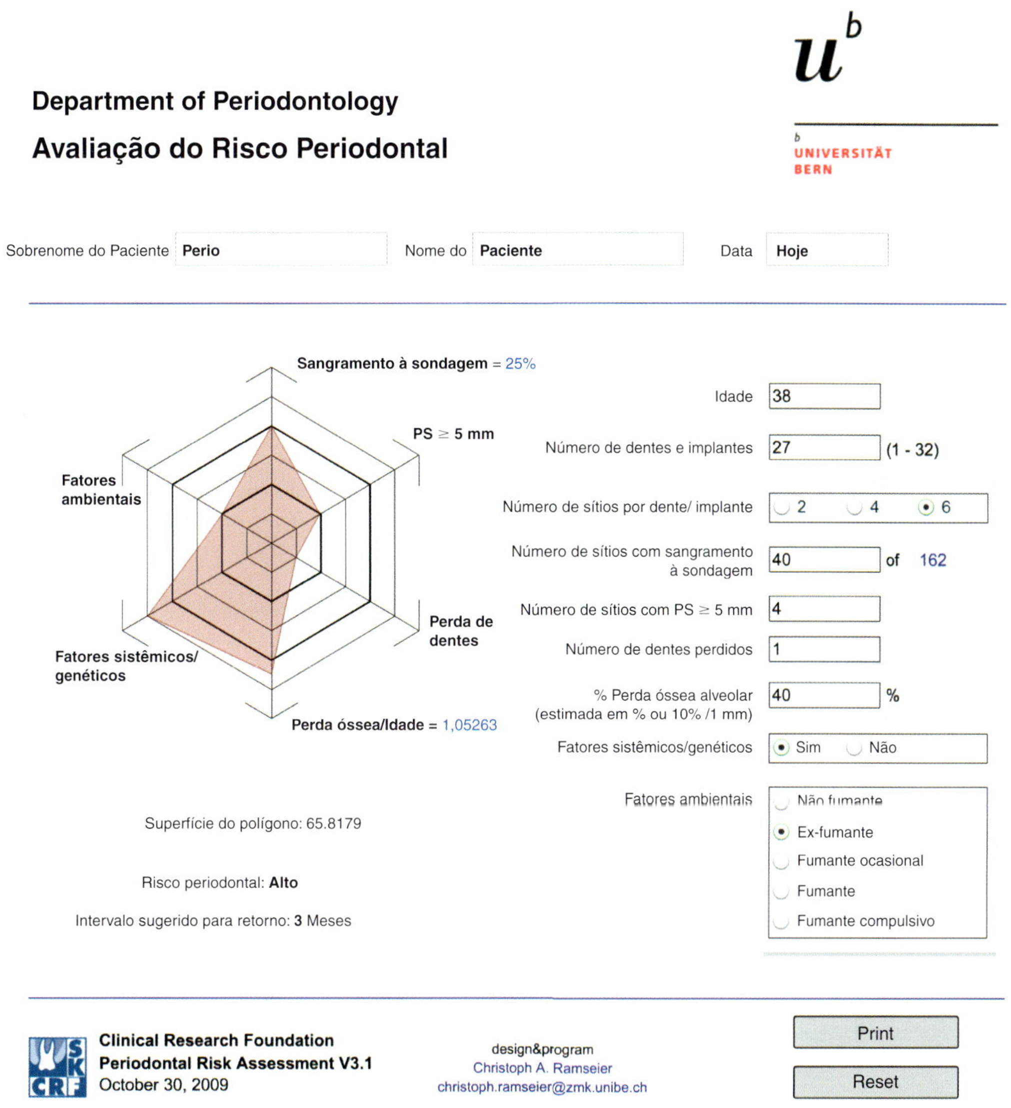

Figura 72.10 Amostra do relatório da Avaliação do Risco Periodontal (Periodontal Risk Assessment - PRA) concluída e baixada de http://www.perio-tools.com/PRA/en/index.asp.

baixo, moderado ou alto risco; um intervalo de retorno apropriado é então sugerido. A Figura 72.9A é uma amostra da avaliação do *site* da PRA. Como as diferentes ferramentas de avaliação utilizam diferentes fatores de risco e algoritmos, elas não estão em completo acordo. Em um estudo, 57 pacientes foram avaliados com a PRC e a PRA.[36] A PRC classificou 14 como baixo risco, 17 como médio risco e 26 como alto risco, ao passo que a PRA classificou 8 como baixo risco, 28 como médio risco e 21 como alto risco.[36]

Atualmente, não há um método objetivo aceito universalmente para prever a progressão da periodontite, e poucas pesquisas foram feitas para determinar se as calculadoras de risco são mais precisas do que um bom julgamento clínico.[21] Em resumo, a manutenção é uma fase crítica da terapia. A preservação de longo prazo da dentição está intimamente associada à frequência e à qualidade da manutenção de retorno.

Encaminhamento dos Pacientes para o Periodontista

Muitos pacientes periodontais podem ser bem tratados pelo dentista clínico geral, já que um maior número de pessoas mantém seus dentes por toda a vida e, à medida que aumenta a proporção de idosos na população, mais dentes estarão em risco para doença periodontal. Numerosos estudos indicam possíveis ligações entre a doença periodontal e doenças sistêmicas, como a doença cardíaca, o AVC e o diabetes, e os resultados adversos da gravidez. Portanto, a prevalência dos pacientes que necessitam de TPS tende a aumentar no futuro.

Esse aumento esperado no número de pacientes periodontais vai demandar uma maior compreensão dos problemas periodontais e um maior nível de especialização para a solução desses problemas por parte do dentista clínico geral. Os dentistas generalistas precisam saber quando a parceria com um periodontista é indicada. Os especialistas são necessários para tratar casos periodontais particularmente difíceis, como pacientes com problemas sistêmicos de saúde, pacientes de implante dentário e aqueles com uma construção protética complexa que exige resultados confiáveis.

QUADRO DE APRENDIZAGEM 72.5

O profissional deve usar a avaliação de risco para determinar a frequência da TPS.

Os critérios para os casos a serem tratados no consultório do dentista clínico geral e os que devem ser encaminhados a um especialista variam para diferentes profissionais e pacientes. Diante disso, a American Academy of Periodontology (Academia Americana de Periodontia) (AAP) divulgou diretrizes para ajudar o dentista clínico geral a decidir quando uma parceria com um periodontista é indicada.[4] O diagnóstico indicará o tipo de tratamento periodontal necessário. Se a destruição periodontal requerer cirurgia nas superfícies distais dos segundos molares, cirurgia óssea extensa ou procedimentos regenerativos complexos, o paciente normalmente receberá um tratamento melhor do especialista. Por outro lado, os pacientes que necessitam de terapia não cirúrgica localizada ou cirurgia a retalho pequena normalmente podem ser tratados pelo dentista clínico geral. A principal responsabilidade dos dentistas generalistas é fazer o melhor no interesse do paciente. De acordo com Christensen, a odontologia de qualidade para um caso complexo exige um esforço em equipe juntamente com um periodontista especialista para fornecer o tratamento ideal para o paciente.[13]

A decisão do dentista clínico geral quanto a tratar ou não um problema periodontal deve ser orientada por uma consideração do grau de risco sofrido pelo paciente de perder um ou mais dentes por motivos periodontais, ou de a doença periodontal afetar negativamente a saúde sistêmica do paciente.

Os fatores mais importantes na decisão de se encaminhar um paciente para o periodontista são a gravidade e a localização da doença periodontal. Os dentes com bolsas de 5 mm ou mais, conforme a medição a partir da junção cemento-esmalte, podem ter um prognóstico duvidoso, assim como os dentes com invasões da furca, mesmo quando mais de 50% do suporte ósseo permanece. Portanto, os pacientes com dentes estrategicamente importantes que têm perda de inserção moderada a grave ou dentes com envolvimentos de furca são normalmente mais bem tratados pelos especialistas.

Uma questão importante permanece: A fase de manutenção da terapia deve ser realizada pelo dentista clínico geral ou pelo especialista? Isso deve ser determinado pela extensão e gravidade da doença periodontal existente. Os pacientes de retorno Classe A devem ser mantidos pelo dentista clínico geral, enquanto os pacientes Classe C devem ser mantidos pelo especialista (Tabela 72.3). Os pacientes Classe B podem alternar as consultas de retorno entre o dentista clínico geral e o especialista (Figura 72.11). A regra sugerida para decidir quem deve manter a terapia de retorno é determinada pela categoria inicial da doença do paciente e pelo resultado da terapia. Os pacientes com perda óssea inicial moderada a grave, graus 2 ou 3 avançados de invasão da furca, ou bolsas que não podem ser completamente erradicadas são aqueles que devem procurar um periodontista. O especialista e o dentista clínico geral devem trabalhar juntos, respeitando o conhecimento e as habilidades uns dos outros, e decidir sobre um programa de manutenção que seja de melhor interesse para o paciente.

> **QUADRO DE APRENDIZAGEM 72.6**
> A odontologia de qualidade para um caso complexo exige um esforço em equipe juntamente com um periodontista para fornecer o tratamento ideal ao paciente.[13]

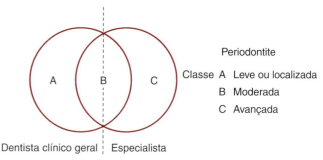

Figura 72.11 Esquema para determinar qual profissional deve realizar a manutenção periodontal nos pacientes com diferentes graus de periodontite.

Testes de Atividade da Doença

Os pacientes periodontais, mesmo que tenham recebido terapia periodontal eficaz, correm risco de recorrência de doença pelo resto de suas vidas.[23,24] Além disso, muitas bolsas em áreas de bifurcação podem não ter sido eliminadas por cirurgia, podendo perder inserção.[3] A comparação das medições sequenciais de sondagem fornece a indicação mais precisa da taxa de perda de inserção. Uma série de outras variáveis clínicas e laboratoriais foi correlacionada com a atividade da doença.

Não existe um método preciso para prever a atividade da doença, e os clínicos baseiam-se nas informações fornecidas pela combinação de sondagem, sangramento à sondagem e medições sequenciais da inserção.[21,25,30,58] Os pacientes cuja doença é claramente refratária são candidatos à cultura bacteriana e à terapia antibiótica, junto com terapia mecânica adicional.

Sem dúvida, serão desenvolvidos novos métodos para ajudar a prever a atividade da doença.[3] O clínico precisa ser capaz de interpretar se um teste pode ser útil na determinação da atividade da doença e da futura perda de inserção.[8] Os testes devem ser feitos apenas quando se basearem em pesquisas que indiquem uma análise crítica da sensibilidade, especificidade, incidência da doença e valor preditivo do teste proposto.[21]

Conclusão

A preservação a longo prazo da dentição está intimamente associada à frequência e à qualidade da manutenção de retorno. O terapeuta deve usar a avaliação do risco e orientar o paciente sobre a necessidade da manutenção periodontal. A terapia periodontal de suporte é um esforço para a vida toda para impedir a recorrência da doença. Os pacientes que não retornam para a TPS perdem mais dentes do que os pacientes que comparecem.

 Acesse Caso Clínico em https://www.grupogen.com.br.

Referências referências bibliográficas

 As referências bibliográficas deste capítulo estão disponibilizadas em https://www.grupogen.com.br.

CAPÍTULO 73

Resultados do Tratamento Periodontal

Robert L. Merin

SUMÁRIO DO CAPÍTULO

Prevenção e Tratamento da Gengivite, 767
Prevenção e Tratamento da Perda de Inserção, 767
Mortalidade Dentária, 769
Conclusão, 772

A prevalência da doença periodontal, a elevada taxa de perda dentária resultante e o potencial para múltiplas complicações de saúde sistêmica agravadas pela periodontite crônica suscitam uma pergunta importante: O tratamento periodontal é eficaz na prevenção e no controle da infecção crônica e da destruição progressiva da doença periodontal? Os conceitos atuais de avaliação da assistência médica exigem uma base científica para o tratamento, a chamada *terapia baseada em evidência*. Hoje são consideráveis as evidências de que a terapia periodontal é eficaz na prevenção da doença periodontal, retardando a destruição do periodonto e reduzindo a perda dentária.

Prevenção e Tratamento da Gengivite

QUADRO DE APRENDIZAGEM 73.1

Gengivite é reversível.

Por muitos anos, a crença em que uma boa higiene oral é necessária para o sucesso da prevenção e tratamento da gengivite foi difundida entre os periodontistas. Além disso, estudos epidemiológicos no mundo inteiro confirmaram uma relação estreita entre a incidência de gengivite e a falta de higiene oral.[8,9]

Löe et al.[20,38] forneceram evidências conclusivas da associação entre a higiene oral e a gengivite. Após 9 a 21 dias sem executar a higiene oral, estudantes de odontologia saudáveis com higiene oral prévia excelente e gengiva saudável desenvolveram grande acúmulo de biofilme e gengivite generalizada leve. Quando as técnicas de higiene oral foram restituídas, o biofilme na maior parte das áreas desapareceu em 1 ou 2 dias, e a inflamação gengival nessas áreas desapareceu aproximadamente 1 semana após a remoção do biofilme. Desse modo, a gengivite é reversível e pode ser resolvida pela remoção eficaz diária do biofilme bacteriano.

Uma série de estudos a longo prazo mostrou que a saúde gengival pode ser mantida por uma combinação de procedimentos eficazes de raspagem e manutenção da higiene oral.[1,2,11,13-15,22,24,36,37] Um estudo de 3 anos de duração foi conduzido com 1.248 funcionários da General Telephone, na Califórnia, para determinar se a progressão da inflamação gengival é reduzida em um ambiente oral em que são mantidos altos níveis de higiene.[36,37] Grupos experimentais e controle foram combinados por computador com base na condição periodontal e de higiene oral, experiência com cáries no passado, idade e gênero. Durante o período de estudo, foram instituídos vários procedimentos para garantir que a condição de higiene oral do grupo experimental fosse mantida em um nível elevado. Os pacientes receberam uma série de tratamentos profiláticos orais frequentes, combinados com instruções de higiene oral. Os pacientes no grupo controle não receberam atenção da equipe de estudo, exceto para os exames anuais. Eles foram aconselhados a continuar suas práticas diárias usuais e as visitas costumeiras ao dentista. Após 3 anos, o aumento de biofilme e de depósitos no grupo controle foi quatro vezes maior do que no grupo experimental. De modo similar, o grau de gengivite foi muito maior nos indivíduos do grupo controle do que no grupo experimental correspondente. Portanto, a gengivite marginal crônica pode ser controlada com boa higiene oral e profilaxia dental.

QUADRO DE APRENDIZAGEM 73.2

Uma série de estudos a longo prazo mostrou que a saúde gengival pode ser mantida por uma combinação de procedimentos eficazes de manutenção, raspagem e higiene oral.

Prevenção e Tratamento da Perda de Inserção

Embora a terapia periodontal tenha sido utilizada por mais de 100 anos, somente desde meados da década de 1970 foi conduzida uma série de estudos para determinar o efeito do tratamento na redução da perda progressiva do suporte periodontal para a dentição natural.

Prevenção da Perda de Inserção

Löe et al.[19,20] realizaram uma investigação longitudinal para estudar o desenvolvimento e a progressão naturais da doença periodontal. O primeiro grupo de estudo, estabelecido em Oslo, Noruega, em 1969, foi composto por 565 estudantes e acadêmicos saudáveis, do sexo masculino, entre 17 e 40 anos de idade, sem relação com a odontologia. Oslo foi escolhida principalmente porque essa cidade tinha um programa dental permanente pré-escolar, escolar e pós-escolar que oferecia, com base nas consultas de retorno anuais, terapia preventiva, restauradora, endodôntica, ortodôntica e cirúrgica sistemática para todas as crianças e adolescentes, completa e com um registro documentado de frequência para os 40 anos anteriores. Os membros da população de estudo tinham sofrido exposição máxima ao atendimento dentário convencional durante as suas vidas. Um segundo grupo de estudo, estabelecido no Sri Lanka em 1970, consistiu em 480 plantadores de chá, do sexo masculino, entre 15 e 40 anos de idade. Eles eram saudáveis e estavam em excelentes condições físicas para os padrões locais, e suas condições nutricionais eram

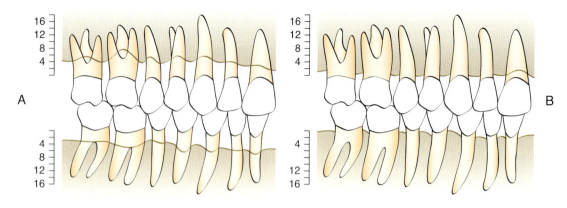

Figura 73.1 (A) Suporte periodontal médio dos dentes dos plantadores de chá do Sri Lanka aos 40 anos de idade, aproximadamente. (B) Suporte periodontal médio dos dentes dos acadêmicos noruegueses aos 40 anos de idade, aproximadamente. *(De Löe H, Anerud A, Boysen H, et al: The natural history of periodontal disease in man: the rate of periodontal destruction before 40 years of age.* J Periodontol *49:607, 1978.)*

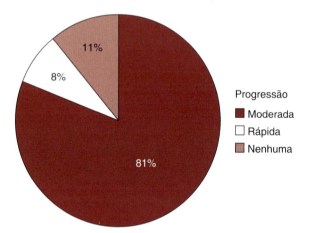

Figura 73.2 Progressão da doença periodontal em uma população não tratada. *(De Löe H, Anerud A, Boysen H, et al: Natural history of periodontal Disease in man: rapid, moderate and no loss of attachment in Sri Lankan laborers 14 to 46 years of age.* J Clin Periodontol *13:431, 1986.)*

Média da Perda de Inserção em Diversas Idades (mm)

Idade	Grupo de Progressão	
	Rápida	Moderada
35	9	4
45	13	7

Figura 73.3 Perda de inserção nos trabalhadores do Sri Lanka não tratados. *(Dados de Löe H, Anerud A, Boysen H, et al: Natural history of periodontal Disease in man: rapid, moderate and no loss of attachment in Sri Lankan laborers 14 to 46 years of age.* J Clin Periodontol *13:431, 1986.)*

clinicamente razoáveis. Os trabalhadores nunca haviam sido expostos a quaisquer programas relativos à prevenção ou tratamento de doenças dentárias. Cuidados bucais eram desconhecidos, e as cáries dentárias eram praticamente inexistentes.

Os resultados desse estudo são interessantes. À medida que os membros do grupo norueguês se aproximavam dos 40 anos de idade, a perda de inserção média individual estava ligeiramente acima de 1,5 mm, e a taxa média anual de perda de inserção era de 0,08 mm nas superfícies interproximais e de 0,10 mm nas superfícies vestibulares. À medida que os trabalhadores do Sri Lanka se aproximavam dos 40 anos de idade, a perda de inserção média individual era de 4,50 mm e a taxa média anual de progressão da lesão era de 0,30 mm nas superfícies interproximais e 0,20 mm nas superfícies vestibulares. A Figura 73.1 mostra uma interpretação gráfica da diferença entre os dois grupos. Esse estudo sugere que sem cuidados bucais as lesões periodontais evoluem continuamente e em um ritmo relativamente uniforme.

Análises adicionais dos trabalhadores do Sri Lanka mostraram que nem todos estavam perdendo inserção no mesmo ritmo (Figuras 73.2 e 73.3).[20] Praticamente todas as áreas gengivais exibiram inflamação, mas a perda de inserção variou tremendamente. Com base na perda de inserção interproximal e na perda dentária, foram identificadas três subpopulações com indivíduos com "progressão rápida" (PR) da doença periodontal (8%), indivíduos com "progressão moderada" (PM) (81%) e indivíduos que "não exibiram progressão" (NP) da doença periodontal além da gengivite (11%). Aos 35 anos de idade, a perda de inserção média no grupo PR foi de 9 mm; no grupo PM foi de 4 mm; e no grupo NP foi menor que 1 mm. Aos 45 anos de idade, a perda de inserção média no grupo PR foi de 13 mm, e no grupo PM foi de 7 mm. Portanto, sob condições naturais e na ausência de terapia, 89% dos trabalhadores do Sri Lanka tinham periodontite grave que progrediu em uma taxa muito maior do que a observada no grupo norueguês.

No estudo sobre os funcionários da General Telephone da Califórnia, discutido anteriormente, a perda de inserção foi medida clinicamente, e a perda óssea alveolar foi medida por meios radiográficos.[36,37] Após 3 anos, o grupo controle exibiu perda de inserção em uma taxa três vezes maior que o grupo experimental correspondente durante o mesmo período (Figura 73.4). Além disso, os indivíduos que receberam profilaxia oral frequente e foram instruídos sobre as boas práticas de higiene oral exibiram menor perda óssea nas radiografias após 3 anos do que os indivíduos do grupo controle. Está claro que a perda de inserção pode ser reduzida com boa higiene oral e frequentes profilaxias dentais.

Tratamento da Perda de Inserção

Um estudo longitudinal de pacientes com doença periodontal moderada a avançada, realizado na Universidade de Michigan, mostrou que a progressão da doença periodontal pode ser interrompida por 3 anos no pós-operatório, independentemente da modalidade de tratamento.[29-32] Com observações de longo prazo, a perda média

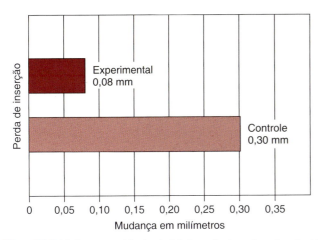

Figura 73.4 Mudança na média do nível de inserção dos valores basais até o exame do terceiro ano nos grupos experimental e controle. *(De Suomi JD, Greene JC, Vermillion JR, et al: The effect of controlled oral hygiene procedures on the progression of periodontal disease in adults: results after third and final year.* J Periodontol *42:152, 1971.)*

de inserção foi de apenas 0,3 mm ao longo de 7 anos.[30] Esses resultados indicaram um prognóstico mais favorável para o tratamento das lesões periodontais avançadas do que se presumia anteriormente.

QUADRO DE APRENDIZAGEM 73.3

O comprometimento com a remoção de placa regular e completa pelo paciente com terapia de manutenção periódica pode interromper previsivelmente a perda de inserção contínua.

Outro estudo foi realizado em 75 pacientes com doença periodontal avançada para determinar o efeito do controle do biofilme e da eliminação cirúrgica de bolsas na instituição e manutenção da saúde periodontal.[16] Esse estudo mostrou que não ocorreu qualquer perda óssea alveolar posterior durante o período de observação de 5 anos. O controle meticuloso do biofilme praticado pelos pacientes nesse estudo foi considerado um fator importante nos excelentes resultados produzidos. Após 14 anos, os resultados de 61 dos 75 indivíduos iniciais foram divulgados.[14] Exames repetidos demonstraram que o tratamento das formas avançadas de doença periodontal resultaram em condições periodontais clinicamente saudáveis e que esse estado de saúde foi mantido na maioria dos pacientes e locais durante o período de 14 anos. Uma análise mais detalhada dos dados, porém, revelou que um pequeno número de sítios em alguns pacientes perdeu uma quantidade substancial de inserção. Aproximadamente 43 superfícies em 15 pacientes diferentes foram expostas a doença periodontal recorrente de magnitude significativa. A frequência dos locais que perderam mais de 2 mm de inserção durante os 14 anos de manutenção foi de 0,8% a 0,1% por ano.

Nenhum desses estudos usou um grupo controle porque o não tratamento dos pacientes periodontais avançados não pode ser justificado por razões éticas. No entanto, em um estudo na prática privada, foi feito um esforço para encontrar e avaliar pacientes com diagnóstico de periodontite moderada a avançada que não seguiram a terapia periodontal recomendada.[3] Trinta pacientes com idades variando de 25 a 71 anos foram avaliados após períodos de 18 a 115 meses. Todos esses pacientes não tratados tiveram aumentos progressivos na profundidade de bolsa e evidências radiográficas de reabsorção óssea progressiva.

Em um estudo de progressão da doença periodontal na ausência de terapia, duas populações diferentes foram monitoradas.[18] Um grupo de 64 adultos suecos com doença periodontal de leve a moderada e um grupo de 36 adultos americanos com doença destrutiva avançada foram monitorados, mas não tratados, por 6 anos e 1 ano, respectivamente. Durante o período de 6 anos, 11,6% de todos os locais na população sueca (1,9% por ano) exibiram perda de inserção maior que 2 mm; na população americana, a taxa foi de 3,2% por ano. Assim, a frequência dos locais com progressão da doença foi 20 a 30 vezes mais alta nos grupos de pacientes não tratados do que nos grupos tratados e bem mantidos descritos na discussão anterior.[18] Desse modo, o tratamento é eficaz na redução da perda de inserção.

Tabela 73.1 Perda Dentária Média Durante um Período de 5 Anos em Comparação com a Perda Dentária Normal em 1.428 Homens e Mulheres dos 20 aos 59 Anos de Idade.

	GRAU DE HIGIENE ORAL		
	Bom	Razoavelmente Bom	Ruim
Perda dentária "normal"[a]	1,1	1,4	1,8
Perda dentária real durante o período de 5 anos	0,4	0,6	0,9

[a]Estimativa baseada nos dados registrados no início do período de estudo.
De Lovdal A, Arno A, Schei O, et al: Combined effect of subgingival scaling and controlled oral hygiene on the incidence of gingivitis. *Acta Odontol Scand* 19:537, 1961.

Mortalidade Dentária

O teste definitivo para a eficácia do tratamento periodontal é verificar se a perda dos dentes pode ser evitada. Estudos suficientes, tanto da prática privada quando das instituições de pesquisa, estão disponíveis atualmente para documentar que o tratamento reduz ou impede a perda dos dentes.

O efeito combinado da raspagem subgengival a cada 3 a 6 meses e a higiene oral controlada foram avaliados ao longo de um período de 5 anos em 1.428 trabalhadores da indústria em Oslo.[22] A perda dentária foi significativamente menor em todos os pacientes. Esse estudo mostrou que a raspagem subgengival frequente reduz a perda dentária mesmo quando a higiene oral "não é boa" (Tabela 73.1).

O estudo longitudinal mencionado anteriormente, realizado na Universidade de Michigan, incluiu 104 pacientes, com um total de 2.604 dentes.[29-32] Após 1 a 7 anos de tratamento, 53 dentes foram perdidos por várias razões (Tabela 73.2). Aproximadamente 32 dentes foram perdidos durante o primeiro e o segundo anos após o início do tratamento. Os 21 dentes restantes foram perdidos em um padrão aleatório ao longo dos 6 anos seguintes. Portanto, a perda dos dentes provocada pela doença periodontal avançada após o tratamento foi mínima (1,15%).

Outro estudo foi realizado para testar o efeito do tratamento periodontal nos casos de doença avançada.[16-17] Os sujeitos do estudo foram 75 pacientes que tinham perdido 50% ou mais do seu suporte periodontal (Figura 73.5). O tratamento consistiu em medidas de higiene oral, procedimentos de raspagem, extração dos dentes condenados, cirurgias periodontais e terapia protética, se houvesse indicação. Após a conclusão do tratamento periodontal, nenhum dos pacientes exibiu maior perda de suporte periodontal nos 5 anos seguintes. Nenhum dente foi extraído no período de 5 anos após o tratamento. Os pacientes nesse estudo foram selecionados por sua capacidade de satisfazer altos requisitos de controle de placa após a instrução repetida sobre técnicas de higiene oral; esse fato não diminui a validade do estudo, mas tende a mostrar a importância etiológica do biofilme bacteriano. Os resultados indicam que a cirurgia periodontal associada a um programa detalhado de controle de placa não só cura temporariamente a doença, mas também reduz a progressão posterior da destruição periodontal, mesmo nos pacientes com suporte periodontal gravemente reduzido.

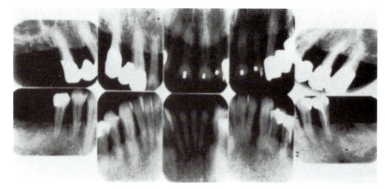

Figura 73.5 Radiografias obtidas 5 anos após tratamento periodontal básico. Observe a perda óssea avançada, apesar dos dentes mantidos em uma condição saudável durante o período de estudo. *(De Lindhe J, Nyman S: The effect of plaque control and surgical pocket elimination on the establishment and maintenance of periodontal health: a longitudinal study of periodontal therapy in cases of advanced disease.* J Clin Periodontol *2:67, 1975.)*

Tabela 73.2 Perda Dentária Após o Tratamento da Periodontite Avançada em 104 Pacientes com 2.604 Dentes Tratados ao Longo de um Período de 10 Anos.

Dentes Perdidos[a]	Motivo
2	Doença pulpar
3	Acidentes
4	Considerações protéticas
14	Várias razões: por exemplo, um paciente queria uma prótese total superior por motivos estéticos
30	Periodontal
53	Todos os motivos

[a]2% dos dentes foram perdidos durante o período de estudo. Observe que os censos de saúde realizados nos Estados Unidos nos anos 1960 indicaram que uma média de 4,3 dentes foi perdida após os 35 anos de idade na população geral.[9]
Dados de Ramfjord SP, Knowles JW, Nissle RR, et al: Longitudinal study of periodontal therapy. *J Periodontol* 44:66, 1973.

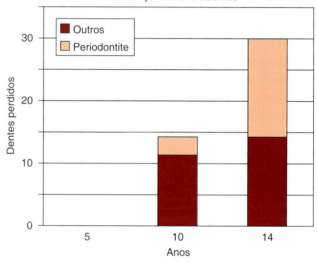

Figura 73.6 Perda dentária nos pacientes tratados com doença periodontal muito avançada. *(De Lindhe J, Nyman S: Long-term maintenance of patients treated for advanced periodontal disease.* J Clin Periodontol *11:504, 1984.)*

Após 14 anos, 61 dos pacientes originais ainda estavam no estudo.[17] A recorrência da doença periodontal destrutiva em locais isolados da dentição resultou na perda de um certo número de dentes durante o período de observação (Figura 73.6). Nos 6 a 10 anos posteriores à primeira terapia ativa, um dente em cada três pacientes diferentes foi perdido e, durante o período de observação final (11 a 14 anos), três dentes em um paciente, dois dentes a cada três pacientes e um dente a cada quatro pacientes tiveram que ser extraídos devido à recorrência da doença periodontal. Além disso, três dentes em cada três pacientes diferentes e um dente em cada cinco pacientes foram extraídos devido ao desenvolvimento de cáries amplas, lesões periapicais ou outras complicações endodônticas. Durante todo o período do estudo, a perda total foi de 30 dentes (por todas as razões) dentre 1.330 dentes. A taxa de mortalidade dentária foi, portanto, de 2,3%.

Estudos universitários mais recentes sobre o tratamento da periodontite moderada a leve continuam a exibir perda dentária mínima nos pacientes que cumprem a terapia de manutenção periodontal.[5,26]

Vários estudos na prática privada tentaram medir a frequência de perda dentária após a terapia periodontal. Em um estudo, 180 pacientes que haviam sido tratados para doença periodontal destrutiva crônica foram avaliados.[33] A idade média dos pacientes antes do tratamento era de 43,7 anos. Um total de 141 dentes foi perdido. Do início do tratamento até o momento do levantamento, a maioria dos pacientes não perdeu dentes (Figura 73.7). Três dos 180 pacientes (1,7%) perderam 35 dentes, aproximadamente 25% do total. Outros doze pacientes perderam 46 dentes, ou 32,6% do total. Muitos pacientes no estudo tiveram perda óssea alveolar avançada, incluindo amplos envolvimentos das furcas. No entanto, apenas um número relativamente pequeno (141) de dentes foi perdido no grupo de estudo de 180 pacientes entre o início do tratamento periodontal e o momento do estudo.

Os dentes foram perdidos por vários motivos, incluindo a doença periodontal, as cáries e outras causas não periodontais. A duração do pós-tratamento variou de 2 a 20 anos, com média de 8,6 anos. O grande número de dentes (81 dentes ou 57,5%) perdidos por poucos pacientes (15 pacientes ou 8,4%) teve uma importância considerável. Mesmo quando esse grupo foi considerado com os 165 pacientes restantes, o tratamento periodontal ajudou a preservar a maioria dos dentes porque a perda dentária média foi ligeiramente menor que um dente (0,9) no decorrer de 10 anos após o tratamento.

Em um estudo de acompanhamento, os resultados de longo prazo da terapia periodontal foram avaliados após 15 a 34 anos (média de 22,2 anos).[7] A perda dentária média nesse momento foi de 1,6 dente a cada 10 anos. Os pacientes foram classificados em três grupos de acordo com a perda dentária. Aproximadamente 62% tiveram uma

CAPÍTULO 73　Resultados do Tratamento Periodontal

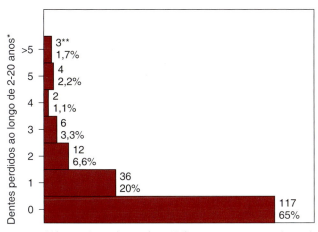

Número de pacientes (n = 180) com porcentagem do total

*Média de 8,6 anos.
**3 pacientes perderam 35 dentes.

A média de perda dentária por paciente foi de 0,9 para cada 10 anos.

Figura 73.7 Mortalidade dentária. A perda dentária média por paciente foi de 0,9 a cada 10 anos. *(Modificada de Ross IF, Thompson RH, Galdi M: The results of treatment: a long-term study of one hundred and eighty patients:* Parodontologie *25:125, 1971.)*

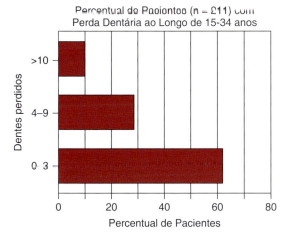

Figura 73.8 Mortalidade dentária de 15 a 34 anos após o início da terapia (média de 22,2 anos). A perda dentária média por paciente foi de 1,6 dente a cada 10 anos. Compare com a mesma população de estudo na Figura 73.7. À medida que a população tratada envelhece, a taxa de perda óssea parece aumentar. *(Modificada de Goldman MJ, Ross IF, Goteiner D: Effect of periodontal therapy in patients maintained for 15 years or longer: a retrospective study.* J Periodontol *57:347, 1986.)*

média de perda dentária de 0,45 a cada 10 anos e foram considerados "bem mantidos"; 28% perderam uma média de 2,6 dentes a cada 10 anos e foram considerados "decadentes"; e 10% perderam uma média de 6,4 dentes a cada 10 anos e foram considerados "extremamente decadentes" (Figura 73.8).

Outro estudo incluiu todos os pacientes que na prática tinham sido tratados 5 anos ou mais anteriormente e que receberam atendimento periodontal regular desde aquela época.[28] Os 442 pacientes tiveram uma média de 10,1 anos desde o tratamento. Dois terços dos pacientes tinham mais de 40 anos de idade na época do tratamento. Esses pacientes passaram por consultas a cada 4,6 meses, em média, recebendo tratamento periodontal preventivo que consistia em instruções sobre higiene oral e profilaxia (Figuras 73.9 e 73.10).

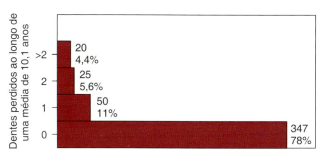

Figura 73.9 Mortalidade dentária em 442 pacientes periodontais tratados ao longo de 10 anos. *(Cortesia de Dr. R.C. Oliver, Rio Verde, AZ.)*

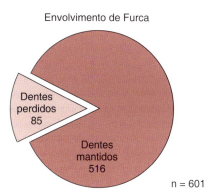

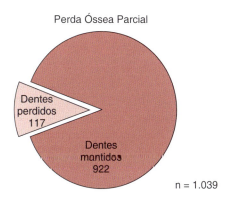

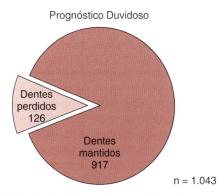

Figura 73.10 Perda dentária com doença periodontal avançada durante 10 anos. *(Cortesia de Dr. R.C. Oliver, Rio Verde, AZ.)*

A perda dentária total resultante de doença periodontal foi de 178 ou mais dos 11.000 dentes disponíveis para tratamento. Ainda mais importante foi o fato de que 78% dos pacientes não perderam um dente sequer após a terapia periodontal, e 11% perderam apenas um dente. Considerando que mais de 600 dentes tinham envolvimentos nas furcas na época do tratamento original e que bem mais de 1.000 dentes tinham menos da metade do suporte ósseo alveolar remanescente, a perda dentária foi baixa. Durante o mesmo período médio de 10 anos após a terapia periodontal, apenas 45 dentes foram perdidos por cáries ou envolvimento pulpar. Ainda mais surpreendentes são as estatísticas ao longo de um período médio de 10 anos para os dentes com prognóstico ruim. Apenas 85 (14%) de um total de 601 dentes com envolvimento de furca foram perdidos e 117 (11%) dos 1.039 dentes com metade ou menos do suporte ósseo restante foram perdidos. Dos 1.043 dentes listados como portadores de "prognóstico duvidoso" por qualquer motivo pelo clínico que realizou o exame inicial, apenas 126 (12%) foram perdidos ao longo desse período médio de 10 anos. A taxa de mortalidade dentária média foi de 0,72 dente perdido por paciente a cada 10 anos.

Em um terceiro estudo na prática privada, 600 pacientes foram acompanhados por 15 a 53 anos após a terapia periodontal (Figuras 73.11 e 73.12).[10] A maioria (76,5%) tinha doença periodontal avançada no início do tratamento. Havia 15.666 dentes presentes, com uma média de 26 dentes por paciente. Durante o período de acompanhamento (22 anos em média), um total de 1.312 dentes foi perdido por todos os motivos. Desse número, 1.110 foram perdidos por motivos periodontais. A taxa de mortalidade dentária média por paciente foi de 2,2 dentes; quando isso é convertido para uma taxa de 10 anos, tem-se, em média, um dente perdido a cada 10 anos por paciente. Durante esse período de observação, 666 dentes com prognóstico questionável foram perdidos de um total de 2.141. Isso significa que 31% dos dentes com prognóstico questionável foram perdidos ao longo de 22 anos de tratamento. No total, 1.464 dentes com envolvimento de furca foram tratados e 31,6% foram perdidos durante o período de estudo. Aproximadamente 83% dos pacientes perderam menos de três dentes ao longo do período médio de 22 anos de tratamento e foram classificados como "bem mantidos". Os 17% dos pacientes restantes foram divididos em dois grupos: "decadentes" (4 a 9 dentes perdidos) ou "extremamente decadentes" (10 a 23 dentes perdidos). Desse modo, 17% dos pacientes estudados contribuíram para 69% dos dentes perdidos em decorrência de causas periodontais. Esse estudo também mostrou que relativamente poucos dentes são perdidos após a terapia periodontal. Além disso, relativamente poucos dentes com prognóstico duvidoso, incluindo aqueles com envolvimento de furca, são perdidos, e uma pequena porcentagem dos pacientes perde a maioria dos dentes.

Estudos clínicos também mostraram uma taxa relativamente baixa de perda dentária nos pacientes envolvidos em um programa de manutenção periodontal. Um estudo mostrou que 0,9% dos dentes foi perdido ao longo de 7,8 anos, enquanto outro estudo mostrou que 1,5% foi perdido ao longo de um período de 9,8 anos após o tratamento periodontal ativo.[4,6] Outro estudo mostrou que os dentes duvidosos em pacientes com periodontite agressiva podem ser mantidos por mais de 15 anos se o paciente for cooperador.[41]

Um estudo da Universidade de Berna analisou o resultado de dentes multirradiculares tratados por mais de 11,5 anos.[42] O estudo descobriu que a condição da furca de grau I não era um fator de risco para a perda dentária em comparação com nenhuma perda óssea na furca em pacientes tratados para doença periodontal. Os fatores de risco para a perda de dentes multirradiculares incluíram envolvimentos da furca de graus 2 e 3, tabagismo e falta de comprometimento com a terapia de manutenção regular (Figura 73.13).

QUADRO DE APRENDIZAGEM 73.4

Inúmeros estudos indicam a possibilidade de manter os dentes em pacientes com periodontite agressiva se puderem realizar uma remoção excelente da placa juntamente com o tratamento periodontal de suporte regular.

Três estudos proporcionaram conhecimentos sobre a mortalidade dentária em pacientes não tratados. Os estudos de Löe et al.[20,21] com os trabalhadores do Sri Lanka mostraram que, após os 35 anos de idade, uma média de 5 a 16 dentes era perdida a cada 10 anos, respectivamente, nos grupos de "progressão moderada" e "progressão rápida" (Figura 73.14). Em um estudo discutido anteriormente na prática privada,[3] foi empreendido um esforço para encontrar e avaliar os pacientes com periodontite moderada a avançada diagnosticada que não seguiram a terapia periodontal recomendada. Os pacientes com doença periodontal não tratada estavam perdendo dentes em um ritmo maior que 0,61 dente por ano (6,1 dentes a cada 10 anos). Um total de 83 dentes foi perdido em 30 pacientes, mas os pesquisadores excluíram um paciente que perdeu 25 dentes. A inclusão desse paciente teria aumentado a perda dentária nos pacientes não tratados para uma taxa ainda maior. Em outro estudo de pacientes com periodontite moderada a avançada examinados no Departamento de Periodontia da Universidade de Kiel, Alemanha, Kocher et al.[12] encontraram um aumento acentuado na perda dentária em pacientes não tratados em comparação com pacientes tratados quando foram examinados após 7 anos.

Quando se comparam as Tabelas 73.3 e 73.4, é evidente que a mortalidade dentária é muito maior nos grupos não tratados.

Conclusão

A prevalência da doença periodontal e a resultante taxa de mortalidade dentária elevada aumentaram a necessidade de tratamento eficaz. Hoje, fortes evidências indicam que a doença periodontal pode contribuir para muitos problemas de saúde, incluindo complicações na gravidez, doença cardíaca, acidente vascular cerebral (AVC) e diabetes.[25,27,34,35]

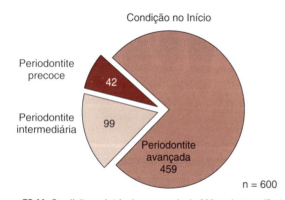

Figura 73.11 Condição no início de um estudo de 600 pacientes. *(Dados de Hirschfeld L, Wasserman B: A long-term survey of tooth loss in 600 treated periodontal patients.* J Periodontol *49:225, 1978.)*

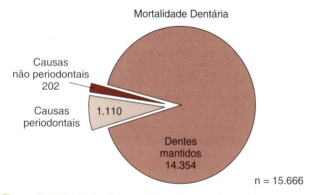

Figura 73.12 Perda dentária em 600 pacientes ao longo de 15 a 53 anos por causas não periodontais e periodontais. *(Dados de Hirschfeld L, Wasserman B: A long-term survey of tooth loss in 600 treated periodontal patients.* J Periodontol *49:225, 1978.)*

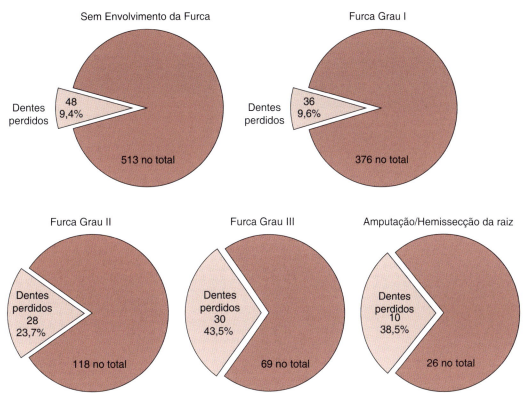

Figura 73.13 Perda de dentes multirradiculares durante 11,5 anos de terapia periodontal de suporte. *(Dados de Salvi GE, Mischler DC, Schmidlin K, et al: Risk factors associated with longevity of multi-rooted tooth: long-term outcomes after active supportive periodontal therapy.* J Clin Periodontol *41:701-707, 2014.)*

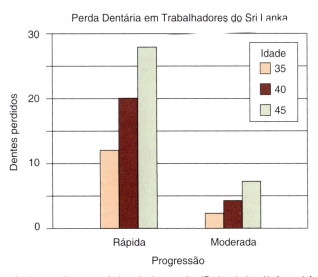

Figura 73.14 Perda dentária em uma população com doença periodontal não tratada. *(Dados de Löe H, Anerud A, Boysen H, et al: Natural history of periodontal disease in man: rapid, moderate and no loss of attachment in Sri Lankan laborers 14 to 46 years of age.* J Clin Periodontol *13:431, 1986.)*

Tabela 73.3 Perda Dentária nos Pacientes com Periodontite Tratada.

Estudo	Número Médio de Dentes Perdidos por 10 Anos com Tratamento Periodontal[a]
Hirschfeld e Wasserman[10]	1
Kocher et al.[12]	1,6
McFall[23]	1,4
Oliver[28]	0,7
Ross et al.[33]	0,9
Goldman et al.[7]	1,6
McLeod et al.[24]	1,5
Tsami et al.[39] (não fumantes)	1,7
Tsami et al.[39] (fumantes)	3,7
Ng et al.[26] (cooperativos com a manutenção)	0,8
Ng et al.[26] (não cooperativos com a manutenção)	2,8
Costa et al.[40] (cooperativos com a manutenção)	1,2
Costa et al.[40] (não cooperativos com a manutenção)	3,6
Graetz et al.[41] (periodontite agressiva)	1,4
Graetz et al.[41] (periodontite crônica)	1,6

[a]Mortalidade dentária ajustada para 10 anos pelo autor do capítulo.

Tabela 73.4 Perda Dentária nos Pacientes com Periodontite Não Tratada.

Estudo	Número Médio de Dentes Perdidos por 10 Anos sem Tratamento Periodontal[a]
Becker et al.[3]	6
Kocher et al.[12]	5
Löe et al.[20] (progressão moderada)	5
Löe et al.[20] (progressão rápida)	16

[a]Mortalidade dentária ajustada para 10 anos pelo autor do capítulo.

Para pacientes com periodontite, o tratamento é eficaz na prevenção da doença periodontal e na interrupção do avanço da doença. Além disso, evidências abundantes sugerem que a terapia periodontal reduz bastante a mortalidade dentária. Todo profissional de odontologia deve estar familiarizado com a filosofia e as técnicas de terapia periodontal. A falta de diagnóstico e de tratamento da doença periodontal ou de disponibilização do tratamento periodontal para os pacientes provoca problemas odontológicos desnecessários e perda dentária, tornando o paciente suscetível a problemas de saúde sistêmicos.

 Acesse Caso Clínico em https://www.grupogen.com.br.

Referências Bibliográficas

 As referências bibliográficas deste capítulo estão disponibilizadas em https://www.grupogen.com.br.

PARTE 4 IMPLANTOLOGIA ORAL

SEÇÃO I BIOLOGIA, DIAGNÓSTICO, BIOMECÂNICA E PLANO DE TRATAMENTO

CAPÍTULO 74

Anatomia, Biologia e Função Peri-Implantares

Joseph Fiorellini | Keisuke Wada | Hector Leonardo Sarmiento | Perry R. Klokkevold

SUMÁRIO DO CAPÍTULO

Geometria do Implante (Aspectos Macroscópicos), 775
Interface dos Tecidos Duros, 775
Interface dos Tecidos Moles, 778

Comparação Clínica de Dentes e Implantes, 782
Conclusão, 782

A história da implantodontia moderna começou com a introdução de implantes de titânio.[41] Na década de 1950, Per-Ingvar Brånemark, um professor sueco de anatomia, teve um achado acidental, enquanto estudava a circulação sanguínea no osso, que se tornou um avanço histórico na medicina. Ele descobriu uma aposição íntima entre osso e implante de titânio, o qual ofereceu resistência suficiente para suportar a transferência de carga. Ele chamou esse fenômeno de *osseointegração* e desenvolveu um sistema de implantes com um protocolo específico para alcançar de forma previsível essa osseointegração. Os implantes foram utilizados para ancorar uma prótese em uma arcada edêntula,[27] e em 1965 foi tratado o primeiro paciente com sucesso.[30,72] Estudos clínicos subsequentes provaram que implantes de titânio comercialmente puros (CP), colocados com um rígido protocolo, incluindo um período de cicatrização sem carga, poderiam previsivelmente alcançar a osseointegração e reter uma prótese total em função, com sucesso a longo prazo (15 anos).[8]

◀◀ FLASHBACK

A história da implantodontia moderna começou com a introdução de implantes de titânio. Na década de 1950, Per-Ingvar Brånemark, um professor sueco de anatomia, teve um achado acidental, enquanto estudava a circulação sanguínea no osso, que se tornou um avanço histórico na medicina. Ele denominou o fenômeno como *osseointegração* e desenvolveu um sistema de implantes com um protocolo específico para alcançá-la de forma previsível.

Atualmente, os modelos de implantes, as técnicas cirúrgicas de colocação, o tempo de cicatrização e os protocolos de reabilitação continuam a evoluir com o objetivo de melhorar os resultados. É importante que os cirurgiões-dentistas tenham conhecimento sobre anatomia peri-implantar para entender a biologia e apreciar a capacidade funcional dos implantes osseointegrados. Este capítulo revisa a geometria e características superficiais dos implantes, assim como a relação anatômica e biológica dos tecidos peri-implantares.

Geometria do Implante (Aspectos Macroscópicos)

Inúmeros sistemas de implantes com diferentes desenhos geométricos (macrodesenho) foram desenvolvidos e utilizados antes dos sistemas de implante em uso nos dias atuais. Desenhos anteriores de implantes incluíam laminados (estreitos, planos; puncionados em um sulco ósseo preparado com brocas rotativas),[69] cilíndricos ajustados por pressão (em forma de bala; pressionados ou puncionados no orifício preparado),[102] subperiosteais (feitos sob medida; adaptados à superfície do rebordo ósseo)[37] e transmandibulares (hastes ou pinos longos; colocados através da região anterior da mandíbula).[107] Alguns desses sistemas de implante eram inicialmente estáveis e pareciam apresentar sucesso em curtos períodos (p. ex., 5 anos), mas falhavam em permanecer estáveis, tornando-se sintomáticos e/ou frouxos, e falhavam após longos períodos.[100,124] Na ausência de previsibilidade, esses sistemas de implantes deixaram de ser utilizados.

Desde o tempo dos estudos de Brånemark, milhões de pacientes têm sido tratados em todo o mundo utilizando variações dessas técnicas com implantes de diferentes geometrias e características de superfície. Uma pesquisa semelhante, incluindo a de André Schroeder, na Suíça, em meados da década de 1970, contribuiu para o sucesso dos implantes dentários endósseos. A descoberta acidental de Brånemark foi que, quando um orifício é realizado em um osso sem superaquecimento ou outro tipo de traumatismo aos tecidos, a inserção de um dispositivo implantar biocompatível poderia alcançar uma aposição óssea íntima, desde que fossem evitados micromovimentos na interface durante o início do período de cicatrização. A história das pesquisas na Suécia fornece melhor compreensão dos parâmetros biológicos relevantes envolvidos.[72]

A configuração macroscópica dos implantes tem variado muito; os tipos mais comuns estão listados no Quadro 74.1. Atualmente, a maioria dos implantes endósseos tem um modelo (formato) cilíndrico ou cônico, em forma de parafuso/rosca. Os resultados desastrosos com outras configurações com implantes foram em grande parte responsáveis pela evolução em direção aos formatos atualmente populares.[13]

Interface dos Tecidos Duros

O principal objetivo da instalação do implante é alcançar e manter uma conexão estável osso-implante (*i.e.*, osseointegração).[29,30] Histologicamente, a osseointegração é definida como uma conexão estrutural direta e funcional entre o osso vivo e a superfície de um implante de suporte de carga, sem intervir nos tecidos moles (Figura 74.1).[27,28] Clinicamente, a osseointegração é uma fixação rígida assintomática de um material aloplástico (implante) no osso com a capacidade de resistir às forças oclusais.[12,126] A interface dos tecidos duros é um requisito fundamental e essencial para o sucesso do implante.

> **IMPORTANTE**
>
> Histologicamente, a osseointegração é definida como uma conexão estrutural direta e funcional entre o osso vivo e a superfície de um implante de suporte de carga, sem intervir nos tecidos moles. Clinicamente, a osseointegração é uma fixação rígida assintomática de um material aloplástico (implante) no osso com a capacidade de resistir às forças oclusais.

Cicatrização Óssea Inicial

O processo de osseointegração observado após a inserção do implante pode ser comparado à consolidação de uma fratura óssea. A preparação do local pela osteotomia para o implante (ferimento ósseo) inicia uma sequência de eventos, incluindo reação inflamatória, reabsorção óssea, liberação de fatores de crescimento e atração por quimiotaxia de células osteoprogenitoras para o local. A diferenciação de células osteoprogenitoras em osteoblastos leva à formação de osso na superfície do implante. As proteínas da matriz extracelular, como a osteocalcina, modulam o crescimento de cristais de apatita.[123] Condições específicas, ótimas para a formação de osso, devem ser mantidas no local de cicatrização para que se alcance a osseointegração.

A imobilidade do implante em relação ao osso deve ser mantida para a formação óssea na superfície. Uma resposta inflamatória suave melhora a cicatrização óssea, mas inflamação moderada ou movimento acima de certo limite é prejudicial.[6] Quando micromovimentos na interface excedem 150 μm, o movimento prejudicará a diferenciação de osteoblastos, e um tecido cicatricial fibroso será formado entre o osso e a superfície do implante,[91] por isso é importante evitar forças excessivas, como carga oclusal, durante o período inicial de cicatrização.

Danos e debris do tecido ósseo criados na preparação do local pela osteotomia devem ser removidos pelos osteoclastos para uma cicatrização óssea normal. Estas células multinucleares, com origem no sangue, podem reabsorver osso a um ritmo de 50 a 100 μm por dia. Existe um equilíbrio entre aposição óssea e reabsorção óssea (Figura 74.2). Pré-osteoblastos derivados de células mesenquimais primárias dependem de um potencial favorável de oxirredução (redox) do ambiente. Assim, são necessários um suprimento vascular adequado e tensão de oxigênio. Se a tensão de oxigênio é fraca, as células-tronco primárias podem se diferenciar em fibroblastos, formar tecido cicatricial e levar à falha do implante (ausência de osseointegração).

Se o osso é superaquecido ou esmagado durante a preparação, torna-se necrótico e pode levar à formação de cicatrizes não mineralizadas (tecidos moles) ou ser sequestrado. A temperatura crítica das células ósseas não deve ultrapassar 47 °C em um tempo de exposição de 1 minuto.[6] Assim, a preparação de locais de osteotomia para os implantes requer irrigação (refrigerada) profusa e suave, intermitente, com perfuração em velocidade moderada utilizando-se brocas

Quadro 74.1 Geometria do Implante (Macrodesenho).

1. Implantes endósseos
   - Laminados
   - Agulhados
   - Cilíndricos (ocos e maciços)
   - Tipo disco
   - Em forma de parafuso
   - Torneados e rosqueados
2. Implantes subperiosteais
3. Implantes transmandibulares

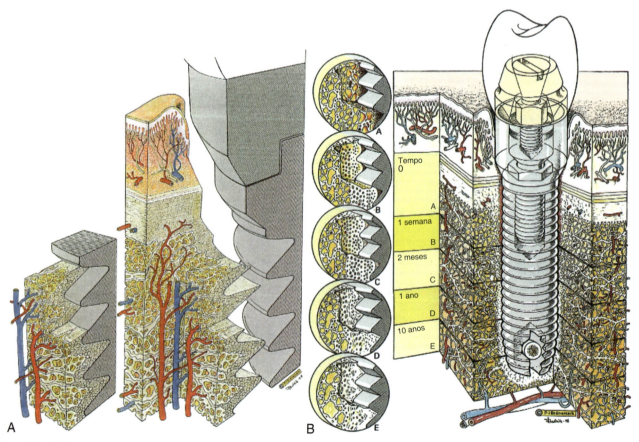

Figura 74.1 (A) Diagrama tridimensional da inter-relação entre tecido e titânio, demonstrando uma vista global da interface intacta ao redor do implante osseointegrado. (B) Evolução fisiológica da biologia da interface com o tempo.

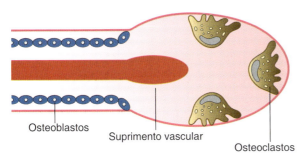

Figura 74.2 A unidade multicelular básica é o processo básico de remodelação para renovação óssea. Os osteoclastos são provenientes do suprimento vascular, e as lacunas de reabsorção são rapidamente preenchidas pelos osteoclastos subjacentes.

afiadas. Outros fatores complicadores bem reconhecidos são as fraturas abertas, nas quais a contaminação microbiana prejudica a cicatrização óssea normal. Por conseguinte, técnicas assépticas rigorosas devem ser mantidas.

 IMPORTANTE

A imobilidade do implante em relação ao osso deve ser mantida para a formação óssea na superfície. Inflamação moderada ou movimento acima de certo limite são prejudiciais e podem levar à falha do implante. Se os micromovimentos excederem 150 μm, o movimento prejudicará a diferenciação de osteoblastos, e um tecido cicatricial fibroso será formado entre o osso e a superfície do implante.

A neoformação óssea passa por uma sequência específica de eventos. O tecido ósseo (osso trabeculado) é formado rapidamente no espaço entre o implante e o osso; cresce rapidamente, até 100 μm por dia, e em todas as direções. Caracterizada por uma orientação aleatória de suas fibrilas colágenas, alta celularidade e limitado grau de mineralização, a capacidade biomecânica do tecido ósseo é pobre (Figura 74.3A). Assim, qualquer carga oclusal deve ser bem controlada ou evitada na fase inicial da cicatrização. Após vários meses, o tecido ósseo é progressivamente substituído por osso lamelar em camadas organizadas e paralelas de fibras colágenas e mineralização densa. Ao contrário do rápido crescimento de tecido ósseo (osso trabeculado), a formação de osso lamelar ocorre em um ritmo lento (apenas alguns mícrons por dia). E, por fim, após 18 meses de cicatrização, um estado de equilíbrio é atingido quando o osso lamelar é continuamente reabsorvido e substituído (Figura 74.3B).[27] Em um nível microscópico óptico, um contato íntimo osso-implante tem sido amplamente relatado (Figura 74.4).[98] Uma vez que a interface osso-implante alcança um estado estável, o implante pode ser mantido por décadas, conforme observado por histologia em humanos de implantes removidos devido a fratura.[10]

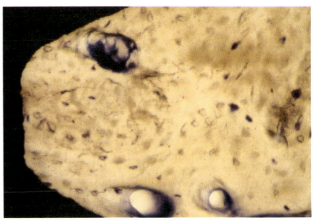

Figura 74.4 Uma vez atingido o estado estável na interface osso-implante, pode ser observado um íntimo contato, com alguns espaços medulares no meio no nível da microscopia óptica de luz.

 FLASHBACK

A capacidade biomecânica do tecido ósseo é pobre. A neoformação óssea passa por uma sequência específica de eventos com o tecido ósseo formado rapidamente no espaço entre o implante e o osso; cresce rapidamente (100 μm por dia) e em todas as direções. É caracterizado por uma orientação aleatória de suas fibrilas colágenas, alta celularidade e limitado grau de mineralização.

Remodelação e Função Óssea

Clinicamente, tanto a estabilidade primária quanto a secundária de um implante são fundamentais para o sucesso. A estabilidade primária, obtida no momento da colocação cirúrgica, depende da geometria do implante (macrodesenho), assim como da qualidade e da quantidade de osso disponível para a ancoragem do implante em um local específico. Estudos que utilizam a análise de frequência de ressonância (RFA) relataram redução na estabilidade do implante nas primeiras semanas de cicatrização pós-inserção.[18,44,56,93] A estabilidade secundária, alcançada ao longo do tempo com a cicatrização, depende da superfície do implante (microdesenho), bem como da qualidade e da quantidade de osso adjacente, as quais determinarão a porcentagem de contatos entre o implante e o osso.[18,48,96,113] Por exemplo, áreas como a região anterior da mandíbula apresentam cortical óssea densa e proporcionam estabilização primária rígida e um bom suporte durante todo o processo de cicatrização. Por outro lado, áreas como a região posterior da maxila apresentam osso cortical fino e grandes espaços medulares, fornecendo menor estabilidade primária. Por essa razão, a região posterior da maxila tem sido associada a baixas taxas de sucesso em comparação com outros locais com maior densidade óssea e suporte.[17,60] Curiosamente, um novo implante com fios da largura do fio de uma faca (macrodesenho) demonstrou, em locais completamente cicatrizados, manter a estabilidade sem a queda típica no quociente de estabilidade do implante (ISQ) durante a fase inicial de remodelamento ósseo.[73]

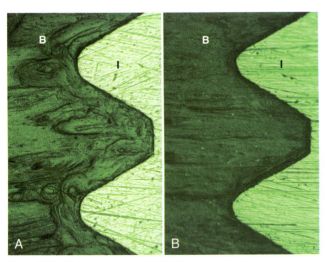

Figura 74.3 (A) Após a cicatrização inicial, tecido ósseo (osso trabecular) é depositado, como caracterizado por seu padrão irregular. (B) Após semanas ou meses, é depositado progressivamente um osso lamelar, com lamelas concêntricas regulares. *B*, osso; *I*, implante. *(Cortesia de Prof. T. Albrektsson, Gothenburg, Suécia.)*

Uma vez alcançada a osseointegração, os implantes podem resistir e exercer função sob as forças oclusais por muitos anos. Avaliações longitudinais biomecânicas parecem indicar que, durante as primeiras semanas após a colocação dos implantes, primeiro estágio, observa-se diminuição da rigidez,[46] o que pode ser indicativo de reabsorção óssea durante a fase inicial de cicatrização. Subsequentemente, a rigidez aumenta e continua a aumentar durante anos.[112] Desse modo, quando a prótese é instalada imediatamente (em 1 dia) ou mais tarde (em 1 ou 2 semanas), devem ser tomados cuidados para controlar a sobrecarga. É importante reconhecer que locais com estabilidade primária limitada ou contato menor osso-implante (p. ex., região posterior da maxila) provavelmente passarão por um período de até menos suporte ósseo nas primeiras fases de cicatrização óssea devido à fase inicial de reabsorção do osso.

Interface dos Tecidos Moles

Não surpreendentemente, por duas décadas, pesquisas e interesses clínicos focaram-se na interface osso-implante de implantes osseointegrados, e os tecidos moles sobrejacentes foram amplamente ignorados. Exceto por algumas frases descritivas, o livro clássico de Brånemark et al.[27] não apresenta dados ou informações sobre a interface dos tecidos moles. Isso pode ocorrer em parte pelo fato de que a maioria dos pacientes era totalmente edêntula e o sistema de implantes Brånemark apresentava superfícies torneadas (fresadas), as quais são menos suscetíveis aos problemas inflamatórios dos tecidos moles.[5] Hoje existe um maior interesse em se valorizar os tecidos moles peri-implantares e a interface tecidos moles-implante como uma função de manutenção e de estética de um selamento ou barreira contra a contaminação microbiana.

Tecidos moles peri-implantares são semelhantes em aparência e estrutura aos tecidos moles periodontais (Capítulo 3).[5] Claramente, tanto os implantes quanto os dentes emergem através dos tecidos moles no rebordo alveolar. Os tecidos moles são formados por tecido conjuntivo recoberto por epitélio. Existem um sulco gengival/mucoso, uma adesão epitelial juncional longa e uma zona de tecido conjuntivo sobre o osso de suporte (Figura 74.5). Apesar das aparentes similaridades entre os tecidos moles ao redor dos dentes e implantes, a presença de um ligamento periodontal ao redor dos dentes, e não dos implantes, é uma importante diferença. Considerando que dentes naturais têm ligamento periodontal com fibras de tecido conjuntivo suspendendo-os no alvéolo ósseo, os implantes osseointegrados não o têm; nenhuma inserção de fibras colágenas em algum lugar ao longo da interface dos implantes osseointegrados existe. O osso está em contato direto com a superfície do implante, sem intervenção dos tecidos moles.

FLASHBACK

As fibras de Sharpey são feixes de fibras colagenosas que passam pelas lamelas circunferenciais externas do osso alveolar e pelo cemento dos dentes.

Clinicamente, a espessura dos tecidos moles peri-implantares varia de 2 até vários milímetros (Figura 74.6). Um estudo em animais determinou a altura total do "espaço biológico" peri-implantar em

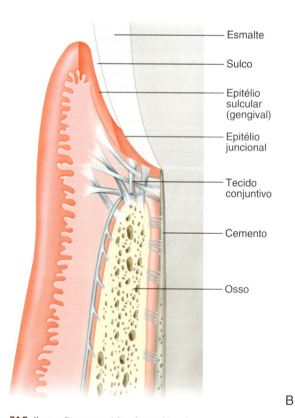
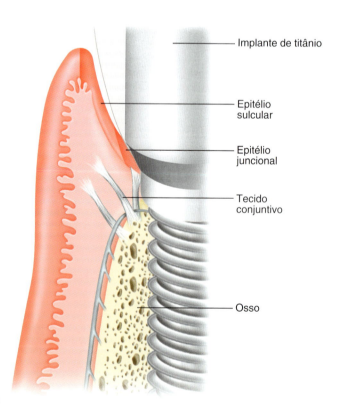

Figura 74.5 Ilustração esquemática dos tecidos duro e mole ao redor do dente e de um implante. (A) A anatomia dos tecidos duro e mole ao redor de um dente natural demonstra o osso de suporte com um ligamento periodontal, zona de tecido conjuntivo sobre a crista óssea de fibras de tecido conjuntivo (de Sharpey) inseridas na dentina, inserção de epitélio juncional longo, sulco gengival alinhado ao epitélio sulcular e epitélio gengival oral (superfície externa da gengiva). (B) A anatomia dos tecidos duro e mole ao redor de um implante demonstra algumas similaridades e algumas diferenças. Existe um osso de suporte em aproximação direta à superfície do implante sem qualquer intervenção de tecido mole (*i.e.*, sem ligamento periodontal). Uma zona de tecido conjuntivo está presente sobre o nível ósseo com fibras paralelas à superfície do implante e sem inserção de fibras. Existe uma inserção de epitélio juncional longo, um sulco gengival/mucosal alinhado ao epitélio sulcular e epitélio oral gengival/mucosa (superfície externa do tecido mole). *(De Rose LF, Mealey BL:* Periodontics: medicine, surgery, and implants, *St. Louis, 2004, Mosby.)*

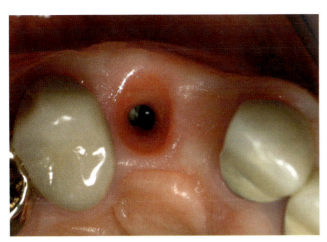

Figura 74.6 Aspecto clínico de tecido peri-implantar normal, saudável, com remoção da prótese sobre implante. A espessura do tecido mole varia de local para local, dependendo da quantidade e qualidade do tecido, bem como da anatomia da área circunjacente (p. ex., adjacente a dentes naturais com inserção periodontal saudável *versus* adjacente a um espaço). Observe que o tecido intrassulcular parece mais eritematoso como resultado de uma camada fina, não queratinizada, de epitélio sobreposta ao tecido conjuntivo.

aproximadamente 3 a 4 mm, em que aproximadamente 2 mm correspondem à adesão epitelial e cerca de 1 a 2 mm, à zona de tecido conjuntivo supracrista.[19] Consistente com esses achados, um estudo histológico em humanos determinou a altura do "espaço biológico" peri-implantar consistindo em uma adesão epitelial e um tecido conjuntivo supracrista em cerca de 4 a 4,5 mm[47] (Figura 74.7).

Epitélio

Como na dentição natural, o epitélio oral ao redor de implantes é contínuo com um epitélio sulcular que reveste a superfície interna do sulco gengival; a parte apical do sulco gengival é revestida por epitélio juncional longo.[71] Um exame ultraestrutural do epitélio juncional longo aderido adjacente aos implantes dentários demonstrou que as células epiteliais anexam-se à lâmina basal e aos hemidesmossomas[2,4,49,62,115] (Figura 74.8). Estudos histológicos indicam que essas estruturas epiteliais e a lâmina própria circundante não podem ser distinguidas das estruturas em torno dos dentes.[33] Com saúde, a dimensão do epitélio sulcular é de cerca de 0,5 mm[95] e a dimensão da junção epitelial é de aproximadamente 2 mm,[19] que é maior do que a junção epitelial periodontal.

A extremidade apical da junção epitelial é de cerca de 1,5 a 2 mm acima da margem óssea.[89] Em tecidos peri-implantares saudáveis não ocorre invaginação epitelial progressiva, indicando que outros fatores além dos feixes de fibras colágenas inseridas (*i.e.*, fibras de Sharpey na dentição natural) previnem essa invaginação.

Tecido Conjuntivo

A morfologia do tecido conjuntivo peri-implantar se assemelha à da dentição natural, exceto pela falta de ligamento periodontal, cemento e fibras inseridas (Figura 74.9). Nenhuma diferença significativa foi encontrada, em nível bioquímico, entre o tecido peri-implantar e os tecidos moles periodontais,[34] mas a dimensão do tecido conjuntivo peri-implantar é de 1 a 2 mm, a qual é maior do que a do tecido conjuntivo periodontal.[19,89]

A zona de tecido conjuntivo supracrestal tem uma importante função na manutenção de uma interface tecido mole-implante estável, bem como em um selamento ou barreira ao "exterior" do meio bucal. A orientação das fibras do tecido conjuntivo adjacente a um implante difere das fibras do tecido conjuntivo periodontal. Na ausência de cemento e inserção de fibras de tecido conjuntivo (*i.e.*, como em

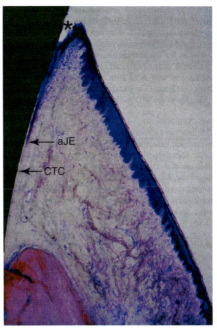

Figura 74.7 Corte vestibulolingual (corante fucsina básica; aumento original ×12,5; uma parte do implante SLA, 3 meses sem carga) demonstrando a gengiva e a porção coronariana do osso alveolar. Formação epitelial é observada somente na área de epitélio gengival oral queratinizado. O epitélio sulcular oral não exibe queratinização. Na área do ponto mais coronariano do epitélio juncional (cJE), os tecidos moles são suavemente desinseridos (artefato) em função do processo histológico de não descalcificação. O ponto mais apical do epitélio juncional é indicado (aJE). Nenhuma formação epitelial é evidente adjacente à camada de células basais do epitélio juncional (JE), todos demonstrando estrutura de tecido mole saudável e fisiológica. Além disso, a área de contato do tecido conjuntivo (CTC) adjacente à superfície de titânio usinada é indicada. Um ligeiro infiltrado de células no tecido conjuntivo indica inflamação suave. Observe a remodelação/formação óssea na região da crista óssea indicada pela saturação e por áreas pigmentadas de preto e vermelho.

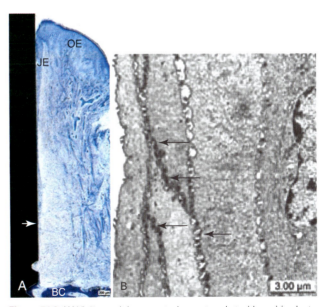

Figura 74.8 (A) Visão geral de um corte demonstrando tecido peri-implantar coberto de epitélio oral queratinizado (OE). Epitélio juncional (JE) é interposto entre tecido conjuntivo e crista óssea alveolar (BC). Epitélio juncional apical (seta). Coloração de azul de toluidina (barra = 200 μm). (B) Visão por microscopia eletrônica de transmissão do epitélio sulcular demonstrando selamento hermético dos espaços intercelulares pelos numerosos pontos de desmossomos (setas), contribuindo para a baixa permeabilidade desta porção da mucosa peri-implantar. Barra = 3 μm.[14]

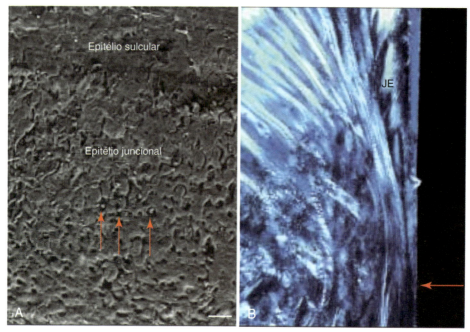

Figura 74.9 (A) Imagem de microscopia eletrônica de varredura (MEV) do epitélio juncional. Observe os neutrófilos localizados entre as células *(setas vermelhas)*. Barra = 40 μm. (B) Aumento de magnificação da Figura 74.8 com luz polarizada demonstrando uma extensão apical *(seta vermelha)* de um epitélio juncional *(JE)*. Note uma densa rede de fibras colágenas em posição apicocoronal (*i.e.*, paralela à superfície do implante).

um dente natural), a maioria das fibras do tecido conjuntivo peri-implantar vai em uma direção mais ou menos paralela à superfície do implante. Mesmo quando o feixe de fibras está orientado perpendicularmente, o que ocorre com mais frequência na gengiva do que na mucosa circundante aos implantes, os feixes nunca são incorporados à superfície do implante.

Os feixes de fibras podem também apresentar uma orientação circular, como o epitélio juncional.[20,93] O papel dessas fibras permanece desconhecido, mas parece que sua presença ajuda a criar um "selamento" de tecido mole ao redor do implante. A adaptação do tecido conjuntivo à superfície do implante pode também ser afetada pela mobilidade do tecido mole ao redor do implante. O tecido conjuntivo em contato direto com a superfície do implante é caracterizado pela ausência de vasos sanguíneos e uma abundância de fibroblastos interpostos entre as fibras colágenas.[68] Vários estudos em animais e em humanos têm demonstrado que os alinhamentos de fibras conjuntivas eram circulares e horizontais ao redor do implante[1,15,35,48,51,52,99] (Figura 74.10).

Estudos mais recentes têm demonstrado evidências histológicas de tecido conjuntivo aderido perpendicularmente à superfície microssulcada (ranhuras) do implante, em estudos em animais e em humanos.[78-80] Essas ranhuras microtexturizadas a *laser* (Figura 74.11) têm demonstrado ser capazes de interromper o crescimento epitelial para

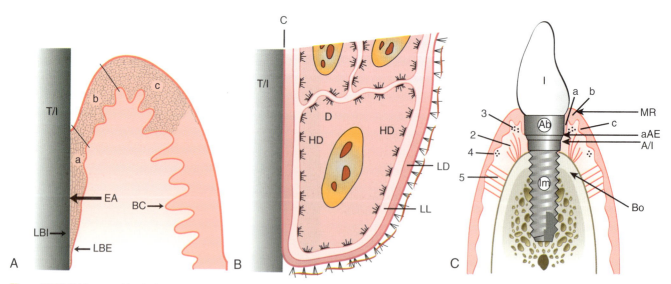

Figura 74.10 (A) Esquema histológico da adesão epitelial *(EA)* (idêntica para dente e implante). *I/T*, Implante de titânio; *CB*, complexo basal; *LBI*, lâmina basal interna; *LBE*, lâmina basal externa (localizada somente onde ocorre divisão celular); *a*, zona de adesão do epitélio juncional longo; *b*, zona do epitélio sulcular; *c*, zona do epitélio oral. (B) No nível de microscopia eletrônica, o complexo na adesão epitelial (três células mais apicais) e a conexão com o estroma. *HD*, hemidesmossomos; *D*, desmossomo; *LL*, lâmina lúcida; *LD*, lâmina densa; *C*, cutícula. (C) Implante, pilar (P) e coroa dentro do osso alveolar e tecidos moles. *Im*, parte endóssea do implante; *MR*, margem da gengiva/mucosa alveolar; *Bo*, nível ósseo marginal; *1*, coroa do implante; *2*, fibras verticais alveolo-gengivais do tecido conjuntivo; *3*, fibra gengival circular do tecido conjuntivo; *4*, fibra gengival circular do tecido conjuntivo; *5*, fibras periosteogengivais do tecido conjuntivo; *a*, epitélio juncional; *b*, epitélio sulcular; *c*, epitélio oral; *P/I*, pilar/implante; *aEA*, (ponto) apical do epitélio aderido.

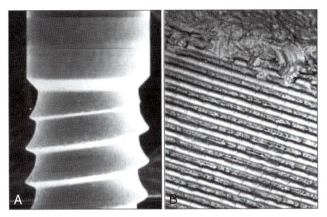

Figura 74.11 (A) Superfície microtexturizada a *laser*. (B) Colo usinado, ampliação original, ×500. *(Botos S, Yousef H, Zweig B, et al: The effects of laser microtexturing of dental implant colar on crestal bone levels and peri-implant health.* Int J Oral Maxillofac Implants *26:492-498, 2011. Com a permissão do Dr. Spyros Botos.)*

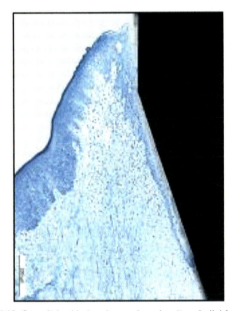

Figura 74.12 Superfície ablada a *laser:* a invaginação epitelial foi interrompida à direita na região mais coronária – microssulcada *(seta)*. Epitélio juncional no ápice, fibras do tecido conjuntivo saudável inseridas perpendicularmente aos canais ablados a *laser*. *(Cortesia de Dr. Myron Nevins.)*

baixo e estabelecer corretamente a inserção do tecido conjuntivo na parte mais coronal da área microssulcada a *laser* (Figura 74.12). Um estudo clínico prospectivo controlado demonstrou que a superfície sulcada a *laser* resultou em uma profundidade de sondagem mais rasa e menos perda óssea da crista peri-implantar do que a observada ao redor dos anéis usinados.[25,85]

Essa interface do tecido conjuntivo foi examinada, em pacientes, por mensurações do nível de inserção à sondagem. Os níveis de inserção à sondagem foram consistentemente encontrados da coroa à crista alveolar em pacientes com tecido peri-implantar saudável, indicando a presença de uma zona de contato direto do tecido conjuntivo à superfície do implante. Isso significa que a mensuração de profundidade de sondagem, realizada com uma sonda periodontal, pode ser de cerca de 1,5 mm acima do nível ósseo em tecidos saudáveis. Nos locais inflamados a sonda pode penetrar no osso, com mensuração de profundidade de sondagem, refletindo a espessura total do tecido mole sobre o osso. Em casos de doença inflamatória do tecido peri-implantar, têm sido reportados aumento na profundidade de sondagem e redução dos níveis de inserção.[3,40,86,117]

Tecido Queratinizado

Décadas atrás surgiram perguntas, como aconteceu com a dentição natural, sobre a necessidade de tecido queratinizado ao redor dos implantes. Estudos prospectivos e transversais, avaliando a forma dos parafusos dos implantes, com uma superfície usinada, sugerem que a presença ou ausência de gengiva queratinizada não é um pré-requisito para a estabilidade em longo prazo.[101] No entanto, tem sido sugerido que implantes circundados apenas por mucosa (*i.e.*, não queratinizados) são mais suscetíveis a problemas peri-implantares. Um estudo em animais observou que a peri-implantite induzida por ligadura ocorre mais frequentemente quando a mucosa alveolar circunda o implante quando em comparação com a mucosa queratinizada ao redor dele.[116]

A mucosa queratinizada tende a ser mais firmemente ancorada por fibras colágenas ao periósteo subjacente do que a mucosa não queratinizada, que tem fibras mais elásticas e tende a ser móvel em relação ao osso subjacente. Em estudos clínicos de avaliação dos implantes intraorais, com ou sem mucosa queratinizada peri-implantar, nenhuma diferença clínica significativa foi reportada com relação ao sucesso do implante.[66,121] Contudo, quando falta tecido queratinizado, os pacientes tendem a se queixar de dor e desconforto durante a execução de procedimentos de higiene bucal ou outras funções na área. Os sintomas são aliviados pelo aumento da quantidade de tecido queratinizado (firmemente ligado) ao redor do(s) implante(s) por meio de enxerto de tecido mole.[9,66,121] Por fim, embora não possa ser comparável aos implantes intraorais, a mobilidade dos tecidos moles ao redor dos implantes extraorais está associada a maior incidência de falha dos implantes.[9]

Suprimento Vascular e Inflamação

O suprimento vascular da gengiva peri-implantar ou mucosa alveolar pode ser limitado, em comparação com a gengiva periodontal, devido à falta do ligamento periodontal (Figura 74.13).[21] Isso é especialmente verdadeiro no tecido imediatamente adjacente à superfície do implante. Entretanto, alças capilares no tecido conjuntivo abaixo do epitélio juncional e sulcular ao redor dos implantes parecem ser anatomicamente semelhantes às encontradas no periodonto normal (Figura 74.14).[114]

O conhecimento emergente indica que a gengiva peri-implantar ou mucosa alveolar tem a mesma morfologia do correspondente tecido ao redor dos dentes. Esses tecidos moles reagem da mesma forma ao acúmulo de biofilme. Estudos que investigam a histologia (luz microscópica e ultraestrutural) de tecidos saudáveis e inflamados, ao redor dos implantes, em humanos indicaram que uma resposta inflamatória ao biofilme é semelhante à observada em tecidos periodontais.[95] Células polimorfonucleares e mononucleares transmigram normalmente pelo epitélio sulcular peri-implantar (Figura 74.15).[95]

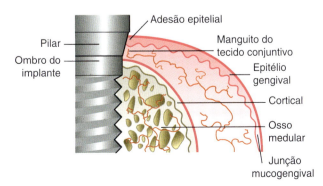

Figura 74.13 Ilustração esquemática do suprimento sanguíneo no tecido conjuntivo ao redor do implante/pilar que é menor do que o do complexo gengival ao redor dos dentes, pois não se origina do ligamento periodontal.

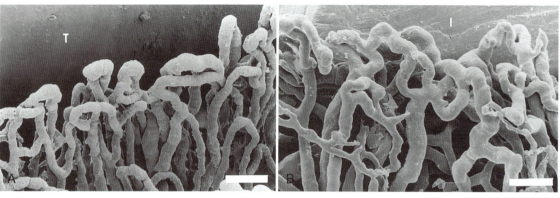

Figura 74.14 (A) Topografia microvascular ao redor de um dente. (B) Topografia microvascular ao redor de um implante. Barra = 5 μm.[105] *(Cortesia dos Drs. N. Selliseth & K. Selvig, Bergen, Noruega.)*

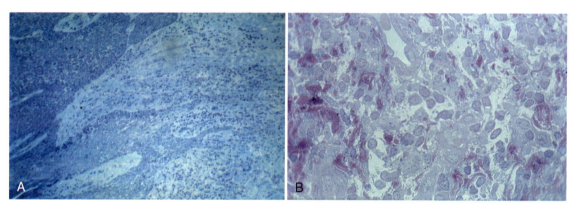

Figura 74.15 (A) Corte histológico de gengiva humana saudável ao redor de um implante com bom funcionamento. Nenhuma característica morfológica diferencia o tecido ao redor do implante do tecido ao redor dos dentes. (B) Quando ocorre gengivite, pode-se observar uma migração profusa de células inflamatórias através do epitélio da bolsa. *(Cortesia do Prof. Mariano Sanz, Madri, Espanha.)*

Comparação Clínica de Dentes e Implantes

Embora a interface tecido mole-implante (pilar) ofereça semelhanças impressionantes com o tecido que envolve a dentição natural, algumas diferenças devem ser consideradas. No nível ósseo, a falta de ligamento periodontal é a diferença mais marcante. A discussão seguinte aborda as perspectivas clínicas dessas semelhanças e diferenças.

No nível ósseo, a ausência de ligamento periodontal ao redor do implante tem consequências clínicas importantes, o que significa que nenhuma conexão resiliente existe entre implantes e osso de suporte. Os implantes não podem intruir ou migrar para compensar a presença de um contato oclusal prematuro (como os dentes podem). Os implantes e as próteses sobre implantes rigidamente fixadas não se movem. Assim, qualquer desarmonia oclusal terá repercussões, quer seja na conexão prótese-implante, na interface ossoimplante, ou em ambas.

A propriocepção na dentição natural vem do ligamento periodontal. A ausência de um ligamento periodontal ao redor dos implantes reduz a sensibilidade tátil[58] e a função reflexa.[23] Isso pode tornar-se ainda mais desafiador quando osseointegrado, implantossuportado, ou quando próteses fixas estão presentes em ambas as arcadas.

A falta de um ligamento periodontal e a incapacidade dos implantes de se movimentarem contraindicam sua utilização em indivíduos em crescimento. Os dentes naturais continuam a erupção e a migração durante o crescimento, ao contrário dos implantes. Implantes colocados em indivíduos antes da conclusão do crescimento podem levar a desarmonias oclusais com implantes.[83] Da mesma forma, pode ser problemático colocar um ou mais implantes em uma localização adjacente a dentes com mobilidade por perda de suporte periodontal, pois, como os dentes se movimentam em resposta a ou para longe das forças oclusais, o(s) implante(s) irá(ão) suportar toda a carga.

Sobrecarga devida a um desenho impróprio da superestrutura, hábitos parafuncionais ou excesso de carga oclusal podem causar microtrincas e microfraturas no osso, o que levará à perda óssea e a um tecido inflamatório fibroso na interface do implante.[114]

Conclusão

O entendimento do processo de osseointegração é facilitado por um bom conhecimento e pela compreensão da cicatrização óssea. Muitos fatores podem interferir no estabelecimento previsível de uma conexão rígida permanente entre a superfície do implante e o osso circundante que é capaz de sustentar cargas oclusais. A interface osso-implante e sua rigidez são um aspecto biomecânico predominante, considerando-se o tempo e a intensidade da carga. A interface tecido mole-implante também desempenha um papel importante na manutenção a longo prazo de níveis ósseos estáveis de osso marginal ao redor dos implantes. Os cirurgiões-dentistas devem familiarizar-se com os eventos moleculares e celulares básicos para avaliar a futura evolução do desenho do implante e os protocolos de implante, incluindo colocação cirúrgica, prótese e manutenção.

Acesse Caso Clínico em https://www.grupogen.com.br.

Referências Bibliográficas

As referências bibliográficas deste capítulo estão disponibilizadas em https://www.grupogen.com.br.

CAPÍTULO 75

Avaliação Clínica do Paciente para Implante

Perry R. Klokkevold | David L. Cochran

SUMÁRIO DO CAPÍTULO

Tipos de Casos e Indicações, 783
Avaliação Pré-Tratamento, 786
Fatores de Risco e Contraindicações, 791

Avaliação Pós-Tratamento, 794
Conclusão, 794

Ao longo das últimas décadas, seguindo a pesquisa e o desenvolvimento de implantes dentários osseointegrados propostos por Brånemark et al.,[15-17] as opções de planejamento e tratamento na odontologia evoluíram consideravelmente. No início, as reconstruções protéticas com implantes osseointegrados estavam limitadas ao uso em pacientes edêntulos, com muitos relatos documentando excelente sucesso em longo prazo.[1,2,25]

Pouco depois, os protocolos originais de tratamento foram adaptados para uso em pacientes parcialmente edêntulos. Houve alguns desafios associados ao uso precoce de implantes dentários em pacientes parcialmente edêntulos, mas finalmente o sucesso foi alcançado para essa população também. Modificações no desenho do implante, técnicas de procedimento e o planejamento do tratamento melhoraram muito o tratamento com implantes para pacientes parcialmente edêntulos. Atualmente, o sucesso a longo prazo de implantes dentários utilizados para substituir um ou múltiplos dentes ausentes em pacientes parcialmente edêntulos é muito grande[29,40,42,48,52] (Capítulo 87). A implementação de procedimentos de aumento ósseo melhorou ainda mais a opção para pacientes com volume ósseo inadequado, possibilitando que sejam reabilitados com sucesso por meio de próteses sobre implantes.[27,34,53] Praticamente qualquer paciente com um espaço edêntulo poderia ser um candidato a implantes endósseos, e estudos sugerem que podem ser esperadas taxas de sucesso de 90% a 95% em pacientes saudáveis com osso adequado e capacidade normal de cicatrização.

O objetivo final da terapia com implantes dentários é satisfazer o desejo do paciente em repor um ou mais dentes ausentes de maneira estética, segura, funcional e duradoura. Para alcançar esse objetivo, os profissionais devem diagnosticar precisamente as condições dentoalveolares, bem como o bem-estar mental e físico do paciente para determinar se a terapia com implante é possível, prática e, talvez o mais importante, se está indicada para tal paciente. Avaliação local dos sítios potenciais nas arcadas para colocação do implante (p. ex., mensurar altura e espessura óssea alveolar disponível e relação espacial) e reabilitação protética são partes de considerações essenciais na determinação da viabilidade de um implante. Contudo, fazer a avaliação de um paciente e determinar se ele é um bom candidato para implantes é um aspecto igualmente importante do processo de avaliação. A avaliação do paciente inclui a identificação de fatores que poderiam aumentar o risco de insucesso ou a possibilidade de complicações, assim como determinar se as expectativas do paciente são razoáveis.

Este capítulo apresenta uma visão geral dos aspectos clínicos do tratamento com implantes dentários, incluindo uma avaliação dos possíveis fatores de risco e contraindicações. Ele também fornece orientações para a avaliação pré-tratamento do paciente em potencial e a avaliação pós-tratamento de pacientes com implantes.

Tipos de Casos e Indicações

Pacientes Edêntulos

Os pacientes que parecem ser mais beneficiados pelos implantes dentários são aqueles totalmente edêntulos. Eles podem ser efetivamente reabilitados, tanto estética quanto funcionalmente, com o auxílio de uma prótese removível assistida por implantes, uma prótese removível suportada por implantes ou uma prótese fixa implantossuportada.

O planejamento original para um arco edêntulo era uma prótese fixa ancorada em osso que utilizava de cinco a seis implantes na região anterior da mandíbula ou da maxila para suportar uma prótese fixa híbrida. O desenho é um arco dentário completo semelhante a uma dentadura, preso a uma subestrutura (estrutura metálica), que por sua vez está fixada sobre os implantes através de pilares cilíndricos de titânio (Figura 75.1). A prótese é confeccionada sem extensões de rebordo e não depende de qualquer suporte dos tecidos moles, além de ser totalmente implantossuportada. Normalmente, a prótese inclui *cantilevers* bilaterais distais, que se estendem para substituir os dentes posteriores (até pré-molares ou primeiros molares).

Um outro planejamento implantossuportado utilizado para reabilitar um arco edêntulo é a prótese fixa metalocerâmica (Figura 75.2). Alguns pacientes preferem esta opção, pois a restauração de cerâmica emerge diretamente dos tecidos gengivais de um modo semelhante à aparência dos dentes naturais.

Uma limitação da prótese fixa implantossuportada tanto metalocerâmica quanto híbrida é que ambas fornecem muito pouco suporte labial e, portanto, não podem ser indicadas para pacientes com perda significativa da dimensão alveolar. Isso é frequentemente mais problemático nas reabilitações da maxila, pois o suporte labial é mais crítico no arco superior. Além disso, para alguns pacientes, a falta de um completo selamento (*i.e.*, espaços entre a prótese e o rebordo) permite que o ar escape durante a fala, criando assim problemas fonéticos.

Dependendo do volume de osso existente, da relação mandibular, da quantidade de suporte labial e da fonética, alguns pacientes podem não ser capacitados para serem reabilitados com uma prótese fixa implantossuportada. Para esses pacientes, uma prótese total removível é a melhor escolha, pois fornece uma extensão do rebordo que pode ser ajustada e contornada para dar suporte ao lábio, e não ocorrem espaços para escape de ar indesejado durante a fala. Este tipo de prótese pode ser retido e estabilizado por dois ou mais implantes posicionados na região anterior da maxila ou mandíbula. Métodos

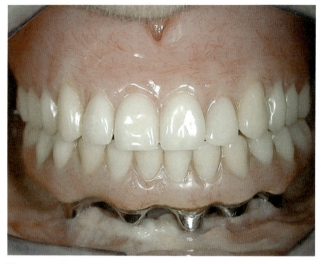

Figura 75.1 Fotografia clínica de um paciente com prótese total removível superior como antagonista de uma prótese total fixa implantossuportada na arcada inferior.

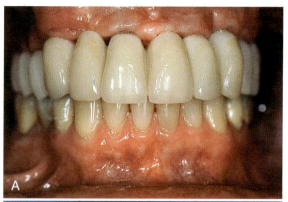
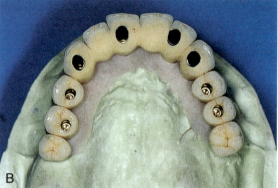
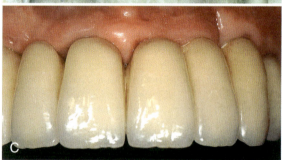

Figura 75.2 (A) Fotografia clínica de uma prótese fixa provisória em acrílico na maxila. (B) Vista oclusal de uma prótese fixa em modelo de gesso. (C) Fotografia clínica de uma prótese metalocerâmica final, vista anterior. *(Cortesia de Dr. Russell Nishimura, Westlake Village, Califórnia.)*

utilizados para fixar a prótese aos implantes variam de pilares separados em cada implante individual a clipes ou outros dispositivos que se conectam à barra, que une os implantes (Figura 75.3). Também é possível desenvolver uma prótese removível para ser afixada de maneira próxima e segura a uma subestrutura com ajuste de precisão (p. ex., barra fresada), tornando-a uma prótese removível com suporte ao implante.

Embora a estabilidade da prótese total implantossuportada não seja comparável à da prótese fixa implantossuportada, o aumento da retenção e estabilidade em relação às próteses totais convencionais é uma vantagem importante para usuários de prótese total.[55] Além disso, próteses implantoassistidas e próteses implantossuportadas são utilizadas para proteger o osso alveolar da perda óssea adicional causada pelo uso a longo prazo de próteses removíveis que são apoiadas diretamente sobre os rebordos alveolares.

Pacientes Parcialmente Edêntulos

Múltiplos Dentes

Pacientes parcialmente edêntulos com ausência de múltiplos dentes representam outra população viável de tratamento com implantes osseointegrados, mas a dentição natural remanescente (situação oclusal, estado de saúde periodontal, relações espaciais e estética) traz desafios adicionais ao sucesso da reabilitação.[41] A justaposição de implantes com dentes naturais em pacientes parcialmente edêntulos apresenta ao clínico desafios não observados com implantes nos pacientes edêntulos. Como resultado de diferenças na biologia e função dos implantes em comparação aos dentes naturais, os profissionais devem educar-se e usar uma abordagem recomendada para avaliação e planejamento do tratamento com implantes em pacientes parcialmente edêntulos (Capítulo 77). Em geral, os implantes dentários endósseos podem suportar uma prótese parcial fixa com extremidade livre. Não são necessários dentes naturais adjacentes para apoio, mas sua proximidade requer atenção especial e planejamento.[11] A grande vantagem das próteses implantossuportadas em pacientes parcialmente edêntulos é que substituem dentes ausentes sem invadir ou alterar os dentes adjacentes. O preparo dos dentes naturais torna-se desnecessário, e maiores espaços edêntulos podem ser reabilitados com próteses fixas implantossuportadas.[49] Além disso, pacientes que anteriormente não tinham a opção de uma prótese fixa, como aqueles com casos parcialmente edêntulos Classes I e II de Kennedy, podem ser reabilitados com uma prótese fixa implantossuportada (Figura 75.4).

As primeiras tentativas de se utilizar implantes endósseos para repor dentes ausentes em pacientes parcialmente edêntulos foram um desafio, em parte, porque os implantes e os instrumentais foram concebidos para pacientes edêntulos e não tinham muita flexibilidade para adaptação e uso em pacientes parcialmente edêntulos. Atualmente, os profissionais dispõem de muitas opções em termos de comprimento e diâmetro de implante e pilar protético para a escolha de substituição ótima de qualquer dente ausente, grande ou pequeno (Figura 75.5).

O desafio principal nos casos parcialmente edêntulos é uma subestimativa da importância do plano de tratamento para próteses implantossuportadas com um número adequado de implantes para resistir às cargas oclusais. Por exemplo, um problema que necessitou de correção foi a ideia errada de que dois implantes poderiam ser utilizados para suportar, por um longo período, uma prótese fixa de vários elementos na região posterior. As próteses fixas de múltiplos elementos na região posterior são mais propensas a complicações ou falhas (mecânicas ou biológicas), quando são inadequadamente

CAPÍTULO 75 Avaliação Clínica do Paciente para Implante

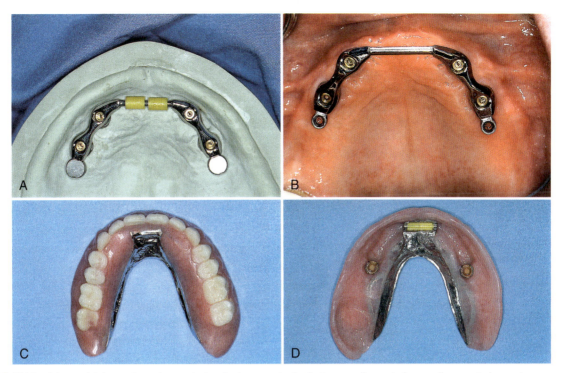

Figura 75.3 (A) Vista laboratorial de uma barra de *overdenture* fixada em quatro implantes com clipes anteriores e pilares posteriores extracoronarianos resilientes (PERs). (B) Vista clínica de uma barra de *overdenture* superior. (C) *Overdenture* sem cobertura de palato. (D) Superfície tecidual da mesma *overdenture* superior implantossuportada demonstrando os clipes e PERs. (Cortesia do Dr. John Neumer, University of California, Los Angeles, Maxillofacial Prosthodontics.)

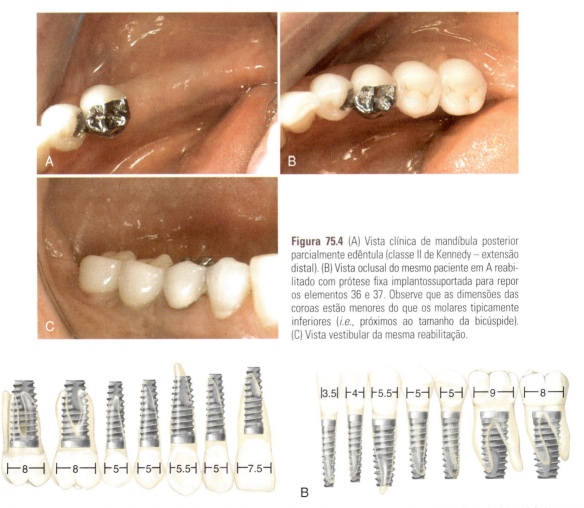

Figura 75.4 (A) Vista clínica de mandíbula posterior parcialmente edêntula (classe II de Kennedy – extensão distal). (B) Vista oclusal do mesmo paciente em A reabilitado com prótese fixa implantossuportada para repor os elementos 36 e 37. Observe que as dimensões das coroas estão menores do que os molares tipicamente inferiores (*i.e.*, próximos ao tamanho da bicúspide). (C) Vista vestibular da mesma reabilitação.

Figura 75.5 Diagrama representando a utilização de implantes de diâmetro padrão, mais largos e mais estreitos para molares, incisivos inferiores e outros dentes (implantes de diferentes tamanhos sobrepostos aos vários dentes). (A) Dentes superiores. (B) Dentes inferiores.

apoiadas em termos do número de implantes, qualidade do osso ou resistência do material de implante (Capítulo 77). O uso de implantes de adequada largura e comprimento e melhor plano de tratamento (mais implantes utilizados para suportar mais unidades de próteses), particularmente em áreas de má qualidade óssea, tem resolvido muitos desses problemas.

> **FLASHBACK**
>
> A Classificação de Kennedy refere-se a um sistema desenvolvido pelo Dr. Edward Kennedy para a classificação de uma arcada edêntula e para próteses parciais. Tem como base a distribuição dos espaços edêntulos. A classe I de Kennedy é uma área edêntula posterior de extremidade livre bilateral. A classe II de Kennedy é uma área edêntula posterior de extremidade livre unilateral. A classe III de Kennedy é uma área edêntula única e limitada que não cruza a linha média (unilateral). A classe IV de Kennedy é uma área edêntula anterior única e limitada que cruza a linha média (bilateral).

Único Dente

Pacientes com ausência de um único dente (anterior ou posterior) representam outro tipo de paciente que se beneficia enormemente com o sucesso e previsibilidade dos implantes dentários endósseos (Vídeo 75.1). A reposição de um único dente ausente com uma coroa implantossuportada é uma abordagem muito mais conservadora do que o preparo de dois dentes adjacentes para a confecção de uma prótese parcial fixa dentossuportada. Não é mais necessário "cortar" dentes adjacentes hígidos ou minimamente restaurados para substituir um dente ausente com uma prótese fixa (Figura 75.6). As taxas de sucesso reportadas para implantes unitários são excelentes.[23]

A substituição de um único dente posterior ausente por uma prótese implantossuportada tem sido igualmente bem-sucedida. Os maiores desafios superados com uma prótese unitária sobre implantes foram o afrouxamento do parafuso e a fratura do implante ou de outro componente. Devido ao aumento de potencial para gerar forças na região posterior, os implantes, os componentes e os parafusos muitas vezes falham. Esses problemas foram resolvidos com o uso de implantes de diâmetro mais largo e fixação interna de componentes (Figura 75.7). Implantes com diâmetros mais largos muitas vezes têm uma plataforma mais ampla (interface com a prótese) que resiste a forças oclusais e, portanto, reduz o afrouxamento do parafuso. O implante de diâmetro mais largo também proporciona maior força e resistência à fratura como resultado do aumento da espessura de parede (*i.e.*, a espessura do implante entre a rosca mais interna e mais externa do parafuso). Os implantes com uma conexão interna são inerentemente mais resistentes ao afrouxamento do parafuso e, portanto, têm uma vantagem adicional para as aplicações dentárias unitárias.

Considerações Estéticas

Implantes unitários anteriores apresentam alguns dos mesmos desafios que dentes unitários posteriores suportados por um implante, mas são também uma preocupação estética para os pacientes. Alguns casos são mais desafiadores esteticamente do que outros devido à natureza de cada sorriso e à disposição dos dentes. A proeminência e relação oclusal dos dentes presentes, a espessura e saúde do tecido periodontal e a percepção psicológica do próprio paciente sobre a estética têm papel importante no desafio estético do caso. Casos com bom volume ósseo, altura óssea e espessura tecidual adequados podem ser previsíveis em termos de alcance de resultados satisfatórios (Figura 75.6). Contudo, alcançar resultados estéticos para pacientes com qualidade tecidual menor do que o ideal passa a ser um desafio para a equipe cirúrgica e protética.[12] A reposição de um

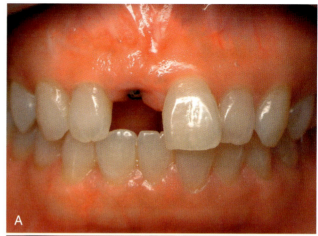
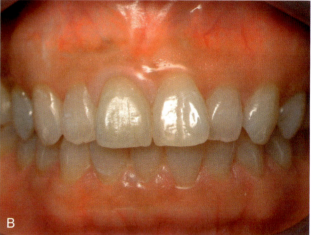

Figura 75.6 Reposição de um único dente. (A) Implante posicionado. (B) Coroa metalocerâmica.

único dente com uma coroa implantossuportada em um paciente com a linha do sorriso alta, tecido periodontal comprometido ou delgado, tecidos duros ou moles inadequados e alta expectativa é provavelmente um dos mais difíceis desafios na implantodontia e não deve ser tentado por clínicos inexperientes.

Avaliação Pré-Tratamento

Uma avaliação completa é indicada para qualquer paciente considerado para terapia com implantes dentários. A avaliação deve considerar todos os aspectos do estado de saúde atual do paciente, incluindo uma revisão do seu histórico médico, medicamentos e tratamentos médicos. Os pacientes devem ser questionados sobre hábitos parafuncionais, tais como apertar ou ranger os dentes, bem como usar ou abusar de qualquer substância, incluindo tabaco, álcool e drogas. A avaliação também deve incluir uma análise das motivações do paciente e o nível de compreensão, cooperação e comportamento em geral. Para a maioria dos pacientes, isso envolve simplesmente observar seu comportamento e ouvir seus comentários para se obter uma impressão de sua sensibilidade geral e coerência com outros pacientes padrão.

Deve ser feito um exame intraoral e radiográfico para determinar se é possível a colocação do(s) implante(s) no(s) local(is) desejado(s). Modelos de estudo de diagnóstico devidamente montados e fotografias intraorais são uma parte útil do exame clínico e do processo de delineamento do plano de tratamento para ajudar na avaliação das

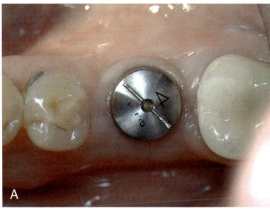
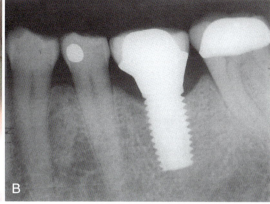

Figura 75.7 (A) Vista oclusal do cicatrizador, o qual é fixado a um implante de maior diâmetro utilizado para repor um molar ausente. (B) Radiografia do mesmo paciente apresentado em A, demonstrando um implante de maior diâmetro suportando a prótese final (reposição de molar com uma coroa unitária implantossuportada).

relações espacial e oclusal. Uma vez concluída a coleta de dados, o clínico será capaz de determinar se a terapia com implante é possível, prática e indicada para o paciente.

Conduzir um exame e um histórico organizados sistematicamente é essencial para a obtenção de um diagnóstico preciso e para a criação de um plano de tratamento que seja apropriado para o paciente. Cada plano de tratamento deve ser abrangente e oferecer várias opções de tratamento, incluindo terapia periodontal e restauradora. Em seguida, em consulta, o clínico pode concordar com o plano de tratamento final com o paciente. As informações recolhidas durante todo o processo ajudarão na tomada de decisões do clínico e na determinação de um paciente como bom candidato a implantes dentários. Uma avaliação criteriosa e bem executada também pode revelar deficiências e indicar quais procedimentos cirúrgicos adicionais podem ser necessários para realizar os objetivos desejados da terapia (p. ex., aumento localizado de rebordo, levantamento de seio maxilar). Cada parte da avaliação pré-operatória é brevemente discutida aqui.

> **IMPORTANTE**
>
> Todo plano de tratamento deve ser abrangente e fornecer inúmeras opções de tratamento, incluindo as terapias periodontal e restauradora. Em seguida, assim que recebe todas essas informações, o paciente pode tirar dúvidas e tomar uma decisão informada sobre o plano de tratamento final. As informações reunidas durante todo o processo ajudarão na tomada de decisão do cirurgião-dentista e na determinação de se um paciente é um bom candidato para implantes dentários.

Queixa Principal

Qual é o problema ou preocupação nas palavras do próprio paciente? Qual é o objetivo dele com o tratamento e quão realistas são suas expectativas? A principal preocupação do paciente, seus desejos para o tratamento e a visão do resultado positivo devem ser levados em consideração. Ele medirá o sucesso do implante de acordo com seus critérios pessoais. O conforto geral e a função da reabilitação do implante são muitas vezes os fatores mais importantes, mas a satisfação com a aparência final da restauração também influenciará a percepção de sucesso. Além disso, a satisfação do paciente pode ser influenciada simplesmente pelo impacto que o tratamento tem sobre sua concepção de qualidade de vida. Os pacientes avaliarão se o tratamento os ajudou a comer melhor, a ter melhor aparência ou a se sentir melhor.

O clínico pode considerar o(s) implante(s) e a prótese um sucesso utilizando critérios padrão de função do implante livre de sintomas, estabilidade do implante e ausência de infecção ou perda óssea peri-implantar. Ao mesmo tempo, no entanto, o paciente que não gostar do resultado estético ou não achar que a condição melhorou pode considerar o tratamento um fracasso. Por isso, é fundamental perguntar, tão especificamente quanto possível, sobre as expectativas dele antes de iniciar o tratamento com implantes e valorizar seus desejos e valores. Com esse objetivo em mente, muitas vezes é útil e aconselhável convidá-lo a trazer seu cônjuge ou membros da família à consulta e às visitas, a fim de adicionar um observador independente "confiável" para a discussão sobre o planejamento e as opções do tratamento. Em última análise, é responsabilidade do clínico determinar se o paciente tem expectativas realistas para o resultado da terapia e informá-lo sobre os resultados realistas para cada opção de tratamento.

> **CORRELAÇÃO CLÍNICA**
>
> É fundamental ouvir as principais preocupações do paciente. Ele é que irá decidir se o implante foi bem-sucedido ou não com base em seus próprios critérios. O conforto geral e a função da restauração do implante são, geralmente, os fatores mais importantes, porém a satisfação com a aparência também influencia a percepção de sucesso do paciente. A satisfação do paciente será influenciada pelo impacto do tratamento sobre sua qualidade de vida percebida. Ele fará uma autoavaliação para saber se o tratamento com implante o ajudou a comer melhor, ter uma aparência melhor ou se sentir melhor.

Histórico Médico

Um histórico médico completo é necessário para qualquer paciente que necessite de tratamento odontológico, independentemente se implantes são parte do tratamento. O relato deve ser documentado por escrito pelo paciente através do preenchimento de um formulário padrão sobre o histórico de saúde, e verbalmente por meio de uma entrevista com o profissional que realizará o tratamento. O histórico de saúde do paciente deve ser revisto para qualquer condição que possa colocá-lo em risco para reações ou complicações adversas.

Os pacientes devem apresentar um estado de saúde razoavelmente adequado para se submeterem à terapia de colocação de implantes dentários. Qualquer distúrbio que possa prejudicar o processo normal de cicatrização, especialmente no que se refere ao metabolismo ósseo, deve ser cuidadosamente considerado como um possível fator de risco ou contraindicação para a terapia com implante (discussão posterior).

Um exame físico completo é necessário se houver alguma dúvida sobre o estado de saúde do paciente.[15] Testes laboratoriais apropriados (p. ex., testes de coagulação para um paciente que esteja recebendo terapia anticoagulante) devem ser solicitados para avaliar as eventuais condições que podem afetar a capacidade do paciente de se submeter aos procedimentos cirúrgicos e restauradores planejados com segurança e eficácia. Se quaisquer dúvidas permanecerem sobre o estado de saúde do paciente, deve-se obter uma autorização médica para realização do tratamento.

Histórico Odontológico

Uma revisão das experiências dentárias passadas do paciente pode ser valiosa para a avaliação geral. O paciente relata um histórico de abscessos recorrentes ou frequentes, que possam indicar uma suscetibilidade a infecções ou diabetes? Ele tem muitas restaurações? Quão cooperador é o paciente com as recomendações odontológicas anteriores? Quais as suas práticas de higiene bucal atualmente?

Devem-se discutir as experiências anteriores do indivíduo com relação a procedimentos cirúrgicos e protéticos. Se um paciente relatar inúmeros problemas e dificuldades com atendimento odontológico anterior, incluindo um histórico de insatisfação com algum tratamento, ele poderá ter dificuldades semelhantes com o tratamento com implantes. É essencial identificar problemas anteriores e elucidar quaisquer fatores contribuintes. O clínico deve também avaliar o conhecimento e a compreensão do paciente diante do tratamento proposto, bem como sua atitude e motivação em relação aos implantes.

Exame Intraoral

O exame oral é realizado para avaliar a saúde atual e a condição dos dentes existentes, bem como para avaliar a condição dos tecidos orais duros e moles. É imperativo que nenhuma condição patológica esteja presente em qualquer um dos tecidos duros ou moles da região maxilofacial. Todas as lesões orais, principalmente infecções, devem ser diagnosticadas e adequadamente tratadas antes da terapia com implante. Critérios adicionais a serem considerados incluem os hábitos do paciente, nível de higiene bucal, saúde dental e periodontal geral, oclusão, relacionamento das arcadas, condição da articulação temporomandibular e capacidade de ampla abertura bucal.

Depois de um exame minucioso intraoral, o clínico pode avaliar sítios potenciais de implante. Todos os locais devem ser avaliados clinicamente para medir o espaço disponível no osso para o posicionamento de implantes e o espaço dental para reposição protética (Quadro 75.1). As dimensões mesiodistal e vestibulolingual de espaços edêntulos devem ser mensuradas, por aproximação, com uma sonda periodontal ou outro instrumento de mensuração. Deve-se observar também a orientação ou inclinação dos dentes adjacentes e suas raízes. Pode haver espaço suficiente na área coronal para a prótese, mas não espaço suficiente na região apical para o implante se as raízes estiverem direcionadas para a área de interesse (Figura 75.8). Em contrapartida, pode haver espaço adequado entre as raízes, mas os dentes podem estar muito próximos na região coronal para permitir a emergência de uma prótese sobre implante. Se qualquer uma dessas condições for observada, pode-se indicar a movimentação ortodôntica. Em última análise, áreas edêntulas precisam ser mensuradas de maneira precisa utilizando-se modelos de estudo diagnósticos e técnicas de imagem para determinar se o espaço está disponível e se existe volume adequado de osso para substituir dentes ausentes com implantes e próteses sobre implantes. O diagrama da Figura 75.9 apresenta os espaços mínimos requeridos para um implante de diâmetro normal, um mais largo e outro mais estreito, colocado entre dentes naturais, e o espaço interoclusal mínimo necessário para as próteses sobre implantes.

Modelos de Estudo Diagnóstico

Modelos de estudo montados são um excelente meio de avaliar potenciais sítios para implantes dentários. Modelos devidamente articulados com enceramento de diagnóstico da prótese proposta permitem que o clínico avalie os espaços disponíveis e determine as potenciais limitações do tratamento planejado. Isso é particularmente útil quando vários dentes são substituídos com implantes ou quando há má oclusão.

Avaliação dos Tecidos Duros

A quantidade de osso disponível é o critério seguinte a ser avaliado. Amplas variações são encontradas na anatomia dos arcos, portanto é importante analisar a anatomia da região dentoalveolar de interesse tanto clínico quanto radiográfico.

Um exame visual pode identificar imediatamente áreas deficientes (Figura 75.10), enquanto outras áreas que parecem ter adequada amplitude de rebordo podem requerer uma avaliação adicional (Figura 75.11). O exame clínico dos maxilares consiste em palpação para sentir os defeitos anatômicos e variações na anatomia da mandíbula, tais como concavidades e fenestrações. Se desejado, é possível, com anestesia local, sondar os tecidos moles (mapeamento ósseo intraoral) para avaliar a sua espessura e medir as dimensões do osso no local proposto para a cirurgia.

Quadro 75.1 Quanto Espaço é Necessário para a Colocação de Um ou Mais Implantes?[a]

Osso Alveolar

Presumindo-se um implante com 4 mm de diâmetro e 10 mm de comprimento, a largura mínima necessária é de 6 a 7 mm, e a altura mínima deve ser de 10 mm (mínimo de 12 mm na região posterior da mandíbula, onde uma margem adicional de segurança é necessária por causa do nervo alveolar inferior). Esta dimensão é desejada para manter no mínimo 1 a 1,5 mm de osso ao redor de todas as superfícies do implante após preparação e colocação.

Espaço Interdental

Espaços edêntulos necessitam ser mensurados para determinar se o espaço existente é suficiente para a colocação e reabilitação com uma ou mais coroas sobre implantes. O espaço mínimo requerido para a colocação de um, dois ou mais implantes está ilustrado no diagrama da Figura 75.9. O espaço mesiodistal mínimo para colocação de um implante entre dois dentes é de 7 mm. O espaço mesiodistal mínimo para colocação de dois implantes de diâmetro padrão (4 mm de diâmetro) entre dentes é de 14 mm. As dimensões mínimas requeridas para implantes de diâmetro mais largo ou mais estreito aumentarão ou diminuirão significativamente de acordo com o tamanho do implante. Por exemplo, o espaço mínimo necessário para colocação de um implante com 6 mm de diâmetro é de 9 mm (7 mm + 2 mm). Quando o espaço disponível entre os dentes é maior do que 7 mm e menor do que 14 mm, somente um implante, de maior diâmetro, deve ser considerado. Dois implantes de diâmetro estreito podem ser posicionados em um espaço de 12 mm. Contudo, o implante menor pode ser mais vulnerável a fraturas.

Espaço Interoclusal

A reabilitação consiste do pilar, do parafuso do pilar e da coroa (também pode ser incluído um parafuso para fixar a coroa ao pilar se a prótese não for cimentada). Esse "conjunto" reabilitador é o total de todos os componentes utilizados para fixar a coroa ao implante. As dimensões desse conjunto reabilitador variam levemente, dependendo do tipo de pilar e da interface implante-prótese (*i.e.*, conexão interna ou externa). A quantidade mínima de espaço interoclusal requerido para o conjunto reabilitador em um implante de hexágono externo é de 7 mm.

[a] Todos os espaços mínimos necessários discutidos aqui são médias generalizadas. As limitações reais de espaço para qualquer sistema de implante em particular devem ser determinadas de acordo com as especificações do fabricante.

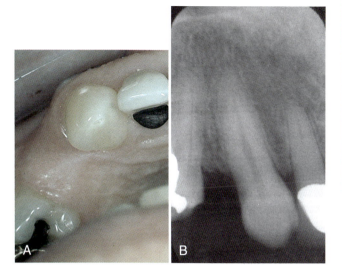

Figura 75.8 (A) Fotografia clínica de espaço na região de pré-molar com espaço aparentemente adequado entre os dentes remanescentes para uma coroa implantossuportada. (B) Radiografia demonstra claramente uma falta de espaço entre as raízes dos dentes adjacentes como resultado da convergência dentro do espaço edêntulo (mesmo paciente de A).

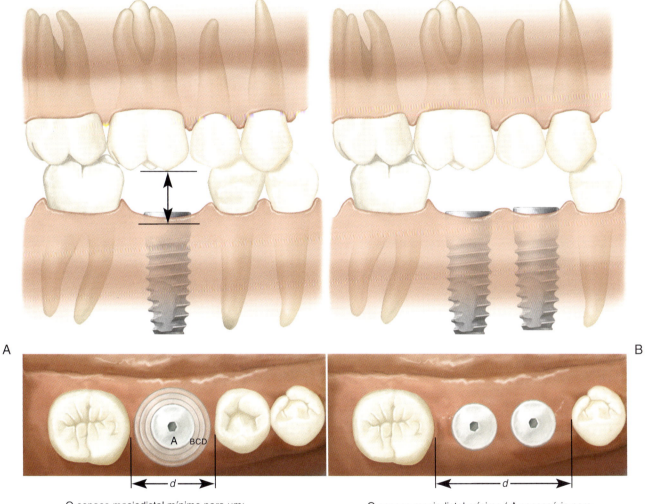

O espaço mesiodistal mínimo para um:
A. Implante de diâmetro estreito (p. ex., 3,25 mm) é 6 mm.
B. Implante de diâmetro padrão (p. ex., 4,1mm) é 7 mm.
C. Implante de diâmetro amplo (p. ex., 5 mm) é 8 mm.
D. Implante de diâmetro amplo (p. ex., 6 mm) é 9 mm.

O espaço mesiodistal mínimo (d) necessário para dois implantes de diâmetro padrão é 14 mm de largura.

Figura 75.9 (A) Quantidade mínima de espaço mesiodistal (d) requerido para colocação de um implante unitário entre os dentes naturais: A, 6 mm para um implante de diâmetro estreito (3,25 mm); B, 7 mm para um implante de diâmetro padrão (4,1 mm); C e D, 8 mm e 9 mm, respectivamente, para implantes de diâmetros mais largos (5 mm e 6 mm). (B) Quantidade mínima de espaço mesiodistal (d) necessário para colocação de dois implantes de diâmetro padrão (4,1 mm) entre dentes naturais (14 mm). Isso permite aproximadamente 2 mm de espaço entre dentes/implante e entre implante/implante. Quantidade mínima de espaço necessário entre interface implante/prótese e superfícies oclusais antagonistas para reabilitação de um implante. Essa dimensão irá variar, dependendo do desenho do implante e das dimensões dos componentes do fabricante. A dimensão mínima de 7 mm tem como base um implante de hexágono externo e pilar UCLA.

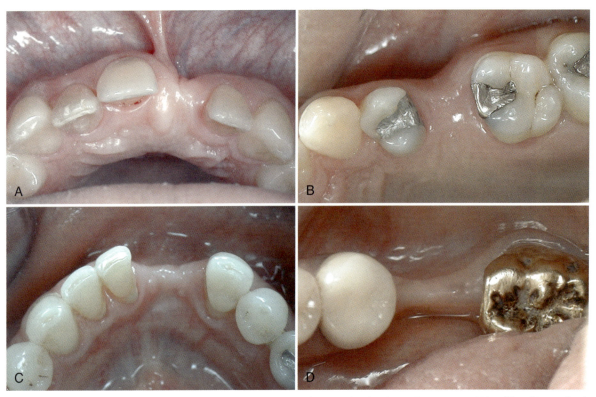

Figura 75.10 Fotografias clínicas de áreas edêntulas com deficiências óbvias de dimensão alveolar observadas no exame clínico: (A) região anterior da maxila; (B) região posterior da maxila; (C) região anterior da mandíbula; (D) região posterior da mandíbula. Estas imagens clínicas representam deficiências vestibulolinguais na dimensão alveolar.

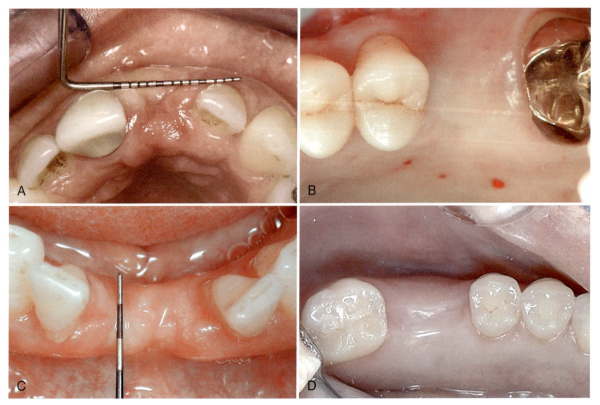

Figura 75.11 Fotografias clínicas de áreas edêntulas com dimensão alveolar aparentemente adequada ao exame clínico: (A) região anterior da maxila; (B) região posterior da maxila; (C) região anterior da mandíbula; (D) região posterior da mandíbula. É provável que esses locais apresentem volume ósseo adequado para a colocação de implante. Contudo, também é provável encontrar deficiências independentemente da aparência do rebordo amplo.

A relação espacial do osso deve ser avaliada em uma vista tridimensional porque o implante deve ser colocado na posição apropriada em relação à prótese. É possível que uma dimensão adequada de osso esteja disponível no sítio previsto para o implante (Quadro 75.1), mas o osso e, portanto, a colocação do implante podem estar localizados em uma posição mais voltada para lingual ou vestibular em relação à reposição protética desejada.[30] Procedimentos de enxertos ósseos podem ser necessários para facilitar a colocação de um implante em uma posição protética mais aceitável, independentemente da disponibilidade de quantidade óssea adequada (*i.e.*, osso em localização incorreta). As indicações para utilização de procedimentos de enxertos ósseos são discutidas nos Capítulos 79 e 80.

Exame Radiográfico

A avaliação radiográfica da quantidade, qualidade e localização de osso alveolar disponível nos sítios potenciais para implante determina se um paciente é um candidato a implantes e se um sítio específico para implante necessita de enxerto ósseo. Os procedimentos radiográficos apropriados, incluindo radiografias periapicais, projeções panorâmicas e tomografia transversal, podem ajudar a identificar estruturas vitais, como assoalho da cavidade nasal, seio maxilar, canal mandibular e forame mentoniano (Capítulo 76). Em adição à mensuração dimensional absoluta do osso alveolar, o exame é importante para determinar se, radiograficamente, o volume ósseo (bem como clinicamente) está localizado em uma posição que permita a colocação do implante, facilitando a reabilitação do(s) dente(s) em uma adequada relação estética e funcional com a dentição adjacente e antagonista. A melhor maneira de avaliar a relação entre a disponibilidade óssea e a dentição é realizar exames de imagens com a utilização de um guia preciso com marcadores radiopacos posicionados nas localizações protéticas propostas, idealmente com os contornos protéticos apropriados (Figura 76.5).

IMPORTANTE

O planejamento do implante deve ser "proteticamente orientado". Isso pode ser alcançado com um enceramento diagnóstico das próteses propostas e uma imagem radiográfica com marcadores radiopacos, preferencialmente no formato do dente, que mostram a(s) posição(ões) do dente desejado em relação ao osso disponível.

Avaliação dos Tecidos Moles

A avaliação da qualidade, quantidade e localização dos tecidos moles presentes nos sítios potenciais para implante auxiliam a previsão do tipo de tecido que circundará o(s) implante(s) após o término do tratamento (mucosa queratinizada *versus* não queratinizada). Em alguns casos, dependendo da visão do clínico sobre os tecidos queratinizados, a avaliação pode revelar a necessidade de enxerto de tecido mole (Quadro 75.2). Áreas com queratinização mínima ou inexistente podem ser enxertadas com tecido gengival ou conjuntivo. Outros tipos de tecidos moles, tais como freios ou bridas, também devem ser completamente avaliados.

Fatores de Risco e Contraindicações

Claramente, existem numerosas indicações para a utilização de implantes dentários endósseos para substituir dentes ausentes. A maioria dos pacientes que perderam um ou mais dentes pode se beneficiar da utilização de uma prótese implantossuportada, desde que preencha os requisitos para reabilitação cirúrgica e protética. Pacientes edêntulos incapazes de apresentar adequadas funções com próteses totais e que apresentam osso adequado para a colocação de implantes dentários podem ser bons candidatos aos implantes dentários. Cada vez mais pacientes parcialmente edêntulos também estão sendo tratados com próteses sobre implantes dentários. Muitos pacientes, com ausência de um, vários ou todos os dentes, podem ser previsivelmente reabilitados com próteses implantossuportadas.

Nesta era de alto sucesso e previsibilidade dos implantes e, portanto, possível complacência, é imperativo que o clínico reconheça os fatores de risco e contraindicações da terapia com implantes para que os problemas possam ser minimizados e os pacientes informados com precisão sobre os riscos. Como tal, o clínico deve ter conhecimento nesta área e informar os pacientes sobre os fatores de risco e contraindicações antes de iniciar o tratamento. Contraindicações para o uso de implantes dentários, embora relativamente poucas e muitas vezes não bem definidas, existem. Algumas condições são, provavelmente, mais bem descritas como "fatores de risco" do que "contraindicações" ao tratamento, uma vez que os implantes podem ser bem-sucedidos em quase todos os pacientes; os implantes podem ser menos *previsíveis* em algumas situações, e esta distinção deve ser reconhecida. Por fim, é responsabilidade do clínico para com o paciente tomar as decisões a respeito de quando o tratamento com implantes não é indicado.

A Tabela 75.1 apresenta algumas condições e fatores que parecem aumentar o risco de insucesso do implante ou tornam o paciente um mau candidato ao tratamento com implantes. Algumas dessas condições são resumidamente discutidas aqui.

Condições Médicas e de Saúde Sistêmica

Embora existam poucas contraindicações médicas absolutas para a terapia com implante, algumas contraindicações relativas devem ser consideradas. O clínico deve atentar para as condições médicas e de saúde que afetam o metabolismo ósseo ou qualquer aspecto da capacidade de cicatrização normal do paciente.[10] Esta categoria inclui condições tais como diabetes, osteoporose e comprometimento imunológico, medicamentos e tratamentos médicos, como quimioterapia e radiação.

Diabetes Mellitus

O diabetes é uma doença metabólica que pode ter efeitos significativos sobre a capacidade de cicatrização normal do paciente e resistência a infecções. Isso é particularmente verdadeiro para aqueles com diabetes não controlado. Diabéticos mal controlados muitas vezes apresentam cicatrização de feridas prejudicada e predisposição para infecções, enquanto pacientes diabéticos cuja doença está bem controlada apresentam poucos problemas ou mesmo nenhum (Capítulo 14).

Há uma preocupação sobre o sucesso e previsibilidade de implantes em pacientes diabéticos. Vários estudos relataram taxas moderadas de insucesso em pacientes com diabetes, com o sucesso do

---

Quadro 75.2 Quanto Tecido Queratinizado é Necessário para a Saúde e Manutenção dos Implantes?

O debate continua sobre a necessidade de se ter uma zona de tecido queratinizado ao redor dos implantes. A despeito de opiniões fortes e crenças sobre a necessidade ou não de mucosa queratinizada ao redor dos implantes, nenhum argumento foi provado.

Alguns estudos têm concluído que, na presença de adequada higiene bucal, a falta de tecido queratinizado não prejudica a saúde ou função dos implantes.[54] Outros acreditam fortemente que a mucosa queratinizada tem melhores resultados estéticos e funcionais para as próteses sobre implantes. A mucosa queratinizada é tipicamente mais espessa e densa do que a mucosa alveolar (não queratinizada). Ela forma um forte selamento, com fibras circulares (paralelas) ao redor do implante, do pilar ou prótese, que é resistente à retração pelas forças mastigatórias e pelos procedimentos de higiene bucal. Os implantes com superfícies cobertas (*i.e.*, cobertura com hidroxiapatita [H] ou *spray* de plasma de titânio [SPT]) demonstram maior perda óssea e falhas na ausência de mucosa queratinizada.[13,38]

Tabela 75.1 Fatores de Risco e Contraindicações para Terapia com Implante.

	Fator de Risco	Contraindicação
Questões Médicas e de Saúde Sistêmica		
Diabetes (mal controlado)	?? – Possivelmente	Relativa
Doença óssea metabólica (p. ex., osteoporose)	?? – Provavelmente	Relativa
Radioterapia (cabeça e pescoço)	Sim	Relativa/Absoluta
Terapia com bisfosfonato (intravenosa)	?? – Provavelmente	Relativa/Absoluta
Terapia com bisfosfonato (oral)	?? – Possivelmente	Relativa
Medicação imunossupressora	?? – Provavelmente	Relativa
Doença imunocomprometedora (p. ex., HIV, AIDS)	?? – Possivelmente	Relativa
Condições Psicológicas e Mentais		
Síndromes psiquiátricas (p. ex., esquizofrenia, paranoia)	Não	Absoluta
Instabilidade mental (p. ex., neurose, histeria)	Não	Absoluta
Comprometimento mental; não cooperação	Não	Absoluta
Medos irracionais, fobias	Não	Absoluta
Expectativas irreais	Não	Absoluta
Hábitos e Considerações Comportamentais		
Tabagismo, uso de tabaco	Sim	Relativa
Hábitos parafuncionais	Sim	Relativa
Abuso de substâncias (p. ex., álcool, drogas)	?? – Possivelmente	Absoluta
Achados de Exame Intraoral		
Maxila atrófica	Sim	Relativa
Infecção (p. ex., endodôntica)	Sim	Relativa
Doença periodontal	?? – Possivelmente	Relativa

HIV, vírus da imunodeficiência humana; *AIDS*, síndrome da imunodeficiência adquirida.

implante variando de 85,6 a 94,3%.[8,26,36,39] Um estudo prospectivo demonstrou 2,2% de insucesso inicial e 7,3% de insucessos tardios em pacientes diabéticos.[51] Após 5 anos, a taxa de sucesso para este grupo de pacientes diabéticos foi de 90%.[47] Nenhum desses estudos foi capaz de correlacionar gênero, idade, tabagismo, tipo de diabetes ou nível de controle do diabetes com o insucesso do implante. Em uma revisão de metanálise sobre insucesso de implantes em pacientes não diabéticos, a taxa inicial de insucesso foi de 3,2%, e a taxa de insucesso tardio foi de 5,2%.[22] O achado de que os pacientes diabéticos apresentam uma taxa um pouco mais de insucesso pode estar relacionado à menor integridade do tecido causada pela redução em sua renovação e comprometimento na perfusão tecidual. Esses resultados sugerem que o diabetes pode ser um fator de risco para implantes, especialmente para insucessos tardios. No entanto, o risco não parece ser particularmente elevado.

Doença Óssea Metabólica

A osteoporose é uma doença esquelética caracterizada pela diminuição da densidade mineral. As duas principais classificações são primária (três tipos) e secundária (vários tipos). A *osteoporose primária* tem sido atribuída a alterações da menopausa (tipo I), alterações relacionadas à idade (tipo II) ou causas idiopáticas (tipo III). A *osteoporose secundária* tem sido atribuída a diferentes doenças e condições, incluindo diabetes, alcoolismo, desnutrição e tabagismo.[31]

Todos os diversos tipos de osteoporose compartilham de um mesmo problema fundamental de diminuição da densidade mineral óssea, e a preocupação de que esta condição possa prejudicar a capacidade do paciente em alcançar e manter a osseointegração. A premissa de que os implantes não apresentam desempenho adequado em um paciente com osteoporose é devido à dependência da osseointegração em formar osso adjacente à superfície do implante e ao fato de as taxas de sucesso serem maiores no osso denso e menores no osso de má qualidade, osso trabeculado. No entanto, até o momento, não há nenhuma evidência clara que sugere que os implantes não serão bem-sucedidos em pacientes com osteoporose, e a questão continua a ser debatida.[9,19] Pelo lado positivo, embora a evidência seja fraca, relatos de casos têm demonstrado tratamento de implante bem-sucedido em pacientes com osteoporose.[30] Alguns pesquisadores defendem a utilização de tempos maiores de cicatrização para que ocorra a osseointegração antes de submeter os implantes à carga em pacientes com osteoporose.[28] Por outro lado, em uma análise retrospectiva de 49 pacientes que receberam enxerto ósseo no seio maxilar, indivíduos (11 pacientes) com baixa densidade óssea apresentaram significativamente menores taxas de sucesso dos implantes em comparação com pacientes controle pareados em idade e gênero.[14] Outros parâmetros avaliados neste estudo não demonstraram quaisquer diferenças significativas.

É interessante notar que há uma tendência em adultos idosos (homens acima de 50 anos e mulheres após a menopausa) de diminuição progressiva da densidade óssea através da desmineralização óssea, a uma taxa de 1% a 2% por ano e, em alguns indivíduos de até 5% a 8% por ano durante o resto da vida.[21,35] Se for considerado esse declínio da massa óssea com o envelhecimento, juntamente com aumento da expectativa de vida na população, o número de indivíduos com osteopenia ou osteoporose vai continuar a aumentar, e a preocupação sobre a influência dessa condição no sucesso do implante vai se tornar cada vez mais importante para os clínicos.

Terapia com Bisfosfonato

Alguns medicamentos prescritos, incluindo esteroides e bisfosfonatos, podem ser motivo de preocupação em relação ao paciente potencial de implante. Uma breve declaração sobre o risco da terapia com bisfosfonatos é fornecida neste capítulo. Os leitores são encorajados a rever explicações mais detalhadas nos Capítulos 14 e 39, bem como outras fontes, para obter informações atualizadas sobre este importante assunto, à medida que mais conhecimentos surgem e mais recomendações são desenvolvidas.

Embora haja uma maior conscientização e uma grande preocupação sobre o risco de osteonecrose dos maxilares relacionada ao bisfosfonato (ONRB), a relação causal e a patogênese do problema não foram definidas. Uma revisão da literatura disponível oferece informações que ajudarão a orientar os clínicos na tomada de decisão, mas está longe de ser definitiva. A prevalência e a incidência permanecem incertas. Em geral, o risco de ONRB está entre 1 em 10.000 e 1 em 100.000, mas pode aumentar para 1 em 300 após um procedimento de cirurgia oral. A maioria dos casos de ONRB provavelmente permanecerá na população de pacientes que recebem terapia intravenosa de bisfosfonatos. Cofatores, como tabagismo, uso de esteroide, anemia, hipoxemia, diabetes, infecções e deficiência imune, não estão firmemente estabelecidos, mas podem ser importantes.[45] Raramente a ONRB no paciente que recebe bisfosfonato oral parece progredir além do estágio 2, e em muitos casos é revertida com a interrupção da medicação oral. Procedimentos relatados por contribuírem com o desenvolvimento da ONRB incluem exodontias, cirurgia periodontal, tratamento endodôntico e cirurgia de implante dentário.[46] A terapia de implante dentário, bem como outros procedimentos cirúrgicos, deve ser evitada em indivíduos que foram tratados com a infusão intravenosa (IV) de bisfosfonato e cuidadosamente considerados com precaução em pacientes tratados com a terapia oral de bisfosfonato, particularmente aqueles com um histórico de mais de 3 anos de uso.[3]

Comprometimento e Supressão Imunes

A corticoterapia, utilizada para reposição hormonal, tratamento do câncer, supressão imunológica ou outra condição crônica, pode suprimir a resposta imunológica, prejudicar a cicatrização ou comprometer a resposta adrenal normal ao estresse. Consulte a seção sobre comprometimento imunológico e supressão imunológica, bem como os Capítulos 14 e 39, para obter mais informações sobre o tratamento de pacientes que tomam medicamentos corticosteroides. Indivíduos submetidos à quimioterapia ou que utilizam medicamentos que prejudicam o potencial de cicatrização (p. ex., esteroides) provavelmente não são bons candidatos a tratamento com implantes em função dos efeitos desses agentes na cicatrização normal. Isso é especialmente verdadeiro para a quimioterapia do câncer. A baixa resistência à infecção também pode ser problemática para esses pacientes. O histórico anterior de quimioterapia ou terapia com imunossupressores pode não ser problemático se o paciente se recuperou dos efeitos colaterais do tratamento.

Pacientes imunocomprometidos, como portadores do vírus da imunodeficiência humana (HIV) ou síndrome da imunodeficiência adquirida (AIDS), não são bons candidatos a implantes, sobretudo se seu sistema imunológico estiver seriamente comprometido. Pacientes com carga viral muito baixa ou indetectável e função imune normal (contagem de células T) podem ser candidatos à terapia de implante (Capítulo 30).

Radioterapia

Pacientes com histórico de tratamento de radiação na região de cabeça e pescoço podem não cicatrizar bem após a cirurgia. Podem surgir deiscências dos tecidos moles após manipulação cirúrgica, o que pode levar à osteorradionecrose (ORN), uma condição grave de exposição não cicatrizante e infecção óssea. Isso é especialmente problemático para pacientes que receberam radiação com dosagens superiores a 60 Gy. Procedimentos cirúrgicos ou qualquer procedimento que possa criar uma ferida são geralmente evitados em pacientes com histórico de radioterapia. Se for considerado necessário, os procedimentos cirúrgicos podem ser feitos em conjunto com a oxigenoterapia hiperbárica para reduzir o risco de ORN.

Vários estudos têm documentado baixos índices de sucesso dos implantes em pacientes com histórico de radioterapia.[32,33,44] Em uma revisão da literatura, Sennerby e Roos[50] observaram uma associação entre radiação e elevadas taxas de insucesso, assim como Esposito et al.[24] em sua análise. Beumer et al.[12] relataram taxas de sucesso tão baixas quanto 60,4% em maxila irradiada. Granstrom et al.[32] reportaram uma melhora significativa nas taxas de sobrevida dos implantes em pacientes tratados com oxigenoterapia hiperbárica. No entanto, em uma revisão sistemática, Coulthard et al.[18] concluíram que faltam evidências para sustentar a eficácia clínica da oxigenoterapia hiperbárica em pacientes irradiados que receberam implantes. A instalação de implantes em pacientes com histórico de irradiação, com ou sem o uso da oxigenoterapia hiperbárica, não está resolvida e continua a ser debatida. Claramente, a irradiação é um fator de risco para o sucesso do implante e pode ser uma contraindicação.

Condições Psicológicas e Mentais

Em geral, qualquer tipo de anormalidade psicológica pode ser considerada uma contraindicação ao tratamento com implante dentário devido à falta de cooperação do paciente, falta de compreensão ou problemas comportamentais. Fisiologicamente, não há razão para suspeitar que implantes não se tornem osseointegrados nesses pacientes. Contudo, a capacidade do paciente de tolerar o número e o tipo de consultas necessárias para a instalação do implante, prótese e consultas de manutenção pode ser um problema. Todas as condições psicológicas têm o potencial de ser uma contraindicação absoluta ao tratamento com implante, dependendo da gravidade dessa condição. A exceção, talvez, sejam os indivíduos que demonstrem adequado comportamento colaborador com apenas um leve comprometimento mental ou psicológico. O clínico deve prestar bastante atenção antes de aceitar realizar tratamento com implantes em pacientes com comprometimento psicológico ou mental.

Considerações sobre Hábitos e Comportamento

Os pacientes têm uma variedade de hábitos e comportamentos que podem aumentar o risco de insucesso para os implantes dentários. Tabagismo, bruxismo ou apertamento dos dentes e abuso de álcool e drogas estão entre os hábitos mais conhecidos, que devem ser identificados devido ao aumento do risco para o insucesso ou complicações do implante.

Tabagismo e Uso de Tabaco

Tem sido documentado que o tabagismo de moderado a intenso resulta em taxas de insucesso precoce de implantes e afeta o prognóstico das próteses sobre implantes em longo prazo.[6,20,43] Isso é particularmente verdade para implantes instalados em osso de baixa qualidade, como a parte posterior da maxila.[39] Os mecanismos de ação responsáveis pelos grandes fracassos dos implantes associados ao tabagismo não são compreendidos. Explicações plausíveis incluem o efeito do tabagismo nas células brancas do sangue, vasoconstrição, cicatrização e osteoporose.[1,37] O tabagismo é um fator de risco conhecido para osteoporose e, dessa forma, afeta adversamente o sucesso do implante em função de seus efeitos sobre o metabolismo ósseo. A interrupção do tabagismo pode melhorar os índices de sucesso dos implantes.[5] Em uma revisão com metanálise, Bain et al.[7] observaram que implantes com uma superfície microtopográfica alterada (Biomet 3i, Osseotite®; superfície duplamente condicionada por ácido) pareceu diminuir significativamente os efeitos adversos do tabagismo no sucesso do implante.

Hábitos Parafuncionais

Hábitos parafuncionais, tais como bruxismo ou apertamento dos dentes (consciente ou não), têm sido associados a um aumento na taxa de insucesso do implante (p. ex., falha na osseointegração, perda de osseointegração, fratura do implante). Forças laterais repetidas (i.e., hábitos parafuncionais) aplicadas aos implantes podem prejudicar o processo de osseointegração, especialmente durante o período inicial de cicatrização. Pacientes com hábitos parafuncionais conhecidos devem ser informados sobre o risco aumentado e complicações ou falhas como um resultado do bruxismo ou apertamento dos dentes. Muitos consideram o bruxismo como uma contraindicação para o tratamento com implantes, especialmente no caso de uma prótese parcial fixa curta/estreita ou implante unitário. Se implantes são planejados para pacientes com hábitos parafuncionais, medidas protetoras devem ser empregadas, tais como a criação de uma mesa oclusal estreita com cúspides baixas, oclusão protegida e uso regular de placas oclusais.

Abuso de Substâncias

O abuso de álcool e drogas deve ser considerado como uma contraindicação para a terapia com implante por razões similares aos problemas psicológicos discutidos anteriormente. Pacientes viciados em álcool e drogas podem ser irresponsáveis e não colaborar com as recomendações do tratamento. Dependendo da gravidade e duração do vício, alguns pacientes podem ser desnutridos ou apresentar função de um órgão prejudicada e, portanto, podem não ser pacientes adequados em função da baixa capacidade de cicatrização. Todos os tratamentos eletivos, incluindo a terapia com implantes, devem ser negados até que os vícios estejam tratados e controlados.

Avaliação Pós-Tratamento

Exames periódicos pós-tratamento dos implantes, das próteses suportadas e da condição do tecido peri-implantar circunjacente são componentes importantes do tratamento bem-sucedido. Desvios e complicações podem, muitas vezes, ser tratados quando descobertos precocemente, mas muitos problemas continuarão despercebidos pelo paciente. Deste modo, o exame periódico é essencial para a descoberta precoce de problemas e para a intervenção e prevenção de problemas antes que piorem. Diversos parâmetros estão disponíveis para avaliar a condição das próteses, a estabilidade do(s) implante(s) e a saúde do tecido peri-implantar circunjacente após a osseointegração do implante e a instalação da prótese sobre implante. Radiografias intraorais podem ser realizadas no momento da instalação (*baseline*), no momento da instalação do conector (confirma adaptação e serve como outro *baseline*), no final da entrega da prótese (carga) e, subsequentemente, para monitorar alterações ósseas marginais e peri-implantares. Radiografias periapicais têm resolução excelente e promovem detalhes adequados para avaliação do osso de suporte ao redor dos implantes se realizadas em direção perpendicular.

O sucesso a longo prazo dos implantes dentários depende da saúde e estabilidade dos tecidos peri-implantares de suporte. Adequada higiene bucal e cuidados profissionais regulares são essenciais para a manutenção da saúde peri-implantar, e a importância de uma boa higiene bucal deve ser enfatizada o mais cedo possível. Deve ser ensinado aos pacientes como manter uma adequada higiene bucal. Seu desempenho deve ser monitorado e reforçado a cada consulta.

Consulte o Capítulo 86 para obter uma descrição detalhada da importância dos métodos de monitoramento clínico e radiográfico, bem como dos protocolos de higiene bucal e manutenção do implante.

Conclusão

Cirurgiões-dentistas podem agora previsivelmente substituir dentes ausentes por implantes dentários endósseos. A maioria dos pacientes, devido à ausência de um dente, vários dentes ou todos os dentes, pode ser candidata à terapia com implantes dentários. No entanto, muitos fatores influenciam o resultado; o clínico deve considerar a quantidade, a qualidade e a localização do osso disponível, a saúde física e mental do paciente, bem como os fatores de risco e contraindicações. Os pacientes devem ser informados sobre os fatores de risco e as opções de tratamento, envolvendo ou não implantes dentários. A avaliação periódica, higiene bucal adequada e manutenção regular são aspectos importantes de cuidados para o sucesso em longo prazo e para a prevenção de complicações com implantes dentários.

 Acesse Caso Clínico em https://www.grupogen.com.br.

Referências Bibliográficas

 As referências bibliográficas deste capítulo estão disponibilizadas em https://www.grupogen.com.br.

CAPÍTULO 76

Diagnóstico por Imagem para o Paciente de Implante

Sotirios Tetradis | Sanjay M. Mallya | Perry R. Klokkevold

SUMÁRIO DO CAPÍTULO

Projeções Padrão, 795
Imagens Transversais, 797
Programas (*Softwares*) de "Simulações" Interativas, 799

Avaliação do Paciente, 799
Seleção Clínica da Imagem para Diagnóstico, 806
Conclusão, 809

Várias opções de imagens radiográficas estão disponíveis para o diagnóstico e plano de tratamento de pacientes que receberão implantes dentários.[2,17,18] Há opções desde projeções padrão rotineiramente disponíveis no consultório odontológico a técnicas radiográficas mais complexas, normalmente disponíveis somente em centros radiológicos. As projeções padrão incluem radiografias intraorais (periapical, oclusal) e extraorais (panorâmica, cefalometria lateral). Técnicas mais complexas de imagem incluem tomografia computadorizada de feixe cônico (TCFC) e tomografia computadorizada *multislice* (TCMS). Os arquivos das imagens da TCFC e da TCMS podem ser reformatados e vistos em um computador utilizando-se um *software* para simulação, tornando o processo de diagnóstico e o plano de tratamento interativos e visualmente mais significativos. Frequentemente são utilizadas combinações de várias modalidades, uma vez que nenhuma modalidade sozinha é capaz de fornecer todas as informações pertinentes à avaliação radiográfica do paciente. A familiaridade com os benefícios e as limitações de várias técnicas e a consciência sobre questões clínicas específicas que precisam ser respondidas devem guiar o processo de tomada de decisão e seleção de exames radiográficos para cada paciente.

Múltiplos fatores influenciam a seleção da(s) técnica(s) radiográfica(s) para um caso em particular, incluindo custo, disponibilidade, exposição à radiação e tipo de caso. A decisão é um balanço entre esses fatores e o desejo de minimizar o risco de complicações ao paciente. A identificação precisa das estruturas anatômicas vitais e a capacidade de realizar a cirurgia de colocação de implante sem lesões a essas estruturas são críticas para o sucesso do tratamento. As técnicas de diagnóstico por imagem devem sempre ser interpretadas em conjunto com um adequado exame clínico.

Este capítulo discute as técnicas radiográficas mais comuns utilizadas para avaliação do paciente para implante. As indicações de cada técnica são destacadas, assim como suas vantagens e limitações.

> **IMPORTANTE**
>
> A identificação precisa das estruturas anatômicas vitais é crítica para o sucesso do tratamento quando se realizam cirurgias de implantes dentais. As técnicas de diagnóstico por imagem devem sempre ser interpretadas em conjunto com um adequado exame clínico.

Projeções Padrão

As modalidades de imagem padrão de diagnóstico incluem radiografias periapical, panorâmica, cefalometria lateral e radiografia oclusal. A Tabela 76.1 resume as vantagens e desvantagens de cada uma.

Radiografias Periapicais

As radiografias periapicais são frequentemente a primeira modalidade de imagem para avaliar o paciente para implante,[19,20] pois promovem uma avaliação global da quantidade e qualidade de rebordo alveolar edêntulo e dentes adjacentes. São de fácil obtenção no consultório odontológico, têm baixo custo e liberam pouca radiação ao paciente[8] (Tabela 76.2). Os cirurgiões-dentistas estão familiarizados com a anatomia e a possível patologia retratada na radiografia periapical. Devido ao fato de essas projeções de exposição direta não utilizarem ecrãs intensificadores, as radiografias intraorais oferecem melhores detalhes e resolução espacial dentre todas as modalidades radiográficas (Figura 76.1). Assim, as radiografias intraorais são as projeções de escolha quando uma patologia localizada, sutil, como um ápice radicular retido, precisa ser detectada e avaliada.

A desvantagem mais significativa das radiografias periapicais é sua suscetibilidade em produzir uma magnificação imprevisível das estruturas anatômicas, o que não permite mensurações confiáveis.[15] Encurtamentos e alongamentos podem ser minimizados pelo uso da técnica do paralelismo, entretanto a distorção é particularmente acentuada em áreas edêntulas, onde os dentes ausentes e a reabsorção do alvéolo requerem que o filme seja colocado em uma angulação significativa em relação ao longo eixo dos dentes e do osso alveolar. Além disso, as radiografias periapicais são representações bidimensionais de objetos tridimensionais e não fornecem qualquer informação da dimensão vestibulolingual do rebordo alveolar. Estruturas que estão distintamente separadas na dimensão vestibulolingual parecem estar sobrepostas. Também, a imagem periapical é limitada pelo tamanho do filme ou do sensor utilizado. Com frequência não é possível visualizar a altura total do rebordo alveolar remanescente, e, quando extensas áreas no sentido mesiodistal precisam ser avaliadas, são necessárias múltiplas radiografias periapicais.

As radiografias periapicais são imagens úteis, pois oferecem visão detalhada de uma pequena área da arcada. As limitações que devem ser consideradas incluem a possibilidade de distorção e a representação bidimensional das estruturas anatômicas.

Radiografias Oclusais

As radiografias oclusais são projeções intraorais que oferecem imagens fáceis, econômicas, com baixa dose de radiação e alta resolução, cobrindo uma área mais ampla do que as radiografias periapicais.[20] Dependendo do posicionamento do filme e da angulação do cone de raios X, elas podem fornecer uma imagem da largura mandibular ou descrever uma área extensa do rebordo edêntulo. As radiografias

Tabela 76.1 Vantagens e Desvantagens das Diversas Tomadas Radiográficas.

Modalidade	Vantagens	Desvantagens
Radiografia periapical e oclusal	Alta resolução e detalhes, fácil aquisição, baixa exposição à radiação, baixo custo	Ampliação imprevisível, pequena área retratada, representação 2D da anatomia
Radiografia panorâmica	Fácil aquisição, retrata todo o rebordo dentoalveolar, baixa dose de radiação, baixo custo	Ampliação imprevisível e desigual nas dimensões vertical e horizontal, representação 2D da anatomia não detalhada
Radiografia cefalométrica lateral	Fácil aquisição, ampliação previsível, baixa dose de radiação, baixo custo	Uso limitado na área da linha média, representação 2D da anatomia
Tomografia computadorizada *multislice*	Representação 3D, sem ampliação, detalhes suficientes, formato digital, imagem de toda a arcada	Requer equipamento especial, alto custo, alta dose de radiação
Tomografia computadorizada do tipo feixe cônico (ou *cone-beam*)	Representação 3D, sem ampliação, detalhes suficientes, formato digital, imagem de toda a arcada, baixa dose de radiação	Requer equipamento especial, alto custo

2D, bidimensional; *3D*, tridimensional.

Tabela 76.2 Dose de Radiação (Dose Efetiva em μSv) Recebida por Projeções Comuns Durante a Avaliação dos Pacientes para Implante.

Modalidade	Dose Efetiva (μSv)
Série de raios X de boca inteira	177
Panorâmica	20
TCFC de limitado campo de visão	47
TCFC de médio campo de visão	98
TCFC de amplo campo de visão	117
TCMS, maxilofacial	913

TC, tomografia computadorizada; *TCFC*, tomografia computadorizada do tipo feixe cônico; *TCMS*, tomografia computadorizada *multislice*.
Adaptada de Mallya SM: Principles of cone beam computed tomography. In Fayad M, Johnson BR, editors: *3D imaging in endodontics: a new era in diagnosis and treatment*. As doses efetivas para os protocolos de exposição padrão foram derivadas da reunião de dados de diversos relatórios na literatura.

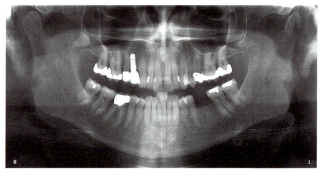

Figura 76.2 Radiografia panorâmica. Ambas as arcadas são visualizadas na mesma imagem. Uma avaliação geral das dimensões superoinferiores e mesiodistais do rebordo alveolar pode ser realizada. As posições dos dentes e das raízes em relação aos sítios de planejamento da colocação de implante podem ser avaliadas. Estruturas anatômicas importantes, como seio maxilar e canal mandibular, podem ser identificadas.

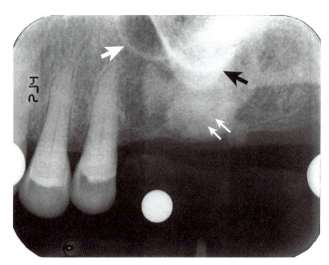

Figura 76.1 A radiografia periapical oferece uma imagem detalhada de alta resolução da área edêntula. A cicatrização do alvéolo, após extração com osso denso (esclerose alveolar), pode ser vista (*pequenas setas brancas*). Algumas estruturas anatômicas, como o seio maxilar (*seta branca grande*) e o processo zigomático da maxila (*seta preta*), também podem ser visualizadas.

oclusais têm as mesmas limitações de distorção e sobreposições anatômicas que as radiografias periapicais.

As projeções das radiografias oclusais oferecem uma avaliação inicial do paciente de implante, proporcionando uma vista geral da largura mandibular ou tornando visíveis grandes áreas do rebordo alveolar, quando comparadas com as projeções radiográficas periapicais.

Radiografias Panorâmicas

As radiografias panorâmicas são frequentemente utilizadas na avaliação do paciente para implante, pois oferecem uma série de vantagens sobre as outras modalidades.[16] Elas liberam pouca radiação (Tabela 76.2) para fornecer uma visão geral de ambas as arcadas e, deste modo, permitir a avaliação de uma grande área edêntula, angulação dos dentes presentes, plano oclusal e anatomia, que é muito importante no planejamento do tratamento com implantes, como, por exemplo, seio maxilar, cavidade nasal, forame mentoniano e canal mandibular (Figura 76.2). Os aparelhos de radiografia panorâmica são amplamente disponíveis, de fácil manuseio, e os cirurgiões-dentistas estão familiarizados com a anatomia e a patologia representadas por essas imagens. Semelhantes às projeções intraorais, as imagens panorâmicas são bidimensionais e por isso não oferecem informação diagnóstica sobre a largura vestibulolingual dos arcos alveolares.

As imagens panorâmicas parecem intuitivamente familiares; entretanto, combinam características físicas e princípios radiográficos que as tornam distintas de outras radiografias intra e extraorais. Embora não seja o objetivo deste capítulo, a familiaridade com os princípios fundamentais da radiografia panorâmica é primordial para a compreensão, desse modo compensando as limitações e restrições das imagens. O leitor deve consultar outros livros-texto para uma discussão detalhada desse tópico.[7,10] De maneira breve, pode-se dizer que a existência de sombras fantasmas, as magnificações horizontal e vertical imprevisíveis, a distorção de estruturas fora da distância focal, a projeção geométrica gerada pela angulação vertical negativa do feixe de raios X e a propensão a erros de posicionamento do paciente não tornam possível a geração de mensurações consistentemente detalhadas e precisas. Como resultado, as radiografias panorâmicas não fornecem imagens altamente detalhadas como as geradas pelas radiografias intraorais.

A distorção nas mensurações é mais prevalente e varia dependendo da imagem radiográfica. Em média, as radiografias panorâmicas são aumentadas em 25% da imagem real. Com frequência, os fabricantes de implante fornecem folhas transparentes com os tamanhos dos implantes com aumento de 25%, contudo é importante observar que esse aumento é uma estimativa. O real aumento pode variar de 10% a 30% nas diferentes áreas dentro de uma mesma imagem e depende, em grande parte, do posicionamento do paciente durante a tomada radiográfica. Por essa razão, não é possível chegar a medidas precisas em radiografias panorâmicas. No entanto, essas radiografias oferecem uma visão global da maxila e da mandíbula que pode ser utilizada para estimar medidas ósseas e avaliar as relações de proximidade entre os dentes e outras estruturas anatômicas. Imagens diagnósticas mais precisas devem ser utilizadas para medir a proximidade de estruturas anatômicas críticas, como seio maxilar ou canal mandibular, para propor o posicionamento dos implantes.

As projeções panorâmicas proporcionam informações úteis para a avaliação inicial dos pacientes. No entanto, devido aos erros de magnificação e distorção, radiografias panorâmicas não devem ser utilizadas para mensurações detalhadas dos sítios propostos para os implantes.

Imagens Transversais

A modalidade de diagnóstico por imagens transversais inclui TCMS e TCFC. A tomografia convencional também fornece imagens transversais com aumento previsível e tem sido utilizada na avaliação do paciente para implante. Porém, com a introdução e expansão de imagens por TCFC, ela tem se tornado progressivamente obsoleta e não é descrita neste capítulo.

Tomografia Computadorizada do Tipo Feixe Cônico (Cone-Beam)

A TCFC é uma modalidade de imagem que oferece vantagens significativas para a avaliação de pacientes para implantes.[5,14] Introduzidas na odontologia no final dos anos 1990,[1,12] atualmente várias unidades de TCFC estão comercialmente disponíveis para a geração de imagens do complexo craniofacial. A fonte de raios X e o detector são diametralmente posicionados e fazem uma rotação de 180 a 360 graus ao redor da cabeça do paciente dentro do posicionador de cabeça. O feixe de raios X é colimado e de formato cônico ou piramidal. Assim, ao final de uma rotação única, são geradas 180 a 500 imagens da região de interesse. O computador utiliza essas imagens para gerar, de forma digital, um mapa tridimensional da face. Uma vez gerado esse mapa, reconstruções multiplanares – secções axial, coronariana, sagital ou oblíqua de várias espessuras – podem ser feitas a partir dos dados.

> **IMPORTANTE**
>
> A TCFC oferece vantagens significativas para a avaliação de pacientes para implantes. O campo de visão (CV) é uma característica importante que descreve a extensão do volume da imagem de amplo CV (maior que 15 cm), médio CV (8 a 15 cm) e CV limitado (menor que 8 cm). As unidades de CV limitadas retratam uma pequena área, liberando menos radiação e produzindo uma imagem de alta resolução.

Uma característica importante das várias unidades de TCFC é o campo de visão (CV) descrevendo a extensão do volume da imagem. As unidades de TCFC podem ser distinguidas em sistemas de amplo CV (maior que 15 cm), médio CV (8 a 15 cm) e CV limitado (menor que 8 cm). A Figura 76.3 mostra esquematicamente a área anatômica coberta por CV amplo, médio e limitado digitalizados. Em geral, as unidades de amplo CV retratam uma área anatômica mais extensa, liberando uma exposição à radiação mais alta para o paciente e produzindo imagens com resoluções mais baixas (Figura 76.4). Em contrapartida, unidades de CV limitado retratam uma pequena área da face, liberando menos radiação e produzindo uma imagem de alta resolução (Figura 76.5).

A TCFC oferece muitas vantagens na avaliação do paciente de implante, em comparação com a imagem bidimensional (2D). As verdadeiras secções transversais oferecem uma avaliação precisa e detalhada da altura e da largura do rebordo alveolar. As imagens podem ser ajustadas e impressas sem ampliação, o que facilita as medições diretamente nas impressões ou em filmes com régua padrão (i.e., não ampliadas). As réguas verticais e horizontais adjacentes a cada secção permitem que o cirurgião-dentista verifique a ampliação e faça medições diretas. O formato digital possibilita o uso de ferramentas de realce de imagem, comunicação rápida entre o radiologista e o cirurgião, e a geração de várias cópias de imagens. Diversas estruturas anatômicas podem ser visualizadas e analisadas nos três eixos das coordenadas, de modo que as localizações superoinferior, anteroposterior e vestibulolingual possam ser identificadas com precisão. A TCFC grava toda a arcada, ou até mesmo ambas as arcadas, portanto diversas áreas edêntulas podem ser visualizadas com um único exame. O contraste e a resolução do osso e do tecido mole são apropriados para a tarefa diagnóstica.

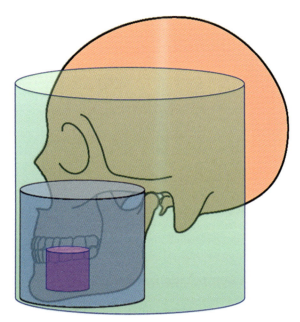

Figura 76.3 Diagrama esquemático da área anatômica imaginada com campos de visão amplo *(verde)*, médio *(azul)* e limitado *(magenta)* da tomografia computadorizada do tipo feixe cônico.

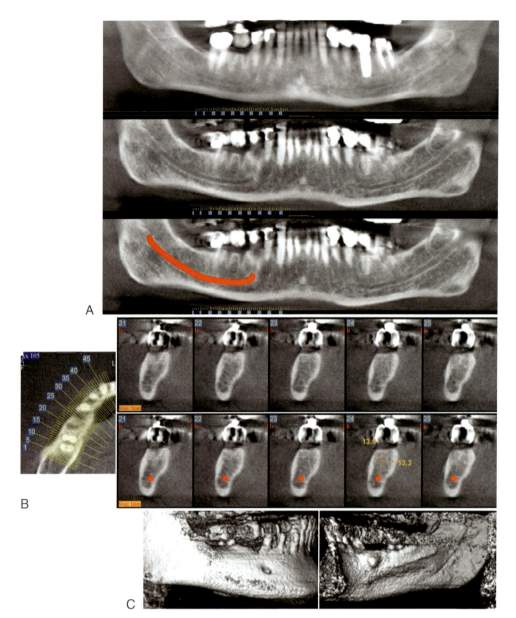

Figura 76.4 Imagens de tomografia computadorizada do tipo feixe cônico para avaliação de espaço edêntulo na área do elemento 46 ausente, antes da colocação do implante, usando uma unidade de amplo campo de visão (NewTom 3G®, Verona, Itália, distribuído por AFB Imaging, Elmsford, Nova York). Observe o marcador utilizado em formato de dente. (A) Séries de reconstruções "panorâmicas" através do rebordo alveolar revelam a relação do marcador com os dentes adjacentes. A imagem "panorâmica" superior tem 12 mm de espessura para retratar a maior parte da extensão do rebordo alveolar e dentes adjacentes. A imagem "panorâmica" do meio tem 1 mm de espessura através da área do canal mandibular. Observe que os dentes adjacentes se encontram fora do plano de secção, e, assim, não estão representados na imagem. A "panorâmica" inferior é a mesma que a do meio, mas a posição do canal mandibular foi representada pela *linha vermelha*. (B) Vista axial geral e séries de secções transversais através da área do marcador. As duas fileiras inferiores mostram os mesmos cortes axiais apresentados acima. Entretanto, a posição da *linha vermelha* desenhada na vista panorâmica é também representada para auxiliar a localização do canal mandibular. A altura e a largura do rebordo alveolar foram mensuradas em uma secção selecionada. (C) Reconstruções tridimensionais fornecem uma impressão geral dos contornos ósseos e do formato do rebordo alveolar. Observe a pequena exostose na superfície lingual do rebordo alveolar.

Em suma, a TCFC é uma modalidade valiosa de captação de imagem para avaliação tridimensional e transversal de pacientes para implante, e possui vantagens e desvantagens similares às da TC, sendo a diferença mais significativa o fato de a TCFC liberar muito menos radiação ao paciente.

Tomografia Computadorizada Multislice

A avaliação por TC *multislice* (TCMS) foi amplamente utilizada na avaliação de pacientes para implante.[3,6] No entanto, com o advento da TCFC, a utilização da TCMS foi reduzida significativamente. Contudo, a TCMS é uma excelente escolha para a avaliação do paciente de implante caso a TCFC não esteja disponível.[4]

Vistas dentárias típicas reconstruídas a partir da TCMS incluem uma imagem exploratória (Figura 76.6A), assim como as vistas axial (Figura 76.6B), panorâmica (Figura 76.6C) e transversal (Figura 76.6D) das mandíbulas. Cortes axiais apropriados através do rebordo alveolar de interesse são selecionados como vistas exploratórias. A curvatura do rebordo maxilar ou mandibular é então desenhada sobre os cortes axiais, e imagens panorâmicas ao longo da linha traçada são criadas. Por fim, cortes transversais, a cada 1 a 2 mm e perpendiculares à curvatura do desenho, são criados. Além dessas visualizações planas bidimensionais, imagens complexas tridimensionais com superfície renderizada também podem ser geradas a partir dos dados da TC (Figura 76.6E). Essas imagens podem fornecer

CAPÍTULO 76 Diagnóstico por Imagem para o Paciente de Implante

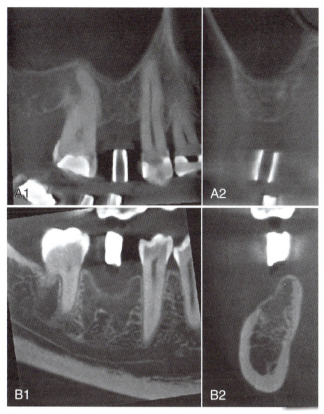

Figura 76.3 Imagens de tomografia computadorizada do tipo feixe cônico para avaliação de espaço edêntulo na área dos dentes 15 (A) e 46 ausentes (B) utilizando um aparelho com campo de visão limitado (3D Accuitomo®, J. Morita Corporation, Suita City, Osaka, Japan, distribuído por J. Morita USA, Inc., Irvine, CA). Cortes sagitais e transversais são mostrados. Embora a área anatômica retratada seja limitada, a resolução das imagens é alta. (A) Sítio do implante relativo ao dente 15 (segundo pré-molar superior direito) em cortes transversais anteroposterior (A1) e vestibulolingual (A2). (B) Sítio do implante relativo ao dente 46 (primeiro molar superior direito) em cortes transversais anteroposterior (B1) e vestibulolingual (B2).

informações úteis sobre defeitos no rebordo alveolar que são de fácil compreensão.

A TCMS oferece as mesmas vantagens e desvantagens que a TCFC. No entanto, as duas modalidades têm diferenças básicas que resultam dos diferentes princípios básicos usados durante a aquisição da imagem. A varredura da TCMS oferece maior *resolução de contraste*, ou capacidade para distinguir dois objetos com diferenças pequenas de densidade. A varredura da TCFC tem capacidade limitada para separar músculo de tecido liso ou gorduroso em comparação com a TCMS. Felizmente, a resolução de contraste não é uma preocupação significativa na avaliação para implante. Como o osso tem uma densidade muito maior do que os tecidos moles circunjacentes, TCFC e TCMS podem claramente representar a morfologia óssea e a arquitetura trabecular interna. Uma das vantagens mais significativas da TCFC *versus* TCMS é a dose reduzida de radiação liberada ao paciente[9,21,22] (Tabela 76.2).

A TCMS requer equipamento e configuração especializados. Radiologistas e técnicos precisam conhecer anatomia, variações anatômicas e patologias dos arcos, bem como considerações pertinentes ao plano de tratamento com implantes para que ótimas imagens sejam realizadas. A TCMS libera uma dose muito maior de radiação ao paciente do que as outras modalidades utilizadas durante o plano de tratamento para implantes[13] (Tabela 76.2). Em função da varredura da TCMS de toda a arcada, a radiação é liberada em toda a área, independentemente de serem verdadeiramente necessários muitos ou poucos sítios. Restaurações metálicas podem causar artefatos que prejudicam a qualidade diagnóstica das imagens, o que é particularmente desafiador em pacientes com uma dentição bastante restaurada. Em geral, o custo da TCMS é significativamente mais alto do que o da TCFC ou de outras projeções padrão intra e extraorais.

Em suma, a varredura por TCMS oferece muitas vantagens durante o planejamento do tratamento com implante, incluindo cortes transversais precisos e visualização tridimensional das estruturas anatômicas. A alta dose de radiação no paciente e os artefatos causados por restaurações metálicas são questões que devem ser consideradas.

Programas (*Softwares*) de "Simulações" Interativas

O plano de tratamento para implantes pode ser grandemente melhorado pelo uso de um *software* especializado. Além de medir a quantidade e qualidade óssea em sítios potenciais para implante, esses programas utilizam os dados obtidos por TC (TCMS ou TCFC) para simular a colocação de implantes e próteses. Utilizando um banco de imagens de implantes comercialmente disponível, o comprimento, a largura, a angulação e a posição dos implantes podem ser "simulados" nas posições desejadas e avaliados em relação a outras estruturas nas três dimensões. Em casos de deficiência ou defeitos do rebordo alveolar ou quando o levantamento do seio maxilar é indicado, o volume ósseo adicional necessário pode ser avaliado e quantificado. A prótese sobre implante também pode ser simulada, e a distribuição das forças mecânicas sobre o implante e o osso adjacente pode ser prevista.

Programas de *software* especializados em planejamentos de tratamento com implantes, como o SIM/Plant® (Materialise/Columbia Scientific, Glen Burnie, MD), podem importar os dados da TC ou TCFC. O cirurgião-dentista pode utilizar as imagens modificadas em seu computador pessoal de maneira interativa para identificar as estruturas anatômicas, simular posições de colocação de implantes e apreciar melhor as relações entre as posições planejadas dos implantes e dentes ou estruturas anatômicas (Figura 76.7). O *software* de planejamento InVivo5® (Anatomage, San Jose, CA) adquire os dados diretamente dos arquivos DICOM (Digital Imaging and Communications in Medicine) da TCFC ou TC, sem a necessidade de reformatação. O profissional pode avaliar o caso em um computador pessoal de maneira interativa para identificar estruturas anatômicas, simular as posições de colocação dos implantes e apreciar melhor as relações entre as posições planejadas e os dentes ou estruturas anatômicas. Uma vez confirmada a posição do implante, um guia cirúrgico é gerado pelo computador para facilitar a colocação cirúrgica dos implantes nas posições planejadas (Figura 76.8).

Avaliação do Paciente

A avaliação do paciente deve ser disciplinada e objetiva. Questões específicas que podem afetar a colocação do implante e o resultado final devem ser consideradas e cuidadosamente examinadas e explicitadas. As vantagens e desvantagens de várias modalidades de projeções radiográficas devem ser consideradas, e escolhidas modalidades radiográficas baseadas na informação necessária para cada paciente em particular. Os objetivos para qualquer avaliação radiográfica, independentemente da técnica utilizada, devem incluir uma avaliação para (1) excluir patologias, (2) identificar estruturas anatômicas e (3) mensurar a quantidade, a qualidade e a localização do osso disponível.

CORRELAÇÃO CLÍNICA

Todas as imagens diagnósticas, independentemente da técnica, devem ser avaliadas para identificar ou excluir a patologia e para identificar as estruturas anatômicas normais.

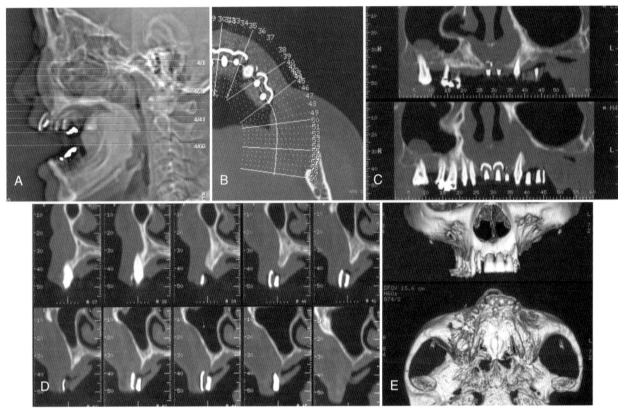

Figura 76.6 Tomografia computadorizada *multislice* (TCMS) para avaliação de maxila edêntula antes da colocação do implante. (A) Visão panorâmica da cabeça do paciente; são indicadas as secções axiais através da área de interesse. (B) Corte axial por meio de marcadores é utilizado para mostrar a orientação das imagens panorâmicas e transversais do rebordo alveolar. (C) Vistas panorâmicas através do rebordo alveolar demonstram a relação dos marcadores com os dentes adjacentes. (D) Cortes transversais através da área dos marcadores revelam a altura e a dimensão vestibulolingual do rebordo alveolar, bem como a relação dos marcadores com o rebordo. (E) Reconstruções tridimensionais fornecem uma impressão geral do contorno ósseo e do formato do rebordo alveolar.

CAPÍTULO 76 Diagnóstico por Imagem para o Paciente de Implante   801

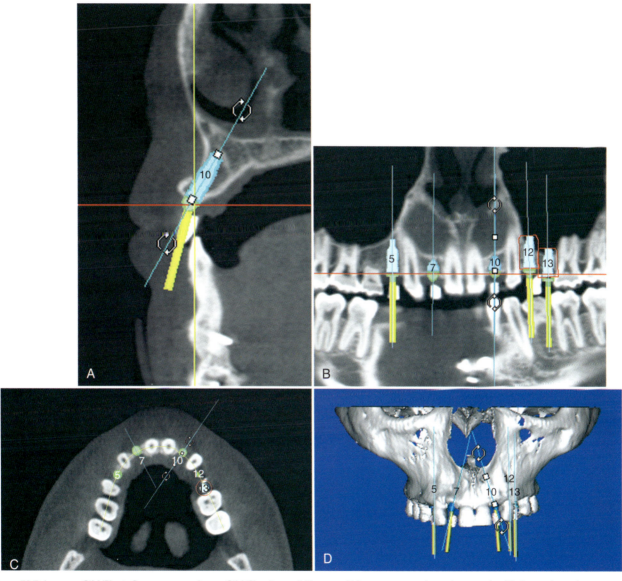

Figura 76.7 Imagens SIM/Plant. O programa *software* SIM/Plant® possibilita aos clínicos mensurar altura, largura, densidade e volume ósseos em um computador pessoal. Dados escaneados são reformatados para avaliação e manipulação interativa. As posições do implante podem ser simuladas nos dados escaneados do paciente antes da cirurgia, permitindo ao cirurgião-dentista antecipar áreas de deficiência. (A) Imagem transversal através do implante simulado na maxila anterior, sítio 22. (B) Projeção panorâmica das inúmeras posições do implante simulado, 14, 12, 22, 24 e 25. (C) Vista axial dos implantes simulados. (D) Imagem tridimensional da maxila com implantes simulados.

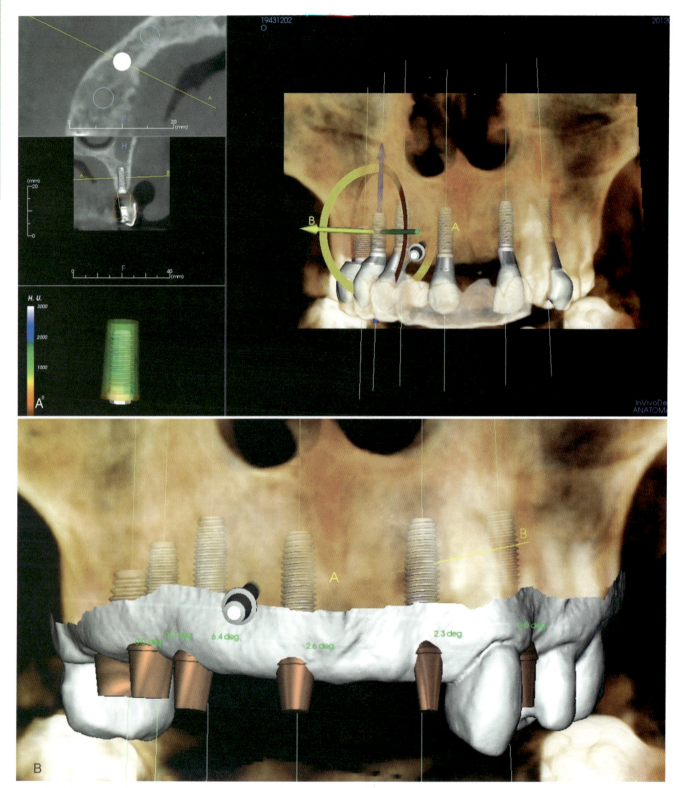

Figura 76.8 Imagens de simulação do InVivo5®. O programa *software* InVivo5® permite aos cirurgiões-dentistas planejar o tratamento com implantes e simular virtualmente as suas posições diretamente dos dados DICOM em um computador pessoal. (A) Imagens transversal e axial com simulação 3D das posições do implante. (B) Modelo *mockup* para o guia cirúrgico gerado por computador.

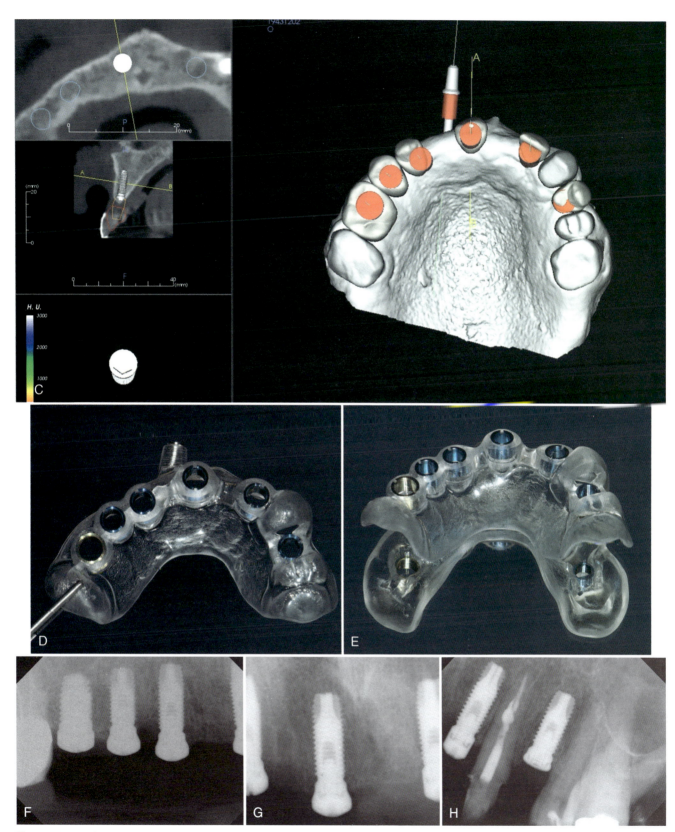

Figura 76.8, continuação (D-E) Guia cirúrgico criado de um plano simulado. (F-H) Radiografias periapicais demonstrando posição e alinhamento precisos dos implantes colocados utilizando-se um guia cirúrgico confeccionado por computador.

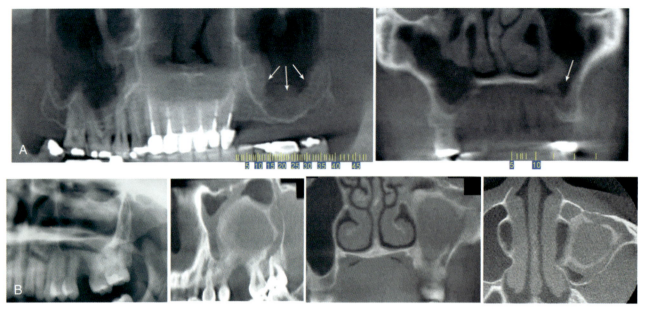

Figura 76.9 Exame de tomografia computadorizada do tipo feixe cônico da região posterior esquerda da maxila. A linha de cima (A) mostra reconstrução "panorâmica" e secções coronais do rebordo alveolar. Observe o espessamento do revestimento mucoperiosteal do assoalho do seio maxilar esquerdo *(seta branca)*. O paciente tem sinusite maxilar crônica. A linha de baixo (B) apresenta panorâmica convencional, reconstrução "panorâmica", cortes axiais e coronais do rebordo alveolar na área do primeiro molar superior ausente. Uma ampla lesão radioluminescente no rebordo alveolar edêntulo eleva o assoalho do seio maxilar e ocupa a maior parte do seio. A biópsia revelou um tumor odontogênico queratocístico que foi encontrado acidentalmente neste paciente assintomático.

Exclusão de Patologias

Osso saudável é um pré-requisito para o sucesso da osseointegração do implante em longo prazo. O primeiro passo na avaliação radiográfica do sítio do implante é estabelecer a saúde do osso alveolar e de outros tecidos retratados dentro de uma projeção em particular. Doenças locais e sistêmicas, que afetam a homeostasia óssea, podem impossibilitar, modificar ou alterar a colocação dos implantes. Fragmentos radiculares retidos, doença periodontal residual, cistos e tumores devem ser identificados e solucionados antes da colocação do implante. Doenças sistêmicas, como osteoporose e hipertireoidismo, alteram o metabolismo ósseo e podem afetar a osseointegração do implante. Áreas de má qualidade óssea devem ser identificadas e, se indicados, ajustes devem ser incorporados ao plano de tratamento. Sinusite, pólipos ou outras patologias sinusais devem ser diagnosticados e tratados quando implantes forem considerados na região posterior da maxila, especialmente se forem planejados procedimentos de aumento de seio maxilar (Figura 76.9).

Identificação de Estruturas Anatômicas

Várias estruturas anatômicas importantes encontram-se próximas a áreas de interesse para a colocação de implantes na maxila e na mandíbula (Quadro 76.1). A familiarização com os aspectos radiográficos dessas estruturas é importante durante o plano de tratamento e a colocação do implante. Sua localização exata é fundamental para evitar complicações inesperadas e morbidades desnecessárias. Estruturas anatômicas importantes na maxila incluem o assoalho e a parede anterior do seio maxilar, forame incisivo, assoalho e parede lateral da cavidade nasal e fossa canina. Estruturas anatômicas importantes na mandíbula que devem ser reconhecidas incluem canal mandibular, alça anterior do canal mandibular, forame mentoniano, extensão anterior do canal e fossa submandibular. A existência de variações anatômicas, como cicatrização incompleta de um sítio de extração, loculação do seio maxilar, divisão do canal mandibular (Figura 76.10), ou a ausência de um canal com corticais bem definidas, também devem ser reconhecidas. Consulte o Capítulo 58 para conhecer a importante anatomia periodontal e cirúrgica do implante.

Quadro 76.1 Estruturas Anatômicas Pertinentes ao Plano de Tratamento do Paciente de Implante.

Maxila
Seio maxilar (assoalho e parede anterior)
Cavidade nasal (assoalho e parede lateral)
Forame incisivo
Fossa canina
Canalis sinuosus

Mandíbula
Canal mandibular
Alça anterior do canal mandibular
Extensão anterior do canal mandibular
Forame mentoniano
Fossa submandibular
Canal retromolar
Inclinação lingual do rebordo alveolar

CORRELAÇÃO CLÍNICA

Várias estruturas anatômicas importantes precisam ser identificadas nos maxilares antes da colocação de implantes. A violação de estruturas como os nervos pode causar sérias complicações. A familiarização com os aspectos radiográficos de estruturas vitais é importante, e a existência de variantes anatômicas também deve ser reconhecida.

Avaliação da Quantidade, da Qualidade e do Volume Ósseos

O objetivo primário da imagem diagnóstica para pacientes com potencial para colocação de implantes é avaliar o volume ósseo disponível para colocação do implante em sítios anatômicos desejáveis. Os cirurgiões-dentistas procuram estimar e verificar com exatidão a altura,

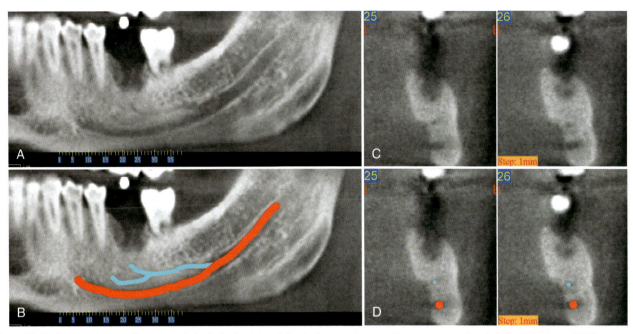

Figura 76.10 Exame de tomografia computadorizada do tipo feixe cônico da área do elemento 36 ausente antes da colocação do implante. (A) Vista panorâmica da área de interesse demonstra um canal mandibular acessório. (B) Mesma vista panorâmica com o canal mandibular acessório colorido de azul e o canal principal de vermelho. (C) Cortes transversais através da área do dente 36 ausente. (D) Mesmas imagens transversais retratando os marcadores azuis e vermelhos. Observe que a posição dos marcadores coincide com a posição dos canais mandibulares principal e acessório (compare C e D).

largura e densidade do osso receptor, evitando danos às estruturas anatômicas críticas. A falha em avaliar precisamente a localização de importantes estruturas anatômicas pode levar a complicações desnecessárias. Por exemplo, penetração e dano inadvertidos ao nervo alveolar inferior podem resultar em complicações sérias imediatas (sangramento profuso), e complicações a curto e longo prazos (parestesia/anestesia). A altura e a largura do osso alveolar devem ser precisamente detalhadas. Dependendo da técnica, o diagnóstico por imagem pode estimar ou mensurar a altura coronoapical, a largura vestibulolingual e o espaço mesiodistal disponíveis para os implantes que serão colocados nas proximidades dos dentes ou outros implantes planejados.

Essa tarefa pode ser simples em casos com boa qualidade óssea e volume ósseo suficiente na(s) localização(ões) desejada(s) para o(s) implante(s). Entretanto, em casos com reabsorção óssea moderada a grave, defeitos alveolares ou sítios recentes de extração, a obtenção de uma imagem diagnóstica clara e precisa pode ser mais um desafio. A imagem diagnóstica pode revelar volume ósseo inadequado para o(s) implante(s) proposto(s) e indicar a necessidade de aumento ósseo ou, dependendo da gravidade da deficiência, impossibilitar o paciente para o tratamento com implantes (Figura 76.11). Quando o aumento do rebordo alveolar é considerado necessário, avaliações radiográficas antes e depois da cirurgia esclarecem o planejamento do tratamento e garantem a integridade e qualidade do enxerto (Figura 76.12).

Além da quantidade, a qualidade de osso disponível também deve ser avaliada. Um contorno cortical uniforme e contínuo e um núcleo trabecular pontilhado e bem definido refletem a homeostase óssea normal necessária para uma apropriada resposta óssea ao redor do implante. Uma cortical delgada ou descontínua, um trabeculado esparso, grandes espaços medulares e arquitetura trabecular alterada devem ser observados, pois podem predizer uma pobre estabilização do implante e uma resposta óssea menos desejável. Uma má qualidade óssea pode necessitar de modificações no plano de tratamento, como maior tempo de espera de cicatrização (osseointegração) para maximizar o contato osso-implante antes da colocação da carga.

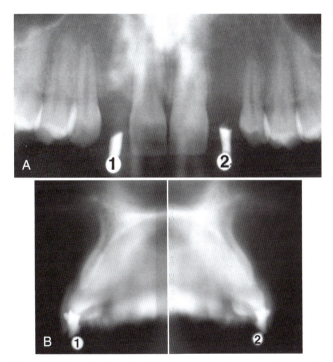

Figura 76.11 Avaliação radiográfica de um paciente com ausência congênita de incisivos laterais superiores antes da colocação do implante. (A) A radiografia panorâmica revela altura e largura mesiolaterais suficientes de rebordo alveolar. (B) Cortes transversais da tomografia computadorizada de áreas edêntulas revelam uma largura vestibulolingual estreita (< 4 mm) do rebordo alveolar que necessita de modificações no plano de tratamento, como enxerto ósseo.

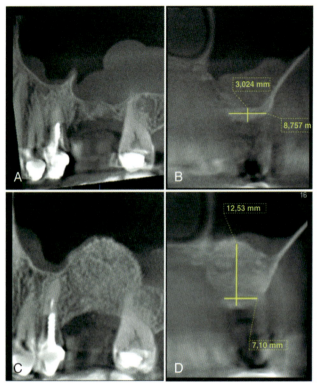

Figura 76.12 Avaliação radiográfica de um paciente com perda do segundo pré-molar e primeiro molar superior esquerdo. A tomografia computadorizada do tipo feixe cônico (TCFC) inicial revela um rebordo alveolar atrófico (A) com altura inadequada para colocação de implante (B). Observe também o revestimento mucoperiosteal espesso do assoalho do seio maxilar. A TCFC após enxerto sinusal para aumento do rebordo ósseo demonstra uma área de enxerto uniformemente radiopaca, misturando-se com o trabeculado alveolar e suave elevação do assoalho sinusal (C), o qual fornece adequadas dimensões para colocação do implante (D).

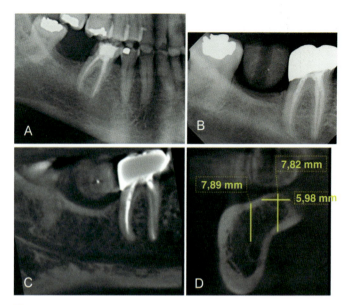

Figura 76.13 Avaliação radiográfica de um paciente com mandíbula posterior esquerda edêntula antes da colocação do implante. Radiografias panorâmica (A) e periapical (B) demonstram altura suficiente de rebordo alveolar com pouca ou nenhuma reabsorção. Cortes de tomografia computadorizada do tipo feixe cônico (C-D) revelam inclinação lingual significativa do rebordo alveolar com concavidade lingual que não é retratada em radiografias convencionais.

Avaliação da Relação do Rebordo Alveolar com os Dentes Existentes e a Posição Desejada do Implante

A colocação precisa (posição espacial e angulação relativa aos dentes adjacentes e plano oclusal) afetará enormemente o sucesso da prótese e o prognóstico em longo prazo do implante (Capítulos 75 e 77). Uma variável significativa durante a avaliação pré-implante é a relação da posição desejada do implante em relação aos dentes adjacentes, crista alveolar e plano oclusal. Pilares angulados ou sob medida podem acomodar pequenas variações da posição e inclinação do implante, contudo desvios mais significativos devem ser evitados.

A perda dentária prolongada é frequentemente associada à atrofia do rebordo alveolar e, no caso da maxila, à pneumatização do assoalho do seio maxilar em direção à crista alveolar. Exodontias traumáticas podem comprometer a cortical vestibular ou lingual e alterar a forma e a dimensão vestibulolingual do rebordo. Variações anatômicas, como inclinação lingual do alvéolo ou rebordo estreito, devem ser consideradas durante o plano de tratamento do paciente de implante (Figura 76.13).

Uma parte importante da imagem diagnóstica deve incluir uma avaliação do osso disponível em relação à posição do implante "guiado pela prótese". Alcança-se melhor esse aspecto da avaliação do paciente com modelos diagnósticos, enceramento das reposições dentárias e guias radiográficos com marcadores na posição dentária desejada. Esferas de aço, tubos de latão e guta-percha têm sido utilizados para estabelecer as posições dentárias propostas em relação ao osso alveolar existente. O uso desses marcadores não anatômicos é útil para avaliar a altura e largura ósseas em localizações anatômicas específicas, mas não representam precisamente o contorno dentário nem permitem ao cirurgião-dentista estimar variações na posição e angulação do implante em relação à posição e à emergência da prótese planejada. Portanto, é mais desejável e benéfico o uso de marcadores radiopacos com formato de dente para que o osso alveolar existente possa ser avaliado em relação à posição/contorno dentário (Figura 76.14; consulte também a Figura 76.5). Isso é particularmente importante para casos de implantes estéticos anteriores. Os pacientes devem sempre ser radiografados com guias radiográficos (marcadores).

> **IMPORTANTE**
>
> Uma parte importante da imagem diagnóstica deve incluir uma avaliação do osso disponível em relação à posição do implante "guiado pela prótese". É mais benéfico avaliar a posição da prótese em exames que utilizam marcadores radiopacos com formato de dente para que os contornos da restauração proposta possam ser avaliados.

Seleção Clínica da Imagem para Diagnóstico

A radiografia é uma importante ferramenta de diagnóstico para avaliação do paciente de implante, entretanto apenas a imagem radiográfica é insuficiente. É importante correlacionar uma informação diagnóstica com um adequado exame clínico. Em contrapartida, um exame clínico é insuficiente para fornecer informações necessárias ao planejamento de um tratamento com implantes para um paciente sem imagens radiográficas.

Exame Clínico

Antes de se realizar qualquer radiografia é necessário um exame clínico completo do paciente que receberá o implante, o qual deve incluir a etiologia e o tempo da perda dentária, qualquer histórico de

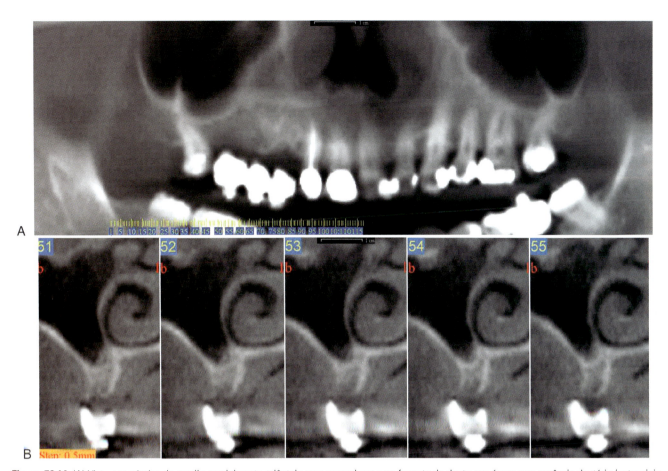

Figura 76.14 (A) Vista panorâmica de maxila parcialmente edêntula com marcadores com formato de dente nas áreas com ausência dentária (potenciais sítios para implantes). (B) Vistas transversais de um exame de tomografia computadorizada do tipo feixe cônico antes da colocação do implante no lado direito da maxila. Marcadores com tamanho e formato apropriados de dentes, colocados nas localizações proteticamente desejadas no planejamento dos dentes ausentes, auxiliam na avaliação do rebordo alveolar existente em relação às posições e aos contornos prospectivos dos dentes.

exodontia traumática e uma revisão de registros e radiografias, se disponíveis. Deve-se realizar uma avaliação clínica da área edêntula, da mucosa de recobrimento, dos dentes adjacentes e antagonistas e do plano oclusal e avaliar a função temporomandibular, a abertura máxima mandibular e os movimentos de protrusão e lateralidade.

Radiografias de Triagem

Neste ponto deve ser realizada uma avaliação geral da saúde das arcadas. A American Academy of Oral and Maxillofacial Radiology recomenda a radiografia panorâmica como a avaliação inicial do paciente de implante dentário, auxiliada por radiografias periapicais conforme necessário.[17] Radiografias periapicais fornecem uma imagem com alta resolução dos alvéolos e estruturas circunjacentes, incluindo dentes adjacentes. Para áreas edêntulas extensas, radiografias panorâmicas, cefalométricas laterais e oclusais podem ser utilizadas para estimar a altura e largura óssea. Qualquer patologia óssea no sítio prospectivo do implante, bem como de estruturas circunjacentes, deve ser identificada e tratada como indicado.

> **IMPORTANTE**
>
> A American Academy of Oral and Maxillofacial Radiology recomenda a radiografia panorâmica como a avaliação inicial do paciente de implante dentário, auxiliada por radiografias periapicais conforme necessário. A organização também recomenda que o exame radiográfico de qualquer possível sítio de implante inclua uma imagem transversal ortogonal ao sítio de interesse.

Confecção de Guias Radiográficos e Cirúrgicos

Uma vez estabelecida a saúde dos tecidos moles e duros, devem ser feitos modelos de gesso para uma análise detalhada. O cirurgião-dentista deve decidir o número de implantes e a localização desejável. Em seguida, deve-se confeccionar um guia radiográfico, frequentemente em acrílico incolor. A posição desejada dos implantes é indicada pelo uso de objetos radiopacos, como esferas, cilindros ou hastes metálicos, guta-percha ou resina composta. Se for realizada TC, o uso de marcadores metálicos deve ser evitado. A confecção deste guia melhora muito a informação diagnóstica fornecida pelas radiografias, pois correlaciona a anatomia radiográfica com a posição exata da localização do implante proposto.

Imagem Transversal

A American Academy of Oral and Maxillofacial Radiology recomenda que o exame radiográfico de qualquer possível sítio de implante inclua uma imagem transversal ortogonal ao local de interesse.[17] A morbidade potencial de uma estrutura anatômica comprometida, o fraco desempenho e a possível falha de um implante mal colocado, combinados com a ampla disponibilidade de facilidades tomográficas, favorecem o uso de exames transversais na maioria dos planejamentos de tratamentos com implantes. É crucial que cortes transversais sejam perpendiculares à curvatura da mandíbula e paralelos aos implantes planejados. O mau posicionamento do paciente pode levar a uma superestimação da altura e largura do osso disponível. Se o cirurgião acreditar que

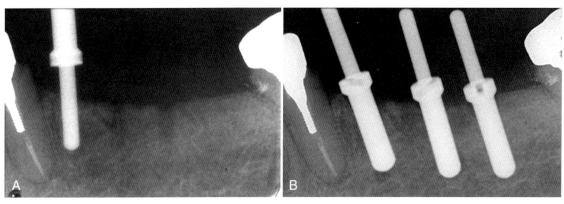

Figura 76.15 Radiografias periapicais transoperatórias são valiosas na avaliação da proximidade dos dentes adjacentes. (A) Um pino-guia de 2 mm é utilizado para determinar a direção do sítio de osteotomia e sua proximidade com a raiz adjacente. (B) Após correção do ângulo, os sítios da osteotomia foram completados em altura com a broca final. Aqui os pinos-guia de 3 mm confirmam a angulação e o espaçamento corretos dos preparos da osteotomia final antes da colocação do implante.

os cortes foram realizados em uma angulação errada, novas imagens deverão ser solicitadas, havendo necessidade de reexposição do paciente.

Avaliação Radiográfica Intra e Pós-operatória

Várias modalidades radiográficas podem fornecer informações valiosas durante a colocação do implante. Devido à facilidade de aquisição e à alta resolução, as radiografias periapicais são as mais comumente utilizadas. Radiografias intraoperatórias podem ser realizadas durante a cirurgia para avaliar a proximidade de estruturas anatômicas importantes. Radiografias periapicais sequenciais guiam o cirurgião-dentista na visualização de alterações na direção e profundidade do procedimento de perfuração e paralelismo em relação aos dentes adjacentes e outros implantes (Figura 76.15). As radiografias digitais são particularmente vantajosas durante a avaliação transoperatória da colocação do implante; a imagem aparece quase instantaneamente e pode ser manipulada para a obtenção da informação diagnóstica mais pertinente (Capítulo 33).

A osseointegração do implante e o nível do osso alveolar peri-implantar são os maiores determinantes do prognóstico do implante. Radiografias panorâmicas e periapicais oferecem uma imagem rápida, fácil e de baixa radiação do implante e dos tecidos circunjacentes, e auxiliam na avaliação do sucesso do implante. Para a obtenção de uma avaliação precisa da altura óssea peri-implantar, o feixe de raios X deve ser direcionado perpendicularmente ao implante. No caso de implantes rosqueáveis, as roscas devem ser distinguíveis e não sobrepostas (Figura 76.16A).

Uma perda óssea marginal de 1,2 mm durante o primeiro ano do implante, seguida da perda de 0,1 mm por ano posteriormente, é o esperado, e mais do que isso é considerado anormal.[2] Perda óssea patológica deve ser localizada ao longo da extensão do implante (perda óssea peri-implantar) ou ao redor da parte crestal do implante ("saucerização"), podendo refletir uma pobre osseointegração, peri-implantite e/ou distribuição desfavorável do estresse (Figura 76.16B-C).

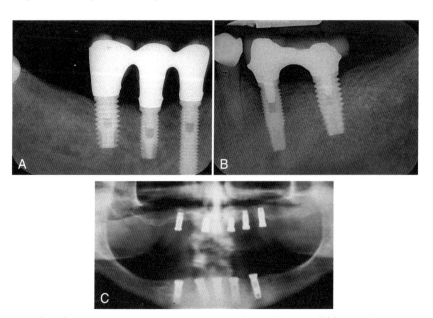

Figura 76.16 Acompanhamento radiográfico após colocação de implante em três pacientes diferentes. (A) Radiografia periapical de três implantes na região posterior da mandíbula direita. Observam-se remodelação óssea "normal" ao redor dos dois implantes anteriores e suave perda óssea/remodelação ao redor do implante posicionado mais posteriormente. (B) Radiografia periapical de dois implantes na região posterior da mandíbula do lado esquerdo. Perda óssea grave (50% da altura do implante) é vista ao redor do implante anterior, enquanto perda óssea suave/remodelação é observada ao redor do implante mais posterior. Um *cantilever* moderado na região vestibular da prótese provavelmente contribuiu para uma carga oclusal adversa e a perda óssea resultante observada neste caso. (C) Radiografia panorâmica dos implantes em maxila e mandíbula em um paciente edêntulo antes de aplicada carga aos implantes. Os implantes mandibulares não mostram sinais de perda óssea e parecem osseointegrados. Todos os implantes maxilares demonstram sinais de perda óssea peri-implantar moderada a grave, e o sucesso da osseointegração é questionável.

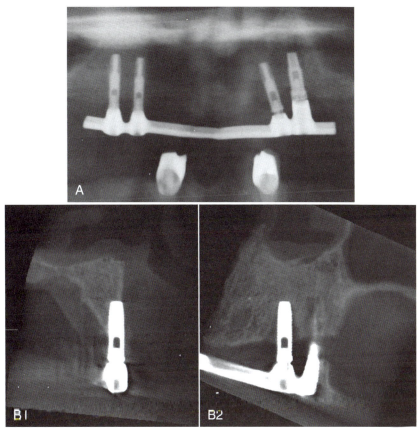

Figura 76.17 Acompanhamento radiográfico após colocação do implante. (A) Radiografia panorâmica sugere uma perda óssea leve a moderada ao redor do pescoço de todos os implantes. Isso é especialmente verdadeiro para os implantes do lado esquerdo da maxila. Esses implantes parecem estar angulados, e o implante distal está posicionado mais para apical. A barra da prótese *(overdenture)* não está completamente assentada nos implantes do lado esquerdo. Observe estruturas anatômicas sobrepostas nesta radiografia panorâmica prejudicando a capacidade de visualizar claramente e avaliar a perda óssea ao redor dos implantes. (B) Imagem transversal (B1) e tomografia computadorizada sagital do tipo feixe cônico (B2) do implante anterior do lado esquerdo da maxila. Uma pobre colocação do implante, além da cortical vestibular do rebordo alveolar (corte transversal), e perda óssea peri-implantar (sagital) são observadas.

Em casos selecionados, quando houver a suspeita de uma pobre colocação do implante (Figura 76.17) ou comprometimento de estruturas anatômicas vitais (Figura 76.18), deverão ser realizadas imagens avançadas (TCFC, TC ou tomografia convencional) que forneçam uma avaliação tridimensional das estruturas bucais em relação aos implantes. Tal informação pode ser muito importante para uma avaliação e plano de tratamento adequados. O cirurgião-dentista deve reconhecer sinais e sintomas relevantes e solicitar imagens apropriadas logo após a colocação do implante. A remoção do implante, se necessária, poderá ser menos complicada antes do avanço da osseointegração.

Conclusão

Muitas projeções radiográficas estão disponíveis para avaliação da colocação de implante, cada uma com vantagens e desvantagens. O cirurgião-dentista deve seguir passos sequenciais na avaliação do paciente, sendo a radiografia uma ferramenta diagnóstica essencial para o planejamento do implante e o sucesso do tratamento. A seleção das modalidades radiográficas apropriadas promoverá um diagnóstico com o máximo de informações, ajudando a evitar complicações indesejadas e maximizando o resultado do tratamento enquanto emite uma dose de radiação no paciente "tão baixa quanto razoavelmente possível".

 Acesse Caso Clínico em https://www.grupogen.com.br.

Referências Bibliográficas

 As referências bibliográficas deste capítulo estão disponibilizadas em https://www.grupogen.com.br.

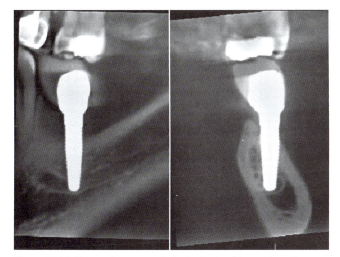

Figura 76.18 Tomografia computadorizada do tipo feixe cônico e imagens sagitais e transversais claramente demonstrando a penetração do implante no canal mandibular.

CAPÍTULO 77

Considerações Protéticas para o Tratamento com Implante

Todd R. Schoenbaum | Evelyn Chung | Ting-Ling Chang | Perry R. Klokkevold

SUMÁRIO DO CAPÍTULO

Considerações sobre o Implante, 810
Considerações sobre o Pilar/a Prótese para
  Unidades Únicas, 815

Conduta no Tratamento com Implantes na
  Zona Estética de Edêntulos Parciais, 822
Conclusão, 824

Nos últimos tempos, o tratamento bem-sucedido com implantes exige uma equipe de cirurgiões-dentistas dedicados à excelência nos aspectos cirúrgico e protético do processo. Este capítulo analisa os aspectos fundamentais do tratamento com implantes protéticos comprovados em maximizar o sucesso funcional, biológico e estético em longo prazo.

Considerações sobre o Implante

Compreensão da Carga Antecipada no Sistema e sua Relação com o Diâmetro do Implante

A seleção dos implantes apropriados para o paciente parcialmente edêntulo depende, em parte, das cargas previstas desse local específico do dente. Quanto maiores as cargas previstas, mais robusto deve ser o implante para suportar adequadamente a prótese. Notavelmente, para qualquer modelo de implante, implantes de maior diâmetro resultam em próteses mais fortes.[14] O modelo de conexão do implante também desempenha um papel significativo e será discutido posteriormente. No entanto, as vantagens protéticas de um implante de maior diâmetro devem ser equilibradas com as necessidades cirúrgicas para envolver suficientemente o osso (~1,5 mm). Em algumas localizações, essa limitação será apresentada sozinha na dimensão mesiodistal, ao passo que em outros indivíduos a limitação virá da dimensão vestibulolingual do rebordo alveolar.

A carga esperada no implante é afetada por sua posição na arcada. Quanto mais posterior o implante está na arcada, mais alta é a carga esperada. Foram feitas estimativas com relação à proporção de carga de anterior para posterior,[45] mas tais generalizações simplificam demais a complexidade do sistema. Embora um dente localizado mais posteriormente vá receber pelo menos duas vezes as forças da carga (e, portanto, exige um implante de diâmetro maior), há diversos outros fatores que irão influenciar o resultado. A posição anteroposterior na arcada faz parte dessa consideração, assim como o número e a integridade dos dentes distais à posição do implante. Um implante do primeiro molar com bons segundos molares irá receber significativamente menos força do que o mesmo molar sem outro molar de apoio.

Muitas vezes esquecido, o tamanho dos músculos da mastigação pode fornecer evidências superficiais a respeito de quanta força um paciente pode produzir em sua dentição. Os pacientes com músculos muito grandes irão gerar forças maiores em seus dentes e implantes. Entretanto, as forças excessivas nem sempre se apresentam como atrito. Essas forças podem ser distribuídas em um vetor amplamente vertical com um componente um pouco ou nada horizontal. Essas informações devem ser verificadas e registradas no exame inicial do paciente. Os pacientes com um histórico de dentes e coroas trincados ou quebrados devem esperar a colocação de cargas mais pesadas nos implantes utilizados para substituí-los.

Na avaliação do paciente para implante, uma atenção especial deve ser dada à arcada oposta ao local do tratamento com implante esperado. Se a dentição oposta for um aparelho removível, então o implante receberá forças significativamente menores.[48,53] Em contrapartida, se a dentição oposta forem restaurações fixas implantossuportadas, as forças possivelmente serão bem altas. Esse fenômeno deve-se em grande parte à ausência do ligamento periodontal (LP) em torno dos implantes. Se o implante estiver oposto a um aparelho removível, deverá ser determinado se há qualquer possibilidade de convertê-lo para uma prótese fixa implantossuportada. Se for esse o caso, então o implante em questão deverá ser planejado com um aumento de carga em mente.

As placas oclusais são comumente empregadas para proteger a dentição e as próteses contra forças excessivas e hábitos de desgaste destrutivos. Como os implantes não têm o "efeito de amortecimento" que o LP fornece aos dentes naturais, a placa oclusal pode fornecer ao paciente uma camada extra de proteção contra a sobrecarga do sistema do implante. O fator limitante das placas oclusais é o comprometimento do paciente.

Os cirurgiões-dentistas em busca de uma abordagem mais quantificada para avaliar as cargas colocadas nos dentes e implantes podem considerar os sistemas de análise oclusal digital.

  CORRELAÇÃO CLÍNICA

A carga esperada no implante é afetada por sua posição na arcada. Quanto mais posterior a posição do implante na arcada, mais alta é a carga esperada. Foram feitas estimativas com relação à proporção da carga das direções anterior a posterior, mas essas generalizações simplificam demais a complexidade do sistema. Embora um dente localizado mais posteriormente receba pelo menos duas vezes as forças da carga, há diversos outros fatores que irão influenciar o resultado. Outros fatores importantes a serem considerados são o número de implantes, a estabilidade da dentição circundante e as forças de mastigação individuais.

Implantes de maior diâmetro criam próteses mais fortes e são menos propensos a fraturas.[14] O uso de implantes maiores torna-se mais importante sob as seguintes circunstâncias: músculos masseter/

temporal alargados, histórico de dentes e coroas quebrados, dente mais distal na arcada, oposição a outros implantes e pacientes não dispostos a usar uma placa oclusal. No entanto, as vantagens protéticas de implantes de plataforma mais ampla devem ser equilibradas com as realidades do local cirúrgico. Em locais com restrição de espaço, outras modalidades protéticas podem ser empregadas para mitigar os riscos antecipados. Inovações nas conexões do implante, tolerância de fabricação e ligas criaram sistemas cada vez mais robustos que irão melhorar a capacidade de suportar forças excessivas.

Os implantes de diâmetro mais estreito provaram ser uma abordagem útil e confiável para espaços comprometidos (<7 mm).[71] Essa restrição pode ser mesiodistal devido aos dentes ou implantes adjacentes, ou pode ser vestibulolingual devido ao volume inadequado da crista alveolar. O uso de tais implantes tem melhor aplicação em sítios com baixas cargas esperadas e espaços restritos, ou seja, os incisivos de ambos os maxilares.

Número de Implantes

Pacientes parcialmente edêntulos com inúmeros dentes adjacentes ausentes podem apresentar alguns desafios pontuais. Se utilizarmos 4 mm como o diâmetro de um implante "regular" e a diretriz de 1,5 mm do osso peri-implantar circunferencial, poderemos estimar rapidamente a quantidade de espaço necessário para implantes ao multiplicar 7 mm vezes o número de dentes ausentes.[135] Ou, mais simplesmente, um dente requer 7 mm de espaço mesiodistal; dois dentes requerem 14 mm, três dentes requerem 21 mm, e assim por diante (Figura 77.1). Essa é uma simplificação do processo de planejamento, mas facilita as estimativas iniciais das opções de tratamento.

Nem todo dente ausente precisa de um implante. Dois implantes com uma prótese dentária fixa (PFD) de três unidades já provaram ser muito confiáveis em várias situações.[90] A seleção do material é a chave; materiais mais fracos e não testados devem ser usados com extrema cautela. As PFDs de liga de ouro, metalocerâmicas e zircônia têm bons registros (mas não perfeitos). Os materiais de dissilicato de lítio (e derivados recentes) não foram bem testados para PFDs de múltiplas unidades. O uso de um pôntico entre dois implantes tem vantagens estéticas em relação ao volume de tecidos peri-implantares. Esse tópico será discutido mais detalhadamente durante a discussão sobre os implantes na zona estética.

Os *cantilevers* de um ou mais implantes podem ser uma solução criativa para situações complicadas de planejamento do tratamento com implantes. Esse modelo é certamente menos durável do que uma abordagem sem *cantilever*, mas também tem o seu lugar. As PFDs com *cantilever* têm melhor utilização para substituir inúmeros incisivos ausentes em pacientes com forças oclusais não excessivas.[119] O uso de um pôntico *cantilever* deve ser evitado na maioria das situações posteriores, a menos que múltiplos implantes sejam unidos e a extensão do *cantilever* seja considerada aceitável.

Implantes de diâmetro estreito podem ser fixados em áreas com dimensões reduzidas, mas apenas até certo ponto. Implantes mais estreitos são inerentemente mais frágeis e mais aptos a sofrer falhas catastróficas. Suas dimensões mínimas farão dos materiais protéticos mais estéticos (*i.e.*, pilares de zircônia) uma opção mais arriscada. Embora os fabricantes continuem a produzir implantes cada vez menores, seu uso em pacientes deve ser cautelosamente considerado até que seu sucesso seja comprovado.

Quando as restrições de espaço levam o cirurgião-dentista a selecionar implantes menores e mais arriscados, opções alternativas devem ser seriamente consideradas: ortodontia, PFDs de origem dentária (Figura 77.2), aumento do osso e extrações adicionais. Embora a última opção possa soar extremamente agressiva, pode ser a melhor escolha em cenários onde o espaço adequado não pode ser criado. Isso comumente se apresenta como um único incisivo inferior ausente. Assim, os dois incisivos ausentes podem ser substituídos por um único implante. Nesse cenário, o implante pode ser colocado centralmente entre os dois dentes ausentes ou em um lado com um *cantilever* maior (Figura 77.3). O implante localizado centralmente irá reduzir a tensão devido à extensão reduzida do *cantilever*, porém o implante deslocado pode permitir a criação de uma arquitetura gengival mais natural em torno do pôntico.

Conexão Implante-Pilar

De todas as variações nos modelos de implantes, talvez nenhuma seja tão importante para o sucesso protético quanto o modelo de conexão. O modelo de uma junção implante-pilar irá influenciar tudo, da incidência do afrouxamento do parafuso, à manutenção dos tecidos duros e moles, ao escape interno do implante. O(s) implante(s) deve(m) ser selecionado(s) para um determinado cenário com base em uma consideração minuciosa da conexão que melhor se adapte ao caso. Não há uma solução de "tamanho único". Certas conexões são bem adequadas para pacientes completamente edêntulos, porém são escolhas ruins para uma única unidade, ao passo que outras conexões podem ser apropriadas em tratamentos estéticos complicados mas não ser funcionais sob cargas pesadas.

Implantes dentários disponíveis atualmente são classificados em três tipos (Figura 77.4), com base em seu modelo de conexão do pilar: conexão externa, conexão interna e corpo sólido (o pilar é contíguo com o corpo do implante).

O implante de conexão externa é comumente chamado de implante "hexágono externo" devido à presença de uma conexão hexagonal elevada na maioria das versões deste modelo. A conexão externa é um dos modelos de conexão mais antigos ainda utilizados hoje em dia. Oferece as vantagens de uma gama extremamente extensa de produtos protéticos para abordar até mesmo as apresentações clínicas mais complicadas. É um implante robusto e raramente sofre fratura do próprio corpo do implante. Esse é um modelo de implante bem testado e amplamente aceito.[4,5] É bem adequado à restauração de pacientes completamente edêntulos que desejam uma restauração fixa. A ampla plataforma do implante cria uma base estável, ao passo que a conexão relativamente curta (0,7 mm de altura) facilita a correção dos implantes não paralelos.

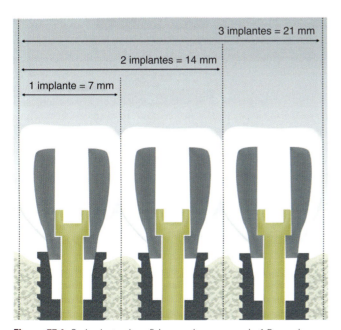

Figura 77.1 Os implantes beneficiam-se da presença de 1,5 mm de osso circunferencialmente. Um implante de diâmetro "normal" tem ~4 mm. Para fins de planejamento do tratamento, cada implante deve ter 7 mm de espaço mesiodistal na crista óssea, dois implantes precisariam de 14 mm, e assim por diante.

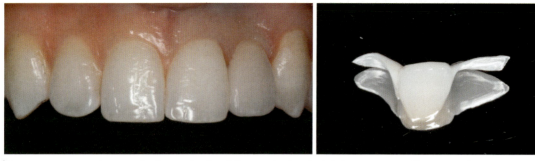

Figura 77.2 É importante compreender que os implantes não são a única maneira de substituir dentes ausentes. Neste exemplo, uma prótese adesiva (ponte cerâmica Maryland) é usada para substituir o incisivo lateral superior esquerdo.

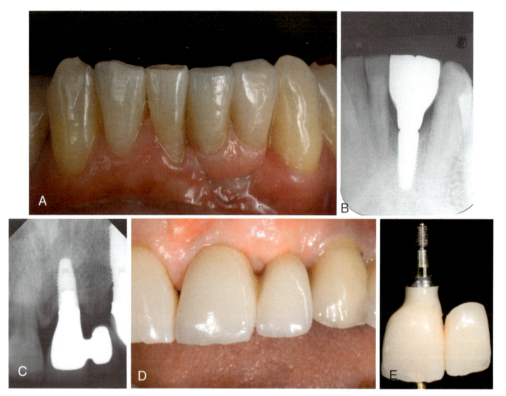

Figura 77.3 A substituição de dois dentes ausentes consecutivos apresenta um desafio pontual. As exigências do espaço mesiodistal muitas vezes impossibilita o uso de dois implantes adjacentes. O implante pode ser colocado centralmente (A–B) ou na posição de uma das raízes ausentes (C–E).

A principal desvantagem do implante de conexão externa é o afrouxamento do parafuso.[40,41,61,64] A altura curta da conexão contribui pouco para compartilhar as forças entre o pilar e o corpo do implante. Mesmo que a porção hexagonal fique presa, ainda há pouca altura da parede vertical para transferir as forças oblíquas da prótese. Inevitavelmente, essas forças são transferidas em grande quantidade ao parafuso do pilar, que estica e deforma sob carga. Ao longo do tempo, isso resultará na necessidade de apertar e substituir os parafusos. Esse problema é significativamente reduzido com próteses suportadas por vários implantes. É o principal problema das substituições de um único dente com implantes de conexão externa.

IMPORTANTE

Talvez o fator mais importante do modelo do implante com relação ao sucesso protético seja o modelo da conexão implante-pilar. O modelo de uma junção implante-pilar irá influenciar tudo desde a incidência do afrouxamento do parafuso, à manutenção dos tecidos duros e moles, e o escape dentro do implante.

Em comparação com modelos de implante mais modernos, a conexão externa perde mais osso crestal.[*] Isso é um problema multifatorial, mas ocorre, em grande parte, devido à constante abertura e fechamento da junção implante-pilar sob a ação de carga.[55,95,106] Isso leva a que um infiltrado bacteriano seja bombeado para dentro e para fora dos porções internas do implante[5,59] e diretamente para os tecidos peri-implantares (Figura 77.5). Um afastamento da conexão externa tem aliviado (mas não eliminado) tanto o afrouxamento do parafuso quanto a perda óssea crestal.

A conexão interna (em todas as suas variações) tornou-se o implante de escolha para a maioria das reabilitações parcialmente edêntulas em função da confiabilidade melhorada quando comparada ao modelo de hexágono externo.[49] Para a maioria dos sistemas, é um equívoco chamá-la de "hexágono interno". A geometria da conexão em si vem em muitas variações, incluindo hexágonos, octógonos, estrelas de 12 pontas, lóbulos triplos, círculos com quatro lados planos, sete estrias, entre outros. O número de lados da conexão torna possível ao usuário assumir várias posições a partir das quais se pode

---

[*]Referências 7, 8, 13, 20, 25, 26, 44, 46, 58, 104, 115, 134, 136.

orientar um pilar original de fábrica. Alguns fabricantes prescrevem qual lóbulo ou ponto da conexão do implante deve ser orientado vestibularmente para conseguir isso. Embora mais lados na conexão permitam maior flexibilidade no posicionamento de um pilar original de fábrica, isso aumenta a dificuldade de alinhamento correto de um pilar customizado. Não há grandes evidências, sejam independentes ou revisadas pelos colegas, de que qualquer geometria de conexão interna seja superior a todas as outras.

Muitos sistemas de implantes começaram a incorporar um elemento cônico na conexão do pilar do implante. A justificativa para incorporar um cone na conexão é estabilizar ainda mais a junção implante-pilar,[88] minimizando assim o escape, o movimento do pilar e o afrouxamento dos parafusos. Esse conceito vem do mundo das ferramentas de usinagem, como tornos e furadeiras. Por algum motivo desconhecido, os dentistas passaram a chamar qualquer implante de conexão cônica como "cone Morse", embora poucos modelos de implantes atendam às especificações muito peculiares de qualquer variação de um cone Morse (~1,5 – grau do cone).

Apesar disso, com o torque completo do parafuso do pilar, os implantes com um cone muito estreito criam uma vedação melhor e terão melhor estabilidade do pilar e do parafuso em longo prazo. Ambos são vantajosos em termos de manutenção e preservação dos tecidos peri-implantares em um nível máximo. Alguns sistemas de implantes de conexão cônica exigem uma ferramenta especial para remover os pilares, já que após a remoção do parafuso os componentes podem ter um ajuste de atrito bem forte.

Quando os implantes de conexão externa de diâmetro amplo foram introduzidos, eles permaneceram compatíveis com os pilares dos implantes mais estreitos. Alguns cirurgiões-dentistas e cientistas começaram a fazer experimentos com o uso desses pilares estreitos em implantes mais largos, denominando essas conexões como "plataforma alternada" (*plataform switched*).[74] Esse termo veio para abranger qualquer implante que tenha um pilar mais estreito que o pescoço do implante (Figura 77.6). A preponderância das evidências sugere que o modelo de plataforma alternada mantém o osso a um nível mais alto do que o modelo de plataforma não alternada.* Os motivos para esse efeito são menos escapes na junção implante-pilar (a maioria é composta por conexões cônicas),[9,38,73,92] menos afrouxamento do parafuso,[101,110] menos tensão no osso peri-implantar[29,52,85,86] e movimento da superfície não osseointegrada do pilar para longe do osso. O último conceito cria um espaço horizontal no implante para o tecido conjuntivo supracrestal estabelecer um selamento peri-implantar circunferencial, permitindo assim que o osso mantenha sua posição em um nível mais alto sem ter que remodelá-lo a uma posição mais baixa.[111,112]

A única possível desvantagem para um sistema de implante de plataforma alternada é que o pilar é mais estreito e, portanto, mais propenso à quebra. Os dados sobre essa questão são vagos, mas é claro que, para qualquer material (zircônia, em particular), quanto mais fino ele for, mais facilmente irá sofrer uma fratura. Muitos fabricantes começaram a abordar esse problema oferecendo seus pilares de zircônia com um inserto de titânio que faz interface com o corpo do implante (Figura 77.7). Isso tem o benefício de colocar a zircônia mais frágil fora do implante e evitar a possibilidade de ela desgastar a conexão do implante prematuramente.

---

*Referências 7, 8, 13, 20, 25, 26, 44, 46, 58, 104, 115, 134, 136.

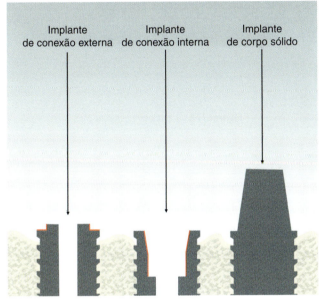

Figura 77.4 Os implantes mais disponíveis atualmente podem ser classificados em três tipos: conexão externa, conexão interna e corpo sólido. A conexão hexagonal externa é indicada principalmente para tratamentos de arcada completa. O implante de corpo sólido deve ser colocado na posição ideal, já que não há meios para corrigir a posição com o pilar. O implante de conexão interna (do qual há muitas variedades) é indicado para a maioria dos tratamentos parcialmente edêntulos. Observe as áreas de envolvimento do pilar, como destacado em *vermelho*.

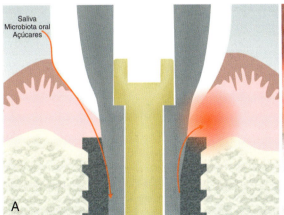
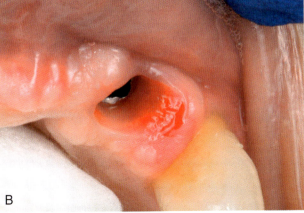

Figura 77.5 Todos os implantes de duas peças têm espaços internos ocos. Sob cargas funcionais, a junção entre o implante e o pilar irá se abrir ligeiramente e permitir que a saliva, a microbiota oral e os nutrientes entrem nas porções internas do implante (A). Nesse ambiente livre de oxigênio, os anaeróbios irão proliferar. Eles serão bombeados para os tecidos peri-implantares e podem ser parcialmente responsáveis por perda óssea peri-implantar típica ou inflamação dos tecidos peri-implantares (B).

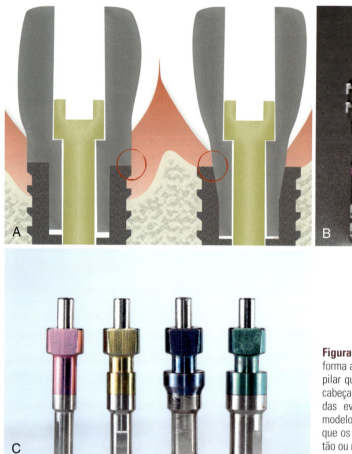
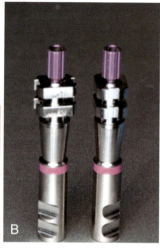
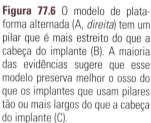

Figura 77.6 O modelo de plataforma alternada (A, *direita*) tem um pilar que é mais estreito do que a cabeça do implante (B). A maioria das evidências sugere que esse modelo preserva melhor o osso do que os implantes que usam pilares tão ou mais largos do que a cabeça do implante (C).

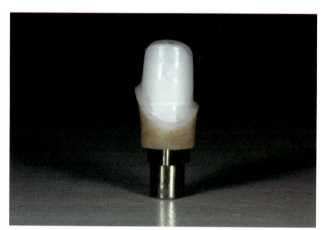

Figura 77.7 Os pilares de zircônia são úteis para minimizar quaisquer alterações da cor dos tecidos peri-implantares e tornam possível a utilização de materiais protéticos semitransluminescentes. Grande parte dos fabricantes desenvolveu pilares de zircônia que têm uma base de titânio, como mostrado aqui. Isso pode fortalecer os pilares e irá eliminar a falha da zircônia dentro do corpo do implante. É difícil corrigir essas falhas com sucesso.

O aspecto interno do implante é oco para permitir a conexão do parafuso e do pilar. No entanto, esses espaços dentro do implante podem servir como um reservatório patogênico se ou quando a junção implante-pilar afrouxar.[9,73,92] Essa câmara interna é anaeróbica, tem a temperatura corporal, e quando a junção implante-pilar afrouxa ela fica cheia de bactérias orais, saliva e nutrientes. A câmara é, então, terreno fértil para as bactérias anaeróbicas e seus subprodutos. O movimento continuado entre o pilar e o implante irá bombear o exsudato bacteriano para os frágeis tecidos peri-implantares. Parece que essa é uma das principais causas de perda óssea "normal" em torno dos implantes. Quantidades excessivas de bombeamento podem ser responsáveis nas incidências idiopáticas de mucosite peri-implantar e peri-implantite. Portanto, os cirurgiões-dentistas devem optar por implantes e pilares que mostraram (ao longo de períodos estendidos de tempo) reduzir a microlacuna e o afrouxamento. Isso é mais bem realizado com uma conexão cônica estreita e pilares com interfaces de titânio usinados pelo fabricante do implante. Há outros fatores a serem considerados na seleção do implante apropriado para qualquer cenário que seja, porém os esforços para minimizar a perda de tecidos peri-implantares são mais bem realizados com essa modalidade de tratamento.

O último tipo da conexão de implante a ser abordado é o implante de "corpo sólido", ou um implante no qual o pilar e o implante são uma única peça contígua. Esses implantes ficaram disponíveis por algum tempo, mas nunca ganharam uma popularidade significativa. O desafio com implantes de corpo sólido não é cirúrgico, e eles podem de fato ser melhores para os tecidos peri-implantares porque não há microfenda nem escape. O problema é protético. Para esses implantes, não há opção retida por parafuso para a prótese, e a margem do cimento é determinada no momento da colocação. O pilar pode ser preparado para mover a margem apicalmente se for absolutamente necessário, mas não há maneira razoável de mover a margem coronalmente. Isso apresenta um sério problema quando a gengiva tem qualquer papila significativa adjacente ao implante, já que a margem do cimento que está posicionada talvez a 1 mm subgengival na vestibular agora pode estar a 3 a 7 mm subgengivais nas porções mesial e distal (Figura 77.8). Sem nenhuma opção para uma restauração retida por parafuso, a tarefa do cirurgião-clínico restaurador agora é remover completamente o cimento mais profundo subgengival e,

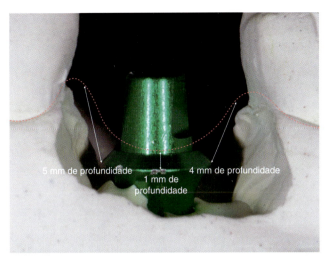

Figura 77.8 Os implantes de corpo sólido (e no nível tecidual) apresentam um desafio protético pontual pelo fato de a margem estar no próprio corpo do implante. Isso muitas vezes resulta em margens mesiais e distais muito profundas, dificultando a remoção do cimento de maneira apropriada. Desse modo, as restaurações para os implantes no nível do tecido devem ser, em geral, aparafusadas. Infelizmente, as restaurações nos implantes de corpo sólido só podem ser cimentadas. Deve-se ter extremo cuidado com os implantes de corpo sólido.

Tabela 77.1 Complicações Maiores Versus Complicações Menores na Prótese Sobre Implante.

Complicações Maiores	Complicações Menores
Falha do Implante	Afrouxamento do parafuso
Perda óssea peri-implantar atípica	Porcelana lascada não exigindo substituição de prótese
Inflamação persistente do tecido mole	Perda da cimentação da prótese
Infecção dos tecidos peri-implantares	
Falha da porcelana exigindo substituição da prótese	
Perda da prótese	
Fratura de parafusos ou pilares	

inevitavelmente, ainda irá deixar cimento para trás. Esse cimento residual possivelmente irá induzir reações inflamatórias e perda de osso, tecido mole e, talvez, do próprio implante.[72,145]

O implante de corpo sólido não oferece nenhum recurso caso o pilar quebre. Isso é bastante preocupante, já que o uso de implantes de zircônia de corpo sólido se torna cada vez mais prevalente. Caso o pilar do implante de corpo sólido quebre, o implante deverá ser extraído ou abandonado. Deve-se ter um cuidado especial com os implantes de corpo sólido para evitar uma preparação excessiva na área do pilar, o que leva ao enfraquecimento e aumento de risco de fratura.

Há também, no mercado, algumas conexões implante-pilar diferentes, incluindo os pilares de encaixe cimentados (em que o pilar é cimentado *dentro* do implante) e outros. Estes não serão discutidos aqui devido às restrições de espaço e à sua relativa obscuridade no momento atual.

Considerações sobre o Pilar/a Prótese para Unidades Únicas

Método de Retenção para o Tratamento de Edêntulos Parciais: Próteses Cimentadas, Opções Metalocerâmicas Parafusadas, Zircônia de Contorno Completo Parafusada e Modelos Híbridos

Durante o planejamento do tratamento de um caso parcialmente edêntulo para restauração com um implante, uma das maiores decisões protéticas a ser tomada é colocar uma coroa cimentada em um pilar ou uma coroa contígua com o pilar e parafusada diretamente no implante. Em razão dessa discussão, a opção parafusada será definida como um pilar de liga de ouro fundido com suporte apropriado de porcelana feldspática que será aplicado diretamente sobre ele (por vezes chamados de pilares do tipo UCLA). As variações da coroa parafusada serão discutidas posteriormente. Muitos cirurgiões clínicos desenvolveram preferências pessoais para as coroas parafusadas ou cimentadas com base em suas experiências e falhas. Boa parte da experiência anedótica individual de um cirurgião-dentista provavelmente tem muito a ver com a habilidade de seu técnico quando se consideram próteses metalocerâmicas parafusadas. Aqui iremos considerar as evidências analisadas por colegas para determinar as vantagens e desvantagens com base nas evidências de cada tipo de retenção.

Para a *maioria* das substituições de um único dente, coroas parafusadas ou cimentadas demonstraram ter níveis bem altos de sucesso em longo prazo,[90,113,124,139] contanto que o cirurgião-dentista e o técnico sigam as diretrizes fundamentais. Em alguns cenários clínicos, um tipo de retenção é a escolha surpreendentemente superior, mas isso não reflete a maioria dos casos.

É importante compreender a diferença entre as complicações *maiores* e *menores* (Tabela 77.1). As complicações *menores* são problemas que podem ser solucionados com pouco esforço ou aumento de risco, como parafusos frouxos, pequena fratura da porcelana e mucosite peri-implantar reversível. As complicações *maiores* são perda de implante, peri-implantite, perda óssea grave, parafusos fraturados, falha significativa da porcelana e perda de prótese.

As restaurações parafusadas têm um longo histórico de sucesso clínico. Sua introdução em 1988[78] possibilitou que os cirurgiões clínicos criassem restaurações mais estéticas do que era possível com as alternativas disponíveis da época, e em menor espaço vertical. Elas podem ser usadas em áreas com distâncias interoclusais limitadas devido ao seu modelo de construção. Podem ser criadas com superfícies oclusais ou palatinas metálicas para os pacientes com altas demandas funcionais. Podem ter a porcelana transportada para 1 mm da cabeça do implante para melhorar a estética. As principais desvantagens da restauração parafusada são significativamente de ordem mais protética:* fratura da porcelana (Figura 77.9),[68,94,113] afrouxamento do parafuso,** aumento da perda óssea,[33,54,60,75,94] aumento dos custos laboratoriais e a necessidade da angulação ideal do implante. Áreas menores de fratura da porcelana podem ser previsivelmente remediadas com contorno e polimento. As fraturas maiores precisam de substituição de toda a prótese, já que a porcelana não pode ser reparada após uma exposição prolongada ao ambiente oral. Um técnico dedicado pode remover toda a porcelana da estrutura de metal em uma tentativa de economizar os custos de um novo pilar e de uma nova liga, mas este pode muito bem ser o motivo de a fratura ter uma estrutura mal projetada. Por isso, recomenda-se fabricar uma prótese inteiramente nova caso a porcelana falhe. O afrouxamento do parafuso tem sido repetidamente mostrado como a causa mais comum em restaurações parafusadas, apesar do fato de que as restaurações cimentadas costumam usar as mesmas especificações de parafuso e de torque. A razão para esse fenômeno não é exatamente conhecida, embora seja provável que ocorra devido às interfaces mal fundidas dos pilares, da carga aumentada em decorrência de estruturas não

---
*Referências 28, 34, 39, 76, 90, 105, 113, 144.
**Referências 16, 34, 39, 76, 90, 99, 113, 143.

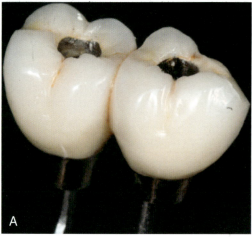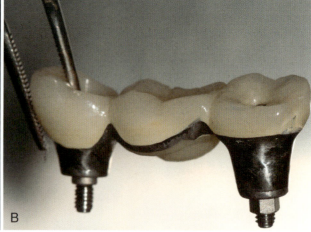

Figura 77.9 As restaurações metalocerâmicas aparafusadas mostraram ter complicações significativamente mais protéticas, mais comumente falha da porcelana e afrouxamento dos parafusos do pilar. A falha da porcelana é mais bem tratada pela substituição. A nova prótese precisa de um modelo de estrutura mais robusto ou de materiais alternativos. (A) Coroas de prótese fixa metalocerâmicas aparafusadas com a porcelana fraturada. (B) Prótese fixa metalocerâmica aparafusada sendo substituída após afrouxamento dos parafusos.

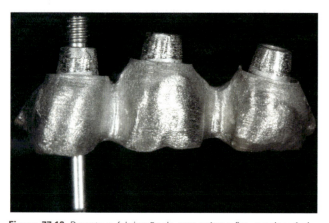

Figura 77.10 Durante a fabricação de uma prótese fixa metalocerâmica aparafusada, o técnico deve ter extremo cuidado na criação da estrutura, de modo que não haja danos à área da interface, como mostrado aqui. A interface danificada irá produzir uma prótese mal ajustada, levando ao aumento da dispersão e ao afrouxamento mais frequente dos parafusos.

passivas,[89,125,138] do uso histórico de parafusos mais fracos de liga de ouro ou do dano à interface durante a remoção (Figura 77.10) ou do acabamento. Os técnicos devem ter cautela ao criar uma restauração parafusada para garantir a integridade da interface do pilar. O pilar do tipo UCLA deve ter uma interface usinada feita pelo fabricante para garantir a integridade do ajuste entre o pilar e o implante. Como o canal de acesso do parafuso deve sair da coroa, essa opção tem melhor aplicação quando a angulação do implante sai diretamente pela superfície oclusal nas regiões posteriores e por meio da superfície palatina/lingual nas regiões anteriores.

> **IMPORTANTE**
>
> Para a maioria das coroas de implante de um único dente, tanto o método parafusado quanto o cimentado provaram ser altamente bem-sucedidos em longo prazo, contanto que o cirurgião-dentista e o técnico sigam as diretrizes fundamentais. Em alguns cenários clínicos, um tipo de retenção é uma escolha supreendentemente superior, mas isso não reflete a maioria dos casos.

A alternativa comum para a coroa parafusada é a coroa cimentada. Esse sistema é composto por um pilar (titânio, liga de ouro ou zircônia) parafusado no implante e uma coroa que será cimentada ao pilar. A coroa cimentada permite a restauração dos implantes que não estão posicionados idealmente sem ter que manipular o canal de acesso do parafuso saindo por uma área estética ou funcional crucial. Essa situação é mais comum na zona estética. Quando os implantes são colocados angulados de modo que o canal para o parafuso saia pela superfície vestibular da coroa, torna-se esteticamente proibitivo utilizar uma coroa "normal" parafusada (Figura 77.11). Há algumas soluções alternativas que serão brevemente discutidas posteriormente.

Alguns cirurgiões-dentistas preferem as restaurações cimentadas porque o processo de cimentação é familiar e confortável. Contudo, o processo de cimentação não deve ser subestimado, já que o cimento residual é uma das principais causas (mas não a única causa) de peri-implantite.[1,15,72,145] Os detalhes da cimentação serão discutidos posteriormente, mas é necessário observar que nenhuma tentativa deve ser feita para cimentar uma coroa de implante quando as margens tiverem mais de 1 mm subgengival (Figura 77.12).[83,84] As coroas de implante retidas por cimento têm a principal vantagem de serem bem mais duráveis do que a alternativa retida por parafuso, um fato confirmado em diversas análises.[90,113,124,144,146] Relatou-se que a falha da porcelana das coroas parafusadas chegam a 38%, em comparação com apenas 4% para as coroas cimentadas em uma média de 5 anos.[94] Por esse motivo, as coroas de implante cimentadas são indicadas em cenários de cargas maiores (*i.e.*, molares, pacientes com masseteres aumentados). Caso o paciente quebre a coroa cimentada, a recuperação do pilar remanescente é altamente simplificada. Perfurar uma coroa cimentada intacta para acessar o canal do parafuso é uma questão relativamente simples, semelhante ao acesso endodôntico. Por fim, há o problema do custo laboratorial. As restaurações cimentadas normalmente levam a contas bem mais econômicas em comparação às opções de metalocerâmicas parafusadas, embora o custo desta varie significativamente com o preço de mercado para a liga de ouro.

Uma das razões citadas para selecionar a restauração retida por parafuso é a facilidade de recuperação. Existe uma preocupação válida de que, caso haja alguma falha, a coroa cimentada seja mais difícil de remover. Embora possa parecer óbvio, a remoção da coroa cimentada dificilmente é mais complicada do que a da coroa retida por parafuso (Figura 77.13).[120] As diferenças estão em que se deve perfurar o acesso através da porcelana ou do metal em vez do composto, e pode ser difícil definir o local de acesso. A maioria dos cirurgiões clínicos opta por cortar a porcelana, porém localizar o canal de acesso pode ser um tanto desafiador. Mais frequentemente, é bem fácil localizar o acesso com base em radiografias simples. Abordagens mais sofisticadas para registrar o local do acesso foram propostas, de

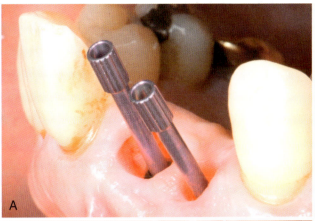
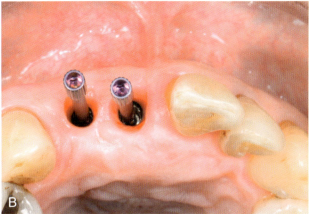
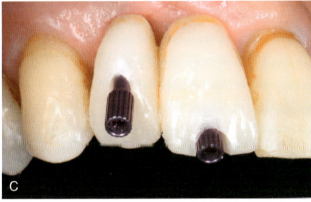

Figura 77.11 Na zona estética, rebordos alveolares sem enxerto podem resultar em implantes angulados para a vestibular. Isso resulta em uma contraindicação relativa para a retenção do parafuso. Com a maioria dos sistemas de implantes, os implantes angulados pela superfície vestibular precisarão ser restaurados com uma opção cimentada. Vistas lateral (A) e oclusal (B) dos implantes anteriores superiores com os parafusos dos pilares mostrando uma projeção do longo eixo em direção à superfície vestibular. (C) Restauração provisória com os parafusos dos pilares projetados através da superfície vestibular.

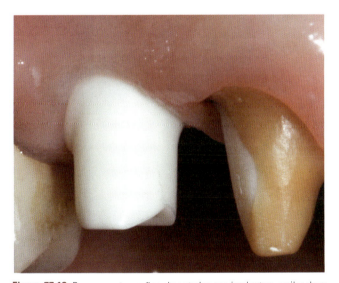

Figura 77.12 Para as restaurações cimentadas nos implantes, o pilar deve ser projetado de modo que a margem de cimentação não seja mais profunda do que 1 mm abaixo da margem gengival. Em todas, exceto as cristas mais planas, isso pode ser realizado com um pilar usinado personalizado.

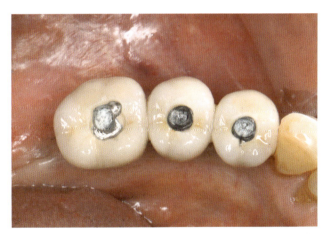

Figura 77.13 A remoção e a substituição das coroas com falhas cimentadas sobre implantes são procedimentos relativamente simples com a maioria dos modelos de implantes. O clínico estima o longo acesso do implante com radiografias e ao palpar a rebordo e, em seguida, simplesmente perfura no acesso do parafuso através do material da coroa. Os pilares/coroas ainda podem estar cimentados juntos e ser removidos como uma única peça.

stents[56] a guias,[141] a marcações oclusais (Figura 77.14).[116,122] Durante a era dos parafusos de pilares mais fracos e implantes de conexão externa, o afrouxamento do parafuso era um problema comum. Desse modo, a substituição de parafusos era uma exigência de manutenção comum, e uma restauração retida por parafuso era ideal. As conexões de implantes modernos raramente sofrem de parafusos frouxos, mesmo em implantes de única unidade.[90,105]

Há algumas outras variações de retenção da coroa que devem ser mencionadas. Uma é a coroa de zircônia de contorno completo parafusada. Essa coroa é semelhante no modelo da coroa parafusada de liga de ouro, mas não tem uma camada de porcelana feldspática, e a subestrutura é de zircônia. Embora relativamente novas no mercado, essas restaurações podem comprovadamente manter muitas das vantagens do sistema parafusados enquanto eliminam sua principal complicação — a fratura da porcelana. Nem todos os fabricantes oferecem essa restauração, e algumas variantes não oferecem uma inserção de titânio para proteger o implante contra o desgaste e a falha da zircônia. A inserção de titânio deve ser usada sempre que possível. Alguns fabricantes oferecem essa restauração com um canal de parafuso que pode ser angulado até 25 graus para permitir as restaurações parafusadas, mesmo quando o implante não está no acesso longo da coroa. A opção de zircônia parafusada é relativamente nova e não foi completamente testada em ensaios clínicos. Sua implantação requer cautela.

Outra opção é a coroa híbrida (por vezes chamada de coroa aparafusável). Esse sistema consiste em uma coroa que é cimentada a um pilar de titânio original de fábrica (Figura 77.15), porém a cimentação é realizada no laboratório, onde o cimento em excesso pode ser facilmente removido. O acesso do parafuso é pré-perfurado na coroa. Esse sistema oferece as vantagens de risco mínimo do cimento retido, risco mínimo de fratura da porcelana quando cerâmicas mais fortes são usadas e um custo laboratorial menor do que o das ligas de ouro. Esse sistema é relativamente novo e não foi completamente testado; em ensaios clínicos, sua implantação requer cautela.

Por fim, existe a opção de parafusos linguais. Esse sistema é mais comumente empregado nas áreas anteriores da cavidade oral quando os implantes são angulados muito distantes da zona vestibular por uma restauração retida por parafuso tradicional e o cirurgião-dentista não está confortável com a opção do cimento. Os desafios dos parafusos linguais são alto custo laboratorial, dificuldade de localizar técnicos competentes em sua aplicação, escape entre a coroa e o pilar, e o desafio de acesso do parafuso.

Seleção do Material do Pilar

Na maioria dos modelos de implante no nível do osso, a junção entre o pilar e o implante é próxima do osso crestal. Nessa área, o tecido conjuntivo e o epitélio juncional podem estar em contato íntimo com o pilar. Sendo assim, o material do pilar e a precisão do ajuste desempenham um papel essencial na preservação do osso peri-implantar e do tecido mole. Alguns pilares preservam melhor os tecidos peri-implantares do que outros. As opções mais relevantes para os materiais do pilar definitivo disponíveis atualmente são titânio, titânio com revestimento de nitreto de titânio, zircônia de contorno completo, zircônia com uma base de titânio e liga de ouro (Figura 77.16). Outras opções menos comuns incluem dissilicato de lítio e ligas de cromo-cobalto.

O estudo mais rigoroso que examinou as reações do osso e do tecido mole aos materiais do pilar descobriu evidências histológicas de que o titânio preservou 1,5 mm a mais do tecido mole e 1 mm a mais do osso se comparado ao pilar de liga de ouro totalmente fundido.[2] Entretanto, deve ser observado que esse estudo foi realizado em mandíbula canina e que, quando uma interface de titânio foi usada em conjunto com um pilar de liga de ouro, houve menos perda óssea do que com o ouro sozinho. É claro que parte da perda óssea e de tecido mole com pilares de ouro pode estar mais relacionada com o ajuste menos preciso de uma restauração fundida do que com a influência do material em si. Estudos clínicos e análises mais recentes questionaram esses achados, e o ouro e o titânio mostraram uma resposta biológica

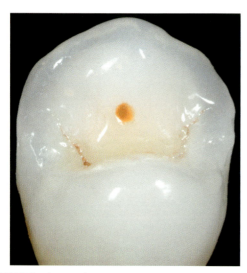

Figura 77.14 A colocação de um marcador oclusal/palatino durante a fabricação da coroa pode tornar a localização do acesso do parafuso mais previsível caso a remoção seja necessária.

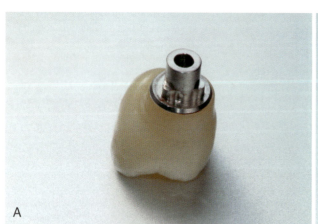
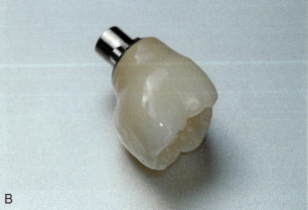
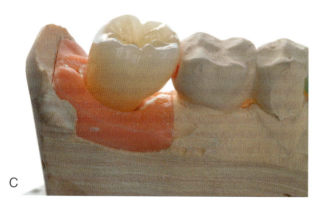

Figura 77.15 O modelo da coroa híbrida consiste em uma base de titânio que é conectada a uma coroa de cerâmica de contorno completo (geralmente zircônia). No laboratório, o técnico segue um protocolo específico para cimentar a base de titânio à coroa de cerâmica. Esse modelo produz uma restauração aparafusada que deve ser menos propensa aos problemas de uma prótese metalocerâmica, apesar de poucos dados em longo prazo estarem disponíveis. (A) Vista do pilar de titânio na base da coroa. (B) Vista da coroa com a base de titânio. (C) Coroa com base de titânio no modelo laboratorial.

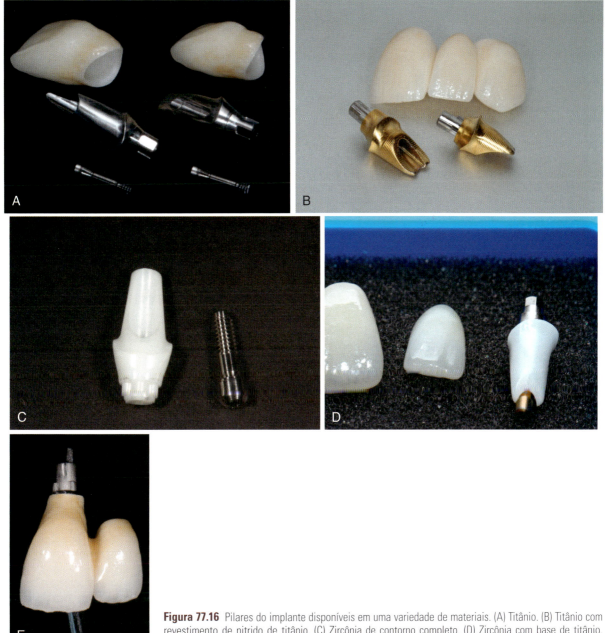

Figura 77.16 Pilares do implante disponíveis em uma variedade de materiais. (A) Titânio. (B) Titânio com revestimento de nitrido de titânio. (C) Zircônia de contorno completo. (D) Zircônia com base de titânio. (E) Liga de ouro.

equivalente.[79,137] No entanto, estes últimos estudos foram feitos com análise radiográfica em vez das medições histológicas dos anteriores. Como um todo, os dados sobre a biocompatibilidade do material do pilar e seus efeitos clínicos nos tecidos ainda não são conclusivos. O titânio demonstrou repetidamente ter um melhor desempenho em nível histológico do que as ligas de ouro, mas a diferença pode ter pouco significado clínico. O que está claro é que a interface entre o pilar e o implante deve ser o mais precisa possível. Isso irá garantir deflecção mínima, afrouxamento mínimo do parafuso e melhor manutenção dos tecidos peri-implantares. Os pilares que exigem fundição da porção parafusada da interface do implante não são compatíveis com a precisão do ajuste da interface usinada.[19]

A resistência do pilar é crítica para manter o sucesso em longo prazo com o mínimo de complicações técnicas. Pilares de titânio e de liga de ouro têm um longo registro de surpreendente resistência. Alguns estudos ainda mostram a falha do implante antes da falha do pilar de titânio.[131] A principal preocupação a respeito da resistência está relacionada aos pilares de zircônia.

Os pilares de zircônia podem ser usados com pouco risco de fratura em muitos cenários clínicos,[91] porém há algumas ressalvas. O pilar de zircônia deve ter um componente na interface do implante feito de titânio (Figura 77.17).[131] Isso minimiza o risco de desgaste no corpo do implante e, caso a zircônia frature, ele fica fora do implante, onde é bem mais fácil tratar. O pilar de zircônia não deve ser usado em casos com cargas extremas (*i.e.*, molares, pacientes com músculos da mastigação aumentados, PDFs de longa envergadura). Os pilares de zircônia devem ser feitos por um fabricante idôneo. As evidências mostraram que o fabricante pode ter um enorme impacto na resistência do material.[69] As paredes do pilar devem ser suficientemente espessas, não menos que 0,7 mm. Todo esforço deve ser feito para evitar o corte da zircônia após ela ter sido sinterizada.

Por fim, devemos considerar o efeito do material do pilar sobre a cor do tecido mole. Os pilares metálicos de coloração acinzentada irão escurecer o tecido mais do que os pilares de zircônia, mas o efeito não é tão bom quanto se poderia esperar. Os pilares de zircônia ainda causam um escurecimento significativo e perceptível do

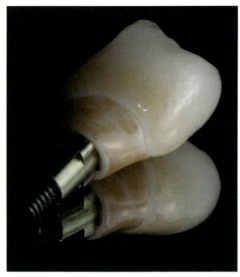

Figura 77.17 Os pilares do implante de zircônia devem ser fabricados com uma base de titânio. Isso traz muitas vantagens: resistência aumentada, falhas menos complicadas e menor desgaste da superfície interna do implante.

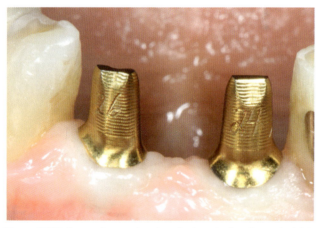

Figura 77.18 O revestimento de coloração dourada dos pilares de titânio produz menos acinzentamento no tecido mole. Esse revestimento é composto por nitrido de titânio ou óxido de titânio.

tecido mole, confirmado em diversos estudos.[17,70,82] Alguns fabricantes e cirurgiões-dentistas desenvolveram técnicas para anodizar ou revestir os pilares de titânio a fim de criar tons de dourado ou cor-de-rosa. Isso pode oferecer alguma melhoria na estética do tecido mole. Os pilares de coloração dourada (Figura 77.18) possibilitam o uso previsível de cerâmica semitransluminescente com alteração mínima do tom. A espessura do tecido sobrejacente demonstrou ter uma influência maior na cor percebida da gengiva sobre um implante do que o material usado. Tecidos espessos têm uma alteração de cor quase imperceptível, ao passo que nos tecidos finos a alteração sempre é percebida, mesmo com pilares de zircônia.[63]

> **IMPORTANTE**
>
> Está claro que a interface entre o pilar e o implante deve ser tão precisa quanto possível. Um ajuste preciso da interface implante-pilar irá garantir um vão mínimo, afrouxamento mínimo do parafuso e melhor manutenção dos tecidos peri-implantares. Os cirurgiões-dentistas devem compreender e avaliar que os pilares que exigem fundição da porção da interface do implante não correspondem à precisão de ajuste de uma interface usinada.

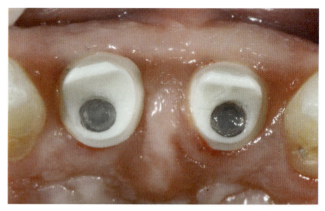

Figura 77.19 Mesmo na zona estética, as margens do pilar não devem ser colocadas mais profundas que 1 mm subgengivalmente. As margens devem ser claramente visíveis em toda a circunferência. Isso minimiza o risco de peri-implantite induzida por cimento.

Modelo do Implante e Perfil de Emergência

O modelo e os contornos do pilar desempenham um papel importante no formato e nas dimensões dos tecidos peri-implantares. Se o pilar estiver com sobrecontorno, isso poderá levar a uma perda óssea e de tecido mole. Esse é um problema comum quando os técnicos projetam e modelam o pilar sem a máscara de tecido mole no modelo. Pilares com contorno excessivo podem exigir cirurgia para serem aplicados, pois o tecido evita o posicionamento completo da restauração. Em contrapartida, a restauração pode ser moldada novamente para reduzir ou eliminar o impacto nos tecidos.

O perfil de emergência do pilar é a área do pilar entre a cabeça do implante e as margens do tecido mole. Mais dados mostram que o contorno insuficiente do perfil de emergência ajuda a proteger e manter o osso e o tecido mole peri-implantares.[111] O implante estilo "plataforma alternada" ajuda a criar o modelo de pilar estreitado devido ao diâmetro menor da interface de conexão. Na maioria dos cenários, o pilar deve ser projetado para emergir do implante em uma forma de ampulheta estreitada. O modelo estreitado pode permitir um fluxo sanguíneo aumentado ao redor do implante e proporcionar espaço suficiente para os tecidos moles sem remodelamento ósseo.[121,135]

Compreender os efeitos que o perfil de emergência tem no formato e na posição do tecido mole é fundamental para o tratamento com implante na zona estética.[117,127] Ao contornar seletivamente em excesso ou de maneira insuficiente a zona de emergência, o tecido mole pode ser posicionado com um alto grau de precisão.[132] Mais detalhes sobre essa técnica serão descritos na próxima seção com o uso de restauração provisória na zona estética. Para restaurações cimentadas, o aspecto mais indiscutivelmente crítico do modelo do pilar é a localização das margens. O tecido mole peri-implantar nunca é perfeitamente plano e, devido a isso, os pilares personalizados são quase universalmente indicados para evitar margens subgengivais profundas com o risco de cimento retido e peri-implantite resultante. A única maneira de um pilar original de fábrica ser usado com o risco mínimo é selecionar um com margens completamente supragengivais, mas isso pode ser esteticamente inaceitável. Se um pilar original de fábrica comum for selecionado para esconder o titânio, com uma margem vestibular 1 mm subgengival, na maioria dos casos a margem nas papilas mesial e distal será 4 mm ou mais subgengival. Estudos *in vitro* e *in vivo* mostraram que, para margens além de 1 mm subgengival, quantidades significativas de cimento sempre serão deixadas para trás.[83,84] Não deve ser feita nenhuma tentativa de cimentar restaurações sobre implantes com margens com mais de 1 mm subgengival (Figura 77.19). Um pilar personalizado pode ser facilmente projetado para direcionar o recorte natural da gengiva. É fabricado

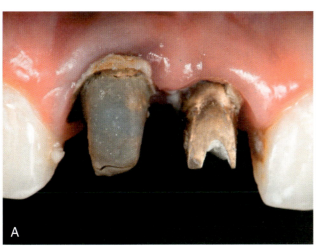
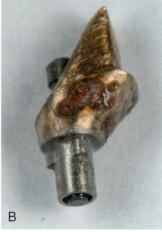

Figura 77.20 Quando as margens são colocadas mais profundas que 1 mm, é inevitável que o cimento seja deixado subgengivalmente. Independentemente do tipo de cimento, o cimento deixado subgengivalmente resultará em perda significativa de osso e de tecido mole. Aqui, uma grande quantidade de cimento residual causou uma perda catastrófica de osso e de tecido mole (peri-implantite). Finalmente, o tratamento desses implantes pode envolver extração e significativa reconstrução. (A) Vista clínica. (B) Pilar removido.

por usinagem ou fundição, embora a fundição de pilares personalizados para coroas cimentadas já não seja mais a melhor opção em decorrência dos custos elevados, aumento do afrouxamento do parafuso* e ajuste menos preciso do implante.[19]

> **CORRELAÇÃO CLÍNICA**
>
> A espessura do tecido sobrejacente demonstrou ter uma influência maior na cor percebida da gengiva sobre um implante do que o pilar/material restaurador usado. A alteração de cor é quase imperceptível em tecidos espessos, ao passo que quase sempre é observável quando coberta por tecidos finos, mesmo com pilares de zircônia.

Os pilares personalizados usinados podem ser feitos de titânio ou zircônia. Ao prescrever esses pilares, é fundamental comunicar ao técnico onde as margens devem ser colocadas. Caso isso não seja feito, muitos técnicos irão optar por colocá-los bem subgengivalmente. Diversos estudos[83,84] mostraram claramente que o cimento não pode ser previsivelmente removido a profundidades maiores que 1 mm subgengival. Se as margens forem mais profundas que 1 mm, quantidades significativas de cimento serão deixadas para trás e possivelmente iniciarão o processo de peri-implantite (Figura 77.20). É comum que os cirurgiões-dentistas e técnicos coloquem as margens mais profundas do que 1 mm subgengival em casos estéticos, em uma tentativa de esconder o pilar de titânio caso ocorra retração. Essa estratégia é imprudente e inevitavelmente irá resultar em retenção de cimento. A abordagem correta é modelar o tecido com um provisório, permitindo sua maturação, e colocar a margem não mais profundamente que 1 mm. O pilar também pode ser feito de zircônia e tingido para assemelhar-se à superfície radicular. Os cirurgiões-dentistas devem estar cientes das variações significativas de resistência nos pilares de zircônia com base nas especificações do fabricante.[69]

> **CORRELAÇÃO CLÍNICA**
>
> Nenhuma tentativa deve ser feita em restaurações cimentadas sobre um pilar de implante com margens com mais de 1 mm abaixo da margem gengival. Um pilar personalizado pode ser facilmente projetado para direcionar o recorte natural da gengiva. A probabilidade de deixar (esquecer) excesso

---

*Referências 16, 34, 39, 76, 90, 99, 113, 143.

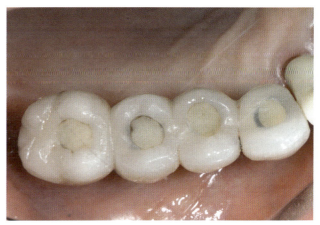

Figura 77.21 Muitos estudos *in vitro* mostraram que a ferulização de implantes adjacentes ajuda a compartilhar as forças oclusais entre os implantes. No entanto, foram realizados vários ensaios clínicos que não mostraram nenhuma diferença clinicamente significante nos níveis ósseos entre as restaurações ferulizadas e as não ferulizadas em 3, 5 e 10 anos de uso.

de cimento aprisionado sob a margem gengival é extremamente alta e problemática. Estudos claramente mostraram que o cimento não pode ser previsivelmente removido a profundidades maiores que 1 mm subgengival.

Ferulização de Implantes Adjacentes

A justificativa para a ferulização de implantes adjacentes (Figura 77.21) vem de diversas análises de elementos finitos (AEF)[10,12,142,148] e gel fotoelástico (GFE).[51] Esses estudos *in vitro* confirmam repetidamente que inúmeros implantes produzem menos forças agudas no osso peri-implantar quando ferulizados em comparação com as restaurações individuais múltiplas. No entanto, não temos uma clara noção de quanta tensão é aceitável para o osso peri-implantar e em qual limiar podemos esperar a perda óssea patológica. O cirurgião-dentista deve considerar o comprimento e o diâmetro dos implantes, assim como a qualidade e quantidade do osso, ao determinar se inúmeros implantes devem ser ferulizados juntos.

As restaurações ferulizadas são aconselhadas quando a base está comprometida (i.e., implantes curtos ou estreitos, osso comprometido).[87,147] Isso torna possível que os implantes mais fortes ou mais bem suportados "auxiliem" os outros. O comprometimento neste caso é que, se o implante mais fraco falhar, poderá ser necessário fabricar uma prótese inteiramente nova, normalmente a um custo significativo.

A justificativa para a ferulização de implantes adjacentes envolve a intenção de "compartilhar as forças", um conceito derivado dos estudos *in vitro* do início dos anos 2000 citados anteriormente. A implicação é que, clinicamente, haveria menos falhas de implantes e menos perda óssea ao longo do uso estendido com as restaurações ferulizadas. Os ensaios controlados randomizados (ECRs) *in vivo*[30,42,140] testaram essa hipótese para quantificar as diferenças na perda óssea e na falha do implante com as restaurações ferulizadas em comparação com as não ferulizadas. Em ECRs de parcialmente edêntulos, em 10 anos, a diferença média na perda óssea entre as restaurações ferulizadas e não ferulizadas para 132 implantes foi de mero 0,1 mm.[140] Isso nem chega a ser considerado clinicamente significativo na maioria dos cenários. No estudo de edêntulos totais com dois implantes mandibulares retendo uma prótese total completa, as diferenças em 3 anos foram estatisticamente insignificantes na maioria dos sítios e apenas de cerca de 0,5 mm nos diferentes sítios mais significativos.[42] Um ensaio *in vivo* prospectivo de boca dividida que examinou os níveis ósseos em torno das restaurações ferulizadas e não ferulizadas não mostrou nenhuma diferença significativa em 36 meses.[30] Até surgirem evidências mais concretas, "compartilhar forças" em uma tentativa de reduzir a perda óssea não é uma consideração apropriada para determinar se os implantes adjacentes devem ou não ser ferulizados. Esses dados não entram necessariamente em conflito com os experimentos *in vitro* iniciais; eles simplesmente ilustram que as forças maiores não necessariamente resultam em mais perda óssea e que é difícil extrapolar os dados de AEFs e GFEs para as realidades clínicas. Dependendo do tipo de osso e de implante, possivelmente há um limiar abaixo do qual forças elevadas não resultarão em perda óssea significativa ao longo do tempo. Em contrapartida, apesar da ausência de significância encontrada nesses estudos, pode haver cenários em que o julgamento clínico garanta a ferulização de implantes adjacentes, como inúmeros implantes colocados na maxila posterior no osso tipo IV se opondo a uma dentição natural intacta ou a outros implantes.

A desvantagem das restaurações ferulizadas está amplamente relacionada aos custos de reparo e substituição em longo prazo. Em pacientes com implantes que precisam manter uma prótese por 30, 40 ou 50 anos, é apropriado considerar que a prótese precisará de substituições durante sua vida útil. Mais comumente, isso está relacionado à falha da porcelana nas próteses fixas metalocerâmicas parafusadas.[94] Após uma restauração metalocerâmica ter ficado na cavidade oral por qualquer período significativo de tempo, a falha da porcelana não pode ser simplesmente reparada. A restauração deve ser completamente removida ou substituída. Em termos práticos, pode ser um desafio encontrar um laboratório disposto e capaz de remover e recolocar a porcelana, e a maioria irá optar pela recolocação completa da prótese. Essencialmente, esse é o dobro, o triplo ou o quádruplo do custo da substituição. Se uma unidade individual sofrer a mesma complicação, apenas a unidade afetada precisará ser substituída. Problemas relacionados à autonomia e aos desejos do paciente precisam ser considerados na substituição de inúmeros dentes ausentes adjacentes. Alguns pacientes podem tolerar restaurações ferulizadas, ao passo que outros podem desejar unidades individuais. As técnicas de higiene oral e a facilidade de limpeza também irão variar entre os tipos de restauração.

IMPORTANTE

Até surgirem evidências mais concretas, "compartilhar forças" não é uma razão válida para ferulizar implantes adjacentes. Esses dados não entram necessariamente em conflito com os experimentos iniciais *in vitro*; eles simplesmente ilustram que as forças maiores não necessariamente resultam em maior perda óssea e que é difícil extrapolar os dados de análise de elementos finitos e estudos de gel fotoelástico para as realidades clínicas.

As indicações para a ferulização de implantes adjacentes incluem forças significativas fora do eixo (*i.e.*, substituição de caninos), inúmeros implantes hexagonais externos adjacentes, osso ruim e implantes diminutivos.[50]

Conduta no Tratamento com Implantes na Zona Estética de Edêntulos Parciais

Diagnóstico e Plano de Tratamento

O tratamento do paciente parcialmente edêntulo na zona estética é um dos cenários protéticos mais desafiadores. A "zona estética" não é simplesmente caninos a caninos na maxila. Cada paciente deve ser avaliado individualmente quanto à posição e ao movimento do lábio (Figura 77.22) para determinar o nível apropriado de consideração estética necessária.

O principal desafio nesse tratamento são os tecidos moles peri-implantares.[18] Se o paciente mostrar o tecido mole durante o movimento do lábio, então uma atenção especial deve ser dada à criação e preservação da gengiva com aparência natural. Primeiro, deve haver espessura suficiente da gengiva. Os biótipos do tecido fino são mais propensos a retração, mucosite peri-implantar, perda de papila e acinzentamento.[65,80,81,107,149] A equipe cirúrgica pode precisar empregar várias técnicas antes ou durante a colocação do implante para aumentar a espessura do tecido.

Durante a fase de planejamento do tratamento, a equipe clínica deve considerar o formato e a posição do tecido mole em todos os dentes ou implantes na área. Se houver intenção de modificar algumas dessas posições, a posição do implante correspondente também poderá mudar.

O tratamento de possíveis alterações na coloração do tecido pode ser desafiador, já que a gengiva em torno dos implantes pode mudar para um tom acinzentado.[17] Isso pode ser, de certo modo, tratado com o uso de pilares do tipo UCLA ou de zircônia, embora as pesquisas tenham demonstrado claramente que ainda pode haver uma alteração de cor perceptível com esses materiais mais estéticos (delta E > 3,9).[62] Embora os pilares de zircônia sejam mais fracos do que os de titânio, eles mostraram taxas de sobrevida comparáveis para as unidades únicas *in vivo*.[150] Alguns técnicos começaram a experimentar o uso de vernizes fluorescentes sobre a zona de emergência dos pilares de zircônia para diminuir a alteração de cor. Alguns fabricantes e clínicos revestiram os pilares de titânio com uma coloração dourada ou cor-de-rosa, novamente em uma tentativa de mitigar as alterações de cor.

O maior desafio dos implantes em uma zona estética é o tratamento da papila. Os implantes, mesmo com modelos contemporâneos (*i.e.*, plataforma alternada, conexões cônicas), não podem manter a altura do osso crestal tanto quanto um dente saudável. O implante é bem diferente de um dente natural porque não tem um ligamento periodontal (e seu suprimento sanguíneo) ou inserção supracrestal das fibras do tecido conjuntivo. O aspecto clínico (*i.e.*, altura e totalidade) da papila entre um implante e um dente depende do nível de inserção periodontal do dente adjacente ao implante. Caso a papila não atenda aos desejos e expectativas, a ameia gengival aberta geralmente é mais bem tratada por meio de uma nova cirurgia ou fechamento do espaço com restaurações.[132] Embora tenham sido colocadas em prática boas tentativas de solucionar o problema da papila deficiente com próteses cor-de-rosa, é impossível solucionar esse problema de uma maneira que seja tanto esteticamente convincente quanto higiênica no paciente parcialmente edêntulo.

Embora possa haver variações na altura da papila adjacente aos implantes ou entre eles, a altura média da papila adjacente a um único implante é de 4,2 mm.[66] Entre os dentes naturais não restaurados adjacentes, a altura média da papila é de pelo menos 5 mm.[130] Entre os implantes adjacentes (hexagonais externos), a papila média tem apenas 3,4 mm (Tabela 77.2).[128]

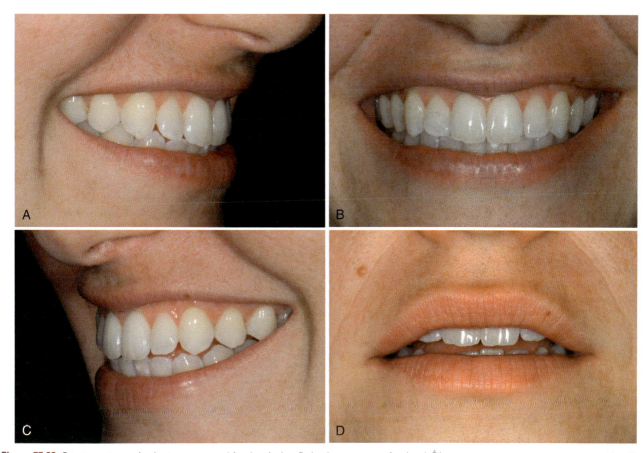

Figura 77.22 O tratamento com implante na zona estética é mais desafiador do que na zona funcional. É importante ter em mente que a zona estética difere em cada paciente. Ela deve ser avaliada por uma série de fotos básicas: direita, centro e esquerda no sorriso máximo (A–C) e com os lábios em repouso (D). Nesta paciente, a zona estética claramente inclui os dentes anteriores e todos os pré-molares.

Tabela 77.2 Altura Antecipada da Papila.

	Entre os Dentes Naturais	Entre o Dente e o Implante	Entre os Implantes Adjacentes
Altura média esperada da papila (da crista ao osso)	≥ 5 mm (Tarnow, 1992)[130]	4,2 mm (Kan, 2003)[66]	3,4 mm (Tarnow, 2003)[128]

As figuras precedentes mostram médias e não representam o valor real para o que é possível para um dado paciente. A chave para a previsibilidade de um tratamento bem-sucedido na zona estética é a restauração provisória retida por implante. Isso permitirá que a equipe clínica e o paciente testem verdadeiramente os quatro principais critérios de estética, fonética, função e higiene. É muito mais fácil fazer revisões e alterações em próteses provisórias quando comparadas com as próteses definitivas.

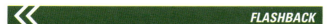

FLASHBACK

O maior desafio dos implantes em uma zona estética é o tratamento da papila. Embora tenha havido boas tentativas para solucionar o problema da papila deficiente com próteses cor-de-rosa, é quase impossível resolvê-lo de uma maneira que seja esteticamente convincente e higiênica no paciente parcialmente edêntulo.

Modelamento e Tratamento do Tecido

Após a integração do implante e a maturação do tecido mole, pode haver a necessidade de corrigir posicionamentos ligeiramente errados dos tecidos peri-implantares. Isso pode ser feito por meio da modificação do pilar do implante, mas não deve ser feito repetidamente para evitar o aumento das alterações teciduais que levam à perda óssea. Deficiências significativas do tecido podem ser de difícil correção, ao passo que outras podem ser possíveis com uma nova cirurgia.

O perfil de emergência da restauração provisória pode ser adicionado ou contornado de volta para manipular a posição do tecido mole. Aplicar um contorno adicional moverá a gengiva apicalmente, ao passo que o subcontorno permitirá que o tecido se molde mais coronalmente. O pilar também pode ser modificado para aplicar pressão à base da papila, forçando assim a ponta coronalmente,[132] mas essa técnica deve ser usada com cautela em torno dos implantes devido ao suprimento sanguíneo reduzido e à fragilidade do tecido mole.[111] O cirurgião-dentista deve minimizar o número de reinserções à cabeça do implante, já que enfraquecerá a integridade dos tecidos e criar perda óssea adicional.[3,112]

O ideal é que todos os contornos dos tecidos moles sejam projetados na cavidade oral do paciente, e os quatro critérios (estética, fonética, função e higiene) devem ser testados e aprovados. Se feita corretamente, a transição do paciente para o técnico ocorre quase sem emendas, servindo a prótese provisória como modelo para a definitiva.

Conclusão

O tratamento bem-sucedido com implante exige uma equipe de cirurgiões-dentistas e técnicos dedicados à excelência nos aspectos cirúrgico e protético do processo. Um completo entendimento da restauração protética dos implantes, desde as conexões implante-pilar até as interfaces dos tecidos duros e moles e a compatibilidade com o implante/pilar/restauração, é essencial. Este capítulo revisou os aspectos críticos de tratamento de implantes protéticos comprovados para maximizar o sucesso funcional, biológico e estético em longo prazo.

 Acesse Caso Clínico em https://www.grupogen.com.br.

Referências Bibliográficas

 As referências bibliográficas deste capítulo estão disponibilizadas em https://www.grupogen.com.br.

SEÇÃO II PROCEDIMENTOS CIRÚRGICOS

CAPÍTULO 78

Procedimentos Cirúrgicos Básicos em Implantodontia

Perry R. Klokkevold

SUMÁRIO DO CAPÍTULO

Princípios Gerais da Cirurgia de Implante, 825
Colocação de Implante em Dois Estágios ou "Implante Submerso", 826

Colocação de Implantes em Um Estágio ou "Implante Não Submerso", 833
Conclusão, 833

Atualmente, os procedimentos cirúrgicos para colocação de aproximadamente todos os implantes dentários endósseos são baseados nos trabalhos originais do Professor Per-Ingvar Brånemark et al., desenvolvidos na Suécia nas décadas de 1960 e 1970.[4,5] Suas pesquisas foram um marco, pois avaliaram os aspectos biológico, fisiológico e mecânico do implante de titânio em forma de parafuso, que ficou conhecido como sistema de implantes "Brånemark" da Nobelpharma, atualmente fabricado pela Nobel Biocare. O implante original de Brånemark apresentava paredes paralelas, formato cilíndrico, conexão hexagonal externa e uma superfície usinada. Desde sua introdução, diferentes modelos de implantes têm sido desenvolvidos, modificados e estudados. Mas os mesmos princípios fundamentais de preparação do sítio do implante, precisão e ausência de traumas se aplicam a todos os sistemas de implantes. Resumidamente, isso inclui uma técnica cirúrgica delicada e progressiva, um preparo incremental do osso para uma inserção precisa do implante.

Este capítulo descreve os procedimentos cirúrgicos básicos para a colocação de implantes dentários endósseos por meio de protocolos em um ou dois estágios. Os princípios aqui descritos são intencionalmente genéricos e destinados à aplicação para a maioria dos sistemas de implantes comuns. Cada sistema de implante é projetado com um armamentário e recomendações de uso específicos (p. ex., a velocidade de perfuração), e é aconselhável seguir os protocolos detalhados fornecidos pelo fabricante.

Princípios Gerais da Cirurgia de Implante

Preparo do Paciente

É possível realizar a maioria dos procedimentos cirúrgicos de implantes em consultório odontológico sob anestesia local. A sedação consciente (oral ou intravenosa) pode ser indicada (Capítulo 38) para alguns pacientes. Os riscos e benefícios da cirurgia de implante precisam ser explicados ao paciente antes do procedimento cirúrgico. Deve-se elaborar um termo de consentimento esclarecido por escrito informando sobre o procedimento a ser realizado.

Preparo do Sítio do Implante

Alguns princípios básicos devem ser seguidos para alcançar a osseointegração com um elevado grau de previsibilidade[3,4,7] (Quadro 78.1). O sítio cirúrgico precisa ser mantido asséptico, e o paciente deve estar devidamente preparado para receber um procedimento cirúrgico intraoral. Um bochecho com gluconato de clorexidina por 1 a 2 minutos antes do procedimento ajudará na redução da carga bacteriana presente no sítio cirúrgico. É necessário manter um campo cirúrgico estéril e evitar a contaminação da superfície do implante. A preparação dos sítios de implante deve ser feita com técnicas cirúrgicas atraumáticas e gentis para evitar o superaquecimento do osso.

Quando essas diretrizes clínicas são seguidas, o sucesso da osseointegração é mais previsível, tanto para implantes dentários submersos[4] quanto para não submersos.[11] Estudos bem controlados em pacientes com bom controle de placa e forças oclusais apropriadas demonstraram que implantes dentários endósseos em forma de raiz mostram pouca alteração na altura do osso ao redor do implante depois de anos em função.[1] Após a remodelação óssea inicial no primeiro ano (1 a 1,5 mm de reabsorção, descrito como "remodelação normal", ao redor do implante externamente sextavado),[1] o nível ósseo ao redor de implantes saudáveis em função permanece estável durante muitos anos. Espera-se que a perda óssea crestal média após 1 ano em função seja inferior ou igual a 0,1 mm. Por isso, os implantes oferecem uma solução previsível para a substituição de dentes.

Independentemente da abordagem cirúrgica, o implante deve ser colocado em osso saudável, com boa estabilidade primária para alcançar osseointegração, e uma técnica atraumática para evitar danos ao tecido ósseo. A perfuração do osso sem refrigeração adequada gera calor excessivo, o que prejudica o osso e aumenta o risco de falha.[12] As características anatômicas da qualidade óssea (compacto denso ou trabecular frouxo) têm grande influência na interface osso-implante.[9] O osso compacto oferece uma área de superfície muito maior para o contato osso-implante do que o osso esponjoso. Áreas com camadas finas de osso cortical e grande quantidade de osso esponjoso, como a maxila posterior, têm menores taxas de sucesso quando comparadas às áreas de osso denso.[9] Os melhores resultados são alcançados quando ocorre um íntimo contato osso-implante no momento da instalação.

> **Quadro 78.1** Princípios Básicos do Tratamento com Implantes para Alcançar a Osseointegração.
>
> 1. Os implantes devem ser estéreis e confeccionados com material biocompatível (p. ex., titânio).
> 2. O preparo do leito receptor deve ser feito sob condições estéreis.
> 3. O preparo do leito deve ser feito através de técnicas atraumáticas, para evitar superaquecimento ósseo durante o preparo do sítio receptor.
> 4. Os implantes devem ser instalados com uma estabilidade primária adequada.
> 5. Os implantes devem ser mantidos sem carga ou micromovimentos durante a cicatrização (*i.e.*, período de cicatrização sem perturbações para permitir a osseointegração) por 2 a 4 meses ou de 4 a 6 meses, dependendo da densidade óssea, maturação óssea e estabilidade do implante.

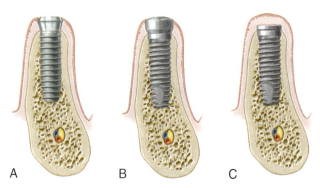

Figura 78.1 Cirurgia de implante em um estágio *versus* dois estágios. (A) Cirurgia em um estágio com o implante desenhado para que sua porção coronal se estenda até a gengiva. (B) Cirurgia de implante em um estágio com o implante desenhado para ser usado em dois estágios. Um pilar cicatrizador é conectado ao implante durante a primeira fase cirúrgica. (C) Na cirurgia em dois estágios, a cabeça do implante está completamente submersa sob a gengiva.

Colocação de Implante em um Estágio Versus Dois Estágios

Atualmente, os implantes podem ser instalados por meio de protocolos em um estágio (não submerso) ou em dois estágios (submerso). No protocolo de um estágio, o implante ou pilar emerge através do tecido mucoperiosteal/gengival no momento da instalação do implante, enquanto no protocolo em dois estágios o topo ou o parafuso de cobertura do implante são completamente cobertos com o retalho (Figura 78.1). Para a completa cicatrização dos tecidos ao redor dos implantes não deve haver carga ou micromovimentos por certo período de tempo, para que haja osseointegração. No protocolo em dois estágios, o implante precisa ser cirurgicamente exposto após um período de cicatrização. Alguns implantes, chamados de "no nível do tecido" (*tissue level*), são especificamente desenhados com a porção coronária do implante posicionada acima da crista óssea e estendendo-se até o tecido gengival no momento da inserção em um protocolo de estágio único (Figura 78.1A). Outros sistemas de implante, referidos como "no nível do osso" (*bone level*), são desenvolvidos para serem colocados no nível ósseo e requerem um pilar cicatrizador[8] (Figura 78.1B).

No protocolo de um estágio cirúrgico o procedimento é mais simples, pois não há necessidade de uma segunda fase de exposição cirúrgica. O protocolo em dois estágios é vantajoso quando há necessidade de aumento ósseo simultaneamente à instalação do implante, pois podem ser colocadas membranas, minimizando possíveis exposições pós-operatórias. Um aumento de tecido mucogengival pode ser providenciado, caso haja necessidade, tanto no protocolo de um quanto no de dois estágios. As diferentes técnicas na manipulação do retalho serão descritas separadamente.

Colocação de Implante em Dois Estágios ou "Implante Submerso"

No protocolo de instalação de implantes em dois estágios, a primeira etapa cirúrgica termina com a sutura dos tecidos moles sobre o parafuso de cobertura do implante, para que ele permaneça submerso e isolado da cavidade oral. Em áreas com osso cortical denso e boa estabilidade primária, os implantes são mantidos sem carga durante um período de 2 a 4 meses, enquanto nas zonas de osso trabecular, áreas enxertadas e locais com menor estabilidade primária, os implantes podem ser deixados sem carga por 4 a 6 meses ou mais. Durante o período de osseointegração, os osteoblastos migram para a superfície e há a formação de osso adjacente ao implante (integração óssea).[6] Períodos de cicatrização mais curtos são indicados para implantes colocados em tecido ósseo de boa qualidade (denso) e para implantes com superfície modificada (p. ex., ataque ácido, jateamento, ou ambos combinados).

No segundo estágio cirúrgico (exposição), o implante é exposto e conectado a um pilar de cicatrização para permitir a emergência através dos tecidos moles. Após a cicatrização, o cirurgião-dentista prossegue com a reabilitação protética do implante (moldagem e confecção da prótese).

Os parágrafos seguintes descrevem as etapas para a preparação da osteotomia e o primeiro estágio cirúrgico de colocação do implante no protocolo de dois estágios. As Figuras 78.2 e 78.3 ilustram os procedimentos através de diagramas, e a Figura 78.4 descreve os procedimentos clínicos através de fotografias.

Desenho do Retalho, Incisões e Descolamento

O manuseio do retalho para a cirurgia de implante depende do sítio e do objetivo da cirurgia planejada. Existem diferentes desenhos de incisões/retalhos, no entanto o mais comum é o crestal. A incisão é feita na crista óssea, dividindo a zona de mucosa queratinizada (Figuras 78.2A e 78.4B).

Uma incisão distante com uma técnica de sutura em camadas pode ser usada para minimizar a incidência de exposição do enxerto ósseo quando o aumento extensivo do osso é planejado. A incisão crestal, no entanto, é preferida na maioria dos casos, porque o fechamento é de mais fácil obtenção e normalmente resulta em menos sangramento, menos edema e cicatrização mais rápida.[10]

Um retalho de espessura total é elevado (vestibular e lingual) até ou ligeiramente além do nível da junção mucogengival, expondo o rebordo alveolar do sítio cirúrgico (Figuras 78.2B e 78.4C). Retalhos elevados podem ser suturados na mucosa vestibular ou nos dentes opostos para manter o sítio cirúrgico aberto durante a cirurgia. O osso no sítio do implante deve ser completamente desbridado de todo tecido de granulação.

Em casos de processo alveolar em ponta de faca com altura óssea alveolar suficiente e distante das estruturas vitais (p. ex., nervo alveolar inferior), uma grande broca esférica é usada para remover a "ponta de faca", remodelando o osso e proporcionando uma superfície mais larga para o preparo do sítio onde será instalado o implante (Figura 78.2B). No entanto, se a altura vertical do osso alveolar é limitada (p. ex., <10 mm), a "ponta de faca" do osso alveolar deve ser preservada. Procedimentos de aumento de altura óssea podem ser usados para aumentar a largura do rebordo, preservando a altura do osso alveolar (Capítulo 79).

CAPÍTULO 78 Procedimentos Cirúrgicos Básicos em Implantodontia 827

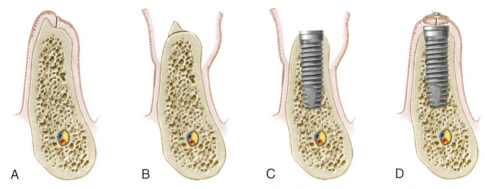

Figura 78.2 Manuseio do tecido para colocação de implantes em dois estágios. (A) Incisão crestal é feita ao longo da crista alveolar, dividindo a zona existente de mucosa queratinizada. (B) Retalho de espessura total na vestibular e lingual é elevado no nível da junção mucogengival. Um rebordo estreito, afiado, pode ser cirurgicamente reduzido/contornado para propiciar um leito razoavelmente plano para o implante. (C) Implante colocado no sítio preparado com a osteotomia. (D) Aproximação tecidual possibilita o fechamento total do retalho sem tensão.

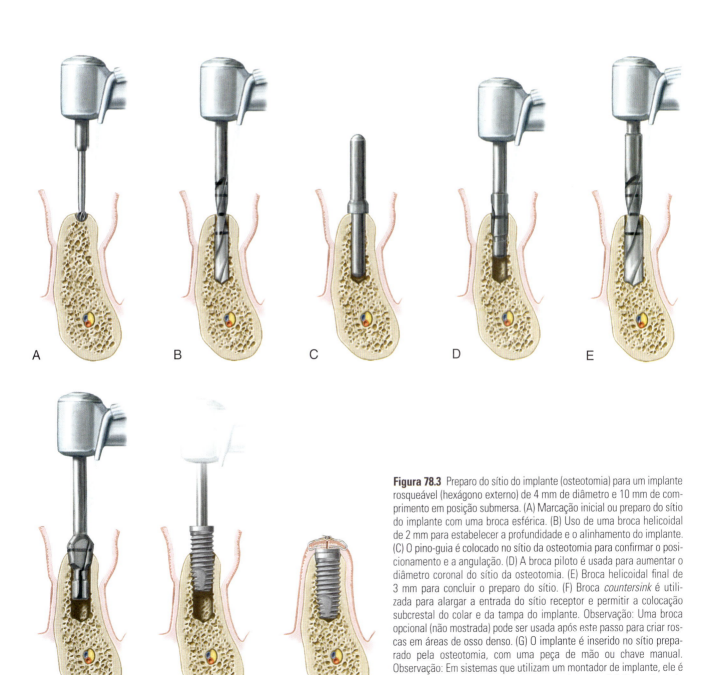

Figura 78.3 Preparo do sítio do implante (osteotomia) para um implante rosqueável (hexágono externo) de 4 mm de diâmetro e 10 mm de comprimento em posição submersa. (A) Marcação inicial ou preparo do sítio do implante com uma broca esférica. (B) Uso de uma broca helicoidal de 2 mm para estabelecer a profundidade e o alinhamento do implante. (C) O pino-guia é colocado no sítio da osteotomia para confirmar o posicionamento e a angulação. (D) A broca piloto é usada para aumentar o diâmetro coronal do sítio da osteotomia. (E) Broca helicoidal final de 3 mm para concluir o preparo do sítio. (F) Broca *countersink* é utilizada para alargar a entrada do sítio receptor e permitir a colocação subcrestal do colar e da tampa do implante. Observação: Uma broca opcional (não mostrada) pode ser usada após este passo para criar roscas em áreas de osso denso. (G) O implante é inserido no sítio preparado pela osteotomia, com uma peça de mão ou chave manual. Observação: Em sistemas que utilizam um montador de implante, ele é removido antes da colocação da tampa de rosca. (H) O parafuso de cobertura é colocado, e tecidos moles são fechados e suturados.

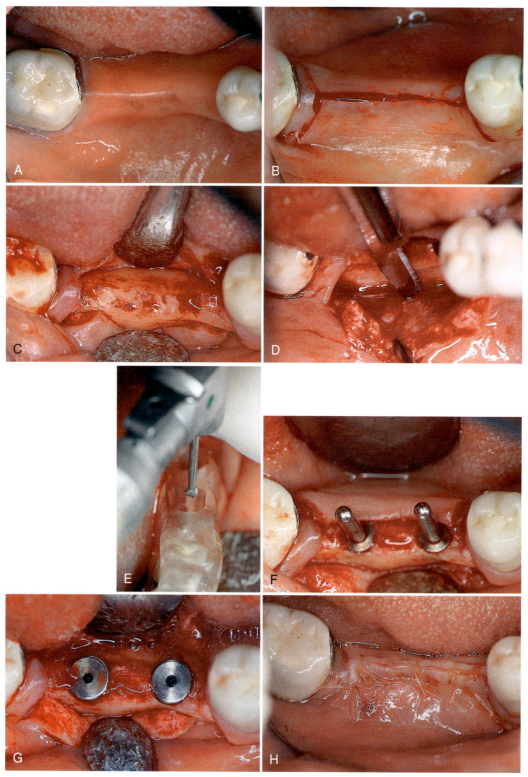

Figura 78.4 Vista clínica da cirurgia de colocação do implante de um estágio. (A) Rebordo edêntulo parcial; tratamento pré-cirúrgico e protético concluídos. (B) Incisões sulculares nas regiões mesial e distal estão ligadas por uma incisão na crista óssea. Observe que uma banda de tecido gengival permanece adjacente à distal do molar. (C) Um retalho bem conservador é utilizado para expor o osso alveolar. Algumas vezes, uma modificação no rebordo é necessária para propiciar um leito plano. (D) Retalho vestibular é parcialmente dissecado na porção apical para propiciar uma maior extensão do retalho. Este é um passo fundamental para garantir um fechamento do retalho sem tensão após a colocação do implante. (E) É importante usar o guia cirúrgico para determinar as dimensões vestibulolingual e mesiodistal, assim como a angulação adequada de colocação do implante. (F) O uso de pinos-guia garante o paralelismo durante a colocação do implante. (G) Após a colocação de dois implantes Nobelpharma, os parafusos de cobertura dos implantes são colocados. Os parafusos de cobertura devem ficar no nível do rebordo para minimizar a possibilidade de exposição. Isto é especialmente importante se o paciente for usar uma prótese parcial durante a fase de cicatrização. (H) Sutura concluída. Tanto a sutura interrompida regular quanto a sutura em colchoeiro invertido são utilizadas de forma intermitente para garantir a ausência de tensão e o fechamento do retalho.

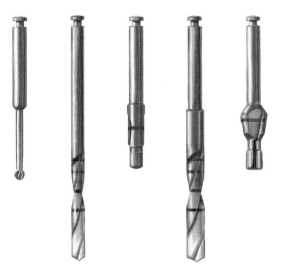

Figura 78.5 Sequência de brocas utilizadas para o preparo da osteotomia de implantes com diâmetro padrão (4 mm): esférica, helicoidal de 2 mm, piloto, helicoidal de 3 mm e *countersink*. O macho de tarraxa (não mostrado aqui) é uma broca opcional, que algumas vezes é usada em osso denso antes da colocação do implante.

Preparo do Sítio do Implante

Uma vez que os retalhos são rebatidos e o osso é preparado (*i.e.*, todo tecido de granulação é removido e a região de "ponta de faca" é aplainada), pode ser feita a osteotomia. Uma série de brocas é usada para preparar o sítio do implante (Figura 78.5). Um guia cirúrgico ou *stent* é inserido para que o posicionamento correto seja usado durante todo o procedimento, direcionando a colocação adequada do implante (Figura 78.4E).

Broca Esférica

Uma pequena broca esférica (ou broca helicoidal) é usada para fazer a penetração inicial no tecido ósseo do(s) implante(s). O guia é removido, e as marcas iniciais são verificadas quanto à sua adequada localização vestibulolingual e localização mesiodistal, bem como as posições em relação aos outros implantes e aos dentes adjacentes (Figura 75.9). Pequenas modificações podem ser necessárias para ajustar as relações espaciais e evitar defeitos ósseos menores. Qualquer alteração deve ser comparada com as posições proteticamente dirigidas pela guia cirúrgica. Cada sítio marcado é então preparado a uma profundidade de 1 a 2 mm com a broca esférica, rompendo o osso cortical e criando um ponto de partida para a broca helicoidal de 2 mm (Figura 78.3A).

Broca Helicoidal de 2 mm

Uma pequena broca helicoidal, normalmente de 2 mm de diâmetro e com marcações indicando vários comprimentos (*i.e.*, correspondendo aos tamanhos de implantes), é usada para estabelecer a profundidade e alinhar o longo eixo do sítio receptor do implante (Figura 78.3B). A broca pode ser externa ou internamente irrigada. Em ambos os casos, a broca helicoidal é usada a uma velocidade de cerca de 800 a 1.500 rpm, com irrigação abundante para evitar o superaquecimento ósseo. Além disso, a broca deve ser constantemente "bombeada" ou removida do sítio da osteotomia durante a perfuração, refrigerando e limpando o tecido ósseo. Em outras palavras, os cirurgiões-dentistas devem retirar e colocar repetidamente a broca no sítio cirúrgico (para cima e para baixo), de forma intermitente para evitar o uso de uma força constante da broca somente na direção apical.

Quando vários implantes estão sendo instalados um ao lado do outro, pinos-guia devem ser colocados nos sítios preparados para verificar o alinhamento, paralelismo e espaçamento protético adequado durante todo o processo de instalação (Figura 78.3C). A relação com

---

Quadro 78.2 Conselho Clínico para Aumentar a Precisão do Preparo Final do Sítio de Implante.

Situação Clínica 1
Se a broca final parar seu avanço em direção apical antes de atingir a profundidade desejada, a pressão manual adicional necessária para atingir a profundidade adequada muitas vezes provoca oscilação e afunilamento do sítio receptor. Isso ocorre especialmente com brocas "cannon" (usadas para implantes cilíndricos). Para minimizar esse efeito, uma pequena broca com diâmetro menor deverá ser utilizada para preparar o sítio ligeiramente mais profundo (p. ex., 0,5 mm ou menos). Esta broca mais estreita permite a profundidade desejada sem afetar as paredes laterais e facilita uma osteotomia mais precisa com a broca final. Também é importante utilizar brocas afiadas, especialmente para ossos densos.

Situação Clínica 2
Se a broca final for inserida em um ângulo incorreto, o resultado será o afunilamento da porção coronal do sítio do implante. Para minimizar esse potencial problema, quando perfurar vários sítios de implante, o operador deve sempre manter um indicador de direção em um sítio adjacente. Para sítios de um único implante, os dentes adjacentes e o guia cirúrgico devem servir como indicadores de direção. Quando se deparar com osso denso, um sítio preciso pode ser alcançado de maneira mais previsível se houver uma mínima mudança do diâmetro entre cada broca. Por exemplo, alterar de 3 a 5 mm é muito menos preciso do que alterar de 3 pra 3,3 a 4,2 para 5 mm.

Situação Clínica 3
Se o osso for "esponjoso" (p. ex., osso trabecular pobre), poderá ser vantajoso subpreparar o sítio cirúrgico. Um sítio ligeiramente subpreparado pode ser obtido com o uso da broca final em uma profundidade menor do que a broca anterior (p. ex., metade da profundidade do sítio de osteotomia). Isso evita a remoção de osso em excesso e aumenta a estabilidade do implante ou ajuste no momento da instalação. Outro método para se obter um sítio subpreparado é usar uma broca com diâmetro ligeiramente menor do que o da broca final (p. ex., uma broca de 2,75 mm, como a broca final, em vez de 3 mm, ou uma versão de 3,25 mm como broca final para um implante de 4 mm).

---

estruturas nobres vizinhas (p. ex., raízes e nervos) pode ser determinada por meio de uma radiografia periapical com um pino-guia ou um marcador radiográfico no sítio da osteotomia (Figura 76.15). Os implantes devem ser posicionados com, aproximadamente, 3 mm de distância entre si para garantir espaço suficiente para a saúde dos tecidos ósseo e gengival, facilitando os procedimentos de higiene bucal. Portanto, as perfurações iniciais devem ser separadas por, pelo menos, 7 mm (centro ao centro) para implantes padrão de 4 mm de diâmetro. Para diâmetro mais largo, é necessário mais espaço (Figura 75.9).

A broca de 2 mm é utilizada para estabelecer a profundidade final do sítio da osteotomia, correspondente ao comprimento de cada implante planejado. O cirurgião-dentista deve também avaliar a qualidade óssea (densidade) durante a osteotomia para avaliar a necessidade de modificações nas brocas subsequentes (Quadro 78.2). Se a altura vertical do osso tiver sido reduzida durante a preparação inicial, deverá ser levado em conta o comprimento planejado do implante. Por exemplo, se for verificado que o implante estará muito perto de uma estrutura nobre, como o canal do nervo alveolar inferior, poderá ser necessário reduzir a profundidade do sítio da osteotomia e o comprimento do implante.

O próximo passo é a utilização de uma série de brocas para aumentar a largura da área de osteotomia, a fim de acomodar o diâmetro do implante planejado. Os estilos, as formas e o diâmetro final das brocas irão variar de acordo com os diferentes sistemas de implantes, mas o objetivo geral é preparar um sítio com um diâmetro preciso (e profundidade) para o implante selecionado sem causar traumas indevidos ao osso adjacente. É importante a utilização de irrigação abundante e uma ação de "bombeamento" para todas as perfurações.

IMPORTANTE
Uma série de brocas será usada sequencialmente (velocidades determinadas pelo fabricante) para preparar o sítio do implante com irrigação abundante a fim de evitar o superaquecimento ósseo. Além disso, as brocas devem ser constantemente "bombeadas" ou removidas do sítio da osteotomia durante a perfuração para expô-las ao líquido refrigerante e para facilitar a limpeza dos detritos ósseos das superfícies cortadas.

Broca Piloto
Após a broca helicoidal de 2 mm, uma broca piloto não cortante com diâmetro de 2 mm servirá como guia até a extremidade apical e outra broca, cortante, com secção média de 3 mm é usada para aumentar o sítio de osteotomia na extremidade coronal, facilitando assim a inserção das brocas subsequentes na sequência (Figura 78.3D).

Broca Helicoidal de 3 mm
A broca final no sítio da osteotomia de um implante de diâmetro padrão (4 mm) é a broca helicoidal de 3 mm. É a última broca usada para alargar o leito que receberá o implante, a partir do diâmetro prévio de 2 mm até o diâmetro final de 3 mm. Esta é a última broca usada na sequência da osteotomia para alargar o sítio e, consequentemente, será o passo que determinará a estabilidade do implante (Figura 78.3E). É importante que o diâmetro de perfuração final seja realizado com mão firme, sem balançar ou mudar de direção para que o sítio não fique largo. Por fim, dependendo da densidade do osso, o diâmetro final poderá ser ligeiramente aumentado ou diminuído, aumentando-se o suporte do implante (Quadro 78.2).

Broca Countersink (Opcional)
Quando é desejável colocar o parafuso de cobertura ou instalar o implante ligeiramente abaixo da crista óssea, a perfuração com a broca *countersink* é feita para moldar ou alargar a porção crestal da osteotomia, permitindo que o alargamento coronal na região da cabeça do implante e/ou do parafuso de cobertura fique dentro do sítio da osteotomia (Figura 78.3F). Tal como acontece com todas as brocas na sequência, deve-se utilizar irrigação abundante e técnicas cirúrgicas suaves.

Broca Macho de Tarraxa (Opcional)
Finalmente, na preparação do sítio de osteotomia em osso cortical denso, o procedimento de criação de roscas pode ser necessário (não mostrado na Figura 78.3). Como os implantes autorrosqueáveis sendo quase universais, então há menos necessidade desse procedimento na maioria dos sítios. No entanto, em osso cortical denso ou quando se colocam implantes mais longos em osso moderadamente denso, é prudente criar as roscas antes da colocação do implante para facilitar sua inserção e reduzir o risco de travamento do implante (Figura 78.3G).

CORRELAÇÃO CLÍNICA
Diante de osso mole, de baixa qualidade (p. ex., o osso trabecular poroso na região posterior da maxila), não é necessário ou recomendado criar roscas nesse osso (Quadro 78.2). É melhor permitir que o implante autorrosqueável "corte" seu próprio caminho no sítio da osteotomia.

A confecção de roscas no osso e a inserção do implante são realizadas em velocidades lentas (p. ex., de 20 a 40 RPM). Todas as outras brocas na sequência são usadas com velocidades mais elevadas (de 800 a 1.500 RPM).

É importante criar um sítio preciso em tamanho e angulação. Em casos parcialmente edêntulos, a limitação de abertura de boca ou a proximidade com dentes adjacentes pode impedir o posicionamento apropriado em áreas edêntulas posteriores. De fato, a terapia de implante pode ser contraindicada em alguns pacientes devido a forças oclusais exacerbadas, falta de espaço interdental e falta de acesso para a instrumentação. Assim, pode ser necessária uma combinação de brocas mais longas e mais curtas, com ou sem extensão. Identificar essas necessidades previamente à cirurgia facilita o procedimento e melhora os resultados.

CORRELAÇÃO CLÍNICA
Em áreas onde o osso trabecular é pobre, como na maxila posterior, pode não ser necessário rosquear o local. Se o osso estiver especialmente mole, pode ser benéfico subpreparar o sítio. Por exemplo, a broca final pode ser omitida para aumentar a estabilidade do implante.

Colocação de Implantes
Os implantes são inseridos com contra-ângulo girando em velocidade baixa (p. ex., 25 RPM) ou com uma chave de mão (catraca). A inserção do implante deve seguir o mesmo percurso da osteotomia. Quando vários implantes estão sendo colocados, é útil usar pinos-guia nos outros sítios para ter um guia visual direcionando a colocação.

Fechamento do Retalho e Sutura
Uma vez que os implantes e seus parafusos de cobertura estão em posição (Figura 78.4G), os sítios cirúrgicos devem ser bem irrigados, com solução salina estéril para remover detritos e limpar a ferida. Um dos mais importantes aspectos do manuseio do retalho é obter uma boa aproximação e fechamento primário dos tecidos, sem tensão (Figura 78.3H). Isso é alcançado pela incisão do periósteo (camada mais interna do retalho de espessura total), o qual é não elástico. Uma vez que o periósteo é liberado, o retalho torna-se mais elástico e pode ser esticado sobre o(s) implante(s) sem tensão. Uma técnica de sutura que fornece bom resultado é uma combinação alternada de colchoeiro horizontal e suturas interrompidas (Figura 78.4H). Suturas em colchoeiro horizontal invertem as bordas da ferida e aproximam as superfícies internas de tecido conjuntivo, facilitando o fechamento e favorecendo a cicatrização de feridas. Suturas interrompidas ajudam a unir as bordas da ferida, contrabalanceando a inversão provocada pelas suturas em colchoeiro horizontal.

O cirurgião-dentista deve escolher uma sutura apropriada para cada paciente e cada procedimento. Para maior comodidade do paciente, por vezes é mais simples usar uma sutura reabsorvível, pois esta não requer remoção durante a consulta pós-operatória (p. ex., *catgut* crômico 4-0). No entanto, quando há edema pós-operatório um fio de sutura não reabsorvível é recomendado para manter um longo período de fechamento (p. ex., 4-0 monofilamento). Essas suturas exigem a remoção em uma consulta pós-operatória.

Cuidados Pós-operatórios
A cirurgia de implante simples em um paciente saudável geralmente não requer antibioticoterapia, entretanto os antibióticos (p. ex., amoxicilina, 500 mg, três vezes ao dia) podem ser administrados se a cirurgia for extensa ou se o paciente estiver clinicamente comprometido. É possível que ocorra edema pós-operatório após a cirurgia a retalho. Isso é particularmente verdadeiro quando o periósteo foi incisado (liberado). Como medida preventiva para edemas, os pacientes

devem aplicar compressas frias sobre o sítio cirúrgico durante as primeiras 24 a 48 horas. Enxaguatórios bucais, como o gluconato de clorexidina, podem ser prescritos para facilitar o controle de placa, especialmente nos dias logo após a cirurgia, quando a higiene oral é pior. Para o controle da dor, uma medicação adequada deve ser prescrita (p. ex., ibuprofeno, 600 a 800 mg, três vezes ao dia).

Os pacientes devem ser instruídos a manter uma dieta relativamente pastosa após a cirurgia. Então, à medida que a cicatrização progride, eles podem voltar gradualmente a uma dieta normal. Os pacientes também devem evitar uso de tabaco e álcool após a cirurgia. Restaurações provisórias, sejam fixas ou removíveis, devem ser verificadas e ajustadas para minimizar qualquer trauma na área cirúrgica.

Segundo Estágio de Exposição Cirúrgica

Para implantes colocados em protocolo de dois estágios "ou implantes submersos", uma cirurgia de exposição em um segundo estágio é necessária. O Quadro 78.3 lista os objetivos para a segunda fase de exposição do implante. É desejável que haja tecido queratinizado ao redor dos implantes, uma vez que um estudo longitudinal indicou que a presença de tecido queratinizado é altamente correlacionada com a saúde dos tecidos duros e moles.[2]

Incisão Simples Circular (Punch)

Em áreas com zonas suficientes de tecido queratinizado, a gengiva que cobre a cabeça do implante pode ser exposta com uma incisão circular ou um *punch* (Figura 78.6). Uma incisão através da crista no meio do tecido queratinizado e retalho de espessura total também podem ser usados para expor os implantes.

Retalho de Espessura Parcial Reposicionado

Se existir uma zona mínima de tecido queratinizado no sítio do implante, uma técnica de retalho de espessura parcial poderá ser usada para cumprir o objetivo da cirurgia de segundo estágio (expor o implante) enquanto aumenta a largura do tecido queratinizado. A incisão inicial é feita dentro da zona de mucosa queratinizada. Incisões verticais são feitas nas faces mesial e distal (Figura 78.7A-B). O retalho de espessura parcial é levantado de tal maneira que um periósteo firme, imóvel, permanece aderido ao osso subjacente. O retalho, contendo uma estreita faixa de tecido queratinizado, é reposicionado para o lado emergente da cabeça do implante e suturado ao periósteo com uma agulha de sutura fina e fio reabsorvível, como um fio de sutura *catgut* 5-0 (Figura 78.8). Se a quantidade inicial de tecido queratinizado for inferior a 2 mm, o retalho poderá ser iniciado com a borda vestibular do tecido queratinizado para permanecer na face lingual do implante. O retalho de espessura parcial é deslocado apicalmente e suturado ao periósteo sem expor o osso alveolar (Figura 78.7C). Um enxerto gengival livre pode ser removido do palato e suturado ao periósteo sobre a superfície vestibular dos implantes para aumentar a zona de tecido queratinizado (não mostrado).

Depois que o retalho é reposicionado e fixado no periósteo, o excesso coronal de tecido é removido, geralmente com uma lâmina cirúrgica (Figura 78.8B). No entanto, se a remoção desse tecido comprometer a quantidade de tecido queratinizado remanescente ao redor da face lingual do implante, um retalho semelhante de espessura parcial poderá ser elevado e reposicionado na face lingual. Cuidados extras devem ser tomados quando se divide o retalho em espessura na superfície lingual, pois o tecido é frequentemente muito fino. Em contrapartida, um retalho de espessura total lingual será mais seguro e vai servir para um propósito semelhante de preservação da mucosa queratinizada na superfície lingual do(s) implante(s).

> **Quadro 78.3** Objetivos do Segundo Estágio da Cirurgia de Implantes.
>
> 1. Expor o implante submerso sem danificar o osso circundante.
> 2. Controlar a espessura do tecido mole em torno do implante.
> 3. Preservar ou criar tecido queratinizado ao redor do implante.
> 4. Facilitar a higiene oral.
> 5. Garantir o assentamento apropriado do pilar.
> 6. Preservar a estética dos tecidos moles.

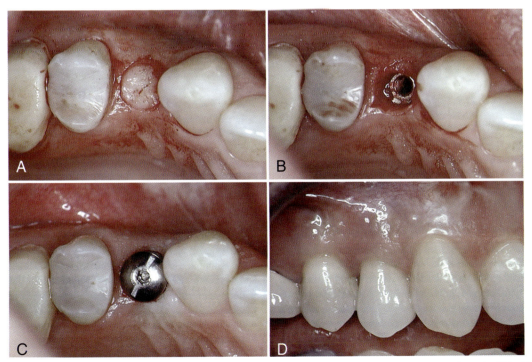

Figura 78.6 Vista clínica da cirurgia de exposição do implante de segundo estágio em um caso com tecido queratinizado adequado. (A) Incisão circular simples (*punch*) usada para expor o implante, quando há tecido queratinizado suficiente ao redor do implante. (B) Implante exposto. (C) Cicatrização de um pilar conectado. (D) Restauração final posicionada, atingindo um resultado estético com uma boa zona de tecido queratinizado.

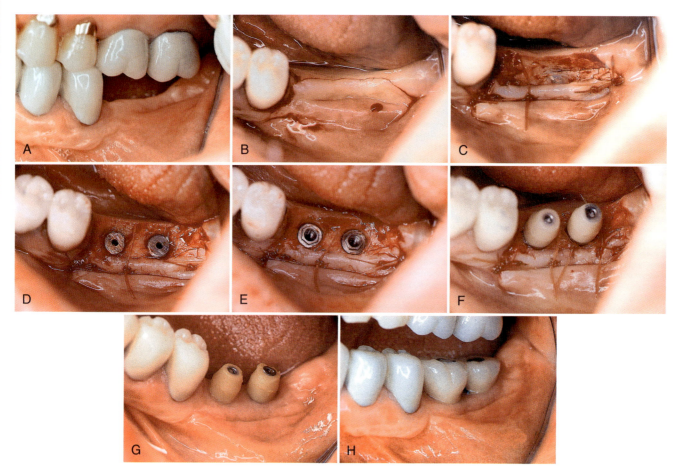

Figura 78.7 Vista clínica da cirurgia de exposição do implante de segundo estágio em um caso com tecido queratinizado inadequado. (A) Os implantes foram colocados há 4 meses e estão prontos para serem expostos. Observe a estreita faixa de tecido queratinizado. (B) Duas incisões verticais são conectadas pela incisão da crista. Se o tecido queratinizado vestibular for insuficiente, será necessário posicionar a incisão da crista mais para lingual, de modo que haja pelo menos 2 a 3 mm de faixa de tecido queratinizado. (C) Retalho de espessura parcial vestibular é suturado ao periósteo apicalmente ao aparecimento dos implantes. (D) O tecido gengival coronal aos parafusos da tampa é excisado usando-se a técnica de gengivectomia. (E) Parafusos de cobertura são removidos, e as cabeças dos implantes são expostas. (F) Pilares são colocados. A inspeção visual assegura o contato íntimo entre os pilares e o implante. (G) Cicatrização em 2 a 3 semanas, após o segundo estágio da cirurgia. (H) Quatro meses após a restauração final. Observe a faixa saudável de gengiva inserida queratinizada ao redor dos implantes.

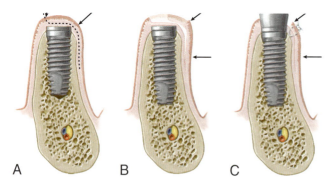

Figura 78.8 Ilustração que descreve o uso de um retalho de espessura parcial que é reposicionado na superfície vestibular a fim de preservar e aumentar a quantidade de tecido queratinizado. (A) Um retalho parcial é feito a partir da face lingual da crista em direção à superfície vestibular a fim de preservar a mucosa queratinizada na crista (sobre o implante). Observação: Este tecido pode ser excisado para exposição do implante. (B) O retalho dividido é reposicionado na superfície vestibular. (C) O retalho é suturado ao periósteo numa posição mais apical para preservar a quantidade de tecido queratinizado *(setas)*. Finalmente, o tecido conjuntivo remanescente sobre o parafuso de cobertura (B) é excisado com uma lâmina afiada para expor o implante. Cuidados devem ser tomados para evitar a remoção de tecido queratinizado da porção lingual do implante.

Uma lâmina afiada é usada para eliminar todos os tecidos coronais à cobertura do implante (Figura 78.7D). A tampa é então removida, a cabeça do implante é cuidadosamente limpa de qualquer tecido mole ou duro e os pilares de cicatrização ou pilares padrão são colocados sobre o implante (Figura 78.7E-F). Os ajustes dos pilares de cicatrização aos implantes muitas vezes podem ser avaliados visualmente. No entanto, se não for possível visualizar claramente a conexão íntima entre o implante e o pilar, uma radiografia periapical deve ser feita para confirmar o completo assentamento entre as duas peças. Pode haver a necessidade de remoção óssea em torno do topo do implante para que o pilar encaixe corretamente.

IMPORTANTE

Em locais com tecido queratinizado limitado, um retalho de espessura parcial pode ser utilizado para preservar e repor esse tecido. Um retalho de espessura parcial é deslocado apicalmente e suturado ao periósteo. Em casos sem tecido queratinizado, um enxerto gengival livre pode ser removido do palato e suturado ao periósteo sobre a superfície vestibular dos implantes para aumentar a zona de tecido queratinizado.

Cuidados Pós-operatórios

Uma vez que o implante é exposto e os tecidos moles são suturados, é importante lembrar o paciente da necessidade de uma boa higiene oral em torno do implante e dos dentes adjacentes. É preciso tomar cuidado durante os procedimentos de higiene bucal para evitar o desalojamento de quaisquer tecidos moles reposicionados ou enxertados. A pressão direta ou o movimento direcionado para os tecidos moles a partir de uma prótese provisória pode retardar a cicatrização e deve ser evitada. Os tecidos precisam ser monitorados regularmente, e a prótese provisória deve ser ajustada conforme o necessário. As moldagens para a confecção da prótese final podem começar cerca de 2 a 6 semanas após a cirurgia de exposição do implante, dependendo da cicatrização e maturação dos tecidos moles. A Figura 78.7 (partes G e H) mostra os resultados pós-operatórios em um caso clínico após 2 a 3 semanas e 4 meses, respectivamente.

Colocação de Implantes em Um Estágio ou "Implante não Submerso"

Na abordagem cirúrgica de um estágio, uma segunda cirurgia para exposição do implante não é necessária porque ele fica exposto desde o momento de sua colocação (Figura 78.9). No protocolo de implante padrão (clássico), os implantes são deixados sem carga e em repouso por um período semelhante ao daqueles colocados em duas fases (*i.e.*, em áreas com osso cortical denso e boa estabilidade inicial do implante, os implantes cicatrizam durante um período de 2 a 4 meses, enquanto as zonas de osso trabecular, áreas enxertadas e/ou de estabilidade inicial mínima do implante podem cicatrizar durante períodos de 4 a 6 meses ou mais).

Na abordagem cirúrgica de um estágio, o implante ou o pilar sai aproximadamente de 2 a 3 mm da crista óssea, e os retalhos são adaptados em torno do implante/pilar. Como acontece com os procedimentos cirúrgicos descritos para o implante em dois estágios, os tecidos moles podem ser afinados, reposicionados ou aumentados na cirurgia de colocação do implante para aumentar a zona de tecido queratinizado.

Design do Retalho, Incisões e Descolamento

O desenho do retalho para a abordagem cirúrgica de um estágio é sempre uma incisão crestal dividindo o tecido queratinizado existente (Figura 78.9). Incisões verticais podem ser necessárias em uma ou ambas as extremidades para facilitar o acesso ao sítio ou ao osso da osteotomia. Os retalhos podem ser afinados em áreas posteriores, se desejado, mas geralmente não são afinados em áreas estéticas anteriores. Os retalhos de espessura total são elevados na vestibular e na lingual.

Preparo do Sítio do Implante

O preparo do sítio do implante para protocolo em um estágio é idêntico, em princípio, à abordagem cirúrgica em dois estágios. A principal diferença é que a porção coronal do implante ou do pilar de cicatrização (implante de dois estágios) seja colocado aproximadamente de 2 a 3 mm acima da crista óssea e os tecidos moles sejam aproximados em torno do implante/pilar do implante.

Fechamento do Retalho e Sutura

As bordas queratinizadas do retalho são suturadas com suturas interrompidas ao redor do implante. Dependendo da preferência, a ferida pode ser suturada com fio reabsorvível ou não reabsorvível. Quando o tecido queratinizado é abundante, o recorte em torno do implante proporciona uma melhor adaptação do retalho.

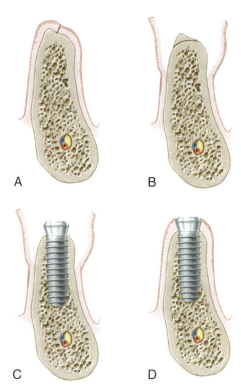

Figura 78.9 Manuseio do tecido para colocação do implante em um estágio. (A) Incisão crestal feita ao longo da crista do rebordo dividindo a zona de mucosa queratinizada. (B) Retalho de espessura total é elevado na vestibular e lingual no nível da junção mucogengival. (C) Colocação do implante no sítio preparado pela osteotomia. (D) Tecidos são adaptados em torno do pescoço do implante para alcançar o fechamento do retalho, com o implante aparecendo através dos tecidos moles.

Cuidados Pós-operatórios

O cuidado pós-operatório para abordagem cirúrgica em um estágio é semelhante à abordagem cirúrgica de dois estágios, exceto pelo fato de a tampa do parafuso ou cicatrizador ser exposta à cavidade oral. Os pacientes são aconselhados a evitar a mastigação na área do(s) implante(s). Aparelhos protéticos não devem ser usados, pois as forças de mastigação podem ser transmitidas para o implante, em particular no período inicial de cicatrização (primeiras 4 a 8 semanas). Quando próteses removíveis são utilizadas, elas devem ser adequadamente aliviadas, e um condicionador de tecidos moles deve ser aplicado.

Conclusão

É essencial entender e seguir as orientações básicas para alcançar a previsibilidade da osseointegração. Protocolos fundamentais devem ser seguidos para a colocação do implante (primeiro estágio) e cirurgia de exposição do implante (segundo estágio). Esses fundamentos aplicam-se a todos os sistemas de implantes.

 Acesse Caso Clínico em https://www.grupogen.com.br.

Referências Bibliográficas

 As referências bibliográficas deste capítulo estão disponibilizadas em https://www.grupogen.com.br.

CAPÍTULO 79

Enxerto Ósseo Localizado e Desenvolvimento dos Sítios que Receberão Implantes

Perry R. Klokkevold

SUMÁRIO DO CAPÍTULO

Aumento Localizado do Rebordo, 834
Preservação do Rebordo Alveolar/Manipulação de Extrações, 842
Conclusão, 845

Um dos aspectos mais importantes da criação de uma restauração estética sobre implante é a colocação cirúrgica do implante em uma posição dirigida proteticamente de forma que se consiga reproduzir um dente em sua forma mais natural e simule a emergência natural do dente a partir dos tecidos moles. Implantes colocados sem um estudo prévio da posição protética muitas vezes levam ao comprometimento funcional e estético dessas restaurações. Para colocar implantes dentários em posições estéticas e funcionais ideais em que eles fiquem adequadamente circundados por osso, frequentemente é necessária a reconstrução (ou preservação) do rebordo alveolar.

A perda óssea periodontal, a retração gengival, a perda de dentes e o uso de aparelhos removíveis normalmente resultam em defeitos alveolares que impedem a colocação de implantes numa posição proteticamente ideal. Também pode haver deficiência de tecidos moles que são esteticamente inaceitáveis. Felizmente, as contínuas inovações em materiais regenerativos e avanços nas técnicas cirúrgicas têm levado a procedimentos de implantes avançados e a um aumento da previsibilidade na reconstrução de defeitos do rebordo alveolar.[32,43]

A cirurgia de implante padrão, como descrita no Capítulo 78, é baseada num adequado volume ósseo e sua qualidade no sítio desejado para colocação do implante. O protocolo padrão testado mostrou que o tempo necessário para a adequada remodelação e maturação óssea é obtido dentro de um período de cicatrização de 3 a 6 meses. Nos últimos anos, os procedimentos na área da implantodontia têm desafiado essas convenções originais pela colocação de implantes em áreas com volume ósseo inadequado, simultaneamente com o enxerto ósseo, e restauração ou carregamento dos implantes em períodos de cicatrização mais curtos. Este capítulo apresenta uma visão geral dos processos cirúrgicos de enxerto ósseo utilizados para corrigir, ou prevenir, deficiências no rebordo alveolar para a colocação ideal dos implantes dentários.

Aumento Localizado do Rebordo

Os pacientes frequentemente apresentam uma necessidade de implantes depois que a perda ou perdas dentárias já aconteceram há anos e o rebordo alveolar reabsorveu. Nesses casos, o profissional é obrigado a realizar procedimentos de reconstrução das dimensões perdidas do rebordo alveolar para que os implantes possam ser colocados de maneira correta (dirigidos proteticamente).

Os procedimentos reconstrutivos cirúrgicos para o preparo e a colocação de implantes dentários têm se tornado mais numerosos e complexos. Dependendo do tamanho e da morfologia do defeito, vários processos de enxerto podem ser usados. Esses procedimentos foram categorizados de acordo com a deficiência: horizontal ou vertical. Os métodos fundamentais de enxerto ósseo utilizados para aumentar as deficiências alveolares incluem enxertos ósseos particulados e em blocos monocorticais. Membranas de barreira podem ser usadas com enxertos ósseos para reconstruir todos os tipos de defeitos ósseos alveolares. Consulte o Capítulo 80 para ver uma análise dos procedimentos utilizados para conseguir o aumento vertical. Todos os princípios comprovados de regeneração óssea guiada (ROG) e manipulação do retalho devem ser seguidos para se alcançar bons resultados. Isso inclui um adequado suprimento sanguíneo — mantendo um espaço estável e protegido para o crescimento ósseo — e a obtenção do fechamento do retalho sem tensão.

Manipulação do Retalho

A manipulação dos tecidos moles é um aspecto crítico em procedimentos de enxerto ósseo. As incisões, o deslocamento e a manipulação devem ser planejados para otimizar o suprimento sanguíneo e o fechamento da ferida. O desenho e a manipulação de retalhos mucoperiosteais devem considerar as dimensões aumentadas do rebordo após o enxerto, bem como a estética e aproximação das margens da ferida. O procedimento cirúrgico deve ser executado com o máximo de cuidado, a fim de preservar a vascularização do retalho e minimizar a ocorrência de lesões teciduais.[1]

Várias técnicas de retalho mantêm os enxertos ósseos e as membranas em uma posição "submersa" ao longo de todo o processo de cicatrização, incluindo uma incisão distante ou deslocada.[11,30] A vantagem de uma incisão distante é que a abertura da ferida é mantida longe do enxerto. Por outro lado, uma incisão convencional sobre o rebordo pode ser utilizada, mesmo em grandes defeitos supra-alveolares, desde que a incisão relaxante e o avanço coronal do retalho atinjam um fechamento sem tensão.[35] A maioria dos relatos sugere a remoção de suturas aproximadamente 10 a 14 dias após a cirurgia. Também é altamente aconselhável evitar o uso de alguma prótese removível por várias semanas (quanto mais, melhor) após a cirurgia para evitar pressão sobre a ferida durante a fase inicial de cicatrização.

Os conceitos gerais para a manipulação do retalho associados ao aumento do rebordo são os seguintes:

1. É desejável fazer incisões a distância em relação à colocação de membranas (p. ex., incisões verticais relaxantes, ao menos um dente além do sítio a ser enxertado). Na maxila anterior, as incisões verticais a distância constituem também uma vantagem estética.
2. A elevação do retalho mucoperiosteal completo pelo menos 5 mm além da margem do defeito ósseo é desejável.
3. O uso de incisões verticais, embora muitas vezes necessário para o acesso cirúrgico, deve ser minimizado.
4. O uso de uma incisão relaxante no periósteo para fornecer elasticidade ao retalho e permitir a sutura sem tensão é essencial, pois permite o fechamento completo sem tensão nas margens da ferida.
5. Próteses removíveis não devem ser inseridas sobre a ferida por 2 a 3 semanas ou mais para evitar trauma pós-operatório no local cirúrgico.
6. O fechamento da ferida deve incorporar uma combinação de suturas em colchoeiro para aproximar os tecidos conjuntivos e as suturas interrompidas para adaptar as bordas da ferida.

Enxerto Ósseo Horizontal

Uma deficiência na dimensão horizontal do osso pode ser mínima, como uma deiscência ou fenestração de uma superfície de implante, ou pode ser mais significativa, como exposição de mais de uma superfície axial do implante enquanto há presença de algum osso ao longo do comprimento do implante. Os defeitos do tipo deiscência ou fenestração geralmente podem ser tratados durante a colocação do implante, porque a maior parte dele é coberta e estabilizada pelo osso autógeno. Se a deficiência horizontal for grande e a colocação do implante resultar em uma exposição significativa (*i.e.*, o corpo do implante fica muito fora do osso alveolar), pode ser melhor fazer a reconstrução óssea primeiro (colocação do implante em estágios) e posteriormente fazer a colocação do implante.

Embora a reconstrução de rebordos deficientes com enxertos ósseos isolados (*i.e.*, sem membrana) tenha mostrado eficácia, variáveis reabsorções do osso enxertado tem sido relatadas. Os resultados preliminares de um estudo de 1 a 3 anos que usou enxertos autógenos de tuberosidade maxilar mostraram um aumento da largura do rebordo, mas também uma reabsorção de 50% do volume do osso enxertado.[60] Buser et al.[11] investigaram o procedimento de enxerto ósseo alveolar em 40 pacientes tratados com enxerto autógeno da área retromolar ou sínfise, coberto por uma membrana. Não foi observado nenhum sinal clínico de reabsorção do enxerto em bloco. Os pesquisadores enfatizaram uma técnica de incisão a distância, perfuração cortical, colocação estável de enxertos autógenos corticomedulares, adaptação precisa e estabilização (com miniparafusos) das membranas de politetrafluoretileno (ePTFE), e fechamento primário sem tensão dos tecidos moles. Depois de 7 a 13 meses, os locais foram reabertos para a remoção da membrana e colocação do implante. Dos 40 pacientes, 38 apresentaram excelente aumento do rebordo, e em dois locais observou-se encapsulamento do enxerto pelo tecido mole.

Nevins e Mellonig[47] e Doblin et al.[17] relataram aumento da quantidade de osso novo usando aloenxertos ósseos liofilizados (DFDBAs) com membranas, mesmo diante de exposição da membrana. As biópsias ósseas mostraram células viáveis e osteócitos visíveis em lacunas formadas, e uma amostra de 9 meses não mostrou material de aloenxerto remanescente.

Por outro lado, existem alguns resultados contraditórios usando combinações de aloenxertos ósseos liofilizados (DFDBAs) e membranas.[3,8,9] Em um estudo com humanos, sete alvéolos de extração pareados foram enxertados com DFDBA ou osso autógeno. Os sítios foram biopsiados depois de 3 a 13 meses para avaliação da formação óssea. Amostras histológicas demonstraram partículas mortas de DFDBA sem evidências de formação óssea na superfície e sem evidências de reabsorção osteoclástica. Em contrapartida, os sítios com enxertos autógenos mostraram canais vasculares com osso e tecido lamelar. Alguns fragmentos de osso cortical não vitais foram observados em reabsorção osteoclástica.

IMPORTANTE

Os defeitos de deiscência geralmente podem ser tratados com enxerto ósseo simultâneo à colocação do implante, porque a maior parte do implante é coberta e estabilizada pelo osso autógeno. Se a deficiência alveolar horizontal for tão grande a ponto de o implante ser posicionado com significativa exposição (*i.e.*, mais da metade do corpo do implante fica muito fora do osso alveolar), pode ser melhor fazer a reconstrução óssea primeiramente e posteriormente fazer a colocação do implante.

Enxerto Ósseo Particulado

As vantagens de enxertos ósseos de partículas (ou fragmentos ósseos) são que os fragmentos menores de osso demonstram uma invaginação mais rápida dos vasos sanguíneos (revascularização), maior superfície de osteocondução, maior exposição de fatores de crescimento osteoindutores e remodelação biológica mais fácil em comparação com enxertos em bloco para a reconstrução de grandes defeitos. No entanto, os enxertos particulados muitas vezes não têm uma estrutura rígida de suporte e são muito mais facilmente deslocados quando comparados aos enxertos em bloco monocortical.

O enxerto ósseo autógeno particulado pode ser obtido a partir de qualquer local edêntulo, ou em "partículas" menores ou em um "bloco" ósseo maior. Se o osso tiver sido obtido em um bloco, poderá ser necessário um "moedor" de ossos para triturá-lo e prepará-lo para ser transplantado para o defeito ósseo.

Os enxertos particulados são indicados (1) em defeitos ósseos com várias paredes que irão conter o enxerto ou (2) em defeitos com deiscência ou fenestração quando os implantes são colocados durante o processo de enxerto. Se um defeito ósseo não tiver paredes ósseas suficientes para conter o enxerto, uma membrana (colocada em contato com o osso nativo) deverá ser fixada ao longo da periferia com tachas, parafusos ou suturas. Esse enxerto ósseo em combinação com membranas torna o ambiente estável para suportar a nova formação óssea. A Figura 79.1 descreve o uso de uma membrana em combinação com um enxerto ósseo particulado para tratar um defeito horizontal mandibular.

Enxerto em Bloco Monocortical

As deficiências alveolares horizontais que poderiam ser um desafio para a reconstrução podem ser facilmente reconstruídas com enxerto ósseo em bloco monocortical. A técnica utiliza um bloco de osso cortical removido de um local distante para aumentar a largura óssea. O enxerto de bloco retirado de um sítio intraoral (p. ex., sínfise mandibular ou ramo) ou extraoral (p. ex., crista ilíaca ou tíbia) é fixado com parafusos ao sítio receptor preparado. O enxerto pode ser separado dos tecidos moles sobrejacentes com uma membrana ou simplesmente coberto com retalho mucoperiosteal. O material de fixação (parafusos e placas) deve ser removido após um período adequado de cicatrização (cerca de 6 meses). A desvantagem desta técnica é a limitação biológica de revascularização de blocos ósseos. Por isso, é fundamental que haja células osteogênicas suficientes na superfície residual do osso circunvizinho e limitar esta técnica para o aumento horizontal e defeitos verticais mínimos.

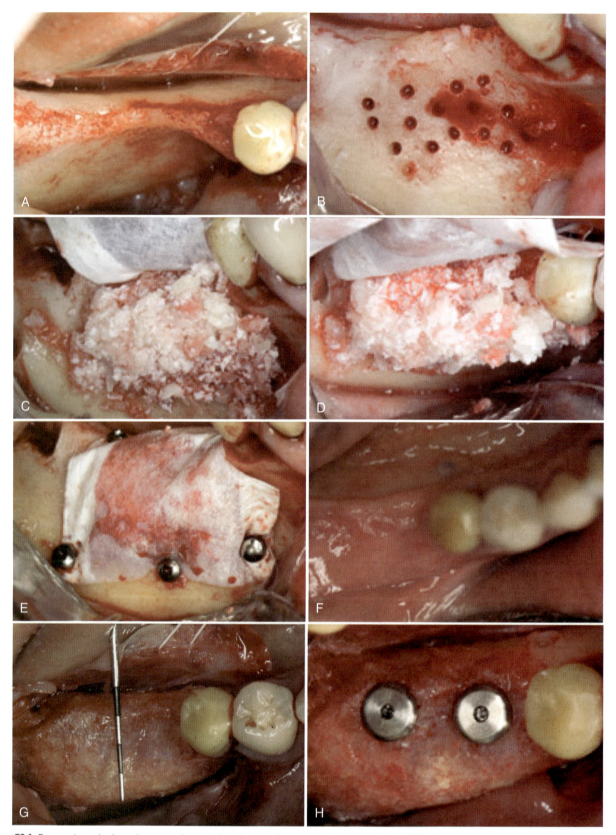

Figura 79.1 Enxerto ósseo horizontal com membrana de barreira de politetrafluoretileno expandido (ePTFE). O enxerto ósseo é composto por uma mistura de partículas autógenas coletadas do rebordo alveolar e por Bio-Oss® (Geistlich Pharma AG, Wolhusen, SWZ). (A) Região posterior da mandíbula parcialmente edêntula com dimensões vestibulolinguais estreitas. (B) Perfurações na cortical feitas em osso vestibular com pequena broca esférica para melhorar o fornecimento de sangue para a área enxertada. (C) Colocação da membrana de ePTFE e do osso autógeno misturado ao enxerto ósseo particulado Bio-Oss®. (D) Vista da parte C de uma perspectiva oclusal para visualizar aumento horizontal. (E) Membrana fixada ao osso remanescente com parafusos de fixação. (F) Fotografia clínica do sítio cicatrizado antes da remoção da membrana. Fechamento dos tecidos moles durante o período de cicatrização sem a exposição da membrana. (G) Fotografia clínica do rebordo cicatrizado após a remoção da membrana. Dimensões do rebordo alveolar são significativamente maiores, como demonstrado com a sonda periodontal. (H) Dois implantes de diâmetro padrão instalados em posição ideal. Observe que não há exposição dos implantes. *(Cortesia de Dr. Istvan A. Urban, Budapeste, Hungria.)*

A Figura 79.2 mostra o uso do enxerto em bloco monocortical para reconstruir uma deficiência horizontal na mandíbula, lado direito posterior. O paciente apresentou perda vestibular do osso cortical após uma extração traumática do dente 45, tratado endodonticamente. A extração cirúrgica também resultou em um corte iatrogênico na raiz mesial do dente 46. O tratamento recomendado incluiu extração do dente 46, reconstrução do defeito vestibular no sítio do dente 45 com enxerto em bloco monocortical e aumento do osso no alvéolo de extração do 46. Esse caso é discutido a seguir.

IMPORTANTE

Pode ser um desafio tentar reconstruir grandes deficiências alveolares horizontais com enxertos particulados. Neste caso, pode ser melhor utilizar um enxerto ósseo em bloco monocortical para reconstruir a área. A técnica usa um bloco cortical de osso coletado de um sítio remoto (p. ex., sínfise mandibular ou ramo) e fixado ao sítio receptor preparado com parafusos.

Procedimento

Após anestesia local, foi feita uma incisão em tecido queratinizado ao longo da crista e ao redor do molar (36) com uma incisão relaxante na mesial do primeiro pré-molar (44). Um retalho de espessura total foi elevado para expor o osso alveolar (Figura 79.2D). Todos os tecidos moles foram cuidadosamente removidos do sítio receptor antes do enxerto ósseo. Depois de uma extração simples do dente 46, o defeito a ser enxertado foi medido para determinar o tamanho do bloco de enxerto a ser removido da sínfise mandibular. Vários pontos de sangramento foram criados usando-se uma pequena broca esférica.

O enxerto em bloco monocortical autógeno foi recolhido da sínfise mandibular, foi cortado no tamanho apropriado e encaixado no sítio receptor (defeito). Uma vez corretamente posicionado, o enxerto foi fixado com dois parafusos de fixação (Leibinger, Kalamazoo, MI) que atravessaram o enxerto até o osso alveolar nativo existente. Uma incisão relaxante periosteal foi usada para separar o periósteo de anterior para posterior e para facilitar o avanço coronal do retalho mucogengival.

Após 6 meses de cicatrização, um retalho de espessura total foi elevado para expor os sítios de osso alveolar dos elementos 45 e 46. Uma suave reabsorção do enxerto em bloco monocortical é evidente. Observe que a posição da cabeça dos parafusos de fixação (especialmente o parafuso posterior) é mais protruída do que o osso enxertado como consequência da remodelação e reabsorção ósseas (Figura 79.2H-I).

Os parafusos de fixação são removidos, e os sítios são preparados da maneira usual para a colocação de dois tipos de implantes de diâmetros largos (Implant Innovations, Palm Beach Gardens, FL). Deve-se ter cuidado para evitar o preparo do sítio enxertado de forma muito ampla ou muito vestibularizado, pois o osso enxertado pode ser vulnerável a fraturas ou reabsorção adicional (Figura 79.2J).

Colocação Simultânea do Implante

Os grandes defeitos do osso alveolar precisam ser enxertados antes da colocação do implante e requerem um período de cicatrização de aproximadamente 6 meses ou mais. Em casos selecionados, é possível executar um procedimento de enxerto ósseo simultaneamente à instalação do implante. É essencial atingir boa estabilidade do implante no osso nativo remanescente para que ocorra a osseointegração.

Um tipo de defeito ósseo que pode ser tratado simultaneamente à instalação de implantes e de forma muito previsível é o defeito do tipo deiscência ou fenestração. Os defeitos do tipo *fenestração* são exposições da superfície axial do implante que não incluem a porção coronal do implante (Figura 79.3). O defeito do tipo *deiscência* expõe uma parte da superfície axial, incluindo a porção coronal do implante,

enquanto mantém um volume ósseo suficiente ao redor das superfícies remanescentes do implante (Figura 79.4). Em um defeito do tipo deiscência, o implante permanece dentro dos confins do osso existente.

Os defeitos do tipo fenestração e deiscência têm sido tratados com membranas ou simplesmente com fechamento do retalho. Os enxertos ósseos também têm sido utilizados. Os únicos estudos controlados de comparação entre o tratamento com membrana e a cobertura com retalho periosteal das superfícies de implantes expostos em humanos demonstraram que o tratamento com membrana foi muito superior em relação ao preenchimento ósseo.[14] Outro estudo controlado em seres humanos apresentou melhores resultados nos grupos de membrana; quatro dos seis sítios (67%) tratados com uma membrana resultou em 95% a 100% de eliminação da deiscência e cobertura total das roscas. No grupo controle, apenas dois dos seis sítios (33%) apresentaram moderado a completo preenchimento ósseo.[48] Todos os outros estudos clínicos são relatos de caso.[43] A Figura 79.5M demonstra a cobertura de um implante com deiscência utilizando uma membrana. É certo que, sem biópsia, não se pode determinar se o tecido que cobriu o implante é osso ou tecido conjuntivo firme.[27,31]

Um estudo multicêntrico com 1 ano de acompanhamento em 45 pacientes, que avaliou 55 implantes do tipo Brånemark (*i.e.*, superfície usinada, hexágono externo) com deiscência óssea, tratados somente com membrana de ePTFE, demonstrou uma média de preenchimento ósseo de 82%.[15] A altura média do defeito inicial era de 4,7 mm. O acompanhamento de 1 ano desses implantes demonstrou resposta favorável após carga. Dos 55 implantes, um total de seis fracassou, o que corresponde a uma taxa de sucesso de 84,7% na maxila e de 95% na mandíbula, similar aos resultados previamente publicados para este modelo de implante.

Um relato clínico do uso de membranas com reforço de titânio (RF) demonstrou o potencial biológico para preenchimento de grandes espaços protegidos em quatro pacientes.[29] A deiscência óssea nos sítios de implante variaram de 5 a 12 mm (média: 8,2 mm). Eles estavam cobertos somente por uma membrana reforçada com titânio (sem enxerto). A reabertura após 7 a 8 meses de cicatrização submersa revelou uma cobertura óssea completa sobre todos os implantes. A avaliação radiográfica demonstrou que os implantes funcionavam com suporte ósseo normal após 1 ano.

Não há na literatura relatos de comparações clínicas entre a colocação de enxertos ósseos com ou sem membranas em superfícies de implantes com deiscência. A maioria das evidências sustenta o uso de materiais de enxerto em conjunto com membranas, sobretudo o uso de enxertos ósseos aloplásticos em conjunto com ROG. Em um estudo com 40 pacientes, foram colocados 110 implantes em conjunto com membranas e enxertos aloplásticos; foi atingido um índice de sucesso de 96,8% com completo preenchimento ósseo (definido como mais de 90% de preenchimento da deiscência).[50] Esse estudo relatou uma taxa de exposição das membranas de 29%, mas foi observado pequeno efeito em relação à regeneração óssea.

Em relação à preservação do rebordo, Becker et al.[7] relataram os efeitos das membranas e enxertos ósseos autógenos na preservação do rebordo ao redor de implantes. Eles avaliaram as larguras dos rebordos ao redor de 76 implantes em 61 pacientes de uma série de casos. Três grupos foram comparados, incluindo 34 implantes tratados com membranas, 27 tratados com enxerto ósseo autógeno e 15 implantes colocados sem a necessidade de procedimentos de preservação/aumento do rebordo (grupo controle). Os resultados revelaram que os sítios tratados com membranas ou enxertos autógenos perderam em média de 0,1 mm a 0,8 mm na largura, respectivamente, quando comparados ao grupo sem enxerto.

Outro estudo avaliou a possibilidade de regeneração óssea ao redor de implantes colocados em alvéolos de extração.[35] O enxerto ósseo foi obtido com partículas de DFDBA humano misturadas com tetraciclina em torno das superfícies expostas do implante. Os implantes

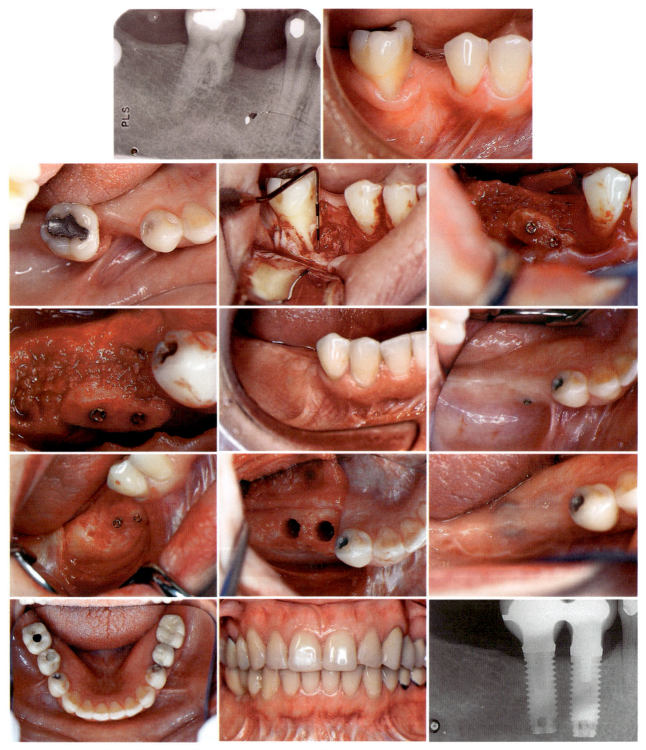

Figura 79.2 Uso de enxerto em bloco monocortical para reconstruir uma deficiência horizontal na região posterior da mandíbula, lado direito. (A) Radiografia periapical mostra a ausência do dente 45 e a raiz mesial do dente 46 danificada (*i.e.*, cortada). (B-C) Vistas vestibular e oclusal, respectivamente, revelam rebordo alveolar deficiente na vestibular do dente 45. (D) Retalho de espessura total revela a extensão da deficiência óssea na porção vestibular do 45, bem como o defeito periodontal e lesão na raiz mesial do dente 46. (E-F) Enxerto autógeno em bloco monocortical fixado ao osso alveolar nativo com parafusos de fixação. (G) Boa cicatrização do tecido após enxerto, com a evidência de um rebordo alveolar mais amplo. (H) Após 6 meses de cicatrização, observa-se exposição do parafuso de fixação posterior protruindo através da mucosa. (I) Retalho de espessura total revela que a reabsorção óssea resultou na exposição de uma parte do parafuso de fixação. (J) Osteotomia preparada para implantes de diâmetro largo, tendo o cuidado para que se evite o estreitamento do osso vestibular enxertado. (K) Fechamento completo e boa cicatrização da ferida após a colocação do implante. (L-M) Fotografias clínicas das próteses concluídas. (N) Radiografia final mostra bom contorno das próteses sobre implantes de largo diâmetro.

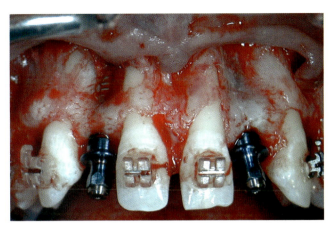

Figura 79.3 Defeito do tipo fenestração observado em sítios anteriores superiores muito finos. Implantes colocados nas regiões de incisivos laterais superiores, demonstrando defeitos do tipo fenestração causados pelas concavidades na região apical. Observe que os dentes naturais (centrais e caninos) também apresentam fenestrações. O osso cresce através deste tipo de defeito de um modo muito previsível porque os implantes são estáveis; o defeito é pequeno e rodeado por osso.

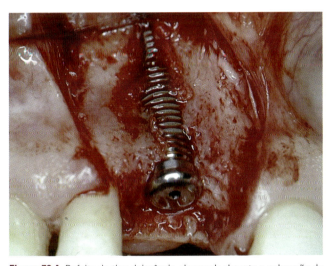

Figura 79.4 Defeito do tipo deiscência observado durante a colocação de um implante na posição de incisivo central superior. Observe que o implante está completamente rodeado por osso remanescente, exceto na superfície vestibular, onde há exposição. O osso cresce através deste tipo de defeito de um modo muito previsível porque o implante está estável e a superfície exposta é relativamente plana, contendo osso em todas as superfícies.

e o material do enxerto foram cobertos com membranas de barreira de ePTEF com fechamento completo do retalho por 4 a 6 meses. Os resultados mostraram regeneração óssea completa em todos os casos, exceto quando as membranas de barreira foram prematuramente expostas ou removidas. A avaliação histológica 1 ano após tratamento do osso regenerado revelou remanescentes de partículas de enxerto DFDBA em contato direto com o tecido ósseo vital (osso imaturo e lamelar). Osteoblastos foram observados e pareceram estar ativamente envolvidos na formação óssea adjacente às partículas do enxerto. A Figura 79.5 (partes L e M) demonstra a colocação de implantes simultaneamente com ROG em um defeito do tipo deiscência.

Complicações

Os procedimentos de enxerto ósseo utilizados para aumentar o volume do osso em rebordos alveolares deficientes têm sido bem-sucedidos e têm permitido a colocação de implantes em posições proteticamente planejadas.[56] Infelizmente, esses procedimentos têm um grande risco de morbidade e necessitam de intervenções cirúrgicas secundárias para corrigir os problemas resultantes do procedimento.[67] As cirurgias corretivas subsequentes necessárias para corrigir os problemas acrescentam tempo e complexidade cirúrgica à implantodontia.

As complicações cirúrgicas são relatadas em diversas técnicas de reconstrução óssea.[18] Uma análise avaliou os números e os tipos de complicações associadas a procedimentos reconstrutivos para instalação de implantes.[61] A análise da literatura (1976-1994) incluiu 2.315 implantes em 733 enxertos de bloco autógeno, particulados, e vários outros materiais de enxerto ósseo. As complicações relatadas incluíram hemorragia, infecção pós-operatória, fratura óssea, disfunção do nervo, perfuração da mucosa, perda de uma porção do enxerto ósseo, dor, úlceras, sinusite e deiscência da ferida. A deiscência da ferida parecia ter o maior efeito deletério sobre a sobrevida do implante. Este achado enfatiza a importância do manuseio do retalho.

Os achados típicos incluem menor preenchimento ósseo com a exposição precoce e remoção da membrana *versus* manutenção da membrana sem exposição por um período de 6 a 8 meses.[30,58] As deficiências do rebordo vestibulolingual foram relatadas em um estudo prospectivo que envolveu 19 pacientes em uso de membranas de ePTFE e microparafusos como dispositivos de fixação.[37] O grupo de defeitos cicatrizados sem intercorrências resultou em 90% a 100% de regeneração óssea na reabertura quando comparado com o volume máximo do espaço definido pela colocação de membrana. No grupo que apresentou membrana exposta, a porcentagem de osso regenerado variou de 0% a 62%. Quando foi realizada a remoção tardia da membrana (3 a 5 meses após a cirurgia), a regeneração variou de 42% a 62%. Os autores concluíram que o comprimento da membrana e o tamanho do defeito desempenharam uma função significativa na quantidade de osso novo formado.[37]

CORRELAÇÃO CLÍNICA

O osso é um tecido único, que tem a capacidade de se regenerar completamente. Os procedimentos de enxerto ósseo mostraram aumentar o volume do osso em rebordos alveolares deficientes, permitindo a colocação de implantes em posições proteticamente planejadas. Os cirurgiões-dentistas devem estar cientes de que os procedimentos de enxerto ósseo têm um risco elevado de complicações, que podem acrescentar procedimentos e complexidade à implantodontia.

Uma análise retrospectiva de 233 pacientes tratados com uma variedade de procedimentos de enxerto ósseo para corrigir 331 defeitos do rebordo alveolar relatou a incidência de deiscência do tecido mole, infecção, distúrbio sensorial, necessidade de outros procedimentos de enxerto e falha precoce do implante.[26] Os procedimentos de enxerto incluíram ROG, enxerto horizontal do rebordo em estágios, enxerto vertical do rebordo em estágios e elevação do assoalho sinusal. A deiscência do tecido mole ocorreu em 1,7% após a ROG e 25,9% após o enxerto horizontal em estágios. As infecções foram diagnosticadas em 2% dos casos após ROG, 11% após o enxerto horizontal do rebordo em estágios e 9% após o enxerto vertical do rebordo em estágios. As falhas precoces do implante ocorreram em 1,6% após ROG e em 12% após o enxerto vertical em estágios. Um paciente vivenciou um distúrbio sensorial temporário após um procedimento de enxerto horizontal do rebordo em estágios.

Outros autores relataram sucesso no preenchimento ósseo em situações em que as membranas foram removidas devido à exposição prematura.[47,57] Observou-se um preenchimento significativamente maior do defeito ósseo nos sítios enxertados. Os autores concluíram que a regeneração óssea ao redor dos implantes parece ser mais dependente da anatomia do defeito ósseo no momento da colocação do implante.

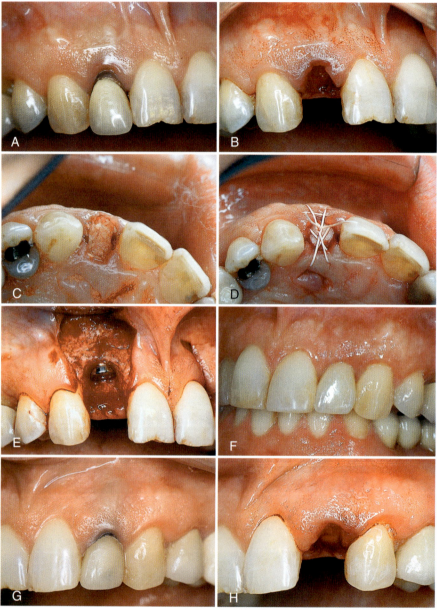

Figura 79.5 Uso da colocação em estágios (A a H) e tardia (I a O) de implante após a extração de dois incisivos laterais superiores. (A) Fotografia pré-operatória do dente 12 com retração gengival e inflamação marginal. (B) Extração atraumática do dente 12 sem incisão ou elevação do tecido. A palpação revela ausência de tecido ósseo na região vestibular no momento da extração. (C) Enxerto de osso liofilizado descalcificado condensado no local da extração. (D) Membrana de barreira de politetrafluoretileno expandido (ePTFE) posicionada sobre o enxerto e mantido no lugar com suturas. (E) Seis meses após a extração/enxerto, o implante é colocado. Observe que o implante é completamente coberto com osso. (F) A restauração final. (G) Fotografia no pré-operatório de dente 22 com a margem gengival exposta. (H) Extração atraumática do dente 22 sem incisão ou elevação do tecido. A palpação revela ausência de osso vestibular, sendo esperado um defeito do tipo deiscência.

CAPÍTULO 79 Enxerto Ósseo Localizado e Desenvolvimento dos Sítios que Receberão Implantes

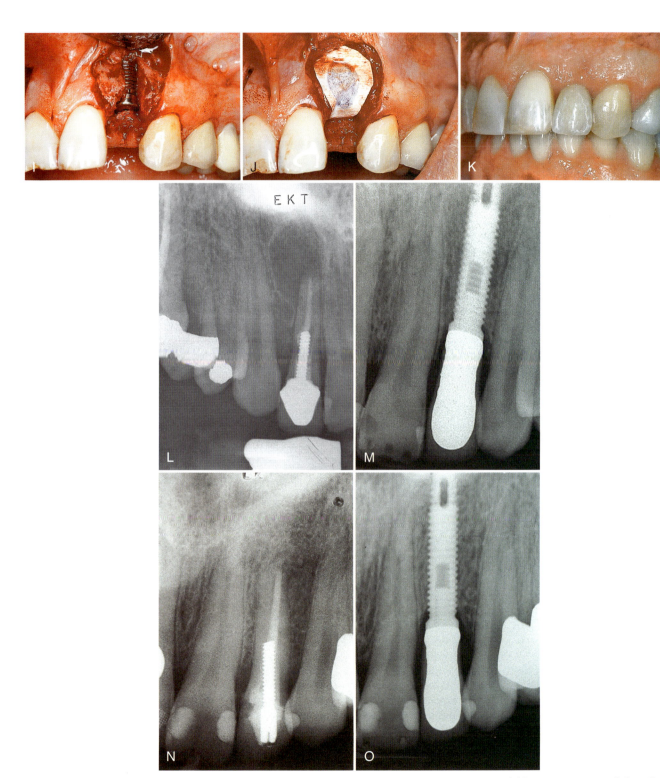

Figura 79.5, continuação (I) Dois meses após a extração, o implante é instalado com o defeito do tipo deiscência. (J) Regeneração óssea guiada realizada com membrana ePTFE posicionada sobre a deiscência. (K) Restauração final. (L) Radiografia periapical do dente 12 com uma grande lesão radioluminescente ao redor do ápice e perda óssea periodontal ao longo da área interproximal distal. (M) Radiografia final da instalação do implante tardiamente. (N) Radiografia periapical do dente 22. (O) Radiografia final. *(A, B, C, F, G, J, M, N e O de Klokkevold PR, Han TJ, Camargo PM: Aesthetic management of extractions for implant site development: delayed versus staged implant placement. Pract Periodontics Aesthet Dent 11:603, 1999.)*

Embora o efeito ou a quantidade de osso regenerado em relação à exposição da membrana sejam um tanto contraditórios, o objetivo deve ser a manutenção da membrana coberta durante todo o período de cicatrização, para que o risco de infecção e de problemas estéticos possa ser minimizado ou eliminado. Mais uma vez, a importância do manuseio do retalho em procedimentos que envolvam aumento de rebordo deve ser enfatizada. Consulte o Capítulo 85 para mais informações e detalhes sobre as complicações e os fracassos cirúrgicos.

Preservação do Rebordo Alveolar/ Manipulação de Extrações

Como a extração dental (ou perda de dentes) muitas vezes resulta em reabsorção do rebordo ou colapso alveolar, a preservação de volume ósseo no momento da extração é um objetivo desejável em implantodontia. A maior perda óssea após a extração ocorre durante os primeiros 6 a 24 meses.[12] Portanto, quando os profissionais têm a oportunidade de intervir no momento da extração, a preservação do osso alveolar deve ser iniciada. Uma abordagem conservadora para a manipulação dos locais de extração pode eliminar ou reduzir significativamente a necessidade de procedimentos avançados de enxerto ósseo.

Ao extrair um dente e preparar o local para a colocação do implante, a reabsorção óssea alveolar deve ser prevenida ou, pelo menos, minimizada. Estudos experimentais em animais mostram que a utilização de uma membrana aumenta a previsibilidade de preenchimento ósseo no local de extração e, por conseguinte, mantém o volume de osso original quando comparado com a cobertura somente com retalho mucoperiosteal.[8] Estudos clínicos também demonstram os benefícios de uma abordagem regeneradora na extração dentária.[39,40,46] Esses autores observaram que uma membrana não reabsorvível resultava em reabsorção mínima do tamanho e da forma do rebordo alveolar.

Embora estudos anteriores tenham proposto o conceito de tratamento de sítios de extração sem fechamento do retalho (i.e., uso de uma membrana exposta para cobrir o enxerto), estudos mais recentes concluíram que o fechamento completo da ferida sobre a barreira física pode estar associado ao maior preenchimento ósseo.[6,58] A decisão sobre avançar ou não um retalho para fechar uma ferida deve ser ponderada em relação às alterações dos tecidos moles que serão criadas (i.e., as discrepâncias da junção mucogengival e problemas estéticos) e que podem precisar de outra correção cirúrgica.

A avaliação histológica da cicatrização do aloenxerto nos alvéolos de extração foi relatada.[2,10,13,20,64,66] Em uma série de estudos clínicos, os autores avaliaram a qualidade do osso, assim como as dimensões da preservação do rebordo alveolar com muitas comparações das propriedades do aloenxerto. Os alvéolos de extração eram locais não molares que foram enxertados e possibilitaram a cicatrização por um período de tempo prescrito. As dimensões alveolares foram medidas no momento da extração e, novamente, no momento da colocação do implante. Uma biópsia central foi coletada para avaliar o percentual de formação do osso novo, as partículas residuais de enxerto ósseo e o tecido conjuntivo/tecido não mineralizado. Em um estudo[64] que avaliou o momento da formação óssea em sítios enxertados com DFDBA, foi determinado que mais osso novo (47,41% vs. 32,63%) foi formado em sítios com cicatrização em longo prazo (18-20 semanas) se comparado aos sítios que cicatrizaram em menos tempo (8-10 semanas), respectivamente. Outro estudo[2] que avaliou a formação de osso novo com aloenxerto mineralizado não encontrou uma formação de osso novo maior (45% vs. 45,8%) por ter esperado mais tempo (27 semanas) se comparado ao período de cicatrização mais curto (14 semanas), respectivamente. Quando o aloenxerto desmineralizado foi comparado ao aloenxerto mineralizado, houve significativamente mais formação de osso novo nos locais enxertados com DFDBA (38,42%) do que nos locais enxertados com FDBA (24,63%).[66] O grupo DFDBA também teve um percentual médio significativamente menor de partículas residuais de enxerto (8,88% vs. 25,4%). Por fim, em outro estudo

clínico[20] que comparou o FDBA cortical versus medular os autores não encontraram nenhuma diferença no percentual de formação de osso novo. Houve um percentual significativamente maior de partículas residuais do enxerto ósseo no FDBA cortical em comparação ao FDBA medular. Exceto para a grande perda de crista óssea lingual no grupo medular do último estudo, nenhum dos outros estudos encontrou diferenças significativas nas medições clínicas entre os grupos.

O momento da colocação do implante em relação ao tempo de extração já foi amplamente debatido. Dependendo da quantidade, qualidade e suporte do osso existente, bem como das preferências de profissionais e pacientes, a colocação de implantes após extração dentária pode ser imediata, retardada, ou em estágios. Por definição, a colocação imediata do implante ocorre no momento da extração. A colocação tardia do implante é realizada cerca de 2 meses após a extração para permitir a cicatrização dos tecidos moles. A colocação do implante em estágios permite a cicatrização óssea no local da extração, que geralmente requer 4 a 6 meses ou mais.

A extração dental é realizada por meio de uma técnica cirúrgica atraumática que usa um instrumento estreito e plano (p. ex., Periótomo, Hu-Friedy, Chicago) direcionado apicalmente dentro do sulco para danificar o ligamento periodontal e expandir ligeiramente os tecidos periodontais adjacentes. O dente é elevado e retirado com um fórceps fazendo-se um movimento suave e rotatório. O Capítulo 83 descreve novas técnicas de extração atraumática. As forças vestibulolinguais devem ser evitadas com a intenção de manter a integridade do osso vestibular. Não são feitas incisões, e muito cuidado deve ser tomado para evitar o descolamento dos tecidos moles. Desta maneira, os tecidos moles mantêm a sua anatomia estrutural, e o periósteo (responsável pelo suprimento de sangue ao osso) permanece intacto. Se o dente tiver múltiplas raízes, raízes curvas ou outras características anatômicas que dificultem a sua remoção, poderá ser necessário seccioná-lo utilizando uma broca de alta velocidade ou outro dispositivo de corte e removê-lo em pedaços menores. É importante cortar somente a estrutura dental e evitar o corte (superaquecimento) do osso. O osso dentro do local de extração é completamente desbridado de tecido mole com curetas cirúrgicas. Após o desbridamento, o sítio de extração é cuidadosamente irrigado com uma solução salina estéril. Finalmente, o profissional pode avaliar o nível ósseo e a anatomia para determinar se será feito enxerto no local e quando será colocado o implante (imediato, tardio ou em estágios).

FLASHBACK

O momento da colocação do implante em relação ao tempo de extração já foi amplamente debatido. Historicamente, durante o período inicial dos implantes osseointegrados, a colocação imediata ou inicial do implante foi desencorajada. Hoje, esses primeiros estágios estão sendo desafiados com a colocação imediata do implante e a provisionalização imediata.

Colocação Tardia de Implantes

A colocação tardia de implantes compartilha algumas das vantagens de instalação de implantes imediatos, incluindo a preservação do sítio de extração, e oferece vantagens adicionais. Ao contrário da instalação de implantes imediatos, que apresenta deficiência de cobertura de tecidos moles, a técnica de colocação tardia de implante fornece tempo para a cicatrização dos tecidos moles.[28] A técnica ainda reduz a duração do tratamento em alguns meses, porque não é necessário aguardar a cicatrização óssea completa. Além disso, como a formação óssea encontra-se ativa nos primeiros meses após a extração dentária, a técnica pode facilitar mais a osteogênese adjacente ao implante.

A principal vantagem da colocação tardia do implante é que, ao permitir a cicatrização dos tecidos moles e o fechamento do local da extração, o avanço do retalho mucogengival não é necessário. Isso alivia a necessidade de cirurgias adicionais para corrigir discrepâncias mucogengivais. A colocação do implante tardiamente também possibilita um tempo maior para a resolução de infecções que possam existir no sítio da extração.

Assim como acontece com a colocação imediata do implante, existem limitações semelhantes de suporte ósseo e estabilidade do implante na colocação tardia. O processo de cicatrização óssea normal que ocorre dentro dos primeiros 2 meses não afeta significativamente a anatomia do osso alveolar. Portanto, limitações no suporte ósseo após 2 meses de cicatrização são semelhantes àquelas que existem no momento da extração.

Colocação de Implantes em Estágios

A colocação de implantes em estágios fornece tempo suficiente para a cicatrização óssea. Esta pode ser a completa cicatrização óssea de um local de extração sem um enxerto ósseo (se o suporte ósseo circunferencial for bom) ou com um enxerto ósseo. A colocação de implantes em estágios, por definição, permite a completa cicatrização dos tecidos moles, e também torna possível a instalação de implantes em locais de osso reparado com uma cobertura adequada de tecidos duros e moles.[56] Isso elimina a necessidade de cirurgias mucogengivais, possibilita a resolução de infecções preexistentes e impede a invasão de tecidos moles. Além disso, utilizando-se um período prolongado de cicatrização, o osso enxertado também tem a oportunidade de se tornar vascularizado. Os enxertos ósseos realizados simultaneamente com a colocação de implantes não compartilham essa vantagem. A principal desvantagem da colocação de implantes em estágios é o período de tempo necessário para a cicatrização óssea.

Técnica Tardia *Versus* Técnica em Estágios

As técnicas tardia e por estágios para a colocação de implantes são demonstradas em um indivíduo com dois locais de extração com morfologias ósseas semelhantes na maxila anterior (Figura 79.5). Ambas as técnicas facilitam a colocação estética dos implantes em posições proteticamente planejadas. As abordagens tardias e por estágios mantêm o volume de osso alveolar, reduzem a necessidade de aumento ósseo avançado e eliminam a necessidade de cirurgia mucogengival subsequente. O período e o tratamento de colocação tardia de implantes *versus* em estágios serão descritos na próxima seção.

Para decidir qual método de colocação de implante usar, a quantidade e a localização do osso que circunda o dente devem ser avaliadas. Uma vez que o paciente foi anestesiado, uma sonda periodontal pode ser usada para "sondar" o nível de suporte ósseo através do tecido mole. Usando esse método, os níveis de osso que circundam o dente podem ser mapeados. O suporte ósseo que circunda o local da extração também pode ser avaliado e confirmado após a remoção do dente por palpação, sondagem e visualização direta (interna).

Se o dente a ser extraído tem apoio suficiente de osso em todas as superfícies, pode-se esperar que o local de extração seja preenchido por osso sem procedimentos adicionais de enxertia, exceto quando o osso vestibular é muito fino. Uma extração simples seguida por um período de cicatrização de 4 a 6 meses seria suficiente para uma cicatrização óssea completa. Subsequentemente, um implante poderia ser colocado de modo usual, sem a necessidade de enxerto ósseo. Por outro lado, se pouco ou nenhum osso existir na superfície vestibular, deve-se antecipar a necessidade de enxerto ósseo para facilitar a colocação do implante. Neste caso, o enxerto ósseo no momento da extração pode ser feito para manter as dimensões do rebordo alveolar ocupado pelo dente.

Colocação Imediata de Implantes

A principal vantagem da colocação imediata de implantes é a redução do tempo de cicatrização, o que se traduz em tempo restaurador menor (*i.e.*, redução no tempo de conclusão para o paciente).[38,44,55,65] Uma vez que o implante é colocado no momento da extração, a cicatrização do osso-implante começa imediatamente com a cicatrização local da extração. Outra vantagem é o efeito da cicatrização óssea natural, que geralmente ocorre dentro do local de extração, em torno do implante. Esta atividade de formação óssea pode aumentar o contato osso-implante em comparação com um implante colocado em um sítio com menos atividade osteogênica.

As possíveis desvantagens da instalação de implantes imediatos incluem a necessidade de cirurgias mucogengivais subsequentes para a correção de tecidos moles e a necessidade de enxerto ósseo para preenchimento de defeitos originados da extração ao redor dos implantes. Se não existir osso suficiente para estabilizar o implante, a colocação do implante imediato não é recomendada.

Quando um implante de dois estágios é colocado no momento da extração dental, pode ser necessário um retalho mucogengival com incisões relaxantes para cobrir completamente o implante (uma exceção seria o implante em um estágio). Também pode ser necessário enxertar osso no local da extração nas áreas que não entram em contato com o implante, para evitar a invasão de tecidos moles em torno dele.[55] Um estudo de 1 ano de acompanhamento, com 49 implantes colocados imediatamente após extração e tratados com uma membrana isolada, demonstrou um preenchimento ósseo de 93,6%. Após 1 ano (pós-carga), o índice de sucesso do implante foi de 93,9%.[6]

Embora alguns tenham defendido a colocação de implantes submersos em alvéolos de extração com avanço do retalho,[28] outros demonstraram sucesso com uma abordagem não submersa. Os implantes podem ser colocados em alvéolos de extração ao mesmo tempo do enxerto ósseo, sem avanço do retalho, usando uma abordagem de instalação de implantes de um estágio. Estudos clínicos que avaliaram resultados de enxertos ósseos ao redor de implantes colocados em alvéolos de extração demonstraram preenchimentos ósseos adequados.[36] A colocação de 21 implantes transmucosos imediatos em sítios de extração tratados com uma membrana foi avaliada quanto ao índice de sucesso do implante e ao percentual de preenchimento ósseo. Dos 21 implantes transmucosos, 20 apresentaram completo preenchimento ósseo e cobertura de toda a superfície do implante revestida de plasma.

Um relato clínico sobre o uso de membranas de colágeno reabsorvíveis ao redor de implantes instalados em sítios de extração demonstrou um grau variável de preenchimento ósseo em nove pacientes.[49] São necessários mais estudos clínicos sobre o uso de membranas reabsorvíveis para ROG porque as evidências são insuficientes para avaliar a previsibilidade.

Em um estudo com 30 pacientes, o uso de enxertos autógenos isoladamente em 54 sítios de extração foi altamente eficaz em implantes colocados completamente intraósseos.[4] O estudo mostrou que os sítios de extração, incluindo aqueles com deiscência vestibular, podem ser tratados somente com enxertos autógenos. No entanto, como locais não enxertados não foram incluídos, a necessidade de usar enxertos em pequenos defeitos adjacentes aos implantes não foi determinada por esse estudo. Em outro estudo, os implantes colocados em alvéolos de extração foram testados para o seu potencial de regeneração óssea com enxerto autógeno, membrana e uma combinação de tratamentos.[23] A reabertura confirmou a cobertura de 100% das espiras em todos os casos, com exceção de um implante no grupo "sem parede" tratado somente com DFDBA. Um estudo clínico com cinco pacientes avaliou diferentes modalidades de tratamento para implantes instalados em sítios de extração em conjunto com combinações de enxertos ósseos.[59] Este estudo sustentou o conceito de que "defeitos que não causam espaços" têm melhor tratamento quando há uma combinação de membrana e um enxerto autógeno ou aloplástico quando comparados ao tratamento somente com uma membrana sem reforço (sem enxerto).

A colocação imediata de um implante após extração em uma abordagem de um estágio, juntamente com a instalação de um provisório imediato, é, talvez, a melhor maneira de manipular os tecidos duros e moles após a extração (Figura 79.6). A colocação imediata de uma restauração provisória é a melhor maneira de apoiar os tecidos moles (papila e gengiva marginal) após a extração dental.

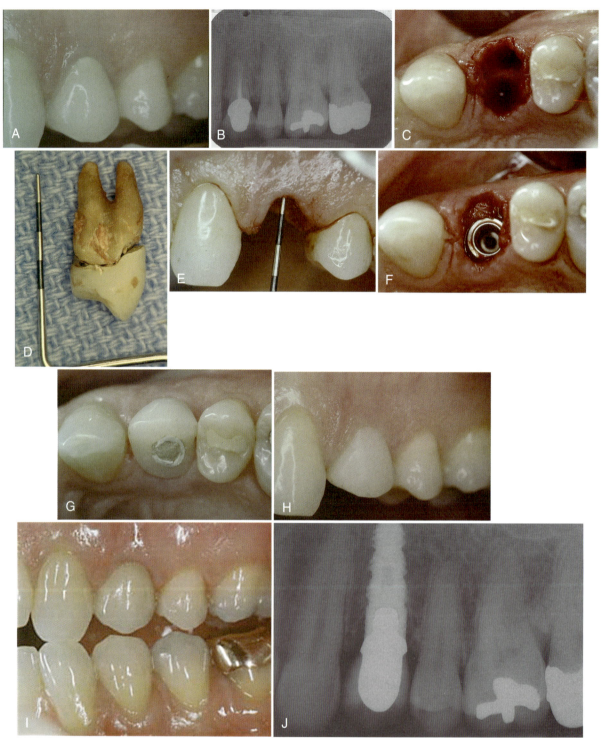

Figura 79.6 Colocação imediata do implante após a extração de um primeiro pré-molar superior. (A) Fotografia clínica, pré-operatória de dente 24, que fraturou e foi considerado como perdido. (B) Radiografia periapical do dente 24. Raiz com tratamento endodôntico e uma cobertura completa da coroa de porcelana fundida ao metal. (C) Extração atraumática do dente 24 sem incisões ou elevação do tecido. (D) Dente extraído. (E) A palpação e o exame com a sonda revelam paredes ósseas ao redor do alvéolo que sofreu extração dental. A parede óssea vestibular está cerca de 2 mm abaixo da margem gengival vestibular. (F) A porção palatina do sítio de extração é preparada, e um implante cônico é instalado para emergir através da fossa central. Partículas de osso autógeno (coletadas a partir da tuberosidade maxilar) são condensadas na porção vestibular do alvéolo de extração para suportar o osso vestibular e os contornos dos tecidos moles. (G) Uma restauração provisória imediata é feita (indiretamente no laboratório) e entregue no momento da instalação do implante. A cúspide palatina não é substituída neste provisório para evitar função e a oclusão, fazendo apenas contatos cêntricos leves. (H) Vista vestibular da restauração provisória, no momento da entrega. Observe como a papila interdental e a margem gengival vestibular são bem suportadas pelos contornos da restauração provisória. (I) Restauração definitiva no momento da entrega (cerca de 4 meses após a colocação do implante). (J) Radiografia final da restauração definitiva.

Conclusão

Os procedimentos de enxertos ósseos localizados permitem a reconstrução horizontal de deficiências no rebordo alveolar e a substituição de dentes perdidos por implantes dentários em posições proteticamente planejadas com aparência e função naturais. Em muitos casos, os implantes podem ser colocados simultaneamente com o processo de enxerto ósseo. Em casos de reabsorção óssea avançada, um aumento de rebordo previamente à instalação do implante pode ser a melhor escolha. Os procedimentos de enxerto ósseo também podem ser utilizados para preservar as dimensões alveolares após a extração dental. Se existe osso adequado em torno de um alvéolo de extração para estabilizar um implante, é possível combinar a colocação imediata do implante e o enxerto ósseo em um procedimento simultâneo. O resultado previsível desses procedimentos depende de vários princípios biológicos que devem ser seguidos. O diagnóstico, o plano de tratamento, a execução cuidadosa do tratamento cirúrgico, o acompanhamento pós-operatório e a carga apropriada do implante são fatores importantes para se alcançar o sucesso.

 Acesse Caso Clínico em https://www.grupogen.com.br.

Referências Bibliográficas

 As referências bibliográficas deste capítulo estão disponibilizadas em https://www.grupogen.com.br.

CAPÍTULO 80

Procedimentos Cirúrgicos Avançados em Implantodontia

Perry R. Klokkevold | Istvan A. Urban | David L. Cochran

SUMÁRIO DO CAPÍTULO

Levantamento de Seio Maxilar e Enxerto Ósseo, 846
Aumento Ósseo Vertical, 853
Conclusão, 855

A alta previsibilidade do tratamento com implantes dentários levou ao uso rotineiro e a uma grande expectativa de sucesso. No entanto, o sucesso para qualquer paciente ou qualquer implante depende de vários fatores, e o mais importante deles é a *disponibilidade óssea*. A perda de dentes, causada por doença ou trauma, pode resultar em grave deficiência do osso alveolar. Defeitos horizontais são tratados de maneira bastante previsível (Capítulo 79). Entretanto, defeitos verticais são muito mais desafiadores. A maxila posterior edêntula é um grande desafio, pois há falta generalizada de volume ósseo e baixa qualidade óssea; ou seja, o osso maxilar posterior geralmente consiste em uma cortical fina preenchida com osso trabecular disperso. Sítios edêntulos, em qualquer localização anatômica, que sofreram perda óssea vertical são especialmente desafiadores para reconstruções.

Este capítulo analisa o avanço de procedimentos cirúrgicos utilizados para tratar os diferentes casos de perda óssea, como a deficiência em altura óssea vertical. A cirurgia de levantamento de seio maxilar, o aumento ósseo vertical e a distração osteogênica serão revisados. O papel dos fatores de crescimento nos processos de aumento ósseo também será discutido.

Levantamento de Seio Maxilar e Enxerto Ósseo

A reabilitação através de implantes dentários em regiões posteriores da maxila de indivíduos desdentados muitas vezes representa um desafio clínico em razão do volume ósseo insuficiente resultante da pneumatização do seio maxilar junto com uma perda da crista óssea alveolar causada por doenças ou por remodelações. Antes da utilização de procedimentos de enxertos ósseos, os pacientes com ausências dentárias e deficiência óssea na maxila posterior poderiam apenas ser reabilitados com próteses removíveis, implantes curtos ou próteses em *cantilevers* (isto é, apoiadas por dentes adjacentes). Historicamente, a taxa de insucesso de implantes instalados na região posterior da maxila é maior quando comparada com a de outras áreas anatômicas.[23] Portanto, são necessários procedimentos como levantamento de seio maxilar e aumento de tecido ósseo para aumentar a quantidade de altura óssea vertical na região posterior da maxila para futura colocação de implantes.

Em 1980, Boyne e James[4] descreveram, pela primeira vez, um procedimento para enxertar o assoalho do seio maxilar com osso medular autógeno para colocação de um implante (do tipo agulhado). O acesso ao seio maxilar foi feito através de um procedimento denominado "Caldwell-Luc" (ou seja, uma abertura para o seio maxilar criada no sentido anterossuperior). Desde então, outras técnicas foram descritas, incluindo variações na janela óssea lateral e uma diversidade de técnicas para elevar o assoalho do seio através de uma abordagem pela crista alveolar.

Diversos materiais de enxerto ósseo têm sido usados para o levantamento de seio maxilar. Na Conferência de 1996 para o Consenso sobre Enxertos Ósseos nos Seios Maxilares foram revisados os dados disponíveis e chegou-se à conclusão de que aloenxertos, enxertos aloplásticos e enxertos xenógenos, isolados ou em combinação com osso autógeno, podem ser eficazes como materiais de enxerto substitutos para o ganho ósseo em cirurgias de levantamento de seio maxilar.[24] Mais importante, concluiu-se que o procedimento de enxerto do seio maxilar com a colocação do implante é uma modalidade terapêutica altamente previsível e eficaz para a reabilitação da maxila posterior. O levantamento de seio maxilar com enxerto ósseo é um procedimento bem aceito e usado para aumentar o volume de osso na maxila posterior. Inúmeros estudos validaram a segurança e eficácia desse procedimento.[7,13,18,50] As taxas de sucesso dos implantes são iguais ou melhores do que as taxas de implantes instalados em osso maxilar não enxertado (p. ex., áreas posteriores da maxila com altura adequada de osso remanescente).[50] Assim, o aumento ósseo através do levantamento de seio é indicado em regiões com deficiência de altura vertical nas regiões posteriores de maxila em que as dimensões interoclusais estão normais ou moderadamente aumentadas.

CORRELAÇÃO CLÍNICA

O processo normal de pneumatização do seio maxilar resulta frequentemente em altura óssea inadequada para a colocação de implantes na região posterior da maxila. A falta de altura óssea é ainda exacerbada pela perda óssea alveolar causada pela doença periodontal ou pela perda dos dentes.

Indicações e Contraindicações

Assim como em qualquer procedimento terapêutico, o sucesso do tratamento depende da escolha adequada do paciente, da avaliação cuidadosa da anatomia, identificação e manuseio de patologias,

CAPÍTULO 80 Procedimentos Cirúrgicos Avançados em Implantodontia

> **Quadro 80.1** Contraindicações para Levantamento de Seio Maxilar e Enxerto Ósseo.
>
> **Fatores Locais**
> Tumores ou aumento patológico no seio
> Infecção do seio maxilar
> Sinusite crônica grave
> Cicatriz cirúrgica/deformidade da cavidade do seio
> Infecção dentária ou na proximidade do canal
> Rinite alérgica/sinusite
> Uso crônico de esteroides tópicos
>
> **Fatores Sistêmicos**
> Radioterapia envolvendo o seio maxilar
> Doença metabólica (p. ex., diabetes melito não controlado)
> Uso excessivo de tabaco
> Abuso de drogas/álcool
> Comprometimento psicológico/mental

ao sucesso de implantes dentários endósseos e ao desejo de substituir dentes posteriores superiores ausentes por restaurações implantossuportadas.

A variedade de técnicas utilizadas para o levantamento do seio e enxerto ósseo é definida, principalmente, pela localização anatômica da osteotomia utilizada para ganhar acesso ao seio maxilar. Especificamente, quatro diferentes localizações anatômicas foram descritas: (1) abertura na parede lateral superior, ou "Caldwell-Luc", que está localizada na parte superior da parede lateral da maxila, na região anterior ao arco zigomático; (2) abertura no meio da parede lateral, que está localizada na metade da distância entre o rebordo alveolar e o arco zigomático; (3) abertura inferior da parede lateral, que está localizada no nível do rebordo alveolar; e (4) osteotomia na crista, que é uma abertura através da crista óssea alveolar superiormente em direção ao assoalho do seio. Atualmente, o procedimento mais comumente utilizado para a elevação do seio e enxerto ósseo é o acesso pela parede lateral (abordagem média ou inferior) e, com menor frequência, a abordagem sobre a crista óssea alveolar também é bastante comum.

procedimentos cirúrgicos adequados e cuidados pós-operatórios. A indicação primária para levantamento de seio maxilar e enxerto ósseo, especificamente para a instalação de implantes dentários intraósseos, é a altura óssea remanescente com menos de 7 mm de altura vertical. Outros fatores que devem ser considerados incluem a saúde do paciente, a condição da dentição remanescente e a probabilidade de um resultado adequado. Uma avaliação médica completa pode determinar se o procedimento é indicado.

As contraindicações para o levantamento de seio maxilar e enxerto ósseo são semelhantes às contraindicações para outros procedimentos cirúrgicos, com considerações adicionais a respeito de contraindicações específicas do seio maxilar (Quadro 80.1). Os pacientes devem estar em bom estado geral de saúde e livre de doenças que afetam a maxila ou seio maxilar. Os fatores locais que contraindicam são a presença de tumores, infecção no seio maxilar, sinusite crônica grave, cicatriz ou deformidade do seio devido a cirurgia prévia, infecção dentária, rinite alérgica grave e uso crônico de esteroides tópicos. As contraindicações sistêmicas incluem a radioterapia, doença metabólica não controlada (p. ex., diabetes), o uso excessivo de tabaco, drogas ou álcool e alterações psicológicas ou mentais.

Procedimentos Cirúrgicos para Levantamento de Seio Maxilar

O objetivo do levantamento de seio e o aumento ósseo é levantar a membrana schneideriana do assoalho do seio, elevando-a na cavidade sinusal para criar um novo assoalho do seio, localizado mais superiormente com um espaço entre ele e o rebordo alveolar deficiente. O espaço recém-criado pode, então, ser preenchido com osso (ou um material ósseo substituto) para aumentar a altura vertical de osso na região posterior da maxila e, então, a instalação de implantes.

O procedimento de levantamento de seio maxilar foi primeiramente descrito em 1960 por Boyne (apresentações orais para alunos de pós-graduação da Marinha dos Estados Unidos, 1965-1968, dados não publicados) e originalmente utilizado como um procedimento cirúrgico pré-protético em pacientes com grandes tuberosidades e seios pneumatizados.[3] Para reduzir o tamanho da tuberosidade sem criar um defeito, o osso foi enxertado na cavidade do seio para aumentar o volume de osso dentro da tuberosidade maxilar. Como relatado anteriormente, Boyne e James[4] (1980) foram os primeiros a descrever o procedimento de enxerto ósseo em seio maxilar para posterior instalação de implante (do tipo agulha) e retenção de prótese dentária. A evolução da técnica caminhou paralelamente

FLASHBACK

O levantamento do seio maxilar é o procedimento mais realizado para superar os problemas associados ao seio pneumatizado. Diversas abordagens têm sido utilizadas para acessar o seio maxilar para o levantamento e o enxerto ósseo. Atualmente, a técnica da janela lateral é a mais empregada. A abordagem sobre a crista óssea alveolar também é popular.

Avaliação Pré-cirúrgica do Seio Maxilar

A avaliação pré-cirúrgica do seio maxilar é realizada principalmente através de técnicas de exames radiográficos (Figura 80.1). Várias observações sobre a anatomia podem ser feitas com uma radiografia periapical ou panorâmica, mas a anatomia interna é mais bem avaliada através de uma vista tridimensional, como na tomografia computadorizada (TC) ou *cone-beam* digital (CBCT). O seio maxilar deve ser avaliado em relação a qualquer patologia, massas e presença de septos. Se estiver disponível um exame tridimensional, deverá ser investigada a parede lateral quanto à presença de canais vasculares intraósseos médios ou grandes (Figura 58.15). Vasos de médio a grande porte, ocasionalmente, atravessam a parede lateral do seio maxilar, e identificá-los é importante para evitar o sangramento excessivo durante a cirurgia (Capítulo 58).[31]

Colocação Simultânea de Implantes

A colocação simultânea de implantes é possível com procedimentos de levantamento do seio e enxerto ósseo, desde que os implantes possam ser estabilizados no local desejado, com os ossos nativos existentes). Tem sido sugerido que um mínimo de 5 mm de ossos nativos na crista alveolar é necessário para a colocação simultânea dos implantes. No entanto, alguns autores afirmam que é possível a colocação de implantes simultaneamente com 1 mm de osso remanescente.[29,58] O fator mais importante para essa escolha é a capacidade de atingir a estabilidade do implante no osso existente, e não qualquer medida da altura óssea remanescente. Os fatores que influenciam a estabilidade do implante incluem altura do osso, qualidade óssea, precisão da osteotomia, habilidade e experiência do cirurgião. Se a quantidade e qualidade do osso nativo remanescente forem insuficientes para a colocação e estabilização dos implantes no momento do processo de aumento ósseo, o implante deverá ser colocado em uma segunda etapa após um período de cicatrização adequado.

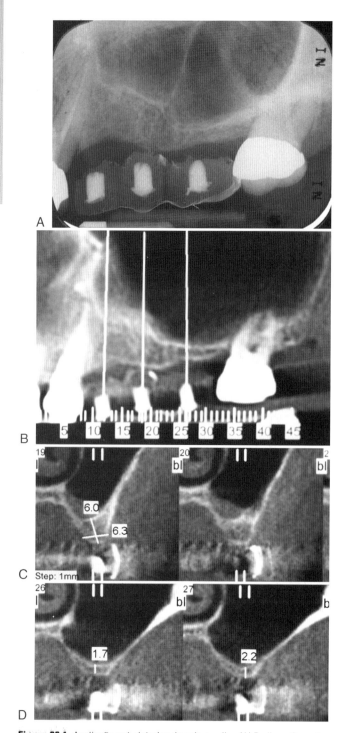

Figura 80.1 Avaliação pré-cirúrgica do seio maxilar. (A) Radiografia periapical. (B) Projeção panorâmica com *cone-beam*. Note a presença de septos maxilares na região de pré-molar. (C) Imagem transversal na região de pré-molar mostrando aproximadamente 6 mm de altura óssea e presença de septos maxilares. (D) Imagem transversal na região de molar mostrando cerca de 2 mm de altura óssea.

Materiais de Enxerto Ósseo

O *osso autógeno* é considerado o "padrão-ouro" para enxertos ósseos devido a suas propriedades osteocondutoras, osteoindutoras e osteogênicas.[4] No entanto, a retirada de osso autógeno em sítios intraorais ou extraorais cria um segundo sítio cirúrgico com morbidade adicional. Muitos estudos têm demonstrado sucesso clínico nas combinações de diversos materiais de enxerto ósseo.[24,50]

Recentemente, diversos estudos clínicos e relatos têm avaliado os procedimentos de enxertos de seio maxilar através de uma variedade de materiais de enxertos ósseos, incluindo osso autógeno da cavidade bucal e da crista ilíaca, assim como substitutos ósseos: osso desmineralizado liofilizado, hidroxiapatita reabsorvível e não reabsorvível e enxertos xenógenos. Entretanto, esses estudos foram feitos com amostras pequenas, e poucos deles avaliaram o resultado clínico em longo prazo. Estudos clínicos de curto e longo prazos, com implantes dentários instalados em seios enxertados, demonstraram uma taxa de sobrevivência equivalente ou superior quando comparados com implantes instalados em ossos maxilares nativos (p. ex., sem a necessidade de levantamento de seio).[24,50] Os resultados desses estudos suportam a previsibilidade clínica dos procedimentos de levantamento de seio maxilar para a reabilitação da maxila posterior edêntula com próteses implantossuportadas (Figura 80.3).

O uso de materiais de enxerto ósseo substitutivos pode reduzir a morbidade ocasionada por uma segunda zona cirúrgica, mantendo igualmente boas taxas de sucesso do implante.[24] O osso bovino inorgânico (ABBM) (Bio-Oss®, Geistlich Pharma AG, Wolhusen, Suíça) também tem sido utilizado com sucesso para levantamento de seio.[55] O ABBM foi descrito na literatura como *osso bovino mineral sem proteínas, osso bovino inorgânico sem proteínas* e *osso bovino inorgânico*. Esse material demonstrou boa estabilidade dimensional e altas taxas de sobrevivência do implante.[13] Esses materiais substitutivos formam um arcabouço osteocondutor para o crescimento ósseo, mas não têm qualquer propriedade osteoindutora. Uma possível exceção é o osso humano desmineralizado liofilizado (DFDBA). Este material tem demonstrado potencial osteoindutor, mas não se mostrou particularmente vantajoso para aumento ósseo em seio maxilar.[24,54] De fato, o volume de osso adquirido com o uso de DFDBA é menor do que o alcançado com materiais de enxerto mineralizados. O volume ósseo menor é, provavelmente, o resultado de uma moderada contração pós-operatória desse material.

Técnica de Osteotomia da Crista (Osteótomo)

Nos casos com moderada altura óssea (p. ex., de 7 a 9 mm), que requerem levantamento limitado do seio, uma abordagem através da crista óssea pode ser desejável. A técnica com osteótomo é um procedimento que utiliza osteótomo para comprimir o osso (internamente, a partir da crista alveolar para cima) contra o assoalho do seio, levando a uma "fratura interna" controlada do assoalho do seio junto com a membrana schneideriana, criando uma "tenda" para o enxerto.

A técnica de levantamento do seio através de osteótomos foi descrita por Summers.[42,43] É uma técnica considerada "conservadora", mas é também considerada "cega", pois não permite que o operador visualize a membrana do seio durante o levantamento. Por este motivo, é uma técnica sensível (ou seja, o operador tem que "sentir" a fratura óssea e a elevação da membrana). O aumento da altura óssea vertical só pode ser observado com radiografias que, se o procedimento for bem-sucedido, mostrarão um domo radiopaco no local de tratamento, dentro da cavidade do seio. Materiais de enxerto radioluminescentes, como o DFDBA, não aparecerão na radiografia pós-operatória imediata.

Procedimento

Um sítio de osteotomia é preparado com uma série de brocas (p. ex., as brocas iniciais são utilizadas para o preparo do sítio do implante) a uma profundidade de cerca de 1 a 2 mm a partir do assoalho do seio maxilar. Osteótomos são utilizados para aumentar gradualmente as forças de compressão contra o assoalho do seio por meio da adição de quantidades crescentes de material de enxerto até a fratura interna do assoalho do seio (Figura 80.4). A força de impacto necessária para fraturar o assoalho do seio é tipicamente alcançada ao bater de leve e com cuidado nos osteótomos com um martelo. Deve-se tomar

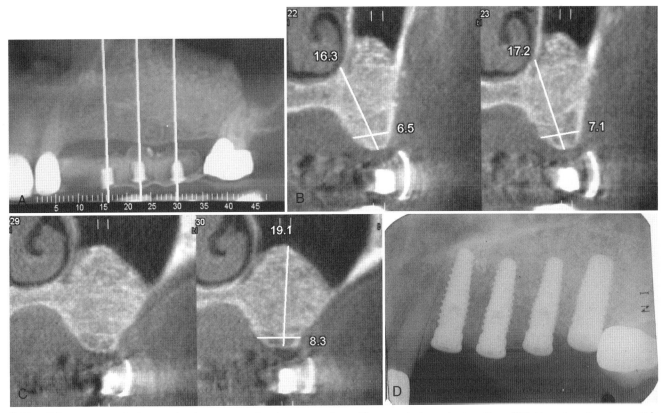

Figura 80.2 Colocação do implante após o levantamento do seio e enxerto ósseo. Mesmo paciente mostrado na Figura 80.1. Ver radiografia pré-operatória e imagens transversais pré-operatórias. (A) Vista panorâmica do seio maxilar enxertado, pós-cirúrgica. O canino esquerdo foi extraído devido a uma fratura vertical. (B), Imagem transversal pós-cirúrgica na região de pré-molar demonstrando mais de 17 mm de altura óssea vertical. (C) Imagem transversal pós-cirúrgica na região molar demonstrando 19,1 mm de tecido ósseo vertical. (D) Radiografia pós-cirúrgica de implantes colocados no seio maxilar anteriormente enxertado.

cuidado para prevenir a inserção excessiva dos osteótomos acima do nível do assoalho ósseo existente no seio para evitar a perfuração da membrana de Schneider. Depois que a fratura interna do assoalho do seio maxilar é controlada, materiais de enxerto ósseo continuam sendo introduzidos de forma lenta, em direção apical, o que continua a elevar a membrana do seio e, portanto, torna possível uma expansão vertical da altura óssea. Essa última elevação da membrana é realizada simplesmente empurrando-se o material de enxerto para o sítio, somente com o osteótomo (p. ex., sem o uso do martelo). Uma vez que a membrana do seio é elevada com material de enxerto ósseo até a altura desejada, a osteotomia do implante pode ser completada. A última broca da osteotomia para a colocação de um implante é utilizada para finalizar o preparo das paredes laterais até uma profundidade do osso nativo (p. ex., não é necessário realizar uma perfuração completa) e o implante pode ser inserido. Vários sítios individuais podem ser levantados e preparados simultaneamente através de sítios separados de osteotomia.

Os relatos publicados dessa técnica têm mostrado um aumento na altura do osso entre 2 e 7 mm (média: 3,8 mm).[47] Assim, a abordagem pela crista é uma técnica útil para aumentar a altura vertical do osso até aproximadamente 4 mm. Se for necessária uma altura maior, a abordagem da janela lateral poderá ser mais vantajosa. Em relação às indicações e contraindicações para os procedimentos de levantamento do seio e enxerto ósseo, a técnica do osteótomo pode ser contraindicada para os seios que têm uma inclinação de assoalho ou septos no sítio da osteotomia planejada. Um assoalho do seio agudamente inclinado tenderá a defletir a osteotomia em uma direção indesejável em vez de permitir que o osteótomo penetre no espaço sinusal, e a presença dos septos torna praticamente impossível a fratura do assoalho para dentro. O Quadro 80.2 fornece informações adicionais e comentários sobre o uso clínico da técnica do osteótomo. Novos instrumentos e técnicas surgiram para melhorar a capacidade de criar uma abordagem através da crista, evitando trauma ou lesão na membrana do seio. Esses instrumentos/técnicas variam de diferentes formas de perfuração a cirurgias ósseas piezoelétricas. Veja o Capítulo 83 para uma descrição da cirurgia óssea piezoelétrica.

IMPORTANTE

Relatos publicados sobre a técnica de osteostomia da crista têm demonstrado o aumento na altura óssea de 2 a 7 mm (uma média de 3,8 mm). Um aumento significativo da altura óssea é tipicamente possível com a abordagem da janela lateral. Quando se esperam mais do que 4 mm de aumento da altura óssea, a abordagem da janela lateral pode ser vantajosa.

Técnica da Janela Lateral

A técnica da janela lateral é provavelmente a maneira mais efetiva e eficaz de acessar o seio maxilar para o aumento ósseo. Nesse procedimento, uma abertura para o seio maxilar é criada na parede lateral para elevar a membrana e inserir o enxerto ósseo no espaço logo acima do osso alveolar existente. A osteotomia pode ser feita com uma broca em alta velocidade (carbide ou diamantada esférica) ou através de cirurgia óssea piezoelétrica (Capítulo 83). Também é possível preparar a osteotomia da parede lateral com instrumentos rotatórios que são projetados para cortar seletivamente o osso.

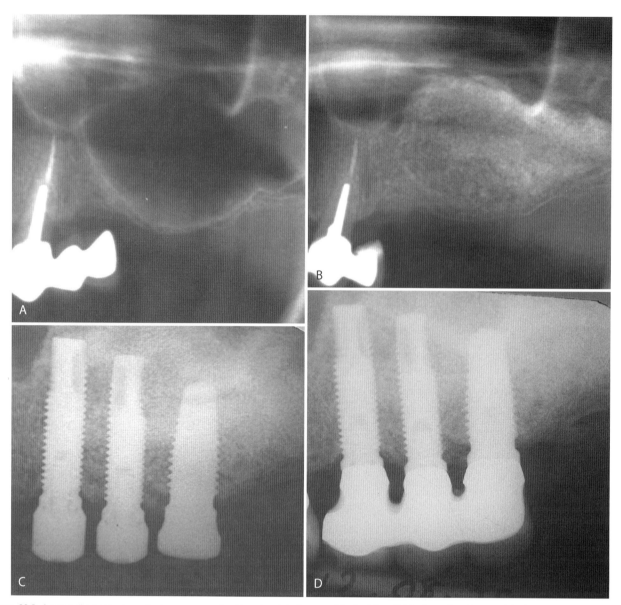

Figura 80.3 Acompanhamento de paciente que apresenta altura da crista óssea residual mínima. (A) Radiografia pré-operatória demonstra a altura mínima de crista óssea remanescente. (B) Radiografia pós-operatória demonstra a cicatrização do enxerto no seio após 6 meses. (C) Implantes submersos após 6 meses de cicatrização. Os três implantes foram instalados em osso enxertado. (D) Radiografia periapical demonstra a estabilidade da crista óssea ao redor dos implantes após 10 anos de carga. *(De Urban IA, Lozada JL: A prospective study of implants placed in augmented sinuses with minimal and moderate residual crestal bone: results after 1 to 5 years.* Int J Oral Maxillofac Implants *25:1203-1212, 2010.)*

Quadro 80.2 Comentários sobre a Técnica do Osteótomo.

Perspectiva Clínica 1
O procedimento envolve batidas repetidas do osteótomo com um martelo para criar a pressão necessária para fraturar o assoalho do seio maxilar. Essas batidas podem ser incômodas para alguns indivíduos, especialmente os pacientes que não estão sedados para o procedimento. O método tende a ser mais incômodo para os pacientes com osso cortical denso do que para aqueles com osso trabecular menos denso. Na verdade, pode haver uma complicação pós-operatória denominada vertigem posicional paroxística benigna (BPPV), a qual tem sido associada ao levantamento do seio através da técnica do osteótomo. Durante a preparação da osteotomia e levantamento do assoalho do seio, o trauma induzido pela percussão do osteótomo e do martelo, juntamente com a hiperextensão do pescoço durante a operação, pode deslocar estruturas no ouvido interno e induzir a BPPV.

Perspectiva Clínica 2
A técnica requer que o osteótomo fique adequadamente alinhado na direção do longo eixo do implante. Assim, os pacientes devem ser capazes de ter abertura de boca suficiente para permitir a inserção do osteótomo no sítio da osteotomia. Osteótomos angulados podem facilitar a angulação correta.

CAPÍTULO 80   Procedimentos Cirúrgicos Avançados em Implantodontia   851

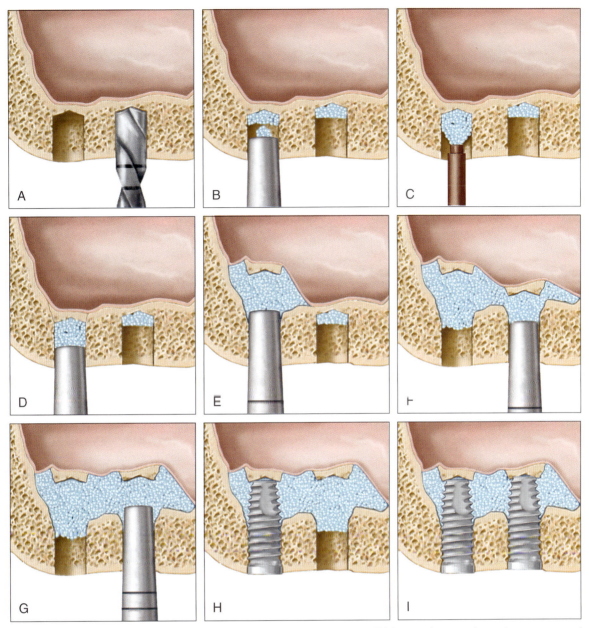

Figura 80.4 Ilustração da elevação do seio maxilar (OSFE) através da técnica com osteótomo. (A) Osteotomia preparada com brocas a uma profundidade perto do assoalho do seio maxilar. (B) Material de enxerto introduzido no local da osteotomia e condensado com osteótomo. (C) Material de enxerto ósseo é adicionado à área de osteotomia. (D) Enxerto ósseo continua a ser condensado com osteótomos. (E) Este processo é continuado até que o assoalho do seio "fratura" internamente e o assoalho é levantado com o material de enxerto ósseo. (F) Continuação do processo mostrado na figura E para o segundo sítio. (G) Material de enxerto ósseo continua a ser condensado gradualmente com osteótomo em ambos os locais para elevar a membrana para longe do osso (paredes do seio maxilar) até altura e volume suficientes para a instalação de implantes. (H) A osteotomia é preparada para a colocação de implantes (instrumentação não mostrada) e o implante é colocado. (I) Visão final de dois implantes colocados no seio maxilar enxertado utilizando a técnica de elevação do seio maxilar.

Alguns clínicos preparam apenas o contorno lateral da janela, deixando o osso central preso à membrana; à medida que ele é elevado e rodado para o interior do seio, torna-se a parede superior do espaço criado para o enxerto ósseo (Figura 80.5A-C). Outros clínicos preferem eliminar completamente a janela reduzindo-a ou removendo-a (Figura 80.5D-F). Com a técnica adequada, é importante criar uma janela que seja pequena o suficiente, em relação à largura mediolateral do seio maxilar, para permitir que a "janela" seja empurrada completamente para dentro da cavidade sinusal sem bater prematuramente na parede medial. Se a janela não puder ser totalmente empurrada, deverá ser cuidadosamente separada da membrana e removida. O osso removido da janela lateral pode ser coletado e incorporado no enxerto ósseo.

Uma vez que a janela lateral é criada, o levantamento da membrana é realizado com instrumentos manuais que são inseridos ao longo da face interna das paredes ósseas do seio. Deve-se tomar muito cuidado para evitar a perfuração da membrana. Pequenos instrumentos (p. ex., curetas De Marco) são introduzidos ao longo das paredes inferior, anterior, posterior e superior da janela preparada, gradualmente inserindo o osso até que a membrana comece a levantar do

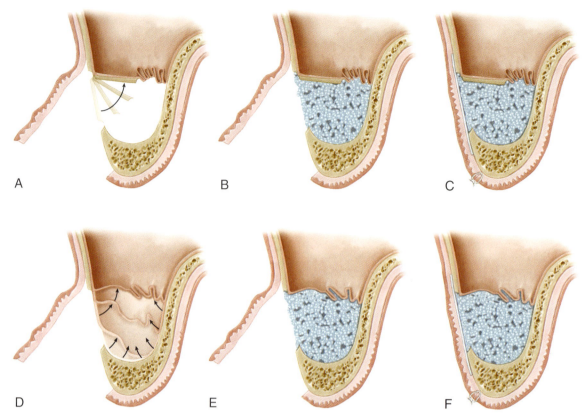

Figura 80.5 Ilustrações de duas técnicas para o procedimento de janela lateral, de acesso ao seio maxilar e aumento ósseo. A primeira técnica (A-C) preserva o osso da janela lateral, elevando-a para dentro da cavidade do seio e criando um novo assoalho do seio. A segunda técnica (D-F) remove completamente a janela lateral como parte da preparação. (A) Uma janela lateral é cortada, deixando a parede óssea lateral no centro da janela. A janela óssea é então empurrada para dentro, para se tornar o novo assoalho/parede do seio. (B) Material de enxerto ósseo é embalado para o recém-criado espaço. (C) A membrana é colocada sobre o material de enxerto de osso e da janela lateral. O retalho é suturado sobre a membrana. (D) A janela lateral é totalmente removida durante a osteotomia. A membrana é elevada para dentro e para cima, para tornar a contenção superior do seio maxilar enxertado sem uma parede óssea superior. (E) Material de enxerto ósseo é inserido no espaço recém-criado. (F) A membrana é colocada sobre o material de enxerto ósseo na janela lateral. O retalho de espessura total é suturado sobre a membrana.

osso. Subsequentemente, instrumentos mais largos (p. ex., curetas de Gracey) são gentilmente inseridos ao longo do osso para continuar levantando a membrana até o nível desejado (altura, largura e profundidade). Os instrumentos devem sempre ser mantidos em contato com a superfície óssea enquanto se estiver elevando a membrana schneideriana para evitar a perfuração. Um guia cirúrgico para implante deve ser usado para estimar as posições anterior e superior planejadas para o implante e avaliar as dimensões necessárias de aumento do seio. Uma vez elevado, o espaço deve ser enxertado com osso (autógeno, substituto ósseo ou uma combinação). Se os implantes forem colocados simultaneamente, os sítios de osteotomia deverão ser preparados, e os implantes, colocados depois nas porções medial, anterior e posterior do seio, preenchendo com enxerto ósseo, suportando assim a membrana schneideriana longe das brocas e implantes. Por fim, a janela lateral e o enxerto ósseo são cobertos com uma membrana (p. ex., a membrana reabsorvível) e o retalho é suturado. Tem sido demonstrado que cobrir a osteotomia de janela lateral com uma membrana de barreira aumenta a quantidade de osso vital e tem um efeito positivo sobre a sobrevivência do implante.[45,56]

Riscos e Complicações

O procedimento de levantamento do seio maxilar e enxerto ósseo é uma técnica sensível, que exige habilidades cirúrgicas meticulosas. Riscos e complicações do procedimento incluem perfuração da membrana, sangramento transoperatório/pós-operatório, infecção pós-operatória e perda de enxerto ósseo ou implantes (Capítulo 85).

A incidência de perfuração ou rompimento da membrana varia muito (até 60%) e depende da anatomia do seio, da habilidade e experiência do operador.[9,26,30,36] A presença de septos no seio maxilar aumenta a probabilidade de perfuração da membrana.

O posicionamento da janela dentro da cavidade de 2 a 4 mm a partir da borda anteroinferior do seio torna mais fácil o acesso às paredes ósseas. Isso pode diminuir a probabilidade de perfuração da membrana durante o levantamento da membrana do seio.

Se a perfuração for pequena, poderá ser corrigida colocando-se uma barreira reabsorvível sobre a perfuração, seguida por cuidadosa colocação do material de enxerto ósseo. Se a perfuração for grande (Figura 85.18), poderá ser necessário cancelar o procedimento, fechar a ferida e tentar novamente mais tarde.

As infecções têm sido relatadas em um número pequeno, mas significante (até 10%), após procedimentos de levantamento de seio maxilar e enxerto ósseo.[36,53] A prevenção da infecção é muito importante para os procedimentos de enxertos ósseos. A cirurgia deve ser sempre realizada de forma estéril. Os pacientes devem usar enxaguatórios antimicrobianos antes da cirurgia (p. ex., clorexidina), e deve-se prescrever antimicrobiano sistêmico após a cirurgia. Os sinais e sintomas de infecção do seio após o enxerto, bem como um protocolo detalhado para o seu tratamento, foram descritos em um estudo clínico recente.[53]

A abertura de uma janela lateral é conseguida através da completa remoção óssea da parede lateral até a membrana. A membrana é altamente vascularizada e pode sangrar significativamente.[1,31] No entanto, um sangramento mais grave pode surgir se uma artéria intraóssea for cortada durante esse procedimento. A cera para osso e agentes hemostáticos tópicos devem estar disponíveis caso ocorra alguma complicação cirúrgica. Se um vaso intraósseo de médio a grande calibre for identificado em uma fase pré-cirúrgica por meio de uma imagem tridimensional, como a tomografia computadorizada de feixe cônico (CBCT), a abordagem cirúrgica poderá ser modificada para minimizar o risco de uma complicação relacionada ao sangramento.

IMPORTANTE

O aumento do seio maxilar é uma técnica previsível para o ganho de altura óssea vertical na maxila posterior. No entanto, apesar das altas taxas de sucesso, diversas complicações intra e pós-operatórias têm sido relatadas. A seleção e preparação do paciente e o uso de técnicas cirúrgicas precisas são fatores importantes para reduzir a incidência de complicações do seio.

Aumento Ósseo Vertical

O aumento ósseo vertical é um dos maiores desafios da regeneração óssea em implantodontia. É um procedimento cirúrgico difícil e pode apresentar diversas complicações. A taxa de complicações associadas a procedimentos de aumento ósseo vertical, incluindo a exposição da membrana e/ou infecção pós-operatória, está na faixa de 2,87% a 17%.[40,41,46,49] Opções alternativas de tratamento, embora com resultados limitados, necessitam ser consideradas. Por exemplo, a regeneração de um rebordo verticalmente deficiente pode não ser necessária se (1) os implantes forem instalados em sítios adjacentes, (2) implantes curtos forem utilizados, (3) próteses convencionais forem usadas ou (4) houver deficiências verticais em áreas estéticas, que podem ser corrigidas utilizando-se cerâmica rosa para criar uma ilusão de "normalidade" dos tecidos moles.

Tentativas históricas de aumentar verticalmente a altura utilizando-se modalidades como o enxerto ósseo do tipo *onlay* têm falhado. Mais recentemente, as modalidades de tratamento desenvolvidas para o aumento vertical de osso incluem distração osteogênica e regeneração óssea guiada vertical (ROG). As técnicas e evidências de sucesso serão apresentadas.

Regeneração Óssea Guiada

A técnica cirúrgica de ROG para a regeneração foi descrita na década de 1990.[43] Embora a evidência disponível seja limitada, estudos em animais e humanos demonstraram aumento ósseo vertical bem-sucedido com evidências histológicas.[25,41] Alguns estudos têm avaliado o efeito isolado do uso da membrana para a criação de espaços, ao passo que outros têm usado enxertos ósseos autógenos para manter espaço sob a membrana. Utilizando uma membrana reforçada com titânio sem enxerto ósseo (o espaço foi preenchido apenas com coágulos sanguíneos) em um modelo canino, Jovanovic et al.[25] demonstraram um ganho de 1,82 mm de altura vertical em tecido ósseo ao redor de implantes instalados simultaneamente. Em um estudo clínico, Simion et al.[41] trataram cinco pacientes com ROG para o ganho de altura vertical em tecidos ósseos ao redor de 15 implantes colocados em uma posição supracrestal com a exposição de 4 a 7 mm do implante. Mini-implantes de titânio foram colocados em uma posição distal em relação aos implantes na posição supracrestal, com exposição de 3 a 4 mm. Os implantes e mini-implantes foram cobertos com uma membrana de barreira de politetrafluoretileno expandido (PTFE-e) reforçado com titânio. A avaliação clínica da exposição dos implantes revelou uma média de 3 mm (variação de 1 a 4 mm) de ganho vertical de tecido ósseo após 9 meses. A avaliação histomorfométrica dos mini-implantes extraídos mostrou um bom contato do osso com o implante (42,5% ± 3,6%) em relação ao osso regenerado. Esses estudos mostram que a formação óssea é previsível até cerca de 3 mm usando a técnica da ROG com a barreira formada da combinação da membrana reforçada de titânio e o coágulo sanguíneo.

Estudos mostraram que a formação óssea supracrestal é mais previsível ao se utilizar um material de enxerto ósseo sob a membrana reforçada com titânio.[39] Portanto, atualmente, o aumento cirúrgico avançado de ROG para ganho vertical nos tecidos ósseos deve ser realizado com membranas não reabsorvíveis com reforço de titânio e materiais de enxerto ósseo (Figura 80.6). Os resultados longitudinais do aumento ósseo vertical (ROG), após 1 a 5 anos de carga protética, foram relatados em um estudo multicêntrico retrospectivo que avaliou 123 implantes.[39] Três modalidades de tratamento (membranas não reabsorvíveis em combinação com coágulo sanguíneo, DFDBA e osso autógeno) foram estudadas, e os resultados mostraram que uma regeneração óssea vertical superior a 4 mm apenas pode ser conseguida com o uso de partículas de osso autógeno. Estes autores relataram uma taxa de sucesso de 97,5%, concluindo-se que o aumento ósseo vertical, através de técnicas de ROG, suporta a instalação de implantes de forma semelhante à instalação de implantes em sítios com osso remanescente sem regeneração.

Urban et al.[49] utilizaram membranas com reforço de titânio e osso autógeno particulado para aumento ósseo vertical previamente à instalação de implantes. O estudo incluiu 35 pacientes com 36 defeitos ósseos verticais. Oitenta e dois implantes foram instalados, e uma membrana de colágeno reabsorvível (Bio-Gide Reabsorbable Bilayer Membrane®, Osteohealth, Shirley, NY) foi colocada sobre a crista óssea recém-formada durante a cirurgia de colocação do implante para proteger o enxerto de reabsorção precoce após a remoção da membrana de PTFEe. Os implantes foram acompanhados de 1 a 6 anos após a carga protética. Os diferentes grupos de tratamento incluíram sítios únicos e múltiplos, bem como defeitos verticais na região posterior da maxila. O aumento ósseo vertical do rebordo maxilar posterior foi feito simultaneamente com o levantamento de seio. Na remoção da membrana, o aumento médio ósseo vertical foi de 5,5 mm (± 2,29 mm). A remodelação crestal média foi de 1,01 mm (± 0,57 mm) em 12 meses, mantendo-se estável até 6 anos. As diferenças entre os grupos não foram estatisticamente significativas em relação à formação óssea. A taxa de sobrevida dos implantes foi de 100%, com uma taxa de sucesso acumulado de 94,7%.

A eficácia da mistura de 1:1 de ABBM e osso autógeno particulado utilizando membranas de PTFEe foi avaliada histológica e histomorfometricamente em oito pacientes (10 defeitos de rebordo).[38] Depois de um período de cicatrização de 6 a 9 meses, foi alcançada uma média de ganho vertical de 3,15 mm (DP ± 1,12 mm). Um estudo clínico e histológico avaliou o mesmo material de enxerto usando membranas de PTFE denso em 19 pacientes. Houve um ganho médio de 5,45 mm (DP 1,93) de osso.[51] Em ambos os estudos, a avaliação histológica mostrou que o ABBM estava relacionado com uma densa rede de formação de novo osso de diferentes níveis de maturação.

Simion et al. relataram os resultados duradouros de implantes colocados no osso aumentado por meio de ROG. Os pacientes foram monitorados de 13 a 21 anos, com um seguimento médio de 16 anos. A perda óssea marginal média entre a avaliação inicial (um ano pós-carga) e a final foi de 1,06 mm.[37]

Há poucos dados clínicos sobre os desempenhos de ROG simultânea para o ganho vertical ou horizontal para a reconstrução da maxila desdentada gravemente atrófica. Urban et al.[52] avaliaram 16 pacientes tratados consecutivamente (média da idade: 64 anos) para

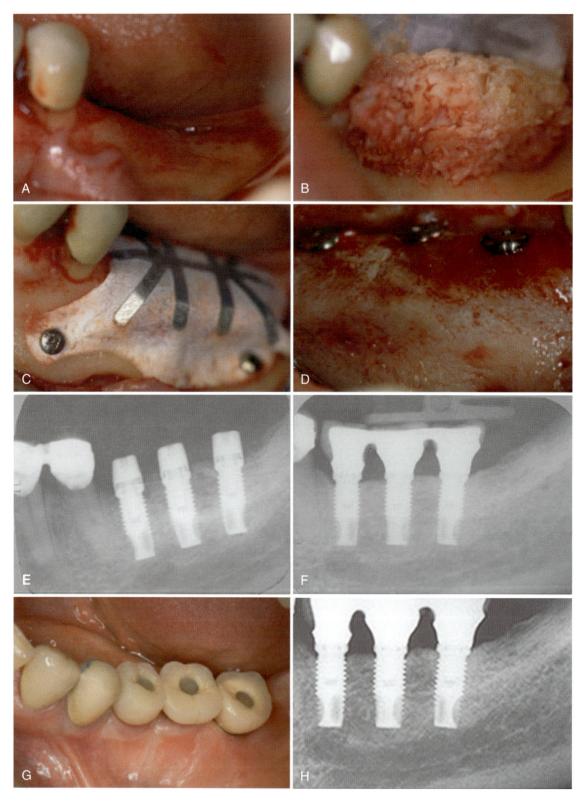

Figura 80.6 Caso representando aumento ósseo vertical mandibular posterior. (A) Área posterior mandibular atrófica. (B) Enxerto de osso particulado da região do mento é colocado no defeito. O osso cortical foi perfurado, e foi colocada uma membrana com reforço de titânio (GTRM-TR) para regeneração tecidual guiada. (C) Membrana GTRM-TR é fixada no enxerto com parafusos de titânio. (D) Três implantes na região posterior da mandíbula em osso recém-formado. Note o enxerto bem integrado. (E) Radiografia periapical do pilar. (F) Radiografia periapical após 8 anos de acompanhamento com os implantes já em função. (G) Imagem clínica demonstra mucosa peri-implantar saudável. (H) Radiografia apical em um acompanhamento após 13 anos com os implantes em função. *(A-G de Urban IA, Jovanovic SA, Lozada JL: Vertical ridge augmentation using guided bone regeneration (GBR) in three clinical scenarios prior to implant placement: a retrospective study of 35 patients 12 to 72 months after loading.* Int J Oral Maxillofac Implants *24:502-10, 2009.)*

CAPÍTULO 80 Procedimentos Cirúrgicos Avançados em Implantodontia 855

aumento ósseo vertical e/ou horizontal por meio de ROG em combinação com o aumento bilateral do seio utilizando uma mistura óssea bovina autóloga e inorgânica. A sobrevivência do implante, o ganho de tecidos ósseos, complicações intra e pós-operatórias e perda óssea peri-implantar foram calculados até o último exame de retorno. Cento e vinte e dois implantes dentários foram colocados em locais aumentados e foram monitoradas por até 15 anos (seguimento médio de 6,5 anos). O ganho vertical de tecidos ósseos foi de 5,1 mm; o ganho horizontal foi de 7 mm. Os valores médios de perda óssea peri-implantar foram consistentes dentro dos padrões de sucesso de implante (1,4 ± 1 mm). Em relação aos pacientes, apenas um teve três implantes que apresentaram perda óssea peri-implantar grave (Figura 80.7).

> **IMPORTANTE**
>
> O aumento vertical do rebordo é um dos procedimentos clínicos mais desafiadores na reconstrução de rebordos alveolares. Apesar das potenciais complicações dessa abordagem de tratamento, foram documentadas altas taxas de sucesso e sobrevivência duradoura dos implantes.

Conclusão

Os procedimentos de aumento ósseo e procedimentos cirúrgicos avançados em implantodontia permitem que os cirurgiões-dentistas reconstruam deficiências ósseas alveolares verticais e substituição do

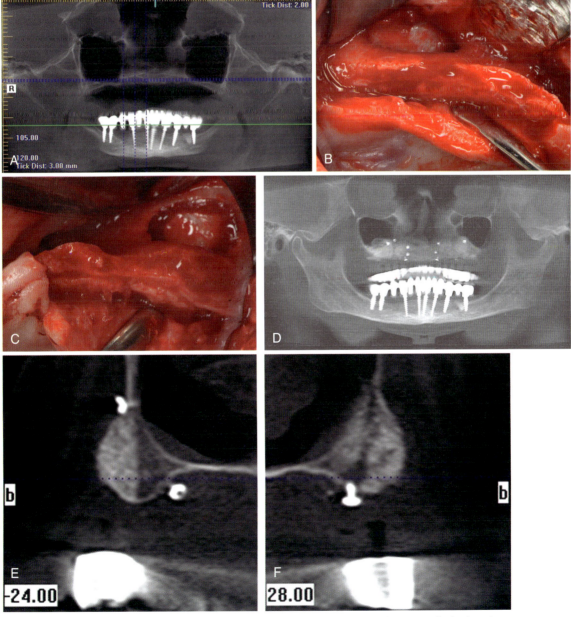

Figura 80.7 Acompanhamento após cinco anos de uma paciente de 60 anos após a reconstrução de uma maxila desdentada e gravemente reabsorvida. (A) Visão panorâmica de um caso maxilar gravemente reabsorvido. (B-C) Visões oclusais dos rebordos atrofiados. (D-F) Visões panorâmicas e transversais do rebordo reconstruído.

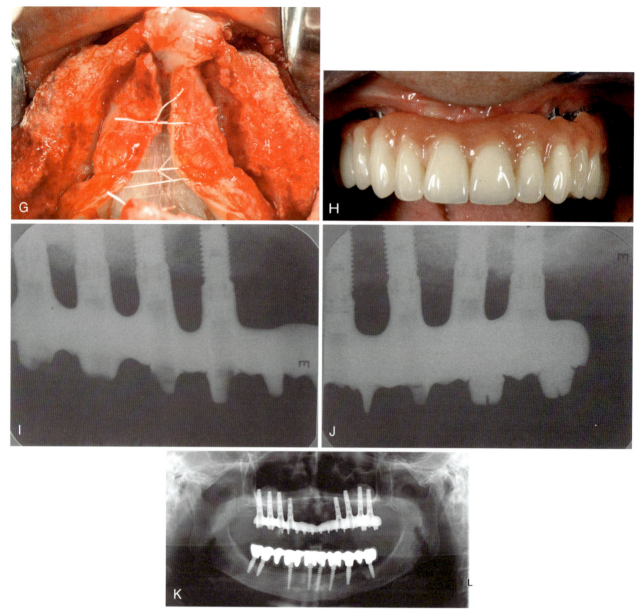

Figura 80.7, continuação (G) Visão oclusal da maxila reconstruída. (H) Visão labial da dentadura (ponte) maxilar completa apoiada por implantes. (I-J) Radiografias periapicais após 5 anos de carga. (K) Radiografia panorâmica da reconstrução. Note que a mandíbula inferior foi reconstruída antes de o paciente buscar tratamento do autor.

dente perdido com implantes dentários endósseos. Diagnóstico, planejamento do tratamento, realização cuidadosa do tratamento cirúrgico, acompanhamento pós-operatório e carga adequada do implante são fatores importantes para alcançar um desempenho previsível e o sucesso desses procedimentos. O levantamento de seio e aumento ósseo tornou-se um procedimento amplamente utilizado e previsível em regiões de maxila posterior (p. ex., seio maxilar pneumatizado). A reconstrução óssea vertical dos rebordos continua sendo um desafio, apesar dos progressos relatados e do sucesso de novas técnicas.

 Acesse Caso Clínico em https://www.grupogen.com.br.

Referências Bibliográficas

 As referências bibliográficas deste capítulo estão disponibilizadas em https://www.grupogen.com.br.

CAPÍTULO 81

Abordagem Estética de Casos Difíceis (Intervenção Minimamente Invasiva)

Thomas J. Han | Kwang-Bum Park | Perry R. Klokkevold

SUMÁRIO DO CAPÍTULO

Estratégia Cirúrgica para Previsibilidade Estética, 858
Instalação de Implantes Imediatos para Previsibilidade e Estética, 858

Tratamento Cirúrgico de Casos Difíceis (Terapia Minimamente Invasiva), 859
Conclusão, 863

Nos últimos anos, a implantodontia vem sendo cada vez mais influenciada pela estética. Além da bem-sucedida osseointegração, os tecidos moles e duros devem ter harmonia para que pareçam naturais e saudáveis. Um grande desafio em implantodontia é que, em muitos casos, os implantes dentários precisam ser instalados em uma zona estética onde haja grande deficiência de osso decorrente de perdas dentárias, infecção dentoalveolar ou outra patologia (Figura 81.1). A morfologia gengival segue a forma do osso subjacente, e é muito difícil reconstruir um tecido gengival esteticamente aceitável em áreas com suporte ósseo deficiente. Além disso, abordagens cirúrgicas convencionais com um mínimo trauma e previsibilidade clínica é uma tarefa extremamente difícil.

Hoje em dia, o planejamento de casos complexos com implantes é, muitas vezes, de difícil resolução, porque há muitas abordagens cirúrgicas e restauradoras para resolver o mesmo problema. Muitas vezes, esses procedimentos parecem conflitantes. Ao considerar a instalação cirúrgica de implantes, os cirurgiões-dentistas devem considerar a abordagem (convencional em duas fases *versus* abordagem de um estágio) e o tempo de instalação do implante (imediato *versus* tardio ou em estágios). Procedimentos de enxerto ósseo podem ser feitos de forma convencional através de uma abordagem de enxerto alveolar e posterior instalação do implante ou a instalação do implante simultâneo com enxerto ósseo, no qual a cirurgia de enxertia óssea é feita ao mesmo tempo que a instalação do implante. Todas essas abordagens podem fornecer um resultado positivo se a seleção dos pacientes for adequada e se as técnicas forem realizadas apropriadamente.[9,22,24,32] No entanto, dependendo da situação, algumas dessas técnicas são mais vantajosas do que outras para que se consiga um resultado estético com melhor previsibilidade e menor desconforto para o paciente.

É fácil para um profissional escolher uma abordagem "dogmática", em que geralmente se escolhe a técnica com a qual ele se sente mais confortável. No entanto, com as altas expectativas da população em relação à estética, deve-se compreender todas as opções de tratamento disponíveis e decidir apropriadamente qual, onde, quando e como usar essas opções para cada paciente individualmente.

Um conceito clínico, desenvolvido na implantodontia, é o conceito de "abordagens minimamente invasivas". Especificamente, há um novo direcionamento em relação aos procedimentos minimamente invasivos relacionados à instalação de implantes. Com os avanços das tecnologias, materiais e ciências biológicas em odontologia, esta abordagem está tornando-se cada vez mais popular entre os profissionais e irá influenciar a maneira como os implantes dentários serão instalados.

A cirurgia minimamente invasiva em implantodontia é a abordagem cirúrgica que minimiza a dimensão e o número de procedimentos cirúrgicos, proporcionando estética, previsibilidade e longevidade com menor morbidade e desconforto aos pacientes. A técnica cirúrgica mais frequentemente utilizada em regiões anteriores é a instalação imediata do implante com uma abordagem cirúrgica em um estágio, com ou sem retalho, e enxertia óssea simultânea. Além disso, essas técnicas cirúrgicas necessitam ser guiadas por uma estratégia cirúrgica consistente que proporcione resultados estéticos previsíveis na implantodontia. A abordagem minimamente invasiva na terapia com implantes em sextantes posteriores, onde a estética não é uma grande preocupação, pode ser previsivelmente conseguida com a utilização de implantes largos e curtos.[2,15,16,27]

Este capítulo apresenta diferentes modalidades cirúrgicas que melhoram a previsibilidade estética em implantodontia. A abordagem cirúrgica minimamente invasiva para regiões estéticas e anatomicamente desfavoráveis será discutida com exemplos. A técnica em um estágio com instalação imediata de implantes, de grande importância para a estética e satisfação do paciente, será apresentada em detalhes. Um processo cuidadoso envolvido na seleção dos casos, sua lógica científica e nas técnicas adequadas de manipulação de tecidos moles e duros são descritos por meio de casos clínicos.

> **IMPORTANTE**
>
> A cirurgia minimamente invasiva em implantodontia é a abordagem cirúrgica que minimiza a dimensão e o número de procedimentos cirúrgicos, proporcionando estética, previsibilidade e longevidade com menor morbidade e desconforto aos pacientes. A abordagem cirúrgica mais frequentemente utilizada para atingir esses objetivos em regiões anteriores envolve a colocação imediata do implante com uma abordagem cirúrgica em um estágio, com ou sem retalho, e enxerto ósseo simultâneo.

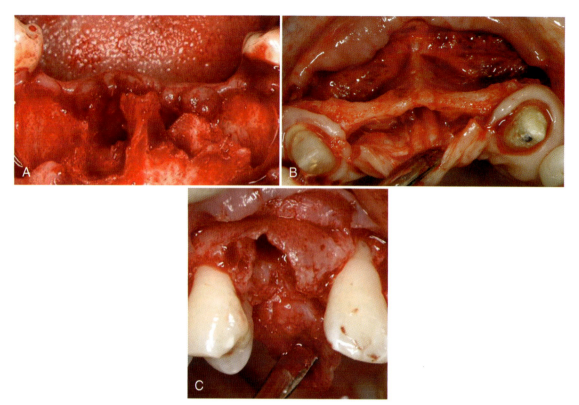

Figura 81.1 Implante anterior, zona estética com extensa perda óssea. (A) Sítio anterior inferior mostrando extensa perda óssea após extração dos incisivos inferiores infectados. (B) Rebordo extremamente estreito (vestibulolingual) na região anterior da maxila, onde os incisivos centrais e laterais estavam ausentes há muitos anos. (C) Perda óssea moderada associada à extração de um canino.

Estratégia Cirúrgica para Previsibilidade e Estética

A aderência às estratégias cirúrgicas a seguir aumenta a previsibilidade e os resultados dos implantes dentários estéticos com o mínimo de desconforto para os pacientes:

1. Determinar o nível do objetivo estético a ser alcançado;
2. Visualizar o resultado final;
3. Preservar tecidos existentes importantes para a estética;
4. Sempre reconstruir em demasia o osso e tecidos moles nos procedimentos cirúrgicos de aumento.

Instalação de Implantes Imediatos para Previsibilidade e Estética

A instalação de implantes imediatos em uma abordagem de fase única, em que um pilar de cicatrização ou uma restauração provisória é presa ao implante e permanece exposta, proporciona preservação do tecido gengival peri-implantar interproximal, com menor desconforto e tempo de tratamento para o paciente.[21,22] Este é o fundamento de uma abordagem minimamente invasiva para instalação de implantes estéticos na odontologia. No entanto, como acontece com qualquer técnica cirúrgica, exige tempo para que haja a aprendizagem e a prática adequadas. Os critérios e técnicas para a instalação de implantes imediatos de forma adequada foram previamente estabelecidos e relatados com resultados bem-sucedidos em longo prazo.[18,32]

Um dos aspectos mais difíceis da instalação de implantes imediatos é o posicionamento do implante com a estabilidade primária suficiente após extração, frequentemente sem elevação de um retalho. Antes da cirurgia, alguns aspectos devem ser avaliados clínica e radiograficamente, como a arquitetura alveolar em relação ao ângulo do implante a ser inserido; a presença ou ausência de uma concavidade óssea apical; a quantidade de osso existente apical e palatino ao alvéolo de extração, que podem fornecer estabilidade primária à colocação de um implante imediato; e a qualidade do osso e dos tecidos moles do rebordo.[18,32] Muitos profissionais têm sucesso na instalação de implantes imediatos sem a ajuda de imagens tridimensionais (p. ex., tomografia computadorizada [TC] ou *cone-beam* CT [CBCT]). No entanto, se o dente envolvido for longo e largo, ou se houver uma concavidade alveolar ou outras variações anatômicas, o uso de uma imagem com CT/CBCT é aconselhado.

Uma grande desvantagem da instalação de implantes imediatamente no osso alveolar de um alvéolo pós-extração é a possível retração progressiva da margem gengival vestibular sobre a prótese do implante.[4,17] Portanto, ao se instalar um implante imediato em único estágio em uma zona estética, a abordagem cirúrgica deve contemplar a melhoria da qualidade e quantidade de tecido gengival vestibular, o que parece ser crucial para a estabilidade da margem gengival vestibular que envolve implantes imediatos.[19,31] Uma maneira eficaz para melhorar o biótipo gengival vestibular é simultaneamente preencher o *gap* entre o tecido e o implante com osso particulado e aumentar a espessura do tecido gengival vestibular com tecidos moles.[3,23,26,30,32]

Uma técnica eficaz de aumento de tecido ósseo e gengival, utilizada com a colocação imediata de implantes sem retalho em uma abordagem de um estágio, é a técnica do enxerto ósseo e gengival livre em forma de meia-lua.[18] Nesta técnica, o espaço entre a superfície interna da parede óssea vestibular e a superfície vestibular do implante é preenchido com enxerto alógeno de osso particulado liofilizado com lenta reabsorção ou enxerto xenógeno particulado, para ajudar a preservar a dimensão horizontal do rebordo (Figura 81.2A). Em seguida, um enxerto de tecido mole em forma de meia-lua é coletado do palato (Figura 81.2B) e transplantado para o sítio receptor

CAPÍTULO 81 Abordagem Estética de Casos Difíceis (Intervenção Minimamente Invasiva)

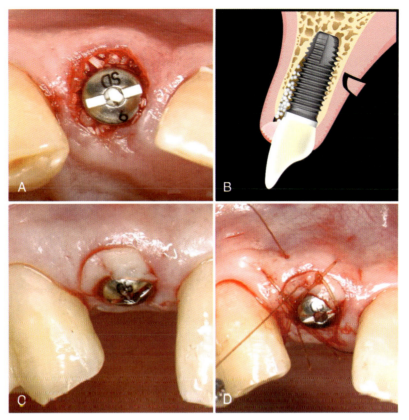

Figura 81.2 (A) Material de enxerto ósseo é levemente compactado no vão do alvéolo de extração, entre a parede vestibular e a superfície do implante. (B) Diagrama mostrando o tecido do enxerto gengival livre semilunar sendo removido do palato. (C) Fotografia clínica do enxerto gengival livre semilunar posicionado sobre o enxerto ósseo e adequadamente encaixado no espaço entre a parede gengival e a superfície do implante. (D) Enxerto gengival livre é suturado usando fio *catgut* 5-0. As suturas atravessam cuidadosamente o enxerto gengival, em direção à margem gengival vestibular, e são então amarradas. Em seguida, sem cortar as extremidades, o fio de sutura é passado sobre o enxerto e amarrado ao tecido gengival palatino. Três suturas são necessárias para manter o enxerto em posição.

vestibular coronário ao enxerto ósseo particulado (Figura 81.2 C). Para proporcionar/manter o fornecimento de sangue ao tecido doador, é importante que a superfície externa do enxerto em meia-lua fique em contato íntimo com a lâmina própria da gengiva vestibular. Uma sutura apropriada garante boa proximidade e impede o enxerto de ser deslocado coronalmente para fora do sítio receptor (Figura 81.2D).

As vantagens dessa técnica para o aumento gengival são a simplicidade e a mínima morbidade cirúrgica. Além de fornecer uma proteção para o enxerto ósseo, evita a reabsorção da crista óssea vestibular. A preparação do sítio receptor envolve uma manipulação não cirúrgica além de desepitelização, como descrito. As paredes gengivais são completamente intactas com um suprimento sanguíneo completo. A ferida do sítio doador é pequena (aproximadamente 3 mm de profundidade × 3 mm de altura no ponto mais largo) com epitélio intacto ao redor da ferida, que epiteliza dentro de uma semana e causa mínimo desconforto ao paciente. Já que o enxerto tecidual doador é pequeno, múltiplos enxertos podem ser removidos de um único palato, de modo que múltiplos implantes imediatos podem ser feitos ao mesmo tempo utilizando-se essa técnica. Além disso, esta técnica de enxerto gengival melhora a margem gengival, pois a margem da gengiva enxertada fica sempre coronal à margem gengival preexistente. Esta técnica também minimiza a necessidade de outras técnicas mais complexas, como extrusão ortodôntica e abordagens tardias para instalação do implante quando a margem gengival não se encontra em posição ideal, tal como recomendado por muitos autores.[5,33]

O risco-benefício da técnica de enxerto é favorável o suficiente para que, se o enxerto falhar, ou se houver grande reabsorção horizontal, técnicas tradicionais (p. ex., enxerto de tecido conjuntivo subepitelial) possam ser realizadas para melhorar os resultados. Isso geralmente é possível sem a instalação do provisório sobre o implante, porque a altura vertical da papila interdental é suficientemente preservada com a instalação de implantes imediatos em uma abordagem de um estágio.

> **IMPORTANTE**
>
> Uma técnica eficaz para o aumento do tecido ósseo e gengival utilizada com um implante imediato sem retalho em uma abordagem de estágio único é o enxerto de tecido gengival livre semilunar e ósseo. Para fornecer e manter o abastecimento sanguíneo no tecido doado, é importante que a superfície externa do enxerto esteja em íntimo contato com a lâmina própria da gengiva vestibular. Uma sutura adequada garante boa proximidade e evita que o enxerto seja deslocado coronalmente. A técnica de enxerto de tecido gengival livre semilunar reforça a espessura gengival que se segue após a extração e a colocação de um implante imediato.

Tratamento Cirúrgico de Casos Difíceis (Terapia Minimamente Invasiva)

As maiores causas de falha relacionadas às necessidades estéticas de um paciente geralmente começam com um exame inadequado dos tecidos moles e duros ao redor do local da cirurgia e da dentição natural. Isso pode resultar em um diagnóstico incorreto, o que leva ao plano de tratamento incorreto. O plano de tratamento inadequado associado à seleção de técnicas cirúrgicas inadequadas pode resultar em sofrimento desnecessário ao paciente e resultados desastrosos. O primeiro caso descreve o exame e o planejamento envolvidos no diagnóstico e plano de tratamento de reabilitação anterior com grande perda de osso alveolar. A correta aplicação das estratégias cirúrgicas minimamente invasivas, descritas anteriormente, é ilustrada. A apresentação do segundo caso ilustra a abordagem minimamente invasiva em implantes posteriores com o uso de implantes curtos e largos, onde a estética não é a principal preocupação.[2,15,16,27]

Componentes da Avaliação Estética

Avaliar itens importantes como a queixa principal do paciente, a zona estética, as posições dos dentes, a forma da gengiva do paciente, a posição da crista óssea, biótipo, forma do dente, altura óssea horizontal e vertical e oclusão determinará um plano de tratamento mais preciso. Por isso, o desenvolvimento de habilidades e conhecimentos se faz necessário para reconhecer os problemas e ter sucesso clínico.

Apresentação do Caso 1

O primeiro caso apresentado é de um paciente com aumento simultâneo de osso e de tecido mole com instalação de vários implantes imediatos superiores anteriores em um estágio, com uma abordagem sem retalho.

Histórico Dental do Paciente e Queixa Principal

Paciente do sexo feminino, 70 anos, com mobilidade grave e desconforto nos quatro incisivos superiores. Exceto por um sentimento generalizado de fraqueza, ela relatou ser saudável e não ter nenhuma contraindicação médica para o tratamento odontológico. Apresentou o desejo de substituir os incisivos superiores por implantes dentários, mas estava muito preocupada com o desconforto físico, em virtude da cirurgia para instalação de implantes. Ela não queria usar prótese removível, nem mesmo por um curto período de tempo. Ela estava satisfeita com a estética dentária.

Exame e Diagnóstico

Os incisivos superiores apresentavam periodontite moderada a grave, com 4 a 7 mm de profundidade de sondagem e com severa mobilidade com frêmito (2+). O prognóstico periodontal e restaurador desses dentes é ruim. Ela apresenta uma sobremordida excessiva com desgaste incisal, indicando possíveis hábitos parafuncionais. Seus incisivos eram ligeiramente alongados, mas a simetria dentogengival é aceitável (Figura 81.3A). A forma dos incisivos é ligeiramente triangular, com suficientes volume e altura de papila interdental. O tecido gengival interproximal não se encontrava edemaciado. O biótipo gengival parecia ser fino, com ligeira inflamação marginal e posição das margens gengivais elevadas (ou seja, posição mais apical). Qualquer retração futura comprometeria a estética.

A avaliação radiográfica demonstrou perda óssea vertical e horizontal moderada a grave. A posição da crista óssea, em relação às margens gengivais, parecia estar muito direcionada para a região apical (Figura 81.3B). As condições periodontal e restauradora dos caninos eram saudáveis.

Objetivos do Tratamento

Considerando a idade, uma expectativa estética razoável, a preocupação com a morbidade cirúrgica e uma falta de vontade de usar uma prótese provisória removível, foi sugerido para essa paciente a utilização de uma abordagem cirúrgica que minimiza a extensão e o número de procedimentos cirúrgicos enquanto proporciona previsibilidade, longevidade e estética aceitável. Recomendar a extrusão ortodôntica ou vários procedimentos cirúrgicos para atingir uma estética ideal nessa paciente seria considerado um plano de tratamento excessivo e não proporcionaria qualquer valor adicional ou benefício para ela.

Opções de Tratamento

As considerações relacionadas à extração de quatro incisivos superiores incluíam a necessidade de remoção das coroas metalocerâmicas dos caninos para substituí-las como parte de uma prótese fixa de seis elementos. Esta opção teria um prognóstico funcional e estético questionável em longo prazo. Sua oclusão apresentava evidência de sobremordida e hábitos parafuncionais severos, o que pode ter contribuído para a perda óssea alveolar dos incisivos em primeiro lugar. A forma convexa do rebordo e a falta de suporte ósseo provavelmente resultarão em considerável reabsorção horizontal e vertical do rebordo edêntulo sob os pônticos da prótese fixa, até mesmo com extração cuidadosa, enxerto no alvéolo e instalação de provisórios ovalados. Isso comprometerá a estética em longo prazo.

Mesmo que essa paciente tolerasse uma prótese parcial removível temporária, o que ela não concordou, esta opção representaria um grande desafio estético. O rebordo ao redor dos alvéolos de extração perderia rapidamente dimensão óssea vertical e horizontal logo após as extrações.[3] A perda de altura vertical nas áreas gengivais interproximais criaria um problema estético que seria de muito difícil correção. Isso frequentemente requer vários procedimentos cirúrgicos que têm uma alta incidência de morbidade cirúrgica e raramente atingem o resultado estético ideal desejado. Isso é especialmente verdadeiro em um caso como este, em que a paciente tem grandes perdas ósseas verticais e horizontais. O colapso vertical do rebordo observado após a extração é substancial, mesmo com enxerto ósseo no sítio da extração. Mais importante ainda, a necessidade de vários procedimentos cirúrgicos para se alcançar resultados estéticos "aceitáveis" seria muito traumática para ela.

A extração dos quatro incisivos superiores e a imediata instalação de dois implantes nos alvéolos, substituindo os dentes perdidos com uma prótese provisória fixa de quatro elementos, suportada pelos dois implantes, é uma opção de tratamento aceitável, mas de risco. A imediata colocação dos provisórios nos sítios dos implantes em oclusão e suspeitando de hábito parafuncional carregam o risco de carga excessiva precoce e falha do implante. Além disso, será desafiante manter as dimensões verticais e horizontais do rebordo nas áreas edêntulas sob os pônticos. Provavelmente serão necessários procedimentos adicionais de aumento de tecido mole para conseguir uma área estética aceitável na região do pôntico (*i.e.*, área com incisivo central ausente).

❗ CORRELAÇÃO CLÍNICA

Uma causa comum de falha estética é o exame inadequado dos tecidos duros e moles ao redor dos sítios cirúrgicos e da dentição natural. Se o exame estiver incompleto ou os achados forem mal interpretados, um diagnóstico incorreto será feito, que por sua vez levará a um plano de tratamento inadequado. O julgamento para formular um plano de tratamento apropriado depende da realização de um cuidadoso diagnóstico.

A extração de quatro incisivos superiores e, imediatamente, instalação de quatro implantes para substituição dos dentes perdidos com um provisório fixo com quatro elementos, suportados por quatro implantes, seria uma opção aceitável. A confecção de quatro provisórios unidos deveria propiciar suficiente resistência e proteção aos implantes contra as cargas excessivas precoces. Alguns clínicos não recomendam a colocação de implantes próximos a outros nas posições de incisivos centrais e laterais porque são frequentemente posicionados muito próximos e é muito difícil criar ou manter uma papila interdental que simule uma papila interdental entre um implante e um dente ou entre dois dentes naturais.[39] No entanto, o mais recente uso de implantes com um desenho da plataforma alternada (*platform switching*) pode mudar os requerimentos espaciais para a obtenção de uma papila interdental entre os implantes. O osso entre os implantes

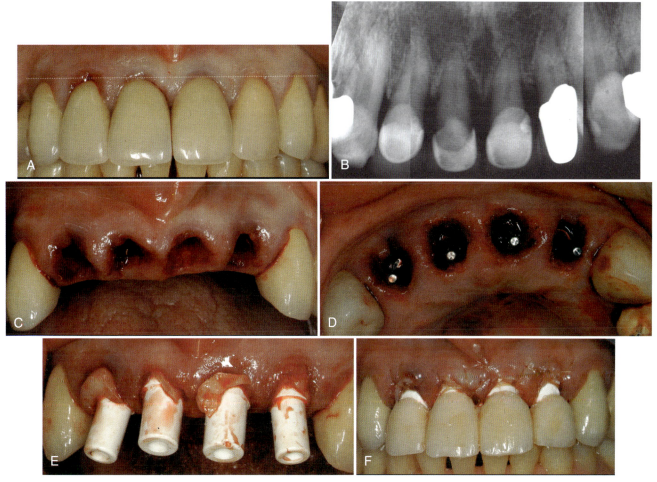

Figura 81.3 (A) Fotografia clínica dos dentes anteriores superiores com doença periodontal e coroas clínicas longas. A estética apresentada não é a ideal. No entanto, a simetria dentogengival é aceitável porque a margem gengival é aproximadamente a mesma para todos os incisivos. (B) Radiografias periapicais dos dentes anteriores superiores mostram perda óssea periodontal horizontal moderada a grave, com defeitos verticais infraósseos. (C) A extração simples e atraumática dos incisivos superiores revela alvéolos sem tecido interdental de suporte. Nota-se que não há nenhuma incisão ou retalho, preservando o suprimento sanguíneo e a integridade dos tecidos moles interdentais. (D) Pinos-guia inseridos nos sítios dos implantes mostrando boa posição dentro dos alvéolos e atingindo uma boa estabilidade primária da porção palatina do alvéolo. (E) Implantes com pilares provisórios e enxertos gengivais livres semilunares (ainda não suturados). (F) Implantes com pilares provisórios são preparados e restaurações provisórias são feitas usando-se métodos tradicionais.

Continua

parece ser mais bem protegido, e como resultado a altura vertical do tecido interproximal pode ser mais bem preservada.[8,25] Se os procedimentos forem realizados adequadamente, esta opção pode propiciar um resultado estético e funcional em longo prazo, com mínimo desconforto ao paciente.

1. Extração dos quatro incisivos superiores e substituição por uma prótese fixa convencional (seis elementos) suportada pelos caninos.
2. Extração dos quatro incisivos superiores, aguardo da cicatrização e substituição temporária dos dentes ausentes com uma prótese parcial removível. Planejamento para instalação de dois ou quatro implantes após 3 a 6 meses de cicatrização, utilizando abordagem em um ou dois estágios.
3. Extração dos quatro incisivos superiores, colocação imediata de dois implantes nas posições dos incisivos laterais e substituição dos dentes perdidos por uma prótese fixa parcial provisória apoiada por dois implantes.
4. Extração dos quatro incisivos superiores, instalação imediata de quatro implantes nos alvéolos e substituição dos dentes perdidos por uma prótese fixa provisória de quatro elementos suportada pelos quatro implantes.

Estratégia Cirúrgica Visando à Previsibilidade Estética

Pela idade da paciente, a expectativa estética não é a ideal, mas razoável e aceitável. Este nível de estética pode ser alcançado através de um procedimento minimamente invasivo. Ao se visualizar mentalmente o objetivo cirúrgico e protético, um resultado estético aceitável poderá ser alcançado se as alturas existentes nas regiões gengivais interproximais forem mantidas. Além disso, se o biótipo e o nível da margem gengival vestibular puderem ser aumentados com enxertos de tecidos duro e mole, o resultado estético final poderá ser melhorado. Isso pode ser conseguido com a instalação simultânea do implante, o que minimiza o número de cirurgias. Neste caso, especialmente quando o paciente parece ter hábitos parafuncionais, é desejável colocar mais implantes e usá-los como apoio para o provisório imediato.

Considerando todas essas opções, o tratamento com maior previsibilidade estética e funcional para essa paciente, assim como resultados em longo prazo, é a opção 4, extração dos incisivos seguida de colocação imediata de quatro implantes com restauração provisória imediata suportada por implantes.

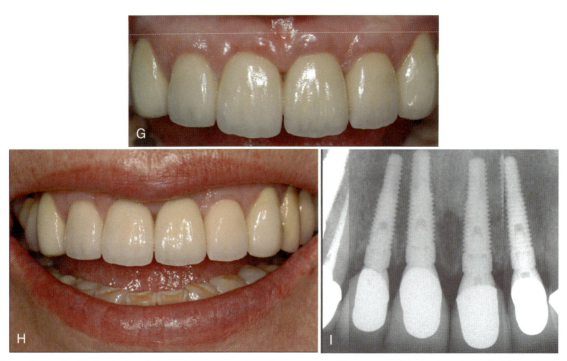

Figura 81.3, continuação (G) Resultado após 1 ano de carregamento mostrou a preservação quase completa da altura da papila interproximal e um biótipo gengival melhorado. Margens gengivais vestibulares posicionadas coronalmente em relação aos níveis iniciais. (H) Restaurações finais com comprimento mais próximo do normal, dando à paciente um sorriso muito mais jovem. Um desgaste severo pode ser observado nas bordas incisais dos dentes anteriores inferiores. (I) Radiografias periapicais dos implantes após 1 ano com as restaurações finais revelam boa preservação da altura óssea interproximal com a mínima saucerização. Os implantes com plataforma alternada provavelmente contribuem para a preservação óssea.

Plano de Tratamento e Base Lógica

Quatro incisivos superiores serão extraídos e quatro implantes serão colocados imediatamente em uma abordagem de um estágio, com enxerto simultâneo de osso e de tecido mole. A técnica de enxerto gengival livre será utilizada em virtude do biótipo gengival.[18] Um implante cônico com plataforma *switching* será utilizado. O formato cônico tem mostrado melhor estabilidade primária e o desenho da plataforma *switching* mantém o osso interimplantar de forma mais adequada.[8,25] Uma restauração provisória imediata, sem contatos cêntricos, será instalada sobre os implantes.

Sequência de Tratamento

Em um tratamento complexo que envolve implantes dentários, o plano de tratamento deve ser sequenciado e coordenado entre o protesista e o implantodontista antes do início do tratamento, principalmente quando é planejada a instalação de provisórios imediatos. Isso aumentará o sucesso e ajudará a tornar o relacionamento entre profissionais e pacientes mais amigável.

Procedimento Cirúrgico

Uma vez que o paciente é anestesiado, os incisivos são extraídos de forma atraumática, garantindo que os tecidos gengivais, especialmente a papila interdental, não sofram danos (Figura 81.3C). Os alvéolos são preparados para receber os implantes, removendo-se o epitélio sulcular e, cuidadosamente, todo o tecido de granulação. Imediatamente os implantes são colocados e devem atingir estabilidade primária no momento da instalação. As posições verticais adequadas, vestibulolingual e mesiodistal, bem como a angulação vestibulolingual, são fatores críticos para um resultado bem-sucedido. Os implantes nos alvéolos anteriores são preparados e colocados na direção do palato (Figura 81.3D) para garantir espessura óssea vestibular suficiente para a estabilidade.[9] Uma vez que os pilares de cicatrização estejam cuidadosamente assentados (podem necessitar de preenchimento ósseo), o vão vestibular é preenchido com osso particulado e um enxerto de tecido gengival livre semilunar é colocado sobre o enxerto (Figura 81.3E), como descrito anteriormente na literatura.[18] Usando esta técnica, todos os quatro dentes podem ser aumentados em um único procedimento cirúrgico com mínimo desconforto para o paciente. Uma vez que o enxerto de tecido mole tenha sido fixado com suturas, os pilares provisórios são preparados para as coroas provisórias. As coroas provisórias (unidas) são fabricadas usando-se métodos convencionais (Figura 81.3F). O contorno das coroas provisórias pode precisar ser modificado conforme ocorram a cicatrização e o remodelamento. A moldagem realizada para a restauração final é relativamente fácil, pois os pilares provisórios colocados durante a cirurgia e modificados durante a cicatrização ajudam na remodelação dos tecidos moles, facilitando um perfil de emergência adequado.

Resultados

O resultado de 1 ano mostra a preservação quase completa da altura da papila interproximal, um biótipo labial melhorado, com margens gengivais vestibulares posicionadas coronalmente em relação à posição original (Figura 81.3G). O resultado final mostra coroas com um comprimento de incisivo mais próximo da normalidade e um sorriso mais jovem (Figura 81.3H). Nota-se uma irregularidade gengival, que parece ser um resultado do processo de enxerto de tecido mole. Esta área poderia facilmente ser suavizada com uma gengivoplastia, mas a paciente recusou. As radiografias revelam preservação do osso interproximal, com saucerização mínima em torno dos implantes com *plataforma switch* (Figura 81.3I).

Após a descrição das estratégias cirúrgicas e utilização de técnicas minimamente invasivas, esta paciente, de 70 anos de idade, foi reabilitada e obteve um resultado estético aceitável (ou melhor) com um mínimo de desconforto relacionado ao tratamento. Com uma cirurgia, incluindo as extrações, ela recebeu uma restauração fixa sobre os quatro implantes. Na mesma cirurgia, o osso e o tecido mole foram aumentados enquanto a papila era preservada. Ela relatou pouquíssima dor pós-operatória e ficou satisfeita com seu novo e mais jovem sorriso. O tempo de tratamento foi de apenas 6 meses, desde as extrações até o final da restauração. Ela nunca ficou sem dentes e não usou prótese removível. A melhoria da margem gengival vestibular foi alcançada sem extrusão ortodôntica ou múltiplos procedimentos cirúrgicos.

Conclusão

A ciência clínica em odontologia evoluiu e a instalação de implantes dentários, assim como suas restaurações, requer conhecimento suficiente em diversas áreas da odontologia. Além de dominar a técnica cirúrgica, os periodontistas devem ter a capacidade de avaliar e diagnosticar (tratar ou encaminhar) uma ampla gama de problemas relacionados à fase "restauradora", não se limitando à estética, oclusão, função da articulação temporomandibular, dimensão vertical e relações dentoesqueléticas. Esses "outros" aspectos de diagnóstico são essenciais para o desenvolvimento de um plano de tratamento adequado, que é necessário para um bom resultado estético em implantodontia.

Além disso, com altas expectativas estéticas, mais do que nunca os profissionais devem compreender todas as opções de tratamento disponíveis e ser capazes de determinar de forma adequada qual opção escolher, quando usar certas técnicas e como aplicá-las para cada paciente.

A abordagem minimamente invasiva e as técnicas apresentadas neste capítulo não são as únicas formas de tratar casos difíceis, e alguns podem considerá-las controversas. Certamente, essas técnicas requerem aprendizagem e prática para que sejam eficazes nas mãos de cada clínico. No entanto, apresentam uma boa abordagem para o que é possível no manuseio de tecidos moles e duros nas cirurgias estéticas de implantes, proporcionando estratégias e técnicas eficazes para resolver muitas dificuldades nos casos estéticos, de uma maneira agradável para o paciente.

 Acesse Caso Clínico em https://www.grupogen.com.br.

Referências Bibliográficas

 As referências bibliográficas deste capítulo estão disponibilizadas em https://www.grupogen.com.br.

CAPÍTULO 82

Microcirurgia para Instalação Imediata de Implantes

Dennis Shanelec | Leonard S. Tibbetts

SUMÁRIO DO CAPÍTULO

Microcirurgia em Implantodontia, 864
Conclusão, 869

O sucesso dos implantes dentários em sítios de extração em combinação com provisórios imediatos para implantes dentários instalados recentemente trouxe uma convergência na prática restauradora e cirúrgica para o planejamento do tratamento de implantes dentários. Essa convergência tem grande importância na abordagem estética da zona anterossuperior da maxila. Por razões anatômicas, os dentes anteriores superiores apresentam alto risco para lesões traumáticas[13,14] (Figura 82.1). Dentes frequentemente traumatizados recebem tratamento endodôntico que pode ser seguido por fratura radicular horizontal ou vertical.[1,2,15] A resposta odontológica histórica para a perda dentária costumava ser a prótese fixa. O preparo necessário para uma região que receberá uma prótese fixa muitas vezes resulta em redução significativa de estrutura dental.[22] As limitações estéticas inerentes às próteses fixas incluem a perda de papila gengival e a reabsorção da tábua óssea alveolar vestibular. Por essas razões os implantes dentários são a escolha preferida para substituição dos dentes em zonas estéticas da maxila.

Microcirurgia em Implantodontia

A microcirurgia está associada aos procedimentos de tecidos moles e suturas delicadas. Isso faz parte do escopo da microcirurgia em implantodontia, mas também traz maiores benefícios relacionados com a precisão da perfuração na instalação do implante dental. A habilidade em discernir diferenças dimensionais minúsculas permite que os preparos para a osteotomia do implante sejam centralizados exatamente entre pontos de referências, como dentes adjacentes, implantes adjacentes ou anatomia vestibular e lingual do rebordo alveolar. Mais profundamente, o microscópio permite a detecção imediata de mudanças sutis na posição da broca para que as correções apropriadas possam ser aplicadas à peça de mão. Aprimorar a percepção da angulação também é importante. A angulação da broca pode ser orientada em relação a pequenos pontos de referência, como o nível da plataforma do implante ou implantes adjacentes. Isso permite o posicionamento paralelo e a profundidade ideal em relação aos implantes adjacentes. O ângulo da perfuração para implante também pode ser precisamente orientado em relação à angulação da superfície radicular usando apenas 3 a 4 mm da anatomia radicular exposta entre a junção cemento-esmalte e a crista óssea. Esses pontos de referência não são visíveis sem um microscópio. A detecção de pontos de referência em relação à angulação e às mudanças na posição de perfuração permitem correções importantes para o preparo da osteotomia em alvéolos de extração. Uma maior precisão da microcirurgia é conseguida com o auxílio de um microscópio, o qual permite a instalação de implantes em uma posição ideal, seguida por um provisório implantossuportado estético (Figura 82.2). Assim como os procedimentos sem retalho, isso contribui com morbidade mínima para os pacientes.[22]

IMPORTANTE

O microscópio permite a detecção imediata de mudanças sutis na posição da broca. A percepção aprimorada da angulação é possível ao focar em pequenos pontos de referência, como o nível da plataforma do implante ou a superfície do pilar cicatrizante de um implante adjacente. Esses pontos de referência não são visíveis sem um microscópio. A detecção de pontos de referência em relação à angulação e às mudanças na posição de perfuração permitem correções importantes para o preparo da osteotomia em alvéolos de extração.

Extração de Dentes por Microcirurgia

A extração dental tem sido traumática durante séculos. A extração dental convencional pode exigir um retalho mucogengival e a remoção de tecido ósseo, resultando em uma estética comprometida. Utilizando um microscópio e princípios cirúrgicos minimamente invasivos, há redução do trauma e maior previsibilidade estética.[6] A seleção do instrumental influencia o trauma da remoção dentária. A luxação com periótomo ou a extração mecânica alavancada usando um sistema de ancoragem rosqueável das raízes (extratores) pode cuidadosamente separar um dente de seu ligamento periodontal e removê-lo verticalmente de seu alvéolo. Isso limita os danos às papilas e conserva a anatomia gengival natural (Figura 82.3). Nuances sutis na direção da luxação podem ser microscopicamente detectadas para a remoção da raiz em uma via anatômica adequada de extração. A visibilidade aumentada com o uso do microscópio permite a maioria das extrações sem retalhos mucogengivais. A maior visibilidade também permite a secção atraumática de raízes anquilosadas, deixando o osso alveolar e o tecido mole sem lesões. As lesões granulomatosas apicais podem ser completamente desbridadas com visibilidade total. Essas técnicas microcirúrgicas minimamente invasivas podem contribuir para a redução da morbidade dos pacientes com uma cicatrização melhorada.

Perfuração do Implante em Locais de Extração

A perfuração microcirúrgica do implante no alvéolo de extração é única. Sob a visão do microscópio, um alvéolo fica com aparência mais ampla e há melhor visibilidade de seu ápice e de suas paredes. Diferentes habilidades são necessárias para a perfuração do alvéolo. Para a colocação de implantes na região anterior superior, o osso mais favorável encontra-se na face palatina (Figura 82.4). Assim, a perfuração deve ser feita com uma angulação em direção à parede palatina do alvéolo. As brocas helicoidais naturalmente seguem em direção ao osso menos denso e para dentro do alvéolo. A perfuração dos alvéolos sob um microscópio utiliza *feedbacks* visuais para redirecionar constantemente a broca para a posição e a angulação corretas, o que evita o erro comum de colocação de um implante muito

CAPÍTULO 82   Microcirurgia para Instalação Imediata de Implantes

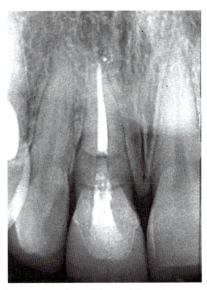

Figura 82.1 Radiografia periapical de um típico incisivo central fraturado.

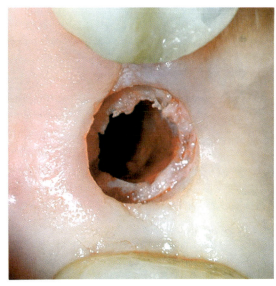

Figura 82.2 Microcirurgia de implante dentário sem retalho.

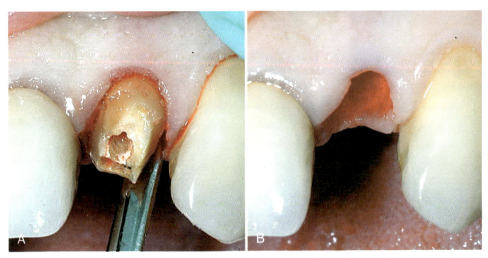

Figura 82.3 (A) Extração do incisivo lateral com periótomo. (B) Extração não invasiva do incisivo lateral. Os contornos teciduais são preservados.

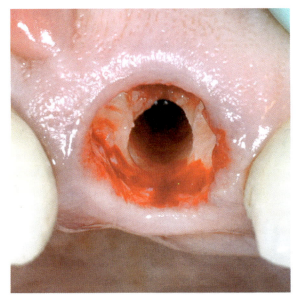

Figura 82.4 Osteotomia na parede palatina.

voltado para vestibular. Com ampliação e iluminação fornecidas pelo microscópio, os implantes podem ser colocados na parede palatina do alvéolo com boa estabilidade inicial e estética ideal. As percepções dimensionais e angulares aumentadas pelo microscópio permitem ajustes na correta velocidade de perfuração. Muita pressão ou pouca pressão aplicada à broca ou sua velocidade excessiva causam um aquecimento friccional, o que afeta negativamente a osseointegração dos implantes. A detecção do micromovimento da broca garante que a pressão adequada e a velocidade rotatória sejam aplicadas a diversas densidades ósseas encontradas no alvéolo. A velocidade angular de corte de uma broca de 4 mm é várias vezes mais rápida do que a velocidade de corte de uma broca de 2 mm. Por esta razão, a pressão e a rotação de brocas com diâmetro maior devem ser reduzidas para compensar uma velocidade de corte maior. O *feedback* visual aprimorado para a correção da velocidade e da pressão é realizado por meio da visualização direta da broca sob o microscópio.

Enxerto Ósseo

A osteotomia em um alvéolo de extração é preparada na parede palatina. Este posicionamento resulta em uma lacuna entre o implante e a parede vestibular do alvéolo. Para evitar o deslocamento de um enxerto particulado, o provisório é finalizado antes de o enxerto ósseo ser colocado no lugar. O enxerto deve preencher o alvéolo a uma distância de 1 mm abaixo da crista óssea. O xenoenxerto é selecionado para reduzir a reabsorção remodeladora do osso vestibular. O osso coletado a partir da osteotomia é lavado em uma solução de tetraciclina a 3% e, em seguida, condensado no topo do xenoenxerto. Por fim, ele é coberto com uma camada de colágeno microfibrilar para conter o enxerto.

Enxerto Gengival Vestibular

A retração da margem gengival vestibular ao redor de implantes anteriores instalados em alvéolos de extração tem sido bem documentada.[11,17] Diversos fatores, como biotipo periodontal, presença ou ausência da tábua óssea vestibular, trauma cirúrgico, posição do implante e perfil de emergência, tanto dos provisórios quanto das restaurações finais, estão associados a essas retrações.[9,12,16,18-20] Um enxerto de tecido conjuntivo subepitelial é, portanto, removido do palato e transferido para a região vestibular do implante (incisão para envelope em espessura parcial) Um enxerto de tecido conjuntivo é feito para manter ou aumentar a altura e espessura gengivais (Figura 82.5). Mesmo em um tecido gengival em uma altura normal, pode-se esperar uma recessão de 1,5 mm. A colocação de um enxerto de tecido conjuntivo subepitelial, juntamente com a instalação do implante, garante a estabilidade do nível gengival pós-operatório.[7,21]

Fabricação de um Provisório Imediato

Para preservar a estética natural e fornecer um bom suporte gengival, um provisório sobre implante deve emergir do tecido gengival circundante exatamente como o dente que foi extraído.[4,23] O microscópio cirúrgico fornece ao cirurgião-dentista a visibilidade necessária para a confecção ideal da anatomia das coroas provisórias sobre implantes. A coroa provisória sobre o implante tem inúmeras funções, tais como:
1. Fornecer estética e função ideais.
2. Minimizar o colapso tecidual suportando o tecido gengival.
3. Ocluir o alvéolo cirúrgico de extração para conter as partículas do enxerto ósseo e enxerto de tecidos moles.

A confecção da coroa provisória começa antes de o dente ser removido.[8] A moldagem com silicone reproduz a junção dentogengival e o contorno dos dentes proximais (Figura 82.6). Escolhida a cor, o dente é confeccionado com uma resina composta fotopolimerizável a partir do molde (Figura 82.7). A coroa duplicada é cortada para a localização exata da junção dentogengival e, então, desgastada para criar uma coroa oca. Então insere-se um pilar opaco parafusado ao implante (Figura 82.8). Grande atenção é dada à borda incisal da coroa antes de encaixá-la no pilar e prendê-la com resina fluida composta. O acesso ao parafuso para remoção do provisório é feito por uma perfuração no terço incisal da coroa provisória.

O pilar e a coroa são removidos e colocados em uma haste de laboratório para facilitar a remodelagem e o polimento (Figuras 82.9). O contorno subgengival provisório criado sob microscópio fornece suporte tecidual e margens bem finalizadas. Cada coroa provisória tem uma forma exclusiva de acordo com o perfil de emergência que duplica o dente original. Espaços e bordas irregulares são eliminados e o provisório é cuidadosamente confeccionado e polido com ajuda do microscópio para propiciar suporte gengival (Figura 82.10). O modelamento do provisório é realizado com uma broca de acabamento de 12 lâminas, lixas e uma taça de profilaxia com pedra-pomes. A atenção aos detalhes é fundamental. Como etapa final, a coroa provisória é glazeada e cuidadosamente fotopolimerizada.

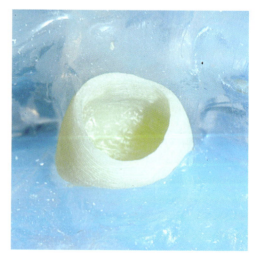

Figura 82.7 Casquete em resina composta criada a partir da moldagem.

Figura 82.5 Enxerto de tecido conjuntivo vestibular colocado sob a margem gengival e preso com uma sutura fina.

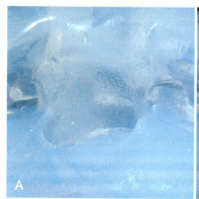
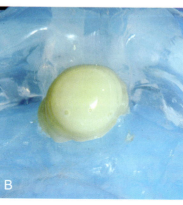

Figura 82.6 (A) Impressão em silicone da coroa do dente com falha. (B) Impressão em silicone preenchida com compósito.

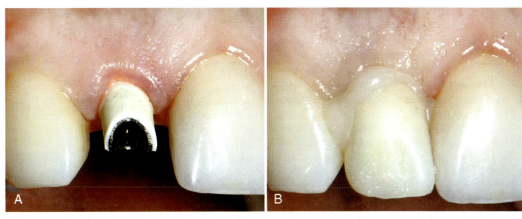

Figura 82.8 (A) Pilar provisório em titânio opaco. (B) Coroa em resina composta sobre o pilar provisório em titânio opaco.

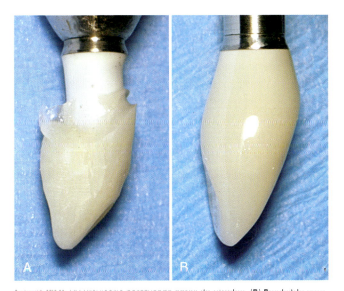

Figura 82.9 (A) Provisório parafusado antes do término. (B) Provisório parafusado após término.

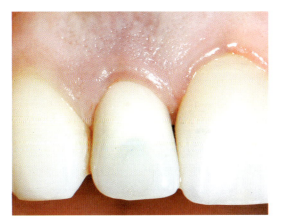

Figura 82.10 Provisório suportando o tecido gengival.

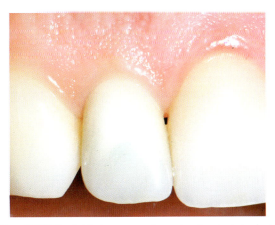

Figura 82.11 Provisório 1 semana após a microcirurgia de implante.

A fotopolimerização do compósito garante que não haja nenhum monômero livre para irritar o tecido mole ou o osso. O pilar provisório usinado de titânio garante boa adaptação marginal e reduz a possibilidade de afrouxamento.

 CORRELAÇÃO CLÍNICA

Uma restauração provisória imediata fornecida com a colocação de implante imediato oferece estética e função ideais, minimiza o colapso tecidual ao apoiar o tecido gengival e ajuda a obliterar o sítio cirúrgico de extração para conter enxertos particulados e de tecidos moles.

Oclusão em Implantes Imediatos

O trauma ósseo em casos de múltiplos implantes com carga imediata é minimizado unindo-se os provisórios. O trauma ósseo em casos de um único implante com carga imediata é reduzido pela diminuição das forças oclusais. Os contatos proximais mesiais e distais leves e simétricos são estabelecidos, e o provisório é retirado do contato oclusal cêntrico e lateral com o uso de uma cera indicadora oclusal verde de 1 mm. Essa técnica permite que os pacientes deixem o consultório com um dente provisório estético sem carga, seguramente ancorado no implante (Figura 82.11).

Moldagem Personalizada de Transferência do *Coping*

Uma moldagem de transferência personalizada do *coping* é necessária para preservar o tecido gengival de suporte e informar a forma do contorno gengival ao protético. A anatomia do provisório deve ser precisamente reproduzida em laboratório de prótese dentária por meio da transferência do *coping*.[5,10] Para fazer a moldagem, uma impressão da coroa provisória é feita com um implante análogo (Figura 82.12). Isso registra a plataforma do implante e preserva a anatomia provisória. A coroa é removida e um *coping* padrão de impressão é acoplado ao análogo do implante. O pó de acrílico preenche o espaço entre o *coping* de impressão e a impressão clara de silicone. Então, o monômero líquido é infundido no pó para criar uma cópia acrílica resistente da anatomia provisória (Figura 82.13).[3,5] Usando-se uma agulha de calibre 25 para aplicar monômero ao pó a partir da base, minimiza-se a inclusão de bolhas de ar na transferência. Para orientação, uma marca é inicialmente aplicada na vestibular da impressão provisória. Ela é transferida para o *coping* de transferência personalizado para servir como orientação ao protesista durante as impressões finais. Esta técnica permite a comunicação precisa entre o cirurgião-dentista e o ceramista da anatomia, necessária para uma restauração final que suporte esteticamente o tecido gengival.

Restauração Final do Implante

Moldagens finais são tomadas utilizando-se a transferência de impressão personalizada. Digitalização e usinagem assistida por computador criam um pilar em zircônia e um *coping* de zircônia para uma coroa de cerâmica pura (Figura 82.14). A zircônia tem os benefícios de biocompatibilidade tecidual e translucidez. A sequência descrita garante um pilar do implante e uma coroa que correspondem exatamente à

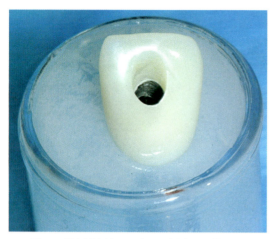

Figura 82.12 Moldagem do provisório em silicone.

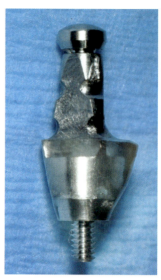

Figura 82.13 Transferente personalizado reproduzindo o perfil de emergência.

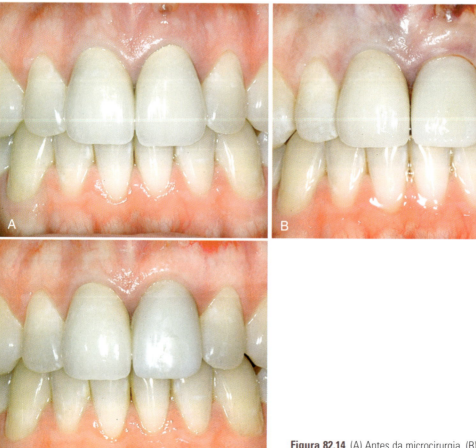

Figura 82.14 (A) Antes da microcirurgia. (B) Imediatamente após a microcirurgia. (C) Provisórios após 8 semanas da microcirurgia.

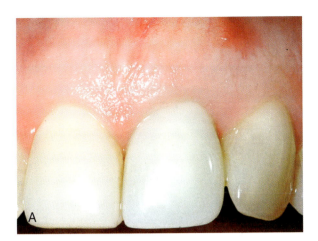
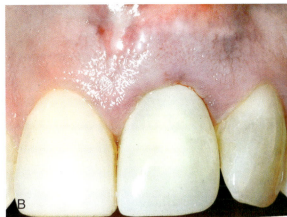
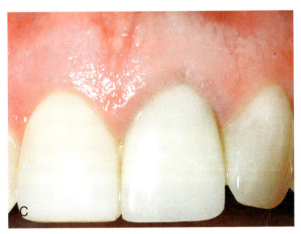

Figura 82.15 (A) Antes da microcirurgia. (B) Imediatamente após a microcirurgia. (C) Restauração final.

forma tanto do provisório quanto do dente original. Trabalhando em equipe, o cirurgião-dentista, o protesista e o técnico de laboratório podem criar uma restauração final com harmonia e arquitetura gengival preservada (Figura 82.15).

Conclusão

Algumas das vantagens da microcirurgia para extração e colocação de implantes foram descritas com ênfase em manipulação tecidual, e na habilidade de aumentar a visualização de detalhes, que se traduzem em melhores resultados. Este protocolo de microcirurgia avança a odontologia de uma era de extração dentária traumática para uma era de substituição dental imediata usando a microcirurgia para implantes.

Referências Bibliográficas

 As referências bibliográficas deste capítulo estão disponibilizadas em https://www.grupogen.com.br.

CAPÍTULO 83

Cirurgia Óssea Piezoelétrica

Tomaso Vercellotti | Perry R. Klokkevold | Giuseppe Vercellotti

SUMÁRIO DO CAPÍTULO

Características Clínicas do Corte Ultrassônico, 871
Aplicações Clínicas, 873
Conclusão, 879

Há muitos anos o ultrassom vem sendo utilizado em periodontia com a finalidade de remover cálculo e desbridar superfícies radiculares e defeitos periodontais. Na última década surgiu uma nova família de dispositivos ultrassônicos que está revolucionando a cirurgia óssea oral e maxilofacial.

Essa técnica cirúrgica, denominada piezocirurgia, foi inventada por Vercellotti e desenvolvida pela Mectron Medical Technology (Carasco, Itália). O aparelho de piezocirurgia (Figura 83.1) consiste em um transdutor ultrassônico piezoelétrico movido por um gerador ultrassônico capaz de conduzir uma variedade de insertos de corte especialmente desenhados para isso.[25,30] O dispositivo de piezocirurgia emprega vibrações ultrassônicas para cortar tecidos mineralizados. Para essa finalidade, uma frequência primária a 30 kHz é supermodulada pela superimposição de uma onda sonora (30 a 60 Hz) para gerar uma ação de martelamento que corta o osso com eficácia sem danificar os tecidos moles, e com produção mínima de calor. O Quadro 83.1 descreve as principais propriedades de corte da piezocirurgia pelo ultrassom da Mectron, e o Quadro 83.2 apresenta as pontas para piezocirurgia. As técnicas de cirurgia óssea piezoelétrica foram desenvolvidas para o emprego clínico em odontologia e rapidamente estão se tornando o que há de mais refinado para uma variedade de procedimentos.[26-28,30,37,38] A piezocirurgia médica expandiu o desenvolvimento das aplicações clínicas para outros campos da medicina. As propriedades de corte excepcionais da cirurgia óssea piezoelétrica foram introduzidas e aplicadas na cirurgia bucomaxilofacial, na cirurgia plástica facial, na cirurgia otorrinolaringológica, na neurocirurgia cranioespinhal e nas cirurgias ortopédicas minunciosas.[7-17]

IMPORTANTE

Raspadores ultrassônicos utilizam apenas uma frequência e têm energia insuficiente para cortar tecidos mineralizados. Em comparação, os dispositivos cirúrgicos da Mectron contam com a justaposição de uma onda sonora (30 a 60 Hz) e uma onda ultrassônica primária (24 a 36 kHz) para cortar o osso sem superaquecer. Esse fenômeno é conhecido como supermodulação de frequência.

As características mais atraentes da cirurgia óssea piezoelétrica são o reduzido trauma cirúrgico, o controle excepcional durante a cirurgia e as respostas teciduais de cicatrização extremamente rápidas. Estudos clínicos demonstraram que a especificidade da operação e as técnicas empregadas com a cirurgia óssea piezoelétrica tornam possível explorar, de modo vantajoso, as diferenças anatômicas de tecidos duros e moles.[7,32,34,36] Além de aumentar a eficácia do tratamento, isso também melhora a recuperação e a cicatrização pós-operatórias. Estudos experimentais em animais mostraram cicatrização tecidual mais rápida quando comparada aos instrumentos de corte tradicionais.[7]

IMPORTANTE

A ação de corte da piezocirurgia é seletiva, ou seja, corta apenas os tecidos mineralizados enquanto poupa os tecidos moles. O corte seletivo é possibilitado pela aplicação de frequências ultrassônicas entre 24 e 36 kHz.

Idealmente, a fim de obter uma cicatrização ótima, o trauma cirúrgico deveria ser minimizado, o que depende do manuseio delicado dos tecidos duros e moles. A cirurgia, por definição, altera a fisiologia normal por interromper o suprimento sanguíneo dos tecidos. O quanto uma cirurgia é invasiva é relevante para a qualidade da cicatrização do tecido e pode definir se a ferida vai cicatrizar por meio de reparação ou de regeneração. De fato, quando o trauma cirúrgico é mantido em um mínimo, ele gera estímulo suficiente para favorecer mecanismos de cicatrização que levam à regeneração. Por outro lado, técnicas cirúrgicas mais traumáticas quase sempre conduzem a respostas inflamatórias mais exacerbadas, que retardam a cicatrização e podem levar a uma reparação e formação de cicatriz, em vez de regeneração. Por este motivo, é desejável optar por técnicas e instrumentos cirúrgicos que sejam o menos traumáticos possível. A piezocirurgia óssea foi concebida e desenvolvida precisamente para sobrepujar os limites dos instrumentos convencionais de corte ósseo e para atingir o tratamento mais eficaz com menor morbidade.

Do ponto de vista mecânico, o efeito de um instrumento rotatório sobre o osso caracteriza-se por fratura das trabéculas nas áreas adjacentes à superfície do corte e deposição de grandes fragmentos ósseos e debris nos espaços medulares. Acredita-se que tal achado seja, ao menos em parte, responsável pelo processo inflamatório que tem lugar na ferida cirúrgica no pós-operatório imediato e pelo atraso de osteogênese observado nessas feridas. Por outro lado, a ação de corte micromecânica da piezocirurgia óssea resulta em ação localizada de corte e não provoca fratura do osso lamelar adjacente, podendo favorecer a exposição e a liberação de proteínas ósseas morfogenéticas (BMPs) e ser responsável por antecipar o estabelecimento da osteogênese nesses sítios (ver adiante). Além disso, a resposta inflamatória

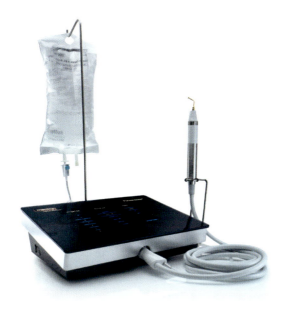

Figura 83.1 Dispositivo de piezocirurgia da Mectron Medical Technology. *(Cortesia de Mectron Medical Technology, Carasco, Itália.)*

> **Quadro 83.1** Descrição e Propriedades de Corte do Ultrassom Piezocirúrgico da Mectron.
>
> O aparelho de piezocirurgia é um dispositivo eletrônico que gera microvibrações ultrassônicas em frequências variáveis. Esta tecnologia é única no mundo (patente norte-americana 6.695.047 B2, 8.002.783 B2), devido às vibrações características geradas em paralelo e à modulação de frequência variável para a obtenção do corte preciso do osso com diferentes graus de densidade.
>
> A unidade apresenta um painel que permite ao operador selecionar diferentes funções operantes que estabelecem a frequência ultrassônica modulada para os parâmetros ideais de corte ósseo de diferente densidade, modelamento, desbridamento e alisamento das superfícies radiculares (tanto externas [periodontais] quanto internas [endodônticas]) e para separar os tecidos moles do osso.
>
> **Configurações da Função**
> **Implante**
> A frequência ultrassônica básica é supermodulada por ondas sonoras que são mais altas que as do osso cortical, adequada da maneira ideal para perfurar o osso para o preparo do sítio do implante.
>
> **Cortical**
> A frequência ultrassônica básica (30 kHz) é supermodulada por ondas sonoras para corte e remoção dos pequenos fragmentos do osso cortical.
>
> **Medular**
> A frequência ultrassônica básica é supermodulada por ondas sonoras que são mais lentas do que aquelas para osso cortical, o que mostra-se melhor para cortar e remover fragmentos de osso esponjoso.
>
> **Especial**
> A frequência ultrassônica básica opera em uma frequência que é mais eficaz quando se trabalha em proximidades com tecidos moles.
>
> **Perio**
> A frequência ultrassônica, básica, sem a supermodulação, é selecionada em um nível de potência ideal para raspagem, desbridamento e alisamento radicular.
>
> **Endo**
> A frequência ultrassônica, sem a supermodulação, é selecionada em um nível de potência ideal para o desbridamento intracanal e retrocanal após o tratamento do canal radicular.

poderá ser de menor intensidade, uma vez que não há necessidade de remoção de debris cirúrgicos quando comparado a instrumentos rotatórios convencionais (Figura 83.2).

 IMPORTANTE

As características mais atraentes da cirurgia óssea piezoelétrica são o reduzido trauma cirúrgico, o controle excepcional durante a cirurgia e as respostas teciduais de cicatrização extremamente rápidas. Estudos clínicos demonstraram que a especificidade da operação e as técnicas empregadas com a cirurgia óssea piezoelétrica tornam possível explorar, de modo vantajoso, as diferenças anatômicas de tecidos duros e moles.

Características Clínicas do Corte Ultrassônico

As características clínicas primárias da ação de corte da piezocirurgia incluem microprecisão, corte seletivo, máxima visibilidade e excelente reparação.

Microprecisão

A piezocirurgia corta tecidos mineralizados com microprecisão e extraordinário controle cirúrgico. As osteotomias piezoelétricas são de fácil execução, mas é importante reconhecer que tanto a técnica quanto o manuseio do instrumento diferem da técnica em que se utiliza uma peça de mão tradicional com pontas rotatórias. O inserto da piezocirurgia é aplicado ao osso com movimentos leves, similares à suave precisão de pinceladas sobre uma tela de pintura. Maior pressão ou força não são necessárias e podem, de fato, antagonizar a frequência ultrassônica, reduzindo assim a eficiência e transformando a energia mecânica em energia térmica (Figura 83.3). A microprecisão desse instrumento é possibilitada pela frequência ultrassônica, que produz ondas de microchoques mecânicos a um intervalo linear de aproximadamente 80 μm. O controle cirúrgico extraordinário que caracteriza a piezocirurgia ocorre devido ao fato de que suas microvibrações exigem uma leve pressão (cerca de 300 g) aplicada à peça manual. Na verdade, a pressão aplicada pelo cirurgião à peça de piezocirurgia é muito menor que a pressão aplicada normalmente a uma peça de mão do tipo rotatória ou oscilante (cerca de 5.000 g), que usa macrovibrações mecânicas para o corte. Essa característica provê o máximo controle durante a cirurgia, fazendo com que esta técnica seja única, especialmente em áreas de anatomia delicada.

 IMPORTANTE

A pressão ou força pesada não é necessária para operar o dispositivo cirúrgico ósseo piezoelétrico. Na verdade, o manuseio forçado antagoniza a frequência ultrassônica, provocando assim uma redução na eficiência do corte e transformando a energia mecânica em energia térmica.

Corte Seletivo

A ação de corte da piezocirurgia é seletiva porque corta apenas os tecidos mineralizados, que são caracterizados por uma maior resistência mecânica à ação das microvibrações ultrassônicas. Na verdade, o movimento linear das vibrações, que está na ordem de aproximadamente 80 μm,

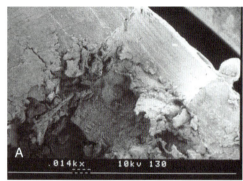
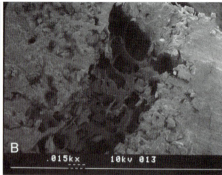

Figura 83.2 Comparação das superfícies ósseas preparadas com instrumentação rotatória e piezocirurgia (Mectron Medical Technology, Carasco, Itália). (A) Técnica rotatória: fotografia *in vitro* do local do implante após o preparo com uma broca helicoidal de 3,15 mm. O sítio está pronto para receber o implante. Observe a superfície compacta do osso cortical onde nenhum canal vascular está visível. A superfície esponjosa subjacente está irregular em função da presença de detritos ósseos nos espaços endosteais. (B) Técnica piezoelétrica: imagem *in vitro* do preparo do sítio de implante com pontas ultrassônicas de 3 mm. O sítio está pronto para receber o implante. Observe a microporosidade óssea cortical onde os canais vasculares abertos estão claramente visíveis. A camada esponjosa subjacente está intacta e livre de detritos ósseos. *(Cortesia de Dr. Alberto Rebaudi, Genoa, Itália.)*

Quadro 83.2 Descrição das Pontas Piezocirúrgicas.

A ação mecânica de cortar osso ocorre graças às microvibrações lineares da ponta, com uma amplitude variável de 20 a 80 μm, dependendo da eficiência. As pontas piezocirúrgicas são classificadas com base em suas características clínicas e funcionais.

Classificação Funcional

De corte: Estas pontas têm borda afiada para osteotomia e osteoplastia. São feitas de aço de nitrito de titânio e têm a coloração dourada.

De alisamento: Estas pontas de nitrito de titânio são revestidas de diamante e têm cor dourada. Sua granulometria diferenciada produz uma ação de alisamento que geralmente é utilizada para completar o corte próximo ao tecido mole.

Rombas: Estas pontas da cor do aço são caracterizadas por términos arredondados e são, em geral, utilizadas para refinar o corte em contato com o tecido mole.

As pontas descritas na classificação funcional como de corte, de alisamento e rombas têm códigos de classificação clínica relativa ao seu uso específico.

Classificação Clínica

OT: O código de identificação para as pontas utilizadas para realizar osteotomia é *OT*, seguido por um número.

OP: O código de identificação para as pontas utilizadas para realizar osteoplastia é *OP*, seguido por um número.

EX: O código de identificação para as pontas utilizadas para realizar extração é *EX*, seguido por um número.

IM: O código de identificação para as pontas utilizadas para realizar o preparo do sítio de implante é *IM*, seguido por um número.

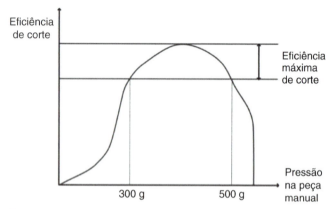

Figura 83.3 Gráfico ilustrando a relação entre a eficiência de corte da piezocirurgia (Mectron Medical Technology, Carasco, Itália) e a pressão aplicada na peça manual. Observe que a eficiência de corte ideal é encontrada entre 300 e 500 g; a pressão em excesso de 500 g leva a uma perda súbita e completa da eficiência de corte.

é absorvido e dispersado pela natureza elástica dos tecidos moles. Essas microvibrações são fisicamente incapazes de cortar tecido mole, em que a energia cinética é facilmente dissipada e — quando em baixa dosagem — estimula a cicatrização tecidual ao promover divisões mitóticas (ver adiante). Claramente, o benefício mais significativo já demonstrado do corte seletivo da piezocirurgia é a habilidade de preservar a integridade dos tecidos moles, como o nervo alveolar, o nervo infraorbitário, a membrana do seio maxilar, vasos sanguíneos e a dura-máter, enquanto efetivamente corta o tecido mineralizado (osso) que está em grande proximidade com esses tecidos. Um estudo realizado por Schaeren et al.[17] revelou que até mesmo o contato prolongado por até 5 segundos entre as pontas de piezocirurgia e um nervo periférico não dissecou o nervo. Combinada com o controle máximo do operador, a segurança do corte seletivo da piezocirurgia reduz drasticamente o risco de dano acidental a estruturas anatômicas delicadas.

Visibilidade Máxima

A piezocirurgia permite a visibilidade máxima ao criar um campo cirúrgico livre de sangue durante o corte, devido à cavitação da solução de irrigação utilizada para o resfriamento. A cavitação é um fenômeno físico que, de um ponto de vista clínico, ocorre com a nebulização da solução salina quando entra em contato com a ponta vibratória à frequência ultrassônica. A leve pressão hidropneumática aplicada pelo fluido de irrigação nebulizador induz a hemostasia nos tecidos duros e moles. Uma importante vantagem do efeito de cavitação é o desbridamento completo do sítio cirúrgico no momento da remoção mecânica do tecido inflamatório por meio dos dedicados insertos de piezocirurgia. Esse efeito é apenas temporário, e o sangramento é retomado logo após a interrupção da ação de corte (e de cavitação). Clinicamente, é importante garantir uma irrigação adequada e uma ação de corte intermitente para manter a ótima microcirculação das superfície, especialmente quando se trata de procedimento cirúrgico de longa duração. Outro benefício adicional da hemostasia temporária induzida pelo efeito de cavitação é a notável redução de perda de sangue, sobretudo durante procedimentos mais longos, o que leva à redução do edema pós-operatório.

IMPORTANTE

O efeito de cavitação é um fenômeno físico que consiste na implosão de bolhas gasosas dentro de um fluido. No contexto da cirurgia óssea piezoelétrica, a cavitação da solução de irrigação cria um *microspray* que limpa o sítio dos detritos e proporciona uma hemostasia temporária para a máxima visibilidade do campo cirúrgico.

Excelente Reparação

Estudos clínicos comparando a cirurgia óssea piezoelétrica com instrumentos rotatórios convencionais na extração de terceiros molares[3,6,18] e na cirurgia periodontal[34] relataram uma recuperação melhor e menor sintomatologia pós-operatória nos pacientes tratados por meio de piezocirurgia. A cicatrização pós-operatória da cirurgia óssea piezoelétrica é caracterizada por mínimo edema e pouco sangramento, e a taxa de morbidade pós-operatória é menor em comparação às técnicas convencionais.[33]

FLASHBACK

A ação de corte da piezocirurgia é seletiva porque corta apenas os tecidos mineralizados, que são caracterizados por uma resistência mecânica maior à ação das microvibrações ultrassônicas.

Cicatrização Melhorada do Tecido Duro

A resposta de reparação aumentada observada nos sítios tratados por cirurgia óssea piezoelétrica pode ser explicada pelo estímulo dos mecanismos de cicatrização promovido pela onda secundária do dispositivo, que opera no intervalo de 30 a 60 Hz. Na verdade, pesquisas mostraram que a aplicação de vibrações de baixa intensidade e alta frequência no intervalo de 10 a 50 Hz (isto é, a frequência das contrações musculares posturais) aos tecidos ósseos imita a carga mecânica e induz a liberação de diversos fatores de crescimento, incluindo BMPs responsáveis pela diferenciação de osteoblastos e a neoformação óssea.[4,5,23] Em um estudo em animais que comparou o perfil biomolecular de sítios preparados com piezocirurgia com aqueles preparados com brocas rotatórias, verificou-se que houve aumento mais precoce de BMP-4 nos sítios de implantes preparados com cirurgia óssea piezoelétrica.[7] Na comparação com os locais perfurados com brocas, os níveis de BMP-4 nos sítios tratados com piezocirurgia foram 18,5 vezes mais elevados aos 7 dias, 15 vezes mais elevados aos 14 dias e 2 vezes mais baixos aos 56 dias. O pico de BMP-4 foi observado aos 14 dias para os sítios tratados com piezocirurgia. Os níveis de BMP-4 para os sítios perfurados com brocas não atingiu o mesmo nível de BMP-4 obtido na piezocirurgia até o dia 56. Houve, também, grande aumento na taxa do fator de crescimento transformante β_2 (TGF-β_2) nos sítios de implantes preparados com técnicas de cirurgia óssea piezoelétrica. Na comparação com sítios preparados com brocas, os níveis de TGF-β_2 nos sítios tratados com piezocirurgia foram 3,5 vezes mais elevados no dia 7, 19 vezes mais elevados no dia 14 e reduziram abaixo dos níveis do *baseline* no dia 56. Os níveis de TGF-β_2 nos sítios tratados com brocas jamais ultrapassaram os níveis do *baseline*.

FLASHBACK

As proteínas morfogenéticas ósseas (BMPs) são fatores de crescimento especializados que promovem a neoformação óssea ao induzir células-tronco mesenquimais a se diferenciarem em osteoblastos. Elas são fundamentais para a manutenção e o reparo fisiológico ósseo adequado.

A citocina pró-infamatória fator de necrose tumoral-α, a citocina pró-inflamatória e de reabsorção óssea interleucina 1-β (IL1-β) e a citocina anti-inflamatória IL-10 também foram quantificadas. Em geral, a expressão dessas citocinas pró-inflamatórias foi maior nas fases experimentais iniciais somente dos sítios perfurados com brocas, os quais também apresentaram mais células inflamatórias. Os sítios tratados por cirurgia óssea piezoelétrica mostraram maior expressão da citocina pró-inflamatória e de reabsorção óssea IL-1β aos 56 dias. Este último achado pode ser indicativo de remodelação óssea aos 56 dias nos sítios tratados por piezocirurgia (a IL-1β está implicada em diferenciação osteoclástica). A expressão mais baixa dos fatores inflamatórios após a aplicação da piezocirurgia pode ser explicada em termos de redução do trauma durante o corte dos tecidos em comparação ao uso de instrumentos rotatórios; esse trauma reduzido é possibilitado pelas microvibrações da tecnologia e ausência de superaquecimento por atrito.

Cicatrização Melhorada do Tecido Mole

A pesquisa sobre uma nova aplicação da piezocirurgia para separar o periósteo do tecido ósseo subjacente investigou o efeito dessa tecnologia na integridade e cicatrização dos retalhos mucoperiosteais.[21] A ativação periosteal após a intervenção cirúrgica é responsável pela condrogênese, osteogênese e angiogênese que, por fim, promovem a vascularização e a remodelação ósseas. A resposta da cicatrização periosteal após o trauma está diretamente relacionada à integridade do periósteo, que fornece nutrição ao osso subjacente e é essencial na osteoindução e osteocondução. Para garantir a cicatrização apropriada e o sucesso clínico, a integridade periosteal deve, portanto, ser preservada ao máximo, sobretudo em pacientes com saúde comprometida. No entanto, o uso de instrumentação manual para a elevação periosteal tem mostrado danificar mecanicamente as células da camada osteogênica. Histologicamente, o periósteo separado com elevadores manuais mostra dilacerações visíveis, e as camadas teciduais individuais não são claramente visíveis. Por outro lado, descobriu-se que o uso de pontas dedicadas da piezocirurgia, projetadas especificamente para a separação periosteal do osso, está associado a uma separação limpa dos tecidos, com a preservação da camada fibrosa externa e da camada câmbio interna. Além disso, vacúolos adiposos e o tecido conjuntivo colagenoso também podem ser discernidos (Figura 83.4).[21] No nível biomolecular, a expressão de colágeno (II e IV) e osteocalcina nos 8 dias após a cirurgia foi significativamente maior nos sítios tratados com piezocirurgia, indicando assim uma resposta cicatrizante mais robusta. Esses achados complementam a observação clínica de que, após os procedimentos da cirurgia óssea piezoelétrica, os tecidos gengivais mostram cicatrização ideal e normalmente aparecem com uma coloração clara em comparação à aparência do gel de plasma autógeno rico em plaquetas.

Aplicações Clínicas

O uso clínico da piezocirurgia óssea promove vantajosamente todos os benefícios da microcirurgia, sobretudo quando é usado sob magnificação óptica. A piezocirurgia tornou-se um instrumento fundamental na odontologia e na prática periodontal diária para minimizar a morbidade dos pacientes e aumentar a previsibilidade clínica geral. A piezocirurgia óssea elétrica tem muitas aplicações importantes na odontologia. De fato, praticamente todas as técnicas previamente executadas por meio de brocas, instrumentos rotatórios, cinzéis e serras oscilatórias têm potencial para ser realizadas por meio de piezocirurgia. Por 18 anos consecutivos, um dos autores (T.V.) vem fazendo uso diário da piezocirurgia em procedimentos cirúrgicos orais, periodontais e de implantes, o que lhe possibilitou desenvolver técnicas e protocolos para cada situação. Os leitores devem consultar outras publicações para descrições detalhadas e instruções passo a passo desses protocolos de piezocirurgia.[31] Uma breve visão geral das aplicações clínicas básicas com uso da piezocirurgia é descrita aqui.

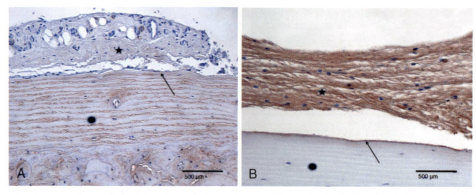

Figura 83.4 Comparação entre a superfície periosteal elevada com instrumentos manuais e pontas PR de piezocirurgia (Mectron Medical Technology, Carasco, Itália). (A) Secção histológica ilustrando o preparo subperiosteal usando a instrumentação manual. Observe a separação irregular entre o periósteo *(estrela)* e o osso *(círculo fechado)* no limite entre as duas camadas *(seta)*. O periósteo mostra evidência de dilaceração mecânica. (B) Secção histológica mostrando uma clara separação entre o periósteo *(estrela)* e o osso *(círculo fechado)* no limite entre as duas camadas *(seta)* após o preparo com modernas pontas piezoelétricas. O periósteo está intacto e não mostra sinais de dano mecânico. *(Adaptada de Stoetzer M, Magel A, Kampmann A, Lemound J, Gellrich NC, von See C. Subperiosteal preparation using a new piezoelectric device: a histological examination.* GMS Interdiscip Plast Reconstr Surg DGPW *3:Doc18, 2014.)*

Tabela 83.1 Protocolo da Cirurgia Periodontal Piezoelétrica.

Tratamento pelo Tipo de Tecido	Procedimento	Insertos Utilizados[a]
Tecido Mole	Remoção do tecido mole	OP3, PS2, SLC
Tecido Duro		
Osso	Osteotomia do osso alveolar	OT13, OT14, OP3, SLC
	Osteoplastia do osso crestal	OP3, SLC
	Osteoplastia interproximal	OP4, OP8, OP9
Raiz	Raspagem	PS2
	Desbridamento	OP5, OP5A
	Alisamento	PP1

[a]Piezocirurgia, Mectron Medical Technology, Carasco, Itália.

Cirurgia Periodontal

A utilização da piezocirurgia na cirurgia periodontal simplifica e aprimora o manuseio dos tecidos duros e moles (Tabela 83.1).[39] Na cirurgia periodontal óssea ressectiva, a cirurgia óssea piezoelétrica representa uma notável evolução do passado porque permite a aplicação dos conceitos de microcirurgia óssea. No tratamento periodontal dos tecidos moles, após elevar o retalho primário com uma técnica tradicional, é mais fácil destacar o retalho secundário e remover o tecido de granulação inflamatório pela utilização de uma ponta em forma de raspador (PS2) (Figura 83.5A) ou de uma ponta em forma de bisturi circular (OP3). Ao contrário das técnicas manuais tradicionais, essa fase apresenta pouco sangramento e melhor visibilidade como resultado da cavitação da solução salina (refrigerante). O tratamento de tecidos duros também é melhorado: com as pontas e o modo de potência adequados, o dispositivo ultrassônico facilita a raspagem, o desbridamento e o alisamento radicular efetivos (Figura 83.5B e C). Em particular, o desbridamento com uma ponta especial diamantada leva à completa limpeza até mesmo de defeitos ósseos interproximais (Figura 83.5D). A ação mecânica das vibrações ultrassônicas, juntamente com a cavitação do fluido de irrigação (pH neutro; solução salina fisiológica) elimina bactérias, toxinas, células mortas e detritos, o que cria um ambiente fisiologicamente limpo para a cicatrização. O processo de cicatrização é beneficiado pela formação de microcavidades criadas pelo ultrassom na base do defeito ósseo, visando ativar a resposta celular dos mecanismos de reparação. No tratamento de tecidos duros, a manobra de osteotomia com a piezocirurgia é extremamente precisa e não impõe nenhum risco de dano à superfície radicular. Normalmente, para evitar o dano ao cimento radicular, as técnicas convencionais de osteotomia são incompletas e deixam "picos de viúva" residuais que exigem remoção manual com cinzéis. Ao se usar a piezocirurgia para procedimentos ressectivos, porque é possível trabalhar na superfície radicular sem danificá-la, pode-se realizar osteotomias minuciosas que deixam apenas "micropicos" para trás. Essas formações mínimas são facilmente removidas com o uso da ponta final para procedimentos de alisamento radicular (PP1). Ao se trabalhar no remodelamento da superfície óssea crestal, a manobra de osteoplastia em baixa irrigação permite a coleta de osso autógeno particulado que pode ser imediatamente enxertado em pequenos defeitos ósseos (Figura 83.5E). O uso dessa tecnologia não só faz com que a cirurgia tradicional seja menos invasiva ao torná-la mais rápida e por garantir uma cuidadosa limpeza do periodonto, como também favorece a cicatrização tecidual com o uso do osso removido no procedimento de osteoplastia para enxertá-lo em pequenos defeitos ósseos, preservando assim a arquitetura do osso.

CORRELAÇÃO CLÍNICA

O uso clínico da piezocirurgia óssea promove vantajosamente todos os benefícios da microcirurgia, sobretudo quando usado sob magnificação óptica. Ela simplifica e melhora o manuseio dos tecidos moles e duros.

A piezocirurgia, na cirurgia periodontal, pode redefinir as diretrizes que marcam os limites entre terapias ressectivas e regenerativas. De fato, a decisão entre uma técnica ressectiva e uma técnica regenerativa em geral depende da profundidade do defeito ósseo, se maior ou menor que 3,5 mm. Graças à cirurgia óssea piezoelétrica, os defeitos maiores que 3,5 mm agora podem ser enxertados com osso particulado e cobertos com membranas reabsorvíveis.

A habilidade para trabalhar no defeito ósseo sob magnificação (p. ex. microscopia cirúrgica) torna possível explorar os benefícios da microprecisão da piezocirurgia no preparo do leito receptor e na estabilização dos microenxertos (Figura 83.5F a H).

Aumento de Coroa

O aumento da coroa clínica é o procedimento cirúrgico mais comum na periodontia (osteotomia), executado em condições de saúde periodontal. A indicação para este procedimento é quase sempre associada à intenção de expor maior quantidade de estrutura dentária devido à coroa clínica curta e/ou à perda de estrutura da coroa clínica. Em geral,

CAPÍTULO 83   Cirurgia Óssea Piezoelétrica   875

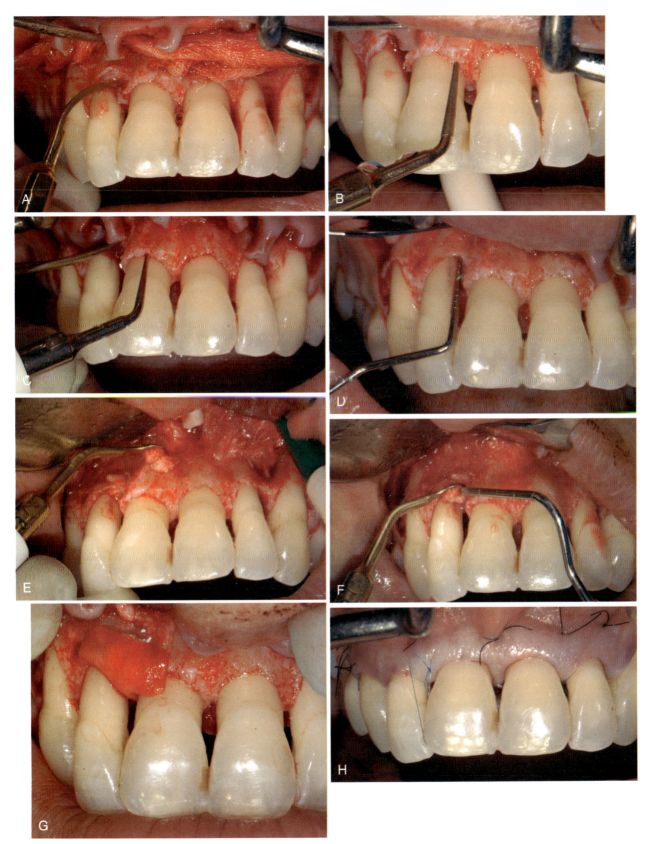

Figura 83.5 Caso clínico com demonstração do uso da cirurgia óssea piezoelétrica para cirurgia periodontal. (A) Raspagem ultrassônica utilizando a ponta de piezocirurgia PS2 (Mectron Medical Technology, Carasco, Itália) para raspagem. (B) Desbridamento da superfície radicular por meio da ponta diamantada de piezocirurgia OP5. (C) Alisamento radicular ultrassônico por meio da ponta romba de piezocirurgia: PP1. (D) Sondagem de defeito interproximal infraósseo. (E) Técnica de coleta de fragmentos de osso autógeno utilizando a ponta de piezocirurgia para osteoplastia: OP3. (F) Técnica de enxerto de osso autógeno. (G) Membrana de colágeno para a estabilização do microenxerto ósseo. (H) Retalho reposicionado e suturado.

tem por objetivo o reposicionamento do tecido mole e do osso periodontal em uma posição mais apical, com dimensões biológicas adequadas para evitar inflamação periodontal depois de restaurado o dente.

A técnica de aumento de coroa clínica prevê uma osteotomia perirradicular da ordem de alguns milímetros (1 a 2 mm) combinada com uma técnica de osteoplastia, o que permite o deslocamento do retalho periodontal para uma posição mais apical. O resultado positivo resultante é que a saúde da porção tratada é preservada, mesmo que a morfologia gengival normal tenha sido alterada. A aplicação clínica deve incluir avaliação estética, bem como a avaliação da posição e saúde do periodonto adjacente.

A técnica cirúrgica tradicional consiste no rebatimento de um retalho de espessura total, com a osteotomia realizada por meio de instrumentos manuais, osteoplastia por meio de brocas para o recontorno da arquitetura da crista óssea, remoção de osso perirradicular, alisamento radicular e, finalmente, posicionamento apical do retalho.

A osteotomia torna-se de fácil execução por meio do ultrassom cirúrgico piezoelétrico em contato direto com a superfície dentária, uma vez que o controle do instrumento durante a cirurgia é preciso, mesmo em áreas interproximais difíceis (ponta OP3 de piezocirurgia). A fase de alisamento radicular pode ser executada de modo bastante eficaz por meio de pontas ultrassônicas rombas (ponta PP1 de piezocirurgia).

A cavitação da solução salina reduz o sangramento durante a cirurgia e favorece o desbridamento da área cirúrgica. Este efeito é, provavelmente, o responsável pela excelente cicatrização do tecido mole, que é sempre caracterizada por uma coloração clara e livre de edema.

Um estudo histológico em animais realizado na Universidade de Harvard, em Cambridge, Massachusetts, mostrou melhor resposta cicatricial para osso e cemento radicular em dentes que tiveram aumento de coroa clínica realizado por meio de piezocirurgia do que os dentes que receberam aumento de coroa clínica por meio de instrumentos rotatórios convencionais.[36] Em relação ao último, a broca carbide de tungstênio foi mais favorável ao processo de reparação óssea do que a ponta diamantada.

A técnica de aumento de coroa clínica realizada por meio de piezocirurgia e uso de pontas adequadas torna possível reduzir com eficácia o osso e, ao mesmo tempo, preservar a integridade da superfície radicular.

Extração Dentária

Atualmente, a extração dentária é o primeiro passo na preparação para a instalação de implantes. Preservar a integridade das paredes ósseas alveolares é parte essencial desse processo. Consequentemente, esteja o implante sendo colocado no ato da exodontia ou não, a seleção dos instrumentos e técnicas que minimizem o trauma às paredes ósseas se mostra crucial.

Diferenças anatômicas exercem grande influência em termos de dificuldade de extração e no desafio de se preservar as paredes ósseas alveolares. Uma nova classificação periodontal para extração dentária foi desenvolvida (Tabela 83.2) com o intuito de facilitar a escolha da técnica de exodontia para as diferentes situações anatômicas (Tabela 83.3).[37] O objetivo sempre é preservar a integridade das paredes do alvéolo e a morfologia do tecido mole. Esta classificação divide a anatomia em quatro tipos, dependendo das características anatômicas do biotipo periodontal e da anatomia/patologia do ligamento periodontal. Classificar a anatomia em tipos 1, 2, 3 e 4 simplifica o diagnóstico e a decisão cirúrgica subsequente. Cada tipo corresponde a uma situação anatômica diferente, a qual requer uma técnica de extração específica e determina os instrumentos cirúrgicos mais eficientes.

Anatomia tipo 1 descreve um biotipo periodontal normal e um ligamento periodontal normal (isto é, sem características patológicas). Esta condição anatômica apresenta pouca dificuldade cirúrgica. A técnica tradicional de exodontia por meio de instrumentos manuais é o suficiente.

Tabela 83.2 Classificação Periodontal para Extração Dentária.

Espessura do Biotipo Periodontal	Ligamento Periodontal	Diagnóstico	Classificação Anatômica
Normal	Normal	Normal	Tipo 1
Delgado	Normal	Fino	Tipo 2
Normal	Anquilótico	Anquilótico	Tipo 3
Delgado	Anquilótico	Fino e anquilótico	Tipo 4

Tabela 83.3 Classificação Cirúrgica para Extração de Raiz por Tomaso Vercellotti.

Classificação Anatômica	Diagnóstico Periodontal	Risco de Dano Tecidual	Dificuldade Cirúrgica	Técnica	Manobra	Instrumento Cirúrgico	Inserto da Piezocirurgia[a]
Tipo 1	Normal	Baixo	Fácil	Padrão	Periotomia	Periótomo	
					Luxação externa	Alavancas	
					Remoção	Fórceps	
Tipo 2	Fino	Alto	Médio	Avançado	Periotomia	Periótomo	
					Seccionamento radicular	Piezocirurgia	OT7S-3, EX1-3, OP5
					Luxação interna	Alavanca	
					Remoção	Fórceps	
Tipo 3	Anquilótico	Baixo	Complexo	Avançado	Periotomia	Periótomo	
					Rizoplastia	Piezocirurgia	OT7S-3, EX1-3, OP5
					Luxação externa	Alavanca	
					Remoção	Fórceps	
Tipo 4	Fino e anquilótico	Bem alto	Grave	Avançado	Periotomia	Periótomo	
					Ressecção radicular e rizoplastia	Piezocirurgia	OT7S-3, EX1-3, OP5
					Luxação interna	Elevador	
					Remoção	Fórceps	

[a]Mectron Medical Technology, Carasco, Itália.

Anatomia tipo 2 descreve um biotipo periodontal delgado com ligamento periodontal normal. A dificuldade cirúrgica para a extração do dente é mínima. Contudo, preservar a integridade das paredes ósseas alveolares vestibulares finas torna a extração mais complexa. Nesta situação, a cirurgia convencional de luxação gera o risco de criar uma deiscência a partir da fratura da delicada tábua óssea vestibular. A fim de evitar este risco, recomenda-se uma técnica de fratura da raiz que possibilite obter mobilidade radicular dentro do alvéolo, visando eliminar o risco de danificar a fina tábua óssea vestibular.

Anatomia tipo 3 descreve um biotipo periodontal normal com ligamento periodontal anquilótico. A dificuldade cirúrgica para a remoção do dente é alta, uma vez que não é possível se obter a mobilidade necessária para seu deslocamento. A técnica convencional utiliza osteomia perirradicular com brocas. Isso é possível, sem maiores consequências, em terceiros molares inferiores; contudo, frequentemente resulta em sério dano às paredes alveolares vestibulares. A técnica recomendada gera o espaço necessário para a extração por meio da operação somente na superfície radicular, em uma manobra de rizoplastia. O dente é removido do alvéolo ao se cortar a superfície radicular sem tocar no osso alveolar. Este técnica é de fácil realização, com excelente controle, utilizando-se insertos específicos de piezocirurgia (OP5) como brocas em torno da raiz.

Anatomia tipo 4 descreve um biotipo periodontal delgado e ligamento periodontal anquilótico, que é uma combinação dos aspectos desafiadores das anatomias do tipo 2 e do tipo 3. A dificuldade cirúrgica para a extração do dente é a mais elevada. Em todos os casos em que a estética é importante, recomenda-se uma técnica de secção radicular que divida a raiz em segmentos com cortes no sentido mesiodistal. Isso permitirá que os fragmentos (p. ex., vestibular e palatino) sejam removidos internamente no alvéolo com um mínimo de força aplicada às paredes alveolares mesiodistais.

Para garantir o sucesso do procedimento, é importante que o cirurgião-dentista domine a técnica apropriada para realizar extrações com a piezocirurgia. Como em todos os outros procedimentos, as pontas nunca devem ser deixadas em um único lugar quando a vibração ultrassônica estiver ativa. Isso é particularmente importante durante o trabalho no espaço ligamentar periodontal. Para evitar comprimir a ponta e, consequentemente, ter a vibração ultrassônica convertida em energia térmica, é importante mantê-la em constante movimento.

Preparo do Sítio Receptor do Implante

Pontas especiais de piezocirurgia projetadas para perfuração óssea permitiram o desenvolvimento de uma nova técnica para o preparo ultrassônico do sítio de implante (PUSI). Uma vasta experiência clínica culminou no desenvolvimento de um protocolo com vantagens clínicas significativas. Um artigo descreveu o protocolo em detalhes e relatou os resultados de um estudo de uma série de casos multicêntricos, que analisou 3.579 implantes com um acompanhamento de 1 a 3 anos.[41] Os resultados preliminares indicam que o preparo do sítio para implante com piezocirurgia é uma alternativa válida para o preparo com instrumentação rotatória convencional, com um percentual de osseointegração de 97,2% (97,14% superior, 98,75% inferior) e uma taxa de sobrevida geral do implante de 97,74% (96,99% superior, 98,75% inferior). Esses resultados são extremamente encorajadores, especialmente ao se considerar que a colocação do implante era muitas vezes combinada com técnicas ósseas regenerativas. Dadas certas vantagens específicas do PUSI, ele é preferível às técnicas convencionais na presença de osso mole e volume residual limitado, assim como em proximidade a estruturas anatômicas delicadas, como o nervo alveolar inferior ou a membrana schneideriana.

A primeira vantagem do PUSI está relacionada às características de corte da piezocirurgia, que facilita o preparo diferenciado em osso cortical e medular. Foi desenvolvido um sistema de classificação óssea que simplifica o diagnóstico e o processo de tomada de decisão ao explorar as diferenças na anatomia óssea (Figura 83.6). A técnica

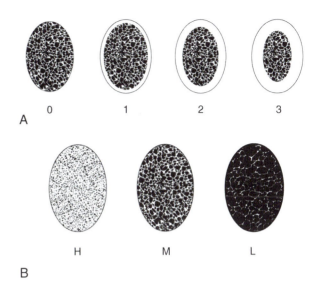

Figura 83.6 Classificação das cirurgias ósseas por Tomaso e Giuseppe Vercellotti. (A) Espessura da cortical da crista, em milímetros. (B) Classificação radiográfica do osso medular. *H*, alto (*high*); *L*, baixo (*low*); *M*, médio.

do preparo diferenciado do sítio do implante (PDSI) pode ser utilizada no interior da perfuração inicial, a fim de corrigir o eixo do implante, por meio do direcionamento seletivo da ação de corte na direção desejada.[30] O PUSI também pode ser utilizado em combinação com fresas helicoidais para favorecer a preservação da crista óssea alveolar ao mesmo tempo em que se atinge o máximo de estabilidade primária.[42]

A segunda vantagem do PUSI é a reparação clínica extremamente rápida, tanto do tecido mole quanto do duro. Pesquisas em animais demonstraram que a neoformação óssea (neo-osteogênese) mostra-se ativa mais cedo em sítios para implantes preparados com cirurgia óssea piezoelétrica do que nos sítios preparados por meio de técnicas convencionais.[7] Um estudo histomorfométrico realizado em *mini-pigs* mostrou mais formação óssea e maior densidade de osteoblastos peri-implantares em sítios de implantes preparados com piezocirurgia do que nos sítios preparados com fresas helicoidais.[7] Clinicamente, a natureza minimamente invasiva da cirurgia e o estímulo da cicatrização óssea traduzem-se em uma estabilidade primária melhor e uma osseointegração possivelmente mais rápida em comparação à instrumentação convencional. Em um ensaio clínico randomizado controlado, os pacientes receberam dois implantes adjacentes idênticos na área de pré-molares superiores: o sítio teste foi preparado com piezocirurgia, e o sítio controle foi preparado com o uso de duas brocas helicoidais.[19] As medidas da análise de frequência de ressonância (AFR) foram tomadas por um operador (cirurgião-dentista) cego* no dia da cirurgia e em intervalos programados durante os primeiros 90 dias após a cirurgia. No final desse período, após a falha de um implante no grupo-controle, 97,5% dos implantes foram osseointegrados. Uma redução inicial nos valores do quociente de estabilidade média do implante (ISQ) foi observada em ambos os grupos; contudo, a redução no grupo piezocirurgia foi significativamente menor do que no grupo-controle. O grupo piezocirurgia também exibiu um nível de estabilidade precoce reverso, indicando um alcance geral de melhor estabilidade primária em comparação aos implantes colocados com brocas helicoidais. A técnica cirúrgica prevê a preparação da osteotomia pela utilização de uma série de pontas de piezocirurgia. O preparo é iniciado com a ponta estreita e pontiaguda IM1 (Figura 83.7A). Indicadores paralelos de posição são utilizados durante todo o procedimento para checar o alinhamento (Figura 83.7B). A ponta de

---

*__Nota da Revisão Científica:__ Diz-se que o operador é cego quando desconhece determinada situação, por exemplo, qual material será utilizado.

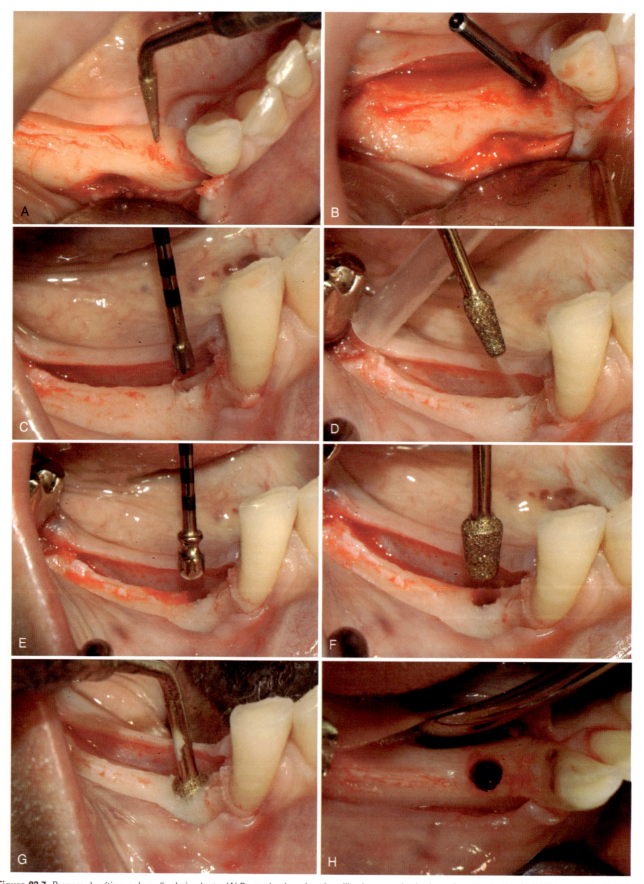

Figura 83.7 Preparo do sítio e colocação do implante. (A) Ponta de piezocirurgia utilizada para o início da perfuração do sítio (IM1) (Mectron Medical Technology, Carasco, Itália). (B) Pino indicador de paralelismo em posição para verificar a direção da osteotomia. (C) Ponta de piezocirurgia de 2 mm de diâmetros (IM2) para a osteotomia-piloto. (D) Ponta de piezocirurgia para a preparo da cortical (piloto 2/3). (E) Preparo do osso medular com a ponta para piezocirurgia IM3. (F) Ponta diamantada de piezocirurgia (IM4) para o preparo final do osso cortical. (G) Ponta piloto de piezocirurgia 3/4 em ação. (H) Vista oclusal de um sítio receptor de implante com preparo concluído.

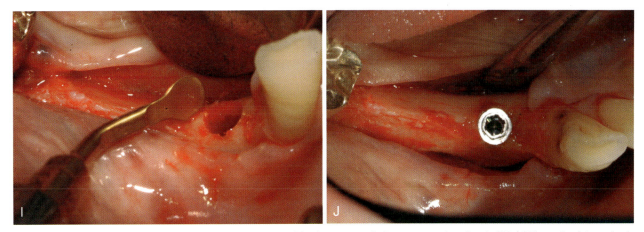

Figura 83.7, continuação (I) Osteoplastia da crista óssea na área peri-implantar por meio da ponta para piezocirurgia OP3. (J) Vista oclusal de um implante bem colocado, apesar do rebordo estreito.

2 mm de diâmetro IM2 é utilizada para dar prosseguimento ao preparo da osteotomia (Figura 83.7C). A porção coronária do preparo é alargada com a ponta-piloto 2/3 (Figura 83.7D) e a osteotomia é finalizada com a ponta IM3 (Figura 83.7E). O preparo final da cortical é obtido com a ponta IM4 (Figura 83.7F). Após a utilização da ponta piloto 3/4 (Figura 83.7G), a osteotomia para o implante está completa (Figura 83.7H). Se desejado, antes da inserção do implante, é possível realizar a osteoplastia da crista óssea com a ponta OP3 (Figura 83.7I). A Figura 83.7J mostra uma vista oclusal final do implante colocado em um rebordo estreito.

Conclusão

A cirurgia óssea piezoelétrica é uma técnica cirúrgica bem conhecida para a cirurgia óssea com muitas aplicações clínicas na odontologia. As propriedades de corte extraordinárias e as aplicações da cirurgia óssea piezoelétrica foram descritas neste capítulo. As características mais atraentes da cirurgia óssea piezoelétrica são o baixo trauma cirúrgico, a precisão excepcional e a rápida resposta de cicatrização.

Como resultado, a piezocirurgia tem a capacidade de aumentar a eficácia do tratamento e, ao mesmo tempo, melhorar a recuperação e a cicatrização pós-operatórias.

Ainda que grande parte da pesquisa científica tenha seu foco em novos produtos para engenharia tecidual e na regeneração óssea, a importância de se ter um trauma cirúrgico mínimo para obtenção de uma cicatrização e regeneração ósseas ótimas não deve ser menosprezada. Uma nova apreciação pela eficiência da piezocirurgia tem o potencial para redefinir os conceitos de cirurgia minimamente invasiva em procedimentos de osteotomia e osteoplastia.

 Acesse Caso Clínico em https://www.grupogen.com.br.

Referências Bibliográficas

 As referências bibliográficas deste capítulo estão disponibilizadas em https://www.grupogen.com.br.

CAPÍTULO 84

Cirurgia de Implante Digitalmente Assistida

Daniel H. Etienne | Raymond R. Derycke | Perry R. Klokkevold

SUMÁRIO DO CAPÍTULO

Cirurgia de Implante Digitalmente Assistida, 880
Conclusão, 885

Os procedimentos cirúrgicos para colocação de implantes têm permanecido mais ou menos os mesmos desde a introdução dos implantes dentais osseointegrados. Resumidamente, a cirurgia de instalação de implantes consiste no uso de um retalho de espessura total para expor o osso; uma série sequencial de brocas com diâmetros crescentes sob irrigação abundante para preparar um sítio preciso no osso e, assim, fazer a instalação de implantes dentais (Capítulo 78). O sítio é preparado e o implante posicionado, evitando-se interferências em importantes estruturas anatômicas, como o nervo alveolar inferior, cavidades sinusais e os dentes. O principal objetivo é posicionar o implante para um ótimo suporte funcional da substituição dental protética planejada com emergência própria e estética natural.

Os profissionais determinam a posição dos implantes com base em imagens diagnósticas pré-cirúrgicas, modelos de estudo e uso de enceramento diagnóstico para substituição do(s) dente(s) planejado(s). A posição final do implante resulta da interpretação, pelo cirurgião-dentista, das informações diagnósticas e de sua habilidade em explicar esta informação ao paciente no momento da cirurgia. Na maioria das vezes, o "guia cirúrgico" que leva as informações de diagnóstico até o paciente é um *stent* em acrílico, fabricado por um técnico de laboratório, posicionado na cavidade bucal e usado para direcionar as perfurações pelas aberturas nos sítios dos dentes propostos. Pode ou não ter canais orientados precisos para o posicionamento do implante. O cirurgião-dentista usa o guia juntamente com sua interpretação das informações diagnósticas, experiência clínica e habilidades cirúrgicas para posicionar o(s) implante(s). O uso de um guia cirúrgico convencional tem inúmeras limitações e possíveis fontes de erro, incluindo imprecisões no *stent* durante a fabricação, movimento do *stent* durante a cirurgia e variações no uso do *stent* pelo profissional, o que pode levar ao posicionamento incorreto do implante.

Os avanços na tecnologia de cirurgias de implantes incluem *software* de simulação, guias cirúrgicos gerados por computador e acompanhamento ou orientação digital em tempo real:

- O *software* de planejamento ou simulação é usado no pré-operatório com dados de varredura do paciente para "simular" a colocação do implante em um paciente virtual. O *software* permite que o cirurgião-dentista veja uma imagem computadorizada tridimensional (3D) da mandíbula do paciente criada a partir de dados escaneados de uma tomografia computadorizada (TC) ou de uma TC de feixe cônico (TCFC).[46]
- Guias cirúrgicos gerados por computador com orifícios de perfuração são produzidos com o uso de várias técnicas de dados de posicionamento "virtual" do implante. Esses guias são usados para colocar implantes com mais precisão com base nos locais "planejados".[18,28,38]
- A cirurgia de implante digitalmente assistida ou cirurgia de implante por microposicionamento em tempo real (CIMTR) usa o acompanhamento simultâneo e a "orientação" da instrumentação do implante para seguir o tratamento planejado precisamente durante a cirurgia.[10] A imagem de computador dos dados escaneados é observada interativamente com a instrumentação de colocação do implante durante o procedimento cirúrgico.

Este capítulo fornece uma visão geral da terminologia, requisitos técnicos e limitações da cirurgia de implante digitalmente assistida.

Cirurgia de Implante Digitalmente Assistida

Cirurgia de Microposicionamento de Implante em Tempo Real: Visão Geral

A CIMTR é a mais sofisticada e, talvez, a mais promissora das tecnologias, pois tem o maior potencial de redução do tempo cirúrgico, minimiza a invasão cirúrgica e resulta em uma tradução precisa entre o planejamento de implantes e o procedimento cirúrgico real.[6,22,45] No entanto, assim como muitas tecnologias mais recentes, pode haver a existência de relatos conflitantes a respeito de sua precisão.[24,42] A cadeia computadorizada de tratamento cirúrgico e protético exige precisão em muitos níveis.[33]

Usos e Requisitos

A cirurgia de orientação computadorizada evoluiu a partir de aplicações precoces em procedimentos neurocirúrgicos e continua a evoluir com a aplicação em diversas especialidades cirúrgicas.[36,39] Claramente, a principal vantagem de usar um computador para auxiliar a cirurgia é a precisão que ele oferece. Além disso, o controle de segurança em tempo real, obtido com múltiplas fontes de imagem, facilita uma abordagem minimamente invasiva aos procedimentos cirúrgicos. Como na medicina, imagens em 3D são usadas em odontologia para facilitar o planejamento pré-cirúrgico e guiar o procedimento cirúrgico. No caso de implantes dentários, isso permite o posicionamento preciso, evitando danos às estruturas anatômicas importantes próximas. Os computadores têm sido utilizados para aprimorar a cirurgia de implante de várias formas, desde um simples programa de imagem para visualizar a posição do implante em um paciente virtual em 3D até os mais complexos, como monitoramento de imagens simultâneas e orientação do instrumento usado para executar a cirurgia.[10,19]

Como exemplo, a indústria aeroespacial utiliza software de montagem de computadores com realidade aumentada e gerenciamento de estoque em tempo real para reduzir o tempo de montagem completa de uma aeronave Airbus A350 em 30%.[20,21] Do mesmo modo, na odontologia, as metas da colocação de implante assistida por computador são reduzir o tempo cirúrgico, aumentar a precisão e facilitar o tratamento protético combinando a navegação cirúrgica em tempo real com o desenho assistido por computador (CAD) e a fabricação assistida por computador (CAM).

A Comissão Europeia (CE) estabeleceu uma Nomenclatura Global para Dispositivos Médicos (Global Medical Device Nomenclature [GMDN]) e um sistema de classificação, internacionalmente aprovado para dispositivos médicos com quatro classes de baixo a alto risco. A Food and Drug Administration (FDA) dos Estados Unidos tem uma identificação exclusiva de dispositivos (*Unique Device Identification*) para o registro de dispositivos médicos com três classes de baixo, médio e alto risco.

- Os dispositivos médicos de classe 1 são considerados de baixo risco e, portanto, são sujeitos a um controle regulatório menor. Eles não precisam ser avaliados por um órgão certificado. Na odontologia, um guia cirúrgico gerado por computador é considerado um dispositivo médico de classe 1. Os comitês regulatórios não o categorizam como um dispositivo de assistência.
- Os dispositivos médicos de classe 2 apresentam um risco maior do que os de classe 1. A classe 2 da CE é subdividida em classe 2A e classe 2B, em que 2A é um dispositivo de assistência sem automação e 2B é um dispositivo com assistência automática. O dispositivo de microposicionamento em tempo real (MTR) é um FDA classe 2 ou um CE classe 2A. Ao contrário de um dispositivo médico de classe 1, um dispositivo médico de classe 2 ou 2A deve mostrar inovação e melhora da tomada de decisão de um cirurgião-dentista e oferecer novas evidências de benefício ao paciente.

O uso da CIMTR requer um alinhamento preciso (identificação e registro) da anatomia do paciente com os dados volumétricos do paciente obtidos de imagens radiográficas (dados de TC ou TCFC) e por meio de um sistema de rastreamento com uma sonda de contato 3D ou mapeamento 3D por ultrassom (Figura 84.1) O sistema permite a correspondência entre a imagem e as posições reais do paciente, e permite o rastreamento dos movimentos precisos da instrumentação cirúrgica (p. ex., peça de mão, brocas) em relação ao paciente real. Uma variedade de modalidades foi desenvolvida para obter e registrar dados de imagem e coordenar e acompanhar os movimentos.[6]

Sequência de Passos

A sequência clínica de passos (Figura 84.2) necessários para a CIMTR convencional é a seguinte:

1. *Aquisição de dados*. O paciente é escaneado para a aquisição de dados de imagem (p. ex., TC) com marcadores radiográficos artificiais (p. ex., *stent* com marcadores ou pinos/parafusos intencionalmente colocados nos maxilares) ou marcadores anatômicos naturais, como dentes ou marcação óssea. Se os marcadores artificiais forem colocados em um *stent*, o paciente deve estar com esse *stent* no momento da digitalização.
2. *Identificação*. Os marcadores anatômicos ou artificiais serão identificados por meio de uma sonda orientada pelo sistema. Se os marcadores estiverem incorporados em um *stent* radiográfico, este deverá ser colocado novamente na cavidade bucal e os marcadores serão identificados manualmente com uma sonda orientada pelo sistema esteriovisão.
3. *Registro*. Depois da identificação dos marcadores predeterminados, o programa indicará a melhor localização ou "ponto" no arco entre a imagem e o paciente. Um registro invalidado pode ser causado por uma inicialização incorreta ou dados impróprios ou dados de varredura da TC.
4. *Navegação*. Em última análise, o operador será capaz de visualizar a navegação do instrumento cirúrgico (movimento). Os instrumentos de perfuração poderão ser guiados para um ponto-alvo de impacto sob uma orientação espacial em 3D.

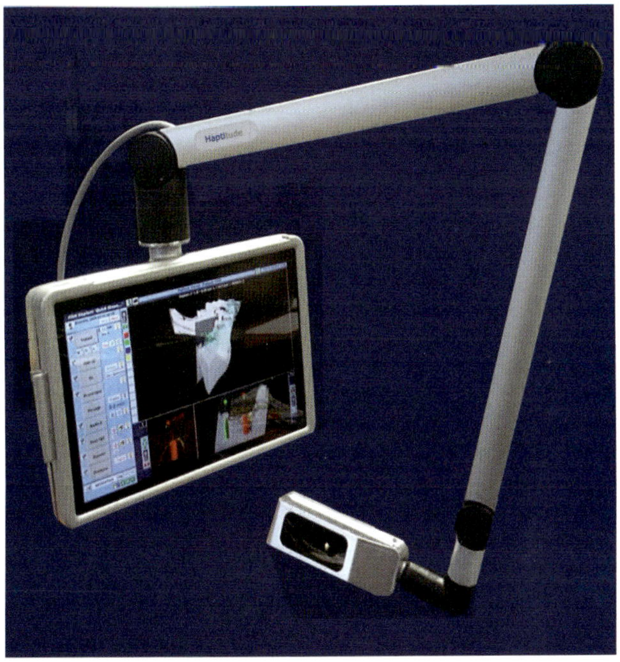

Trabalhando com a cadeia de dados

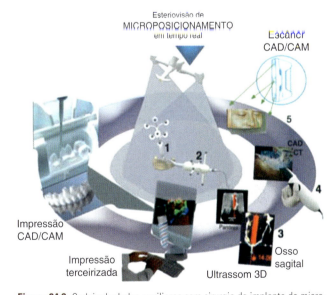

Figura 84.1 Sistema de navegação em tempo real de implante dentário (Open Pilot System, Stereovision Haptitude) com câmeras de esteriovisão e monitor tridimensional mostrando a reconstrução ultrassônica tridimensional de uma mandíbula com posicionamento planejado do implante em uma vista coronal e panorâmica. Na vista panorâmica, um filme de raio X bidimensional é sobreposto na imagem ultrassônica. *(Cortesia de Haptitude.)*

Figura 84.2 Cadeia de dados auxiliares com cirurgia de implante de microposicionamento em tempo real. A configuração básica de um sistema de navegação consiste em câmeras de estereovisão com diversas ferramentas: (1) o receptor infravermelho permite o rastreamento do paciente em tempo real; (2) a sonda do contra-ângulo e a sonda ultrassônica possuem marcadores que são rastreados em tempo real pelas câmeras; (3) o mapeamento ultrassônico tridimensional *(3D)* mostra a superfície óssea e a morfologia radicular adjacente; (4) desenho e fabricação assistidos por computador *(CAD/CAM)* registrados com exames de ultrassom e tomografia computadorizada *(TC)*, e (5) escaneamento extraoral para combinar outras imagens 3D.

5. *Precisão*. Os procedimentos de precisão sustentada são fundamentais durante a cirurgia e devem comprovar a confiabilidade na precisão geral do sistema. Este procedimento de precisão sustentada é completado pelo contato da peça de mão ou broca com os dentes selecionados enquanto se visualizam os marcadores, que podem ser visualizados pelo sistema de estereovisão.
6. *Comentários*. As variações da posição ideal podem ser restringidas pelo programa mediante a inativação da broca (ação de parar e prosseguir) ou por um sinal sonoro ou visual.

> **IMPORTANTE**
>
> A cirurgia de microposicionamento de implante em tempo real requer um alinhamento preciso da anatomia do paciente com os dados volumétricos do paciente obtidos de imagens radiográficas (dados de tomografia computadorizada ou tomografia computadorizada de feixe cônico). Um sistema de rastreamento com uma sonda de contato tridimensional ou mapeamento tridimensional por ultrassom é usado para identificação e registro.

Aquisição de Dados e Registro

Os exames de TC e TCFC são muito utilizados para imagens em 3D (Capítulo 76). Os fatores que devem ser considerados ao se decidir usar TC incluem a exposição à radiação, as limitações em relação à precisão e a possibilidade de as imagens serem difratadas como resultado de restaurações metálicas. A evolução da tecnologia do escâner (TC espiral e TCFC) tornou possível a redução da radiação ao nível de uma radiografia panorâmica convencional enquanto mantém adequada qualidade de diagnóstico para o planejamento pré-operatório de implantes.[11,15]

Marcadores radiograficamente identificáveis são importantes para a CIMTR, assim como são para o planejamento de implantes com métodos diagnósticos convencionais. No entanto, ao contrário do planejamento convencional, no qual a orientação e a simulação da posição dos implantes estão relacionadas com o planejamento da posição da coroa protética, os marcadores de MTR devem relacionar-se com dados radiográficos da anatomia real do paciente. Em outras palavras, a posição da instrumentação cirúrgica (e, por fim, as perfurações e os implantes) deve ser relacionada com as imagens digitalizadas da morfologia óssea do paciente e os dados da imagem devem ser precisamente alinhados à anatomia real do paciente. Assim, é extremamente importante o uso de marcadores para a correta identificação e correlação na imagem digitalizada durante a cirurgia. A correlação entre a digitalização e os marcadores do paciente é chamada de *registro*. Esse processo é uma combinação estatística de ponto a ponto, ponto a superfície ou superfície a superfície. Os exames de TCFC apresentam menos difração com metal e um registro mais fácil do que os exames de TC.

Uma localização 3D do modelo é feita com diferentes métodos de registro. O operador entra em contato com o marcador do modelo com um instrumento que é visto pela câmera do sistema. Os dados de MTR são obtidos quando esses marcadores são afixados ao paciente.

O operador precisa validar se o modelo e o paciente estão correlacionados em uma verdadeira posição porque podem ocorrer desvios devido às formulações matemáticas dos dados no processo de registro. Essa etapa fundamental é usada para controlar a precisão da posição do paciente. Na ausência de um modelo, marcadores anatômicos, como dentes ou marcações ósseas, e/ou marcadores artificiais, como pequenas tachas ou parafusos que são presos no osso, podem ser usados. O operador verifica a precisão com um instrumento em ponteiro que contém seus próprios marcadores usados para tocar diferentes locais da cavidade bucal. A precisão é visualizada pela localização de imagens na tela e pela posição real do instrumento na cavidade bucal do paciente.

> **IMPORTANTE**
>
> A orientação da instrumentação cirúrgica (isto é, perfurações) deve estar relacionada aos dados da imagem digitalizada da morfologia óssea do paciente, e os dados da imagem devem ser precisamente alinhados à anatomia real do paciente. A correlação extremamente importante entre os dados de digitalização e o paciente real é chamada de *registro*. Os marcadores na digitalização são correspondidos aos marcadores no paciente usando um método ponto a ponto, ponto a superfície ou superfície a superfície.

Navegação e Rastreamento Posicional

Diversos produtos comerciais existem para orientação ou ajuste da posição, mas poucos conhecem os requisitos da *cirurgia assistida por computador* (CAC) em termos de precisão[8,48] (cerca de 0,1 mm na distância de 1 m^4), confiabilidade e aplicação clínica. A tecnologia de navegação em "tempo real" baseia-se na tecnologia do sistema de posicionamento global.[41] Algumas tecnologias usadas na CAC médica para rastrear o movimento incluem sistemas de ajuste mecânicos, magnéticos e ópticos.

Os *sistemas de rastreamento mecânico* utilizam um robô de codificação de seis eixos com um braço passivo. O sistema é muito confiável e de alta precisão, mas tem limitações quando mais de um instrumento ou marcador do paciente necessitam ser localizados. Assim, o rastreamento mecânico é menos desejável para a CAC de implante, a qual requer o uso de vários instrumentos diferentes e múltiplos marcadores.

Os *sistemas de rastreamento magnético* utilizam uma fonte magnética e um campo receptor. O sistema perde a precisão na presença de interferência do campo magnético. Imprecisões relativas resultam de alterações no campo magnético, as quais podem ser causadas por qualquer corpo metálico que possa estar presente, tal como um motor rotatório (com ou sem ativação).[3,4] Assim, a presença obrigatória de motores rotatórios no campo operatório durante a cirurgia de implante torna os orientadores magnéticos impraticáveis para a CAC de implante.

Os *sistemas de rastreamento óptico* são reconhecidos por sua confiabilidade e precisão. O posicionamento é feito pelo cruzamento do plano visual entre duas ou três câmeras para localizar os marcadores com a esteriovisão. Um sistema passivo absorve e processa a luz ambiente, enquanto um sistema ativo interpreta a luz refletida.

Marcadores ativos com diodos emissores de luz infravermelha (IREDs) têm sido amplamente utilizados com uma excelente exatidão, mas são sensíveis a reflexões e interferência na linha de visão entre os marcadores IRED e as câmeras.[25,31] Embora variações nos localizadores ópticos sejam adequadas para aplicações médicas,[1,2] elas precisam ser aperfeiçoadas para a cirurgia de implante dentário. Isso é particularmente problemático com o posicionamento típico do profissional e do assistente (isto é, a linha direta de visão para as câmeras pode ser interrompida pelos operadores). Uma esteriovisão com câmeras de luz natural é uma alternativa mais em conta se comparada com os IREDs. No entanto, os sistemas de iluminação natural são mais sensíveis à luz ambiente, de fundo, e à forma dos marcadores. Em comparação, as câmeras infravermelhas são menos sensíveis a essas variações de luz.

Com os dispositivos de acompanhamento óptico, a iluminação em volta do campo operatório é importante, sendo preferível um foco luminoso localizado na cabeça com uma câmera sensível à luz natural. A movimentação do paciente será ajustada eficientemente se o marcador estiver estável durante a cirurgia. Em caso de perda de dentes ou marcadores instáveis, os parafusos ósseos corticais devem ser usados.

Observador Externo, Realidade Aumentada e Telas de Projeção em 3D

Uma vez estabelecido o registro entre os dados e o paciente, a instrumentação pode ser coordenada com o sistema e observada pelo cirurgião/operador (Figuras 84.3 e 84.4). A visualização do movimento do instrumento relativo aos dados da imagem (e por meio do registro

CAPÍTULO 84 Cirurgia de Implante Digitalmente Assistida 883

do paciente) pode ocorrer em um monitor externo ou ser projetada no campo de visão do cirurgião (resultando em uma imagem virtual sobreposta vista sobre o campo cirúrgico) utilizando-se um sistema de projeção em 3D adaptado na cabeça (Figura 84.5).[47] Assim, a imagem no monitor (Figura 84.4), o campo cirúrgico ou a projeção em 3D na tela (Figura 84.6) guiam o cirurgião-dentista para realizar o procedimento previsto.

Observadores secundários expõem os dados-alvo em duas dimensões e solicitam que o cirurgião desvie o olhar do campo cirúrgico. Contudo, observadores veem os dados-alvo através de um *display*

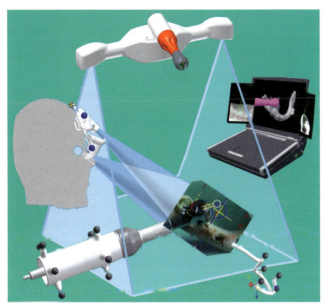

Figura 84.3 Configuração global para navegação cirúrgica. A configuração básica para um sistema de navegação consiste em câmeras de esteriovisão com várias ferramentas. A sonda do contra-ângulo, a sonda ultrassônica e o dispositivo do paciente precisam ter marcações, as quais são ajustadas pelas câmeras. O *stent* oclusal, com marcadores no processo padrão, e sem marcadores no registro ultrassônico, usados durante a realização da TC, será identificado em suas três dimensões para o planejamento protético.

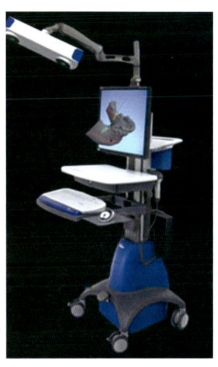

Figura 84.5 Sistema de navegação em tempo real de implante dentário com câmeras de esteriovisão e monitor tridimensional mostrando a reconstrução de uma mandíbula escaneada por tomografia computadorizada.

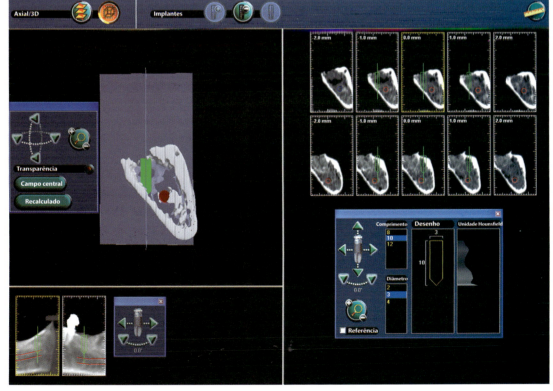

Figura 84.4 Imagens da tela do computador e a visualização do cirurgião em relação à navegação da cirurgia simulada assistida por computador em mandíbula seca. Durante a navegação, o cirurgião concentra em dicas visuais observadas no visualizador do olho. *(Cortesia de Haptitude.)*

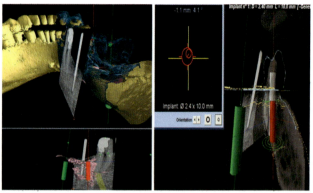

Figura 84.6 Vistas da tela disponíveis durante a cirurgia. *Canto superior esquerdo,* A reconstrução por tomografia computadorizada (TC) da mandíbula e dos dentes é observada em *amarelo.* O mapeamento superficial da morfologia do osso e das coroas (*verde-escuro/azul*) é obtido por ultrassom ou escâner óptico. O computador compara os dados da topografia tridimensional (3D) ao filme de raios X bidimensional (2D). *Canto inferior esquerdo,* O filme de raios X em 2D é combinado a uma topografia 3D da "matriz" do paciente com a posição do implante simulada em *verde* e *vermelho. Canto superior direito,* O alvo e a posição da broca e do implante são observados. *Canto inferior direito,* navegação em tempo real com uma combinação de imagens sobrepostas do filme de raios X 2D, escâner óptico, TC e ultrassom 3D. *(Cortesia de Haptitude.)*

transparente no campo de visão do cirurgião e permitem ao operador observar os dados-alvo nas três dimensões. Um observador de realidade aumentada[26] permite que o cirurgião veja os dados-alvo em três dimensões, sobrepostas ao sítio cirúrgico por meio da imagem projetada em ambos os olhos.[49] O método de realidade aumentada permite que o operador se adapte ao sistema mais naturalmente e, portanto, mais rapidamente, mas, em relação à precisão, parece não oferecer vantagens quando em comparação com os dispositivos de observação bidimensional (2D).[43] Ambos os sistemas permitem a visualização simultânea de informação virtual do implante (eixo-alvo) e uma real visão do sítio cirúrgico. Dispositivos de realidade aumentada são mais sensíveis à calibração antes da cirurgia e necessitam de cuidados e acompanhamento intraoperatório para evitar o desalinhamento durante a cirurgia. A relativa estabilidade do dispositivo é fundamental para manter a precisão.

De forma alternativa, telas de projeção em 3D proporcionam uma "visão real em 3D" observada em um monitor especializado (Figura 84.5), sem a necessidade de observadores (isto é, óculos de operador).

Dois tipos de tela de projeção em 3D estão disponíveis:
1. O dispositivo multiplano, tem uma tela que fornece três planos simulados em tempo real. O objeto é projetado na tela com uma projeção simulada. Um plano dentro da superfície da tela e o plano à frente estão em um foco máximo de 10 a 20 cm. Esse dispositivo fornece uma visão em 3D que é extremamente dependente da forma.
2. Um dispositivo de nova geração usa nanolentes em cada *pixel* de resolução de tela. Proporciona um efeito natural de divisão de luz semelhante ao de um olho natural, separando as três cores básicas. Consequentemente, percebe-se como uma visão natural. Um deslocamento lateral da cabeça do operador fornece 8 a 12 visualizações simuladas que, juntas, criam um "volume" de efeito natural. Não é necessário um tempo de adaptação e a visualização é intuitiva.

Essa tecnologia de tela de projeção em 3D não pode fornecer uma verdadeira visualização holográfica em 3D, mas fornece uma "visão volumétrica real" em 3D. A tecnologia em 3D não fornece a qualidade suficiente de textura, mas é supervisionada com símbolos de forma simples (p. ex., cruz, círculo). Outra dificuldade é a introduzida pela escala de profundidade não linear da tela, que é percebida pelo cérebro do operador como não lógica e induz uma diminuição na localização intuitiva da mão. Além dessa melhora na visão 3D, uma sequência de imagens em 3D pode ser modificada para aplicações específicas, como a navegação. Por exemplo, uma sequência em 3D de oito visualizações pode ser modificada para facilitar a observação de um campo projetado do objeto a 90 graus, com um deslocamento lateral da cabeça de apenas 5 graus. Em tempo real, as visões frontal e lateral em 3D proporcionam visualizações intuitivas de dados em 3D, apesar dos parâmetros utilizados para visualizar em 2D.

Registro: Uma Complexidade Matemática

Após a aquisição do escaneamento, os dados de imagem em 3D dos maxilares do paciente são interpretados pelo programa como elementos geométricos anatômicos. Em seguida, a correlação (registro) entre o marcador e a superfície deve ser feita com um dispositivo de rastreamento e a ferramenta rastreada. Esse dispositivo informa a posição em tempo real do paciente e da ferramenta com seu eixo. As posições do paciente e do marcador localizado ou da superfície podem ser colocadas na referência do paciente (artificial). Vários dispositivos têm sido utilizados para capturar a anatomia real do paciente para registro com dados escaneados, incluindo um indicador. O indicador permite ao operador tocar pontos anatômicos específicos (ou marcadores artificiais), enquanto um dispositivo de rastreamento por ultrassom registra múltiplos pontos de referência em uma superfície. Um indicador manual é bastante preciso, mas, se o cirurgião-dentista não for cuidadoso, haverá uma tendência para definir pontos que não estejam em contato com a superfície real, criando, assim, um falso mapeamento. A sonda ultrassônica tem menor precisão[32] quando em comparação com a ponteira de toque, apresentado um desvio máximo (Mx) de 5% da espessura do tecido no intervalo de 5 MHz (isto é, 0,05 mm de imprecisão com tecido palatino mole de 10 mm), porém tem a vantagem de capturar continuamente os dados da morfologia óssea através da mucosa ou gengiva.[29,40]

Três métodos de registro são usados para combinar pontos anatômicos dos dados de imagem pré-operatória e a anatomia do paciente intraoperatória: (1) ponto a ponto, (2) superfície ao ponto e (3) superfície a superfície. Os métodos baseados em pontos e linhas são descritos aqui para ilustrar os requisitos para um registro adequado.

No método baseado em pontos, alguns poucos pontos são identificados na imagem pré-operatória e na anatomia do paciente. Estes podem ser marcadores naturais (pontos anatômicos) ou artificiais. Os pontos devem ser bem-definidos e estáveis para que possam ser combinados com precisão, e o computador calcula uma equação de transformação que minimiza a distância média entre os pontos combinados para concluir o registro. A precisão do registro pode ser prevista, dependendo da distribuição dos pontos (p. ex., um tripoidismo equilateral dá resultados mais precisos do que três pontos colineares).[16,35]

Com algoritmos específicos, um triângulo no ajuste pré-operatório dos pontos e um triângulo no ajuste intraoperatório dos pontos são computados, comparados e, posteriormente, registrados. Uma média de precisão fica em torno de 0,5 até 1 mm com desvio Mx de > 2 mm com o tipo iterativo mais próximo do algoritmo (ICP) modificado (mais comum).

Métodos superfície a superfície são originados dos métodos baseados em pontos. Todas as linhas e superfícies medidas no planejamento da imagem (após segmentação da estrutura anatômica do osso mandibular na TC) e os pontos obtidos da anatomia do paciente pelo dispositivo de rastreamento são conhecidos como *conjunto de pontos*. Esses conjuntos podem ser densos ou esparsos; uma superfície óssea segmentada pode ter centenas ou milhares de pontos. Quando uma superfície segmentada é densa, pode-se assumir que quase todos os pontos medidos com o dispositivo de rastreamento serão identificados como pontos da superfície segmentada. Algoritmos têm sido desenvolvidos para combinar os dados pré e intraoperatórios, porém o número de erros possíveis no processo de identificação aumenta drasticamente com os métodos baseados em linhas ou em curvas.[34] Superfície a superfície é o método mais preciso até o momento, mas ainda é um processo pouco prático e dependente da experiência.

Dispositivo de Rastreamento

O ideal seria que o profissional tivesse < 0,3 mm de precisão em decorrência dos requisitos protéticos. Sem orientação, um operador pode alcançar 0,5 mm de precisão. MTR com marcadores magnéticos, rastreamento espacial por ultrassom e um sistema de inércia mostram um desvio médio de > 0,3 mm. A combinação do modelo guiado por computador com o MTR tem uma precisão de 0,3 mm. O rastreamento real por estereovisão ou, futuramente, um escâner a *laser* ultrarrápido irão mostrar uma precisão média de 0,1 mm na ponta de trabalho do contra-ângulo. Todavia, os sistemas em tempo real de digitalização a *laser* baseados no reconhecimento da forma precisarão de pelo menos uma taxa de enquadramento de 15 a 20/segundos para serem compatíveis com um modo em tempo real.

Na odontologia, câmeras sensíveis a um intervalo infravermelho de 800 a 900 nm são usadas para lidar com artefatos luminosos cirúrgicos ou com o forte contraste em pontos de luz. Duas câmeras são usadas, e elas precisam estar sincronizadas. A maioria tem em torno de 4,5 μm de tamanho dos *pixels*, com uma dimensão média de 1.600 × 1.200. É importante observar que as especificações da câmera devem ser adaptadas para um dispositivo de rastreamento particular e para o ambiente onde as câmeras serão usadas. Um desvio de 0,1 a 2 mm pode resultar do uso inadequado.

Para ilustrar essas considerações, é necessária uma distância variando de 40 a 90 cm das câmeras até a cabeça do paciente, com a maior precisão no campo central. O campo de visão deve ser suficientemente grande para ver a maioria dos marcadores; se o número de marcadores for insuficiente, um desvio de > 2 mm pode ocorrer. Além disso há a questão da dinâmica; por exemplo, a captura rápida de um ponto de referência para registro com uma TC ou um eixo de visão ruim para as câmeras produzirá 0,3 a 2 mm de imprecisão. Isso ocorre devido à velocidade dos quadros/segundo (q/s). Uma velocidade de aquisição de imagem > 40 q/s parece matematicamente favorável (a velocidade normal do olho humano é de 15 q/s), e os algoritmos combinando os quadros da CAC a outras imagens capturadas têm desempenho mais favorável na detecção da posição da ferramenta em uma posição relativamente estática.

Uma dificuldade com as câmeras e o monitoramento em tempo real é que o paciente e os marcadores do instrumento precisam ser vistos ao mesmo tempo sem serem cobertos pelo corpo do contra-ângulo, dependendo da posição da cabeça e do sítio cirúrgico. Essa situação é evitada quando as câmeras são posicionadas em frente ao paciente, acima da cabeça do operador e com o uso de um campo mais amplo da câmera.

As câmeras são precisas em altura e largura, porém nem tanto na profundidade, que é limitada pelo tamanho dos sensores dos *pixels*.

Vantagens Clínicas da CIMTR

- Precisão melhorada
- Cirurgia de implante não invasiva (com ou sem reflexão limitada dos retalhos)
- Complicações pós-operatórias reduzidas
- Perspectivas para o tratamento protético melhorado

Desafios com a CIMTR

- Curva de aprendizagem
- Tempo gasto para preparar a simulação (se realizada pelo cirurgião)
- Tempo gasto para instalação (mas, no geral, a cirurgia é mais curta)
- Custo

Benefício do Mapeamento por Ultrassom

- Imagem 3D em tempo real imediata
- Dados obtidos ao mesmo tempo que a posição do paciente
- Ausência de registro
- Visualização da superfície óssea, assoalho sinusal, morfologia radicular
- Mesma precisão que a TCFC de < 0,3 mm

Conclusão

Existe uma demanda do paciente e do cirurgião dentista por uma abordagem minimamente invasiva para a cirurgia de implante. A colocação do implante por MTR garante a colocação do implante para todos os operadores, porém a experiência ainda é importante para uma avaliação da indicação clínica, do risco do tratamento tecidual e dos requisitos do caso protético. O treinamento ideal para obter uma competência exigida com um sistema digital precisa ser definido, com simplificação de todos os procedimentos, e pode ser uma evolução em direção às equipes cirúrgicas. Com uma integração dos procedimentos protéticos CAD e CAM, os técnicos de laboratório irão influenciar o tratamento geral de pacientes que recebem implantes ao reduzir o tempo de tratamento e, eventualmente, o custo.

 Acesse Caso Clínico em https://www.grupogen.com.br.

Referências Bibliográficas

 As referências bibliográficas deste capítulo estão disponibilizadas em https://www.grupogen.com.br.

SEÇÃO III COMPLICAÇÕES

CAPÍTULO 85

Complicações e Falhas Relacionadas ao Implante

Stuart J. Froum | Perry R. Klokkevold | Sang Choon Cho | Scott H. Froum

SUMÁRIO DO CAPÍTULO

Definição de Sobrevida e Sucesso do Implante, 886
Tipos e Prevalência de Complicações do Implante, 887
Tipos de Implantes Dentários, 888

Complicações Cirúrgicas, 888
Complicações Biológicas, 892
Complicações Protéticas ou Mecânicas, 895

Complicações Estéticas e Fonéticas, 896
Conclusão, 899

O uso bem-sucedido de implantes dentários osseointegrados mudou drasticamente a odontologia e melhorou significativamente a capacidade dos dentistas em proporcionar opções de substituição de dentes para os pacientes.[3,115] Apesar da previsibilidade e do sucesso a longo prazo dos implantes, podem ocorrer complicações e falhas em alguns casos.[4,29] As complicações podem ser cirúrgicas, biológicas, mecânicas ou estéticas. Algumas complicações são relativamente pequenas e fáceis de corrigir, mas outras são mais significativas e desafiadoras. As complicações mais sérias podem resultar em falha na prótese, perda de implante e perda grave do osso de suporte.

As *complicações cirúrgicas* são aqueles problemas ou resultados adversos decorrentes de uma cirurgia, incluindo os procedimentos utilizados para o desenvolvimento do sítio do implante, instalação do implante, exposição do implante e enxerto tecidual. Implantes mal posicionados, que geralmente são resultantes de um planejamento pré-cirúrgico ruim ou erros na técnica cirúrgica, podem levar a inúmeros problemas que variam em gravidade de menor para maior. As complicações cirúrgicas incluem resultados estéticos e protéticos comprometidos, deiscência óssea e dos tecidos moles, impacto e danos às estruturas anatômicas e falha do implante. Infelizmente, os problemas que surgem do mau posicionamento do implante muitas vezes não são reconhecidos até o momento da osseointegração, quando a prótese está sendo fabricada.

As *complicações biológicas* envolvem os tecidos duros e moles que suportam o implante. Alterações teciduais peri-implantares podem ser limitadas à inflamação dos tecidos moles circundantes, ou mais significativas, como a perda óssea progressiva. A complicação biológica mais pungente é a perda ou a falha do implante, que pode produzir defeitos nos tecidos duros e moles. A perda de implantes pode ser causada pela falha em atingir a osseointegração nas fases iniciais antes da restauração ou pela perda de osseointegração como resultado da destruição do osso de suporte após a prótese ter sido instalada e estar funcionando.

As *complicações protéticas ou mecânicas* e falhas ocorrem tipicamente na forma de falha do material, tais como afrouxamento ou fratura do pilar ou parafuso. A prótese pode ser resgatada de muitos dos problemas mecânicos se estes forem pequenos e detectados precocemente. No entanto, algumas complicações, como fraturas do implante, não são recuperáveis.

As *complicações estéticas* surgem quando as expectativas do paciente não são alcançadas. A satisfação com o resultado estético da prótese sobre o implante irá variar de paciente para paciente. O risco de complicações estéticas é maior em pacientes com expectativas elevadas e naqueles com fatores não ideais, como linha alta do sorriso, tecidos gengivais finos ou quantidade e qualidade óssea inadequadas.

Este capítulo analisa as complicações mais comuns relacionadas ao implante. Um resumo das descobertas a partir da literatura é apresentado com o intuito de oferecer alguns *insights* sobre a prevalência de vários tipos de complicações relacionadas aos implantes. Falha do implante, complicações cirúrgicas relacionadas ao desenvolvimento do local e diferentes protocolos de instalação do implante são discutidos.

Definição de Sobrevida e Sucesso do Implante

Os critérios usados para definir e relatar o sucesso ou a falha do implante podem variar substancialmente dentre as publicações. A seleção dos critérios de sucesso pode ter como base a preferência do autor, a população de estudo ou alguns outros objetivos do estudo. Como o nível de sucesso relatado em um artigo é fundamentado nos critérios usados para definir o sucesso, é essencial reconhecer a imensa variação na forma como os investigadores medem e interpretam o sucesso. Às vezes, os resultados são medidos pela presença ou ausência do implante no momento da última avaliação, que é uma medida da sobrevida do implante e não deve ser confundida com o seu sucesso. Ao contrário desse relato simplificado, alguns investigadores utilizam critérios detalhados para mensurar o sucesso e a falha do implante, com variações dos resultados de sucesso separados e definidos por critérios adicionais.

A *sobrevida do implante* é definida como qualquer implante que permaneça no local no momento da avaliação, independentemente de quaisquer sinais indesejáveis, sintomas ou histórico de problemas. Há uma diferença entre os implantes que estão presentes e funcionando sob a prótese, e aqueles que estão presentes, mas não conectados a qualquer prótese, sem promover suporte ou função. Estes são muitas vezes referidos como *adormecidos* e não devem ser considerados bem-sucedidos por estarem presentes e permanecerem osseointegrados. Em vez disso, os implantes adormecidos devem ser incluídos na discussão como sobreviventes, mas contabilizados como *falhas*, pois não conseguiram preencher o tratamento inicialmente previsto.

O *sucesso do implante* é definido não só pela presença do implante, mas também por critérios de avaliação da condição e função do implante, no momento da avaliação. Os critérios de sucesso e fracasso de implantes foram estabelecidos ao longo dos anos, mas nem todos os pesquisadores os utilizam. Na definição clássica, Albrektsson et al.[6] definem sucesso como um implante sem dor, sem mobilidade, sem áreas de radioluscência peri-implantar e não mais do que 0,2 mm de perda óssea anual após o primeiro ano de carga. Roos-Jansaker et al.[157] adicionam a esta definição que um implante bem-sucedido é aquele que não perdeu mais de 1 mm de osso durante o primeiro ano em função.

Às vezes, esses critérios são adotados tal como proposto, enquanto em outros momentos são modificados por pesquisadores e usados com novos critérios. Isso dificulta a comparação entre os estudos e tirar conclusões sobre qualquer aspecto do sucesso ou fracasso do implante com base em um ou poucos estudos também fica mais complicado.

Estritamente definido, o sucesso do implante é qualquer restauração retida no implante, em que (1) o plano de tratamento inicial é realizado como pretendido, sem complicações, (2) todos os implantes que foram colocados permanecem estáveis e funcionando sem problemas, (3) os tecidos duros e moles peri-implantares estão saudáveis e (4) o paciente e os cirurgiões-dentistas responsáveis estão satisfeitos com os resultados. Quando esses critérios rigorosos são utilizados, a taxa de sucesso do implante (isto é, a ausência de complicações) é apenas cerca de 61%, após 5 anos, para próteses parciais fixas implantossuportadas (PPFs), e 50%, após 10 anos, para um combinado de PPFs dente/implante.[113]

Um critério adicional de sucesso do implante que muitas vezes não é reportado, mas deve ser considerado, é o sucesso estético ou a satisfação do paciente. Diversos métodos foram propostos para avaliar esses resultados. Um índice restaurador foi proposto por Jensen et al.[95] para avaliar a estética da reabilitação final. O índice utiliza uma escala de 1 a 10, sendo 1 extremamente ruim e 10 um resultado estético fantástico. Com base em critérios subjetivos e objetivos, o índice avalia o tamanho e a forma da prótese sobre o implante comparando com o dente contralateral equivalente, o sangramento nas arcadas e as papilas, forma gengival, cor e outros fatores considerados essenciais na determinação de um resultado estético. O escore estetico rosa é um índice proposto por Furhauser et al.[72] que consideram sete parâmetros de tecidos moles, incluindo uma avaliação da cor, contorno e textura dos tecidos moles circundantes (isto é, papila e mucosa vestibular). A cada parâmetro é atribuído um escore de 0, 1 ou 2, que permite o melhor escore de 14 para determinar nível mais alto da estética.

Outros índices foram propostos para próteses unitárias sobre implante na zona estética.[23,122] Proposto por Belser et al.,[23] um índice combina um escore estético rosa modificado com um escore estético branco, que foca na parte visível da prótese sobre implante. O escore inclui cinco parâmetros: forma geral do dente, matriz, valor, textura da superfície e translucidez. O escore estético branco máximo é 10. Esses índices visam quantificar o resultado estético, o que pode apresentar um método objetivo para julgar o sucesso estético do implante.

> **IMPORTANTE**
>
> A *sobrevida do implante* indica que o implante tornou-se osseointegrado, mas não considera os problemas associados. Um implante que não é restaurado pode ser incluído nos percentuais de sobrevida enquanto falha em cumprir com a finalidade pretendida. O *sucesso do implante* é definido pelos critérios de avaliação da condição e função do implante. Como critérios diferentes foram utilizados para definir o sucesso do implante, é difícil fazer comparações entre os estudos e, em geral, é impossível tirar conclusões sobre o sucesso ou a falha do implante com base em apenas um ou alguns estudos.

Tipos e Prevalência de Complicações do Implante

A prevalência de complicações relacionadas ao implante foi relatada em várias análises. No entanto, uma revisão sistemática da incidência de complicações em estudos de pelo menos 5 anos revelou que as complicações biológicas foram consideradas em apenas 40% a 60%, e as complicações técnicas, em apenas 60% a 80% dos estudos. A revisão descobriu que a incidência de complicações técnicas relacionadas aos componentes do implante e supraestruturas foi maior em *overdentures* do que em próteses fixas.[24]

Em uma análise sistemática de relatos sobre as taxas de sobrevida e de complicações de PPFs implantossuportadas, Lang et al.[113] descobriram que a complicação técnica mais comum foi a fratura das coroas (13,2% após 5 anos), seguida por perda da restauração do orifício de acesso do parafuso (8,2% após 5 anos), afrouxamento do pilar ou parafuso oclusal (5,8% após 5 anos) e fratura do pilar ou parafuso oclusal (1,5% após 5 anos; 2,5% após 10 anos). A fratura de implantes ocorreu com pouca frequência (0,4%, após 5 anos; 1,8%, após 10 anos).

Uma avaliação retrospectiva de 4.937 implantes por Eckert et al.[54] demonstrou que fraturas do implante ocorrem com mais frequência em próteses de indivíduos parcialmente edêntulos (1,5%) do que em próteses de arcos totalmente edêntulos (0,2%), e todas as fraturas observadas ocorreram com implantes rosqueáveis comercialmente puros com 3,75 mm de diâmetro.

Em uma revisão da literatura que incluiu todos os tipos de próteses implantossuportadas, Goodacre et al.[77] descobriram que as complicações técnicas mais comuns foram a perda do mecanismo de retenção da *overdenture* (33%), fratura de coroas de resina com PPFs (22%), *overdentures* com necessidade de reajuste (19%) e fratura do clipe ou pilar da *overdenture* (16%). Com a inclusão de pacientes edêntulos com *overdentures*, esta revisão parecia indicar um percentual significativamente maior de complicações do que a revisão sistemática de Pjetursson[145] de pacientes com PPFs implantossuportadas. Goodacre et al.[76] observaram ser impossível calcular uma taxa geral de complicações protéticas, pois a maioria dos estudos incluídos na sua avaliação não relatou várias das categorias de complicações.

A complicação mais comum relatada para coroas unitárias foi o afrouxamento do parafuso da prótese ou do pilar. Essa taxa de afrouxamento variou drasticamente de um estudo para outro, variando de 2% a 45%.[77] A maior taxa de afrouxamento do parafuso do pilar foi associada às coroas individuais, seguidas pelas *overdentures*. A taxa de afrouxamento do parafuso da prótese foi semelhante, variando de 1% a 38% em vários estudos. Foi relatada uma frequência mais alta para coroas unitárias em áreas posteriores (isto é, pré-molares e molares) do que na região anterior.

A fratura do implante é uma complicação incomum, porém significativa. Goodacre et al.[76] relataram uma incidência de 1,5% em sua revisão da literatura. A incidência de fratura do implante foi maior em PPFs suportadas por apenas dois implantes. Consistente a este achado, Rangert et al.[149] relataram que a maioria dos implantes fraturados ocorreu em próteses unitárias ou suportada por dois implantes. Eles também indicaram que a maioria dessas fraturas ocorreu em segmentos posteriores parcialmente edêntulos, nos quais as forças oclusais podem ser maiores do que nos segmentos anteriores (Figura 85.1).

Em uma revisão sistemática de estudos longitudinais prospectivos (isto é, mínimo de 5 anos) relatando complicações biológicas e técnicas associadas ao tratamento com implantes (isto é, todos os tipos de próteses incluídos), Berglundh et al.[24] observaram que a incidência da complicação técnica foi consistente com os achados de Pjetursson, ocorrendo fratura do implante em menos de 1% (0,08% a 0,74%) dos casos. Consistente com os achados da revisão de Goodacre, as complicações técnicas foram maiores para implantes utilizados em *overdentures* do que nos implantes que suportam próteses fixas.

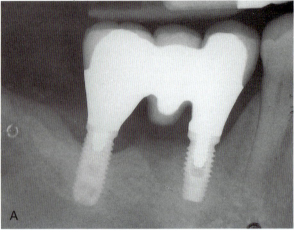
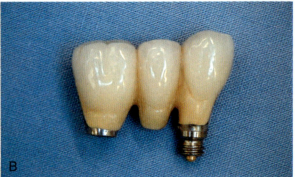

Figura 85.1 (A) Radiografia de uma prótese parcial fixa posterior de três elementos, suportada por dois implantes de diâmetro padrão em forma de parafuso. Observe a altura longa da coroa, o comprimento do implante relativamente curto e a perda óssea ao redor do implante posterior. (B) Fotografia da falha máxima de reabilitação implantossuportada. O implante anterior fraturou entre o segundo e terceiro segmentos, o que resultou na perda da reabilitação.

Na revisão sistemática de Lang et al.[113] sobre as taxas de sobrevida e de complicações para PPFs implantossuportadas, complicações biológicas, como peri-implantite e lesões dos tecidos moles, ocorreram em 8,6% dos pacientes após 5 anos. Em uma revisão de literatura mais recente sobre a prevalência de doenças peri-implantares, Zitzmann e Berglundh[191] relataram que, embora estudos transversais fossem raros, dados dos dois únicos estudos disponíveis demonstraram que a mucosite peri-implantar ocorreu em 80% dos indivíduos e 50% dos sítios de implante. A peri-implantite foi identificada em 28% e 56% ou mais dos indivíduos e em 12% e 43% dos sítios de implante nos dois estudos que acompanharam pacientes com implantes funcionais por no mínimo 5 anos.

Uma revisão crítica da literatura realizada por Esposito et al.[64] incluiu 73 publicações que relataram falhas precoces e tardias de implantes Brånemark. As falhas de implante biologicamente relacionadas foram relativamente baixas, de 7,7%. Os tratamentos envolveram todas as áreas anatômicas e todos os tipos de desenho protético. Os autores concluíram que a previsibilidade do tratamento com implante foi especialmente boa para pacientes parcialmente edêntulos em comparação aos pacientes desdentados totais, com falhas duas vezes maiores nesta última população. A incidência de falha de implantes foi três vezes mais alta em maxila edêntula do que em mandíbula edêntula, ao passo que as taxas de falha para a maxila parcialmente edêntula foram similares àquelas de mandíbulas parcialmente edêntulas.

Fatores de risco, como tabagismo, diabetes e doença periodontal podem contribuir para as falhas e complicações do implante. Vários estudos com inúmeros implantes e anos de acompanhamento concluíram que o tabagismo é um fator de risco definitivo para a sobrevida do implante.[13,50,51,56,134] Uma revisão sistemática do efeito dos fatores de risco nos resultados do implante concluiu que o tabagismo tem um efeito adverso na sobrevida e no sucesso do implante, com os efeitos sendo mais pronunciados em áreas de perda de osso trabeculado (isto é, maxila posterior).[107] A revisão sugere que o diabetes tipo 2 pode ter um efeito adverso sobre as taxas de sobrevida do implante, mas não há estudos suficientes para permitir uma conclusão definitiva.[107] A mesma revisão concluiu que embora os pacientes com histórico de periodontite tratada não tenham demonstrado qualquer diminuição na sobrevida do implante, eles experimentaram mais complicações biológicas de implantes e menores taxas de sucesso, sobretudo com o acompanhamento em longo prazo.[107]

Tipos de Implantes Dentários

A análise de dados sobre a prevalência de complicações de implante (isto é, falha, fratura, peri-implantite) em revisões sistemáticas publicadas deve considerar o fato de que muitos desses estudos relataram implantes com modelos antigos (isto é, superfícies usinadas e conexões externas). Os sistemas de implantes mais atuais apresentam superfícies com uma microtopografia alterada (isto é, rugosa) e muitos têm conexões internas. A prevalência e o tipo de complicações associados aos modelos mais recentes de implantes podem ser diferentes.

Muitas modificações foram desenvolvidas para tentar melhorar as taxas de sucesso dos implantes a longo prazo. Mais de 1.300 tipos de implantes dentários estão disponíveis com diferentes materiais, formas, tamanhos, comprimentos e características de superfície ou revestimento. Embora seja sugerido que as superfícies usinadas sejam mais resistentes ao acúmulo de placa e à peri-implantite, existe um número limitado de evidências que demonstram que os implantes com superfícies relativamente lisas (isto é, usinadas) são menos propensos à perda óssea advinda de uma infecção crônica do que os implantes com superfícies rugosas. Até o momento, não existem evidências demonstrando que um determinado tipo de implante dentário tem maior sucesso a longo prazo.[59]

Os diferentes modelos de implantes e superfícies devem ser estudados em ensaios humanos prospectivos por longos períodos. Até esses dados ficarem disponíveis, os cirurgiões-dentistas devem estar cientes de que os dados históricos que relatam as taxas de sucesso dos modelos antigos de implantes podem não refletir os resultados de implantes atuais. Além disso, as superfícies e modelos dos novos implantes são comumente introduzidos com dados limitados ou ausentes sobre possíveis complicações.*

Complicações Cirúrgicas

Como ocorre com qualquer procedimento cirúrgico, há riscos envolvidos com a cirurgia de implante. As devidas precauções devem ser tomadas para evitar o risco de lesão resultante de procedimentos cirúrgicos, incluindo (1) uma profunda análise do histórico médico do paciente, (2) um exame clínico e radiográfico abrangente, (3) o estabelecimento de um plano de tratamento interdisciplinar abrangente e (4) técnicas cirúrgicas adequadas.

As complicações cirúrgicas incluem risco de sangramento, danos às estruturas adjacentes, como dentes, lesões dos nervos e fratura mandibular iatrogênica. As complicações pós-operatórias incluem hemorragia, hematoma e infecção. Elas podem ser menores, transitórias e facilmente tratadas, ou mais graves, necessitando de tratamento pós-operatório.

---

*Referências 8, 10, 41, 52, 141, 142, 173, 178, 192.

CAPÍTULO 85 Complicações e Falhas Relacionadas ao Implante   889

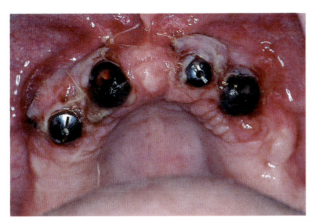

Figura 85.2 Fotografia clínica de sangramento pós-operatório ao redor do pilar de cicatrização, após a exposição cirúrgica do implante de dois estágios.

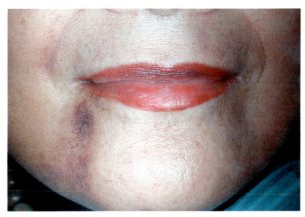

Figura 85.3 Fotografia clínica de hematoma pós-operatório (extraoral) indicativo de sangramento subdérmico em espaços dos tecidos conjuntivos. Esta é uma reação normal que desaparece dentro de 7 a 14 dias.

Hemorragia e Hematoma

O sangramento durante a cirurgia é esperado e, em geral, é facilmente controlado. No entanto, se um vaso maior é incisionado ou injuriado durante a cirurgia, a hemorragia pode ser de difícil controle. Vasos menores irão naturalmente ocluir ou retrair para retardar a hemorragia. Se o sangramento continuar, pode ser necessária a aplicação de pressão ou a sutura do vaso. A cauterização do vaso hemorrágico também pode ser providenciada. Isso pode ser especialmente difícil se houver uma lesão vascular em uma artéria inacessível, como no assoalho bucal ou maxila posterior. Hemorragia grave de um vaso inacessível pode ser uma ameaça à vida, não pelo sangramento, mas sim como um resultado de obstrução das vias respiratórias. Isto é mais problemático quando o ponto de sangramento é inacessível e interno (isto é, dentro dos tecidos conjuntivos e espaços de tecidos moles).

O sangramento pós-operatório é um problema igualmente importante de se tratar (Figura 85.2). Devem ser dadas aos pacientes orientações pós-operatórias sobre as expectativas normais de sangramento e como prevenir e tratar pequenos sangramentos. Historicamente, a prática padrão recomenda que os mesmos sejam orientados, com a aprovação do médico, a interromper ou reduzir medicamentos que aumentem a tendência ao sangramento, 3 a 10 dias antes da cirurgia. Contudo, evidências recentes sugerem que isso pode não ser necessário e pode aumentar o risco de problemas cardiovasculares ou hematológicos[96,97,134,159] (Capítulo 39).

Os dentistas devem consultar os médicos sobre a melhor conduta para cada paciente. Os cirurgiões-dentistas e os pacientes devem sempre incluir o médico nas decisões de tratamento caso o sangramento pós-operatório seja excessivo ou persistente.

Hemorragia submucosa ou subdérmica nos tecidos conjuntivos e espaços dos tecidos moles podem resultar na formação de um hematoma. Contusão pós-operatória é um exemplo típico de sangramento pequeno submucoso ou sangramento subdérmico no tecido conjuntivo (Figura 85.3). Contusões e pequenos hematomas tipicamente resolvem-se sem tratamento especial ou consequência. No entanto, hematomas maiores ou aqueles que ocorrem em indivíduos comprometidos clinicamente são suscetíveis à infecção como resultado da não circulação do sangue que fica no espaço. É prudente prescrever antibióticos para pacientes que desenvolvem um hematoma visivelmente grande. O encaminhamento ao médico apropriado pode ser necessário para tratar dos hematomas sem solução.[88]

Embora a incidência de uma hemorragia potencialmente fatal devido à cirurgia de implante seja extremamente baixa, a gravidade do problema merece a atenção de todos os que participam deste tipo de cirurgia. Complicações potencialmente fatais têm sido relatadas por procedimentos cirúrgicos de implantes na mandíbula, sobretudo

na região anterior.* Uma hemorragia interna massiva em região altamente vascular no assoalho bucal pode ser resultado da instrumentação ou de implantes que perfuram a cortical lingual e causam lesão grave nas artérias presentes ao longo da superfície lingual. Dependendo da gravidade e da localização da lesão, o sangramento pode aparecer imediatamente ou pouco depois. Em ambos os casos, o aumento progressivo do hematoma disseca e expande para deslocar a língua e tecidos moles do assoalho bucal, levando em última instância à obstrução das vias aéreas superiores.

O tratamento de emergência inclui o manuseio das vias aéreas (importância primária) e a intervenção cirúrgica para isolar e parar o sangramento. Os cirurgiões-dentistas devem estar cientes deste risco e devem estar preparados para agir rapidamente. É importante reconhecer que a hemorragia, apesar de ser considerada uma complicação no momento da cirurgia, pode ser uma complicação grave em horas e dias após a cirurgia.[47]

CORRELAÇÃO CLÍNICA

Embora a incidência de uma hemorragia potencialmente fatal devido à cirurgia de implante seja extremamente baixa, a gravidade do problema merece a atenção de todos os que participam deste tipo de cirurgia. Procedimentos cirúrgicos para implantes na região anterior da mandíbula têm sido associados com complicações potencialmente fatais. Uma hemorragia interna massiva no assoalho bucal devido à uma lesão inadvertida nas artérias linguais pode causar um hematoma expandido que desloca a língua e os tecidos moles, obstruindo as vias aéreas superiores. O tratamento de emergência inclui o tratamento das vias aéreas e a intervenção cirúrgica para isolar e parar o sangramento. Os cirurgiões-dentistas devem estar cientes deste risco e devem estar preparados para agir rapidamente.

Distúrbios Neurossensoriais

Uma das complicações cirúrgicas mais problemáticas é a lesão aos nervos. Alterações neurossensoriais causadas por danos a um nervo podem ser temporárias ou permanentes. A neuropatia pode ser causada por uma lesão de perfuração (isto é, corte, rasgo ou perfuração do nervo) ou pela compressão do implante ou danos ao nervo (Figura 85.4; ver Figura 76.18). Em qualquer caso, a lesão causa a formação de neuroma, e dois padrões de neuropatia clínica podem ocorrer. *Hipoestesia* é uma neuropatia definida por função sensorial prejudicada que é, por vezes, associada à dor fantasma. *Hiperestesia* é uma neuropatia definida por dor com mínimo ou nenhum

---
*Referências 19, 45, 47, 67, 89, 137, 139, 176.

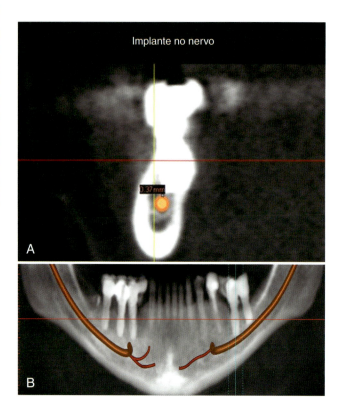

Figura 85.4 (A) Imagem transversal de tomografia computadorizada (TC), demonstrando o implante interferindo no canal do nervo alveolar inferior. (B), Imagem panorâmica da TC mostrando o implante na área do primeiro molar inferior esquerdo, colidindo com o canal do nervo alveolar inferior. O nervo é marcado para acompanhamento com o *software*.

comprometimento sensorial.[79] Algumas neuropatias são resolvidas, ao passo que outras persistem. O tipo de neuropatia não é indicativo do potencial de recuperação.

Por diversas razões, é provável que os distúrbios neurossensoriais ocorram com mais frequência após a cirurgia de implante do que o que é relatado na literatura. Em primeiro lugar, muitas dessas alterações são de natureza transitória, e a maioria dos pacientes recupera-se completamente, ou pelo menos em um nível abaixo do limiar de aborrecimento ou percepção diária. Em segundo lugar, existe uma ampla variação na avaliação pós-operatória dos pacientes, pelos clínicos. Alguns clínicos não avaliam ou questionam sobre distúrbios neurossensoriais pós-cirúrgicos, permitindo assim que esta complicação passe despercebida. Da mesma forma, alguns pacientes esperam alteração da sensibilidade como parte da cirurgia e podem nunca reconhecer ou comentar sua presença, especialmente se o distúrbio for pequeno. Por isso, é provável que neuropatias menores existam, mas não sejam reconhecidas nem relatadas.

De acordo com uma revisão sistemática de lesões ao nervo alveolar inferior após a colocação do implante, a importância do diagnóstico precoce e tratamento é considerada fundamental para prevenir problemas neurológicos permanentes em longo prazo. Se um diagnóstico for estabelecido e o tratamento for realizado dentro das primeiras 36 horas, um alto percentual de resultados bem-sucedidos pode ser alcançado. Estima-se que 25% dos pacientes com parestesia iatrogênica sofrem dos efeitos permanentes.[104] Diversos pesquisadores e cirurgiões-dentistas propuseram que a remoção precoce do implante (isto é, dentro das primeiras 24 a 36 horas após a sua colocação) pode levar a uma melhor cicatrização com o retorno da sensação.[104,105]

Distúrbios neurossensoriais relatados na literatura são mais prevalentes e significativos quando são mais graves e ocorrem com maior frequência, como aqueles associados à transposição lateral do nervo mandibular.[93,101] Esse procedimento relativamente incomum é utilizado para reposicionar o nervo e permitir que implantes mais longos sejam instalados em mandíbula posterior atrófica. Os procedimentos de transposição do nervo lateral estão associados com quase 100% da incidência de disfunção neurossensorial, imediatamente após a cirurgia. Mais de 50% dessas alterações neurossensoriais são permanentes (variando entre 30% a 80%).[101] Diversos artigos têm sido escritos sobre o tratamento de distúrbios neurossensoriais.[7,128,151]

Mau Posicionamento do Implante

Muitas das complicações que surgem durante a cirurgia de implante podem ser atribuídas ao implante dentário que está sendo instalado em uma posição indesejada ou acidental. O mau posicionamento dos implantes dentários geralmente é resultado de um mau planejamento antes do tratamento cirúrgico do implante, falta de habilidade cirúrgica ou má comunicação entre o implantodontista e o protesista. A estética ideal do implante e a prevenção de complicações de posicionamento podem ser alcançadas com a instalação do implante de forma proteticamente orientada.[123,140] O implante deve ser instalado com referência às três dimensões ditadas pela posição da prótese final e não pela disponibilidade de osso.

A angulação é outro determinante importante da posição do implante que afeta o resultado estético. A posição ideal do implante implica em uma preparação, inserção e instalação precisa no alvéolo, em uma geometria tridimensional adequada em relação aos parâmetros apicocoronal, mesiodistal e vestibulolingual, bem como em relação à angulação do implante relativa à prótese final e margem gengival[108,160] (Capítulo 78).

No sentido apicocoronal, o implante deve ser instalado de forma que a plataforma fique cerca de 3 mm apicais à margem gengival da prótese provisória.[28] A posição do implante varia ligeiramente de um sistema de implante para outro, dependendo do modelo do pilar e do espaço requerido. Se a plataforma do implante for instalada demasiadamente para coronal, não haverá espaço suficiente para desenvolver um perfil de emergência natural e o dente pode apresentar um contorno quadrado, antiestético. Se a plataforma for instalada no ou acima do nível da margem gengival, pode ocorrer a exposição do implante ou de um colar metálico, produzindo um resultado antiestético (Figura 85.5). Se a plataforma do implante for instalada muito apicalmente, um pilar longo transmucoso será necessário para restaurar o implante. Isso pode levar a uma bolsa profunda e de difícil acesso para higiene tanto para o paciente quanto para o cirurgião-dentista.

O implante deve ser instalado a uma distância de 1,5 a 2 mm da superfície de um dente adjacente natural e de 2 a 3 mm do implante adjacente, para manter uma dimensão biológica adequada.[81]

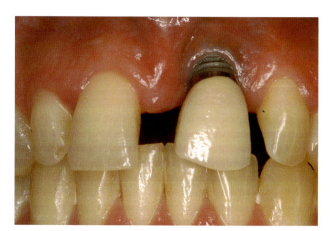

Figura 85.5 Fotografia clínica de retração gengival em torno de um implante anterior superior (incisivo central esquerdo), resultando em exposição da margem da coroa, cervical do implante e várias roscas do implante.

Semelhante aos dentes naturais, a violação das distâncias biológicas em torno de um implante pode levar à perda óssea.[87] Implantes instalados muito próximos uns dos outros (Figura 85.6) ou de dentes naturais podem ser de difícil reabilitação. Moldagens de transferência e técnicas de moldagem devem ser modificadas. Implantes espaçados de forma imprópria, invariavelmente, levam à inflamação crônica e peri-implantite.[57,181] Por outro lado, implantes instalados com distância excessiva de um dente ou implante podem requerer compensações protéticas na forma de *cantilevers* mesial ou distal, os quais podem predispor o implante a complicações biológicas (isto é, perda óssea) e mecânicas (isto é, afrouxamento do parafuso,[77] fratura do parafuso[179] e fratura do implante[149]), bem como dificuldades com a higienização.[181]

O ideal é que os implantes sejam instalados no sentido vestibulolingual de forma que haja pelo menos 2 mm de osso circunferencialmente ao redor do implante.[172] A exposição do implante através da cortical vestibular ou lingual pode predispor o indivíduo a abscesso e supuração.[38] Os implantes instalados muito palatinamente ou lingualmente exigem uma compensação protética na forma de um colo vestibular, que pode dificultar a higienização do paciente, além de poder levar à inflamação tecidual.[22]

Para obter a estética ideal, evitar complicações estéticas potenciais e corrigir a instalação do corpo do implante dentário, o implante deve ser corretamente angulado na instalação. Na maioria dos casos, em região anterior, é desejável ter o implante direcionado no longo eixo, de modo a emergir em direção ao cíngulo. Na região posterior, o eixo do implante deve ser direcionado para a fossa central ou cúspide do dente oposto. Os implantes instalados com angulações erradas de leve a moderada muitas vezes podem ser corrigidos proteticamente com pilares de implantes. Alterações menores na angulação (15 ou 20 graus) podem ser corrigidas com pilares angulados pré-fabricados; alterações moderadas na angulação (20 a 35 graus) geralmente podem ser tratadas com pilares personalizados tipo UCLA; erros extremos de angulações dos implantes (mais de 35 graus) podem impossibilitar a restauração de um implante e exigem que ele fique submerso (isto é, adormecido) ou ser removido (Figura 85.7).

A complicação máxima do mau posicionamento do implante é a invasão do implante ou de um instrumento nas estruturas vitais. A violação mais comum da anatomia vizinha é a instalação do implante dentário muito próximo à raiz do dente adjacente. Os procedimentos

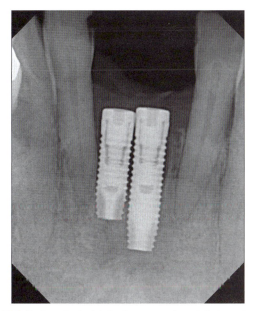

Figura 85.6 Radiografia de dois implantes anteriores inferiores, instalados muito próximos um do outro (isto é, sem espaço proximal), resultando em implantes impossíveis de se reabilitar.

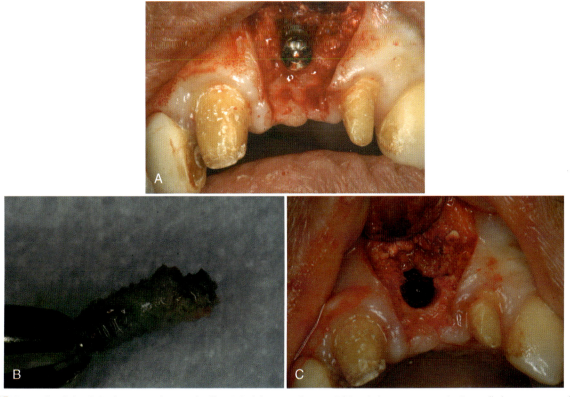

Figura 85.7 Fotografia clínica de implante anterior superior (isto é, incisivo central esquerdo) instalado com uma angulação vestibular extrema resultando em um implante que emerge através da gengiva a um nível que é mais apical do que as margens gengivais dos dentes naturais adjacentes. (A) Exposição cirúrgica do implante mal posicionado. (B) Remoção cirúrgica do implante. (C) Defeito alveolar resultante da remoção cirúrgica do implante mal posicionado.

cirúrgicos utilizados para preparar sítios de osteotomia e instalação de implantes adjacentes aos dentes podem causar lesões aos dentes ou pelo corte direto na estrutura do dente ou por danificar os tecidos de suporte e nervos nas proximidades. A instrumentação (p. ex., brocas) direcionada ao dente adjacente ou próxima a ele pode causar lesão ao ligamento periodontal, à estrutura dentária e ao nervo do dente. Dependendo da extensão da lesão, o dente pode requerer tratamento endodôntico ou extração.

Na instalação, os implantes dentários seguirão a trajetória da osteotomia preparada pelas brocas cirúrgicas. Cuidados devem ser tomados quando se prepara a osteotomia, para que esta fique fiel ao caminho previsto de instalação. Radiografias realizadas durante a cirurgia, com um pino-guia no sítio da osteotomia, podem reduzir enormemente o potencial lesivo aos dentes adjacentes (Figura 76.15). A análise radiográfica antes da cirurgia de implante deve incluir a detecção de estruturas radiculares curvas, convergentes ou dilaceradas de dentes adjacentes que podem limitar a instalação do implante.

Cuidado especial deve ser tomado quando os implantes forem instalados na mandíbula, de modo a não invadir o canal alveolar inferior ou o forame mentoniano (ver o Capítulo 58 para uma descrição da anatomia). A invasão no canal mandibular ou forame mentoniano durante a osteotomia ou instalação do implante, através do contato direto ou compressão mecânica do osso, pode resultar em lesões aos nervos e vasos sanguíneos. Parestesia, hipoestesia, hiperestesia, disestesia, ou anestesia do lábio inferior, pele, mucosa e dentes podem ocorrer, bem como sangramento arterial ou venoso.[78] A incidência reportada de distúrbios sensoriais após a instalação do implante mandibular variou entre 0% e 40%.[18,104]

Na maxila, deve-se tomar cuidado para evitar que o implante dentário perfure o seio maxilar ou a cavidade nasal. O deslocamento total do implante dentário na cavidade do seio maxilar pode exigir a execução do procedimento de Caldwell-Luc para retirada.

Os riscos cirúrgicos sempre estão presentes, mas as complicações podem ser minimizadas com uma compreensão das etiologias e com adequado diagnóstico e plano de tratamento. Imagens tridimensionais (isto é, tomografia computadorizada [TC] e TC de feixe cônico [TCFC]) fornecem ao cirurgião informações pré-cirúrgicas úteis para o diagnóstico e planejamento do tratamento (Capítulo 76). Uma exposição cirúrgica cuidadosa para visualização direta e identificação do nervo mentoniano pode ser indicada também. Uma vez identificado, recomenda-se estabelecer uma *zona de segurança* e manter os instrumentos e os implantes a uma margem de segurança distante do nervo (p. ex., ≥ 2 mm).[78]

 IMPORTANTE

O mau posicionamento de implantes pode ser evitado por meio de um planejamento correto, uma boa comunicação e habilidades cirúrgicas meticulosas. As radiografias tomadas periodicamente durante a cirurgia de implante com pinos-guia no sítio da osteotomia podem reduzir em grande escala o dano aos dentes adjacentes. A análise radiográfica antes da cirurgia de implante deve incluir a detecção de estruturas radiculares curvas, convergentes ou dilaceradas dos dentes adjacentes que podem limitar a instalação do implante.

Complicações Biológicas

As complicações biológicas envolvem patologias dos tecidos moles e duros peri-implantares circundantes. Frequentemente, os problemas de tecidos moles são uma resposta inflamatória ao acúmulo bacteriano ao redor dos implantes. As bactérias podem acumular-se na junção

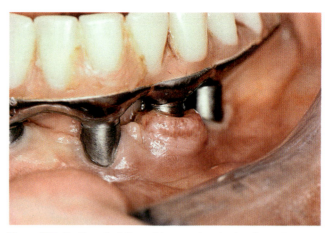

Figura 85.8 Proliferação inflamatória causada pela desadaptação entre o pilar e o implante. *(Cortesia de Dr. John Beumer, UCLA Maxillofacial Prosthetics, Los Angeles, CA.)*

de uma conexão implante-pilar ou pilar-coroa mal ajustada. Algumas das superfícies de implantes macroscopicamente rugosas e altamente texturizadas (p. ex., pulverizado de plasma de titânio [TPS] ou revestido de hidroxiapatita [HA]) também podem perpetuar o acúmulo de bactérias na superfície do implante.

Inflamação e Proliferação

Como a inflamação nos tecidos moles peri-implantares é similar à resposta inflamatória em tecidos gengivais e em outros tecidos periodontais, o aspecto clínico também é semelhante. Tecidos peri-implantares inflamados demonstram o mesmo eritema, edema e inchaço visto ao redor dos dentes. Ocasionalmente, a reação dos tecidos moles peri-implantares ao acúmulo bacteriano é profunda e incomum, com uma proliferação inflamatória drástica (Figura 85.8). Este tipo de lesão é um tanto característico ao redor dos implantes e indica uma conexão implante-pilar frouxa ou excesso de cimento aprisionado que permanece dentro do espaço dos tecidos moles (isto é, bolsa).

O fator local precipitante, em última análise, torna-se infectado com patógenos bacterianos, levando à hipertrofia ou proliferação da mucosa e possível formação de abscessos (Figura 85.9). A correção dos fatores precipitantes (p. ex., afrouxamento da conexão, retenção de cimento) pode efetivamente resolver a lesão. Outro tipo de lesão resultante do afrouxamento da conexão do pilar é uma fístula (Figura 85.10), e corrigir o fator etiológico pode rapidamente resolvê-la.

Deiscência e Retração

A deiscência ou retração dos tecidos moles peri-implantares ocorre quando falta ou foi perdido o suporte para esses tecidos. A retração é um achado comum após a reabilitação protética do implante e deve ser prevista, especialmente, quando os tecidos moles são delgados e pouco suportados (Figura 85.11). O posicionamento impróprio do implante também predispõe os tecidos peri-implantares à retração. Como observado anteriormente, a instalação ou angulação do implante muito distante da vestibular faz com que ocorra uma reabsorção da tábua vestibular, resultando em uma grande retração.[171]

Outro fator a considerar é a espessura do osso vestibular. Spray et al.[172] recomendam que esta espessura seja de 2 mm ou mais para suportar o tecido mole vestibular. Se essa não estiver presente, é indicada a regeneração óssea guiada pré-operatória ou simultânea nos sítios. A retração é um problema particularmente desconcertante em áreas estéticas anteriores. Pacientes com linha do sorriso alta ou grandes demandas estéticas consideram a retração como uma falha (Figura 85.12).

CAPÍTULO 85 Complicações e Falhas Relacionadas ao Implante   893

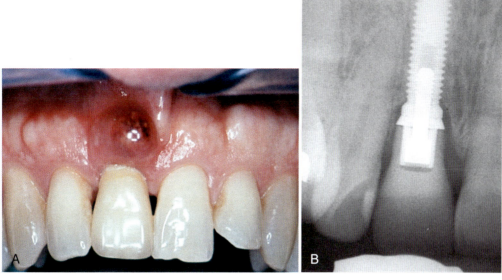

Figura 85.9 (A) Fotografia clínica de abscesso causado por excesso de cimento retido dentro dos tecidos moles. (B) Radiografia do implante com coroa cimentada (mesmo paciente como em A). Observe a profundidade subgengival da junção coroa-pilar (linha de cimento), que está abaixo do nível do osso interproximal adjacente e, portanto, impossível de se ter acesso adequado com um explorador para remoção do excesso de cimento. *(Cortesia de Dr. John Beumer, UCLA Maxillofacial Prosthetics, Los Angeles, CA.)*

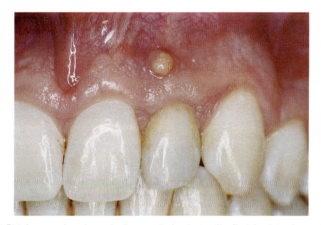

Figura 85.10 Fístula causada pela perda da conexão implante-pilar (incisivo lateral superior esquerdo).

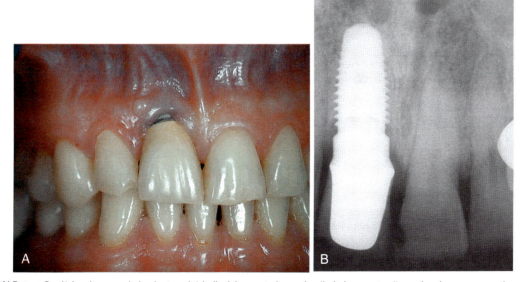

Figura 85.11 (A) Fotografia clínica da coroa de implante unitário (incisivo central superior direito) com retração moderada que ocorreu 1 ano após o final da reabilitação protética. Neste caso, a retração muito provavelmente ocorreu pelo fato de o osso vestibular em torno deste implante, de diâmetro largo, ser muito fino ou inexistente. (B) Radiografia do implante de diâmetro largo (6 mm) suportando uma coroa do incisivo central (mesmo paciente como em A).

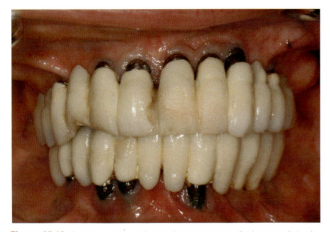

Figura 85.12 Estética ruim resultante de retração gengival e exposição das margens da coroa, cervical dos implantes e roscas de vários implantes superiores e inferiores, suportando próteses parciais fixas. Observe os tecidos vestibulares finos e o eritema, sobretudo em torno dos sítios de implantes inferiores.

A anatomia e os tecidos moles de suporte ao redor dos implantes são diferentes daqueles ao redor de dentes. Os tecidos periodontais têm a distinta vantagem de suportar os tecidos moles através da presença de fibras circunferenciais e transeptais do tecido conjuntivo que se inserem no cemento em um nível mais coronal do osso de suporte. Na ausência de inflamação, essas fibras suportam os tecidos moles muito acima do nível da crista óssea. Como resultado, a margem gengival e as papilas interdentais são suportadas e mantidas ao redor dos dentes, mesmo quando os tecidos periodontais são muito delgados.

Os tecidos moles peri-implantares, no entanto, são inteiramente dependentes do osso de suporte circundante. A espessura dos tecidos moles é responsável por alguma altura dos tecidos moles, mas não há inserção supracrestal das fibras de tecido conjuntivo para auxiliar no suporte de tecidos moles em torno do implante. A altura desses tecidos ao redor dos implantes tipicamente não excede 3 a 4 mm, e a perda óssea ao redor de implantes muitas vezes leva à retração.

FLASHBACK

O selamento do tecido mole peri-implantar é mais fraco que o selamento do tecido mole periodontal. Esse selamento em torno dos implantes depende da espessura do tecido e de uma adesão longa do epitélio juncional com hemidesmossomas. É inferior à inserção periodontal em torno dos dentes naturais porque não possui as fibras de inserção do tecido conjuntivo (isto é, fibras de Sharpey). As papilas periodontais e as margens gengivais também são suportadas em um nível supracrestal mais alto em comparação aos tecidos moles peri-implantares. Os tecidos moles periodontais são suportados pelas fibras circunferenciais e transeptais do tecido conjuntivo que são inseridas no cemento em um nível mais coronal do que o osso de suporte.

Peri-implantite e Perda Óssea

Peri-implantite é um processo inflamatório que afeta os tecidos ao redor de um implante osseointegrado em função, resultando em perda de osso de suporte.[129] A prevalência relatada da peri-implantite varia de menos que 7% a 37% dos implantes.[106] A variação pode ser atribuída às diferenças nas populações estudadas, na duração do tempo de acompanhamento, nas variáveis do implante e nos critérios usados para definir a peri-implantite.[109,158] Duas revisões sistemáticas concluíram que a peri-implantite afetou 10% dos implantes e 20% dos pacientes durante os 5 a 10 anos após a instalação.[11,131]

Uma classificação para peri-implantite precoce, moderada e avançada com base no grau de perda óssea foi proposta para melhorar a comunicação ao descrever a prevalência e o tratamento.[71] Para diagnosticar um sítio de implante comprometido, algumas mensurações dos tecidos moles utilizando sondas manuais ou automatizadas foram sugeridas.[71a] Embora alguns relatos afirmem que a sondagem é contraindicada, uma monitoração cuidadosa da profundidade de sondagem ao longo do tempo parece útil na detecção de alterações do tecido peri-implantar.[44,148,174,175] Técnicas radiográficas padronizadas, com ou sem análise computadorizada, têm sido bem documentadas e verificou-se serem úteis na avaliação de níveis ósseos peri-implantares.[4,25,29,99,148] A avaliação periódica do aspecto do tecido, as alterações de profundidade de sondagem e a avaliação radiográfica são os melhores meios de detecção de alterações no suporte ósseo.

Os cirurgiões-dentistas devem monitorar os tecidos circundantes para sinais de doença peri-implantar mediante o monitoramento de alterações na profundidade de sondagem e evidência radiográfica de destruição óssea, supuração, acúmulo de cálculo, edema, alterações de cor e sangramento.[130,136] A peri-implantite pode ser perpetuada por infecção bacteriana que contaminou uma superfície áspera do implante (p. ex., TPS, revestido-HA) e por forças biomecânicas excessivas.[188,189] Um defeito clássico do tipo calha é tipicamente associado à peri-implantite (Figura 85.13). Em casos com suporte ósseo severamente reduzido, que se estende até a metade apical do implante (Figura 85.14), ou em casos que demonstram mobilidade, a remoção do implante deve ser considerada.[6,135]

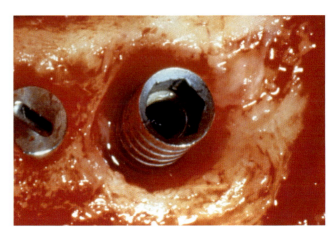

Figura 85.13 Perda óssea moderadamente avançada ao redor de um implante com o defeito ósseo circunferencial tipo calha. (*De Garg AK: Implant dentistry: a practical approach, ed 2, Mosby, St. Louis, 2010.*)

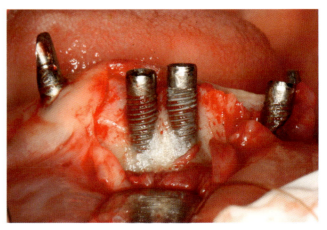

Figura 85.14 Grave perda óssea horizontal e vertical ao redor de vários implantes inferiores.

O número e a distribuição dos implantes e as relações oclusais influenciam as forças biomecânicas aplicadas aos implantes.[147,153] Uma revisão de Lindhe e Meyle sobre o Consenso do 6º Workshop Europeu de Periodontia concluiu que os indicadores de risco para peri-implantite incluem (1) higiene bucal inadequada, (2) histórico de periodontite, (3) diabetes, (4) tabagismo, (5) consumo de álcool e (6) superfície do implante.[117] Os fatores de risco de 1 a 4 foram reconhecidos e relatados na literatura.[107] O relatório sugere que, embora os dados para os últimos dois fatores de risco 5 e 6 sejam limitados, eles parecem ser relevantes para peri-implantite.[117] Um estudo descobriu poucas evidências para apoiar o tabagismo como um fator de risco para peri-implantite.[167] Outro fator de risco proposto envolve polimorfismos genéticos individuais.[33,112] São necessárias mais pesquisas para estudar a relação desse fator de risco no desenvolvimento de peri-implantite.

Outros fatores de risco, incluindo cimento em excesso retido, foram implicados na peri-implantite. Um artigo mostrou que o excesso de cimento foi associado aos sinais da doença peri-implantar em 81% dos casos avaliados com o uso de um endoscópio dental.[187] A radiopacidade de alguns cimentos comumente usados afeta sua capacidade de detecção.[183] Isso enfatiza a importância da cimentação apropriada, o uso de restaurações parafusadas em vez de cimentadas, quando possível, e o exame clínico cuidadoso após a cimentação final da coroa em implantes.

Outros fatores predisponentes propostos da peri-implantite incluem a presença de bactérias agressivas, estresse mecânico excessivo e corrosão. Cada um foi documentado como um fator que pode agir sinergisticamente com a placa ou com a peri-implantite existente para agravar a condição.[133]

Nove revisões sistemáticas* concluíram que nenhum método previsível de tratamento para peri-implantite pode ser recomendado. No entanto, um estudo clínico de 170 implantes com peri-implantite tratados consecutivamente com o uso de um protocolo regenerativo relatou uma taxa de sucesso de mais de 98%.[70]

Perda ou Falha do Implante

A perda ou falha do implante é geralmente considerada em relação ao tempo de instalação ou reabilitação protética. Falhas precoces dos implantes ocorrem antes da reabilitação protética. Falhas tardias dos implantes ocorrem após o implante receber a reabilitação. Quando o implante falha antes, provavelmente não se conseguiu a osseointegração, ou a integração foi fraca ou prejudicada por infecção, movimento ou cicatrização prejudicada (Figura 85.15). Falhas tardias de implantes ocorrem após a instalação da prótese por uma variedade de razões, incluindo infecção e sobrecarga do implante (Figura 85.16). Em uma revisão da literatura para avaliar as causas biológicas da falha do implante, Esposito et al.[63] verificaram que infecções, cicatrização comprometida e sobrecarga foram os fatores contribuintes mais importantes. Duas revisões sistemáticas da literatura concluíram que uma única dose de terapia antibiótica pré-operatória pode diminuir a taxa de falha dos implantes dentários.[60,168]

Uma análise das razões para falha de implantes orais concluiu que diversas situações aumentaram a taxa de falha: um baixo torque de inserção nos implantes instalados imediatamente ou carregados precocemente, cirurgiões inexperientes, implantes inseridos na maxila e nas regiões posterior da mandíbula, implantes instalados em fumantes compulsivos, inserção de implante em um osso de má qualidade (isto é, III e IV), falta de estabilidade inicial e reabilitação protética com *overdentures* implantossuportadas.[39]

O risco de falha do implante varia entre os pacientes, porém os padrões de perda tendem a se agrupar. A segunda tentativa de instalação de um implante dentário deve ser realizada com cautela ao se tentar instalar o implante no mesmo local, onde anteriormente falhou o

---
*Referências 34, 40, 58, 62, 86, 110, 138, 152, 155, 158.

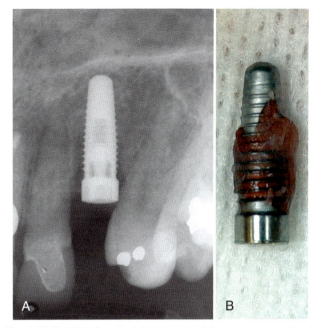

Figura 85.15 (A) Radiografia de implante com falha precoce causada pela falta de osseointegração. Além da perda óssea da crista, observar a radioluscência ao longo dos lados do implante. (B) Fotografia do implante que falhou (não integrado) (demonstrado em A) que foi facilmente removido juntamente com tecido conjuntivo.

primeiro. Muitas vezes, é um desafio alcançar o diâmetro adequado, o comprimento e a estabilidade de implantes de substituição, devido aos defeitos residuais criados pela remoção do implante que falhou. Em 2007, Grossmann e Levin reportaram uma taxa de sobrevida global de 71% para implantes dentários instalados nos locais onde anteriormente falharam. Nesse estudo, todos os implantes originais falharam precocemente durante a fase de cicatrização (média de 2,3 a 3,2 meses após a instalação).[80] Em um estudo semelhante em 2008, Machtei et al.[119] relataram uma taxa de sobrevida global de 83,5% para a segunda tentativa de instalação dos implantes dentários. Eles concluíram que a substituição dos implantes que falharam resultou em implantes com uma menor taxa de sobrevida em comparação aos instalados em locais hígidos. Isso não poderia estar associado a fatores relacionados aos implantes convencionais ou ao paciente. Eles sugeriram que um efeito negativo sítio-específico poderia estar associado a este fenômeno.[119]

Em 2011, Machtei et al. relataram uma menor taxa de sobrevida (60%) para sítios três vezes reimplantados.[118] Este resultado representa um prognóstico ainda mais reduzido em comparação aos implantes instalados em sítios originais ou mesmo após uma segunda tentativa.[43] A substituição de um implante que falhou apresenta um desafio na obtenção da osseointegração em um sítio ósseo cicatrizado, e pode reduzir a taxa de sobrevida do implante.[118]

Complicações Protéticas ou Mecânicas

Complicações protéticas ou mecânicas ocorrem quando a resistência dos materiais não é mais capaz de resistir às forças que estão sendo aplicadas. Com a fadiga de materiais, eles começam a esticar e dobrar; em última análise, dependendo das forças aplicadas, irão fraturar. Falhas materiais, por sua vez, levam a complicações protéticas como perda, fratura e falha nas reabilitações.

Afrouxamento e Fratura do Parafuso

O afrouxamento do parafuso tem sido relatado por ocorrer com bastante frequência em PPFs aparafusadas. Coroas unitárias aparafusadas ligadas a implantes com hexágono externo (isto é, aqueles com

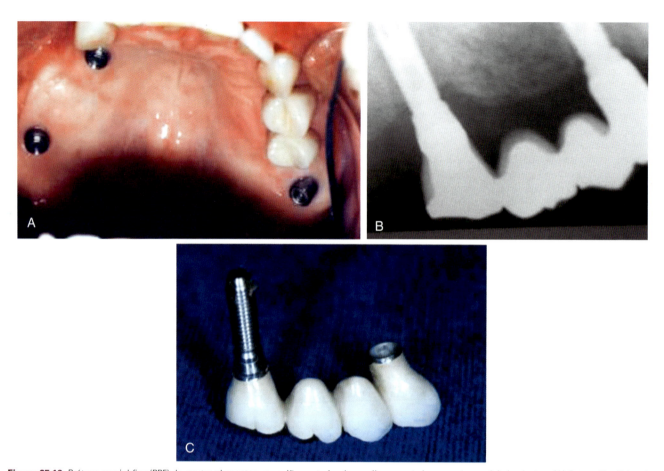

Figura 85.16 Prótese parcial fixa (PPF) de quatro elementos na região posterior da maxila, suportada somente por dois implantes. (A) Fotografia clínica dos pilares dos implantes na região posterior da maxila. (B) Radiografia realizada após 30 meses de reabilitação. Observe a perda óssea ao redor da distal do implante. (C) Implante distal falhado ligado à uma prótese defeituosa. A falha biológica de um implante (posterior) resultou em uma extensão do *cantilever* a outro (anterior) implante que por sua vez falhou mecanicamente (isto é, fratura do parafuso do pilar). *(Cortesia de Dr. John Beumer, UCLA Maxillofacial Prosthetics, Los Angeles, CA.)*

interface reabilitadora com diâmetro estreito ou padrão na superfície da conexão) são particularmente propensas a este tipo de complicação mecânica. Alguns estudos têm reportado o afrouxamento do parafuso em 6% a 49% dos casos no primeiro ano de avaliação.[91,132] O afrouxamento do parafuso foi o problema mais prevalente em implantes com modelos antigos. Por exemplo, parafusos de pilares eram anteriormente fabricados com titânio, o qual não oferecia a força dos materiais atuais. Os modelos de pilares mais recentes e parafusos de pilares melhorados permitem um aumento da força de aperto sem excessivo torque, o que ajuda a reduzir a taxa de afrouxamento do parafuso.

O afrouxamento do pilar ou do parafuso da prótese muitas vezes é corrigido por um reaperto dos parafusos. Ao longo do tempo, no entanto, se os parafusos continuarem a ser forçados, fadigam e eventualmente fraturam. Este problema é evidente no paciente com uma única coroa solta. No entanto, em um paciente com uma prótese retida por múltiplos implantes, a capacidade de detectar um parafuso solto é muito reduzida, e o problema pode passar despercebido até que mais parafusos sejam forçados, fadiguem e fraturem. Em ambos os casos, o suporte biomecânico (e a resistência) para a reabilitação devem ser avaliados e, se possível, alterados para evitar a recorrência do problema.

Fratura do Implante

A falha mecânica final é a fratura do implante, pois resulta na perda deste e possivelmente da prótese (Figura 85.17). A remoção de um implante fraturado cria um grande defeito ósseo. Fatores como a fadiga de materiais de implante (Figura 85.18) e fraqueza no modelo protético ou dimensão são as causas usuais de fraturas do implante.[4,16]

Balshi[16] listou três categorias de causas que podem explicar fraturas do implante: (1) o modelo e o material, (2) desadaptação da estrutura metálica da prótese e (3) sobrecarga fisiológica ou biomecânica. Pacientes com bruxismo parecem estar em maior risco para tais eventos e, portanto, precisam ser acompanhados, informados e conduzidos em conformidade.[15,16] Esses pacientes devem usar placas oclusais após a colocação final das próteses.

Fratura de Materiais Restauradores

Fratura ou falha dos materiais utilizados para as próteses implantossuportadas podem ser um problema significativo. Isso é particularmente verdadeiro para as facetas (isto é, de acrílico, compósito ou cerâmica) que estão ligadas às superestruturas (Figura 85.19).

Complicações Estéticas e Fonéticas

Complicações Estéticas

O desafio da implantodontia moderna é conseguir uma estética, bem como uma reabilitação funcional com implante. Dentes harmoniosos em forma, tamanho e contorno dos tecidos moles são fatores-chave para resultados estéticos bem-sucedidos.[108]

Complicações estéticas surgem quando as expectativas do paciente não são alcançadas. O grau de satisfação do paciente com o resultado estético da prótese sobre o implante varia de paciente para paciente, dependendo de uma série de fatores. O risco de complicações estéticas é aumentado para pacientes com altas expectativas estéticas e fatores

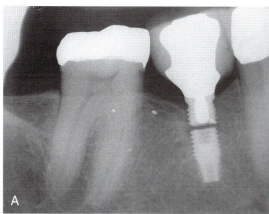
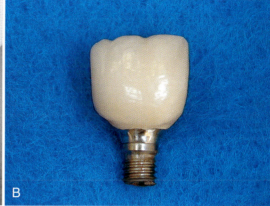

Figura 85.17 (A) Radiografia de implante de diâmetro padrão fraturado, utilizado para suportar uma coroa unitária, de molar, na região posterior da mandíbula. (B) Coroa e porção coronal do implante (o mesmo mostrado em A) que fraturou entre a terceira e a quarta roscas.

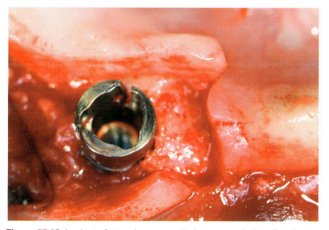

Figura 85.18 Implante fraturado na conexão interna por fadiga. Esta fratura foi causada por forças rotacionais aplicadas ao implante no momento da instalação em osso denso. A fratura foi resultado, provavelmente, de uma combinação de material fraco e densidade do sítio preparado.

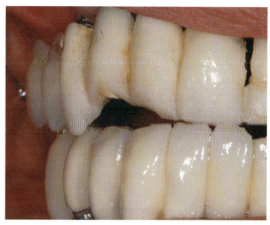

Figura 85.19 Porcelana fraturada nas bordas incisais da prótese parcial fixa implantossuportada.

não ideais relacionados ao paciente, como linha de sorriso alta, tecidos moles periodontais delgados ou quantidade e qualidade óssea inadequadas. Além disso, para a aparência da reabilitação final, percepções individuais e desejos determinam a aceitação dos resultados. Complicações estéticas resultam de uma má posição do implante, deficiências existentes na anatomia dos sítios edêntulos onde foram instalados os implante e fatores protéticos como não compatibilidade de cor.[14]

Pré-requisitos importantes para se alcançar um contorno ideal de tecido gengival são haver osso peri-implantar suficiente para suportar os tecidos moles e uma faixa suficiente de tecido queratinizado. Defeitos nos tecidos duros e moles podem ser tratados com uma variedade de processos de enxerto.

A instalação do implante em uma zona estética requer uma reconstrução tridimensional precisa e a instalação ideal do implante.[81,160] Este procedimento reconstrutivo permite que o cirurgião-dentista desenvolva um perfil de emergência natural à coroa do implante. Se a quantidade de osso disponível não permite a instalação ideal do implante e, se o implante for posicionado muito apical, vestibular, ou no espaço proximal, um perfil de emergência antiestético pode ser desenvolvido (Figura 85.20).

Se o contorno e as dimensões da coroa não forem ideais ou se a harmonia gengival ao redor da prótese sobre o implante estiver antiestética, o paciente pode considerar os implantes ou a prótese como complicações, pois o resultado não representa uma aparência natural (Figura 85.21). Materiais com a coloração da gengiva usados para substituir a anatomia gengival perdida podem oferecer uma alternativa ao aumento cirúrgico em pacientes submetidos ao tratamento com implantes (Figura 85.22). Essas reabilitações oferecem inúmeras vantagens sobre as convencionais, incluindo melhor suporte labial, mascaramento dos espaços interproximais e reabilitação da simetria gengival em casos selecionados.[85]

Se o paciente estiver verdadeiramente insatisfeito com o resultado estético e houver um problema com a posição dos implantes que possa ser corrigido (isto é, as expectativas do paciente são razoáveis), os implantes podem ser removidos. O caso pode ser reavaliado e, possivelmente, retratado. No entanto, o cirurgião-dentista deve considerar as soluções protéticas antes da remoção do implante. A utilização de pilares angulados, superestruturas ou materiais coloridos para a gengiva ou implantes submersos com uma PPF convencional podem ter um resultado estético aceitável, evitando assim cirurgias múltiplas necessárias para a reconstrução dos tecidos moles e duros, se um implante osseointegrado for removido.

Uma avaliação cuidadosa do paciente e um planejamento do tratamento com um sólido entendimento e apreciação da previsibilidade e limitações dos procedimentos de instalação dos implantes podem minimizar as complicações estéticas. Pacientes com uma linha de sorriso alta, altas exigências estéticas, periodonto delgado ou falta de tecido duro e mole de suporte na região anterior estética devem ser tratados somente depois de um planejamento extenso interdisciplinar proposto por cirurgiões-dentistas experientes.

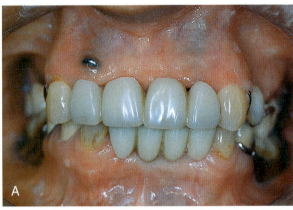
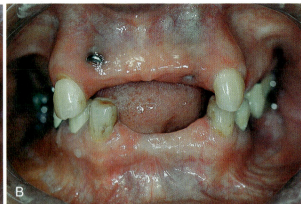
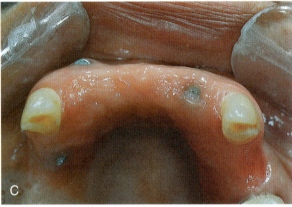

Figura 85.20 A posição inadequada do implante torna impossível a reabilitação estética com aparência natural. (A) Vista anterior com prótese parcial removível. (B) Vista anterior sem prótese parcial removível. Observar o nível alto do implante cobrindo o parafuso/exposição da cabeça (incisivo lateral superior direito) que está significativamente em um nível apical à margem (da cúspide) de um dente natural. (C) Vista oclusal do mesmo paciente. Novamente, observe a projeção vestibular do mesmo implante (incisivo lateral superior direito), bem como a posição palatina do implante na região de pré-molar. Qualquer tentativa de reabilitar a região anterior com implantes pode não ficar esteticamente aceitável.

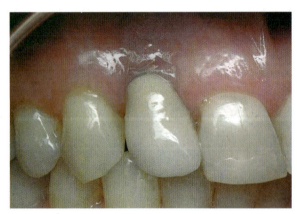
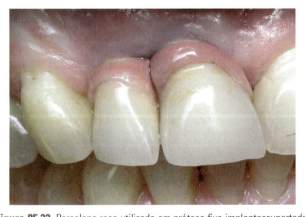

Figura 85.21 Margem gengival alta de uma coroa unitária na posição do incisivo lateral superior, mostrando a discrepância entre os níveis marginais do implante e os dentes naturais adjacentes.

Figura 85.22 Porcelana rosa utilizada em prótese fixa implantossuportada, para mascarar a margem gengival alta, e as coroas longas resultantes de um defeito não corrigido da crista alveolar.

IMPORTANTE

As complicações estéticas surgem quando as expectativas do paciente não são atendidas. A satisfação com o resultado estético varia muito entre os pacientes, e o risco aumentado de complicações estéticas está correlacionado às altas expectativas estéticas e aos fatores não ideais relacionados ao paciente, como linha de sorriso alta, tecidos moles periodontais delgados ou quantidade e qualidade óssea inadequada. Os fatores de risco devem ser cuidadosamente avaliados e discutidos com o paciente antes do início da terapia, e a capacidade de atender às expectativas do paciente deve ser cautelosamente considerada.

Problemas Fonéticos

Próteses sobre implantes que são confeccionadas com contornos palatinos incomuns (isto é, espaço palatino restrito ou estreito) ou que têm espaços sob e ao redor da superestrutura podem gerar problemas fonéticos para o paciente. Isso é particularmente problemático quando são confeccionadas próteses totais fixas implantossuportadas, para pacientes com maxila gravemente atrofiada. A perda óssea horizontal na pré-maxila geralmente provoca o posicionamento palatino dos implantes dentários, resultando em uma prótese que cobre a região da papila incisiva. Como alguns sons são formados quando a ponta da língua toca ligeiramente o palato na região da papila incisiva, cobrir essa área pode interferir na enunciação correta. Restaurações completamente feitas de titânio permitem uma massa mais fina de material nessa região e podem minimizar as complicações fonéticas.

Essas complicações são exacerbadas com o uso de uma restauração provisória fixa imediata. Os problemas fonéticos podem ser comuns em casos de dentadura completa. No entanto, com as dentaduras, o cirurgião-dentista pode descobrir muitos problemas de fala na cera antes da restauração final, o que facilita o foco na área problemática específica. A configuração ideal do dente e os diversos ajustes são necessários para minimizar os problemas fonéticos. Esses pacientes são, provavelmente, mais bem tratados com uma *overdenture* superior implantoassistida, pois o modelo facilita a substituição da estrutura alveolar ausente e evita a criação de espaços que permitam que o ar escape durante a fala.

Conclusão

Embora os implantes ofereçam uma opção de tratamento altamente previsível para a substituição de dentes individuais ou múltiplos perdidos, há uma variedade de possíveis complicações que podem ser cirúrgicas, biológicas, mecânicas, protéticas ou estéticas. Um diagnóstico e plano de tratamento cuidadosos, em conjunto com a utilização de imagens para diagnóstico, guias cirúrgicos, técnicas meticulosas e a adesão aos princípios comprovados podem evitar muitos dos problemas discutidos neste capítulo.

Uma completa compreensão da anatomia, da biologia e da cicatrização de feridas pode reduzir a incidência de complicações. Não há nada que substitua capacitação, conhecimento e experiência clínica. O cirurgião-dentista que instala ou reabilita com implantes deve estar bem preparado para diagnosticar, prevenir e tratar as complicações.

 Acesse Caso Clínico em https://www.grupogen.com.br.

Referências Bibliográficas

 As referências bibliográficas deste capítulo estão disponibilizadas em https://www.grupogen.com.br.

SEÇÃO IV CUIDADOS DE SUPORTE E RESULTADOS DO TRATAMENTO COM IMPLANTE

CAPÍTULO 86

Tratamento de Suporte ao Implante

Jonathan H. Do | Perry R. Klokkevold

SUMÁRIO DO CAPÍTULO

Justificativa para o Tratamento de Suporte ao Implante, 900
Avaliação dos Implantes, 900
Avaliação da Saúde Peri-Implantar, 903

Manutenção do Implante, 905
Tratamento das Doenças Peri-Implantares, 906
Encaminhamento de Pacientes ao Periodontista, 907

A terapia de implante dentário não se encerra com a reabilitação protética final. Previsibilidade e sucesso a longo prazo dos implantes dentários e das suas necessidades restauradoras resultam de um tratamento cirúrgico planejado, tratamento restaurador e manutenção impecável a longo prazo, os quais dependem de cuidado doméstico pelo paciente e tratamento de suporte profissional aos implantes.

A manutenção peri-implantar inicia-se quando o implante é exposto na cavidade oral e continua em intervalos regulares durante toda a vida do implante. O intervalo de revisão é determinado pela higiene oral do paciente e suscetibilidade a doenças inflamatórias induzidas pela placa. Inicialmente, no primeiro ano após o tratamento, as consultas de manutenção devem ser agendadas em intervalos de 3 meses e depois ajustadas de acordo com as necessidades individuais do paciente. Pacientes que apresentam boa higiene oral, depósitos mínimos e resistência à doença não vão exigir manutenção profissional frequente, enquanto aqueles que apresentam higiene oral insuficiente, grandes depósitos e suscetibilidade à doença vão necessitar de atenção maior.

Justificativa para o Tratamento de Suporte ao Implante

Apesar de os implantes dentários não serem vulneráveis à cárie dentária, eles ainda são suscetíveis a complicações mecânicas e alterações inflamatórias induzidas por placa no tecido peri-implantar. Um estudo retrospectivo de 10 anos[48] com 397 implantes fixados em 300 pacientes observou uma taxa de 24,7% de complicações mecânicas. A complicação mais frequente foi relacionada à quebra da cerâmica (20,31%) seguida pelo afrouxamento do parafuso oclusal (2,57%) e perda de retenção (2,06%). Apesar de relativamente infrequente, a perda do parafuso oclusal pode resultar em uma abertura subgengival na junção pilar-implante que retém biofilme e estimula uma reação inflamatória tanto nos tecidos duros quanto nos moles.

Biologicamente, o acúmulo de biofilme peri-implantar devido ao inadequado acesso ou à falta de acesso para higiene oral pode resultar em mucosite peri-implantar e peri-implantite. A mucosite peri-implantar é caracterizada por inflamação localizada do tecido mole, que afeta mais de 80% dos pacientes com implantes dentários.[25] Peri-implantite é caracterizada por inflamação peri-implantar com progressiva perda de crista óssea além da remodelação inicial. A prevalência de peri-implantite varia de 11,2% a 53%.[27,37,38-40] Higiene oral insuficiente, cimento residual, histórico de periodontite ou periodontite atual, tabagismo e diabetes melito são fatores de risco para doenças peri-implantares.[1,9]

A relação entre mucosite peri-implantar e peri-implantite é similar àquela entre gengivite e periodontite. Ainda que a mucosite peri-implantar não evolua para peri-implantite, é a sua provável precursora.[1] A resposta inflamatória em uma doença peri-implantar parece ser semelhante à de uma doença periodontal.[41] Todavia, a gravidade e a velocidade de progressão da doença parecem ser mais evidentes ao redor dos implantes. Isso talvez ocorra devido à ausência do processo autolimitante ao redor dos implantes, como observado na periodontite, em que existe uma separação entre o infiltrado de células inflamatórias e o osso.[6] Modelos experimentais demonstraram que a mucosite peri-implantar é reversível ao nível de biomarcadores (metaloproteinase da matriz 8 [MMP-8] e interleucina-1β [IL-1b]).[41]

Uma análise da literatura[36] relatou que a mucosite peri-implantar pode ser tratada efetivamente com terapia mecânica não cirúrgica, enquanto essa modalidade tende a não ser eficiente contra a peri-implantite. Os resultados de tratamentos cirúrgicos para peri-implantite não são previsíveis. Por essa razão, a prevenção, a detecção e o tratamento precoce das doenças peri-implantares são críticos. O tratamento de suporte periódico bem realizado é essencial para o sucesso a longo prazo da terapia com implantes dentários.

IMPORTANTE

Os implantes são suscetíveis às complicações mecânicas e às doenças inflamatórias induzidas pelo biofilme, como mucosite peri-implantar e peri-implantite.

Avaliação dos Implantes

A consulta de tratamento de suporte ao implante deve incluir: investigação sobre novos interesses, problemas ou dor; revisão do estado oral e clínico do paciente, avaliação e reforço sobre higiene oral; exame e avaliação da saúde dos tecidos ósseo e mole; avaliação dos implantes, da instabilidade e integridade das próteses associadas aos

CAPÍTULO 86 Tratamento de Suporte ao Implante

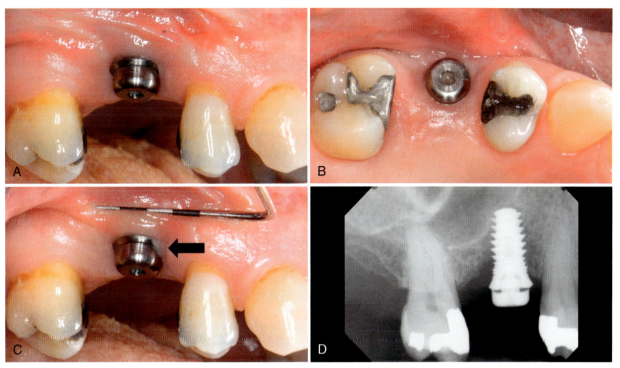

Figura 86.1 Peri-implantite. (A e B) Observa-se um mínimo acúmulo de biofilme. A mucosa peri-implantar exibe edema e eritema mínimos. Observe o posicionamento vestibular do implante em B. (C) A manipulação do tecido indica ausência de gengiva inserida queratinizada na vestibular e drenagem de exsudado pelo sulco peri-implantar (seta). (D) Radiografia periapical mostra perda óssea peri-implantar e ápice do implante.

implantes e do tratamento de suporte profissional. A avaliação deve ser feita para determinar o intervalo de retorno e o programa para a próxima consulta.

O exame começa com a inspeção visual do acúmulo de placa e cálculo, sinais de inflamação e edema, qualidade do tecido mole peri-implantar, cor, consistência, contorno e anormalidades nas próteses sobre implantes. O tecido mole peri-implantar pode ser palpado digitalmente para detectar edema, dor, exsudado ou supuração. A sondagem peri-implantar pode ser utilizada para avaliar as condições e níveis de tecidos mole e ósseo ao redor dos implantes. Quando indicado, imagens radiográficas podem ser obtidas para ajudar a verificar o nível da crista óssea peri-implantar. Determinação da estabilidade ou mobilidade do implante e teste de percussão podem auxiliar na avaliação da osseointegração do implante (Figura 86.1).

> **CORRELAÇÃO CLÍNICA**
>
> O exame do implante inclui avaliação do controle de biofilme, avaliação visual e tátil do tecido peri-implantar quanto a alterações inflamatórias e alterações nas profundidades de sondagem, e exame radiográfico do nível ósseo medial e distal.

Sondagem Peri-Implantar

A sondagem dos implantes pode ser feita com uma força leve (isto é, 0,25 N) usando uma sonda de aço tradicional sem efeitos adversos à mucosa peri-implantar.[15] A sondagem do implante deve ser registrada no fim do tratamento restaurador como medida padrão e, a seguir, ao menos uma vez por ano.[25]

Os cirurgiões-dentistas devem ter cautela ao avaliar a sondagem peri-implantar, porque essas medidas não podem ser interpretadas da mesma forma que a profundidade de sondagem ao redor dos dentes. Enquanto a sondagem periodontal é muito útil para avaliar a saúde do tecido periodontal, o sulco ou profundidade de bolsa e o nível de inserção, a sondagem ao redor dos implantes não oferece resultados comparativos.[7] Devido às diferenças entre o tecido que contorna e suporta o dente e aquele que contorna e suporta os implantes, a sonda é inserida e penetra de forma diferente. Ao redor do dente, a sonda periodontal sofre resistência dos tecidos periodontais saudáveis e, talvez mais importante, da inserção das fibras supracrestais do tecido conjuntivo no cemento da superfície radicular. Essas fibras, únicas nos dentes, são a fonte primária de resistência à sondagem.[5] Não há adesão fibrosa equivalente ao redor dos implantes. As fibras de tecido conjuntivo ao redor dos implantes geralmente correm paralelas ao implante ou à superfície da prótese e não têm fibras perpendiculares ou de inserção (Capítulo 74). A fonte primária de resistência à sonda ao redor de um implante será diferente dependendo das condições circunjacentes.[12,24] Em locais não inflamados, a sonda terá a resistência da adesão coronal do tecido conjuntivo do implante. Em locais inflamados, a ponta da sonda penetrará mais consistentemente adiante no tecido conjuntivo até encontrar um tecido conjuntivo menos inflamado, que geralmente se situa próximo ou ao nível do osso.

O valor da sondagem peri-implantar é diferente daquele da sondagem periodontal e oferece informações muito limitadas pela comparação. A sondagem ao redor dos implantes pode medir o nível da mucosa marginal em relação a uma posição fixa do implante ou da prótese e a profundidade do tecido circunjacente. A profundidade da sondagem peri-implantar é geralmente uma medida da espessura do tecido conjuntivo adjacente e se correlaciona mais consistentemente com o nível ósseo circundante. Contudo, a sondagem peri-implantar é afetada por várias condições, incluindo o tamanho da sonda, a força e a direção de inserção, a saúde e a resistência dos tecidos peri-implantares, o nível do suporte ósseo e as características do implante, do pilar e da prótese (Figura 86.2).

Uma comparação[45] de sondagem de profundidade de bolsa de implantes com peri-implantite antes e depois da remoção da prótese demonstrou profundidades similares somente em 37% dos sítios. Em

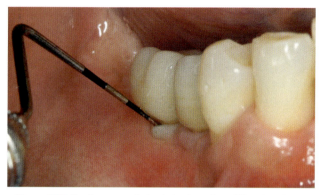

Figura 86.2 Sondagem vestibular do implante impedida pela prótese.

39% dos sítios, a diferença foi de ± 1 mm, em 15% dos sítios foi de ± 2 mm e em 9% dos sítios foi de ± 3 mm. A sondagem pode ser uma medida precisa da espessura dos tecidos moles ao redor do implante (isto é, tecido mole peri-implantar acima do nível ósseo), mas, em alguns casos ou locais, a inabilidade para angular e direcionar apropriadamente a sonda ao longo do implante pode levar a uma avaliação incorreta da espessura do tecido mole. Nessas situações, o cirurgião-dentista deve considerar as limitações e saber que outros parâmetros clínicos e radiográficos são necessários para ajudar a avaliar a condição peri-implantar.

A sondagem ao redor dos implantes é provavelmente mais variável do que ao redor dos dentes. Estudos demonstraram que alteração na força de sondagem ao redor dos implantes resulta em alterações mais dramáticas do que alteração similar de força de sondagem ao redor dos dentes.[29] A profundidade de sondagem em torno dos implantes presumivelmente saudável (e sem sangramento) tem sido documentada como aproximadamente de 3 mm ao redor de todas as superfícies.[28] A ausência de sangramento durante a sondagem em volta dos dentes tem sido estabelecida como um indicador de saúde e bom prognóstico de estabilidade periodontal.[21] Estudos comparativos entre sangramento à sondagem ao redor de dentes e implantes no mesmo paciente relataram que sangramento ao redor dos implantes ocorre mais frequentemente.

A presença de sangramento à sondagem em locais de implante pode indicar inflamação na mucosa peri-implantar. Entretanto, a possibilidade de usar o sangramento à sondagem como indicador de avaliação de locais saudáveis ou não ao redor do implante ainda não foi estabelecida. Devido ao potencial de falso-positivo para sangramento (isto é, sangramento provocado) com a sondagem, o uso do sangramento marginal, que é um indicador mais sensível à inflamação e menos provável de obter um sangramento falso-positivo, tem sido proposto como avaliação da inflamação peri-implantar.[50] O sangramento marginal pode ser avaliado correndo-se uma sonda em movimentos circulares ao longo da porção coronariana nos sulcos dos implantes. No geral, o valor da sondagem peri-implantar reside no monitoramento de mudanças na profundidade da sondagem da bolsa ao longo do tempo mais do que no valor inicial, já que alguns implantes são posicionados apicalmente por estética.[1]

> **CORRELAÇÃO CLÍNICA**
>
> A sondagem de implantes pode ser realizada com uma sonda tradicional e aço. É valiosa para detectar alterações inflamatórias no tecido de maneira tátil, como perda de tecido para a resistência à penetração da sonda, esponjosidade da mucosa peri-implantar e sangramento à sondagem, e para monitorar alterações na profundidade da sondagem ao longo do tempo.

Testes Microbiológicos

Estudos em animais e humanos demonstraram o desenvolvimento de uma inflamação da mucosa peri-implantar em resposta ao acúmulo de biofilme bacteriano.[5,33,41,51] Estudos sugerem que sondagens profundas maiores (isto é, bolsas) ao redor dos implantes abrigam níveis maiores de microrganismos.[30,35,43] Estudos também demonstraram semelhanças na composição microbiana do biofilme em sítios periodontais sadios em comparação com sítios peri-implantares sadios.[31] Da mesma forma, evidências indicam que a microbiota de bolsas periodontais de periodonto afetado abrigam os mesmos microrganismos patogênicos periodontais que os observados em locais peri-implantares inflamados (isto é, peri-implantite).[31,43] Contudo, não há evidência para provar que os patógenos periodontais causam doença peri-implantar, e a patogênese da doença inflamatória ao redor do implante não foi bem definida.[10]

Um relato[1] defende de modo geral a ideia de que a doença peri-implantar, assim como a doença periodontal, ocorra primeiramente como resultado de uma esmagadora invasão bacteriana e, subsequentemente, pela resposta do hospedeiro. Biópsias humanas indicam que peri-implantites e periodontites exibem características histológicas similares, incluindo um infiltrado celular no tecido conjuntivo dominado por linfócitos B e plasmócitos, assim como suprarregulação dos biomarcadores inflamatórios. Não há evidência convincente indicando que testes laboratoriais utilizados na identificação de patógenos periodontais suspeitos sejam úteis na avaliação de implantes.[14] A utilidade de testes microbianos pode ser limitada à avaliação de locais peri-implantares que demonstram sinais de infecção e perda óssea, de modo que o profissional possa prescrever antibióticos apropriados.

Medidas de Estabilidade

A avaliação da estabilidade ou mobilidade do implante é uma importante medida para determinar se a osseointegração está sendo mantida. Contudo, é importante observar que essa medida apresenta uma sensibilidade extremamente baixa, mas alta especificidade. Um implante pode exibir significativa perda óssea e permanecer estável; a medida de estabilidade, neste caso, apresenta baixa sensibilidade para a detecção de qualquer perda óssea. Por sua vez, se for detectada mobilidade significativa, é provável que o implante não esteja envolvido por osso; a mobilidade é altamente específica na detecção de insucesso do implante ou perda de osseointegração. A mobilidade deve ser diferenciada entre a perda de osseointegração e a perda da prótese sobre implante.

Há um grande interesse na avaliação da estabilidade do contato osso-implante de uma maneira não invasiva. Duas técnicas não invasivas têm sido utilizadas como meios de avaliação de estabilidade dos implantes: a resistência ao impacto (p. ex., Periotest®) e a análise da frequência de ressonância (AFR). Originalmente planejado para avaliar a mobilidade dentária de maneira quantitativa, o Periotest® (Gulden, Bensheim, Alemanha) é um aparelho eletrônico não invasivo que fornece uma medida objetiva da reação do periodonto para uma carga de impacto definido aplicada à coroa do dente. O valor do Periotest® depende, até certo ponto, da mobilidade do dente e, principalmente, das características de amortecimento do periodonto. Apesar da dependência do periodonto, o Periotest® também tem sido utilizado para avaliar a estabilidade do implante. Entretanto, ao contrário dos dentes, o movimento dos implantes e do osso circunjacente é minúsculo e, portanto, os valores do Periotest® caem dentro de uma variação muito menor em comparação com a variação encontrada nos dentes. A detecção de mobilidade horizontal pode ser uma vantagem significativa para o uso do Periotest® porque ele é muito mais sensível ao movimento horizontal do que a detecção similar por outros meios, como a avaliação manual.[14]

Outro método não invasivo para medir a estabilidade dos implantes é a AFR,[28] que utiliza um transdutor fixado ao implante ou ao pilar. Um sinal uniforme é aplicado ao implante pelo transdutor e mede-se a resposta. O valor da AFR é uma função da rigidez do implante nos tecidos circunjacentes. A rigidez é influenciada pelo implante, pela interface osso-implante e pelos tecidos moles, assim como o próprio osso adjacente. A altura do implante ou pilar sobre o osso irá influenciar o valor da AFR. Ao contrário do Periotest®, a AFR não é dependente do movimento em somente uma direção. Os valores absolutos da AFR variam de um tipo de implante para outro e de um sítio para outro, mas há grande consistência para qualquer implante ou localização.

O valor da AFR é mais apreciado com medidas repetidas do mesmo implante ao longo do tempo, porque essa análise é muito sensível a alterações na interface osso-implante. Pequenas alterações no tecido de sustentação podem ser detectadas usando-se a AFR. Um aumento dos valores da AFR indica maior estabilidade dos implantes, enquanto uma diminuição indica perda da estabilidade. Entretanto, essa é uma medida relativa, e não foi determinado se a AFR é capaz de detectar fracasso iminente antes do insucesso real do implante.

Muito interesse e pesquisa têm se centralizado no uso de métodos não invasivos para avaliar a estabilidade dos implantes. A mobilidade permanece o sinal cardinal de insucesso do implante, e a detecção de mobilidade é, portanto, um parâmetro importante.

Percussão do Implante

Batidas com um instrumento no pilar de cicatrização de implante ou na prótese irão produzir um som que poderá determinar a osseointegração do implante. Um som ressoando consistente e a ausência de dor geralmente indicam a osseointegração do implante. Um som fraco pode indicar que o implante está fibroencapsulado. Achados clínicos e radiográficos são necessários para o diagnóstico.

Exame Radiográfico

Radiografias periapicais intraorais perpendiculares devem ser realizadas no momento da colocação do implante, durante a conexão do pilar e na entrega da prótese final para serem utilizadas como base de documentação dos níveis ósseos e, a partir daí, anualmente[11] para monitorar alterações marginais ou ósseas peri-implantares. Na presença de inflamação peri-implantar, a radiografia periapical é indicada para avaliação do osso peri-implantar e diagnóstico de doenças. As radiografias periapicais apresentam excelente resolução e, quando realizadas de forma perpendicular aos implantes, podem fornecer valiosos detalhes sobre a junção pilar-implante, nível de crista óssea mesial e distal relacionado à plataforma do implante e a interface osso-implante ao longo do implante (Figura 86.3). As radiografias periapicais são de difícil padronização, e uma grande variação é inerente ao processo de aquisição da imagem, mas são relativamente simples, econômicas e prontamente disponíveis no consultório odontológico. É importante para o diagnóstico a obtenção de imagens que mostrem claramente as roscas do implante (isto é, não mascaradas por angulações não perpendiculares) e a conexão implante-pilar da prótese.

O objetivo do exame radiográfico é medir a altura do osso adjacente ao implante e avaliar a presença e a qualidade do osso ao longo do implante, como também detectar qualquer área radiolúcida peri-implantar. Embora o valor preditivo da avaliação da estabilidade dos implantes com radiografias seja pequeno, as películas oferecem um método razoável para medir alterações nos níveis ósseos.[46] O valor preditivo da detecção do insucesso do implante ou perda de estabilidade é bom quando lesões radiolúcidas são descobertas por meio de radiografias periapicais. A identificação radiográfica de implantes instáveis é confiável quando realizada como parte dos exames anuais e quando se examinam pacientes em acompanhamento a longo prazo.[19]

O exame radiográfico permanece uma das ferramentas básicas para detecção de fracasso de implantes ou para avaliação clínica de rotina, mesmo que ele não seja tão preciso como os testes de mobilidade. Em um estudo planejado para avaliar a eficácia e a precisão do diagnóstico radiográfico de mobilidade, a probabilidade de prever a mobilidade do implante em uma população com baixa prevalência de insucesso foi baixa.[46] Outros estudos, entretanto, demonstraram valores preditivos muito maiores para o diagnóstico radiográfico de mobilidade dos implantes.[18,19] Os autores concluíram que os fatores mais importantes na realização de um diagnóstico radiográfico preciso são a qualidade da radiografia e a experiência do profissional.[19,46]

FLASHBACK

As radiografias periapicais intraorais dos implantes devem ser tiradas com o feixe do raio X perpendicular à fixação do implante para possibilitar a visualização clara das roscas do implante e os níveis ósseos crestais mesiais e distais.

Avaliação da Saúde Peri-Implantar

Avaliação do Controle de Biofilme

O controle impecável da placa ou remoção do biofilme é crucial para a saúde do tecido peri-implantar. Um controle ruim da placa é associado à doença peri-implantar (*odds ratio* = 14,3).[25] É vantajoso avaliar o controle do biofilme antes de qualquer manipulação de tecido. A quantidade e a localização do biofilme e o acúmulo de cálculo podem ser avaliados visualmente. O controle insuficiente do biofilme

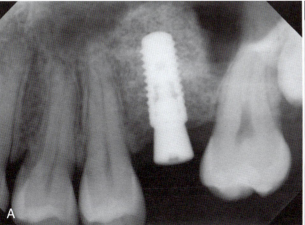 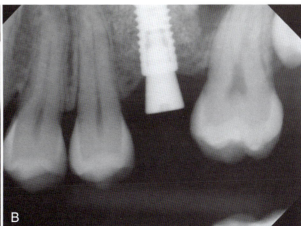

Figura 86.3 (A) A radiografia periapical captura todo o implante. (B) Uma segunda radiografia periapical perpendicular é necessária para avaliar o nível da crista óssea. O implante com a plataforma modificada é visto na junção pilar-implante.

está geralmente associado à sua retenção, retenção de cálculo e tecido gengival eritematoso e edemaciado. Quando o controle do biofilme é inadequado, deve-se solicitar ao paciente que demonstre a sua higiene oral de rotina em frente a um espelho para que se possam avaliar as suas técnicas. Se o paciente falha na remoção do biofilme em alguma área, a sua atenção deve ser direcionada para a localização desse biofilme. Um instrumento pode ser usado para remover o biofilme sob atenção do paciente, a fim de que se possa ver sua coloração e consistência. Nesse momento, a instrução de higiene oral deve ser demonstrada e reforçada.

Avaliação da Saúde e da Doença Peri-Implantar

A mucosa peri-implantar saudável é caracterizada por um tecido gengival róseo, firme e bem adaptado. A doença peri-implantar é associada a eritema clínico, edema e perda de tecido inserido ao redor do implante. A mucosa peri-implantar pode ser não queratinizada e não inserida (Figura 86.1C) ou queratinizada e inserida (Figura 86.4C). Na presença de mucosa queratinizada inserida, um tampão ou um selamento gengival é estabelecido ao redor do implante.[4] O selamento gengival tem o potencial de proteger o tecido ósseo de sustentação e reduzir a formação de biofilme subgengival. Devido à mobilidade natural da mucosa oral, a função protetora da mucosa peri-implantar não queratinizada e não inserida talvez não seja tão eficaz. Entretanto, a presença de gengiva inserida queratinizada, que pode facilitar a higiene oral, não é um requisito para a saúde peri-implantar se o biofilme for bem controlado.[44,49] Todavia, sítios deficientes em tecidos inseridos queratinizados tipicamente exibem deficiências de rebordo vertical ou horizontal, pouca profundidade vestibular e restaurações extensas ou volumosas. Todos esses fatores podem impedir o acesso para a higiene oral e contribuir para o acúmulo de placa e inflamação peri-implantar.

> **IMPORTANTE**
> A saúde peri-implantar é caracterizada pela mucosa peri-implantar rósea, firme e bem adaptada. A doença peri-implantar é associada ao eritema, edema e perda de firmeza do tecido em torno do implante.

Em casos de inflamação peri-implantar, o tecido peri-implantar deve ser palpado para dor e supuração, o implante deve ser sondado e radiografias periapicais devem ser obtidas e comparadas com radiografias iniciais para determinar a perda de osso peri-implantar. A presença de supuração geralmente indica peri-implantite.[25] Perdas da crista óssea radiográfica além do nível basal de referência do implante na época da entrega da prótese final associadas ao sangramento à sondagem são características de peri-implantite.[22] Em virtude do potencial de erros de medidas, recomenda-se um limite de perda óssea detectável de 1 a 1,5 mm para diagnóstico de peri-implantite.[42] Na ausência de radiografias iniciais de referência, uma distância vertical de 2 mm da margem do nível ósseo esperado seguindo a remodelação inicial da crista óssea é recomendada como limite para diagnóstico de peri-implantite.[42]

A quantidade de remodelação óssea inicial pode variar dependendo do tipo de junção pilar-implante. Implantes com plataforma modificada (*Platform-switched*) (Fig. 86.5C; ver Figura 86.3), nos

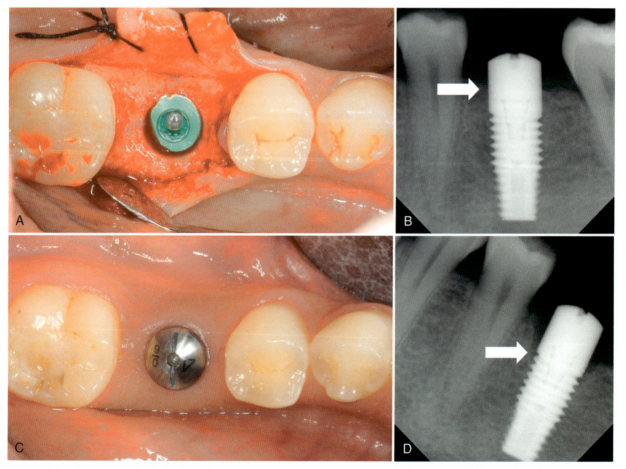

Figura 86.4 (A) Posicionamento de implante abaixo da crista com adequada espessura óssea vestibular e lingual. (B) Radiografia periapical no momento do posicionamento do implante. (C) Implante com 5 meses de osseointegração, exibindo adequado tecido peri-implantar inserido queratinizado. (D) Também exibe remodelação de crista óssea na primeira rosca. As *setas* indicam o nível da crista óssea vestibular e lingual.

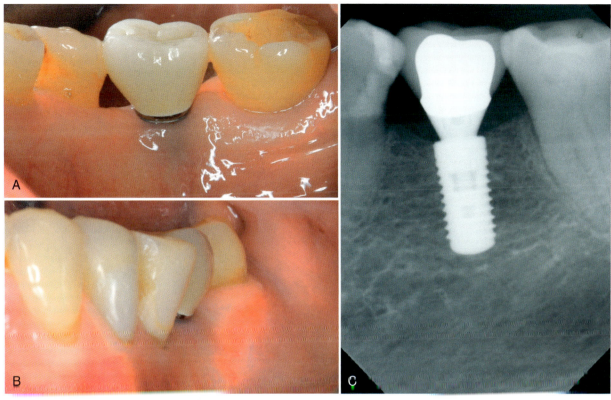

Figura 86.5 Prótese confeccionada com acesso adequado para higiene. (A) Vista lingual. (B) Vista mesial do contorno vestibular. (C) Radiografia periapical mostrando a transição do parafuso do implante para a prótese. A plataforma modificada é vista na junção pilar-implante.

quais o pilar é relativamente deslocado internamente para fixação do implante, na junção implante-pilar, devem exibir menor remodelação de crista óssea do que aqueles sem modificação de plataforma (Figura 86.4), nos quais o pilar é nivelado ou igualado com a instalação do implante na junção implante-pilar.

Avaliação da Osseointegração do Implante

A osseointegração do implante deve ser determinada anteriormente à confecção e entrega da prótese final. A osseointegração só pode ser definitivamente determinada histologicamente, o que iria requerer remoção do implante e do osso adjacente. Uma combinação de parâmetros radiográficos e clínicos é usada para realizar uma avaliação da osseointegração dos implantes ou confirmar a ausência da osseointegração. Incluem ausência de inflamação peri-implantar e dor à palpação e percussão, presença de som sólido à percussão, radiografia do contato osso-implante ao longo da superfície do implante (isto é, ausência de radiolucidez ao longo da interface osso-implante) e estabilidade do implante.

Avaliação da Prótese do Implante

As superestruturas, estruturas e próteses sobre implantes devem ser confeccionadas de forma que fiquem acomodadas e facilitem a higiene oral (p. ex. espaços higiênicos devem ser criados para permitir a passagem de escovas interproximais) (Figura 86.4). O plano oclusal da prótese sobre implante deve fornecer suporte posterior adequado, maximizar a carga axial e minimizar contatos inclinados, carga não axial e interferências nos movimentos excursivos.

Radiografias perpendiculares ao implante devem ser obtidas como base de documentação e para verificar o completo assentamento da prótese. Em seguida, próteses sobre implantes cimentadas devem ser exaustivamente avaliadas para remoção de excesso de cimento residual. Durante as consultas de acompanhamento, as próteses sobre implantes devem ser cuidadosamente examinadas visando a fraturas, contatos prematuros, afrouxamento e, em próteses removíveis, desgaste dos componentes de retenção (isto é, clipes Hader e pinos localizadores de inserção). A oclusão deve ser ajustada de forma a prevenir sobrecarga no implante e fratura de suas partes. Perda do pilar e afrouxamento das roscas devem ser avaliados, possivelmente reposicionados e submetidos ao torque reverso. Componentes retentivos desgastados devem ser trocados periodicamente para assegurar a devida retenção, estabilidade e função das próteses removíveis. Desgaste oclusal dos dentes e adaptação do implante a superfícies do tecido ósseo e à prótese devem ser avaliados e corrigidos como indicado. Em pacientes com parafunção oral e forças oclusais excessivas, protetores oclusais são indicados para proteger implantes e próteses.

Manutenção do Implante

Métodos de Higiene Oral para o Paciente

A importância da boa higiene oral deve ser salientada mesmo antes de os implantes serem posicionados, e a higiene oral peri-implantar para o controle do biofilme deve começar o mais cedo possível, uma vez que o implante está exposto à cavidade bucal. Um cotonete, uma gaze ou uma escova de dentes macia podem ser usados para remover placa do pilar cicatrizador ou restaurações provisórias durante a fase pós-operatória precoce de cicatrização. Anteriormente à osseointegração do implante, deve-se evitar o uso de escovas elétricas.

Uma vez que tenha ocorrido e sido verificada a osseointegração, a escovação com dentifrícios pode ajudar a remover depósitos e aumentar o polimento da superfície exposta do implante e da prótese.[32] Outros auxiliares à higiene dental, tais como fio dental, pontas de borracha e escovas interdentais, também podem ser empregados (Figura 86.6). A higiene oral deve enfatizar a remoção da placa e de depósitos ao longo da gengiva marginal. Evidências sobre o uso de

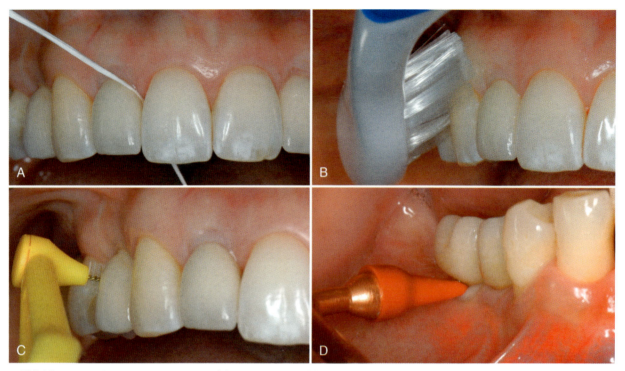

Figura 86.6 Métodos de higiene oral para o paciente. (A) Uso de fio dental. (B) Método de escovação de Bass com escova extramacia. (C) Escovação interproximal. (D) Remoção de placa com ponta de borracha. Os métodos de higiene removem a placa ao longo da margem gengival.

irrigadores elétricos ao redor dos implantes são limitadas. Um estudo reportou que a irrigação subgengival com 0,06% de gluconato de clorexidina com o Waterpik® (Water Pik, Inc. Fort Collins, CO, EUA) se mostrou mais efetiva na redução do biofilme e da inflamação gengival e produziu menos manchas do que o enxágue com gluconato de clorexidina a 0,12% uma vez ao dia.[16]

Métodos de Manutenção e Controle Profissional

A manutenção profissional consiste em remover o biofilme dentário e cálculos dos componentes dos implantes expostos ao meio oral.[26] Assim como a superfície radicular, a superfície transmucosa dos implantes deve ser lisa para minimizar o acúmulo de placa e facilitar a prática da higiene oral.[23] Em locais com excelente controle de placa e saúde peri-implantar, a necessidade de instrumentação profissional é mínima e deve ser limitada, prevenindo danos iatrogênicos aos componentes do implante, o que poderia contribuir para o acúmulo de placa e cálculo. Na presença de placa, cálculo e depósitos persistentes, deve-se ter cuidado para minimizar os danos à superfície transmucosa do implante. Todavia, a prioridade deve ser para a completa remoção de depósitos da superfície do implante.

Todos os instrumentos metálicos, incluindo curetas e raspadores manuais e raspadores ultrassônicos, aumentam a rugosidade da superfície no titânio polido.[26] Assim, o uso de curetas de plástico ou recobertas com Teflon, carbono e ouro ou pontas não metálicas tem sido indicado para proteger a superfície de titânio do implante e o pilar de titânio da contaminação por outros metais e para reduzir a probabilidade de arranhões da superfície. Infelizmente, o maior tamanho e a flexibilidade das curetas que não são de metal não permitem uma remoção eficiente de biofilme e cálculo,[34] e as curetas revestidas de Teflon e ouro não podem ser afiadas.

A maioria das próteses atuais dos implantes é feita com ligas de ouro ou materiais cerâmicos, que são geralmente idênticos aos usados nas restaurações da dentição natural. A localização da conexão entre esses materiais restauradores e o implante é geralmente abaixo da mucosa e frequentemente próximo da crista óssea; a maior parte da remoção de cálculo será realizada acima desse nível. Portanto, o medo de contaminação do implante de titânio não tem justificativa. A liga de ouro ou as superfícies cerâmicas podem ser desbridadas com a maioria dos raspadores e das curetas (p. ex., plástico, recobertas com ouro ou aço inoxidável) sem danos à superfície. Taças de borracha e pasta de polimento podem ser utilizadas para remoção de placa ou biofilme e aumentar a lisura e o polimento das superfícies. Instrumentos ultrassônicos magnetostritivos e piezoelétricos com pontas de metal (p. ex., Cavitron®) devem ser usados com cuidado devido às irregularidades que facilmente podem ocasionar na superfície.

Tratamento das Doenças Peri-Implantares

Os objetivos do tratamento da doença peri-implantar são a eliminação de toda a infecção peri-implantar e de processos inflamatórios, a prevenção de progressão da doença e a preservação e a restauração da função e da estética. O tratamento é iniciado com a orientação do paciente sobre a etiologia e a prevenção do processo da doença peri-implantar, além de instruções de higiene oral. Embora a bactéria seja o principal fator etiológico, fatores sistêmicos (p. ex., tabagismo, diabetes mal controlado) e fatores locais (p. ex., excesso de cimento residual e restaurações inadequadas, que impedem o acesso para higiene) devem ser identificados e modificados.

Mucosite Peri-Implantar

A mucosite peri-implantar pode ser tratada eficazmente com terapia mecânica não cirúrgica.[36] O tratamento requer completa remoção de placa sub e supramucosa, de cálculos e depósitos usando curetas, raspadores ultrassônicos, taça de polimento e pasta profilática. O uso associado de antimicrobianos (p. ex., irrigação com clorexidina e enxágue bucal) e desbridamento mecânico pode melhorar o resultado do tratamento.[36]

Peri-Implantite

O tratamento da peri-implantite inclui intervenções não cirúrgicas e cirúrgicas, que devem ser combinadas com o uso adjunto de antimicrobianos. Intervenções não cirúrgicas consistem em irrigação e enxágue antimicrobiano, antibiótico local, desbridamento ultrassônico com dispositivos abrasivos à base de ar e terapia a *laser*. O tratamento cirúrgico inclui o retalho de espessura total para acesso, seguido de degranulação, desbridamento da superfície a *laser* ou por instrumentos mecânicos, descontaminação da superfície com *laser* ou antimicrobianos e aumento ósseo. Com base em duas análises sistemáticas[13,47] atualmente disponíveis, os dados científicos são insuficientes para sugerir qual tipo de intervenção terapêutica é mais eficaz e para indicar alguma recomendação específica para o uso de antibiótico administrado local ou sistemicamente.

A descontaminação/desinfecção da superfície do implante permanece um desafio, especialmente para implantes com superfícies ásperas. Para algumas modalidades de tratamento, a recorrência parece ser alta (até 100%) depois de 1 ou mais anos de tratamento, e o retratamento pode ser necessário. O acesso cirúrgico pode ser necessário para interromper a perda óssea peri-implantar. O tratamento cirúrgico pode resultar em retração gengival e com prometimento da estética. Em locais com alta demanda estética, o tratamento definitivo da peri-implantite pode incluir remoção do implante, realização de enxerto no local e colocação de outro implante.

> **IMPORTANTE**
>
> O tratamento da mucosite peri-implantar é eficaz, enquanto o tratamento da peri-implantite é imprevisível. A prevenção, a detecção precoce e o tratamento de doenças inflamatórias peri-implantares são essenciais para o sucesso dos resultados.

Encaminhamento de Pacientes ao Periodontista

As diretrizes descritas anteriormente irão permitir que o paciente com implantes tenha boa manutenção pelo cirurgião-dentista clínico geral. O encaminhamento a um periodontista deve ser considerado se houver diagnóstico de peri-implantite ou mucosite peri-implantar e não apresentar resolução com a melhora da higiene oral e cuidados de manutenção profissional. O encaminhamento precoce é vantajoso porque cessa a progressão e limita a extensão da perda óssea.

 Acesse Caso Clínico em https://www.grupogen.com.br.

Referências Bibliográficas

 As referências bibliográficas deste capítulo estão disponibilizadas em https://www.grupogen.com.br.

CAPÍTULO 87

Resultados do Tratamento com Implantes

Perry R. Klokkevold

CONTEÚDO DO CAPÍTULO

Definição de Desfechos em Implantodontia, 908
Fatores que Influenciam o Resultado do Implante, 910

Resultados Estéticos e Satisfação do Paciente, 913
Conclusão, 914

O estudo-referência de Gotemburgo, assim como o estudo-réplica da Universidade de Toronto, forneceram as bases para as expectativas de sucesso e previsibilidade dos implantes dentários com forma de raiz. O estudo, conduzido por um período superior a 15 anos na Universidade de Gotemburgo, Suécia, por P.I. Bränemark et al., iniciou-se em 1965 e foi concluído em 1980. Os resultados, relatados em diversos artigos, definiram o conceito de osseointegração, descreveram protocolos para o sucesso e compartilharam experiências clínicas.

O artigo mais significativo do estudo, publicado em 1981, tinha sido aquele a respeito de implantes osseointegrados no tratamento dos maxilares edêntulos.[2] O estudo de Gotemburgo incluiu 2.768 implantes com forma de raiz dentária, instalados em 410 maxilares edêntulos, em 371 pacientes consecutivos. Os dados foram mais frequentemente reportados em subgrupos, de acordo com as três fases do estudo (*i. e.*, inicial, de desenvolvimento e de rotina). Os casos tratados no período de rotina, com procedimentos padronizados e um período de observação de 5 a 9 anos, foram idealizados para representar o potencial do método e constituíram a base dos dados relatados naquela publicação histórica. Este subgrupo consistiu em 895 implantes instalados em 130 arcadas. A sobrevida dos implantes foi de 81% na maxila e 91% na mandíbula. A taxa de sobrevida das próteses (isto é, estabilidade continuada) foi de 89% na maxila e 100% na mandíbula.

O estudo-réplica, conduzido na Universidade de Toronto, demonstrou que resultados comparáveis poderiam ser obtidos previsivelmente usando-se o mesmo desenho de implantes e protocolos de tratamento.[5,78-80] Juntos, esses estudos demonstraram que, em um paciente edêntulo, poderia ser esperada sobrevida dos implantes de 81% ou mais, e das próteses, 89% ou mais.

Nas décadas seguintes à descoberta da osseointegração e da documentação de sua eficácia clínica, cirurgiões-dentistas vivenciaram um enorme sucesso na substituição de dentes perdidos por implantes endósseos na forma da raiz dentária em pacientes tanto parcial quanto totalmente edêntulos.[1,48] Apesar do elevado sucesso e da previsibilidade a longo prazo, a obtenção de êxito em todos os casos, em todos os pacientes e em cada situação não é absoluta. Complicações e fracassos dos implantes ocorrem.[2,12] Alguns implantes falham em obter osseointegração, alguns se osseointegram e começam a perder osso progressivamente ao longo do tempo, levando ao fracasso, e outros implantes rapidamente perdem osso e falham em um curto período. Alguns implantes podem adquirir e manter a osseointegração, mas fracassam porque não atingem as expectativas estéticas do cirurgião-dentista ou do paciente.

Os relatos de sucesso dos implantes variam enormemente na literatura, o que faz com que a definição da razão de sucesso absoluto dos implantes seja impraticável. Este capítulo analisa os desfechos do tratamento por meio de implantes à luz dos fatores que influenciam seu êxito e sobrevida. A intenção é realçar aspectos importantes que precisam ser considerados na avaliação dos desfechos dos implantes e oferecer ao leitor diretrizes para a compreensão de resultados publicados.

Definição de Desfechos em Implantodontia

Os desfechos dos tratamentos com implantes têm sido relatados de várias formas na literatura. Diversos níveis de sucesso e fracasso dos implantes foram descritos em relatos de caso, séries de casos, além de estudos retrospectivos, controlados e prospectivos. O tipo do estudo e a maneira de relatá-lo são decididos pelos autores, sendo geralmente influenciados pelos dados coletados e pelos objetivos do estudo. Cada tipo de estudo ou relato apresenta limitações reconhecidas, entretanto, devido à imensa variação que existe no modo pelo qual cada investigador mensura, interpreta e relata os desfechos dos tratamentos com implantes, as diferenças de resultados de um estudo para outro podem não ser tão óbvias.

Alguns desfechos em implantodontia são relatados simplesmente como a presença ou ausência do implante no momento do último exame, independentemente se o implante estava em função, se havia sofrido perda óssea ou apresentava outros problemas. Este tipo de avaliação é uma medida de *sobrevida* do implante e não deveria ser confundido com o *sucesso* do implante. Contrastando com tal avaliação por demais simplificada, alguns pesquisadores reportam os desfechos em implantodontia por meio de critérios altamente específicos a fim de determinar o sucesso dos implantes.

O *sucesso de um implante* é definido por critérios específicos utilizados para avaliar a condição e a função do implante. Os critérios para o sucesso de um implante foram propostos na literatura, mas não são utilizados de modo consistente. A questão é que uma definição universalmente aceita de sucesso em implantodontia ainda não foi estabelecida. Na definição clássica, Albrektsson et al.[3] definiram sucesso em implantodontia como sendo um implante com ausência de dor, sem mobilidade, sem áreas radiolúcidas na região peri-implantar e uma perda óssea anual inferior a 0,2 mm após o primeiro ano em função.[3] A perda óssea no primeiro ano foi reconhecida, mas não havia sido definida ou quantificada como parte dos critérios de sucesso até mais tardiamente, em uma definição à parte feita por Roos et al.[61]

O grande desafio ao se compararem dados reportados de um estudo para outro é o fato de que os pesquisadores utilizam diferentes critérios de sucesso em seus trabalhos. Como resultado, torna-se difícil, se não impossível, fazer comparações entre os estudos, e tirar

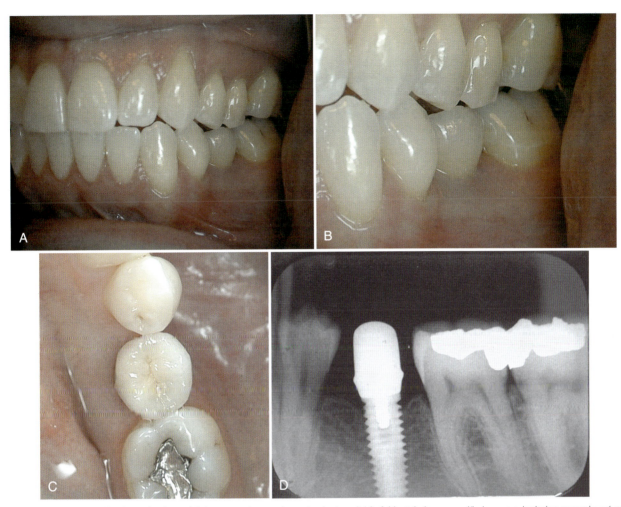

Figura 87.1 O sucesso clínico de um implante foi demonstrado quando um implante unitário foi instalado na mandíbula para substituir o segundo pré-molar inferior (conforme planejado). O implante osseointegrou e foi restaurado em função com sucesso. Tanto o cirurgião-dentista quanto o paciente ficaram satisfeitos com o resultado. (A) Fotografia da dentição em oclusão (vista lateral esquerda). (B) Fotografia ampliada da dentição em oclusão. O segundo pré-molar inferior é uma coroa implantossuportada. (C) Vista oclusal da coroa implantossuportada na posição do segundo pré-molar. Observe que a reposição do segundo pré-molar inferior com um implante consiste em tratamento conservador, dispensando a necessidade de preparar os dentes adjacentes. (D) Radiografia periapical dos dentes inferiores posteriores e o implante na posição do segundo pré-molar. Há bom suporte ósseo, e a perda óssea é mínima e consistente com as expectativas para este modelo de implante.

conclusões sobre o sucesso ou o fracasso em implantodontia a partir dos diferentes estudos é um tanto complexo.

As taxas de sucesso são drasticamente afetadas por variações nos critérios usados para defini-las. Em termos absolutos, se alguém considerar sucesso do implante como sendo o desfecho sem que tenha ocorrido qualquer efeito adverso ou problema, então o tratamento deveria ser realizado conforme o planejado, os implantes permaneceriam estáveis e em função sem nenhum problema, os tecidos peri-implantares ficariam estáveis e saudáveis, e tanto o paciente quanto os cirurgiões-dentistas se mostrariam satisfeitos com o resultado (Figura 87.1). Se tais critérios estritos forem utilizados, as taxas de sucesso dos implantes seriam inegavelmente menores do que aquelas que usam critérios menos rigorosos.

A Tabela 87.1 ilustra o efeito poderoso que pequenas alterações nos critérios podem ter nas taxas de sucesso reportadas. Os dados demonstram que a alteração dos critérios de sucesso para incluir a profundidade clínica de sondagem (PCS) de 5 mm ou menos para 6 mm ou menos elevou a taxa de sucesso de 52,4% para 62% e de 79,1% para 81,3% em pacientes com e sem histórico de periodontite, respectivamente.[42] Isso também mostra que a sobrevida de um implante é bem diferente do sucesso de um implante.

IMPORTANTE

O sucesso de um implante é definido por critérios específicos utilizados para avaliar a condição e a função do implante. Os critérios para o sucesso de um implante foram propostos na literatura, mas não são utilizados de modo consistente. Dependendo dos critérios usados, as taxas de sucesso do implante relatadas nos estudos podem variar substancialmente.

A *sobrevida do implante* é definida como um implante que permanece em posição no momento da avaliação, independentemente de quaisquer sinais e sintomas ou um histórico de problemas. Há uma diferença entre implantes que estão presentes, saudáveis e em função sob uma prótese implantossuportada e implantes que estão presentes, mas que vêm sofrendo perda óssea peri-implantar, ou implantes que estão presentes, mas não têm coroas protéticas e não estão em função (Figura 87.2), mas essas diferenças operacionais não afetam os cálculos da sobrevida dos implantes. Implantes que estão osseointegrados, mas que não foram restaurados e ativados em função, são chamados de *adormecidos* e não deveriam ser considerados bem-sucedidos simplesmente pelo fato de estarem presentes e osseointegrados.

Tabela 87.1 Efeito de Pequenas Modificações nos Critérios de Sucesso de Implantes sobre a Taxa de Sucesso do Desfecho de Implantes.[a]

Grupo	PCS ≤ 5 mm sem SS PO < 0,2 mm/ano (%)	PCS ≤ 6 mm sem SS PO < 0,2 mm/ano (%)	PCS ≤ 5 mm sem SS (%)	PCS ≤ 6 mm sem SS (%)	Sobrevida do Implante (%)
Grupo A	52,4	62	71,4	81	90,5
Grupo B	79,1	81,3	94,5	96,7	96,5

[a]Os critérios iniciais de sucesso após 10 anos foram definidos como sendo PCS ≤ 5 mm, ausência de SS e PO ≤ 0,2 mm ao ano. A taxa de sucesso dos implantes para o grupo A (pacientes com histórico de periodontite) e para o grupo B (pacientes periodontalmente saudáveis), utilizando-se estes critérios, está relacionada na primeira coluna. Observe a dramática alteração no índice de sucesso quando os critérios utilizados para defini-lo são alterados para PCS ≤ 6 mm (segunda coluna). As duas colunas seguintes mostram as taxas de sucesso para cada grupo, utilizando PCS ≤ 5 mm e PCS ≤ 6 mm ao se alterarem os critérios para omitir a perda óssea como um dos determinantes. A última coluna mostra o índice de sobrevivência para cada grupo, demonstrando claramente que taxa de sobrevida é diferente de taxa de sucesso.
PCS, profundidade clínica de sondagem; *SS*: sangramento à sondagem; *PO*: perda óssea.
Dados de Karoussis IK, Salvi GE, Heitz-Mayfield LJ et al: Long-term implant prognosis in patients with and without a history of chronic periodontitis: a 10-year prospective cohort study of the ITI Dental implant System. *Clin Oral Implant Res* 14:329-339, 2003.

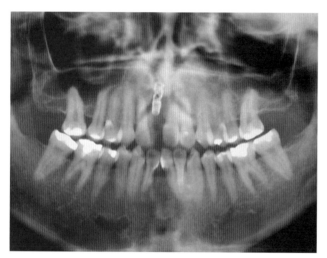

Figura 87.2 Radiografia panorâmica de indivíduo com implante instalado na posição de incisivo central superior direito ausente. O implante aparenta estar em uma posição que não viabiliza a restauração protética. Está osseointegrado e poderia tecnicamente ser considerado um implante sobrevivente, mas deve ser considerado um fracasso, uma vez que não preenche os objetivos pretendidos e não foi restaurado em função.

A sobrevida e o sucesso de implantes são medidas distintas de desfechos. Considere a grande diferença entre taxas de sobrevida e de sucesso em implantodontia relatadas em uma revisão sistemática (21 artigos incluídos) de próteses parciais fixas implantossuportadas.[59] A taxa de sobrevida de 5 anos foi de 95,4%, ao passo que a taxa de sucesso geral de 5 anos (as taxas de sucesso do implante individual não foram calculadas), definida como livre de quaisquer complicações, foi de apenas 61,3%.[59]

Em um estudo retrospectivo de 10 anos, com 397 reconstruções fixas sobre implantes, em 300 pacientes, a taxa de complicações mecânicas verificada foi de 24,7%.[77] A complicação mais frequente foi a fratura da cerâmica (20,31%), seguida de afrouxamento do parafuso de fixação da prótese (2,57%) e perda de retenção (2,06%).[77] Ainda que seja relativamente incomum, a ocorrência de afrouxamento do parafuso de fixação da prótese pode resultar em um *gap* subgengival na junção implante-pilar que retém biofilme e estimula uma reação inflamatória nos tecidos moles e duros, resultando em perda óssea ao redor do implante. Esses implantes poderiam ser considerados sobreviventes, mas falhariam em atingir os critérios de sucesso.

Definir desfechos de implantes em termos absolutos é difícil e confuso. A sobrevida de um implante, a qual é quase sempre relatada em estudos, pode, na realidade, superestimar os resultados dos implantes. O sucesso de um implante, contudo, que é menos relatado, poderia oferecer melhor mensuração se os critérios específicos de sucesso fossem universalmente definidos, aceitos e utilizados. O sucesso dos implantes é difícil ou até mesmo impossível de ser comparado nos estudos devido às diferenças nos critérios de avaliação utilizados pelos diversos pesquisadores. O sucesso do implante em um único estudo ou série de estudos que utilizaram os mesmos critérios de sucesso só é significativo no contexto daquele determinado estudo ou série.

No momento, a utilidade das taxas de sucesso de implantes oriundas de diferentes estudos é limitada. A sobrevida do implante é importante, mas é somente um indicador da presença do implante e não revela se ele está em função ou se há algum problema associado a ele com o passar do tempo. A incidência de problemas peri-implantares é mais significativa do que jamais se imaginou. Uma análise sistemática da literatura avaliando a prevalência da doença peri-implantar relatou que a mucosite peri-implantar e a peri-implantite ocorreram em 19% a 65% e 1% a 47% dos casos, respectivamente.[22]

Fatores que Influenciam o Resultado do Implante

Muitos problemas influenciam o resultado de um implante, incluindo osso disponível, modelo do implante, protocolos de instalação e de carregamento e fatores relacionados ao hospedeiro.

Localização Anatômica

A osseointegração depende da disponibilidade de quantidade e qualidade adequada de osso no sítio que vai receber o implante. Áreas com abundante volume ósseo no sítio desejado serão melhores do que áreas com volume ósseo deficiente. Áreas com boa densidade óssea fornecem melhores resultados do que aquelas com densidade óssea baixa.

O sistema de classificação óssea descrito por Lekholm e Zarb[49] define osso com diferentes níveis de suporte para implantes e o provável impacto na sobrevida e no sucesso. A qualidade de suporte ósseo sofre grande influência da localização anatômica, e os resultados dos implantes são, muitas vezes, categorizados de acordo com a região anatômica. Exemplos extremos são as regiões anterior da mandíbula e posterior da maxila. A região anterior da mandíbula é composta tipicamente de osso cortical denso, o qual oferece um ótimo suporte e elevado grau de contato entre implante e superfície óssea, enquanto a maxila posterior é frequentemente limitada em volume devido a reabsorção alveolar e pneumatização do seio maxilar, sendo tipicamente composta por uma estrutura óssea frouxa, trabeculada com uma tábua cortical delgada.

Implantes instalados na maxila posterior têm menos suporte do que aqueles instalados na mandíbula anterior. Jaffin e Berman[36] demonstraram a importância da qualidade óssea para a sobrevida de implantes em um relato de 1.054 implantes tipo Bränemark. Noventa por cento dos implantes foram instalados em osso tipos I, II e III, com uma taxa de fracasso de apenas 3%. Dos 10% que foram instalados em osso tipo IV, 35% fracassaram.[36] Excluindo-se aqueles colocados na mandíbula, 23 (44%) dos 52 implantes colocados em osso tipo IV da maxila fracassaram, gerando uma desalentadora taxa de sobrevida de 56%. Os autores do estudo concluíram que a qualidade óssea sobressaiu como o principal determinante individual da perda dos implantes.

A localização anatômica aparenta ter efeito significativo nos desfechos dos implantes, fato particularmente verdadeiro quando se trata de maxila posterior. Os implantes utilizados no estudo de Jaffin e Berman[36] eram de superfície usinada, e os implantes atuais, com microtopografia alterada, têm maior expectativa de desempenho favorável na maxila posterior devido ao aumento do contato osso-implante. Quando todos os 1.054 implantes (colocados em todos os tipos de osso) são conjuntamente considerados, a taxa combinada de sobrevida do implante (93,9%) no estudo se enquadra (ou fica ligeiramente acima) do intervalo relatado no estudo de Gotemburgo (com implantes similares).

Modelo do Implante

O modelo dos implantes influencia os resultados. Centenas de empresas fabricam e comercializam implantes dentários ao redor do mundo, e esse número continua aumentando. As dimensões, geometrias e características da superfície dos implantes variam muito e continuam a evoluir, visto que as inovações e os achados de pesquisas pavimentam o caminho das mudanças que se crê aumentarem os resultados. Pouquíssimos modelos de implantes foram estudados. A intenção é serem clinicamente parecidos com modelos que foram submetidos a pesquisas e aprovados sem haver, de fato, outros estudos ou documentação que confirmem sua eficácia. Na maioria dos casos, é impossível avaliar o efeito das características de um modelo de implante, em particular nos desfechos deles. Todavia, esses novos e diferentes modelos de implantes têm sido utilizados, e os resultados vêm sendo relatados em estudos que avaliam outros aspectos do tratamento, que não são específicos do modelo, o que torna comparações e avaliações ainda mais confusas e não confiáveis.

Os estudos que documentaram o sucesso dos implantes dentários com base nas características de seu modelo têm moldado os padrões atuais para seleção e uso. Por exemplo, muitos cirurgiões-dentistas endossam a premissa de que implantes longos, implantes rosqueados e implantes com superfície áspera são melhores do que os modelos mais curtos, sem rosca e de superfície lisa. Com o passar do tempo, à medida que as alterações no modelo e o uso dos implantes evoluíram, algumas crenças foram refutadas, e os contínuos avanços e pesquisas indubitavelmente refutarão outras crenças hoje arraigadas.

Os cirurgiões-dentistas gostariam de saber se o modelo de um implante tem desempenho melhor que os outros, mas é praticamente impossível determinar quais características são importantes de fato, porque há muitas variáveis a se considerar e os implantes têm bom resultado na maior parte dos casos. Dada a geralmente alta taxa de sucesso, parece que as sutis diferenças no desenho dos implantes provavelmente não são significativas para a maioria dos pacientes e das situações.[24,28] Contudo, em pacientes de risco, áreas inadequadas ou situações críticas, determinados desenhos de implantes poderiam ter melhor desempenho do que outros. Um exemplo primordial é o efeito das características de superfície do implante. Foi demonstrado que implantes com alteração da microtopografia da superfície (isto é, superfície com tratamento por ataque ácido ou jateada) promovem melhor integração da interface osso-implante,[44,45] e acredita-se que melhoram os desfechos dos implantes, em especial em sítios comprometidos.[71,72] Menores taxas de sucesso foram associadas a implantes de superfície lisa (isto é, usinadas).[37,60,64]

Outra consideração é o comprimento do implante. Muitos estudos têm apoiado o dogma de que, quanto mais longo for o implante, maior sua chance de sucesso,[65,66] mas pesquisas recentes contradizem isso.[31] Outra característica importante é o modelo dos implantes com macrorrosca. As pesquisas clínicas[52] que avaliaram a estabilidade (por meio da análise de frequência de ressonância) de um modelo novo de implante projetado com uma rosca de ampla profundidade e passo maior descobriram que isso não causou a típica redução da estabilidade no período de cicatrização inicial pós-operatório. Tal achado pode ter impacto nos protocolos de carga iniciais e imediatos.

> **IMPORTANTE**
>
> Muitas características influenciam os desfechos, incluindo o osso disponível, o modelo do implante, os protocolos de instalação e de carga e os fatores relacionados ao hospedeiro. Definir os resultados do implante em termos absolutos pode ser difícil e confuso.

Protocolos de Instalação e Carga

O protocolo tradicional de instalação de implantes exigia a cicatrização do rebordo edêntulo onde os implantes eram colocados, permitindo a osseointegração em um período sem carga oclusal (Capítulo 78). O período sem carga após a colocação do implante foi empiricamente determinado em 3 a 4 meses na mandíbula e 6 meses na maxila.[10] Uma forte crença, naquela época, era que a carga precoce levaria a taxas maiores de falha.[11]

Ao contrário desses padrões iniciais, alguns protocolos atuais defendem modalidades bastante distintas, inclusive a colocação do implante imediatamente após a extração do dente e a carga oclusal imediata ou logo após a instalação. Cada uma dessas abordagens tem vantagens diferentes, mas são acompanhadas por desafios que têm o potencial de afetar adversamente os desfechos.

Colocação Imediata do Implante

O protocolo de colocação imediata do implante descreve o procedimento no qual o implante é colocado no alvéolo após a extração do dente e desbridamento total do alvéolo. Esse procedimento, originalmente descrito por Schulte et al.[68] em 1978 e por Lazzara em 1989,[47] teve relatos de taxas de sobrevida equivalentes às dos implantes colocados em rebordos cicatrizados.[14,51] As vantagens da colocação imediata são redução do procedimento cirúrgico, dos custos e do tempo de cicatrização.[69] A colocação imediata do implante introduz riscos adicionais de complicações, inclusive mau posicionamento do implante, comprometimento do resultado estético e falha do implante (Capítulo 85). Apesar do aumento dos riscos, altas taxas de sobrevida a longo prazo (1 a 16 anos) de 96% têm sido relatadas para os implantes colocados imediatamente nos alvéolos de extração.[74]

Carga Oclusal Imediata

Bränemark estabeleceu o conceito do implante dental osseointegrado como uma modalidade previsível de tratamento para paciente edêntulo com base na necessidade empírica de que o implante permanecesse submerso e sem carga por um período de cicatrização de 3 a 6 meses.[10] Esse protocolo original, que exige que o implante permaneça livre de tensão, fundamentou-se na preocupação de que a carga prematura causaria micromovimentação do implante dental, levando à encapsulação fibrosa e à falha do implante. Contudo, estudos indicaram que essa suposição não é correta, demonstrando que os implantes com carga imediata podem atingir taxas de sucesso (> 90%) similares às dos implantes que recebiam carga do modo convencional.[15,19,29,33,40] A previsibilidade dos implantes com carga imediata a longo prazo requer protocolos cirúrgicos e protéticos rigorosos.[7]

Aumento do Volume Ósseo

Um problema comum encontrado na implantodontia é a quantidade de osso insuficiente para permitir a colocação do implante. As deficiências de osso alveolar resultam de defeitos de desenvolvimento, doença periodontal, perda de dentes e trauma.[6,13,67] Para a maioria dos casos com reabsorção do rebordo alveolar, são necessários procedimentos de regeneração óssea para corrigir os defeitos antes ou simultaneamente à colocação do implante (Capítulos 79 e 80). A pergunta óbvia é se os implantes colocados em sítios reconstruídos com procedimentos de aumento ósseo atingem as mesmas taxas de sobrevida e de sucesso que aqueles colocados em osso natural.

Os resultados de implantes e procedimentos de aumento ósseo, na literatura, foram avaliados por especialistas em diversos seminários.[16,30,34,35] Uma revisão sistemática da literatura (Workshop on Contemporary Science in Clinical Periodontics, 2003), incluindo 13 estudos (isto é, regeneração óssea guiada) com 1.741 pacientes e cinco estudos (isto é, distração osteogênica) com 92 pacientes, constatou que as taxas de sobrevida dos implantes dentais em osso aumentado atingiram alto nível de previsibilidade, que foi similar aos implantes colocados em osso natural (não enxertado).[30]

Outra revisão sistemática da literatura (Consensus Report of the Sixth European Workshop on Periodontology,[73] 2008) apontou que os procedimentos de aumento ósseo podem falhar e que os implantes colocados nessas áreas não apresentam as altas taxas de sobrevida a longo prazo dos implantes colocados em sítios intocados.[73] A revisão sistemática de 2003 não incluiu a avaliação de fracasso dos procedimentos de aumento de volume ósseo, focando intencionalmente nos implantes colocados em sítios que foram tratados com enxerto ósseo bem-sucedido. Mais pesquisas são necessárias para determinar o desempenho, a longo prazo, dos implantes dentais colocados em osso aumentado, assim como os benefícios clínicos desse aumento com relação aos tratamentos alternativos (p. ex., uso de implantes curtos).

Fatores de Risco

A maioria dos pacientes apresenta taxas de sobrevida e de sucesso similares com implantes dentários. Somente uma pequena porcentagem de pacientes vivencia o fracasso de um implante.

Além dos fatores já discutidos, aqueles relacionados com o hospedeiro podem afetar adversamente a cicatrização, a osseointegração e a manutenção dos implantes. Tabagismo, diabetes e periodontite foram identificados como fatores de risco que podem afetar adversamente os desfechos clínicos do implante. Em uma revisão sistemática da literatura, Klokkevold e Han[43] avaliaram a influência do tabagismo, do diabetes e da doença periodontal sobre os desfechos dos implantes e constataram que o tabagismo tem efeito adverso na sobrevida e no sucesso dos implantes, com os efeitos sendo mais pronunciados em áreas de osso trabeculado frouxo (p. ex., região posterior da maxila).

A revisão também sugere que o diabetes tipo 2 possa ter efeito adverso nas taxas de sobrevida dos implantes, mas o número limitado de estudos incluídos não permitiu uma conclusão definitiva.[43] A revisão também concluiu que, embora os pacientes com histórico de periodontite tratada não mostrassem redução da sobrevida do implante, eles apresentaram mais complicações e taxas menores de sucesso, principalmente quando esses implantes foram acompanhados por períodos maiores (mais de 10 anos).[43]

Tabagismo

Acima de todos os outros fatores de risco, demonstrou-se que o tabagismo tem impacto negativo significante sobre o sucesso e a sobrevida do implante. Em um estudo com 2.194 implantes, Bain e Moy relataram uma taxa de insucesso significativamente maior em fumantes (11,28%) em comparação com não fumantes (4,76%).[8] De Bruyn e Colleart relataram taxa de falha prematura de 9% em fumantes em comparação com 1% de não fumantes.[18] Dois outros estudos, um com duração de 10 anos[25] e outro com acompanhamento que variou de 6 meses a 21 anos,[56] concluíram que o tabagismo foi fator de risco absoluto para a sobrevida do implante.[20,21]

Diabetes

O papel do diabetes melito como fator de risco para os desfechos dos implantes é menos claro. Embora se espere que doenças metabólicas como o diabetes tenham efeito adverso sobre a cicatrização óssea[75] e do tecido de suporte para implantes, as pesquisas não determinaram de forma definitiva que o diabetes tem impacto negativo sobre a sobrevida ou o sucesso do implante.[4]

Moy et al.[6] relataram taxa de sucesso significativamente inferior (68,7%) nos pacientes com diabetes, em comparação à taxa de sucesso (85,1%) para a população inteira de seu estudo (1.140 pacientes com 4.680 implantes); as taxas individuais de sobrevida e sucesso do implante não foram relatadas. Contudo, essa baixa taxa de êxito (isto é, elevado índice de fracasso) pode ser uma superestimação da taxa real de fracasso de implantes em indivíduos diabéticos, porque conta o número de pacientes com falhas de implante independentemente de quantos implantes possuam (isto é, os implantes inseridos e mantidos com sucesso não são computados nesses pacientes). Houve 48 pacientes com diabetes incluídos no estudo, 4,2% do total de 1.140. Destes, 15 tiveram falhas dos implantes.

Por outro lado, em uma análise sistemática da literatura (33 estudos), Javed e Romanos verificaram que os pacientes com bom controle metabólico (isto é, hemoglobina glicosilada [HbA1c] dentro da faixa de normalidade) atingem sucesso similar, com implantes osseointegrados, ao dos que não têm diabetes.[38] Dowell et al.[23] também encontraram sucesso semelhante para implantes instalados em pacientes com diabetes controlado.

Periodontite

Há um número limitado de estudos para se avaliar o prognóstico do tratamento com implantes em pacientes com histórico de periodontite.[41] A maioria desses estudos sugere que são igualmente bem-sucedidos em pacientes com histórico pregresso de periodontite crônica. Os estudos a curto prazo demonstram 90% a 100% de sobrevida de implantes em pacientes com histórico de periodontite crônica.[53,55] Os estudos a longo prazo relatam 90% a 97% de sobrevida de implantes em pacientes com histórico de periodontite crônica.[42,50,62,76] As taxas de sobrevida a curto prazo de implante nos pacientes com periodontite agressiva tratada são de 95% a 100%.[53,54] Um estudo a longo prazo relatou 88,8% de sobrevida do implante durante 5 anos em pacientes tratados de periodontite agressiva.[55]

A sobrevida do implante em pacientes com histórico de periodontite parece ser altamente previsível. No entanto, a falta de estudos prolongados que corroborem a sobrevida do implante em pacientes tratados de periodontite agressiva deixa em aberto o prognóstico para esses casos.[41]

Estudos a longo prazo que avaliam o tratamento com implante em pacientes com comprometimento periodontal sugerem que eles podem enfrentar mais problemas peri-implantares.[42] Quando esses pacientes são acompanhados por períodos extensos, parece haver mais complicações (p. ex., peri-implantite) associadas aos implantes em comparação com pacientes com periodonto saudável. Em um estudo prospectivo de 10 anos envolvendo pacientes com e sem histórico de periodontite crônica, as complicações biológicas (isto é, peri-implantite) foram superiores para os que tinham periodontite crônica (28,6%), em comparação com os que tinham saúde periodontal (5,8%).[42] Esse estudo controlado realizado por Karoussis et al.[42] encontrou diferença estatisticamente significativa na perda óssea peri-implantar entre pacientes com histórico de periodontite crônica e aqueles com periodonto saudável.

Os problemas peri-implantares podem ser atribuídos ao aumento contínuo da porcentagem de implantes que exibem bolsas profundas à sondagem, de 4 mm ou mais, com o passar do tempo.[26] Uma análise sistemática dos resultados do implante em pacientes tratados para periodontite concluiu que esses indivíduos tinham incidência maior de complicações biológicas e taxas menores de sucesso e sobrevida em comparação aos indivíduos periodontalmente saudáveis.[70]

IMPORTANTE

Tabagismo, diabetes e periodontite são fatores de risco que podem afetar adversamente os resultados do implante.

Resultados Estéticos e Satisfação do Paciente

O objetivo final do tratamento é a obtenção tanto de aparência natural como da função ideal nos dentes implantossuportados. As dimensões e contornos adequados e o suporte ideal dos tecidos moles são fatores essenciais para o resultado estético bem-sucedido.[46] Se o contorno, as dimensões e a forma da coroa e a harmonia gengival em torno dos implantes não forem ideais, o paciente pode considerar a restauração inaceitável, posto que o resultado não representa um perfil dental natural (Figura 87.3). Para alguns pacientes, como aqueles que têm grave deficiência de rebordo alveolar, o resultado estético ideal pode ser impossível, pois os procedimentos de reconstrução cirúrgica são complexos, exigem muito tempo e permanecem imprevisíveis. Para outros, o resultado estético "inferior ao ideal" pode ser perfeitamente aceitável (ver Capítulo 81).

Os problemas estéticos e a insatisfação dos pacientes ocorrem quando os resultados são inferiores ao que se esperava. A satisfação com o resultado estético da prótese implantada varia entre os pacientes e depende de vários fatores. O risco de falha estética aumenta para os pacientes com altas expectativas estéticas, sendo também mais alto quando apresentam determinados fatores de risco, como linha do sorriso alta, tecido gengival delgado e suporte ósseo comprometido. Duas revisões sistemáticas recentes relataram que as percepções e os desejos do paciente têm muita influência e determinam a aceitação do resultado do implante.[17,57]

Embora raramente relatados, o sucesso estético e a satisfação do paciente com a terapia com implantes precisam ser incluídos ao se considerarem os resultados desse tratamento. Apesar dos muitos métodos para avaliar os resultados estéticos, ainda é escasso o relato de parâmetros na literatura científica.[9] Há um índice de restauração que avalia a estética branca da restauração final,[39] um escore de tecido mole, ou estética rosa, que considera os parâmetros de tecidos moles,[32] e um índice de estética que usa a combinação dos escores das estéticas rosa e branca, concentrando-se na parte visível do implante.[8] Esses índices visam quantificar o resultado estético que poderia, então, se apresentar como um método objetivo de julgar o sucesso estético do implante.

Em uma pesquisa sobre satisfação do paciente, mais de 90% estavam completamente satisfeitos, tanto em termos de função quanto de estética.[58] O estudo consistiu em um questionário aplicado a 104 pacientes 5 a 15 anos após a instalação de implantes (média = 10,2 anos), visando avaliar sua percepção subjetiva desse tratamento. Desses pacientes, 48% foram tratados com implantes e coroas unitárias e 52% com próteses parciais fixas. A taxa de sobrevida de todos os implantes foi de 93%. A maioria dos pacientes respondeu favoravelmente às perguntas referentes a função, estética, higiene e custo. A Tabela 87.2 lista, para cada categoria, a porcentagem de pacientes que responderam estar muito satisfeitos ou satisfeitos. Na comparação do conforto ao mastigar com os dentes ou com os implantes, 72,1% não perceberam diferença, 17,3% sentiram-se mais seguros ao mastigar com os dentes e 7,7% sentiram-se mais seguros ao mastigar com os implantes.

Em outra pesquisa, avaliou-se a satisfação dos pacientes com próteses implantossuportadas em maxilares totalmente edêntulos.[63] A experiência com uma prótese implantossuportada foi avaliada em um período de 10 anos, e 97% dos 135 pacientes relataram satisfação geral com o tratamento. À exceção de um, a mastigação foi relatada como "boa" ou "muito boa" por todos os pacientes (99,3% da taxa de resposta positiva). Melhora da qualidade de vida e maior autoconfiança foram relatadas por 75% e 82% dos pacientes, respectivamente.

Uma revisão sistemática da literatura, que incluiu todos os estudos clínicos controlados e randomizados em inglês ou francês até abril de 2007, comparando próteses totais inferiores convencionais e

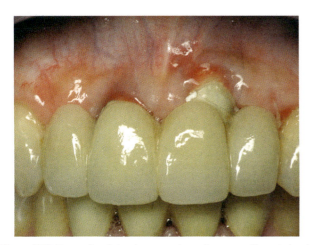

Figura 87.3 Fotografia clínica de uma prótese fixa na região anterior da maxila, apoiada por dois implantes mal posicionados na localização dos incisivos centrais. O paciente ficou insatisfeito com o resultado estético. O implante esquerdo foi posicionado entre os incisivos central e lateral e angulado em direção à face vestibular acima da margem gengival. Empregou-se material da cor do dente para mascarar a estrutura exposta na área gengival.

Tabela 87.2 Satisfação do Paciente com o Tratamento com Implantes.

Experiência com o Implante	Muito Satisfeito ou Satisfeito (%)[a]
Função/mastigação	97
Fonética	96
Estética	97
Facilidade de higiene oral	93
Preenchimento completo	92
Faria um novo tratamento	94
Recomendaria para amigos ou parentes	89
Custo razoável/justificado	87

[a]Porcentagem de pacientes que responderam subjetivamente com *muito satisfeito* ou *satisfeito* à pesquisa sobre sua experiência com implantes. Mais de 90% responderam favoravelmente e sentiram que o tratamento com implante foi positivo.
Dados de Pjetursson BE, Karoussis I, Burgin W et al: Patient's satisfaction following implant therapy. A 10-year prospective cohort study. *Clin Oral Implants Res* 16:185-193, 2005.

próteses totais implantossuportadas em pacientes adultos edêntulos, identificou oito publicações para a metanálise.[27] O estudo relatou que os pacientes ficaram mais satisfeitos com as próteses implantossuportadas em comparação com as próteses totais inferiores. Contudo, não houve evidências que mostrassem a percepção dos pacientes quanto ao impacto das próteses implantossuportadas sobre a saúde geral.

CORRELAÇÃO CLÍNICA

Os problemas estéticos e a insatisfação ocorrem quando os resultados não correspondem às expectativas do paciente. A satisfação com o resultado estético de uma prótese sobre implante varia entre os pacientes. O risco de fracasso é maior entre aqueles com altas demandas estéticas e fatores de risco, como alta linha do sorriso, tecidos moles periodontais delgados ou suporte ósseo comprometido.

Conclusão

A utilização dos implantes dentais para substituir dentes ausentes é altamente previsível, vantajosa e benéfica para os pacientes. Devido às variações no desenho do implante, protocolos de estudo e populações estudadas, os resultados são difíceis de serem comparados, e a definição absoluta do sucesso do implante é ambígua. Os resultados de tratamento com implantes são relatados usando-se uma ampla gama de critérios, desde simplesmente estarem presentes (isto é, sobrevida) até estarem em função sem complicações (isto é, sucesso).

É desafiador comparar os resultados de um estudo com os de outro devido ao número de variáveis que continuam mudando. A pesquisa clínica sugere que certos fatores de risco possam reduzir a taxa de sucesso em alguns pacientes. A compreensão do que está sendo relatado na literatura ajudará os leitores a apreciarem os resultados de tratamentos com implantes.

 Acesse Caso Clínico em https://www.grupogen.com.br.

Referências Bibliográficas

 As referências bibliográficas deste capítulo estão disponibilizadas em https://www.grupogen.com.br.

PARTE 5 ATLAS DE DOENÇAS PERIODONTAIS

CAPÍTULO 88

Atlas de Doenças Periodontais

M. Cenk Haytac | Onur Ucak Turer

SUMÁRIO DO CAPÍTULO

Doenças Gengivais Induzidas por Biofilme, 916
Causas das Doenças Periodontais, 919
Doenças Gengivais Modificadas por Fatores Sistêmicos, 926
Doenças Gengivais Associadas a Discrasias Sanguíneas, 929
Doenças Gengivais Induzidas por Fármacos, 931

Lesões Gengivais Não Induzidas por Biofilme, 932
Lesões Gengivais de Origem Genética, 936
Manifestações Gengivais de Condições Sistêmicas, 938
Lesões Traumáticas: Factícias, Iatrogênicas e Acidentais, 945
Cistos e Tumores, 949
Periodontite Crônica, 951

Periodontite Agressiva, 957
Periodontite como uma Manifestação de Doenças Sistêmicas, 962
Distúrbios Genéticos, 964
Doenças Periodontais Necrosantes, 968
Abscessos do Periodonto, 972

Este capítulo apresenta ilustrações adicionais para o Capítulo 27, para os capítulos na Parte 2 e Seções 1 e 2 da Parte 3. A apresentação dos casos segue a classificação das doenças e condições periodontais desenvolvida no International Workshop for the Classification of Periodontal Diseases de 1999, organizado pela American Academy of Periodontology (Capítulo 4). Todas as figuras são do Arquivo do Departamento de Periodontia, Faculdade de Odontologia, Universidade de Cukurova, Adana, Turquia (Quadro 88.1).

Quadro 88.1 Doenças Gengivais.

Doenças Gengivais Induzidas por Biofilme
I. Gengivite associada a biofilme dental apenas
   A. Sem fatores locais contribuintes
   B. Com fatores locais contribuintes (Figuras 88.1 a 88.32)
II. Doenças gengivais modificadas por fatores sistêmicos
   A. Associadas ao sistema endócrino
      1. Gengivite associada à puberdade (Figura 88.33)
      2. Gengivite associada ao ciclo menstrual (Figura 88.34)
      3. Gengivite associada à gravidez (Figuras 88.35 a 88.37)
         a. Gengivite
         b. Granuloma piogênico
      4. Gengivite associada a diabetes melito
   B. Associadas a discrasias sanguíneas
      1. Gengivite associada à leucemia (Figuras 88.38 a 88.40)
      2. Outras (Figuras 88.41 a 88.46)
III. Doenças gengivais modificadas por medicamentos
   A. Doenças gengivais induzidas por fármacos
      1. Aumentos gengivais influenciados por fármacos (Figuras 88.47 a 88.51)
      2. Gengivite influenciada por fármacos
         a. Gengivite associada a contraceptivo oral
         b. Outras
IV. Doenças gengivais modificadas por desnutrição
   A. Gengivite por deficiência de ácido ascórbico
   B. Outras

Lesões Gengivais Não Induzidas por Biofilme
I. Doenças gengivais de origem bacteriana específica
   A. *Neisseria gonorrhoeae*
   B. *Treponema pallidum*
   C. Espécies de *Streptococcus* (Figura 88.52)
   D. Outras
II. Doenças gengivais de origem viral
   A. Infecções por herpes-vírus (Figura 88.53)
      1. Gengivoestomatite herpética primária
      2. Infecção por herpes-vírus oral recorrente
      3. Varicela-zóster
   B. Outras (Figura 88.54)
III. Doenças gengivais de origem fúngica
   A. Infecções por espécies de *Candida*: candidíase gengival generalizada (Figuras 88.55 e 88.56)
   B. Eritema gengival linear
   C. Histoplasmose
   D. Outras (Figuras 88.57 e 88.58)
IV. Lesões gengivais de origem genética
   A. Fibromatose gengival hereditária (Figuras 88.59 a 88.61)
   B. Outras
V. Manifestações gengivais de condições sistêmicas
   A. Lesões mucocutâneas
      1. Líquen plano (Figuras 88.62 a 88.65)
      2. Penfigoide
      3. Pênfigo vulgar (Figura 88.66)

Quadro 88.1 Doenças Gengivais — Continuação.

    4. Eritema multiforme
    5. Lúpus eritematoso
    6. Induzidas por fármaco
    7. Outras (Figuras 88.67 a 88.73)
  B. Reações alérgicas
    1. Materiais de restauração odontológica
      a. Mercúrio
      b. Níquel
      c. Acrílico
      d. Outros
    2. Reações atribuídas a:
      a. Dentifrícios ou creme dental
      b. Elixir ou enxaguatórios bucais
      c. Aditivos de gomas de mascar
      d. Alimentos e aditivos (Figura 88.74)
    3. Outras
VI. Lesões traumáticas: factícias, iatrogênicas ou acidentais (Figuras 88.75 a 88.92)
  A. Lesão química
  B. Lesão física
  C. Lesão térmica
VII. Reações de corpo estranho
VIII. Sem outra especificação
  A. Cistos e tumores (Figuras 88.93 a 88.102)

Periodontite Crônica (Figuras 88.103 a 88.108)
I. Localizada
II. Generalizada
III. Periodontite crônica modificada por distúrbios sistêmicos
  A. Diabetes melito (Figuras 88.109 a 88.113)

Periodontite Agressiva (Figuras 88.114 a 88.119)
I. Localizada
II. Generalizada

Periodontite como uma Manifestação de Doenças Sistêmicas
I. Distúrbios hematológicos
  A. Neutropenia adquirida
  B. Leucemias (Figuras 88.120 a 88.122)
  C. Outros

II. Distúrbios genéticos
  A. Neutropenia cíclica e familiar (Figura 88.123)
  B. Síndrome de Down
  C. Síndromes de deficiência da adesão de leucócitos (Figuras 88.124 e 88.125)
  D. Síndrome de Papillon-Lefèvre (Figuras 88.126 e 88.127)
  E. Síndrome Chediak-Higashi
  F. Síndromes de histiocitoses
  G. Doença do armazenamento de glicogênio
  H. Agranulocitose genética infantil
  I. Síndrome de Cohen
  J. Síndrome de Ehlers-Danlos (tipos 4 e 8)
  K. Hipofosfatasia (Figura 88.128)
  L. Outros
III. Sem outra especificação

Doenças Periodontais Necrosantes
I. Gengivite ulcerativa necrosante (GUN) (Figuras 88.129 a 88.131)
II. Periodontite ulcerativa necrosante (PUN) (Figura 88.132)
III. Osteonecrose relacionada com bisfosfonatos (Figuras 88.133 e 88.134)

Abscessos do Periodonto
I. Abscesso gengival
II. Abscesso periodontal (Figuras 88.135 a 88.137)
III. Abscesso pericoronal (Figura 88.138)

Periodontite Associada a Lesões Endodônticas
I. Lesões endodônticas-periodontais (Figuras 88.139 e 88.140)
II. Lesões periodontais-endodônticas
III. Lesões combinadas

Deformidades e Condições de Desenvolvimento e Adquiridas
I. Fatores localizados relacionados ao dente
II. Deformidades mucogengivais ao redor de dentes
III. Deformidades mucogengivais em rebordos edêntulos
IV. Trauma oclusal

Doenças Gengivais Induzidas por Biofilme

Características Clínicas da Gengivite

Sangramento

Alterações de cor

Consistência

Textura da superfície

Posição

Contorno

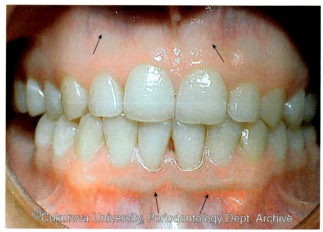

Figura 88.1 Gengiva saudável de uma adolescente de 17 anos de idade. Observe a demarcação (linha mucogengival) *(setas)* entre a gengiva inserida e a mucosa alveolar mais escurecida.

CAPÍTULO 88   Atlas de Doenças Periodontais   917

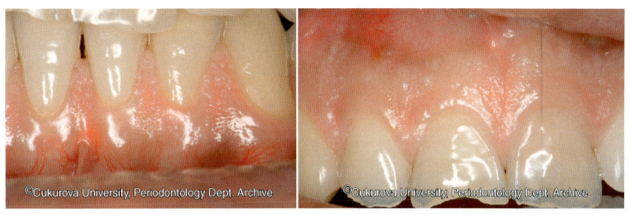

Figura 88.2 As duas imagens exibem um pontilhado proeminente de uma gengiva saudável em um rapaz de 21 anos de idade.

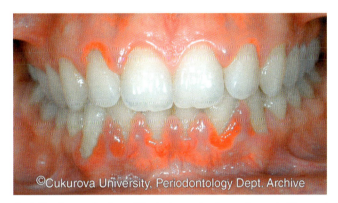

Figura 88.3 Cor vermelho brilhante e perda do pontilhado da gengiva de uma jovem de 21 anos de idade com gengivite.

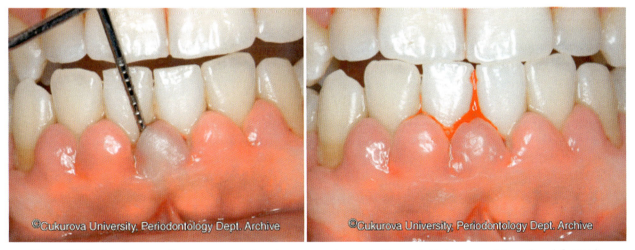

Figura 88.4 As duas imagens exibem sangramento à sondagem em um homem de 24 anos de idade com gengivite e edema inflamatório.

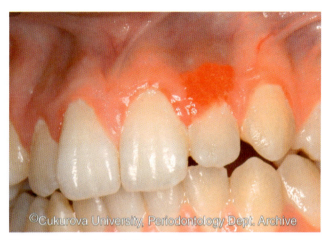

Figura 88.5 Acúmulo de biofilme dentário e cor vermelha da gengiva em uma adolescente de 17 anos de idade com gengivite.

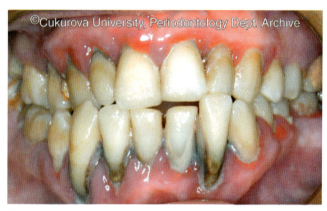

Figura 88.6 Coloração vermelho-azulada da gengiva de um homem de 46 anos de idade com periodontite crônica avançada.

Pigmentação Melânica

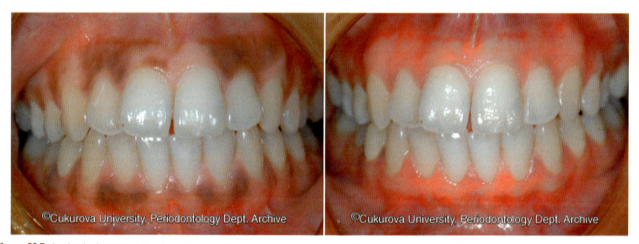

Figura 88.7 A primeira imagem exibe pigmentação melânica que causa problemas estéticos em uma jovem de 21 anos de idade; a segunda imagem mostra as gengivas 6 meses após tratamento com *laser* CO_2.

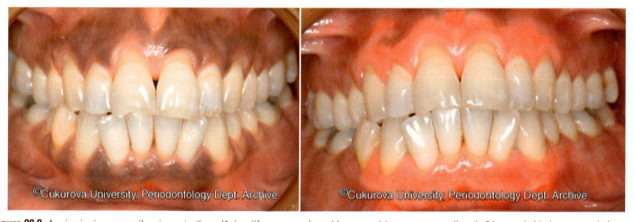

Figura 88.8 A primeira imagem exibe pigmentação melânica difusa causando problemas estéticos em uma mulher de 34 anos de idade; a segunda imagem mostra as gengivas 2 meses após tratamento por gengivectomia convencional.

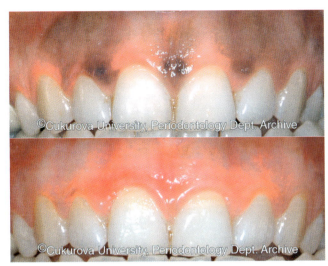

Figura 88.9 A primeira imagem exibe pigmentação melânica localizada em uma mulher de 26 anos de idade; a segunda imagem mostra o resultado 1 mês após tratamento com *laser* CO$_2$.

Causas das Doenças Periodontais

Biofilme Dentário Microbiano

Cálculo

Mastigação Unilateral

Má Oclusão

Respiração Bucal

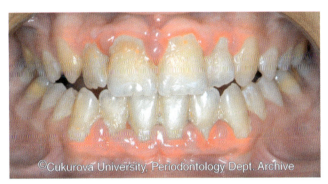

Figura 88.11 Acúmulo de biofilme e gengivite grave em um menino de 13 anos de idade com higiene precária.

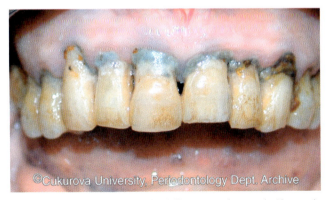

Figura 88.12 Extensa formação de biofilme em um homem de 46 anos de idade com periodontite crônica. Observe a tonalidade mais escura da gengiva em áreas com cálculo subgengival.

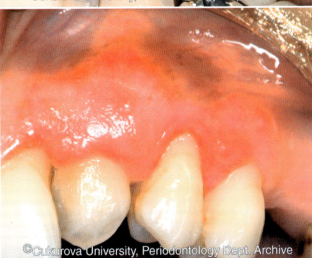

Figura 88.10 A primeira imagem exibe pigmentação melânica localizada difusa em uma mulher de 33 anos de idade; a segunda imagem mostra o resultado 1 mês após o tratamento com *laser* de CO$_2$.

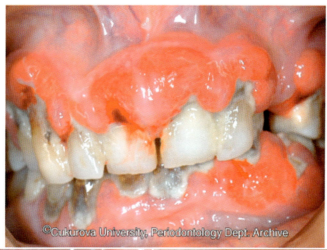
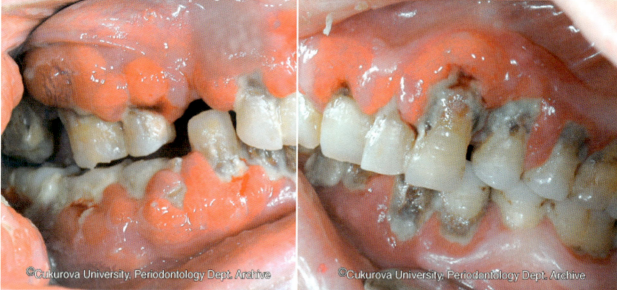

Figura 88.13 As três imagens exibem extrema formação de biofilme e periodontite em uma mulher de 52 anos de idade, com procedimentos de higiene oral negligenciados.

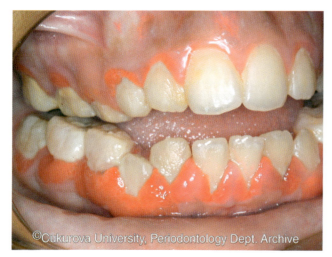

Figura 88.14 Formação de biofilme causado por mastigação unilateral habitual em um menino de 9 anos de idade. O paciente tinha evitado mastigar do lado direito devido à mobilidade dos dentes decíduos.

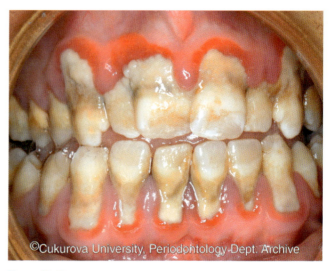

Figura 88.15 Extenso acúmulo de biofilme e inflamação intensa de um fumante de 35 anos de idade.

CAPÍTULO 88 Atlas de Doenças Periodontais   921

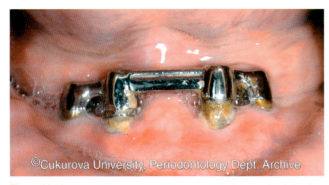

Figura 88.16 Formação avançada de biofilme e cálculo ao redor de implantes em uma mulher de 72 anos de idade.

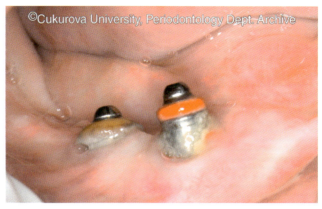

Figura 88.17 Formação de biofilme e cálculo ao redor dos implantes em um homem de 55 anos de idade.

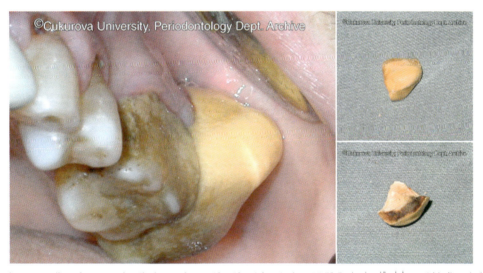

Figura 88.18 As três imagens exibem formação de cálculo nos dentes 12 e 49 próximo à abertura do ducto da glândula parótida (isto é, ducto de Stenoen) em um homem de 47 anos de idade. Além disso, esses dentes tinham perdido seus antagonistas funcionais. O cálculo também recobriu as superfícies oclusais.

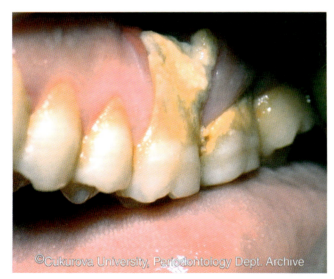

Figura 88.19 Formação de cálculo nos molares superiores, adjacentes ao ducto de Stensen, em um homem de 44 anos de idade. Observe a divergência das raízes do primeiro molar.

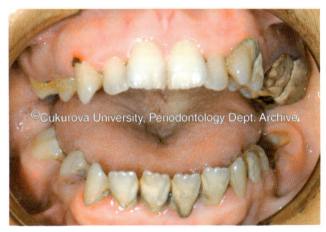

Figura 88.20 Má oclusão por mordida aberta anterior e perda dos dentes antagonistas funcionais causaram extensa formação de cálculo nos dentes do lado esquerdo da maxila em uma mulher de 35 anos de idade.

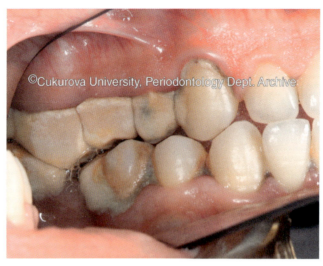

Figura 88.21 Formações de cálculo semelhantes à ponte em decorrência de má oclusão, perda do dente antagonista, inclinação dos dentes remanescentes e ato de evitar a mastigação no lado afetado em uma mulher de 49 anos de idade.

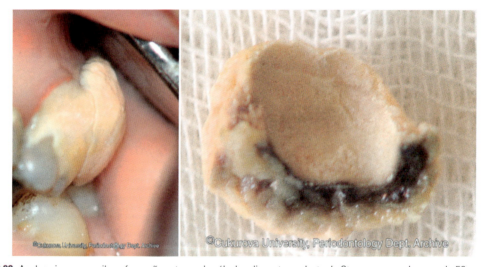

Figura 88.22 As duas imagens exibem formação extensa de cálculo adjacente ao ducto de Stensen em um homem de 53 anos de idade.

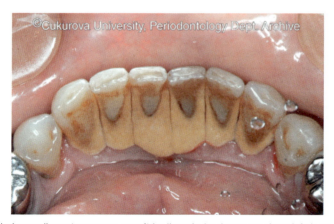

Figura 88.23 Formação extensa de cálculo semelhante à ponte nas superfícies linguais dos dentes anteriores inferiores onde os ductos de Wharton e Bartholin desembocam em um homem de 36 anos de idade.

CAPÍTULO 88   Atlas de Doenças Periodontais

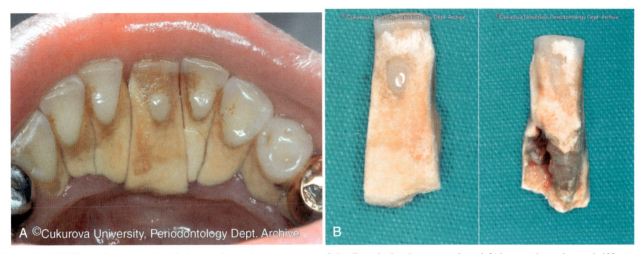

Figura 88.24 (A) Formação extensa de cálculo semelhante à ponte nas superfícies linguais dos dentes anteriores inferiores onde os ductos de Wharton e Bartholin desembocam em uma mulher de 42 anos de idade. (B) A mesma paciente vista em A após a extração do incisivo central esquerdo. Note que o cálculo cobriu quase todas as superfícies do dente.

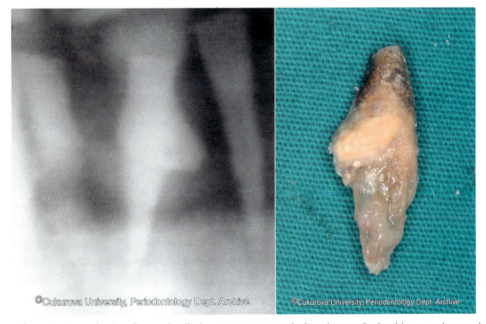

Figura 88.25 Radiografia mostrando projeção radiopaca do cálculo extenso e sua aparência após extração dentária em um homem de 62 anos de idade.

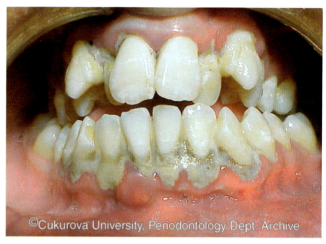

Figura 88.27 Formação extensa de biofilme e cálculo associada ao apinhamento dos dentes de uma mulher de 21 anos de idade.

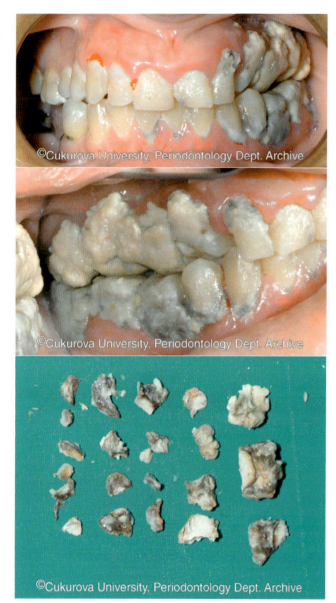

Figura 88.26 As três imagens exibem formação extensa de biofilme e cálculo causada por hábito de mastigação unilateral em uma mulher de 35 anos de idade. A paciente evitou mastigar do lado esquerdo por 10 anos.

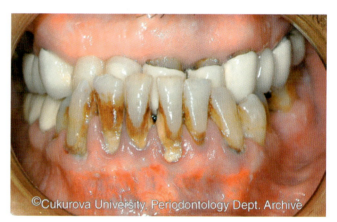

Figura 88.28 Destruição periodontal associada à má oclusão classe III em um homem de 35 anos de idade.

CAPÍTULO 88 Atlas de Doenças Periodontais 925

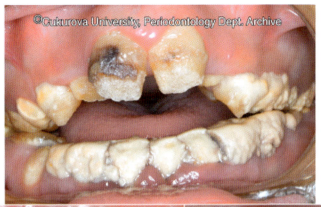

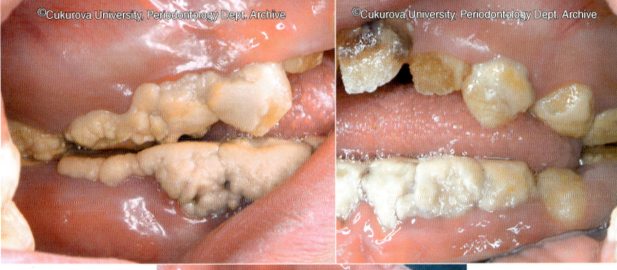

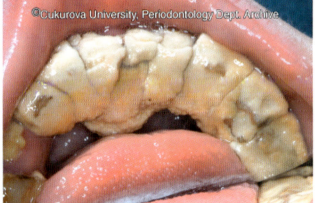

Figura 88.29 As quatro imagens exibem formação extensa de cálculo em uma criança de 9 anos de idade com mordida aberta e higiene precária.

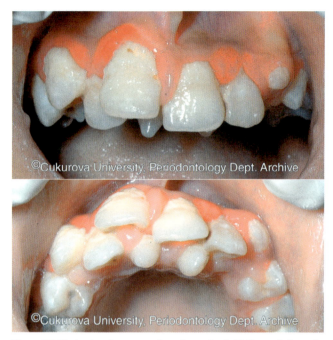

Figura 88.30 As duas imagens exibem formação de biofilme e inflamação gengival com apinhamento e dentes supranumerários em um adolescente de 14 anos de idade.

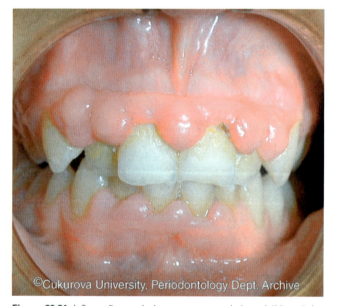

Figura 88.31 Inflamação gengival e aumento associado ao hábito crônico de respiração bucal em um adolescente de 16 anos de idade. Há nítida demarcação da gengiva acometida.

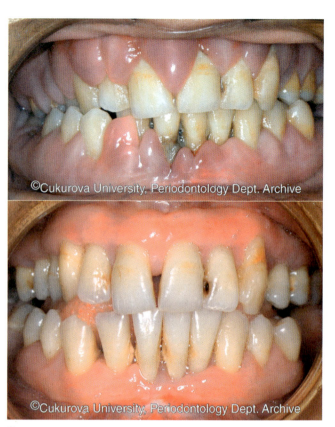

Figura 88.32 As duas imagens exibem formação extensa de biofilme e cálculo em uma mulher de 27 anos de idade e a mesma paciente após 2 meses recebendo desbridamento inicial e instruções de higiene oral. Embora a paciente ainda tenha problemas de higiene, a inflamação, o eritema e o contorno da gengiva estão consideravelmente reduzidos.

Doenças Gengivais Modificadas por Fatores Sistêmicos

Sistema Endócrino

Hormônios Sexuais

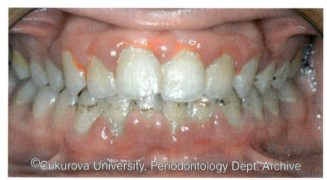

Figura 88.33 Gengivite da puberdade em uma adolescente de 14 anos de idade associada a higiene inadequada, apinhamento de dentes e respiração bucal. A hiperplasia gengival foi confinada às regiões anteriores.

CAPÍTULO 88 Atlas de Doenças Periodontais 927

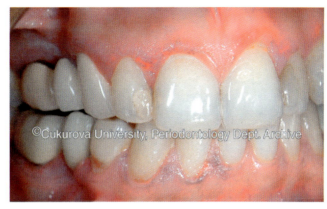

Figura 88.34 Alterações periódicas e localizadas de coloração da gengiva ao redor dos dentes anteriores da maxila associadas à menstruação de uma mulher de 29 anos de idade.

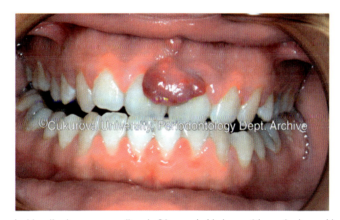

Figura 88.35 Aumento de volume gengival localizado em uma mulher de 24 anos de idade no sétimo mês de gravidez. A lesão foi observada pela paciente no quarto mês.

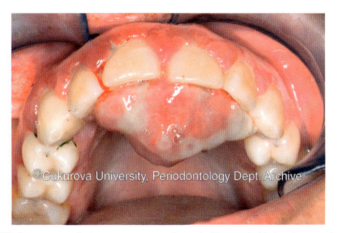

Figura 88.36 Aumento gengival grave em uma paciente de 29 anos de idade e 8 meses de gestação.

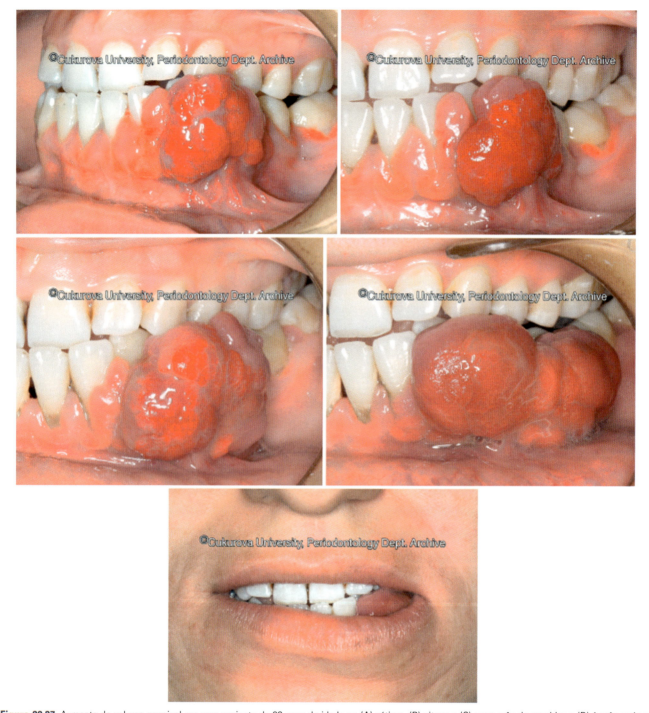

Figura 88.37 Aumento de volume gengival em uma paciente de 32 anos de idade no (A) sétimo, (B) oitavo e (C) nono mês de gravidez e (D) 1 mês após o parto. Observe a progressão das dimensões e o aumento da vascularização da lesão. (E) A vista extraoral exibe a lesão interferindo na oclusão e na estética.

Doenças Gengivais Associadas a Discrasias Sanguíneas

Leucemia

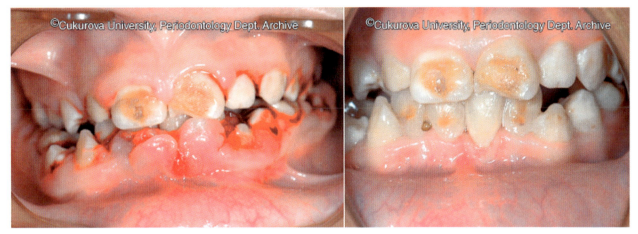

Figura 88.38 As duas imagens exibem hiperplasia gengival e sangramento espontâneo *(esquerda)* em um menino de 6 anos de idade com diagnóstico recente de leucemia mieloide aguda, e após um período de quimioterapia e tratamento periodontal *(direita)*.

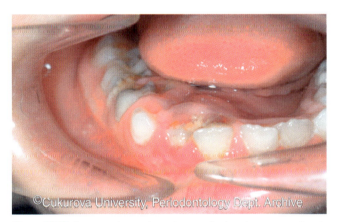

Figura 88.39 Aumento da gengiva e do assoalho bucal em um menino de 8 anos de idade com leucemia mieloide aguda.

Anemia

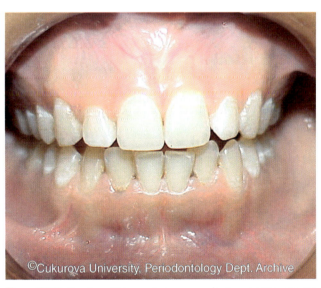

Figura 88.41 Gengiva pálida e estruturas vasculares aparentes em uma jovem de 22 anos de idade com anemia ferropriva.

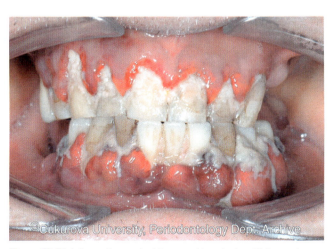

Figura 88.40 Inflamação gengival intensa, hiperplasia e higiene ruim em um homem de 46 anos de idade com leucemia mieloide crônica.

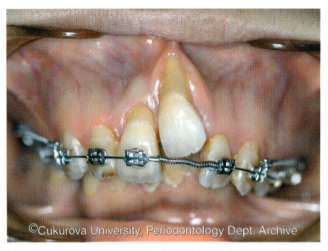

Figura 88.42 Má oclusão grave e retração gengival em um jovem de 18 anos de idade com talassemia.

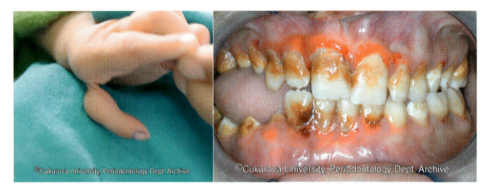

Figura 88.43 Distúrbio esquelético do dedo polegar *(esquerda)* e inflamação gengival grave com sangramento espontâneo *(direita)* em um menino de 12 anos de idade com anemia de Fanconi.

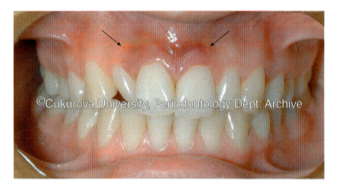

Figura 88.44 Sangramento localizado na gengiva de uma mulher de 24 anos de idade com trombastenia de Glanzmann.

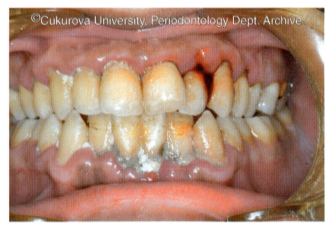

Figura 88.45 Acúmulo de biofilme e sangramento espontâneo em um homem de 28 anos de idade com hemofilia A que negligenciava os procedimentos de higiene oral devido ao sangramento intenso.

CAPÍTULO 88   Atlas de Doenças Periodontais   931

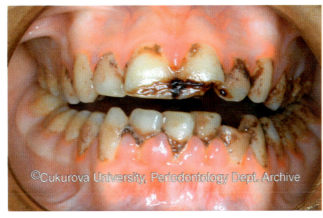

Figura 88.46 Sangramento espontâneo e formação de coágulo em um homem de 22 anos de idade com doença de von Willebrand.

Doenças Gengivais Induzidas por Fármacos

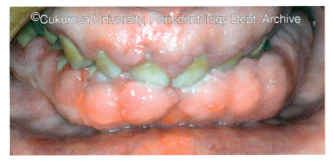

Figura 88.47 Aumento gengival associado ao uso de fenitoína em um homem de 20 anos de idade com epilepsia.

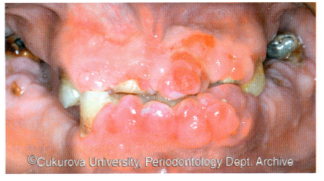

Figura 88.49 Aumento gengival em um homem de 44 anos de idade recebendo ciclosporina após transplante de rim.

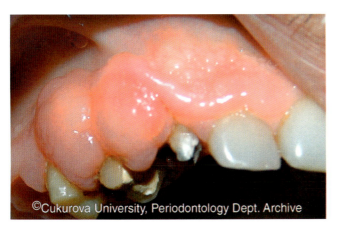

Figura 88.48 Aumento gengival associado ao uso de anlodipina em um homem de 47 anos de idade com hipertensão arterial.

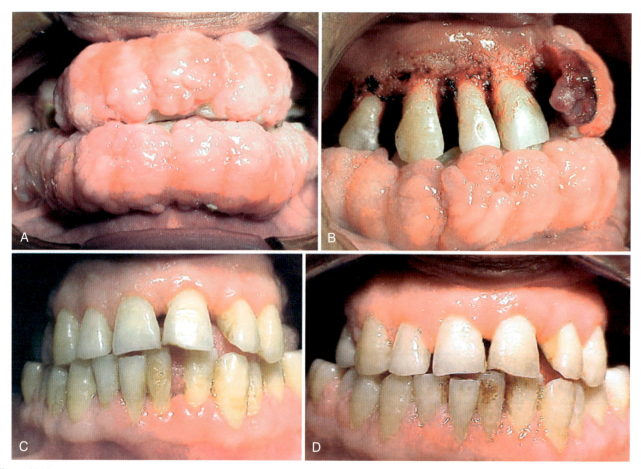

Figura 88.50 (A) Em um caso de aumento gengival associado à ciclosporina, as coroas clínicas ficam recobertas, e o aumento atinge o plano oclusal. (B) Vista intraoperatória do aumento. Fotografias do paciente após (C) 6 e (D) 12 meses. *(De Haytac CM, Ustun Y, Essen E, Ozcelik O: Combined treatment approach of gingivectomy e CO_2 laser for cyclosporine-induced gingival overgrowth. Quintessence Int 38(1):e54-e59, 2007.)*

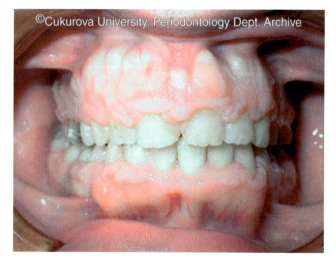

Figura 88.51 Espessamento e hiperplasia gengival em um homem fisiculturista de 25 anos de idade que usou injeções de esteroides anabolizantes por 3 anos.

Lesões Gengivais Não Induzidas por Biofilme

Infecções por Espécies de *Streptococcus*

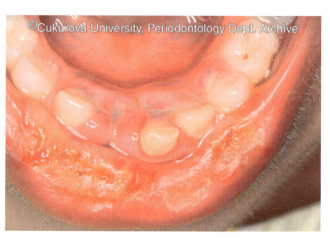

Figura 88.52 Lesões no lábio e na gengiva em um garoto de 7 anos de idade com gengivoestomatite estreptocócica aguda.

Infecções por *Herpes-Vírus*

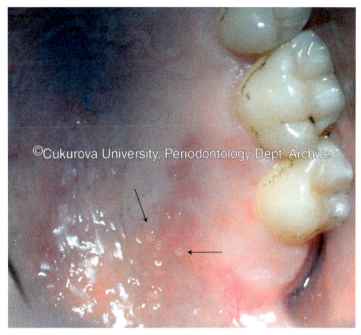

Figura 88.63 Vesículas herpéticas rompidas e íntegras *(setas)* em um jovem de 19 anos de idade com gengivoestomatite herpética.

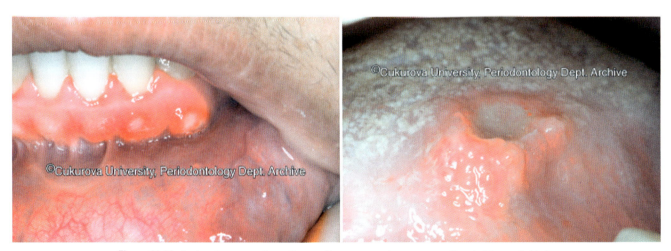

Figura 88.54 As duas imagens exibem úlceras aftosas recorrentes em uma mulher de 27 anos de idade.

Doenças Gengivais de Origem Fúngica

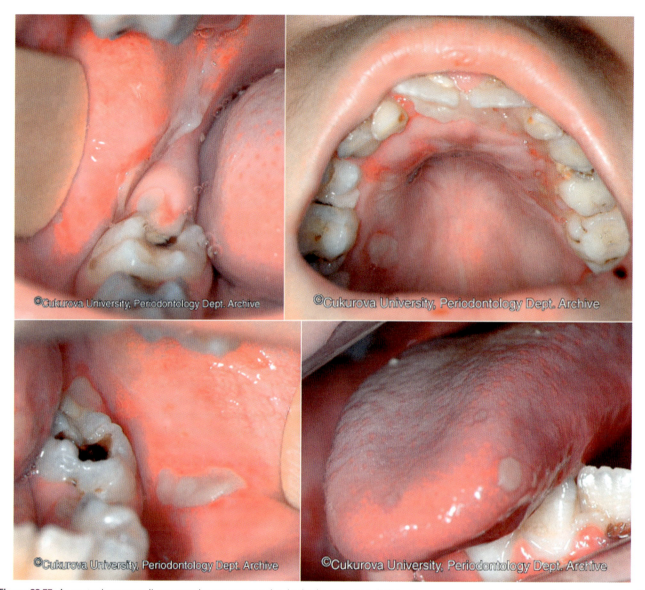

Figura 88.55 As quatro imagens exibem mucosite grave na gengiva, bochecha, mucosa palatina e língua em um menino de 7 anos de idade com leucemia mieloide aguda após quimioterapia de indução-remissão. Estas lesões são muito suscetíveis a infecções por cândida.

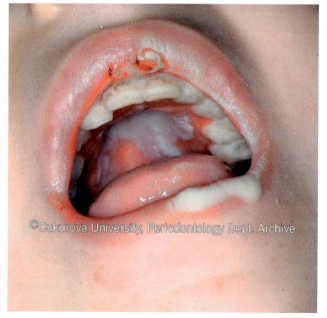

Figura 88.56 Infecção da cavidade oral por cândida após quimioterapia em um menino de 3 anos de idade com leucemia mieloide aguda.

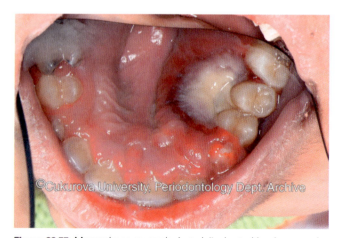

Figura 88.57 Mucormicose causando destruição dos tecidos duros e moles em um menino de 9 anos de idade com leucemia mieloide aguda.

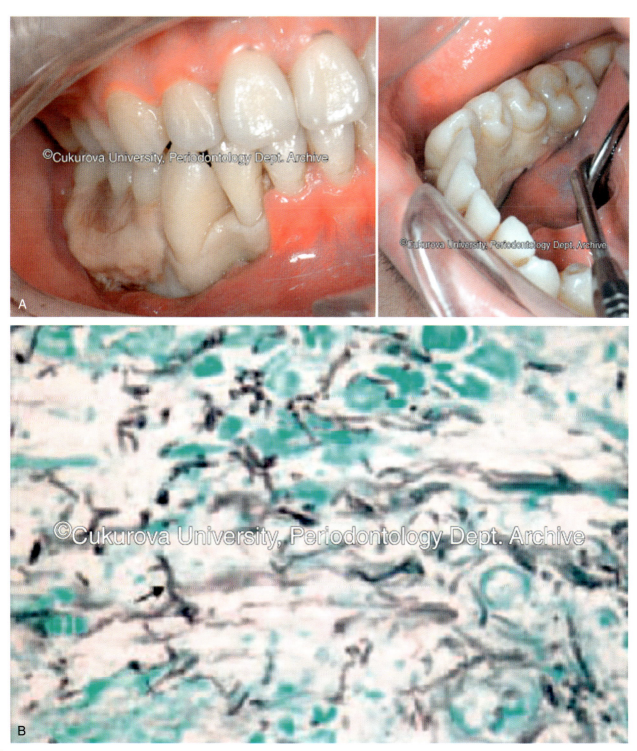

Figura 88.58 (A) As duas imagens exibem destruição rápida da gengiva e do osso alveolar causada por mucormicose em um menino de 14 anos de idade com leucemia mieloide aguda. As lesões começaram no terceiro dia de quimioterapia, e a destruição ocorreu em 1 semana. (B) Análise histológica com coloração metenamina de prata de Gomori mostrando as hifas fúngicas. *(Cortesia de Dr. M. Cem Dogam e Dr. M. Cenk Haytac.)*

Lesões Gengivais de Origem Genética

Fibromatose Gengival Hereditária

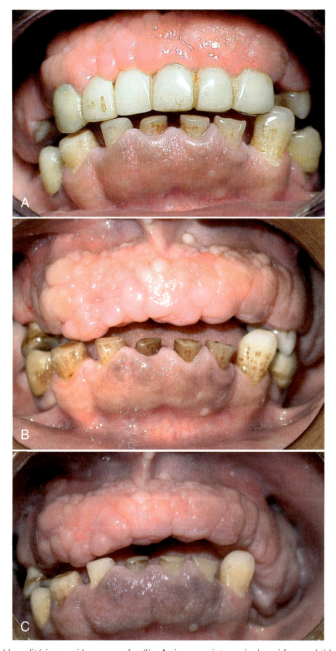

Figura 88.59 Fibromatose gengival hereditária ocorrida em uma família. As imagens intraorais do pai foram obtidas em (A) 2000, (B) 2003 e (C) 2005.

CAPÍTULO 88 Atlas de Doenças Periodontais

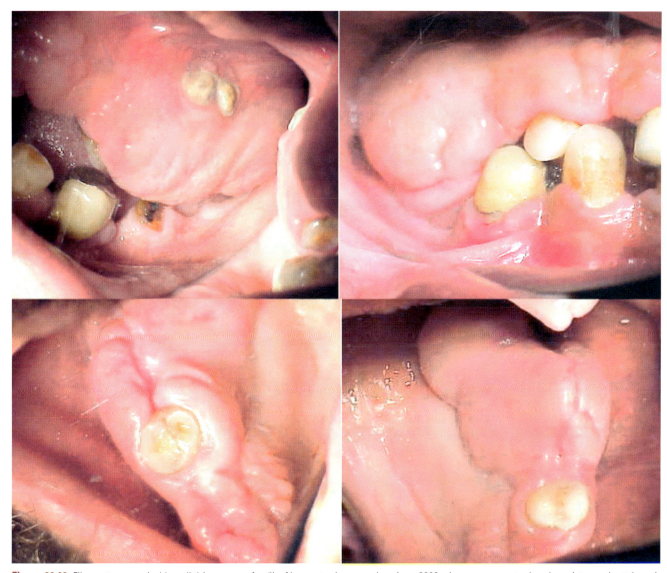

Figura 88.60 Fibromatose gengival hereditária em uma família. Nas quatro imagens do pai em 2000, observe o aumento de volume intenso das tuberosidades em contato com os rebordos mandibulares e fragmentos radiculares no crescimento tecidual.

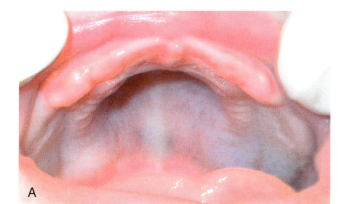
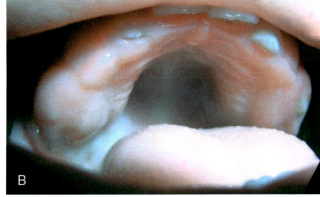

Figura 88.61 Fibromatose gengival hereditária ocorrida em uma família. As imagens intraorais do filho mais novo mostram sua condição quando ele tinha (A) 10 dias e (B) 2 anos de idade. *(De Haytac MC, Ozcelik O: The phenotypic overlap of syndromes associated with hereditary gingival fibromatosis: follow-up of a family for five years.* Oral Surg Med Oral Pathol Oral Radiol Endodontol *103:521-527, 2007.)*

Manifestações Gengivais de Condições Sistêmicas

Lesões Mucocutâneas

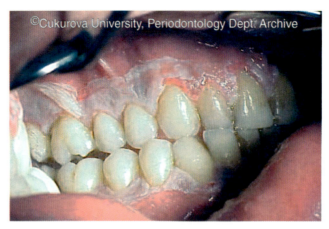

Figura 88.62 Descamação grave e sinal de Nikolsky positivo em uma mulher de 56 anos de idade com líquen plano. A descamação deixa o tecido conjuntivo exposto e sintomático aos agentes estimulantes.

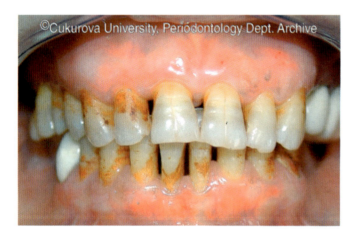 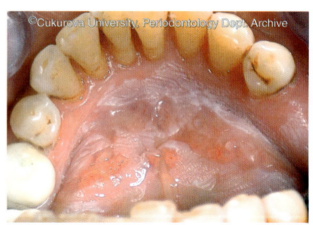

Figura 88.63 As duas imagens exibem líquen plano reticular em uma mulher de 63 anos de idade que foi encaminhada com a queixa de sensação de ardência em sua boca.

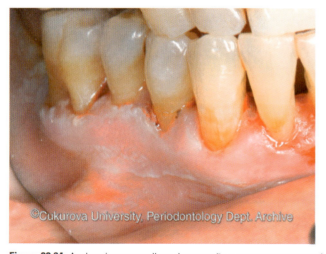 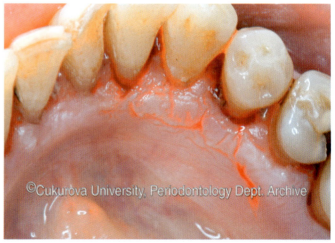

Figura 88.64 As duas imagens exibem descamação e sangramento espontâneo em uma mulher de 62 anos de idade com líquen plano erosivo. A paciente é extremamente sensível a mudanças de temperatura e alimentos.

CAPÍTULO 88   Atlas de Doenças Periodontais

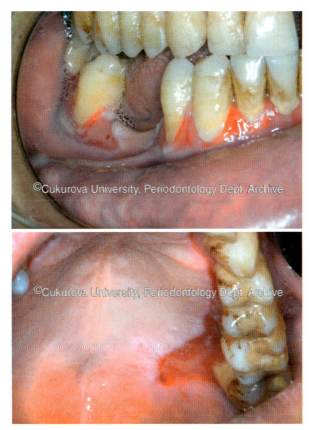

Figura 88.65 As duas imagens exibem líquen plano atrófico causando exposição do tecido conjuntivo em um homem de 62 anos de idade.

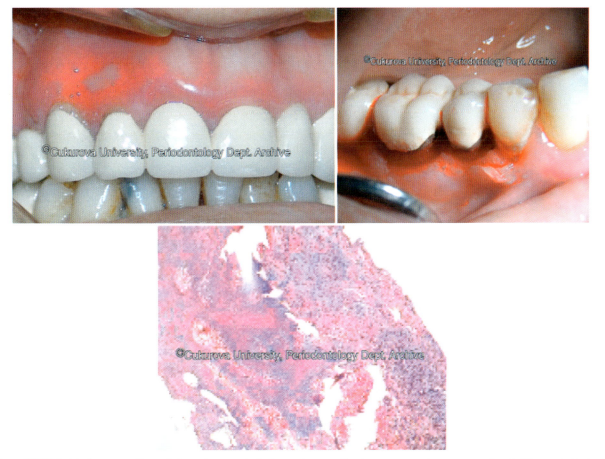

Figura 88.66 As três imagens exibem pênfigo vulgar caracterizado por descamação, dor e sangramento em uma mulher de 56 anos de idade. A separação suprabasal das células pode ser detectada na análise histológica.

Outras Doenças Sistêmicas

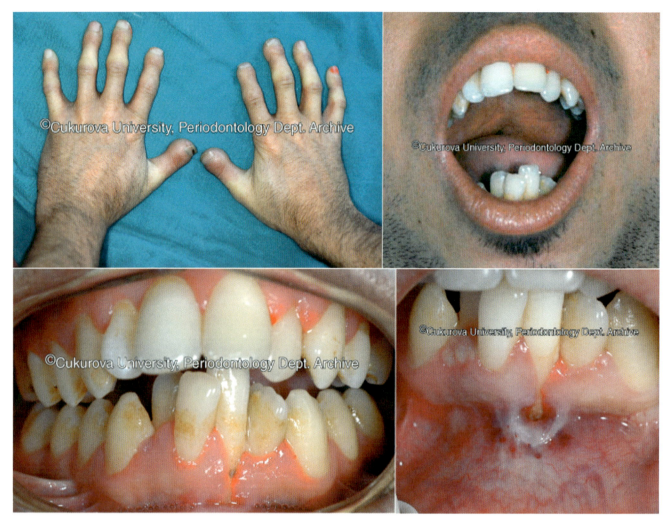

Figura 88.67 As quatro imagens exibem deformidades de desenvolvimento dos dedos e abertura bucal limitada em um jovem de 18 anos de idade com esclerodermia. A largura insuficiente de gengiva inserida complica os procedimentos de higiene oral, e retração gengival avançada é observada no incisivo central inferior.

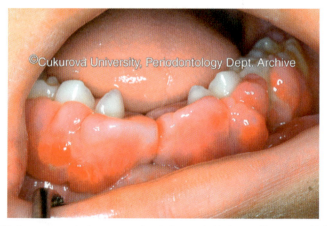

Figura 88.68 Aumento gengival em um menino de 9 anos de idade com fibromatose hialina juvenil.

CAPÍTULO 88 Atlas de Doenças Periodontais 941

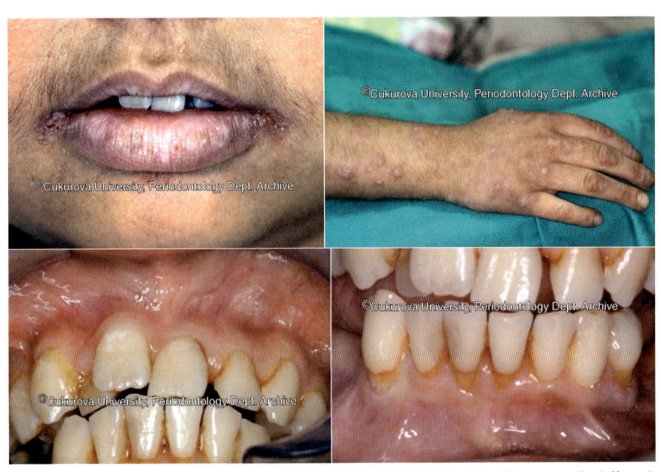

Figura 88.69 As quatro imagens exibem dermatite atópica caracterizada por lesões pruriginosas nas extremidades e lábios em uma mulher de 22 anos de idade. Observe a profundidade vestibular inadequada e a retração gengival.

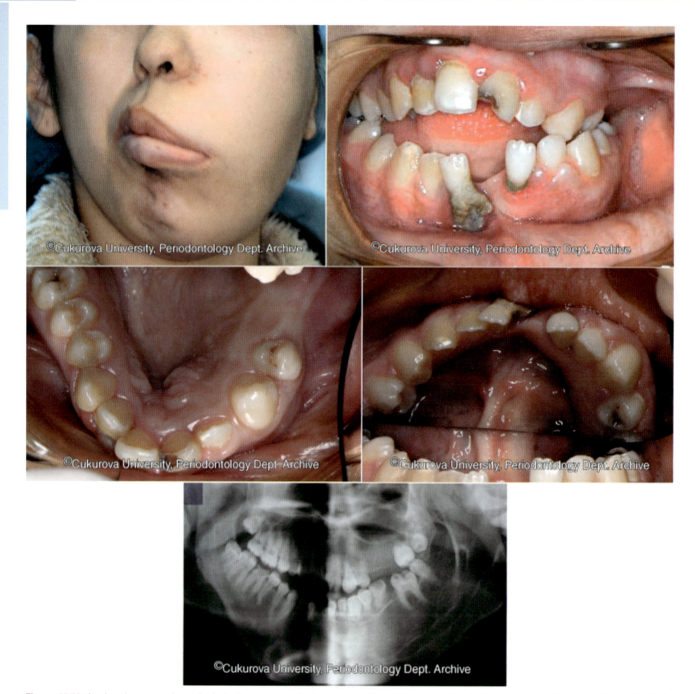

Figura 88.70 As cinco imagens exibem displasia fibrosa caracterizada por expansão fibro-óssea unilateral dos ossos em uma jovem de 17 anos de idade. Observe assimetria facial, má oclusão avançada, deslocamento de dentes a partir da linha média e aumento gengival compatível com a expansão dos ossos subjacentes. A radiografia mostra aumento unilateral das dimensões da mandíbula e maxila.

CAPÍTULO 88 Atlas de Doenças Periodontais 943

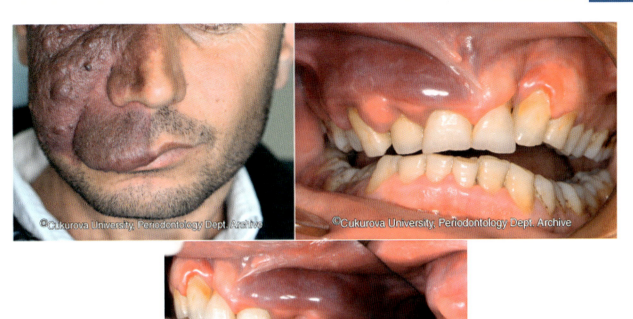

Figura 88.71 Síndrome de Sturge-Weber caracterizada por hemangiomas cavernosos unilaterais na face e no pescoço em um homem de 35 anos de idade. Observe o aumento gengival unilateral de tecido mole, de fácil sangramento e com alta vascularização no lado afetado.

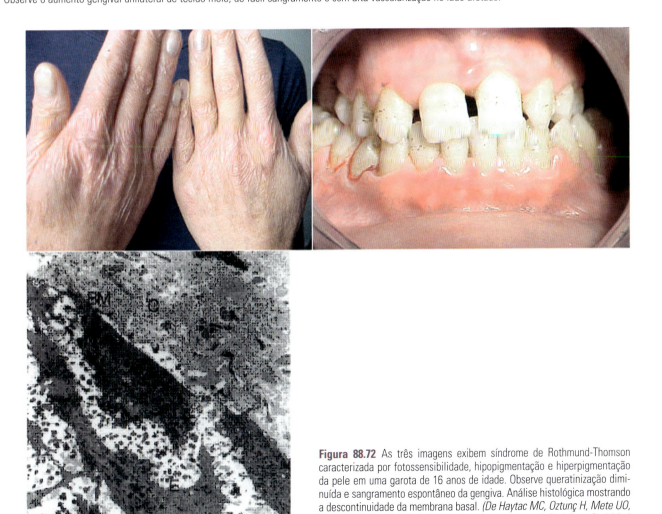

Figura 88.72 As três imagens exibem síndrome de Rothmund-Thomson caracterizada por fotossensibilidade, hipopigmentação e hiperpigmentação da pele em uma garota de 16 anos de idade. Observe queratinização diminuída e sangramento espontâneo da gengiva. Análise histológica mostrando a descontinuidade da membrana basal. *(De Haytac MC, Oztunç H, Mete UO, Kaya M: Rothmund-Thomson syndrome: a case report.* Oral Surg Oral Med Oral Pathol Oral Radiol Endodontol *94:479-484, 2002.)*

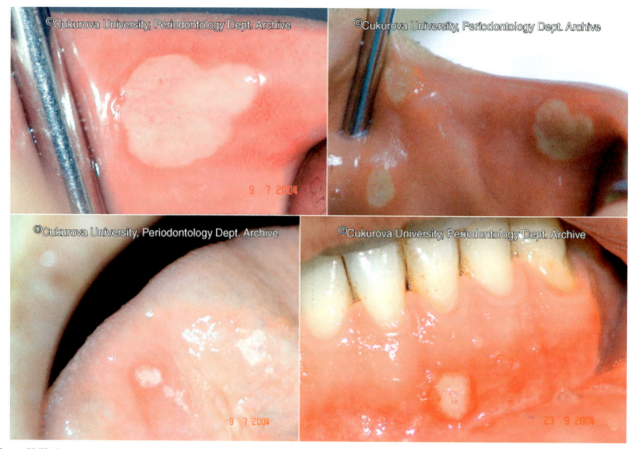

Figura 88.73 As quatro imagens exibem lesões aftosas maiores recorrentes na mucosa jugal, mucosa do lábio, língua e mucosa alveolar em um homem de 42 anos de idade com doença de Behçet.

Alergias

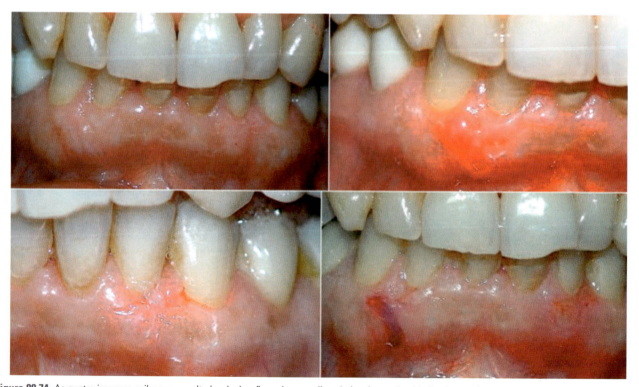

Figura 88.74 As quatro imagens exibem os resultados do desafio oral para o diagnóstico de reação alérgica da gengiva a maçãs em uma mulher de 48 anos de idade. Observe a formação de bolhas, descamação e sangramento subepitelial. *(De Haytac MC, Ozcelik O: Oral challenge test for diagnosis of gingival hypersensitivity to apple: a case report.* Oral surg Oral Med Oral Pathol Oral Radiol Endodontol *101:317-321, 2006.)*

Lesões Traumáticas: Factícias, Iatrogênicas e Acidentais

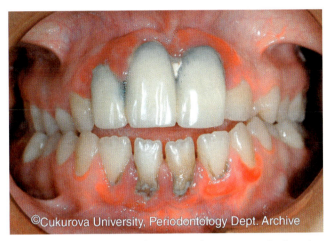

Figura 88.75 Restauração com formato, escultura e margens inadequados, invadindo o espaço biológico, o que causou inflamação gengival intensa em uma mulher de 32 anos de idade.

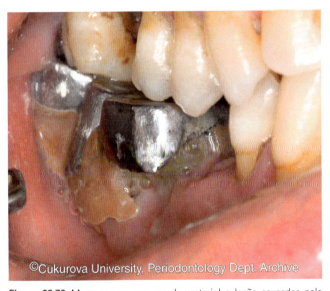

Figura 88.76 Margens com excesso de material e lesão causadas pela resina acrílica utilizada para restauração em uma mulher de 49 anos de idade.

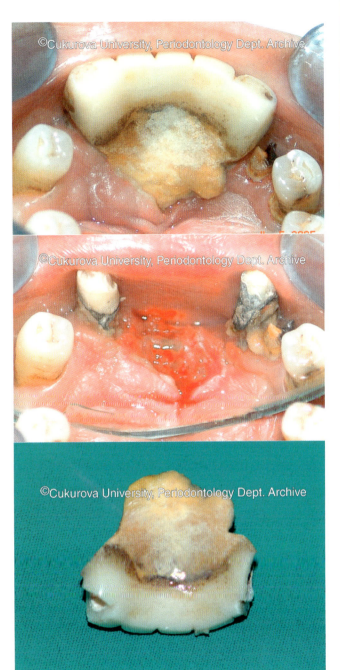

Figura 88.77 As três imagens exibem formação extensa de cálculo e restauração mal adaptada nos dentes anteriores inferiores em um homem com 51 anos de idade. Observe o trauma causado pelos depósitos no tecido mole sublingual após a remoção da restauração.

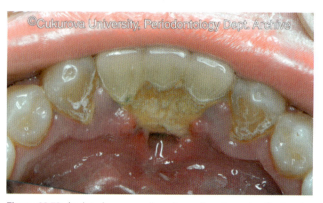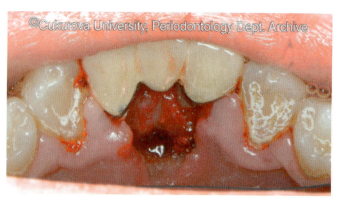

Figura 88.78 As duas imagens exibem formação extensa de cálculo sob a restauração nos dentes anteriores inferiores em um homem de 44 anos de idade. Observe o trauma do cálculo no tecido mole sublingual após a remoção da restauração.

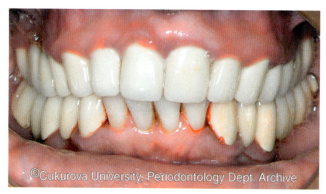

Figura 88.79 Localização subgengival de margens e falta de ameias interproximais das coroas causando inflamação gengival em um homem de 29 anos de idade.

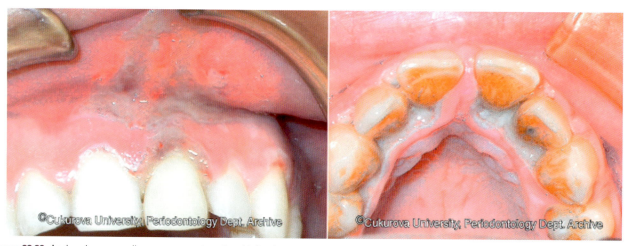

Figura 88.80 As duas imagens exibem o mau uso do sulfato férrico durante a retração gengival causando ardência e descamação em um homem de 30 anos de idade.

CAPÍTULO 88 Atlas de Doenças Periodontais

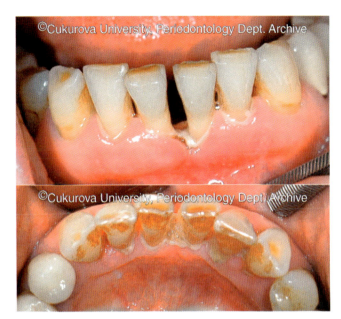

Figura 88.81 As duas imagens exibem uso iatrogênico de um agente adesivo para tratamento de hipersensibilidade dentinária, causando retração gengival em uma mulher de 32 anos de idade.

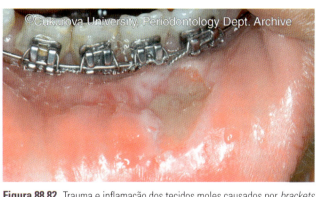

Figura 88.82 Trauma e inflamação dos tecidos moles causados por *brackets* em um adolescente de 14 anos de idade sob tratamento ortodôntico.

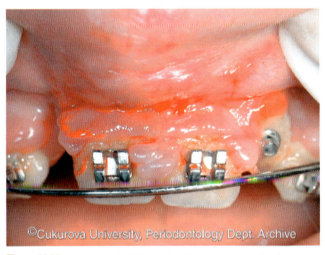

Figura 88.83 Trauma gengival do fio ortodôntico em uma menina de 12 anos de idade.

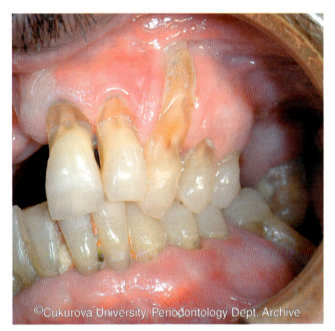

Figura 88.84 Retração gengival associada à escovação vigorosa dos dentes em um homem de 48 anos de idade.

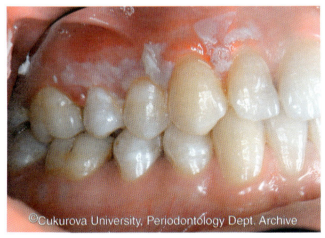

Figura 88.85 Descamação gengival após enxágue com colônia em uma jovem de 21 anos de idade.

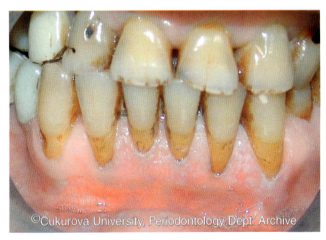

Figura 88.86 Hiperqueratose associada ao uso de tabaco sem fumo em uma mulher de 42 anos de idade.

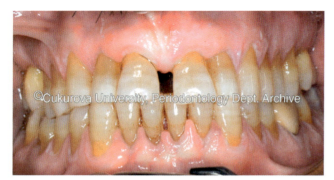

Figura 88.87 Descamação associada à escovação de dentes com sabão em um homem de 55 anos de idade.

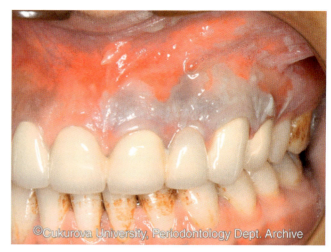

Figura 88.88 Trauma e descamação após a colocação de sementes de planta na gengiva para dor de dente em um homem de 41 anos de idade.

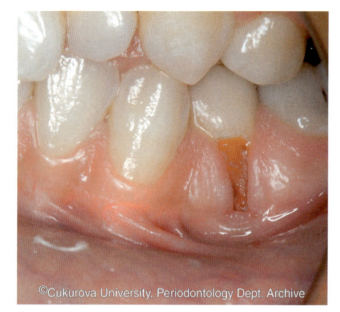

Figura 88.89 Retração gengival associada ao hábito de arranhar a gengiva com a unha em uma mulher de 26 anos de idade.

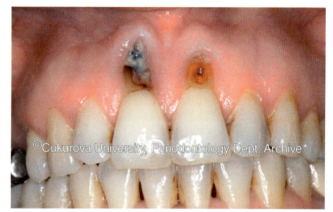

Figura 88.90 Retração gengival em uma mulher de 42 anos de idade, associada ao hábito de usar lenço umedecido.

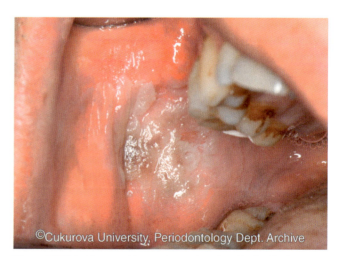

Figura 88.92 Lesão traumática resultante da colocação de alho fresco em cima do terceiro molar sintomático em um homem de 26 anos de idade.

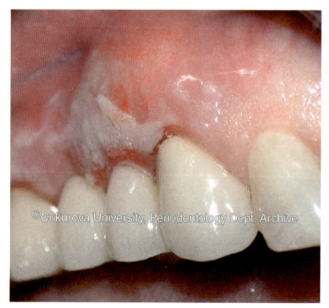

Figura 88.91 Descamação e queimadura após enxágue com raki (uma bebida da Turquia com 40% a 50% de conteúdo alcoólico) em um homem de 50 anos de idade.

Cistos e Tumores

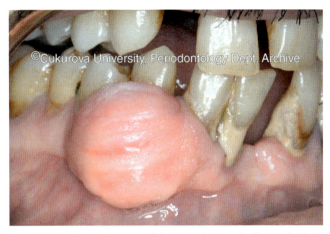

Figura 88.93 Fibroma firme e nodular em um homem de 45 anos de idade.

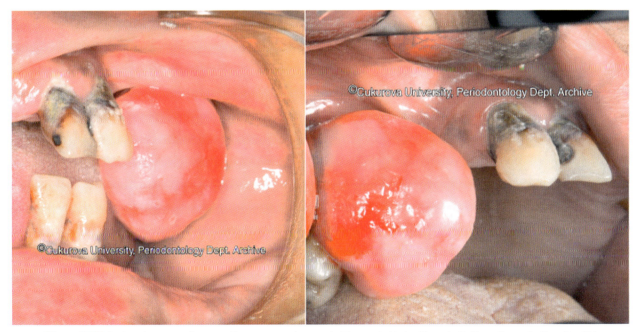

Figura 88.94 As duas imagens exibem um fibroma em um homem de 56 anos de idade. *(Cortesia Dr. Burcu Cam e Dr. Onur Ozcelik.)*

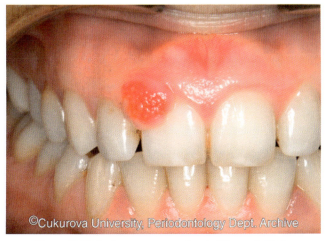

Figura 88.95 Papiloma em uma mulher de 27 anos de idade.

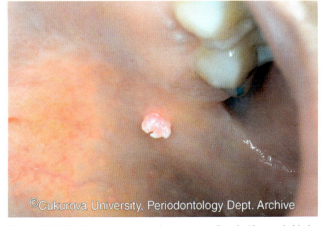

Figura 88.96 Papiloma no palato mole em uma mulher de 42 anos de idade.

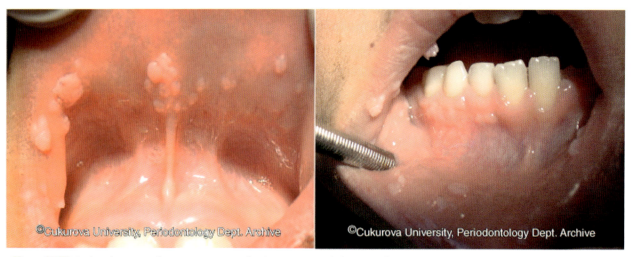

Figura 88.97 As duas imagens exibem verrugas generalizadas graves associadas ao papilomavírus humano em uma criança de 7 anos de idade.

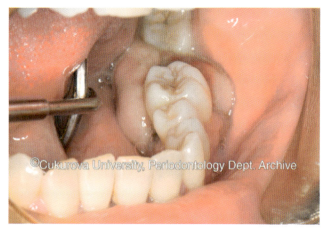

Figura 88.98 Granuloma periférico de células gigantes em uma mulher de 31 anos de idade.

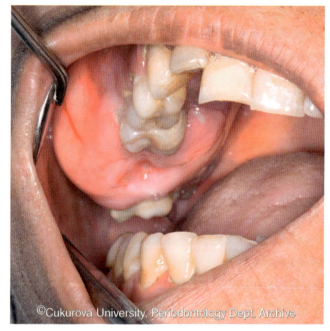

Figura 88.99 Ameloblastoma em uma mulher de 54 anos de idade.

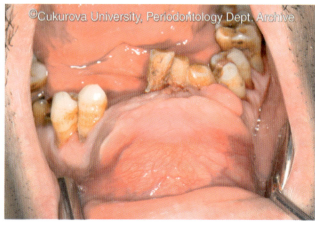

Figura 88.100 Ameloblastoma em uma mulher de 49 anos de idade.

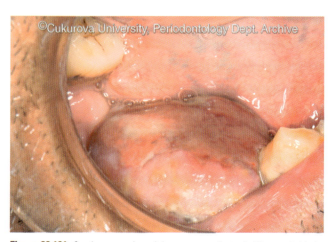

Figura 88.101 Carcinoma espinocelular em um paciente de 62 anos de idade.

CAPÍTULO 88   Atlas de Doenças Periodontais   951

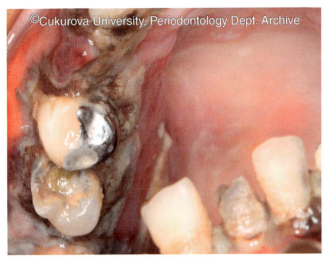

Figura 88.102 Melanoma maligno em um paciente de 52 anos de idade.

Periodontite Crônica

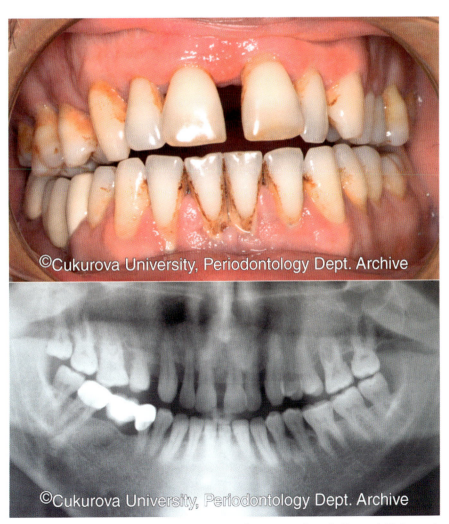

Figura 88.103 As duas imagens exibem placa e cálculo causando periodontite crônica em um paciente de 42 anos de idade sem doenças sistêmicas. Observe a perda óssea generalizada na radiografia panorâmica.

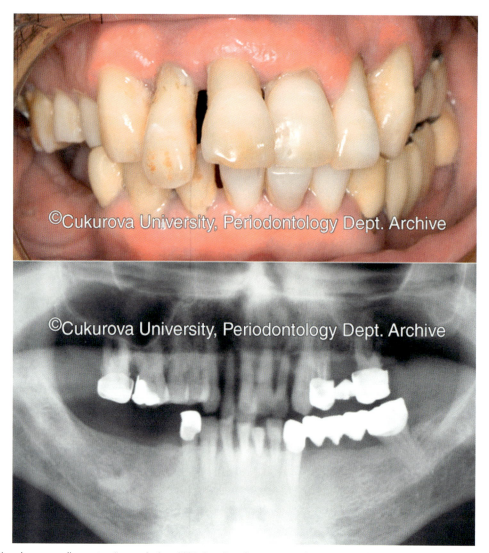

Figura 88.104 As duas imagens exibem retração gengival, mobilidade, migração e extrusão dos dentes devido à perda óssea alveolar em um paciente de 48 anos de idade com periodontite crônica.

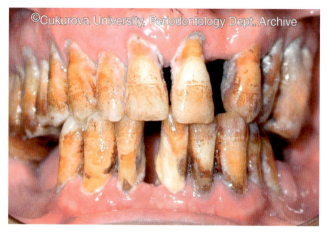

Figura 88.105 Periodontite crônica avançada em um paciente de 54 anos de idade com fatores contribuintes como higiene oral negligenciada e tabagismo.

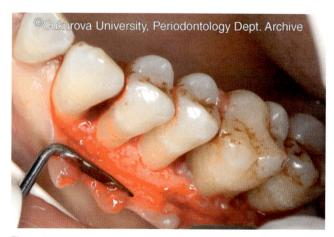

Figura 88.106 Perda óssea generalizada em uma paciente de 38 anos de idade com periodontite crônica generalizada.

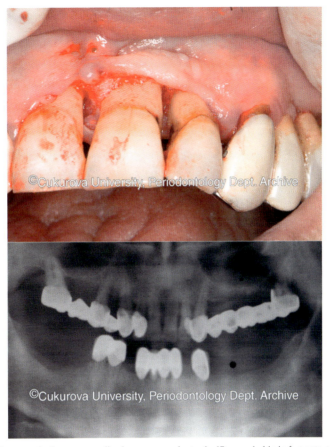

Figura 88.107 As duas imagens exibem perda óssea generalizada em um paciente de 45 anos de idade fumante e com periodontite crônica avançada.

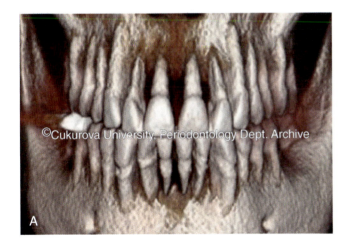

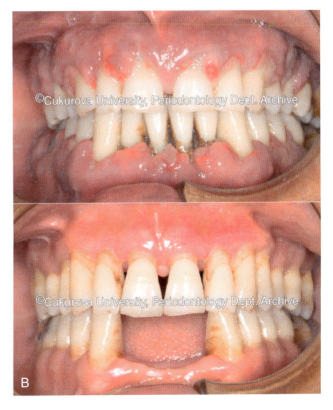

Figura 88.108 (A) A tomografia computadorizada de feixe cônico exibe perda óssea generalizada em um homem de 39 anos de idade com periodontite crônica avançada. (B) As duas imagens exibem o paciente antes e 4 meses após a terapia periodontal inicial e extração dos incisivos mandibulares *(abaixo)*. Há um fechamento do diastema entre os incisivos centrais maxilares após a terapia.

Periodontite Crônica Modificada por Fatores Sistêmicos

Diabetes Melito

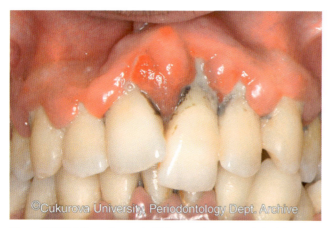

Figura 88.109 Inflamação gengival intensa e abscesso periodontal em uma mulher de 26 anos de idade com diabetes melito tipo 1. Observe a extrusão do incisivo central maxilar esquerdo causada pela perda óssea alveolar.

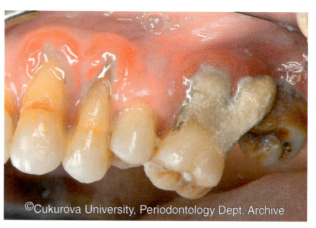

Figura 88.110 Inflamação intensa, formação de pus e doença periodontal em um homem de 34 anos de idade com diabetes melito tipo 1 não controlado.

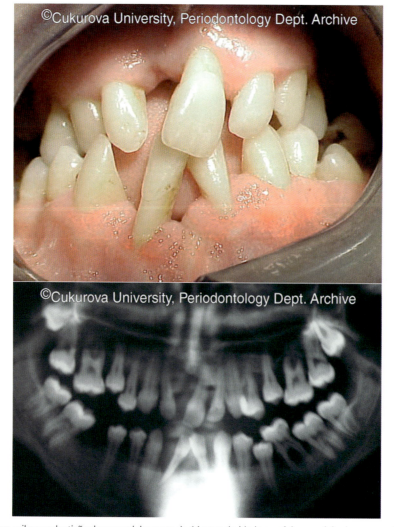

Figura 88.111 As duas imagens exibem a dentição de uma adolescente de 14 anos de idade que foi encaminhada com queixa de mobilidade dentária. Ela teve perda espontânea dos dentes 11, 31, 41 e 46 nos últimos 2 anos. A paciente teve perda óssea avançada apesar da quantidade mínima de placa bacteriana, com mobilidade grau 3 em muitos dentes. Ela foi diagnosticada sob consulta como sendo portadora de diabetes melito tipo 1.

CAPÍTULO 88   Atlas de Doenças Periodontais   955

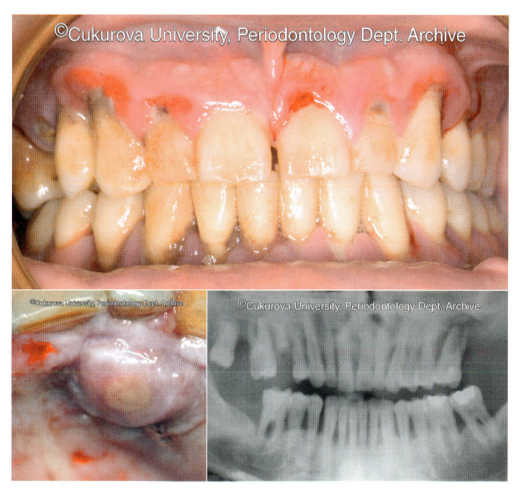

Figura 88.112 As três imagens exibem perda óssea alveolar e inflamação grave com sangramento espontâneo, formação de exsudato purulento e abscesso em um homem de 56 anos de idade com diabetes melito tipo 2 que tem utilizado injeção de insulina há 12 anos.

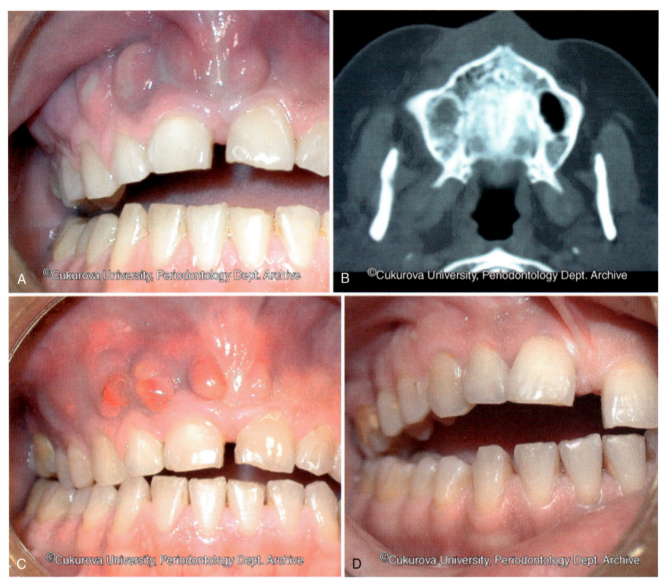

Figura 88.113 Uma paciente com 28 anos de idade com diabetes melito não controlada foi encaminhada com queixas de mobilidade dentária de evolução rápida, dor intensa e formação espontânea de exsudato purulento e vários abscessos. Sua taxa de glicemia em jejum era de 486 mg/dL no dia do encaminhamento. (A) Embora as lesões lembrem abscessos de origem periodontal, a profundidade das bolsas e os níveis de inserção estão dentro dos padrões normais. (B) Os achados da tomografia computadorizada e a consulta com o departamento de infecção confirmaram o diagnóstico de osteomielite. (C) Vista da paciente após 1 semana de controle da glicemia no centro de terapia intensiva e terapia com oxigênio hiperbárico. (D) Embora as lesões tenham cicatrizado sem maiores consequências, má oclusão intensa foi evidente no exame de acompanhamento de 1 ano.

Periodontite Agressiva

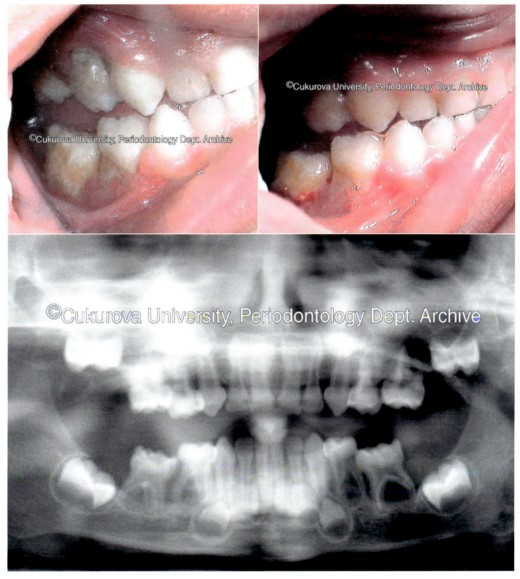

Figura 88.114 As três imagens exibem periodontite agressiva em um menino de 3 anos de idade sem qualquer doença sistêmica. Há destruição grave do osso alveolar dos dentes molares decíduos.

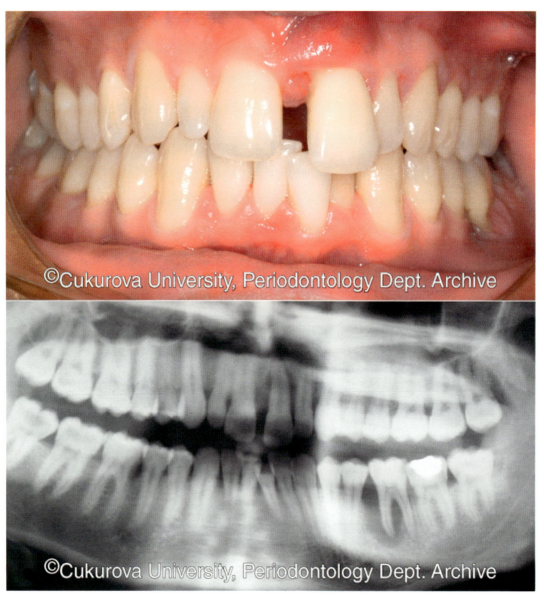

Figura 88.115 As duas imagens exibem extrusão do incisivo central esquerdo em um paciente de 21 anos de idade com periodontite agressiva localizada. Há ruptura grave de osso alveolar no incisivo e primeiro molar mandibular.

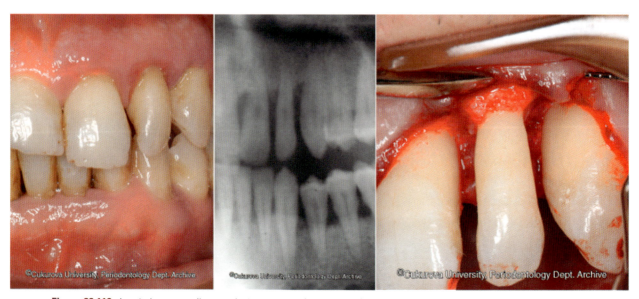

Figura 88.116 As três imagens exibem perda óssea avançada em um paciente de 18 anos de idade com periodontite agressiva.

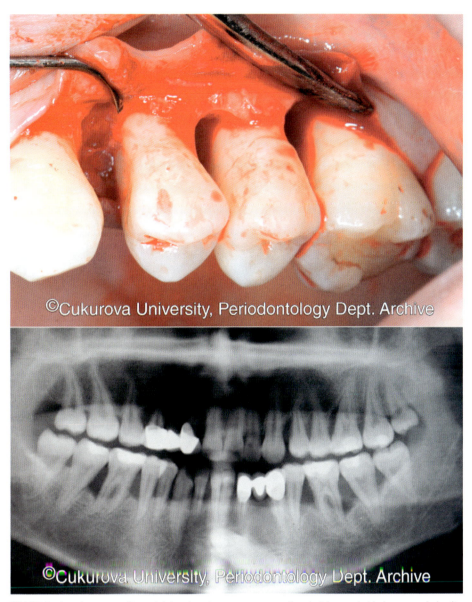

Figura 88.117 As duas imagens exibem defeitos intraósseos em uma mulher de 24 anos de idade com periodontite agressiva.

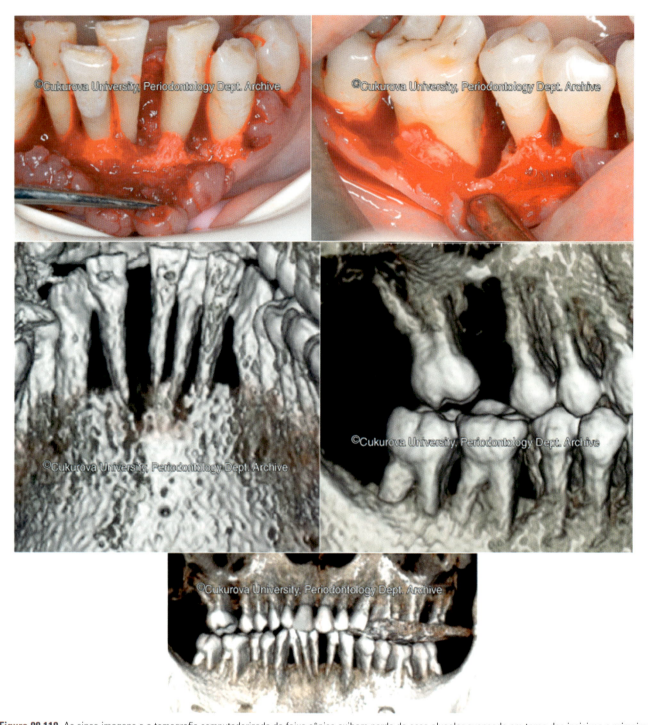

Figura 88.118 As cinco imagens e a tomografia computadorizada de feixe cônico exibem perda de osso alveolar avançada em torno dos incisivos e primeiro molar em um homem de 24 anos de idade com periodontite agressiva.

CAPÍTULO 88   Atlas de Doenças Periodontais   961

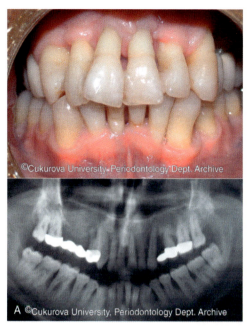
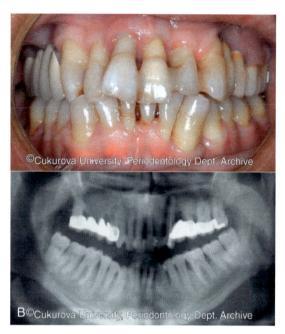
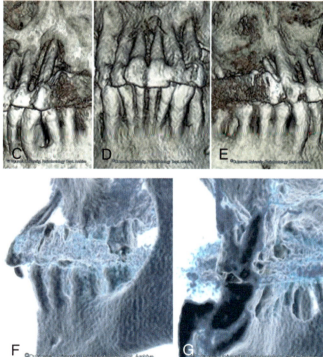

Figura 88.119 Imagens clínicas e radiográficas de um paciente de 27 anos de idade com periodontite agressiva generalizada (A) na consulta inicial e (B) na consulta de acompanhamento 5 anos após o tratamento. As imagens da tomografia computadorizada de feixe cônico exibem (C, D e F) reabsorção de osso alveolar avançada em torno dos incisivos, (E) pré-molares e (G) primeiro molar.

Periodontite como uma Manifestação de Doenças Sistêmicas

Leucemias

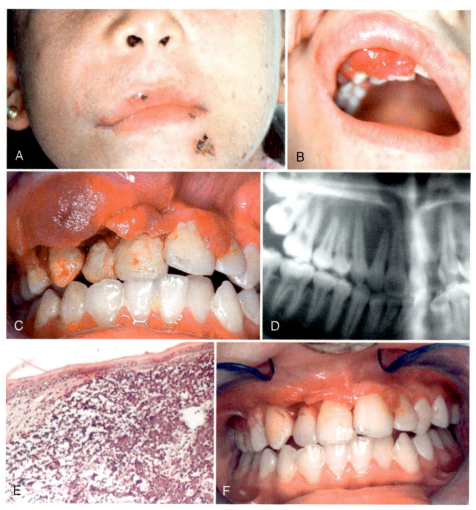

Figura 88.120 Uma menina de 12 anos de idade foi encaminhada com queixa de aumento de volume de evolução rápida na (A) face e (B) gengiva e (C) sangramento espontâneo. A paciente também teve febre persistente e mal-estar geral por 2 semanas. (D) Análise radiográfica revelou perda de osso alveolar e separação das raízes do canino e incisivo lateral da maxila. A consulta com o departamento de patologia oral e a análise histológica da lesão confirmaram o diagnóstico de sarcoma granulocítico, que pode preceder a leucemia mieloide aguda. (E) Histologicamente, infiltração de células mieloides atípicas no tecido gengival foi evidente (hematoxilina e eosina; ampliação original ×100). (F) A lesão regrediu significativamente após 2 sessões de quimioterapia. *(De Antmen B, Haytac MC, Sasmaz I, Dogan MC, Ergin M, Tanyeli A: Granulocytic sarcoma of gingiva: an unusual case with aleukemic presentation. J Periodontol 74:1514-1519, 2003.)*

CAPÍTULO 88   Atlas de Doenças Periodontais   963

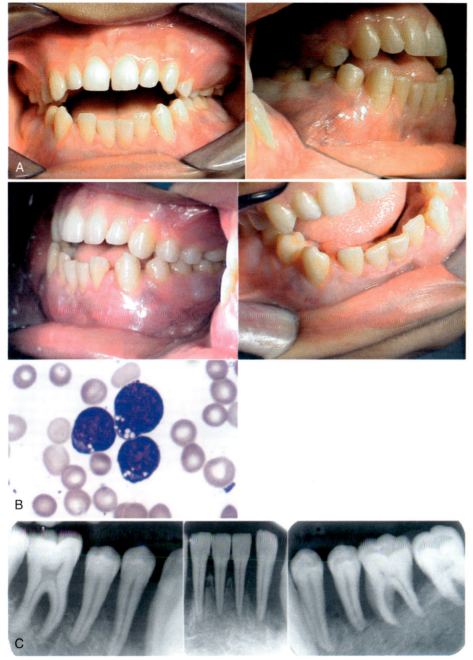

Figura 88.121 Um garoto de 14 anos de idade foi encaminhado com queixa de mobilidade de dentes de evolução rápida, aumento gengival, febre persistente e dor nas articulações. (A) O exame clínico revelou aumento de volume intraósseo dos ossos mandibulares e mobilidade grau 3 de muitos dentes apesar da quantidade mínima de placa bacteriana. (B) A biópsia por aspiração da medula óssea revelou vacuolização citoplasmática dos linfoblastos, o que é específico para leucemia linfoblástica aguda tipo L3 (coloração de May-Grünwald Giemsa; ampliação original ×100). (C) Radiograficamente, observaram-se perda óssea intensa, trabeculado anormal e áreas radiolúcidas ao redor das raízes, as quais eram mais proeminentes nos dentes molares. *(De Haytac MC, Antmen B, Dogan MC, Sasmaz I: Severe alveolar bone loss and gingival hyperplasia as initial manifestation of Burkitt cell type acute lymphoblastic leukemia.* J Periodontol *74(4):547-551, 2003.)*

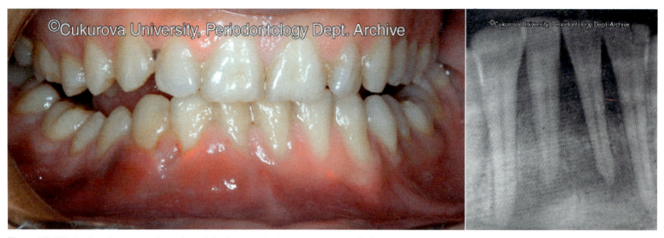

Figura 88.122 As duas imagens exibem destruição de osso alveolar e aumento gengival em torno dos dentes 41, 42 e 43 em um garoto de 15 anos de idade com leucemia linfocítica aguda.

Distúrbios Genéticos

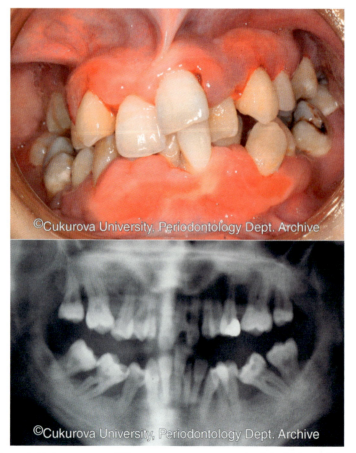

Figura 88.123 Uma paciente de 16 anos de idade que tem recebido tratamento para neutropenia clínica há 8 anos foi encaminhada devido a uma inflamação gengival. As duas imagens exibem má oclusão e inflamação gengival intensa, sangramento espontâneo, bolsas periodontais profundas de mais de 15 mm e perda óssea alveolar radiográfica avançada.

CAPÍTULO 88   Atlas de Doenças Periodontais   965

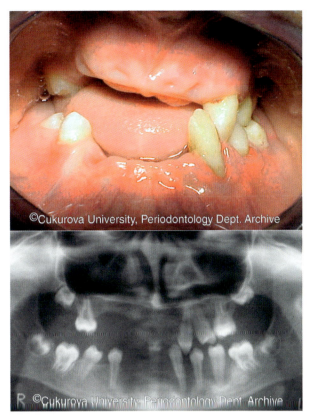

Figura 88.124 Uma menina de 11 anos de idade com deficiência de adesão leucocitária foi encaminhada para o departamento de periodontia. Ela tinha infecções recorrentes nos pulmões, trato respiratório superior, ouvido e pele desde a infância e foi diagnosticada com deficiência de adesão leucocitária (DAL) 4 anos atrás. Um de seus rins foi removido cirurgicamente devido à infecção. No exame físico intraoral, a paciente teve doença periodontal intensa com perda espontânea de muitos dentes, perda óssea alveolar, bolsas profundas de até 15 mm e mobilidade dos dentes remanescentes. A irmã mais velha da paciente, que tem 14 anos de idade, também teve DAL diagnosticada no mesmo período. O estado periodontal da irmã mais velha da paciente é mostrado na Figura 88.125.

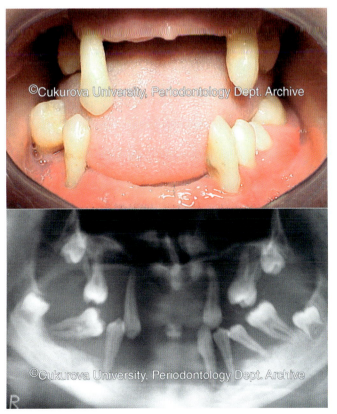

Figura 88.125 As duas imagens exibem deficiência de adesão leucocitária em uma menina de 14 anos de idade.

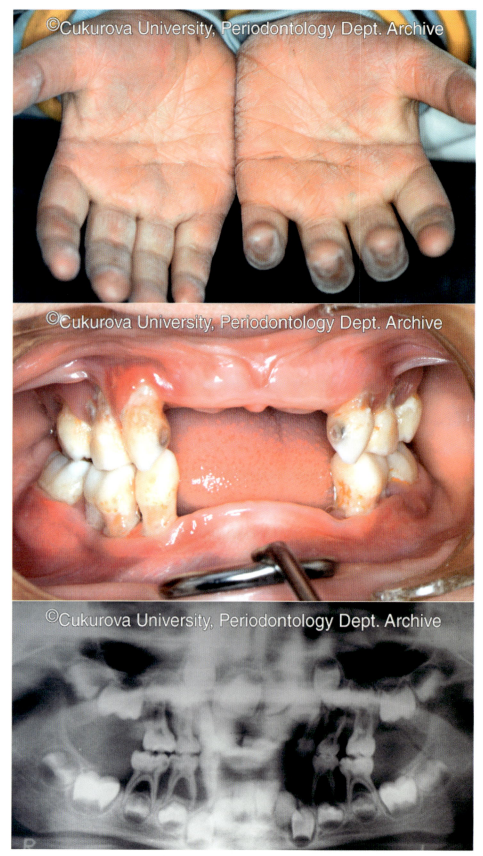

Figura 88.126 As três imagens exibem hiperqueratose das palmas das mãos, perda dos dentes anteriores, retração gengival e perda óssea alveolar radiográfica extensa dos dentes decíduos em um menino de 3 anos de idade com síndrome de Papillon-Lefèvre.

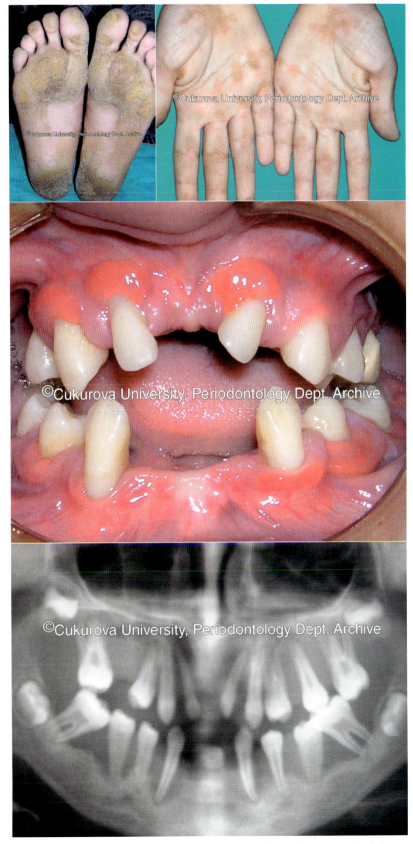

Figura 88.127 As três imagens exibem hiperqueratose das palmas das mãos e solas dos pés de uma menina de 12 anos de idade com síndrome de Papillon-Lefèvre. A paciente teve perda espontânea de muitos dentes e bolsas profundas variando de 4 a 12 mm nos dentes remanescentes. Note a destruição óssea alveolar intensa na radiografia panorâmica.

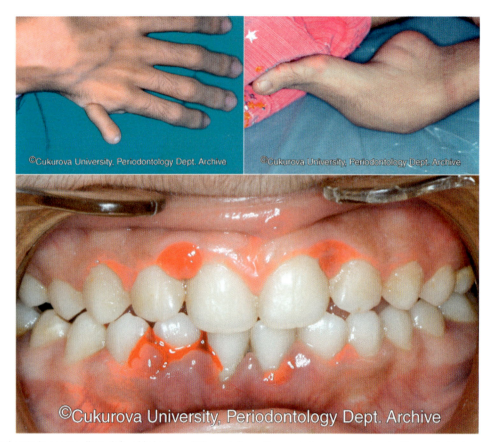

Figura 88.128 As três imagens exibem deformidades esqueléticas e inflamação gengival em uma menina de 14 anos de idade com hipofosfatasia.

Doenças Periodontais Necrosantes

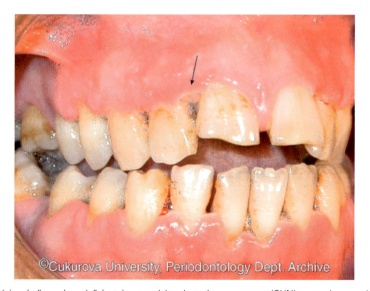

Figura 88.129 Aspecto típico de "saca-bocado" *(seta)* na gengivite ulcerativa necrosante (GUN) em um homem de 25 anos de idade.

CAPÍTULO 88   Atlas de Doenças Periodontais   969

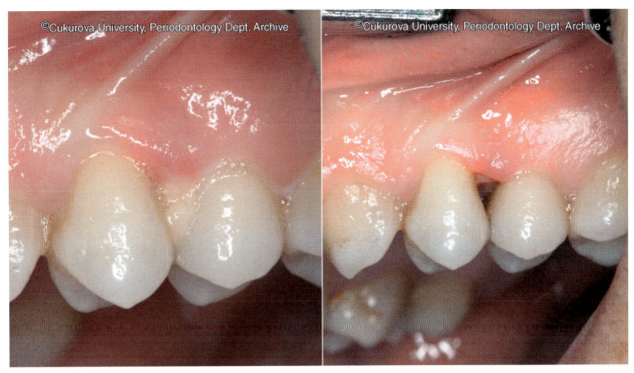

Figura 88.130 As duas imagens exibem lesão de gengivite ulcerativa necrosante antes e depois da remoção da pseudomembrana em uma mulher de 27 anos de idade.

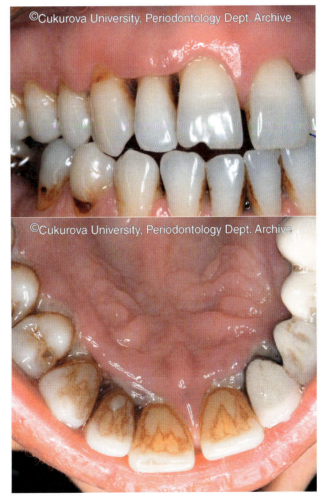

Figura 88.131 As duas imagens exibem lesão crateriforme e formação de pseudomembrana na gengiva palatina em um paciente de 31 anos de idade com gengivite ulcerativa necrosante.

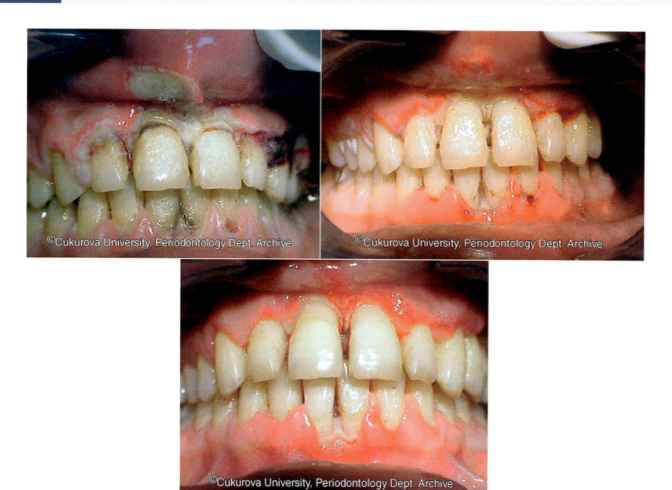

Figura 88.132 As três imagens exibem gengivite ulcerativa necrosante (GUN) e periodontite ulcerativa necrosante (PUN) intensas, causando dor extrema em uma paciente de 22 anos de idade no primeiro, terceiro e sétimo dias de atendimento. Rápida destruição dos tecidos moles expondo o osso alveolar.

Bisfosfonatos

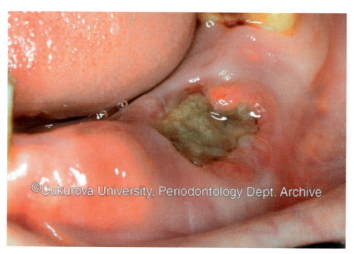

Figura 88.133 Osteonecrose relacionada ao uso de ácido zoledrônico em uma paciente de 54 anos de idade que utilizou o fármaco por via intravenosa para tratamento de câncer de mama. A lesão ocorreu 1 mês após a extração do dente 36.

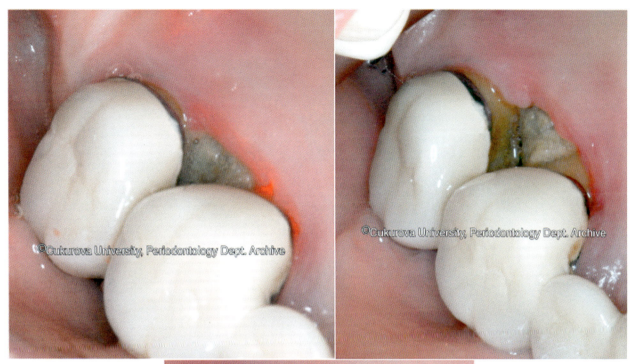
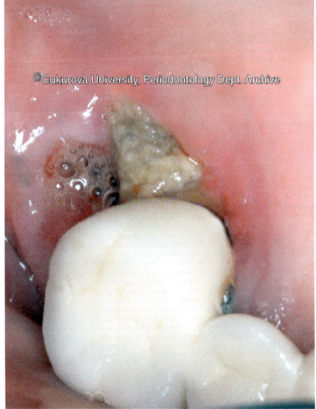

Figura 88.134 As três imagens exibem rápida necrose óssea e gengival 1 mês *(acima, à esquerda)*, 2 meses *(acima, à direita)* e 7 meses *(abaixo)* após raspagem e alisamento radicular em uma paciente de 52 anos de idade recebendo ácido zoledrônico intravenoso após tratamento para câncer de mama.

Abscessos do Periodonto

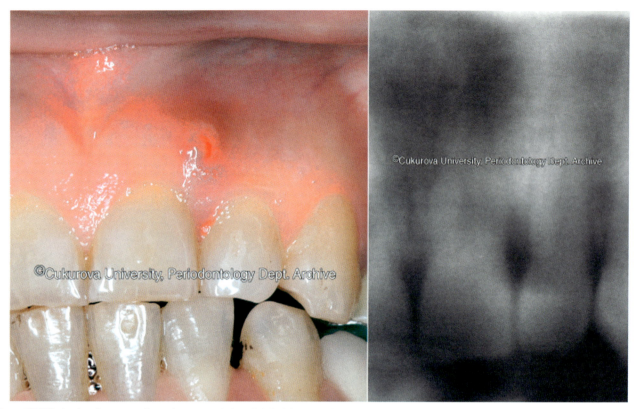

Figura 88.135 As duas imagens exibem abscesso periodontal do incisivo central superior esquerdo em uma mulher de 21 anos de idade com periodontite agressiva.

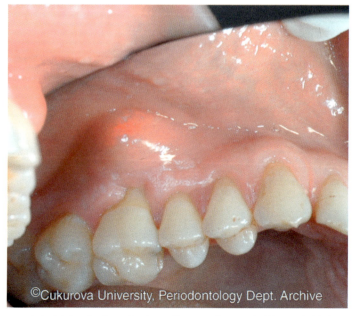

Figura 88.136 Abscesso periodontal do primeiro molar da maxila em um homem de 35 anos de idade com periodontite crônica.

CAPÍTULO 88 Atlas de Doenças Periodontais 973

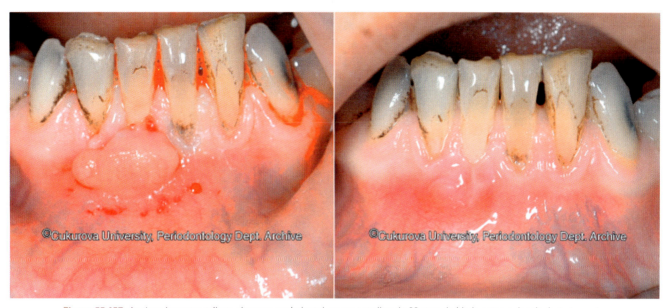

Figura 88.137 As duas imagens exibem abscesso periodontal em uma mulher de 39 anos de idade antes e depois do tratamento.

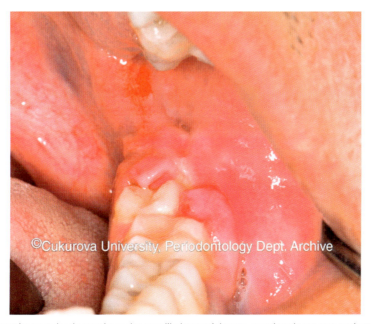

Figura 88.138 Pericoronarite ao redor do terceiro molar mandibular parcialmente erupcionado em uma paciente de 19 anos de idade.

Lesões Endodônticas-Periodontais

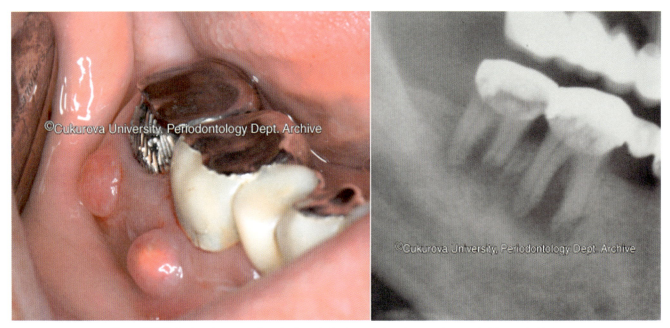

Figura 88.139 As duas imagens exibem lesão endodôntica-periodontal em um homem de 36 anos de idade.

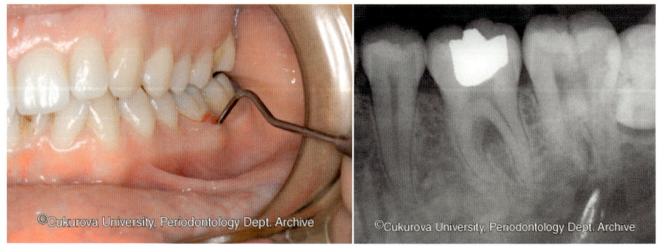

Figura 88.140 As duas imagens exibem lesão endodôntica-periodontal em uma jovem de 18 anos de idade.

ÍNDICE ALFABÉTICO

Número de páginas seguido de *f* indica figura, *t* tabela e *q* quadro.

A

AAP. *Consulte* American Academy of Periodontology
Abfração, 390*f*, 391
Ablação(ões), 731-732
– dentoalveolares, 390
Abordagem(ns)
– minimamente invasiva, 857-863
– regenerativas, análise comparativa das, 687*t*-688*t*
Abrasão(ões), 390, 390*f*
– cervical, escovação horizontal agressiva, 61*q*
Abscesso(s)
– agudos, 502
– – terapia antibiótica, indicações, 502*q*
– – abscesso crônico, diferenças, 499
– – incisão externa, drenagem, 502
– – bolsa periodontal, drenagem, 502
– – elevação do dente, 501*f*
– – classificação, 499
– crônico, 502-503
– – agudo, diferenças, 499
– fotografia clínica, 893*f*
– gengival, 258, 258*f*, 499, 503, 672
– origem periodontal, 958*f*
– periapical
– – reabsorção radicular cervical, tomografia computadorizada, 76*f*
– pericoronário, 499, 503
– periodontal, 313-314, 403-404, 499, 672
– – abscessos pulpares, diferenças, 499
– – antes e após o tratamento, 976*f*
– – aspecto radiográfico, 404*f*
– – bolsa periodontal profunda, 503*q*
– – cálculo subgengival, remoção, 499*q*
– – classificação, 499*q*
– – crônico, 404*f*, 503*f*
– – diagnóstico diferencial, 501*q*
– – do incisivo central esquerdo, 975*f*
– – do primeiro molar superior, 975*f*
– – e periapical, 390*f*
– – formação, ocorrência, 313-314
– – incisivo central superior direito, 314*f*
– – infecção, extensão, 313
– – inflamação, extensão lateral, 314
– – invasões de furca profundas, localização, 500*f*
– – lesões agudas, 147
– – quadros clínicos, 148*f*
– – sinais e sintomas, 501*q*
– – tratamento, 499-503
– – – opções, 502*q*
– – vista microscópica, 315*f*
– pulpares
– – abscessos periodontais, diferenças, 499
– – diagnóstico diferencial, 501*q*
Absorção de choque, 37
Acessibilidade ao procedimento, microcirurgia e, 727*f*
Acidente vascular cerebral (AVC), 452
– doença periodontal e, 233
– infecção periodontal e, 233
Ácido
– acetilsalicílico, 161, 457
– adenosina-citrato-dextrose (A-ACD)

– – anticoagulante, 709
– araquidônico (AA), 160
– desoxirribonucleico (DNA)
– – bacteriano, 95-96
– – respostas, 170-172
– – padrão de banda, isolamento, 132*f*
– – troca, 117
– – troca intercelular, 131
– – variação, herança, 166
– – variantes, 172
– docosa-hexanoico (DHA), 160-161
– eicosapentaenoico (AEP), 160-161
– ε-aminocaproico, 457
– hidroxieicosatetraenoicos (HETEs), 160
– tranexâmico, 457
– valproico, 260
Acrílico autocurado, sobrecontorno/lesão das margens (impacto), 946*f*
Actinobacillus actinomycetemcomitans, níveis, elevação, 471
Actinomyces
– *odontolyticus* (morfologia da colônia), 114*f*-115*f*
– *oris* MG1 *in vitro*, coagregação, 125*f*
– *viscosus*
– – microrganismos da cárie da superfície radicular, 311
– – ramos, 114*f*-115*f*
Acuidade visual, microcirurgia e, 721*f*, 722
Acúmulo de placa, 138*f*
– impacto do, 349, 630*f*
– paciente com hemofilia A, 930*f*
– periodontite, relação causal, 410
Acussecção, 650
ADA. *Consulte*, American Dental Association
Adesão célula-célula, 124
AEF. *Consulte* Análise de elemento finito
AEP. *Consulte* Ácido eicosapentaenoico
AFR. *Consulte* Análise de frequência de ressonância
Afrouxamento do parafuso da prótese, 895
Agamaglobulinemia, presença de, 214*f*
Agente(s)
– administrados sistemicamente, 609-610
– anti-infeccioso
– – agente quimioterápico, 562
– – definições, 562
– – antimicrobianos
– – liberação, desvantagens, 575
– – sistêmicos
– – – eficácia, ausência, 595
– – – usos terapêuticos, 568*t*
– antiplaquetários, utilização, 483-484
– cardiotônicos, 450
– de administração local, 610-611
– de distribuição local, DDS, combinação, 616
– de ligação, uso iatrogênico, 948*f*
– hemostáticos absorvíveis, 645*t*
AGEs. *Consulte* Produtos finais da glicação avançada
Aggregatibacter actinomycetemcomitans, 71, 195, 450
– agente etiológico, 410-411
– – primário, 146-147
– cepa JP2, 358
– colonização, 353
– contagens, 186
– crescimento, 114*f*-115*f*

– – inibição, tetraciclinas (utilização), 563
– envolvimento, 283
– evasão complementar, 150
– isolados, 131-132
– papel, redução, 52
– prevalência, 363
– produção de LtxA, 149
– translocação, 132
Agranulocitose, 213-214, 458
– caracterização, 271
Agregação familiar e risco relativo, 171*t*
AHA. *Consulte* American Heart Association
AI-2 (peptídeos estimuladores de competência específica de cepas)
– funções, 130
– produção/detecção, 130
AIDS. *Consulte* Síndrome da imunodeficiência adquirida
AINEs. *Consulte* Fármacos anti-inflamatórios não esteroidais
Ajuste
– marginal, 744
– oclusal, 623
Alelo, 168*t*-169*t*
Alemanha, periodontite (prevalência) na, 348*f*
Alendronato (Fosamax), 221*t*
Alergias, 945, 945*f*
– a níquel, inflamação gengival, 61*f*
– cirurgia ambulatorial, 646
Alimentos, acúmulo de, 528
Alisamento radicular, 740, 740*f*
– cureta, seleção, 540*f*
Aloenxerto, 689
– ósseo liofilizado congelado (FDBA), 690
– – desmineralizado, 690, 848
– – utilização de, 835
– ósseo, utilização, 74*f*
Alterações
– da cor, pilar/material restaurador, 821*q*
– hormonais, 208-212, 283-284
Altura
– papilar, estabelecimento da, 745
– residual do osso crestal, mínima, 850*f*
Amálgama, 196*f*
– retro-obturação, impacto, 62*f*
Amamentação, 479
– administração anestésica/analgésica local, 479*t*
– administração antibiótica/hipnótica sedativa, 479*t*
Ambiente bucal, cemento (exposição), 42
Ameias
– gengivais
– – volume, forma papilar (relação), 746*f*
– interproximais
– – espaços, variação, 524*f*
– – tratamento das, 745-746, 745*q*, 745*f*
Ameloblastoma, aspecto, 951*f*
American Academy of Oral and Maxillofacial Radiology, recomendação, 807*q*
American Academy of Pediatric Dentistry, 5*t*
American Academy of Periodontology (AAP), 5*t*
American Dental Association (ADA), 5*t*
– declaração/diretrizes da política de sedação consciente, 436-437
– uso da sedação/anestesia geral, 437
– – diretrizes, 437
American Heart Association (AHA), 5*t*

ÍNDICE ALFABÉTICO

American Society of Anesthesiologists Physical Status Classification System, 439t
Amígdalas, 113
Amostra
– do estudo
– – amostra do estudo representativo, 13
– – definição, modificação, 12
– microbiológica da placa, 569
Amoxicilina, 490q, 566
Amoxicilina-clavulanato de potássio, 566
Amplificação de luz por emissão estimulada de radiação (laser), 731-732
Análise
– de frequência de ressonância (AFR), 902
– de segregação, 170, 171t
Anamnese, 530
Anatomia
– da agulha, 730f
– tipo 1, 876
– tipo 2, 877
– tipo 3, 877
– tipo 4, 877
Anemia, 929f-930f, 929
– ferropriva
– – gengiva/estruturas vasculares, 929f
Anestesia, 644
– geral, 439
– – declaração das políticas da ADA, 437
– – definição, 438f
– – diretrizes ADA, 437
– – preferência do paciente, 437f
– local, 645
Angina
– de Ludwig, 641-642, 642q
– de Vincent, 271, ev
Angiograma coronário, 449f
Angiogranuloma, 263
Angiomatose bacilar (AB) (epitelioide), 368
Angioplastia, 450
Ângulo da profilaxia plástica descartável, 549, 550f
Anomalias dentárias, periodonto, 504
Anoxemia, 245
– gengival localizada, 245
Anquiloblefaro, 294
Anquilose, 42
ANRIL, 351
Antagonistas de receptores beta-adrenérgicos (betabloqueadores)
– não seletivo (betabloqueadores), 449t
– seletivo (betabloqueadores), 449t
– tipos, 449t
– utilização, 448-449
Antibióticos
– administração sistêmica, 562-567
– – experiência/uso racional, 562-563
– agentes, 565
– antibioticoterapia seriada e combinada, 567-569
– bacterioestáticos versus bactericidas, 562q
– regimes de profilaxia, 451t
– seleção (árvore de decisão), 568f
– sistêmicos, utilização, 569
– tetraciclinas, 563-565
– utilização, 562t
– – diretrizes, 567-569
Antibioticoterapia seriada e combinada, 567-569
– implicações farmacológicas, 567-569
– fundamento lógico, 567
– uso clínico, 567
Anticoagulante, 459
Anticonvulsivantes, 260
Anticorpos, 109
– salivares, 241
Antígenos
– leucocitários humanos (HLAs), 170
– – HLA-B, relatos/achados, 175-178
– linfocitário, 96, 94

Antimicrobianos locais de liberação controlada, 570
– custo-efetividade, 598
– custos/resultados, 597-600
– desenvolvimento, 571t
– – medicamentosos, 578-595
– – – fases, 592
– disponibilidade, 598
– efeito, magnitude, 578-591
– ensaios clínicos, 579t-590t, 601t-605t
– liberação regulatória, 593q
– perfil de liberação (representação esquemática), 577f
– registro do fármaco, 578-595
– segurança/eficácia, avaliação, 594
– terapia periodontal não cirúrgica, 606f
– uso clínico, 595-606, 599f
AOS. Consulte Apneia obstrutiva do sono
Aparelhos ortodônticos
– alterações gengivais, 281
– removíveis, uso a longo prazo de, 834
– tamanho, redução, 626
Apicectomia, impacto, 62f
– aspecto, 281f
Apneia
– central do sono, 465
– – apneia obstrutiva, diferenças, 465f
– complexa, 465
– do sono
– – causa, 463
– – terapia de base, 463
– mista, 465
– obstrutiva, apneia central (diferenças), 465f
– – comunicação do médico de atendimento primário, 469
– – comunicação do paciente, 469
– – dentista geral, 469
– – diagnóstico, 465-466, 465f
– – dispositivos orais, 466-467
– – opções de tratamento, 466-467
– – otorrinolaringologia ou cirurgia oromaxilofacial, 466
– – perturbação do sono, ausência, 463
– – prevalência, 465
– – terapias complementares, 467f
Arcabouços
– elemento de engenharia tecidual, 691f
Arcada edêntula, desenho, 783
Archaea, 137
Área(s)
– anatômica, diagrama esquemático, 797f
– cervical, ligamento periodontal, 332f
– de acúmulo bacteriano, 308
– de descamação epitelial, 308
– de desmineralização, 311
– de interação leucócito-bactéria, 308
– de molares superiores edêntula, radiografia da, 639f
– de tratamento edêntulas, direita/esquerda, 750f
– dentogengival, leucócitos na, 240
– edêntulas
– – fotografias clínicas, 790f
– – radiografia periapical, imagem detalhada em alta resolução, 796f
– posterior, periodontite moderada a grave, 633
– pré-molar, nervo mentoniano, 635f
Arg-gingipaínas, 149
Arquitetura
– negativa, 682
– óssea, tipos (diagrama), 682f
– positiva, 682
– – osteotomia, necessidade, 683
– reversa, 325, 325f
Arteríolas, 30
– diagrama, 30f
– supraperiosteais, 30
Articulação temporomandibular (ATM), 337
– desarmonias, 621

– desarranjo interno, 339
– disfunção, 469
– – sintomas, desenvolvimento, 464
– vista anterior e, 338f
Asma, doença periodontal e, 235
Aspergilose, 137t
Assimetria facial, 943f
Associação(ões)
– análise, 171-172, 172f
– associações espúrias, representação esquemática, 16f
Ataques anginais agudos, nitroglicerina (utilização), 449
Aterosclerose, 231
– angiograma coronário, 449f
– doença periodontal e, 228-233
– infecção periodontal e, 232f, 233q
– patogênese da, 231q, 231f
Ativação a jusante dependente de MyD88, 153-154
Ativador
– do ligante do receptor do fator nuclear-κB (RANKL), 52, 350
– do plasminogênio tecidual (t-PA), vantagem, 376
Atividade
– degradativa do tecido hospedeiro, restrição, 149
– muscular mastigatória rítmica, 339
ATM. Consulte Articulação temporomandibular
Atrito, 390
Atrofia, 33
– atrofia funcional, 48
– atrofia por desuso, 48
Aumento
– cirurgia, overbuilding do osso e do tecido mole, 859q
– condicionado, 262
– de desenvolvimento, 265, 266f
– do rebordo vertical inferior posterior, 854f
– falso, 265
– formato do rebordo convexo após, 751f
– inflamatório, 257-259
– – agudo, 257
– – crônico, 258
– seio maxilar, 853q
Aumento gengival, 256-267, 422
– administração de antibióticos, 673q
– associado à anlodipina, 931f
– associado à ciclosporina, vista intraoperatória, 932f
– associado à nutrição, 263-264
– – manifestações clínicas do, 263
– – etiologia do, 263
– – histopatologia do, 264
– – tratamento do, 264
– aumento gengival associado a fármacos, 672-675
– ciclosporina e, 931f
– cirurgia do retalho, 675q
– com deficiência de vitamina C, 263, 264f
– de desenvolvimento, 265, 266f
– falso, 265
– fármaco substituto, prescrição, 673q
– fibromatose hialina juvenil, 941f
– formas de, 265-267
– gravidez e, 927f-928f
– idiopático, 265, 265f
– – etiologia do, 265
– induzido por ciclosporina, aumento gengival induzido por nifedipino, combinação (tratamento), 677f-678f
– – tratamento cirúrgico, 676f
– induzido por fármacos, 256, 260-261, 281, 281q, 672-675
– – árvore de decisão, 674f
– – opções de tratamento, 673-675
– – operação do retalho, 675

ÍNDICE ALFABÉTICO 977

– – recorrência, 675
– – técnica de gengivectomia, utilização, 675f
– – tratamento do retalho periodontal, 677f
– induzido por fenitoína, 259f-260f
– induzido por nifedipino, combinação com aumento gengival induzido por ciclosporina (tratamento), 677f
– inflamatório, 257-259
– – envolvimento, impacto, 260f
– leucemia linfocítica aguda, 965f
– leucêmico, 676
– – tratamento, uso de RAR, 676
– no respirador bucal, 258f
– recorrência, 676-679
– semelhantes a um tumor, 672
– – aspecto, 673f
– terapia com fenitoína no, impacto da, 261f
– tipos de, 257-265
– tratamento, 672-679
– vista microscópica, 261f
Aumento inflamatório, da gengiva em função da gengivite, 257-259
– agudo, 257
– crônico, 257f, 258, 259f
– – aspecto do, 257f
– – gengival, componente fibrótico, 672
– – região anterior, localização, 257f
– – secção de pesquisa do, 259f
– etiologia do, 257-258, 257q
– histopatologia do, 258-259
manifestações clínicas do, 257
– tratamento do, 259
Aumento localizado do rebordo, 834-842
– colocação simultânea de implante, 837-839
– complicações da, 839-842, 839q
– tratamento do retalho na, 834-835
Aumento neoplásico dos tecidos gengivais, 256
Aumento ósseo, 846-853, 912
– acesso ao seio maxilar, procedimento da janela lateral, 852f
– colocação simultânea de implante para, 847, 849f
– horizontal, 835-837
– – enxerto de osso particulado para, 835
– – enxerto monocortical em bloco para, 835-837, 837q, 838f
– – membrana barreira de ePTFE, expansão, 836f
– – indicações/contraindicações, 846-847, 847q
– – materiais de enxerto ósseo para, 848, 850f
– na abordagem sem retalho
– – estratégia cirúrgica, 861-862
– – histórico odontológico e queixa, 860
– – objetivos do tratamento, 860
– – opções de tratamento, 860-861, 860q
– – plano de tratamento e justificativas, 862
– – procedimento cirúrgico para, 862
– – resultados do, 862-863
– – sequência do tratamento, 862
– obtenção, 837-839
– riscos e complicações do, 852-853, 853q
– supracrestal/vertical, 853-855
– técnica
– – da janela lateral para, 849-852, 852f
– – de osteotomia crestal para, 848-849, 849q-850q, 851f
– vertical, 853-855
– – regeneração óssea guiada para, 853-855, 854f
Aumentos condicionados, 262
Auscultação transgengival, 697
Ausência congênita dos incisivos laterais superiores, avaliação radiográfica, 805f
Autoenxertos, 689
Autoindutor 2, 130
Autossomo, 168t-169t
Avaliação(ões)
– de evidências, 227t
– de risco clínico, 410-412

– geral do paciente, 378
– pós-operatória, 808-809, 808f
– pós-tratamento, 794
– pré-tratamento, 786-791, 787q
– radiográfica, 807-809
– – intraoperatória, 808-809, 808f, 809f
Avaliação/terapia oclusal
– exame clínico, 621-623
– parafunção, 620-621
– patogênese, 618
– terminologia, 619-620
AVC. Consulte Acidente vascular cerebral
Azitromicina, administração, 673

# B
Bactéria(s)
– aderência, habilidade, 113
– adesão/inserção inicial, 124
– bactérias patogênicas, 142, 142t
– identificação, métodos moleculares, 138
– micrografia eletrônica de varredura, 123f
– modo de vida no biofilme, 116-129
– patogênicas, 142
– – fator de risco da doença periodontal, 410-411
– reservatório para, ambiente subgengival, como, 228
– sobrevida, estratégias, 116
– super-resistentes, identificação, 131
Bacteroides
– gingivalis, 80
– intermedius, 471
Bainha radicular epitelial de Hertwig, função, 47
Bancos de dados
– biomédicos, 5
– de resumo de análise da eficácia (DARE)
Barra da overdenture superior, vista laboratorial, 785f
Barreira membrana de politetrafluoroetileno expandido (ePTFE), 836f
– remoção, 853
Benefícios
– intangíveis, 374
– – benefícios tangíveis, diferenças, 374-375, 374q-375q
– – realização/percepção, ausência, 374
– tangíveis, benefícios intangíveis, diferenças, 374-375, 374q-375q
Betabloqueadores
– cardiosseletivos, 448-449
– não seletivos, 448-449
Bicarbonato de sódio, 535
Biofilme, 112-150, 126q
– acúmulo, 122-126
– avaliação do, 903
– bactéria
– – características, 129-131
– – comunicação, 130
– bacteriano, 52-53
– – impacto, 697
– – periodontite e, 90
– controle, 417-418
– desenvolvimento, 349
– e orientação do paciente, avaliação do, 396
– exame
– – do implante, 901q
– – visual do, 382-383, 383f
– heterogeneidade, 116-120
– modo de vida, 116-129
– resistência, 117
– – antimicrobiana, relação, 131
– verificação do, 759-762
Biofilme da placa
– geração in vivo, dispositivo intraoral (utilização), 119f
– inibidores químicos, 517
– instrução de controle, 513
– remoção, 513-514

Biofilme dental, 127q
– atividade proteolítica bacteriana, 149
– bactérias
– – interações, 130-131, 131f
– – metabolismo, 129-130
– – nutrientes, origem, 129
– biofilme
– – acúmulo, 122-126
– – estrutura, 120-122, 121q-122q
– classificação, 121
– colonizadores
– – primários, 124t
– – secundários, 124t
– composição, 120
– desenvolvimento do, 349
– doença periodontal e, 86
– formação de biofilme dental supragengival, fatores, 126-129
– gengivite, associação, 57-58, 423
– hospedeiro, reação, 333f
– microbiana, 919
– – composição, alteração, 126
– mineralizado, 192-193
– subgengival
– – organismos não patogênicos (impacto), 130
– tricômonas, visualização, 137f
Biofilme inserido, 311
Biofilme subgengival
– composição, 474
– espiroquetas, microscopia de contraste de fase, 73f
– formação, dinâmica, 129
– localização, 121
– mancha de vitalidade, 144f
– oxigênio (escassez), 131
– remoção de, 513-514
– topografia, 126-127
Biofilme supragengival
– composição, 122
– hábitats intraorais, 117t
– localização, 121
– marginal, 246f
– natureza filamentosa, 122f
– progressão do, 333
– quadro clínico, 120f
– remoção de, 513-514
Biofilmes orais, arquitetura dos, 120f
Biologia molecular prática, das interações hospedeiro-micróbio, 151-158
Biomarcadores, 166
Bio-Oss® (Osteohealth), utilização, 690
Bisfosfonatos (BPs), 71, 220-223, 458-459, 610, 973
– agentes osteoatratores, 610
– descontinuação, 73
– efeitos, 610
– estrutura química, 220f
– impacto dos, 223, 223q
– que contêm nitrogênio, potência, 221
Bisturi
– de Bard-Parker, utilização, 659
– de Kirkland, 650f
– – utilização, 659
– interdentais, 649
– – de Orban, 650f
– – – utilização, 675
– microcirúrgico Castroviejo, 722f
– periodontais (bisturis para gengivectomia), 649
– – utilização, 659
Blastomicose, 137t
Bloqueadores dos canais de cálcio, 260
BMPs. Consulte Proteínas ósseas morfogenéticas
Boca
– candidíase hiperplásica, 367f
– cuidado, 649
– enxágue, 534
– respiração, 282, 919

– – alterações gengivais, 258
– – aumento gengival, 258f
– – seca, halitose e, 529
Bochecha, lesões aftosas, recorrentes, 945f
Bolhas
– da membrana mucosa, ocorrência, 296
– epidérmicas, ocorrência, 296
– formação, 945f
Bolsa(s)
– distais, tratamento, 666
– gengivais, 303
– – terapia para, 632
– inativas, cicatrização das, 630
– intraósseas, características microscópicas/radiográficas, 313f
– periodontal, 303-315
– – abscesso periodontal pós-profilaxia, 500f
– – aprofundamento, acúmulo de placa, 630f
– – base
– – – proliferação do epitélio lateral, 306f
– – – vista em baixa resolução, 306f
– – características clínicas, 303
– – características histopatológicas, correlação, 304t
– – cirurgia
– – – justificativa, 653
– – – objetivo, 653q
– – – fundamentos, 653-658
– – classificação, 303, 304f
– – concentrações, representação esquemática, 577f
– – conversão, 681
– – epitélio, micrografia eletrônica de transmissão, 308f
– – especificidade do local, 312
– – estratégias de sobrevida bacteriana, 116
– – formação, 305
– – – ilustração, 304f
– – hábitats intraorais, 117t
– – histopatologia, 306-311
– – invasão bacteriana, 307
– – lesões cicatrizantes, 308-309
– – mecanismos pleiotrópicos, representação esquemática, 613f
– – parede de tecido mole, 308-309
– – parede lateral, 307f
– – períodos de inatividade/atividade, 312
– – polpa, alterações, 312
– – profundas, sondagem, 304f
– – tecido de granulação, pressão, 336
– – tipos, 304f
– – versus sulco, 303q
– periodontais intraósseas
– – características, 314t
– – ocorrência, 303
– – retalho, elevação, 314f
– periodontais supraósseas
– – características, 314t
– – espaço interdental, 314f
– – ocorrência, 303
– – papila interdental, 305f
– – profundidade, marcador, 661f
– – tratamento, gengivectomia (utilização), 661f
– – ulceradas, papila interdental, 310f
– periodontais profundas
– – aspecto, 966f
– – parede de tecido mole, abscesso, 314
– – parede lateral, área de ulceração, 309f
– – sondagem, 304f
Brocas
– *countersink*, 827f, 830
– espiral de 2 mm, 827f, 829
– espiral de 3 mm, 827f, 830
– piloto, 827f, 830
BRONJ. *Consulte* Osteonecrose dos maxilares associada ao bisfosfonato
Brushite, 191

Bruxismo do sono, 339-340, 464, 469
– desenvolvimento ou aumento, 464
Bulbos terminais tipo Krause, 31
Bupropiona, utilização, 185q
Bypass
– aortocoronário (*bypass* cardíaco), 450
– arterial femoral, 450
– cardíaco (*bypass* aortocoronário), 450
– – cirurgia, 447

C
CA. *Consulte* Cemento acelular
CADIA. *Consulte* Análise de imagem densitométrica assistida por computador
Cães
– gengiva pigmentada, melanócitos (presença), 24f
– mandíbula, lâmina dura (perfuração do forame), 37f
– trauma oclusal experimental, 331f
Calcificação, 192-193
Cálculo, 121, 190-195, 193q, 280q, 349-350, 919
– cemento e, 192q, 192f-193f, 195f
– cicatrização tardia, fragmentos de, 648
– controle da pasta de dentes, 520
– depósitos, raridade/aumento, 280
– esmalte e, 193f
– exame visual do, 382-383, 383f
– extensivos, projeção radiopaca, 923f
– fator local, 418, 418q
– formação, 192-194, 921f
– – desbridamento/instrução em higiene oral, 926f
– – extensiva, 946f
– – mastigação unilateral e, 924f
– – mordida aberta e higiene precária, 925f
– – formações como pontes, maloclusão (impacto), 922f
– mineralização do, 194
– – microrganismo no, 194
– – placa bacteriana no, 194
– placa e, 194f
– presença, 411
– remoção de, 513-514
– – incompleta, 314
– significado etiológico, 194-195
– *versus* tecidos duros orais, 192t
Cálculo dentário
– composição do, 191-192
– conteúdo
– – inorgânico no, 191-192, 192q
– – orgânico do, 192
– contornos e contatos abertos no, 198-199, 198q, 199f
– fatores predisponentes do, 195-207, 195f
– inserção do, para a superfície do dente, 192, 192f-193f
– margens de restaurações no, 196-199, 197f, 198q
– – materiais para, 199
– papel do, 190-207
– subgengival, 190
– supragengival, 190
Cálculo subgengival, 190, 190q-191q, 191f
– cemento e, 193f
– composição do, 192
– correlação clínica do, 190q
– defeito de fenestração no, 196f
– depósitos pigmentados de negro, 120f, 191f
– esporões interproximais do, 192f
– prevalência de, 190-191
Cálculo supragengival, 190, 191f, 383
– calcificação do, 193-194
– cureta de extremidade dupla (utilização), 541f
– depósitos de pigmentos escuro, 121f
– foice (utilização), 539f

– presença de, 384f, 387
– prevalência de, 190-191
– remoção
– representação, 120f
Camada
– celular basal, 25f
– córnea, 25f
– granular, 25f
– papilar, 28
– paraqueratótica, 25f
Caminho da tomada de decisão, 4
Campo
– de visão (FOV), 797, 797q
– microcirúrgico, iluminação do, 728
Campylobacter rectus, 130
Camundongos
– ligamento periodontal, suprimento sanguíneo, 49f
– oclusão, 331f
– osso alveolar, 44f
– trauma oclusal experimental, 330f
Canal(is)
– mandibular, 634
– – penetração do implante no, 809f
– nutrientes, 401f
– pulpares acessórios, presença de, 327
– radiculares acessórios, prevalência de, 504-505
Candida albicans
– infecção, 60-61
– prevalência, 363
Candidíase, 137t, 282
– diagnóstico, 366-367
– – técnicas, 367f
– eritematosa gengival, 366f
– eritematosa/hiperplásica mista, 367f
– eritematosa palatina, 366f
– eritematosa (presença), 366
– eritematosa/pseudomembranosa mista, 366f
– hiperplásica, 366, 367f
– oral, 366-367
– – leucemia e, 458
– pseudomembranosa (sapinho), 366
– pseudomembranosa palatina, 366f
Caninos
– decíduo inferior esquerdo, retração gengival, 279f
– deiscência, 47f
– inferior direito
– – abscesso gengival associado à placa, 500f
– – abscesso periodontal localizado, 500f
– – superfície mesial, cálculo, perda óssea, 335f
– superior direito
– – abscesso periodontal crônico, 503f
– – gengiva inserida, fístula (observação), 500f
– superiores, região, retração gengival localizada, 279
Capacidade de adesão, diferenças (confirmação microscópica), 118f
Capnocytophaga, 263
Capnografia, 444, 444q
Cápsulas polissacarídicas, produção, 149
Captores periodontais de Schwartz, 546, 546f
Carbonato de cálcio (CaCO3), 191
Carcinoma de células escamosas, 267, 267f
– aspecto do, 951f
Cardiopatia isquêmica, 230, 449-450, 449f
– vias da, 230f
Carga
– microbiana oral
– – bicarbonato de sódio, 535
– – clorexidina, 535
– – dióxido de clorexidina, 535
– – enxágue com água e óleo em duas fases, 535
– – fluoreto de amina/fluoreto estanhoso, 535
– – óleos essenciais, 535
– – pastilhas oxidantes, 535
– – peróxido de hidrogênio, 535
– – redução química da, 534-535

ÍNDICE ALFABÉTICO 979

– – triclosan, 535
– oclusal imediata, 911
Cárie(s), 419
– exposição, osteoplastia (utilização), 684f
– induzida por radiação, 461, 461f
Catelicidina LL-37, 157
Causa/efeito, relação, 12
Causas
– componente, 85
– necessárias, 85
– suficientes, 85, 86f
Cavidade oral
– *archaea*, 137
– colonização, 112, 113f
– ecossistemas, 113
– exame, 382, 494
– habitantes não bacterianos, 133-137, 133q
– herpes-vírus, recuperação, 134t-135t
– hifas, presença, 136
– infecção por cândida, leucemia mieloide aguda, 934f
– lúpus eritematoso, 300f
– papilomavírus, recuperação, 134t-135t
– pênfigo vulgar, 296f
– perspectiva bacteriana, 112-116, 113q, 116q
– picornavírus, recuperação, 135t
– pigmentação de melanina, proeminência, 31
– protozoários, presença, 136-137
– retrovírus, recuperação, 136t
– vírus, 133-136
Cavitação, 552
– de solução salina, impacto, 876
CDC. *Consulte* Centers for Disease Control and Prevention
CDKN2q RNA antisense (CDKM2qAS), 175
CDSSs. *Consulte* Sistemas de suporte à tomada de decisão clínica
Cefaleia
– distúrbios neurovasculares, 339q
– percepção, 339
Cefalosporinas, 566
– efeitos colaterais, 566
– farmacologia, 566
– uso clínico, 566
Células
– adiposas, 29
– apresentadoras de antígeno, 106
– blásticas, liberação de, 214
– de defesa, 36
– de Langerhans, 24
– de Merkel, 24-25
– dendríticas, 152t
– do tecido hospedeiro, invasão, 146
– elemento de engenharia tecidual, 691f
– endoteliais, 152t
– epiteliais, 152t
– – vaginais do hospedeiro, suprimento de glicose, 116
– – vestibulares, rotulagem dupla, 123f
– imunes inatas, 152
– matriz intercelular, 44
– mononucleares, identificação das, 240
– separação suprabasal, 940f
– T. *Consulte* Fosfato tricálcico
– Th1, 106
– Th17, 108
– Th22, 108
Células-tronco, na L-PRF, 712
Celulose oxidada, 645
Cementículos, 37
Cemento, 39-42, 47
– acelular (AC), 39f
– – arranjo, 39
– – formação, 39
– afibrilar acelular, 39
– áreas de reabsorção celular, 311
– cálculo, cobertura, 311
– cáries, atenção, 311

– celular
– – arranjo, 39
– – cementócitos, presença, 40f
– – formação, 39
– coronal, 28
– de fibra extrínseca acelular, composição, 40
– deposição, 40
– descalcificação/remineralização, 310-311
– envelhecimento, impacto, 52
– espessura, 40
– – anormalidades, 40
– estratificado misto celular, composição, 40
– exposição, 42
– fibra(s)
– – de colágeno, 34f
– – formação (histologia humana clínica), 42f
– formação
– – importância, 42
– – iniciação, 47
– fusão, 42
– intermediário, 40
– matriz orgânica, 39
– permeabilidade, 40
– proteção e preservação do, 510
– reabsorção, 40-42, 42f
– – aspecto microscópico, 41
– – causa, 41
– – forças oclusais, associação, 41f
– regeneração, 42
– reparo, 40-42
– – requisitos, 41-42
Cementoblastos, 36, 152t
Cementoide, 47
Centers for Disease Control and Prevention (CDC), 5t
Centrífuga IntraSpin, 710
Cepas do clone JP2, ocorrência, 358
Cerdas macias cônicas, ponta com, 557f
CG. *Consulte* Crescimento gengival
CGIF. *Consulte* Crescimento gengival, induzido por fármacos
Chlo-Site, 574
– gel, 574f
Cicatrização, 514-515
– alterações gengivais, 496
– óssea inicial, 776-777, 777q, 777f
– periodontal
– – avaliação, 686
– pilar, vista oclusal, 787f
– taxas de sucesso/fracasso da, 511
Ciclo
– de renovação celular, 482f
– reprodutor feminino, 472f
Ciclo-oxigenases (COXs), 160
Ciclo-oxigenase-2 (COX-2), 175
– inibidores, utilização, 610
Ciclosporina
– substituição de fármacos, 673
– terapia, impacto, 59f
"Cidade da lama", vida, 129-131
Cigarros eletrônicos, 185q
Cinzéis, 548, 547f
– cirúrgicos, 651
– de ação reversa, 651f
– de Ochsenbein, emparelhamento dos, 651f
Ciprofloxacino, 566
– efeitos adversos, 566
– farmacologia, 566
– uso clínico, 566
Cirurgia ambulatorial, 643-644, 645q
– alergia, 646
– anestesia, 644
– consentimento informado, 643
– consulta de retorno, 648-649
– cuidado com a boca, 644
– curativo
– – à base de óxido de zinco e eugenol, 646
– – cirúrgico, 647f

– – periodontais, 646-648
– – preparo/aplicação, 646-648
– – propriedades antibacterianas, 646
– – remoção do, 648-649
– – retenção do, 646
– – sem eugenol, 646
– dor pós-operatória, tratamento, 649
– equipamento de emergência, 643
– hemostasia, 644-646
– instruções pós-operatórias, 648
– instrumentos
– – cirúrgicos, 649-651
– – excisionais/incisionais, 649-650
– mobilidade do dente, 649
– novo curativo, 648
– primeira semana pós-operatória, 648
– raspagem e alisamento radicular, 644
– sedação, 644
– transmissão de infecção, prevenção (medidas), 644
– tratamento do tecido, 644
Cirurgia com retalho distal, 637
Cirurgia de acesso com retalho, utilização, 188
Cirurgia de implante assistida por computador, 880-885
Cirurgia de implante com microposicionamento em tempo real, 880
– aquisição de dados, 881-882, 882q
– desafios com, 885
– identificação, 881
– navegação, 881-882, 883f
– precisão, 881
– registro, 881-882, 882q, 884
– sequência de etapas para, 881-882, 881f, 882q
– usos e exigências da, 880-881, 881f
– vantagens clínicas da, 885
Cirurgia de redução da bolsa, 313q, 629
– bolsas
– – osso alveolar, base (área), 312
– – relação, 312-313
– conteúdo, 310
– diagrama, 311f
– eliminação *versus* manutenção da bolsa, diferenças, 631
– erradicação, 669f
– problemas, abordagens, 632-633
– profundidade
– – quantidades de retração, 312f
– – perda de inserção/perda óssea, relação, 312
– resultados da, 630-631, 630f
– zonas críticas na, 631-632
Cirurgia mucogengival
– inserções musculares, 640f
– justificativa, 704
– periodontal, L-PRF para, 716-718, 718q, 719f-720f, 719t, 720q
– terminologia, introdução, 704
Cirurgia óssea,
– definição, 680
– aditiva, 680
– – impacto, 681f
– piezoelétrica, 870-879, 870q-871q. *Consulte também* Piezocirurgia
– – aplicações clínicas, 873-879
– – características, 870
– ressectiva, 680-685
– – assistência, 684q
– – fatores de seleção, 682-683
– – justificativa, 680-681
– – métodos, 684-685
– – técnica de tratamento, seleção, 680
– – terminologia, 682
– – utilização, 684
– subtrativa,
– – impacto, 681f
Cirurgia periodontal, 630q, 653-671, 740-741, 741q
– áreas localizadas, radiografias, 762f-763f

– cirurgia ambulatorial, 643-644
– classificações, 630f
– DDS, combinação, 616
– indicações, 632
– instrumentos, série de, 650f
– piezocirurgia para, 873-874, 874q, 874t
– ressectiva, 345f-346f
– técnicas, 658-670
Cirurgia plástica/estética periodontal, 704-707
– classificação da, 705f
– correção ortodôntica, indicação, 706
– engenharia tecidual, 705
– freio aberrante, problemas, 705
– linha mucogengival (junção), 707
– local cirúrgico
– – placa/cálculo/inflamação, ausência, 707
– – trauma, 707
– objetivos, 704-705
– receptor
– – anatomia, 707
– – local, tecido enxertado (estabilidade), 707
– resultado, fatores que afetam, 706-707, 706q
– sítios doadores, 707
– suprimento sanguíneo, adequação, 707
– técnicas, critérios de seleção, 707
– terapia cirúrgica estética, 705
– terminologia, 704
– vestíbulo oco, problemas (associação), 705
Cirurgia regenerativa, 596
Cisto(s), 950
– em erupção, 277
– – aspecto, 278f
– gengivais, 267
– periodontal
– – característica assintomática, 315
– – lateral, 315
Citocinas, 96, 97q, 160, 305q
– anti-inflamatórias, 100
– expressão, impacto, 250
– família IL-10 das, 100
– inflamatórias, interleucinas (ILs), 159-160
– pró-inflamatória
– – arquetípica, 105
– – do fator de necrose tumoral-α, 873
Citomegalovírus humano (hCMV), 134t-135t
Classificação(ões)
– de Kennedy, 786q
– – extensão distal classe II, 785f
– – situações parcialmente edêntulas classes I/II de Kennedy, 784
– organoléptica, 530-534, 531f
– óssea cirúrgica, 877f
– periodontais, para exodontia, 876, 876t
Clindamicina, 566
– efeitos adversos, 566
– farmacologia, 566
– uso clínico, 566
Clinicamente significativo, termo, 374
Clofibrato, utilização, 377
Cloreto de cetilpiridínio (CPC), 534
Clorexidina (CHX), 493, 535
– bisbiguanida catiônica, 483-484
– chip, 570, 578
– – ensaio, 594
– – perfil de liberação, 578
– produtos à base de clorexidina, 574
Coccidioidomicose, 137t
Co-destruição, zona, 333
Código genético, 168t-169t
Códigos EZ, 434
Coeficiente de absorção, laser, 734f
Coe-Pak®, 646, 647f
Co-fundação, 15
– impacto, avaliação, 16, 16q
– problema, ausência, 16
Co-fundadores
– modelação estatística, utilização, 16
– precisão da medição, 16

Col
– de intervenção, 21f
– epitélio escamoso estratificado não queratinizado (cobertura), 22f
– interdental
– – ausência, 22f
– – segmento anterior inferior, 22f
– – segmento posterior inferior, 22f
– – variações anatômicas, 22f
Colaboração de Cochrane, 5t
Colagenase, presença, 612-613
Colagenase-1, 99
Colágeno, 28
– biossíntese, ocorrência, 34
– composição, 34
– configuração molecular, 34
– degradação, MMPs (relação), 244
– feixes, 35f
– fibras, 35f
– – embebição, 34f
– – fontes, 39
– fibrilas, 35f
– hemostático microfibrilar, 646
– matriz orgânica, 42
– metabolismo, alteração, 211-212
– microfibrilas, 35f
– perda, mecanismos, 305
– síntese, 34
Colite, 164t
Colocação de implante, 750f, 830
– acompanhamento radiográfico, 809f
– cirurgia, vista clínica, 828f, 831f
– defeito de deiscência, observação, 839f
– dente ausente, exame por TCFC, 805f
– em dois estágios, 826-833
– – atendimento pós-operatório para, 831
– – colocação de implante em um estágio versus, 825-826, 826f
– – desenho do retalho, incisões e deslocamento para, 826f, 826, 828f
– – exposição cirúrgica em segundo estágio para, 831-833, 831q
– – fechamento do retalho e sutura para, 830
– – preparo do sítio do implante, para, 827f, 829-830, 829q, 829f
– em estágios, 843, 849f
– em um estágio, 833-833
– – colocação de implante em dois estágios versus, 825-826, 826f
– – cuidado pós-operatório para, 833
– – desenho do retalho, incisões e elevação para, 833
– – fechamento de retalho e sutura para, 833
– – preparo do local do implante, 833
– exigência de espaço para, 791q
– imediata, 843, 844f, 911
– incisivos laterais superiores congenitalmente ausentes, avaliação radiográfica, 805f
– mandíbula esquerda posterior edêntula, avaliação radiográfica, 806f
– não submerso. Consulte Colocação de implante em um estágio
– para previsibilidade e estética, 858-859
– piezocirurgia para, 878f-879f
– primeiro pré-molar superior, extração, 844f
– protocolos de carga, 911
– simultânea, 837-839, 847, 849f
– submerso. Consulte Colocação de implante em dois estágios
– tardia, 842-843
– – versus técnica em estágios para, 840f-841f, 843
– técnicas cirúrgicas para, 633
– tempo, 842, 842q
Colocação de splint, radiografia, 3f
Colonizadores
– primários (placa dentária), 124t
– secundários

– – interações, 124
– – placa dental, 124t
Comparação e resultados na intervenção populacional (PICO), 2q
– processo, 2-3
– questão, termos de pesquisa, 7t
Comparações, utilização, 13
Complexo
– da inflamassoma NLRP-3, 155
– de bactérias vermelho, 138, 349
– fusoespiroqueta, 273q
Complicações
– biológicas, 886, 892-895
– cirúrgicas, 886, 888-892
– de procedimentos endodônticos, periodonto, 504
– fonéticas, 898
– mecânicas, 886, 895
– protéticas, 886, 895
Componentes principais, 178
Composição salivar, alteração, 479
Compostos
– malcheirosos, solubilidade dos, 536
– sulfúricos voláteis (VSCs), 528, 529q
– – conversão dos, 535-536
Comprometimento imune, 363, 793
Concentrados de plaquetas
– primeira geração dos, 708, 709f, 709t
– segunda geração dos, 709-710, 709t
– selantes de fibrina para, 708
Concordância, 168t-169t
Condição(ões)
– cardíacas, 451q
– dentada, 469
– mentais, 793
– ocorrência das, medição, 81-82
– periodontais, 469
– – avaliação, teste diagnóstico para, 87
– – doença periodontal versus, 87
– – maloclusão, relação, 279
– – medida clínica, 82-83
– – medidas verdadeiras e substitutas, 83
– – medidas epidemiológicas, obtenção, 83-84, 84t
– pré-operatória
– – extraoral, 748f
– – intraoral, 749f
– psicológicas, 793
– sistêmicas
– – impacto, 418
– – influência, 208-224
– – manifestações gengivais da, 61, 938-945
– – manifestações orais da, 59
Côndilos
– rotação dos, 338f
Conexão implante-pilar, 811-815, 812q, 813f
– classificação, 811, 813f
– corpo sólido, 813f, 814-815, 815f
– elemento tamponando na, 813
– externa, 811, 813f
– fístula, 893f
– interna, 812-813, 813f
– plataforma alternada, 813, 814f
Configuração de potência média à potência média-alta, 553
Conflito de interesse
– definição, 18
– impacto, 18
– problemas, 18
– proteção, 18
Consentimento informado, 643
– considerações legais, 594
– elementos, 594t
Considerações
– comportamentais, 793
– do tamanho da amostra, impacto, 17
Constituintes orgânicos, 120
Contato dentário proximal, ausência, 22f

ÍNDICE ALFABÉTICO

Continuidade pulpar, considerações anatômicas, 504
Contorno
- gengival
- – alterações, 255
- – irregularidade, 246f
- ósseos
- – bulbosos, 325
- – vestibulares, posição do dente (efeitos), 682f
Contraceptivos orais, 479-480
- tratamento, 480
Controle
- da placa, verificação do, 759-762
- do biofilme microbiano da placa, 517, 517q
- glicêmico
- – infecção periodontal com, 234-235
- – problema, infecções periodontais Gram-negativas crônicas, 235
- – terapia periodontal no, 234
Copos de borracha, 549, 549f
Coroa
- ameias interproximais, ausência, 947f
- clínica, dentes anteriores superiores periodontalmente comprometidos, fotografia clínica, 859f
- contornos, 744
- de implante de um único dente, 816q
- – fotografia clínica, 893f
- – margem gengival, 898f
- de implante retida no cemento, 816, 817f
- de liga de ouro, 197f
- em resina composta, criação, 866f
- finais, 753f
- formação, 47
- fratura, 76f
- margem gengival, relação, 51f
- metalocerâmicas, 786f
- – utilização, 79f
- parafusável, 817-818
- provisória única retida no parafuso, 752f
- recontorno, 514
- superfícies proximais, 32
- única do tamanho de um molar, suporte, 897f
- veneers
- – implantossuportadas, imagem clínica pos-tratamento, 77f
- – ultrafinas, 743f
Coroa/raiz anatômica, diferenciação, 33
Corpo
- de Civatte, 292q
- estranho
- – impacção, crescimento gengival proliferativo, 62f
- – reações, 61
Corpúsculos táteis do tipo Meissner, 31
Correção ortodôntica, indicação, 706
Corrosão, 390
Corte ultrassônico
- características clínicas, 871-873
- cicatrização, 873, 873q
- corte seletivo, 871-872
- microprecisão, 871, 872f
- visibilidade, 872-873, 873f
Corticosteroides, 224, 460
Cortisona exógena, efeito adverso da, 224
CPC. Consulte Cloreto de cetilpiridínio
Crânio
- periodonto, fotografia, 682f
- periodonto ósseo, fotografia, 681f
Crateras
- correção (efeito), 683f
- interdentais, 402-403
- detecção das, 387
- ósseas, 325
- – representação diagramática das, 323f, 325f
Crescimento do biofilme microbiano, ocorrência do, 517

Crescimento gengival (CG), 256
- induzido por ciclosporina, 260, 261f
- associado a condições sistêmicas, 262-265
- associado à gravidez, 262-263
- – etiologia do, 262
- – histopatologia do, 263, 263f
- – manifestações clínicas do, 262-263, 262f
- – tratamento do, 263
- associado à leucemia, 264
- – histopatologia do, 264
- – inflamação ulcerativa necrosante no, 264
- – manifestações clínicas do, 264, 264f
- associado à nutrição, 263-264
- associado à puberdade, 263
- – etiologia do, 263, 263f
- – histopatologia do, 263
- – manifestações clínicas do, 679
- – tratamento do, 263
- bloqueador do canal de cálcio, utilização (imagens clínicas), 59f
- diagnóstico do, 257
- induzido por fármacos, 256-262, 259q-260q
- – correlação clínica, 262q
- – histopatologia, 260
- – patogênese do, 260-261
- – tratamento do, 261-262
- proliferação, 62f
- transplante cardíaco/terapia com ciclosporina (impacto), 59f
Crescimento microbiano, superfícies (crescimento), 117
Crianças
- alterações hormonais, 283-284
- anomalias congênitas, 285
- deficiências imunes, 284-285
- diabetes melito, 283-284
- distúrbios
- – endócrinos, 283-284
- – hematológicos, 284-285
- – neutrófilos, 285
- doença sistêmica, manifestação gengival, 283-285
- leucemia linfoblástica aguda, aspecto, 285f
- paciente pediátrico, considerações terapêuticas, 286
- periodontite agressiva, 284f
Criptococose, 137t
Crise adrenal, 460
Critérios de alta, 443q
Cromatografia gasosa, 532-533
- máquinas, 532f
- OralChroma portátil, 532f
Cromossomo, 168t-169t
Cryptococcus neoformans, 136
C-telopeptídeo do colágeno tipo I (TPCI), 613
Cuidado pós-operatório
- para a colocação de implante em dois estágios, 831
- para o retalho de espessura parcial reposicionado, 833
Curativo
- de óxido de zinco e eugenol, 646
- periodontal(is), 646-648, 649q
- – inserção do, 644q, 647f
- – propriedades antimicrobianas do, 646
- remoção do, 649
- – achados no, 648
- retenção do, 646
- sem eugenol, 646
Curetagem subgengival, 495
Curetas, 537, 539-545, 540q
- After Five, 542-543, 543f
- – de Gracey, comparação, 543f
- – Mini Five, comparação, 543f
- características, 540f
- cirúrgica de Prichard, 650f
- com minilâmina, 543-545
- de áreas específicas, 540-545

- – curetas universais, comparação, 542t
- – lâmina curvada, presença, 541-542
- de extremidade dupla, utilização, 541f
- de furca de Quéntin, 548, 548f
- de Gracey, 540-542, 540f, 541q, 542f
- – adições, 542
- – com minilâmina, 549
- – conjunto, redução, 541f
- – cureta After Five, 543-545, 543f
- – – comparação, 543f
- – – curetas universais, diferenças, 541
- – – comparação, 544f
- – de extremidade dupla, pareamento, 541
- – de extremidade única, coleção, 541
- – de haste estendida, 542-543
- – Micro Mini Five, 544q, 544f
- – – descrição da lâmina, 544
- – – disponibilidade de haste, 542
- – modelo, 543f
- de haste estendida, 542-543, 543q, 543f
- de Langer, 545, 546f
- de manutenção periodontal, 545, 545q, 545f
- e foices cirúrgicas, 650-651
- Mini Five, 544q, 544f
- – cureta After Five, 543f
- Mini-Langer, 545
- tipos, 540f
- universais, 540, 540q, 541f-542f
- – curetas específicas da área, comparação, 542t
- – curetas de Gracey, diferenças, 541
- – tipos, 540f
Curve Dental e Dental Simphony, 433
Curveta de Gracey, 544-545, 544f-545f
Cúspides
- em êmbolo, 198
- superior, radiografia, 4005f
Cutícula, terminologia (utilização), 28

D

DAC. Consulte Doença arterial coronariana
Dados oportunistas, 13
Dano acidental, 61
DCAs. Consulte Dispositivos de carga acoplada
DCVS. Consulte Doenças cardiovasculares
Debilitante, definição, 390
Debris (restos) subgengivais, 744
Dedos, deformidades de desenvolvimento, 941f
Defeito(s)
- angulares (osso), 322-325
- – de uma parede, 680
- – em duas paredes, 680
- da furca
- – classes terapêuticas, 700-701
- – componentes de duas paredes/três paredes, 702
- – diagnóstico/classificação, 697
- de calvária, 164t
- de nascença
- – causa, 477q
- – sistema de classificação de fármacos da FDA, 478q
- de três paredes, 680
- – mesiais, 324f
- – tratamento, 689
- intraósseos
- – periodontite agressiva, 961f
- – tratamento dos, 689
- morfológicos, técnicas cirúrgicas para, 633
- mucogengival, retração (impacto), 77f
- ósseos
- – combinados, 322-325
- – côncavos, 750f
- – correção dos, 750f
- – periodontais, L-PRF para, 713
- – primários, impacto dos, 511f
- – rasos a moderados, tratamento, 682
- – tipo combinado de, 321q, 325f
- – verticais (osso), 322-325, 323f

Defeitos/crateras em duas paredes, 682-683
Defensinas, 101, 157
– α-defensinas, 104
– β-defensinas, 158
– – 1, 158
– – 2, 158
Defesa do hospedeiro, 172-173
Deficiências
– de adesão leucocitária (LAD), 173, 173f
– – aspecto, 967f-968f
– de vitamina C, 263, 264f
– imunes, 213-218, 284-285
– vertical da altura do osso, 846
Deformidades/condições
– adquiridas, 56q, 915q-916q
– de desenvolvimento, 56q, 65q, 75-77
– esqueléticas, 971f
– mucogengivais
– – dentes, 65q
– – rebordos edêntulos, 65q
Degeneração hidrópica, 26
Deiscência, 46, 705
– complicação biológica, 892
– defeitos, 79f, 835q, 837
– gengival autoinflingida (indução), unhas (impacto), 62f
Dentaduras
– parciais fixas
– – de arcada total, 894f
– – de três unidades, radiografia, 888f
– – implantossuportadas, 887
– – – taxas de sobrevida/complicação, 888
– parciais removíveis, modelo das, 199
– superior, fotografia clínica da, 784f
Dentes
– adjacentes, raízes, 749f
– antagonistas funcionais, perda, 921f
– anteriores
– – inferiores
– – – alinhamento, 626
– – – formação de cálculo, extensa, 947f
– – – restauração, 946f
– – – superfícies linguais, formação de cálculo semelhante à ponte, 922f-923f
– – mobilidade, 463-464
– – perda, 969f
– – superiores
– – – dentes anteriores superiores periodontalmente comprometidos, fotografia clínica, 861f-862f
– – – gengiva, alterações de cor localizadas periódicas, 927f
– – – periodontalmente comprometidos, fotografia clínica, 861f-862f
– apertamento, 339
– apinhamento
– – formação de cálculo, 924f
– – inflamação gengival, 926f
– – aumento gengival, 965f
– – ausentes
– – – exame por TCFC, 805f
– – – maxila parcialmente edêntula, vista panorâmica, 807f
– – – não substituídos, 334-335
– – – substituição, 812f
– – avulsos, reimplantação, 3f
– – causas não periodontais/periodontais, 772f
– – coloração, tetraciclina (relação), 565q
– – comparação clínica dos, 782
– – condenados
– – – extração, 740
– – coroa, falha, impressão de silicone da, 866f
– – cúspides, desgaste, 464
– – decíduos
– – – mobilidade, impacto, 920f
– – – molares, destruição óssea alveolar, 959f
– – – perda óssea alveolar radiográfica, 969f
– – deformidades/condições mucogengivais, 65q, 77

– depósitos, diferenças, 12t
– destruição do osso alveolar, 965f
– doença devastadora dos, 390-391
– dor, trauma agudo, 328-329
– erupção, 227
– – dentária contínua, 33
– – epitélio juncional (formação), 27f
– esplintados, 3f
– estruturas cuticulares, 28
– exame dos, 390-393
– extração dos, cicatrização do rebordo após, 755f
– fatores anatômicos, 75
– frontais inferiores, quadro clínico, 147f
– gengiva
– – contorno em forma de concha, 32f
– – marginal, relação, 32
– inferiores, ausência dos, 335f
– irregularidade, 706
– ligamento periodontal atrófico, 49f
– limpeza dental espontânea, 129
– localização, 75
– luxados, replantação, 3f
– marcas clínicas dos, 622f
– migração, 943f
– – fisiológica, 48
– – patológica, 334-336, 392, 392f
– mobilidade, 469
– movimento, 48
– múltiplos, 784-786, 785f
– não vitais, 419
– parede, morfologia da superfície, 311
– perda
– – média de, 769t
– – total, 771-772
– posição
– – efeitos, 682f
– – troca, 336
– posteriores, relações cúspide-fossa/cúspide-rebordo marginal, 620
– preservação, 427
– prognóstico, 417f
– – diferenças, 414
– proximidade (avaliação), radiografias periapicais intraoperatórias (uso), 808f
– radiografia periapical, 840f-841f
– rebordo alveolar e, 806, 806f-807f
– replantados, 3f
– similaridades/diferenças, ilustração das, 178f
– superfícies
– – linguais, desgaste, 464
– – vestibular, aspecto, 249f
– suporte
– – periodontal médio, 768f
– – teoria tensional, 37
– supranumerários, formação de placa/inflamação gengival, 926f
– topografia microvascular, 782f
– trauma, 510f
– unirradiculares, mobilidade do dente e, 391
Dentição, 277-279, 279q
– com as mandíbulas fechadas, 392-393
– permanente, gengiva inserida (largura média), 21f
– primária, periodonto, 277
– variação, 128
Dentifrício(s), 520, 520q
– abrasivo, uso, 520f
Dentina
– áreas de reabsorção celular, 311
– proteção e preservação da, 510
– reabsorção, 42f
Dentinogênese imperfeita, causa da, 173
DentoRisk, 435
Dentrix Sental Systems, 433
Depósitos microbianos dentários, fator de risco para doença periodontal, 410-411
Depressão, 218
– bucal, orientação proteticamente guiada, 750f

– efeito colateral, 449
– óssea, preenchimento, 751f
Depressores do sistema nervoso central (SNC), aumento, 473
Derivação genética, 167
Derivados
– da fenilalquilamina, 260
– da matriz do esmalte (EMD), utilização do, 691-692, 694q
– de benzotiazina, 260
Dermatite
– atópica, lesões pruriginosas, 942f
– herpetiforme, 289t, 299-300
– – histopatologia, 300
– – imunofluorescência, 300
– – tratamento, 300
Desafio bacteriano
– ilustração esquemática do, 109-110f
– resposta do hospedeiro, 358-359
Desarmonia oclusal, 329
Desbridamento, 514
– com retalho, uso de L-PRF durante, 67q, 714f
– mecânico, 758
Descamação
– escovação de dente com sabão e, 949f
– formação, 945f
– gengival, colônia, impacto, 948f
– grave, 938f
– sangramento espontâneo e, com líquen plano erosivo, 939f
– uso inadequado do sulfato férrico, impacto, 947f
Descolamento, 826, 833
– da PCR sérica, fator de risco, 650
– do assoalho sinusal com osteótomo (EASO), 848, 851f
– do seio
– – maxilar, 846-853
– – – avaliação pré-cirúrgica para, 847, 848f
– – – colocação simultânea de implante para, 847, 849f
– – – contraindicações e indicações, 846-847, 847q
– – – procedimentos cirúrgicos para, 847-853, 847q
Desempenho cirúrgico, aprimoramento, 723
Desenho
– de boca dividida, 631
– do pôntico, 746, 746f
Desenvolvimento de um novo fármaco (New Drug Application [NDA]), 592
Desequilíbrio funcional, 329
Desfecho(s)
– classificação cruzada, tabela 2x2 (utilização), 14t
– clinicamente relevante, 13
– definição, modificação, 12-13
Desfibriladores cardioversores
– automáticos, 447
– implantáveis, 450
Desinfecção de boca inteira, 492
Deslocamento condilar, 620
Desnutrição, impacto, 423
Desoclusão, 619
Destruição
– óssea, 316-327, 316q, 398-402
– – distúrbios sistêmicos, 320-321
– – drástica, quadro clínico/radiografia intraoral, 147f
– – inflamação gengival na, 316-320
– – mecanismos da, 320
– – oclusão, trauma, 321
– – padrões, 322-327, 399-402
– – periodontal, 955f
– – crônica, 64
– – períodos de, 320
– – maloclusão classe III, 924f

ÍNDICE ALFABÉTICO   983

– tecidual
– – fatores promotores de destruição tecidual, 149
– – mecanismos, 307
Detalhes obscuros da saliva, 384, 727f
Detectores de estado sólido, utilização, 406
Determinantes
– mecânicos, 140
– nutricional, 140
DEXA. *Consulte* Radioabsorciometria de feixes duplos
DFDBA. *Consulte* Aloenxerto de osso liofilizado desmineralizado congelado
DHA. *Consulte* Ácido docosa-hexaenoico
Diabetes melito, 208-212, 209q, 791-792
– complicações do, 233q
– condição periodontal, 210f
– controle, avaliação laboratorial, 453q
– controle glicêmico, infecção periodontal e, 234-235
– critérios diagnósticos, 453q
– distúrbios endócrinos, 452-455, 453f
– – diretrizes, 453-454
– doença gengival e, 955, 955f-958f
– doença periodontal e, 233-235, 234q
– – fator de risco, 410
– fatores de risco, 912
– função dos leucócitos polimorfonucleares, 211
– infecções, associação do, 208-212
– manifestações orais do, 209-210, 213q
– metabolismo do colágeno, alterado, 211-212
– não insulinodependente, 209
– – controle (problemas), 474f
– papel, 912
– patógenos bacterianos, 210-211
– tipo 1, 208-209
– – abscesso, presença, 212f
– – inflamação gengival/abscesso periodontal, 955f
– – não controlado
– – – aspecto, 955f
– – – queixas, 958f
– – tratamento médico, variação interindividual, 234
– tipo 2, 209
– – ações terapêuticas para, 164t
– – estudo longitudinal, 234
– – histórico a longo prazo, 211f
– – índios Pima, 210-211
– – perda óssea alveolar/inflamação, 957f
Diagnóstico
– adequado, 378
– baseado em risco, 87
– clínico, ajuda laboratorial, 393
– definição do, 178
– desafio no, 87
– periodontal, 393-396
– – depósitos dentários microbianos, 410-411
Diastema
– elásticos para, 201-202, 202f
DICOM. *Consulte* Imagem Digital e Comunicações em Medicina
Dietary Guidelines for Americans, 11q
Diferenciação, 23
Difteria, gengivite ulcerativa necrosante (diferenciação), 271f
Diluições de clorexidina, 559t
Dimensão
– alveolar, 790f
– inter-radicular, 698
– "pessoa-tempo", 82
– "sítio-tempo", 82
Dióxido
– de carbono, corrente final, monitoramento, 440-441
– de cloro (ClO$_2$), 535
Diretrizes da prática clínica (DPCs), 5
– ausência, 6
Diretrizes do JNC-7, 447

Discrasias sanguíneas
– distúrbios gengivais/periodontais, associação, 213
– doenças gengivais associadas a, 929
Disfunção erétil (DE), doença periodontal na, 233
DISP. *Consulte* Preparo diferencial do sítio de implante
Displasia fibrosa
– expansão fibróssea unilateral, 943f
– polióstica (síndrome de Albright), 252
Dispositivos
– de carga acoplada, utilização, 406
– de limpeza interproximal, 525f
– de rastreamento, 885
– de reposicionamento mandibular, 465, 469
– – características, 468t
– – dentista, utilização, 467
– – dispositivos orais, 467-469
– – taxonomia, 468f
– de ultrassom magnetostritivo, 552, 553f
– elétricos para fio dental, 524f
– – dispositivos, 523
– médicos, classificação dos, 881
– multiplano, na tela de projeção 3D, 884
Distância da corda, 729-730, 730f
Distrofia oclusal, 329
Distúrbios
– de dor
– – intracraniana, 339q
– – intraoral, 339, 339q
– – neurogênica, 339q
– endócrinos, 208-212, 283-284, 452-455
– genéticos, 218, 966
– gengivais, discrasias sanguíneas (associação), 213
– hematológicos, 213-218, 284-285
– hemorrágicos, 455-458, 451t
– mentais de eixo II, 339q
– neurovasculares. *Consulte* Cefaleia
– periodontais, discrasias sanguíneas (associação), 213
– respiratórios do sono (DRS), 339-340, 463-470
– – comunicação, 469
– – definição e critérios diagnósticos para, 466f
– – dentista, função, 463
– – dispositivo oral, 467-468
– – dispositivos preditores, 467
– – estado e sistemas de saúde, análise, 463-464
– – impacto dos, 621
– – sinais e sintomas clínicos, 464
– – – identificação dental, 463-464
– – terapias complementares, 467f
– – temporomandibulares, 339q
– – avaliação de triagem, 621, 621q
Diuréticos, 450
DIVC. *Consulte* Doença da imunodeficiência variável comum
DLE. *Consulte* Lúpus eritematoso discoide
DNA extracelular (DNAe), 95-96
DNA. *Consulte* Ácido ribonucleico
Documentação fotográfica, 381, 381q, 382f
– digital, 381
Doença(s)
– apicais
– – classificação, 507-508
– – fatores que iniciam as, 506-507
– arterial coronariana (DAC)
– – eventos relacionados, 229
– – infecção periodontal, influências, 225-226
– – orientação do paciente, 235-236
– – risco de, 229
– ativa
– – cirurgia periodontal, 740-741
– – controle da, 740-741, 740q
– – extração de dentes condenados, 740
– – medidas de higiene oral, 740
– – raspagem e alisamento radicular (RAR), 740, 740f

– – reavaliação, 740, 741f
– – terapia ortodôntica auxiliar, 741
– – tratamento de emergência, 740
– atividade
– – mensuração, 567
– – testes, 766
– cardiovasculares (DCVs), 447-452
– – componente inflamatório sistêmico, 232
– – níveis séricos de PCR/fibrinogênio, elevações, 232
– crônicas, 465
– – complexidade, 10
– de Addison, 252
– de Beheçet, 945f
– de início precoce, agressividade, 63-64
– de von Recklinghausen. *Consulte* Neurofibromatose
– de von Willebrand, 456
– – sangramento espontâneo/formação de coágulo, 931f
– debilitante, dos dentes, 390-391
– definição da, 87
– do refluxo gastroesofágico (DRGE), 469
– – suscetibilidade, 473
– fatores de risco para, 349-351
– frequência, 81
– gengivais, 55-61, 57q
– – aguda, 271q
– – – síndrome da imunodeficiência adquirida (AIDS), 497q
– – – tratamento, 494-498, 497q
– – atlas das, 915q-916q
– – desnutrição, impacto, 423
– – doenças gengivais induzidas por placa dental, 55-59
– – fatores sistêmicos, impacto, 926
– – induzida por biofilme
– – – modificada por fatores sistêmicos, 422
– – – modificada por medicamentos, 422-423, 422f, 423q
– – induzidas por fármacos, 931
– – induzidas por placa, 55-59, 280-282, 915q-916q, 916-918
– – – cálculo, 280
– – – características clínicas, 280
– – – doença, microbiologia, 280-281
– – – fatores localizados relacionados ao dente, 65q, 75-77
– – modificação
– – – desnutrição, impacto, 59
– – – fatores sistêmicos, impacto, 926
– – – medicamentos, impacto, 58-59
– – não induzidas por placa, 915q-916q, 916-918
– – origem
– – – bacteriana, 59-6
– – – fúngica, 60-61, 934, 934f-935f
– – – genética, 61
– – – viral, 60
– – prognóstico, 422-423
– – linear da imunoglobulina A (LAD) (dermatose linear da imunoglobulina A), 289t, 299
– – aspecto, 299f
– – diagnóstico diferencial, 299
– – histopatologia, 299
– – imunofluorescência, 299
– – lesões orais, 299
– – tratamento, 299
– monogênicas, 69q
– ocorrência
– – comparação, 167-169
– – da, medição, 81-82
– orais, biofilme (importância), 20
– periodontais, 369-372, 382
– – ações terapêuticas para, 164t
– – agentes antimicrobianos sistêmicos, usos terapêuticos, 568t
– – agentes etiológicos, 410-411

– – asma e, 235
– – associação entre a patogênese e os sinais clínicos e à doença, 101-102, 101q
– – aspecto radiográfico, 402-406, 402q
– – atividade, 311-312
– – auxílios radiográficos, no diagnóstico das, 397-409, 397q
– – AVC e, 233
– – bactérias e, 163q
– – – papel das, 506
– – – patogênicas, 410-411
– – causas das, 85-87, 919
– – classificação, 56q
– – condição periodontal versus, 87
– – conhecimento das, 225
– – crônica, gengivite ulcerativa crônica (diferenciação), 270t
– – desenvolvimento, espécies benéficas (impacto), 143
– – destruição óssea, 316-327, 398-402
– – – padrões, 322-327
– – destrutivas crônicas, modos de progressão (representação diagramática), 139f
– – determinantes de risco/características secundárias, 411-412, 412q
– – diabetes melito, 233-235, 234q
– – – impacto, 410
– – diagnóstico, 87-88
– – – valores de referência baseados no risco, 87
– – – valores de referência terapêuticos, 88
– – – valores normativos/arbitrários para, 87
– – doença/aterosclerose cardíaca e, 228-233
– – elementos de risco, categorias, 411q
– – especificidade microbiológica, 137-140
– – etiologia, tabagismo, efeitos, 186-187, 186t
– – fatores
– – – causadores modificáveis, para, 86-87
– – – de risco, 410-411, 410q
– – – genéticos, 411
– – formação óssea, 322
– – função, 231-233
– – gênero, impacto, 411-412
– – genética das, 166-180
– – – imunopatologia, 175
– – – técnicas para estudo, 171t
– – – terminologia relevante às, 168t-169t
– – hipótese ecológica da placa, relação, 138f
– – histopatologia, 90-94
– – idade, impacto, 411
– – idosos, 482-483
– – inflamação crônica nas, 162-163
– – inflamatórias induzidas por biofilme, 393, 393q, 393t, 395t
– – influências nutricionais, 219-220
– – mediadores
– – – de resolução nas, 163
– – – inflamatórios nas, função dos, 97-100
– – medidas epidemiológicas
– – – obtenção, 83-84, 84t
– – – tradução para as tradicionais, 83
– – microbiologia, 186
– – morfologia do osso, fatores, 321-322
– – mortalidade e, 228
– – necrosantes, 56q, 73-74, 147, 424, 915q-916q, 971-973
– – patogênese, 89-111, 89q, 151
– – – representação esquemática, 576f
– – – tabagismo, efeitos, 186-187, 186t
– – prevalência/gravidade, tabagismo (efeitos), 182-183, 182t
– – prevenção, 483
– – princípios básicos nos métodos de epidemiologia, 80-88
– – progressão das, 768, 768f
– – – envelhecimento, impacto, 53-54
– – recorrência das, 179, 763t
– – respostas imunes, 103-109, 162-163
– – saúde sistêmica e, 235

– – sistemas de apoio à tomada de decisão baseada em riscos, 435
– – situação socioeconômica, 412
– – tabagismo, impacto, 410
– – tratamento
– – – antibióticos, utilização, 562t
– – – clínico, meta, 483
– – – mudança, 183q
– – – regime antibiótico, 563t
– – periodontite, 173
– – perirradiculares, classificação das, 508t
– – proteção, genótipo AA, 172
– pulpares
– – classificação das, 507-508, 508t
– – fatores que iniciam, 506-507
– – simples, análise de ligação (utilização), 170-171
– sistêmicas
– – impacto, 418
– – manifestação das, periodontite como, 68-71, 915q-916q, 964
– transição para saúde, 140-148, 140q, 141f
– virais bucais
– – manifestações clínicas, 133-136
– – patologias bucais, 135
– – periodontite, 135-136
– – tumores bucais, 133
– – úlceras bucais, 135
Dor
– à sondagem, 389
– dental, identificação, 339
– orofacial, 339-340
– – desenvolvimento, 464
– periodontal, identificação, 339
– pós-operatória, tratamento da, 649
Dosagem
– dosagem incremental, 438-439
Dose de doxiciclina subantimicrobiana (DDS), 610
– cirurgia periodontal, combinação, 616
– dados de pesquisa clínica, 612-615
– efeitos, 615f
– ensaios clínicos, dados (resumo), 614t
– mecanismo de ação, 612
– pacientes
– – candidatos, 616
– – de alto risco (tabagistas), 613
– – população de pacientes em geral, 613
– – prescrição de sequenciamento, tratamento periodontal (utilização), 616
– sistemas de liberação local, combinação, 616
– terapia, benefícios (monitoramento), 616
– usos/considerações, 616
Dose de radiação, 796t
Dose máxima recomendada, 438, 438q
Doxiciclina, 565
– em baixa dose (LDD), 612
– – terapia adjuvante combinada, 595
– em dose subantimicrobiana, 610
– gel, 571, 573f, 578
– Ligosan Slow Release, 575, 576f
– produtos à base de doxiciclina, 575-578
DPCs. Consulte Diretrizes da prática clínica
DPFs. Consulte Dentaduras parciais fixas
DPOC. Consulte Doença pulmonar obstrutiva crônica
Drenagem venosa, 49
DRGE. Consulte Doença do refluxo gastroesofágico
Drosophila, 94
DRS. Consulte Distúrbios respiratórios do sono
Ducto
– de Bartholin, 922f
– de Stensen (ducto da glândula parótida)
– – abertura, 921f
– – formação de cálculo, 922f
– – molares superiores, formação de cálculo, 921f
– de Wharton, 922f

E
EAR. Consulte Estomatite aftosa recorrente
EASO. Consulte Elevação do assoalho sinusal com osteótomo
Ecovírus, 135t
ECRs. Consulte Ensaios controlados randomizados
Edema, 648
Educação multidisciplinar do especialista, tendências, 756
Efeitos
– medicamentosos do estudo (interpretação), análise dos resultados (impacto), 594
– nocebo, 17-18
– placebo, 17-18
EGL. Consulte Eritema gengival linear
Eikenella corrodens, 450, 474
ELAM-1. Consulte Molécula de adesão endotelial de leucócitos 1
Elemento(s)
– celulares, 29, 36
– giratório de ampliação, 728f
Eletrocirurgia, 650
Eletrocoagulação, 650
Eletrossecção, 650
Eletrotomia, 650
Elevadores periosteais, 651, 657
– de Woodson, 651f
ELISA. Consulte Ensaio imunossorvente ligado à enzima
EMBASE, 5
EMI. Consulte Elemento móvel interno
Empurrão da língua, 200, 201f
ENAP. Consulte Procedimento excisional de nova inserção
Encurtamento do telômero, 481
Endocardite
– bacterianas, 450
– infecciosa (EI), 447, 450-452, 451q
– – prevenção (publicação da AHA), 450-451
– – risco
– – – procedimentos periodontais, 451t
– – – redução, medidas preventivas, 450
Endoscópio(s)
– dentário, 548-549, 549q
– periodontais, 537
Endósteo, 45
Endotoxinas, 94
– bacteriana, 310q
– reservatório de, 230
Enfermidade atual, 381
Enfrentamento, 218
Engenharia tecidual
– com mediadores biológicos, 691-693, 691f
Enjoo matinal, 475
Ensaios clínicos
– comparabilidade em grupo (minimização), atribuições do paciente (impacto), 593
– considerações, 600-606
– controlados randomizados, 5, 11, 80, 84-85, 84t
– – necessidade, 376
– – prevenção, considerações do tamanho da amostra, 17
– – risco de mortalidade, aumento, 16q
– da hemoglobina glicada (Hb), 453q
– de intervenção, 227
– definitivos, 84-85
– desfechos, 593
– diferenças médias, 591
– iniciação, questões políticas, 17
– métodos de seleção do paciente, 593
– modelo
– – características, 593t
– – considerações, 592-595
– objetivos, 593
– – declaração, 593
– protocolo/plano estatístico/relatórios, análise dos resultados (impacto), 593

ÍNDICE ALFABÉTICO

– randomizados, metanálises, 569
– viés, minimização, 593
– – atribuições do paciente, impacto, 593
Entamoeba gengivalis, 136
Enterovírus, 135t
Envelhecimento, efeitos biológicos, 54q
Envolvimento da furca, 324f, 325-327, 326f-327f, 403, 699f
– achados dentários, 699
– classe III, quadro clínico do, 703f
– classificação de Glickman do, 700f
– exemplo, 403f
– graus, radiografias, 698f, 700q
– indicação, radiolucência triangular (utilização), 403f
– índices de, 699-700
– grau I, 699
– grau II, 699, 701f
– grau III, 699-700
– grau IV, 700
– primeiro molar, 403f
– primeiro molar/segundo molar inferiores, 403f
– prognóstico/tratamento, características anatômicas, 698f
– projeções cervicais de esmalte grau III, 699f
Enxadas, 537, 539f, 546-547
– modelo, 547f
– utilização, 546-547
Enxaguantes bucais de clorexidina, 206
Enxágue bifásico com óleo e água, 535
Enxerto(s)
– aloenxertos, 689
– ósseos, 690, 690q
– autoenxertos, 689
– autógeno monocortical em bloco, coleta, 837
– do tecido conjuntivo
– – sutura, 725f
– – vestibular, 866f
– em bloco do ramo, utilização, 78f
– gengival vestibular, 866, 866f
– materiais/procedimentos, 689-690
– monocortical em bloco, 835-837, 837q, 838f
– ósseos, 865-866
– – autógenos, 689-690
– – materiais, 751f, 848, 850f
– – – compactação, 859f
– – particulados, 835
– – posição submersa, 834-835
– xenoenxertos, 689-690
Enzima(s)
– bacterianas, 94
– – impacto, 130
– conversora da angiotensina (ECA)
– – inibidores, 450
– extracelulares, 131
– proteolíticas, 241
Eosinófilos, 29
Epidemiologia
– definição da OMS da, 80
– genética, 167
Epidermólise bolhosa adquirida, 289t
Epigalocatecina, 536
Epigenética, 168t-169t
Episódio
– anginal, 449-450
– apneico, 464
Epitélio, 778
– ameloblástico, redução, 28
– bucal (exterior), 25
– da bolsa, remoção do, 688-689
– do esmalte, redução, 26
– escamoso estratificado
– – células representativas (diagrama), 23f
– – não queratinizado, 22f
– – – revestimento, 22f
– externo (bucal), 25
– gengival, 22-28, 91q
– – afinamento, 50

– – aspecto oral, 24f
– – biologia, 22-25
– – características, 23q
– – características estruturais/metabólicas, 25
– – compartimentado, 22-23
– – função, 23, 23q
– – não queratinizado, 25f
– – paraqueratinizado, 25f
– – queratinização, diminuição, 50
– – queratinizado, 25f
– – renovação, 28
– – tipo celular, 23
– – variações, 25f
– juncional, 26-27, 90-91, 91q
– – alterações degenerativas, 305
– – alterações, detecção, 243-244
– – características, 307q
– – estrutura, autorrenovação, 27
– – extensão, 305
– – formação, 27f
– – imagem de microscopia eletrônica de varredura (MEV) do, 780f
– – inserção, 26
– – zona, 311
– – localização, envelhecimento (efeito), 50-52
– – permeabilidade do, 237-238
– – proliferação, 33
– paraqueratinizados, 23
– reduzido do esmalte (ERE), 27
– – degeneração, 27f
– sulcular, 26, 90, 91q
– – capilares, arranjo, 30
– – importância, 26
– – permeabilidade do, 237-238
Epoxigenases, 160
Épulis, 266
Equimose, evidência de, 213f
Equipamento de emergência, 643
Eritema
– linear gengival 60-61, 370-371, 371f
– – diagnóstico, dificuldade, 370
– – leve, 371f
– – precursor, 370
– – terapia corretiva, problema de resposta, 370
– multiforme, 301-302
– – aspecto, 301f
– – duração, 301
– – histopatologia, 302
– – imunofluorescência, 302
– – tratamento, 302
Erupção
– ativa, 33
– dentária contínua, 33
– passiva, 33
– – etapas, 34f
Escala
– de alerta/sedação, avaliação do observador, 444t
– de estética branca, 887
Esclerodermia, 941f
Escore estético rosa, 887
Escovação dentária
– dentifrício abrasivo, com, 520f
– escovação com sabão, descamação e, 949f
– impacto, 253
– métodos, 520-522, 522q
Escova de dente, 518-519
– de cerdas, 550, 549f
– elétrica, 519-520
– – posicionamento das, 522f
– interdentais, 524
– manual, 518f
– modelo, 518q, 519, 519f
– opções, 519f
– recomendação, 518-519, 519q
Escultura não cirúrgica, tecido mole peri-implantar, 752f

Esfoliação dental primária, 279
Espaço(s)
– anatômicos, 639-642
– das ameias, 524
– edêntulo
– – avaliação do, TCFC para, 798f-799f
– – pacote contínuo, 647f
– intercelulares epiteliais, micrografia eletrônica de varredura, 116f
– interdental
– – bolsas supraósseas, 314f
– – para colocação de implante, 788q
– – vista microscópica, 250f
– interoclusal, necessidade, 788q
– mastigatório, 641
– medulares, reabsorção, 318
– mentoniano, 641
– – localização, 641
– periodontal (largura), desequilíbrio periodontal (equilíbrio), 406f
– pré-molar superior, fotografia clínica, 789f
– sublingual, 641
– submandibular, 641-642
– submentoniano, 641
– vestibular, 641
Especialistas cirúrgicos, treinamento, 754-756
Espécies
– bacterianas, resumo, 144t-145t
– benéficas, 143
– cariogênicas
– – crescimento, 114f-115f
– – hábitats intraorais, 117t
– periodontopatogênicas, hábitats intraorais, 117t
Espessamento gengival, injeções de esteroides e, 932f
Esplintagem dos implantes adjacentes, 821-822, 821f, 822q
Esponja de gelatina absorvível, 645
Esporotricose, 137t
Estabilidade
– oclusal, 623-625, 623q
– ortopédica (manutenção), ATM (impacto), 338
Estado das vias aéreas, 467f
Esteroides sexuais, 471q
Estética
– cirurgia de aumento, 859q
– complicações, 886, 896-898, 898q, 898f
– exame, componentes, 860
– objetivo estético cirúrgico, nível da, 858f
– pigmentação de melanina difusa, 918f
– previsível, estratégia cirúrgica para, 858
– problemas
– – pigmentação de melanina, 918f
– – retração gengival, 894f
– resultados, 913
– – da intraoral e extraoral, 753f
– sucesso, 913
Estimativas de poder estatístico, 147f
Estomatite
– aftosa
– – intraoral, AIDS (impacto), 371f
– – recorrente (EAR), 274, 275f
– de contato, 302
– medicamentosa, 302
– crônica ulcerativa, 289t, 291t, 298-299, 299q
– – aspecto, 298f
– – diagnóstico, 298-299
– – histopatologia, 298
– – imunofluorescência, 298, 298f
– – lesões orais, 298
– – tratamento, 299
– ulcerativa necrosante, 362
– – HIV e, 366
– venenata, 302
Estratégias
– complementares de tratamento, 611f
– – envolvimento, 612
– do mapeamento genético, 170

ÍNDICE ALFABÉTICO

Estrato espinhoso, 25f
Estresse, 218-219
– e doença periodontal, 351
– impacto, 219, 418
– psicológico, 363-364
– psicossocial, 218, 218q
Estruturas
– anatômicas, identificação, 795q, 804, 804q
– cuticulares, 28
– – classificação, 28
– de suporte, vascularização, 49
– extraorais, exame das, 381-382
Estudos
– análise sistemática, 17-19
– clínicos, 600
– de associação
– – ampla genômica (GWAS), 167, 171t
– – genética, modelo de caso-controle, 172f
– de controle de caso, 11-12, 85, 85t, 171t, 172
– de coorte, 5, 11, 85, 85t
– epidemiológicos, 16
– – modelos, 84-85
– – impacto, 81
– – únicos, 16q
– – utilização, 15q
– longitudinais
– – dados, 229
– – uso, 227
– modelos (distorção), conflitos de interesse (impacto), 18
– quase experimentais, metanálises, 569
– randomização, 16-17
– randomizados, confusão (impacto), 15-16
– transversais, 227
ETC. *Consulte* Enxerto do tecido conjuntivo
Etidronato (Didronel), 221t
EUA, periodontite (prevalência) nos, 348f-349f
Eucobacterium modatum, 142
EVB. *Consulte* Vírus de Epstein-Barr
Evidência, 1q
– aquisição, 7
– avaliação, ferramentas, 10-19
– clínica, pesquisa/níveis (hierarquia), 6f
– consumidor, apropriado, 3-6
– estimativa, 7-8
– não randomizadas, conformidade (razões), 17
– negativas, 18
– níveis, 5t, 6
– pensamento crítico, 10-19
– pesquisa, 7
– supressão, 18
Exame(s)
– bucal, realização, 788
– clínico, 381-385, 806
– e diagnóstico periodontal, 378-396, 381q, 396q
– físico, 787-788
– intraoral, 788-791, 788q, 789f
– orofaríngeo, 533
– periodontal tátil, 385-390
– – da gengiva marginal, 385-386, 386f
– – do sulco gengival, 387-390, 387q
– periodontal visual, 382-383
– radiográfico, 4q, 393, 394f, 791, 791q, 903, 903q, 903f
– – objetivo 903
Excursão, 620
– avaliação, 623
– lateral, 620
– protrusiva, 620
Éxon, 168t-169t
Exostose(s), 321, 321f, 639
– vestibular, fotografia clínica, 640f
Expansão fibróssea unilateral, 943f
Exploração periodontal, importância, 683
Exploradores, 537-538, 538q
– tipos, 538f
– – inserção, 538f

Exposição
– classificação cruzada, tabela 2×2 (utilização), 14f
– definição, modificação, 12
– randomização, ausência, 15
Expressão genética, 168t-169t
Extirpações da polpa, imagem periapical, 9f
Extração dentária, 842
– exemplo, 417f
– extração dentária microcirúrgica, 864, 865f
– microcirúrgica, 723f, 864, 865f
– perfuração do implante, 864-865, 865f
– piezocirurgia para, 876-877, 876t
– preservação/tratamento do rebordo alveolar, 842-843
– – colocação em estágios do implante para, 843
– – colocação imediata do implante para, 843
– – colocação tardia do implante para, 842-843
– – sítio, perfuração do implante, 864-865, 865f

F

Fabricação provisória, imediata, 866-867, 867q
Face
– inchaço, queixas, 964f
– síndrome de Sturge-Weber, hemangiomas cavernosos unilaterais, 944f
Facetas, 390
Fagocitose, 186
Farmacogenética, e odontologia individualizada, 179-180
Fármacos
– anti-inflamatórios não esteroidais (AINEs), 457-458, 609-610
– desenvolvimento, 578-595
– – fase, 592
– efeitos medicamentosos do estudo (interpretação), análise dos resultados (impacto), 594
– erupções, 302
– escaróticos, 496-497
– registro, 578-595
– segurança/eficácia, avaliação, 594
Fase
– I da terapia periodontal
– – elementos, 512
– – justificativa da, 512
– – procedimentos na, sequência da, 513-514
– – reavaliação após, 631, 643, 643q
– – resultados da, 513f
– – sessões de tratamento da, 512-513
– – tratamento com especialista, decisão de encaminhamento, 515-516
– II do tratamento periodontal
– – cirurgia periodontal, indicações para, 632
– – critérios para o método de seleção da, 632
– – objetivos da fase cirúrgica da, 629-631
– – seleção do método da, 632
– cirúrgica, 427
– de manutenção, 427
– folicular, 472
– não cirúrgica, 472
– restauradora, 427, 429f
Fator(es)
– anatômicos, 419
– – impacto, 411
– – locais, 697-699
– antígeno de von Willebrand, aumento, 230
– de cicatrização derivada de plaquetas (PDWHF), 708
– de coagulação, 241
– – VIII, 229-230
– de crescimento, 611
– – derivado de plaquetas recombinante humano, 692-693
– – efeitos *in vitro*, 695t
– – no L-PRF, 712, 713f
– – humano recombinante semelhante á insulina 1 (rhIGF-1), 692

– de necrose tumoral, 175
– – alfa, 98-99
– de virulência microbiana, 94-96
– genéticos, 418
– – importância, 141
– localizados relacionados ao dente, 65q, 75-77
– nuclear-κB (RANK)/ligante do RANK (RANKL)/osteoprotegerina, ativador do receptor do, 102, 102q
– protéticos, 419-421
– restauradores, 419-421
FCG. *Consulte* Fluido crevicular gengival
Fechamento
– de ferida
– – livre de tensão, 724f
– – primário, 721f
– de retalho
– – para colocação de implante em dois estágios, 830
– – para colocação de implante em um estágio, 833
Feedback, na cirurgia de microposicionamento de implante em tempo real, 882
Feixes, 34
– de fibras, orientação circular, 778
– ósseo, 44
– – dentes, migração mesial fisiológica (associação), 45f
Fenestração, 46
– defeitos, 837, 839f
– deiscência, 47f
– gengival supurativa, 725f
Fenitoína (Dilantin®), 260
– alternativas, 673
– aumento gengival e, 931f
– impacto, 261f
Fenômeno reverso, 194
Fenótipo, 168t-169t
– de macrófago, 231-232
– hiper-responsivo de monócitos/macrófago, consequências cardiovasculares/periodontais, 232f
Ferramentas de sequenciamento de DNA da próxima geração, 172
Ferro, deposição, 252
Festões de McCall, 255
– terminologia, utilização, 255
Fetor ex ore (terminologia), 382
Fetor oris (terminologia), 382
Fibra(s), 31
– apicais, 35
– circulares, 29
– corte vestibulolingual, 29f
– de oxitalâmicas, 35
– de Sharpey, 34, 39, 778q
– – penetração profunda, 44f
– – presença, 44
– dentogengivais, 28-29
– diagrama, 29f
– do tecido conjuntivo
– – reticular, 28
– – semidestruídas, 311
– elásticas do tecido conjuntivo, 28
– gengivais, 28-29
– grupos, diagrama, 35f
– horizontais, 35
– inter-radiculares, 35
– intrínsecas do cemento celular, 40
– oblíquas, 35
– periodontais, 34-36
– principais, 34
– remodelação, 36
– transeptais, 28, 35, 35f
– – extensão interproximal, 35
– – reforma, 218f, 320q
Fibrilas, 35f, 149
Fibrina, na L-PRF, 712, 713f

ÍNDICE ALFABÉTICO 987

Fibrina rica em leucócitos e plaquetas (L-PRF), 708-720, 709t
– células-tronco na, 712
– coágulo, 710
– fatores de crescimento na, 712, 713f
– fibrina na, 712, 713f
– leucócitos na, 711-712, 712q, 712t
– macrófagos, 712
– membranas, características gerais da, 711-712
– neutrófilos, 712
– para cirurgia mucogengival periodontal, 716-718, 718q, 719f-720f, 719t, 720q
– para defeitos ósseos periodontais, 713, 713q-714q, 714f, 715t
– para preservação do rebordo, 714-715, 717f, 717f, 718t
– plaquetas na, 711, 711q
– preparo da, 710, 710q, 710f-711f
Fibrinogênio (FBG), 175
Fibroblastos, 256
– gengivais, 152t
Fibroma, 383f
– de células gigantes, 266, 266f
– ossificante periférico, 266
Fibromatose
– gengival, 265, 265q
– – hereditária, 61, 936
– – – tuberosidades, aumento, 937f
– – – vista intraoral, 936f, 938f
– hialina juvenil, aumento gengival, 941f
Fibrose, 256
Fibrossarcoma, 267
Filamentos
– macios, pontas com, 557f
– únicos, fímbrias, 149
Filtros Millipore, utilização, 689
Fímbrias, 95
Fio(s)
– de ligadura, impacto, 948f
– dental, 522-524
– – posicionamento, 522f
– – suportes, 523, 523f
– – técnica para, 522-524, 523f
– retorcidos pesados previamente, uso de, 237
Fissuras de Stillman, 255
Fístula, impacto, 802f
Fita dental, 550
Fluido(s)
– gengival (fluido sulcular), 28
– sulcular (fluido gengival), 28, 237-240
– – métodos de coleta, 237
– – tira de filtro no, 238f
– – teciduais, depleção, 37
Fluido gengival (FG), 91, 105, 193, 310q
– análise do, 239
– atividade celular/hormonal no, 239
– clorexidina, liberação, 570
– colagenase
– – DDS (efeito), 615f
– – presença, 612-613
– – composição do, 238-239
– – compostos orgânicos do, 239
– – conteúdo de proteína total do, 239
– – elementos celulares do, 239, 242q
– – eletrólitos no, presença de, 239
– – estimulação mecânica do, 239
– – fármacos no, 239-240
– – fluxo, aumento, 186-187
– – hormônios sexuais, 239
– – medição, dispositivo eletrônico, 238f
– – níveis de PGE$_2$, 475
– – periodicidade circadiana, 239
– – presença de, 237
– – quantidade, 238
– – significado clínico do, 239, 239q
– – tabagismo e, 239
– – terapia periodontal, 239
– – testes diagnósticos do, 238t

Flúor
– efeito de prevenção da cárie do, 520
– pré-natal, utilização, 476
– utilização, 484
Fluoreto de amina, 535
Fluxo acústico, 552
Focos de infecção, 89
Foice, 537-539
– características, 539f
– da Universidade de Indiana, 539
– Jaquette, 539
– modelo, 539f
– Montana Jack, 539
– posterior curvada de Nevi, 539
– tamanhos, variação, 540f
– utilização, 539f
Fontes
– baseadas em evidências, tipos, 5
– primárias, 5
– secundárias, 5
Forame
– mentoniano (mental), 634
– palatino maior, 637
Forças
– de agitação, 332
– oclusais, 619f
– – capacidade adaptativa às, 328, 328q
– – direção, padrões de estresse, 329f
– – efeitos, 331
– – estágio I (lesão), 330
– – estágio II (reparo), 330
– – estágio III (periodonto, remodelação adaptativa), 330
– – impacto, resistência, 37
– – traumáticas, ocorrência das, 330f
Fórceps
– de DeBakey, 651f
– de tecido, 651
Forma papilar, volume da ameia gengival (relação), 746f
Formação
– de biofilme de novo, 127-128, 127f, 129q
– – idade do paciente, impacto, 127-128
– – subgengival, 129
– de coágulo, doença de von Willebrand, 931f
– de crateras no tecido mole interproximal, necrose óssea, 737f
– de exsudato purulento, 955f, 957f
– do biofilme
– – extensa, 919f
– – instrução sobre desbridamento/higiene oral, 926f
– – processo, fases, 124
– – variáveis, 127-128, 127q
– do esmalte, conclusão, 28
– neoplásicas nos tecidos gengivais, 265-266
– óssea de justaposição
– – periférica, 322
– – central, 322
Formato do rebordo convexo, após o aumento, 751f
Fórmulas de spray lingual com nitroglicerina, popularidade, 450
Fórnice vestibular, defeito no rebordo mucogengival, 78f
Fosfato
– de magnésio (Mg3[PO4]2), 191
– octacálcio, 191
Fossa canina, 639-641
FOV. Consulte Campo de visão
Fracionamento, 206
Fragmentos metálicos, biópsia, 62f
Fraqueza, sensação de, 648
Fratura(s)
– afrouxamento do parafuso e, 895
– dos materiais restauradores, 896, 898f
– extensão, orientação mesiodistal, 754f
– implante, 896, 897f

Freio aberrante, problemas, 705
FSH. Consulte Hormônio foliculoestimulante
Função/disfunção oclusal, 620
Funções da resposta imune inata periodontal, 151-152, 152t
Fungos, 136
Furca
– anatomia da, 698
– áreas
– – acesso, 419
– – sonda Nabers, utilização, 538f
– defeitos
– – avançados da, 701
– – iniciais, 700-701
– – entrada, estreitamento, 422f
– – envolvimento de furca classe III, 703f
– – fatores etiológicos da, 697
– – implantes dentários, 702
– – Perio-Aid, utilização, 702f
– – procedimentos de higiene oral, 701
– – prognóstico, 702-703
– – raspagem e alisamento radicular, 701
– – regeneração, 702
– – técnicas não agressivas para, 701
– – terapia
– – – cirúrgica, 702
– – – não cirúrgica, 701, 701q
– – tratamento, 700-701, 700q
Fusariose, 137t
Fusobacterium nucleatum, 71
crescimento, 114f-115f
– níveis, elevação, 471
– prevalência, 363

G
GABA. Consulte Ácido gama-aminobutírico
GAP. Consulte Genótipo associado à periodontite
Gatos, dente (erupção), 27f, 36f
GEM 21S, 611, 693
Gêmeos
– dizigóticos, ocorrência da doença (comparação), 167-169, 168t-169t
– monozigóticos, 168t-169t
Gene(s), 168t-169t
– ligados à imunidade, triagem, 170
– candidatos, 171t
– CFTR, mutações recessivas, 167
– glicosiltransferase (GLT6D1), 175
Gengiva, 20-33, 90-91, 90f, 91q
– acúmulo de placa, 918f
– alterações de cor localizadas periódicas, 927f
– área interdental, 20
– aspecto
– – adulto, 21f
– – clínico, 31f
– – infantil, 278f
– aumentada, componentes inflamatórios, 673q
– aumento da, 256
– biopsia, 33f
– características clínicas, 20-22
– – características microscópicas, correlação, 31-33
– características microscópicas, 22-31
– – características clínicas, correlação, 31-33
– circulação periférica, 30f
– cirurgia, 659
– col interdental, variações anatômicas, 22f
– coloração, 31-32
– – alterações, 251-252
– – método histoquímico com ácido periódico de Schiff (utilização), 25f
– – coloração, partículas metálicas (impacto), 252f
– consistência, 32
– – alterações, 252-253
– – alterações clínicas/histopatológicas, 253t
– contorno, 32, 384
– – procedimento adjuvante, 496
– – semelhante a uma concha, 32f

– – cor vermelha da, 918*f*
– corte vestibulolingual da, 779*f*
– dano acidental, 61
– demarcação na, 916*f*
– destruição, infecção por mucormicose (impacto), 935*f*
– do adulto
– – aspecto, 21*f*
– – aspecto clínico, 31*f*
– – pigmentação melanótica, 31*f*
– dor de dente, colocação de semente de planta, 949*f*
– drenagem linfática, 30
– edema, queixas, 964*f*
– edemaciada/esponjosa, leucemia (diagnóstico médico primário), 58*f*
– erupção passiva, representação diagramática, 34*f*
– escovação, impacto, 253
– exame
– – microscópico, 244
– – visual da, 383-385, 385*q*, 385*t*
– formato, 32
– infecção bacteriana oportunista, 217*f*
– inserida, 21, 386*f*, 389-390, 631-632
– – aspecto, 279*f*
– – delimitação, 31
– – fístula, primeiro molar superior direito, 501*f*
– – impacto, 22*f*
– – largura, 21
– – largura média, 21*f*
– – papilas interdentais, 22*f*
– – pontilhado, 32
– – problemas, 704-705
– – variação, 277
– – interdental, 21-22
– – amplitude, 277
– – formato do col, 21-22
– – superfícies vestibular/lingual, tamponamento, 22
– interproximal, sobrecontorno da margem de amálgama, efeitos do, 515*f*
– largura da, 383-384
– lesões
– – gengivoestomatite estreptocócica aguda (impacto), 932*f*
– – traumáticas, 254
– marcos anatômicos, 21*f*
– marginal (GM), 20, 384, 385*f*
– – aspecto microscópico da, 215
– – corte vestibulolingual, 29*f*
– – descamação, gengivite ulcerativa, 73*f*
– – exame tátil da, 385-386, 386*f*
– – pontilhado, ausência, 32
– – massas calcificadas, 252
– mastigação, 534
– mecanismos de defesa da, 237-242
– medicamento, impacto, 251
– mucosite, 934*f*
– nervos, 30-31
– palatina
– – formação pseudomembranosa, 972*f*
– – inflamada, 199*f*
– – pênfigo vulgar, 297*f*
– – periodontite crônica avançada, 918*f*
– pigmentação
– – apicectomia/retro-obturação com amálgama (impacto), 62*f*
– – melanótica, 31*f*
– – metálica, 252
– – pigmentada, melanócitos (presença), 24*f*
– – pontilhado da
– – – aspecto, 917*f*
– – – perda de, 917*f*
– – posição, 33, 254-255
– – – aparente/real, diagrama, 254*f*
– – – alterações, 253-255
– – queratinização, diminuição, 944*f*

– queratinizada
– – ausência, 77*f*
– – micrografia eletrônica, 24*f*
– – restabelecimento, 78*f*
– – recontorno, 660
– – resposta alérgica, 62*f*
– – retração, 384-385, 386*f*
– – sangramento espontâneo, diminuição, 944*f*
– – suprimento sanguíneo, 30-31, 30*f*
– – tamanho, 32
– – textura da superfície, 32-33
– – alterações, 253
– vista microscópica eletrônica de varredura, 31*f*
Gengivectomia, 658, 674-675, 674*q*
– bisturis periodontais, 649, 650*f*
– cicatrização, 659
– indicações/contraindicações, 659
– realização, 675
– técnica, 659
– – utilização, 675*f*
– vantagens, 674
Gengivite, 143*t*, 145-146
– alterações
– – anatômicas/histológicas, 30
– – de coloração, 251-252
– associada
– – à gravidez, 146
– – ao HIV, 60-61
– avançada, 243, 247*f*
– características clínicas, 248-255
– – avaliação, abordagem sistemática, 249
– – categorização, 243
– crônica, 248
– – aspecto, 253*f*
– – gengivas marginal/interdentária, aspecto, 249*f*
– descamativa, 287-302
– – apresentação clínica
– – – condições, 289*t*, 291*t*
– – – doenças, 288
– – apresentação, aspecto, 292*f*
– – biopsia, 287-288
– – candidíase eritematosa gengival, 366*f*
– – diagnóstico, 287-290
– – exame clínico, 287
– – gengivite descamativa crônica, 287
– – histórico clínico, 287
– – descamativa crônica, 287
– – abordagem diagnóstica, 288*f*
– – aspecto, 288*f*
– – exame microscópico, 288
– – imunofluorescência, 288
– – líquen plano, impacto, 288
– – tratamento, 288-290
– descrição, 248
– diagnóstico, 56*q*
– difusa, 248
– localizada, 248
– em erupção, 281
– estabelecimento, 246*f*
– estágios, 244*t*
– – estabelecido, 243
– – inicial, 243
– – precoce, 243
– etiologia bacteriana, prova experimental, 126*f*
– experimental, amostra de biopsia humana, 244*f*-245*f*
– hiperplásica, 759*f*
– histopatologia da, 91-94, 92*q*, 93*f*
– induzida
– – por esteroides, 482
– – por placa, aspecto, 280*f*
– lesão precoce na gengivite humana, 246*f*
– localizada, 248
– marco, 248*q*
– marginal, 246*f*, 248
– – contorno, 246*f*
– – crônica, 282*f*

– – generalizada, 248
– – – aspecto, 249*f*
– – localizada, 248
– necrosante, dente anterior inferior (quadro clínico), 147*f*
– ocorrência, 248
– papilar, 248
– – generalizada, aspecto, 249*f*
– período/duração, 248
– periodontite crônica *versus*, 346
– placa dentária, associação, 422
– plasmocitária, 258-259, 258*f*
– – aspecto, 302*f*
– por bismuto, aspecto, 252*f*
– prevenção, 767, 767*q*
– progressão, 247
– pubertal, 281
– recorrente, 248
– relacionada à placa, 56*f*
– tabagismo, efeitos, 182, 182*t*
– tratamento da, 767, 767*q*
– ulcerativa necrosante (GUN), 73, 268-273, 268*q*, 371
– – aspecto, 269*f*
– – – em *punch-out*, 971*f*
– – bactérias, função, 271
– – características clínicas, 268
– – comunicação, 273
– – curso clínico, 269
– – deficiência nutricional, 272
– – diagnóstico, 270
– – diagnóstico diferencial, 270-271
– – doença debilitante, 272
– – doença periodontal crônica, diferenciação, 270*t*
– – epidemiologia, 272-273
– – etiologia, 271-272
– – extensão, 361
– – fatores predisponentes locais, 272
– – fatores psicossomáticos, 272
– – fatores sistêmicos predisponentes, 272
– – gengivite descamativa crônica, diferenciação, 270*t*
– – gengivoestomatite herpética primária, diferenciação, 270*t*
– – histopatologia, 269
– – histórico, 268
– – incidência, aumento, 371
– – infecção, 973*f*
– – lesões
– – – bactérias, relação, 269
– – – esfregaço bacteriano, 270*q*, 270*f*
– – – pseudomembrana, remoção, 972*f*
– – – semelhantes a crateras, 972*f*
– – – ocorrência, surtos semelhantes a epidemias, 273
– – prevalência, 272-273
– – resposta do hospedeiro, papel, 272
– – sífilis (estágio secundário), diferenciação, 271*t*
– – sinais orais, 268
– – sinais/sintomas extraorais/sistêmicos, 268
– – sintomas oral, 268
– – tabagismo, relação, 272
– – tratamento, metronidazol, utilização, 271
– ulcerativa necrosante aguda, 268
– – casos recorrentes, persistentes, 497
– – diagnóstico diferencial, reavaliação, 497
– – doença sistêmica, 497
– – fármacos, papel, 496-497
– – gengiva, contorno, 496
– – instruções para o paciente, 495
– – primeira consulta, 494-495
– – segunda consulta, 495-496
– – terapia local, inadequação, 497
– – terceira consulta, 495-496
– – tratamento, 494, 496*f*
– – – considerações, 496-497
– – – gengiva, recontorno, 496*f*

ÍNDICE ALFABÉTICO   989

Gengivoestomatite
- estreptocócica, 932f
- - aguda, lesões dos lábios/gengiva, 932f
- - raridade, 271
- herpética primária, 273-275, 282, 497
- - aspecto, 273f-274f
- - características clínicas, 273-274
- - comunicação, 274-275
- - diagnóstico, 274
- - - aciclovir em suspensão, prescrição, 497
- - - diferencial, 274
- - gengivite ulcerativa necrosante,
    diferenciação, 270t
- - histopatologia, 274
- - histórico, 274
- - lábio/gengiva/língua, envolvimento, 275f
- - sinais bucais, 273-274
- - sinais/sintomas extraorais/sistêmicos, 274
- - sintomas bucais, 274
- herpética, vesículas herpéticas rompidas/
    íntegras, 933f
Gengivoplastia, 659
- realização, 675
Genoma, 168t-169t
Genótipo, 168t-169t
- associado à periodontite, 613-615
- frequências, 172
  GG, 179
Geotricose, 137t
Gerontogenes, 481
Gingipaínas, 94, 149
Glândulas
    palatinas, 637
- parótida, ducto (ducto de Stensen), abertura,
    921f
- salivares
    aplasia, 173
- - distúrbios, 369
- Gleevec®, utilização, 376
Glicoproteínas mucinosas de alto peso
    molecular, 241
Global Medical Device Nomenclature, 881
GLT6D1, 351
- periodontite agressiva (associação), 177
Glutationa S-transferase mu 1 (GSTM1), 175
- responsabilidade, 175
GM. Consulte Gengiva marginal
Goma de mascar
- fórmula da, 536
- impacto da, 534
Granulocitopenia, 213
- contagem de leucócitos, redução, 216
Granuloma
- de periférico células gigantes, 266, 267f
- - aspecto, 951f
- piogênico, 262, 262f
- - da gravidez, 474, 474f
- - imagens clínicas/histológicas, 58f
Granulomatose de Wegener, 264, 264f
Grânulos
- de Birbeck, 24
- G específicos, 24
- patológicos, observação, 310
Gravidez, 473-477
- administração
- - analgésica, 478t
- - anestésica local, 478t
- - antibiótica, 478t
- - de fármacos sedativos-hipnóticos, 478t
- - amamentação, 479
- - aumento gengival
- - histopatologia, 676-679
- - localizado, 927f-928f
- controle de placa, 476
- épulis, 474
- estrogênio, elevação, 476q
- flúor pré-natal, utilização, 476
- gengivite, 251q, 473

- - associada à gravidez, 146
- - forma moderada, 474f
- - gravidade, 474f
- - granulomas, 473-474
- - piogênico, 474f
- - hormônios, papel, 474-475
- - manifestações orais, 476
- - medicamentos, utilização, 477
- - periodontite, 15q
- - progesterona, elevação, 476q
- - radiografias odontológicas, utilização, 477
- - tratamento, 476-477
- - algoritmo, 477f
- - clínico, 476
- - odontológico eletivo, 476-477, 477q
- - tumores, 262, 474
Grupo amino, 194
GSTM1. Consulte Glutationa S-transferase mu 1
Guias
- cirúrgicos
- - fabricação, 807
- - gerados por computador, 802f-803f, 880
- de análise crítica, exemplos, 8t
- radiográficos, fabricação, 807
GUN. Consulte Gengivite ulcerativa necrosante
GUNA. Consulte Gengivite ulcerativa
    necrosante aguda

H

HAART. Consulte Terapia antirretroviral
    altamente ativa
Hábitats intraorais, 117t
Hábitos
    considerações, 793
- parafuncionais, 793
Haligrama, 532f
Halitofobia, 529-530
Halitose, 382
- categorias da, 527
- causa, 530q
- - extraorais da, 529
- crônica, 534
- diagnóstico da, termos para, 527q, 533q
- duração da, 530q
- extraoral, 527-528
  genuína, 527
- - classificação da, 528f
- oral, queixas (presença/ausência), 528
Haplótipo, 168t-169t
HAV. Consulte Vírus da hepatite A
HBV. Consulte Vírus da hepatite B
HDV. Consulte Vírus da hepatite D
Hematoma(s), 889, 889f
- extraorais, fotografia clínica, 889f
- pós-operatórios, fotografia clínica, 889f
Hemidesmossomas, impacto, 26
Hemofilia
- A, 456
- - paciente, acúmulo de placa/sangramento
    espontâneo, 930f
- B, 456
Hemorragia, 889, 889q, 889f
- excessiva, 645
- gengival, 216
Hemostasia, 644-646
- agentes hemostáticos absorvíveis, 645t
Heparina, 457
Herança, 167-169
- cálculo, 178-179
- oligogênica, 170
Hereditariedade, 168t-169t
Herpes-vírus
- humano-6, 134t-135t
- humano-7, 134t-135t
- humano-8, 134t-135t
- - identificação, 367
- recuperação, 134t-135t
- simples (HSV), infecção primária, 497q

- simples tipo 1, 134t-135t
- - micrografia eletrônica, 133f
Heterogeneidade genética, 170
Heterozigoto, 168t-169t
HETEs. Consulte Ácidos
    hidroxieicosatetraenoicos
HGV. Consulte Vírus da hepatite G
Hidroxiapatita (HA), 191
- afinidade por bisfosfonato para, 221
- cristais, alinhamento, 48
Hifas, 136
Higiene oral
- acesso, restauração, 905f
- complicação, 941f
- direcionada, 513
- gengivite e, 767
- impacto, 741f
- medidas, 740
- - preventivas, 451
- métodos, 906f
- precária, 925f
- - acúmulo de biofilme e gengivite em função
    da, 919f
- procedimentos, 701
- - negligência (prolongamento), formação de
    biofilme/periodontite, 920f
- regime, 381
Hipercementose, 40
Hiperestesia, 889
Hiperglicemia, 209, 212q
Hipermobilidade, 516
Hiperpigmentação
- induzida por fármacos, uso de zidovudina
    (impacto), 269f
- oral, 368-369
- - incidência, aumento, 368-369
Hiperplasia, 474f
- injeções de esteroide e, 932f
- gengival, 256
- - induzida por ciclosporina, aspecto, 281f
- - espongiótica juvenil localizada, 282
- - - aspecto, 283f
- - leucemia mieloide aguda e, 929f
Hiperqueratose, 70f
Hipersensibilidade, 391
- dentinal, agente de ligação para, uso
    iatrogênico do, 948f
- materiais dentários para, 72
- tipo tardia mediada por células, 71
Hipersonolência, 465
Hipertensão, 447-449, 449q
- aumento gengival associado à amlodipina, 931f
- essencial (hipertensão primária), ocorrência,
    447-448
- primária (hipertensão essencial), ocorrência,
    447-448
- secundária, 447-448
Hipotensão postural, 449
Hipótese
- da placa ecológica, 138-139
- - doenças periodontais (relação), 138f
- - inespecífica da placa, 137-138, 137q
- pré-ensaio clinicamente relevante, 13
Histoplasmose, 137t
Histórico
- de saúde, 378-381, 379f-380f
- - importância do, 378
- médico, 787-788
- odontológico, 381, 788
HIV. Consulte Vírus da imunodeficiência
    humana
HIV-1, 136t
HIV-2, 136t
HLAs. Consulte Antígenos leucocitários
    humanos
HMT. Consulte Modulação do hospedeiro
Homeostase microbiana, 138
- interrupção, patógenos (impacto), 139

ÍNDICE ALFABÉTICO

Homozigoto, 168t-169t
Hormônios
– esteroides, aumento, 130
– foliculoestimulante (FSH), produção, 472
– luteinizante (HL), produção, 472
– sexuais, 239, 926
– – concentração, 475
– – femininos, 212
HSV. *Consulte* Herpes-vírus simples Humanos
– amostra do biofilme, corte vertical, 119f
– palato, corte histológico frontal do, 637f
– traços de doença/sem doença, 169-170
– trauma em, oclusão dos, 332

I

Ibandronato, 221t
ICAM-1. *Consulte* Molécula de adesão intercelular 1
ICC. Consulte Insuficiência cardíaca congestiva
Idosos
– doenças periodontais, 482-483
– – agentes antiplaquetários, 483-484
– – agentes quimioterapêuticos, 483-484
– – doença sistêmica, relação, 482-483
– – etiologia, 482
– saúde periodontal (manutenção), 483
– tratamento periodontal, 481-484
Imagem(ns)
– diagnóstica, 795-809
– – projeções padrão na, 795-797, 796t
– – seleção clínica, 806-809, 806q
– – transversal, 797-799
– Digital e Comunicações em Medicina (DICOM), 797-799
– – dados digitalizados, 802f-803f
– – panorâmicas, familiaridade, 796-797
– SIM/Plant, 801f
– – transversal, 797-799, 807
Impacção de alimentos, 198, 322
Implantes
– adjacentes, esplintagem, 821-822, 821f, 822q
– anteriores
– – inferiores, radiografias, 891f
– – superior, fotografia clínica, 891f
– bucais, introdução, 129
– carga antecipada nos, diâmetro do implante e, 810-811, 810q
– cicatrização, 755f
– – pilares, 751f
– cirurgia, 749f, 825-833
– – avançada, 846-856
– – de retalho, músculos, 639
– – preparo do paciente, 825
– – princípios, 825-826, 826q
– colocação
– – subcrestal, 904f
– – vestibulolingual, 890
– comparação clínica dos, 782
– complicações
– – biológicas, 886, 892-896
– – cirúrgicas, 886, 888-892
– – estéticas, 896-898
– – falhas e, 886-898
– – fonéticas, 898
– – protéticas/mecânicas, 886, 895-896
– – tipos/prevalência das, 887-888, 888f
– configuração macroscópica, 775-776
– considerações, 810-815
– coroa provisória, criação, 866
– de conexão
– – externa, 811, 813f
– – interna, 812-813, 813f
– de diâmetro
– – amplo, 789f
– – estreito, 789f, 811
– – grande, 810-811
– – padrão, 785f
– de plataforma alternada, 904, 905f
– – modelo, 813, 814f
– de titânio, 775
– dentários, 702
– – avaliação clínica dos, 783-794
– – colocação, acesso cirúrgico, 755f
– – formação de cratera no tecido mole interproximal, necrose óssea, 737f
– – pilares
– – – de cicatrização, 751f
– – – personalizados, 753f
– – radiografia, 752f
– – terapia, meta dos, 783
– – tipos, 888
– – – de caso/indicações, 783-786
– – utilização, 492-493, 492q
– endósseo, posicionamento, 755f
– estabilidade primária e secundária, 777-778
– exame, 390-393, 900-903, 901q
– falha, 895, 896f
– – detecção, exame radiográfico (utilização), 903
– – radiografia, 896f
– – relatório, 886
– formação de biofilme/cálculo, 921f
– fratura, 896
– – localização do colar de conexão interno, 897f
– geometria, 775-776
– imagem diagnóstica para, 795-809
– – projeções padrão na, 795-797, 796t
– – seleção clínica da, 806-809
– – transversal, 797-799
– imobilidade, 776, 777q
– inferiores, perda óssea, 896f
– localização anatômica, 910
– manutenção, 905-906
– – tecido queratinizado para, 791q
– mau posicionamento, 890-892, 890f-891f, 892q
– medidas de estabilidade, 902
– microcirurgia, 864-869, 864q
– modelo, 911
– – características, 911
– modernos, história dos, 775, 775q
– número de, 811, 811f
– oclusão, 867, 867f
– osseointegração, avaliação, 905
– osseointegrado, 776f
– parcialmente edêntulos, tratamento de, 822-823, 823q
– – diagnóstico e plano de tratamento em, 822-823, 823f
– – formato do tecido e, 823
– penetração dos, 809f
– percussão, 903
– perda, 895-896
– pilar(es)
– – alteração de cor, 821q
– – modelo e perfil de emergência, 820-821, 820f
– – personalizados, 753f
– – seleção do material, 818-820, 819f, 820q
– posição, rebordo alveolar e, 806, 806f-807f
– próteses
– – complicações primárias/secundárias, 815t
– – considerações às, 810-824
– radiografia
– – panorâmica, 910f
– – periapical, 903f
– – restauração, 868-869, 868f-869f
– – avaliação, 905
– – esquemas oclusais, 905
– – resultados, 910
– – definição, 908-910, 911q
– – fatores, 910-913
– sobrevida, 909
– – definição de, 886-887, 887q
– sondagem, 387, 902q
– – vestibular, 902f
– terapia
– – fatores de risco e contraindicações para, 791-793, 792t
– – resultados a curto prazo/resultados a longo prazo, tabagismo (impacto), 188
– tipos de, 888
– tratamento
– – educação multidisciplinar do especialista, tendências, 756
– – resultados, 908-914
– – satisfação do paciente, 913t
Impregnação, L-PRF e, 718
Imunidade
– adaptativa, 106-109
– do hospedeiro, estratégias de evasão, 149-150
– inata, 103-106, 103t, 159
Imunossupressão, 460
– doença sistêmica, impacto, 497
– induzida por estresse, 219
Imunossupressores, 223, 260-262
Incisão
– crestal, 654-656, 655f, 830
– de bisel interno, 654
– – diagrama, 654f
– em curva, 675
– – localizações, 663f
– em bisel reverso, 654
– intrassulcular, 654
– – início, 663
– remota, técnica de sutura em camadas, 826
– sulcular, 655f
Incisivo(s)
– central
– – direito, abscesso periodontal (aspecto radiográfico), 404f
– – esquerdo
– – – abscesso periodontal, 975f
– – – extrusão, periodontite agressiva localizada (impacto), 960f
– – – fraturado, raio X, 865f
– – inferior
– – – retração gengival avançada, 941f
– – – retração/inflamação gengival, 706f
– – raízes, linhas horizontais (aspecto), 402f
– – superior
– – – direito ausente, implante (radiografia panorâmica), 910f
– – – direito perdido, implante (radiografia panorâmica), 910f
– – – impulso labial, 336f
– – – migração labial dos, 334f
– – – posição, colocação de implante, 839f
– – – reabsorção radicular cervical, imagem por tomografia computadorizada, 76f
– horizontais distais, na tuberosidade maxilar, 666q
– inferiores
– – implantes, diagrama, 785f
– – osso vestibular fino, 321f
– lateral(is)
– – direito, defeitos verticais, 323f
– – extração com periótomo, 865f
– – extração não invasiva, 865f
– – superiores, extração dos, colocação de implante em estágios/tardia para, 840f-841f
– superiores centrais
– – higiene oral (ausência), 127f
– – fissura, 127f
– superiores, coroas metalocerâmicas, utilização, 79f
Incisões, 653-656, 662-663, 826, 833
– em bisel
– – externo, 654
– – reverso, 654
– em curvas, 654, 654f
– horizontais, 653-656
– intrassulculares, 675
– remota, técnica de sutura em camadas, 826
– retas, 654, 654f
– secundária, 654-656
– submarginais, 654-656, 655f

– – em curvas, 655f
– – – colocação, 655q
– – palato raso, 656f
– – tecido queratinizado abundante, 656f
– sulcular, 654-656
– – verticais, 656, 657f
– – evitar, 656, 657f
– vista pré-cirúrgica, 667f-669f
Inconsistências de linhas e ângulos (pico de viúva), remoção, 683
Indicadores
– fictícios, 83
– verdadeiros, 83
Índice
– de saburra lingual de Miyazaki, 534f
– gengival (IG), 82
– periodontais, registro (ausência), 285
– restaurador, 887
Indução, L-PRF e, 718
Inervação gengival, 31
Infância
– doença gengival, 277-286
– doença periodontal, 282-283
– doenças, mucosa bucal, 285
Infarto
– cerebral, doença periodontal, 232
– do miocárdio (IM), 227, 447
– – categoria da doença cardíaca isquêmica, 450
– – doença periodontal, papel no, 231-233
– – periodontite crônica (associação), tabela 2×2 (utilização), 15t
Infecção(ões)
– bacteriana oportunista, 217f
– do trato urinário (mulheres), 116
– endodôntica
– – primária, defeito periodontal-canal lateral, 506f
– – tratamento (ausência), 509
– herpética primária, 60f
– mista, periodontite (consideração), 140
– periodontal
– – atividade diária, 230
– – AVC associado à, 233
– – com controle glicêmico no diabetes, 234-235
– – crônicas por microrganismos Gram-negativos, impacto, 235
– – efeitos da, 229-231, 235f
– – opções antibióticas, 502q
– – sistemas/condições dos órgãos influenciados por, 226q
– por espécies de *Streptococcus*, 932, 932f
– por herpes-vírus, 933, 933f
– por hifa bucal, agentes etiológicos, 137t
– problemas de controle, 434
– pulpar
– – efeitos biológicos da, 508-509
– – fungos/hifas na, presença, 508
– – primária, impacto da, 454f
– sistêmicas, 230
– transmissão, prevenção (medidas), 644
Infiltração leucêmica, 214-216
Infiltrado
– fibroso parenquimal pulmonar, 72f
– inflamatório, 317
– leucêmico, 216f
Inflamação
– aguda
– – início, neutrófilos (impacto), 160, 161f
– – observações finais da, 163-165
– ativada, 159
– complicação biológica, 892, 893f
– crônica, 16
– – nas doenças periodontais, 162-163
– definição da, 159-160
– gengival, 60f, 243-247, 384, 386f
– – acúmulo de biofilme, impacto, 630f
– – área, 317f
– – em estágio I (lesão inicial), 243-244
– – em estágio II (lesão precoce), 244

– – em estágio III (lesão estabelecida), 244-247
– – em estágio IV (lesão avançada), 247
– – espaço biológico, 254q
– – – violação, impacto, 946f
– – presença, 30f
– – respiração oral, 251q
– – sangramento espontâneo, 930f
– – sinal, 120f
– – vias da, 318f
– grave, 955f
– implicações clínicas da, 163q
– marginal, 56f
– marginal/papilar exagerada por hormônios, 58f
– papilar, 56f
– resolução da, 102-103, 159-165, 162q, 165f, 516
– sinais de, 159
– suprimento sanguíneo e, 781-782, 782f
Inflamassomas, 155
Influências
– nutricionais, 219-220
– psiquiátrica, da lesão autoinfligida, 219
Informação clínica, tipos, 432f-433f
Infuse, 611
Inibidores
– seletivos da recaptação da serotonina (ISRSs), 473
– teciduais de metaloproteinases, 305q
Inserção
– aparelho, desenvolvimento, 47-48
– epitelial (IE)
 – esquema histológico da, 779f
– – rebordo apical, 778
– nível, 389, 389f
– padrão de, 699
– perda, 312f, 389
– – óssea, relação, 312
– periodontal, documentação da, 344f
– prevenção de, 767-768, 768f-769f
– tratamento de, 767-768, 768f-769f
Instabilidade ortopédica, exemplo da, 338f
Instrumentação
– princípios da, 555-556, 555q
– sônica, 552-560
– ultrassônica, 552-560
Instrumentos
– de limpeza, 537, 549-551
– de polimento, 537, 549-551
– de titânio, para implantes, 546, 546q, 546f-547f
– elétricos
– – aspereza da superfície radicular, 555
– – eficiência, 553
– – marca-passos cardíacos, 555, 555q
– – modelos de pontas, 553, 554f
– – produção de aerossol, 555, 555q
– – resultados clínicos dos, 554-555, 554q
– – tipo e benefício dos, 552-553, 553q
– – visão geral dos, 552, 552q
– excisionais, 649-650
– incisionais, 649-650
– metálicos, 906
– periodontais
– – classificação, 537-551
– – peças, 538f
– – tipos, 538f
– plásticos, para implantes, 546, 546q, 546f
– tipo osteóstomo, 848
Insuficiência
– adrenal, 460
– cardíaca congênita (ICC), 450
Insulina
– diabetes melito insulinodependente, 208-209
– externa, impacto, 957f
– resistência, 234-235
– tipos, 455t
Interações
– bactéria-hospedeiro (modulação), estreptococo oral (impacto), 131

– metabólicas, ilustração esquemática, 130f
– micróbios-hospedeiro, biologia molecular prática das, 151-158
– periodontopatógeno-hospedeiro, 143
Inter-relações restauradoras, 742-747
– tratamento estético do tecido nas, 745-746
– considerações biológicas para, 742-745
Intercuspidação máxima, 620
– dentes, marcação clínica, 622f
Interface osso e implante, 777f
Interferência, 620
Interferências/discrepâncias oclusais, 620
Interleucina-1 (IL-1), 52, 219
– família das citocinas, 97-99
Interleucina-10 (IL-10), 52
Interleucina-1Ra (IL-1Ra), 97, 98t
Interleucina-1α (IL-1α), 97, 98t
Interleucina-1β (IL-1β), 97, 98t, 475, 600, 873
Interleucina-33 (IL-33), 97, 98t
Interleucina-6 (IL-6), 99
Interrelação entre tecido e titânio, diagrama tridimensional da, 776f
Intervalo
– de confiança, variação, 15
– de manutenção, métodos, 905-906
Íntron, 168t-169t
Invaginação epitelial, 781f
Invasão(ões)
– microbiana, 94-95, 95q, 95f
– de furca profundas, localização, 500f
Irregularidades da superfície, 127f
Irrigação, 552-560
– autoaplicada, domiciliar e, 556, 556q
– considerações, 558-559, 559f-560f
– mecanismo de ação, 556-558, 556f, 557q
– resultados clínicos, 558, 558q, 559t
– segurança, 557-558, 558q
Irritação pulpar, defeitos periodontais primários que causam, 511f
Isoforma, 168t-169t
ISRSs. *Consulte* Inibidores seletivos da recaptação da serotonina
ITRNs. *Consulte* Inibidores nucleosídicos da transcriptase reversa
ITTRNs. *Consulte* Inibidores da transcriptase reversa não nucleosídio

J
JCE. *Consulte* Junção
Junção
– cemento-esmalte (JCE), 40
– – morfologia do dente, variação, 41f
– dentinocementária, 40
– dentogengival, 90
Justificativa
– da distribuição local, 575-578
– liberação controlada, 575-578

L
Lábios
– lesões, gengivoestomatite estreptocócica aguda (impacto), 932f
– mucosa, recorrente, 945f
– vesículas herpéticas, recorrência, 273f
Lactotransferrina (LTF), 175
LAD. *Consulte* Deficiência de adesão leucocitária
Lado
– de trabalho, 620
– sem trabalho, 620
Lâmina
– basal, 25
– – fibrilas, conexão, 25
– – interna, 26
– – lâmina basal interna, 26
– cirúrgicas, 649, 650f
– curva (*offset*), 540f, 541
– dura

ÍNDICE ALFABÉTICO

– – interrupção, 402
– – perfuração do forame, 37*f*
– – proeminência, 277
– própria, 28
LANAP. *Consulte* Procedimento de nova inserção auxiliada a *laser*
Largura
– biológica, 742-745, 743*q*, 743*f*
– – avaliação, 743-744
– – humana, 743*f*
– – variações, 744*f*
– – violações
– – – modelo/formato de restauração (impacto), 946*f*
– – – ramificações da, 743*f*
– gengival, insuficiência, 941*f*
– periodontal, comparação, 48*t*
Laser(s)
– aplicações, na periodontia, 734-737
– – estéticas e protéticas, 734-735
– – não cirúrgicas, 735-737, 736*q*
– argônio, 732*t*
– componentes dos, 732*f*
– comprimentos de onda, 732-734, 733*f*-734*f*
– de diodo, 732*t*
– de dióxido de carbono (CO$_2$), 732*t*
– de érbio:ítrio-alumínio-granada, 732*t*
– energia, 731*q*
– – superexposição, 737-738, 737*f*
– física dos, 731-734, 732*q*, 732*f*
– interações biológicas dos, 731-734, 732*f*, 734*q*
– terapia, complicações/riscos dos, 737-738, 737*f*
– tipos de, 732*t*
– tratamento a *laser* com dióxido de carbono, 919*f*
Lavagens sulculares, uso das, 237
LDAs. *Consulte* Lipoxinas desencadeadas por ácido acetilsalicílico
LDD. *Consulte* Doxiciclina de dose baixa
Lentes
– acromáticas, 727
– ajustáveis inclináveis, 729*f*
LES. *Consulte* Lúpus eritematoso sistêmico
Lesão(ões)
– aftosas, recorrentes, 945*f*
– atróficas, 291
– autoinfligida, influência psiquiátrica da, 219, 219*f*
– avançada, 93-94, 93*f*, 247
– bolhosas (lesões vesiculares), 291
– cariosas, tratamento das, 514
– cavernosas, 406
– combinadas, 75
– de fim de carreira, prevenção das, 723*f*
– do tipo cratera, 972*f*
– endodônticas-periodontais, 74-75, 504-511, 915*q*-916*q*
– – classificação das, 505*f*
– endodônticas, periodontite (associação), 74-75, 75*q*
– erosivas (lesões ulcerativas), 291
– estabelecida, 92-93, 244-247
– gengivais
– – gravidez, 679
– – líquen plano, 291
– – origem genética, 936
– – não induzidas por biofilme 59-61
– – – aspecto, 423
– herpéticas
– – anormalidade, 370*f*
– – tratamento, penciclovir (utilização), 376
– inicial, 92, 243-244
– interdental, extensão, 401*f*
– mesiais/distais interdentais, 401*f*
– mesiais, radiografia, 401*f*
– mucocutâneas, 938
– orais

– – cicatrização, penciclovir (associação), 14*t*
– – doença da imunoglobulina A linear (dermatose da imunoglobulina A linear), 299
– – estomatite ulcerativa crônica, 298-299
– – no HIV, 365-366
– – no líquen plano, 291
– – pênfigo vulgar, 296
– – penfigoide bolhoso, 296
– ósseas
– – anatomia das, 699
– – periorradiculares, defeitos periodontais primários que causam, 511*f*
– periodontais
– – características diferentes das, 508*t*
– – presença, 517
– – precoce, 92, 93*f*, 244
– – da gengivite humana, 246*f*
– pulpares, características diferentes das, 508*t*
– queratóticas, 291
– traumáticas, 61, 254
– – acidentais, 946
– – evolução das, 332*f*
– – factícias, 946
– – iatrogênicas, 946
– – resultado, 406
– – reversibilidade, 331
– – tipos, 946
– ulcerativas (lesões erosivas), 291
– vesiculares
– – lesões bolhosas, 291
– – radiografia, 401*f*
– vista oclusal, 401*f*
Leucemia, 214-218, 284, 458, 929, 964
– aguda
– – aspecto, 679*f*
– – ligamento periodontal/osso alveolar (envolvimento), 216, 217*f*
– classificação da, 214
– crônica, Gleevec (utilização), 376
– cútis, 214-215
– diagnóstico médico primário, problemas gengivais, 58*f*
– existência da, 217-218
– linfoblástica aguda, aspecto, 285*f*
– linfocítica, 214
– – aguda, 965*f*
– mielocítica aguda, 215*f*
– – vista anterior/vista palatina, 217*f*
– mieloide aguda
– – após quimioterapia de indução de remissão, 934*f*
– – gengival, assoalho, aumento, 929*f*
– – hiperplasia gengival/sangramento espontâneo, 929*f*
– – cavidade oral, infecção por cândida, 934*f*
– – destruição do tecido mole/duro, mucormicose (impacto), 934*f*
– mieloide crônica, inflamação gengival/hiperplasia, 929*f*
– monocítica, 214
– pacientes com
– – infecção gengival (bacteriana), 216-217
– – periodonto, condição, 214-218
– subaguda, ligamento periodontal/osso alveolar (envolvimento), 216
– ulcerações, 216*f*
Leucócitos
– contagem, redução, 216
– distúrbios, 213-214
– envolvimento, 213
– infiltração, 305
– microscópico eletrônico de varredura, 240*f*
– na L-PRF, 711-712, 712*t*
– não malignos, 214
– polimorfonucleares (PMN), 159, 243
– – agregações, 361-362
– – função, deficiências, 211

– – saída, 25
– surgimento
– – área, 308
– – micrografia eletrônica de varredura, 246*f*
– transversal, micrografia eletrônica de varredura, 246*f*
Leucopenia, 214
Leucoplasia
– oral, 206*f*
– pilosa oral (LPO), 367
– – língua, margem lateral esquerda, 368*f*
Leucotrienos, 160
Liberação controlada e ação local, farmacocinética, 578
Ligação(ões), 168*t*-169*t*
– análise, 170, 171*t*
– desequilíbrio, 168*t*-169*t*
– peptídicas Lis-Xaa, 149
Ligamento periodontal (LP), 33-39, 47
– atrófico, 49*f*
– células
– – de defesa, 36
– – fatores de crescimento, efeitos *in vitro*, 695*t*
– – proliferação, 52
– cementículos, 37*f*
– envelhecimento, impacto, 52
– envolvimento do, 216
– espessura, 38*t*
– exposição, micrografia eletrônica de varredura, 41*f*
– fibras, 34*f*
– – formação, 42*f*
– – nervosas sensitivas, 39
– – principais, 35
– fibroblastos, 152*t*
– função(ões), 37-39
– – de remodelação, 37-38
– – físicas, 37
– – formativa, 38
– – importância, 52
– – nutricionais, 38-39
– – sensoriais, 39
– largura
– – do espaço, 397, 406
– – regulação, 38-39
– linha radiopaca, 397
– suprimento sanguíneo, 49*f*
– tensão/pressão, áreas, 330*f*
– vasos, 30
– – contenção, 49
Ligante, 168*t*-169*t*
Ligosan slow release, 575, 576*f*
Limas, 547, 547*q*, 547*f*
– diamantadas, 548
– revestidas com diamante, 548, 548*f*
Limite de Hayflick, 481
Limpeza
– dentária espontânea, 129, 129*f*
– interdental, 534
– dispositivos, 524-525
– – técnicas, 525, 525*q*
– recomendações para, 524-525
Linfáticos, 30-31, 49
Linfócitos B, 152*t*
Linfoma de não Hodgkin (NHL), 368, 368*f*
Linfossarcoma, 267
Linfotoxina-alfa (LTA), função da, 175
Língua
– borda lateral esquerda, leucoplasia pilosa oral, 368*f*
– crenulações (bordas recortadas), 464
– dorso, 113
– hábitats intraorais, 117*t*
– índice de saburra língua de Miyazaki, 534*f*
– limpeza, 534
– pressão, migração patológica (associação), 336*f*
– saburra, 528, 528*f*, 529*q*
– – do dorso, 382, 383*f*

ÍNDICE ALFABÉTICO

Linha mucogengival (junção), 21, 707
Lipo-oxigenases (LOs), 160
Lipopolissacarídeo (LPS), 94, 94q, 154, 228, 228q
Lipoproteínas traciladas, 154
Lipoxinas, 102, 161, 162f
– A4, 160-161
– desencadeadas por ácido acetilsalicílico (LDAs), 161
Líquen plano, 289t, 290q, 938f
– aspecto microscópico, 292f
– atrófico, 939f
– bolhoso, consideração, 297-298
– diagnóstico diferencial, 292-293
– erosivo, 291, 939f
– – aspecto, 292f
– – descamação/sangramento espontâneo, 939f
– – gengivite descamativas, apresentação, 292f
– – impacto, 288
– – imunofluorescência direta, 292f-293f
– – imunopatologia, 292
– – lesões gengivais, 291
– – lesões orais, 291
– – líquen plano bolhoso, consideração, 298
– – oral, histopatologia, 292q
– – reticular, 938f
– – tratamento, 290f, 293, 293f
Lis-gingipaínas, 149
Lisozima, clivagem de *linkage* (ligação), 241
Listerine antisséptico, aprovação da ADA, 484
LL-37, 101
LLLT. *Consulte* Terapia a *laser* de baixa intensidade
Local enxertado, estabilidade, 707
Localização anatômica, 910
Locus, 168t-169t
LP. *Consulte* Ligamento periodontal
LPO. *Consulte* Leucoplasia pilosa oral
L-PRF. *Consulte* Fibrina rica em leucócitos e plaquetas
LPS. *Consulte* Lipopolissacarídeo
LTF. *Consulte* Lactotransferrina
Lupas
– cirúrgicas, intervalo de ampliação, 728
– compostas, 727, 727f
– de ampliação, 724-728
– prismáticas
– – com iluminação coaxial, 728f
– – montadas no monóculo, 727f
– – simples, 727, 727f
– telescópicas prismáticas, 727-728, 727f-728f
Lúpus eritematoso, 300-301
– cavidade oral, 300f
– crônico, 289t, 31
– – aspecto, 300f
– – histopatologia, 301
– – imunofluorescência, 301
– discoide (LED), 300
– sistêmico, 289t, 300
– – aspecto, 300f
– subagudo, 289t, 301
– – diagnóstico diferencial, 301
– – tratamento, 301

M
Macacos
– corte vestibulolingual, 22f
– periodonto, suprimento sanguíneo, 49f
Macrodesenho, 775-776, 776q
Macrófagos, 152t
– na L-PRF, 712
Macrolídeos, 566-567
– farmacologia, 566
– uso clínico, 566-567
Magnésio whitlockita, 191
Maiman, Theodore H., 731
Maloclusão, 199-200, 200f, 329, 919
– avançada, 943f

– com talassemia, 930f
– condição periodontal, relação, 279
– de classe III
– – destruição periodontal, 924f
– grave, 966f
– impacto, 922f
MAMPs. *Consulte* Padrões moleculares associados a microrganismos
Manchas dentárias, 195, 391
Mandíbula, 634-636
– canais nutrientes, 401f
– corpo, lado medial da, 636
– dente *in situ*, 43f
– face lingual, 640f
– osteonecrose
– – associada à medicação, 71-73
– – relacionada ao bisfosfonato, 71
– porção alveolar, 635
– posterior
– – direita, reconstrução da deficiência horizontal da, enxerto monocortical em bloco para, 838f
– – esquerda edêntula, avaliação radiográfica, 806f
– osso exposto, 223f
– processo alveolar, 42
– ramo/molares, vista oclusal da, 636f
– relação cêntrica, manipulação bimanual, 622f
– vista
– – da superfície lingual, 634f
– – da superfície vestibular, 635f
– – lingual da, 636f
– – oclusal, 636f
– – posterior, 641f
– – visualização, 796f
Manipulação tecidual microcirúrgica atraumática, 724f
Mapeamento do ultrassom ósseo
– benefício do, 885
Marcadores
– de bolsa, utilização, 661f
– dos diodos emissores de luz infravermelhas, 882
– genético, 170
– teciduais, remoção, 675
Marca-passos cardíacos, 450, 555, 555q
Maresinas, 162, 162f
Margem(ns)
– diretrizes, 744
– equigengivais, 742
– gengival
– – livre, 745f
– – micrografia eletrônica de varredura, 24f
– – posição, variação, 51f
– – superfície da coroa/raiz, relação (diagrama), 51f
– inadequação, 946f
– posicionamento, 742-743, 743q, 743f
– subgengivais, 742
– supragengival, 742
– – localizações, 947f
Massagem gengival, 524q, 525-526
Mastigação
– dor e, 510f
– tabaco, 204-205, 207q
– unilateral, 919
– – formação de cálculo, 924f
– – formação de placa, 920f
Matéria *alva*, 121, 195
Materiais
– de cerâmica, próteses, 906
– de enxerto para substituir o osso, 848
– dentários, hipersensibilidade aos, 745
– restauradores, 896, 898f
Matriz
– constituintes orgânicos, 120
– intercelular, células (relação), 44
– orgânica, 42
Mau hálito, 527-536
– abordagem pré-consulta para, 530

– autoexame do, 533
– boca seca, 529
– causas intraorais do, 527-529
– definição do, 527
– diagnóstico de, 530-533
– etiologia do, 527-530
– imaginário, 529-530
– infecções periodontais, 528
– ocultação, 536
– semântica e classificação do, 527
Mau odor bucal
– crônico, 534
– microscopia de campo escuro/contraste de fase, 533
– tratamento do, 534-536
Mau posicionamento, implante, 890-892, 890f-891f, 892q
Maxila, 636-638
– corpo da, 637
– edêntula, exame por TCMS, 800f
– palatina, 655-656
– parcialmente edêntula, vista panorâmica, 807f
– posterior, DPFs de quatro unidades na, 896f
– posterior esquerda, exame por TCFC, 804
– processo alveolar, 42
– prótese total fixa provisória acrílica, fotografia clínica, 784f
– superfície palatina da, 223f
– vista oclusal da, 637f
MBE. *Consulte* Medicina baseada em evidências
MDP. *Consulte* Migração dentária patológica
Mecanismos pleiotrópicos, esquemáticos, 613f
Mediadores
– biológicos, utilização de, 691-693
– de resolução, ações terapêuticas dos, 163
– inflamatórios
– – derivados do hospedeiro, 96
– – níveis séricos, avaliação dos, 232-233
– – lipídicos, 162f
– – – inflamatórios, 159-160
– – – especializados (MLEs), 160-161
– – pró-inflamatórios, 159-160
Medicações
– à base de aminobisfosfonato, usos terapêuticos, 221t
– à base de nonaminobisfosfonato, usos terapêuticos, 221t
Medicamentos, 458-462
– antiplaquetários, 458
– implantes e, 792-793
– prescrição, 220-224
Medicina
– baseada em evidências (MBE), 1q, 767
– periodontal, na prática clínica, 235-236
Medidas
– de distorção, 797
– de estabilidade, 902
Melanina
– pigmentação, 918
– – impacto, 918f
– – regulação negativa, ácido ascórbico (impacto), 31
– pigmentação fisiológica, 31-32
Melanócitos, 24
– presença, 24f
Melanoma maligno, 267
– aspecto, 952f
Membrana
– basal, anticorpos marcados por imunofluorescência, 60f
– de regeneração tecidual guiada/membrana reforçada por titânio (MRTG-RT), 854f
– endolisossômica, 153
– schneideriana, 638
– elevação, 849-851, 852f
Menstruação, 472-473
– fase folicular, 472
– fase lútea, 472

– manifestações periodontais, 472-473
– tratamento, 473
Meta(s)
– a longo prazo, 426
– estética cirúrgica, 858f
– imediatas, 426
– intermediárias, 426
Metaloproteinases da matriz (MMPs), 93f, 96, 97q, 97t, 99-10, 100t, 175, 305q
– 1 (MMP-1), 99
– 8 (MMP-8), 99
– 9 (MMP-9), 99, 219
– degradação do colágeno, relação, 244
– inibição, 612-613
– inibidores, 268
Metanálises (MAs), 5-6
Método(s)
– baseado em pontos, 884
– de Bass, 521f, 522q
– de Bränemark, 748
– de retenção, para o tratamento parcialmente edêntulo, 815-818
– entre superfícies, 884
– genômicos, 170
– Tx, 179
Metronidazol, 490q, 565
– efeitos colaterais, 565
– eficácia, 565
– eficiência, 565
– farmacologia, 565
– uso clínico, 565
Microbiologia periodontal, 112-150
– avanços, 150
Microbiota, 363, 363q
– subgengival, composição (diferenças), 122
Microcirurgia
– de implante dentário, 864-869
– para colocação e implante sem retalho, 865f
– periodontal, 720-730
– – aspereza, 724f
– – filosofia da, 720, 721f-723f
– – instrumentos para, 720f-721f
– – objetivos, 724
– – sistemas de ampliações na, 724-728
– – suturas na, 728-730, 730f
– – vantagens da, 722-724, 723f
– pré-operatória, 866f
Microfibrilas, 35f
Microflora, estudos de intervenção, 52-53
Micropipetas, utilização de, 237
Microprecisão, 871, 872f
Microrganismos, redução mecânica, 534
Microscopia de contraste de fase, 533
Microscópio cirúrgico, 728, 729f
Mieloide, definição de, 214
Mieloperoxidase (MPO), 175, 241
Migração dentária patológica (MDP), 334-336
– dentes perdidos não substituídos, 334-335
– patogênese, 334-336
– primeiros molares, falha em substituir, 335-336
– suporte periodontal, enfraquecido, 334
– trocas de dentes, forças nas, 334-336
Migração mesial fisiológica, feixes ósseos (associação), 45f
Mineral
– derivado de osso bovino anorgânico (MOBA), 848
– do osso bovino desproteinizado, 848
Minociclina, 565
– microesferas (Arestin), 572-574
– – administração adjuvante, efeitos microbiológicos, 597f-600f
– – perfil de liberação, 578
– microesferas de hidrocloreto (Arestin), 573f
MLEs. *Consulte* Mediadores lipídicos especializados
MMPs. *Consulte* Metaloproteinases da matriz

MMP-1. *Consulte* Metaloproteinase da matriz-1
MMP-8. *Consulte* Metaloproteinase da matriz-8
MMP-9. *Consulte* Metaloproteinase da matriz-9
Mobilidade dentária, 391-392, 391f, 392q, 419, 419q, 649
– aumento, 333
– causas, 419
– queixas, 956f, 965f
– testes para, 621, 621q, 623q
– testes tátil/visual, 622f
Modalidades de imagem, 406-408, 408q, 408f-409f
Modelos
– de contra-ângulo, 553, 554f
– de coroa híbrida, 815-818, 818f
– de diagnóstico articulados, 623
– de estudo(s)
– – baseados em resultados, 85
– – com base em exposição, 85
– – diagnósticos, 788
– – de ponta reta, 553
– – de surto
– – – episódico, 348
– – – múltiplo, 348
– de terapia interdisciplinar, 748, 748f
– direto para o consumidor, 180
Modelos/materiais de implantes precoces, limitações, 748-754
Modulação do hospedeiro (HMT), 608-617, 610q
– cascata de destruição, aspectos, 617q
– conceito, 608
– da resposta do hospedeiro, 612
– definição, 608
– manejo periodontal completo, relação, 611-612
– utilização, 609
Módulo binocular acessório, 728f
Molares
– área maxilar, radiografia, 639f
– de camundongos
– – corte, fibras da crista alveolar (radiação coronal), 35f
– – feixe ósseo, 44f
– – forças ocluso-horizontais, vista microscópica, 38f
– – implantes, diagrama, 785f
– – inclinado, raiz mesial, 48f
– – inferiores, 666
– – corte mesiodistal, 43f
– – extraído (raiz distal), cálculo subgengival (depósitos de pigmentação escura), 120f
– – perda óssea angular, 400f
– – osso, exposição, 73f
– – raízes, janela sem osso, 46f
– – superiores, 666
– – formação de cálculo, 921f
– – radiografia dos, 639f
– – superfícies vestibulares, cálculo supragengival, 120f
Moldagem de transferência de *coping* personalizada, 867-868, 868f
Molécula(s)
– de adesão
– – endotelial de leucócitos 1 (ELAM-1), 231
– – intercelular-1 (ICAM-1), 231
– – vascular 1 (VCAM-1), 231
– de sinalização, elemento de engenharia tecidual, 691f
Monitor de enxofre volátil portátil, 531-532
Monócitos, 152t
– na L-PRF, 712
Mordida
– aberta, 392
– – anterior, maloclusão, 921f
– cruzada, 393
– dor à, 510f
Mordida aberta e higiene precária, 925f

Mortalidade dentária, 769-772, 769t
– início do tratamento, 771f
– pacientes com periodontite não tratada, 774t
– perda dentária média, 771f-773f
– pós-tratamento, 770t
– tratamento periodontal, 770f
Mortalidade, doença periodontal e, 228
Movimento
– da mão, microcirurgia e, 721f
– excursivo, 620
– ortodôntico do dente, 626
Mucormicose, 137t, 934f-935f
Mucosa
– alveolar (MA), 32f
– bucal, 20
– – superfícies vestibular/palatina, 32f
– dorsal da língua, topografia da superfície irregular, 528
– especializada, 20
– mastigatória, 20
– queratinizada, 781
– vestibular, hábitats intraorais, 117t
Mucosite, 206
– gengival, 934f
– peri-implantar, 900
– – tratamento da, 906, 907q
Mulheres, infecções do trato urinário, 116
Músculo(s), 639
– milo-hióideo, 636
Mutação, 168t-169t
– *frameshift*, 168t-169t
– genética da doença de Huntington, 170

N
N-acetiltransferase 2 (NAT2), 175
Nanolentes, em telas de projeção 3D, 884
Navegação, na cirurgia de implante de microposicionamento em tempo real, 881-882, 883f
Nd:YAG. *Consulte* Neodímio:ítrio-alumínio-granada
NDA. *Consulte* New Drug Application
Necrose
– avascular, 221
– gengival, 974f
Neisseria gonorrhoeae (gonorreia), 59-60
Neodímio:ítrio-alumínio-granada (Nd:YAG)
– *laser*, 732t
– uso de, 689
Nervo(s), 30-31
– alveolar inferior
– – extensão anterior do, 635
– – canal, exame de TC, 890f
– – incisivo, extensão anterior, 635
– – lingual, 635
– – mentoniano, surgimento do, 634q, 635f
Neurofibromatose (doença de von Recklinghausen), 252
Neutrófilos, 92-93, 152t
– coleção, 186
– deficiências, 213-214
– distúrbios, 285
– função, 105-106
– – comprometimento, 71
– impacto, 159
– na L-PRF, 712
Neutropenia, 213
– cíclica, presença de, 214f
– tratamento, 966f
– tipos, 173
NF-κB, inibidores farmacológicos de, 158
NIC. *Consulte* Nível de inserção clínica
Nicotina, 187
Nifedipino, 259
Nível
– controlado de evidências, disponibilidade, 11-12
– de inserção clínica (NIC), 389, 389q

ÍNDICE ALFABÉTICO

– – determinação, 414
– médio de inserção, alteração no, 769f
NNT. *Consulte* Número necessário para tratar
Nova formação óssea, 777
NRT. *Consulte* Terapia de reposição e nicotina
Nucleotídio, 168t-169t
Nutrição, doença periodontal e, 86
Nutrientes/microrganismos intraorais, redução mecânica, 534

O

Oclusão
– avaliação clínica, 621
– imediata do implante, 867, 867f
– interferência do cimento periodontal, 647f-648f
– mutilação da, 335f
– trauma, 320, 321q
– – primário, 329-330
– – secundário, 329-330
– traumática, 328
Odontoclastos, 36
Odontologia
– adesiva, 743f
– baseada em evidências, 1q
– – utilização, 8
– implante moderno, 775, 775q
– individualizada, farmacogenética e, 179-180
– procedimentos, restauradora, 199
– restauradora
– – estabilidade oclusal, 623-625
– – preparo do periodonto, sequência de tratamento, 740q
– – terapia, justificativa, 739, 739q
– – tratamento, sequência, 739-740, 740q
Odor
– carga microbiana oral, redução química da, 534-535
– cromatografia gasosa, 532-533
– microscopia de campo escuro/contraste de fase, 533
Óleos essenciais, 535
ONJ. *Consulte* Osteonecrose dos maxilares
Online Mendelian Inheritance, 173
Opções metalocerâmicas retidas no parafuso, 813-818, 819
Operação do retalho, 675
Oracea, 610
OralChroma, gráfico do, 533f
Oral Health in America, 608
Orientação, 620
– proprioceptiva, 723
Ortodontia, 626-627
Osseointegração, 775, 776q
– descoberta de pontos de referência, 908
– obtenção, 778
– – princípios da terapia do implante, 826q
Osso
– aloenxertos, 690, 690q
– – liofilizados, 690
– alveolar, 48
– – alterações morfológicas, 52
– – altura
– – – aumento vertical, 853
– – – perda, radiografia panorâmica de, 636f
– – desenvolvimento, 48
– – destruição, 965f
– – – infecção por mucormicose, impacto, 935f
– – – periodontite agressiva, 322
– – – radiografia panorâmica, 970f
– – envelhecimento, impacto, 52
– – envolvimento do, 216
– – espaço, necessidade de, 788q
– – infiltrado leucêmico, 216f
– – interdentário, penetração arteriolar (diagrama), 30f
– – JEC (relação), radiografias periapicais (utilização), 397-398

– – marginal, formato, 332f
– – metabolismo, ligamento periodontal (impacto), 52
– – morfologia, 681
– – películas *bite-wing* verticais, utilização, 399f
– – perda,
– – – aspecto, 953f
– – – insulina externa e, 957f
– – – porção de osso esponjoso, 44
– – – radiográfico avançado, observação, 966f
– – reabsorção, 101-102
– – – estimulação, pressão ligeiramente excessiva, 330
– – remodelação, 46-47
– – variação no, 321
– arquitetura
– – correção (ausência), 663
– – invertida, 325, 325f
– auscultação, 655
– autógeno, 848
– basal inferior, mineralização, 48
– bolsa, relação, 312-313
– bovino anorgânico desproteinizado, 848
– cicatrização, inicial, 776-777, 777q, 777f
– compacto, proporções relativas, 43f
– contorno
– – conformação, 46f
– crestal, 818
– – reabsorção, osteoclastos/lacunas de Howship, 319f
– – superfície, extensão da inflamação, 319f
– de bezerro (Boplant®), 690
– defeitos
– – angulares do, 322-325
– – verticais, 322-325
– deformidades, 322
– diâmetro vestibulolingual, 397
– disponibilidade, 846
– distribuição, 43f
– doença metabólica, 792
– envolvimento de furca, 325-327
– esponjoso
– – destruição, 399
– – presença, 44
– – proporções, 43f
– exposição, 857
– forças oclusais, transmissão, 37
– formação, 777
– – justaposição, 322
– interdentário, 397
– – aspecto, 402f
– – crista
– – – aspecto, 398f
– – – fibras transeptais, 35f
– interseptal (achatamento), radiografia *bite-wing*, 278f
– matéria inorgânica/matriz orgânica, 42
– medula, 44
– morfologia, fatores, 321-322
– necrose, 974f
– neoformado, 777, 777q, 777f
– osteoclasia, superfície radicular mesial, 47f
– *overbuilding* do, na cirurgia de aumento, 859q
– palatino, vista oclusal do, 637f
– punção, 830, 829q
– qualidade, avaliação, 804-805
– quantidade/volume, avaliação, 804-805
– raio de ação do, 319
– reabsorção, complexidade, 44
– relação espacial, 788-791
– remodelação e função, 777-778
– subjacente, 631
– suprimento vascular, 49
– temporal, eminência articular (face posterior), 338f
– trabecular esponjoso, 829q
– vestibular, protuberância, 322f

Ostectomia, 681
– necessidades, 683
– simplicidade, 876
– variação, 683
Osteoblastos, 36, 44, 152t
– fatores de crescimento, efeitos *in vitro*, 695t
Osteócitos, extensão, 44
Osteoclasto(s), 36
– multinuclear, presença, 42f
Osteocondução, 689
Osteogênese, 689
Osteoindução, 689
Osteonecrose
– relacionada ao ácido zoledrônico, 973f-974f
– dos maxilares associada ao bisfosfonato (BRONJ), 71, 221
– – desenvolvimento, 792-793
– – lesões, ocorrência da, 221
– dos maxilares associada ao uso de medicamentos (OMAM), 71-73
– – definição da American Association of Oral and Maxillofacial Surgeons, 71-72
– – lesões, características assintomáticas, 72-73
– – pré-molar/molar inferior, face vestibular (exposição óssea), 73f
– relacionada ao ácido zoledrônico, 973f-974f
Osteoplastia, 670, 681
– utilização, 684f
Osteoporose, 321
– primária, 792
– secundária, 792
– tipos de, 792
Osteoprotegerina (OPG), 52
Osteorradionecrose, 207
– risco, redução, 793
Osteotomia, 827f
– da bolsa da parede palatina, 865f

P

PAAP. *Consulte* Proteína associada à agregação plaquetária
Pacientes
– acompanhamento a longo prazo, altura residual do osso crestal, 850f
– atribuição, impacto, 594
– avaliação, 799-806, 799q
– conformidade/cooperação, 418
– dados, digitalização, 431
– de alto risco (tabagistas), 613
– edêntulos, 783-784
– em manutenção
– – intervalos de manutenção, 764t
– – tratamento periodontal auxiliar, exame radiográfico, 759t
– encaminhamento periodontal, 907
– epiléptico, aumento gengival, 931f
– estruturas anatômicas, identificação das, 795q
– exame inicial, 3f
– higiene oral, métodos, 905, 906f
– hipertensos, tratamento odontológico, 448
– idade, impacto, 414
– imunossuprimido, infecção bacteriana oportunista, 217f
– parcialmente edêntulos, 784-786
– – considerações estéticas aos, 786
– – com múltiplos dentes, 784-786, 785f
– – com um único dente, 786, 786f-787f
– patologia, exclusão, 804, 804f
– pediátrico, considerações terapêuticas, 285-286
– pós-tratamento, classificação dos, 764-765, 765q
– preparo, 825
– quantidade/qualidade/volume ósseo, avaliação, 804-805
– queixa dos, 787, 787q
– registro, 431
– satisfação, 913, 913f, 913t, 914q
– suscetível, definição, 451

ÍNDICE ALFABÉTICO

Padrão(ões)
– de crescimento individualizado da placa, 127*f*
– de herança autossômica recessiva, 168*t*-169*t*
– moleculares associados
– – a microrganismos (MAMPs), 94, 151-153, 151*q*, 152*t*
– – ao patógeno (PAMPs), 159-160
PAG. *Consulte* Periodontite agressiva generalizada
PAL. *Consulte* Periodontite agressiva localizada
Palato
– candidíase eritematosa/pseudomembranosa mista, 366*f*
– corte histológico frontal, 637*f*
– estomatite da dentadura, 137*f*
– mole
– – equimose, evidência, 213*f*
– – petéquias, evidência, 213*f*
– ulcerações, 216*f*
– vista oclusolateral, 637*f*
Palitos de madeira, 524-525, 525*f*
Palmas, hiperqueratose, 969*f*-970*f*
Pamidronato (Aredia), 221*t*
PAMPs. *Consulte* Padrões moleculares associados ao patógeno
Panarício herpético, 497
Papel-filtro (Periopaper®), 238
Papilas
– altura, antecipada, 823*t*
– gengivais interdentais, formato (correlação), 32*f*
– interdentais, 21*f*
– – aspecto, 32*f*
– – ausência, 22*f*
– – corte para pesquisa, 319*f*
– – crista, 268
– – edema gengival localizado, infiltração leucêmica, 215*f*
– – formação, gengiva inserida (impacto), 22*f*
– – palatinas, 21*f*
– – vestibulares, 22*f*
– interproximal, comportamento (comparação), 745*f*
– preservação do retalho, 662, 666, 689
– – desenho, 657*f*
– – incisões sulculares, vista vestibular, 670*f*
– – seleção, 633
– – reconstrução, 723*f*
– técnica de preservação, 656-657
– tratamento, 656-657
Papiloma(s)
– aspecto, 950*f*
– gengivais, 266, 266*f*
Papilomavírus, recuperação, 135*t*
Paracoccidiomicose, 137*t*
Parafunção, 620-621
Parafuso(s)
– linguais, 818
– *tenting*, utilização, 74*f*
Parede da bolsa, 44
– fibróticas, 308-309
– lateral ulcerada, vista, 307*f*
– micrografia eletrônica de varredura, 308*f*
– penetração bacteriana, 118*f*
– periodontal
– – aspecto, 309*f*
– – remoção, 659
– – vista por microscopia eletrônica de varredura, 240*f*
– – microscopia eletrônica de varredura, 308*f*
– – microscopia eletrônica de varredura frontal, 308*f*-309*f*
– resposta, 48
Parede do tecido mole, 306*q*
Parede gengival, microtopografia, 307-308
Partículas de DFDBA humanas, mistura, 837-839
Parvimonas micra (detalhe), 114*f*-115*f*

Passar da idade, expressão, 53
Pastas de dente de controle de cálculo, 520
Pastilhas oxidantes, 535
Patogênese
– definição, 89
– periodontal, 303-306
– – tipo, 303
Patógeno-chave, 139
Patógenos
– bacterianos, 210-211
– – identificação, 139-14
– prevalência, 142*t*
Patologias bucais, 133
Patose
– perirradicular, progressão da, 507*f*
– pulpar, progressão da, 507*f*
PCEs. *Consulte* Projeções cervicais do esmalte
PCR. *Consulte* Proteína C reativa
PCR. *Consulte* Reação em cadeia da polimerase
PD. *Consulte* Profundidade de sondagem da bolsa
PDWHF. *Consulte* Fatores de cicatrização derivada de plaquetas
Pedigrees, padrões, 167-170
Película
– adquirida, 123
– *bite-wing* verticais, utilização, 399*f*
– camadas, 123-124
– formação, 123-124
– microbiologia, relação ecológica, 124
– película adquirida, 123
Penciclovir
– cicatrização da lesão oral, associação (tabela 2×2), 14*t*
– utilização, 376
Penetração, reduzida, 170
Pênfigo bucal, imunofluorescência direta, 297*f*
Penfigoide, 293-296
– bolhoso, 289*t*, 293-294
– – aspecto, 294*f*
– – histopatologia, 294
– – imunofluorescência, 294
– – lesões orais, 294
– – tratamento, 294
– cicatricial, 289*t*, 291*t*, 294-296.
– – diferenciação, 295
– – tratamento, 290*f*
– da membrana mucosa (penfigoide cicatricial), 294-296, 294*q*
– – aspecto, 294*f*
– – benigno, 60*f*
– – bucal, características microscópicas, 295*f*
– – diagnóstico diferencial, 295
– – gengival, aspecto, 295*f*
– – histopatologia, 295
– – imunofluorescência, 295
– – imunofluorescência direta, 295*f*
– – lesões oculares, 294
– – lesões orais, 295
– – tratamento, 296
– pênfigo, semelhança clínica, 297
Pênfigo vulgar, 289*t*, 291*t*, 296-298, 296*q*, 296*f*
– características microscópicas, 297*f*
– caracterização, 940*f*
– cavidade bucal, 296*f*
– diagnóstico diferencial, 297-298
– gengiva, 297*f*
– histopatologia, 297
– imunofluorescência, 297
– lesões orais, 296
– tratamento, 290*f*, 298
Penicilinas, 566
– alergia, 566*q*
– amoxicilina, 566
– amoxicilina-clavulanato de potássio, 566
– efeitos colaterais, 566
– farmacologia, 566
– uso clínico, 567
Penicilose, 137*t*

Peptídeos
– antimicrobianos, 157-158, 170
– – na periodontite, 158, 158*q*
– de estimulação de competência, 130
Percussão
– implante, 903
– sensibilidade à, 392, 648
Perda
– de inserção clínica, 389
– dentária
– – doença periodontal
– – – avançada, 770*f*-771*f*
– – – não tratada, 773*f*
– – preditores, 188
– – prolongamento da, 806
– óssea, 316-327, 399
– – angular
– – – existência, 685
– – – furca, envolvimento, 400*f*
– – – localização molar inferior, 400*f*
– – avançada, 699*f*, 894*f*
– – – periodontite agressiva, presença, 960*f*
– – – placa bacteriana, impacto, 956*f*
– – frequência, 319-320
– – gravidade, 312
– – horizontal, 322, 322*f*
– – – generalizada, 400*f*
– – – implantes inferiores, impacto, 896*f*
– – interproximal, extensão, 683
– – peri-implantite e, 894-895, 894*f*-896*f*
– – periodontal
– – – bisfosfonatos e, 223
– – – diferenciação, 401
– – – radiografias intraorais, 72*f*
– – vertical, 692*f*
– – – implantes inferiores (impacto), 896*f*
– – – implantes mandibulares, impacto, 896*f*
– – movimento, 323*f*
Perfil de emergência, 820-821
Peri-implantes, 775-782
– doença
– – avaliação, 904-905
– – tratamento, 906-907
– – inflamação, presença, 904
– saúde
– – avaliação, 904-905
– sondagem, 901-902, 902*q*, 902*f*
Peri-implantite, 147-148, 197-198, 197*q*, 198*f*, 596, 894-895, 894*f*, 901*f*
– tratamento da, 906-907
Pericoronarite, 275-276, 497-498
– aguda, 498
– tratamento, 498
– aspecto, 275*f*, 976*f*
– características clínicas, 275-276
– complicações, 276
Perio-Aid®, utilização, 702*f*
PerioCol-CG, 574
– fibras, acondicionamento, 574*f*
PerioCol-TC, 574-575
Periodicidade circadiana, 239
Período de exacerbação, 311-312
Periodontal Plus AB, 575*f*
Periodontal Risk Assessment (PRA), 764-765, 765*f*
Periodontal Risk Calculator (PRC), 764-765
Periodontia
– aplicações a *laser* na, 734-737
– – estética e pré-estética, 734-735
– – não cirúrgica, 735-737, 736*q*
– oclusão, 618
– prática da, 451
Periodontista, encaminhamento do paciente, 765-766
Periodontite, 62-71, 64*q*, 108*q*, 135-136
– acúmulo de biofilme, relação causal, 410
– adulta, 283
– – crônica, 283

ÍNDICE ALFABÉTICO 997

– – agressiva, 56q, 65-68, 147, 283, 352-360, 485-493, 915q-916q, 959
– – aspecto, 284f
– – biopatologia, 358-359
– – características, 352-353
– – características clínicas, 352-353
– – classificação, 352-353
– – compreensão, 358
– – considerações terapêuticas, 359-360, 359q
– – critérios diagnósticos, 353t
– – definição de caso, 355-356
– – de início precoce, causa, 173
– – dentição anterior (imagem), 564f
– – desafio antibacteriano, resposta do hospedeiro, 358-359
– – desinfecção de boca inteira, 492
– – destruição óssea alveolar, 322, 325q
– – distribuição local, 492
– – doenças sistêmicas, ausência, 959f
– – epidemiologia, 355-358
– – fatores de risco, 358-359
– – forma
– – – generalizada, 65-68, 283
– – – localizada, 68q
– – fotografias clínicas intraorais, 488f-489f
– – generalizada (PAG), 147, 353, 358
– – – aspecto, 354f-355f
– – – critérios diagnósticos, 353t
– – – proporção da coroa e raiz, problemas, 420f
– – – vistas clínicas/radiográficas, 963f
– – genética
      estudos de família, 359
– – – polimorfismos, 359
– – GLT6D1, associação, 177
– – grave relacionada à placa, imagem clínica, 69f
– – imagem panorâmica, 563f
– – implantes dentais, utilização, 492-493, 492q
– – localizada (PAL), 146-147, 163, 283, 355-356, 405
– – – anormalidades, 359
– – – aspecto, 356f-357f
– – – bactérias, presença, 358
– – – caracterização, 405
– – – critérios diagnósticos, 353t
– – – destruição óssea, 403f
– – – incisivo central esquerdo, extrusão, 960f
– – – lesão óssea, progressão (radiografias), 490f
– – – raspagem/alisamento radicular, 487
– – – tratamento, tetraciclinas (uso), 563
– – manutenção periodontal, 493
– – moderada relacionada ao biofilme, imagem clínica, 67f
– – microbiologia, 358
– – modalidades terapêuticas, 485-492
– – modulação do hospedeiro, 492
– – não sindrômica, 137-178, 175f
– – – e crônica, 173-178
– – neutropenia e agamaglobulinemia cíclica, presença de, 214f
– – perda óssea avançada, 960f
– – periodontite
– – – agressiva localizada, 146-147
– – – crônica, diferenças, 65-68
– – – prevalência, avaliação, 355-356
– – profundidades de sondagem, 69f
– – prognóstico, 485, 486q
– – radiografia
– – – pré-operatória (mandíbula anterior), 564f
– – – de boca inteira, 488f-489f
– – – pós-operatórias, 491f, 564f
– – reabilitação oral, 360
– – relatos de associação de genes independentes para, 176t
– – resposta do hospedeiro, 358-359
– – subgrupos, 353-355
– – suscetibilidade, fatores ambientais, 359
– – terapia

– – – antibiótica, 464t
– – – anti-infecciosa, considerações, 359
– – – antimicrobiana, 486-492
– – – cirúrgica, 359
– – – cirúrgica de ressecção, 486
– – – com implante, 360
– – – de suporte, 360
– – – periodontal, 486
– – – regenerativa, 486
– – teste microbiano, 491-492
– – tratamento, 485-493
– – – planejamento/considerações restauradoras, 492-493
– – – tetraciclina sistêmica, utilização, 491q
– – alterações radiográficas, 402, 402f
– – avançada
– – – grave relacionada ao biofilme, imagem clínica, 67f
– – parede da bolsa (penetração bacteriana), 118f
– – como manifestação da doença sistêmica, 56q, 423-424, 915q-916q, 964
– – comparação, 167
– – complemento na, 157
– – consideração, 140
– – crônica, 56q, 65, 146, 173-178, 175f, 180q, 415f, 423, 915q-916q, 952-955
– – aspectos microbiológicos, 349
– – assincrônica, modelo de surto múltiplo para, 348
– – avançada, 918f
– – – higiene oral negligenciada/tabagismo, fatores contribuintes, 953f
– – – grave relacionada à placa, imagem clínica, 67f
– – cálculo, impacto, 952f
– – características clínicas, 342-349
– – características da, 342-346
– – classificação, 65q
– – condição radiográfica periodontal da, 343f
– – critérios diagnósticos, 353t
– – doença
– – – distribuição da, 346
– – – fatores de risco da, 349-351
– – – gravidade da, 346-347
– – – progressão da, 348
– – – especificidade do sítio da, 348q
– – estudos de associação ampla de genoma (genome-wide association studies) (GWAS), 351
– – exames microbiológicos, 146
– – fatores
– – – ambientais da, 351
– – – comportamentais da, 351
– – – genéticos da, 350-351
– – – imunológicos da, 350
– – – locais da, 350
– – – – retentores que contribuem para, 350
– – – sistêmicos, 350
– – generalizada, 346
– – – grave, 416f
– – – perda óssea na, 953f-954f
– – gengivite versus, 346
– – grave, 347
– – – generalizada, 416f
– – HIV e, 372
– – infarto do miocárdio (associação), tabela 2x2, 15t
– – infecção bacteriana, 570
– – inicial leve relacionada ao biofilme, imagem clínica, 66f
– – inserção periodontal, documentação, 347f
– – laser para, 736q
– – leve, 347
– – – relacionada à placa, imagem clínica, 69f
– – localizada, 346
– – modelo
– – – contínuo para, 348
– – – de surto aleatório/episódico, 348

– – moderada, 347
– – – relacionada à placa, imagem clínica, 66f
– – modificação
– – – condição sistêmica (utilização), 68
– – – fatores sistêmicos, 955
– – periodontite
– – – adulta, 283
– – – – crônica, 283
– – – agressiva, diferenças, 65-68
– – – crônica
– – – – grave, 347
– – – – leve, 347
– – placa
– – – formação, extensa, 919f
– – – impacto, 952f
– – – presença, 953f
– – – prevalência para, 348-349, 348f-349f
– – prognóstico, 423
– – relatórios de associação de genes independentes para, 176t
– – sintomas, 347-348
– – terapia anti-infecciosa e reavaliação periodontal, 345f-346f
– – tratamento da, 234, 351
– deformidades/condições de desenvolvimento/adquiridas, 65q
– de início precoce, 147
– estratégias de tratamento complementar, 611f
– – envolvimento, 612
– estudos de associação, talha, 174
– fatores de risco, 912
– fatores localizados relacionados ao dente, 65q
– formas
– – classificação, 63t
– – clínicas, espécies microbianas (prevalência), 142t
– – generalizadas, modulação do hospedeiro (utilização), 615
– gengivite e, relação, 316
– grave agressiva relacionada à placa, imagem clínica, 68f
– gravidez, 15q
– histopatologia da, 91-94, 92q, 93f
– impacto, 68-71
– juvenil localizada (PJL), 146, 405
– – prevalência, 356
– lesões endodônticas, associação, 74-75, 915q-916q
– limiar para, 109-110, 110f
– manifestações, 68-71, 964
– – clínicas, 63-64
– modelo sistêmico da, 110-111, 111f
– moderada a grave
– – área posterior, terapia, 633
– – região anterior, terapia, 633
– moderada agressiva relacionada à placa, imagem clínica, 67f
– não sindrômica, 173-174
– nas síndromes genéticas, 173, 174q, 174f
– ortógrafa, 504
– pacientes, mortalidade dentária, 772q, 774t
– patógenos, prevalência, 142t
– peptídeos antimicrobianos na, 158, 158q
– presença (identificação), radiografias dentárias (utilização), 683
– prevalência da, Alemanha e EUA, 348f
– prognóstico, 423-424
– rapidamente progressiva, 147
– receptores
– – do tipo NOD, 155-156
– – do tipo Toll na, 154-155
– refratária
– – tetraciclinas (utilização), 563
– retrógrada, 504
– – lesão periapical na, extensão da, 505f
– suscetibilidade do hospedeiro, condição sistêmica, 225, 229q
– tabagismo

– – efeitos, 182-183
– – fator de risco, 182
– terapia para, 632
– ulcerativa necrosante (PUN), 74, 361-364, 371, 493
– – achados microscópicos, 361-362
– – aspecto, 362f, 371f
– – características clínicas, 361, 361q
– – desnutrição, 364, 364q
– – estresse psicológico, 363-364
– – etiologia, 362-364
– – imunocomprometimento, 363
– – infecção, 973f
– – inserção clínica, gravidade, 74f
– – microbiota, 363
– – precoce, AIDS (presença), 372f
– – terapia, 371
– – terminologia, adoção, 361
– variação hereditária, 173
Periodonto, 151
– abscessos, 74, 147, 915q-916q, 975-977
– alterações periodontais, 482q
– anatomia, 20-49
– capacidade
– – adaptativa do, 328
– – de regeneração, 503
– classificação das doenças, 55-79
– dano, inflamação, 686
– disfunção/deterioração, 338-339
– envelhecimento, 50-54, 481-482, 481q
– – alterações clínicas, 482
– – alterações estocásticas, 481-482
– – alterações fisiológicas, 482
– – alterações funcionais, 482
– – alterações intrínsecas, 481
– – alterações periodontais, 482q
– – efeitos, 50-53
– estrutura, 20-49
– exame do, 382, 382q, 383f
– forças externas, 48-49
– função, 20-49
– ósseo, fotografia, 681f
– para o preparo da odontologia de restauração, 739-741
– – controle da doença ativa na, 740-741, 740q-741q
– – justificativa para, 739, 739q
– – sequência de, 739-740, 740q
– – preparo, sequência de tratamento, 740q
– problemas
– – de desenvolvimento, 279
– – respiratórios relacionadas ao sono, 463
– remodelação adaptativa, 331
– respostas inflamatórias no, 94-100, 97q
– sangramento, 216
– tratamento, envelhecimento (resposta), 54
– ulceração e infecção oral, 216-218
Periodontopatógenos
– fatores de virulência, 148-15, 149q
– presença, testes diagnósticos microbiológicos, 140
Períodos de quiescência, 311-312
Periograma, captura de tela, 432f
Periostat®, 610
Periósteo, 45
– camada externa, 45
– camada interna, 45
– componentes, 45
– eventos celulares, 45
Periotest, 902
Permeabilidade da microvasculatura (aumento), progesterona (associação), 472
Peróxido de hidrogênio, 535
Pescoço, síndrome de Sturge-Weber, hemangiomas cavernosos unilaterais, 944f
Pesquisa clínica, fases, 592t
Petéquias, evidência de, 213f
PEZBINs. *Consulte* Compostos de ligação de zinco polienólico

PICO. *Consulte* Comparação e resultados na intervenção populacional
Picornavírus, 133
– recuperação, 135t
Picos de viúva (inconsistências de linhas e ângulos), remoção, 683
Piezocirurgia
– aplicações clínicas da, 873-879
– cicatrização após, 873, 873q
– corte seletivo, 871-872
– descrição da, 871q
– dispositivo, 870, 871f
– inserções, 872q
– microprecisão da, 871, 872f
– para alongamento da coroa, 874-876
– para cirurgia periodontal, 874, 874q, 874t, 875f
– para exodontia, 876-877, 876t
– propriedades de corte da, 871q
– superfícies ósseas preparadas com, 872f
– visibilidade da, 872-873, 873q
Pigmentação
– de melanina
– – difusa, problemas estéticos, 918f
– – localizada difusa, 919f
– – fisiológica (melanina), 31-32
– gengival, causas, 252
Pigmentos biliares, 252
Pilares (*Abutment*)
– alteração da cor do, 821q
– de coloração dourada, 819-820, 820f
– de liga de ouro, 819
– de titânio, 818-819
– – revestimento em cor dourada, 820f
– de zircônia, 814f, 819, 820f
– margens, 820-821, 820f-821f, 821q
– metálicos de coloração cinza, 819-820
– modelo e perfil de emergência, 820-821, 820f
– personalizados usinados, 821
– seleção do material, 818-820, 819f, 820q
– temporário de titânio, 867f
Pinças, 651
Pirofosfatos, 520
Pirossequenciamento, 151
PJL. *Consulte* Periodontite juvenil localizada
Placa(s) (biofilme)
– alveolar bucal, porção cervical (variações), 47f
– bactérias
– – leucócitos, atração, 240
– – componentes inorgânicos, 120
– crescimento, topografia (ilustração clínica), 126f
– de ágar, espécies cariogênicas/periodontais, 114f-115f
– dentária supragengival, formação, fatores, 126-129
– derivação, 144f
– especificidade do sítio, 122
– fator local, 418-419
– fotoestimuladoras de fósforo (PFF), utilização, 406
– hipótese, 138
– – da placa ecológica, 138-139
– – da placa inespecífica, 137-138, 137q
– inserção, 311
– maturação, colonização (relação), 124-126
– microcolônias, 122f
– remoção, escova interproximal para, 702f
– zona de placa não inserida, 311
Placa cervical associada ao dente, cemento radicular (aderência), 122
Plano de tratamento, 426-430, 426q, 430q
– explicação, 427-426
– geral, 427
– terapia, sequência da, 427, 427q-428q, 428f-429f
Plaquetas, na L-PRF, 711, 711q
Plasma rico em plaquetas (PRP), 709t
– utilização do, 691

Plasmócitos
– infiltrado, biopsia, 61f
– predominância, 245-247
Plausibilidade biológica, 11, 11q
PMN. *Consulte* Leucócitos polimorfonucleares
Pneumatização, do seio maxilar, 846, 846q
Pneumonia, impacto, 482
POEs. *Consulte* Prontuários odontológicos eletrônicos
Polegar, distúrbio esquelético, 930f
Polidipsia, 452
Polifagia, 452
Polimento
– pó-ar, 550-551, 550f
– subgengival com jato de ar, com glicina, 550, 550q-551q, 550f-551f
– supragengival com jato a ar, com glicina, 550, 550q-551q, 550f
Polimorfismos, 168t-169t, 359
– de nucleotídio único (SNPs), 168t-169t, 351
Polissacarídeos neutros, presença (evidência histoquímica), 26
Politetrafluoretileno (PTFE)
– uso do, 689
Poliúrua, 452
Polpa dental
– efeitos biológicos, da infecção periodontal na, 509-511
– forças oclusais na, efeitos, 331-332
Ponta(s)
– de borracha, 524-525
– de diâmetro mais fino, 553
– de guta-percha, 148f
– – colocação, 405f
– de jato, 557f
– de madeira triangulares, 525f
– específica do sítio, 557f
– Pik Pocket, 558t
Ponte
– ancorada óssea fixa, 783
– implantossuportada, utilização, 75f, 79f
– Maryland de cerâmica, substituição para dentes ausentes, 812f
Pôntico
– em sela modificada, 746f
– higiênico, 746f
– oval, 746, 746f-747f
Pontilhado, 253, 253q
– variação, 32
Populações, padrões, 167-170
Porcelana
– fraturada, 898f
– rosa, para restauração fixa implantossuportada, 898f
Porphyromonas gengivalis, 71, 80, 154-155, 195, 263, 349
– agente etiológico, 410-411
– capacidade de adesão, diferenças (confirmação microscópica), 118f
– contagens, 186
– detalhes, 114f-115f
– função, aumento, 52
– glicocálix/cápsula polissacarídica, 150f
– interação do sistema imune, 105t
– prevalência, 363
Porta-agulhas, 651, 652f
– de Castroviejo, 652f
Pós-trauma, cicatrização, 9f
Postura de boca aberta, 282
PRA. *Consulte* Periodontal Risk Assessment
Practical Guideline on the Management of Acute Dental Trauma from the American Academy of Pediatric Dentistry, 8
PracticeWorks, 433
Prática(s)
– clínica baseada em evidência, 226-228
– odontológicas, POE (utilização), 431
PRC. *Consulte* Periodontal Risk Calculator
Pré-cemento, 47

ÍNDICE ALFABÉTICO 999

Prece retroativa, impacto, 12
Pré-eclâmpsia, 475
Pré-medicação sedativa oral do adulto, utilização, 441*q*
Pré-molares
– área apical, trauma oclusal experimental, 331*f*
– inferior
– – estado de repouso (diagrama), 37*f*
– – vestibular, osso (exposição), 73*f*
– radiografia dos, 639*f*
– superior, defeito vertical circunferencial, 321*f*
Preparo
– diferenciado do local de implante (PDSI), 877
– ultrassônico do local de implante (PUSI), 877
– – vantagens, 877-879
– final do local de implante, precisão (melhora), 829*q*
– pré-operatório, 439-440, 440*q*
Pressão
– arterial
– – diastólica, 447
– – do adulto, classificação, 448*t*
– – sistólica, aumento, 448
– digital, 502*f*
Pré-termo, lactentes de baixo peso ao nascer (BPN), 474-475, 475*q*
Prevalência, 81
Pre-Viser Risk Calculator (PRC), 435
Prevotella intermedia, 263
– contagens, 186
– crescimento, 130*f*
– detalhes, 114*f*-115*f*
– prevalência, 363
Prevotella melaninogenica, 263
Prevotella nigrescens, 142
Primeira incisão, 663
Primeiro molar
– avaliação radiográfica, 806*f*
– cabeça humana, corte frontal, 641*f*
– canino/fenestração (deiscência), 47*f*
– envolvimento de furca, 403*f*
– falha de substituição, 335-336
– inferior
– – concavidades radiculares, 421*f*
– – destruição óssea, 421*f*
– – envolvimento de furca, 403*f*
– – raiz mesial (retração), 706*f*
– – superfície mesial, 320*f*
– reabsorção alveolar avançada, tomografia computadorizada clínica/de feixe cônico, 962*f*
– superior
– – abscesso periodontal, 975*f*
– – direitos
– – – gengiva inserida, 501*f*
– – esquerdo, abscesso periodontal, 501*f*
– – extração do, colocação de implante após, 844*f*
– – gengiva interproximal, sobrecontorno da margem de amálgama, 515*f*
– – inclinação/extrusão, 335*f*
– – concavidades radiculares, 421*f*
Princípios éticos, impacto, 17
Probabilidades, 81
Problemas mucogengivais, 279
Procedimento(s)
– de "Caldwell-Luc", 846
– de alongamento da coroa
– – *lasers* para, 735, 735*f*
– – piezocirurgia para, 874-876
– de desnudação interdental, 654
– de nova inserção auxiliada a *laser* (LANAP), 688-689
– microcirúrgico de alongamento da coroa, 726*f*
– – manipulação microcirúrgica atraumática do tecido durante, 724*f*
– periodontais
– – modelo, 739
– – regimes profiláticos antibióticos, 451*t*

– reconstrutores não associados a enxertos, 690-691
– regenerativos periodontais, 486, 486*q*
Processo
– alveolar, 42-47, 635
– – bolsas no, 636
– – componentes, 42
– – divisibilidade, 42
– – remodelação, 44
– celulares, regulação hormonal, 475
– de queratinização, 23
– de reabsorção, eventos (sequência), 44
– frontal, 637
– inflamatório, 147-148
– palatino, 637
– reconstrutores associados ao enxerto, 690-691
– zigomático, 637
Produção de aerossol, 555, 555*q*
Produtos
– antimicrobianos de liberação controlada
– – ação local, 570
– – consideração da classe medicamentosa, 570
– – desenvolvimento, 571*t*
– – disponibilidade, 570
– – finais da glicação avançada (AGEs), 350
– nocivos, 94
Profundidade
– biológica, 387
– da bolsa
– – superfície mesiovestibular, 606*f*
– – residual, 681*q*
– da sondagem
– – crítica, 515
– – da bolsa (PD), 909
– – interdental transgengival, utilização, 655
– sulcular gengival, 277
– vestibular,
– – inadequação, 942*f*
– – restabelecimento, 78*f*
Progesterona
– elevação, 476*q*
– permeabilidade da microvasculatura, associação, 472
Prognóstico
– biofilme (fator local), 418
– bom, 413
– cálculo, fator local, 418
– cauteloso, 413
– conformidade/cooperação do paciente, 418
– controle do biofilme, 417-418
– definição, 413
– dental individual
– – determinação, 414
– – geral, diferenças, 414
– dentes, exemplo, 417*f*
– desanimador, 413
– desfavorável, 413
– determinação, 413-425
– – fatores, 414-421, 414*q*
– duvidoso, 413
– doença/condição sistêmica, 418
– efeitos adversos, 414
– esquema, 413
– estresse, 418
– fatores
– – ambientais, 418
– – anatômicos, 419
– – clínicos, 414-418
– – genéticos, 418
– – locais, 418-419
– – protéticos, 419-421
– – restauradores, 419-421
– favorável, 413
– geral, prognóstico de dente individual (diferenças), 414
– gravidade da doença, impacto, 414-417, 417*q*
– provisório, estabelecimento, 413-414
– questionável, 413

– razoável, 413
– reavaliação, 424, 425*q*, 425*f*
– risco, confusão, 413
– ruim, 413
– tabagismo, impacto, 418
– tipos, 413-414
Programa de manutenção, 758-762, 759*q*
– conformidade com, 758*f*
– exame/avaliação no, 759, 759*f*-763*f*, 759*t*
– recorrência de doença periodontal no, 762, 763*t*
– tratamento no, 762
Programas de *software* interativos, de simulação, 799, 801*f*-803*f*
Progressão rápida, 768
Projeções
– cervicais do esmalte (PCEs), 75, 698
– – classificação das, 699*q*
– – extensões, 419
– radiográficas, vantagens/desvantagens das, 796*t*
Projeções-padrão, 795-797, 796*t*
Projeto do Genoma Humano, 167
Proliferação
– celular, regulação de estrogênio. 475
– complicações biológicas, 892
– inflamatória, impacto, 892*f*
Prontuários odontológicos eletrônicos (POEs), 431-435
– benefícios dos, 434
– comunicação/colaboração, funcionalidade limitada, 433
– confiabilidade, insuficiência, 434
– curva de aprendizagem íngreme, 431
– desafios, 434
– funcionalidades/componentes, 431
– futuro, 435
– potencial, realização (desafios), 434
– representação de dados/interoperabilidade, 434
– reutilização, finalidades de pesquisa, 434
– utilização, 435
– – abaixo do padrão, 443
– – barreiras, 435
Prophy-Jet, 550, 550*f*
Pró-resolução *versus* anti-inflamação, 160*q*
Prostaglandina-endoperóxido sintase (PTGS2), 175
Prostaglandinas, 96, 97*q*
– inibição, AINEs (uso), 609
– E$_2$ (PGE$_2$), 99
– – síntese, elevação, 472
Prostanoides, 96
Proteases, produção, 149
Protectinas, 102, 162, 162*f*
Proteínas
– A8 de ligação ao cálcio S100 (S100A8), 175
– associada à agregação plaquetária (PAAP), expressão da, 230-231
– C reativa (PCR)
– – proteínas de fase aguda, 232
– – marcador inflamatório, 53
– da matriz do esmalte, 691-692, 694*q*
– de superfície adesiva, 149
– do hospedeiro (degradação), enzimas bacterianas (impacto), 130
– ósseas morfogenéticas (BMPs), 611
– piezocirurgia e, 873*q*
– secretada, ácida, rica em cisteína (SPARC), 44
Próteses
– cimentadas, 815-818
– de liga de ouro, 906
– dentárias fixas (PDFs), 811
– – de quatro unidades, 896*f*
– fixa anterior superior, fotografia clínica, 913*f*
– provisória retida no parafuso, 867*f*
– total fixa acrílica provisória, fotografia clínica de, 784*f*
Protocolos de carga, 911

Protozoários, 136-137
Protrusão, 620
Prova de princípio, cicatrização, 686, 686q
PRP. *Consulte* Plasma rico em plaquetas
PRP autólogo, uso de, 691
PRPs. *Consulte* Pátogenos respiratórios potenciais
Pseudo-halitose, 529-530
Pseudomembrana
– formação, 972f
– remoção, 972f
PTFE. *Consulte* Politetrafluoretileno
Ptialismo (sialorreia), 476
PTM. *Consulte* Migração dentária patológica
Puberdade, 471-472
– aumento gengival, 679
– gengivite, 281
– – impacto, 926f
– tratamento, 471-472
Punch (incisão simples circular), 831, 831f

Q
Queimaduras
– química induzida por ácido acetilsalicílico, 205f
– sulfato férrico, uso inadequado (impacto), 947f
– raki e, 949f
Queixa principal, 381
Queratinócitos
– achatados, 24f
– esfoliação, 24f
Questionários clínicos (PubMed), utilização, 7
Questões, tipo, 5t
– clinicamente relevantes, modelo, 13
– relacionadas à saúde médica, 791-793
Quimiocinas (CXCs), 100, 159-160
Quimiotaxia, 186
Quimioterapia, 460
– utilização, 483-484
Quorum sensing, funções, 130

R
Radioabsorciometria de feixes duplos (DEXA), 224
– valor, 224
Radiografias
– cefalométricas laterais, 795, 796t
– interproximais (*Bite-Wing*), 398q
– – diagrama esquemático, 398f
– – exemplos, 399f
– intraoral digital, 406, 407f
– oclusais, 795-796, 796t
– panorâmicas, 796-797, 796f, 796t
– periapicais, 795, 796f
– – diagrama esquemático, 398f
– – exemplos, 399f
– – informação, 397
– – intraorais, implantes, 903q
– técnica do paralelismo de cone longo, 397
– – vantagem/desvantagem das, 795, 796t
– pré-operatórias, 749f
– triagem, 807
Radioluscência periapical, 504
Radioterapia, 460-465, 793
RAGEs. *Consulte* Receptores de AGEs
Raízes
– abscesso periodontal crônico, aspecto lateral (área radiolucente), 404f
– adaptação subgengival, 539f
– alisamento
– – ampliado, 726f
– – dificuldade de, 516
– – raspagem, utilização, 419
– aproximação, 699f
– cemento, placa cervical associada ao dente (aderência), 120
– classificação cirúrgica sobre a extração, 876t
– concavidades, 421f

– – exposição, 419
– – primeiros molares inferiores, 421f
– dentina, formação, 47
– desbridamento, importância, 724
– desenvolvimento, bainha radicular epitelial de Hertwig (função), 47
– extensão, 698
– extensão do tronco, 697-698
– forma, 698
– formato, 43f
– fragmentos, aumento da tuberosidade (contato), 937f
– fraturas, 76, 76q, 76f
– porção apical, movimento, 37
– proximidade
– – determinação, 46
– – resultado, 419
Raki, queimaduras e, 949f
Randomização, 16
– processo, viés, 16-17
RANKL. *Consulte* Ativador do receptor do ligante do fator nuclear-κB
RAPG. *Consulte* Receptores acoplados de proteína G
RAR. *Consulte* Raspagem e alisamento radicular
Raspadores
– elétricos, mecanismo de ação dos, 552
– esférico em foice, 539, 650-651
– U15/30, 539
– – extremidades, 539f
– ultrassônicos, 561, 870q
Raspagem e alisamento radicular (RAR), 537-552, 611f, 740, 740q, 740f, 570
– cirurgia ambulatorial, 644
– dificuldade da, 516
– efeito antibacteriano, 575
– eficácia clínica, aprimoramento, 595
– furca, 701
– instrumentos, 538-549
– – tipos, 539f
– terapia adjuvante, diferenças, 591, 592q
– uso da técnica, 632
Rastreamento posicional, 882
Razão coroa a coroa, problemas, 420f
Razão de chances
– de produtos vetoriais, 14
– estudos epidemiológicos únicos, 16q
– tamanho, alcance, 14-15
Reabsorção
– óssea alveolar avançada, tomografia computadorizada de feixe cônico/clínica, 962f
– radicular cervical, 76-77
– – imagem por tomografia computadorizada, 76f
Reação(ões)
– em cadeia da polimerase (PCR), 144t-145t
– – preparada arbitrariamente, 131-132
– inflamatórias, envolvimento dos leucócitos, 213
– aumentada, 882-884
Reavaliação
– periodontal, 345f-346f
– tecidual, 514
Rebordo(s)
– alveolar
– – avaliação, 806, 806f-807f
– – defeito, 76f
– – extrações, tratamento do, 842-843
– – – colocação em estágios de implante para, 842-843
– – – colocação imediata de implante para, 842-843
– – – colocação tardia de implante para, 842-843
– – perda, 635f
– – – imagem clínica, 74f
– – aumento, localizado, 834-842
– – cicatrização, 755f

– edêntulo
– – defeitos, imagem clínica, 78f
– – deformidades/condições mucogengivais, 65q, 77
– inferiores, aumento da tuberosidade (contato), 937f
– milo-hióideo, 636
– oblíquo externo, 635
– preservação, 842-843
– – L-PRF para, 714-715, 717q, 717f, 718t
– regenerado, imagem de tomografia computadorizada, 74f
– vertical, aumento do osso sinusal e, 855q
Receptores
– de estrogênio (ESR1), 175
– de formil-peptídeo (FPR1), 175
– de reconhecimento de padrões de complementos
– – sinalização, 156
– de reconhecimento de padrões diversos (RRP), vias de sinalização, 156q
– de vitamina D (RVD), 175
– do tipo domínio de ligação de nucleotídios e oligomerização, 155-156
– do tipo NOD, na periodontite, papel dos, 155-156
– do tipo *Toll* (TLRs), 94, 153-155, 153f
– – conhecimento, 159-160
– – periodontite, papel da, 154-155
– do tipo *Toll* 4 (TLR-4), 153
– – complexo proteico homodímero, 154
– para AGEs (RAGEs), 211-212
– – extensão, 72f
– – graus, aspecto, 254f
Recolonização subgengival, fonte primária, 129
Reconhecimento
– de lipoproteína/ácido lipoteicoico/peptidogligano do receptor do tipo *Toll* 2, 152t, 154
– do DNA do receptor do tipo *Toll* 9-CpG, 152t, 153f, 154
– do peptidoglicano
– – NOD1, 153f, 155, 155q
– – NOD2, 153f, 155, 155q
– lipopolissacarídico do receptor do tipo *Toll* 4 (TLR-4), 153f, 154
Recuperabilidade, restaurações retidas no parafuso e, 816-817, 817f-818f
– esférica, 829
– sequência de, 829f
REE. *Consulte* Epitélio reduzido do esmalte
Regeneração
– óssea guiada (ROG), 750f
– – aumento ósseo supracrestal/vertical e, 853-855, 854f
– periodontal
– – derivado da matriz do esmalte para, 691-692
– – direções futuras para, 696
– – fator de crescimento derivado de plaquetas recombinantes humanas para, 692-693
– tecidual guiada (RTG), 689
Região anterior, periodontite moderada a grave, 633
Registro
– na cirurgia de implante com microposicionamento em tempo real, 881-882, 882q, 884
– na Food and Drug Administration (FDA), ensaios clínicos, 592
Relação(ões)
– cêntrica, 337-338, 619
– – avaliação, 621-622
– – contato inicial, 620
– – manipulação bimanual, 622f
– cúspide-crista marginal, 620
– cúspide-fossa, 620
– de contato proximal, 391
– oclusais funcionais, 393

ÍNDICE ALFABÉTICO 1001

Relatórios de associação genética, 176t
Remodelação óssea
– comprometida, 682
– definitiva, 682
Repigmentação bucal, 31-32
Reposicionamento vertical do dente ortodôntico, 626, 627q
Resina de troca iônica, 131
Resistência
– antimicrobiana, biofilme (relação), 131, 131q
– bacteriana, desenvolvimento (risco), 562-563
Resolução de contraste, 799
Resolvinas, 102, 161-162, 162f
Respiração obstrutiva, sinais/sintomas clínicos odontológicos, 464
Resposta(s)
– imune
– – do hospedeiro, 173
– – – deficiências na, 213
– – – elementos de obstrução, desregulação, 610q
– – envelhecimento, impacto, 53
– – materna, 475
– – na patogênese periodontal, 103-109
– – nutrição, modulador, 53
– inatas celulares, reconhecimento e ativação de patógenos das, 105
– inflamatória, 159
– – direcionada ao hospedeiro, 618
– – envelhecimento, impacto, 53
– – imunes, 91, 186
– – modulação da nutrição, 53
– – no periodonto, 94-100, 97q
– – tecidual, estágios, 330-331
Restauração(ões)
– dentárias
– – com excesso de material, 255
– – e aparelhos, 76
– – fixa implantossuportada, porcelana rosa para, 898f
– implantossuportada, 756f
– provisórias, 744
– – terço gengival, 751f
– – tecido gengival de suporte, 867f
– recontorno defeituoso, 514
– subgengivais, 414
Restos epiteliais
de Malassez, 36, 36f
– distribuição, 36
Restrições dietéticas pré-operatórias, 440, 440f, 441q
Resultado(s)
– avaliação, 8
– macrocirúrgico não satisfatório, correção microcirúrgica, 725f
– relatório (utilização), 8
Retalho(s)
– cirurgia
– – cicatrização, 666-670
– – incisões, utilização, 663f
– – classificação, 658
– – coaptação, 658
– de espessura dividida, 657
– – utilização, 832f
– de espessura parcial, 657
– – reposicionado, 831-833, 832f, 832q
– de espessura total, 657, 658q, 670
– – descolamento, 826
– desenho, 657f, 666, 826, 833
– deslocado apicalmente, 664-665, 675
– – seleção, 664
– – vistas pré-operatórias vestibular/lingual, 664f
– elevação, 657-658
– exemplos, 658f
– incisões de bisel interno, localizações, 663f
– modificado de Widman, 633, 662-663
– – descrição, 662
– – técnica, 662f

– molar terminal distal, 662, 665-666
– não deslocado, 663-664
– – incisão em bisel interno, início, 663, 663f
– não deslocados, 658
– periodontais
– – abordagem, 675
– – incisões, utilização, 655
– – técnica, utilização, 675
– – tratamento, diagrama, 677f
– – substituído, 675
– tratamento dos, 834-835
– utilização, 660-662, 675
Retinopatia, 164t
Retração
– complicação biológica, 892, 894f
– fisiológica, 33
– gengival, 52q, 254-255, 705q, 948f
– – aspecto, 279f, 969f
– – arranhões com as unhas, 949f
– – atrofia, 33
– – aumentos, 254
– – durante a administração de sulfato férrico, uso inadequado do, 947f
– – escovação horizontal agressiva, 61q
– – fatores na, 706q
– – fotografia clínica, 890f
– – inadequação, 942f
– – limpeza habitual, 949f
– – gravidade, 254
– – significado clínico, 255
– – talassemia e, 930f
tecidual marginal, causa da, 705 706, 705q, 706f
Retrovírus
– gênero, 133
– recuperação, 136t
Retrusão, 620
Revestimentos
– adquiridos, 28
– origem de desenvolvimento, 28
Revisão sistemática (RS), 5-6
– uso da, 227
Rhodotorula glutinis, 136
Rim
– insuficiência, 448
– transplante, ciclosporina após, aumento gengival no, 931f
Risco, 81
– atribuído, 172
– – porcentagem, 86-87
– avaliação, definição, 410
– características determinantes/secundárias, 411-412
– elementos, categorias, 411q
– fatores, 410-411, 911-913, 913q
– – impacto, 888
– prognóstico, confusão, 413
– relativo, 171t
– de primeiro grau, 170
Risedronato (Actonel), 221t
ROG. *Consulte* Regeneração óssea guiada
Ronco, ruído vibratório, 464
RPMO. *Consulte* Ruptura prematura das membranas ovulares
RTG. *Consulte* Regeneração tecidual guiada
Rupturas cementárias, 76-77
– aspecto das, 329f
RVD. *Consulte* Receptor de vitamina D

S

Saccharomyces cerevisiae, 136
SAGE. *Consulte* Éter glicosaminoglicano semissintético
Saliências, 325, 326f
– ósseas (redução), osteoplastia (utilização), 684f
Saliva, 103-104, 104t, 113, 193, 240-242, 241q
– enzimas, 241

– fatores antibacterianos, 241
– glicoproteínas mucinosas de alto peso molecular, 241
– hábitats intraorais, 117t
– impacto, 128
– na patologia periodontal, 242
– papel da, 240t, 242q
– substitutos, 484
– tampões, 241
Sangramento, 216
– distúrbio (trombocitopenia), 213f
– doença de von Willebrand, 931f
– espontâneo
– – descamação e, com líquen plano erosivo, 939f
– – doença de von Willebrand, 931f
– – leucemia mieloide aguda, 929f-930f
– gengival
– – alterações sistêmicas, impacto, 251
– – aumento, 473q
– – crônico, 250-251
– – distúrbios hemorrágicos, 251
– – episódios agudos, 251
– – fatores locais, 250-251
– – gravidade, fatores, 251
– – medicamentos (relação), 250q
– – presença de, 381
– – recorrente, 250-251
– – sondagem
– – – aspecto, 250f
– – – utilização, 249-250
variação, 249
– gengivite, características clínicas, 916
– localizado, trombastenia de Glanzmann (impacto), 930f
– marginal, 386
– medidas periodontais e, 82
– paciente com hemofilia A, 930f
– pós-operatório, fotografia clínica, 889f
– produção, cirurgia periodontal, 645
– redução, cavitação de solução salina (impacto), 876
– subepitelial, formação, 945f
Sangue periférico, neutrófilos (coleção), 186
Sapinho, 366
Sarcoidose, 71, 365
– pré-tratamento, 72f
– tratamento com prednisona, 72f
Sarcoma
– das células do retículo, 267
– de Kaposi (SK), 267, 367-368
– – angiomatose bacilar, mimetização, 369f
– – vista histológica, 368f
Saúde
– periodontal, 143-145
– – envelhecimento, 50q
– – manutenção, 483
– sistêmica, doença periodontal e, 235
SDD. *Consulte* Dose de doxiciclina subantimicrobiana
Sedação, 644
– alerta/escala da sedação, avaliação do observador, 444t
– capnografia, 444, 444q
– circulação, 443
– consciência, 443, 444q
– consciente, 436-446
– – intravenosa (IV), formulário consentido/ explicação, 440f
– critérios de alta, 443q
– definições/níveis, 437-444
– do adulto, 437-439
– documentação, 444
– dosagem incremental, 436
– dose máxima recomendada (DMR), 438
– equipe/equipamento, 440-443
– falhas, 444-445
– – via de administração, 445t

– intravenosa (IV)
– – equipamento/suprimentos, 442f-443f
– – moderada, equipamento/suprimentos, 442f-443f
– leve
– – amostra de registro, 445f
– – equipamento, necessidade, 441t
– – lista de verificação de segurança para sedação no consultório, 441q
– moderada, 439q, 441q, 443q
– – equipamento, necessidade, 441t
– monitoramento, 443-444
– níveis, 438f
– pediátrica, 437
– preferência do paciente, 437f
– preparação para emergências, 445-446
– profunda, 439, 439q
– profundidade, continuidade, 438f
– recuperação/alta, 444
– sedação leve, protocolo, 441q
– utilização, declaração de políticas da ADA, 437
– ventilação e oxigenação, 443-444, 444t
Segunda incisão, 654-656
Segundo estágio da exposição cirúrgica, 831-833, 831q, 831f-832f
Segundo molar
– inferior
– – envolvimento de furca, 403f
– – erradicação da bolsa, 669f
– – modelos de incisão, 669f
– superior
– – defeito distal, vista sagital, 666f
– – defeito ósseo, vista coronal, 665f
– – superfície mesial-palatina (inflamação), 57f
Segundo pré-molar esquerdo superior, avaliação radiográfica, 806f
Segundos pré-molar/molares superiores, face vestibular, 321f
Seio maxilar, 637
– acesso, procedimento da janela lateral, 852f, 855f-856f
– aumento, 853q
– elevação, 846-853
– – avaliação pré-cirúrgica para, 847, 848f
– – colocação de implante simultânea para, 847, 849f
– – contraindicações e indicações, 846-847, 847q
– – procedimentos cirúrgicos para, 847-853, 847q
– inervação, 638f
– localização e anatomia, 638f-639f
– parede inferior, 638
– pneumatização do, 846, 846q
– suprimento sanguíneo, origem do, 638, 638f
Selantes
– de fibrina
– – autóloga, 708
– – para os concentrados de plaquetas, 708
– e fibras homólogas, 708
Seleção clínica, imagem diagnóstica, 806-809
Senescência replicativa, 481
Septo interdental (septos interdentais), 45, 45f
– corte de autópsia, 319f
Sequenciamento, 168t-169t
Séries
– de boca inteira, radiografias periapical/bite-wing, 399f
– de resolvinas
– – D (RvD), 161
– – E (RvE), 161
Sialorreia (ptialismo), 476
Sífilis (estágio secundário), gengivite ulcerativa necrosante (diferenciação), 271t
Significado clínico
– níveis, da, 374-377
– – benefícios, impacto, 375t

– – definição, 375-377
– nível 1, 375-376, 376q
– nível 2, 376, 376q
– nível 3, 376-377, 376q
– nível 4, 377
– significado estatístico, diferenças, 591-592
Simbléfaro, 294
Sinal de Nikolsky, 287q
Sinalização
– célula-célula (facilitação), modo de crescimento de biofilme (impacto), 117
– dos TLR da membrana plasmática, 153
Síncope, 644
Síndrome
– da imunodeficiência adquirida (AIDS), 365
– – avançada, saúde periodontal (aspecto), 372f
– – doença gengival aguda, 497q
– – estado de saúde, 373
– – fatores psicológicos, 373
– – HAART, utilização, 376
– – medidas de controle da infecção, 373
– – periodontite ulcerativa necrosante e, 362, 362q
– – terapia de manutenção, 373
– – terapia, metas, 373
– da hipotensão supina, 476
– de Albright. Consulte Displasia fibrosa poliostótica
– de Chédiak-Higashi, 174q
– de Cohen, 350
– de Down, 173
– de Ehlers-Danlos, 173, 175q, 350
– de Haim-Munk, 173, 350
– de Kindler, 173, 350
– de Kostmann, 350
– de Papillon-Lefèvre (SPL), 350
– – aspecto, 969f-970f
– – e implantes dentais, 177q
– – hiperqueratose, 70f
– – histórico de consanguinidade, 71f
– – radiografia panorâmica/fotografias clínicas, 70f
– de Peutz-Jeghers, 252
– de Rothmun-Thomson, caracterização, 944f
– de Sturge-Weber, hemangiomas cavernosos unilaterais, 944f
– genéticas, periodontite na, 173
– pré-menstrual (SPM), 473
– Z, 465
Sistema(s)
– complemento, 157
– de ampliação, 724-728
– de apoio à decisões, 431-435
– – com base em riscos, 435
– – clínica (SADCs), 434-435
– – – adoção, barreiras, 435
– – tipos, 434-435
– de circuito
– – aberto, 434-435
– – fechado, 434-435
– de crescimento aberto, 112-113
– de rastreamento
– – magnético, 882
– – mecânico, 882
– – óptico, 882
– endócrino, 926
– lactoperoxidase-tiocianato, 241
– mastigatório
– – avaliação, 340
– – desconforto no, 339
– – disfunção e deterioração, 338-339
– – exame clínico, 340
– – histórico e entrevista do paciente, 340
– – imagem, 3340
– – músculos e nervos, 337
– – questões, exemplos, 340q
– – tomada de decisão diagnóstica, 340-341
– óptico Kepleriano, 724
– perioscópico, 548-549, 549f

Sítios de implantes
– anteriores maxilares delgados, defeito de fenestração, 839f
– na zona estética anterior, com perda óssea extensa, 858f
– precisão, melhora, 829q
– preparo, 825-826
– – para cirurgia de colocação de implante de um estágio versus de dois estágios, 825-826, 826f
– – para colocação de implante de dois estágios, 829-830, 829q, 829f
– – para colocação de implante de um estágio, 833
– preparo, para piezocirurgia óssea, 877-879, 877f-879f
SK. Consulte Sarcoma de Kaposi
SNIPs. Consulte Polimorfismos de nucleotídio único
SNODENT, 434
Snuff (tabaco sem fumaça), 204-205
Sobrecontorno das margens, impacto, 946f
Sobremordida, 392
Sobrerupção
– retração, presença, 51f
SoftDent, 433
Software
– de planejamento InVivo5, 799, 802f-803f
– de simulação, 880
Solas dos pés, hiperqueratose, 970f
Solobacterium moorei, presença de, 528
Solução de sais metálicos, 535-536
Sonda(s)
– codificada por cores, 82
– do National Institute of Dental Research, 82
– dor, 389
– Nabers, utilização, 538f
– Nabors, 698f
– padrão, encaminhamento, 516f
– periodontais, 537-538, 537q
– – composição, 538f
– – exploração, 538f
– – tipos, 538f
– profundidade, 63q, 69f, 387-388, 388q, 388f
– – de sondagem crítica, 515
– quando não usar, 383f, 386f, 387, 387q, 388f
Sondagem, 917f
– clínica, 404
– periodontal, importância, 683
– profundidades, melhora, terapias adjuvantes combinada (impacto), 595
– transgengival,
– – utilização, 685
Sono
– definição, 463
– sono fragmentado, hipnograma, 464f
– hipnograma, 464f
SPARC. Consulte Proteína secretada, acídica, rica em cisteína
SPL. Consulte Síndrome de Papillon-Lefèvre
Splicing, 168t-169t
SPM. Consulte Síndrome pré-menstrual
Stabident, 449
Streptococcus
– gordonii DL1, coagregação, 125f
– sanguinis (morfologia da colônia), 114f-115f
Subinfecção, resultado, 226
Substância fundamental, 28, 36-37
Substituição
– da prótese articular, 461, 462q
– de um único dente, 786f
Sucessão
– alogênica, 140
– autogênica, 140
Sucesso do implante
– critérios, modificações (impacto), 910t
– definição, 886-887, 887q, 908, 909q

ÍNDICE ALFABÉTICO 1003

– exemplo clínico, 909f
– regenerativo, fotografias clínicas/radiografias apicais, 487f
– relatos sobre, 886
– – variação, 908
– taxas, resultados, 910t
Sujeitos, transmissão bacteriana, 131-132
Sulco(s), 544-545
– de desenvolvimento, 419
– gengival, 20-21, 303q
– – desenvolvimento, 27
– – espécime de biopsia humana embebida em epoxi 26f
– – exame tátil do, 387-390, 387q
– – formação, 27
– – livre, 20
– – profundidade de sondagem, 20-21
– – queratinócitos, esfoliação, 24f
– – sangramento espontâneo do, trombocitopenia e, 214f
– – superfície epitelial, vista por microscopia eletrônica de varredura, 26f
– palatogengival, 421f
– peri-implantar
– – cicatrização, 755f
– – vista oclusal, 755f
Sulfato férrico, uso inadequado, 947f
Sulfidril, 194
Superfamília do fator de crescimento transformador β (TGF-β)
Superfície(s)
– de ablação a *laser*, 781f
– dentária, 631
– – populações microbianas, 120
– – proximais côncavas, limpeza, 526f
– duras
– – intraorais, 120
– – supragengivais, 113
– epitelial
– – descamação, imagens clínicas, 60f
– – vista da micrografia eletrônica de varredura, 26f
– gengival vestibular, abscesso gengival na, 258f
– lingual
– – aspereza, impacto clínico (fotografias), 127f
– – associação entre bactérias e placa, representação, 119f
– – energia livre, impacto clínico (fotografias), 127f
– – irregularidades, 127f
– – microaspereza, 127, 128f
– – microrganismo, aderência, 125f
– – mesioposterior, desenho da cureta New Gracey, 543f
– microtexturizada a *laser*, 781f
– oclusais, revestimento do cálculo, 921f
– proximal irregular do dente, limpeza, 526f
– radicular
– – aspereza, 555
– – biomodificação, 688-689
– – desbridamento, 569
– – margem gengival, relação, 51f
– – parede, 310-311
Suporte
– básico à vida (SBV), impacto, 440-441
– periodontal, enfraquecido, 334
Supressão imune, 793
Suprimento sanguíneo, 30-31
– adequação, 707
– arterial, importância do, 638, 638f
– vascular, inflamação e, 781-782, 782f
Supuração, 386, 386f
Suscetibilidade do hospedeiro, 141
– conceito da, 107f, 109-111
Sutura
– microcirúrgica, 722f, 728-730, 730f
– para colocação de implante em dois estágios, 830

– para colocação de implante em um estágio, 833
SVFRC. *Consulte* Sistema de Vigilância do Fator de Risco Comportamental

T

Tabaco
– fumo, componentes, 181
– sem fumaça, 181q
– – hiperqueratose e, 948f
– tabagismo, 596
– – doença periodontal, 86, 410
– uso
– – implantes e, 793
Tabagismo
– condição, avaliação (desafios), 182q
– danos, 181
– desistência, auxílio ao paciente, 184q
– doença periodontal (relação), 181-189
– efeitos, 182-183, 182t, 187t, 643
– epidemia, 181-182
– fator comportamental, 141
– fatores de risco, 913
– – periodontite, 182
– fisiologia, 187
– GUN, relação, 272
– impacto, 418
– implantes e, 793
– respostas imunoinflamatórias, 186
– terapia
– – cirúrgica/implantes, 188
– – de manutenção, 188
– – não cirúrgica, 187-188
Tabagistas
– acúmulo de placa/inflamação, 920f
– pacientes de alto risco, 613
Tacrolimo, 261
TACs. *Consulte* Tópicos avaliados criticamente
Talassemia, maloclusão/retração gengival, 930f
Tannerella forsythia, 71, 349
– agente etiológico, 410-411
Taxas
– do evento de controle (TEC), 8
– de erro, tipos, 13
– de erro tipo I, 13
– – controle, 593
– de erro tipo II, 13
– de incidência, 81, 82f
TCMS. *Consulte* Tomografia computadorizada, *multislice*
TCR. *Consulte* Terapia do canal radicular
TEC. *Consulte* Taxa do evento de controle
Tecido(s)
– conjuntivo, 778-781
– – componentes celulares/extracelulares, 28
– – destruição, expressão de citocinas (impacto), 250
– – exposto
– – – descamação, impacto, 938f
– – – líquen plano atrófico, impacto, 939f
– – fibras, tipos, 28
– – gengival, 28-31
– – – envelhecimento, impacto, 52
– – – reparo, 29-30
– – interface, exame, 736
– – manguito, suprimento sanguíneo do, 782f
– – perivascular, alterações (detecção), 243-244
– de granulação, remoção, 664
– duro
– – avaliação, 788-791, 790f
– – bactérias (aderência), 116
– – cicatrização, piezocirurgia e, 873, 873q
– – destruição, mucormicose provocando, 934f
– – ilustração esquemática dos, 778f
– – interface, 775-778
– edematoso, 632
– epiteliais, 104-105, 105t
– gengivais
– – anteriores, vista inicial, 495f

– – características edematosas, 472-473
– interdentais, remoção, 675
– mole
– – aumento, apresentação de caso, 860
– – avaliação, 791, 791q
– – biopsia, 76f
– – cicatrização, 752f
– – – piezocirurgia e, 873, 874f
– – contornos, 749f
– – destruição, mucormicose (impacto), 934f
– – ilustração esquemática, 778f
– – interface, 778-782
– – *overbuilding* do, na cirurgia de aumento, 859q
– – parâmetros, relato de caso multidisciplinar para tratamento com implante, 754f
– – parede da bolsa, 631-632
– – peri-implantar, 900
– – – escultura não cirúrgica, 752f
– – – escultura tridimensional, 753f
– – – vedação, 892q
– – redução, 656q
– – trauma/inflamação, 948f
– palatino, papiloma, 950f
– peri-implantares
– – aspecto clínico dos, 779f
– – cortes macroscópicos dos, 779f
– periodontais
– – abscesso, 313-314
– – associação placa-bactéria, representação, 119f
– – infecção pulpar, efeitos biológicos da, 508-509
– pulpar, infecção do, persistente, 504
– queratinizado, 718
– – abundante, presença, 659f-660f
– – necessidade, 791q
– retromolar inferior, 666
Técnica(s)
– cirúrgica do retalho, 675
– – de redução/eliminação da profundidade, 662
– cirúrgicas plásticas, 629
– cirúrgicas reconstrutoras, 686-694
– – caso, amostra das, 693f
– – diretrizes clínicas para, 694-695, 695f
– – sucesso terapêutico das, fatores para, 694-695
– – técnicas combinadas, 694
– da bissecção do ângulo, paralelismo de cone longo (comparação), 398f
– da janela lateral, 849-852, 852f
– de Bass, 521
– de Brill, 237
– de osteotomia crestal, 848-849, 849q-850q, 851f
– de preservação da papila, 750f
– de raspagem e alisamento radicular subgengival,
– – cureta, seleção, 540f
– do osteóstomo, comentários do cirurgião-dentista, 850q
– do paralelismo de cone longo, 397
– – técnicas da bissecção do ângulo, comparação, 398f
– mucogengivais, seleção (critérios), 707
– radiográficas, 397-398
– fatores de seleção, 795
Teflon, membranas, uso de, 689
Telas de projeção tridimensional, 882-884, 883f-884f
Telopeptídeo carboxiloterminal do colágeno tipo I (ICTP), 600
Temporalidade, 12
Tensão do oxigênio arterial, oxigenação tecidual, 444, 4369t
Teoria
– de infecção focal, 226, 226q
– do sistema viscoelástico, 37
Terapia(s)
– adjuvante, 571q, 609f
– – combinada, 595

– – consideração, 595
– – ideia, suporte de dados, 593q
– – impacto, 598
– – ortodontia, 626-628, 741
– – RAR, diferenças, 591
– a *laser* de baixa intensidade (LLLT), 736-737
– anti-infecciosa sistêmica, doenças periodontais, 561-569, 569q
– antirretroviral altamente ativa (HAART)
– – utilização, 376
– cirúrgica, 595
– – da bolsa, 629-630
– com aparelho oclusal, 623, 624f-625f
– com oxigênio hiperbárico (OHB), 793
– com pressão positiva das vias respiratórias (PAP), 463, 466-467, 466f
– – exemplo, 465f
– de reposição
– – de nicotina (NRT), 185q
– – hormonal, evidências, 17
– fotodinâmica (TFD), 514, 736, 736q
– imunomoduladoras, 158
– oclusal, 623-625
– oncológica, 458-461
– ortodôntica, 200q
– – ameias gengivais abertas, 626
– – benefícios da, 626-627
– – complicações periodontais associadas a, 200-202
– – extração dos terceiros molares impactados na, 202-203, 202q, 203f-204f
– – irritação química e, 204, 205f
– – joias bucais na, trauma com, 203, 203q, 205f
– – lesões autoinfligida na, 203-204, 203q, 204f
– – para adultos, 22q
– – radioterapia e, 206-207
– – resposta tecidual à, 201-202, 201q, 202f
– – retenção e composição de placa na, 200
– – trauma gengival na, 21-201, 201f
– – trauma por escovação na, 203-204, 205f
– periodontal
– – antibióticos, diretrizes de utilização, 569
– – cuidado restaurador, relação, 739
– – de suporte (TPS), 757-766, 757q
– – – consulta, 759q
– – – encaminhamento para, 765-766, 766q, 766f
– – – fases da, 758f
– – – justificativa para, 757-758, 758q
– – – pacientes pós-tratamento e avaliação de risco na, classificação da, 764-765, 764t, 765q, 765f
– – – programa de manutenção para, 758-762, 759q
– – – – exame/avaliação na, 759, 759f-763f, 759t
– – – – recorrência da doença periodontal na, 762, 763t
– – – – tratamento na, 762
– – em pacientes do sexo feminino, 471-480
– – não cirúrgica, 735-737, 736q
– – objetivos da fase cirúrgica, 629-631
– – resposta, efeitos do tabagismo, 187-188, 187t
– – resultados de estresse na, 219
– – terapia cirúrgica/implantes, 188
– – terapia de manutenção, 188
– restauradora, considerações oclusais, 747, 747q
Terceiros molares
– impacção, 665f
– inferior parcialmente irrompido, 976f
– lesão traumática nos, causada por alho, 949f
– terceiro molar inferior parcialmente irrompido, 976f
Terço gengival, restauração provisória, 751f
Termos no banco de dados do Medical Subject Heading (MeSH), 87-88
– utilização, 7
Tesoura, 651
– de Goldman-Fox, 651f

Testes
– de associação genética, casos/valores P, 175f
– microbianos, 961
Tetraciclina, 563-565
– descoloração do dente (relação), 559q
– doses antibacterianas, uso a longo prazo, 563-559
– farmacologia, 563
– produtos à base de tetraciclina, 574-575
– sistêmica, utilização, 491q
– uso clínico, 563-565
Tetraciclina subantimicrobiana (Periostat), utilização, 484
TFD. *Consulte* Terapia fotodinâmica
TGF-β, 100
Tiludronato (Skelid), 221t
Tipo de defeito, determinação, 414
Titânio, para microcirurgia periodontal, 722, 723f
Titulação, 438-439
– dispositivos, 467
TLRs. *Consulte* Receptores do tipo *Toll*
TMQs. *Consulte* Tetraciclinas modificadas quimicamente
TNM. *Consulte* Terapia de nutrição médica
Tomada de decisões baseada em evidências (TDBE), 1-9, 8q, 618-619
– aplicação clínica, relato de caso, 4
– diagrama, 2f
– ferramenta, valor, 8
– habilidades, 2-8
– histórico/definição, 1
– princípios, 1-2
– processo, habilidades/recursos de aplicação, 2q
– via, 4f
Tomografia computadorizada
– de feixe cônico (*cone-beam*) (TCFC), 406, 408q, 797, 797f-799f
– – imagem, utilização, 804f-805f
– – vantagens/desvantagens da, 796t, 797, 797q
– – vista, 954f
– *multislice* (TCMS), 796t, 798-799, 800f
Tópicos avaliados criticamente (TACs), 6
Topografia óssea, 46
Tórus
– mandibular, fotografia clínica, 640f
– palatino, fotografia clínica, 640f
TPS. *Consulte* Tratamento periodontal de suporte
Trabéculas ósseas, realinhamento, 48f
Transcrição, 168t-169t
Transdução de sinal, 168t-169t
Translação, 168t-169t
Transmissão/translocação bacteriana, 131, 133
Transplante cardíaco, impacto, 59f
Tratamento
– benefícios, obtenção (probabilidades), 375
– cirúrgico, 860-863
– – exame e diagnóstico, 860, 861f-862f
– – objetivos de tratamento, 860
– – opções de tratamento, 860-861, 860q
– – plano e justificativa de tratamento, 862
– – sequência de tratamento, 862
– – dental, complicações, 369
– – de suporte do implante, 900-907
– – – exame, 900-903, 901q
– – – justificativa, 900, 900q
– – do tecido, 644
– – colocação de implante em dois estágios, 826f
– – colocação de implante em um estágio, 833f
– – estético, 745-746
– – efeito, tamanho, 375, 375q
– – individualizados, benefícios, 180
– – mecânico, efeito antibacteriano, 575
– – mecanismos biológicos, compreensão, 375-376

– multidisciplinar, 748, 754f
– relevância clínica, determinação, 376
– significado clínico, avaliação, 375
– sucesso, 179, 179f
– periodontal, 457q
– – abrangente, modulação do hospedeiro (relação), 611-612
– – de pacientes medicamente comprometidos, 447-462
– – de suporte, 757-766, 757q
– – – consulta, 759q
– – – encaminhamento para, 765-766, 766q, 766f
– – – exame/avaliação no, 759, 759f-763f, 759t
– – – fases do, 758f
– – – justificativa para, 757-758, 758q
– – – planejamento, 483-484
– – – pós-tratamento de pacientes e avaliação de risco no, classificação do, 764-765, 764t, 765q, 765f
– – – programa de manutenção para, 758-762, 759q
– – – recorrência da doença periodontal no, 762, 763t
– – – tratamento no, 762
– – diretrizes, 452
– – estado de saúde, 373
– – fases do, 758f
– – idosos, 481-484
– – modelo, 452
– – para gengivite, 767, 767q
– – para perda de inserção, 767-769
– – – prevenção, 767-768, 768f-769f
– – – tratamento, 768-769, 768f, 769q
– – protocolo, 372-373
– – radiografias, 770f
– – resultados do, 767-774
– – resultados, cessação do tabagismo (efeitos), 189
– – – estudos de intervenção, 189
– – terapia de manutenção, 373
– personalizado, genética para, 179-180
Trato fistular, imagens clínicas, 76f
Trauma
– agudo, 328-329, 329q, 339
– cirúrgico, minimização, 870
– crônico, 329, 329q, 339
– gengival, fio de ligadura, impacto, 948f
– local, irrigação (utilização), 3f
– oclusal experimental
– – cães, 331f
– – camundongos, 330f
– por oclusão, 321, 392, 405-406
– – definição do, 328-330, 328q, 333q
– – fase de lesão, 406
– – fase de reparo, 406
– – impacto, 48
– – sinais clínicos e radiográficos, 333-334
– – primário por oclusão, 329-330, 329q
– – secundário por oclusão, 329-330, 332q
– tecidual, microcirurgia e, 721f
Treponema
– *denticola* (espiroqueta), 195, 349
– – dificuldade na cultura, 114f-115f
– *microdentium* (cepas cultivadas), 269
– *pallidum* (sífilis), 59-60
Trichomonas tenax, 136
Triclosana, 535
Trígono retromolar, 635
Trombastenia de Glanzmann, impacto, 930f
Trombina, 646, 646q
Trombocitopenia (distúrbio de sangramento), 213f
– trombocitopenia induzida por quimioterapia, 213f
Trombogênese, 24-231
Troncos radiculares de comprimento moderado, 682
Tuberosidade maxilar, 637

ÍNDICE ALFABÉTICO

Túbulos dentinários, bactérias (micrografia de varredura eletrônica), 123*f*
Tumores, 950
– bucais, 133
Turbulência acústica, 552

U

UISP. *Consulte* Preparo do local de implante ultrassônico
Ulcerações orais não específicas.
Úlceras
– aftosas, recorrentes, 933*f*
– atípicas (ulcerações não específicas), 369
– bucais, 135
Único dente, 786, 786*f*-787*f*
Unidade(s)
– dentogengival, 26
– ultrassônicas piezoelétricas, 552, 554*f*
Uso abusivo de substâncias, 793
Uso clínico, 595-606
– efeitos adversos, 596
– indicações, 594
– precauções, 596
Uso do fio dental, 906*f*
– contraindicação, 285-286
– facilitação, 523
Uso odontológico, desenvolvimento de antimicrobianos de liberação controlada e ação local, 571*t*
Úvula, ulcerações, 371*f*
Uvulopalatofaringoplastia, 466

V

Valores
  arbitrários, 87
– de referência baseados em risco, 87
– normativos, 87
Vareniciclina, utilização, 185*q*

Variação genética herdada, 179*f*
Variação/risco herdada(o), 173
Vasoconstritor, utilização, 645
Vasodilatadores diretos, 450
Vasos apicais, ramos, 49
VCAM-1. *Consulte* Molécula de adesão vascular
Veillonella parvula (cocos Gram-negativos anaeróbicos), 114*f*-115*f*
Veneers, 743*f*
Verrugas associadas ao papilomavírus humano generalizado, 951*f*
Vesículas
– herpéticas
– – intraorais, recorrência, 274*f*
– – íntegras, 933*f*
– – rompidas, 933*f*
– virais intraepiteliais, biopsia, 275*f*
Vestíbulo raso, problemas, 705, 705*q*
Veterans Affairs Dental Longitudinal Study, 228
Via(s)
– clássica/de lectina/alternativa, 156, 157*f*
– do mevalonato, 23*f*
Viés de sobrevida, 84
Vírus
– Coxsackie, 135*t*
– da imunodeficiência humana (HIV),
– – estado de saúde, 373
– – fatores psicológicos, 373
– – gengivite associada ao, 60-61
– – infecção
– – – medidas de controle, 373
– – – patologia e tratamento dos problemas periodontais com, 365-373
– – lesões herpéticas, anormalidade, 370*f*
– – periodontite ulcerativa necrosante e, 362, 362*q*

– – protocolo do tratamento periodontal, 372-373
– – risco do, 690
– – terapia
– – – de manutenção, 373
– – – metas, 373
– Epstein-Barr (EBV), 134*t*-135*t*
– – impacto, 367
– – presença, 133-136
– varicela-zóster (VZV), 60*q*, 134*t*-135*t*
Viscosidade sanguínea
– aumento, 230, 230*f*
– fatores, 230*f*
Visualizador externo, 882-884, 884*f*
VPPB. *Consulte* Vertigem postural paroxística benigna
VSCs. *Consulte* Compostos sulfúricos voláteis
VTT. *Consulte* Vírus transmitido por transfusão
VZV. *Consulte* Vírus varicela-zóster

X

Xenoenxertos, 689-690
Xerostomia, 206, 242*q*
– HIV e, 269
– queixa, 476

Z

Zidovudina, hiperpigmentação induzida por fármacos, 369f
Zinco, 535
Zircônia de contorno completo retida no parafuso, 815-818
Zona
– de placa não inserida, 311
– de tecido conjuntivo supracrestal, função, 778
– estética, 745
– – colocação de implante, 898